Spezielle pathologische Anatomie

Ein Lehr- und Nachschlagewerk

Begründet von Wilhelm Doerr und Erwin Uehlinger

Band 4
2., völlig neu bearbeitete Auflage

Herausgegeben von
Professor Dr. Gerhard Seifert, Hamburg

Springer
*Berlin
Heidelberg
New York
Barcelona
Hongkong
London
Mailand
Paris
Singapur
Tokio*

Gerhard Seifert (Hrsg.)

HNO-Pathologie

Nase und Nasennebenhöhlen, Rachen und Tonsillen,
Ohr, Larynx

Mit Beiträgen von
W. Arnold · A. Burkhardt · J. Caselitz · R.J. Kau
E. Meyer-Breiting · H. Niedermeyer · H.F. Otto

Mit 468 zum Teil farbigen Abbildungen
in 660 Einzeldarstellungen und 94 Tabellen

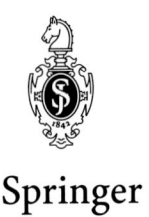

Springer

Professor Dr. GERHARD SEIFERT
Institut für Pathologie der Universität
Martinistraße 52 UKE, D-20246 Hamburg

ISBN 3-540-63553-X Springer-Verlag Berlin Heidelberg New York

ISBN 3-540-04710-7 1. Aufl. Springer-Verlag Berlin Heidelberg New York

Die Deutsche Bibliothek - CIP-Einheitsaufnahme
Spezielle pathologische Anatomie: ein Lehr- und Nachschlagewerk / begr. von Wilhelm Doerr und Erwin Uehlinger. Hrsg. von Wilhelm Doerr; Gerhard Seifert. – Berlin; Heidelberg; New York; Barcelona; Budapest; Hongkong; London; Mailand; Paris; Singapur; Tokio: Springer
Teilw. mit der Angabe: Begr. von Erwin Uehlinger und Wilhelm Doerr. –
Bd. 4. HNO-Pathologie. – 2. Aufl. – 1999
HNO-Pathologie: Nase und Nasennebenhöhlen, Rachen und Tonsillen, Ohr, Larynx / Hrsg. G. Seifert. – 2. Aufl. – Berlin; Heidelberg; New York; Barcelona; Hongkong; London; Mailand; Paris; Singapur; Tokio: Springer, 1999
(Spezielle pathologische Anatomie; Bd. 4)
ISBN 3-540-63553-X

Dieses Werk ist urheberrechtlich geschützt. Die dadurch begründeten Rechte, insbesondere die der Übersetzung, des Nachdrucks, des Vortrags, der Entnahme von Abbildungen und Tabellen, der Funksendung, der Mikroverfilmung oder der Vervielfältigung auf anderen Wegen und der Speicherung in Datenverarbeitungsanlagen, bleiben, auch bei nur auszugsweiser Verwertung, vorbehalten. Eine Vervielfältigung dieses Werkes oder von Teilen dieses Werkes ist auch im Einzelfall nur in den Grenzen der gesetzlichen Bestimmungen des Urheberrechtsgesetzes der Bundesrepublik Deutschland vom 9. September 1965 in der jeweils geltenden Fassung zulässig. Sie ist grundsätzlich vergütungspflichtig. Zuwiderhandlungen unterliegen den Strafbestimmungen des Urheberrechtsgesetzes.

© Springer-Verlag Berlin Heidelberg 1969, 1999
Printed in Germany.

Die Wiedergabe von Gebrauchsnahmen, Handelsnamen, Warenbezeichnungen usw. in diesem Werk berechtigt auch ohne besondere Kennzeichnun g nicht zu der Annahme, daß solche Namen im Sinne der Warenzeichen- und Markenschutz-Gesetzgebung als frei zu betrachten wären und daher von jedermann benutzt werden dürften.

Produkthaftung: Für Angaben über Dosierungsanweisungen und Applikationsformen kann vom Verlag keine Gewähr übernommen werden. Derartige Angaben müssen vom jeweiligen Anwender im Einzelfall anhand anderer Literaturstellen auf ihre Richtigkeit überprüft werden.

Reproduktion der Abbildungen: Schneider-Repro GmbH, Heidelberg
Satz: Fotosatz-Service Köhler GmbH, Würzburg
Druck- und Bindearbeiten: Konrad Triltsch, Graphischer Betrieb, Würzburg

SPIN 1012 8779   24/3135 - 5 4 3 2 1 0 - Gedruckt auf säurefreiem Papier.

Vorwort

„HNO-Pathologie" und „Oralpathologie" sind die beiden Grundpfeiler einer umfassenderen „Kopf- und Halspathologie" („Head and Neck Pathology"). Die vorliegende 2. Auflage des 1969 erschienenen Bandes 4 integriert zugleich die „Pathologie des Ohres", welche 1975 als Band 9 des Gesamtwerkes publiziert wurde. Entsprechend der Gliederung, wie sie auch in dem umfassenden Werk „HNO in Klinik und Praxis" vorgenommen wird, umfaßt diese 2. Auflage die vier Hauptregionen der HNO-Heilkunde: Nase und Nasennebenhöhlen, Rachen und Tonsillen, Ohr sowie Kehlkopf.

In der 1. Auflage des Bandes 4 waren aus mehr topographischen Gesichtspunkten auch die Pathologie der Schilddrüse und des Mediastinums enthalten, nicht dagegen die Pathologie des Ohres, welche als selbständiger Band 9 publiziert wurde.

Die enge Verflechtung zwischen morphologischen Befunden und klinischen Fragestellungen in Diagnostik und Therapie erfordert eine fachübergreifende Konzeption der HNO-Pathologie. Dies kommt im vorliegenden Band dadurch zum Ausdruck, daß die einzelnen Kapitel sowohl von Pathologen mit spezieller Sachkompetenz als auch von HNO-Klinikern mit besonderer morphologischer Orientierung verfaßt worden sind. Allerdings wird der Schwerpunkt der Darstellung der speziellen Krankheitsformen vorwiegend die Belange des in der praktischen Diagnostik stehenden Pathologen berücksichtigen, da eine ausführliche Abhandlung der klinischen Untersuchungsmethoden, der Operationsverfahren oder der therapeutischen Maßnahmen in den umfassenden klinischen Monographien der HNO-Heilkunde vorgenommen wird. Der Band über die HNO-Pathologie versucht jedoch, auch dem HNO-Arzt die Befunde der speziellen Pathologie so zu interpretieren, daß daraus ein besseres und tieferes Verständnis für die Entstehung und den Ablauf der verschiedenen Krankheiten resultiert und die Möglichkeiten einer therapeutischen Beeinflussung verdeutlicht werden. Es soll somit auch in diesem Band die Grundkonzeption einer klinisch orientierten speziellen pathologischen Anatomie dokumentiert und eine weitere Brücke zwischen Pathologie und Klinik geschlagen werden.

Verlag und Herausgeber verbinden das Erscheinen der 2. Auflage einer HNO-Pathologie mit einem herzlichen Dank an die beteiligten Autoren, die trotz vielfältiger zeitlicher Belastung in der Krankenversorgung und trotz der zusätzlichen Bewältigung von Aufgaben im Rahmen der Krankenhausreform die Mühe nicht gescheut haben, eine Neubearbeitung der HNO-Pathologie unter Berücksichtigung der neuen wissenschaftlichen Erkenntnisse vorzunehmen.

Mit dem Erscheinen dieser Neuauflage einer HNO-Pathologie hoffen wir zuversichtlich, daß die Form der Darstellung dem Bedürfnis der Pathologen und HNO-Kliniker auf eine aktuelle Information über das spezielle Interessengebiet entgegenkommt. Die erhoffte Zustimmung der ärztlichen Leserschaft ist gleichzeitig Anerkennung und Dank an die beteiligten Autoren. Möge der Band einen erfolgreichen Weg nehmen.

Die Entstehung und Vollendung dieses Bandes wäre nicht möglich gewesen ohne die ständige Unterstützung durch die Planungs- und Herstellungsabteilung des Springer-Verlages in Heidelberg. Wir danken daher in besonderer Weise Frau Dr. AGNES HEINZ, Frau STEPHANIE BENKO, Frau DORA OELSCHLÄGER, Frau HILDEGARD HEINZMANN und Frau INGRID HAAS für ihren ständigen Einsatz und die vortreffliche Ausstattung dieses Bandes, insbesondere auch dafür, daß sie jederzeit auf unsere Wünsche eingegangen sind.

Meine Sekretärin, Frau MONIKA SCHACHT, hat stets sehr engagiert zum Gelingen des Bandes beigetragen.

Hamburg, Frühjahr 1999　　　　　　　　　　　　　　　　　　GERHARD SEIFERT

Inhaltsverzeichnis

1. Kapitel
Nase und Nasennebenhöhlen
J. CASELITZ

1	**Grundlagen und orthologische Prämissen**	1
1.1	Geschichtliche und methodische Aspekte	1
1.2	Anatomische Grundlagen	2
1.2.1	Nase	2
1.2.2	Nasennebenhöhlen	3
1.2.3	Nasopharynx und Tuba auditiva	7
1.3	Histologische Basisstrukturen	7
1.3.1	Schleimhaut	7
1.3.2	Mukosa der Olfaktoriusregion	8
1.3.3	Melanozyten und andere Zelltypen	8
1.4	Physiologie	8
1.5	Embryologie	10
2	**Mißbildungen**	11
3	**Entzündungen der Nase und Nasennebenhöhlen**	13
3.1	Akute Entzündungen	13
3.2	Chronische Entzündungen	15
3.3	Allergische Entzündungen	23
3.4	Granulomatöse Entzündungen	24
3.4.1	Cholesterolgranulome	24
3.4.2	Plasmazellgranulome	24
3.4.3	Eosinophile Granulome	24
3.4.4	Allergische Granulome	24
3.4.5	Riesenzellgranulome	24
3.4.6	Sarkoidose	25
3.4.7	Tuberkulose	25
3.4.8	Syphilis	26
3.4.9	Frambösie (Yaws)	26
3.4.10	Lepra	27
3.4.11	Atypische Mykobakteriosen	27
3.4.12	Pilzinfektionen	27

3.4.13	Leishmaniose	29
3.4.14	Virale Granulome	29
3.4.15	Rhinophym	29
3.4.16	Rhinosklerom, Sklerom	30
3.4.17	Granuloma pyogenicum	31
3.4.18	Andere Erkrankungen	31
3.5	Spezielle Granulome und granulomartige Läsionen der Nase und des Nasengesichtsbereiches	32
3.5.1	Allgemeine Vorbemerkungen zu granulomatösen Erkrankungen im Gesichtsbereich	33
3.5.2	Wegener-Granulomatose	33
3.5.3	Churg-Strauss-Syndrom	36
3.5.4	Letales „Midline"-Granulom (Granuloma gangraenescens)	37
3.6	Reaktion auf toxische Einflüsse und Berufserkrankungen	37
3.6.1	Tabakrauch	38
3.6.2	Organische Lösungsmittel	39
3.6.3	Nickel	39
3.6.4	Holz	40
3.6.5	Andere Substanzen	40

4 Tumoren und tumorartige Läsionen der Nase und der Nasennebenhöhlen ... 41

4.1	Gutartige epitheliale Tumoren	42
4.1.1	Papillome	42
4.1.2	Keratoakanthome	45
4.1.3	Dysplasien	45
4.1.4	Sialometaplasien	45
4.2	Bösartige epitheliale Tumoren	45
4.2.1	Plattenepithelkarzinome	45
4.2.2	Basaliome	47
4.2.3	Transitionalzellkarzinome	47
4.2.4	Anaplastische Karzinome	47
4.2.5	Adenokarzinome	48
4.2.6	Klarzellkarzinome	50
4.2.7	Neuroendokrine Karzinome	50
4.3	Tumoren vom Speicheldrüsentyp	50
4.3.1	Adenome	50
4.3.2	Karzinome	53
4.3.2.1	Adenoidzystische Karzinome	53
4.3.2.2	Mukoepidermoidkarzinome	54
4.3.2.3	Azinuszellkarzinome	54
4.3.2.4	Andere Karzinomtypen	54
4.4	Nichtepitheliale Tumoren	55
4.4.1	Maligne Melanome	55
4.4.2	Tumoren des nervalen Systems	57
4.4.2.1	Olfaktorius-Neuroblastome	57

4.4.2.2	Schwannome (Neurilemmome)	59
4.4.2.3	Neurofibrome und neurogene Sarkome	60
4.4.2.4	Meningeome	60
4.4.2.5	Paragangliome	61
4.4.2.6	Gliome	61
4.4.3	Tumorbildungen oder tumorähnliche Läsionen des Gefäßsystems	61
4.4.3.1	Hämangiome	61
4.4.3.2	Juvenile Angiofibrome	62
4.4.3.3	Hämangioperizytome	62
4.4.3.4	Angiosarkome	63
4.4.3.5	Glomustumoren	63
4.4.4	Knochentumoren und tumorartige Läsionen des Knochensystems	64
4.4.4.1	Osteome	64
4.4.4.2	Morbus Paget	64
4.4.4.3	Fibröse Dysplasien	64
4.4.4.4	Aneurysmatische Knochenzysten	65
4.4.4.5	Eosinophile Granulome	65
4.4.4.6	Chondrome	65
4.4.4.7	Chondrosarkome	65
4.4.4.8	Osteosarkome	66
4.4.4.9	Ewing-Sarkome	66
4.4.4.10	Chordome	67
4.4.5	Tumorbildungen des Muskelsystems	68
4.4.6	Myxome, Lipome und Liposarkome	68
4.4.7	Ameloblastome und Tumoren des Zahnapparates	68
4.4.8	Tumorbildungen des lymphoretikulären Systems	69
4.4.9	Maligne fibröse Histiozytome und Fibrosarkome	70
4.4.10	Metastasen im Bereich der Nase	70
5	**Verschiedene Läsionen**	**73**
5.1	Epistaxis	74
5.2	Zystenbildungen	74
5.3	Lokalisierte Amyloidablagerungen	75
5.4	Septumpathologie	75
5.5	Nasenveränderungen unter immunsuppressiven Bedingungen	76
Literatur		**78**

2. Kapitel
Rachen und Tonsillen
H.F. Otto

1	**Anatomie, Histologie, Immunhistologie**	99
1.1	Anatomie	99
1.1.1	Cavum pharyngis	99
1.1.2	Der lymphatische Rachenring	101
1.1.3	Der parapharyngeale Raum	105
1.2	Histologie, Immunhistologie	105
1.2.1	Pharynx	105
1.2.2	Tonsillen	107
1.2.2.1	Tonsilläres Bauprinzip	107
1.2.2.2	Mikroanatomie, funktionelle Kompartimente, Histophysiologie der Tonsillen	109
2	**Anmerkungen zur Physiologie (Funktion)**	113
3	**Anmerkungen zur Embryologie, Organogenese**	114
3.1	Pharynx	114
3.2	Tonsillen	115
4	**Fehlbildungen, Anomalien**	116
4.1	Fehlbildungen und Anomalien des Pharynx	116
4.1.1	Choanalatresien	116
4.1.2	Epipharynxsepten	118
4.1.3	Persistenz des Canalis craniopharyngeus (Landzert), Epipharynxzysten	118
4.1.4	Divertikel	118
4.1.5	Branchiogene Fehlbildungen	119
4.1.5.1	Laterale Halsfisteln	119
4.1.5.2	Laterale Halszysten	120
4.1.5.3	Pharyngeale Zysten	121
4.1.6	Sonstige Fehlbildungen	121
4.1.7	Zur Problematik branchiogener Tumoren	122
4.1.8	Zysten und Fisteln des Ductus thyreoglossus	122
4.1.9	Heterotopien, Atresie des Isthmus faucium	122
4.2	Fehlbildungen und Anomalien der Tonsillen	123
5	**Altersabhängige Organveränderungen (Tonsillen)**	124
6	**Verletzungen**	125
7	**Entzündungen**	128
7.1	Pharyngitis	128
7.1.1	Akute Pharyngitis	129
7.1.1.1	Ätiologische Faktoren	129
7.1.1.2	Morphologische Befunde, Entzündungsformen	131

7.1.2	Chronische Pharyngitis	135
7.1.2.1	Ätiologische und pathogenetische Faktoren	135
7.1.2.2	Morphologische Befunde, Entzündungsformen	136
7.1.3	Besondere, Erreger-bedingte Pharyngitiden	136
7.1.3.1	Tuberkulose	137
7.1.3.2	Tularämie	139
7.1.3.3	Lepra	139
7.1.3.4	Rhinosklerom	140
7.1.3.5	Pilzinfektonen	140
7.1.4	AIDS-assoziierte Infektionen	141
7.1.4.1	Pilzinfektionen	143
7.1.4.2	Virusinfektionen	144
7.1.4.3	Bakterielle Infektionen	145
7.1.4.4	Weiter HIV-assoziierte pharyngotonsilläre Läsionen	145
7.1.5	Pharynx und Gesamtorganismus	146
7.2	Tonsillitis/Angina	149
7.2.1	Akute Entzündungen	149
7.2.1.1	Ätiologische Faktoren	150
7.2.1.2	Pathogenese, Lokalisation	150
7.2.1.3	Morphologische Befunde, Entzündungsformen	151
7.2.2	Besondere, bakteriell bedingte Entzündungen	152
7.2.2.1	Diphtherie	152
7.2.2.2	Scharlach	154
7.2.2.3	Tonsillitis/Angina Plaut-Vincent	154
7.2.3	Besondere, viral bedingte Entzündungen	155
7.2.3.1	Mononucleosis infectiosa (Monozytenangina)	155
7.2.3.2	Masern	160
7.2.4	Komplikationen der akuten Tonsillitis	161
7.2.4.1	Tonsillar- und Paratonsillarabszeß	161
7.2.4.2	Abszesse und Phlegmonen des para- und retropharyngealen Raumes	161
7.2.4.3	Tonsillogene Arrosionsblutungen	162
7.2.4.4	Tonsillogene Sepsis	162
7.2.5	Komplikationen nach Tonsillektomie	162
7.2.6	Chronische Entzündungen	163
7.2.6.1	Morphologische Befunde	164
7.2.7	Sonstige Tonsillitisformen	167
7.2.7.1	Morbus Boeck (Sarkoidose)	168
7.2.7.2	Lues	168
7.2.7.3	Toxoplasmose	168
7.2.7.4	Aktinomykose	169
7.2.7.5	Tonsillenbefunde bei Pustulosis palmaris et plantaris	169
7.2.8	Hämatogene Tonsillitiden	171
7.2.9	Postangiöse Krankheiten: Zur Frage der tonsillogenen Herdinfektion	171
7.3	Die Hyperplasie des lymphatischen Rachenringes	172

7.4	Tonsilläre und adenoide „Hyperplasien" nach Organtransplantation: Lymphoproliferative Erkrankungen post transplantationem	173

8 Pharynxtumoren 174
8.1	Anmerkungen zur Epidemiologie und zu ätiologischen Faktoren der Karzinogenese	174
8.1.1	Alkohol und Tabak	176
8.1.2	Ernährung	177
8.1.3	Umwelt	177
8.1.4	Berufliche Risikofaktoren	178
8.1.5	Viren	178
8.1.6	Genetische Suszeptibilität	179
8.2	Histologische Klassifikation	180
8.3	Nasopharynxtumoren (einschließlich Oropharynx und Tonsillen)	180
8.3.1	Epitheliale Nasopharynxtumoren	182
8.3.1.1	Gutartige Neoplasien	182
8.3.1.2	Maligne Neoplasien	185
8.3.2	Mesenchymale Nasopharynxtumoren	208
8.3.2.1	Gutartige Neoplasien	208
8.3.2.2	Maligne Neoplasien	214
8.3.3	Sonstige Nasopharynxtumoren	218
8.3.3.1	Gutartige Neoplasien	218
8.3.3.2	Maligne Neoplasien	220
8.3.4	Metastasen	221
8.3.5	Tumor-ähnliche Läsionen	222
8.3.5.1	Amyloidose	223
8.3.5.2	Lipoidproteinose (Hyalinosis cutis et mucosae, Urbach-Wiethe disease)	223
8.3.5.3	Tangier-Krankheit	223
8.4	Hypopharynxtumoren	224
8.4.1	Neuroendokrine Karzinome	224
8.5	Para- und retropharyngeale Tumoren	227
8.6	Anhang: Ektopes hamartomatöses Thymom	228

Literatur 229

3. Kapitel
Ohr
W. Arnold, R.J. Kau, H.P. Niedermeyer

1 Untersuchungsmethoden für das Felsenbein 265

2 Anatomische Anmerkungen 269
2.1	Äußerer Gehörgang	269
2.2	Trommelfell	269

2.3	Mittelohr und Zellsysteme des Mastoids	269
2.4	Die Schleimhautauskleidung des Mitelohres	270
2.5	Knochenstrukturen des Felsenbeins	272
2.6	Gehörknöchelchenkette	272
2.7	Innenohr (cochleo-vestibuläre Strukturen)	274
2.7.1	Das membranöse Labyrinth	275
2.7.2	Das auditorische Rezeptororgan	276
2.7.3	Vestibuläre Endorgane	277
2.7.4	Nervus facialis	280
2.7.5	Saccus endolymphaticus	281

3 Angeborene Dysplasien und Atresien des Ohres ... 282

3.1	Genetische Syndrome mit Fehlbildungen des äußeren Ohres und des Mittelohres	282
3.2	Dysplasien des Innenohres (otische Kapsel)	288
3.3	Syndrome, assoziiert mit Schallempfindungsschwerhörigkeit	289
3.3.1	Alport-Syndrom (erbliche Nephritis)	289

4 Traumatische und physikalische Schädigung der Ohrmuschel ... 291

4.1	Erfrierungen	292
4.2	Verbrennungen	292
4.3	Verätzungen	293
4.4	Mechanische Verletzungen	293
4.5	Fremdkörper, Zerumen	294
4.6	Felsenbeinfrakturen	295
4.6.1	Felsenbeinlängsfrakturen	295
4.6.2	Felsenbeinquerfrakturen	297
4.7	Explosionstrauma	299
4.8	Knalltrauma	300
4.9	Akutes Lärmtrauma	301
4.10	Chronisches Lärmtrauma	302
4.11	Barotrauma	303
4.12	Stumpfes Schädeltrauma	304
4.13	Elektrotrauma	304
4.14	Ionisierende Strahlen	305
4.15	Ultraschall	305
4.16	Ototoxische Substanzen	306
4.16.1	Aminoglykoside	306
4.16.2	Kanamycin	307
4.16.3	Neomycin	307
4.16.4	Dosisabhängigkeit der ototoxischen Wirkung der Aminoglykosiden	308
4.16.5	Schleifendiuretika	309
4.16.6	Zytotoxische Medikamente	310
4.16.7	Salizylate	310

5	**Entzündliche Erkrankungen des äußeren Ohres**	311
5.1	Otitis externa	311
5.2	Erysipel	313
5.3	Pseudomonas-Otitis (Otitis externa necroticans sive maligna)	314
5.4	Ohrmykosen	315
5.5	Virale Infektionen	315
5.5.1	Herpes simplex	315
5.5.2	Herpes zoster (Zoster oticus)	316
5.6	Dermatologische Erkrankungen mit Ohrbeteiligung	318
5.6.1	Ekzem	318
5.7	Sonderformen	320
6	**Entzündliche Erkrankungen des Mittelohres**	320
6.1	Seromukotympanon	322
6.1.1	Ätiologie	322
6.1.2	Komplikationen	323
6.1.3	Tierexperimentelle Untersuchungen	324
6.1.4	Histopathologische Befunde bei Tubenfunktionsstörungen	327
6.1.5	Biochemische Befunde	331
6.1.6	Immunologie der Ergußflüssigkeiten	332
6.1.7	Klinisch-pathogenetische Gesichtspunkte	334
6.2	Trommelfellperforation	337
6.3	Myringitis	339
6.4	Akute eitrige Otitis media, Mastoiditis	340
6.5	Chronische Otitis media	349
6.6	Chronische inaktive Otitis media	352
6.7	Schleimhautsklerose	352
6.8	Paukenfibrose – Paukensklerose (fibrozystische Sklerose)	355
6.9	Cholesteringranulom	357
6.10	Mastoiditis	359
6.11	Cholesteatom	363
6.12	Petrositis	369
6.13	Besondere Entzündungen	371
6.13.1	Aktinomykose	371
6.13.2	Aspergillose	371
6.13.3	Otitis nigra (idiopathische hämorrhagische Otitis)	371
6.13.4	Schistosomiasis	374
6.13.5	Otomyase	374
7	**Labyrinthitis**	374
7.1	Virale Labyrinthitis	374
7.1.1	Herpes zoster oticus	375
7.1.2	Masernlabyrinthitis	375
7.1.3	Mumpslabyrinthitis	376
7.1.4	Labyrinthitis durch Zytomegalieviren	376

7.2	Seröse oder toxische Labyrinthitis	377
7.3	Bakterielle Labyrinthitis	378
7.4	Akute eitrige Labyrinthitis	380
7.5	Chronische otogene eitrige Labyrinthitis	382

8 Spezifische Entzündungen des Ohres ... 383
- 8.1 Tuberkulose ... 383
- 8.2 Sarkoidose ... 386
- 8.3 Syphilis ... 387

9 Felsenbeinerkrankungen bei gestörtem Knochenmetabolismus oder gestörter Knochenformation ... 389
- 9.1 Otosklerose ... 389
- 9.1.1 Histopathologie und Immunhistochemie ... 393
- 9.1.2 Histologische Kriterien ... 403
- 9.1.3 Praktische Hinweise für die Diagnosestellung ... 405
- 9.2 Morbus Paget ... 405
- 9.3 Fibröse Knochendysplasie ... 408
- 9.4 Osteogenesis imperfecta (van der Hoeve-Syndrom) ... 409
- 9.5 Osteopetrosis (Morbus Albers-Schönberg) ... 410
- 9.6 Amyloidose ... 411

10 Erkrankung des Innenohres mit fraglicher oder unbekannter Ätiologie ... 411
- 10.1 Hörsturz ... 411
- 10.2 Presbyacusis ... 413
- 10.2.1 Metabolische Presbyacusis ... 414
- 10.2.2 Mechanische Presbyacusis ... 415
- 10.2.3 Sensorische Presbyacusis ... 415
- 10.2.4 Neurale Presbyacusis ... 416
- 10.3 Morbus Menière ... 417
- 10.4 Canalolithiasis ... 422

11 Autoimunerkrankungen mit Beteiligung des Innenohres oder der Innenohrfunktion ... 423
- 11.1 „Relapsing" Polychondritis ... 425
- 11.2 Wegener-Granulomatose ... 426
- 11.3 Cogan-Syndrom ... 428
- 11.4 Bindegewebserkrankungen mit Beteiligung des Ohres ... 431

12 Tumoren des Ohres ... 432
- 12.1 Epitheliale Tumoren ... 436
- 12.1.1 Benigne epitheliale Tumoren ... 436
- 12.1.1.1 Papillome ... 436
- 12.1.1.2 Pilomatrixom ... 436
- 12.1.1.3 Pleomorphes Adenom ... 437

12.1.1.4	Adenome	438
12.1.1.5	Papilläres Adenom	439
12.1.2	Präkanzerosen	440
12.1.2.1	Aktinische Keratose	441
12.1.2.2	Cornu cutaneum	441
12.1.2.3	Kerato-Akanthom	442
12.1.3	Maligne epitheliale Tumoren	442
12.1.3.1	Basalzellkarzinom	442
12.1.3.2	Plattenepithelkarzinom	444
12.1.3.3	Adenokarzinome	449
12.1.3.4	Mukoepidermoidkarzinom	451
12.1.3.5	Karzinoid	451
12.2	Tumoren der Zeruminaldrüsen	454
12.3	Malignes Melanom	458
12.4	Weichteiltumoren	460
12.4.1	Benigne Weichteiltumoren	463
12.4.1.1	Dermales Fibrom	463
12.4.1.2	Fibröses Histiozytom	464
12.4.1.3	Gutartige Fettgewebstumoren	464
12.4.1.4	Leiomyom	466
12.4.1.5	Rhabdomyom	466
12.4.1.6	Hämangiom	467
12.4.1.7	Neurofibrom	469
12.4.1.8	Neurilemmom	469
12.4.1.9	Meningeom	475
12.4.1.10	Teratome	477
12.4.1.11	Paragangliom	478
12.4.1.12	Myxom	483
12.4.2	Weichgewebstumoren intermediärer Dignität	483
12.4.2.1	Fibromatose	483
12.4.2.2	Hämangioperizytom	484
12.4.3	Maligne Weichteiltumoren	484
12.4.3.1	Fibrosarkom	484
12.4.3.2	Malignes fibröses Histiozytom	486
12.4.3.3	Atypisches Fibroxanthom	487
12.4.3.4	Liposarkom	488
12.4.3.5	Leiomyosakrom	489
12.4.3.6	Rhabdomyosarkom	489
12.4.3.7	Angiosarkom	491
12.4.3.8	Kaposi-Sarkom	492
12.4.3.9	Synoviales Sarkom	493
12.4.3.10	Maligner Nervenscheidentumor	495
12.5	Knorpel- und Knochentumoren	496
12.5.1	Gutartige Knorpel- und Knochentumoren	496
12.5.1.1	Osteom	496
12.5.1.2	Chondrom	498

12.5.1.3	Riesenzelltumor	499
12.5.1.4	Riesenzelliges Reparationsgranulom	500
12.5.2	Maligne Knochen- und Knorpeltumoren	501
12.5.2.1	Osteosarkom	501
12.5.2.2	Chondrosarkom	501
12.6	Maligne Lymphome	503
12.7	Tumorähnliche Veränderungen	504
12.7.1	Noduläre Fasziitis	504
12.7.2	Keloid	505
12.7.3	Kimura-Erkrankung	506
12.7.4	Gichttophus	507
12.7.5	Pyogenes Granulom	507
12.7.6	Histiozytosis X	507
12.7.7	Chondrodermatitis nodularis helicis chronica	510
12.7.8	„Relapsing" Polychondritis	510
12.7.9	Atherom	511
12.7.10	Ohrpolyp	512
12.7.11	Keratosis obturans	513
12.7.12	Heterotopie	513
12.8	Metastasen maligner Tumoren	514

Literatur 516

4. Kapitel
Larynx
A. Burkhardt und E. Meyer-Breiting

1 Einführung 547
E. Meyer-Breiting und A. Burckhardt

2 Der normale Larynx 548
E. Meyer-Breiting

2.1	Anatomie	548
2.1.1	Kehlkopfgerüst	549
2.1.2	Bänder und Membranen	551
2.1.3	Muskulatur	552
2.1.4	Blutgefäße	554
2.1.5	Lymphgefäßsystem	554
2.1.6	Nervale Versorgung, Paraganglien	557
2.1.7	Schleimhautrelief	558
2.2	Entwicklungsgeschichte	562
2.3	Postnatale Veränderungen	564
2.4	Physiologie	566
2.4.1	Atmung	566

	2.4.2	Schluckakt	567
	2.4.3	Phonation	568
	2.4.4	Weitere, wichtige Funktionen	569
	2.5	Regionale und räumliche Gliederung	569
	2.5.1	Bezirke und Grenzen	569
	2.5.2	Räumliche Gliederung	569

3 Histologische Begutachtung und spezielle Untersuchungsmethoden 573
E. Meyer-Breiting und A. Burkhardt

	3.1	Herstellung von Kehlkopf-Großserienschnitten	573
	3.2	Histologische Auswertung	576
	3.2.1	Wahl der Schnittebene	576
	3.2.2	Grading	581
	3.3	Spezielle Untersuchungsmethoden	587
	3.3.1	Elektronenmikroskopie	589
	3.3.2	Exfoliativ- und Aspirationszytologie	593
	3.3.3	Quantifizierung der Histopathologie	594
	3.3.4	Zelluläre Proliferation	596
	3.3.5	DNS-Histogramme, Zytophotometrie	599
	3.3.6	Histochemie, Enzymbestimmung und Enzymhistochemie	601
	3.3.7	Immunhistochemie	605
	3.3.8	Genanalyse	611
	3.3.9	Veränderung im Immunstatus	617
	3.3.10	Analyse der Zellprodukte im zirkulierenden Blut	617
	3.3.11	Untersuchung von lebendem Gewebe	618
	3.3.12	Experimentelle Modelle	619

4 Mißbildungen   619
E. Meyer-Breiting

	4.1	Störungen der Lumenbildung	620
	4.1.1	Kongenitales Larynxdiaphragma	620
	4.1.2	Stenosen	620
	4.1.3	Atresie	622
	4.1.4	Kongenitale Laryngozelen	623
	4.1.5	Larynxzysten	627
	4.2	Gestörter Aufbau von Larynx und Trachea	630
	4.2.1	Laryngomalazie	630
	4.2.2	Aplasien und Hypoplasien	630
	4.2.3	Spaltbildungen	631
	4.3	Überschußbildungen	634
	4.3.1	Hyperplasien des Kehlkopfgerüstes	634
	4.4	Dystopien	635
	4.4.1	Struma endolaryngealis	635
	4.4.2	Dystopische Magenschleimhaut	636
	4.4.3	Hamartome und Teratome	636

5 Traumen und Besonderheiten reparativer Vorgänge im Larynx 638
E. Meyer-Breiting
- 5.1 Penetrierende Verletzungen 639
- 5.2 Stumpfe Traumen 640
- 5.2.1 Rupturen des Larynx 642
- 5.2.2 Frakturen des Larynx 644
- 5.2.3 Strangulationen 647
- 5.3 Endolaryngeale Traumen 648
- 5.3.1 Intubationsschäden 648
- 5.3.2 Schäden durch operative Eingriffe 650
- 5.3.3 Thermische Schäden 651
- 5.3.4 Verätzungen 652
- 5.3.5 Aspiration 653
- 5.4 Besonderheiten reparativer Vorgänge bei endolaryngealen Verletzungen 657
- 5.4.1 Traumen und reparative Vorgänge ohne Epitheldefekt 658
- 5.4.1.1 Stimmlippenknötchen 658
- 5.4.1.2 Kontaktpachydermie und Kontaktulkus 660
- 5.4.1.3 Polypen 661
- 5.4.2 Irreguläre reparative Vorgänge nach Epitheldefekten 663
- 5.4.2.1 Unspezifische Granulome und Granulationspolypen 663
- 5.4.2.2 Kontaktgranulom nach Kontaktulkus 664
- 5.4.2.3 Intubationsgranulome 665
- 5.4.2.4 Traumatisch bedingte Synechien und Stenosen 665

6 Veränderungen bei Allgemeinerkrankungen 668
A. Burkhardt
- 6.1 Metabolische Störungen 668
- 6.1.1 Amyloidose 668
- 6.1.2 Gicht 671
- 6.1.3 Andere stoffwechselbedingte Läsionen 671
- 6.2 Dermatologische Affektionen 672
- 6.3 Sonstige Erkrankungen 678

7 Kreislaufstörungen 679
A. Burkhardt
- 7.1 Anämie und Hyperämie 680
- 7.2 Blutungen 680
- 7.3 Ödeme 681

8 Laryngitis 683
E. Meyer-Breiting
- 8.1 Akute Laryngitis 684
- 8.1.1 Katarrhalische Laryngitis acuta 685
- 8.1.2 Akute stenosierende (obstruktive) Laryngotracheitis 687
- 8.1.3 Akute supraglottische Laryngitis (Epiglottitis) 690

8.1.4	Laryngitis typhosa	694
8.1.5	Akute ulzerös-membranöse Laryngitis	694
8.1.5.1	Larynxdiphtherie	695
8.1.5.2	Laryngitis ulceromembranosa (PLAUT-VINCENTI)	696
8.1.5.3	Andere, nicht diphtherische membranöse Laryngitiden	697
8.1.6	Tiefer greifende Laryngitis	699
8.1.6.1	Larynxabszeß	700
8.1.6.2	Larynxphlegmone	700
8.1.7	Entzündungen des Kehlkopf- und Luftröhrengerüstes	702
8.1.7.1	Larynxperichondritis	702
8.1.7.2	Arthritis der Cricoarytaenoidgelenke	704
8.1.8	Allergische Laryngitis	705
8.2	Chronische Laryngitis	705
8.2.1	Einfache chronische Laryngitis	707
8.2.2	Chronisch hyperplastische Laryngitis	707
8.2.3	Atrophische Laryngitis	710
8.2.4	Chronische Laryngitis posterior (Refluxlaryngitis)	710
8.3	Spezifische Formen der Laryngitis	711
8.3.1	Tuberkulose	712
8.3.1.1	Pathologische Anatomie	716
8.3.1.2	Das Tuberkulom	720
8.3.1.3	Lupus laryngis	720
8.3.2	Lepra laryngis	721
8.3.3	Sarkoidose (Morbus BOECK)	723
8.3.4	Lues (Syphilis)	724
8.3.4.1	Die erworbene Lues	725
8.3.4.2	Die konnatale Lues	726
8.3.5	Sklerom	726
8.3.6	Seltene Zoonosen im Laryngotrachealbereich	727
8.3.7	Aktinomykose	728
8.4	Mykosen	729
8.4.1	Opportunistische Mykosen	729
8.4.1.1	Candidiasis	730
8.4.1.2	Aspergillose	731
8.4.1.3	Mukormykose	731
8.4.1.4	Kryptokokkose (Torulose)	732
8.4.2	Erkrankungen durch pathogene, saprophytäre Pilzarten	732
8.4.2.1	Histoplasmose	733
8.4.2.2	Blastomykose (Nordamerikanische Blastomykose)	733
8.4.2.3	Parakokzidioidomykose (Südamerikanische Blastomykose)	734
8.4.2.4	Kokzidioidomykose	734
8.4.2.5	Sporotrichose	735
8.4.2.6	Rhinosporidiose	735
8.5	Besondere virusbedingte Entzündungen	736
8.6	Parasiten	737

9	Benigne epitheliale Tumoren	739
A. BURKHARDT		
9.1	Einteilung, Häufigkeit	739
9.1.1	Allgemeine klinische Aspekte	739
9.2	Papillome und Papillomatose	740
9.2.1	Juvenile Papillome	740
9.2.2	Adulte Papillome	746
9.3	Adenome	749
9.3.1	Oxyphilzelliges Adenom (Onkozytom)	749

10	Karzinogenese: Prämaligne Veränderungen	752
A. BURKHARDT		
10.1	Häufigkeit, Alter und Geschlechtsverteilung	752
10.2	Risikofaktoren für Präkanzerosen und Karzinome im Larynxbereich	754
10.2.1	Endogene und hormonale Faktoren	754
10.2.2	Exogene Faktoren: Tabak und Alkohol	755
10.2.3	Arbeitsbedingte Faktoren: Inhalationsnoxen	757
10.2.4	Ernährungsfaktoren	760
10.2.5	Papillome, Papillomatosen und virale Infektionen	760
10.2.6	Chronische Laryngitis	765
10.2.7	Plattenepithelmetaplasie	766
10.3	Multitope (multizentrische) Tumorentstehung: „Feldkanzerisierung"	768
10.4	Präkanzerosen	770
10.4.1	Makroskopisch-klinische Aspekte: Leukoplakie/Erythroplakie	771
10.4.2	Histologische Beurteilung und Dysplasieklassifikation	774
10.4.3	Kriterien der Epithelhyperplasie und Epitheldysplasie	776
10.4.3.1	Dysplasiegrade	781
10.4.3.2	Carcinoma in situ: Mikroinvasives Karzinom	786
10.5	Differentialdiagnose und therapeutische Aspekte bei Dysplasie und Carcinoma in situ	790

11	Karzinome	792
E. MEYER-BREITING		
11.1	Definitionen und allgemeine Statistik	792
11.1.1	Regionen, Bezirke und Unterbezirke	792
11.1.2	Inzidenz	794
11.2	Plattenepithelkarzinom	797
11.2.1	Ursprung und Ausbreitung des supraglottischen Karzinoms	800
11.2.2	Die glottisch-supraglottische Grenze	810
11.2.3	Ursprung und Ausdehnung glottischer und subglottischer Karzinome	811
11.2.4	Ursprung und Ausbreitung larynxnaher Pharynxkarzinome	823

11.2.5	Lymphogene Metastasierung von Larynx- und larynxnahen Karzinomen	827
11.2.6	Fernmetastasierung	829
11.2.7	TNM-Klassifikation der Larynx-, Hypopharynx- und kaudalen Oropharynxkarzinome	830
11.2.7.1	Prätherapeutische TNM-Klassifikation	830
11.2.7.2	pTNM-Klassifikation	834
11.2.8	Histologie des Plattenepithelkarzinoms	839
11.2.8.1	Differenzierungsgrad (Grading)	840
11.2.8.2	Das Tumor-Wirt-Verhalten	843
11.2.8.3	Onkogenese und tumoröse Infiltration	849
11.3	Seltene Karzinomformen	858
11.3.1	Das sogenannte verruköse Karzinom	858
11.3.2	Spindelzelliges Karzinom und Karzinosarkom	864
11.3.3	Echtes Karzinosarkom	867
11.3.4	Transitionalzell-Karzinom	868
11.3.5	Lymphoepitheliales Karzinom	868
11.3.6	Adenokarzinom	869
11.3.7	Adenoid-zystisches Karzinom	871
11.3.8	Mukoepidermoidkarzinom und verwandte Karzinome	873
11.3.9	Karzinoid	874
11.3.10	Neuroendokrines Karzinom	876
11.3.11	Merkelzellkarzinom	878
11.3.12	Mehrfachtumoren und Metastasen	879
11.4	Therapieeffekte auf das Tumorgewebe	881
11.4.1	Veränderungen am Tumorgewebe durch Bestrahlung	881
11.4.1.1	Zur Biologie bestrahlter Tumoren	881
11.4.1.2	Histologische Veränderungen bei bestrahlten Karzinomen	885
11.4.1.3	Pathohistologische Aspekte der radiochirurgischen Kombinationstherapie	888
11.4.2	Veränderungen nach Zytostatika-Behandlung	891

12 Nicht-epitheliale Tumoren 894
A. BURKHARDT

12.1	Histogenese	894
12.2	Allgemeine Grundsätze der Diagnostik	894
12.3	Histologische und zytologische Diagnostik	895
12.4	Bestimmung des Malignitätsgrades	897
12.5	Mesenchymale Tumoren im Larynxbereich	899
12.5.1	Fibrom, aggressive Fibromatose, Myxom, Histiozytom	900
12.5.2	Mesenchymom, Fibrosarkom und malignes, fibröses Histiozytom	902
12.5.3	Lipom, Lipomatose und Liposarkom	903
12.5.4	Leiomyom und Leiomyosarkom	904
12.5.5	Rhabdomyom und Rhabdomyosarkom	904

12.5.6	Hämangiom, Lymphangiom, Perizytom, Angiosarkom und Kaposi-Sarkom	910
12.5.7	Sonstige Tumoren der Weichteile	914
12.5.7.1	Solitäres Plasmozytom	914
12.6	Tumoren des Knorpel- und Knochengewebes	915
12.6.1	Chondrom und Chondrosarkom	915
12.6.2	Osteom und Osteosarkom	919
12.6.3	Riesenzelltumor	920
12.7	Neurogene Tumoren	921
12.7.1	Neurinom, Neurilemmom (Schwannom) und Neurofibrom	921
12.7.2	Granularzelltumor	922
12.7.3	Ganglioneurom	924
12.7.4	Malignes Schwannom	925
12.8	Neuroektodermale Tumoren	925
12.8.1	Paragangliom (Chemodektom)	925
12.8.2	Melanose, Pigmentnaevus	926
12.8.3	Malignes Melanom	927
12.9	Generalisierte Hämoblastome (Leukämien, maligne Lymphome)	928
12.9.1	Non-Hodgkin-Lymphome	930
12.9.2	Hodgkin-Lymphome	931

13 Sogenannte radiogene Tumoren 931
A. BURKHARDT

14 Destruierende Läsionen mit umstrittener Ätiologie 939
A. BURKHARDT
14.1   Wegener-Granulomatose 939
14.2   Langerhans-Zellgranulomatose (Histiocytosis X) 943

15 Tumorähnliche Läsionen 947
A. BURKHARDT

Literatur 950

Sachverzeichnis 1065

Mitarbeiterverzeichnis

ARNOLD, W., Prof. Dr.
Hals-Nasen-Ohrenklinik und Poliklinik, Technische Universität München
Klinikum rechts der Isar
Ismaninger Straße 22, D-81675 München

BURKHARDT, A., Prof, Dr.
Pathologisches Institut, Kreiskrankenhaus Reutlingen
Steinenbergstraße 31, D-72764 Reutlingen

CASELITZ, J., Prof. Dr.
Abteilung für Pathologie, Allgemeines Krankenhaus Hamburg-Altona
Paul-Ehrlich-Straße 1, D-22763 Hamburg

KAU, R.J., Prof. Dr.
Hals-Nasen-Ohrenklinik und Poliklinik, Technische Universität München
Klinikum rechts der Isar
Ismaninger Straße 22, D-81675 München

MEYER-BREITING, E., Prof. Dr.
Zentrum der Hals-Nasen-Ohrenheilkunde, Klinikum der Universität Frankfurt
Theodor-Stern-Kai 7, D-60596 Frankfurt

NIEDERMEYER, H., Dr.
Hals-Nasen-Ohrenklinik und Poliklinik, Technische Universität München
Klinikum rechts der Isar
Ismaninger Straße 22, D-81675 München

OTTO, H.F., Prof. Dr. Dr. h.c.
Pathologisches Institut, Universität Heidelberg
Im Neuenheimer Feld 220/221, D-69120 Heidelberg

1. Kapitel
Nase und Nasennebenhöhlen

J. CASELITZ*

1 Grundlagen und orthologische Prämissen

1.1 Geschichtliche und methodische Aspekte

Als zentraler Bestandteil des menschlichen Gesichtes hat die Nase und ihre Pathologie schon seit dem Altertum eine bedeutende Rolle gespielt. Zusammenfassende Darstellungen der historischen und kulturgeschichtlichen Aspekte finden sich bei KÖHN (1969) sowie auch bei GIESE (1960).

Die Darstellung der Nase, der Nasennebenhöhlen und ihrer Pathologie soll in diesem Rahmen auf dem Boden traditioneller Erfahrungen auch den derzeitigen Stand methodischer Innovationen berücksichtigen.

Der makroskopische Bereich stützt sich daher zum einen auf die klassischen pathologischen Präparationen wie die Graeff-Technik (GRAEFF 1933; s. Tabelle 1.1). Zum anderen erlauben jedoch die dynamische Entwicklung moderner diagnostischer Schichtaufnahmen (vgl. WEGENER 1992) sowie die Fortschritte der endonasalen Mikrochirurgie einschließlich die Möglichkeit zur Erfassung morphologischer Daten und der Gewinnung entsprechender Biopsien am lebenden Patienten eine sehr viel weitergehende Einbindung in moderne diagnostische und therapeutische Konzepte (PAULSEN 1995).

Zusätzlich eröffnet der Einsatz immer vielfältigerer histopathologischer und zytologischer Methoden neue Dimensionen pathologischer Diagnostik und Klassifikation (s. Tabelle 1.1). Über die konventionelle histologische Untersuchung hinaus stellen derzeit die DNA-Zytophotometrie, die Immunhistochemie, die In-situ-Hybridisierung und die Polymerasekettenreaktion anerkannte Hilfsmittel pathohistologischer Techniken dar (s. auch TRUE 1990; ROHOLL et al. 1985; YAMAGISHI et al. 1987).

Voraussetzung zum Verständnis der in dieser Monographie behandelten krankhaften Veränderungen sowie deren differentialdiagnostischer Abgrenzung ist die Kenntnis der komplexen anatomischen Gegebenheiten der Nase und ihrer Nebenhöhlen.

---

* Herrn Prof. Dr. G. SEIFERT zum 75. Geburtstag gewidmet. Das Manuskript wurde sorgfältig und engagiert mitgestaltet von Dr. R. SENGUPTA, Abteilung für Pathologie, Allgemeines Krankenhaus Altona.

Tabelle 1.1. Methodenfelder zur Analyse der Nase und Nasennebenhöhlen

Makroskopische Ebene	Pathologisch-anatomische Präparationstechniken (GRAEFF 1933; LANG 1989)
– Endoskopische Techniken	Endonasale Mikropräparation, Mikrochirurgie (PAULSEN 1995)
– Radiologische Untersuchungen	Konventionelle Röntgenaufnahmen, Schichtaufnahmeverfahren (CT, NMR)
Mikroskopische Ebene	Lichtmikroskopie, Elektronenmikroskopie, Immunhistochemie (z. B. Differenzierungsantigene, Erregernachweis)
DNA-Analyse	Zytophotometrie, In-situ-Hybridisierung, Polymerase-Kettenreaktion (z. B. Erregernachweis)

Um Hilfestellungen in der täglichen Routine geben zu können, sind kurze differentialdiagnostische Aufstellungen (s. Tabellen 1.3–1.9) angefügt, die es dem eiligen Leser gestattet, eine schnelle Orientierung im diagnostischen Alltag zu erlangen (NOLTENIUS 1987).

1.2 Anatomische Grundlagen

1.2.1 Nase

Die Anatomie der Nase ist geprägt durch die unterschiedlichen Funktionen, die sie zu erfüllen hat (GIESE 1960). Sie steht am Eingang des Respirationstraktes und hat im wesentlichen folgende Aufgaben:

Anwärmung, Anfeuchtung und Reinigung der Atemluft sowie Prüfung der Luft auf chemische oder korpuskuläre Bestandteile, daneben ist die Nase auch an der Lautbildung der menschlichen Sprache beteiligt.

Die Nase wird von einem medialen Nasenseptum in eine rechte und linke Hälfte geteilt. Durch die Conchae nasales superior und media, welche zum Os ethmoidale gehören und die Concha nasalis inferior, die einen eigenständigen Knochen darstellt, werden die jeweiligen Nasenflächen in drei Gänge weiter unterteilt. Man unterscheidet den Meatus nasalis inferior, welcher zwischen der unteren Nasenmuschel und dem Nasenboden verläuft, den Meatus nasalis medius zwischen unterer und mittlerer Nasenmuschel und darüber den Meatus nasalis superior.

In den unteren Nasengang mündet der Ductus nasolacrimalis, in den mittleren der Canalis nasofrontalis sowie die Ostien der Oberkieferhöhlen und der vorderen Siebbeinzellen, während sich im oberen Nasengang die Öffnung der Sinus sphenoidales befindet.

Das Dach der Nasenhöhle wird von der Siebplatte des Os ethmoidale, der Lamina cribrosa gebildet. Die knöcherne Nasenscheidewand als vertikale Platte

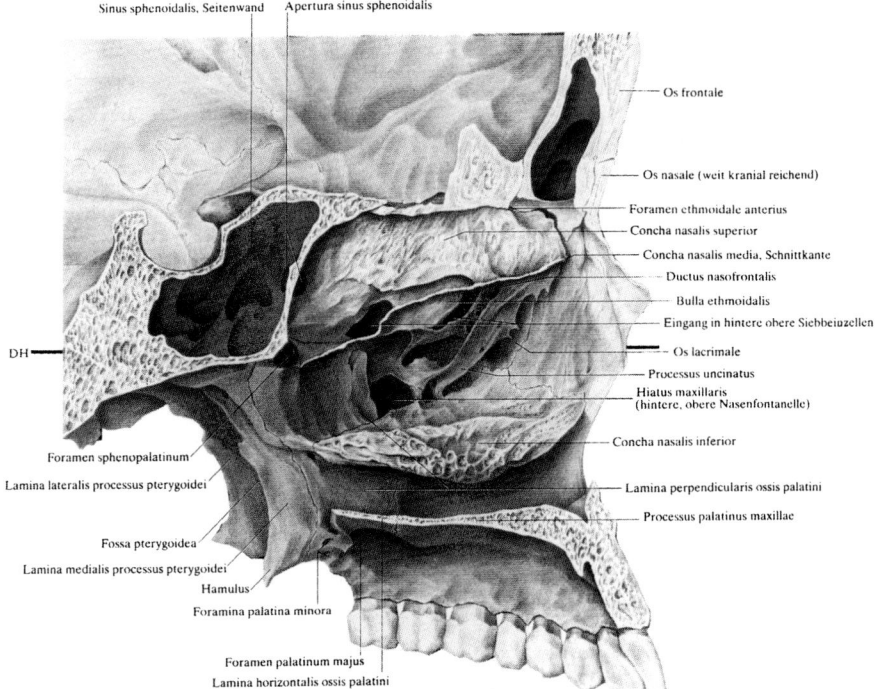

Abb. 1.1. Knöchernes Gerüst der Nase. (Aus LANG 1981)

rekrutiert sich aus der Lamina perpendicularis des Siebbeins, dem Vomer sowie in ihrem dorsalen Anteil aus der Crista sphenoidalis.

Der knöcherne Gaumen, zusammengesetzt aus dem Processus palatinus der Maxilla und der horizontalen Platte des Os palatinum, bildet den Boden der Nasenhöhle. Die jeweiligen Seitenwände werden von Anteilen der Maxilla, des Os ethmoidale, des Os lacrimale und des Os palatinum geformt, während die kranioventrale Begrenzung durch die in der Sutura internasalis verbundenen paarigen Nasenbeine gebildet wird.

An kartilaginären Bestandteilen finden sich die Knorpel der Nasenscheidewand und die großen und kleinen Nasenflügelknorpel.

Eine detaillierte aktuelle Aufstellung der klinischen Anatomie der Nase findet sich bei LANG (1989).

Die anatomischen Verhältnisse sind in den Abb. 1.1 und 1.2 dargestellt.

1.2.2 Nasennebenhöhlen

Die Nasennebenhöhlen sind jeweils paarige Hohlräume der Nachbarknochen der Nasenhöhle. Sie sind pneumatisiert und werden von Nasenschleimhaut ausgekleidet. Ihr Luftgehalt kann sehr unterschiedlich sein.

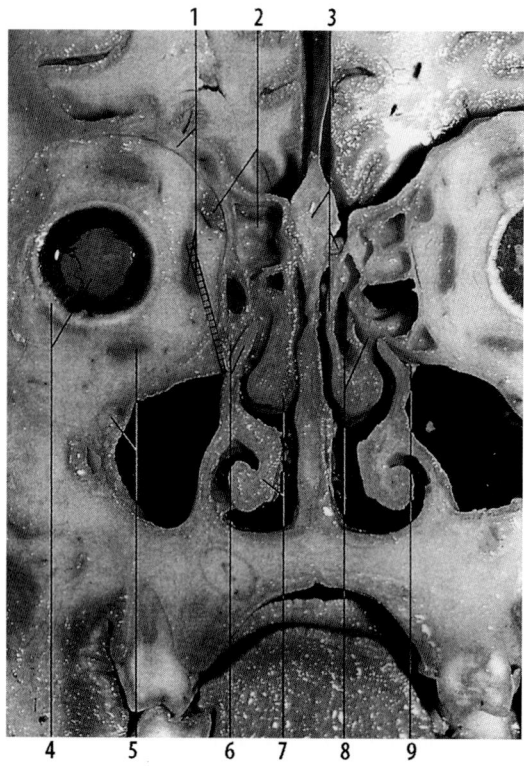

Abb. 1.2. Frontalschnitt durch die Nase und die Nasennebenhöhlen. *1* Dach der Orbita mit M. rectus medialis; *2* M. obliquus superior und vordere Siebbeinzellen; *3* Crista galli, Bulbus olfactorius und Concha nasalis; *4* Sklera und Anteile der Retina; *5* N. infraorbitalis und M. rectus inferior; *6* Hiatus semilunaris, Processus uncinatus ossis ethmoidalis; *7* Concha nasalis media und Concha nasalis inferior; *8* Cellulae ethmoidales; *9* inneres Ostium des Sinus maxillaris. (Aus LANG 1989)

Ihre Funktion besteht zum einen in der Oberflächenvergrößerung der Nasenschleimhaut, sie dienen darüber hinaus durch ihre Bauweise der Gewichtsreduktion des knöchernen Gesichtsschädels sowie der Augmentation des phonetischen Resonanzraumes.

Im Rahmen von pathologischen Läsionen sind die topographischen Nachbarschaftsbeziehungen von besonderer Bedeutung, insbesondere die Nähe zur Orbita, zum Rachen, zu den Zähnen sowie zur vorderen und mittleren Schädelgrube (Abb. 1.2–1.4).

Diese engen anatomischen Beziehungen spielen naturgemäß eine besondere Rolle hinsichtlich der Fortleitung entzündlicher Prozesse sowie die Tumorausbreitung per continuitatem.

Sinus maxillares. Die Kieferhöhlen sind die größten der Nasennebenhöhlen. Sie haben ein Volumen von jeweils etwa 15 ml. Besonders dünn sind ihre Wände

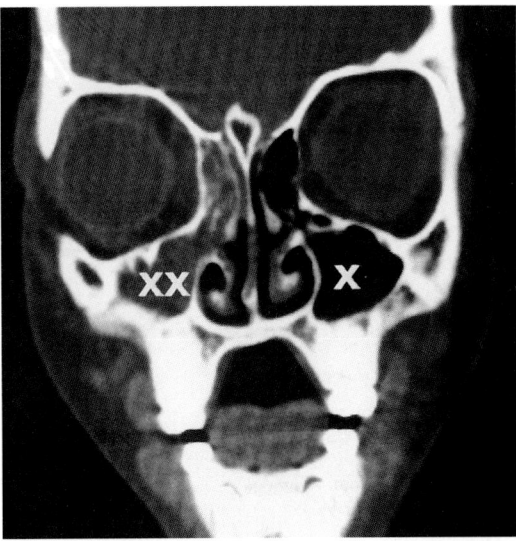

Abb. 1.3. CT-Aufnahme eines anterioren Frontalschnittes (koronarer Schnitt) durch die Nase und die Nebenhöhlen. *x* Conchae nasalis media et inferior; *xx* Verschattung des Sinus maxillaris und der Siebbeinzellen rechts durch Schleimhautschwellungen. (Abbildung von Prof. Dr. WEGENER, Allgemeines Krankenhaus Altona, Hamburg)

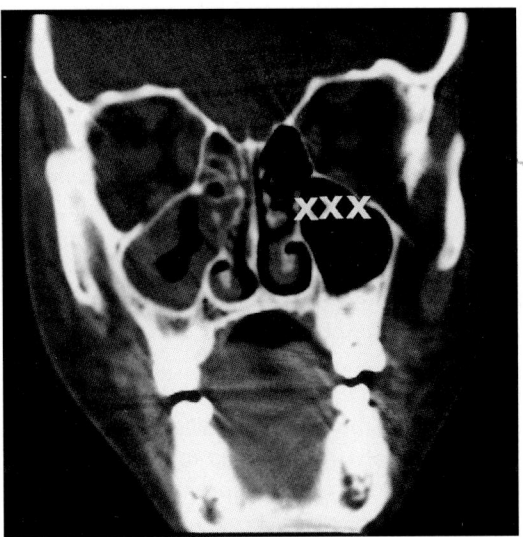

Abb. 1.4. CT-Aufnahme eines posterioren Frontalschnittes (koronarer Schnitt) durch die Nase und die Nebenhöhlen (gleicher Patient wie Abb. 1.3). *xxx* Conchae nasales superior, media et inferior. (Abbildung von Prof. Dr. WEGENER, Allgemeines Krankenhaus Altona, Hamburg)

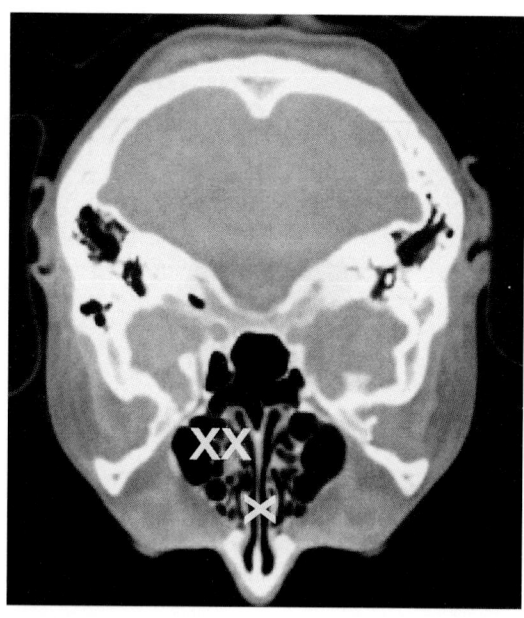

Abb. 1.5. Axiale CT-Aufnahme des Schädels, der Nase und der Nebenhöhlen. *x* Septum nasi; *xx* Cellulae ethmoidales. (Abbildung von Prof. Dr. WEGENER, Allgemeines Krankenhaus Altona, Hamburg)

zum Cavum nasi sowie zur Orbita. Sie öffnen sich zum Infundibulum ethmoidale in den Meatus nasalis medius (vgl. Abb. 1.2–1.5).

Sinus frontales. Die Ausbildung der Sinus frontales unterliegt starken individuellen Schwankungen. Ihre vorderen Anteile haben Beziehungen zum olfaktorischen Trakt, zu den Meningen und zum Lobus frontalis des Cerebrums. Die Nachbarschaft auch zu den intrakraniellen venösen Sinus muß bei Infektionsprozessen stets berücksichtigt werden.

Die Stirnhöhlen stehen über den Canalis nasofrontalis mit dem Meatus nasalis medius in Verbindung (vgl. Abb. 1.2–1.5).

Sinus ethmoidalis (Abb. 1.2–1.5). Die ethmoidalen Sinusoide bestehen aus sogenannten Luftzellen, den Cellulae ethmoidales. Die vorderen Siebbeinzellen münden in den Meatus nasalis medius, die mittleren und hinteren Siebbeinzellen öffnen sich in den Meatus nasalis superior.

Sinus sphenoidales (Abb. 1.2–1.5). Der Sinus sphenoidalis öffnet sich mit einem meist recht schmalen Ostium im Recessus sphenoethmoidalis am Ende der mittleren Nasenmuschel.

1.2.3 Nasopharynx und Tuba auditiva

Die Höhle des Nasopharynx hat eher eine rhombische Form. Sie reicht von den Choanen bis an den weichen Gaumen heran. Die seitlichen Ränder werden von den Recessus pharyngeii, der sog. Rosenmüller-Grube gebildet. In den Nasopharynx mündet die Tuba auditiva Eustachii. Das Ostium befindet sich in der Regel 1 cm unter dem posterioren Anteil der Concha nasalis inferior. Hier läßt sich auch gelegentlich lymphatisches Gewebe finden.

1.3 Histologische Basisstrukturen

1.3.1 Schleimhaut

Plattenepithel. Eine plattenepitheliale Auskleidung findet sich in den vorderen Anteilen des Vestibulum nasi, wo sich auch Haare nachweisen lassen.

Flimmerepithel. In den übrigen Anteilen der Nasenhöhle und den Nasennebenhöhlen findet man das typische Respirationsepithel (BUCHER u. WARTENBERG 1989). Es ist gekennzeichnet durch ein mehrreihiges Flimmerepithel, wobei der Flimmerbesatz durchaus von unterschiedlich starker Ausprägung sein kann. Die basale Zellreihe hat unmittelbaren Kontakt zur Basalmembran und gilt als „Reservepool". Zilien werden in der Regel an der Oberfläche der kubischen Zellen gefunden. Darüber hinaus finden sich in unterschiedlicher Anzahl Becherzellen, welche Schleim bilden. Seromuzinöse Drüsen sind eher seltener zu finden (TOPPOZADA u. GAAFAR 1973).

Zusätzlich finden sich in der Schleimhaut in wechselndem Ausmaße immunkompetente Zellen, speziell Plasmazellen und Lymphozyten. Hier lassen sich auch in unterschiedlicher Intensität Immunglobuline nachweisen (BURGER u. KARZUM 1970; ABRAMSON u. PARKER 1973). Die Bezeichnung der nasalen Schleimhaut als Schneider-Membran geht auf ihre ursprüngliche Entdeckung von SCHNEIDER 1660 zurück (FRIEDMAN 1986).

Elektronenoptisch sind die Zilien des Flimmerepithels in charakteristischer Weise bis 7 µm lang und bis 0,2 µm breit. Ihre Beschreibung findet sich in zahlreichen Monographien (vgl. BUCHER u. WARTENBERG 1989). Die Verteilung der Zilien folgt im Normalfall der 9:2 Regel. Sie schlagen in einem vorgegebenen Rhythmus (FAWCETT u. PORTER 1954; MYGIND u. WINTHER 1979). Störungen des mukoziliären Apparates können unter verschiedenen kongenitalen Defekten beobachtet werden (ELLIASSON et al. 1977; Fox et al. 1980).

Hyperplastische Veränderungen des respiratorischen Epithels sind verhältnismäßig häufig. In der Regel handelt es sich dabei um Reaktionen auf äußere Einflüsse (HILDING u. HEYWOOD 1971; WEISS u. GREEP 1977).

Gefäßsystem. Für die Blutversorgung der Nase und der Nasennebenhöhlen ist das wichtigste Gefäß die A. carotis externa, deren Äste etwa 80% dieser Region versorgen (LANG 1989).

Als Besonderheit sind prominente Gefäßkomplexe im Bereich des vorderen Nasenseptums hervorzuheben. Sie sind als sog. Locus Kiesselbachii in der Literatur erwähnt und spielen in der pathologischen Anatomie insbesondere bei der Epistaxis eine Rolle (s. S. 74).

Das Gefäßsystem der Nase besteht aus komplexen, spiralartig angeordneten Arterien und Venen. Es soll hormonellen Einflüssen unterworfen sein (HELLQUIST 1990).

1.3.2 Mukosa der Olfaktoriusregion

Das respiratorische Epithel am Dach der Nase besitzt eine besondere Differenzierung, die für den Riechvorgang bestimmt ist. Das Epithel ist hier dicker als das übrige Respirationsepithel. In der Lamina propria finden sich Gefäße, Nerven und exokrine Drüsen vom Bowman-Typ (BUCHER u. WARTENBERG 1989).

Auf der Ebene immunhistochemischer Untersuchungen hat sich gezeigt, daß dieses Gewebe tatsächlich auch eine epitheliale Differenzierung hat (OPHIR 1987).

Beziehungen zum neuroektodermalen System werden diskutiert.

1.3.3 Melanozyten und andere Zelltypen

Melanozyten sind Zellen von dendritischer Form, die den Farbstoff Melanin enthalten (BUCHER u. WARTENBERG 1989). Neben ihrem Pigmentbesitz sind sie gekennzeichnet durch spezielle immunhistochemische Differenzierungsmerkmale.

Man findet sie nicht nur im Bereich des äußeren Integumentes, sondern zum Teil auch im Respirationstrakt der Nase (ZAK u. LAWSON 1974). Darüber hinaus sind auch melaninhaltige Schwann-Zellen beschrieben worden (HELLQUIST 1990).

Nicht zuletzt sollen Merkelzellen in der Nasenschleimhaut vorkommen und FOKKENS et al. (1989) weisen mutmaßliche Langerhans-Zellen nach.

Die Lymphozyten der Nasenschleimhaut können mit immunhistochemischen Methoden markiert werden (WINTHER et al. 1987).

1.4 Physiologie

Allgemeine physiologische Aspekte. Die Funktion der Nase besteht, wie bereits erwähnt, in der Erwärmung, Befeuchtung und Reinigung der Atemluft. Sie ist das Rezeptororgan des Geruchssinnes und dient der phonetischen Resonanz (ABRAMSON u. HARKER 1973).

Im Rahmen der allgemeinen pathophysiologischen Untersuchungen spielen hierbei besonders die Aerodynamik, die Klimatisierung der Atemluft, der mukoziliare Transport, die Schleimhautabwehr, die Resonanz sowie die Geruchsempfindung eine Rolle (MEYERHOFF 1980).

Aerodynamik, Befeuchtung der Atemluft und mukoziliärer Transport sollen in diesem Rahmen zusammenfassend dargestellt werden (vgl. DRETTNER 1990).

Die Dynamik der nasalen Luftströmung ist von geringer Geschwindigkeit und durch das Vorhandensein einer Grenzschicht im Hauptstrom von überwiegend laminaren Strömungsverhältnissen geprägt. Kleine, unmittelbar zentral von dieser Grenzschicht gelegene Wirbelbildungen sorgen jedoch für den Austausch von Wasserdampf und Wärmeenergie.

In der Klinik spielt oft die Erhöhung des nasalen Atemwegswiderstandes eine wichtige Rolle. Diese wird mit entsprechenden rhinomanometrischen Untersuchungen erfaßt.

Die nasale Sekretion ist durch den mukoziliaren Transport gekennzeichnet. Wesentliches Substrat sind die erwähnten Drüsen und Becherzellen sowie das respiratorische Flimmerepithel. Ein erhöhter Atemwegswiderstand und Störungen des mukoziliaren Transportes spielen eine besondere Rolle bei Erkältungskrankheiten.

Neben hormonellen Einflüssen können auch Lageveränderungen zu entsprechenden Störungen der Nasenschleimhaut führen. Eine besondere Rolle spielt auch der sog. nasopulmonale Reflex.

Pathophysiologie der Abwehr. Die Pathophysiologie der Abwehr findet auf verschiedenen Ebenen statt. Es werden dazu gerechnet einerseits die mechanische Barriere des Epithels sowie andererseits das Zusammenspiel spezifischer und unspezifischer Abwehrmechanismen. Zu den unspezifischen Abwehrsystemen gehören beispielsweise Substanzen wie Laktoferrin, Lysozym oder Histamin (REITE 1972). Darüber hinaus spielen auch Mastzellen (MILLER 1980; OKUDA et al. 1983) und Langerhans-Zellen (SHELLEY u. JUHLIN 1976; STINGL et al. 1978; SILBERBERG et al. 1979) im Abwehrsystem der Nasenschleimhaut eine morphologisch nachweisbare Rolle. Die unterschiedlichen Faktoren sind zusammengefaßt in der Tabelle 1.2.

Das spezifische Abwehrsystem der Nasenschleimhaut wurde speziell von BRANDTZAEG (1973, 1984, 1988, 1992) sowie von BACHERT u. GANZER (1991) bearbeitet. Der wichtigste Antikörper in diesem Zusammenhang ist das sekretorische Immunglobulin A (COGRA u. KARZON 1970). Andere Antikörper wie das sekretorische Immunglobulin M spielen unter physiologischen Bedingungen eher eine geringe Rolle. Die Produktion der Antikörper wird über das schleimhautassoziierte lymphatische Gewebe (MALT - mucosa-associated-lymphatic-tissue) reguliert. Man nimmt an, daß die B-Lymphozyten nach ihrer Wanderung zu den sekretorischen Gewebebezirken durch sekundäre Signale zu einer Proliferation stimuliert werden. In diesem Zusammenhang spielen die Klasse-2-Moleküle des menschlichen Histokompatibilitätskomplexes der akzessorischen Zellen eine besondere Rolle. Zu den Verstärkermechanismen rechnet man das aktivierte Komplementsystem, Phagozytose, Freisetzung von Histamin und andere Faktoren (REITE et al. 1972; FOKKENS et al. 1989).

Tabelle 1.2. Inhaltsstoffe des Nasensekretes. (Mod. nach HOCHSTRASSER 1992)

Bezeichnung	Plasma	Drüsen	Zellen	Funktion
IgG	×			Antikörper
IgA	×			Antikörper
Sekretorisches IgA	×	×		Antikörper
IgE	×			Antikörper
Muzin		×		Lösungsvermittler
Transferrin	×			Transportprotein
Lysozym	×			Muraminidase
Sekretorischer Inhibitor		×		Proteaseninhibitor
Elastasespezifischer Inhibitor		×		Proteaseninhibitor
Hydrolasen			×	Glykosidasen, Phosphatasen
Chymase, Tryptase			×	Proteasen
Cysteinproteasen			×	Proteasen
Elastase, Kathepsin G			×	Proteasen
Myeloperoxidase			×	Peroxidase
Albumin	×			Transport, Osmolarität
a-1-Proteaseinhibitor	×			Proteasenhemmstoff
a-1-Antichymotrypsin	×			Proteasenhemmstoff
C1-Inaktivator	×			Proteasenhemmstoff
a2-CPI	×			Proteasenhemmstoff
Bikunin	×			Proteasenhemmstoff
Natrium, Kalium, Kalzium	×			Elektrolyte, Osmolarität
Aminosäuren, Harnstoff			×	Stoffwechselprodukte

1.5 Embryologie

Die Nase entwickelt sich aus mesenchymalem Gewebe um die primitive ektodermale Mundbucht, dem Stomadaeum. Es bildet sich ein frontaler Prozeß zwischen der Anlage des Vorderhirnes und dem Mundboden. Ein verdickter ektodermaler Plaque entwickelt sich während der 5. Woche auf jeder Seite der ventralen Oberfläche dieser frontonasalen Erhebung, die sog. Riechplakode. Um sie herum werden die paarigen medialen und lateralen Nasenwülste aufgeworfen (DAVIES 1973).

Im folgenden drängen die nach medial wachsenden Oberkieferwülste die medialen Nasenwülste in die Medianlinie, in der diese dann verschmelzen. Aus ihren mesenchymalen Anteilen formen sich Teile der Oberlippe und das mediale Crus des lateralen Knorpels.

Die maxillären Wülste fusionieren mit den lateralen Nasenwülsten, nachdem sich in ihrer initialen Trennfurche der Tränennasengang abgesenkt hat. Zusätzlich werden aus ihnen die nasalen Knochen, die oberen lateralen Knorpel und das laterale Crus des unteren lateralen Knorpels gebildet.

Die Mundhöhle wird durch die prämaxillären und maxillären Prozesse geformt, während die paranasalen Sinus als Auswüchse der nasalen Kavitäten entstehen und in die umliegenden Knochen vorwachsen, wobei sie ihre endgültige Ausdehnung erst während der Pubertät erhalten (vgl. auch ausführliche Beschreibung bei MARAN u. LUND 1990).

2 Mißbildungen

Mißbildungen im Nasenbereich können ätiopathogenetisch auf folgenden Ebenen entstehen:

1. exogene, üblicherweise nichterbliche Mißbildungen,
2. chromosomale Störungen,
3. erbliche Anomalien und Mißbildungen (Gen- und Punktmutationen),
4. Mißbildungen auf polygener, multifaktorieller Grundlage (Kombination von genetischen und exogenen Faktoren) (SCHNABEL u. HANSEN 1983).

Die Entwicklungsstörungen werden eingeteilt nach der internationalen Working-Group (WEERDA 1992) in folgenden Gruppen:

1. Genetisch-determinierte inhärente Entwicklungsstörungen (primäre Fehlbildungen und Dysplasien)
2. Exogen und endogen induzierte Störungen eines normal vorprogrammierten Entwicklungsablaufes (sekundäre Fehlbildungen und Dysruptionen)

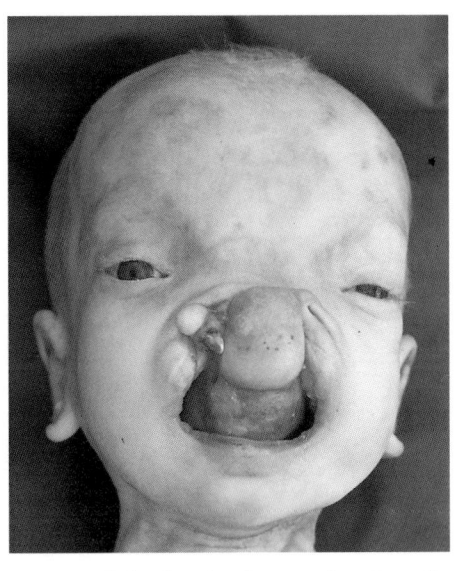

Abb. 1.6. Ventrale Meningoenzephalozele mit polypenartiger Vorwölbung aus einer zentralen Gesichtsspalte. 3 Monate alter männlicher Säugling. (Präparat Prof. Dr. SEIFERT)

3. Multiple kausalgenetische Wandfehlbildungen (Syndrome)
4. Räumlich assoziierte Fehlbildungen („developmental field defect")
5. Konsekutive Entwicklungsstörungen auf dem Boden einer bereits bestehenden Fehlentwicklung
6. Räumlich-mechanische Entwicklungsbeeinträchtigungen (Deformationen).

Zu den im Nasenbereich beobachteten Mißbildungen gehören im Einzelnen kongenitale Fisteln, Zysten, Dermoide und Zelenbildungen (Abb. 1.6–1.8). Weiterhin rechnet man dazu Stenosen und Atresien des Naseneinganges oder

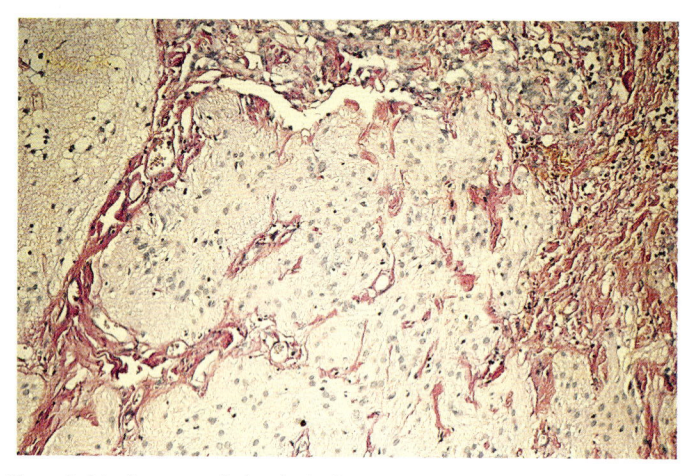

Abb. 1.7. Ventrale Meningoenzephalozele (Fall wie Abb. 1.6). Ausbildung gliöser und meningotheliomatöser Strukturen. PAS-Reaktion × 100. (Präparat Prof. Dr. Seifert)

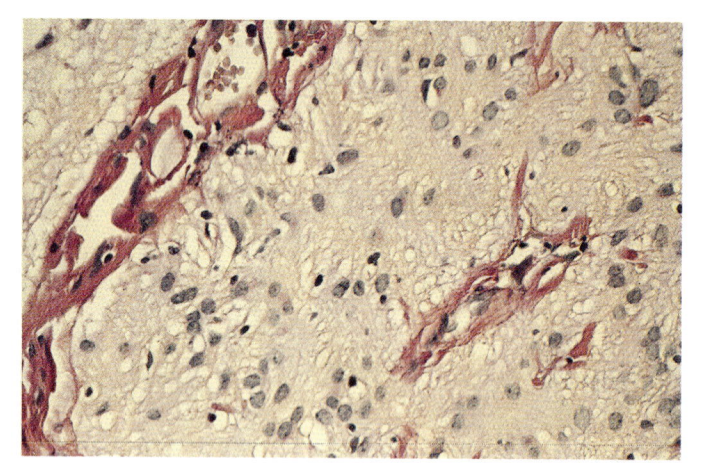

Abb. 1.8. Meningoenzephalozele (Fall wie Abb. 1.6 und 1.7): astrozytäre gliöse Zellverbände mit Einschluß von meningealen Gefäßen. PAS-Reaktion × 250. (Präparat Prof. Dr. Seifert)

der Choanen. Eine klassische Darstellung der pathologisch-anatomischen Aspekte der Mißbildungen findet sich bei KÖHN (1969).

Die Gesichtsspaltenfehlbildungen sowie die Lippen-Kiefer-Gaumenspalten sind speziell in der Literatur der Kiefer- und Gesichtschirurgie behandelt.

BALLENGER (1972) stellt eine Übersicht der Deformitäten und Abweichungen des Nasenseptums dar.

Eine besondere Gruppe genetischer Störungen mit Auswirkung auf die Nase und die Nasennebenhöhlen stellen die primären ziliaren Dyskinesien dar (SMALLMAN 1989).

Eine ausführliche Darstellung der anlagebedingten Störungen des Kopf-Hals-Bereiches findet sich bei GORLIN et al. (1990).

3 Entzündungen der Nase und Nasennebenhöhlen

Die Nase und sekundär die Nasennebennhöhlen stellen die Eintrittspforte des Respirationstraktes dar (WINTHER et al. 1987). Sie sind somit in besonderer Weise vielen Einflüssen, speziell chemischen, physikalischen und mikrobiologisch bedingten Irritationen ausgesetzt (MICHAELS 1987).

Die allgemeinen Aspekte der Entzündungslehre, die auch für die Nasenpathologie im engeren Sinne gelten, sind zusammenfassend dargestellt bei COTTIER (1980) und bei HELPAP (1987).

3.1 Akute Entzündungen

Äußere Nase. Die Entzündungen der äußeren Nase sollen hier kurz zusammenfassend dargestellt werden. Sie betreffen zum Teil auch Krankheitsbilder, die ausführlich in dermatologischen Lehrbüchern behandelt werden (vgl. SCHNYDER 1978).

Nasenekzem. Man findet eine entzündliche Rötung des Naseneinganges mit Bildung von Krusten, Schuppen und Bläschen. Als Ursache werden Allergien, Diabetes mellitus, andere Stoffwechselstörungen oder mechanische Irritationen angegeben (SCHNYDER 1978).

Follikulitis und Nasenfurunkel. Es handelt sich hierbei um meist eitrig entzündliche Veränderungen der Haarfollikel. Als Erreger kommen ursächlich in den meisten Fällen Staphylokokken in Betracht. Aufgrund der besonderen Lokalisation kann es zur Ausdehnung der Infektionen mit Beteiligung der Vena angularis kommen. In diesen Fällen beobachtet man eine Fortleitung der Entzündung zum Gehirn.

Erysipel. Es handelt sich um eine von Streptokokken ausgelöste Erkrankung, deren Eintrittspforte oft Rhagaden oder Erosionen im Naseneingangsbereich sind.

Thermische Schädigungen. Diese Veränderungen sind ausführlich in den Lehrbüchern der Hals-Nasen-Ohren-Heilkunde behandelt.

Man unterscheidet drei Schweregrade der Erfrierung.

1. Grades mit Zyanose der Haut
2. Grades mit Blasenbildung
3. Grades mit Gewebsnekrose und Anesthesie.

Auch bei der Verbrennung werden drei Schweregrade unterteilt.

1. Verbrennung ersten Grades mit Rötung
2. Verbrennung zweiten Grades mit Blasenbildung
3. Verbrennung dritten Grades mit trockener Nekrose.

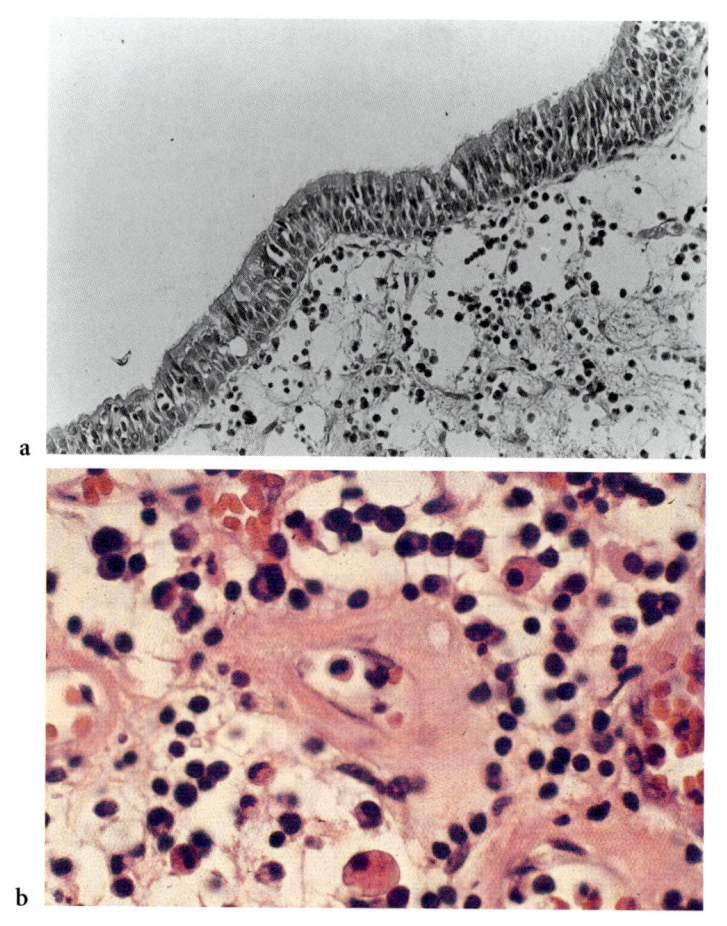

Abb. 1.9 a, b. Allergische Rhinitis. **a** Oberflächenauskleidung durch Zylinderepithel mit zahlreichen Becherzellen; Ödem des Stromas; lockeres entzündliches Infiltrat unter Einschluß von neutrophilen Granulozyten. **b** Hyaline Verbreiterung der Gefäßwände, perivaskuläres Infiltrat aus Plasmazellen und vereinzelten eosinophilen Leukozyten. **a** HE × 300. **b** PAS-Reaktion × 600. (Präparat Prof. Dr. SEIFERT)

Innere Nase (Akute Rhinitis, Schnupfen, Koryza). Die akute Rhinitis ist durch verschiedene Erreger hervorgerufen (Sabiston et al. 1976). Die Abklärung erfolgt in der Regel auf mikrobiologischer Ebene (z. B. auch Viren), wenn sie für erforderlich gehalten wird (Abb. 1.9 a, b).

Zu möglichen Kofaktoren gehören klimatische Bedingungen, Immundefizienz sowie Störungen in der Produktion von Immunglobulinen. Das morphologische Substrat ist, gemäß den Regeln der allgemeinen Pathologie, eine Hyperämie, ein inter- und intrazelluläres Ödem sowie ein zelluläres Infiltrat. Biopsien werden bei derartigen Erkrankungen nur selten durchgeführt (Winther et al. 1984 a).

Als Sonderformen können eine eitrige Rhinitis, eine pseudomembranöse Rhinitis (Nasendiphterie) und eine Rhinitis nekrotikans unterschieden werden.

Besondere Entzündungsformen. Die Varianten verschiedener Entzündungsformen sind von Köhn (1969) ausführlich dargestellt worden. Es handelt sich um eine Mitbeteiligung der Nasenschleimhaut bei verschiedenen viralen und bakteriellen Erkrankungen.

So kann eine Begleitrhinitis bei Grippe, Scharlach oder Gonorrhö beobachtet werden. Eine Beteiligung der Nase ist weiterhin bei Pocken, Windpocken, Typhus, Ruhr und Keuchhusten beschrieben worden (vgl. Brüschke 1983; Coates et al. 1985 sowie Mandell et al. 1995).

Es sei darauf hingewiesen, daß bei einer Maserninfektion, entsprechend den früheren Beobachtungen bei dieser Erkrankung, Riesenzellen auftreten können.

3.2 Chronische Entzündungen

Banale chronische Entzündung. Man unterscheidet eine Rhinitis chronica simplex ohne wesentliche makroskopische Veränderung, eine Rhinitis chronica hyperplastica (s. u.) und eine atrophische Rhinitis.

Bei diesen Entzündungen ist der Sekrettransport gestört. Zusätzlich können Obstruktionen, hypertrophe Adenoide, Septumdeviationen etc. eine aggravierende Wirkung haben.

Histopathologisch findet sich eine Vermehrung der lymphoiden Zellen. Das Epithel zeigt in früheren Stadien das typische normale mehrreihige Flimmerepithel. Dieses kann sich zu einer becherzellreichen Schleimhaut und wiederum zu einem verhornenden Plattenepithel entwickeln.

Im Stroma finden sich mehr oder weniger dichte lymphoplasmazelluläre Infiltrate (Friedmann u. Benett 1986).

Rhinitis hypertrophica. Histopathologisch findet sich eine Hyperplasie der Becherzellen, eine Verdickung der Basalmembran und eine Hyperämie der Gefäßkomplexe. Im wechselnden Ausmaße sind Infiltrate aus Lymphozyten und Plasmazellen erkennbar. Das vorliegende Bild ist auf der Ebene der Histopathologie uncharakteristisch.

Rhinitis atrophica. Die einfache chronisch-atrophische Rhinitis ist gekennzeichnet durch eine chronische Entzündung der Nasenschleimhaut mit einer Atrophie der Schleimhautanteile und der Bildung eines krustenartigen Sekretes (MYGIND u. BRETLAK 1973).

Als Sonderform kennt man die Ozäna (atrophische Rhinitis assoziiert mit Fötor, vgl. HENRIKSON u. GUNDERSEN 1959). Diese ist gekennzeichnet durch eine besonders starke Krustenbildung ausgelöst durch die Sekretion. Der Geruch wird von den Patienten selbst nicht wahrgenommen. Es besteht eine Gynäkotropie. Obwohl verschiedene Erreger isoliert wurden, ist die Ätiologie derzeit noch unklar. Verschiedene genetische, entwicklungsbedingte, rassische sowie exogene Faktoren werden angeschuldigt. Die Krankheit tritt überwiegend zwischen dem 15. und 30. Lebensjahr auf.

Die wesentlichen Charakteristika sind die folgenden:

1. Atrophie der Nasenschleimhaut und Metaplasie
2. eingetrocknetes Nasensekret
3. starker Fötor.

Sinusitis. Die Sinusitis stellt eine Erkrankung der Nasennebenhöhlen dar. Es wird eine Inzidenz von 5–10% in der Bevölkerung angenommen (ALBEGGER 1992). In aller Regel ist die akute Sinusitis das Resultat einer von der Nase ausgehenden Entzündung, so daß daher ähnliche Erregerkonstellationen ursächlich in Betracht kommen (BAILEY 1981). Eine odontogene Infektion kann sich dagegen per continuitatem in die maxillaren Sinus ausbreiten. Folgende Erregerkonstellationen werden im allgemeinen gefunden (WINTHER et al. 1984): *Streptococcus pyogenes, Streptococcus pneumoniae, Staphylococcus aureus.* Seltener werden Keime gefunden wie *Klebsiella pneumoniae, Hämophilus influenzae* und *Escherichia coli,* in Einzelfällen werden auch Infektionen mit *Treponema vincentii* beobachtet (VAN CAUWENBERGE et al. 1976).

Eine ausführliche Darstellung der möglichen Erregerspektren findet sich bei MANDELL et al. (1995).

Histopathologisch findet man analog zur Nasenschleimhaut eine ausgedehnte Ödembildung, eine Hyperämie sowie eine massive Infiltration von neutrophilen Leukozyten (Abb. 1.10, 1.11). Auffällig ist darüber hinaus eine Vermehrung von Becherzellen mit entsprechender Sekretion. Eine vollständige Heilung ist möglich. Als Komplikation kann jedoch eine Blockade des Ostiums auftreten, deren weitere Folge ein Empyem der betroffenen Nebenhöhle sein kann.

Chronische Sinusitis. Bei Nichtausheilen einer akuten Sinusitis kann es zur Chronifizierung kommen, deren Ursache wiederum häufig bakteriell bedingt ist (TOS u. MOGENSEN 1984). Im besonderen Maße spielt Hämophilus influenzae eine Rolle (MANDELL et al. 1995), außerdem finden sich, ausgehend von odontogenen Entzündungen anaerobe Streptokokken, aerobe Streptokokken, Species bacteroides, Aktinomyzes sowie Staphylococcus aureus (VAN CAUWENBERGE et al. 1976; ALBEGGER 1992; MANDELL et al. 1995).

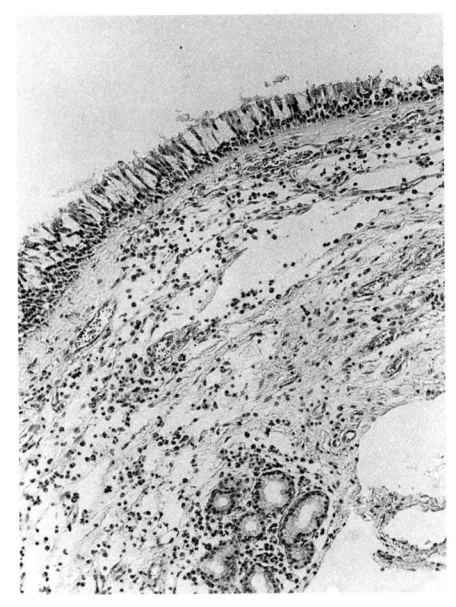

Abb. 1.10. Allergische Rhinitis: Epithelhyperplasie und Verdickung der Basalmembran; Stromainfiltrat durch Granulozyten. HE × 100

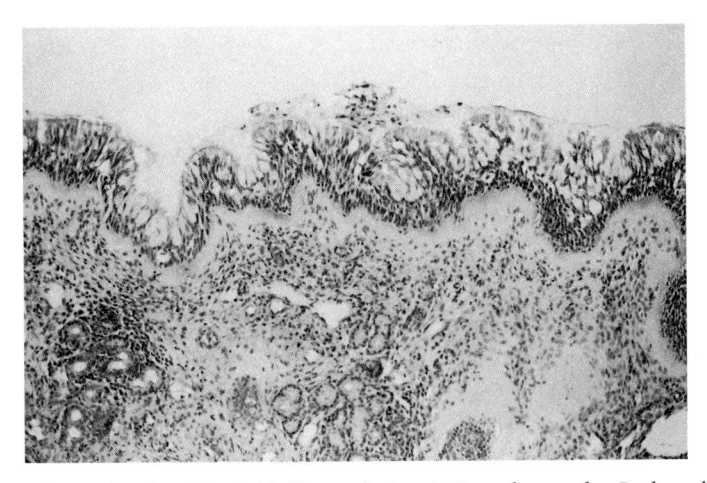

Abb. 1.11. Allergische Sinusitis: Epithelhyperplasie mit Vermehrung der Becherzellen. Verdickung der Basalmembran. Infiltrate aus eosinophilen Leukozyten und Lymphozyten. HE × 100

Neben den rein bakteriellen Entzündungen kann jedoch auch eine Vielzahl von anderen Rhinitisformen in chronische Stadien übergehen (SIEWERS et al. 1992).

Histopathologisch erkennt man, im Unterschied zu dem akuten Stadium, vorwiegend eine Infiltration mit Lymphozyten (Abb. 1.12–1.14). Es findet sich dabei insbesondere eine Prädominanz von Plasmazellen. In späteren Stadien beobachtet man eine Fibroblastenproliferation, aus der konsekutiv eine Fibrose resultieren kann (Abb. 1.15–1.16). Eine chronische Sinusitis bei Kindern ist in der Regel assoziiert mit nasalen Polypen.

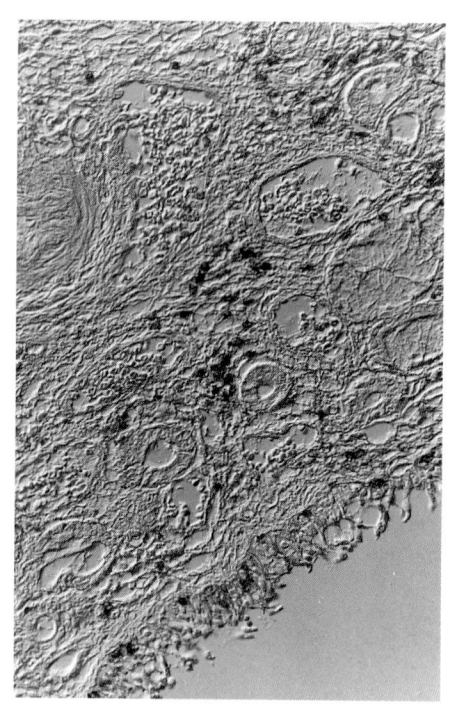

Abb. 1.12. Chronische Sinusitis: rundzellige Infiltrate aus Lymphozyten und Plasmazellen; zahlreiche Becherzellen; lockeres kollagenes Stroma. Expression von CLA („common leucocyte antigen"). Immunperoxydasereaktion, PAP × 300

Abb. 1.13 (*oben*). Chronische Sinusitis maxillaris: dichte Infiltrate aus Granulozyten, Lymphozyten und Plasmazellen. PAS-Reaktion × 100. (Präparat Prof. Dr. SEIFERT)

Abb. 1.14 (*Mitte*). Chronische Sinusitis maxillaris (Fall wie Abb. 1.13): mehrreihiges Flimmerepithel an der Oberfläche; dichtes Infiltrat vorwiegend aus Lymphozyten und Plasmazellen. HE × 600. (Präparat Prof. Dr. SEIFERT)

Abb. 1.15 (*unten*). Chronische Sinusitis maxillaris: entzündliche Vernarbung des Schleimhautstromas unter Einschluß zystischer umgebauter Schleimdrüsen und eingedicktem Sekret. PAS-Reaktion × 100. (Präparat Prof. Dr. SEIFERT)

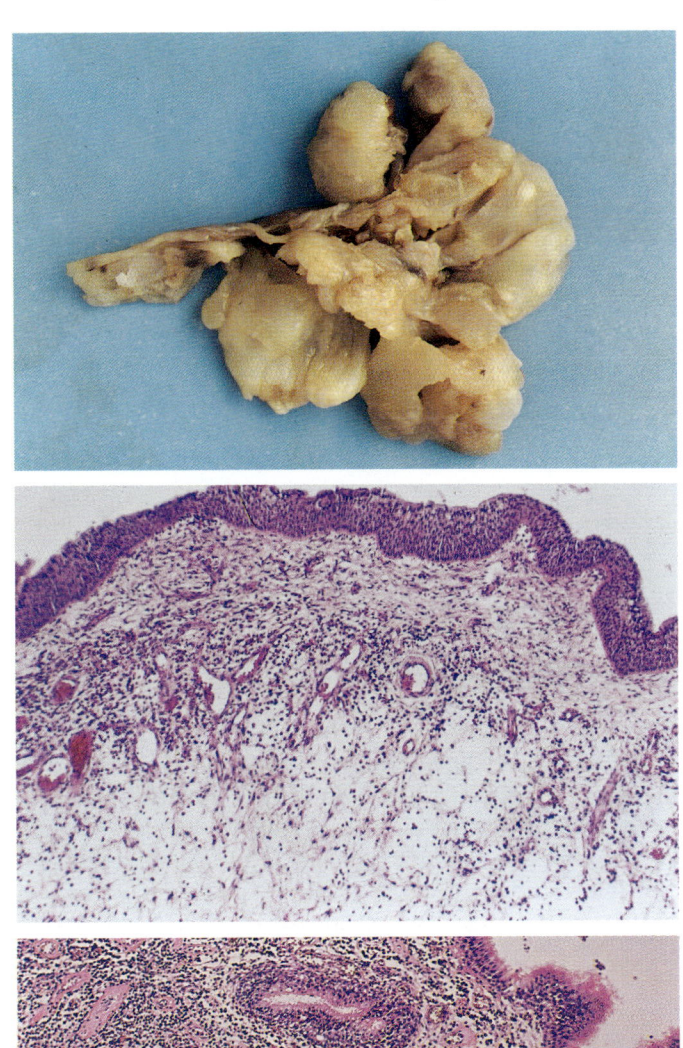

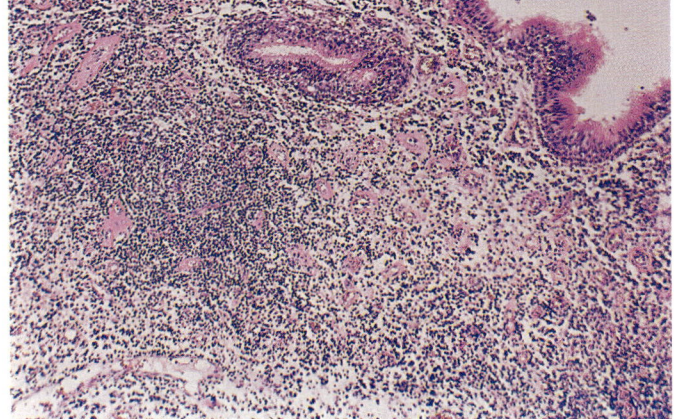

Chronische Entzündungen 19

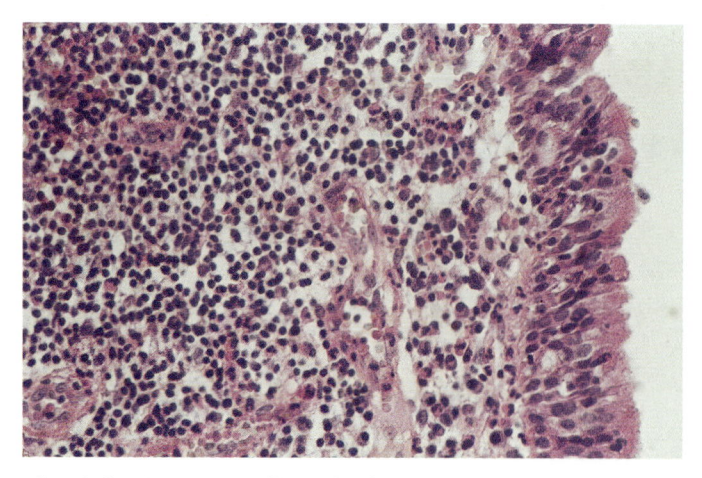

Abb. 1.16. Chronische Sinusitis maxillaris: deutliche Basalmembranverdickung mit Epitheldysplasie bei allergischer Diathese. PAS-Reaktion × 600. (Präparat Prof. Dr. SEIFERT)

Komplikationen der Sinusitis. Entzündungen der Nasennebenhöhlen können eine Reihe von Komplikationen verursachen, und zwar sowohl im akuten als auch im chronischen Stadium (s. Tabelle 1.3).

Zu diesen Komplikationen zählt eine akute eitrige Knochenentzündung (beispielsweise im Orbitabereich, vgl. HOSTEN et al. 1993) sowie eine Fortleitung der Entzündung in den Bereich der Schädelbasis mit dem Risiko einer eitrigen Leptomeningitis, intra- und extrazerebralen Abszesssen sowie septischen Thrombosen der venösen Sinus. Eine sog. orbitale Zellulitis ist in der Regel assoziiert mit einer Infektion durch Staphylokokken und Streptokokken sowie durch Erreger aus der Gruppe der Enterobacteriacae (FRIEDMANN u. BENNETT 1986).

Tabelle 1.3. Komplikationen bei entzündlichen Erkrankungen der Nase und der Nasennebenhöhlen

Komplikationsort	Komplikationsart
Lokal	Synechien, Polypen, Osteomyelitis, Septumabszesse, Mukozele, Pyozele
Orbital	Entzündliches Ödem, orbitale Zellulitis, Subperiostalabszeß, Hirnabszeß, Sinuscavernosus-Thrombose, Dakryozystitis
Intrakraniell	Meningitis, Epiduralabszeß, Subduralabszeß, Hirnabszeß, Sinus-cavernosus-Thrombose
Bronchopulmonal	Chronische Bronchitis, Asthma, Bronchiektasen
Systemisch	Sepsis

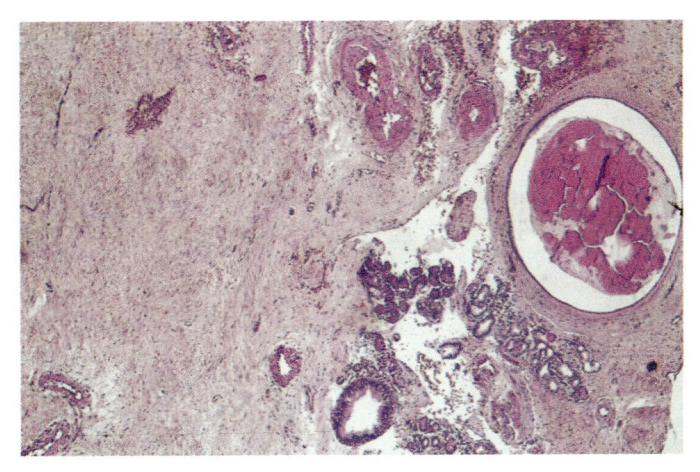

Abb. 1.17. Chronische Sinusitis maxillaris: ektatische Schleimdrüsenkomplexe mit Sekret; entzündliche Stromafibrose. PAS-Reaktion × 100. (Präparat Prof. Dr. SEIFERT)

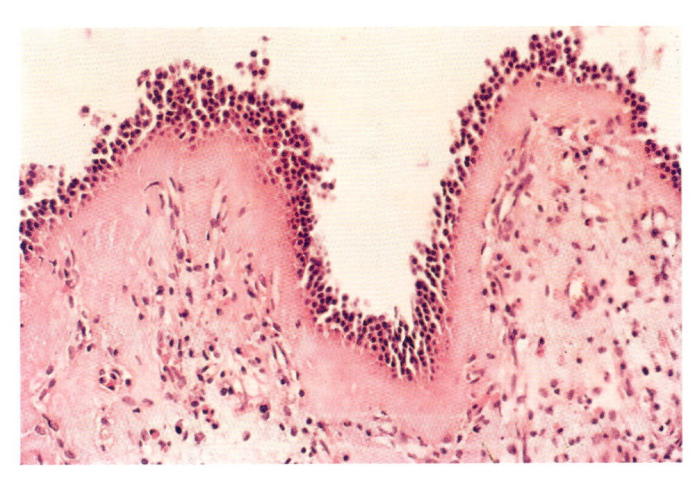

Abb. 1.18. Chronische Sinusitis maxillaris: ausgeprägte Ödembildung des Stromas mit dilatierten Gefäßen. HE × 100. (Präparat Prof. Dr. SEIFERT)

Wegen ihrer klinischen Bedeutung sind die Komplikationen entzündlicher Erkrankungen der Nase und der Nasennebenhöhlen nach ALBEGGER (1992) in der Tabelle 1.3 zusammengefaßt.

Als besondere Komplikationsformen der chronischen Sinusitis gelten eine polypoide Hypertrophie (Abb. 1.17–1.18) sowie eine Mukozelenbildung (GARDNER u. GULLANE 1986). Bei letzterer wird der Schleim akkumuliert (SOUTHAM 1974). Meist findet sich eine Mukozele in den vorderen Siebbeinzellen und den Sinus frontales, wo sie auch zu einer Knochenatrophie führen kann.

In der Regel geht eine chronische Entzündung mit einer veränderten Schleimproduktion einher (Tos und MOGENSEN 1984).

Entzündliche Polypen (vgl. KÖHN 1960 sowie COMPAGNO u. HYAMS 1976a). Polypen des Nasen- und Nasennebenhöhlenbereiches sind geschwulstähnliche Gebilde (KAKOI u. HIRAIDE 1987; Abb. 1.19–1.20). Sie haben eine glasig-transparente Schnittfläche, sind blaß-grau und befinden sich in der Nase oder Nasennebenhöhle. Sie werden vor allem nach dem 30. Lebensjahr beobachtet. Ätiologisch liegt meist eine Reaktion auf eine Vielfalt infektiöser, immunologischer

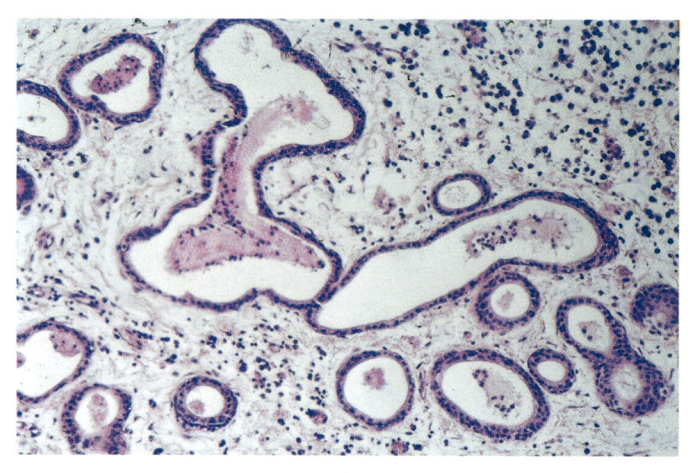

Abb. 1.19. Choanalpolyp: typischer polypös-gelappter Aufbau. (Präparat Prof. Dr. SEIFERT)

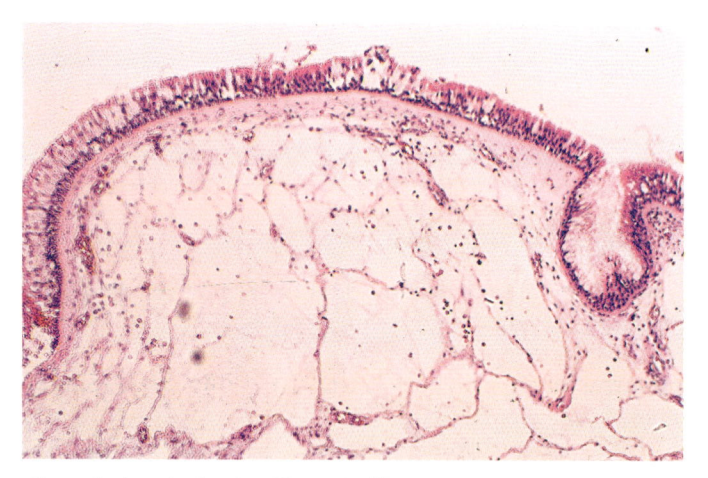

Abb. 1.20. Choanalpolyp (Fall wie Abb. 1.19); Überblick: Auskleidung des Polypen durch mehrschichtiges Plattenepithel. Lockeres Stroma mit Gefäßgeflecht. HE × 100. (Präparat Prof. Dr. SEIFERT)

und physikalischer Noxen zu Grunde (DRAKE-LEE und MC.LAUCHLAN 1982). Offensichtlich spielt die individuelle Disposition eine Rolle, es werden jedoch auch besondere Konstellationen wie z.B. eine zystische Fibrose gefunden (ENGLISH 1986).

Histopathologisch erkennt man an der Oberfläche in der Regel Nasenschleimhaut vom Typus des Übergangsepithels. Auffällig ist das starke Ödem des Stromas. Innerhalb dieses Stromas befinden sich Granulozyten. Eine immunhistologische Klassifikation der Zellen erfolgt auf der Ebene der CD-1-Antigen und HLADR-Expression (FOKKENS et al. 1989).

Differentialdiagnostisch sollte ein Polyp gegen folgende Läsionen abgegrenzt werden: Papillome, verschiedene Karzinomformen sowie gegen ein Granuloma teleangiectaticum, es sollte jedoch auch eine Myelomeningozele in Betracht gezogen werden.

3.3 Allergische Entzündungen

Die Grundlagen der allergischen Entzündungsformen (ENERBAECK 1981; BRUIJNZEEL-KOOMEN et al. 1989) sind zusammengefaßt dargestellt bei COTTIER (1981), bei JAMAL u. MARAN (1987) sowie bei KASTENBAUER (1992).

Die allergische Rhinitis stellt eine sehr häufige Erkrankung dar, deren Inzidenz in den letzten Jahren gestiegen ist (BACHERT und GANZER 1991). Die Ursachenabklärung erfolgt durch entsprechende allergologische Untersuchungen. In der Regel spielen Allergene wie Pollen, Hausstaubmilben, Schimmelpilzsporen sowie Tierallergene, Nahrungsmittelallergene und Berufsallergene eine Rolle (ENGLISH et al. 1987). BACHERT (1995) gibt eine zusammenfassende Übersicht über die Reaktionsweise der oberen Atemwege im Rahmen allergischer Phänomene. Zellmediatoren spielen für die Interpretation entzündlicher Vorgänge eine zunehmende Rolle.

Die allergische Rhinitis gilt als ein Beispiel der immunologischen Sofortreaktion vom Typ 1. Man unterscheidet hierbei die spezifische Sensibilisierung und die unspezifische Effektorphase (BRANDTZAEG et al. 1988).

Histopathologisch ist die allergische Rhinitis gekennzeichnet durch die Präsenz von eosinophilen Granulozyten (CAULFIELD et al. 1980) sowie von Lymphozyten und Plasmazellen in den späteren Stadien (BACHERT 1995; s. Abb. 1.9b, 1.10, 1.11).

Eine allergische Rhinitis kann sich auf andere Regionen ausdehnen (DOYLE et al. 1985). Mastzellen spielen bei allergischen Phänomenen, die unter anderem auch bei Pilzinfektionen, wie z.B. der Aspergillose (WAXMAN et al. 1987), beobachtet werden, stets eine besondere Rolle (FRANZEN 1980), wobei auch die Bedeutung von Histamin gut belegt ist (TESTA et al. 1986; KLEMENTSON 1991).

KLEMENTSON (1991) hat die besondere Rolle der eosinophilen Leukozyten in der Nasenschleimhaut pathophysiologisch und morphologisch herausgearbeitet.

Eine zusammenfassende Darstellung der nasalen Hyperreaktivität sowie der damit assoziierten klinischen und pathophysiologischen Aspekte findet sich bei HEPPT u. BACHERT (1997).

3.4 Granulomatöse Entzündungen

3.4.1 Cholesterolgranulome

Cholesterolgranulome werden in Schleimhäuten gefunden. Sie befinden sich in der Regel in der Nähe von Entzündungsherden und Einblutungen. Das ausgefallene Cholesterin wird von Fremdkörperriesenzellen sowie von Lymphozyten und Plasmazellen umgeben. Ursache ist häufig eine chronische Sinusitis (HELLQUIST et al. 1984; MILTON u. BICKERTON 1986).

3.4.2 Plasmazellgranulome

Die Plasmazellgranulome werden wegen der morphologischen Ähnlichkeit hier im Rahmen der granulomatösen Entzündungen mitabgehandelt. Sie sind gekennzeichnet durch eine lokale Ansammlung von Plasmazellen. Beigemengt sind Lymphozyten und einzelne eosinophile Granulozyten. Immunhistologisch wird in der Regel ein polyklonales Muster der Kappa- und Lambdaketten gefunden. Differentialdiagnostisch ist eine lokale Plasmazellansammlung in dieser Lokalisation abzugrenzen gegen ein malignes Lymphom oder Plasmozytom im engeren Sinne (MICHAELS u. HYAMS 1979; WALDRON u. MITCHELL 1988; HELLQUIST 1990).

3.4.3 Eosinophile Granulome

Eosinophile Granulome werden im Kap. 4.4.4.5 behandelt.

3.4.4 Allergische Granulome

Allergische Granulome im Rahmen einer allergischen Granulomatose sind beschrieben worden in Zusammenhang mit einer systemischen Vaskulitis, Asthma und einer Eosinophilie. Die weitere Beschreibung erfolgte in Abschnitt 3.3.

3.4.5 Riesenzellgranulome

Riesenzellgranulome können unter folgenden Bedingungen gefunden werden:
1. Reaktionsform in jungen Erwachsenen mit reaktiven Knochenbildungen, zahlreichen Riesenzellen und reichlich Bindegewebe.
2. Sie können assoziiert sein mit einem Hyperparathyreoidismus im Sinne sogenannter brauner Tumoren.

In seltenen Fällen findet man echte Riesenzelltumoren in jungen Erwachsenen.

Histologisch sind sie gekennzeichnet durch besonders auffällige Riesenzellen mit über 50 Zellkernen, die sich wahrscheinlich von mesenchymalen Spindelzellen ableiten. Früher wurde eine Abkunft von den Osteoklasten diskutiert. Diese Tumoren können in Einzelfällen lokal invasiv wachsen, sodaß eine Entfernung im Gesunden angezeigt ist (HELLQUIST 1990).

3.4.6 Sarkoidose

Die Sarkoidose (Boeck-Krankheit) ist eine unterschiedlich generalisierte granulomatöse Erkrankung der Lungen und des tracheobronchialen Systems. Dementsprechend findet sich gelegentlich auch ein Befall der Nase (GORDON et al. 1976; COTTIER 1980), den HELLQUIST mit 20% quantifiziert (vgl. MAILLARD u. GOEPFERT 1976).

Die häufigsten Prädilektionsorte sind das Septum nasi sowie die Concha nasalis inferior. Ein Befall des Mastoids wird von VERSE et al. (1997) dokumentiert. Beschrieben ist auch der seltene Fall einer Sarkoidose der Nasennebenhöhlen (ADERHUBER et al. 1997). Die Klinik ist durch Schnupfen, nasale Obstruktion und Blutungen gekennzeichnet, wobei als Komplikation Perforationen und Synechien auftreten können (JORRIZZO et al. 1990). Eine ausführliche Darstellung der klinischen Aspekte findet sich auch bei STAMMBERGER (1992).

Die histologischen Charakteristika entsprechen denen der Sarkoidose in anderer Lokalisation, nämlich unverkäste Epitheloidzelltuberkel mit spärlicher Infiltration von Lymphozyten und deutlicher Vernarbungstendenz (SCHNYDER 1978; COTTIER 1980).

Differentialdiagnostisch muß eine Abgrenzung gegen die Tuberkulose und den Morbus Wegener erfolgen.

3.4.7 Tuberkulose

Die Tuberkulose wird verursacht durch Mykobacterium tuberculosis. Sie ist gekennzeichnet durch verkäsende Epitheloidzellgranulome mit mehr oder weniger zahlreichen Langhans-Riesenzellen (Abb. 1.21). Eine ausführliche Darstellung des Krankheitsbildes findet sich bei COTTIER (1980).

Obwohl die Tuberkulose insgesamt seltener geworden ist, spielt sie in Einzelfällen auch im Rahmen der Nasenpathologie eine Rolle. Ihre klinische Hauptmanifestation im Bereich der Nase äußert sich unter dem Bild des Lupus vulgaris (SCHNYDER 1978). Differentialdiagnostisch ist sie abzugrenzen gegen andere chronische granulomatöse Erkrankungen, beispielsweise auch gegen die Syphillis.

Methodisch können dabei die Anwendung der Ziehl-Neelsen-Reaktion, bakteriologische Untersuchungen oder aber auch die Zuhilfenahme der Polymerase-Kettenreaktion hilfreich sein.

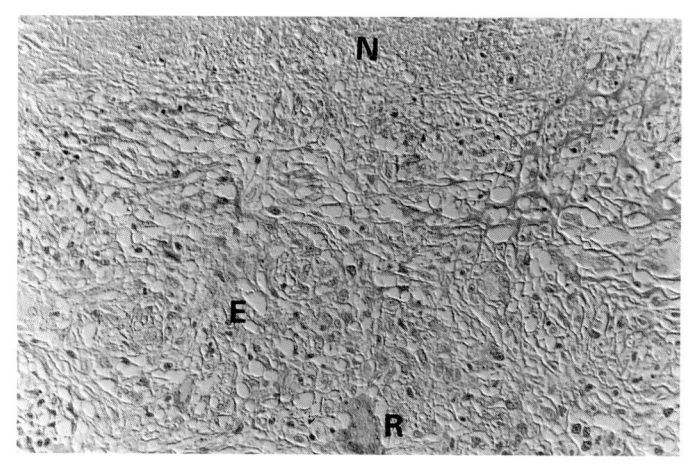

Abb. 1.21. Tuberkulose der nasalen Schleimhaut: tuberkulöse Granulome mit Riesenzellen (R), Epitheloidzellen (E) und verkäsenden Nekrosen (N). HE × 300, Interferrenzoptik

3.4.8 Syphilis

Die Lues ist eine in der Regel venerisch übertragene und durch Treponema pallidum verursachte chronische und generalisierte Infektionskrankheit (SCHNYDER 1978; COTTIER 1980). Die Ultrastruktur des Erregers untersuchten POULSEN et al. (1985). Man unterscheidet 3 Stadien, den Primäraffekt, die sekundäre und die tertiäre Lues (GIESE 1960).

Der Primäraffekt wird selten an der Nase gefunden. Die sekundäre Manifestation kann sich in Schnupfen, oberflächlichen Ulcerationen sowie in Condylomata lata äußern. Die tertiäre Syphillis zeigt sich durch Gumma-Bildungen, daneben durch Perforationen, die auch auf den Nasennebenhöhlenbereich übergreifen können (MARAN u. LUND 1990).

Die Differentialdiagnose kann rein auf histologischer Ebene schwierig sein. Auch hier findet sich Granulationsgewebe, allerdings in der Regel ohne verkäsende Nekrosen. Auf die entsprechenden mikrobiologischen Untersuchungen sei verwiesen (SCHNYDER 1978; MANDELL et al. 1995).

Eine seltener gewordene Manifestation der Syphilis im Nasenbereich stellt die konnatale Syphilis dar. Sie ist gekennzeichnet durch erythematöse Fleckenbildungen. In den entzündlichen Prozeß kann das Nasengerüst miteinbezogen werden, so daß das Bild der Sattelnase entsteht (FRIEDMANN (1986).

3.4.9 Frambösie (Yaws)

Der Erreger der Frambösie ist morphologisch von dem der Syphillis nicht zu unterscheiden. Es handelt sich ebenfalls um eine Treponematose. Die Stadieneinteilung entspricht der der Syphillis wobei die Zerstörung des Mittelgesichtes zum Teil recht ausgeprägt sein kann.

3.4.10 Lepra

Lepra (Morbus Hansen) ist wie die Tuberkulose eine Mykobakteriose (YOUNUS 1986; MANDELL et al. 1995). Sie verursacht granulomatöse Entzündungen in verschiedenen Bereichen des menschlichen Organismus, und zwar im Bereich der Haut, der peripheren Nerven und der Nasenschleimhaut (COTTIER 1980; MODLIN et al. 1988). Man unterscheidet eine lepromatöse Lepra von einer tuberkuloiden Form (YASSIN et al. 1995). Neben einer Granulombildung ähnlich der der Tuberkulose findet man insbesondere die typischen Virchow-Leprazellen mit einem schaumigen bis feinblasigen Aspekt histiozytärer Zellelemente (MODLIN et al. 1988). Derartige Läsionen sind zum Teil schwer zu unterscheiden von proliferativen Erkrankungen des histiozytären oder lymphoretikulären Systems. Im Einzelfall ist die Anamnese hilfreich sowie der Einsatz von modernen molekularbiologischen Techniken wie z. B. der Polymerase-Kettenreaktion (MANDELL et al. 1995).

Der Verlauf der Erkrankung wird von immunologischen Parametern mitbestimmt (RIDLEY 1966, 1974).

3.4.11 Atypische Mykobakteriosen

Die Infektion mit atypischen Mykobakterien spielt insbesondere im Rahmen der Immunschwäche, beispielsweise der erworbenen Immunschwäche, eine Rolle (IOACHIM 1989).

Derartige Infektionen können, wie auch Mykosen, im Rahmen des Panoramawandels in der Pathologie von entzündlichen Nasen- und Nasennebenhöhlenerkrankungen eine Rolle spielen.

3.4.12 Pilzinfektionen

Die Pilzinfektionen des Menschen sind in dem Atlas von SALFELDER (1990) übersichtlich dargestellt und unter differentialdiagnostischen Gesichtspunkten behandelt (Tabelle 1.4). Es gibt praktisch keine Mykose, die prinzipiell nicht auch die Nase und Nasennebenhöhlen befallen kann. Eine häufige nasale Beteiligung wird bei einer Candidosis beobachtet und hierbei kann man auch entsprechende Granulombildungen morphologisch nachweisen (BINFORD u. DOOLEY 1978).

Andere Infektionen durch Pilze sind die Zygomykose, die Mukormykose (vgl. KURREIN 1954; LA TOUCHE et al. 1963), die Aspergillose (vgl. MIGLETS et al. 1978; McGILL et al. 1980; MILROY et al. 1989; Abb. 1.22), die Chromomykose und verwandte Erreger (Aktinomykose), wobei letztere meist im Sinus maxillaris nachgewiesen werden kann (STANTON 1966).

Hinsichtlich der Aspergillose spielen auch allergische Phänomene eine Rolle (MANNING et al. 1989). Eine intrakranielle Ausbreitung ist beschrieben worden (ROBB 1986; COATES et al. 1987).

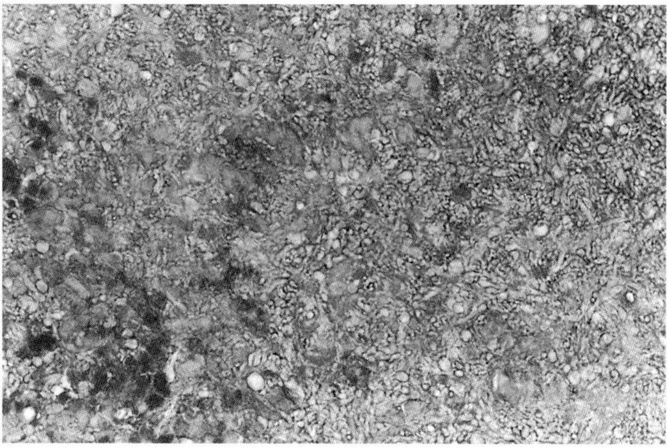

Abb. 1.22. Chronische Sinusitis bei Aspergillose: dichte Rasen von Pilzhyphen. HE × 200

Tabelle 1.4. Erkrankungen der Nase bei ungewöhnlichen Erregerkonstellationen (z.B. auch Tropenkrankheiten). (Mod. nach Köhn 1960; Salfelder 1990; Woods 1993; Doerr u. Seifert 1995)

Bakterien	Pilze	Parasiten
Tuberkulose	Candidose	Leishmanoise
Lepra	Aspergillose	Demodikosis/Rhinophym
Lues	Zygomykose	Myiasis
Malleus	Torulopsidose	Askariasis
Frambösie	Phätohyphomykose	
Aktinomykose	Kryptokokkose	
Rhinosklerom	Histoplasmose	
	Kokzidiose	
	Blastomykose	
	Parakokzidioidose	
	Sporotrichose	
	Rhinosporidiose	
	Lobomykose	
	Chromoblastomykose	

Als weitere Pilzinfektion ist die Infektion mit Phykomyzeten zu nennen (Ridley und Wise 1965), wobei auch eine rhinozerebrale Phykomykose beschrieben worden ist (Yanagisawa et al. 1977).

Bezüglich der Pilzinfektionen sei jedoch auch auf die Monographie von Salfelder (1990) sowie auf die aktuelle und umfassende Darstellung der Tropenkrankheiten von Doerr u. Seifert (1995) verwiesen.

3.4.13 Leishmaniose

Die Leishmaniose wird beobachtet bei Hautläsionen in der Alten und der Neuen Welt (COHEN u. LIVSHIN 1987). Man unterscheidet im einzelnen eine Infektion mit Leishmania tropica und Leishmania brasiliensis. Das diagnostische Kriterium für eine Leishmaniose sind die sog. Donovan-Körperchen. Sie können am besten in der Giemsa-Reaktion nachgewiesen werden (FRIEDMANN u. BENNETT 1986).

Der Verlauf einer Leishmaniose wird in den Lehrbüchern der Tropenpathologie, beispielsweise bei WILCOCKS u. MANSON-BAR (1974) dargestellt.

3.4.14 Virale Granulome

In Einzelfällen können auch nach Virusinfektionen granulomähnliche Läsionen in der Nase gefunden werden. Man rechnet dazu beispielsweise Folgeerscheinungen einer Herpes-Infektion mit ulzerierenden und destruierenden Prozessen. Diese werden unter anderem auch unter immunsuppressiver Therapie und bei Immunschwäche beobachtet. Derzeit handelt es sich in der Regel um kasuistische Mitteilungen (FRIEDMANN 1986).

3.4.15 Rhinophym

Das Rhinophym ist eine Erkrankung der Haut, die das Charakteristikum einer Rosacea aufweist (ERLACH et al. 1976; SCHNYDER 1978; Abb. 1.23). Man

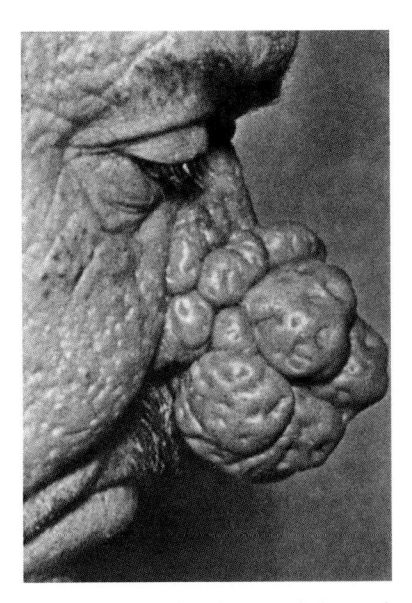

Abb. 1.23. Rhinophym: charakteristische knollige Verdickung der Nase durch Talgdrüsenkomplexe. (Präparat Prof. Dr. SEIFERT)

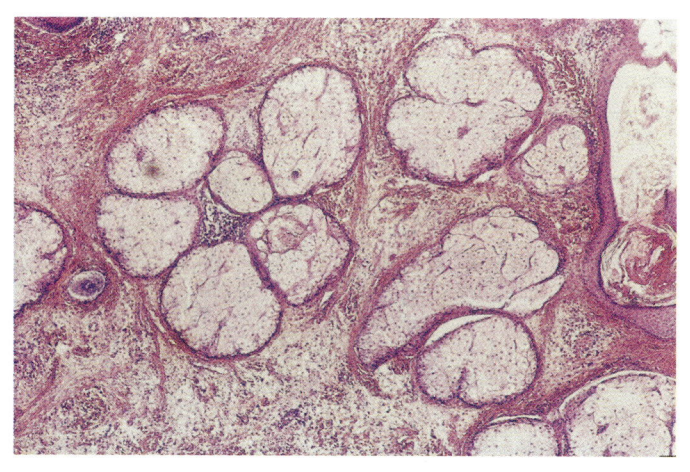

Abb. 1.24. Rhinophym (Fall wie Abb. 1.23): ausgeprägte Talgdrüsenhyperplasie. HE × 100. (Präparat Prof. Dr. SEIFERT)

erkennt ein Erythem und eine Vasodilatation. Histologisch findet sich eine Hyperkeratose der Epidermis, eine Hypertrophie und Hyperplasie der Talgdrüsen (WIEMER 1987; Abb. 1.24). Neben der Dilatation von Blutgefäßen erkennt man Ansammlungen von Lymphozyten und Plasmazellen. Als Erreger soll der Parasit *Demodex folliculorum* eine Rolle spielen (ERLACH et al. 1976; GROSSHANS et al. 1974).

3.4.16 Rhinosklerom, Sklerom

Das Rhinosklerom oder Sklerom (HOLLINGER et al. 1977) ist eine eigenständige Erkrankung des Nasen- bzw. des Nasenrachenraumes (BADRAWY 1962; BAHRI et al. 1972; GRAHNE et al. 1972; GAAFAR 1983; GAAFAR u. HELMI 1984). Es wird nicht nur in der Nase, sondern auch in tieferen Abschnitten des Respirationstraktes gefunden (SOMANI et al. 1964; HOLINGER et al. 1977).

Für die Diagnose werden immunhistologische mit den bakteriologischen Daten korreliert (MEYER et al. 1983). Elektronenoptische Untersuchungen stellen den besonderen Charakter der histiozytären Zellelemente, die sog. Mikulicz-Zellen, heraus (TOPPOZADA u. GAAFAR 1986).

Es sei darauf hingewiesen, daß in seltenen Fällen ein Rhinosklerom auch mit einem Karzinom assoziiert sein kann (ATTIA 1958).

Als Erreger spielen Klebsiellen, insbesondere *Klebsiella rhinoscleromatis*, eine Rolle (MANDELL et al. 1995).

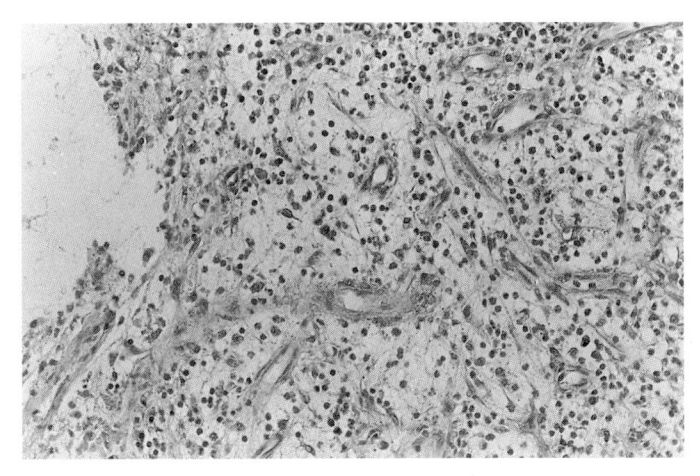

Abb. 1.25. Granuloma teleangiectaticum der Nasenschleimhaut: gefäßreiches Granulationsgewebe mit einem lockeren Gerüst aus erweiterten Kapillaren. HE × 100

3.4.17 Granuloma pyogenicum

Das pyogene oder teleangiektatische Granulom (COTTIER 1980) ist häufig bei ulzerösen Defekten zu beobachten und entspricht seinem histologischen Aufbau nach gefäßreichem Granulationsgewebe. Es sollte gegen andere Entzündungsformen oder Tumoren des Gefäßsystems abgegrenzt werden (Abb. 1.25).

3.4.18 Andere Erkrankungen

Eine Beteiligung der Nase ist bei der Colitis ulcerosa beschrieben worden (EASTON 1985). Verschiedene weitere, oben nicht genannte Infektionskrankheiten können ebenfalls Nasenveränderungen verursachen. Dazu gehört auch der Rotz oder Malleus, dessen Erreger *Pseudomonas mallei* von Einhufern übertragen wird (CASELITZ 1983). Betroffen sind Patienten, die Kontakt zu erkrankten Tieren haben. Die Differentialdiagnose erfolgt bakteriologisch (MANDELL et al. 1995).

Des weiteren sind Fliegenlarven (Myiasis) in der Nase und ihren Nebenhöhlen beschrieben worden. Sie können weite Teile des Gesichtes zerstören. Pathologisch-anatomisch müssen sie gegen die Diphterie und das Rhinosklerom abgegrenzt werden. Die Diphterie, insbesondere die diphterische Nasenbeteiligung, ist selten geworden.

Malakoplakie. Die Malakoplakie ist eine entzündliche Erkrankung, die im wesentlichen von Makrophagen charakterisiert wird (COTTIER 1980). Sie ist vor allem im Bereich des Urogenitaltraktes dokumentiert. Man erkennt im konventionellen histologischen Präparat histiozytäre Zellelemente mit 5–10 µm großen, kugeligen, konzentrisch geschichteten PAS-positiven Michael-Goodman-Körperchen. Es wird vermutet, daß dieser Erkrankung eine ungenügende Säuerung („acidification") in den Phagolysosomen zu Grunde liegt. Eine Malakoplakie ist in den letzten Jahren auch im Bereich des Nasopharynx nachgewiesen worden (FRIEDMANN 1986).

3.5 Spezielle Granulome und granulomartige Läsionen der Nase und des Nasengesichtsbereiches

Dieses Kapitel ist aus praktischen und topographischen Gesichtspunkten von den oben genannten granulomatösen Erkrankungen herausgesondert worden (vgl. MICHAELS 1987; RATECH et al. 1989). Im Vordergrund dieses Abschnittes stehen dabei die anatomische Lokalisation, der spezielle klinische Verlauf sowie die Abgrenzungsprobleme dieser Erkrankungsgruppe. Sie stellen gleichermaßen für den Kliniker und den Pathologen eine differentialdiagnostische Herausforderung dar (FRIEDMANN u. OSBORN 1982c; WEILAND 1985). Der Pathologe wird mit einer derartigen Erkrankung nicht selten in Form einer kleinen Biopsie aus der Nase oder den Nasennebenhöhlen konfrontiert. Im Rahmen einer Primärdiagnostik sei darauf hingewiesen, daß die Histologie an den kleinen Biopsiepartikeln häufig nicht hinreichend charakteristisch ist, um eine endgültige Entitätszuordnung zu treffen (FRIEDMANN u. OSBORN 1982a, b). Diese ist zu erreichen durch Kontrollbiopsien, durch einen Vergleich der klinischen Informationen sowie durch Hinzuziehung und synoptischer Betrachtung zusätzlicher klinisch-chemischer und mikrobiologischer Daten. In Zukunft werden dabei auch molekularbiologische Techniken eine zunehmende Bedeutung bekommen. Eine Zusammenfassung der morphologischen Daten von granulomatösen Erkrankungen findet sich bei DHOM (1980) sowie speziell auch bei HAFERKAMP (1980).

Granulomatöse Erkrankungen der Nase und der Nasennebenhöhlen sind histopathologisch aus Makrophagen, epitheloiden Zellen sowie Riesenzellen aufgebaut. Einzelne dieser Läsionen zeigen uncharakteristische entzündliche Begleitveränderungen. Zusätzlich sind in wechselndem Ausmaße Nekrosen erkennbar (GAFFNEY u. HANKE 1988). Ihrer vielgestaltigen Morphologie entsprechend sind die Granulome im angelsächsischen Sprachraum zusammengefaßt worden als „midfacial destructive lesions" (STEWART 1933; MICHAELS u. GREGORY 1977; HELLQUIST 1990).

Aus der Literatur kennt man auch den Begriff des letalen, nichtheilenden „Midline-Granuloms" (STAMENKOVIC et al. 1981; MANN et al. 1984). Unter dieser Rubrik summieren sich verschiedene Läsionen wie beispielsweise die Wegener-Granulomatose, sog. idiopathische entzündliche Veränderungen und maligne Lymphome. Aus Gründen der Systematik sind die jeweiligen Lymphome in dem dafür vorgesehenen Kapitel behandelt (vgl. HARRISON 1987).

Der neuerdings favorisierte Begriff der „midfacial destructive lesion", (Mittelgesichtszerstörende Läsion), vermeidet das Wort „Granulom", während sich der Begriff des Granuloms bezüglich der Wegener-Granulomatose im medizinischen Sprachgebrauch etabliert hat (WEGENER 1936, 1939; HAFERKAMP 1980).

3.5.1 Allgemeine Vorbemerkungen zu granulomatösen Erkrankungen im Gesichtsbereich

Dieses Kapitel folgt im wesentlichen den Ausführungen von HARRISON (1974), HAFERKAMP (1980), MÜLLER-HERMELINK u. KAISERLING (1980) sowie von HARRISON (1987). Die Kategorien, die HAFERKAMP (1980) einführt, behandeln Granulombildungen mit und ohne Verursachung durch lebende Organismen, auf einer anderen Ebene Granulombildungen mit und ohne Verkäsungen, Nekrosen oder Abszessen und Granulombildungen mit einer prädominanten Gefäßbeteiligung, und zwar sowohl von der lymphozytenreichen als auch von der lymphozytenarmen Form. Daneben nennt HAFERKAMP (1980) Granulome mit Angiitiden in der epitheloidzelligen Form und solche mit Verfettung oder Fibrose.

Bei den durch lebende Organismen verursachten Erkrankungen spielen die oben schon erwähnten Erregerkonstellationen eine besondere Rolle. Bei differentialdiagnostischen Erwägungen sei daher speziell auch auf die Literatur der medizinischen Mikrobiologie verwiesen.

Bezüglich der Granulombildung ohne lebende Erreger seien in diesem Zusammenhang die Empfindlichkeitsreaktionen auf Metalle und Fremdkörper erwähnt.

Die speziell im Nasenbereich lokalisierten Granulome ordnet HAFERKAMP den Granulomen mit Angiitis, und zwar der lymphozytenreichen und lymphozytenarmen Form zu (HAFERKAMP 1980).

3.5.2 Wegener-Granulomatose

Die Wegener-Granulomatose wurde 1936 und 1939 erstmalig beschrieben (DOHM 1980). In der Differentialdiagnose (z.B. gegen die Tuberkulose) sind folgende Punkte von besonderer Wichtigkeit (WOLFF et al. 1974; FAUCI et al. 1983; Abb. 1.26–1.27):

1. Ausgeprägte Gefäßbeteiligung im Sinne einer Vaskulitis, daneben ausgeprägte fibrinoide vaskuläre Nekrosen sowie Thrombosen
2. Granulombildungen mit Epitheloidzellen, zusätzlich mit fibrinoiden Nekrosen und Mikroabszessen
3. Granulationsgewebe (d.h. in diesem Falle gefäßreiches Entzündungsgewebe)
4. Riesenzellen
5. eosinophile Granulozyten
6. Nekrosen
7. klinische Hinweise auf eine Nierenbeteiligung.

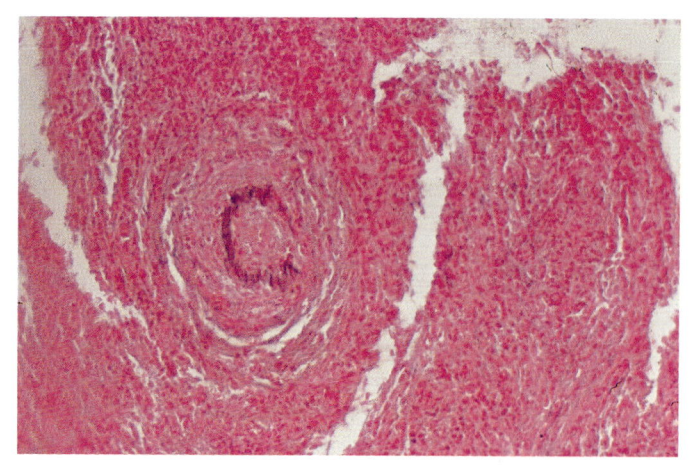

Abb. 1.26. Wegener-Granulomatose der Nasenschleimhaut: granulierende Entzündung mit Einschluß einer nekrotisierenden Vaskulitis. Elastikafärbung × 100. (Präparat Prof. Dr. Seifert)

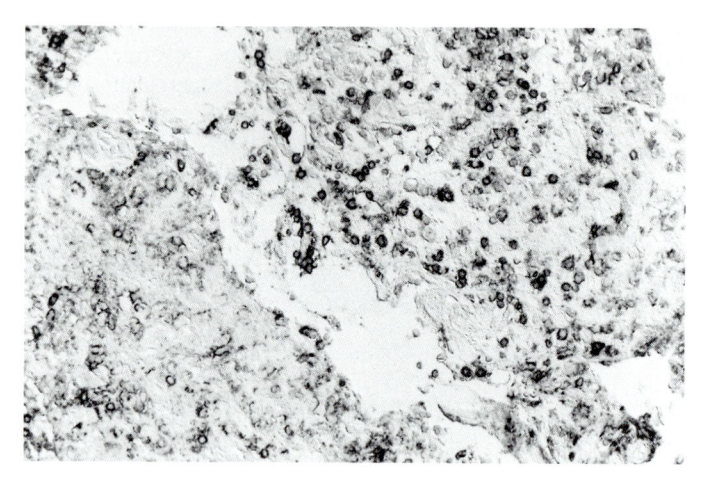

Abb. 1.27. Morbus Wegener. Wegener-Granulomatose der Nasenschleimhaut: floride Entzündung mit dichten, gefäßbetonten Infiltraten; Expression von CLA („common leucocyte antigen"). Immunperoxidasereaktion, PAP × 100

In der praktischen Diagnostik ergibt sich die Schwierigkeit, daß häufig nicht alle Kriterien gleichzeitig vorhanden sind und daß das Bild oft durch Entnahmebedingungen oder therapeutische Einflüsse verändert wird.

Diagnostisch bedeutsam auf klinisch-chemischer Ebene sind anti-neutrophile zytoplasmatische Antikörper („ANCA, speziell c-ANCA", vgl. van der Woulde 1985; Gross et al. 1987; Harrison u. Kharbanda 1989).

Neben einer Nasenschleimhautbiopsie kann in Einzelfällen auch eine Lungenbiopsie oder eine Biopsie der Niere notwendig sein.

Die Häufigkeit der Wegener-Granulomatose wird angegeben mit einem auf 25 000 Eingangsfälle in einem Hospital (HELLQUIST 1990). Das Verhältnis von Frauen zu Männern beträgt etwa 1:1. Obwohl die Wegener-Granulomatose in jedem Lebensalter vorkommen kann, wird das mittlere Erkrankungsalter mit etwa 40 Jahren angegeben. 15% der Patienten sind jünger als 14 Jahre. Bezogen auf die Nase finden sich folgende Veränderungen:

- Eine ausgeprägte Destruktion des Weichgewebes und des angrenzenden Knochengewebes, zum Teil mit Sattelnasenbildung.
- Ausgedehnte Krustenbildungen mit entsprechenden Geruchsveränderungen.

Histopathologisch (Abb. 1.26–1.27) erkennt man Granulationsgewebe mit Fibrin und reichlich Entzündungszellen. Oberflächlich ist in den fortgeschrittenen Stadien meist eine gangränartige Kruste zu beobachten. Begleitend finden sich Granulome des epitheloiden Types. Eine Vaskulitis ist jedoch das entscheidende Merkmal, um auf der Ebene der Histologie einen Morbus Wegener

Tabelle 1.5. Symptomatische Hinweise auf eine Wegener-Granulomatose. (Mod. nach HAFERKAMP 1980, CHURG u. CHURG 1991)

Symptom	Häufigkeit [%]
Gelenkbeteiligung	44
Fieber	34
Gewichtsverlsut	16
Hautveränderungen	13
Kopfschmerzen	6
Anorexie	8
Beteiligung des Respirationstraktes	
Lungeninfiltrate	71
Sinusitis	67
Husten	34
Rhinitis	22
Hämoptö	18
Epistaxis	11
Brustkorbbeschwerden	8
Dyspnö	7
Pleuritis	6
Beteiligung des Urogenitalsystems	
Nierenversagen	11
Augenbeteiligung	
Augenentzündung	16
Ptosis	7
Ohrenveränderungen	
Otitis	25
Gehörverlust	6
Mundveränderungen	
Ulzerationen	6

Tabelle 1.6. Organbeteiligung bei einer Wegener-Granulomatose. (Mod. nach HAFERKAMP 1980; CHURG u. CHURG 1991)

Lokalisation	Häufigkeit [%]	Erkrankungsarten
Nasopharynx	75	Nekrotisierende Granulome mit Mukosaulzeration und Sattelnase
Paranasale Sinus	90	Pansinusitis, nekrotisierende Granulome, sekundäre bakterielle Infektionen
Augen	60	Keratokonjunktivitis, granulomatöse Sklero-Uveitis
Ohren	35	Seröse Otitis media, sekundäre bakterielle Infektionen
Lungen	95	Multiple noduläre Infiltrate, nekrotisierende granulomatöse Vaskulitis
Nieren	85	Fokale und segmentale Glomerulitis, nekrotisierende Glomerulonephritis
Herz	15	Vaskulitis der Koronararterien, Perikarditis
Nervensystem	20	Mononeuritis mulitplex, kraniale Neuritis
Haut	40	Dermale Vaskulitis mit sekundärer Ulzeration
Gelenke	50	Polyarthralgien

zu diagnostizieren. Wie erwähnt, spielen eosinophile Granulozyten in der Zusammensetzung des entzündlichen Infiltrates eine große Rolle, sie sind jedoch nicht so zahlreich wie beim Churg-Strauss-Syndrom (CARRINGTON u. LIEBOW 1966).

Die Prognose des Morbus Wegener war vor zwei Jahrzehnten ungünstig. Remissionen werden nun berichtet unter der Anwendung von einer immunsuppressiven Therapie (ISSELBACHER et al. 1995). 50% der Remissionen sind derzeit gefolgt von einem Rezidiv.

Die wesentlichen Daten einer Wegener-Granulomatose sind in den Tabellen 1.5 und 1.6 dargestellt (nach CHURG u. CHURG 1991).

3.5.3 Churg-Strauss-Syndrom

Das Churg-Strauss-Syndrom ist eine Erkrankung mit folgendem klinischen Bild:

1. Systemische Vaskulitis
2. Eosinophilie
3. Begleitendes Asthma und allergische Rhinitis (CHURG u. STRAUSS 1951; OLSEN et al. 1980).

Die Organkomplikationen betreffen Lunge, Herz und periphere Nerven, außerdem ist eine begleitende Nierenbeteiligung nicht selten (CHURG u. CHURG 1991). Der Krankheitsverlauf gliedert sich in eine prodromale, eine vaskulitische und in eine postvaskulitische Phase (CRISSMAN et al. 1982).

Die prodromale Phase ist gekennzeichnet durch eine allergische Vaskulitis, durch Asthma, durch eine begleitende periphere Bluteosinophilie sowie durch eosinophile Infiltrate.

Die vaskulitische Phase wird in der Regel im Lebensalter von durchschnittlich 38 Jahren beobachtet und ist durch Fieberschübe gekennzeichnet.

Die postvaskulitsche Phase betrifft das Herz, die Lungen, das Nervensystem und das Gastrointestinum sowie die Haut, die Nieren und das Urogenitalsystem (Koss et al. 1981).

In Einzelfällen kann das Churg-Strauss-Syndrom auch primär im Bereich der Nase und der Nasennebenhöhlen vorkommen. Es bestehen dabei histopathologische Verwandschaften zur Wegener-Granulomatose, was die Abgrenzung schwierig bis unmöglich gestalten kann. Differentialdiagnostisch hinweisend soll jedoch eine stärkere Eosinophilie beim Churg-Strauss-Syndrom sein. In Einzelfällen sei darauf hingewiesen, daß eine entsprechende Differentialdiagnose nur unter Einbeziehung der klinischen Gesamtkonstellation sowie der histopathologischen Phänomene der anderen Organe möglich ist (LAENG et al. 1986).

3.5.4 Letales „Midline"-Granulom (Granuloma gangraenescens)

Der Begriff des letalen „Midline"-Granuloms wird in der Literatur kontrovers diskutiert (DHOM 1980; CHURG u. CHURG 1991; Abb. 1.28, 1.29). Dieser Begriff wird derzeit klinisch benutzt, um eine akute Entzündung der Nase und ihrer angrenzenden Strukturen zu beschreiben, deren Ursache unbekannt ist. Es wird eine Zurodnung zu angiozentrischen immunproliferativen Läsionen diskutiert. Die Entzündung ist nekrotisierend und destruiert Nase, Nasenseptum und Kieferhöhle, bleibt aber in der Regel auf das Gesicht beschränkt. Der Altersgipfel für diese Erkrankung liegt in der 5. und 6. Lebensdekade.

Die Differentialdiagnose gegen verschiedene Tumoren oder die Wegener-Granulomatose kann außerordentlich schwierig sein. Histologisch ist im Unterschied zur Wegener-Granulomatose keine Vaskulitis nachweisbar.

3.6 Reaktion auf toxische Einflüsse und Berufserkrankungen

Da die Nase und die Nasennebenhöhlen an der Eintrittspforte des aerodigestiven Traktes stehen, ist zu erwarten, daß insbesondere auch Umwelteinflüsse sich in pathologischen Läsionen niederschlagen (LANIADO et al. 1981; WILHELMSON 1984; WILHELMSON et al. 1985; RIECHELMANN et al. 1995). Diese Umwelteinflüsse betreffen zum einen die veränderten Lebensbedingungen des modernen Menschen, zum anderen kulturell tolerierte oder nicht tolerierte Einflüsse wie Tabakrauch und Kokainabusus sowie speziell auch berufsbedingte

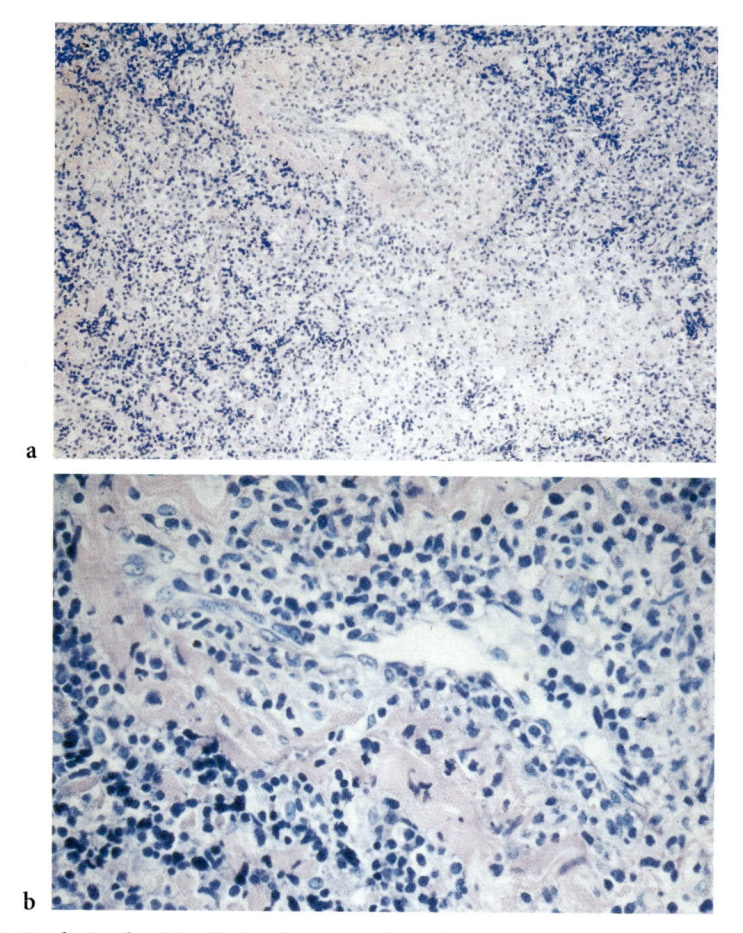

Abb. 1.28 a, b. Letales Mittellinien-Granulom (Granuloma gangraenescens): floride Entzündung mit dichten Infiltraten aus eosinophilen Granulozyten und Lymphozyten mit begleitender Vaskulitis. **a** Giemsa × 100. **b** Giemsa × 400. (Präparate Prof. Dr. FELLER, Universitätsklinikum Lübeck)

Noxen (DEBOIS et al. 1969). Letztere Läsionen spielen insbesondere in der gutachterlichen Stellungnahme eine entscheidende Rolle (REITH et al. 1988). In der primären Diagnostik des „histopathologischen Alltages" stehen sie jedoch eher im Hintergrund (ÖDKVIST et al. 1985; HOLMSTRÖM et al. 1989 a, b).

3.6.1 Tabakrauch

Der karzinogene Effekt von Tabakrauch auf den Respirationstrakt im allgemeinen ist hinlänglich dokumentiert (HAYES et al. 1987; HELLQUIST 1990). Es sei in diesem Zusammenhang auch auf die Lehrbücher der Lungenpathologie

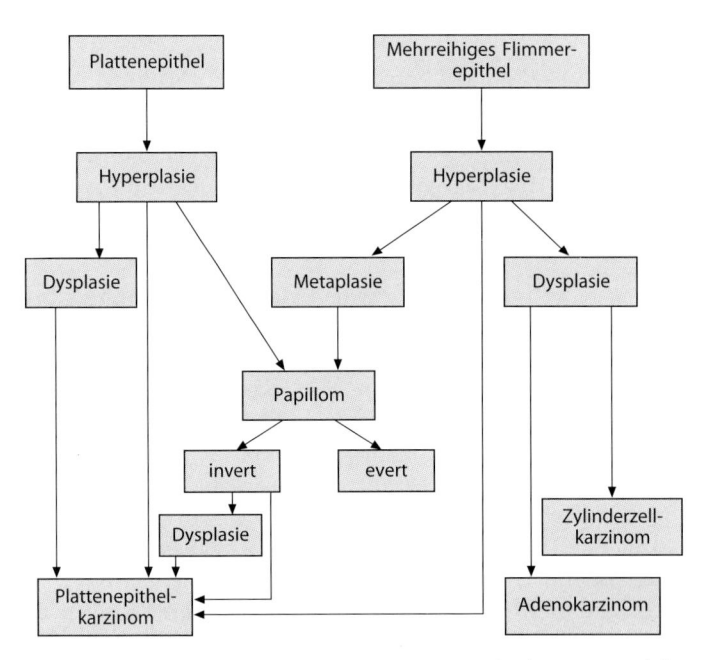

Abb. 1.29. Modell der formalen Pathogenese von Tumoren in der Nase und ihren Nebenhöhlen. (Mod. nach HELLQUIST 1990)

verwiesen. Einzelne Fragen der Pathologie des nasalen Bereiches und der Nasennebenhöhlen sind noch offen.

Allgemein akzeptiert ist zumindest ein kokarzinogener Effekt des Tabakrauches (HELLQUIST 1990). So können Neoplasien wie beispielsweise Plattenepithelkarzinome, Adenokarzinome oder auch Alfaktorius-Neuroblastome durch Tabakrauch induziert werden.

3.6.2 Organische Lösungsmittel

Die berufliche Exposition zu organischen Lösungsmitteln erstreckt sich auf diverse Berufszweige. Der neurotoxische Effekt ist gut belegt. Neurologische Veränderungen können daher auch im Naso-Respirationstrakt beobachtet werden (IRANDER et al. 1980; EKBLOM et al. 1984; DEGOUFLEE u. WALRATH 1987; HELLQUIST 1990). Im Tierversuch ist der Einfluß von verschiedenen Lösungsmitteln auf die Nasenschleimhaut von Nagern untersucht worden (POUR et al. 1979; RIVENSON et al. 1983).

3.6.3 Nickel

Nickel und Chrom (TORJUSSEN et al. 1979) spielen unter bestimmten beruflichen Konditionen eine besondere Rolle (ENTERLINE 1974; FUKUDA u. SHIBATA

1988). So hat man bei Arbeitern in Nickel-Raffinerien vermehrt Tumoren des Nasen- und Nasennebenhöhlenbereiches gefunden. Darunter zählen Adenokarzinome, Plattenepithelkarzinome und andere Karzinome (KLEIN-SZANTO et al. 1987; HELLQUIST 1990).

3.6.4 Holz

Man unterscheidet prinzipiell zwischen Hart- und Weichholz (vgl. HERNBERG et al. 1983; HOLMSTRÖM 1989). Das Risiko, eine maligne Entartung zu induzieren, soll bei Hartholzstaub, zum Beispiel von Buchen oder Eichen, höher sein (HELLQUIST 1990). So werden bei Holzarbeitern Dysplasien des Naso-Respirationstraktes beobachtet, daneben auch ein vermehrtes Auftreten von Karzinomen in diesem Bereich (LÖBE u. EHRHARDT 1978; MARANDAS et al. 1981; BRINTON et al. 1977, 1984; KLEINSASSER u. SCHROEDER 1988; HELLQUIST 1990). Ähnliche Beobachtungen werden von IRONSIDE u. MATTHEWS (1975) mitgeteilt (vgl. Voss et al. 1985, 1986). Weitergehende Angaben finden sich auch bei MINDER u. VADER (1987) sowie bei KLINTENBERG et al. (1984).

In Deutschland werden derzeit folgende Nasenerkrankungen als Berufserkrankung anerkannt: Berufsallergische Rhinopathien (BK 4301), Septumperforationen durch Dämpfe, z.B. Chrom (Bk 1103) und Adenokarzinome nach Exposition durch Stäube von Eichen- oder Buchenholz (BK 4203).

3.6.5 Andere Substanzen

Schädigungen der Nasenschleimhaut können z.B. bei Kokainabusus beobachtet werden. Es sind dabei entzündliche Veränderungen, Fremdkörperreaktionen sowie auch Septumperforationen beschrieben worden (DEUTSCH u. MILLARD 1989). Nasenschleimhautveränderungen finden sich auch bei sog. „Sprayern" (HELLQUIST et al. 1983). Aber auch andere Stoffe wie Arsen verursachen Schleimhautschädigungen (HANSSON et al. 1986), nicht zuletzt kann sogar Kohlendioxid den Ziliarapparat schädigen (REIMER 1987).

DEITMER (1989) diskutiert den Einfluß von Asbest auf Tumorbildungen im Bereich der Nase (vgl. HARDELL et al. 1982). HECHT et al. (1983) legen experimentelle Daten für bestimmte Kanzerogene vor, während ENZINGER et al. (1989) den Zusammenhang von chemischen Noxen und der Entstehung von Weichteilsarkomen analysieren.

Die Schädigung der Nasenschleimhaut durch die berufliche Exposition mit Formaldehyd ist von EDLING et al. (1985, 1987, 1988) beschrieben worden (vgl. HAYES et al. 1986; VAUGHAN et al. 1986; ROUSH et al. 1987; BRANDWEIN et al. 1987). Formaldehydinduzierte Tumorbildungen konnten unter besonderen Versuchsbedingungen bei Ratten tierexperimentell dargestellt werden (FERON et al. 1988). Auch Inhalationsversuche mit Vinylchlorid führten bei Nagern zu Veränderungen der Nasenschleimhaut (FERON u. KROES 1979), während POUR u. STEPAN (1988) mit Testosteron Nasentumoren bei Nagetieren induzieren konnten. Durch Implantate von „acryl tabs" soll dagegen eine Ozäna ausgelöst werden können (RODRIGUEZ-ADRADOS u. ESTVILL 1987).

4 Tumoren und tumorartige Läsionen der Nase und der Nasennebenhöhlen

Die Gliederung dieses Kapitels erfolgt einerseits nach den Prinzipien der allgemeinen Tumorpathologie (COTTIER 1980; HELLQUIST 1990), zum anderen richtet sie sich nach den besonderen topographischen Gegebenheiten und Differenzierungseigentümlichkeiten der Nase und der Nasenschleimhaut. Deshalb ist den Tumoren, welche Ähnlichkeiten zum Speicheldrüsensystem aufweisen, eine besondere zusammenfassende Darstellung gewidmet, um einen entsprechenden Leitfaden bei der Routinediagnostik geben zu können. Unter dem Kap. 4.4.4 „Knochentumoren und tumorartige Läsionen des Knochensystem" sind auch tumorähnliche Läsionen subsumiert, da diese meist als knöcherne Läsionen mit der Differentialdiagnose einer Tumorbildung imponieren.

In der praktischen Diagnostik wird empfohlen, sämtliche entfernten Gewebepartikel der Nase und der Nasennebenhöhlen mikroskopisch zu untersuchen, da sich hinter einer harmlosen polypoiden Läsion beispielsweise auch ein invertes Papillom und andere überraschende Befunde verbergen können.

Neben der klassischen Histologie kann bei geeigneter Präparation auch die exfoliative Zytologie zusätzliche Daten bieten (FRIEDMANN 1986).

Das Oberflächenepithel der Nase und der Nasennebenhöhlen ist das klassische Respirationsepithel, wobei stellenweise auch Metaplasien in Richtung auf ein Plattenepithel gefunden werden (HELLQUIST 1990). Ausgehend von diesen Metaplasien kann in der formalen Pathogenese dann eine Bildung von Papillomen, darunter auch inverten Papillomen gefunden werden (Abb. 1.29).

Da das auskleidende Epithel der Nase und der Nasennebenhöhlen prinzipiell gleichartig aufgebaut ist, können in beiden Lokalisationen ähnliche Läsionen gefunden werden (MACBETH 1965). Allerdings ist die Häufigkeitsverteilung unterschiedlich. Innerhalb des Cavum nasi selbst finden sich eine Präponderanz der benignen Tumoren mit einem Verhältnis von 6:1 (FRIEDMANN 1986), während in den Nasennebenhöhlen die malignen Läsionen mit ebenfalls 6:1 überwiegen (FRIEDMANN 1986).

Diese Zahlen werden sicherlich in den einzelnen Beobachtungsmaterialien schwanken und unterliegen zusätzlich diversen Selektionsfaktoren.

Die besonderen anatomischen Prädilektionsstellen für die Entstehung von Tumoren sind in Abb. 1.30 dargestellt. Sie kann eine erste Orientierung für die Differentialdiagnose und die Diskussion mit dem Kliniker oder Radiologen sein.

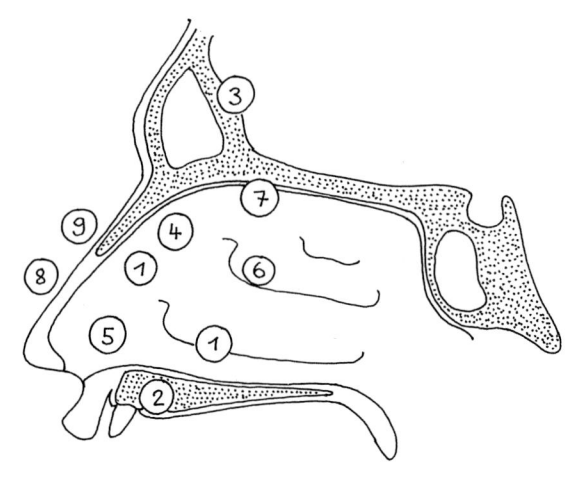

Abb. 1.30. Lokalisation und Prädilektionsstellen von Tumoren im Bereich der Nase und der Nasennebenhöhlen. *1* Hämangiom; *2* ossifizierendes Fibrom; *3* Osteom; *4* malignes Melanom; *5* Papillom; *6* Polyp der Sinus und der Choanen; *7* Olfaktorius-Neuroblastom; *8* Basaliom, gegebenenfalls auch Plattenepithelkarzinom; *9* Keratoakanthom. (Zeichnung Dr. HÖHNE nach RIEDE u. SCHÄFER 1995, mit Angaben von KÖHN 1969 und HELLQUIST 1990)

4.1 Gutartige epitheliale Tumoren

Die epithelialen Tumoren werden in ihrer Gliederung nach benignen und malignen Läsionen abgehandelt. Eine Sonderstellung nehmen die Papillome ein.

4.1.1 Papillome

Plattenepithelpapillome. Plattenepithelpapillome sind die häufigste tumoröse Läsion im Bereich der Nase und ihrer Nebenhöhlen. Sie gehen in der Regel mit einer Hyperkeratose einher und sind rein auf histopathologischer Ebene nur schwer von hyperkeratotischen Warzen zu unterscheiden. In der Regel werden sie in der 2. Lebensdekade gefunden. Das Epithel kann in wechselndem Ausmaße Dysplasien aufweisen, elektronenoptisch lassen sich virusartige Partikel nachweisen (FRIEDMANN 1986). Plattenepithelpapillome finden sich überwiegend im Vestibulum nasi.

Transitionalzellpapillome. Transitionalzellpapillome sind recht charakteristische Läsionen in der Nase und den Nasennebenhöhlen. Sie sind gekennzeichnet durch ein kubisches Respirationsepithel. In wechselndem Ausmaß findet sich eine begleitende plattenepitheliale Metaplasie. Im angelsächsischen Sprachraum werden sie zum Teil als „Papillome vom Schneider-Typ bezeichnet".

Exophytisch wachsende Papillome (evertierte Papillome). Die evertierten Papillome (Septumpapillome, exophytische oder fungiforme Papillome) werden aufgebaut aus einem mehrschichtigen Plattenepithel mit fibromuskulärem Stroma (OBERMANN 1964). Innerhalb dieses Plattenepithels lassen sich Anteile von Respirationsepithel nachweisen. Im Stroma sind einzelne Schleimdrüsen enthalten. Im übrigen ist das Stroma gekennzeichnet durch Gefäßanteile sowie durch ein Infiltrat aus Entzündungszellen. Exophytische Papillome sind in der Regel gutartig (NORRIS 1962). Es besteht eine Tendenz zu Rezidiven, deren Häufigkeit in der Literatur bis zu 20% beziffert werden (HYAMS 1971). Auch onkozytäre Differenzierungen sind beschrieben worden (BARNES u. BEDETTI 1984). Es soll ein Überwiegen des männlichen Geschlechtes bestehen.

Differentialdiagnostisch ist daran zu denken, daß Transitionalzellpapillome auch mit einem Carcinoma in situ oder invasiven Karzinomen einhergehen können (LEIPZIG und KENNA 1984).

Invertes Papillom. Das inverte Papillom ist der häufigste Typus der Papillome im Nasen- und Nasennebenhöhlenbereich (Abb. 1.31, 1.32). Etwa 45% der Tumorläsionen sollen diesem Typ angehören (SNYDER u. PERZIN 1972; WOODSON et al. 1985; MICHAELS 1987; HELLQUIST 1990).

Die Tendenz zu Rezidiven ist verhältnismäßig hoch und wird mit 30–60% angegeben (CALCATERRA et al. 1980).

Im Unterschied zum exophytischen Papillom wird es in der Regel nicht im Septumbereich, sondern an den seitlichen Wänden der Nasenhöhle und in den Sinusoiden gefunden (VRABEC 1975). Es besteht ein Überwiegen des männlichen Geschlechtes. Die inverten Papillome zeigen ein plumpes Wachstum in das Stroma hinein, welches Ähnlichkeiten mit einer Infiltration aufweisen kann. Auch eine intrakranielle Ausbreitung ist beschrieben worden (OLPHEN et al. 1988). Man findet geringe Unregelmäßigkeiten des Chromatinmusters sowie vereinzelt auch Mitosen. Cholesterolgranulome können begleitend vorkommen.

Die Ätiologie von inverten Papillomen ist noch nicht völlig aufgeklärt, es zeigt sich aber auf der Ebene der DNA-Sonden-Technik, daß Papillomaviren eine Rolle spielen. In 76% der inverten Papillome können positive Reaktionen für die Papillomvirusgruppe 1.6b und 1.11 gefunden werden. Auch andere Papillomavirusgruppen konnten nachgewiesen werden. Möglicherweise stellen diese auch eine Indikatorläsion dar, um eine maligne Transformation abzuschätzen (SYRJÄNEN et al. 1987; PATER et al. 1988; WEBER et al. 1988; HELLQUIST 1990).

Plattenepithelkarzinome können auf dem Boden eines inverten Papilloms entstehen. Man findet maligne Veränderungen in etwa 2% der Fälle bei einer Kontrolle von 5–25 Jahren (FRIEDMANN 1986). Obwohl eine echte maligne Entartung eher selten ist, bleibt eine Vorhersage im Einzelfall naturgemäß schwierig. Hilfreich kann hier die DNA-Bestimmung, die Zytophotometrie (KLEMI et al. 1989) sowie die Polymerase-Kettenreaktion sein (SHINDOH et al. 1995). KRISCH et al. (1984) untersuchten auch die Verteilungsmuster der Immunglobuline innerhalb der inverten Papillome.

Die Zahl der Mitosen wird als Hinweis für eine mögliche Rezidivhäufigkeit oder ein bösartiges Wachstumsmuster gewertet. Darüber hinaus kann die Positivität von beta-HCG auf die Neigung zu Rezidiven weisen (HYAMS 1971; HELLQUIST 1990).

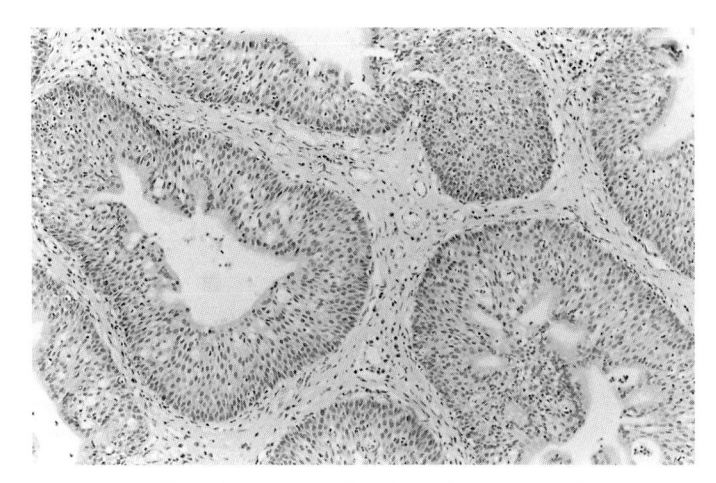

Abb. 1.31. Invertes Papillom der Nasenschleimhaut: invertes Wachstumsmuster plumper Epithelzapfen. HE × 100

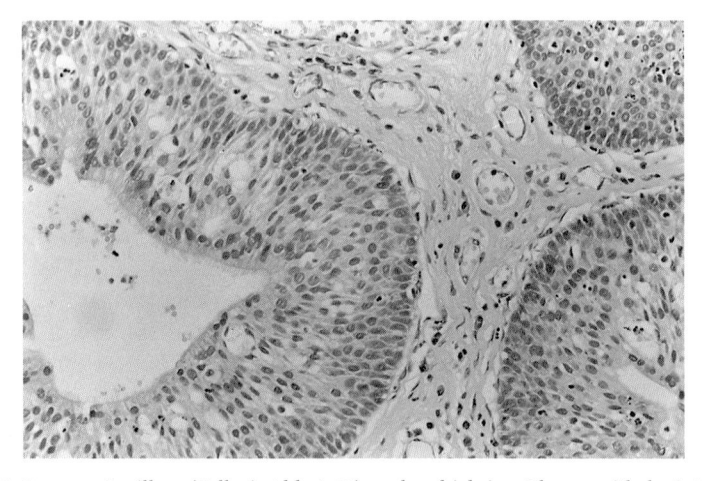

Abb. 1.32. Invertes Papillom (Fall wie Abb. 1.31): mehrschichtiges Plattenepithel mit Einschluß einzelner Becherzellen; intakte Basalmembran. HE × 300

Zylinderzellpapillome. Zylinderzellpapillome werden von manchen Autoren als eigenständige Läsionen eingeordnet (WALLACE DEBOOM et al. 1986). Sie sollen sehr selten sein (2–5% nach HELLQUIST 1990). In der Regel werden sie an den Seitenwänden der Nase und der Nasennebenhöhlen gefunden, besonders bei älteren Patienten. Differentialdiagnostisch sind sie zum Teil schwer abzugrenzen gegen Adenokarzinome.

4.1.2 Keratoakanthome

Das Keratoakanthom ist eine tumoröse Läsion der äußeren Haut über der Nase. Es handelt sich um einen selbstlimitierenden Prozeß, der in der Regel bei älteren Patienten beobachtet werden kann. Er erreicht seine volle Größe innerhalb von 8 Wochen und durchmißt dann etwa 2,5 cm. Charakteristisch ist ein horngefüllter Krater. Mikroskopisch findet sich in der Übersichtsvergrößerung eine lippenförmige Ausziehung der Ränder. Auffällig ist die zum Teil starke Kernpolymorphie, so daß in Einzelfällen die Abgrenzung gegen ein Plattenepithelkarzinom schwierig sein kann (SCHNYDER 1978; MCKEE 1990).

4.1.3 Dysplasien

Dysplastische Veränderungen des Respirationsepithels werden unter der Einwirkung diverser Noxen beobachtet. In der Nase findet man sie speziell an den lateralen Seitenwänden sowie in den vorderen Anteilen der Conchae nasales media et inferior. Ursächlich spielen vor allem exogene Noxen, zum Beispiel berufbedingte Irritationen eine Rolle (Voss et al. 1986).

Eine differentialdiagnostische Abklärung kann auf zytologischer Ebene oder aber durch eine histologische Untersuchung erfolgen.

Bei entsprechenden Risikogruppen sind Kontrolluntersuchungen indiziert. Dysplastische Veränderungen im Respirationsepithel können innerhalb der Sinusoide gesehen werden und zwar speziell auch in Verbindung mit einem Adenokarzinom (CRISSMAN et al. 1987).

4.1.4 Sialometaplasien

Die Pathologie der nekrotisierenden Sialometaplasie im HNO-Bereich ist ausführlich behandelt von DONATH (1979; vgl. auch MYERS et al. 1975; FECHNER 1977; DUNLEY u. JACOWAY 1979).

Histopathologisch erkennt man neben Nekrosen eine noch erhaltene Läppchenstruktur der Drüsen und Plattenepithelmetaplasien. Pathogenetisch kommt Durchblutungsstörungen eine besondere Rolle zu. MAISEL et al. (1977) beschrieben eine nekrotisierende Sialometaplasie der Nase.

Differentialdiagnostisch kann eine derartige Läsion schwierig gegen ein Plattenepithelkarzinom oder einen Mukoepidermoidtumor abzugrenzen sein.

4.2 Bösartige epitheliale Tumoren

4.2.1 Plattenepithelkarzinome

Das Plattenepithelkarzinom ist ein häufiger maligner Tumor der Nase und der paranasalen Sinus (VENDELBO JOHANSEN et al. 1984; SISSON et al. 1989). Die Prozentsätze werden in der Literatur mit etwa 60 % angegeben (ELNER und

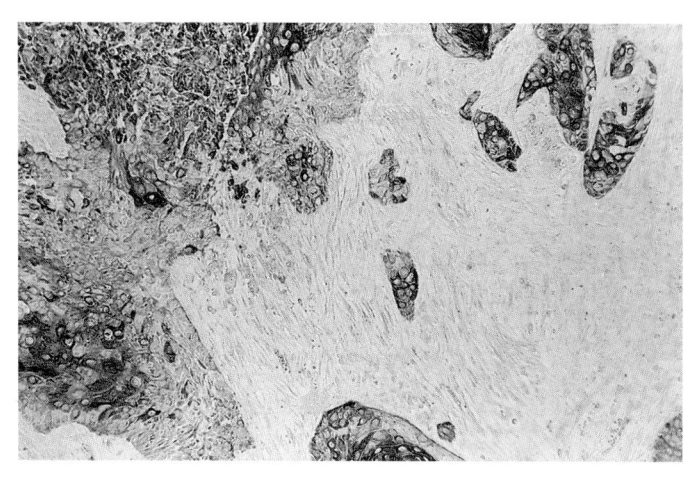

Abb. 1.33. Mittelgradig differenziertes Plattenepithelkarzinom der Nasenschleimhaut mit Tumorzellinfiltration in das Stroma. Expression von Keratin („Gesamtkeratin", KL_1). Immunperoxidasereaktion, PAP × 100

KOCH 1974), wobei das männliche Geschlecht häufiger betroffen wird (ILDSTAD et al. 1989).

Histologisch (Abb. 1.33) unterscheidet sich der Aufbau des nasalen Plattenepithelkarzinoms nicht von Plattenepithelkarzinomen aus anderen Körperregionen. Das Grading wird in ähnlicher Weise durchgeführt. Ein Großteil der Plattenepithelkarzinome ist hochdifferenziert (HELLQUIST 1990). Daneben lassen sich jedoch auch niedrig differenzierte Plattenepithelkarzinome nachweisen, die in Einzelfällen schwierig gegen andere Läsionen, wie z.B. maligne Melanome oder maligne Lymphome, abzugrenzen sind (STAHLE-BAECKDAHL u. PARKS 1993).

FRIEDMANN u. OSBORN haben die Tumoren der Nase und der Nasennebenhöhlen an über eintausend Fällen untersucht (FRIEDMANN u. OSBORN 1982 a – c). Unter den insgesamt 1043 Fällen fanden sich 34 Plattenepithelkarzinome der Nase und 82 Plattenepithelkarzinome der paranasalen Sinus. Bezogen auf alle Tumoren der Nase bzw. der Nasennebenhöhlen sind dies 4 bzw. 32%. In anderen Serien ist der Prozentsatz von Plattenepithelkarzinomen der Nase und ihrer Nebenhöhlen zum Teil höher, je nach dem, ob in diese Kollektive die Papillome miteinbezogen worden sind (PATER et al. 1988; RINGERTZ 1988; ROBIN et al. 1979; HELLQUIST 1990).

Plattenepithelkarzinome werden jedoch stets häufiger in den Sinus als im Cavum nasi selbst gefunden, wobei der Sinus maxillaris an erster Stelle zu nennen ist. Die Prognose ist bei der sinusoidalen Lokalisation in der Regel ungünstig, die 5-Jahres-Überlebenszeit beträgt weniger als 25% (HELLQUIST 1990).

Für die Ätiologie des Plattenepithelkarzinoms werden verschiedene Faktoren angeschuldigt, unter Umständen auch berufsbedingte Noxen, wie zum Beispiel Nickel.

Zwei Varianten des Plattenepithelkarzinoms können auch im Bereich der Nase beobachtet werden. Sie können in Einzelfällen zu differentialdiagnostischen Schwierigkeiten führen. Es handelt sich dabei einerseits um das verruköse Karzinom, welches im Bereich des Larynx speziell dokumentiert wurde (KLEINSASSER 1987). Das Vorkommen des verrukösen Karzinomtyps ist im Nasenseptum dokumentiert (HANNA u. ALI 1987) und für den oralen Trakt gut belegt (KRAUS u. PEREZ-MESA 1966; ELLIOTT et al. 1973).

Zum anderen kennt man das spindelzellige Plattenepithelkarzinom, welches auch in anderen Lokalisationen (KLEINSASSER 1987) beobachtet wird.

Spindelzellkarzinome sind im Nasenbereich beschrieben und immunhistochemisch untersucht worden (ELLIS et al. 1987).

4.2.2 Basaliome

Das Basaliom der Nase entspricht nach Morphologie und klinischem Verlauf den Basaliomen anderer Lokalisationen (SCHNYDER 1978).

4.2.3 Transitionalzellkarzinome

Histopathologisch hat das Transitionalzellkarzinom zum Teil eine ähnliche Morphologie wie das Transitionalzellpapillom, was eine genaue differentialdiagnostische Abgrenzung erfordert. Wichtiges Kriterium ist dabei eine eindeutig nachweisbare Infiltration (SOORIYARACHI et al. 1984).

Nach den Angaben der neueren WHO-Klassifikation (HELLQUIST 1990) soll das Transitionalzellkarzinom eher zu den Zylinderzellkarzinomen gerechnet werden. Die exakte Inzidenz zu bestimmen, ist schwierig, nach FRIEDMANN und OSBORN (1982a–c) sollen 20% der sinu-nasalen Karzinome Zylinderzellkarzinome (Transitionalzellkarzinome) sein.

Sie breiten sich über die Lymphwege aus, wobei zur Geschwindigkeit der Metastierung in der Literatur unterschiedliche Angaben gemacht werden. Berichte über Metastasen stellen jedoch keine Seltenheit dar.

Das makroskopische Bild von Zylinderzellkarzinomen ist das eines exophytischen Tumors. Der Knochen, speziell das Os maxillare wird infiltriert. Die Differentialdiagnose schließt eine Abgrenzung gegen ein Plattenepithelkarzinom, ein Ameloblastom und ein malignes Melanom mit ein.

4.2.4 Anaplastische Karzinome

Von manchen Autoren werden die anaplastischen Karzinome (Abb. 1.34) als eigenständige Entität im sinu-nasalen Trakt geführt. Sie sollen etwa 20% der paranasalen Karzinome ausmachen. Im Bereich der Nase werden sie zu etwa 10% gefunden (ROUSH 1979; ROUSH et al. 1980, 1987; FRIEDMANN 1986). In den paranasalen Sinus sollen sie außerordentlich aggressiv sein (LEVINE et al. 1987).

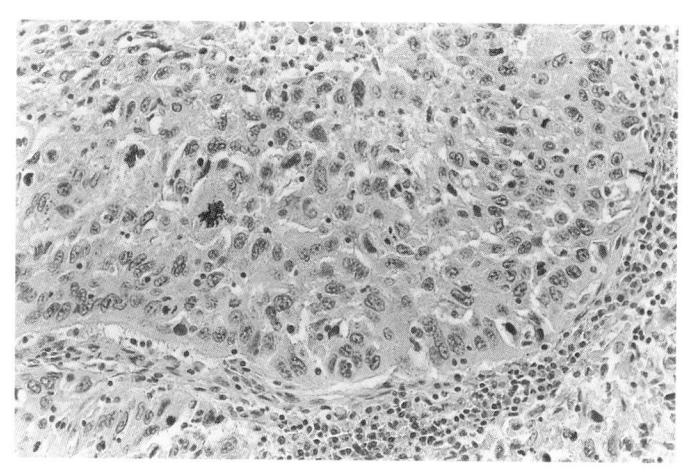

Abb. 1.34. Anaplastisches Karzinom der Nasennebenhöhlen: deutliche Kernpolymorphie und zahlreiche Mitosen. HE × 300

Im wechselnden Ausmaße kann man Ansammlungen von Lymphozyten und Plasmazellen finden, so daß sie Ähnlichkeiten zum Nasopharynxkarzinom aufweisen (FRIERSON et al. 1986).

Eine Sonderform des anaplastischen Karzinoms im Nasen- und Nasennebenhöhlenbereich ist das kleinzellige Karzinom. Dieses wird sehr selten beobachtet (FRIEDMANN 1986; HELLIWELL et al. 1986) und muß in der Regel abgegrenzt werden gegen Metastasen eines Bronchialkarzinoms.

4.2.5 Adenokarzinome

Adenokarzinome des Nasen-Rachen-Raumes sind insgesamt seltene Tumoren (WIDSTROEM et al. 1976; GADEBERG et al. 1984). Bezogen auf die spezielle Lokalisation stellen sie wohl die häufigsten Tumoren dar, die durch eine exogene Noxe, wie z. B. einer besonderen Exposition, ausgelöst werden. Es ist im Einzelfall schwer zu bestimmen, ob dieser Tumor vom Epithel oder den anhängenden Schleimdrüsenkomplexen ausgegangen ist. Epidemiologisch nimmt das Adenokarzinom eine Sonderstellung ein, da es häufig bei Arbeitern in der holzverarbeitenden Industrie gefunden wird (vgl. Kap. 3.6.4). Entsprechende Beobachtungen liegen aus England, Frankreich, Belgien, Dänemark, Australien und den USA vor (FRIEDMANN 1986). Exponierte Arbeiter, die mehr als 10 Jahre in der holzverarbeitenden Industrie gearbeitet haben, entwickeln eine Plattenepithelmetaplasie an den Stellen, an denen sich Fremdkörperpartikel niedergeschlagen haben (KLINTENBERG et al. 1984). Durch eine Kombination mechanischer und chemischer Irritationen kommt es bei diesem Personenkreis häufiger als in der Normalbevölkerung zur Entwicklung von Adenokarzinomen im Bereich der Nase und der Nasennebenhöhlen (FRIEDMANN 1987; HELLQUIST 1990).

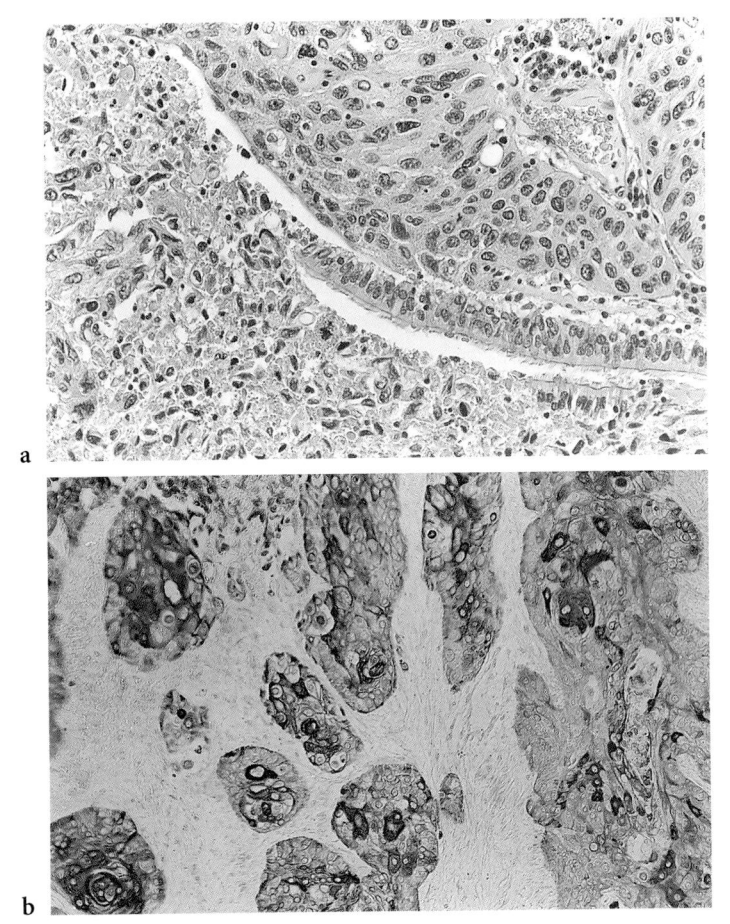

Abb. 1.35 a, b. Niedrig differenziertes Adenokarzinom der Nasennebenhöhlen, deutliche Kernpolymorphie, im Zentrum Reste der ortsständigen Schleimhaut. **a** HE × 200. **b** Expression von Keratin. Immunperoxidase, PAP × 100

Bezogen auf alle Karzinome des sinu-nasalen Traktes beträgt die Häufigkeit des Adenokarzinoms etwa 5,1 % (FRIEDMANN 1986).

Histopathologisch ähnelt das sinu-nasale Adenokarzinom denen Karzinomen, welche im Kolonbereich gefunden werden (SANCHEZ-CASIS et al. 1971; MILLS et al. 1982). Es handelt sich in der Regel um kubische bis prismatische Zellen mit verhältnismäßig geringgradiger Atypie und wenig Mitosen. Bei niedrig differenzierten Adenokarzinomen sind diese Charakteristika entsprechend verzerrt (Abb. 1.35). Es finden sich dann auch bizarre und pleomorphe Riesenzellen (HEFFNER et al. 1982; FRIEDMAN u. OSBORN 1982 a–c).

4.2.6 Klarzellkarzinome

Klarzellkarzinome der Nase sind eine Rarität. Sie wachsen in der Regel lokal aggressiv und zeigen eine geringe Tendenz zur Metastasierung. Die PAS-Reaktion verläuft meist negativ. Klarzellkarzinome sind stets abzugrenzen gegen Metastasen eines Nierenzellkarzinoms und in Einzelfällen auch gegen Metastasen eines Schilddrüsenkarzinoms (HELLQUIST 1990).

4.2.7 Neuroendokrine Karzinome

Diese Tumoren werden dem neuroendokrinen oder dem sog. APUD-Zellsystem („**a**mine and **p**recurser **u**ptake and **d**ecarboxylation") zugerechnet. Sie können verschiedene Hormone produzieren, etwa 35 biologisch aktive Peptide sind nachgewiesen worden (GOULD u. DELELLIS 1983).

Tumoren mit dieser Differenzierung werden überwiegend in anderer Lokalisation gefunden, beispielsweise im Nebennierenmark, ausgehend von den C-Zellen der Schilddrüse sowie als Karzinoide im Intestinum (WOODRUFF et al. 1985).

Im Nasen- und Nasennebenhöhlenbereich stellen neuroendokrine Karzinome eine Rarität dar. In der Literatur findet man etwa 20 dokumentierte Fälle (SILVA et al. 1982).

Die Differentialdiagnose ist schwierig, so daß diese Tumoren häufig fehlinterpretiert werden, z.B. als Olfaktorius-Neuroblastome, undifferenzierte Karzinome, Ewing-Sarkome oder auch als maligne Lymphome. Erst mit den modernen technischen Möglichkeiten der Immunzytochemie ist die Entität der neuroendokrinen Karzinome eindeutig abzugrenzen (MICHAEL 1987). Diese Tumoren gelten stets als aggressiv (HELLQUIST 1990).

4.3 Tumoren vom Speicheldrüsentyp

Tumoren vom Speicheldrüsentyp können auch im Bereich der Nase mit analoger Morphologie und Histologie gefunden werden (FRIEDMAN u. OSBORN 1982; HELLQUIST 1990). Ihre spezielle Problematik begründet sich in einem deutlichen Überwiegen der malignen Varianten sowie deren lokalisationsbedingten schweren Erreichbarkeit für den chirurgischen Eingriff. Von besonderer Bedeutung ist daher auch ihre Beziehung zum Gaumen, von dem über die Hälfte der Tumoren der kleinen Speicheldrüsen ausgehen. Darüber hinaus sind die Tumoren in diesem Bereich oft maligner als in den übrigen Lokalisationen.

Die Einteilung der Tumoren vom Speicheldrüsentyp erfolgt nach SEIFERT (1991). Danach werden die Speicheldrüsentumoren in folgende Entitäten eingeteilt:

1. Adenome, darunter pleomorphe Adenome, Myoepitheliome, Basalzelladenome, Adenolymphome, Onkozytome, kanalikuläre Adenome, Talgdrüsen-

adenome, duktale Papillome sowie verschiedene Varianten von Papillomen und Zystadenomen;
2. Karzinome, darunter Azinuszellkarzinome, Mukoepidermoidkarzinome, adenoidzystische Karzinome, polymorphe niedrig-maligne Adenokarzinome, epitheliale und myoepitheliale Karzinome, Basalzellkarzinome, Talgdrüsenkarzinome sowie eine Reihe von Varianten von Adenokarzinomen.

Eine zahlenmäßige Aufstellung der Tumoren vom Speicheldrüsentyp im Nasenbereich findet sich bei SPIRO et al. (1973, 1977). Danach ergibt sich bei einer Gesamtzahl der untersuchten Fälle von 492 für maligne Tumoren vom Speicheldrüsentyp – davon 117 im Bereich der Nase – das in der Tabelle 1.7 wiedergegebene Verteilungsmuster.

4.3.1 Adenome

Monomorphe Adenome. Die monomorphen Adenome stellen eine heterogene Gruppe dar, deren Charakteristika bei SEIFERT (1991) zusammengefaßt sind. Im sinu-nasalen Trakt erkennt man im wesentlichen Onkozytome und trabekuläre oder tubuläre Adenome (OKLOBDZJA et al. 1989; HELLQUIST 1990; FRIEDMANN 1986).

Die Onkozytome sind, wie auch in ihren anderen Lokalisationen, gekennzeichnet durch ein eosinophiles, granuliertes Zytoplasma. Es handelt sich hierbei um das morphologische Korrelat einer Vermehrung von Mitochondrien. In der Regel sind Onkozytome nicht von einer Kapsel umgeben, verhalten sich aber in dieser Lokalisation meist gutartig. Rezidive werden nach einer operativen Entfernung nur selten beobachtet (HELLQUIST 1990).

Pleomorphe Adenome. Die pleomorphen Adenome im Bereich der Nase entsprechen histologisch denen im Speicheldrüsenbereich (COMPAGNO u. WONG 1977). Eine zusammenfassende Darstellung der verschiedenen Typen findet sich bei SEIFERT et al. (1984). Pleomorphe Adenome können danach in verschiedene Subtypen eingeteilt werden, wobei der Subtyp 1 ein ausgeglichenes Verhältnis

Tabelle 1.7. Tumoren vom Speicheldrüsentyp im Bereich der Nase[a]. (Mod. nach SPIRO et al. 1973, 1977)

Tumorart	Anzahl Nase	Anzahl paranasale Sinus
Adenoidzystische Karzinome	14	29
Mukoepidermoidkarzinome	7	13
Adenokarzinome (solid, duktal)	11	14
Andere Adenokarzinome	5	10
Azinuszellkarzinome	1	0
Andere Tumoren	6	7

[a] 117 Tumoren vom Speicheldrüsentyp im Bereich der Nase (SPIRO et al. 1973).

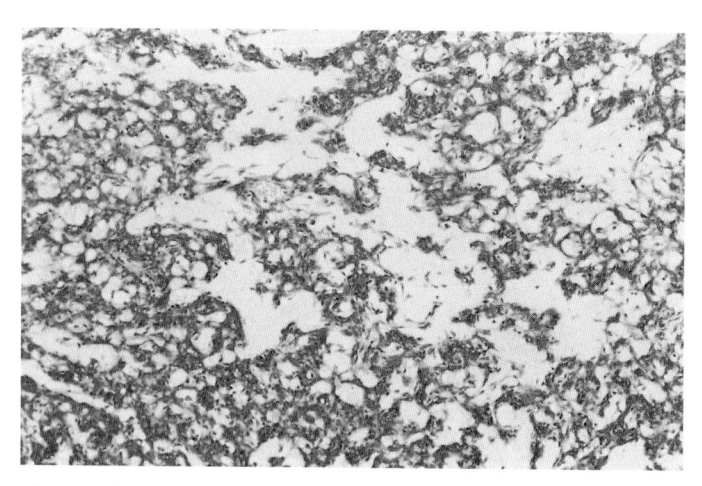

Abb. 1.36. Pleomorphes Adenom der Nasenschleimhaut: solide Zellkomplexe inmitten eines mukoiden Stromas. HE × 100

von Stroma und epithelialen Anteilen aufweist, während beim Subtyp 2 der Stromaanteil überwiegt. Subtyp 3 und 4 sind gekennzeichnet durch jeweils ein zellreiches, pleomorphes Adenom, wobei bei Subtyp 4 die uniforme Komponente überwiegt.

Histopathologisch findet sich das charakteristische Bild einer Mischgeschwulst, nämlich das Nebeneinander von trabekulären, tubulären und soliden Arealen sowie myxoiden Anteilen mit reichlich PAS-positivem Zytoplasma (SEIFERT et al. 1984; DARDICK u. NOSTRAND 1987; Abb. 1.36).

Eine weitere Analyse der verschiedenen Komponenten des pleomorphen Adenoms kann durch elektronenoptische und immunzytochemische Untersuchungen erfolgen (CASELITZ et al. 1981; CASELITZ 1987).

Pleomorphe Adenome kommen häufiger in der Nase als in den Sinusoiden vor (COMPAGNO u. WONG 1977; HABERMANN u. STANLEY 1989; HELLQUIST 1990). Sie wachsen auch im Bereich der Nase überwiegend langsam und werden erst nach Monaten oder Jahren von dem Patienten unter der Symptomatik einer Obstruktion bemerkt. Das Vorkommen pleomorpher Adenome im Bereich des Nasenseptums ist dokumentiert bei HABERMANN u. STANLEY (1989).

Differentialdiagnostisch sind pleomorphe Adenome abzugrenzen gegen adenoidzystische Karzinome, die speziell im Gaumenbereich häufig anzutreffen sind (SEIFERT et al. 1984). In seltenen Fällen können auch im Nasenbereich Karzinome beobachtet werden, die von einem pleomorphen Adenom ausgehen (SPIRO et al. 1977).

Das entscheidende für den weiteren biologischen Verlauf eines pleomorphen Adenoms ist auch im Nasenbereich eine ausreichende Resektion. Diese gewährleistet einen gutartigen Verlauf mit einer 5-Jahres-Überlebensrate von über 96% (HELLQUIST 1990). Bei unvollständiger Entfernung ist, wie andernorts auch, mit Rezidiven zu rechnen (SEIFERT et al. 1984; ERLANDSON et al. 1984).

Sekundär können Karzinome in initial benignen Speicheldrüsentumoren entstehen (STEPHEN et al. 1986).

4.3.2 Karzinome

4.3.2.1 Adenoidzystische Karzinome

Adenoidzystische Karzinome stellen eine der häufigsten Tumorbildungen im Gaumen und im sinu-nasalen Trakt dar (SEIFERT et al. 1984; REGEZI et al. 1985; FRIEDMANN 1986; HELLQUIST 1990). Sie werden in der Regel in den Sinus maxillares gefunden. Eine ausführliche Analyse findet sich bei CONLEY u. CASLER (1991).

Dieser Tumor zeigt häufig Metastasen und wächst infiltrativ in die angrenzenden Nachbarstrukturen.

Histopathologisch ist die perineurale Tumorausbreitung von entscheidender Bedeutung. Man unterscheidet nach dem prädominanten Bautyp folgende Muster (SEIFERT et al. 1984; Abb. 1.37):

- kribriformer Typ
- tubulärer Typ
- solider, basaloider Typ.

Die günstigste Prognose soll der tubuläre, die schlechteste der basaloide Typ besitzen. Bei letzterem werden in über einem Drittel der Fälle nach 5 Jahren Rezidive oder Metastasen beobachtet (SEIFERT et al. 1984).

Histopathologisch zeigen die adenoidzystischen Karzinome meist eine Mischung aller drei Bautypen. Die strukturellen Merkmale lassen sich durch

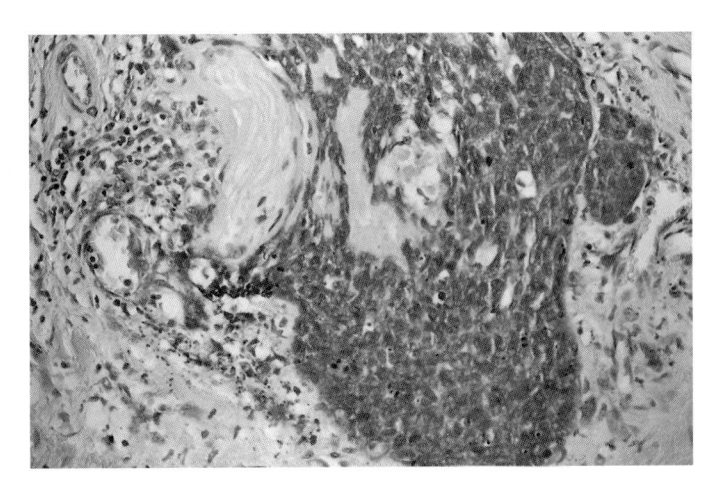

Abb. 1.37. Adenoidzystisches Karzinom der Nasenschleimhaut (basaloider Subtyp): solide Tumorzellanordnung mit Einschluß vereinzelter glandulär-kribriformer Strukturen; perineurale Infiltration. HE × 100

Spezialfärbungen auch im Routinematerial besser herausarbeiten. Im Vordergrund steht hier eine Darstellung der sauren und neutralen Mukopolysaccharide mit einer PAS- und Alzian-Blau-Reaktion. Schwierigkeiten in der differentialdiagnostischen Abgrenzung kann es bei einem überwiegend soliden, basaloiden Typ geben.

Immunhistochemisch ist das adenoidzystische Karzinom positiv für epitheliale Marker (CASELITZ et al. 1984; GUSTAFSSON et al. 1986), allerdings auch für Vimentin und S-100-Protein (HELLQUIST 1990).

4.3.2.2 Mukoepidermoidkarzinome

Das Mukoepidermoidkarzinom ist eine bösartige Geschwulst, die sich in der Regel aus zwei Zelltypen zusammensetzt. Man erkennt solide Areale, überwiegend aus Stachelzellen aufgebaut, sowie schleimbildende Becherzellen. Daneben werden auch sog. Intermediärzellen gefunden. Der Differenzierungsgrad wird bestimmt nach den Anteilen der Becherzellen, deren zahlenmäßige Präsenz positiv mit dem Differenzierungsgrad und der klinischen Prognose korreliert wird (SEIFERT et al. 1984).

Mukoepidermoidkarzinome kommen in den kleinen Speicheldrüsen häufiger vor als in den größeren und lassen sich in etwa 2% der Fälle innerhalb des Kieferknochens nachweisen (SEIFERT et al. 1984). In der Serie von SPIRO et al. (1973) finden sich Mukoepidermoidtumoren in 20 von 76 Fällen bezogen auf Tumoren der kleinen Speicheldrüsen. Mukoepidermoidkarzinome sind immer bösartige Tumoren, wenngleich auch der biologische Verlauf sehr unterschiedlich sein kann. Zytophotometrische Untersuchungen (HAMPER et al. 1989) haben gezeigt, daß eine diploide DNA-Verteilung und eine ausreichende chirurgische Resektion ein prognostisch günstiges Kriterium darstellen. Eine Aneuploidie deutet dagegen in der Regel auf einen ungünstigen Verlauf.

4.3.2.3 Azinuszellkarzinome

Azinuszellkarzinome sind ausgesprochene Raritäten im Bereich des sinunasalen Traktes. Aus der Literatur sind etwa 4 Fälle in dieser Lokalisation bekannt (HELLQUIST 1990). Trotz der diploiden DNA-Verteilung der Azinuszellkarzinome sind diese praktisch immer bösartige Tumoren und müssen entsprechend behandelt werden (GUSTAFSSON et al. 1987).

Immunhistologisch können derartige Tumoren charakterisiert werden durch den Nachweis von Keratin und insbesondere auch von Lysozym, Laktoferrin und Amylase (ORDONEZ u. BATSAKIS 1986; DARDICK et al. 1987).

4.3.2.4 Andere Karzinomtypen

Andere Adenokarzinome stellen kasuistische Beobachtungen dar. Sie entsprechen denen der WHO-Einteilung. Im angelsächsischen Schrifttum wird ein

Teil der Adenokarzinome als „Adenocarcinoma N. O. S." („not otherwise specified") geführt. Damit wird der Tatsache Rechnung getragen, daß in Einzelfällen schwer zu differenzieren ist, inwieweit ein Tumor von den Speicheldrüsen oder von der Nasenschleimhaut selbst ausgeht. Die Einteilung folgt dem Grading-Muster für Plattenepithelkarzinome (Evans u. Batsaki 1984; Hellquist 1990).

Adenokarzinome im Nasen- und Nasennebenhöhlenbereich wachsen lokal invasiv. Die Therapie der Wahl ist eine ausreichend radikale Operation, wenn diese technisch möglich ist.

4.4 Nichtepitheliale Tumoren

4.4.1 Maligne Melanome

Maligne Melanome sind Neoplasien, die von den Melanozyten ausgehen und im wesentlichen im Bereich des äußeren Integumentes beobachtet werden (Harrison 1976; McKee 1990). Sie werden jedoch auch im Nasen- und Nasennebenhöhlenbereich gefunden und stehen nach dem Plattenepithelkarzinom sogar an zweiter Stelle der malignen Tumoren in dieser Region. Der Altersgipfel liegt in der 6. Lebensdekade (Ravid u. Esteves 1960; Friedmann 1986; Uehara et al. 1987).

Ausgangspunkt ist der Melanozyt, d.h. eine melaninproduzierende Zelle. Man nimmt in diesem speziellen Fall ortsständige Melanozyten als Ausgangspunkt für ein malignes Melanom an (Spence et al. 1976). Interessanterweise sind Melanome des Vestibulum nasi eher selten, obwohl hier die größere Zahl an Melanozyten gefunden wird. Etwa die Hälfte der Schleimhautmelanome im Hals-Kopfbereich entstammen dem nasalen und paranasalen Bereich (Shah et al. 1977; Snow u. Van der Waal 1986). In der Regel handelt es sich hierbei um primäre Manifestationen. Die Möglichkeit einer sekundären, metastatischen Manifestation sollte in diesen Fällen klinisch ausgeschlossen werden. Bezogen auf alle Tumoren des nasalen und paranasalen Bereiches nehmen maligne Melanome bis zu 5% ein (Friedmann u. Osborne 1982). In anderen Zusammenstellungen findet sich eine Frequenz bis zu 20% (Cardesa et al. 1989). Diese Differenzen hängen zum Teil mit dem Selektionsfaktor der unterschiedlichen Kollektive zusammen, sicherlich aber auch mit der Tatsache, daß es bei undifferenzierten Tumoren ohne zusätzliche diagnostische Maßnahmen schwierig sein kann, ein malignes Melanom als solches festzustellen (Holdcraft u. Gallagher 1969).

Histopathologisch finden sich meist polymorphe Tumorzellen mit charakteristischer Pigmentierung, die in Einzelfällen jedoch recht gering ausgeprägt sein kann. Auffällig sind häufig zahlreiche Riesenzellen (Abb. 1.38).

Histochemisch sind die melanozytären Eigenschaften weiter abzugrenzen durch die Masson-Fontana-Reaktion sowie die immunhistochemische Untersuchung auf neuroendokrine Marker (Batsakis et al. 1986; True 1990).

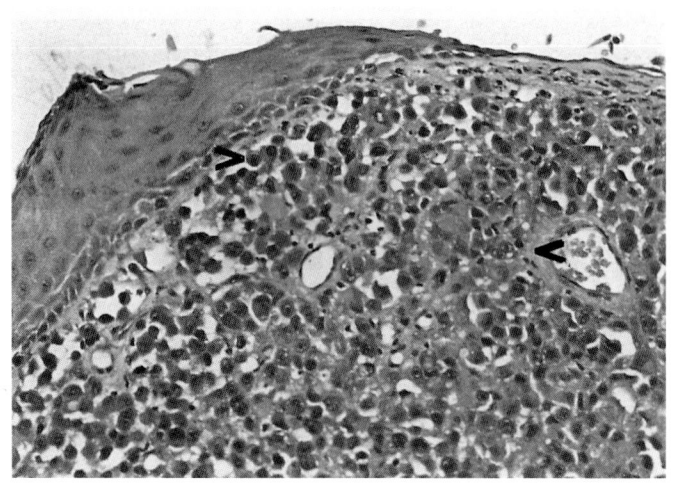

Abb. 1.38. Malignes Melanom der Nasenschleimhaut: unter dem mehrschichtigen Epithel niedrig differenzierte, nur gering pigmentierte Tumorzellen (>), geringe Stromaanteile (<). HE × 240. (Aus CURRAN u. JONES, 1991)

Zu den unterstützenden histologischen und immunhistochemischen Untersuchungen gehören die Masson-Fontana-Reaktion sowie die Reaktion auf S-100-Protein und sog. melanom-spezifische Antikörper wie HMB/45 (WICK et al. 1988).

Die immunhistologische Reaktion auf Keratin ist in aller Regel negativ und gilt als Kontrollreaktion (TRUE 1990). HELLQUIST (1990) hat eine Übersicht der verschiedenen Lokalisationen der malignen Melanome im Bereich der Nase und der Nasennebenhöhlen gegeben. Prädilektionsstellen sind dabei die laterale Wand, das Septum nasi und die Sinusoide. In Einzelfällen ist bei fortgeschrittenen Tumoren naturgemäß die Bestimmung der Erstmanifestation schwierig (MATIAS et al. 1988).

Die meisten Patienten mit einem malignen Melanom der Nase sind zwischen 50 und 70 Jahren alt (FREEDMAN et al. 1973).

Der Tumor fällt durch sein invasives polypöses Wachstumsmuster und eine lokale Destruktion auf.

Die 5-Jahres-Überlebensrate liegt bei etwa 40–70% (CONLEY u. PACK 1974; FRIEDMANN u. OSBORN 1982b). In Einzelfällen wird angegeben, daß die Überlebensrate etwas günstiger sein soll als bei Melanomen der Haut des Hals-Kopfbereiches.

Der Verlauf ist der übliche, nämlich ein lokal invasives Wachstum sowie eine ausgedehnte, rasche hämatogene Metastasierung (BATSAKIS et al. 1982; BLATCHFORD et al. 1986).

Die klassische Einteilung des malignen Melanoms nach dem CLARK-Level ist im Bereich der Nase in der Regel nicht möglich. Man zieht hier den BRESLOW-Index vor (HELLQUIST 1990), allerdings sind beide Indizes in dieser Lokalisation eher von geringem Wert.

Differentialdiagnostisch ist ein malignes Melanom speziell im Kindesalter abzugrenzen von einem Naevus „Spitz" sowie von einem melanotischen neuroektodermalen Tumor des Kindesalters (JOHNSON et al. 1983; MICHAELS 1987).

4.4.2 Tumoren des nervalen Systems

Neurogene Tumoren der Nase und der Nasennebenhöhlen sind zwar selten, spielen aber in der Differentialdiagnostik bei Tumorläsionen in dieser Region durchaus eine bedeutende Rolle (MICHAELS 1975; MEIS et al. 1986; MICHAELS 1987). In einer Zusammenstellung haben FRIEDMANN u. OSBORN (1982a, b) gezeigt, daß in 1,5% der hier lokalisierten Tumoren neurogenen Ursprungs sind. Die häufigste Läsion stellt dabei ein gutartiges Schwannom dar (ROBITTAILLE et al. 1975). Hinsichtlich der engen topographischen Beziehung zur Schädelbasis sei erwähnt, daß sich Meningeome auch in die Nasennebenhöhlen ausbreiten können (PERZIN u. PUSHPARAJ 1986; TRAN et al. 1992).

4.4.2.1 Olfaktorius-Neuroblastome

Das Olfaktorius-Neuroblastom stellt eine besondere Differenzierung eines Neuroblastoms mit spezieller Lokalisation dar (BAILEY u. BARTON 1975; BATSAKIS 1979; Abb. 1.39–1.41). Die Spanne der Altersverteilung reicht von 3–70 Jahren und weist ein Maximum in der 2. Lebensdekade auf. Der Tumor findet sich in der Regel in den oberen Anteilen der Nasenhöhle und erscheint makroskopisch als eine grau-rötliche Masse, die Ähnlichkeit mit einem Polyp aufweisen kann (MASHBERG et al. 1960; WILANDER et al. 1977).

Derzeit sind über 250 Fälle eines Olfaktorius-Neuroblastoms wissenschaftlich dokumentiert worden (SCHWAAB et al. 1988).

Andere Autoren konstatieren auch einen zweiten Altersgipfel im 6. Lebensjahrzehnt. Die Symptome sind uncharakteristisch und meist gekennzeichnet durch eine nasale Obstruktion, fakultativ begleitet von einer Anosmie. In etwa einem Viertel der Fälle findet sich darüber hinaus eine ophthalmologische Komplikation (PERZIN u. WECHTER 1982; PHARABOZ et al. 1987; REGENBOGEN et al. 1988).

Histologisch imponiert der Tumor durch ein monomorphes Bild (Abb. 1.39–1.41). Die Tumorzellen haben runde, verhältnismäßig chromatindichte Kerne und ein fragiles, meist unauffälliges Zytoplasma. Die Zellen können sich zu Rosettenformationen anordnen. Darüber hinaus können auch fokale Verkalkungen vorkommen (SCHWAB et al. 1988).

Prinzipiell werden 3 Subtypen unterschieden:

- Neuroblastom
- Neuroepitheliom
- Neurozytom.

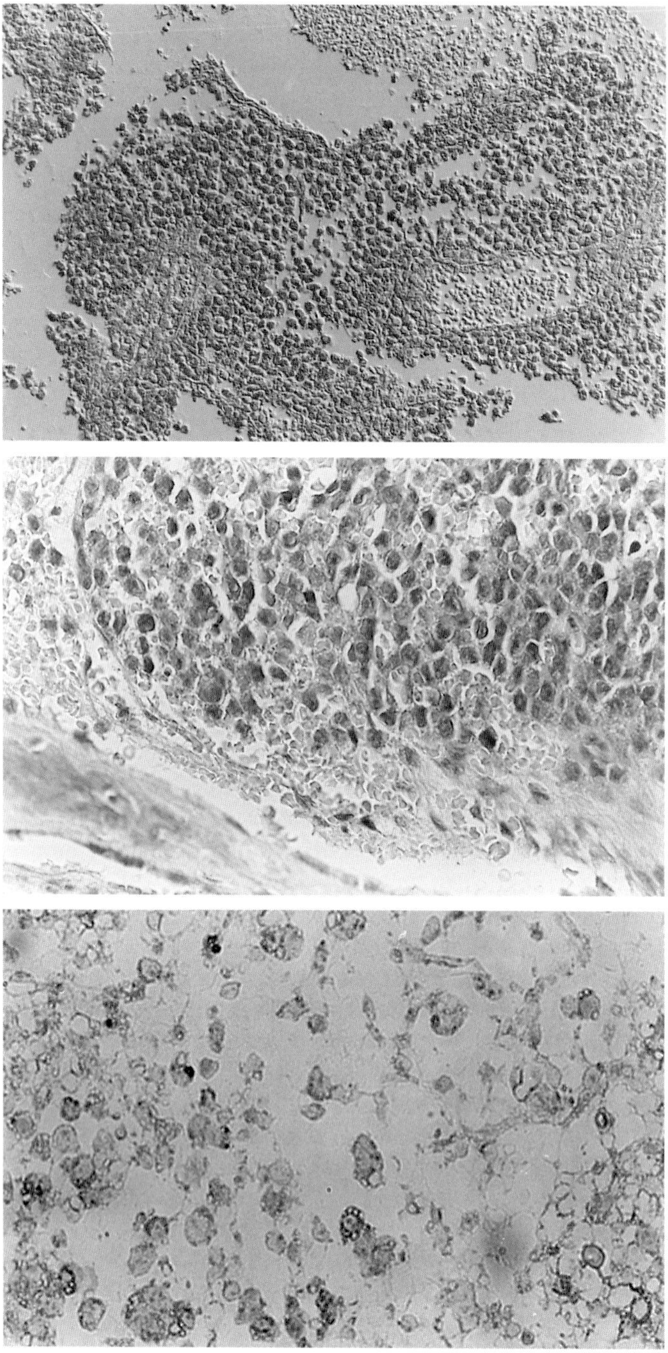

Die Olfaktorius-Neuroblastome gehen von den Basalzellen des olfaktorischen Epithels aus (MICHEAU 1977). Diese Zellen verfügen über ein anderes Entwicklungspotential als andere nervale Zellen. Immunhistologisch können in einzelnen Fällen Neurofilamente und die NSE (Neuronenspezifische Enolase) nachgewiesen werden. Die Reaktion auf Keratin ist uneinheitlich (HELLQUIST 1990), Kathecholamine sind nachweisbar.

Ultrastrukturell finden sich zwei unterschiedliche Zelltypen, deren einer sich zu rosettenartigen Formationen anordnet und über gehörig entwickelte Zellorganellen verfügt. Die Zellen haben dabei zahlreiche Zentriolen und Zilien. Der zweite Zelltyp ist gekennzeichnet durch sog. „tight-junctions" und Desmosomen. Man erkennt hier Intermediärfilamente und Granula (TAKAHASHI et al. 1987).

Die Differentialdiagnose eines Olfaktorius-Neuroblastoms beinhaltet bei der Primärdiagnostik die Abgrenzung gegen ein malignes Lymphom sowie gegen einen anderen kleinzelligen Tumor in dieser Region, beispielsweise ein embryonales Rhabdomyosarkom (SKOLNIK et al. 1966; SIVLA et al. 1982; SPAULDING et al. 1988). Darüber hinaus muß auch stets an eine Metastase eines kleinzelligen Bronchialkarzinoms gedacht werden.

Die Überlebensrate von Patienten mit Olfaktorius-Neuroblastomen ist unterschiedlich, sie wird mit etwa 40–75 % für 5 Jahre angegeben (FRIEDMANN 1986; HELLQUIST 1990). In größeren Serien einer französischen Studie wurden Überlebensraten von 72 % angegeben, wenn es sich um noch verhältnismäßig kleine Tumoren handelte, hier im Stadium T1 bis T2 (HELLQUIST 1990).

Anscheinend hat die histologische Subdifferenzierung keinen wesentlichen Einfluß auf die Überlebenschance (MILLS u. FRIESON 1985).

Es sind Augenmetastasen eines Olfaktoriusneuroblastoms beschrieben worden (MASSICOTTE et al. 1987).

4.4.2.2 Schwannome (Neurilemmome)

Schwannome sind relativ häufige Tumoren der sinu-nasalen Region (DUTT 1969; Ross et al. 1988), die ihren Ursprung im nervalen System haben. Auch im Nasenseptum (THOMAS 1977) und im Sinus sphenoidalis (CALCATERRA et al. 1974) können Schwannome vorkommen. Eine ausführliche Schilderung ihrer Morphologie findet sich bei ENZINGER u. WEISS (1995).

◀ Abb. 1.39 (oben). Olfaktorius-Neuroblastom: monomorphe Tumorzellen in solider und trabekulärer Anordnung mit invasivem Wachstum. HE × 100, Interferrenzoptik

Abb. 1.40 (Mitte). Olfaktorius-Neuroblastom: solide, etwas aufgelockerte monomorphe Tumorzellverbände mit hyperchromatischen Kernen. HE × 300

Abb. 1.41 (unten). Olfaktorius-Neuroblastom: Expression von NSE in den locker angeordneten Tumorzellverbänden. Immunperoxidase-Reaktion, PAP × 300

Die Häufigkeitsangaben in der Literatur schwanken recht stark (ROBITAILLE et al. 1975).

Die Diagnose des Schwannoms stützt sich im wesentlichen auf die histologische Untersuchung. Es handelt sich dabei in der Regel um kapselbegrenzte Prozesse mit spindeligen Zellen, die sich von den Schwann-Zellen ableiten. Man unterscheidet einen sog. Typus A mit palisadenförmiger Anordnung der Zellkerne („Antoni A") bzw. einer lockeren Anordnung der Tumorzellen im Sinne des Verteilungsmusters „Antoni B". Immunhistologisch findet sich eine positive Reaktion für das S-100-Protein (ENZINGER u. WEISS 1995).

4.4.2.3 Neurofibrome und neurogene Sarkome

Neurofibrome sind nichtabgekapselte Tumoren der Schwann-Zellen. Sie werden besonders häufig im Rahmen spezieller genetischer Konstellationen, beispielsweise beim Morbus Recklinghausen gefunden (KAUFMAN u. CONRAD 1976; STEVENS u. KIRKHAM 1988).

Histologisch findet sich eine Mischung von Fibroblasten, Neuriten und Schwann-Zellen in einem muzinösen, kollagenen Stroma. Einzelne von diesen Zellen sind positiv für das S-100-Protein.

Das maligne Pendant des Neurofibroms ist das maligne Schwannom oder Neurofibrosarkom (PERZIN u. WECHTER 1982). Dieser Tumor ist jedoch außerordentlich selten und bisher nur kasuistisch beschrieben worden. Er unterscheidet sich von der gutartigen Variante durch einen höheren Grad an Pleomorphie sowie durch eine höhere Mitosezahl. In der Diferentialdiagnose kann die Anwendung der DNA-Zytophotometrie hilfreich sein.

4.4.2.4 Meningeome

Diese Geschwülste werden histogenetisch von den Meningen gebildet (PERZIN u. PUSHPARJ 1984). Der überwiegende Anteil der Meningeome im sinu-nasalen Bereich stellt eine Ausbreitung per continuitatem von primär intrakraniellen Tumoren dar. Sie können als nasale Polypen imponieren (KJELDSBERG u. MINCKLER 1972). Im allgemeinen sind Meningeome in dieser Lokalisation jedoch verhältnismäßig selten (HILL 1962; LINDSTRÖM u. LINSTRÖM 1969; HO 1980). In der Serie von FRIEDMANN u. OSBORN (1982b) ist unter mehr als eintausend Tumoren nur ein Meningeom nachgewiesen worden.

Primäre, extrakraniell entstandene Meningeome sind eine ausgesprochene Rarität und sind von GANZER et al. (1992) unter 566 Sektionen in nur 12 Fällen beschrieben worden. Darüber hinaus liegen nur einzelne Kasuistiken über extrakranielle Meningeome vor, so von Ho (1980), der insgesamt 19 Meningeome beschrieben hat.

Sinu-nasale Meningeome sind lokal-invasiv und wachsen in den Knochen ein, so daß eine radikale Operation indiziert ist (Ho 1980).

Differentialdiagnostisch ist eine Abgrenzung gegen Hämangioperizytome und Neurinome erforderlich (LACK et al. 1979; WINEK et al. 1989).

4.4.2.5 Paragangliome

Paragangliome (Chemodektome) sind seltene Tumoren des Kopf- und Halsbereiches (MORAN 1962). Sie müssen stellenweise von neuroendokrinen Karzinomen abgegrenzt werden. Ihr histologischer Aufbau ist charakterisiert durch sogenannte Zellballen, die soliden Tumorzellverbänden in epitheloiden Formationen entsprechen. Das Zytoplasma ist feingranuliert. Oft sind die Tumorzellen umgeben von Blutgefäßen.

Es bestehen Differenzierungsähnlichkeiten mit dem Olfaktorius-Neuroblastom und dem endokrinen Karzinom (MORAN 1962; BRANHAM et al. 1989; HELLQUIST 1990).

Paragangliome können maligne entarten (BRANHAM et al. 1989).

4.4.2.6 Gliome

Ektopisches Hirngewebe wird in der Regel bei Kindern beobachtet, wo es klinisch meist schon kurz nach der Geburt auffällt (ALTHOFF 1986; HENDRICKSON et al. 1990). Es kann sich dabei entweder um ektopisch sequestiertes neurales Gewebe oder aber um ein echtes Blastom handeln (KARMA et al. 1977).

Histologisch erkennt man nervales Gewebe mit Astrozyten und Gliafasern sowie einzelne Gefäßanteile. Eine maligne Transformation ist bisher nicht beschrieben (GANZER et al. 1992).

4.4.3 Tumorbildungen oder tumorähnliche Läsionen des Gefäßsystems

Die eigentlichen Tumoren des Gefäßsystems sind stets abzugrenzen von anderen Tumorentitäten, die ihrerseits reich vaskularisiert sein können, wie beispielsweise Paragangliome (s. o.; vgl. FU u. PERZIN 1974). In diesem Rahmen spielen im Nasopharynx auch Angiofibrome eine besondere Rolle sowie die Komplikationen einer hereditären hämorrhagischen Teleangiektasie (Morbus Rendue-Osler-Weber, vgl. MENEFEE et al. 1975; ZOHAR et al. 1987).

4.4.3.1 Hämangiome

Im Nasen- und Nasennebenhöhlenbereich finden sich kapilläre und kavernöse Hämangiome (Abb. 1.42) sowie eine Angiomatose (OSBORN et al. 1959, 1965). Kapilläre Hämangiome stellen die häufigste Läsion dar, welche bei Patienten im Lebensalter von 30–50 Jahren, seltener auch bei Kindern gefunden werden. Dabei erkennt man kleine Gruppen kapillärer Gefäße mit Anteilen

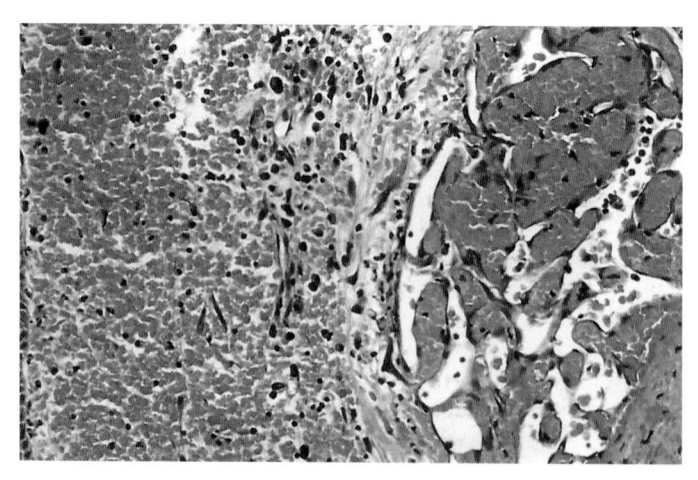

Abb. 1.42. Kavernöses Hämangiom der Nasenschleimhaut. Weitgestellte, kavernöse Gefäßräume; Einblutungen in das Gewebe. HE × 240. (Aus CURRAN u. JONES 1991)

größerer Gefäßkomplexe. Als Variante sind epitheloide Hämangiome beschrieben worden (FRIEDMANN 1986; HELLQUIST 1990; ISSING et al. 1993), unter anderem auch mit Beziehung zum Gaumen (MORAN et al. 1987). Darüber hinaus können Anomalien des zerebralen Gefäßsystems klinisch primär im Bereich der Nase auffällig werden (MYER et al. 1988).

4.4.3.2 Juvenile Angiofibrome

Das juvenile Angiofibrom oder juvenile Nasenrachenfibrom ist eine tumoröse Läsion, die am häufigsten im Nasopharynxbereich vorkommt (JACOBSSON et al. 1988). Sie wird im Alter von 10–25 Jahren beobachtet, wobei das männliche Geschlecht bevorzugt betroffen ist (OSBORN 1959).

Histopathologisch findet sich dichtes kollagenes Bindegewebe mit dazwischengelagerten Fibroblasten und Gefäßanteilen (Abb. 1.43). Die Prognose ist bei rechtzeitiger Operation gut (WUSTROW 1992), Rezidive sind bei unvollständiger Entfernung jedoch möglich (JONES et al. 1986).

4.4.3.3 Hämangioperizytome

Diese Tumoren werden in der Hals-Kopf-Region in etwa 15% der Fälle gefunden (ENZINGER u. WEISS 1995). In der Literatur liegt eine Sammlung von 23 Fällen vor (COMPAGNO 1976; COMPAGNO u. HYAMS 1976; RUPA u. BHANU 1986).

Die Tumoren gehen von Perizyten aus, welche in der üblichen Histologie schwierig von Fibroblasten oder Endothelzellen zu unterscheiden sind (CHAWLA u. OSWAL 1987). Hilfreich ist hier der Einsatz von immunhistochemischen Markern für Faktor-VIII-Globuline.

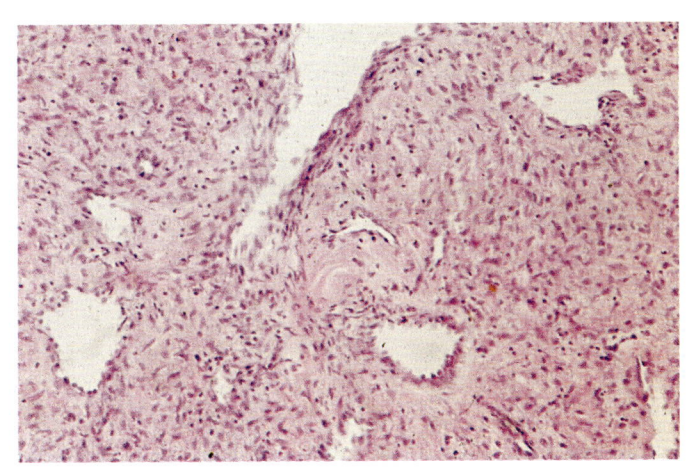

Abb. 1.43. Angiofibrom (juveniles Nasen-Rachen-Fibrom): Gefäßreiches Bindegewebe mit deutlichen Gefäßektasien. HE × 40. (Präparat Prof. Dr. Seifert)

Hämangioperizytome werden meistens in der 6. und 7. Lebensdekade beobachtet. Die 10-Jahres-Überlebensrate sinkt auf etwa 30%, wenn mehr als vier Mitosen pro Großfeldvergrößerung gefunden werden (Enzinger u. Weiss 1995).

Auch zunächst unverdächtig erscheinende Angioperizytome können lokal aggressiv wachsen und auch in Einzelfällen Metastasen setzen.

4.4.3.4 Angiosarkome

In der Literatur wird über etwa 15 Angiosarkome berichtet (Bankaci et al. 1979; Panje et al. 1986). Zwischenzeitlich hat sich diese Zahl auf 20 erhöht (Zacharides et al. 1980; Zakrzewska 1986). Es soll eine Beziehung zwischen Angiosarkomen und einer Exposition zu Vinylchlorid bestehen (Sharma u. Nawalkha 1979; Williamson u. Ramsden 1988). Zacharides et al. (1980) dokumentieren auch ein primäres Hämangioendotheliosarkom der Mandibula.

4.4.3.5 Glomustumoren

Glomustumoren im engeren Sinne sind in der Nasenregion selten. Sie haben histologische Ähnlichkeit mit einem Hämangioperizytom (s. Kap. 1.4.4.3.3). Gekennzeichnet werden sie von Gefäßlichtungen, die von einem Endothel begrenzt werden. Der Aufbau ist organoid (Volkow u. Schechkin 1976; Ganzer et al. 1992).

4.4.4 Knochentumoren und tumorartige Läsionen des Knochensystems

In der Zusammenstellung von 378 nichtepithelialen sinu-nasalen Tumoren (HELLQUIST 1990) finden sich 102 knöcherne Läsionen. Zu diesen Läsionen werden in der Literatur Osteome, benigne fibroostäre Läsionen, osteogene Sarkome, Chondrome, Chondrosarkome und das Ewing-Sarkom sowie die aneurysmatische Knochenzyste gezählt (CHATTERJI et al. 1978; BAHADUR et al. 1986; FRIEDMANN 1986).

Die knöchernen Läsionen der Nase und ihrer Nebenhöhlen stellen seltene, differentialdiagnostisch allerdings häufig schwierig zu beurteilende Fälle dar (MICHAELS 1987). Diesbezüglich sei auch auf die Monographien von ENZINGER u. WEISS (1995) sowie von FREYSCHMIDT u. OSTERTAG (1988) verwiesen.

4.4.4.1 Osteome

Die Osteome der Nase und der Nasennebenhöhlen entsprechen ihrer Morphologie nach den Osteomen anderer Lokalisationen (vgl. SAMY u. MOSTAFA 1971; ATALLAH u. JAY 1981; FREYSCHMIDT u. OSTERTAG 1988). Einzelberichte liegen vor von einem Riesenosteoidosteoms der Maxilla (BORELLO u. SEDANO 1967; MITRANI et al. 1988) sowie von außergewöhnlich großen Osteomen (BUSHAN et al. 1987).

Osteofibrome der Maxilla können in seltenen Fällen maligne entarten (BUNDGAARD et al. 1988).

Psammomartige ossifizierende Fibrome sind in der Orbita beschrieben (MARGO et al. 1985), darüber hinaus kennt die Literatur auch seltene benigne Osteoblastome des Nasenknochens und der Maxilla (YIP u. LEE 1974; SOOKNUNDUN et al. 1986).

4.4.4.2 Morbus Paget

Die Manifestation des Morbus Paget im Bereich der Nase folgt in der Regel erst einer allgemeinen Generalisierung. Die Inzidenz liegt bei etwa 3%, wobei die Patienten im allgemeinen über 40 Jahre alt sind.

Histopathologisch erkennt man in den frühen Stadien der Erkrankung eine osteoklastäre Aktivität, Knochenresorption und -deorganisation, die Knochenbälkchen sind unregelmäßig angeordnet (FRIEDMANN 1986). Die alkalische Phosphatase im Plasma ist erhöht.

4.4.4.3 Fibröse Dysplasien

Die fibröse Dysplasie wird in Einzelfällen auch im Nasenbereich beobachtet. Man erkennt zarte, gekurvt verlaufende Knochenbälkchen mit einem

Stroma aus Fasergewebe. Die Maxilla ist häufiger betroffen als die Mandibula (HARRISON 1984; GIL-CARCEDO u. GONZALES 1986; FRIEDMANN 1986). In Einzelfällen können von fibrösen Dysplasien auch osteogene Sarkome ausgehen (SLOW et al. 1971).

4.4.4.4 Aneurysmatische Knochenzysten

Die Histologie der aneurysmatischen Knochenzyste im Nasenbereich entspricht der anderer Lokalisationen. Man erkennt kavernöse Bluthohlräume mit reichlich Erythrozyten. Eine endotheliale Auskleidung ist in der Regel nicht nachweisbar. Zwischen den Zysten findet sich Bindegewebe und kleine Trabekel von Osteoid (FRIEDMANN 1986).

4.4.4.5 Eosinophile Granulome

Diese Läsion ist beschrieben als eine Manifestation der Histiocytosis X (LIEBERMAN et al. 1969). Eosinophile Granulome werden im Knochen wie im Weichgewebe beobachtet (FREYSCHMIDT u. OSTERTAG 1988). Sie können daher auch im Weichgewebe von Hals oder Kopf sowie in den entsprechenden Skelettteilchen vorkommen (z. B. Os temporale, Os parietale und Os frontale). Derzeit werden eosinophile Granulome dem Formenkreis der Histiocytosis X zugeordnet, deren drei Varianten die Hand-Schüller-Christian-Erkrankung, die Abt-Letterer-Siewe-Erkrankung und das eosinophile Granulom im engern Sinne darstellen. Bei allen 3 Erkrankungen liegt eine Neoplasie der Langerhans-Zellen vor. Histologisch findet sich eine Prädominanz der eosinophilen Granulozyten und dazwischenliegende histiozytenartige Zellen. Letztere haben oft lobulierte und eingekerbte Zellkerne und ein eosinophiles Zytoplasma. Vereinzelt finden sich auch Riesenzellen (BASS 1980).

4.4.4.6 Chondrome

Chondrome des Nasopharynxbereich sind selten. In der Literatur sind etwa 140 Fälle berichtet (TAKIMATO et al. 1987). Das histologische Bild ähnelt dem von Chondromen in anderer Lokalisation (FREYSCHMIDT u. OSTERTAG 1988).

4.4.4.7 Chondrosarkome

Chondrosarkome sind sehr selten (MYERS u. THAWLEY 1979; MICHAELS 1987; SPENCER u. MITCHELL 1987). In der Literatur existieren Falldarstellungen von 19 Fällen (DAHLIN u. UNNI 1986) bzw. von 10 Fällen (FU u. PERZIN 1974). Chondrosarkome sind meist im Bereich des Nasenseptums lokalisiert (McCOY u. McCONNEL 1981; NISHIZAWA et al. 1984).

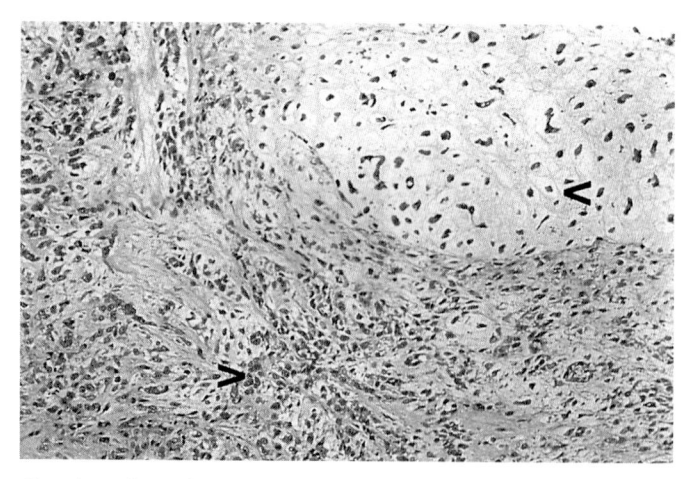

Abb. 1.44. Chondrosarkom der Nasenschleimhaut: chondroides Stroma mit degenerativen Veränderungen. Chondroide Differenzierung (<) und unreifes mesenchymales Gewebe (>). HE × 137. (Aus CURRAN u. JONES 1991)

Die histologische Differentialdiagnose kann schwierig sein. Chondrosarkome unterscheiden sich von Chondromen durch ein höheres Zellreichtum, durch zahlreiche Riesenzellen und ein invasives Wachstum (EL-GHAZALI 1983; EL-SILIMY et al. 1987; Abb. 1.44).

Die Immunhistologie zeigt positive Reaktionen auf Vimentin und das S-100-Protein (ENZINGER u. WEISS 1995).

4.4.4.8 Osteosarkome

Osteosarkome sind ebenfalls sehr seltene Tumoren im Bereich der Nase und der Nasennebenhöhlen (Abb. 1.45). Meistens kommen sie in der Maxilla oder der Mandibula vor (GARRINGTON et al. 1967; FORTEZA et al. 1986). In zusammenfassenden Übersichten finden sich 45 Fälle (DAHLIN u. UNNI 1986).

Die meisten Osteosarkome des sinu-nasalen Traktes sind aus spindeligen mesenchymalen Zellen aufgebaut (ROCA et al. 1970). In den Zwischenräumen findet man Osteoid und eine unreife Knochenproduktion. Häufig ist jedoch die fibroblastische Komponente führend.

Die Differentialdiagnose schließt die Abgrenzung gegen ein Chondrosarkom, ein Fibrosarkom oder ein malignes fibröses Histiozytom ein (HELLQUIST 1990).

4.4.4.9 Ewing-Sarkome

Ewing-Sarkome sind in dieser Lokalisation nur in etwa 20 Fällen wissenschaftlich dokumentiert worden (FERLITO 1978; PONTIUS u. SEBEK 1981).

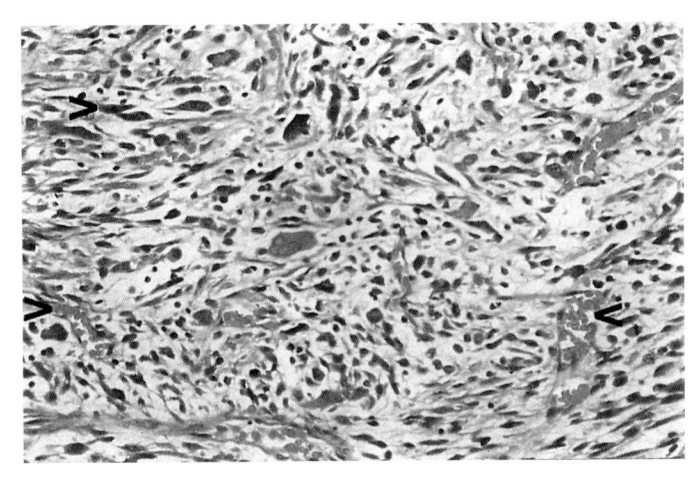

Abb. 1.45. Osteosarkom der Nasennebenhöhlen bei Zustand nach Radiatio: spindelförmige (>) und pleomorphe Tumorzellen mit Einschluß vereinzelter Riesenzellen. Stärker vaskularisierte Areale (>< unten). HE × 240. (Aus CURRAN und JONES 1991)

Der Tumor besteht aus kleinen dunklen Zellen in lockerer Anordnung. Die Zellen enthalten Glykogen (FERLITO 1978).

Obwohl der Tumor in dieser Region selten ist, muß die Kenntnis um seine Existenz in die differentialdiagnostischen Erwägungen miteinfließen, insbesondere bei der Diagnose eines Olfaktorius-Neuroblastoms, eines neuroendokrinen Karzinoms, der malignen Lymphome, eines embryonalen Rhabdomyosarkoms, eines metastasierenden kleinzelligen Karzinoms sowie in seltenen Fällen auch eines Retinoblastoms.

4.4.4.10 Chordome

Chordome entstehen in der Medianlinie des menschlichen Körpers, und zwar einerseits in der sakro-kokzygealen (HEFFELFINGER et al. 1973) und andererseits in der sphenookzipitalen Region. 20 Chordome sind für den Nasopharynx berichtet worden (FU u. PERZIN 1974, 1983; PERZIN u. PUSHPARAJ 1986).

Das histopathologische Bild ist charakterisiert durch Zellen mit einem vakuolären Zytoplasma (physaliphore Zellen) und Bänder von spindeligen Zellverbänden.

Immunhistochemisch findet sich eine Positivität für Zytokeratin und das S-100-Protein (MIETTINEN et al. 1983; SALISBURY u. ISAACSON 1985).

Chordome wachsen in der Regel lokal invasiv. Metastasen sind eher selten. Die mittlere Überlebensrate beträgt 7,4 Jahre.

Chordome können in der Primärdiagnostik histopathologische Probleme bereiten, insbesondere wenn sie unter Schnellschnittbedingungen untersucht werden. Sie sind dann abzugrenzen gegen pleomorphe Adenome und Mukoepidermoidkarzinome sowie andere mesenchymale Läsionen. Die Diagnose stützt sich dabei neben der Histologie auch auf die makroskopischen Daten. Immunhistologisch sind Chordome positiv für Keratin und das S-100-Protein (MIETTINEN et al. 1983).

4.4.5 Tumorbildungen des Muskelsystems

Tumoren und tumorähnliche Läsionen des Muskelsystems im sinu-nasalen Bereich schließen ein Leiomyom (DAISLEY 1987) oder Leiomyosarkom ein. Diese seltenen Tumoren sind für die benignen Leiomyome zweimal und für Leiomyosarkome sechsmal dokumentiert (FU u. PERZIN 1976a, b, 1977a, b; FRIEDMANN 1986). Rhabdomyome und Rhabdomyosarkome sind ebenfalls seltene Läsionen in dieser Lokalisation. Zu erwähnen sind embryonale Rhabdomyosarkome, welche beispielsweise aus dem Orbita-Bereich auch die paranasalen Sinus infiltrieren können (FRIEDMANN 1986; HAWKINS u. CAMACH-VELASQUEZ 1987).

Vereinzelt finden sich Leiomyoblastome der Nase (PAPAVASILIOU u. MICHAELS 1981).

4.4.6 Myxome, Lipome und Liposarkome

Myxome können im Weichgewebe oder interossär vorkommen. Sechs Fälle sind von FU u. PERZIN (1977a) dokumentiert worden. Sie werden in der Regel als benigne eingestuft (BARNES 1985; BATSAKIS 1987). Auch ossifizierende Fibromyxoidtumoren (ENZINGER et al. 1989), Lipome und selten Liposarkome sind beschrieben worden (FU u. PERZIN 1977a).

4.4.7 Ameloblastome und Tumoren des Zahnapparates

Ameloblastome stellen seltene Läsionen im Nasennebenhöhlenbereich dar, die insbesondere jedoch im Sinus maxillaris vorkommen (PINDBORG u. KRAMER 1971). Man nimmt als Ursache Heterotopien an (LUCAS 1984).

Weitere Angaben zu odontogenen Tumoren finden sich bei KRAMER et al. (1991).

GANZER et al. (1992) geben an, daß diese Tumoren etwa 1% ausmachen.

Man unterscheidet epitheliale Tumoren ohne induktiven Effekt wie das Ameloblastom und epitheliale Tumoren mit induktivem Effekt (SEHDEV et al. 1974) wie den adenomatoiden odontogenen Tumor, das ameloblastische Fibrom, das Dentinom und andere.

Odontogene Zysten können in Einzelfällen differentialdiagnostische Abgrenzungsprobleme gegenüber Plattenepithelkarzinomen oder Mucoepidermoidkarzinomen verursachen (EVERSOLE et al. 1975; TSAKNIS u. NELSON 1980).

Immunhistologisch wird in odontogenen Zysten regelmäßig Zytokeratin nachgewiesen (MACDONALD u. FLETCHER 1989).

4.4.8 Tumorbildungen des lymphoretikulären Systems

Maligne Lymphome der Nase und der Nasennebenhöhlen machen etwa 0,17 % aller malignen Lymphome aus (INAKI et al. 1988; STANSFELD et al. 1988; SENAN et al. 1992; HANSMANN 1992).

Die Einteilung der malignen Lymphome des sinu-nasalen Traktes folgt der Kieler Klassifikation, bzw. der neuerdings eingeführten R.E.A.L-Klassifikation (Revised European American Lymphoma Klassifikation, vgl. FU u. PERZIN 1978, 1979, 1983; WRIGHT u. ISAACSON 1983; BURKE 1988; WRIGHT 1989; LIN et al. 1989; ISAACSON 1995). Zur Differentialdiagnose sei auf die entsprechenden Monographien der Lymphompathologie verwiesen (YAMANAKA et al. 1985; ISAACSON u. SPENCER 1987).

Für die Nasennebenhöhlen und die Nase stellen sich folgende Parameter als bedeutsam heraus (ROBBINS et al. 1985; SHIDNIA et al. 1985).

Maligne Lymphome fallen in der Regel durch eine nasale Obstruktion, Epistaxis oder Rhinorrhö auf. Sie sind klinisch von einem Karzinom zunächst nicht zu unterscheiden (MAEDA et al. 1988).

Der Altersgipfel liegt bei 65 Jahren. Primär ist meist die Nase befallen, wobei die Lymphome mit hoher Malignität, insbesondere zentroblastische B-Zell-Lymphome, gefolgt vom immunoblastischen Typ und dem Burkitt-Lymphom, überwiegen (MCGURK et al. 1985; HANSMANN 1992).

Unter den Lymphomen niedriger Malignität finden sich Immunozytome und Plasmozytome (Abb. 1.46), von denen sich letztere auch intrakraniell ausbreiten können (FU u. PERZIN 1979; CHAUDHURI et al. 1988). Ferner sind auch T-Zell-Lymphome für die Nase und die Nasennebenhöhlen beschrieben worden (ISHII et al. 1982; CHAN et al. 1987). Eine Infiltration der Schleimhäute von Nase und

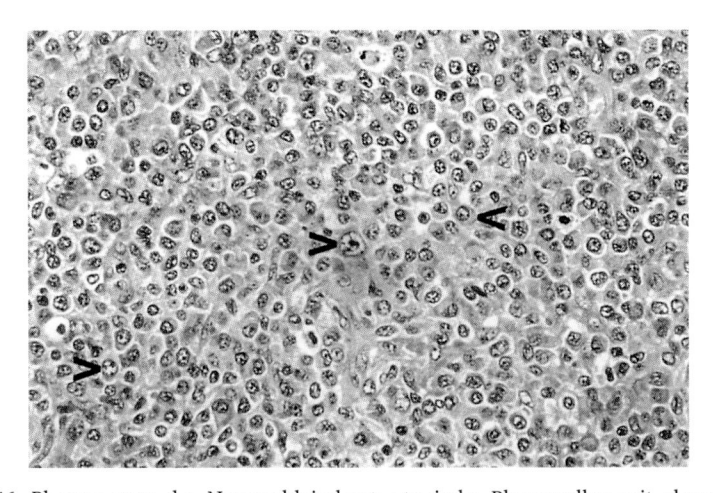

Abb. 1.46. Plasmozytom der Nasenschleimhaut: atypische Plasmazellen mit charakteristischem grobscholligen Chromatinmuster (*links* >), plasmoblastischer Differenzierung (> *Mitte*) und perinukleärer Zytoplasmaaufhellung (< *rechts*). HE × 240. (Aus CURRAN u. JONES 1991)

Nasennebenhöhlen im Rahmen von Leukämien ist bei einer Systembeteiligung im Endstadium möglich (MARAN u. LUND 1990).

Über eine Beteiligung bei einem Morbus Hodgkin liegen Einzelberichte vor (SORDILLO et al. 1982; SHIMM et al. 1984; SHLANSKY-GOLDBERG et al. 1988). In der Lymphomdiagnostik spielt die Abgrenzung gegen niedrig differenzierte Karzinome aber auch gegen Granulomatosen (s. dort) eine wichtige Rolle.

Als Sonderform der Erkrankungen des lymphoretikulären Systems kennt man das Myelosarkom oder auch Chorom. Nach HANSMANN (1992) sind im Kieler Lymphomregister zwei derartige Tumoren erfaßt worden. Sie haben eine meist positive Chlorazetatesterase-Reaktion und exprimieren Lysozym.

Eine weitere seltene Sonderform stellt eine Lymphadenopathie mit tödlichem Ausgang dar (Rosai-Dorfman-Syndrom; vgl. ROSAI u. DORFMAN 1969; FOUCAR et al. 1984).

4.4.9 Maligne fibröse Histiozytome und Fibrosarkome

Über maligne fibröse Histiozytome der Nase oder ihrer angrenzenden Knochen liegen nur Kasuistiken vor (ANGERVALL et al. 1979; ROCKLEY u. LIU 1986; HUVOS et al. 1985; IRELAND et al. 1988). Eine Übersicht findet sich bei PERZIN u. FU (1980).

Fibrosarkome des Sinus maxillaris sind selten (OPPENHEIMER u. FRIEDMAN 1988).

4.4.10 Metastasen im Bereich der Nase

Metastasen im Bereich der Nase und ihrer Nebenhöhlen sind zwar selten (NAHUM u. BAILEY 1963), spielen aber in der Differentialdiagnostik eine Rolle. 1966 ist eine Übersicht mit 72 Metastasen publiziert worden (BERNSTEIN et al. 1966). Von diesen 72 Fällen sowie zusätzlichen 10 Fällen zeigt sich, daß am häufigsten für ein metastatisches Geschehen in dieser Region ein Nierenzellkarzinom die Ursache war (Abb. 1.47). Es sollen 6% aller Nierenzellkarzinome in den Hals-Kopf-Bereich metastasieren (MATSUMOTO u. YANAGIHARA 1982; FLOCKS u. BOATMAN 1973). Ähnliche Daten werden von FRIEDMANN (1986) berichtet.

80% aller nichtprimären Tumoren des sinu-nasalen Traktes sollen vom Nierenzellkarzinom abstammen, wohingegen metastatische Prozesse mit gastrointestinalem Ursprung eher selten zu finden sind (FRIEDMANN u. OSBORN 1965). Gelegentlich beobachtet man auch Metastasen eines Mamma- oder Bronchialkarzinoms. Ösophaguskarzinome können in die Maxilla metastasieren. In Einzelfällen ist darüber hinaus von Metastasen eines Schilddrüsenkarzinoms (LIVOLSI et al. 1974; TRAIL et al. 1977; RENNER et al. 1984) sowie von Absiedelungen maligner Tumoren des Urogenitaltraktes, wie z.B. eines Seminoms, eines

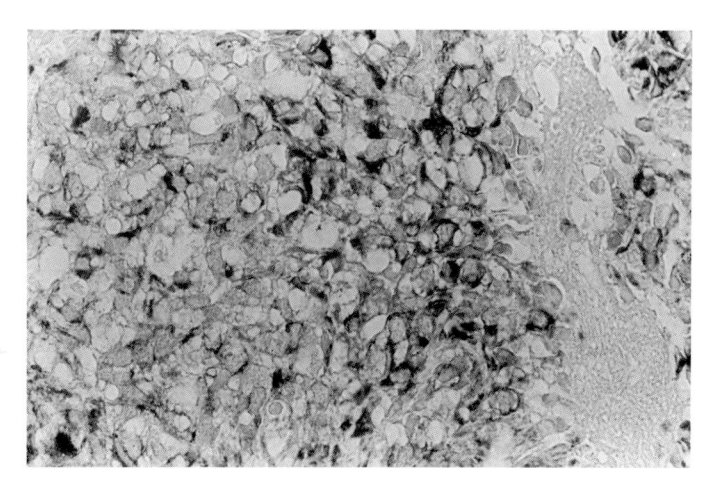

Abb. 1.47. Metastasen eines hellzelligen Nierenzellkarzinoms im Bereich der Nasenschleimhaut: Expression von Keratin in den Tumorzellen („Gesamtkeratin", KL_1). Immunperoxidasereaktion, PAP × 300

Chorionkarzinoms (FRIEDMANN 1986) oder eines Prostatakarzinoms (HAR-EL et al. 1987), berichtet worden.

Die Tabellen 1.8 und 1.9 zeigen die elektronenoptischen und immunhistochemischen Aspekte in der Differentialdiagnose von ausgewählten metastatischen Tumorabsiedelungen in der Nase.

Tabelle 1.8. Elektronenmikroskopische Aspekte in der Differentialdiagnose von ausgewählten metastatischen Tumorabsiedelungen in der Nase

Tumor	Elektronenmikroskopische Aspekte
Plattenepithelkarzinom	Desmosomen (Macula adherens)
Adenokarzinom	„Tight-junctions", (Zonula occludens), intrazelluläre Hohlräume
Onkozytische Zellen von Speicheldrüsentumoren, Nierenzellkarzinomen oder Schilddrüsentumoren	Reichlich Mitochondrien
Neuroendokrine Tumoren	Dichte Neurosekretgranula, Zellauswüchse, vergleiche auch Immunhistochemie
Anaplastisches Karzinom	Fakultatives Vorkommen von Desmosomen, junktionalen Komplexen, Mikrovilli, Tonofilamenten sowie von neurosekretorischen bzw. Muzin- oder zymogenen Granula
Malignes Melanom	Fehlen von Desmosomen und junktionalen Komplexen. Vorkommen von Melanosomen (wenn auch vereinzelt)

Tabelle 1.8 *(Fortsetzung)*

Tumor	Elektronenmikroskopische Aspekte
Sarkome	
– Leiomyosarkom	Aggregate dünner Filamente unter dem Plasmalemm; pinozytotische Vesikel; Basalmembran
– Rhabdomyosarkom	Reichlich Glykogen; Z-Banden; dicke und dünne Filamente; Basalmembran
– Malignes Schwannom	Fibroblastische Zellen; möglicherweise komplexe Auswüchse mit Basalmembran
– Synovial-Sarkom	Glanduläre, epitheliale Zellen mit Desmosomen, Mikrovilli, periglanduläre Basalmembran, undifferenzierte Spindelzellen; eventuell Tonofilamente, Basalmembran
– Alveoläres Weichteilsarkom	Charakteristische zytoplasmatische Kristalloid-Einschlüsse
– Epitheloidsarkom	Reichlich gewundene zytoplasmatische Filamente
– Maligne Gefäßtumoren	Von Basalmembranen begrenzte vaskuläre Hohlräume, Perizyten; Weibel-Palade-Körperchen selten
– Malignes fibröses Histiozytom	Myofibroblasten, Makrophagenartige Zellen, mehrkernige und primitive mesenchymale Zellen
Histiocytosis X	Birbeck-Granula (Langerhans-Granula)

Tabelle 1.9. Immunhistochemische Marker in der Differentialdiagnose niedrig differenzierter Tumorabsiedelungen im Bereich der Nase

Tumor	Antigene
Karzinome	Keratine, epitheliales Membranantigen (EMA) Karzinoembryonales Antigen (CEA), Ber-EP4, Leu-M1 (CD15), B72.3, ± Vimentin
– Speicheldrüsen/Azinuszellkarzinom	Amylase, α-1-Antichymotrypsin
– Speicheldrüsen/Adenoid-zystisches Karzinom	S-100-Protein, Aktin, niedermolekulare Keratine (z.B. CAM 5.2), Vimentin
– Mamma	Östrogen-Rezeptor-Protein, S-100-Protein, MC5, Epitheliales Membranantigen (EMA)
– Prostata	Prostata-spezifisches-Antigen (PSA), Saure Prostata-Phosphatase (PAP)
– Schilddrüse (follikulär, papillär, anaplastisch)	Thyroglobulin, T3, T4, Koexpression von Keratin und Vimentin
– Schilddrüse (medullär)	Hormone (Kalzitonin, Somatostatin), andere neuroendokrine Marker

Tabelle 1.9 *(Fortsetzung)*

Tumor	Antigene
– Leber	α-Feto-Protein (AFP), α-1-Antitrypsin, CEA
Neuroendokrine Tumoren (auch Olfaktorius-Neuroblastom)	Neuronen-spezifische Enolase (NSE), Leu-7, Chromogranin, Synaptophysin, Hormone
Malignes Melanom	S-100-Protein, HMB-45, Vimentin, NSE, (± CEA, EMA)
Periphere, neuroektodermale Tumoren	± NSE, ± S-100-Protein, + Neurofilament-Protein MIC-II (12E7, HBA 71)
Meningeome	EMA, Vimentin, ± Keratin, S-100-Protein
Gliome	Saures Gliafaser-Protein, S-100-Protein, ± Keratin, Neurofilament-Protein
Sarkome	
– Leiomyosarkom	Glattmuskuläres Aktin, Desmin
– Rhabdomyosarkom	Desmin, Myoglobin
– Malignes Schwannom	S-100-Protein, Leu-7
– Klarzellsarkom	S-100-Protein, HMB-45
– Epitheloidsarkom	Keratine, Vimentin
– Synovialsarkom	Keratine, Vimentin
– Maligne Gefäßtumoren	± Faktor VIII, Ulex-europaeus-Agglutinin, CD34, CD31
– Malignes fibröses Histiozytom	α-1-Antitrypsin, α-1-Antichymotrypsin

5 Verschiedene Läsionen

In diesem Kapitel sind Läsionen abgehandelt, die nicht ohne weiteres einem übergeordneten Kapitel der allgemeinen Pathologie zuzuordnen sind. Trotzdem können sie in einzelnen Fällen durchaus im klinischen Bereich eine große Rolle spielen.

Hierzu sind zu rechnen die Fremdkörper, die Aspekte der Septumpathologie, das Nasenbluten (Epistaxis) sowie Zystenbildungen.

Die klinischen Aspekte dieser Läsionen sind ausführlich behandelt bei WUSTROW (1992). Weil die oben genannten Veränderungen jedoch klinisch keinesfalls selten sind und darüber hinaus histopathologisch auffällige Veränderungen hervorrufen können, seien sie in diesem Rahmen der Vollständigkeit halber dennoch im folgenden diskutiert.

5.1 Epistaxis

Unter diesem Begriff versteht man ein Bluten aus der Nase, wobei klinisch Blutungen aus dem vorderen und hinteren Nasenbereich unterschieden werden (STELL 1977). Die Blutgefäße der nasalen Schleimhaut sind nicht gut geschützt und können daher leicht einreißen. Eine besondere Rolle spielt hierbei der sog. Locus Kiesselbachii, eine gefäßreiche Stelle im Bereich des vorderen, knorpeligen Nasenseptums, an dem die äußere Haut in das respiratorische Flimmerepithel der Nasenschleimhaut übergeht (PADGHAM 1990).

Von systemischen Läsionen, die eine Epistaxis begünstigen können, seien hier ein arterieller Hypertonus, Vitaminmangelerkrankungen und die hereditäre hämorrhagische Teleangiektasie (Morbus Osler) erwähnt. Darüber hinaus sind auch entzündliche Läsionen, wie z. B. Influenza, Masern, Pertussis, Scharlach, Diphterie und ähnliche Erkrankungen geneigt, ein Nasenbluten hervorzurufen (MARAN u. LUND 1990).

5.2 Zystenbildungen

Verschiedenartige Zystenformationen werden im Nasenbereich relativ häufig gefunden. Es handelt sich dabei entweder um kongenitale Veränderungen, wie z. B. Aberrationen des Kiemenbogenapparates oder um erworbene Zysten, unter anderem Mukozelen oder Retentionszysten (ZIZMOR u. NOYEK 1968).

Die Mittellinien-Hautzyste ist von Epidermis ausgekleidet und enthält Talgdrüsenstrukturen.

Die Enzephalozelen sind Foki von aberrierendem Hirngewebe (BLUMENFELD u. SKOLNIK 1965). Sie werden in der Literatur auch unter den Synonymen Choristom, nasales Gliom und Enzephalom geführt. Ihre Inzidenz liegt bei 1:4000 Geburten (BLUMENFELD u. SKOLNIK 1965; Abb. 1.6–1.8).

Eine ausführliche Diskussion der verschiedenen Typen findet sich bei NAGER (1987).

Als besondere morphologische Variante ist eine Concha bullosa bekannt. Die Vergrößerung ist hervorgerufen durch eine zusätzliche Siebbeinzelle mit einer Pneumatisation der entsprechenden Nasenmuschel.

Fissurale Zysten finden sich im lateralen Bereich als nasolabiale Zysten, im globulomaxillären Bereich sowie als mediane fissurale Zysten und mediane pallatinale Zysten.

Mukozelen, muköse Retentionszysten und Ranulae sind eine ganze Gruppe von Läsionen. In der Regel handelt es sich um zystische Gebilde, die durch Retentionsbildung bei duktal-glandulären Obstruktionen entstanden sind (ABRAMS et al. 1963; WALSH-WARING 1967; HELLQUIST 1990).

Eine echte Retentionszyste ist von Epithel ausgekleidet, wobei Plattenepithelmetaplasien beobachtet werden können. Die Wand besteht in späteren Stadien zum Teil aus Granulationsgewebe, so daß sich eine Pseudozyste entwickelt.

Als Sonderform ist in der Literatur in Einzelfällen eine onkozytäre Zyste beschrieben.

Unter den odontogenen Zysten finden sich im Nasenbereich die odontogene Keratozyste und die radikuläre Zyste und andere. Diesbezüglich sei jedoch auf die entsprechende Literatur der Dentalpathologie verwiesen.

Thyreoglossale Zysten können gelegentlich auch im Nasenbereich beobachtet werden. Sie stellen eine recht seltene Läsion dar, von der in Einzelfällen auch ein Karzinom ausgehen kann.

Letztlich können auch bronchiale Zysten im sinu-nasalen Trakt vorkommen, stellen aber ebenfalls eine Rarität dar.

Auch Dermoidzysten der Nase sind beschrieben worden (TAYLOR u. ERICH 1967).

5.3 Lokalisierte Amyloidablagerungen

Lokalisierte Amyloidablagerungen in der Nase sind beschrieben (MUFARRIJ et al. 1990). Sie stellen lokalisierte, zunächst abklärungsbedürftige Befunde dar (MICHAELS u. HYAMS 1979).

5.4 Septumpathologie

Nähere Angaben finden sich vorwiegend in der klinischen Literatur (z. B. WALTER 1980). Eine eigenständige Darstellung des Nasenseptums erfolgt in den Kapiteln der Nasenpathologie mit unterschiedlicher Gewichtung. Ältere Darstellungen finden sich bei GIESE (1960) und KÖHN (1969).

Das Nasenseptum kann einbezogen werden in die oben geschilderten entzündlichen und neoplastischen Veränderungen, weist aber aufgrund seiner Lokalisation und Beziehung zur äußeren Nase eine Sonderstellung auf, die insbesondere bei einer klinischen Betrachtung hinsichtlich der plastischen Chirurgie eine Rolle spielt. Es sollen daher im folgenden die wesentlichen Aspekte dargestellt werden.

Die normale Anatomie des Septum nasi findet sich in aktueller Darstellung bei LANG (1989). Die Entwicklungsgeschichte des Nasenseptums beginnt mit einer knorpeligen Septumanlage, welche bereits intrauterin verknöchern kann. Die weitere Stabilisierung vollzieht sich durch Verknöcherungszonen, Knorpelrückbildung und Apposition. Die Hauptwachstumszonen liegen im Bereich der kaudalen Septumkante, der vomero-prämaxillaren Sutur sowie der Ossifikationslinie zwischen den Laminae quadrangularis und perpendicularis (RETTINGER 1992). Die Nasenscheidewand ist insgesamt aus 11 Teilstücken zusammengesetzt und steht im Zusammenhang mit der äußeren Nase, dem naso-maxillären Komplex, der Gaumenwölbung und der Zahnokklusion.

Septumdeviationen sind häufig. Ursächlich kommen anlagebedingte Störungen in Betracht, häufiger sind in der Praxis jedoch Folgezustände nach Verletzungen.

Septumleisten können im Bereich des Bodens und anderen Lokalisationen gefunden werden. Luxationen und Leistenbildungen müssen im Einzelfall operativ behandelt werden.

Septumdefekte können in seltenen Fällen angeboren sein, häufiger ist aber auch hierbei eine traumatische Genese, insbesondere auch als Folgezustände nach Verletzungen im Kindesalter. Während knöcherne Verletzungen eher selten zu Formänderungen der äußeren Nase führen, werden diese beobachtet, wenn der Septumknorpel ausgedehnt zerstört ist (RETTINGER 1992). Bei schweren kindlichen Traumata und konsekutiver Wachstumshemmung des angrenzenden Knorpels kommt es zu einer sog. nasomaxillären Dysplasie, dem Binder-Syndrom. Derartige Veränderungen können im Einzelfall plastisch-chirurgisch angegangen werden.

Auch das Septumhämatom ist, ähnlich den oben genannten Läsionen, in der Regel die Folge einer Verletzung. Oft liegt ein stumpfes Nasentrauma im Kindesalter vor. Während der Knochen weniger verändert ist oder lediglich eine sog. Grünholzfraktur aufweist, findet sich eine subperiostale Blutansammlung, welche eine Ernährungsstörung des Knorpels hervorruft oder abszedieren kann.

Der Septumabszeß ist die Folge eines infizierten Hämatoms und kann ursächlich ausgelöst sein durch Staphylokokken und Streptokokken, in zweiter Linie auch durch Pneumokokken, Hämophilus und Enterokokken (MANDELL et al. 1995). Eine Komplikation des Septumhämatoms bzw. Septumabszesses ist die Knorpelnekrose mit nachfolgender Ausbildung einer sogenannten Sattelnase. Seltene Ursachen eines Septumabszesses können darüber hinaus fortgeleitete Entzündungen sein, die zum Beispiel von einem benachbarten Erysipel, einem Furunkel aber auch von Entzündungen der Nasennebenhöhlen oder der Zahnwurzeln ausgehen können.

Septumperforationen werden erst ab einer gewissen Größe für den Patienten und den behandelnden Arzt auffällig. Als Ursache einer Perforation kommen mechanische Irritationen, wie z. B. ein Zustand nach Operation oder Manipulationen durch den Patienten selbst in Betracht. Daneben können die Entzündungen, die auch im übrigen Nasenrachenraum beobachtet werden, z. B. Abszeßbildungen und spezifische oder granulomatöse Entzündungen, Septumperforationen verursachen.

Als chemische Schädigungen kennt man den Kokainabusus sowie die Exposition zu Chrom- oder Schwefelsäure, Arsen oder Industriestaub.

Auffällige Läsionen im Bereich des Nasenseptums sollten gegebenenfalls zur Klärung histologisch untersucht werden.

5.5 Nasenveränderungen unter immunsuppressiven Bedingungen

Situationen der Immunschwäche spielen in zunehmendem Maße auch im Rahmen der speziellen Pathologie eine Rolle, indem sie zum Teil einen Panoramawandel der Erkrankungsspektren initiieren und begleiten. KARLSON et al. (1985) führten Untersuchungen der Nasenschleimhaut bei immundefizienten Patienten durch.

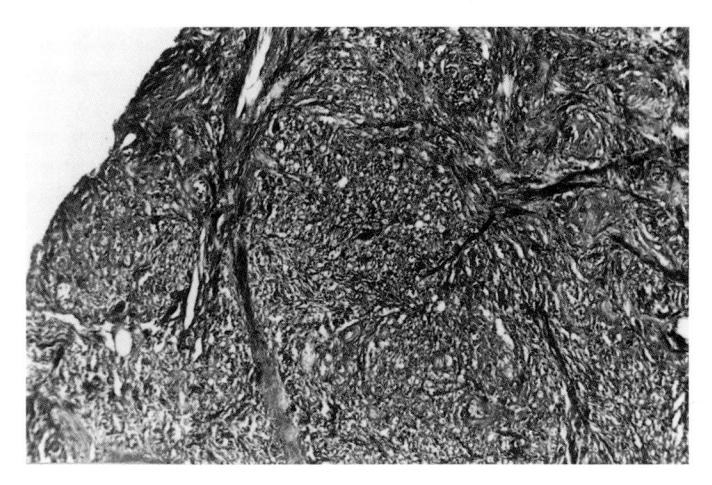

Abb. 1.48. Kaposi-Sarkom: spindelige Tumorzellen inmitten eines gefäßreichen Areals. HE × 300

Die Zustände der angeborenen Immunschwäche sind speziell bei DHOM (1990) dargestellt. Sie sind selten und fallen in der Regel in das pädiatrische Fachgebiet.

Häufiger findet man Immunschwächen im Rahmen konsumierender Erkrankungen, wie z. B. chronischen Entzündungen oder Neoplasien, als Komplikation zytostatischer Therapie oder als erworbene Immunschwäche im Rahmen einer HIV-Infektion (AIDS). Eine Übersicht findet sich bei L'AGE-STEHR (1988). In diesem Zusammenhang sei auf kasuistische Beobachtungen eines Kaposi-Sarkoms (Abb. 1.48) im Bereich der Nase sowie auf einzeln berichtete Plattenepithelkarzinome im Rahmen der Immunsuppression oder -inkompetenz hingewiesen.

In zunehmendem Maße ist unter den genannten Bedingungen jedoch mit infektiösen Prozessen, wie z. B. der Manifestation einer Tuberkulose, oder mit verschiedenen Mykosen zu rechnen. Bei diesbezüglichen Untersuchungen von Nasensekret oder einer Biopsie sollte daher auch an ungewöhnliche Erregerkonstellationen gedacht werden.

Im Rahmen der Immunschwäche sei speziell auf dermatologische Erkrankungen hingewiesen, die auch im Bereich der Nase vorkommen können, wie z. B. Herpes simplex oder zoster, Mollusculum contagiosum, verschiedene Erkrankungen des ekzematösen Formenkreises oder eine kutane Manifestation von malignen Lymphomen.

Diese Erkrankungen können im Einzelfall Sekundärphänomene der erworbenen Immunschwäche sein.

Literatur

Abrams AM, Howell FV, Bullock WK (1963) Nasopalatine cysts. Oral Sug Oral Med Oral Pathol 16: 306–332

Abramson M, Harker LA (1973) Physiology of the nose. Otolaryngol Clin North Am 6: 623–635

Albegger K (1992) Unspezifische Entzündungen der Nasen-Neben-Höhlen. In: Naumann HH, Helms I, Herberhold C, Kastenbauer E (Hrsg) Oto-Rhino-Laryngologie in Klinik und Praxis, Bd. 2. Thieme, Stuttgart New York. Nase, Nasennebenhöhlen, Gesicht, Mundhöhle und Pharynx. Kopfspeicheldrüsen. S 216–227

Alessi DM, Trapp TK, Fu YS, Cacaterra TC (1988) Nonsalivary sinunasal adenocarcinoma. Arch Otolaryngol Head Neck Surg 114: 996–999

Althoff H (1986) Methodik und Ergebnisse postmortaler Nasen-Rachen-Untersuchungen bei Todesfällen im Säuglingsalter, speziell bei plötzlichen Kindstodesfällen. Pathologe 7: 207–212

Anderhuber W, Walch C, Braun H (1997) Die Sarkoidose der Nasennebenhöhlen als Ursache einer therapieresistenten Dacryocystitis. Laryngo-Rhino-Otol 76: 315–317

Angervall L, Johannsen S, Kindblom LG, Säe-Söderbergh J (1979) Primary malignant fibrous histiocytoma of bone after irridiation. Acta Pathol Microbiol Scand 87: 437–446

Atallah N, Jay MM (1981) Osteomas of the paranasal sinuses. J Laryngol Otol 95: 291–304

Attia OM (1958) Rhinoscleroma and malignancy: two cases of rhinoscleroma associated with carcinoma. J Laryngol Otol 72: 412–415

Bachert C (1995) Die Schleimhaut der oberen Atemwege – Zur Pathophysiologie der Entzündung. Eur Arch Otorhinolaryngol Suppl 1995/I: 194–205

Bachert C (1997) Die nasale Hyperreaktivität. Die allergische Rhinitis und ihre Differentialdiagnosen. HNO 45: 189–201

Bachert C, Ganzer U (1991) Allergische Rhinitis: Zellen und Mediatoren in der Sofort- und Spätphase. Otorhinolaryngol Nova 1: 46–52

Badrawy R (1962) Dacryscleroma. Ann Otol Rhinol Laryngol 71: 247–254

Bahadur S, Shenoy AM, Singh MK (1986) Fibro-osseous lesions of the maxilla. J Laryngol Otol 100: 653–657

Bahri HC, Bassi NK, Rohatgi MS (1972) Scleroma with intracranial extension. Ann Otol Rhinol Laryngol 81: 856–859

Bailey BJ, Barton S (1975) Olfactory neuroblastoma. Arch Otolaryngol 101: 1–5

Bailey QR (1981) Chronic sinusitis in children. J Laryngol Otol 95: 55–60

Ballenger JJ (1972) Deformities and deviations of the nasal septum. In: Ballenger JJ (ed) Diseases of the nose, throat and ear, 11th edn. Lea & Febinger, Philadelphia London, pp 59–61

Bankaci M, Myers EN, Barnes L, DuBois P (1979) Angiosarcoma of the maxillary sinus: literature review and case report. Head Neck Surg 1: 274–280

Barnes L (1985) Tumors and tumorlike lesions of the soft tissues. In: Barnes L (ed) Surgical pathology of the head and neck. Dekker, New York Basel, pp 724–780

Barnes L, Bedetti C (1984) Oncocytic Schneiderian papilloma: a reappraisal of cylindric cell papilloma of the sinonasal tract. Hum Pathol 15: 344–351

Barrs DM, McDonald TJ, Whisnant JP (1979) Metastatic tumors of the sphenoid sinus. Laryngoscope 89: 1239–1243

Bass RM (1980) Eosinophilic granuloma in the head and neck. J Otolaryngol 9: 250–255

Batsakis JG (1979) Wegener's granulomatosis and midline (nonhealing) ‚granuloma'. Head Neck Surg 1: 213–222

Batsakis JG, Regezi JA, Solomon AR, Rice DH (1982) The pathology of head and neck tumors: mucosal melanomas, Part 13. Head Neck Surg 4: 404–418

Batsakis JG (1987) Pathology consulation. Myxomas of soft tissues and the facial skeleton. Ann Otol Rhinol Laryngol 96: 618–619

Bechtel MA, Callen JP (1984) Disseminated Kaposi's sarcoma in a patient with aquired ichthyosis. J Surg Oncol 26: 22–26

Berg O, Carenfelt C (1988) Analysis of symptoms and clinical signs in the maxillary sinus empyema. Acta Otolaryngol (Stockh) 105: 343–349

Bernstein JM, Montgomery WW, Balogh K jr (1966) Metastatic tumors to the maxilla, nose and paranasal sinuses. Laryngoscope 76: 621–650

Binford CH, Dooley JR (1976) Diseases caused by fungi and actinomycetes. Deep mycoses. In: Binford CH, Connery DH (eds) Pathology of tropical and extraordinary diseases. Atrals of tumor pathology, vol 2. Armed Forces Institute of Pathology, Washington, pp 551–599

Blatchford SJ, Koopmann CF, Coulthard SW (1986) Mucosal melanoma of the head and neck. Laryngoscope 96: 929–934

Blumenfeld R, Skolnik EM (1965) Intranasal encephaloceles. Arch Otolaryngol 82: 527–531

Borello ED, Sedano HO (1967) Giant osteoid osteoma of the maxilla. Report of a case. Oral Surg Oral Med Oral Pathol 23: 563–566

Brandtzaeg P (1973) Structure, synthesis and external transfer of mucosal immunoglobulins. Ann Immunol 124C: 417–438

Brandtzaeg P (1984) Immune function of the human nasal mucosa and tonsil in health and disease. In: Bienenstock J (ed) Immunology of the lung and upper respiratory tract. McGraw-Hil, New York, pp 28–95

Brandtzaeg P (1988) Immunobarriers of the mucosa of the upper respiratory and digestive pathways. Acta Otolaryngol 105: 172–180

Brandtzaeg P (1992) Spezifische Immunabwehrfunktion der Nasenschleimhaut. In: Naumann HH, Helms J, Herberhold C, Kastenbauer E (Hrsg) Oto-Rhino-Laryngologie in Klinik und Praxis, Bd 2. Thieme, Stuttgart New York, S 48–59

Brandtzaeg P, Sollid LM, Thrana PS (1988) Lymphoepithelial interactions in the mucosal immune system. Gut 29: 1116–1130

Brandwein M, Pervez N, Biller H (1987) Nasal squamous carcinoma in an undertaker – does formaldehyde play a role? Rhinology 25: 279–284

Branham GH, Gnepp DR, O'McMenomey S, Friedman WH (1989) Malignant paraganglioma – case report and literature review. Otolaryngol Head Neck Surg 101: 99–103

Brinton LA, Blot WJ, Stone BJ, Fraumeni JF (1977) A death certificate analysis of nasal cancer among furniture workers in North Carolina. Cancer Res 37: 3473–3474

Brinton LA, Blot WJ, Becker JA et al. (1984) A case-control study of cancers of the nasal cavity and paranasal sinuses. Am Epidemiol 119: 896–906

Brown OE, Burns DK, Smith TH, Rutledge JC (1987) Bilateral posterior choanal atresia: a morphologic and histologic study, and computed tomographic correlation. Int J Pediatr Otolaryngol 13: 125–142

Bruijnzeel-Koomen C, Bieber T, Mudde G, Bruijnzeel P (1989) New aspects in the pathogenesis of atopic dermatitis: the role of epidermal Langerhans cells. Allergol 12: 150–154

Brüschke C (Hrsg) (1983) Handbuch der inneren Erkrankungen, Bd 3 Infektionskrankheiten. Fischer, Jena

Bundgaard T, Frost-Jensen V, Buhl L (1988) Sarcomatous change in a previously benign osteofibroma in a maxillary sinus. Arch Otorhinolaryngol 245: 22–24

Burke JS (1988) Lymphomas. In: Gnepp DR (ed) Pathology of the head and neck. Churchill, Livingstone Edinburgh, pp 335–358

Bushan B, Watal G, Ahmed A (1987) Giant ivory osteoma of frontal sinus. Australas Radiol 31: 306–308

Calcaterra TC, Rich JR, Ward PW (1974) Neurilemoma of the sphenoid sinus. Arch Otolaryngol 100: 383–385

Calcaterra TC, Thompson JW, Paglia DE (1980) Inverting papillomas of the nose and paranasal sinuses. Laryngoscope 90: 53–60

Cardesa A, Alos LI, Condom E (1989) High relative frequency of malignant melanoma of the nasal and paranasal cavities. Pathol Res Pract 185: 30 (Abstr.)

Carrington CD, Liebow AA (1966) Limited forms of angiitis and granulomatosis of Wegener's type. Am J Med 41: 497–527

Caselitz FH (1983) Malleus (Rotz). In: Brüschke G (Hrsg) Handbuch der inneren Erkrankungen, Bd 5. Infektionskrankheiten. Fischer, Jena S 637–639

Caselitz J (1987) Das pleomorphe Adenom der Speicheldrüsen. Histogenese, zelluläre Differenzierung, Tumormarker. Fischer, Stuttgart New York

Caselitz J, Löning T, Staguet MJ et al. (1981) Immunocytochemical demonstration of filamentous structures in the parotid gland. Cancer Res Clin Oncol 100: 59–68

Caselitz J, Becker J, Seifert G et al. (1984) Eoexpression of keratin and vimentin filaments in adenoid cystic carcinomas of aslivary glands. Virchows Arch (Pathol Anat) 403: 337–344

Caufield J, Lewis R, Hein A, Austin K (1980) Secretions in dissociated human pulmonary mast cells. J Cell Biol 85: 299–311

Cauwenberge P van, Verschraegen G, Rheterghem L van (1976) Bacteriological findings in sinusitis. (1965–1976). Scand J Infect Dis Suppl 9: 72–77

Chan JKC, Lau WH, Lo STH (1987) Most nasal nasopharyngeal lymphomas are peripheral T-cell neoplasmas. Am J Surg Pathol 11: 418–429

Chatterji P, Purohit GN, Ramdeo Bikaner IN (1978) Benign osteoblastoma of the maxilla (periosteal). J Laryngol Otol 92: 337–345

Chaudhuri JN, Khatri BB, Chatterji P (1988) Plasmocytoma of the nose with intracranial extension. J Laryngol Otol 102: 538–539

Chawla OP, Oswal VH (1987) Haemangiopericytoma of the nose and paranasal sinuses. J Laryngol Otol 101: 729–737

Churg A, Churg J (1991) Systemic vasculitides. Iguku-Schoin, New York Tokyo

Churg J, Strauss I (1951) Allergic granulomatosis, allergic angiitis and periarteriitis nodosa. Am J Pathol 27: 277–301

Coates DM, Sweet C, Quarles JM, Overton HA, Smith H (1985) Severty of fever in influenza: Studies on the relation between viral surface antigens, pyrexia, level of nasal virus and inflammatory response in the ferret. J Gem Virol 66: 1627–1631

Cohen HA, Livshin R (1987) Treatment of leishmaniasis nodosa (oriental score) with intralesionally injected emetine hydrochloride. J Am Acad Dermatol 17: 595–599

Compagno J (1978) Hemangiopericytoma-like tumors of the nasal cavity: a comparison with hemangiopericytoma of soft tissue. Laryngoscope 88: 460–469

Compagno J, Hyams VJ (1976a) Nasal polyposis with atypical stroma. Arch Pathol Lab Med 100: 224–226

Compagno J, Hyams VJ (1976b) Hemangiopericytoma-like intranasal tumours: a clinicopathological study of 23 cases. Am J Clin Pathol 66: 672–683

Compagno J, Wong RT (1977) Intranasal mixed tumors (pleomorphic adenomas): a clinicopathologic study of 40 cases. Am J Clin Pathol 68: 213–218

Conley J, Pack GT (1974) Melanoma of the mucous membranes of the head and neck. Arch Otolaryngol 99: 315–319

Conley J, Casler JD (1991) Adenoid cystic cancer of the head and neck. Thieme, Stuttgart New York

Cottier H (1980) Pathogenese. Ein Handbuch für die ärztliche Fortbildung. Springer, Berlin Heidelberg New York

Crissman JD, Weiss MA, Gluckmann J (1982) Midline granuloma syndrome. A clinicopathologic study of 13 patients. Am J Surg Pathol 6: 335–346

Crissman JD, Gnepp DR, Goodman ML (1987) Preinvasive lesions of the upper aerodigestive tract: histological definitions and clinical implications (a symposion). Pathol Ann 1: 311–352

Cumbo V, Gallina G, Messina P (1988) Extramedullary plasmocytoma of the maxillary sinus: report of a case. J Oral Maxilloac Surg 46: 406–409

Curran RC, Jones EL (1991) Tumours. Structure and diagnosis. Miller, London

Curtes JP, Trotel E, Bourdiniere J (1977) Les adenocarcinomas de l'ethmoide chez les travailleurs du bois. Arch Mal Prof 38: 773–786

Dahlin DC, Unni KK (1986) Osteosarcoma. In: Dahlin DC (ed) Bone tumors. General aspects and data on 8.542 cases, 4th edn. Thomas, Springfield, pp 269–307

Daisley H (1987) Leiomyoma of the nasal cavity. West Indian Med J 36: 181–183

Dardick I, Nostrand AWP von (1987) Morphogenesis of salivary gland tumors. A prerequisite to improve classification. Pathol Ann 22: 1–53

Dardick I, Georg D, Diane Jones MT et al. (1987) Ultrastructural morphology and cellular differentiation in acinic cell carcinoma. Oral Surg Oral Med Oral Pathol 63: 325–334

Davies J (1973) Embryology and anatomy of the head, neck, face, palate, nose and paranasal sinuses. In: Paparella MM (ed) Otolaryngology, 2nd Edn, vol I. Saunders, Philadelphia, pp 63–123
Debois JM (1969) Tumoren van de neusholte bij houtbewerkers. Tijdschr Geneesk 25: 92–93
Decouflé P, Walrath J (1987) Nasal cancer in the US shoe industry: does it exist?` Am J Ind Med 12: 605–613
De Vries N, Gluckman JL (1990) Multiple primary tumors in the head and neck. Thieme, Stuttgart New York
Dehner LP (1973) Tumors of the mandible and maxilla in children. I. Clinicopathologic study of 46 histologically benign lesions. Cancer 31: 364–384
Deitmer T (1989) Tumoren der Inneren Nase und Nebenhöhlen durch Asbestexposition? Strahlenther Onkol 165: 444–446
Deutsch HL, Millard DR (1989) A new cocaine abuse complex. Involvement of nose, septum, palate and pharynx. Arch Otolaryngol Head Neck Surg 115: 235–237
Dhom G (Hrsg) (1980) Granulome und Granulomatosen. Verh Dtsch Ges Pathol 64. Fischer, Stuttgart New York, S 1–417
Doerr W, Seifert G (eds) (1995) Tropical pathology. In: Doerr W, Seifert G (Hrsg) Spezielle pathologische Anatomie, Bd 8, 2. Aufl. Springer, Berlin Heidelberg New York Tokyo. pp 1–1343
Doerr W, Schumann G, Ule G (1975) Atlas der pathologischen Anatomie. Thieme, Stuttgart New York
Donath K (1979) Pathohistologie des Parotisinfarktes (nekrotisierende Sialometaplasie). Laryngorhinoortologie 58: 70–76
Doyle WJ, Takahara T, Fireman P (1985) The role of allergy in the pathogenesis of otitis media with effusion. Arch Otolaryngol 111: 502–506
Drake-Lee AB, McLaughlan P (1982) Clinical symptoms, free histamine and IgE in patients with nasal polyposis. Int Arch Allergy Appl Immunol 69: 268–271
Drettner B (1990) Physiologie und Pathophysiologie der Nase. In: Naumann HH, Helms J, Herberhold C, Kastenbauer E (Hrsg) Oto-Rhino-Laryngologie in Klinik und Praxis, Bd 2. Thieme, Stuttgart New York, S 40–48
Dunley RE, Jacoway JR (1979) Necrotizing sialometaplasia. Oral Surg Oral Med Oral Pathol 47: 169–172
Dutt PK (1969) A case of nasal neurilemmoma. Laryngol Otol 83: 1209–1213
Easton LA (1985) Nasal mucosa involvement in ulcerative colitis. Aust NZ J Med 15: 50–51
Edling C, Ödkvist LM, Hellquist H (1985) Formaldehyde and the nasal mucosa. Br J Ind Med 42: 570–571
Edling C, Hellquist H, Ödkvist LM (1987) Occupational formaldehyde exposure and the nasal mucosa. Rhinology 25: 181–187
Edling C, Hellquist H, Ödkvist LM (1988) Occupational exposure to formaldehyde and histopathological changes in the nasal mucosa. Br J Med 45: 761–765
Egan M, Newman J, Crocker J, Wake M, Nar P (1988) Ectopic production of beta-human chorionic gonadotropin by inverted papilloma of the nose. J Laryngol Otol 102: 29–32
Ekblom A, Flock A, Hansson P, Ottoson D (1984) Ultrastructural and electrophysiological changes in the olfactory epithelium following exposure to organic solvents. Acta Otolaryngol 98: 352–361
El Ghazali AMS (1983) Chondrosarcoma of the paranasal sinuses and nasal septum. J Laryngol Otol 97: 543–547
El-Silimy OE, Harvey L, Bradley PJ (1987) Chondrogenic neoplasms of the nasal cavity. J Laryngol Otol 101: 500–505
Eliasson R, Mossberg B, Camner P, Afzelius BA (1977) The immotile-cilia syndrome. A congenital ciliary abnormality as an etiologic factor in chronic airways infection and male sterility. N Engl J Med 297: 1–6
Elliott GB, MacDougall JA, Elliott JDA (1973) Problems of verrucous squamous carcinoma. Ann Surg 177: 21–29
Ellis GL, Langloss JM, Heffner DK, Hyams VJ (1987) Spindle-cell carcinoma of the aerodigestive tract. An immunohistochemical analysis of 21 cases. Am J Surg Pathol 11: 335–342

Elner A, Koch H (1974) Combined radiological and surgical therapy of cancer of the ethmoid. Acta Otolaryngol 78: 270–276

Enerbaeck L (1981) The gut mucosal mast cell. Monogr Allergy 17: 222–232

Englisch GM (1986) Nasal polypectomy and sinus surgery in patients with asthma and aspirin idiosyncrasy. Laryngoscope 96: 374–380

Englisch GM, Spector S, Farr R, Carr R (1987) Histopathology and immunofluorescent immunoglobulins in asthamtics with aspirin idiosyncrasy. Arch Otolaryngol Head Neck Surg 113: 377–379

Enterline PE (1974) Respiratory cancer among chromate workers. J Occup Med 16: 523–526

Enzinger FM, Weiss SW (1995) Soft tissue tumors, 2nd edn. Mosby, St Louis-Baltimore

Enzinger FM, Weiss SW, Liang CY (1989) Ossifying fibromyxoid tumor of soft parts. A clinicopathologic analysis of 59 cases. Am J Surg Pathol 13: 817–827

Eriksson M, Hardell L, Berg NO (1981) Soft-tissue sarcomas and exposure to chemical substances: a case referent study. Br J Ind Med 38: 27–33

Erlach E, Gebhart W, Niebauer G (1976) Zur Pathogenese der granulomatösen Rosacea. Z Hautkr 51: 459–464

Erlandson RA, Cardoon-Cardo C, Higgins PJ (1984) Histogenesis of benign pleomorphic adenoma (mixed tumor) of the major salivary glands. An ultrastructural and immunohistochemical study. Am J Sur Pathol 8: 803–820

Evans HL, Batsaki JG (1984) Polymorphous low-grade adenocarcinoma of minor salivary glands. A study of 14 cases of a distinctive neoplasm. Cancer 53: 935–942

Eversole LR, Sabas WR, Rovin S (1975) Aggressive growth and neoplastic potential of odontogenic cysts. With special reference to central epidermoid and mucoepidermoid carcinomas. Cancer 35: 270–282

Fauci AS, Haynes BJ, Katz P, Wolff SM (1983) Wegener's granulomatosis: prospective clinical and therapeutic experience with 85 patients for 21 years. Ann Intern Med 98: 76–85

Fawcett DV, Porter KR (1954) Study of fine structure of ciliated epithelium. J Morphol 94: 221–281

Fechner RE (1977) Necrotizing sialometaplasia. A source of confusion with carcinoma of the palate. Am J Clin Pathol 67: 315–317

Ferlito A (1978) Primary Ewing's sarcoma of the maxilla: a clinicopathological study of 4 cases. J Laryngol Otol 92: 1007–1023

Feron VJ, Kroes R (1979) One-year-time-sequence inhalation toxicity of vinyl chloride in rats. II. Morphological changes in the respiratory tract, ceruminous glands, brain, kidneys, heart and spleen. Toxicology 13: 131–141

Feron VJ, Bruyntes JP, Woutersen RA (1988) Nasal tumours in rats after short-term exposure to a cytotoxic concentration of formaldehyde. Cancer Lett 39: 101–111

Flake CG, Ferguson CF (1965) Congenital choanal atresia in infants and children. Arch Otolaryngol 81: 425–426

Flocks RH, Boatman DL (1973) Incidence of head and neck metastases from genito-urinary neoplasms. Laryngoscope 83: 1527–1532

Fokkens WJ, Vroom TM, Rijntjes E, Mulder PGH (1989) CD-1 (T6), HLA-DR-expressing cells, presumably Langerhans cells, in nasal mucosa. Allergy 44: 167–172

Forster B (1986) Praxis der Rechtsmedizin. Thieme, Stuttgart New York

Forteza G, Colmenero B, Lopez-Barea F (1986) Osteogenic sarcoma of the maxilla and mandible. Oral Surg Oral Med Oral Pathol 62: 179–184

Foucar E, Rosai J, Dorfman RF (1984) Sinus histiosis with massive lymphadenopathy. An analysis of 14 death occuring in a patient registry. Cancer 54: 1834–1840

Fox B, Bull TB, Arden GA (1980) Variations in the ultrastructure of human nasal cilia including abnormalities found in retinitis pigmentosa. J Clin Pathol 33: 327–335

Franzen L (1980) Mast cell secretion and connective tissue cell proliferation. Medical Dissertation, Linköping University, Sweden

Freedman HM, Santo-de LW, Devine KD, Weiland LH (1973) Malignant melanoma of the nasal cavity and paranasal sinuses. Arch Otolaryngol 97: 322–325

Freyschmidt J, Ostertag H (1988) Knochentumoren. Klinik Radiologie Pathologie. Springer, Berlin Heidelberg New York Tokyo

Friedmann I (1986) Nose, throat and ears. In: Symmers WS (ed) Systemic pathology, 3rd edn, vol 1. Churchill, Livingstone Edinburgh, pp 1–350

Friedmann I, Bennet MH (1986) Inflammatory conditions of the nose. In: Symmers WS (ed) Systemic pathology, 3rd edn, vol 1. Churchill, Livingstone Edinburgh, pp 14–47

Friedmann I, Osborn DA (1965) Metastatic tumors in the ear, nose and throat region. J Laryngol Otol 79: 576–591

Friedmann I, Osborn DA (1982a) Tumors of mucosal glands. In: Friedmann I, Osborn DA (eds) Pathology of granulomas and neoplasms of the nose and paranasal sinuses. Churchill, Livingstone Edinburgh, pp 133–161

Friedmann I, Osborn DA (1982b) Tumors of the nose and sinuses. Material and classification. In: Friedmann I, Osborn DA (eds) Pathology of granulomas and neoplasms of the nose and paranasal sinuses. Churchill, Livingstone Edinburgh, pp 100–102

Friedmann I, Osborn DA (1982c) Midfacial granuloma syndrome. In: Friedmann I, Osborn DA (eds) Pathology of granulomas and neoplasms of the nose and paranasal sinuses. Churchill, Livingstone Edingurgh, pp 84–89

Friedmann I, Osborn DA (1982d) Miscellaneous granulomas and nasal polyposis. In: Friedmann I, Osborn DA (eds) Pathology of granulomas and neoplasms of the nose and paranasal sinuses. Churchill, Livingstone Edinburgh, pp 23–35

Friedmann I, Osborn DA (1982e) Carcinoma of the surface epithelium (including ameloblastoma). In: Friedmann I, Osborn DA (eds) Pathology of granulomas and neoplasms of the nose and paranasal sinuses. Churchill, Livingstone Edinburgh, pp 118–132

Friedmann I, Osborn DA (1982f) Anatomical considerations. In: Friedmann I, Osborn DA (eds) Pathology of granulomas and neoplasms of the nose and paranasal sinuses. Churchill, Livingstone Edinburgh, pp 1–22

Frierson HF, Mills SE, Fechner RE, Taxy JB, Levine PA (1986) Sinonasal undifferentiated carcinoma. An aggressive neoplasm derived from Schneiderian epithelium and distinct from olfactory neuroblastoma. Am J Surg Pathol 10: 771–779

Fu Y-S, Perzin KH (1974) Nonepithelial tumors of the nasal cavity, paranasal sinuses and naosopharynx: a clinicopathologic study. I. General features and vascular tumors. Cancer 33: 1275–1288

Fu Y-S, Perzin KH (1976a) Nonepithelial tumors of the nasal cavity, paranasal sinuses and nasopharynx: a clinicopathologic study. V. Skeletal muscle tumors (rhabdomyoma and rhabdomyosarcoma). Cancer 37: 364–376

Fu Y-S, Perzin KH (1976b) Nonepithelial tumors of the nasal cavity, paranasal sinuses and nasopharynx: a clinicopathologic study. VI. Fibrous tissue tumors (fibroma, fibromatosis, fibrosarcoma). Cancer 37: 2912–2928

Fu Y-S, Perzin KH (1977a) Nonepithelial tumors of the nasal cavity, paranasal sinuses and nasopharynx: a clinicopathologic study. VII. Myxomas. Cancer 39: 195–203

Fu Y-S, Perzin KH (1977b) Nonepithelial tumors of the nasal cavity, paranasal sinuses and nasopharynx: a clinicopathologic study. VIII. Adipose tissue tumors (lipoma, liposarcoma). Cancer 40: 1314–1317

Fu Y-S, Perzin KH (1978) Nonepithelial tumors of the nasal cavity, paranasal sinuses and nasopharynx: a clinicopathologic study. IX. Plasmocytomas. Cancer 42: 2399–2406

Fu Y-S, Perzin KH (1979) Nonepithelial tumors of the nasal cavity, paranasal sinuses and nasopharynx: a clinicopathologic study. X. Malignant lymphomas. Cancer 43: 611–621

Fu Y-S, Perzin KH (1983) The nasal cavity, paranasal sinuses and nasopharynx. In: Silverberg S (ed) Principies and practica of surgical pathology, vol 1. Wiley, New York, pp 477–501

Gaafar HA (1983) Endoscopy to lower respiratory tract rhinoscleroma. Endoscopy 15: 297–299

Gaafar HA, Helmi AS (1984) Tracheal scleroma: a contrast radiographic study. J Laryngol Otol 98: 65–70

Gaafar HA, Assi MH (1988) Skin affection in rhinoscleroma. A clinical, histological and electron microscopic study on four patients. Acta Otolaryngol (Stockh) 105: 495–499

Gadeberg CC, Jjelm-Hansen M, Soegaard H, Elbroend O (1984) Malignant tumors of the paranasal sinuses and nasal cavity. A series of 180 patients. Acta Radiol Oncol 23: 181–187

Gaffney MC, Hanke CW (1988) Allergic necrotizing eosinophilic granulomatosis. J Dermatol Surg Oncol 14: 1282–1285

Ganzer U, Donath K, Schmelzle R (1992) Geschwülste der inneren Nase, der Nasennebenhöhle, des Ober- und Unterkiefers. In: Naumann HH, Helms J, Herberhold C, Kastenbauer E (Hrsg) Oto-Rhino-Laryngologie in Klinik und Praxis, Bd 2. Thieme, Stuttgart New York, S 312–358

Gardner DG, Gullane PJ (1986) Mucoceles of the maxillary sinus. Oral Surg Med Oral Pathol 62: 538–543

Garrington GE, Scofield HH, Cornyn J, Hooker SP (1967) Osteosarcoma of the jaw. Analysis of 56 cases. Cancer 20: 377–391

Giese W (1960) Die Nase. In: Kaufmann E, Staemmler M (Hrsg) Lehrbuch der speziellen pathologischen Anatomie, Bd 2, 3. Teil. de Gruyter, Berlin, S 1417–1445

Gil-Carcedo LM, Gonzales M (1986) Monostotic fibrous dysplasia of the ethmoid. Surgical treatment using a combined endocranial and transfacial approach. J Laryngol Otol 100: 429–434

Gordon WW, Crohn AM, Greenberg SD, Komorn RM (1976) Nasal sarcoidosis. Arch Otolaryngol 102: 11–14

Gorlin RJ, Cohen MM, Levin LS (1990) Syndromes of the head and neck. Oxford University Press, New York Oxford

Gould VE, DeLellis RA (1983) The neuroendocrine cell system: its tumours, hyperplasias and dysplasias. Principl Pract Surg Pathol 2: 1487–1501

Graeff S (1933) Atlas der Erkrankung der oberen Luftwege mit besonderer Berücksichtigung des Epipharynx. Kabitzsch, Leipzig

Grahne B, Siirala U, Meurman L, Kunna K (1972) Rhinoscleroma in Finland. Acta Otolaryngol (Stockh) 74: 430–435

Gross WL, Ledemann J, Schröder JM (1987) Anti-neutrophil cytoplasm antibodies in Wegener's granulomatosis are not directed against alkaline phosphatase. Lancet i 1488–1489

Grosshans EM, Kremer M, Meleville J (1974) Demodex folliculorum und die Histogenese der granulomatösen Rosacea. Hautarzt 25: 166–177

Gustaffson H, Carlsöö B, Kjörell U, Thornell LE (1986) Immunhistochemical and ultrastructural observations on adenoid cystic carcinoma of salivary glands. With special reference to intermediate filaments and proteoglycan particles. Acta Otolaryngol (Stockh) 102: 152–160

Gustaffson H, Lindholm C, Carlsöö B (1987) DNA cytophotometry of acinic cell carinoma and its relation to prognosis. Acta Otolaryngol (Stockh) 104: 370–376

Habermann RS, Stanley DE (1989) Pleomorphic adenoma of the nasal septum. Otolaryngol Head Neck Surg 100: 610–612

Haferkamp O (1980) Zur praktischen Diagnostik granulomatöser Erkrankungen. In: Dhom G (Hrsg) Granulome and Granulomatosen. Verh Dtsch Ges Pathol 64. Fischer, Stuttgart New York, S 139–151

Haffner DK, Hyams VJ, Hauck KW, Lingeman C (1982) Low grade adenocarcinoma of the nasal cavity and paranasal sinuses. Cancer 50: 321–322

Hamper K, Caselitz J, Arps H, Askensten K, Auer G, Seifert G (1989) The relationship between nuclear DNA content in salivary gland tumors and prognosis. Comparison of mucoepidermoid tumors and acinic cell tumors. Arch Otorhinolaryngol (Germany West) 246: 318–332

Hanna GS, Ali MH (1987) Verrucous carcinoma of the nasal septum. J Laryngol Otol 101: 184–187

Hansmann LM (1992) Maligne Lymphome der inneren Nase und der Nasennebenhöhlen. In: Naumann HH, Helms J, Herberhold C, Kastenbauer E (Hrsg) Oto-Rhino-Laryngologie in Klinik und Praxis, Bd 2. Thieme, Stuttgart New York, S 359–362

Hansson HA, Petruson B (1986) Nasal mucosa changes after acute and long-term exposure to dicumylperoxide. Acta Otolaryngol 101: 102–113

Hardell L, Johannson B, Axelson O (1982) Epidemiological study of nasal and nasopharyngeal cancer and their relation to phenoxy acid or chlorphenol exposure. Am J Ind Med 3: 247–257

Har-El G, Avidor I, Weisbord A, Sidi J (1987) Carcinoma of the prostate metastatic to the maxillary antrum. Head Neck Surg 10: 55–58

Harrison DFN (1974) Non-healing granuloma of the upper respiratory tract. Br Med J 4: 205–209

Harrison DFN (1976) Malignant melanomata arising in the nasal mucous membrane. J Laryngol Otol 9: 993–1005
Harrison DFN (1984) Osseous and fibro-osseous conditions affecting the craniofacial bones. Ann Otol Rhinol Laryngol 93: 199–203
Harrison DFN (1987) Midline destructive granuloma: fact or fiction. Laryngoscope 97: 1049–1053
Harrison DJ, Kharbanda R (1989) Autoantibodies to neutrophile cytoplasmic antigens in systemic vasculitis have the same target specifity. J Pathol 158: 233–238
Hawkins HK, Camacho-Velasquez JV (1987) Rhabdomyosarcoma in children. Correlation of form and prognosis in one institution's experience. Am J Surg Pathol 11: 531–542
Hayes RB, Raatgever JW, Bruyn A de, Gerin M (1986) Cancer of the nasal cavity and paranasal sinuses and formaldehyde exposure. Int J Cancer 37: 487–492
Hayes RB, Kardaun JWPF, Bruyn A de (1987) Tabacco use and sinonasal cancer: a case-control-study. Br J Cancer 56: 843–846
Hech SS, Castonguay A, Hoffman D (1983) Nasal cavity and carcinogens: possible routes of metabolic activation. In: Reznik G (ed) Nasal tumors in animals and man, vol II. CRC Press, Boca Raton, pp 201–210
Heffelfinger MJ, Dahlin DC, MacCarty CS, Beabout JW (1973) Chordomas and cartilaginous tumours at the skull. Cancer 32: 410–420
Heffner DK, Hyams VJ, Hauck KW, Lingeman C (1982) Low-grade adenocarcinoma of the nasal cavity and the paranasal sinuses. J Laryngol 90: 69–74
Helliwell TR, Yeoh LM, Stell PM (1986) Anaplastic carcinoma of the nose and paranasal sinuses. Light microscopy immunohistochemistry and clinical correlation. Cancer 58: 2038–2045
Hellquist H (1990) Pathology of the nose and paranasal sinuses. Butterworths, London Boston Singapore
Hellquist H, Irander K, Edling C, Ödkvist LM (1983) Nasal symptoms and histopathology in a group of spray-painters. Acta Otolaryngol 96: 495–500
Hellquist H, Lundgren J, Olofsson J (1984) Cholesterol granuloma of the maxillary and frontal sinuses. ORL 46: 153–158
Helpap B (1987) Leitfaden der Allgemeinen Entzündungslehre. Springer, Berlin Heidelberg New York
Hendrickson M, Faye-Petersen O, Johnson DG (1990) Cystic and solid heterotopic brain in the face and neck: a review and report of an unusual case. J Pediatr Surg 25: 766–768
Henriksen SD, Gundersen WB (1959) The etiology of ozaena. Acta Pathol Microbiol Scand 47: 380–386
Hernberg S, Westerholm P, Schultz-Larson K et al. (1983) Nasal and sinonasal cancer, connection with occupational exposures to Denmark, Finland and Sweden. Scand J Work Environ Health 9: 315–326
Heppt W (1997) Nasale Hyperreaktivität. HNO 45: 187–188
Hickmann RE, Cawson RA, Duffy SW (1984) The prognosis of specific types of salivary gland tumors. Cancer 54: 1620–1624
Hill CL (1962) Meningioma of the maxillary sinus. Arch Otolaryngol 76: 547–549
Ho KL (1980) Primary meningioma of the nasal cavity and paranasal sinuses. Cancer 46: 1442–1447
Hochstrasser K (1992) Physiologische Chemie und Pathobiochemie der Nasenschleimhaut. In: Naumann HH, Helms J, Herberhold C, Kastenbauer E (Hrsg) Oto-Rhino-Laryngologie in Klinik und Praxis, Bd 2. Nase, Nasennebenhöhlen, Gesicht, Mundhöhle und Pharynx, Kopfspeicheldrüsen. Kastenbauer E (Hrsg) Thieme, Stuttgart New York, S 60–65
Holdcraft J, Gallagher JC (1969) Malignant Melanomas of the nasal and paranasal sinuses mucosa. Ann Otol Rhinol Laryngol 78: 5–20
Holinger PH, Galman HK, Wolfe CK (1977) Rhinoscleroma of the lower respiratory tract. Laryngoscope 87: 1–9
Holmström M (1989) Effects of formaldehyde and wood dust on the upper airways. An occupational and experimental study. Medical Dissertation, Krolinska Institute, Stockholm

Holmström M, Wilhelmsson B, Hellquist H (1989a) Histological changes in the nasal mucosa in persons occupationally exposed to formaldehyde alone and in combination with wood dust. Acta Otolaryngol (Stockh) 107: 274–129

Holmström M, Wilhelmsson B, Hellquist H (1989b) Histological changes in the nasal mucosa in rats after long-term exposure for formaldehyde and wood dust. Acta Otolaryngol (Stockh) 108: 274–283

Holstein E (1958) Grundriß der Arbeitsmedizin. Barth, Leipzig

Horswell BB, Holmes AD, Barnett S, Levant BA (1987) Maxillonasal dysplasia (Binder's syndrome): a critical review and case study. J Oral Maxillofac Surg 45: 114–122

Hosten N, Lietz A, Noske W, Bechrakis NE (1993) Endokrine Orbitopathie. Korrelation magnetresonanztomographischer und histopathologischer Befunde. Fortschr Röntgenschr 159 3: 304–306

Huwos AG, Heilweil M, Bretsky SS (1985) The pathology of malignant fibrous histiocytoma of bone. A study of 130 patients. Am J Surg Pathol 9: 853–871

Hyams VC (1971) Papillomas of the nasal cavity and paranasal sinuses. A clinicopathological study of 315 cases. Ann Otol Rhinol Laryngol 80: 192–206

Ildstad ST, Tollerud DJ, Bigelow ME, Remensnyder JP (1989) A multivariate analysis of determinants of survival for patients with squamous cell carcinoma of the head and neck. Ann Surg 209: 237–241

Inaki S, Okamura H, Chikamori Y (1988) Adult T-cell leukemia/lymphoma originating in the paranasal sinus. Arch Otolaryngol Head neck Surg 114: 1471–1473

Ioachim HL (1989) Pathology of Aids. Lippencott, Philadelphia New York London

Irander K, Hellquist H, Edling Ch, Ödkvist LM (1980) Upper airway problems in industrial workers exposed to oil mist. Acta Otolaryngol 90: 452–459

Ireland AJ, Eveson JW, Leopard PJ (1988) Malignant fibrous histiocytoma: a report of 2 cases arising in sites of previous irradiation. Br J Oral Maxillofac Surg 26: 221–227

Ironside P, Matthews J (1975) Adenocarcinoma of the nose and paranasal sinuses in woodworkers in the state of Victoria, Australia. Cancer 36: 1115–1121

Isaacson PG, Spencer J (1987) Malignant lymphoma of mucosa-associated lymphatic tissue. Histopathology 11: 445–462

Isaacson PG (1995) The revised European-American lymphoma (REAL) classification. Clin oncol (R Coll Radiol) (England) 347–348

Ishii Y, Yamanaka N, Ogawa K et al. (1982) Nasal T-cell lymphoma as a type of so-called „lethal midline granuloma". Cancer 50: 2336–2344

Isselbacher KJ, Braunwald E, Wilson JD, Mantin JD, Fauci AS, Kasper OL (1995) Harrisons Innere Medizin. Deutsche Ausgabe. Blackwell, Berlin Wien

Issing PR, Kaiserling E, Lenarz Th (1993) Arteriovenöses Hämangiom des N. facialis. HNO 41: 587–590

Jacobsson M, Petruson B, Svendson P, Berthelsen B (1988) Juvenile nasopharyngeal angiofibroma. A report of 18 cases. Acta Otolaryngol (Stockh) 105: 132–139

Jamal A, Maran AGD (1987) Atopy and nasal polyposis. J Laryngol Otol 101–358

Johns ME, MacLeod RM, Cantrell RW (1980) Estrogen rezeptors in nasopharyngeal angiofibromas. Laryngoscope 90: 628–634

Johnson RE, Scheithauer BW, Dahlin DC (1983) Melanotic neuroectodermal tumor of infancy. A review of seven cases. Cancer 52: 661–666

Jones GC, DeSanto LW, Bremer JW, Neel HB (1986) Juvenile angiofibromas. Behaviour and treatment of extensive and residual tumors. Arch Otolaryngol Head Neck Surg 112: 1191–1193

Jorizzo JL, Koufman JA, Thompson JN, White WL, Shar GG, Schreiner DJ (1990) Sarcoidosis of upper respiratory tract in patients with nasal rim lesion: A pilot study. J Am Acad Dermatol 22: 439–443

Kakoi H, Hiraide F (1987) A histological study of formation and growth of nasal polyps. Acta Otolaryngol 103: 137–144

Karch SB (1993) The Pathology of drug abuse. CRC Press, Boca Raton Ann Arbor

Karlsson G, Hansson HA, Petruson B, Bjoerhander J (1985) The nasal mucosa in immunodeficiency. Acta Otolaryngol 100: 456–469

Karma P, Raesaenen O, Kaerjae J (1977) Nasal gliomas. A review and report of two cases. Laryngoscope 87: 1169–1179

Kaufman SM, Conrad LP (1976) Schwannoma presenting as a nasal polyp. Laryngoscope 86: 595–597

Kennedy DE (1986) Cancer of the paranasal sinuses. Surg Clin North Am 66: 119–132

Kilby D, Ambegaokar AG (1977) The nasal chondroma: 2 case reports and a survey of the literature. Laryngol Otol 91: 415–426

Kjeldsberg CR, Minckler J (1972) Meningiomas presenting as nasal polyps. Cancer 290: 153–156

Klein-Szanto AJP, Boysen M, Reith A (1987) Keratin and involucrin in preneoplastic and neoplastic lesions. Distribution in the nasal mucosa of nickel workers. Arch Pathol Lab Med 11: 1057–1091

Kleinsasser O (1987) Tumoren des Larynx und des Hypopharynx. Thieme, Stuttgart New York

Kleinsasser O, Schroeder HG (1988) Adenocarcinomas of the inner nose after exposure to wood dust. Morphological findings and relationships between histopathology and clinical behaviour in 79 cases. Arch Otorhinolaryngol 245: 1–15

Klementsson H (1991) Eosinophil Granulocytes and nasal responsiveness. Thesis University of Lund, Lund

Klemi PJ, Joensuu H, Siivonen L (1989) Association of DNA aneuploidy with human papillomavirus-induced malignant transformation of sinonasal transitional papillomas. Otolaryngol Head Neck Surg 100: 536–567

Klintenberg C, Olofsen J, Hellquist H, Sökjier H (1984) Adenocarcinoma of the ethmoid sinuses. A review of 28 cases with special reference to wood dust exposure. Cancer 54: 482–488

Koelsch F (1962) Handbuch der Berufskrankheiten. Fischer, Jena

Köhn K (1969) Nase und Nasennebenhöhlen. In: Doerr W, Seifert G, Uehlinger E (Hrsg), Spezielle pathologische Anatomie, Bd 4, Springer, Berlin Heidelberg New York, S 1–143

Koss MN, Antonovych T, Hochholzer L (1981) Allergic granulomatosis (Churg-Strauss syndrome). Pulmonary and renal morphologic findings. Am J Surg Pathol 5: 21–28

Kramer IRH, Pindborg J, Shear M (1991) Histological typing of odontogenic tumors, 2nd edn. Springer, Berlin Heidelberg New York

Kraus FT, Perez-Mesa C (1966) Verrucous carcinoma. Clinical and pathological study of 105 cases involving oral cavity, larynx and genitalia. Cancer 19: 26–38

Krisch I, Neuhold N, Krisch K (1984) Demonstration of secretory component, IG A and IG M by the peroxidase-antiperoxydase technique in inverted papillomas of the nasal cavity. Hum Pathol 15: 914–920

Kurrein F (1954) Cerebral mucormycosis. J Clin Pathol 7: 141–144

La Touche CJ, Sutherland TW, Telling M (1963) Rhinocerebral mucormycosis. Lancet ii: 811–813

L'age-Sther J (ed) (1988) Aids und die Vorstadien. Springer, Berlin Heidelberg New York Tokyo

Lack EE, Cubilla AL, Woodruff JM (1979) Paragangliomas of the head and neck region. A pathologic study of tumours from 71 patients. Hum Pathol 10: 191–218

Laeng H, Gerber H, Mueller J (1986) Malignant histiocytosis (histiocytic sarcoma): A (the?) major cause of the „midline granuloma syndrome". Acta Otolaryngol (Stockh) 101: 135–145

Lang J (1981) Klinische Anatomie des Kopfes. Neurokranium. Orbita. Kraniozervikaler Übergang. Springer, Berlin Heidelberg New York

Lang J (1985) Kopf. Teil A. Übergeordnete Systeme. In: Lanz T, Wachsmuth W (Hrsg) Praktische Anatomie, Bd I, Teil 1. Springer, Berlin Heidelberg New York Tokyo

Lang J (1989) Clinical anatomy of the nose, nasal cavity and paranasal sinuses. Thieme, Stuttgart, Thieme Medical Publishers Inc., New York

Laniado K, Mann W, Mittermayer C (1981) Ein Beitrag zur berufsbedingten Entstehung von Nasennebenhöhlen-Tumoren. HNO 29: 246–248

Le Goillou C, Schwaab G, Marandas P (1987) Esthesioneurome olfactif. Presentation clinique et resultats therapeutiques a propos de 45 cas observes a l'institut Gustave-Roussy de 1956 a 1986. Ann Otolaryngol 104: 415–424

Leipzig B, Kenna M (1984) Nasal carcinoma and quamous carcinoma. AFP 30: 171–175

Levine PA, Frierson HF, Stewart FM, Mills SE, Fechner RE, Cantreil RW (1987) Sinonasal undifferentiated carcinoma: a distinctive and highly aggressive neoplasm. Laryngoscope 97: 905–908

Liebermann PH, Jones JR, Dargeon HWK, Begg CF (1969) A reappraisal of eosinophilic granuloma of bone, Hand-Schüller-Christian syndrome and Letterer-Siwe syndrome. Medicine 48: 375–400
Lin CZ, Shu CH et al. (1989) Polymorphic reticulosis: a malignant lymphoma of B-cell lineage. Laryngoscope 99: 307–310
Lindström OG, Lindström DW (1969) On extracranial meningioma. Case of primary menigioma of nasal cavity. Acta Otolaryngol (Stockh) 68: 452–456
LiVolsi VA, Perzin KH, Savetsky L (1974) Carcinoma arising in median ectopic thyroid (including thyroglossal duct tissue). Cancer 34: 1303–1315
Löbe LP, Ehrhardt HP (1978) Das Adenocarcinom der Nase und ihrer Nebenhöhlen – eine berufsbedingte Erkrankung bei Beschäftigten in der holzverarbeitenden Industrie? Dtsch Gesundh Wesen 33: 1037–1040
Lucas RB (1984) Ameloblastoma. In: Lucas RB (ed) Pathology of tumours of the oral tissue, 4th edn. Churchill, Livingstone Edinburgh, pp 31–60
Lund VJ (1982) Ossifying fibroma. A case report. J Laryngol Otol 96: 1141–1147
Macbeth R (1965) Malignant disease of paranasal sinuses. J Laryngol Otol 79: 592–612
MacDonald AW, Fletcher A (1989) Expression of cytokeratin in the epithelium of dentigerous cysts and odontogenic keratocysts: an aid to diagnosis. J Clin Pathol 42: 736–739
Maeda H, Aozasa K, Tsujimura T et al. (1988) Malignant lymphomas and related conditions involving nasal cavity and paranasal sinuses: a clinicopathologic study of forty-two cases with emphasis on prognostic factors. Eur J Surg Oncol 14: 9–15
Maillard AAJ, Goepfert H (1978) Nasal and paranasal sarcoidosis. Arch Otolaryngol 104: 197–201
Maisel RH, Johnston WH, Anderson HA, Cantrell RW (1977) Necrotizing sialometaplasia involving the nasal cavity. Laryngoscope 87: 429–434
Mandell GL, Bennett JE, Dolin R (eds) (1995) Mandell, Douglas and Bennett's principles and practice of infectious diseases. Churchill, Livingstone, Edinburgh
Mann WJ, Riede UN, Böcking A (1984) Midline malignant reticulosis. Acta Otolaryngol (Stockh) 97: 365–372
Manning SC, Vuitck F, Weinberg AG, Brown OE (1989) Allergic aspergillosis: a newly recognized form of sinusitis in the pediatric population. Laryngoscope 99: 681–685
Maran A, Lund VJ (1990) Clinical rhinology. Thieme, Stuttgart New York
Marandas P, Schwaab G, Lecointre F, Pene F, Vandenbrouck C (1981) Cancer de l'ethmoide: rôle du travail du bois et aspects cliniques. Arch Mal Prof 42: 294–300
Margo CE, Ragsdale BD, Perman KI (1985) Psammomatoid (juvenile) ossifying fibroma of the orbit. Ophthalmology 92: 150–159
Mashberg A, Thoma KH, Wasilewski EJ (1960) Olfactory neuroblastoma (esthesioneuroepithelioma) of the maxillary sinus. Oral Surg Oral Med Oral Pathol 13: 908–912
Massicotte SJ, Hersh PS, Dickersin GR et al. (1987) Olfactory neuroblastoma metastatic to the eye. Graefe's Arch Clin Exp Ophthalmol 225: 285–290
Matias C, Corde J, Soares J (1988) Primary malignant melanoma of the nasal cavity: a clinicopathologic study of 9 cases. J Surg Oncol 89: 29–32
Matsumoto Y, Yanagihara N (1982) Renal clear cell carcinoma metastatic to the nose and paranasal sinsuses. Laryngoscope 92: 1190–1193
McCoy JM, McConnel FMS (1981) Chondrosarcoma of the nasal septum. Arch Otolaryngol 107: 125–127
McGill TJ, Simpson G, Healy GB (1980) Fulminant aspergillosis of the nose and paranasal sinuses: a new clinical entity. Laryngoscope 90: 748–754
McGurk M, Goepel JR, Hancock BW (1985) Extranodal lymphoma of the head and neck: a review of 40 consecutive cases. Clin Radiol 36: 455–458
McKee PH (1990) Pathology of the skin. Lippincott, Philadelphia
Meis JM, Ordonez NG, Brunner JM (1986) Meningiomas. An immunohistochemical study of 50 cases. Arch Pathol Lab Med 110: 934–937
Menefee MG, Flessa HC, Glueck HI, Hogg SP (1975) Hereditary hemorrhagic telangiectasia (Osler-Weber-Rendu disease). Arch Otolaryngol 103: 246–251

Meyer PR, Shum TK, Becker TS, Taylor CR (1983) Scleroma (rhinoscleroma). A histologic immunhistochemical study with bacteriologic correlated. Arch Pathol Lab Med 107: 377–383

Meyerhoff WL (1980) Physiology of the nose and paranasal sinuses. Otolaryngology 1: 297–318

Michaels L (1975) Neurogenic tumors, granular cell tumor and paraganglioma. Can J Otolaryngol 4: 319–327

Michaels L (1987) Ear, nose and throat histopathology. Springer, Berlin Heidelberg New York Tokyo

Michaels L, Gregory MM (1977) Pathology of „non-healing (midline) granuloma". J Clin Pathol 30: 317–327

Michaels L, Hyams VJ (1979) Amyloid in localised deposits and plasmocytomas of the respiratory tract. J Pathol 128: 29–38

Michaeu C (1977) A new histochemical and biological approach to olfactory esthesioneuroma. A nasal tumor of neural crest origin. Cancer 40: 314–318

Miettinen M, Lehto V-P, Kahl D, Virtanen K (1983) Differential diagnosis of chordoma, chondroid and ependimal tumors as aided by anti-intermediate filament antibodies. Am J Pathol 112: 160–169

Miglets AW, Saunders WH, Ayers L (1978) Aspergillosis of the sphenoid sinus. Arch Otolaryngol 104: 47–50

Miller H (1980) The structure, origin and function of mucosal mast cells. A brief review. Biol Cellulaire 39: 229–232

Mills SE, Frieson HFJ (1985) Olfactory neuroblastoma. A clinicopathologic study of 21 cases. Am J Surg Pathol 9: 317–327

Mills SE, Fechner RE, Cactrell RW (1982) Aggressive sinonasal lesion resembling normal intestinal mucosa. Am J Surg Pathol 6: 803–809

Milroy CM, Blanschard JD, Lucas S, Michaels L (1989) Aspergillosis of the nose and paranasal sinuses. J Clin Pathol 42: 123–127

Milton CM, Bickerton RC (1986) A review of maxillary sinus cholesterol granuloma. Br J Oral Maxillofac Surg 24: 293–299

Minder CE, Vader JP (1987) Sinonasal cancer and furniture workers, update and methodological points. Soz Präventivmed 32: 228–229

Mitrani M, Remsen K, Lawson W, Biller HF (1988) Giant ossifying fibroma of the paranasal sinuses. Ear Nose Throat J 67: 186–192

Modlin RL, Melanon-Kaplan J, Young SMM et al. (1988) Learning from lesions: patterns of tissue inflammation in leprosy. Proc Natl Acad Scie USA 85: 1213–1217

Moran TE (1962) Nonchromaffin paraganglioma of the nasal cavity. Laryngoscope 72: 201–206

Moran WJ, Dobleman TJ, Bostwick DG (1987) Epitheloid hemangioendothelioma (histiocytoid hemangioma) of the palate. Laryngoscope 97: 1299–1302

Muffarij AA, Busabs NY, Zaytoun GW, Gallo GR, Feiner HD (1990) Primary localized amyloidosis of the nose and paranasal sinuses. A case report with immunohistochemical observation and a review of the literature. Am J Surg 14: 379–383

Müller-Hermelink HK, Kaiserling E (1980) Epitheloidzellreaktionen im lymphatischen Gewerbe. Verh Dtsch Pathol 64: 77–102

Myer CM III, Miller R, Gray S (1988) Nasal presentation of an intracranial vascular anomaly. Int J Pediatr Otorhinolaryngol 15: 221–225

Myers EN, Bankaci M, Barner EL (1975) Necrotizing sialometaplasia. Report od a case. Arch Otolaryngol 101: 628–629

Myers EM, Thawley SE (1979) Maxillary chondrosarcoma. Arch Otolaryngol 105: 116–118

Mygind N, Bretlau P (1973) Scanning electron microscopic studies of the human mucosa in normal persons and in patients with perennial rhinitis. I: cilia and microvilli. Acta Allergol 28: 9–27

Mygind N, Winther B (1979) Light- and scanning electron-microscopy of the nasal mucosa. Acta Otorhinolaryngol 33: 591–602

Mygind N, Thomsen J, Balslev Jörgensen M (1974) Ultrastructure of the epithelium in atrophic rhinitis. Transmission electron microscopic studies. Acta Otolaryngol (Stockh) 78: 106–112

Nager GT (1987) Cephaloceles. Laryngoscope 97: 77–84

Nahum AM, Bailey BJ (1963) Malignant tumors metastatic to the paranasal sinuses: case report and review of the literature. Laryngoscope 73: 942–953
Nishimoto K, Kai K, Hardada K, Jin C, Sakakuzo Y (1988) Lymphocyte subsets of maxillary mucosa in chronic inflammation. Acta Otolaryngol (Stockh) 106: 291–298
Nishizawa S, Fukaya T, Inouye K (1984) Chondrosarcoma of the nasal septum: a report of an uncommon lesion. Laryngoscope 84: 550–553
Noltenius H (1987) Tumor Handbuch. Pathologie und Klinik der menschlichen Tumoren, Bd 2/13. Tumoren der Kopfhals-Region. Urban & Schwarzenberg, München Wien Baltimore, S 475–575
Norris HJ (1962) Papillary lesion of the nasal cavity and paranasal sinuses. Part I: Exophytic (squamous) papillomas. A study of 28 cases. Laryngoscope 72: 1784–1797
Oates J, Clark DR, Chiodini P (1987) Intracranial extension of paranasal sinus aspergillosis. J Laryngol Otol 101: 188–190
Obermann HA (1964) Papillomas of the nose and paranasal sinuses. Am J Clin Pathol 42: 245–258
Ödkvist LM, Edling C, Hallquist H (1985) Influence of vapours on the nasal mucosa among industry workers. Rhinology 23: 121–127
Ogra PL, Karzon DT (1970) The role of immunoglobulins in the mechanism on mucosal immunity to virus infection. Pediatr Clin North Am 17: 385–400
Oklobdzija M, Boricic T, Leposavic M, Nesic S (1989) Benign mucosal gland tumours of the nose and paranasal sinuses. Pathol Res Pract 185: 115–117
Okuda M, Ohtsuka H, Kawabori S (1983) Basophil leucocytes and mast cells in the nose. Eur J Respir Dis 64 Suppl 128: 7–14
Olow-Nordenram MAK, Radberg CT (1984) Maxillo-nasal dysplasia (Binder syndrom) and associated malformations of the cervical spine. Acta Radiol 25: 353–360
Olpen F, Lubsen H, van'Verlaat JW (1988) An inverted papilloma with intracranial extension. J Laryngol Otol 102: 534–537
Olsen JH (1988) Occupational risks of sinonasal cancer in Denmark. Br J Ind Med 45: 329–335
Olsen KD, Bryan, Neel HB 3d, Deremee RA, Weiland LH (1980) Nasal manifestations of allergic granulomatosis and angiitis (Churg-Strauss syndrome). Otolaryngol Head Neck Surg 88: 85–89
Ophir D (1987) Intermediate expression in human fetal olfactory epithelium. Arch Otolaryngol Head Neck Surg: 155–159
Oppenheimer RW, Friedman M (1988) Fibrosarcoma of the maxillary sinus. Ear Nose Throat J 67: 193–198
Ordonez NG, Batsakis JG (1986) Acinic cell carcinoma of the nasal cavity: electron-optic and immunohistochemical observations. J Laryngol Otol 100: 345–349
Osborn DA (1959) The so-called juvenile angio-fibroma of the nasopharynx. J Laryngol Otol 73: 295–316
Osborn DA, Sokolowski A (1965) Juvenile nasopharyngeal angiofibroma in a female. Report of a case. Arch Otolaryngol 82: 629–632
Pace-Balzen A, Timms MS (1987) Intranasal squamous cell carcinoma in a renal transplant recipient on long term immunosuppression. Postgrad Med J 63: 989–991
Padgham N (1980) Epistaxis: anatomical and clinical correlates. J Laryngol Otol 104: 308–311
Panje Wr, Moran WJ, Bostwick DG, Kitt VV (1986) Angiosarcoma of the head and neck: review of eleven cases. Laryngoscope 96: 1381–1384
Paparell MM (1963) Mucosal cyst of the maxillary sinus. Arch Otolaryngol 77: 650–657
Papavasilliou A, Michaels L (1981) Unusual leiomyoma of the nose (leiomyoblastoma): report of a case. Laryngol Otol 95: 1281–1286
Parsons JT, Mendenhall WM, Mancuso AA et al. (1988) Malignant tumors of the nasal cavity and ethmoid and sphenoid sinuses. Int J Rad Oncol Biol Phys 14: 11–22
Patchefsky A, Sundmaker W, Marden PA (1968) Malignant teratoma of the ethmoid sinus. Report of a case. Cancer 21: 714–721
Pater A, Gardner H, Respler DS, Jahn A, Pater MM (1988) Isolation and characterization of a variant of human papillomavirus type 11 from nasal inverting (Schneiderian) papilloma. J Med Virol 25: 149–156

Paulsen K (1995) Endonasale Mikrochirurgie. Thieme, Stuttgart New York
Perzin KH, Fu Y-S (1980) Non-Epithelial tumors of the nasal cavity, paranasal sinuses and nasopharynx: a clinicopathologic study. XI. Fibrous histiocytoma. Cancer 45: 2616–2626
Perzin KH, Pushparaj N (1984) Nonepithelial tumors of the nasal cavity, paranasal sinuses and nasopharynx: a clinicopathologic study. XIII: Meningiomas. Cancer 54: 1860–1869
Perzin KH, Pushparaj N (1986) Nonepithelial tumors of the nasal cavity, paranasal sinuses and nasopharynx: a clinicopathologic study. XIV: Chordomas. Cancer 57: 784–786
Perzin KH, Wechter S (1982) Nonepithelial tumors of the nasal cavity, paranasal sinuses and nasopharynx: a clinicopathologic study. XII: Schwann cell tumors (neurofibroma, malignant schwannoma). Cancer 50: 2193–2202
Pharaboz C, Chossiere D, Bassoulet J et al. (1987) Esthesioneuromas. Contribution of CT and MNR to the study. J Neuroradiol (Paris) 14: 141–151
Pindborg JJ, Kramer IRH (1971) Histological typing of odontogenic tumours, jaw systs and allied lesions. International Classification of Tumours, no 5. WHO, Geneva
Plinkert PK, Plinkert B (1993) Schleimhautschadenliste für den oberen Aerodigestivtrakt durch chemisch irritative, toxische und allergisierende Umweltstoffe. HNO 41: 102–115
Pontius KI, Sebek BA (1981) Extraskeletal Ewing's sarcoma arising in the nasal fossa. Light- and electron-microscopic observations. Am J Clin Pathol 75: 410–415
Pour P, Stepan KR (1988) The role of testosterone in the nasal cavity tumors induced by N-nitrosobis (2-oxopropyl)amine in rats. Carcinogenesis: 1417–1420
Pour P, Salmasi S, Runge R (1979) Carcinogenicity of N-nitrosobis (-hydroxypropyl)amine and N-nitrosobis (2-oxopropyl)amine in MRC rats. J Natl Cancer Inst 63: 181–187
Pratt LW (1965) Midline cysts of the nasal dorsum, embryologic origin and treatment. Laryngoscope 75: 968–980
Prescott CAJ (1986) Experience with bilateral congenital atresia of the posterior nasal choanae. J Laryngol Otol 100: 1255–1261
Ratech H, Burge JS, Blayney DW, Sheibni K, Rappaport H (1989) A clinicopathologic study of malignant lymphomas of the nose, paranasal sinuses, and hard palate, including cases of lethal midline granuloma. Cancer 64: 2525–2531
Ravid JM, Esteves JA (1960) Malignant melanoma of the nose and paranasal sinuses and juvenile melanoma of the nose. Arch Otolaryngol 72: 431–444
Regenbogen VS, Zinreich SJ, Kim KS et al. (1988) Hyperostotic esthesioneuroblastoma: CT and MR findings. J Comput Assist Tomogr 12: 52–56
Regezi JA, Lloyd RV, Zarbo RJ, McClatchey KD (1985) Minor salivary gland tumors. A histologic and immunhistochemical study. Cancer 55: 108–115
Reimer A (1987) The effect of carbon dioxide on the activity of cilia. A study on rabbit sinus mucosa in vitro. Acta Otolaryngol (Stockh) 103: 156–160
Reite OB (1972) Comparative physiology of histamine. Physiol Rev 52: 778–819
Reith A, Boysen M, Voss R (1988) Environmental pathology of the upper respiratory tract. In: Gnepp DR (ed) Pathology of the head and neck. Churchill, Livingstone Edinburgh, pp 315–334
Renner GJ, Davis WE, Templer JW (1984) Metastasis of thyroid carcinoma to paranasal sinuses. Otolaryngol Head Neck Surg 92: 233–237
Rettinger G (1992) Formfehler der Nase. In: Naumann HH, Helms J, Herberhold C, Kastenbauer E (Hrsg) Oto-Rhino-Laryngologie in Klinik und Praxis, Bd 2. Nase, Nasennebenhöhlen, Gesicht, Mundhöhle und Pharynx, Kopfspeicheldrüsen. Thieme, Stuttgart New York, S 369–374
Ridley DS (1974) Histological classification and the immunological spectrum of leprosy. Bull WHO 51: 451–465
Ridley DS, Jopling WH (1966) Classification of leprosy according to immunity. A five group system. Int J Lepr Other Mycobact Dis 34: 255–273
Ridley DS, Wise M (1965) Unusual disseminated infection with a phycomycete. J Patho Bacteriol 90: 675–679
Riechelmann H, Maurer J, Kienast K, Hafner B, Mann WJ (1995) Respiratory epithelium exposed to sulfur dioxide – functional and ultrastructural alterations. Laryngoscope 105: 295–299

Riede UN, Schaefer HE (Hrsg) (1995) Allgemeine und spezielle Pathologie, 4. Aufl. Thieme, Stuttgart New York
Ringertz N (1988) Pathology of malignant tumours arising in the nasal and paranasal cavities and maxilla. Octa Otolaryngol Suppl (Stockh) 27: 1–405
Rivenson A, Furuya K, Hecht SS, Hoffmann D (1983) Experimental nasal cavity tumours induced by tabacco-specific nitrosamines (TSNA) In: Reznik G, Stinson SF (eds). Nasal tumors in animals and man, vol II. CRC Press, Boca Raton, FL, p 79
Robb PJ (1986) Aspergillosis of the paranasal sinuses: (a case report and historical perspective). J Laryngol Otol 100: 1071–1077
Robbins KT, Fuller LM, Vlasak M et al. (1985) Primary of the nasal cavity and paranasal sinuses. Cancer 56: 814–819
Robin PE, Jean Powell D, Stanbie JM (1979) Carcinoma of the nasal cavity and paranasal sinuses: incidence and presentation of different histological types. Clin Otolaryngol 4: 431–456
Robitaille Y, Seemayer TA, El Deiry A (1975) Peripheral nerve tumors involving paranasal sinuses: a case report and review of the literature. Cancer 35: 1254–1258
Roca AN, Smith JL jr, Jing B-S (1970) Osteosarcoma and parosteal osteogenic sarcoma of the maxilla and mandible. Study of 20 cases. Am J Clin Pathol 54: 652–636
Rockley TJ, Liu KC (1986) Fibrosarcoma of the nose and paranasal sinuses. J Laryngol Otol 100: 1417–1420
Rodriguez-Adrados F, Estvill J (1987) Carcinogenetic action of the implant of acrylic tabs in ozena. Rhinology 25: 213–215
Roed-Petersen B (1969) Nasolabial cysts. A presentation of 5 patients with a review of the literature. Br J Oral Maxillofac Surg/: 84–95
Roholl PJM, Jong ASH de, Ramaekers FCS (1985) Review. Application of markers in the diagnostic of soft tissue tumours. Histopathology 9: 1019–1035
Rosai J, Dorfman RF (1969) Sinus histiocytosis with massive lymphadenopathy: a newly recognized benign clinicopathological entity. Arch Pathol Lab Med 87: 63–70
Ross C, Wright E, Moseley J, Raes R (1988) Massive schwannoma of the nose and paranasal sinuses. South Med J 81: 1588–1591
Roush GC (1979) Epidemiology of the nose and paranasal sinuses: current concepts. Head Neck Surg 2: 3–11
Roush GC, Meigs JW, Kelly J (1980) Sinonasal cancer and occupation: a case-control study. Am J Epidemiol 111: 183–193
Roush GC, Walrath J, Stayner LT (1987) Nasopharyngeal cancer, sinonasal cancer and occupations related to formaldehyde: a case-control study. J Natl Cancer Inst 79: 1221–1224
Rupa V, Bhanu TS (1986) Haemangiopericytoma-like tumour of the nose. J Laryngol Otol 100: 715–717
Sabiston CB, Grigsby WR, Segerstrom N (1976) Bacterial study of pyogenic infection of dental origin. Oral Surg Oral Med Oral Pathol 41: 430–435
Salisbury JR, Isaacson PG (1984) Application of immunohistochemistry and histochemistry to the differential diagnosis of chordomas. J Pathol 143: 330 A
Salisburg JR, Isaacson PG (1985) Demonstration of cytokeratins and an epithelial membrane antigen in chordomas and human fetal notochord. Am J Surg Pathol 9: 791–797
Salfelder K (1990) Atlas of fungal pathology. Kluwer Academic Publishers, Dordrecht Boston London
Samy LL, Mostafa H (1971) Osteomata of the nose and paranasal sinuses with a report of 21 cases. J Laryngol Otol 85: 449–469
Sanchez-Casis G, Devine KD, Weiland LH (1971) Nasal adenocarcinomas that closely simulate colonic carcinomas. Cancer 28: 714–720
Sarti EJ, Blaugrund SM, Ling PT, Camins MB (1988) Paranasal sinus disease with intracranial extension: aspergillosis versus malignancy. Laryngoscope 98: 632–635
Schnabel R, Hansen S (1983) Karyotype 47, XXY, 11p- in a newborn child with holoprosencephaly. Clin Genet 23: 186–190
Schnyder UW (1978) Histopathologie der Haut. Teil I Dermatosen. In: Doerr W, Seifert G (Hrsg) Spezielle pathologische Anatomie, Bd. 7/I, 2. Aufl. Springer, Berlin Heidelberg New York, S1–548

Schwaab G, Micheau C, Le Guillow C et al. (1988) Olfactory esthesioneuroma: a report of 40 cases. Laryngoscope 98: 872–875
Sehdev MK, Huvos AG, Strong EW et al. (1974) Ameloblastoma of the maxilla and mandible. Cancer 33: 324–333
Seifert G (1991) Histologic typing of salivary gland tumours, 2nd edn. Springer, Berlin Heidelberg New York Tokyo
Seifert G, Miehlke A, Haubrich J, Chilla R (1984) Speicheldrüsenkrankheiten. Pathologie – Klinik – Diagnose – Fazialischirurgie. Thieme, Stuttgart New York
Senan S, Symonds RP, Brown IL (1992) Nasal peripheral T-cell lymphoma: a 20-year review of cases treated in Scotland. Clin Oncol 4: 96–100
Shah JP, Huvos AG, Strong EW (1977) Mucosal melanomas of the head and neck. Am J Surg 134: 531–535
Sharma BG, Nawalkha PL (1979) Angiosarcoma of the maxillary antrum: report of a case with brief review of the literature. J Laryngol Otol 93: 181–186
Shelley WB, Juhlin L (1976) Langerhans cells form a reticuloepithelial trap for external contact allergens. Nature 261: 46–47
Shidnia H, Hornback NB, Lingeman R, Barlow P (1985) Extranodal lymphoma of the head and neck area. Am J Clin Oncol (CCT) 8: 235–243
Shimm DS, Dosoretz DE, Harris NL et al. (1984) Radiation therapy of Waldeyer's ring lymphoma. Cancer 54: 426–431
Shindoh M, Chiba I, Yasuda M et al. (1995) Detection of human papilloma virus in oral squamous cell carcinomas and their relation to p53 and proliferating cell nuclear antigen expression. Cancer 76: 513–521
Shlansky-Goldberg RD, Roa VM, Choi HY et al. (1988) Hodgkin disease of the maxillary sinus. J Comput Assist Tomogr 12: 507–509
Siewers KW, Dietrich U, Zoeller E, Dost P, Jahnke K (1992) Diagnostische Aspekte der isolierten Sinusitis sphenoidalis. HNO: 464–467
Silberberg I, Baer RL, Rosenthal SA (1979) The role of Langerhans cells in allergic contact hypersensitivity. A review of findings in man and guinea-pigs. J Invest Dermatol 66: 210–217
Silva EG, Butler JJ, Machay B, Goepfert H (1982) Neuroblastomas and neuroendocrine carcinomas of the nasal cavity. A proposed new classification. Cancer 50: 2388–2405
Sisson GA, Toriumi DM, Atiyah RA (1989) Paranasal sinus malignancy: a comprehensive update. Laryngoscope 99: 143–160
Skolnik EM, Massari FS, Tenta LT (1966) Olfactory neuroepithelioma: review of world literature and presentation of two cases. Arch Otolaryngol 84: 644–653
Slow IN, Stern D, Freidman EW (1971) Osteogenic sarcoma arising in a pre-existing fibrous dysplasia: report of a case. J Oral Surg 29: 126–129
Smallman LA (1989) Primary ciliary dyskinesia. Lancet ii: 271–278
Snow GB, Waal J van der (1986) Mucosal melanomas of the head and neck. Otolaryngol Clin North Am 19: 537–547
Snyder RN, Perzin KH (1972) Papillomatosis of nasal cavity and paranasal sinuses (inverted papilloma, squamous papilloma). A clinical study. Cancer 30: 668–690
Somani JK, Mehta BS, Mahendra Prasad (1964) An unusual site of rhinoscleromatous lesion. J Otolaryngol 78: 564–550
Sooknundun M, Kacker SK, Kapila K (1986) Benign osteoblastoma of the nasal bones (A case report). J Laryngol Otol 100: 229–232
Sooriyarachni GS, Skuta GL, Busse JM (1984) Transitional cell carcinoma of the nasal passages: dramatic response to chemotherapy. Med Pediatr Oncol 12: 50–53
Sordillo PP, Epremiam B, Koziner B et al. (1982) Lymphomatoid granulomatosis. An analysis of clinical and immunological characteristics. Cancer 49: 2070–2076
Southam JC (1974) Retention mucoceles of the oral mucosa. J Oral Pathol 3: 197–202
Spaulding CA, Kranyak MS, Constable WC, Stewart FM (1988) Esthesioneuroblastoma: a comparison of two treatment eras. Int J Rad Oncol Biol Phys 15: 581–590
Spence AM, Rubinstein LJ, Conley FK, Hermann MM (1976) Studies on experimental malignant nerve sheath tumors maintained in tissue and organ cultura systems. III. Melanin pigment

and melanogenesis in experimental neurogenic tumors. A reappraisal of the histogenesis. Acta Neuropathol 35: 27-45

Spencer MG, Mitchell DB (1987) Growth of a frontal sinus osteoma. J Laryngol Otol 101: 726-728

Spiro RH, Koss LG, Hajdu SI, Strong EW (1973) Tumors of minor salivary origin. A clinical pathological study of 492 cases. Cancer 31: 117-129

Spiro RH, Huvos AG, Strong EW (1977) Malignant mixed tumor of salivary origin. A clinicopathologic study of 146 cases. Cancer 39: 288-396

Stahle-Baeckdahl M, Parks WC (1993) 92-kd gelatines is actively expressed by eosinophilis and stored by neutrophils in squamous cell carcinoma. Am J Pathol 142: 995-1000

Stamenovic I, Toccanier MF, Kanci Y (1981) Polymorphic reticulosis (lethal midline granuloma) and lymphomatoid granulomatosis: identical or distinct entities? Virchows Arch (A) 390: 81-91

Stamberger H (1992) Spezifische Entzündung der äußeren und inneren Nase sowie der Nebenhöhlen. In: Naumann HH, Helms J, Herberhold C, Kastenbauer E (Hrsg) Oto-Rhino-Laryngologie in Klinik und Praxis, Bd 2. Thieme Stuttgart New York, X 151-175

Stansfeld AG, Diebold J, Noel H et al. (1988) Updated Kiel classification for lymphomas. Lancet i: 292-293

Stanton MB (1966) Actinomycosis of the maxillary sinus. J Laryngol Otol 80: 168-174

Stell PM (1977) Epistaxis. Clin Otolaryngol 2: 263-273

Stephan J, Batsakis JG, Luna MA et al. (1986) True malignant mixed tumors (carcinosarcoma) of salivary glands. Oral Surg Oral Med Oral Pathol 61: 597-602

Stevens DJ, Krikham N (1988) Neurofibromas of the paranasal sinuses. J Laryngol Otol 102: 256-259

Stewart JP (1933) Progressive lethal granulomatous ulceration of the nose. J Laryngol 48: 657-701

Stingl G, Katz SI, Clement L (1978) Immunologic functions of 1a-bearing epidermal Langerhans cells. J Immunol 121: 2005-2013

Suster S, Meyer R (1988) Basal cell carcinoma arising in a Leishmania scar. Inter J Dermatol 27: 175-176

Syrjänen S, Happonen RP, Virolaines E et al. (1987) Detection of human papillomavirus (HPV) structural antigens and DNA types in inverted papillomas and squamous cell carcinomas of the nasal cavities and paranasal sinuses. Acta Otolaryngo (Stockh) 104: 334-341

Takahashi H, Ohara S, Yamada M, Ikuta F, Tanimura K, Honda Y (1987) Esthesioneuroblastoma: a tumor of true olfactory epithelium origin. An ultrastructural and immunohistochemical study. Acta Neuropathol (Berlin) 75: 147-155

Takemura M, Azuma C, Kimura T, Tokugawa Y, Miki M, Ono M et al. (1992) Malignant cell-specific gelatinase activity in human endometrial carcinoma. Cancer 70: 147-151

Takimoto T, Miyazaki T, Masuda K (1987) Chondroma of the nasal cavity and nasopharynx - a case of chondroma arising from the nasal septum. Auris Nasus Larynx 14: 93-96

Taylor BW, Erich JB (1967) Dermoid cysts of the nose. Mayo Clin Proc 42: 488-494

Testa G, Mesolella C, Costa F (1986) Histamine antagonists in allergic rhinitis. Possible role in the control of cellular immune reaction. Arch Otolaryngol Head Neck Surg 112: 432-433

Thomas JN (1977) Massive schwannoma arising from the nasal septum. J Laryngol Otol 91: 63-68

Thurner J (1970) Iatrogene Pathologie. Urban & Schwarzenberg, München Berlin Wien

Topozada H, El-Ghazzawi J (1984) The human respiratory nasal mucosa in nasal syphilis. A histochemical study. Acta Otolaryngo 97: 419-425

Topozada HH, Gaafar HA (1973) Electron microscopy of the human nasal mixed glands. J Laryngol Otol 87: 639-645

Topozada HH, Gaafar HA (1986) The effect of streptomycin and irradiation on rhinoscleroma (Electron microscopic study). J Laryngol Otol 100: 809-815

Torjussen W, Solberg LA, Hogetveit AC (1979) Histopathologic changes of nasal mucosa in nickel workers. A pilot study. Cancer 44: 963-974

Tos M, Mogensen C (1984) Mucus production in chronic maxillary sinusitis. A quantitative histopathological study. Acta Otolaryngol (Stockh) 97: 151-159

Trail ML, Zeringue GP, Chicola JP (1977) Carcinoma in thyroglossal duct remnants. Laryngoscope 87: 1685–1691

Tran LM, Mark R, Meier R, Calcaterra TC, Parker RG (1992) Sarcomas of the head and neck. Cancer 70: 169–177

True LD (ed) (1990) Atlas of diagnostic histopathology. Lippincott, Philadelphia

Tsaknis PJ, Nelson JF (1980) The maxillary ameloblastoma: an analysis of 24 cases. J Oral Surg 38: 336–342

Uehara T, Matsubara O, Kasuga T (1987) Melanocytes in the nasal cavity and paranasal sinus. Incidence and distribution in Japan. Acta Pathol Jpn: 37: 1105–1114

Van der Baan S, Veerman AJP, Wulffraat N et al. (1986) Primary ciliary dyskinesia: ciliary activity. Acta Otolaryngol (Stockh) 102: 274–281

Van der Woulde FJ, Rasmussen N, Lobatto S et al. (1985) Autoantibodies against neutrophils and monocytes: tool for diagnostic and marker of disease activity in Wegener's granulomatosis. Lancet i 48: 425–429

Vaughan TL, Strader C, Davis S, Dahling JF (1986) Formaldehyde and cancers of pharynx, sinus and nasal cavity: II. Residential exposures. Int J Cancer 38: 685–688

Vendelbo Johansen L, Hjelm-Hansen M, Andersen AP (1984) Squamous cell carcinoma of the nasal vestibule. Acta Radiol Oncol 23: 189–192

Verse T, Pirsig W, Heymer B (1997) Ein Fall von Sarkoidose im Mastoid. Laryngo-Rhino-Otol 76: 312–314

Volkow YN, Schechkin VN (1976) Chemodectoma of the nose and of the accessory sinus. Vestn Otorhinolaryngol 4: 56–59

Voss R, Stenersen T, Roald Oppedal B, Boysen M (1985) Sinonasal cancer and exposure to softwood. Acta Otolaryngol (Stockh) 99: 172–178

Voss R, Raichborn-Kjennarud S, Abeler V, Reith A (1986) Development of brush cytology for detection of metaplastic and dysplastic nasal mucosa lesions. A preliminary report. Acta Otolaryngol 101: 299–305

Vrabec DP (1975) The inverted Schneiderian papilloma: a clinical and pathological study. Laryngoscope 85: 186–220

Waldron J, Mitchell DB (1988) Unusual presentations of extramedullary plasmocytoma in the head and neck. J Laryngol Otol 102: 102–104

Wallace DeBoom G, Jensen JL, Wuerker RB (1986) Cylindrical cell papilloma. Oral Pathol 61: 607–610

Walch-Waring GP (1967) Naso-alveolar cysts: aetiology, presentation and treatment. J Laryngol 81: 263–276

Walter CK (1980) The nasal septum. In: Paparella MM (ed) Otolaryngology, 2nd Edn, vol III. Saunders, Philadelphia, pp 2051–2077

Waxmann JE, Spector JG, Sale SR, Katzenstein ALA (1987) Allergic aspergillus sinusitis: concepts in diagnosis and treatment of a new clinical entity. Laryngoscope 97: 261–266

Weber FP (1907) Multiple hereditary development angiomata (telangiectases) of the skin and mucous membranes associated with recurring haemorrhage. Lancet ii: 160–162

Weber RS, Shilliroe EJ, Robbins KT et al. (1988) Prevalence of human papillomavirus in inverted nasal papillomas. Arch Otolaryngol Head Neck Surg 114: 23–26

Weerda H (1992) Mißbildungen und Formfehler. In: Naumann HH, Helms J, Herberhold C, Kastenbauer E (Hrsg) Oto-Rhino-Laryngologie in Klinik und Praxis, Bd 2. Thieme, Stuttgart New York, S 125–137

Wegener F (1936) Über generalisierte septische Gefäßerkrankungen. Verh Dtsch Ges Pathol 29: 202–210

Wegener F (1939) Über eine eigenartige rhinogene Granulomatose mit besonderer Beteiligung des Arteriensystems und der Nieren. Beitr Path Anat 102: 35–38

Wegener OH (1992) Ganzkörpercomputertomographie. Blackwell, Berlin

Weidner N (1996) The difficult diagnosis in surgical pathology. Saunders, Philadelphia London Toronto

Weiland LH (1985) Midfacial destructive lesions. In: Barnes L (ed) Surgical pathology of the head 2nd neck, vol 1. Dekker, New York, pp 647–657

Weiss L, Grepp RO (1977) Histology, 4th edn. McGraw Hill, New York St. Louis

Weiss SW, Enzinger FM (1978) Malignant fibrous histiocytoma. An analysis of 200 cases. Cancer 41: 2250-2266

Wick MR, Stanley SJ, Swanson PE (1988) Immunohistochemical diagnosis of sinonasal melanoma, carcinoma an neuroblastoma with monoclonal antibodies HMB-45 and anti-synaptophysin. Arch Pathol Lab Med 112: 616-620

Widstroem A, Magnusson P, Hallberg O (1976) Adenocarcinoma originating in the thyroglossal duct. Ann Otol Rhinol Laryngol 85: 286-290

Wiemer DR (1987) Rhinophyma. Clin Plast Surg 14: 357-365

Wilander E, Nordlinder H, Grimelius L et al. (1977) Esthesioneuroblastoma. Histological, histochemical and electron microscopic studies of a case. Virchows Arch 375: 123-128

Wilcocks C, Manson-Bahr P (1974) Mansen's Tropical diseases. Bailliére Tindall, London

Wilhelmsson B, Hellquist H, Olofsson J, Klintenberg C (1985) A nasal cuboidal metaplasia with dysplasia. Precursor to adenocarcinoma in wood workers? Acta Otolaryngol (Stockh) 99: 641-648

Wilhelmsson B (1984) Effects of wood dust on the nasal mucosa. Medical Dissertation, Karolinska Institute, Stockholm

Williamson IG, Ramsden RT (1988) Angiosarcoma of maxillary antrum – association with vinyl chloride exposure. J Laryngol Otol 192: 464-467

Wiltshaw E (1976) The natural history of extramedullary plasmacytoma and ists relation to solitary myeloma of bone and myelomatosis. Medicine 55: 217-238

Winek RR, Scheithauer BW, Wick MR (1989) Meningioma, menigeal hemangiopericytoma (angioblastic meningioma), peripheral hemangiocytoma and acoustic schwannoma. A comparative immunhistochemical study. Am J Surg Pathol 18: 251-261

Winther B, Brofeldt S, Christensen B, Mygind N (1984a) Light and scanning electron microscopy of nasal biopsy material from patients with naturally acquired common colds. Acta Otolaryngol 97: 309-318

Winther B, Brofeldt S, Groenberg H, Mygind N (1984b) A study of bacteria in the nasal cavity and nasopharynx during naturally acquired common colds. Acta Otolaryngol 98: 315-320

Winther B, Innes DJ, Mills SE (1987) Lymphocyte subsets in normal airway mucosa of the human nose. Arch Otolaryngol Head Neck Surg 113: 59-62

Wolff SM, Fauc AS, Horn RG, Dale DC (1974) Wegener's granulomatosis. Ann Intern Med 81: 513-525

Woodruff JM, Huvos AG, Erlandson RA et al. (1985) Neuroendocrine carcinomas of the larynx. A study of two types, one which mimics thyroid medullary carcinoma. Am J Surg Pathol 9: 771-790

Woods GL (ed) (1993) Diagnostic pathology of infections diseases. Lea & Febinger, Philadelphia London

Woodson GE, Robbins KT, Michaels L (1985) Inverted papilloma: considerations in treatment. Arch Otolaryngol 111: 806-811

Wright DH (1989) Update Kiel classification for lymphomas. J Pathol 157: 283-284

Wright DH, Isaacson PG (1983) Biopsy pathology of lymphoreticular system. Chapman & Hall, London

Wustrow TPU (1992) Gutartige Geschwülste des Nasopharynx. In: Naumann HH, Helms J, Herberhold C, Kastenbauer E (Hrsg) Oto-Rhino-Laryngologie in Klinik und Praxis, Bd 2. Nase, Nasennebenhöhlen, Gesicht, Mundhöhle und Pharynx, Kopfspeicheldrüsen. Thieme, Stuttgart New York, S 642-648

Yamagishi M, Masegawa S, Takahasi S et al. (1987) Immunhistochemical method for the diagnosis of olfactory disturbance. Acta Otolaryngol (Stockh) 103: 145-150

Yamanaka N, Harabuchi Y, Sambe S et al. (1985) Non-hodgkin's lymphoma of Waldeyer's ring and nasal cavity. Clinical and immunological aspects. Cancer 56: 768-776

Yanagisawa E, Friedman S, Kundargi RS, Smith HW (1977) Rhinocerebral phycomycosis. Laryngoscope 87: 1319-1335

Yassin A, El Shennawy M, El Enamy G (1975) Leproxy of the upper respiratory tract. A clinical, bacteriological, histopathological and histochemical study of 20 cases. J Laryngol Otol 89: 505-511

Yip W-K, Lee HTL (1974) Benign osteoblastoma of the maxilla. Oral Surg Oral Med Oral Pathol 38: 259–263
Younus M (1986) Leprosy in ENT. J Laryngol Otol 100: 1437–1442
Zachariades N, Papadakou A, Koundouris J (1980) Primary hemangioendotheliosarcoma of the mandible: a review of the literature and report of case. J Oral Surg 38: 288–296
Zak FU, Lawson W (1974) The presence of melanocytes in the nasal cavity. Ann Otol Rhinol Laryngol 83: 515–519
Zakrzewska JM (1986) Angiosarcoma of the maxilla – a case report and review of the literature including angiosarcoma of the maxillary sinus. Br J Oral Maxillofac Surg 4: 286–292
Zizmor J, Noyek AM (1968) Cysts and benign tumors of the paranasal sinuses. Semin Roentgenol 3: 172–201
Zohar Y, Sadov R, Shvilli Y (1987) Surgical management of epistaxis in hereditary hemorrhagic telangiectasia. Arch Otolaryngol Head Neck Surg 113: 754–757

2. Kapitel
Rachen und Tonsillen
H. F. OTTO

1 Anatomie, Histologie, Immunhistologie

1.1 Anatomie

1.1.1 Cavum pharyngis

Der Rachen, Pharynx, stellt einen etwa 14 cm langen, schlauchförmigen Raum (Cavum pharyngis) dar, der von der Schädelbasis (Pars basilaris des Os occipitale) bis zum Ösophagusmund bzw. bis zur Höhle des Ringknorpels reicht. Der Rachen steht ventralseitig mit der Nasen- und Mundhöhle und mit dem Kehlkopf, lateralseitig mit den Mittelohren in Verbindung. Die Übergangszone zwischen Mund- und Rachenhöhle wird als Schlundenge, Isthmus faucium, bezeichnet (Einzelheiten der Anatomie: EGGSTON u. WOLFF 1947; WARWICK u. WILLIAMS 1973; FLEISCHHAUER 1985d; FECHNER u. MILLS 1992; FLEISCHHAUER u. DRENCKHAHN 1994).

Das *Cavum pharyngis* läßt sich von kranial nach kaudal in 3 Etagen (Abb. 2.1) untergliedern:

Epipharynx (Nasopharynx, Pars nasalis pharyngis). Dieser Abschnitt der Rachenhöhle reicht vom Rachendach bis zum Gaumensegel. Er steht durch die Choanen mit der Nasenhöhle und durch die Tubae auditivae mit den Mittelohren in Verbindung. Die Tubenöffnung liegt etwa 1–1,5 cm hinter dem Ende der Concha inferior in der Seitenwand des Pharynx und wird nach hinten und oben durch einen Schleimhautwulst, dem Torus tubarius, begrenzt. Distalwärts findet sich ein weiterer Schleimhautwulst, der Torus levatorius, der durch den M. levator veli palatini hervorgerufen wird. Zwischen Tubenwulst, Rachenhinterwand und Epipharynxdach ist die seitliche Vertiefung der *Rosenmüller-Grube* (Recessus pharyngeus, Bursa pharyngica) ausgebildet, in der die Tubentonsille liegt.

Mesopharynx (Oropharynx, Pars oralis pharyngis). Dieser Teil des Pharynx liegt etwa in Höhe des 2.–3. Halswirbels, wobei als kraniale Grenze der Passavant-Wulst und als kaudale Grenze die Höhe des Zungenbeines bzw. des oberen Epiglottisrandes angegeben wird. Die vordere Grenze wird durch den Zungengrund, die seitliche durch den Gaumenbogen mit den Tonsillae palatinae gebildet. Das Schlundrohr ist im mesopharyngealen Bereich besonders locker angeordnet. Die mesopharyngeale Schleimhaut besitzt keine Muscularis mucosae,

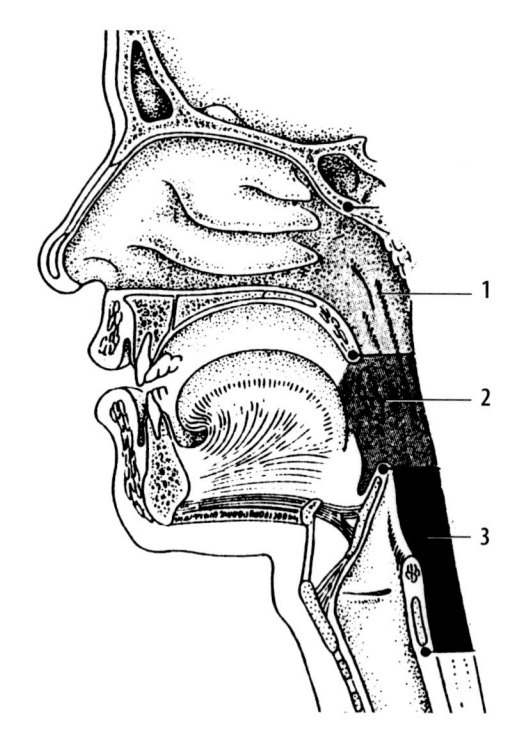

Abb. 2.1. Schematische Darstellung der verschiedenen Etagen des Pharynx: *1* Epipharynx; *2* Mesopharynx; *3* Hypopharynx

dagegen eine Fascia elastica, die in eine feste Aponeurose übergeht. Das Spatium pharyngeus wird durch die Aponeurosis stylopharyngeus in einen ventralen prästyloiden und in einen dorsalen poststyloiden Raum unterteilt. Im Mesopharynx kreuzen sich Luft- und Speisewege.

Hypopharynx (Pars laryngea pharyngis). Der Hypopharynx reicht bis zum Rande der Krikoidplatte und geht hier in den Ösophagusmund über. Der ventral gelegene Aditus laryngis ist von distal her in den Hypopharynx hineingedrängt. Seitlich befinden sich die Recessus piriformes, die medial vom Ringknorpel, lateral vom Horn des Zungenbeines sowie vom inneren Teil des Schildknorpels und oben von den Plicae glossoepiglotticae begrenzt werden. In Längsrichtung des Recessus piriformis wölbt sich eine feine Falte, die Plica nervi laryngeus, vor, die den vorwiegend sensiblen N. laryngeus enthält. An der Hinter- und Seitenwand liegt der M. constrictor pharyngis inferior. Im Übergangsbereich zum Ösophagus findet sich eine physiologische Enge, die durch den Tonus des chondromuskulären Sphincters bedingt ist. Dieser Sphinkter wird von der Rückfläche des Ringknorpels und dem M. cricopharyngicus gebildet. Der Muskel besteht aus einer Pars fundiformis und einer mehr cranial gelegenen Pars obliqua. Zwischen diesen beiden Muskelteilen liegt das Killian- (Lannier-Hackerman-) Dreieck, unterhalb der Pars fundiformis das Laimer-Dreieck.

Gefäßversorgung, Innervation. Die arterielle *Blutversorgung* des Pharynx erfolgt über die A. pharyngea ascendens aus der A. carotis externa, über die A. palatina ascendens aus der A. facialis und über die A. laryngea superior aus der A. thyreoidea superior. Es bestehen darüber hinaus über die A. palatina descendens Anastomosen zum Stromgebiet der A. maxillaris und über die Äste der A. thyreoidea inferior zum Stromgebiet der A. subclavia (Einzelheiten: FLEISCHHAUER 1985a–c; FLEISCHHAUER u. DRENCKHAHN 1994).

Der *venöse Abfluß* erfolgt über Venengeflechte in der seitlichen Pharynxwand, die den submukös gelegenen Plexus pharyngeus bilden, über die Vv. pharyngeae zur V. jugularis interna (FLEISCHHAUER 1985b).

Die *lymphatische Drainage* des Epipharynx erfolgt über retropharyngeale Lymphgefäße und Lymphknoten, aus den übrigen Pharynxregionen über die Nodi lymphatici cervicales profundi (FLEISCHHAUER 1985b).

Die *Innervation* des Pharynx erfolgt über den Plexus pharyngeus, der aus Fasern des N. glossopharyngeus (Epi- und Mesopharynx), des N. vagus (Hypopharynx), des N. accessorius und aus sympathischen Nervenfasern gebildet wird.

1.1.2 Der lymphatische Rachenring

Am Eingang in den Rachen, besonders im Bereich des Epi- und Mesopharynx, findet man lymphatisches Gewebe, das unter dem Begriff des lymphatischen *Waldeyer-Rachenringes* (Abb. 2.2) zusammengefaßt wird (BRANDTZAEG 1984, 1987, 1988; BRANDTZAEG u. HALSTENSEN 1992; BERNSTEIN et al. 1994). Dabei ist das lymphatische Gewebe zum Teil diffus bzw. in kleineren Komplexen unmittelbar unter der Schleimhaut nachweisbar [z.B. hintere Rachenwand (Granula), „Seitenstränge"], zum Teil in Form besonders charakterisierbarer lymphoepithelialer Organe, den *Tonsillen* (T. palatina, T. lingualis, T. pharyngealis, T. tubaria).

Tonsillae palatinae (Gaumenmandeln). Es handelt sich um länglich-ovale Organe variabler Größe, die im unteren Abschnitt des Sinus (bzw. der Fossa) tonsillaris zwischen den Gaumenbögen (Arcus palatoglossus, Arcus palatopharyngeus) lokalisiert sind. Oberhalb der Tonsillen befindet sich die Fossa supratonsillaris, am vorderen Rand die Plica traingularis, die als dreieckige Schleimhautfalte zwischen der hinteren Fläche der vorderen Gaumenbögen sowie dem unteren Tonsillenpol ausgebildet ist und breitbasig in den Zungengrund übergeht. Der mediale Tonsillenpol ist höckrig zur Mundhöhle hin vorgewölbt. Der vordere untere Tonsillenrand wird von der Plica triangularis überlagert. Im unteren Bereich der Plica triangularis ist zwischen den Tonsillae palatinae und der Tonsilla lingualis ein sog. tonsilläres Zwischengewebe (= infratonsilläre Lymphknoten) entwickelt. Die Tonsillae palatinae werden von einer bindegewebigen Kapsel umgrenzt. Das angrenzende peritonsilläre Gewebe wird vom Parapharyngealraum durch den M. constrictor pharyngis superior und durch die Fascia pharyngica getrennt.

Die Gefäßversorgung erfolgt durch das sog. Rete tonsillare, das variable Zuflüsse aus Ästen der A. palatina ascendens, der A. pharyngea ascendens, der

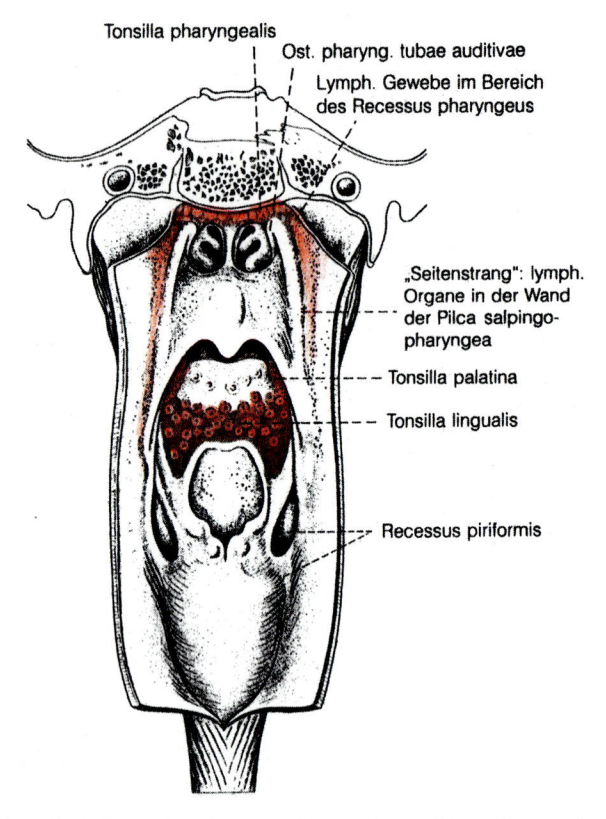

Abb. 2.2. Der lymphatische Rachenring. Der Pharynx ist von hinten her eröffnet. Das lymphatische Gewebe ist farbig unterlegt. (Umgezeichnet nach FLEISCHHAUER 1985d, mit freundlicher Genehmigung des Autors)

A. dorsalis linguae und der A. palatina descendens erhält. Das venöse Blut gelangt über zahlreiche kleine Venen (z. B. V. palatina, V. facialis) in die V. jugularis interna. Venöse Verbindungen zum Plexus pterygoideus erklären die mögliche Entstehung von Thrombosen im Sinus cavernosus bei (entzündlichen) Erkrankungen der Tonsillae palatinae.

Die aus den Tonsillae palatinae abfließende Lymphe gelangt über einen seitlichen Abflußweg in die Nodi lymphatici submandibulares, die unter dem Kieferwinkel in der Submandibularisloge lokalisiert sind, von dort in die Nodi lymphatici cervicales profundi (jugulares), die als tiefe hintere Lymphknotenkette unter dem M. omohyoideus auf der prävertebralen Halsmuskulatur angeordnet sind.

Die Innervation erfolgt durch den N. glossopharyngeus, den Nerv des III. Viszeralbogens.

Tonsilla lingualis („Zungenbälge"). Sie liegt im Bereich der Zungenwurzel hinter dem Sulcus terminalis. Seitlich werden die Zungenbälge durch die Plicae glos-

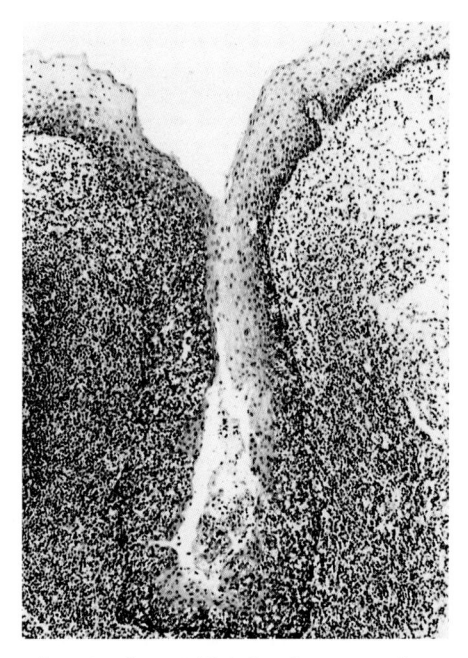

Abb. 2.3. Tonsilla lingualis. Singuläre Schleimhautkrypte, umlagert durch lymphatisches Gewebe. Das Kryptenepithel ist deutlich retikuliert. HE × 120

soepiglotticae begrenzt. Es handelt sich um zahlreiche singuläre Schleimhautkrypten, die von Lymphfollikeln unterlagert sind (Abb. 2.3). Der Lymphabfluß erfolgt über die Nodi lymphatici submandibulares.

Tonsilla pharyngealis (= adenoidea) (Rachenmandel). Sie liegt im Epipharynx, am Rachendach und hinter den Mündungen der Tuben. Neben einem leistenartig vorgewölbten kranialen Mittelteil werden die Seitenteile und der dorsale Teil unterschieden. Die sagittal angeordneten Wülste sind durch flache Buchten getrennt.

Die in Höhe der Tubenöffnung entwickelten *Tonsillae tubariae* (T. tubae pharyngotympanicae) liegen in der Rosenmüller-Grube. Sie sind von den Tonsillae pharyngeales oft nicht eindeutig abzugrenzen.

Die arterielle Gefäßversorgung erfolgt aus der in der seitlichen Pharynxwand aufsteigenden A. pharyngea ascendens, der venöse Abfluß über den Plexus venosus pharyngeus und von dort über die Vv. pharyngeales in die V. jugularis interna. Die Lymphe fließt über einen hinteren Lymphabflußweg über die Nodi lymphatici retropharyngeales vor der prävertebralen Halsmuskulatur in die Nodi lymphatici cervicales profundi.

„Oral tonsils" (KNAPP 1970). Es handelt sich um lymphoepitheliale Strukturen (Abb. 2.4, 2.5) in der oralen Mukosa, die in ihrem Aufbau den tonsillären Strukturen des Waldeyer-Rachenringes entsprechen. KNAPP (1970b) fand

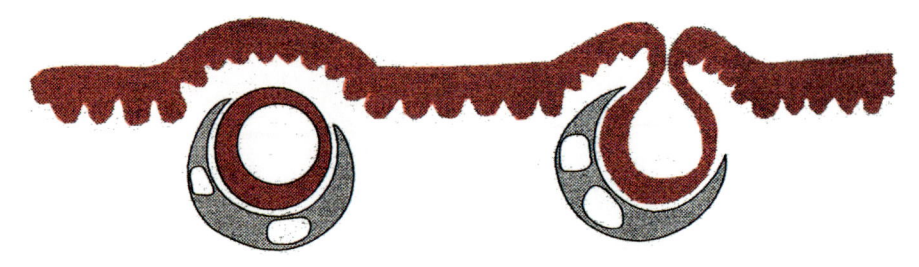

Abb. 2.4. Schematische Darstellung der histologischen Unterschiede zwischen lymphoepithelialen Zysten (*links*) und akzessorischen oralen Tonsillen (*rechts*) in der Konzeption von Knapp (1970). (Mod. nach Elzay u. Frable 1974). Die Epithelformationen sind farbig unterlegt

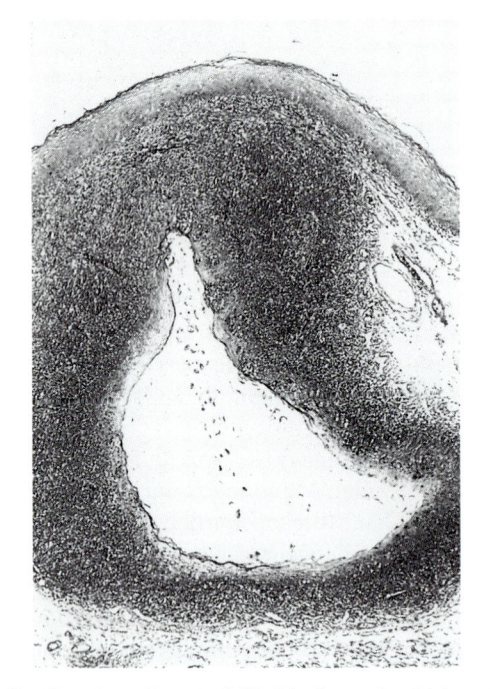

Abb. 2.5. Orale Tonsille. Singulärer Lymphofollikel in der oralen Mukosa in enger Assoziation zum mehrschichtigen Plattenepithel. HE × 80

sie bei Routineuntersuchungen der oralen Mukosa von 503 Patienten in immerhin 21%. Größe: 1–3 mm. Die in der Literatur (Gold 1962; Calman 1963; Vickers et al. 1963; Bhaskar 1966; Young u. Claman 1967; Elzay u. Frable 1974) als lymphoepitheliale bzw. als „branchiale" Zysten beschriebenen Läsionen, sind nach Ansicht von Knapp (1970b) überwiegend „orale Tonsillen".

1.1.3 Der parapharyngeale Raum

Der Pharynx ist von einer Organfaszie umgeben. Diese grenzt lateral an das Spatium lateropharyngeum (= Parapharyngealraum). Der Parapharyngealraum enthält Blutgefäße und Nerven, die vom Kopf zum Hals und in umgekehrter Richtung verlaufen. Auf Grund der strukturellen und topographischen Besonderheiten ist das Spatium lateropharyngeum ein bevorzugter Raum für die Ausbreitung von (abszedierenden und phlegmonösen) Entzündungen und anderen Krankheitsprozessen.

Der Parapharyngealraum kann in verschiedene Abschnitte untergliedert werden (FLEISCHHAUER 1985d).

Die *Pars cephalica* reicht von der Schädelbasis bis an den unteren Rand der Mandibula und geht hier in die Pars cervicalis (s. unten) über. Die Pars cephalica setzt sich ventralseitig in die Fossa infratemporalis (mit den Mm. pterygoidei, der A. maxillaris, dem N. mandibularis und dem venösen Plexus pterygoideus) fort. Verbindungen bestehen auch zur Fossa retromandibularis (mit den Nn. facialis, accessorius, hypoglossus und glossopharyngeus). Im unteren Abschnitt der Pars cephalica steht der Parapharyngealraum ventralseitig mit dem Recessus sublingualis in Verbingung.

Pars cervicalis, die im Bereich des Trigonum caroticum in das vordere Mediastinum übergeht.

Nach medial und hinten grenzt der parapharyngeale Raum an einen „Verschiebespalt" zwischen der Hinterwand des Pharynx und dem tiefen Blatt der Fascia cervicalis. Dieser Raum wird als *Spatium retropharyngeum* bezeichnet. Er setzt sich retroösophageal kaudalwärts fort und geht schließlich in das hintere Mediastinum über.

1.2 Histologie, Immunhistologie

Unter Mitarbeit von K.-A. NEIMEIER

1.2.1 Pharynx

Die nasopharyngeale Schleimhaut wird beim Erwachsenen auf etwa 50 cm^2 geschätzt (FECHNER u. MILLS 1992). Die Lamina epithelialis mucosae ist in den einzelnen Abschnitten des Pharynx unterschiedlich gebaut (Abb. 2.6). In der Pars nasalis (Epi- bzw. Nasopharynx) findet man ein mehrreihiges Flimmerepithel, dessen Aufbau dem der Nasenschleimhaut entspricht. Bezogen auf die innere Oberfläche des Pharynx beträgt dieser Anteil etwa 40% (ALI 1965). Becherzellen sind selten nachweisbar. Oro- und Hypopharynx sind in Fortsetzung der Mundschleimhaut durch mehrschichtiges, nicht verhornendes Plattenepithel mit unterschiedlicher Expression von Keratinfilamenten ausgekleidet (LOBECK et al. 1986). Die Grenze zum Flimmerepithel liegt an der pharyngealen Fläche des weichen Gaumens (mit großer individueller Schwankung). Die Grenze beider Epithelverbände ist teils scharf, teils durch eine sog. Transitional-

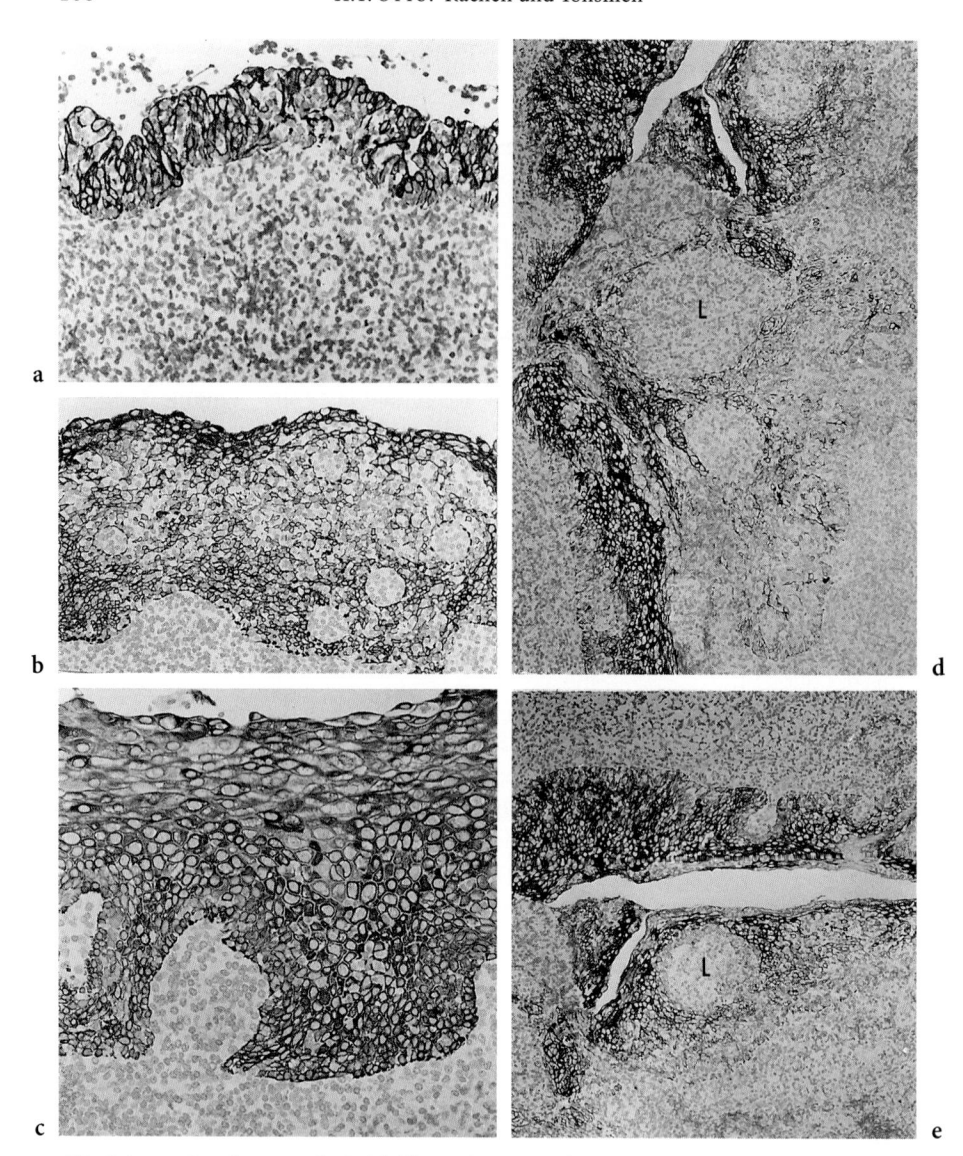

Abb. 2.6 a–e. Oropharyngeale Epithelformationen. **a** Flimmerepithel, pars nasalis. Zylinderepithel-typische Keratinexpression. Antikörper: PKK1 (CK 8,18,19), × 120. **b** Mehrschichtiges und stark retikuliertes Plattenepithel aus dem Bereich einer tonsillären Krypte. Antikörper KL-1 (CK 1,6,8,10), × 120. **c** Mehrschichtiges Plattenepithel der oropharyngealen Region. Antikörper CK 6 (CK 6 [1,13]), × 120. **d, e** Tonsilläre Kryptenregion im Übergangsbereich zur Oberfläche mit teils retikulierten, teils nichtretikulierten Plattenepithelformationen. *L* Lymphfollikel. Antikörper KL-1 (CK 1,6,8,10), × 80

zone (intermediäres Epithel) charakterisiert (FECHNER u. MILLS 1992). In dieser Zone zeigt das mehrreihige/mehrschichtige Epithel eine gewisse „Unordnung" („disorganized appearance"; FECHNER u. MILLS 1992), die gelegentlich differentialdiagnostische Probleme in der Abgrenzung von Dysplasien bzw. von Carcinomata in situ bereiten können. Flimmerepithel und Plattenepithel sitzen einer Basalmembran auf.

Innerhalb des pharyngealen Plattenepithels findet man verschiedene nichtepitheliale Zellen, die letztlich alle zum afferenten Schenkel des Schleimhautassoziierten Immunsystem gehören: Langerhans-Zellen („high level clear cells"), Lymphozyten und Plasmazellen. Grundsätzlich findet man eine vergleichbare Situation, wie in der übrigen Mundschleimhaut (Übersicht: LÖHNING 1984; vgl. auch Tonsillen).

Eine Muscularis mucosae fehlt. Zwischen der Lamina epithelialis mucosae und der tieferen Pharynxmuskulatur ist eine an elastischen Fasern reiche „Grenzschicht" aus lockerem Bindegewebe nachweisbar. In diese Submukosa eingebettet sind muköse und seromuköse Drüsen (Glandulae pharyngeales), die eine Schicht von Gleitspeichel bilden. Der gesamte Speichelfilm im oropharyngealen Bereich weist zudem bakterizide Eigenschaften auf; er enthält u. a. sekretorisches IgA, Lysozym und Lactoferrin.

Vor allem in der Pars laryngea pharyngis ist die Schleimhaut durch gut entwickelte Venengeflechte und Lymphgefäße unterpolstert.

In der Submukosa der gesamten pharyngealen Schleimhaut findet man lymphatisches Gewebe unter Einschluß unterschiedlich großer Lymphfollikel. Diese lymphatischen Aggregate sind im Öffnungsbereich der Tuba Eustachii besonders reichlich entwickelt und bilden die Tonsilla tubaria (Gerlach-Tonsille).

1.2.2 Tonsillen

1.2.2.1 Tonsilläres Bauprinzip

Das tonsilläre Gewebe gehört zu den lymphoepithelialen Organen. Es ist grundsätzlich in sog. Histosysteme untergliedert, die nach FIORETTI (1961) als *Kryptolymphone* (Abb. 2.7) bezeichnet werden. Zu den Strukturmerkmalen des tonsillären Gewebes gehören die Kapselbildung, die Ausdifferenzierung von Krypten und das lymphatische Gewebe. Das Kapselgewebe stellt ein primäres Bauelement der Tonsillen dar. Das allen Tonsillen gemeinsame, aus der Funktion sich ergebende Bauprinzip (s. unten) erfährt in den einzelnen Standorten gewisse Abwandlungen (PABST 1994):

Tonsillae palatinae. Im Übergangsbereich von der Mundhöhle in den oralen Teil des Pharynx liegen beidseits in die Fossae tonsillares die Gaumenmandeln. Charakteristisch für jede dieser Tonsillen sind 10–20 (25) Primärkrypten. Von den Primärkrypten gehen sog. Sekundärkrypten (2. bis 5. Ordnung) mit dendritischer Verzweigung ab. Die Krpyten werden durch mehrschichtiges Plattenepithel begrenzt, das in der Kryptentiefe netzartig aufgelockert ist, retikuliert

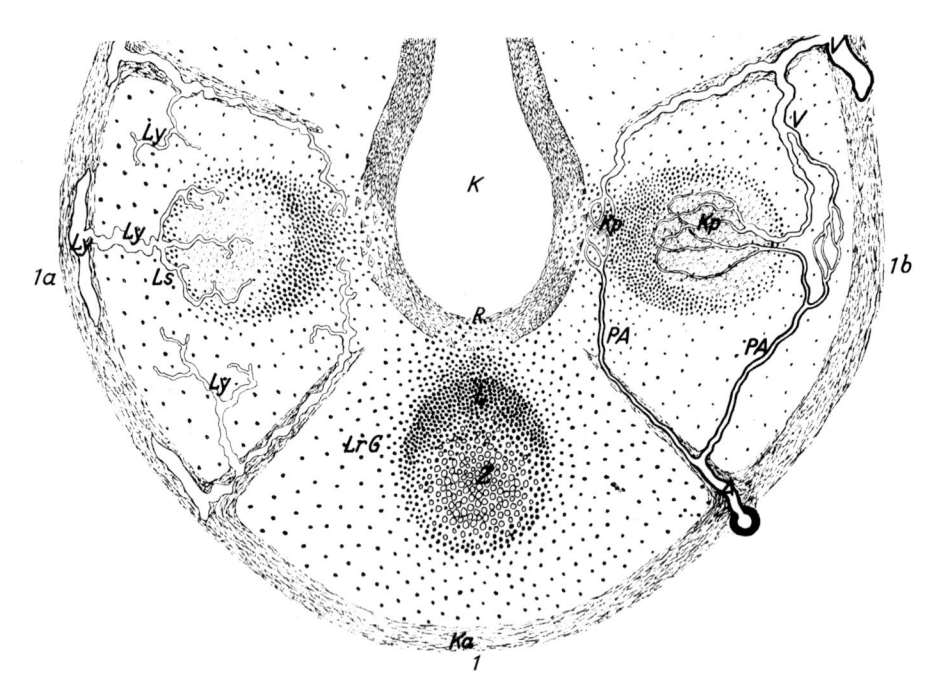

Abb. 2.7. Schematische Darstellung des Tonsillenaufbaus: „Krypto-Lymphon" nach FIORETTI (1961). *1* Kryptolymphon mit Retikulierungszone (*R*) des tonsillären Kryptenepithels, Sekundärfollikel mit hellem Follikelzentrum (*Z*) und kappenförmiger Lymphozytenschale (*L*) sowie interfollikulärem Gewebe (*LrG*). *1a* Kryptolymphon mit Lymphgefäßversorgung: perinoduläre Lymphsinus (*Ls*), abführende Lymphgefäße (*Ly*). *1b* Kryptolymphon mit Blutgefäßversorgung: Kapsel- und Septumarterien (*A*), Parenchymarterien (*PA*), abschnittsweise mit ausgeprägtem Kapillarnetz (*Kp*) im Bereich der kryptalen Retikulierungszonen, abführende Septum- und Kapselvenen (*V*). *K* Kryptenlichtung; *Ka* Tonsillenkapsel mit blattförmig abgehenden Septen. (Aus SEIFERT 1966)

durch zahlreiche im Epithelverband liegende immunkompetente und -assoziierte Zellen. Diese Bereiche sind unter funktionellen Aspekten von entscheidender Bedeutung für die immunologische Reagibilität (vgl. S. 109). Unmittelbar unter dem Epithel befindet sich das lymphatische Gewebe, das, abhängig vom Funktionszustand, eine variable Zahl an Sekundärfollikel aufweist. Der Lymphozytenwall der Sekundärfollikel ist epithelwärts auffällig lymphozytenreich; er bildet hier eine sog. Lymphozytenkappe (HEINEN et al. 1988; vgl. auch Abb. 2.7).

Tonsilla lingualis („Zungenbälge"). Es handelt sich um lymphatisches Gewebe in Form nodulärer, 1–4 mm großer Strukturen in den obersten Schichten der Lamina propria. Das lymphatische Gewebe ist allseits von einer Bindegewebskapsel begrenzt. In der Mitte eines jeden Zungenbalges befindet sich eine Spalthöhle, die durch Plattenepithel ausgekleidet wird und die an der Oberfläche eine nadelstichgroße Öffnung hat. In die Kryptenhöhle münden muköse Drüsen (Glandulae linguales posteriores).

Tonsilla pharyngealis (= adenoidea). Es handelt sich um eine unpaare Tonsille am Rachendach. Anstelle von Krypten findet man flache, zwischen Schleimhautfalten gelegene Buchten, in die z. T. Ausführungsgänge gemischter, seromuköser Drüsen einmünden. Die Tonsille wird von einer dünnen Bindegewebskapsel umgrenzt. An der Oberfläche findet man zumeist ein mehrreihig angeordnetes Flimmerepithel, nur selten Plattenepithelinseln.

1.2.2.2 Mikroanatomie, funktionelle Kompartimente, Histophysiologie der Tonsillen

Das lymphoepitheliale Gewebe des Waldeyer-Rachenringes befindet sich an einer „strategisch" wichtigen Stelle des oberen Aerodigestivtraktes (BRANDTZAEG 1987; BRANDTZAEG u. HALSTENSEN 1992; BERNSTEIN et al. 1994) und ist ausgelegt für die transepitheliale Aufnahme von exogen zugeführten Antigenen. Das immunkompetente Gewebe des Waldeyer-Rachenringes stellt eine sozusagen erste „Verteidigungs"-Linie gegenüber inhalativen und digestiven Noxen (z. B. Bakterien, Viren, Nahrungsmittelantigene) dar (*„immunologisches Frühwarnsystem für inhalatorische und ingestierte Antigene"*; FLEISCHHAUER u. DRENCKHAHN 1994). Diese „Verteidigungs"-Linie ist in Form funktioneller Kompartimente strukturiert. Dazu gehören das retikulierte, netzartig aufgelockerte Plattenepithel der tonsillären Krypten, die Sekundärfollikel und die extra- oder interfollikulären Regionen (Abb. 2.8). Das lymphatische Gewebe des Waldeyer-Rachenringes ist Teil des Mukosa-assoziierten Immunsystems (MESTECKY 1987; BRANDTZAEG 1984, 1987, 1988, 1995; BRANDTZAEG u. HALSTENSEN 1992; BERNSTEIN et al. 1994, MANGGE et al. 1998).

Das *kryptale Plattenepithel* exprimiert stratifizierungstypische Keratinfilamente, wobei sich das Expressionsmuster vom tonsillären Oberflächenepithel unterscheidet (REIBEL u. SORENSEN 1991). Eingeschlossen sind [Cathepsin E-positive (FINZI et al. 1993)] *M-Zellen* [antigen-transporting *m*embrane cells, *m*icrofold cells (OWEN u. NEMANIC 1978)]. Das retikulierte Kryptenepithel exprimiert verschiedene Adhäsionsmoleküle, die bei den tonsillären Zell-Zell-Interaktionen eine wichtige Rolle spielen [z. B. ICAM-1, VCAM-1 (PERRY et al. 1992 a, b; UCCINI et al. 1993)]. Innerhalb des kryptalen Plattenepithels findet man zudem Makrophagen, dendritische Zellen, Langerhans-Zellen [selten (MOOTZ et al. 1972; VON GAUDECKER u. MÜLLER-HERMELINK 1982)], T- und B-Lymphozyten bzw. -blasten und Plasmazellen (vgl. auch GUIDOS et al. 1984; LONDEI et al. 1984; TANG et al. 1995). Die retikuläre Epithelauflockerung ist wahrscheinlich Folge eines lokalen, immunologisch induzierten Prozesses (FALK u. MOOTZ 1973; SCHMEDTJE et al. 1979). Das Ausmaß der epithelialen Retikulierung ist offenbar alterskorreliert: in der frühen Kindheit am stärksten ausgeprägt, findet man in der post-pubertären Phase eine flächenmäßige Reduktion von bis zu 60%, die mit zunehmendem Lebensalter weiter ansteigt (BRANDTZAEG 1987). Im Bereich des retikulierten Plattenepithels der tonsillären Krypten findet man zudem eine Diskontinuität der Basalmembran (HOWIE 1980; PERRY et al. 1988).

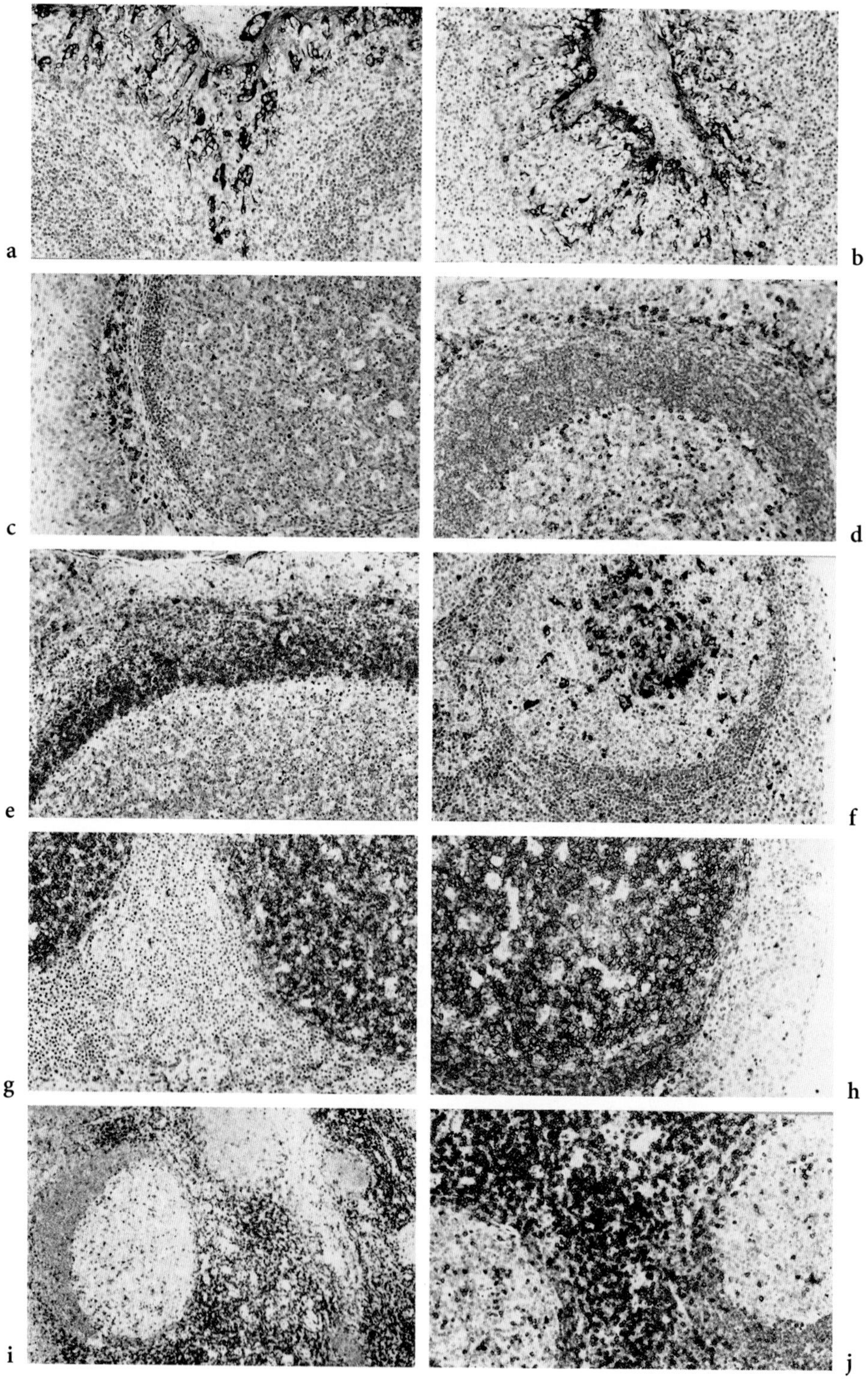
a
b
c
d
e
f
g
h
i
j

Tonsillen 111

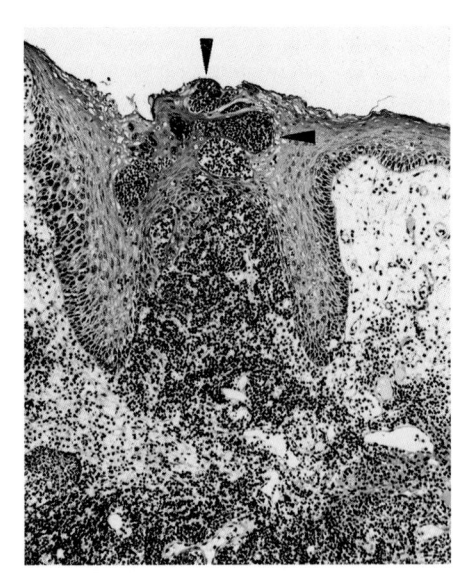

Abb. 2.9. Tonsillenpräparat (Ausschnitt) mit ausgeprägter Leukostase in den subepithelialen Gefäßen und in den Gefäßen, die abschnittsweise bis in den Bereich des mehrschichtigen Plattenepithels hineinreichen (*Pfeil*). HE × 80

Während primäre *Lymphfollikel* bereist in der 22. Gestationswoche (Tonsillae palatinae) nachweisbar sind (von GAUDECKER u. MÜLLER-HERMELINK 1982; SLIPKA 1988), entwickeln sich Sekundärfollikel mit aktivierten Keimzentren erst postpartal nach antigener Exposition (KRAAL et al. 1982). Innerhalb der Keimzentren findet man follikulär-dendritische Zellen, B-Lymphozyten und -blasten bzw. Plasmazellen (IgM, IgG). Die Lymphozytenschale wird aus B-Lymphozyten unter Einschluß nur weniger IgM-positiver Immunozyten rekrutiert (UHLMANN et al. 1975; CURRAN u. JONES 1978; BERNSTEIN et al. 1994). Nach Untersuchungen von NADAL et al. (1992) sollen (reife) Plasmazellen im tonsillären Gewebe in allenfalls 2% vorkommen. Die Literaturdaten zur quantitativen und topographischen Verteilung der verschiedenen Plasmazellen sind z. T. aber ausgesprochen widersprüchlich und abhängig von der jeweils eingesetzten Detektionsmethode (HOFFMANN-FEZER et al. 1981; von GAUDECKER et al. 1984; BRANDTZAEG 1984, 1987; NADAL et al. 1992; BERNSTEIN et al. 1992;

◀ **Abb. 2.8 a–j.** Histophysiologie der Tonsillen, immunhistologische Befunde (Einzelheiten s. Text). **a** Mehrschichtiges, stark retikuliertes Plattenepithel im Ausgangsbereich einer tonsillären Krypte mit deutlich unterbrochener Basalmembran. KL-1, × 80. **b** Mehrschichtiges, stark retikuliertes Plattenepithel im Kryptengrund. KL-1, × 80. **c** IgA, vorwiegend parafollikulär, IgA, × 120. **d** IgG, parafollikulär und innerhalb der Keimzentren. IgG, × 120. **e** IgM, parafollikulär deutlich akzentuiert. IgM, × 120. **f** CD68-positive dendritische Zellen, im Keimzentrum akzentuiert. CD68, × 120. **g, h** L26-positive B-Lymphozyten, follikulär, × 120 und 240. **i, j** DC3-positive T-Lymphozyten, interfollikuläre akzentuiert, CD3, × 80 und 120

Brandtzaeg u. Halstensen 1992; Yamanaka et al. 1992). Im Vergleich zum peripheren Blut ist der Anteil von B-Lymphozyten im Tonsillengewebe signifikant höher (peripheres Blut: 14%; Tonsillen: 52%).

Über die follikulär-dendritischen Zellen besteht offenbar eine besondere Möglichkeit der B-Zell-Aktivierung, insofern, als die Bildung sog. Iccosomen (= „immune complex-coated bodies") induziert werden kann (Tew et al. 1982, 1989; Kosco 1991). Dabei handelt es sich um Antigen-Antikörper-Formationen, die über lange Zeit mit Hilfe von bestimmten Komplement- und Fc-Rezeptoren auf der Oberfläche der follikulär-dendritischen Zellen gebunden bleiben (Brandtzaeg u. Halstensen 1992). Diese Antigen-Antikörper-Formationen binden auch an bestimmte Membranstrukturen der B-lymphozytären Oberfläche und führen so zu einer Aktivierung der B-Lymphozyten (Kosco 1991).

In den *interfollikulären T-Zell-Regionen* findet man als Antigen-präsentierende Zellpopulation interdigitierende Zellen. 70–80% der interfollikulär lokalisierten T-Lymphozyten sind CD4$^+$ [T-Helferzellen (CD45RA$^+$ und CD45R0$^+$ memory cells)], die teilweise den Interleukin-2-Rezeptor exprimieren (Ennas et al. 1984; Brandtzaeg 1987; Secrist et al. 1994). Die interdigitierenden Zellen werden z.T. von T-Helfer-Zellen rosettenartig umlagert (Ennas et al. 1984). Parafollikulär, vor allem oberhalb der Lymphozytenkappe, sind IgG-positive und unmittelbar subepithelial vor allem IgA-positive Plasmazellen zu finden (Brandtzaeg u. Halstensen 1992; Bernstein et al. 1994).

Die interfollikuläre Tonsillenregion kann gewissermaßen als „Durchgangszone" für verschiedene immunkompetente Zellen angesehen werden.

Charakteristisch für dieses Kompartiment ist das Vorkommen von sog. „high endothelial venules" (Holibka 1992; Perry et al. 1992). Die Endothelzellen exprimieren verschiedene Adhäsionsmoleküle (z.B. ICAM-1), die für den lymphozytären Transport in den parafollikulären Bereich hinein verantwortlich zu sein scheinen. Dabei spielen Interaktionen zwischen sog. lymphozytären „homing Rezeptoren" [„leucocyte function (associated) antigen-1 (LFA-1)] (Ibelgaufts 1992) und endothelialen Adhäsionsmolekülen eine offenbar entscheidende Rolle (Berg et al. 1989; Springer 1990; Pober u. Cotran 1991; Perry et al. 1992; vgl. auch Jones et al. 1993). Nach Untersuchungen von Perry et al. (1992) reichen die „high endothelial venules" bis in das retikulierte Kryptenepithel hinein. Gelegentlich findet man in diesen Gefäßen eine auffällige Lymphostase (Abb. 2.9).

Die epitheloiden Venolen gehören zu einem *mikrovaskulären System* der Tonsillen, das sich im weiteren aus Kapillaren, Sinusuiden, Arteriolen, postkapillären Venolen mit niedrigem Endothel und afferenten Lymphgefäßen konstituiert und eine charakteristische Topographie erkennen läßt (Perry et al. 1992). Die Lymphfollikel selbst werden durch eine zentrale Arteriole versorgt.

2 Anmerkungen zur Physiologie (Funktion)

Im Rachen kreuzen sich Luft- (Nase-Rachen-Kehlkopf) und Speisewege (Mund-Rachen-Ösophagus). Bezüglich des Schluckaktes und der Sprachbildung wird auf die Lehr- und Handbücher der Hals-Nasen-Ohren-Heilkunde verwiesen (z. B. BERENDES et al. 1978; GANZ 1991; BOENNINGHAUS 1993).

Das lymphatische (bzw. das lymphoepitheliale) Gewebe des Waldeyer-Rachenringes gehört als Teil des Mukosa-assoziierten lymphatischen Gewebes zu den peripheren lymphatischen Organen (Übersichten GALIOTO et al. 1992; BRANDTZAEG 1995). Dabei befindet sich das lymphoepitheliale Gewebe an einer „strategisch" wichtigen Stelle des Aerodigestivtraktes und ist ausgelegt für die transepitheliale Aufnahme inhalativer und digestiver Noxen. Einzelheiten wurden bereits auf S. 109 dargestellt. Die tonsillären Lymphozyten sind in der Lage, spezifische Antikörper gegen zahlreiche Keime und Nahrungsproteine zu bilden und zu sezernieren (HARABUCHII et al. 1989; BERNSTEIN et al. 1994: Übersicht; QUIDING-HARBRINK et al. 1995; KOCH u. BRODSKY 1995). Sie entfalten z. B. eine spezifische Aktivität gegen RS-Viren („respiratory syncytial virus"), gegen Streptococcus pneumoniae, Haemophilus influencae, gegen β-hämolysierende Streptokokken (IgG-, IgA-, IgM-Antikörper). Verschiedene Milchproteine (z. B. Casein, β-Lactoglobulin) induzieren einen spezifischen Respons tonsillärer T-Lymphozyten (HARABUCH et al. 1989; SOH et al. 1991; BERNSTEIN et al. 1994).

Obwohl das lymphoepitheliale Gewebe des Waldeyer-Rachenringes Teil des Mukosa-assoziierten Immunsystems ist, gibt es gewisse und offenbar standortbedingte Unterschiede, etwa im Vergleich mit dem Darm-assoziierten Immunsystem. Während innerhalb des Darm-assoziierten Immunsystem in relativ hohem Prozentsatz IgA2-Plasmazellen zu finden sind, dominieren in den Tonsillen IgA1-Immunozyten (KETT et al. 1986). Andererseits wird das tonsilläre Gewebe mit den Peyer-Plaques verglichen (BRANDTZAEG 1987). Neben der Bildung sekretorischer Immunglobuline zur lokalen Schleimhautprotektion, besiedeln tonsilläre B-Lymphozyten z. B. Speichel- (Glandula parotis) und Tränendrüsen, die Nasen- und Mittelohrschleimhaut und weitere Bereiche des oberen Respirationstraktes, um vor Ort zu Plasmazellen auszureifen. Offensichtlich wird der weitaus größte Teil der ubiquitär im aerodigestiven Schleimhautbereich vorkommenden immunkompetenten Zellen tonsillär rekrutiert (BRANDTZAEG 1987). Für dieses Konzept sprechen verschiedene immunhistologische und experimentelle Befunde (Übersicht: BRANDTZAEG 1984, 1987; BERNSTEIN et al. 1994). Nach einer Tonsillektomie beobachtet man zum Beispiel ein deutliches Absinken der IgA-Konzentrationen im Speichel (JESCHKE u. STRÖDER 1980; BOCK et al. 1994) und z. T. auch der Serum-Immunglobulinkonzentration (FRIDAY et al. 1992). Spezifische tonsilläre B-Lymphozyten sind nach einer Stimulation durch Streptococcus mutans, einen Erreger, der im allgemeinen nur in der Mundhöhle zu finden ist und offenbar eine Rolle bei der Kariesentstehung spielt, auch in der Mukosa der Nase und des Mittelohres zu finden (BERNSTEIN et al. 1994; vgl. auch LIM u. MOGI 1994; CHALLACOMBE u. SHIRLAW 1994). Die zugrunde liegenden immunregulatorischen Mechanismen werden durch verschiedene Zytokine gesteuert (ANDERSSON et al. 1994).

3 Anmerkungen zur Embryologie, Organogenese

3.1 Pharynx

Der Pharynx entwickelt sich aus dem Kiemendarm [= Schlunddarm, Kopfdarm (HINRICHSEN 1993; Abb. 2.10)]. Der kraniale Abschnitt des Schlunddarmes grenzt direkt an das Ektoderm des Stomatodeums. Auf diese Weise entsteht die nur temporär vorhandene, ento- und ektodermal aufgebaute Rachenmembran. Vor der Rachenmembran findet man kranialwärts eine Ausstülpung und ektodermale Vertiefung (Rathke-Tasche) als Anlage der Adenohypophyse. Unmittelbar hinter der Rachenmembran liegt die Seessel-Tasche, die aber frühzeitig zurückgebildet wird. Hinter dem unteren Rand der Rachenmembran entwickelt sich eine entodermale Einsenkung des Schlunddarmes (etwa in Höhe des Foramen caecum), aus der die Schilddrüsenanlage hervorgeht. Nach dem

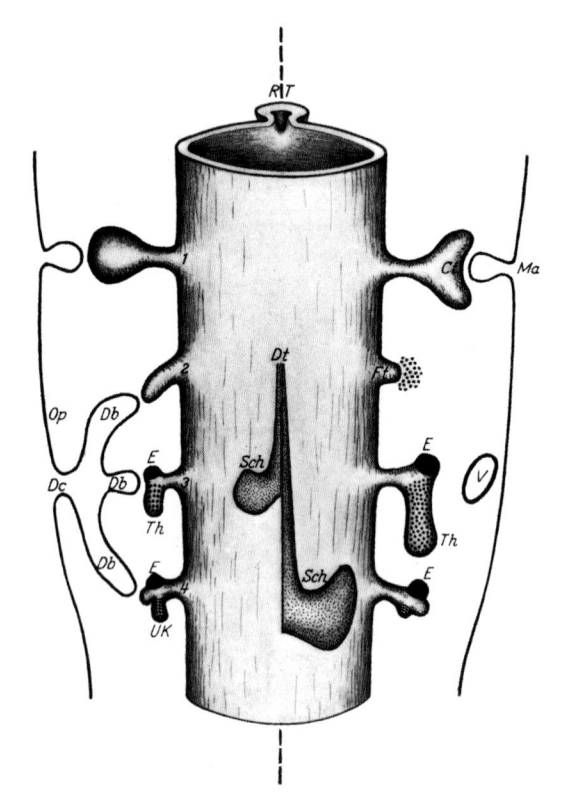

Abb. 2.10. Entwicklungsstadien des Kiemendarmes und seiner Derivate (*linke Bildhälfte* frühes Stadium; *rechte Bildhälfte* spätes Stadium). *1–4* innere Kiemenfurchen; *Op* Operculum; *Dc* Ductus cervicalis; *Db* Ductus branchialis; *V* Vesicula cervicalis; *E* Epithelkörperchen; *Th* Thymus; *UK* Ultimobranchialer Körper; *Ct* Cavum tympani; *Ft* Fossa tonsillaris; *Ma* Meatus acusticus externus; *Dt* Ductus thyreoglossus; *Sch* Schilddrüsenanlage; *RT* Rathke-Tasche. (Aus SEIFERT 1966)

Schwund der Rachenmembran (POELMANN et al. 1985) wird die spätere Grenze zur ektodermalen Mundbucht durch die hinteren Gaumenbögen, den Vorderrand des Tubenwulstes und durch das Foramen caecum markiert.

Der Kopfdarm zeigt frühzeitig eine Adaptation an das „*mesodermale Relief der Kopfregion in Form der Pharyngealbögen, indem die Zwischenräume zu Pharyngealtaschen ausgeweitet werden*" (HINRICHSEN 1993). Während der 4. und 5. Entwicklungswoche bilden sich im Bereich des Schlunddarmes die Schlundtaschen, die Kiemenfurchen und, kranio-kaudalwärts fortschreitend, fünf Kiemenbögen (Einzelheiten bei: GROSSER 1911; BLECHSCHMIDT 1960; STARK 1975; LANGMAN 1976; MOORE 1985; HINRICHSEN 1993). Aus dem Mesoderm der Kiemenbögen (= Viszeralbögen) entwickeln sich Skelett und Muskulatur des Kiefer- und Mittelohrbereiches, im Larynx und im oberen Trachealbereich.

Das Entoderm der Schlundtaschen kleidet einzelne Pharynxabschnitte aus. Es bildet die sog. branchiogenen Organe:

1. Schlundtasche: Tuba auditiva, primitive Paukenhöhle
2. Schlundtasche: Tonsillarbucht (s. u.)
3. und 4. Schlundtasche: Glandulae parathyreoidea, Thymus
5. Schlundtasche: Ultimobranchialkörper.

Aus der komplizierten Entwicklung im Bereich der Kiemenbogenregion werden verschiedene Fehlbildungen (vgl. S. 116) verständlich.

3.2 Tonsillen

Das lymphatische Gewebe des Waldeyer-Rachenringes gehört als Teil des Mukosa-assoziierten lymphatischen Gewebes zu den peripheren (= sekundären) lymphatischen Organen (vgl. S. 109). Das Anlagematerial ist mesodermaler Herkunft. Die sekundären lymphatischen Organe entwickeln sich durch Verdichtungen in bestimmten Regionen des Mesenchyms und zumeist in topographisch enger Beziehung zur Differenzierung des Lymph- und Blutgefäßsystems (Übersicht: VON GAUDECKER 1990).

Das Darm-assoziierte lymphatische Gewebe scheint sich von oral nach aboral zu entwickeln. Die tonsilläre Differenzierung beginnt bei Feten in der 12.–13. Gestationswoche (KYRIAZIS u. ESTERLY 1970; VON GAUDECKER u. MÜLLER-HERMELINK 1982; SLIPKA 1983, 1992; PAABST 1994).

Die *Tonsillae palatinae* entstehen in den Fossae tonsillares, den Resten der beidseits angelegten 2. Schlundtasche. Das entodermale Schlundtaschenepithel proliferiert, es entwickeln sich solide, später kanalisierte „Knospen, die in das umgebende Mesenchym einwachsen und etwa 15–20 tonsilläre Krypten 1. Ordnung (Fossulae tonsillares) bilden. Durch seitliche Epithelknospen entstehen schließlich die tonsillären Krypten 2. Ordnung (Oberflächenvergrößerung, antigene Kontaktfläche). Die Kryptenbildung wird erst in den ersten postnatalen Lebensmonaten abgeschlossen. In das mesenchymale Blastem wandern nichtepitheliale Zellen (z. B. Lymphozyten) ein. Das oberflächlich gelegene Kryptenepithel wird sehr bald retikuliert. Primärfollikel entwickeln sich zwischen der 14. und 22. Gestationswoche, Keimzentren entstehen erst nach der Geburt. Mit Beginn der 19. Gestationswoche differenziert sich das Kapselgewebe.

Die *Tonsilla lingualis* ist hinsichtlich ihrer Entwicklung und Struktur weitgehend identisch mit der organogenetischen Entwicklung der Tonsillae palatinae (Übersicht: VON GAUDECKER 1993).

Die *Tonsilla pharyngealis* entwickelt sich im Dach und der hinteren Wand des Nasopharynx. In lateraler Richtung reicht das lymphatische Gewebe bis zu den Tubae auditivae und bildet die *Tonsillae tubariae*. Die fetale Entwicklung der Tonsilla pharyngealis ist eng gekoppelt an die Entwicklung der kleinen Speicheldrüsen des Rachendaches (SLIPKA 1983). Im 3. Fetalmonat sind als solide, vom Oberflächenepithel sich abfaltende Zellstränge als erste Anlage der kleinen Speicheldrüsen zu erkennen. Das angrenzende Mesenchym ist reich an Kapillarproliferationen und lymphatischen Zellen. Im 4. Fetalmonat sind Ausführungsgänge der kleinen Speicheldrüsen nachweisbar. Im periduktalen Mesenchym sind massiert lymphoide Rundzellen zu finden. Etwa im 5. Fetalmonat zeigt die Tonsilla pharyngealis erstmals 12 sagitalle Falten, die fächerartig auf die median liegende Bursa pharyngealis zulaufen. Primärfollikel sind nachweisbar. Die zunehmend tiefer sich einsenkenden Falten werden von Flimmerepithel, lymphozytär durchsetzt, begrenzt. Die pränatale Entwicklung der Tonsilla pharyngealis ist etwa im 7. Fetalmonat abgeschlossen.

4 Fehlbildungen, Anomalien

Fehlbildungen und Anomalien sind im Bereich des Pharynx und der Tonsillen insgesamt selten (Übersicht: FALK u. MOOTZ 1978; MORGAN u. EVANS 1990; TELANDER u. FILSTON 1992; MORGAN et al. 1993; TODD 1993; KAPADIA et al. 1994). Vor allem aus Gründen der klinischen Relevanz werden die Fehlbildungen des Pharynx und der Tonsillen jeweils gesondert dargestellt.

4.1 Fehlbildungen und Anomalien des Pharynx

4.1.1 Choanalatresien

Choanalatresien werden im Patientengut von HNO-Kliniken mit etwa 0,2% angegeben. Es handelt sich also um seltene Fehlbildungen. Über 70% aller Choanalatresien werden vor dem 20. Lebensjahr beobachtet; $^2/_3$ aller Fälle betreffen das weibliche Geschlecht (NEMECHEK u. AMEDEE 1994).

Der Form nach werden unilaterale und bilaterale Choanalatresien unterschieden (Abb. 2.11). Dabei kommt es in etwa 90% zu einem knöchernen, in 10% zu einem membranösen Verschluß der Choanen zwischen dem Rachendach, der Außenseite der Keilbeinflügel und der Innenseite des Vomer. Der Abschluß zum Gaumen ist variabel, so daß komplette und subtotale Atresien möglich sind.

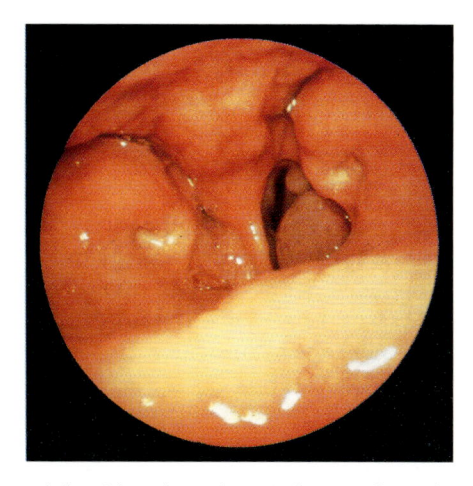

Abb. 2.11. Linksseitige Choanalatresie, laryngoskopischer Befund [1]

Unilaterale Atresien sind mit über 60% am häufigsten; $^2/_3$ sind rechtsseitig lokalisiert. Bilaterale und komplette Atresien findet man in etwa 30%, bilaterale und inkomplette Atresien in knapp 10%.

Histologisch findet man auf beiden Seiten der Choanalatresie Schleimhautgewebe, das im Aufbau der Nasen- und Epipharynxschleimhaut entspricht. Unter der Schleimhaut sind muköse Drüsen und lymphatisches Gewebe entwickelt.

Pathogenetisch handelt es sich bei den Choanalatresien um Fehlbildungen im Bereich der primitiven hinteren Nasengänge an der Ausmündung in den Epipharynx. Dabei wird einerseits eine Persistenz der Rachenmembran mit sekundärer Ossifikation, andererseits ein Überschußwachstum des vertikalen und horizontalen Oberkieferfortsatzes mit einer Verschmelzung des Septum bei der Ausbildung der Gaumenplatten angenommen (GRAS et al. 1991). Genetische Befunde (chromosomale Aberationen): GERSHONI-BARUCH (1992), KATAFUCHI et al. (1992).

Die bilateralen Choanalatresien führen in der Regel zu einer respiratorischen Insuffizienz mit Asphyxie, Dyspnoe und Hyp- bzw. Anoxie. Unilaterale Atresien sind im allgemeinen symptomfrei. Gelegentlich entwickeln sich im Gefolge der behinderten Nasenatmung katarrhalische Entzündungen, gelegentlich können Schluckstörungen auftreten. Kombinationen mit anderen Entwicklungsstörungen (Dysmorphien) [Septumdeviation, Mikrotie, Mikrognathie, Atrophie der Tonsilla pharyngealis, Herzfehler, CHARGE-Syndrom („*c*oloboma-*h*eart anomaly, choanal *a*tresia, *r*etardation, *g*enital- and *e*ar anomalies"), Coffin-Siris-Syndrom] sind durchweg selten (KAPLAN 1989; Übersicht: MEINECKE et al. 1989;

---

[1] Die Abb. 2.11, 2.18, 2.29, 2.25, 2.28, 2.29, 2.33, 2.34, 2.38, 2.39, 2.45, 2.46, 2.51–2.57, 2.77 und 2.78 wurden freundlicherweise von Professor Dr. HAGEN WEIDAUER, Ärztl. Direktor der HNO-Klinik der Universität Heidelberg, zur Verfügung gestellt.

Cozzi et al. 1991, 1993; Burn et al. 1992; DeJong u. Nelson 1992; Buntincx et al. 1993; Dalphin et al. 1993; Rejjal et al. 1994).

4.1.2 Epipharynxsepten

Man unterscheidet *frontale* und *sagittale* Epipharynxsepten. Die frontalen Epipharynxsepten beruhen auf einer Persistenz der Membrana nasopharyngea. Die extrem seltenen sagittalen Septen werden als atavistische Fehlbildungen gedeutet. Sie können Ursache katarrhalischer Tubenerkrankungen, einer behinderten Nasenatmung oder auch tonsillärer Hyperplasien sein (Literatur: Seifert 1966).

4.1.3 Persistenz des Canalis craniopharyngeus (Landzert), Epipharynxzysten

Aus Resten des Landzert-Kanals können Epipharynxzysten hervorgehen. Infolge eines mangelhaften oder unvollständigen Verschlusses des Rachendaches können sich in diesem Bereich pharyngeale *Meningo-* und *Enzephalozelen* entwickeln (Chaudhury u. Taylor 1982; Puppala 1987; Yeoh et al. 1989). Von Resten des Canalis craniopharyngeus gehen mitunter auch *extraselläre Hypophysenadenome und Kraniopharyngeome* [vgl. S. 218; Haberfeld 1910; Cave 1931; Saeger 1981 (Literatur)]. Im Abgangbereich des Canalis craniopharyngeus liegt die sog. *Rachendachhypophyse* mit azidophilen und mukoiden Zellkomplexen, die bei einer Zerstörung der Hypophyse als vikariierende Rachendachhypophyse eine endokrine Ersatzfunktion übernehmen kann [MacGrath 1970–1972; Saeger 1981 (Literatur)].

Unter differentialdiagnostischen Aspekten müssen verschiedene Epipharynxzysten unterschieden werden (Seifert 1966). Als dysontogenetisch sind die Zysten des Ductus craniopharyngeus und die mit Flimmerepithel ausgekleideten Kiemengangszysten anzusehen. Im weiteren findet man bis hühnereigroße Lymphzysten und sog. Retentionszysten, die entweder von der Rachenmandel oder von der Bursa pharyngea ausgehen.

4.1.4 Divertikel

Im allgemeinen werden hintere und seitliche Hypopharynxdivertikel und Pharyngozelen unterschieden (Übersicht der älteren Literatur: Seifert 1966).

Hintere Hypopharynxdivertikel (pharyngoösophageale Grenzdivertikel, Zenker-Divertikel). Sie sind die häufigste pharyngeale Divertikelform und liegen an der Hinterwand des Hypopharynx im Übergangsbereich zum Ösophagus (Wouters u. van Overbeek 1990; Goffart et al. 1991; Mouroux et al. 1991). In seltenen Fällen können sich innerhalb der Zenker-Divertikel Karzinome (und Carcinomata in situ) entwickeln (Übersicht: Burton u. Lund 1990).

Seitliche Hypopharynxdivertikel. Sie liegen seitlich in Höhe des Sinus piriformis und sind extrem selten. Zuweilen sind Kombinationen mit ösophagealen Divertikeln und/oder mit Hiatushernien beobachtet worden. Die seitlichen Hypopharynxdivertikel werden auf Fehlentwicklungen im Bereich des 2.–4. Kiemenbogens zurückgeführt.

Pharyngozelen (seitliche Pharynxdivertikel). Es handelt sich um zelen-artige Herniationen, die während der Schluckphase meist bilateral im Mesopharynx auftreten. Disponierende Faktoren sind pharyngeale Drucksteigerungen [Glasbläser, Musiker (Blasinstrumente)]. Im Bereich texturgestörter Wandschwächen kommt es zur pulsierenden Herniation.

4.1.5 Branchiogene Fehlbildungen

Unter den branchiogenen Fehlbildungen werden alle bei der Entwicklung und Umbildung des Kiemendarmes entstandenen Entwicklungsstörungen zusammengefaßt (BHASKAR u. BERNIER 1959; LITTLE u. RICKLES 1967; BARNES 1985; KENEALY et al. 1990; WEISSMAN 1992; HICKEY et al. 1994; GOLLEDGE u. ELLIS 1994).

4.1.5.1 Laterale Halsfisteln

Sie beruhen auf einer Persistenz der Ductus branchiales und manifestieren sich im allgemeinen unmittelbar nach der Geburt (STOLL 1980; STOLL u. HÜTTENBRINK 1982). Je nach Ausbildung des Fistelganges werden vollständige Haut-Schleimhaut-Fisteln, inkomplett-äußere laterale Halsfisteln und innere Pharynxfisteln, teilweise mit zystischer Dilatation des Fistelganges, unterschieden.

Laterale äußere Halsfisteln sind am häufigsten. Sie beruhen auf einer Persistenz des Ductus cervicalis oder des Ductus thymo-pharyngeus, sind also branchiogenen Ursprungs und im Sinne der Kiemenbogen- bzw. der Zervikal-Sinus-Theorie angeborene Fehlbildungen (Übersicht und ausführliche Diskussion: STOLL 1980). Üblicherweise liegt die kutane Fistelöffnung am Vorderrand des M. sternocleidomastoideus. Die Fistelgänge werden teils durch Plattenepithel, teils durch Flimmerepithel, teils auch durch ein Übergangsepithel begrenzt. Subepithelial findet man lymphatisches Gewebe, z. T. auch heterotope Gewebsformationen der Epithelkörperchen, der Schilddrüse und des Thymus. Das männliche Geschlecht ist häufiger betroffen. Gelegentlich werden familiäre Häufungen beobachtet.

Die Öffnung der inneren Pharynxfisteln liegt entweder im Recessus supratonsillaris (2. Kiementasche), im Bereich des Arcus pharyngopalatinus oder im Recessus piriformis ventral oder dorsal der Plica nervi laryngeus superior (3. bzw. 4. Kiementasche). Der Fistelgang kompletter Fisteln verläuft zwischen der A. carotis externa und der A. carotis interna bzw. zwischen dem großen und kleinen Horn des Zungenbeines (OTTO 1983).

4.1.5.2 Laterale Halszysten

Ob die lateralen Halszysten tatsächlich den branchiogenen Fehlbildungen zugeordnet werden können, ist zumindest strittig. Vor allem von STOLL (1980–1982) wird postuliert, daß laterale Halszysten pathogenetisch auf Inklusionen tonsillärer Plattenepithelverbände in Halslymphknoten, im Gefolge einer chronischen Tonsillitis und Peritonsillitis, zurückzuführen sind (vgl. auch: WILD u. MISCHKE 1985; WILD et al. 1987, 1988; HOSEMANN u. WIGAND 1988; HIROTA et al. 1989; GOLLEDGE u. ELLIS 1994). Unter dem Einfluß entzündlicher Prozesse in den betroffenen Lymphknoten würde sich dann eine *„zystische Lymphadenitis mit der Folge einer sich ausbildenden Halszyste"* entwickeln (HOSEMANN u.

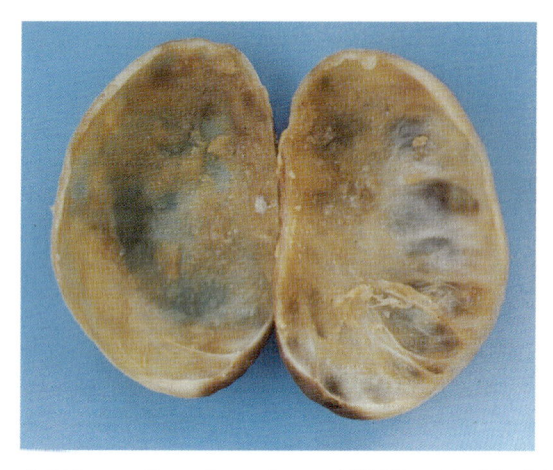

Abb. 2.12. Laterale Halszyste, Operationspräparat. (Abbildung Prof. Dr. Seifert, Hamburg)

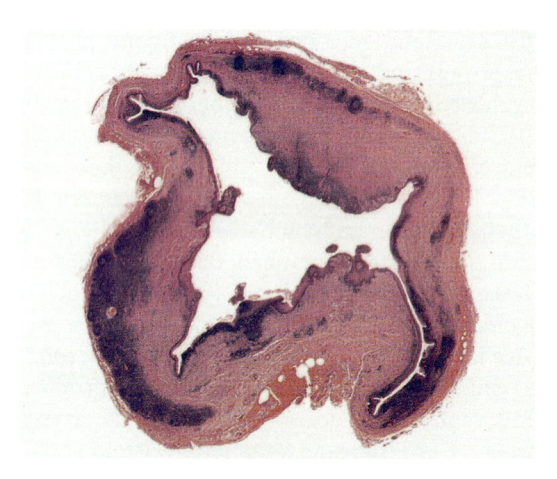

Abb. 2.13. Laterale Halszyste mit Plattenepithelauskleidung. 22 Jahre alte Frau. HE × 6,5. (Aus SEIFERT 1966)

WIGAND 1988). Argumentativ wird für diese Hypothese angeführt, daß das tonsilläre Kryptenepithel und das Epithel der lateralen Halszysten ein weitgehend identisches Keratinprofil (CK 4a + b, 13) aufweisen (WILD u. MISCHKE 1985; WILD et al. 1988). Schlußendlich sind die bislang vorliegenden Befunde nicht ausreichend, den Entstehungsmechanismus lateraler Halszysten, die überwiegend im Bereich des vorderen Halsdreiecks (Trigonum caroticum) liegen, zweifelsfrei zu erklären.

Die bis pflaumengroßen Zysten (Abb. 2.12) werden im allgemeinen durch ein mehrschichtiges und stärker retikuliertes Plattenepithel begrenzt (Abb. 2.13). Subepithelial findet man lymphatisches Gewebe. Sekundärinfektionen werden relativ häufig beobachtet.

4.1.5.3 Pharyngeale Zysten

Pharyngeale Zysten liegen im allgemeinen in der seitlichen Epipharynxwand, uni- oder bilateral. Die Zystenwand wird durch Platten- und/oder Flimmerepithel begrenzt. In den subepithelialen Wandanteilen findet man lymphatisches Gewebe. Entwicklungsgeschichtlich handelt es sich um Reste des 1. Kiemenganges. In seltenen Fällen werden pharyngeale Zysten auch im Mesopharynx, hinter den Tonsillae palatinae, gefunden (vgl. auch: Epipharynxzysten; NICOLAI et al. 1989; SHIDARA et al. 1993). Nasopharyngeale Zysten und HIV-Infektionen: HARRISON et al. (1990).

4.1.6 Sonstige Fehlbildungen

Hierzu gehören die seltenen *Sinus* und *zystische Sinusdilatationen des 1. Kiemenganges*, die durch Plattenepithel begrenzt werden und in den tieferen Wandschichten Talg- und Schweißdrüsen enthalten, und Fistelgänge im Bereich der Ohrmuschel als Residuen des 1. und 2. Kiemenganges. Sie werden durch eine regelrecht strukturierte Epidermis ausgekleidet. Die Fistelgänge können z. T. fuchsbauartig verzweigt sein. Durch die Retention von desquamierten Epithelien und Talg können sich (tumorartige) Sekundärinfektionen entwickeln [Differentialdiagnose: Parotistumoren (vgl. BAADER u. LEWIS 1994)]. In seltenen Fällen ist über eine familiäre Häufung berichtet worden (Literatur: SEIFERT 1966).

Häufiger sind vor allem präaurikulär lokalisierte *Haut-* und *Haut-Knorpel-Anhänge* zu beobachten. Sie sollen gehäuft bei queren Gesichtsspalten und beim Franceschetti-Syndrom (Dysostosis mandibulofacialis) auftreten (Literatur: SEIFERT 1966).

Bei den *medianen Halsspalten* handelt es sich um eine Hautrinne zwischen Zungenbein und Jugulum. Im kaudalen Bereich endet der Fistelgang blind. In den kranialen Abschnitten findet man fibromartige Verdickungen und subkutan gelegene Strangbildungen zum Tuberculum mentale. Mediane Halsspalten beruhen offenbar auf einer pathologischen Verklebung des embryonalen Halsbuckels mit dem ventralen Ende der Kiemenbögen (SEIFERT 1966).

Extrem selten sind *komplette nasopharyngeale Atresien*, gelegentlich kombiniert mit einer Dyskeratosis congenita (MORRISON et al. 1992).

4.1.7 Zur Problematik branchiogener Tumoren

Nach der ursprünglichen Definition von VOLKMANN (1882) handelt es sich bei den branchiogenen Tumoren [Karzinomen, „*Branchiomes cervico-faciaux*" (Literatur: HAMPERL 1939)] um Geschwülste „*im oberen Halsdreieck, tief zwischen der Muskulatur, die weder mit der äußeren Haut noch mit der Schleimhaut des Pharynx zusammenhängen, sicher nicht von erkrankten Lymphdrüsen ausgegangen waren und bei Abwesenheit jedweder anderweitigen Carcinombildung als primäre aufgefaßt werden*" müssen. Der Ausgangspunkt dieser Karzinome wurde in persistieren Epithelkomplexen der embryonalen Kiemenbögen gesehen.

HAMPERL hat schon 1939 in einer kritischen Analyse der publizierten Fälle branchiogener Tumoren darauf hingewiesen, daß es sich überwiegend um Fehldeutungen handle: „*Die branchiogenen Carcinome Volkmanns dürften zum größten Teil Metastasen unerkannt gebliebener Primärtumoren darstellen*". Dies dürfte größtenteils auch für neuere Mitteilungen gelten (z. B.: EL SHARKAWI u. WILLIMAS 1993; CARROL et al. 1993).

4.1.8 Zysten und Fisteln des Ductus thyreoglossus

Die aus persistierenden Resten des Ductus thyreoglossus hervorgehenden Zysten und Fisteln liegen in der medianen Halslinie. Diese *medianen Halszysten*, haselnuß- bis pflaumengroß und prall elastisch, sind zunächst mit der Haut nicht verwachsen. Sie können vom Zungenbein bis zum Jugulum reichen. Bei der Entwicklung der Zysten dicht hinter dem Foramen caecum entstehen Zungengrundzysten, die bei Neugeborenen zum Stridor congenitus führen können. Differentialdiagnostisch müssen diese kongenitalen Zysten von Retentionszysten des Zungengrundes oder von zystischen Zungengrundstrumen abgegrenzt werden. Zumeist liegen die medianen Halszysten zwischen Zungenbein und oberem Schildknorpelrand oder auch innerhalb des Zungenbeines. Die Zysten werden teils durch Flimmerepithel, teils durch Plattenepithel ausgekleidet. In der Zystenwand können Schleimdrüsen, Schilddrüsengewebe oder auch chondroide Gewebsstrukturen vorkommen. Durch Spontanrupturen oder durch Sekundärinfektionen können sich *mediane Halsfisteln* entwickeln. Extrem selten dürfte die Entwicklung maligner Tumoren im Bereich des Ductus thyreoglossus sein (SEIFERT 1966).

4.1.9 Heterotopien, Atresie des Isthmus faucium

Im pharyngealen und parapharyngealen Bereich sind wiederholt, insgesamt jedoch selten, *heterotope Gewebsformationen* beobachtet worden: Epithelkörperchen- und Thymusgewebe, Speicheldrüsen- und Schilddrüsengewebe (retro-

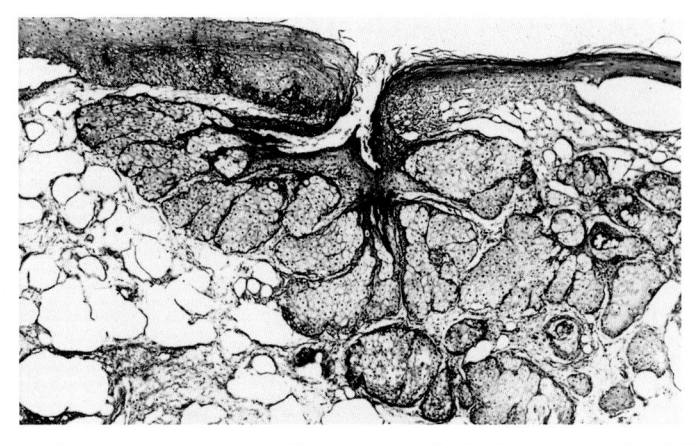

Abb. 2.14. Fordyce's spots. Heterotopes Talgdrüsengewebe in der pharyngealen Schleimhaut. HE × 180

pharyngeale Struma, bilaterale Speichelfisteln), teilweise mit zystischen Regressionen (Literatur: SEIFERT 1966; OTTO 1984). Extrem selten sind zentralnervöse Gewebsheterotopien (*gliale Heterotopien*) (BRAUN et al. 1992; vgl. auch STRAUSS et al. 1966; KARMA et al. 1977; SEIBERT et al. 1984; PATTERSON et al. 1986) und heterotopes *Hypophysengewebe* (MELCHIONNA u. MOORE 1938; BOYD 1956; HORI et al. 1995; vgl. auch SAEGER 1981).

Heterotope Talgdrüsen (Fordyce-Krankheit, Fordyce's granules; Abb. 2.14): (SHAFER et al. 1983). Heterotope *Magenschleimhaut* und heterotopes *Pankreasgewebe* im oropharyngealen Bereich sind ebenfalls selten, am häufigsten noch im Bereich der Zunge anzutreffen (KATZ et al. 1980; WOOLGAR u. SMITH 1988; CHOU et al. 1991; KHUNAMORNPONG et al. 1996).

Atresien des Isthmus faucium, eine extrem seltene Fehlbildung, beruhen auf einer Persistenz der Rachenmembran zwischen Gaumensegel und Zungengrund. Der membranöse Verschluß wird beidseits von Plattenepithel überkleidet. Im subepithelialen Stroma sind allenthalben Schleimdrüsen nachweisbar. Infolge des membranösen Verschlusses ist ein Schluckakt unmöglich. Eine komplette nasopharyngeale Atresie in Verbindung mit einer Dyskeratosis congenita beschrieben MORRISON et al. (1992).

4.2 Fehlbildungen und Anomalien der Tonsillen

Aplasien der Tonsillen (Tonsillae palatinae) sind extrem selten und häufig mit anderen Fehlbildungen der Mundhöhle und/oder des Gesichtes kombiniert (SINHA u. SINGH 1978; GREWAL et al. 1985).

Über *akzessorische Tonsillen* oder *Dystopien* der Tonsillae palatinae liegen lediglich kasuistische Berichte vor (PASLIN 1980). In etwa 10% (?) der Gaumentonsillen werden *Knorpel*- und *Knocheneinlagerungen* gefunden, die teils als

Knorpelreste der zweiten Schlundtasche, teils als Metaplasien im Gefolge chronischer Entzündungen aufgefaßt werden.

Sowohl im Bereich der tonsillären Krypten als auch innerhalb tonsillärer *Zysten* findet man gelegentlich eine Auskleidung durch ein mehrreihig angeordnetes *Flimmerepithel*, das auf epitheliale Absprengungen aus der zweiten Schlundtasche zurückgeführt wird. Hinsichtlich der ausgesprochen kontrovers geführten Diskussion über die Entwicklung maligner Neoplasien in tonsillären Zysten (DD: Metastasen) verweisen wir auf die Untersuchung von RODIER et al. (1989).

Hyperkeratosis lacunaris: es handelt sich um eine Para- und Hyperkeratose in den Krypten der Tonsillae palatinae und der Tonsilla lingualis, fast nie in den Tonsillae pharyngeales. Die Hyperkeratosis lacunaris geht mit der Entwicklung feiner Hornzapfen einher, die stachelartig aus den Krpyten herausragen. Die kryptalen Hornmassen sind häufig sekundär mit Spaltpilzen (Leptothrix) besiedelt [„Pharyngo-mycosis leptothricia (SIEBENMANN 1895)]. Die Hyperkeratosis lacunaris tritt besonders häufig bei jüngeren Frauen auf. Im umliegenden Tonsillengewebe findet man Knorpel- und Knocheneinlagerungen. Die Ursache der Hyperkeratosis lacunaris ist nicht bekannt.

Aberrierendes Speicheldrüsengewebe (Tonsillenbucht, oberer Tonsillenpol) ist äußerst selten (SAMY et al. 1968).

5 Altersabhängige Organveränderungen (Tonsillen)

Unter den sekundären (peripheren) lymphatischen Organen zeigt das tonsilläre Gewebe alterskorreliert die wohl größten Änderungen (und Schwankungen) der Masse und des Gewichtes. Die physiologische und inter-individuelle Gewichts- und Größenvariabilität des tonsillären Gewebes ist allerdings beträchtlich. Die *pränatale* Organentwicklung wurde bereits auf S. 115 kurz dargestellt (Embryogenese, Organogenese). Die postpartale Entwicklung des tonsillären Gewebes ist abhängig von einer antigenen Stimulation durch inhalative und digestive Noxen (vgl. S. 116). Dabei zeigt das lymphatische Gewebe des Waldeyer-Rachenringes einen kraniokaudalen Entwicklungsgang. Im 5. Lebensjahr zeigt sich ein deutliches Maximum im Verhältnis des Tonsillengewichtes zum Körpergewicht (VON GAUDECKER 1993). Die physiologische Volumenzunahme des tonsillären Gewebes im Kindesalter ist im Einzelfall von krankhaften Hyperplasien (vgl. S. 172) nur schwer abzugrenzen. Schon vor der Pubertät nehmen Gewicht und Volumen des tonsillären Gewebes ab. Dieser Regressionsprozeß schreitet, alterskorreliert, progredient fort. Die Volumen- und Gewichtsreduktion geht mit histologisch faßbaren Strukturveränderungen einher. Die Keimzentren lassen eine abnehmende Aktivität erkennen, der Gehalt an B-Lymphozyten wird geringer. *FACS-Analysen* („*fluorescence activated cell sorter*") ergaben eine Reduktion von CD19-positiven B-Lymphozyten und von M-Zellen (BRANDTZAEG 1987). Ebenso ist ein deutlicher Rückgang der CD4-positiven T-Lymphozyten in den subepithelialen Zonen zu verzeichnen (YAMANAKA et al. 1983a, b, 1992). Wahrscheinlich spielen beim tonsillären Alterungsprozeß

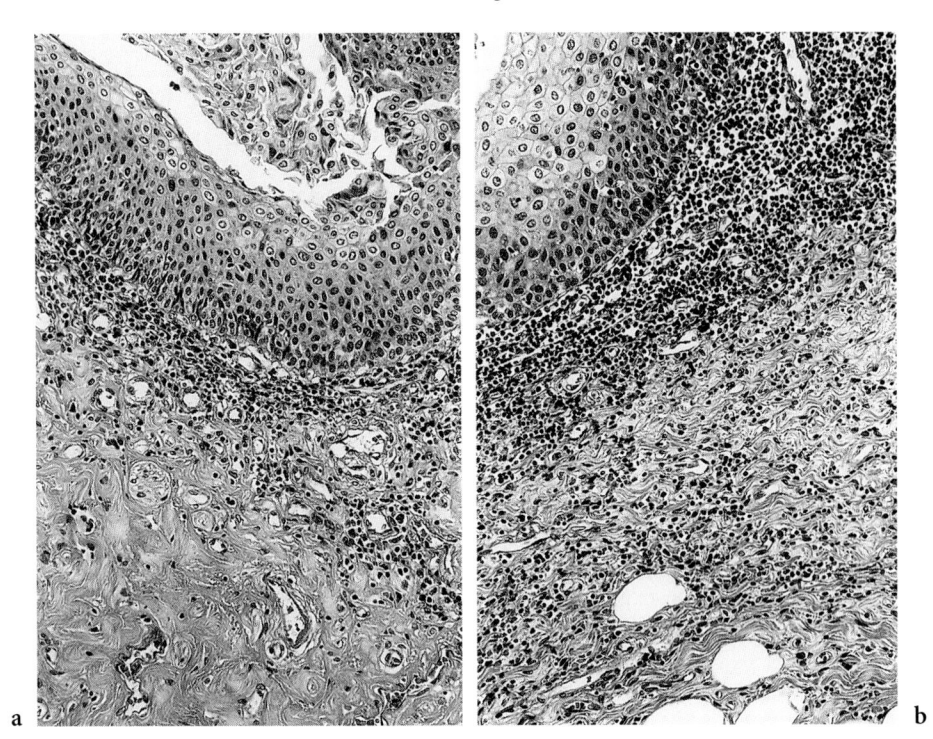

Abb. 2.15 a, b. Ausgeprägte tonsilläre Vernarbungen bei einem 73jährigen Patienten (narbige Atrophie). **a** Tonsilläre Oberfläche mit subepithelialer Vernarbung, **b** Kryptenregion mit nur geringer Retikulierung des mehrschichtigen Plattenepithels und lymphatischem Restgewebe. HE × 240

Apoptosevorgänge eine wichtige Rolle. Mit zunehmendem Lebensalter wurde eine erhöhte Expression des Apoptose-assoziierten Fas-Antigens auf tonsillären Lymphozyten gefunden (KUKI et al. 1996). Es entwickelt sich eine follikuläre und interfollikuläre Sklerose (Abb. 2.15). Das kryptale Epithel wird breiter und die im Kindesalter eindrucksvolle Retikulierung ist rückläufig. Es entwickelt sich eine zunehmende Parenchymatrophie (WEIR 1972; PABST u. NOWARA 1984; KAMATA 1992). Diese Veränderungen können im Einzelfall durch rezidivierende Entzündungen (Abb. 2.16) akzeleriert werden (FIORETTI 1961).

6 Verletzungen

Nach GANZ (1985, Übersicht) können wenigstens 6 Verletzungsgruppen unterschieden werden:

1. Perforierende Läsionen, wie sie etwa durch „Mund"-Schüsse verursacht werden
2. Verletzungen der Mundhöhle und des Mesopharynx bei dislozierten Frakturen des Ober- und Unterkiefers

3. Bißverletzungen
4. Pfählungs- und Fremdkörperverletzungen
5. Iatrogene Verletzungen
6. Verbrennungen, Verbrühungen und Verätzungen.

Das Ursachenspektrum *perforierender Läsionen* ist breit gestreut: scharfe (Stich, Schnitt) und stumpfe (Riß, Stoß, Scherung) Gewalteinwirkung. Schußverletzungen kommen in Form von Durchschüssen oder Steckschüssen vor. Der in suizidaler Absicht durchgeführte Mundschuß wird bei seitlicher Abweichung des Schußkanals u.U. überlebt und kann dann mit Verletzungen verschiedener Hirnnerven einhergehen.

Dislozierte Frakturen des *Ober- und Unterkiefers* führen zu oft ausgedehnten Hämatomen, zu Schleimhautzerreißungen mit perifokalen Blutungen.

Bei *Bißverletzungen* [exogen: z.B. Hundebiß; endogen als Unfallfolge (z.B. Kinder, wenn sie mit dem Kinn aufschlagen: Zungenbißverletzungen)] ist der pharyngeale Bereich relativ selten betroffen.

Pfählungs- und *Fremdkörperverletzungen* werden besonders häufig bei Kindern beobachtet (Stricknadeln, Bleistifte, Schraubenzieher, Fischgräten, Tabletten). Diese Gegenstände können sich u.U. tief in den Gaumen einspießen, wenn Kinder stürzen oder gestoßen werden, erschrecken („pencil injury"). Je nach Lokalisation kann es zu Perforationen oder Abscherungen des mukosalen und

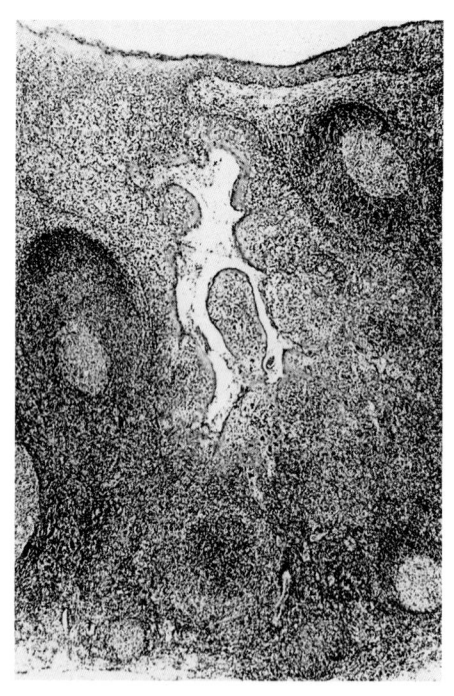

Abb. 2.16. Chronische Tonsillitis mit zystischer Kryptenaufweitung und lymphofollikulärer Hyperplasie in einer ansonsten altersatrophischen Tonsille (67jähriger Patient). HE × 60

a   b

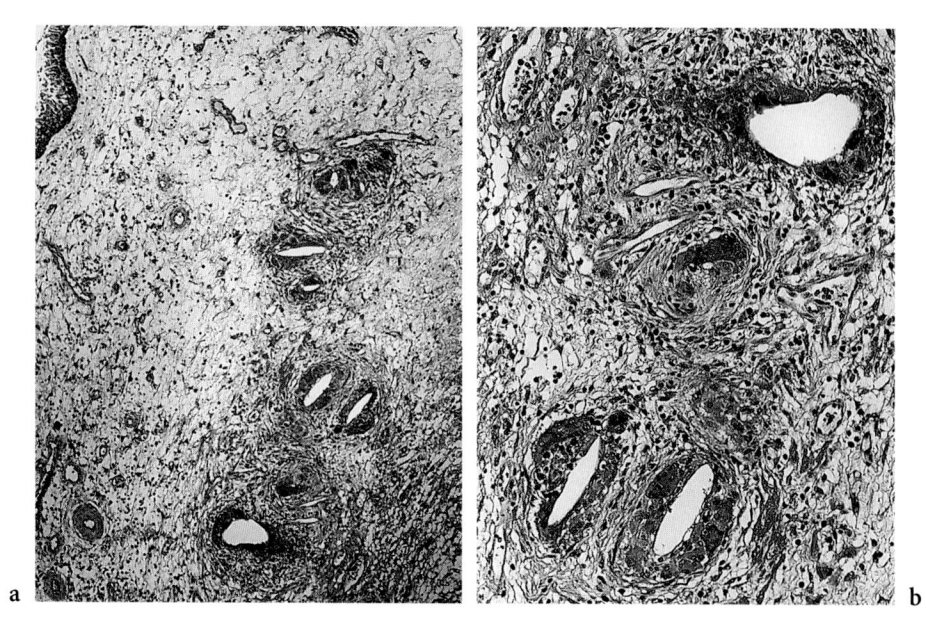

Abb. 2.17 a, b. Ausgeprägte entzündliche Fremdkörperreaktion nach Pfählungsverletzung mit einem Maschinenöl-verschmutzten Eisenstab. **a** Übersicht. HE × 70. **b** Ausschnitt. HE × 200

submukösen Weichgewebes kommen. Inkorporiertes Fremdmaterial kann gelegentlich zu entzündlichen Fremdkörperreaktionen führen (Abb. 2.17).

Insektenstiche mit der Entwicklung akuter Ödeme (Oro- und Hypopharynx).

Iatrogene Verletzungen sind zahnärztliche Behandlungen, Verletzungen bei Tonsillektomie, Nachblutungen nach Tonsillektomie (akute Blutungen, Spätblutungen) und Adenotomie.

Posttraumatische Thrombose der A. carotis interna ist eine seltene, aber absolut lebensbedrohliche Traumafolge (GANZ 1985). Direkte Verletzungen der Gefäßwand mit fulminanter und meist tödlicher Blutung sind extrem selten. Im Gefolge stumpfer Gewalteinwirkung können sich posttraumatische Thrombosen entwickeln, vor allem im Bereich der Karotisgabbel, mit einer dem apoplektischen Insult ähnlichen Symptomatik (GANZ u. LÜTCKE 1980).

Iatrogene Nervenschädigung bedeutet Durchtrennung und/oder Strangulierung des N. lingualis [Tonsillektomie, Schlitzung des Wharton-Ganges (Speichelsteine)], der Rr. linguales des N. glossopharyngeus [Tonsillektomie (Ageusie und/oder Paraageusie im hinteren Zungendrittel)]. Temporäre Fazialis-, Rekurrens-, Nn. IX–XII-Paresen nach parapharyngealer Lokalanästhesie.

Verbrennungen sind im Pharynxbereich extrem selten. Häufiger und vor allem bei Kindern (bei Erwachsenen versehentlich, z.B. beim Pipettieren, und in suizidaler Absicht) sind *Verbrühungen* und *Verätzungen* mit Schleimhautnekrosen, Blasenbildung, der Entwicklung von Ödemen (Uvula) und Ätzschorf. Abhängig von der zugeführten Menge der toxischen Substanzen (z.B. Säuren, Laugen, Putzmittel) kann sich zudem eine akut lebensbedrohliche Schocksymptomatik entwickeln (Magenperforation, Blutungen, Nierenversagen).

7 Entzündungen

Die Schleimhaut des Pharynx bildet zusammen mit den oro-nasalen Schleimhäuten ein gemeinsames und relativ großflächiges Terrain für den Eintritt von Krankheitserregern. Die oropharyngeale Schleimhaut ist ein permanent exponiertes immunologisches Kontaktorgan (vgl. S. 109). Sie gehört zusammen mit den Speicheldrüsen zum Mukosa-assoziierten Immunsystem (MESTECKY et al. 1994).

Eine Klassifikation entzündlicher Krankheitsprozesse im Pharynx kann unter *ätiologischen* (z.B. viral, bakteriell), *morphologischen* (z.B. eitrig, pseudomembranös, nekrotisierend) oder *lokalisatorischen* (Tonsillitis, Pharyngitis) Gesichtspunkten erfolgen. Als *Tonsillitis* i.e.S. wird eine lokal begrenzte Entzündung des tonsillären Gewebes bezeichnet, als *Angina* eine Entzündungsform des (gesamten) lymphatischen Rachenringes (Angina = Enge). Wegen der im Einzelfall schwierigen Abgrenzung werden beide Begriffe häufig synonym gebraucht. Ist die gesamte pharyngotonsilläre Schleimhaut in den Entzündungsprozeß einbezogen, spricht man auch von einer *Tonsillo-Pharyngitis* (WILHELM u. SCHÄTZLE 1989). Der klinisch definierte Begriff *Mukositis* (Abb. 2.18) bezeichnet eine im oropharyngealen und tonsillären Bereich ubiquitär manifestierte „Schleimhautentzündung" unterschiedlicher Ätiologie.

Unter klinischen Aspekten erscheint es sinnvoll, einerseits zwischen akuten und chronischen Entzündungen, andererseits (unter lokalisatorischen Gesichtspunkten) zwischen einer Pharyngitis und einer Tonsillitis zu unterscheiden.

7.1 Pharyngitis

Entzündungen im Bereich des Pharynx können sich einerseits als tatsächlich lokal begrenzte Pharyngitiden manifestieren. In anderen Fällen kann die pharyngeale Schleimhaut mehr im Sinne einer fieberhaften Allgemeininfektion

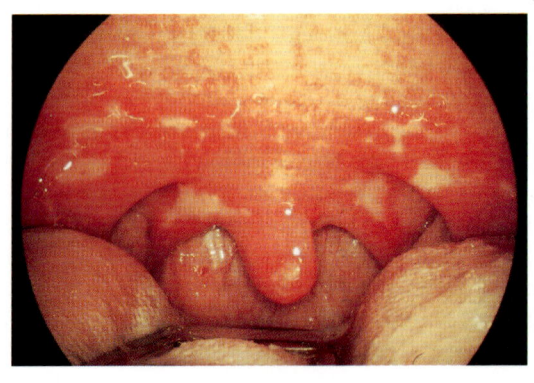

Abb. 2.18. Sog. Mukositis: ubiquitär manifestierte Entzündung des oropharyngealen und tonsillären Schleimhautgewebes, teil pseudomembranös, teils hämorrhagisch, teils kleinblasig-herpetiform

und bei Infektionen der Luftwege mitreagieren. Oft beginnen die Infektionen als Nasopharyngitis, Rhinitis und Sinusitis. Hinsichtlich dieser Situation muß bezüglich ätiologischer und pathogenetischer Aspekte auch auf die entsprechenden Kapitel zur Stomatitis, Laryngitis und Tonsillitis verwiesen werden.

7.1.1 Akute Pharyngitis

7.1.1.1 Ätiologische Faktoren

Bei der akuten Pharyngitis (akuter Rachenkatarrh) handelt es sich um eine „oberflächliche" Entzündung der pharyngealen Schleimhaut, die mit einer Schwellung und Rötung und einer gestörten Schleimsekretion einhergeht (MAURER 1978). Nur ausnahmsweise ist sie auf die pharyngealen Schleimhautregionen beschränkt. *„In der Regel ist die Pharyngitis die klinisch in den Vordergrund tretende Teilmanifestation eines Infektes der oberen und/oder unteren Luftwege (Rhino-Pharyngo-Laryngo-Tracheo-Bronchitis)"* (MAURER 1978).

Viren. Die akute Pharyngitis beruht in der überwiegenden Mehrzahl der Fälle auf einer viralen Infektion, die u. U. Wegbereiter einer sekundär-bakteriellen Pharyngitis sein kann. Physikalisch-chemische und mechanische Faktoren spielen bei der akuten Pharyngitis eine nur untergeordnete Rolle (vgl. chronische Pharyngitis, S. 135).

Zu den Viren, die besonders häufig im oberen Respirationstrakt nachgewiesen werden können, gehören vor allem die Adeno- und Enteroviren, Herpesviren, Myxoviren und das Masernvirus. Darüber hinaus kommen zahlreiche andere Virusarten vor, die eine akute Pharyngitis verursachen können (Übersicht: MAURER 1978; Einzelheiten zur taxonomischen Einordnung: FIELDS u. KNIPE 1994).

Zur Gruppe der *Adenoviren*, die früher auch als ARD-Viren („*u*ndifferentiated *a*cute *r*espiratory *d*isease"), ADA-Viren („*a*denoidal *d*egeneration *a*gent"), RI-Viren („*r*espiratory *i*llness") oder auch als APC-Viren („*a*denoidal *p*haryngeal *c*onjunctival agent") bezeichnet wurden, gehören über 30 serologisch verschiedene Typen. Humanpathogen sind vor allem die Typen 1, 2, 3, 4 und 7. Die Erreger des *Febris pharyngoconjunctivalis epidemica* sind bei Erwachsenen meist die Typen 3, 4 und 7, während bei Kindern die Typen 1, 2 und 5 überwiegen. Bei dieser epidemisch auftretenden Virusinfektion (Fieber, Pharyngitis, Konjunktivitis) findet man eine katarrhalische Entzündung der Rachenschleimhaut (diffuse Rötung, gelegentlich mit fibrinösen Belägen). Die regionalen Lymphknoten sind tastbar und schmerzhaft vergrößert.

Die Gruppe der *Myxoviren* (Influenza-, Mumps-, Newcastle Disease- (ND-)-Virus, Sendai- bzw. Parainfluenzaviren) besitzt die Fähigkeit, Erythrozyten verschiedener Tierspezies zu agglutinieren. Myxoviren besitzen Neuraminidase. Die durch Myxoviren ausgelösten Entzündungen entsprechen morphologisch einer katarrhalischen Pharyngitis. Influenzaviren führen aber auch zu hämorrhagischen bzw. zu hämorrhagisch-eitrigen und vesikulären Pharyngitiden. Parainfluenzaviren führen teils zu katarrhalischen Entzündungen mit guter

Prognose, teils zu schweren Pneumonien (Parainfluenzavirus 1) mit einer hohen Letalität im Säuglingsalter. Der Durchseuchungsgrad bei Erwachsenen ist bemerkenswert hoch (Nachweis neutralisierender Antikörper in über 90%).

Enteroviren [Polioviren, Coxsachieviren, ECHO-Viren (*e*nteric *c*ytopathogenic *h*uman *o*rphan viruses")] können klinisch sehr unterschiedliche Krankheitsbilder verursachen. Bei der Poliomyelitis findet man im Initialstadium bei den aparalytischen (abortiven) Verlaufsformen eine katarrhalische Pharyngitis, häufig einziger Hinweis einer stattgehabten Infektion mit Poliomyelitisviren. Coxsackie- und ECHO-Viren sind Ursache der Myalgia epidemica und der sog. Sommergrippe mit einer katarrhalischen Pharyngitis, der vesikulären Herpangina („vesicular pharyngitis") und der akuten lymphonodulären Pharyngitis.

Erreger herpetiformer Krankheitsbilder sind die Viren der *Herpesgruppe*. Pharyngeale Manifestationen werden im allgemeinen und in unterschiedlichem Maße bei den verschiedenen Herpesinfektionen der Mundhöhle (z.B. Herpes simplex pharyngis, Angina herpetica, Aphthoid Pospischill-Feyrter, Varizellen, Herpes zoster) beobachtet (Abb. 2.19). Insofern wird auf die entsprechenden Kapitel verwiesen (vgl. S. 144).

Masern und *Mononucleosis infectiosa* werden bei den Tonsillitiden abgehandelt.

Bakterien. Bakterielle Pharyngitiden treten im allgemeinen als Sekundär- bzw. Superinfektion nach viralen Infekten auf. In erster Linie handelt es sich um Infektionen mit hämolysierenden Streptokokken. Weitere Erreger bakterieller Pharyngitiden sind Influenzabazillen (Haemophilus influenzae) Diphtheriebazillen (vgl. S. 152) und Pneumokokken.

Der *Haemophilus influencae* ist ein Saprophyt der oberen Luftwege, der bei einer Resistenzschwächung des Organismus pathogen werden kann. Die durch Haemophilus influenzae hervorgerufenen Pharyngitiden (und Tonsillitiden) sind durch ein entzündliches Ödem (Glottisödem) mit flammender Schleimhautröte charakterisiert. Das entzündliche Ödem kann eine progressive Behinderung der Atmung bewirken und insofern eine Tracheotomie erforderlich machen.

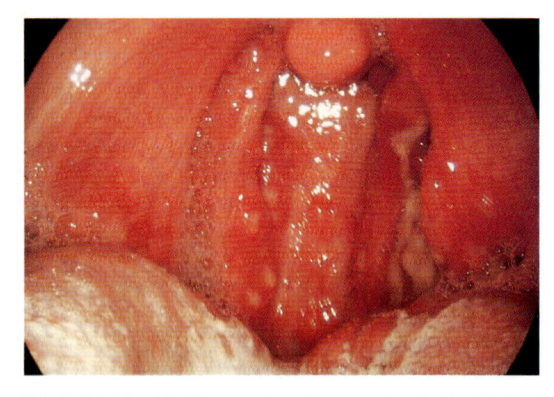

Abb. 2.19. Floride Herpangina, laryngoskopischer Befund

7.1.1.2 Morphologische Befunde, Entzündungsformen

Nach der Art des Exsudates lassen sich serös-katarrhalische, fibrinöse, eitrige und hämorrhagische Pharyngitiden und nach der Schwere des damit verbundenen Epitheldefektes ulzeröse und nekrotisierende bzw. abszedierende und phlegmonöse Entzündungen unterscheiden.

Serös-katarrhalische Entzündungen findet man vor allem bei viralen Infektionen (Abb. 2.20, 2.21), katarrhalisch-eitrige Pharyngitiden bei bakteriellen Infektionen (Streptokokken) und in den initialen Stadien zahlreicher Infektionskrankheiten (sog. Allgemeininfektionen, z. B. Scharlach, Grippe). Fibrinöse Pharyngitiden werden bei der Diphtherie, aber auch bei Urämie und Schwermetallintoxikationen beobachtet, hämorrhagische Pharyngitiden bei schweren Verläufen einer Virusgrippe. Nekrotisierende und ulceröse Pharyngitiden schließlich entwickeln sich bei der primär toxischen Diphtherie, bei der Mononucleosis infectiosa, z. T. auch bei schweren Allgemeininfektionen und bei pharyngealen Manifestationen hämatologischer und hämatologisch-onkologischer Krankheitsbilder.

Verschiedene Entzündungen sind durch zusätzliche Merkmale charakterisiert:

Pharyngitis sicca acuta. Das mehrschichtige Plattenepithel zeigt eine z. T. deutlich ausgeprägte Verhornung (Abb. 2.22). In den pharyngealen Schleimdrüsen ist das Sekret gestaut, so daß der physiologisch notwendige Schleimfilm auf der Oberfläche der Schleimhaut fehlt oder nur unzureichend nachweisbar ist.

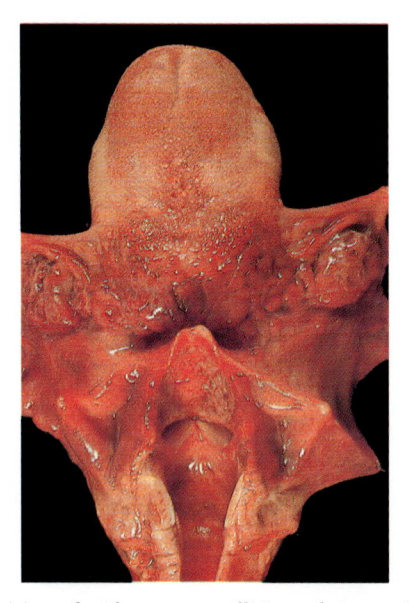

Abb. 2.20. Akute, nekrotisierende Pharyngotonsillitis und Laryngitis mit flammend roter Schleimhauthyperämie bei foudroyant verlaufender Virusinfektion. 17 Jahre alt gewordener Patient. Exitus im Gefolge einer hämorrhagischen Viruspneumonie

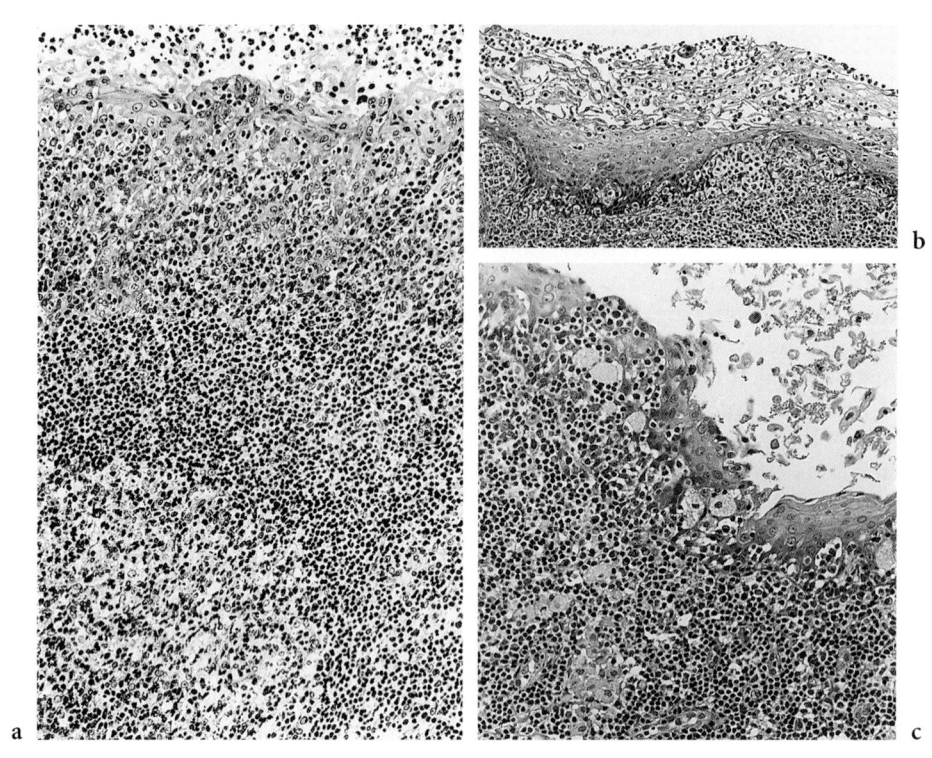

Abb. 2.21 a–c. Akute, erosiv-exsudative Pharyngitis. **a** Im Bereich breitflächiger Erosionen granulozytär demarkierte Fibrinexsudationen, in der Tiefe ein aktivierter Lymphfollikel. HE × 120. **b** Granulozytär durchsetzte Fibrinauflagerungen, das Plattenepithel noch weitgehend intakt. HE × 80. **c** Deutlich ausgeprägte Epitheldesquamation. HE × 120

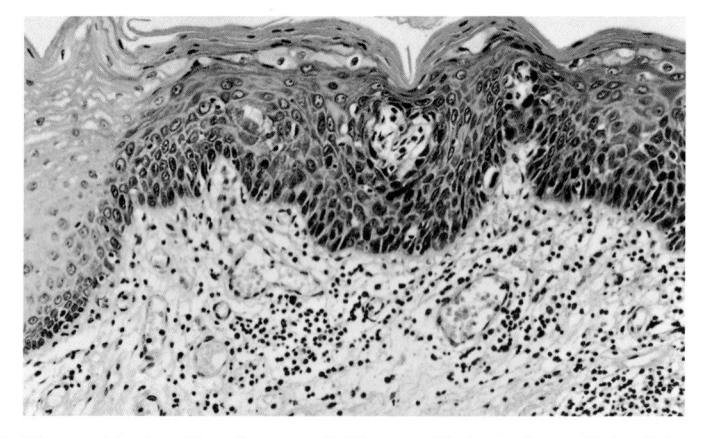

Abb. 2.22. Pharyngitis sicca. Das pharyngeale Plattenepithel mit einer z. T. deutlich ausgeprägten Basalzellhyperplasie und orthokeratotischer Verhornung. Subepithelial ein nur gering entwickeltes Entzündungsinfiltrat. HE × 180

Akute Pharyngitis

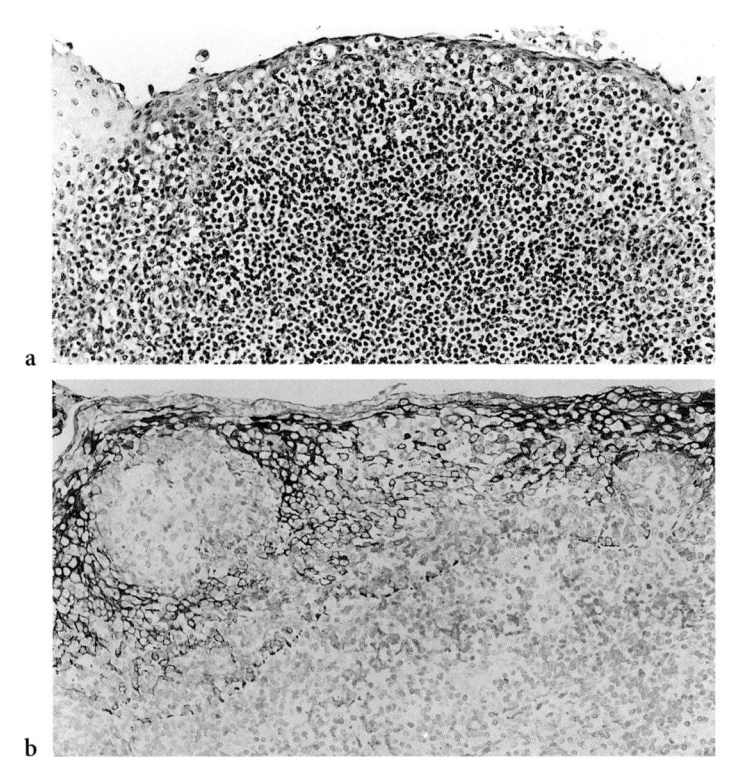

Abb. 2.23 a, b. Pharyngitis follicularis. **a** Unmittelbar subepithelial ein Lymphfollikel (lymphonoduläre Pharyngitis). Das über dem Follikel gelegene Plattenepithel ist deutlich retikuliert. HE × 120. **b** Keratindarstellung (CK 6) mit deutlicher Retikulierung. Eingeschlossen (im linken Bildbereich) ein teilweise intraepithelial gelegener Lymphofollikel. × 120

Pharyngitis follicularis (akute lymphonoduläre Pharyngitis). Die subepithelial gelegenen Lymphfollikel sind zahlenmäßig vermehrt und vergrößert (Abb. 2.23). Sie treten im Schleimhautrelief deutlich hervor (Dietrich 1926). Erregerabhängig findet man z.T. im Schleimhautbereich weißlich-gelbe Effloreszenzen mit gerötetem Hof (z.B. Coxsackie-Virus-Infektionen). Dabei dürfte es sich um virale Einschlußkörper in den Keratinozyten des mehrschichtigen Plattenepithels handeln (in HE-Färbungen basophil tingiert).

Pharyngitis (Angina) lateralis acuta. Sie wird besonders häufig nach Tonsillektomie beobachtet. Man findet eine Hyperplasie der lymphatischen Seitenstränge (Seitenstrangangina), eine entzündliche Hyperämie (flammende Schleimhautrötung), gelegentlich Stippchen.

Pharyngitis (Angina) agranulocytotica. Sie ist im allgemeinen verursacht durch eine toxische (medikamentöse) Knochenmarksschädigung. Die klinische Symptomatik entwickelt sich meist dramatisch mit Fieber, starken Halsschmerzen, mit Nasenbluten und einem Foetor ex ore. Histologisch findet man eine ulzerösnekrotisierende Entzündung, die nicht selten auf die Gaumenbögen und auf die Gingiva übergreift. Die regionalen Lymphknoten sind im allgemeinen nicht vergrößert. Diagnostisch entscheidend ist das Blutbild.

Pharyngeales Schleimhauterysipel. Überwiegend ($^4/_5$ aller Fälle) handelt es sich um ein primäres Erysipel der Pharynx-Schleimhaut, nur selten ($^1/_5$ aller Fälle) um eine von der Nase oder Mundhöhle fortgeleitete Infektion. Die Entzündung wird vor allem durch hämolysierende Streptokokken (A und C) verursacht, die durch umschriebene Schleimhautverletzungen eindringen. In etwa 50% soll das Erysipel nach einer Tonsillektomie auftreten. Das pharyngeale Schleimhauterysipel zeigt einen Häufigkeitsgipfel im 3. und 4. Lebensjahrzehnt. Frauen erkranken offenbar häufiger als Männer.

Histologisch liegt dem pharyngealen Erysipel eine seröse, in den Gewebsspalten sich ausbreitende Entzündung zugrunde. Die Entzündung kann sich komplizierend auf tiefere Gewebsschichten ausbreiten und zu einem Glottisödem führen. Dem Schleimhauterysipel vergleichbare Entzündungen können sich auch bei Infektionen mit Haemophilus influencae (s. oben) entwickeln.

Abszedierende und phlegmonöse Pharyngitiden. Retropharyngeale Abszesse und Phlegmonen. Schwere und häufig foudroyant verlaufende, eitrig-ulzeröse Pharyngitiden können zu Abszessen und phlegmonösen Entzündungen in der Pharynxwand führen. Gelegentlich spielen Fremdkörperläsionen ursächlich eine Rolle (Hypopharynxabszesse, ältere Menschen). Abszesse im Bereich der Bursa pharyngica können in den Epipharynx durchbrechen und narbig abheilen. Abszesse des retropharyngealen Raumes, früher relativ häufig bei tuberkulösen Lymphadenitiden zu beobachten, sind wesentlich seltener geworden. Sie treten heute vor allem bei Kleinkindern auf. Streptokokken und Anaerobier sind die häufigsten Erreger. Phlegmonöse Entzündungen des retropharyngealen Raumes, zumeist im Gefolge einer tonsillogenen Sepsis (vgl. S. 162), sind sehr selten geworden, ebenso die damit zusammenhängenden Komplikationen, wie Halsvenen- und Sinusthrombosen bzw. Thrombophlebitiden, Arrosionsblutungen, Meningitiden, Orbitaphlegmonen, Glottisödeme oder Entzündungen des Mediastinums.

Inflammatorische Pseudotumoren (gutartige lymphoidzellige Proliferationen). Sie sind primär offenbar im parapharyngealen Raum lokalisiert, führen aber zu einer unter Umständen erheblichen und atemobstruktiven Protuberanz der pharyngealen Schleimhaut. Histologisch findet man eine chronisch-granulierende und vernarbende Entzündung, die auf Kortikosteroide offenbar gut anspricht (Übersicht: HYTIROGLOU et al. 1992). Bei einem Teil der Patienten besteht ein Drogenabusus (z. B. Kokain). Unter differentialdiagnostischen Aspekten müssen vor allem maligne Lymphome abgeklärt werden.

7.1.2 Chronische Pharyngitis

7.1.2.1 Ätiologische und pathogenetische Faktoren

Die chronische Pharyngitis ist eine Erkrankung vor allem des mittleren und höheren Lebensalters. Ursächlich spielen zahlreiche Faktoren eine Rolle, die nach GANZ (1989) in Abb. 2.24 zusammengefaßt sind.

Infektionen spielen insofern eine Rolle, als entzündliche Erkrankungen benachbarter Regionen [Sinusitis, Adenoiditis, Reflußösophagitis (KAMBIC u. RADSEL 1984)] den pharyngealen „Katarrh" unterhalten können. In seltenen Fällen ist sie die Folge eines Schleimhaut-Erysipels.

Hinsichtlich *iatrogener Faktoren* spielen operative Eingriffe [z. B. Tonsillektomie (*Pharyngitis tonsillopriva*)], strahlen- und zytostatika-therapeutische Maßnahmen mit unterschiedlich schweren Epithelschäden und einer z. T. erheblichen Speichelreduktion (Sicca-Symptome) eine Rolle (GANZ 1989).

Bedeutsam sind vor allem auch *Umweltfaktoren* (GANZ 1989). Die Inhalation von trockener, überhitzter und staubhaltiger Luft, verschiedener Gase und Dämpfe und exogen-allergische Reaktionen dürften langfristig zu erheblichen Irritationen der (naso-, oro-) und pharyngealen Schleimhaut führen (Berufsnoxen!), ebenso wie ein chronischer Alkohol- und Nikotinabusus.

Chronische Entzündungen der pharyngealen Schleimhaut werden häufig im Gefolge einer langdauernden und mißbräuchlichen Anwendung schleimhautaustrocknender *Medikamente* beobachtet. Schließlich dürften *endogene Faktoren* eine Rolle spielen: Nierenkrankheiten mit chronischer Urämie, bestimmte Leberkrankheiten mit Azotämie, Stoffwechsel- und Hormonstörungen (z. B. Diabetes mellitus), Speichelsekretionsstörungen (Sjögren-Syndrom, Mukoviszidose). Unter den endogenen Faktoren spielt der Diabetes mellitus eine

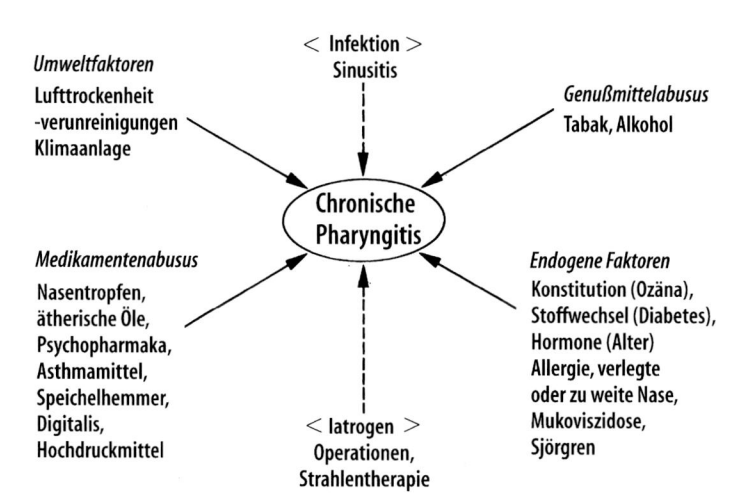

Abb. 2.24. Das Ursachenspektrum der chronischen Pharyngitis. (Aus GANZ 1989, mit freundlicher Genehmigung des Autors)

offenbar besondere Rolle. Abhängig von der Krankheitsdauer und der Qualität der therapeutischen Einstellung des Diabetes mellitus werden zwischen 47 % und 93 % Diabetes-kranker Patienten chronisch-atrophische Pharyngitiden beobachtet (Literatur: GANZ 1989).

7.1.2.2 Morphologische Befunde, Entzündungsformen

Unter morphologischen Aspekten lassen sich 2 Grundtypen der chronischen Pharyngitis, hypertrophische (hyperplastische) und atrophische Formen, unterscheiden.

Chronisch-hypertrophische Pharyngitis. Sie wird v. a. bei Männern beobachtet und ist gekennzeichnet durch ein entzündliches Stromaödem (Uvulaödem) mit variabler Gefäßkongestion. Neben perivaskulären Entzündungsinfiltraten (Lymphozyten, Plasmazellen) findet man häufig Lymphfollikel, so daß die Schleimhaut ein feingranuliertes Aussehen erhält (*Pharyngitis granularis*). Selten werden papillomatöse Epithelproliferationen beobachtet.

Chronisch-atrophische Pharyngitis. Sie wird v. a. bei Frauen beobachtet und ist gekennzeichnet durch Veränderungen des Epithels und der Submukosa. Das häufig atrophische Epithel weist unterschiedliche schwere Hyper- und Parakeratosen auf. Auch die submukös gelegenen Schleimdrüsen zeigen eine Atrophie, häufig einhergehend mit einer zystischen Gangektasie und Dyschylie (chronische *Pharyngitis sicca*, ggf. als Teilbild des Sjögren-Syndroms).

Bursitis pharyngealis (*Thornwald-Krankheit*; THORNWALD 1885). Bei dieser seltenen Krankheit handelt es sich um eine chronische Nasopharyngitis, die durch eine entzündliche Narbenbildung am Ausgang der Bursa pharyngica zu Sekretretentionen führt. Bei vollständiger Obliteration entsteht eine Zyste mit eingedicktem Sekret und Cholesterinkristallen.

Plummer-Vinson-Syndrom. Bei dieser sideropenischen bzw. sideroachrestischen Dysphagie kommt es zu einer chronischen Hypopharyngitis mit Hyperkeratosen der zumeist atrophischen Schleimhaut, umschriebenen Erosionen und submukösen und/oder intramuskulären Vernarbungen. Die Erkrankung tritt meistens bei Frauen im 50.–60. Lebensjahr auf und steht in Verbindung mit einer ausgeprägten Eisenmangelanämie. In späteren Stadien der Erkrankung entwickeln sich mitunter postkrikoidal gelegene Karzinome.

7.1.3 Besondere, Erreger-bedingte Pharyngitiden

In diesem Kapitel soll auf einige Krankheitsbilder hingewiesen werden, die bei uns durchweg selten sind, die aber auf Grund ihres morphologischen Befundes in Form einer gestaltlich determinierten, spezifischen Entzündung in differentialdiagnostischer Hinsicht nach wie vor bedeutsam sind. Bei immunkompromitierten Patienten haben einige dieser Entzündungen im Sinne opportunistischer Infektionen neuerdings wieder an Bedeutung gewonnen (SILVERMAN 1989; FRÖSCHL u. BRAUN-FALCO 1990; WEIDAUER 1992).

7.1.3.1 Tuberkulose

Die pharyngeale Schleimhauttuberkulose, entweder als tuberkulöse Primärinfektion oder als hämatogene oder sputogene Streutuberkulose, ist bei uns auf Grund moderner tuberkulostatischer Therapiemöglichkeiten und der fast vollständigen Ausrottung perlsüchtiger Rinderbestände selten geworden (Tabelle 2.1; UEHLINGER 1964; THEISSING u. THEISSING 1978; HAEGI 1987; HELD et al. 1991; YADAV et al. 1992; SANDERSON et al. 1992). Die oropharyngeale Schleimhauttuberkulose ist derzeit vor allem unter differentialdiagnostischen Aspekten bedeutsam.

Allerdings spielt die Tuberkulose unter soziokulturellen Aspekten hinsichtlich der bei uns tätigen Gastarbeiter noch immer eine Rolle (ausführliche Diskussion und Literatur bei BECKER u. HERBERHOLD 1978). 1966 betrug der Anteil ausländischer Gastarbeiter an Neuzugängen einer ansteckungsfähigen Lungentuberkulose 30 %, 1973 noch etwa 12 %.

Steigende Inzidenzzahlen werden neuerdings bei immunkompromitierten, insbesondere bei HIV-infizierten Patienten beobachtet, wobei auch atypische Mykobakterien zunehmend eine größere Rolle spielen (vgl. S. 141).

In der neueren Literatur (z. B. FRIEDEN et al. 1993; GOBLE et al. 1993; ISEMAN et al. 1993) wird zudem über eine zunehmende Resistenzentwicklung gegenüber den Tuberkulostatika berichtet, so daß zukünftig wieder mit steigenden Krankheitsmanifestationen zu rechnen ist.

Tabelle 2.1. Häufigkeit der Tonsillentuberkulose im Untersuchungsgut der Pathologischen Institute St. Gallen und Zürich. (UEHLINGER 1964)

Jahrgang	Zahl der untersuchten Gaumen- u. Rachentonsillen	Davon mit Tbk.	%
1941–1950	9041	253	2,74
1952	2131	45	2,11
1953	1970	32	1,62
1954	1952	34	1,74
1955	2145	29	1,38
Total	17239	393	2,28
1961	1586	1	0,06
1962	1696	2	0,12
Total	3282	3	0,09

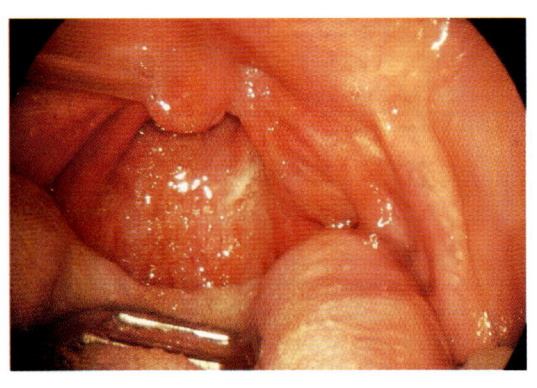

Abb. 2.25. Floride Tuberkulose im linksseitigen Oropharynxbereich, 62jähriger Patient. Laryngoskopischer Befund

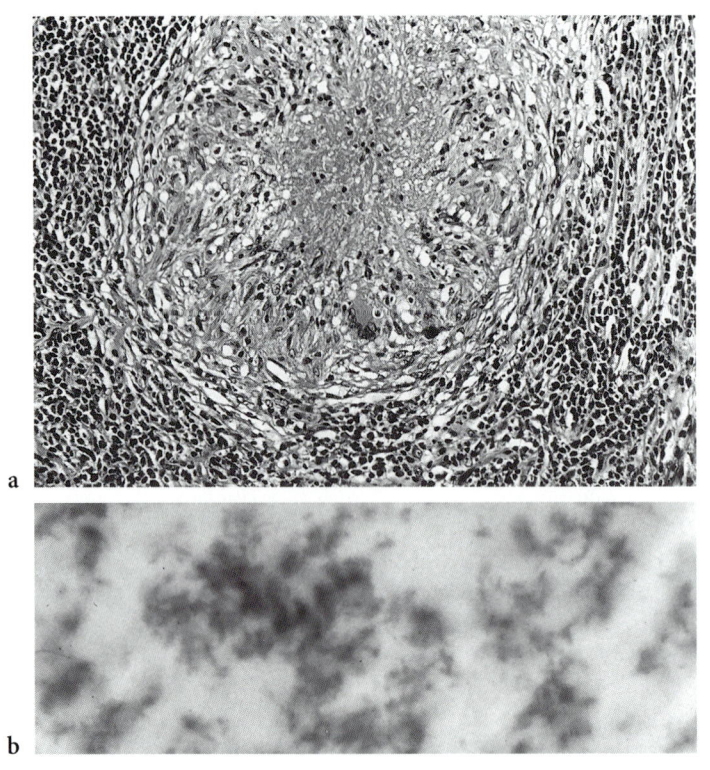

Abb. 2.26a, b. Tonsillen-Tuberkulose. **a** Epitheloidzellig-granulomatöse Entzündung mit zentraler Nekrose. HE × 180. **b** Innerhalb der zentralen Nekrose säurefeste Stäbchen. Ziehl-Neelsen-Färbung × 500

Nach wie vor sind die Tonsillen (tonsilliärer Primärkomplex) häufiger betroffen als die übrige Mund- bzw. Pharynxschleimhaut (Abb. 2.25, 2.26). Unter den Tonsillen wiederum sind vor allem die Tonsillae palatinae betroffen (Topographie des Infektionsweges). Zu unterscheiden sind einfache Primärkomplexe (Primärherd, regionale Lymphadenitis) und progressive Primärkomplexe mit lymphogener Ausbreitung in die Nachbarschaft (UEHLINGER 1964). Histologisch ist die primäre Tonsillen-Tuberkulose häufig auf eine Krypte oder auf den Kryptengrund beschränkt (UHELINGER 1964). Bei immunsupprimierten Patienten (AIDS) indessen ist ein gewisser Panoramawandel mit progressivfoudroyanten Verläufen und einer tuberkulös-tonsillogenen Sepsis zu beobachten.

Die Infektion der Tonsillen (und der übrigen pharyngealen Schleimhaut) durch extra-orale Organtuberkulosen kann entweder hämatogen oder sputogen erfolgen (Einzelheiten: UEHLINGER 1964; SEIFERT 1966; THEISSING u. THEISSING 1978; BECKER u. HERBERHOLD 1978).

Die Tuberkulose ist eine meldepflichtige Infektionskrankheit.

Differentialdiagnose. Morbus Boeck, Morbus Crohn, Katzenkratzkrankheit, Tularämie, Wegener-Granulomatose (HARRISON u. KNIGHT 1986).

7.1.3.2 Tularämie

Die Tularämie (Hasenpest, Nagerpest, Lemmingseuche) ist eine weit verbreitete Zoonose, hervorgerufen durch die gram-negative Pasteurella tularensis (Übersicht: BECKER u. HERBERHOLD 1978). Die Erkrankung ist bei uns nach wie vor selten.

Unter klinischen Aspekten unterscheidet man eine „innere" und typhusähnliche, von einer „äußeren", oroglandulären oder kutoglandulären (ulzeroglandulären) Verlaufsform. Nur bei den oroglandulären bzw. kutoglandulären Formen sind die Halslymphknoten (submaxillär, präaurikulär, retropharyngeal, jugulär) und die oropharyngeale bzw. tonsilläre Schleimhaut in Form aphthöser Entzündungen, Ulzerationen und retikulär-abszedierender Tonsillitiden befallen. Im Mittelpunkt stehen fraglos die schmerzhaft vergrößerten Lymphknoten mit einer retikulär-abszedierenden Lymphadenitis (LENNERT 1976).

Die Tularämie ist eine meldepflichtige Infektionskrankheit.

Differentialdiagnose. Katzenkratzkrankheit (Syn.: Felinose, „Maladie des griffes de cat", Lymphoreticulosis benigna, „cat-scratch disease") (CARITHERS 1985; MILLER-CATCHPOLE et al. 1986; MARGILETH et al. 1987).

7.1.3.3 Lepra

Sie gehört zu den spezifisch-granulomatösen Infektionen, hervorgerufen durch das säurefeste Mycobacterium leprae (Ziehl-Neelsen- bzw. Faraco-Fite-

Färbung). Die Klassifikation erfolgt heute nach immunologischen und histopathologischen Gesichtspunkten (RIDLEY u. JOPLING 1962): tuberkuloide Lepra, Borderline-tuberkuloide Lepra, Borderline-demorphe Lepra, Borderline-lepromatöse Lepra, lepromatöse Lepra.

In Endemiegebieten soll eine oropharnygeale Manifestation der Lepra relativ häufig zu beobachten sein (THEISSING u. THEISSING 1978). Als typisch wird das Auftreten einer zunächst uncharakteristischen Rhinopharyngitis granularis, gefolgt von einer Pharyngitis sicca, beschrieben. Bei der lepromatösen Form entwickeln sich knotig-entzündliche Infiltrate unterschiedlicher Größe (harter und weicher Gaumen, Gaumenbögen, Tonsillen). Sie können geschwürig zerfallen (Perforationen im Bereich des Gaumens). In der Folge entwickelt sich ein zellarmes Narbengewebe mit narbiger Schrumpfung des ganzen oropharyngealen Raumes (SCHEEPERS u. LEMMER 1992; SCHEEPERS et al. 1993).

Die Lepra ist eine meldepflichtige Infektionskrankheit.

7.1.3.4 Rhinosklerom

Es handelt sich um eine seltene und chronisch verlaufende Infektion des Nasen-Rachen-Raumes durch Klebsiella rhinoscleromatis, die vor allem in tropischen und subtropischen Regionen (endemisch) beobachtet wird. Die Infektion zeigt einen stadienhaften Verlauf: Initial entwickelt sich eine atrophische Rhinopharyngitis, es folgt das Stadium einer unspezifischen Entzündung mit lymphoplasmozytären und granulozytären Infiltraten, schließlich das Stadium einer „spezifischen" Entzündung in Form eines plasmazellreichen Granulationsgewebes unter Einschluß sog. Mikulicz-Zellen (aufgetriebene und vakuolisierte, bakterienhaltige Histiozyten bzw. Makrophagen). In der Endphase entwickeln sich entzündliche Schleimhautvegetationen, die von der Nasenschleimhaut auf die paranasalen Gewebe übergreifen (Hebra- oder Tapirnase) und dabei zu Destruktionen der Nase führen (THEISSING u. THEISSING 1978).

7.1.3.5 Pilzinfektionen

Oropharyngeale Pilzinfektionen spielen derzeit vor allem bei immunkompromitierten Patienten [erworbene Immundefekte (AIDS), Zustand nach Organtransplantation, Chemotherapie] im Sinne opportunistischer Infektionen eine Rolle. Man muß grundsätzlich davon ausgehen, daß alle im oropharyngealen Bereich saprophytär vorkommenden Pilzarten bei entsprechender Disposition zu teilweise sogar generalisierten Mykosen führen können. Häufig entwickeln sich auch polytope Infektionen. Fungale Pharyngitiden (Tonsillitiden) findet man vor allem bei Infektionen durch Candida (Soor, Monilia albicans) (Abb. 2.27), Aspergillus, Mukor und Histoplasma (BECKER u. HERBERHOLD 1978).

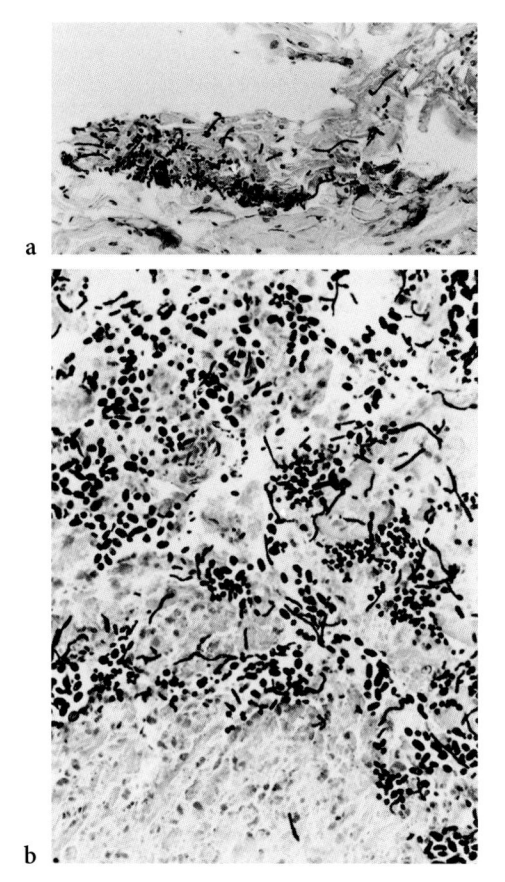

Abb. 2.27 a, b. Oropharyngeale Soormykose. **a** Desquamierte, von Pilzmyzelien durchsetzte Epitzelzellen nach Art einer pseudomembranösen Auflagerung. Grocott-Färbung × 80. **b** Sog. invasive Mykose mit Infiltration auch tieferer Gewebsschichten. Grocott-Färbung × 120

7.1.4 AIDS-assoziierte Infektionen

AIDS als erworbene Immunschwäche, meßbar durch den Verlust CD4-positiver Lymphozyten, stellt das finale Stadium einer Infektion mit dem humanpathogenen Retrovirus HIV (Human Immunodeficiency Virus) dar. Die Erkrankung äußert sich in einer komplexen Regulations- und Funktionsstörung des Immunsystems. Das klinische Bild der AIDS-Erkrankung manifestiert sich durch opportunistische Infektionen und durch die Entwicklung maligner Neoplasien (vgl. auch S. 215; Centers for Disease Control 1984–1992; MORRISON u. POMEROY 1995; umfassende Übersicht: COHEN et al. 1994; MANDELL u. MILDVAN 1995; REICHART 1996).

Die AIDS-assoziierten opportunistischen Infektionen im pharyngealen Bereich werden im wesentlichen durch folgende Erregergruppen ausgelöst (vgl. auch Tabelle 2.2; REICHART 1989):

Tabelle 2.2. Orale Veränderungen bei HIV-Infektionen. [EG-Expertentreffen, Kopenhagen, 16.–17.09.1986; redvidiert am 04.01.1988 durch Prof. Dr. J.J. PINDBORG, Kopenhagen (zit. nach REINHART 1989)]

Mykosen
- Candidiasis
  - pseudomembranös
  - erythematös (atrophisch)
  - hyperplastisch
  - Cheilitis angularis
- Histoplasmose
- Kryptokokkose
- Geotrichose

Bakterielle Infektionen
- Nekrotisierende Gingivitis
- Progressive Parodontitis
- Exazerbation periapikaler Parodontitiden
- Submandibuläre Schwellungen (?)
- Orale Ulzerationen mit Erregernachweis von:
  - Mycobacterum avium intracellulare
  - Klebsiella pneumoniae
  - Enterobacter cloacae
  - Escherichia coli

Virale Infektionen
- Stomatitis herpetica
- Zytomegalie
- Haarleukoplakie (EBV)
- Zoster/Windpocken
- Papillomavirusbedingte Veränderungen
  - Verruca vulgaris
  - Condylomata accuminatum
  - Fokale epitheliale Hyperplasie

Neoplasien
- Kaposi-Sarkome
- Non-Hodgkin-Lymphome
- Plattenepithelkarzinome

Neurologische Störungen von Gesichtsnerven

Unbekannte Ätiologie
- Chronisch rezidivierende aphthöse Ulzerationen
- Progressive nekrotisierende Ulzerationen
- Toxische Epidermolyse
- Verzögerte Wundheilung
- Idiopathische Thrombozytopenie
- Speicheldrüsenvergrößerungen
- Xerostomie
- HIV-Embryopathie
- Submandibuläre Lymphadenopathie
- Hyperpigmentierungen

1. *Pilze*: Candida albicans, Aspergillus fumigatus, Histoplasma capsulatum (selten: Cryptococcus neoformas, Rhinosporidium seeberi), Pneumocystis carinii;
2. *Viren*: Zytomegalie- (CMV) Virus, Herpes-simplex-Viren, Epstein-Barr-Virus, Varicella-Zoster-Viren;
3. *Bakterien/Mykobakterien*: β-hämolysierende Streptokokken, Pneumo- und Staphylokokken, Mycobacterium tuberculosis, Mycobacterium avium, Mycobacterium intracellulare [Mycobacterium avium complex (MAC bzw. MAI)], andere atypische Mykobakterien [Mycobacterium ulcerans, kansasii, xenopi, fortuitum u.a. (RALPHS et al. 1992)]

Die pharyngo-tonsillären Manifestationen der hier in Rede stehenden opportunistischen Infektionen sind im allgemeinen Teilbild einer generalisiert auftretenden Infektion. 40–50% aller AIDS-Patienten weisen Befunde im Kopf-Hals-Bereich auf (MARCUSEN u. SOOY 1985). Damit kann diese diagnostisch leicht zugängliche Region im Einzelfall diagnostisch wegweisend sein (WEIDAUER 1992).

Pharyngotonsilläre Infektionen durch *Protozoen* (z.B. Toxoplasma gondii, vgl. auch S. 168, Kryptosporidium) sind, wenn überhaupt, extrem selten und sollen im Rahmen dieses Beitrages nicht weiter diskutiert werden (Übersichten: WONG u. REMINGTON 1994; UNGAR 1994).

Literaturübersichten. HELM u. STILLE (1985), DeVITA et al. (1985), KLEIN (1986), FARTHING et al. (1988), SILVERMAN (1989), NASH u. SAID (1992), WEIDAUER (1992), MYINT u. CANN (1993), BRODER et al. (1994), MANDELL u. MILDVAN (1995).

7.1.4.1 Pilzinfektionen

Unter den oralen Pilzinfektionen dominiert die *Candidamykose*, die fast regelmäßig bei HIV-infizierten Patienten nachgewiesen werden kann (KLEIN et al. 1984; EPSTEIN et al. 1984; TRAVITIAN et al. 1986; PHELAN et al. 1987; SYRJANEN et al. 1988; MATTHEWS 1992). Im Bereich der ganzen Mundhöhle findet man Stippchen oder fleckförmige, grau-weiße und abstreifbare Beläge, die nicht selten konfluieren (Abb. 2.28). Neben dieser pseudomembranösen Form kommt es häufig auch zu Erosionen und Ulzerationen mit tiefer Invasion der Pilzmyzelien.

Neben der häufig schweren Candidamykose sind opportunistische Infektionen mit anderen Pilzarten eher selten (Übersichten: REICHERT et al. 1985; MASUR et al. 1985; NASH 1992). Das gilt auch für pharyngeale Infektionen mit *Pneumocystis carinii*, einer sonst außerordentlich häufigen AIDS-assoziierten Infektion (UNGER et al. 1988; GHERMAN et al. 1988; COTE et al. 1990). Die *Rhinosporidiose* (Rhinosporidium seeberi), eine bei uns seltene Schleimhautmykose, die mit polypös-entzündlichen „Wucherungen" vor allem im nasopharyngealen Raum einhergeht, ist vor allem aus Gründen der Differentialdiagnose (Neoplasie) wichtig. Selten sind disseminierte Manifestationen. Histologisch findet man eine granulomatöse Entzündung mit Epitheloid- und Riesenzellen sowie 5–8 µm großen Sporen und gelegentlich auch Sporangien.

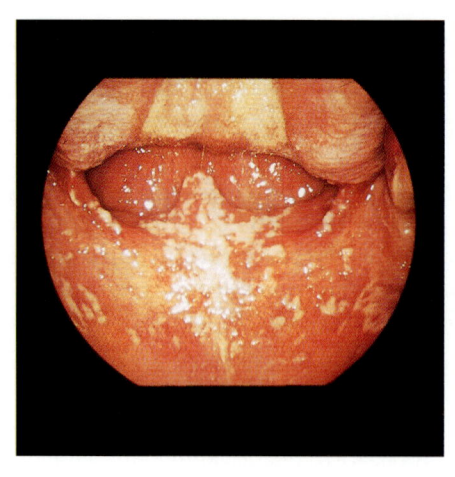

Abb. 2.28. Oropharyngeale Candida-Mykose bei einem HIV⁺-Patienten

7.1.4.2 Virusinfektionen

Unter den Virusinfektionen sind CMV- und Herpes- (HSV-) Infektionen offenbar am häufigsten. Bezogen auf den HNO-ärztlichen Bereich handelt es sich meistens um ubiquitärmultifokale Manifestationen.

CMV-Infektionen können bei immunkompromitierten Patienten im pharyngotonsillären Bereich ein Mononukleose-ähnliches Krankheitsbild hervorrufen, ansonsten dürften CMV-assoziierte Läsionen der oropharyngealen Schleimhaut selten sein (KANAS et al. 1987).

Intraorale *HSV-Infektionen* (HSV-1, HSV-2) führen zu unterschiedlich großen Effloreszenzen mit fibrinös-rundzelliger Entzündung. Bei immunkompromitierten Patienten sind die mukokutanen HSV-Infektionen ausgesprochen progressiv und führen zu großflächigen und unregelmäßig begrenzten Ulzerationen oder pseudomembranös begrenzten Erosionen (COHEN u. GREENBERG 1985; REICHERT et al. 1985; MASUR et al. 1985; RAYMOND 1987; LAFFERTY et al. 1987; GLATT et al. 1988). Die Entwicklung der oralen „hairy leukoplakia" wird bei immunkompromitierten Patienten mit einer *EBV-Infektion* (Herpesviridae) in Verbindung gebracht (Promotor), die überwiegend am freien Zungenrand, aber auch in anderen Bereichen der Mundschleimhaut (bukkal, oropharyngeal) auftritt (GREENSPAN et al. 1985, 1987; SCHIODT et al. 1987; FICARRA et al. 1988; SCIUBBA et al. 1989).

Der *glossopharyngeale Zoster* (Varicella-Zoster-Viren) geht mit rezidivierenden und schmerzhaften Aphthen und Ulcera im Bereich der Tonsillen, der Gaumenbögen und des Hypopharynx einher (COHEN et al. 1988). Zoster-Erkrankungen zeigen bei HIV-infizierten Patienten meist schwere Verlaufsformen; sie werden als prognostisch ungünstiges Zeichen gewertet (FRIEDMAN-KIEN et al. 1986).

Orale *Condylomata acuminata* („venereal warts") werden fast nur bei HIV-infizierten Patienten beobachtet (ANNEROTH et al. 1982; EVERSOLE u. LAIPIS 1988; SCULLY et al. 1988). Sie zeigen durchweg eine Assoziation mit bestimmten

Typen humaner *Papillomaviren* (vgl. S. 182). Condylomata acuminata zeigen histologisch eine zum Teil irreguläre Epithelhyperplasie mit ausgeprägter Hyperkeratose, Akanthose, Basalzellhyperplasie, umschriebenen Dyskeratosen und vakuolisierten Keratinozyten (Koilozyten).

7.1.4.3 Bakterielle Infektionen

Bei HIV-infizierten Patienten entwickeln sich häufig rezidivierende und ggf. auch foudroyant verlaufende bakterielle Infektionen durch hämolysierende Streptokokken, Pneumokokken oder Staphylokokken. Die HIV-assoziierte (Pharyngo-) Tonsillitis geht initial mit einer erheblichen Hyperplasie (Abb. 2.29) des gesamten lymphatischen Rachenringes einher. „*Auffällig ist die Steifheit des lymphatischen Gewebes*" (WEIDAUER 1992). In den finalen Stadien der HIV-Infektion findet man atrophisches Tonsillengewebe mit einem weitgehenden Verlust der Lymphfollikel und der interfollikulären lymphatischen Zellpopulationen. Die Tonsillen sind gleichsam „leer".

Die bei HIV-infizierten Patienten häufigen *mykobakteriellen Infektionen* (GOLD u. ARMSTRONG 1984; HORSBURGH et al. 1985; MACDONELL u. GLASSROTH 1989; HORSBURG u. SELIK 1989; RALPHS et al. 1992) sind mit Ausnahme der zervikalen Lymphknoten (Tuberkulose, MAC- bzw. MAI-Infektionen) im Bereich des Pharynx eher selten (RIEDER u. SNIDER 1986; Centers for Disease Control 1988; HOPEWELL 1989; SHAFER 1994; YOUNG 1994; Abb. 2.30).

7.1.4.4 Weitere HIV-assoziierte pharyngotonsilläre Läsionen

In der Literatur ist eine Fülle morphologisch unspezifischer oder auch charakteristischer Schleimhautläsionen beschrieben worden, die nur punktuell aufgezählt werden können: rekurrierende aphthöse Läsionen (Stomatitis, Pharyngitis, Laryngitis), lichenoide Reaktionen, thrombozytopenische Schleim-

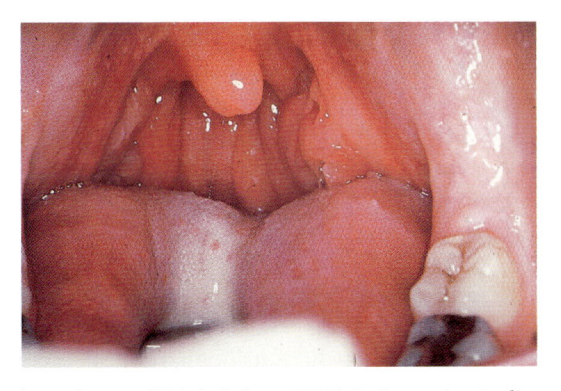

Abb. 2.29. Hyperplastische Tonsillitis bei einem HIV⁺-Patienten im Stadium des AIDS related complex

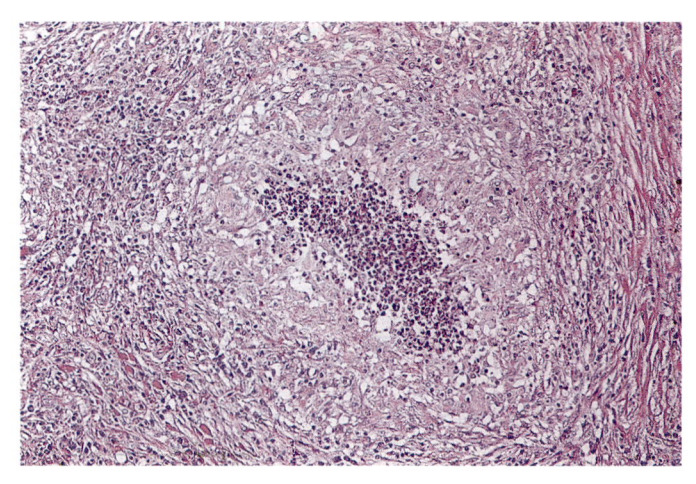

Abb. 2.30. AIDS-assoziierte Tonsillitis, atypische mykobakteriell Infektion durch Mycobacterium fortuitum (Erregeridentifikation durch PCR). HE × 80

hautblutungen und sog. „unklassifizierbare" orale Schleimhautläsionen mit mukosalen Entzündungsinfiltraten, flächenhaft entwickelten „Pseudomembranen" (LOZADA-NUR et al. 1989; PINDBORG 1989; Übersicht: SILVERMAN 1989) oder benignen lymphoidzelligen Infiltraten [„benign nasopharyngeal masses" (STERN et al. 1990)]. Diese tumorartigen, ätiologisch nicht geklärten Entzündungsprozesse sind häufig kombiniert mit einer Otitis media. Transformationen in maligne Lymphome sind bislang offenbar nicht beobachtet worden.

Epitheloide Angiomatose [„bacillary angiomatosis" (Übersicht: LOUTIT u. TOMPKINS 1994)], eine angiomatöse Gefäßproliferation, bei der ursächlich bakterien-ähnliche Mikroorganismen der Rickettsien-Gruppe (Rochalimaea henselae) eine Rolle spielen. Oropharyngeale Manifestationen, häufig in Form multipler, rötlich-blauer und nodulärer „Infiltrate" sind mehrfach beschrieben worden (z.B.: COCKEERELL et al. 1987; VAN DER WOUW et al. 1989; SZANIAWSKI et al. 1990).

7.1.5 Pharynx und Gesamtorganismus

Die pharyngeale Schleimhaut zeigt vielfältige „Mit"-Reaktionen, teils krankheitstypischer, teils unspezifischer Art, bei Krankheiten anderer Organe. Sie ist, wie die Mundschleimhaut allgemein, ein Spiegel „innerer" Krankheiten. Ihre krankheitsassoziierten Mitreaktionen können insofern zum diagnostischen Leitbefund werden.

Einerseits stellt die tonsillopharyngeale Schleimhaut die Eintrittspforte für Allgemeininfektionen und damit den Ausgangspunkt für zahlreiche Infektionskrankheiten dar. Andererseits ist die tonsillopharyngeale Schleimhaut in die (pathologische) Exkretion von toxischen Substanzen und Stoffwechselprodukten involviert (Urämie, Azotämie). Als Folge derartiger Prozesse findet man eine ödematöse Schwellung der pharyngealen Schleimhaut, der aryepiglottischen Falten und der Uvula, fibrinöse Pharyngitiden, zuweilen sogar Kristallbildungen (z. B. Phosphatkristalle).

Hinsichtlich hämatopoetischer und dermatologischer Krankheitsbilder wird auf die entsprechenden Kapitel verwiesen. Bei verschiedenen Kollagenosen wurde eine „idiopathische stenosierende Fibrose" des Epipharynx beobachtet (ARSLAN 1958, 1963). Pharyngeale Manifestationen der primären und sekundären Amyloidose sind selten, ebenso isolierte Amyloidtumoren des Pharynx bzw. der Tonsillen (HEGARTY u. RAO 1993).

Häufiger als allgemein bekannt, sind *orale Manifestationen des Morbus Crohn* (z. B.: BERNSTEIN u. MCDONALD 1978; BASU u. ASQUITH 1980; BEITMAN et al. 1981; SCULLY et al. 1982; ESTRIN u. HUGHES 1985; BORAZ 1988; PLAUTH et al. 1991; OTTO 1993; EBSCHNER u. OTTO in press). Oropharyngeale Krankheitsmanifestationen des Morbus Crohn werden in der Literatur mit einer Häufigkeit von 6–20% angegeben (PLAUTH et al. 1991; OTTO 1993; EBSCHNER u. OTTO in press). In der Zusammenstellung (n = 79) von PLAUTH et al. (1991) waren oropharyngeale Crohn-Manifestationen in 60% Erstmanifestationen und in 33% dominierende Krankheitslokalisation im späteren Verlauf. In 50% wurden lokale Rezidive mit starker Schmerzsymptomatik und gesichtsentstellender Entzündung beobachtet. An morphologischen Befunden findet man entzündliche Ödeme, Aphthen, Erosionen und Ulzera (Pyoderma gangraenosum, Pyostomatitis vegetans), papulös-hyperplastische Schleimhautveränderungen [entzündliche Hyperplasien mit Fissuren („cobblestones")], indurierte polypoide Läsionen der vestibulären und retromoralen Mukosa, lineare Ulzerationen (persistierend, tief, schmerzhaft) und epitheloidzellig-granulomatöse Entzündungen (Stomatitis, Tonsillitis, Sialadenitis, Abb. 2.32). Granulome sollen in 70% aller oropharyngealen Crohn-Manifestationen zu beobachten sein (PLAUTH et al. 1991).

Die aphthösen Pharyngitiden (und Stomatitiden) sind schon unter makroskopischen Aspekten bemerkenswert formvariabel. Sie können klein (Typ Mikulicz) oder besonders groß (Typ Sutton) sein oder außerordentlich zahlreich, gleichsam herpetiform (Typ Cooke) auftreten. Im allgemeinen heilen derartige Aphthosen in etwa 2 Wochen spontan ab. Persistierende und auch schmerzhafte Aphthosen beobachtet man nicht nur bei Crohn-Patienten, sondern auch bei bestimmten Systemerkrankungen, wie dem Morbus Behçet („maligne" Aphthen) oder auch als paraneoplastisches Symptom [z. B. Glukagonom, großzelliges Bronchialkarzinom (OTTO 1993)].

Differentialdiagnose: Morbus Boeck, Heerfordt-Syndrom, Löfgren-Syndrom, Melkersson-Rosenthal-Syndrom, lupoide bzw. lichenoide Schleimhautreaktionen unter Sulfasalazin (ggf. Tuberkulose, Aktinomykose).

Kasuistik. 21-jähriger Patient, Sportler, ohne Krankheitsanamnese. Wegen Zahnfleischbluten und „Schmerzen im Mund" wurde ein Zahnarzt aufgesucht. Diagnose: Entzündliche Effloreszenzen im Bereich der bukkalen Schleimhaut, Überweisung zum HNO-Arzt. Diagnose: Stomatitis aphthosa. Lokal-konservative Therapie, intermittierend über 3 Monate, ohne wesentlichen Erfolg. Zwischenzeitlich entwickelte sich eine beidseitige „Schwellung" der Glan-

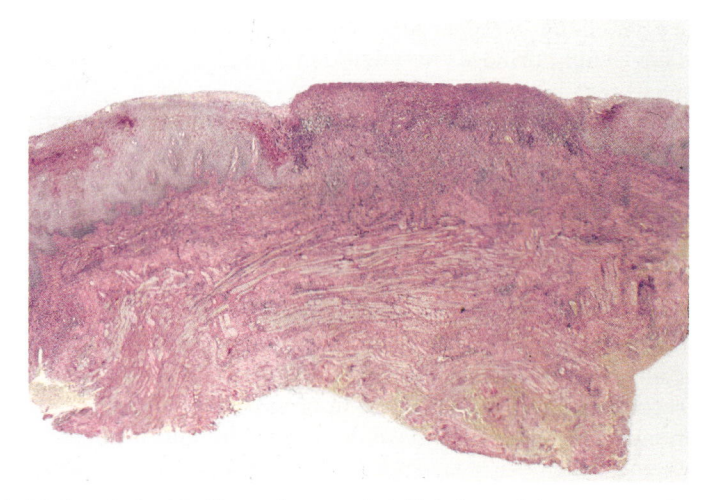

Abb. 2.31. Morbus Crohn: Floride oropharyngeale Schleimhautaphthe, ausgesprochen therapieresistent. Anamnestische Daten s. Text. PAS × 10

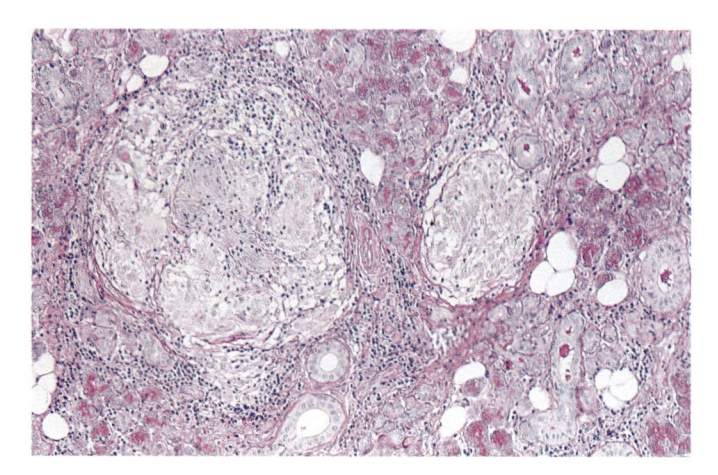

Abb. 2.32. Morbus Crohn (gleicher Fall wie Abb. 2.31). Epitheloidzellig granulomatöse Sialadenitis. PAS × 120

dula parotis. Zur diagnostischen Abklärung Einweisung in eine Universitäts-HNO-Klinik. Bioptische Untersuchungen ergaben eine aphthöse Stomatitis (klinisch: herpetitorm, multitop) und eine granulomatöse Sialadenitis (Abb. 2.31, 2.32) (Morbus Boeck?, Heerfordt-Syndrom?). Unter einer Kortikosteroidtherapie zunächst deutliche Besserung. Nach 3 Monaten ein „akutfulminantes" Rezidiv mit heftigen Schmerzen. Speicheluntersuchung: deutlich reduzierte IgA- und Lysozymwerte. Im weiteren Verlauf anale Fistelläsionen. Biopsie: granulomatöse Entzündung. DD: Morbus Crohn. In der röntgendiagnostischen Abklärung eine 20 cm lange Ileumstenose („Ileitis terminalis"). In kolonoskopischen Biopsien aus dem Zökum und aus der Bauhin-Klappe eine epitheloidzellig-granulomatöse, zentral nicht verkäsende Entzündung. Diagnose: *Morbus Crohn mit initialer Krankheitsmanifestation im oropharyngealen Bereich.*

7.2 Tonsillitis/Angina

Entzündungen im Bereich des lymphatischen Rachenringes werden teils als Tonsillitis, teils als Angina bezeichnet (Übersicht: MAURER 1978). Beide Begriffe werden vielfach synonym gebraucht (vgl. S. 128). Lokal begrenzte Entzündungen des tonsillären Gewebes können sich entweder akut oder chronisch manifestieren.

Die Tonsillektomie ist noch immer einer der häufigsten chirurgischen Eingriffe, die im Kindesalter durchgeführt werden (PARADISE u. BLUESTONE 1976; PARADISE 1996). Allerdings haben sich in den letzten Jahren die Tonsillektomieraten drastisch reduziert. In den USA beispielsweise ist die Zahl der Tonsillektomie, der Adenektomie und der kombinierten Eingriffe an stationären Patienten von 1971–1987 von 1019000 auf 259000 zurückgegangen (PARADISE 1996). In Kenntnis neuer immunphysiologischer Daten des Waldeyer-Rachenringes werden die Indikationen zur Tonsillektomie mehr und mehr in Frage gestellt oder doch wesentlich enger gefaßt. Faßt man die aktuellen Ergebnisse klinischer und immunphysiologischer Untersuchungen zusammen, ergeben sich, altersabhängig, folgende Indikationen zur Tonsillektomie bzw. zur Adenektomie:

1. Vor dem 4. Lebensjahr: Obstruktionen der oberen Luftwege ohne oder mit Schlaf-Apnoe-Symptomen (DEUTSCH 1996) und rezidivierende Tonsillitiden (> 12 ×/Jahr) ohne dauerhaftes Ansprechen auf eine konsequent durchgeführte antibiotische Therapie (MANGGE et al. 1998).
2. Nach dem 4. Lebensjahr: Trotz antibiotischer Therapie auftretende Entzündungsrezidive (> 7 pro Jahr); begründeter Fokusverdacht; tonsilläre Hypertrophie („kissing tonsils") mit gestörter Involution nach dem 4. Lebensjahr; atopische Dispositionen mit rezidivierender Tonsillitis und rezidivierenden Paukenergüssen; autoimmunologische Phänomene bzw. Krankheitsdispositionen (Pustulosis palmaris et plantaris, IgA-Nephropathie, Immunkomplexglomerulonephritiden) (PARADISE 1996; MANGGE et al. 1998).

7.2.1 Akute Entzündungen

Als „Angina" wird eine akute Entzündung des Rachens bzw. des lymphatischen Rachenringes bezeichnet, die zu einer entzündlichen Einengung (Angina = Enge) des Isthmus faucium führt. Die Bezeichnung „Angina" bezieht sich also in erster Linie auf die Lokalisation des entzündlichen Prozesses bzw. auf ein Krankheitssymptom. Unter dem Begriff „Angina" ist weder ein ätiologisch oder pathogenetisch, noch histomorphologisch einheitlicher Krankheitsbegriff zu verstehen.

Faßt man die Daten der Literatur zusammen, scheint derzeit die Tendenz zu bestehen, den Begriff „Angina" für akute Allgemeininfektionen zu reservieren, die sich vor allem am lymphatischen Rachenring und der gesamten pharyngealen Schleimhaut manifestieren. Demgegenüber wird der Begriff „Tonsillitis" auf eine von vornherein lokal begrenzte Tonsillenkrankheit angewandt. Dabei versteht man unter *Tonsillitis im engeren Sinne* die Entzündungen der *Tonsillae palatinae*. Eine Entzündung anderer Tonsillen wird üblicherweise durch entsprechende Zusätze gekennzeichnet: *Tonsillitis retronasalis* („Tonsillitis pharyngea"), *Tonsillitis lingualis, Tonsillitis lateralis* (Seitenstrang-Angina) (WILHELM u. SCHÄTZLE 1989).

7.2.1.1 Ätiologische Faktoren

Entzündungen des tonsillären Gewebes sind im allgemeinen Folge einer Infektion durch Mikroorganismen (MAURER 1978). *Bakterielle Infektionen* werden vor allem durch Streptokokken hervorgerufen. Dabei handelt es sich bei den akuten Tonsillitiden meist um beta-hämolysierende A-Streptokokken (STENFORS et al. 1991; STJERNQUIST-DESATNIK u. SCHALEN 1992; FRANCOIS et al. 1992), bei den chronischen Tonsillitiden auch um Viridans-Streptokokken und Enterokokken (CARCONARO et al. 1991). An zweiter Stelle in der Häufigkeit folgen Staphylo- und Pneumokokken. Seltener werden Tonsillitiden durch Friedländer-Bakterien, durch Bakterien der Hämophilusgruppe, durch Meningokokken, Diphtheriebakterien (s. S. 152), durch Anaerobier und Spirillen ausgelöst. Dem seltenen Vorkommen von Gonokokken und den Bang-Bazillen kommt keine praktische Bedeutung zu, dem Pilznachweis nicht unbedingt die Rolle eines ätiologischen Faktors.

Entzündungen des tonsillären Gewebes können schließlich auch durch *virale Infektionen* ausgelöst werden (vgl. S. 155). Dabei übernehmen Viren vielfach eine Schrittmacherfunktion für bakterielle Superinfektionen (vgl. auch „Akute Pharyngitis", S. 129).

Als Infektionsquelle kommen teils exogene Keiminvasionen (Tröpfcheninfektion, alimentär durch kontaminierte Nahrungsmittel), teils auch die Keime der „normalen" Mundflora in Frage. Bei Infektionen durch Keime der Mundflora spielen Änderungen der Keimzusammensetzung, Virulenzsteigerungen einzelner Erreger oder auch endogene Resistenzminderungen eine Rolle; es handelt sich letztlich um ein gestörtes „ökologisches Gleichgewicht" zwischen der oropharyngealen Mikroflora („milieu exterieur") und dem Wirtsorganismus („milieu interieur").

Neben den verschiedenen ätiologischen Faktoren gibt es besondere *Dispositionen* für die Entwicklung akuter Tonsillitiden. In diesem Zusammenhang spielt offenbar das Lebensalter eine nicht unerhebliche Rolle. Vor allem im Kindesalter sind akute Tonsillitiden besonders häufig. Nach der Pubertät zeigen akute Tonsillitiden einen deutlichen Häufigkeitsrückgang. Begünstigende und infektionsfördernde Faktoren dürften zudem in einer pathologischen Mundatmung und in meteorologischen Einflüssen vorliegen. Sie spielen offenbar auch für die sog. postoperative Angina (Angina traumatica) eine Rolle (Literatur: SEIFERT 1966).

7.2.1.2 Pathogenese, Lokalisation

Die Invasion der Erreger in das tonsilläre Gewebe kann entweder über die Mundhöhle oder auf dem Blutweg erfolgen. Die *orale Keiminvasion* ist fraglos der häufigste Invasionsweg. Vor allem im Bereich kryptaler Epitheldefekte dürfte die Eintrittspforte der Erreger liegen (DIETRICH 1926). Die Keiminvasion wird begünstigt durch die kryptalen Verzweigungen, durch die tiefe Lage der Tonsillae palatinae in der Tonsillenbucht, durch die teilweise Überdeckung durch die Plica triangularis und durch Druckspannungen an der tonsillären Oberfläche, die beim Schluckakt entstehen.

Die *hämatogene Infektion* ist seltener, durch verschiedene experimentelle Befunde aber gut dokumentiert (KRAUSPE 1931, 1932) und auch bei bakterieller Allgemeininfektion im Kindesalter weitgehend erwiesen. Im Einzelfall kann aber die pathogenetische Abgrenzung zwischen oraler und hämatogener Keiminvasion schwierig sein, da beide Infektionswege zu gleichartigen Reaktionen des tonsillären Gewebes führen können.

Nach der *Lokalisation* der inflammatorischen Prozesse lassen sich Entzündungen der Gaumenmandeln, die Seitenstrangangina (Pharyngitis lateralis), die Tonsillitis lingualis und die Tonsillitis retronasalis (Epipharyngitis, Adenoiditis) unterscheiden (SEIFERT 1966).

7.2.1.3 Morphologische Befunde, Entzündungsformen

Hinsichtlich der geweblichen Reaktion kann zwischen katarrhalischen, fibrinösen, oberflächlich verschorfenden, ulzerösen und phlegmonös-abzedierenden bzw. gangräneszierenden Tonsillitiden unterschieden werden (DIETRICH 1926). Nach dem Charakter des entzündlichen Exsudates lassen sich folgende Hauptformen der akuten Tonsillitis abgrenzen:

Serös-eitrige Tonsillitis. Das tonsilläre Gewebe ist entzündlich geschwollen („kissing tonsils", Abb. 2.33). Der Entzündungsprozeß kann oberflächlich (Tonsillitis superficialis) oder kryptal (Tonsillitis lacunaris, Kryptenkatarrh) lokalisiert sein. Die peritonsillären Schleimdrüsen können in den Entzündungsprozeß involviert sein (Tonsillitis glandularis). Virusinfektionen manifestieren sich als Tonsillitis vesiculosa.

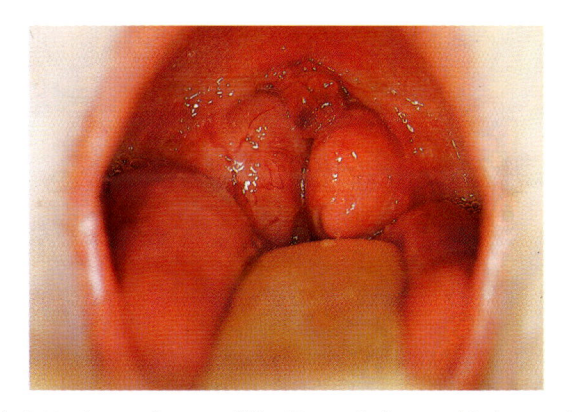

Abb. 2.33. Ausgeprägte tonsilläre Hyperplasie, sog. „kissing tonsils"

Die vorherrschend eitrige Tonsillitis geht mit oberflächlichen und kryptalen, granulozytär demarkierten Epitheldefekten einher. Sie kann zum Tonsillarabszeß, zum paratonsillären Abszeß oder zur phlegmonösen Entzündung (Gaumen, Pharynx, Mundboden, parapharyngeales Weichgewebe) führen (vgl. S. 161).

Fibrinöse, pseudomembranöse Tonsillitis. Das tonsilläre (oft auch das paratonsilläre) Gewebe ist von unterschiedlich großen, gelegentlich konfluierenden Pseudomembranen belegt: Fibrinexsudationen unter Einschluß von Bakterien, Zelldetritus und Granulozyten. Da die Pseudomembranen bis in den kryptalen Bereich hineinreichen, sind sie im allgemeinen schwer lösbar.

Nekrotisierende Tonsillitis. Nekrosen des tonsillären Gewebes findet man relativ häufig im Verlauf tiefreichender pseudomembranöser Tonsillitiden. Im Gefolge unterschiedlich großer Nekrosezonen können sich größere Ulzerationen entwickeln. Unter dem Einfluß von Fäulniserregern kann sich schließlich eine gangräneszierende Tonsillitis entwickeln.

7.2.2 Besondere, bakteriell bedingte Entzündungen

Die meisten Tonsillitiden beruhen auf einer bakteriellen Infektion. Vor allem Strepto- und Staphylokokken spielen als Infektionserreger eine Rolle (vgl. S. 150). Die histomorphologischen Befunde, die bei den verschiedenen Tonsillitiden gefunden werden, erlauben indessen keine exakte Zuordnung zu bestimmten Erregern. Im allgemeinen gilt auch für erregerbedingte Tonsillitiden, daß kaum ursachenspezifische Organreaktionen gefunden werden. Die tonsillogenen Reaktionsmuster werden vor allem bestimmt durch die Topographie, die Feinstruktur und durch die Funktion (funktionelle Morphologie). Gleichwohl lassen sich aus der Gruppe der akuten Tonsillitiden bestimmte Formen abgrenzen, die im makroskopischen und/oder histologischen Bild, in der Lokalisation oder auch im weiteren Verlauf bestimmt charakterisierbare Besonderheiten aufweisen und durch „spezifische" Erreger ausgelöst werden. Hierzu gehören bei den bakteriell verursachten Tonsillitiden die Diphtherie, die Scharlach-Angina, die Angina Plaut-Vincent, und bei den viral verursachten Tonsillitiden die Mononucleosis infectiosa und die Maserntonsillitis.

7.2.2.1 Diphtherie

Die Diphtherie ist eine endemisch, aber auch epidemisch auftretende akute Infektionskrankheit, hervorgerufen durch das *Corynebacterium diphtheriae* (Klebs-Löffler-Diphtheriebazillus). Diphtheriebakterien haben eine typische Hantelform, oft V- oder Y-förmig gelagert. Mit Hilfe der Neisser-Färbung erkennt man sog. Polkörperchen (endständig gelagerte Polyphosphate). Die Pathogenität der Diphtheriebakterien beruht auf der Wirkung eines Ektotoxins, das die Proteinsynthese in den Zielzellen (z. B. respiratorisches Epithel, Myokardiozyten, Kapillarendothel, Schwann-Zellen) irreversibel blockiert. Das aktivtoxische Fragment A des Ektotoxins inaktiviert dabei den sog. Elongationsfaktor EF-2 (= Transferase II). Folge der blockierten Proteinsynthese ist ein rasch eintretender Zelltod.

Die Diphtherie ist morphologisch charakterisiert durch die Bildung von Pseudomembranen (am Ort der Primärinfektion) und klinisch durch toxische Organschäden (s. unten). In über 60% sind primär Gaumentonsillen und Rachen, in etwa 8% der Kehlkopf und in weitere 8% die Nase (primäre Nasendiphtherie der Säuglinge!) befallen. Infektionsquelle ist vor allem der Mensch, die Übertragung erfolgt in Form der Tröpfchen- und/oder Kontaktinfektion oder auch einer Schmutz-, Schmier- und Staubinfektion.

Die Diphtherie war früher vor allem eine Erkrankung der Kleinkinder. Heute ist die Durchseuchung zwischen 20 und 25 Jahren am höchsten, wobei immer wieder regionale Unterschiede zu beobachten sind. Die Morbidität der Diphtherie wurde durch die aktive Immunisierung stark zurückgedrängt, ebenso die Mortalität auf Grund der Antitoxinbehandlung [von 46% (Ende des vorigen Jahrhunderts) auf heute etw 5%]. Die Inkubationszeit beträgt 3–5 Tage.

Die diphtherische Pseudomembran resultiert aus Epithelnekrosen und Fibrinexsudationen (fibrinös-nekrotisierende Tonsillitis/Pharyngitis). In den Pseudomembranen findet man reichlich Diphtheriebakterien, aber auch Bakterien einer zusätzlichen Mischinfektion durch Strepto- und Staphylokokken. Beim Ablösen der Pseudomembranen treten kleinfleckige Blutungen auf. Selten sind gangränose Entzündungen.

Unter klinischen Aspekten können 3 Verlaufsformen unterschieden werden:

1. die *lokalisierte Diphtherie* des Rachen bzw. der Tonsillen (s. oben)
2. die *progrediente Rachendiphtherie*: charakteristisch ist das Auftreten z.T. ausgedehnter extratonsillärer Beläge mit der Tendenz zur aszendierenden (Mundschleimhaut, Nase) und deszendierenden [Larynx, Trachea, Bronchien, Ösophagus (postdiphtherische Stenosen!)] Ausbreitung;
3. die *primär toxische (maligne) Rachendiphtherie* mit relativ foudroyantem Verlauf und relativ hoher Letalität. Ursächlich werden für diese Verlaufsform Virulenzsteigerungen der Bakterien, Mischinfektionen (Strepto- und Staphylokokken) und hyperergische Reaktionen angeschuldigt. Nach zunächst uncharakteristischen klinischen Symptomen entwickelt sich sehr bald ein schweres Krankheitsbild mit ausgedehnten entzündlichen Pseudomembranen, mit hämorrhagischen Nekrosen und einem gangränösen Gewebszerfall. Daraus resultieren bräunlich-schwarze und schmierige Beläge („Rachenbräune"). Es entwickelt sich eine phlegmonöse Entzündung im parapharyngealen Bereich mit einer unförmigen Auftreibung des Halses („Cäsarenhals"). Die paratonsilläre Muskulatur zeigt eine hyalin-wachsartige Degeneration, später toxische Muskelnekrosen. Im Gefolge der phlegmonösen Entzündung kann es zu thrombophlebitischen Gefäßverschlüssen (vgl. Lemierre-Syndrom) kommen.

Komplikationen der primär-toxischen Diphtherie ergeben sich zum einen aus mechanischen Faktoren des lokalen Entzündungsprozesses (Erstickung,

Aspiration), zum anderen aus der Toxinwirkung mit einer Schädigung zahlreicher Organe [Herz (diphtherische Früh- und Spätmyokarditis, Endokarditis), Gefäße (Endothel, Kapillaren), nervale Schädigungsmuster (Markscheidenzerfall, Neuritiden, Meningitiden; postdiphtherische Lähmungen)] (MAURER 1978). Im Rahmen der toxischen Allgemeinschädigung entwickelt sich gelegentlich ein Milztumor. Haut- und Schleimhautblutungen können auftreten (Kapillarschädigung). Selten sind septische Krankheitsbilder im Gefolge einer Bakteriämie durch Corynebacterium diphtheriae (LEEK et al. 1990; HOFLER 1991; DECARPENTIER et al. 1992; GOUTAS et al. 1994; LIN et al. 1994).

7.2.2.2 Scharlach

Scharlach (Scarlatina) ist eine ansteckende Infektionskrankheit, die durch einen initialen Infekt (Nasen-Rachen-Raum) und durch ein kleinfleckiges Exanthem/Enanthem charakterisiert ist, hevorgerufen durch β-hämolysierende Streptokokken vor allem der Lancefieldgruppe A (Streptococcus pyogenes; seltener durch Streptokokken der C- oder D-Gruppe) (STEVENS 1994). Die pathogene Wirkung beruht einerseits auf immunogenen Kapselsubstanzen, andererseits auf der Wirkung toxischer Substanzen [z.B. Streptolysin O und S, erythrogene Toxine A und C (Superantigene)] (KNOLL et al. 1991; NELSON et al. 1991; TYLER et al. 1992; KATZ u. MORENS 1992; COLMAN et al. 1993; REICHARDT et al. 1993). Die für den Scharlach typischen Exantheme und Enantheme sind Folge der erythrogenen und im Blut nachweisbaren Toxine. Die Infektionskrankheit tritt sporadisch, endemisch, aber auch epidemieartig auf. Der klinische Verlauf kann ausgesprochen variabel sein. Im allgemeinen werden zwei Verlaufsmodalitäten unterschieden: der *„toxische" Scharlach,* unter Umständen mit der Entwicklung sog. *post-scarlatinöser Krankheitsmanifestationen* [diphtheroide (Scharlach-Diphtheroid), nekrotisierende und phlegmonöse Verläufe, abszedierende Lymphadenitiden, Glomerulonephritiden, rheumatoide Polyarthritiden], und die *septischen* (komplizierten) *Scharlachformen* (Endo- und Perikarditis, Otitis media, Meningitis, Peritonitis). In die Gruppe der septischen Scharlachformen gehört auch die *Scarlatina fulminans,* der sog. „blaue" Scharlach mit schweren toxischen Krankheitserscheinungen (kardiovaskuläres und zentralnervöses System) (MAURER 1978).

7.2.2.3 Tonsillitis/Angina Plaut-Vincent

Die Angina Plaut-Vincent (= *Angina ulceromembranacea*) wird vorzugsweise bei Männern im Alter zwischen 20 und 30 Jahren beobachtet. Die Schwere des entzündlichen Lokalbefundes steht in auffälligem Kontrast zum relativ guten Allgemeinbefinden der Patienten. Schwere und letale Verlaufsformen sind extrem selten. Die Häufigkeit der Angina ulzeromembranacea wird unter allen Tonsillitiden mit etwa 3% angegeben.

Ätiologie und Pathogenese der Angina Plaut-Vincent sind ausgesprochen komplex. Lokal disponierende Faktoren, wie kariöse Zähne, unzureichende

Mundpflege, und sog. allgemeine Faktoren, wie hormonelle Imbalance, Störungen des hämatopoetischen Systems, postinfektiöse Resistenzminderungen, Vergiftungen, Mangelernährung, dürften begünstigend für den Ausbruch der Krankheit sein. Ätiologisch werden Spirochäten und fusiforme Bakterien als „spezifische" Erreger der Angina Plaut-Vincent angenommen (Fusospirochätose). Es wird heute allgemein angenommen, daß nicht irgendeine Keimart ätiologisch bedeutsam ist, sondern daß eine Mischung verschiedener Keimarten und eine gestörte Keimsymbiose für den ulzeromembranösen Krankheitsprozeß verantwortlich sind (Keime der Bakteroidesgruppe, anaerobe gramnegative Mikroorganismen, Streptokokken). Die potenzierende Wirkung der Keimflora beruht unter anderem auch darauf, daß die Fusobakterien das Wachstum der Spirochäten fördern und diese durch ihre Fähigkeit zur Hyaluronidasebildung die gewebliche Destruktion begünstigen („fusospirochätäre Symbiose").

Morphologisch handelt es sich bei der Angina Plaut-Vincent um eine pseudomembranös-nekrotisierende Entzündung mit schmutzig-grauen Belägen (diphtheroides Exsudat, bakteriell dicht besiedelt), die letztlich zu scharf begrenzten Substanzdefekten am oberen Tonsillenpol führen (Angina ulceromembranacea).

Anhang: Lemierre-Syndrom (1936). Septische Thrombophlebitis der Vena jugularis im Gefolge oro-pharyngealer Infektionen (vgl. auch S. 153) durch anaerobe Bakterien (z.B. Fusobacterium nucleatum und necrophorum) mit mykotischen Lungenembolien und septisch-embolischen Streuherden in anderen Organen (Milzabszesse) (GUBLER et al. 1990; HORN et al. 1991; TOVI et al. 1993, WEESNER u. CISEK 1993; AHKEE et al. 1994; CARLSON et al. 1994). In extrem seltenen Fällen auch als Komplikation einer Angina Plaut-Vincent beobachtet (VAN CAUWENBERGE 1976; LAO-LUQUE et al. 1993).

7.2.3 Besondere, viral bedingte Entzündungen

Zahlreiche Viruserkrankungen führen zu entzündlichen Veränderungen des tonsillären Gewebes (vgl. auch Pharynx, S. 129). Dabei sind die Tonsillen in einem Teil der viralen Infektionen Ort der Primärinfektion durch das Virus und damit zugleich potentielle Eintrittspforte für eine generalisierte Virusinfektion. Andererseits können auf einer Virämie auf hämatogenem Wege gewebliche Reaktionen in den Tonsillen ausgelöst werden. Die morphologisch faßbaren Veränderungen des tonsillären Gewebes sind teils uncharakteristisch und oft durch bakterielle Superinfektionen überlagert, teils durch die Entwicklung besonderer Riesenzellen (z.B. Warthin-Finkeldey-Riesenzellen) charakterisiert. Einigermaßen typisch sind die morphologischen Läsionen bei der Mononucleosis infectiosa und bei Masern.

7.2.3.1 *Mononucleosis infectiosa (Monozytenangina)*

Die infektiöse Mononukleose ist eine akute, in 80–95% durch Epstein-Barr-Viren (EBV) verursachte und sich selbst limitierende, fieberhafte Allgemeinerkrankung, die mit einer Lymphadenitis (Pfeiffersches Drüsenfieber) und (Pharyngo-)Tonsillitis, mit einer Blutlymphozytose und mit der Bildung von Antikörpern gegen Pferde-Erythrozyten [Mono-Spot-Test (HENLE et al. 1974)] bzw. mit der Bildung von heterophilen Agglutininen (Paul-Bunnel-Test) einhergeht [„self-limited lymphoproliferative disorder" (CARTER 1975)]. Zudem findet man eine Hepatosplenomegalie (Hepatitis mononucleosa), gelegentlich auch perivaskulär gelegene mononukleäre Infiltrate in den Meningen (BROWN 1987; CHILDS et al. 1987; KOCH u. HARMS 1995). Betroffen sind vor allem jüngere Menschen (15.–25. Lebensjahr). Eine Geschlechtsdisposition besteht nicht.

Meningoenzephalitiden, Hepatitiden, Myokarditiden oder auch Milzrupturen (Splenomegalie) sind selten und werden in weniger als 1% der Erkrankten beobachtet (WILHELM u. SCHÄTZLE 1989).

Gelegentlich ist über sog. *fatale Verlaufsformen* der infektiösen Mononukleose berichtet worden (z. B.: PURTILO et al. 1982; SNYDMAN et al. 1982; YATAABE et al. 1995). Es handelt sich um die Entwicklung maligner Lymphome (z. B. Burkitt-Lymphome, immunoblastische Lymphome) im Gefolge einer EBV-Infektion. PURTILO (1980) und PURTILO et al. (1979, 1982) sprachen von einem X-chromosomalen rezessiven lymphoproliferativen Syndrom [Morbus Duncan (MECHTERSHEIMER et al. 1989)] und machten für alle Manifestationen eine persistierende EBV-Infektion verantwortlich [EBV-assoziierte lymphoproliferative Erkrankungen (z. B. Morbus Hodgkin, non-Hodgkin-Lymphome; vgl. auch STEIN et al. 1992)].

Das Epstein-Barr-Virus gehört zu den Herpesviridae (HENLE et al. 1968). Bei der infektiösen Mononukleose liegt die „Eintrittspforte" der Epstein-Barr-Viren vorzugsweise im Bereich des Pharynx („kissing disease") (RICKINSON u. GREGORY 1993). Die initialen Zielzellen sind B-Lymphozyten und die Keratinozyten des pharyngealen Plattenepithels. Im Gefolge der Infektion wird das virale Genom in den genetischen Apparat der B-Lymphozyten integriert (NIEDOBITEK et al. 1989, 1992). Die EBV-infizierten B-Lymphozyten werden zu proliferierenden lymphoblastoiden Zellen transformiert, quasi immortalisiert. Sie zirkulieren im Blut und sind im lymphatischen Gewebe (unter anderem) als EBNA- (EBV-nukleäre Antigene 1–6) und LMP-(latentes Membranprotein) positive Zellen nachzuweisen. Die B-lymphozytäre Proliferation wird T-Zell-vermittelt limitiert: T-Suppressor-Lymphozyten stoppen die viral ausgelöste B-Zell-Proliferation, Killer-Zellen zerstören die virusinfizierten B-Lymphozyten (Einzelheiten dieser komplexen Regulationsmechanismen bei RICKINSON u. GREGORY 1993; z. T. auch bei STEIN et al. 1992). Die T-zellulären Reaktionen werden über EBV kodierte Proteine (z. B. EBNA, LMP) iniziiert (Moss et al. 1988; TOWNSEND u. BODMER 1989; MURRAY et al. 1990).

Die aktivierten T-Lymphozyten mit auffälligen Azurgranula (virale Reizformen) imponieren als Monozyten-ähnliche Zellen [Monozyten-ähnlich = Mononukleose (Pfeiffer-Zellen)]. Sie werden in großer Zahl ins Blut ausgeschwemmt und führen zu einer erheblichen Lymphozytose (50%), während die granulozytären Zellformen nicht vermehrt nachweisbar sind. Unter den Blut-Lymphozyten findet man in etwa 10% „atypische" Lymphozyten (Immunoblasten) (BROWN 1987).

Die EBV-Infektion führt zur Bildung von Antikörpern gegen verschiedene, Virus-kodierte Antigene: virales Kapsidantigen (VCA), „early-antigen diffuse" (EA-D), „early-antigen restricted" (EA-R), EBV-nukleäre Antigene (EBNA 1–6). Das Muster der Antikörper läßt gewisse (differentialdiagnostische) Rückschlüsse auf die Art der Infektion zu (Mononukleose, Burkitt-Lymphom, nasopharyn-

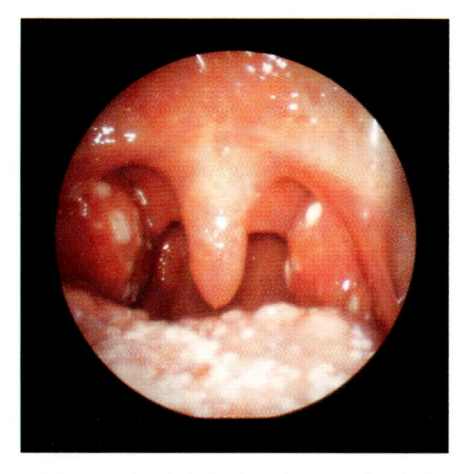

Abb. 2.34. Mononucleosis infectiosa, laryngoskopischer Befund

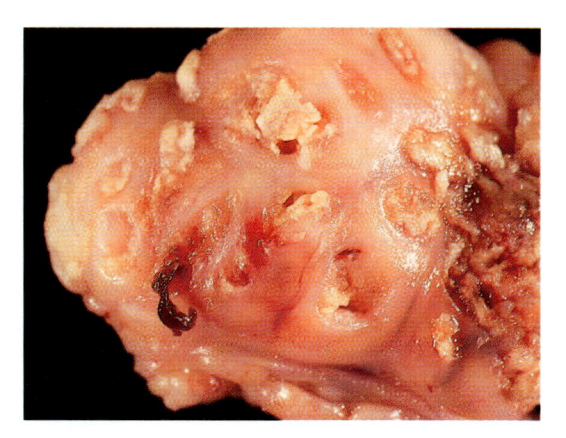

Abb. 2.35. Mononucleosis infectiosa, Tonsillektomiepräparat. Multiple, fibrinbelegte Ulzera, teilweise blutig imbibiert

geales Karzinom, vgl. S. 204) (STEIN et al. 1992; RICKINSON u. GREGORY 1993; CHOI et al. 1993; VAN GORP et al. 1994).

Morphologisch imponiert die Mononucleosis infectiosa als pseudomembranös-nekrotisierende Tonsillitis bzw. Angina (Abb. 2.34, 2.35). Ulzera und Nekrosen sind häufig nur fokal nachweisbar, fibrinbelegt, granulozytär demarkiert. Man findet eine reaktive Hyperplasie der Lymphfollikel mit großen und unregelmäßig konfigurierten Keimzentren, eine erhebliche Expansion der interfollikulären Regionen im Sinne einer bunten „Pulpahyperplasie" mit proliferierenden (Mitosen) Blasten, mit Lymphozyten, Plasmazellen und Reed-Sternberg-ähnliche Zellen (Abb. 2.36, 2.37; LUKES et al. 1969; MCMAHON et al. 1970; STURM et al. 1970; TINDLE et al. 1972; PURTILO 1980; CHILDS et al. 1987).

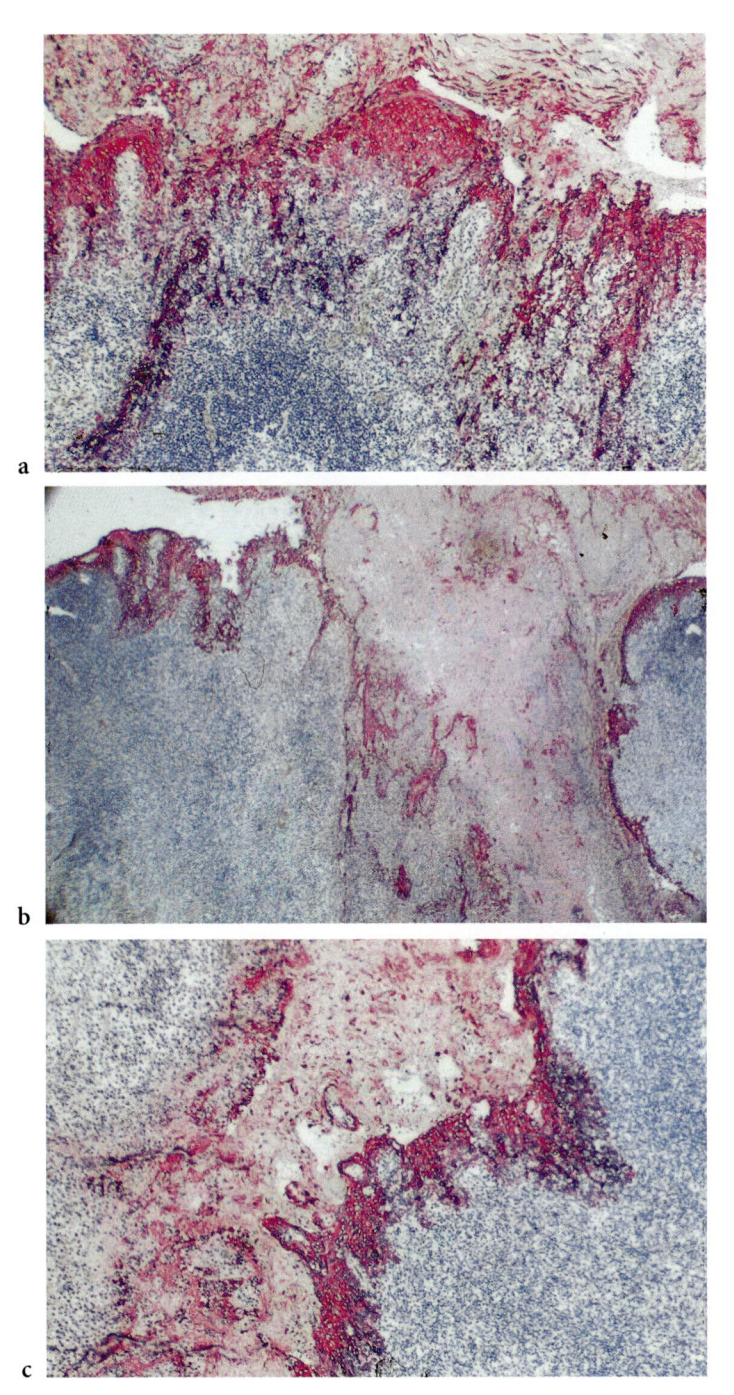

Abb. 2.36 a–c. Mononucleosis infectiosa. **a** Tonsille mit erosiven Epitheldefekten, einer starken epithelialen Retikulierung und einer weitgehend zerstörten Basalmembran. Dem Epithel aufgelagert Zelldetritus und Fibrin. KL 1 + 3, × 120. **b** Tief reichendes Ulkus mit rauchschwadenartig aufsteigender Fibrinexsudation. KL 1 + 3, × 80. **c** Kryptenanschnitt mit vergleichbaren erosiv-exsudativen Veränderungen. KL 1 + 3, × 120

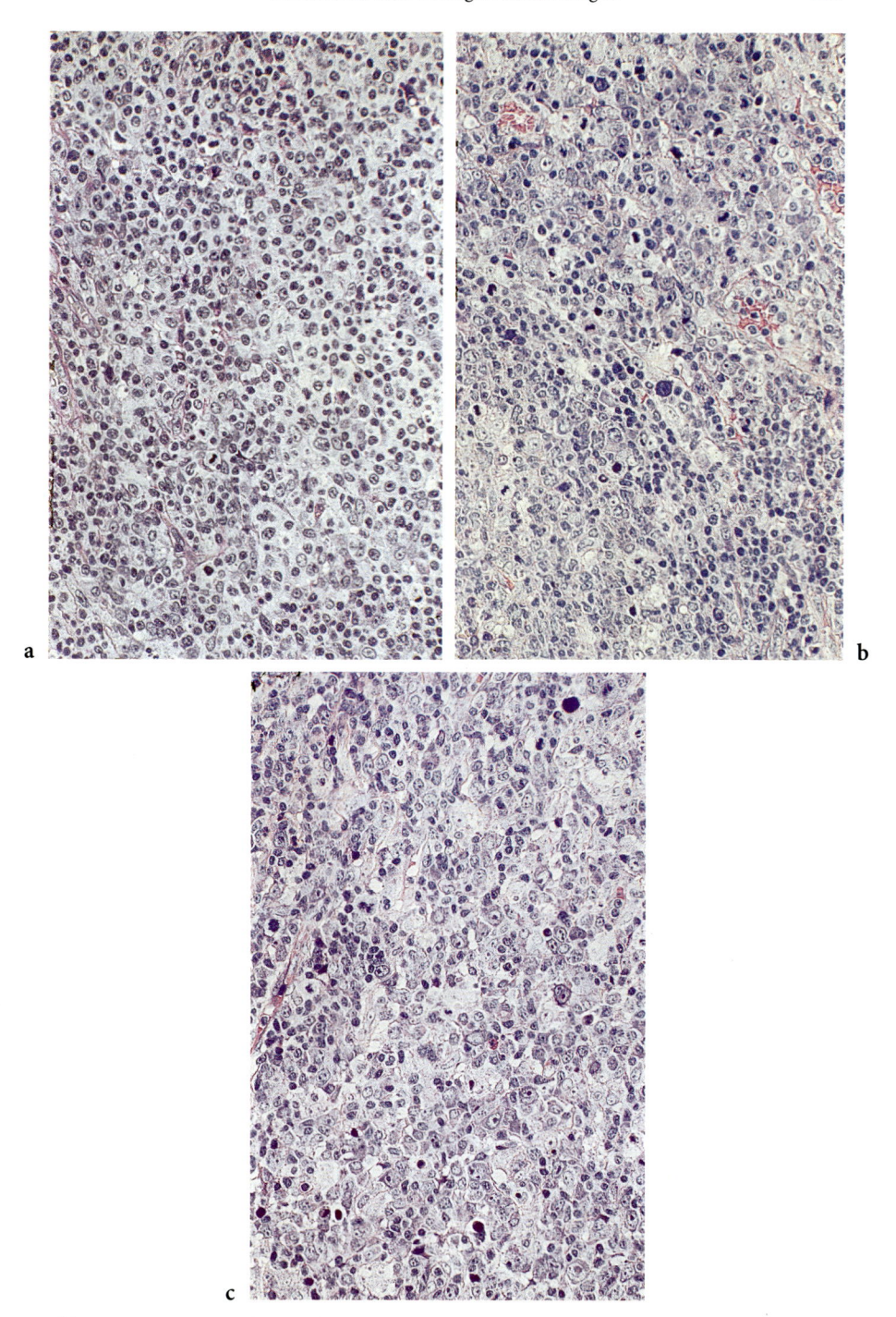

Abb. 2.37 a–c. Mononucleosis infectiosa. Bunte Pulpahyperplasie unter Einschluß „abartiger" Immunoblasten; z. T. Mitosen. **a** Übersicht. PAS × 80. **b, c** Ausschnittsvergrößerungen. Giemsa × 240

Differentialdiagnose. Unspezifisch-reaktive Tonsillitis (Pharyngitis) und Lymphadenopathie, Morbus Hodgkin, non-Hodgkin-Lymphome (SALVADOR et al. 1971; GOWING 1975; CHILDS et al. 1987).

7.2.3.2 Masern

Das Masernvirus gehört zu den Paramyxoviridae (RNA-Viren) (BLACK 1991). Die Hülle dieser Viren enthält ein hämagglutinierendes H-Antigen und ein sog. Fusionsantigen (F-Antigen), jedoch keine Neuraminidase. Mit Hilfe des F-Antigens dringen Masernviren in Wirtszellen ein und verschmelzen, ebenfalls mit Hilfe des nunmehr membran-exprimierten F-Antigens, mit nicht infizierten Zellen zu synzytialen Riesenzellen.

Die Übertragung des sehr kontagiösen Masernvirus erfolgt über eine sog. Tröpfchen-Infektion. Initiale Eintrittspforte sind die Epithelzellen des oberen Respirationstraktes. Der Virusreplikation folgt eine primäre Virämie, die zu einer Infektion vor allem der T-Lymphozyten in den lymphatischen Organen führt. Dort entwickeln sich die für Masern typischen, nicht aber pathognomonischen Warthin-Finkeldey-Zellen (s. u.). Der Virusreplikation im lymphatischen Gewebe folgt eine sekundäre Virämie. Erst danach entwickeln sich die Koplik-Flecken im Bereich der Mundschleimhaut (Masernenanthem) und das typische Masernexanthem (rötliche Maserung = Masern). Die mukodermalen Läsionen sind histologisch durch eine Hyperämie, durch eine deutliche Endothelschwellung und durch perivaskulär gelegene Lymphozyteninfiltrate charakterisiert. Seitens des lymphatischen Rachenringes entwickelt sich eine ulzerös-nekrotisierende Tonsillitis (SURINGA et al. 1970; KNÖBBER u. SCHÄTZLE 1991).

Warthin-Finkeldey-Zellen. Diese nach WARTHIN 1931) und FINKELDEY (1931) benannten mehrkernigen Riesenzellen sind im Zusammenhang mit Masern erstmals von CIACCIO (1910) beschrieben worden. WARTHIN und FINKELDEY sahen in den mehrkernigen Riesenzellen eine Masern-spezifische Reaktion des tonsillären Gewebes während der Prodromalphase. Seither sind phänotypisch vergleichbare Zellen auch bei verschiedenen anderen Läsionen (AIDS-assoziierte Lymphadenopathie, Lupus erythematodes, Hashimoto-Thyreoiditis u. a.) beschrieben worden (Literatur: KAMEL et al. 1992). Zytogenetisch dürfte es sich bei der Warthin-Finkeldey-Zellen um unterschiedliche Zelltypen handeln. Nach immunhistologischen Untersuchungen von KAMEL et al. (1992) an nicht-Masern-infizierten Geweben handelt es sich bei den mehrkernigen Riesenzellen um T-lymphozytäre Zellen (Leu22$^+$ [CD43], CD3$^+$, OPD4$^+$). NOZAWA et al. (1994) fanden im lymphatischen Gewebe eines 18 Monate alt gewordenen und an Masern verstorbenen Kindes zwei immunhistologisch unterschiedliche Typen von Warthin-Finkeldey-Zellen: mehrkernige Riesenzellen mit B-Zell-restringenten Markern innerhalb von Keimzentren und mehrkernige Riesenzellen im interfollikulären Raum und im Thymus mit ausschließlich T-Zell-restringenten Markern (vgl. auch GAULIER et al. 1991).

Komplikationen. Masernpneumonie (Riesenzellpneumonie nach Hecht), akute Masern-Enzephalitis, subakut-sklerosierende Panenzephalitis (Dawson-Enzephalitis), Myokarditiden; besonders bei immunkompromitierten Patienten (HALSEY et al. 1980; FRUSTACI et al. 1990; RADOYCICH et al. 1992; HUGHES et al. 1993; CHEN et al. 1994; MONAFO et al. 1994).

7.2.4 Komplikationen der akuten Tonsillitis

Die akuten Tonsillitiden können zu verschiedenen Komplikationen führen, teils lokal begrenzt, teils auch als tonsillogene Allgemein- und/oder Nachkrankheiten sich manifestierend. Primär viral verursachte Tonsillitiden führen im allgemeinen zu einer Resistenzminderung mit der nicht seltenen Folge bakterieller Superinfektionen. Die tonsillogenen Allgemein- bzw. Nachkrankheiten sind selten (geworden) (vgl. S. 171).

7.2.4.1 Tonsillar- und Paratonsillarabszeß

Im Gefolge einer akuten Tonsillitis kann es zur Entwicklung eines Tonsillarabszesses entweder perifollikulär oder follikulär kommen. Die abszedierende Tonsillitis manifestiert sich teils in Form mehrerer Mikroabszesse oder eines größeren Solitärabszesses. Durch die entzündliche Schwellung des tonsillären Gewebes sind Atmung und Nahrungsaufnahme (Kieferklemme) behindert.

Zu den häufigsten lokalen Komplikationen der akuten Tonsillitis gehören die paratonsillären Abszesse, die entweder neben (paratonsillär) oder hinter (retrotonsillär) einer Tonsille lokalisiert sein können. Die abszedierende Entzündung entsteht häufig aus einer Peritonsillitis, die sich im Weichgewebe zwischen den Tonsillen und dem M. constrictor pharyngis ausbreitet. Die abszedierende Entzündung wird durch Narbengewebe offenbar begünstigt (z.B. Zustand nach „Mandelkappung"). Die Gefahren der abszedierenden Entzündung liegen in der „kollateralen entzündlichen Weichteilschwellung" (SEIFERT 1966) mit der Entwicklung einer Kieferklemme und eines Glottisödems.

In seltenen Fällen kann es bei der *Dentitio difficilis* (erschwerter Zahndurchbruch) zu einem dentogenen Paratonsillarabszeß kommen.

7.2.4.2 Abszesse und Phlegmonen des para- und retropharyngealen Raumes

Abszedierende und phlegmonöse Entzündungen des para- und retropharyngealen Raumes sind selten. Sie treten vor allem bei Kindern im 1.–2. Lebensjahr auf. Es handelt sich bei den in Rede stehenden Entzündungen im allgemeinen um eine Abszedierung der retropharyngealen Lymphknoten, hervorgerufen vor allem durch Streptokokken und Anaerobier. Die Infektionen können deszendierend zum Kehlkopf und Mediastinum, aszendierend zur Schädelbasis fortschreiten mit der Entwicklung endokranieller Komplikationen und Mittelohraffektionen bzw. phlegmonöser Mediastinalentzündungen, eitriger Pleuritiden oder Perikarditiden.

Bei älteren Patienten sind für die Entwicklung abszedierender und phlegmonöser Entzündungen des para- und retropharyngealen Raumes vor allem Verletzungen der Rachenhinterwand mit entzündlichen Fremdkörperreaktionen (Abb. 2.17) bedeutsam.

7.2.4.3 Tonsillogene Arrosionsblutungen

Tonsillogene Arrosionsblutungen, etwa im Gefolge foudroyant-nekrotisierender Tonsillitiden (Scharlachangina), sind selten. Zumeist handelt es sich um arterielle Blutungen. Häufigste Blutungsquelle dürften Gefäßverzweigungen (A. pharyngea ascendens) der A. carotis interna sein (paratonsilläre Abszesse). Blutungen aus der A. carotis interna sind seltener, häufig allerdings mit letalem Ausgang. Sie entstehen meistens im Gefolge phlegmonöser Entzündungen des parapharyngealen Raumes.

7.2.4.4 Tonsillogene Sepsis

Die tonsillogene Sepsis dürfte heute ein sehr seltenes Ereignis sein, zumindest im Sinne einer foudroyant verlaufenden Allgemeininfektion. „Larvierte Fälle" scheinen zu überwiegen (MAURER 1978). Der Erregereinbruch in die Blutbahn kann über verschiedene Wege erfolgen. Am häufigsten ist wahrscheinlich die *thrombophlebitische Form* der tonsillogenen Sepsis (phlegmonös-abszedierende Entzündung des para- und retropharyngealen Raumes). Durch die retrograde Ausbreitung der Thrombophlebitis über die tieferen Verzweigungen der V. facialis, der V. ophthalmica inferior und der Orbitalvenen kann in seltenen Fällen eine tonsillogene Thrombose des Sinus cavernosus entstehen.

Relativ häufig ist auch die *lymphogene* (lymphadenogene) *Form* der tonsillogenen Sepsis (Lymphknoten im Kieferwinkelbereich). Die Infektion der jeweils betroffenen Lymphknoten kann auf das paranoduläre Weichgewebe und insofern auf die angrenzenden Venen übergreifen und in eine thrombophlebitische Verlaufsform übergehen.

Selten ist offenbar die *primär hämatogene Form* der tonsillogenen Sepsis. Das tonsilläre Gewebe ist bei dieser Form zugleich Eintrittspforte und Sepsisherd (nekrotisierende Tonsillitis). Die tonsillogene Sepsis geht im allgemeinen von den Tonsillae palatinae aus. Seltener ist der Sepsisherd in der Rachentonsille (Kinder) zu finden. Septische Streuherde findet man vor allem in den Lungen, im Herzen, in den Nieren, im Knochenmark und in den Hirnhäuten (Übersicht der älteren Literatur bei SEIFERT 1966).

7.2.5 Komplikationen nach Tonsillektomie

Komplikationen nach Tonsillektomien und Adenotomien sind durchweg selten, wenn präoperativ die Narkose- und Operationsfähigkeit abgeklärt wurde.

Die häufigste und therapiebedürftige Komplikation ist die postoperative Blutung, die in der Literatur mit 0,1–6,2% angegeben wird (COLCLASURE u. GRAHAM 1990; GUIDA u. MATTUCCI 1990; WIATRAK et al. 1991; KENDRICK u. GIBBIN 1993; TAN et al. 1993; SCHLOSS et al. 1994, TRUY et al. 1994). Angaben zur Mortalität der Tonsillektomie werden für die USA auf 0,006% beziffert (LINDEN et al. 1990). Sie beruhen vor allem auf Narkosezwischenfällen.

Postoperative Bakteriämien (Haemophilus influencae, Streptococcus viridans) (GAFFNEY et al. 1992) und peritonsilläre Abszesse bzw. phlegmonöse Entzündungen im Halsbereich (SORENSEN et al. 1991), eitrige Meningitiden und neurologische Komplikationen [z. B. glossopharyngeale Paresen (DONATI et al. 1991)] sind extrem selten. Eine chronische Pharyngitis tonsillopriva ist ebenfalls selten und dann vor allem bei Erwachsenen zu beobachten.

Bei der extrem seltenen Tonsillektomie-assoziierten Poliomyelitis handelt es sich wahrscheinlich nur um eine zufällige Koinzidenz (WYATT 1990). Bulbäre Verlaufsformen der Poliomyelitis mit besonderer Beteiligung des N. Glossopharyngeus und des N. vagus sollen früher bei tonsillektomierten Patienten achtmal häufiger als bei nichttonsillektomierten Patienten beobachtet worden sein.

Über Verletzungen der A. carotis interna (abnormer Gefäßverlauf) als Komplikation der Adenotomie liegen lediglich kasuistische Mitteilungen vor.

Spaltbildungen, eine Gaumensegelinsuffizienz und Agranulozytosen sollen Kontraindikationen für eine Tonsillektomie sein. Gerinnungsstörungen können heute weitgehend substituiert werden.

7.2.6 Chronische Entzündungen

Im höheren Lebensalter findet man vor allem im Bereich der Tonsillae palatinae fast immer die Zeichen einer chronisch-rezidivierenden bzw. chronisch-persistierenden Entzündung oder narbige Residuen einer stattgehabten Entzündung. Es dürfte sich bei der chronischen Tonsillitis zumeist um chronisch-rezidivierende Entzündungsformen infolge gehäuft auftretender, *neuer* Infektionen handeln. Ob es eine primär chronische Tonsillitis gibt, ist nach wie vor umstritten und wohl eher unwahrscheinlich.

Bakteriologische Untersuchungen haben gezeigt, daß bei der chronischen Tonsillitis stets eine Mischflora gefunden wird. Wahrscheinlich wird aber der rezidivierende Entzündungsprozeß vor allem durch β-hämolysierende Streptokokken unterhalten. Nach Untersuchungen von GÜNNEL (1954, 1955) soll sich eine chronische Tonsillitis relativ häufig nach (unvollständiger) Tonsillotomie entwickeln, da oberflächliche Narben eine Stauung und Infektion des Kryptenbodens begünstigen.

Bis heute ist die chronische Tonsillitis umstritten und der Versuch, das Krankheitsbild allgemeingültig zu definieren, stößt auf erhebliche Schwierigkeiten. Im Einzelfall ist weder klinisch noch morphologisch eine sichere Abgrenzung gegenüber normalen Befunden und bei Kindern und Jugendlichen auch gegenüber einer Hyperplasie des lymphatischen Rachenringes möglich.

Eine erste zusammenfassende Beschreibung der chronischen Tonsillitis stammt u.W. von DIETRICH, der 1923 bzw. 1926 die chronische Tonsillitis in 3 Formen unterteilte:
- rezidivierende-katarrhalische Tonsillitis
- rezidivierende ulzeröse, phlegmonöse und/oder abszedierende Tonsillitis
- rezidivierende und verschorfende oder tief nekrotisierende Tonsillitis.

Schon damals betonte DIETRICH, daß es keine bestimmten oder typischen Merkmale für die histologische Diagnose einer chronischen Tonsillitis gebe, sondern daß nur „*die analytische Betrachtung der Gesamtheit aller Veränderungen*", einschließlich klinisch-anamnestischer Daten, es ermögliche, im Einzelfall die Diagnose „*chronisch-rezidivierende Tonsillitis*" zu stellen.

7.2.6.1 Morphologische Befunde

Unter *makromorphologischen* Aspekten kann man eine *chronisch-hypertrophische* von einer *chronisch-atrophischen Tonsillitis* abgrenzen. Beide Formen können Eisenpigment (nach kleinen tonsillären Blutungen) aufweisen, so daß gelegentlich auch von einer *chronisch-pigmentierten Tonsillitis* gesprochen wird (Abb. 2.38, 2.39).

Unter morphologischen und klinischen Aspekten wird die chronische Tonsillitis derzeit in 3 Grundformen eingeteilt:
- (einfache [?]) chronische Kryptentonsillitis (chronischer Kryptenkatarrh)
- chronische Krypten-Parenchym-Tonsillitis
- chronische Krypten-Parenchym-Paratonsillitis (Tonsillo-Peritonsillitis).

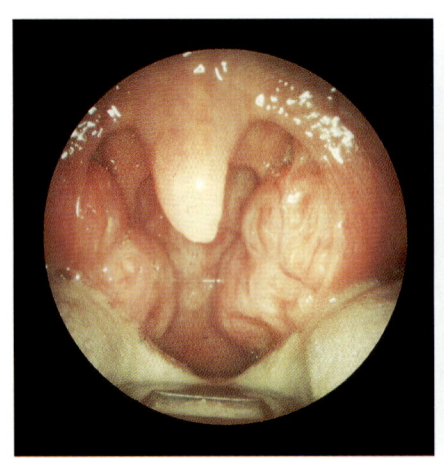

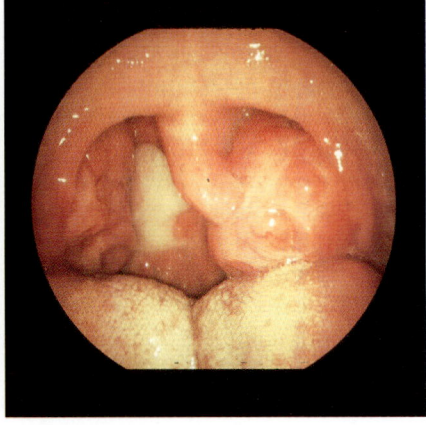

Abb. 2.38 (*links*). Chronisch-rezidivierende Tonsillitis, laryngoskopischer Befund

Abb. 2.39 (*rechts*). Chronisch-rezidivierende Tonsillitis mit eitrigen und pseudomembranösen Belägen, laryngoskopischer Befund

Chronische Kryptentonsillitis. Sie ist wahrscheinlich die häufigste Form der chronischen Tonsillitis. Die Tonsillen sind weich, luxierbar (MAURER 1978). Das Kryptenepithel ist unterschiedlich stark retikuliert, zeigt eine Para- oder Hyperkeratose. In der Lichtung abflußbehinderter und häufig erweiterter Krypten findet man Leukozyten, „Schuppenpfröpfe" (desquamierte Epithelien), Bakterien und Pilzdrusen (Abb. 2.40), selten stecknadelkopf- bis erbsgroße Tonsillensteine (Kalziumphosphat). Innerhalb des retikulierten Kryptenepithels findet man in unterschiedlicher Häufigkeit CD20$^+$-B-Lymphozyten, T-Lymphozyten und CD68$^+$-Makrophagen (RUCO et al. 1995). Ein Teil der intraepithelialen Lymphozyten zeigt eine positive Ki-67-Rekativität. Das kryptale Plattenepithel exprimiert verschiedene Adhäsionsmoleküle [z. B. ICAM-1, VCAM-1 (RUCO et al. 1995)]. Das lympho-retikuläre Parenchym und das peritonsilläre Gewebe sind weitgehend unauffällig.

Chronische Krypten-Parenchym-Tonsillitis. Die noch luxierbaren Tonsillen sind deutlich verhärtet. Neben den kryptalen Entzündungsprozessen erfährt das lymphoretikuläre Parenchym einen Umbau mit kleinherdigen Abszessen und unterschiedlich großen Narben- und Sklerosierungszonen. Gelegentlich findet

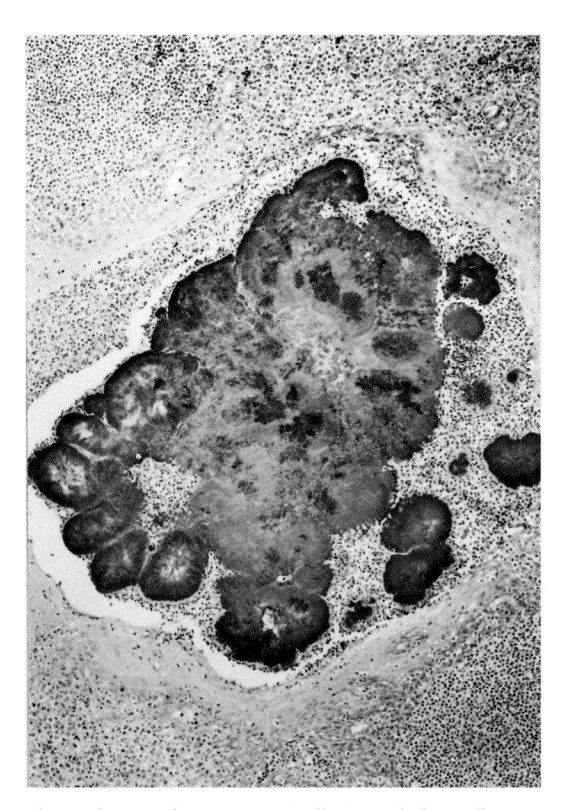

Abb. 2.40. Chronisch-rezidivierende Kryptentonsillitis mit bakteriellen „Drusen" in der Tiefe einer tonsillären Krypte. HE × 120

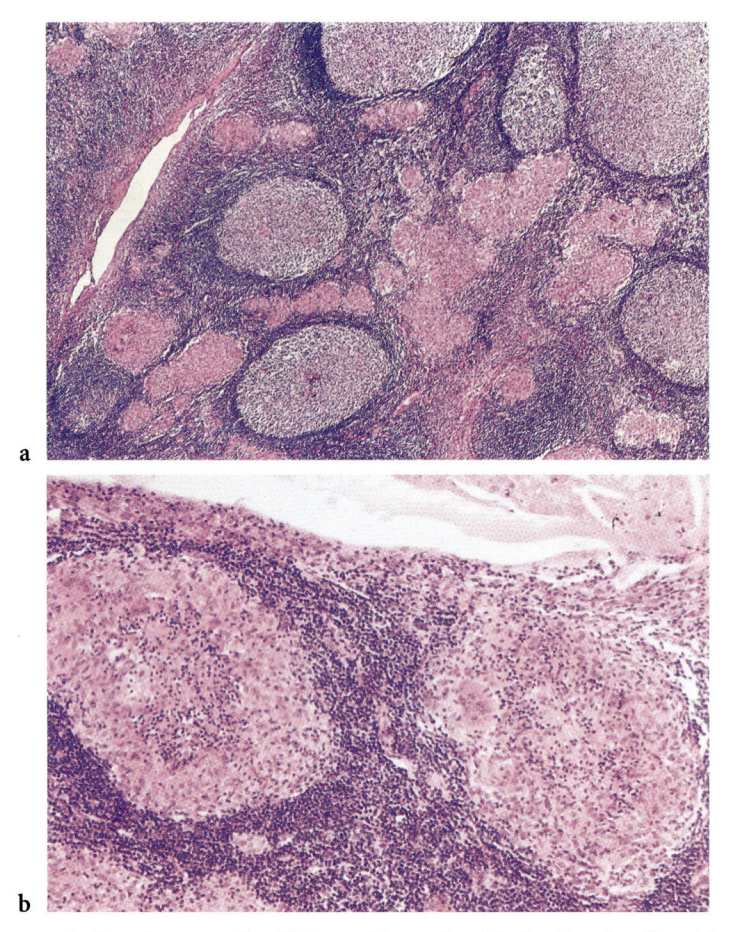

Abb. 2.41 a–d. Granulomatöse Tonsillitis vom Typus eines Morbus Boeck. **a** Übersicht aus dem Krpytenbereich einer Tonsille mit epitheloidzelligen, zentral nicht verkäsenden Granulomen. Deutliche lymphofollikuläre Hyperplasie. HE × 180. **b** Ausschnittvergrößerung aus a. HE × 320. **c, d** s. S. 167

man das Bild einer serofibrinösen Entzündung, u. U. mit einer deutlichen Zunahme von Mastzellen.

Chronische Krypten-Parenchym-Paratonsillitis. Sie ist gekennzeichnet durch harte, nicht mehr luxierbare Tonsillen. Diese Form der chronischen Tonsillitis geht meistens von kapselnahen Krypten aus. Der zum Teil eitrig-abszedierende Entzündungsprozeß greift auf das peritonsilläre Gewebe (gelegentlich auch auf das tiefere Halsgewebe) über und führt zu einer Schwartenbildung. Die chronische Tonsillo-Peritonsillitis geht häufig mit Lymphangitiden und Endophlebitiden bzw. Thrombophlebitiden einher [Ödembildung, Zirkulationsstörungen, fibrinoide Verquellungen des peritonsillären Bindegewebes mit wechselnder Infiltration durch Lymphozyten, Plasmazellen und makrophagozytären Zell-

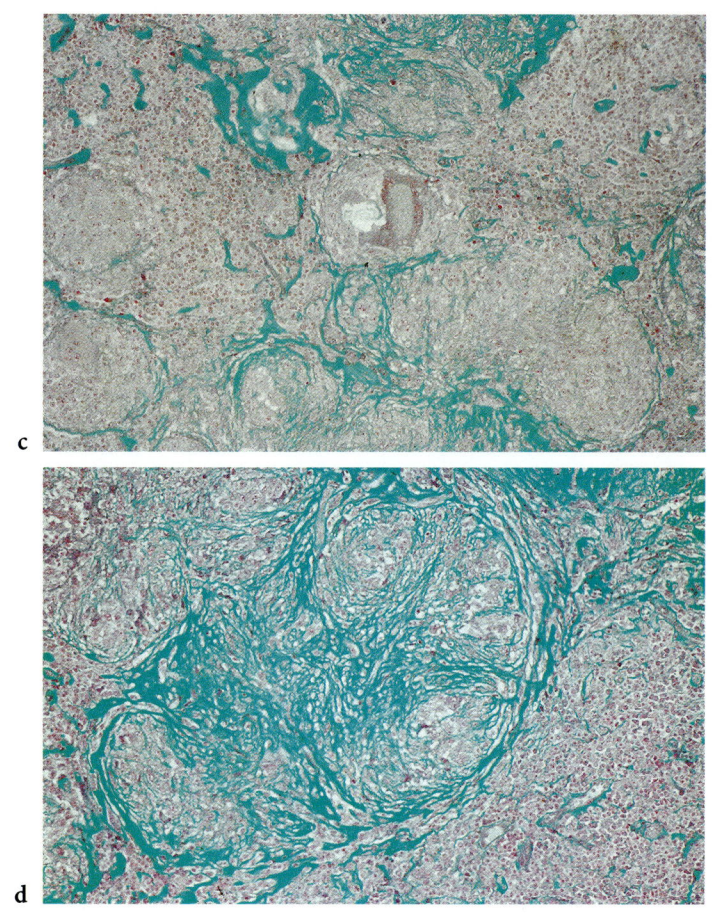

Abb. 2.41 *(Fortsetzung).* **c** Epitheloidzelliggranulomatöse, zentral nicht verkäsende Tonsillitis mit mehrkerniger Riesenzelle vom Langhans-Typ und Schaumann-Körperchen. Masson-Goldner × 80. **d** Die für eine Sarkoidose typische progressive Sklerose; gleicher Fall wie **a**. Masson-Goldner × 240

formen (vgl. auch Lemierre-Syndrom, S. 155)]. Die angrenzende Halsmuskulatur kann in den Entzündungsprozeß einbezogen sein.

7.2.7 Sonstige Tonsillitisformen

In diesem Kapitel werden seltene, ätiologisch bekannte und unbekannte Tonsillitisformen zusammengefaßt, die unter Hinweis auf die entsprechenden Kapitel nur punktuell angesprochen werden. Dabei muß auch auf das Kapitel über Pharyngitiden (z. B. Tularämie) verwiesen werden (vgl. S. 136).

7.2.7.1 Morbus Boeck (Sarkoidose)

Im oberen Respirationstrakt ist der Morbus Boeck mit etwa 2% aller Krankheitsfälle selten (MIGLETS et al. 1977; LAZARUS 1982; MYEROWITZ 1985). Die Boeck-typischen, zentral nicht verkäsenden und zur progressiven Sklerose neigenden epitheloidzelligen Granulome (Abb. 2.41, 9.166, 167) findet man vor allem in der Nasenschleimhaut und im Bereich der Tonsillae palatinae, seltener im Epipharynx oder im Bereich des Kehlkopfes (YARINGTON et al. 1967). Die Tonsillen können tumorartig vergrößert sein und zum Verschluß der Tubenlichtung (Rachenmandeln) führen.

7.2.7.2 Lues

Syphilitische Primärinfektionen sind zumindest bei uns extrem selten. Neuerdings wird eine zunehmende Häufung bei immunkompromitierten Patienten (AIDS) beobachtet (WEIDAUER 1992; WENIG 1993). Häufiger als syphilitische Primärherde der Tonsillen (Tonsillen-Schanker) sind Zunge und Lippen betroffen. Unter morphologischen Aspekten können erosiv-ulzeröse, anginöse und diphtheroide Formen der tonsillären Lues unterschieden werden. Die syphilitischen Ulzera besitzen einen unterminierten und derben Rand, einen indurierten Ulkusgrund. Die regionären Lymphknoten sind indolent vergrößert.

Im syphilitischen Sekundärstadium entwickeln sich scharf umschriebene Papeln oder sog. Plaques muqueuses (Angina syphilitica). Das Tertiärstadium ist durch die Entwicklung tonsillärer Gummen charakterisiert, die zu Gefäßerrosionen und Schlundstenosen führen können.

Die Lues ist eine meldepflichtige Infektionskrankheit.

7.2.7.3 Toxoplasmose

Isolierte pharyngotonsilläre Infektionen mit Toxoplasma gondii sind extrem selten. Etwas häufiger können pharyngotonsilläre Manifestationen im Rahmen einer generalisierten Toxoplasmose [mit beispielsweise zentral-nervösen (nekrotisierende Enzephalitis), kardialen (Myokarditis) und pulmonalen (Pneumonie) Organbefunden] bei immunkompromitierten Patienten (z. B. nach Organtransplantation, Chemotherapie oder HIV-Infektionen) beobachtet werden (RYNING et al. 1979; YERMAKOV et al. 1982). Nicht selten sind Kombinationen mit anderen Infektionen (z. B. Zytomegalie-Virus-Infektion) zu beobachten.

Die Toxoplasmose ist eine meldepflichtige Infektionskrankheit.

7.2.7.4 Aktinomykose

Die Aktinomykose gilt als erdgeschichtlich sehr alte Infektionskrankheit. Als Krankheit sui generis wurde sie indessen erst spät definiert und zwar auf Grund der Eigenart des Erregers, im Entzündungsfeld charakteristische, an Kristalldrusen erinnernde Kolonien zu entwickeln [„basophilic granules", „sulfur granules" (SCHOEMAN u. ROSE 1995)]. Die Drusen wurden zunächst als Produkt eines vermeintlichen Pilzes angesehen. Die strahlenartige Konfiguration der Drusen ergab den Namen: *Strahlenpilz = Aktinomyzes*. Die Aktinomyzetales zeigen lediglich gewisse Ähnlichkeiten mit Pilzen, sind aber mit Bakterien (gram-positiv, nicht säurefest) verwand.

Der Aktinomykose (BROWN 1973) liegt im allgemeinen eine endogene Infektion mit natürlichen Kommensalen (Actinomyces israeli) zugrunde. Primär ist die Aktinomykose an bestimmten Prädilektionsorten lokalisiert, die mit den natürlichen Standorten des Erregers korrespondieren: Mundhöhle, Bronchialsystem, Darm.

Eine primäre Aktinomykose der Tonsillen ist selten, obwohl in den tonsillären Krypten häufig Aktinomyzes-Drusen gefunden werden (Abb. 2.42; PRANSKY et al. 1991). Die tonsilläre Aktinomykose gehört zur zervikofazialen Manifestationsform (vgl. S. 728). Die Aktinomyzetales gelangen über kleinste Epithelläsionen in tiefere Gewebszonen und verursachen eine teils eitrig-exsudative, teils chronisch-granulierende, vernarbende [brett-harte Gewebskonsistenz (DD: Karzinom)] und fistelnde Entzündung. Die aktinomykotische Entzündung breitet sich kontinuierlich aus, ohne Organgrenzen zu respektieren. Bei den oralen Manifestationen können neben den Tonsillen, Kiefer, Mundhöhle und das parapharyngeale Weichgewebe betroffen sein. Im eitrigen Exsudat zeigen die Aktinomyzes-Drusen eine radiäre Innenstruktur, die außen von einem hyalinen Eiweißmantel umgeben wird (Splendore-Hoeppli-Phänomen). In differentialdiagnostisch problematischen Fällen kann die Färbung nach Brown und Hopps weiterhelfen (BENNHOFF 1984).

7.2.7.5 Tonsillenbefunde bei Pustulosis palmaris et plantaris

Die pustulöse Dermatose (pustulöses Bakterid Andrews) geht häufig mit tonsillären Infekten einher und zeigt nach Tonsillektomie in 60–90% eine schnelle Heilungstendenz (NODA u. URA 1983; ONO et al. 1983). Histologische und immunhistologische Untersuchungen tonsillären Gewebes von Patienten mit einer Pustulosis palmaris et plantaris zeigen eine knotige Proliferation von Lymphozyten im interfollikulären Bereich mit einer assoziierten Atrophie der Lymphfollikel, einschließlich der Keimzentren und einer follikulären Fibrose, einer Proliferation epitheloider Venolen und der Entwicklung monozytoider/ makrophagozytärer, CD68-positiver, mehrkerniger Riesenzellen (KAWAGUCHI et al. 1992; SAKAI et al. 1994). Patienten mit dieser pustulösen Dermatose weisen zudem erhöhte Serumwerte für anti-Keratin-Antikörper, anti-Streptokokken-Antikörper und zirkulierende Immunkomplexe auf, die sich nach Tonsillektomie normalisieren (HAYASHI u. TABATA 1988; YAMANAKA et al. 1989). Da Immunglobuline und Komplementfaktoren in der Haut nachweisbar sind,

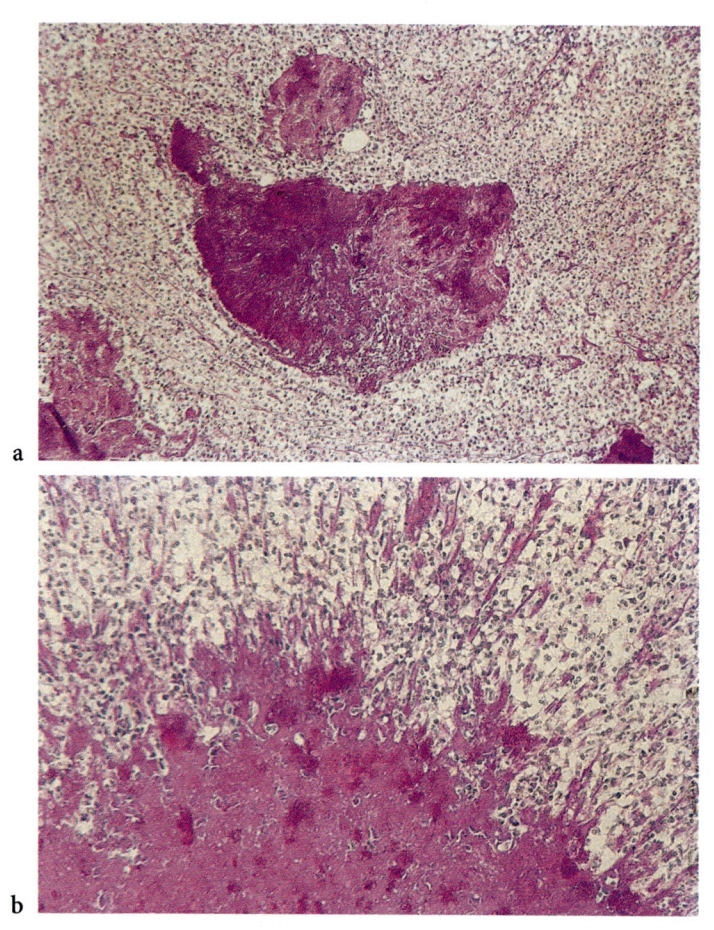

Abb. 2.42 a, b. Aktinomykose (Actinomyces israeli). **a** Aktinomykotischer Abszeß mit im Zentrum gelegener Erregerkolonie („sulfur granules"). PAS × 120. **b** Strahlenartige Erregerkonfiguration („Strahlenpilz") im Randbereich einer aktinomykotischen Druse. PAS × 240

handelt es sich bei der Pustulosis palmaris et plantaris möglicherweise um eine Immumkomplex-Krankheit im Gefolge chronisch-persistierender tonsillogener Infekte (YAMANAKA et al. 1983).

7.2.8 Hämatogene Tonsillitiden

Bei bakteriellen Allgemeininfektionen kann es auch zur hämatogen-bakteriellen Infektion des tonsillären Gewebes und zu toxischen Gewebsreaktionen kommen (KRAUSPE 1931–1933; GÜNTHER 1949). Die Möglichkeit einer hämatogenen bakteriell-toxischen Schädigung des tonsillären Gewebes wurde erstmals 1921 durch FEIN in Erwägung gezogen (Anginose). Experimentell konnten hämatogene Tonsillitiden durch die Injektion beispielsweise von Staphylo- und Streptokokken in die Blutbahn erzeugt werden (KRAUSPE 1932). Beim Menschen dürfte allerdings die orale Keiminvasion dominieren (vgl. S. 150).

Beim *Typhus abdominalis* entstehen in 10–15% der Fälle zwischen dem 7. und 15. Krankheitstag rundlich bis ovale Ulzerationen am vorderen Gaumenbogen (Duguet-Ulzera), die grau-rötlich belegt sind und einen Durchmesser von 8–15 mm aufweisen. Sie heilen nach etwa einer Woche komplikationslos ab. Sie werden auf Einwirkungen bakterieller Toxine zurückgeführt.

7.2.9 Postanginöse Krankheiten: Zur Frage der tonsillogenen Herdinfektion

Erreger mit nur geringer Invasivität, die zudem häufig auch schwache Antikörperbildner sind, bleiben im Bereich tonsillogener Eintrittspforten lokalisiert (Herdinfektion, fokale Tonsillitis), sind aber in der Lage, den Organismus zu sensibilisieren und eine infekt-allergische Zweitkrankheit zu verursachen. Typische Vertreter einer derartigen Infektion sind β-hämolysierende Streptokokken der serologischen Gruppe A nach Lancefield. Im Gefolge einer durch Streptokokken verursachten Angina bzw. Tonsillitis kann es nach einer charakteristischen Latenzphase zu bestimmten Krankheitsmanifestationen in anderen Organen kommen: Streptokokken-Nachkrankheit.

Der Begriff der Fokalinfektion geht auf PÄSSLER (1909, 1930) zurück. Die in der Folgezeit heftigen und kontrovers geführten Diskussionen um die Existenz und pathogenetische Deutung eines entzündlichen „Herdes" (Fokus) und einer damit zusammenhängenden „Herdkrankheit" haben derzeit an Bedeutung verloren (ältere Literatur bei SEIFERT 1966; MAURER 1978).

In relativ hohem Prozentsatz sollen Herdinfektionen von den Tonsillen ausgehen, vor allem von den Tonsillae palatinae. Die Struktur dieser Tonsillen mit tiefen Krypten einerseits und die permanente Keimbesiedlung mit rezidivierenden und vernarbenden Fokalentzündungen andererseits scheinen für eine Fokuswirkung besonders zu prädestinieren. Das in diesem Zusammenhang bedeutsame lokal-tonsillogene Immunsystem wurde bereits auf S. 109 diskutiert (vgl. auch BERNSTEIN et al. 1994).

Die wichtigsten Herdkrankheiten, die erfahrungsgemäß durch Streptokokken im Sinne einer Streptokokken-Nachkrankheit verursacht sein können, sind das rheumatische Fieber, Glomerulonephritiden („post-Streptokokken-Nephritis"), entzündliche Ophthalmopathien (Iridozyklitis, Chorioretinitis, Optikusneuritis), entzündliche Dermatopathien (z.B. Pustulosis palmaris et plantaris, vgl. S. 169) (GALIOTO 1992).

7.3 Die Hyperplasie des lymphatischen Rachenringes

Hyperplasien der lymphoepithelialen Organe des Rachenringes sind in den ersten Lebensjahren ein vergleichsweise häufiger Befund. Normalbefunde zur Masse des Tonsillengewebes dürften in extremen Grenzen schwanken. Die sozusagen physiologischen Daten zur Größe und zum Gewicht des tonsillären Gewebes wurden überwiegend an (pathologisch veränderten) Tonsillektomiepräparaten gewonnen und sind insofern sicher problematisch (WEIR 1972; MAURER 1978). Auch die im allgemeinen mit der Pubertät einsetzende Involution unterliegt hinsichtlich der zeitlichen Manifestation und des Ausmaßes großen Schwankungen. Der Hyperplasiebefund ist also im Bereich der Tonsillen im Einzelfall nicht klar und eindeutig definiert. Gleichwohl gibt es klinisch relevante Hyperplasiebefunde, die vor allem im Gefolge rezidivierender bakterieller und viraler Infektionen auftreten (Abb. 2.43, 2.44). Betroffen ist in erster Linie die Tonsilla pharyngealis, seltener die Tonsillae palatinae. Eine Hyperplasie der Tonsilla lingualis entwickelt sich in seltenen Fällen nach einer Tonsillektomie. Eine Hyperplasie der Tonsillae palatinae ist meistens kombiniert mit einer chronischen Tonsillitis. Die Hyperplasie kann so ausgeprägt sein, daß sich beide Tonsillen in der Medianlinie berühren („kissing tonsils", vgl. Abb. 2.33).

Klinisch bedeutsam ist vor allem die Hyperplasie der Tonsilla pharyngealis (= *adenoide Vegetationen*, Adenoide (im Volksmund: „Wucherungen", „Polypen")]. Der Häufigkeitsgipfel liegt zwischen dem 2. und 6. Lebensjahr. Danach

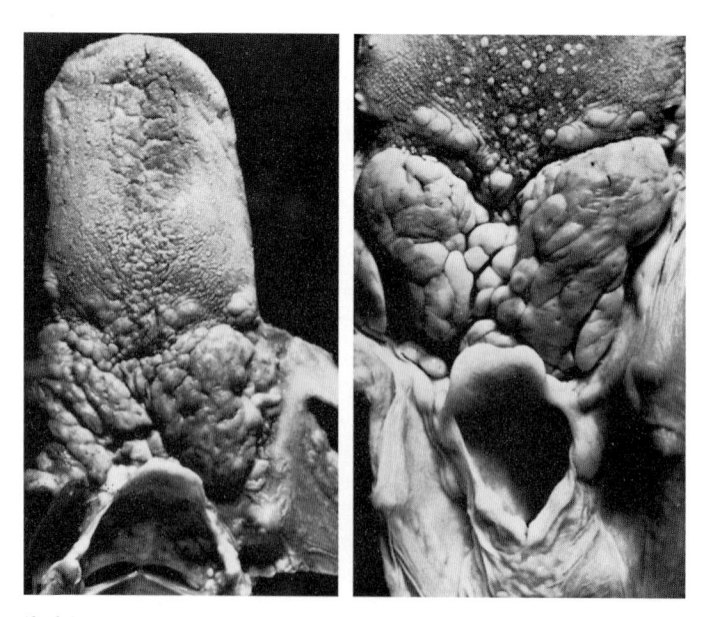

Abb. 2.43 (*links*). Hyperplasie der Tonsilla lingualis, 70 Jahre alter Mann. (Aus SEIFERT 1966)

Abb. 2.44 (*rechts*). Lymphatische Leukämie mit Hyperplasie der Zungengrundtonsille, 68 Jahre alte Frau. (Aus SEIFERT 1966)

bilden sich diese sog. adenoiden Vegetationen allmählich zurück, so daß nach der Pubertät allenfalls noch ein adenoider Rest (= „adenoides Polster") gefunden wird.

Histologisch findet man im allgemeinen eine deutlich ausgeprägte lymphofollikuläre Hyperplasie mit aktivierten Keimzentren, eine Verbreiterung der parafollikulären Areale unter Einschluß von Mastzellen und diskontinuierlich manifestierte epidermoide Epithelmetaplasien. Das üblicherweise anzutreffende Flimmerepithel zeigt einen Kinozilienverlust. Innerhalb des Epithelverbandes sind leukozytäre Infiltrate nachweisbar.

Adenoide Vegetationen sind offenbar die häufigste Ursache für eine „Verlegung des Nasenrachenraumes" (JAKOBI u. LINK 1978). Sie führen zu einer behinderten Nasenatmung mit häufigen und rezidivierenden Sinusitiden und unterschiedlich schweren Schleimhaut-Alterationen der tieferen Luftwege [Larynx, Trachea, Bronchien (sinu-bronchialer Entzündungskomplex)]. Durch adenoide Vegetationen werden häufig auch die Tubenostien verlegt, mit der Folge eines Tubenkatarrhs und/oder eines Mukotympanon. Schließlich können adenoide Vegetationen zu obstruktiven (auch schlafbezogenen) Atemstörungen [obstruktives Schlaf-Apnoe-Syndrom (BLOCH u. RUSSI 1995)] mit konsekutiver alveolärer Hypoventilation, Hypoxie, CO_2-Retention und Vasokonstriktion führen. Im Gefolge dieser obstruktiven Atemstörung kann sich ein Cor pulmonale entwickeln (AINGER 1968; MARTENS 1979; ausführliche Diskussion und Literaturübersicht; JAKOBI u. LINK 1978). Besonders häufig sind obstruktive Atemstörungen und ihre Folgen bei Kindern mit einem Down-Syndrom (z.B. durch kraniofaziale Dysmorphien, Hyperplasie des lymphatischen Rachenringes) zu beobachten (BETLEJEWSKI u. WALCZYNSKI 1965).

Schließlich können adenoide Vegetationen zu Störungen der Dentition, zu Geruchsstörungen (Anosmia respiratoria) und zu einer Rhinophonia clausa führen (JAKOBI u. LINK 1978).

7.4 Tonsilläre und adenoide „Hyperplasien" nach Organtransplantation: Lymphoproliferative Erkrankungen post transplantationem

Organtransplantationen sind durch die mögliche Entwicklung lymphoproliferativer Erkrankungen diskreditiert. Sie sind insgesamt selten, können aber auch im Bereich des Waldeyer-Rachenringes vor allem bei Organ-transplantierten Kindern beobachtet werden (LONES et al. 1995). Hier manifestiert sich diese Komplikation durch eine deutliche Vergrößerung der verschiedenen Tonsillen mit der Folge obstruktiver Atemstörungen (NALESNIK et al. 1988). Insofern sind die tonsillären Manifestationen von besonderer diagnostischer Bedeutung, da bioptisch leicht zugänglich. Das Spektrum der zugrundeliegenden histomorphologischen Veränderungen ist breit gestreut. Neben polymorphen und polyklonalen B-Zell-Hyperplasien findet man monomorphe und monoklonale lymphoide Hyperplasien bzw. maligne Lymphome (überwiegend von hohem

Malignitätsgrad) (Ho et al. 1988; MALATACK et al. 1991; LONES et al. 1995). Die Läsionen sind praktisch immer EBV-assoziiert [EBV DNA (PCR), EBER (In-situ-Hybridisierung), EBV LMP (Immunhistologie)] (SEIDEN u. SKLAR 1993).

8 Pharynxtumoren

8.1 Anmerkungen zur Epidemiologie und zu ätiologischen Faktoren der Karzinogenese

Angaben zur Häufigkeit pharyngealer Geschwülste schwanken je nach der Art des Ausgangsmaterials (Klinik, Biopsie, Obduktion) und der topographischen Zuordnung (nasopharyngeal, oropharyngeal-tonsillär, hypopharyngeal-laryngeal (vgl. auch Tabelle 2.3, 2.4; SEIFERT u. SCHRÖDER 1980; SEIFERT 1983; WEIDAUER U. MAIER 1992; SCHANTZ et al. 1993; WOLF et al. 1993; MAIER u. SENNEWALD 1994; MUIR u. WEILAND 1995). Gutartige Geschwülste sind durchweg selten. Im Mittelpunkt des klinischen Interesses stehen fraglos maligne Tumoren, unter denen Karzinome eindeutig dominieren. Dabei sind *Plattenepithelkarzinome* mit über 90% die sozusagen organotypischen Karzinome (Übersichten: HYAMS et al. 1988; WENIG 1993).

Eine Klassifikation der Pharynxtumoren kann hinsichtlich der Lokalisation (Oropharynx/Tonsillen, Mesopharynx, Hypopharynx) und der histologischen Differenzierung (s. unten) erfolgen. Die in diesem Beitrag praktizierte histologische Klassifikation folgt den Richtlinien der WHO von 1991 (SHANMUGA-RATNAM u. SOBIN 1991). Von den pharyngealen Tumoren im engeren Sinn müssen die para- und retropharyngealen Tumoren (vgl. S. 227) abgegrenzt werden.

Faßt man größere Statistiken zur Häufigkeit maligner Tumoren des Kopf-Hals-Bereiches zusammen, dann beträgt der Anteil dieser Tumoren unter allen bösartigen Neubildungen etwa 8% (SCHANTZ et al. 1993; WOLF et al. 1993). Davon entfallen knapp 29% auf die verschiedenen Regionen des Pharynx

Tabelle 2.3. Karzinomhäufigkeit im Respirations- und oberen Verdauungstrakt 1970–1979. Institut für Pathologie der Universität Hamburg[a]. (Aus SEIFERT u. SCHRÖDER 1980)

Lokalisation	Autopsien n	Biopsien n	Gesamt n
Pharynx	19 (2%)	103 (5%)	122 (4%)
Larynx	24 (3%)	518 (25%)	542 (19%)
Bronchialsystem	579 (74%)	452 (22%)	1031 (36%)
Mundhöhle	102 (13%)	651 (31%)	753 (26,5%)
Tonsillen	8 (1%)	86 (4%)	94 (3,5%)
Ösophagus	52 (7%)	265 (13%)	317 (11%)
Insgesamt	784 (100%)	2075 (100%)	2859 (100%)

[a] Autopsien n = 16222, Biopsien n = 319690.

Tabelle 2.4. Zur Lokalisation und Häufigkeit von Karzinomen im oberen Aerodigestivtrakt. (Zusammengestellt nach Angaben von MUIR u. WEILAND 1995, nach Ergebnissen des „Surveillance, Epidemiology, and End Results Program des National Cancer Institute, 1973–1987)

Lokalisation	Fallzahl	%
Larynx	14 484	27,7
Zunge	6 745	12,9
Gingiva, Mundhöhle	5 915	11,3
Lippen	5 425	10,4
Mundboden	4 092	7,8
Hypopharynx	3 432	6,6
Tonsillen	3 419	6,5
Speicheldrüsen	2 931	5,6
Nasopharynx	1 908	3,7
Nasen, Nebenhöhlen	1 887	3,6
Oral/pharyngeal	1 081	2,1
Oropharynx	927	1,8
Total	52 228	100,0

(JAHNKE 1991). Oro- und hypopharyngeal lokalisierte Karzinome überwiegen. Die im Hamburger Material zwischen 1970 und 1979 gefundenen Pharynxkarzinome sind in Tabelle 2.3 zusammengestellt (SEIFERT u. SCHRÖDER 1980; SEIFERT 1983). Nasopharynxkarzinome sind im Gegensatz zur asiatischen Bevölkerung in Deutschland selten (TAXY et al. 1985; HSU et al. 1987). *Pharyngeale Pouch-Karzinome* (vgl. auch S. 118): BURTON u. LUND (1990).

Zahlen zur Inzidenz, Prävalenz und Mortalität haben in den letzten Jahren deutlich zugenommen (PARKIN et al. 1993). Für 1990 gibt das Saarländische Krebsregister eine Inzidenz an Pharynxkarzinomen für Männer in Höhe von 10,1/100 000 Einwohner an [1985: 7,8/100 000 Einwohner (Männer), 1,1/100 000 Einwohner (Frauen)]. Nach Angaben des gleichen Krebsregisters starben 1982 11,4/100 000 männliche Einwohner an einem Karzinom der Mundhöhle, des Pharynx und des Kehlkopfes; 1990 bereits 20,4/100 000 Einwohner (MAIER u. SENNEWALD). Vergleichbare Steigerungen der Karzinominzidenz und Mortalität werden u. a. auch aus den USA, Großbritannien und der Schweiz mitgeteilt (SCHOTTENFELD 1985; BLITZER 1988; WOLFENSBERGER et al. 1994; GOLDBERG et al. 1994; SCHWARTZ et al. 1994). Dabei werden viele Karzinome erst in einem fortgeschrittenen Stadium (T3/4) diagnostiziert (Tabelle 2.5; MAIER u. SENNEWALD 1994; WOLFENSBERGER et al. 1994). Die Häufigkeit von Lymphknotenmetastasen ist am Material der Heidelberger Fallkontrollstudien (MAIER u. SENNEWALD 1994) in Tabelle 2.6 dargestellt. Die Prognose hat sich in den letzten 20 Jahren für diese Patienten auch durch die Entwicklung neuer Operationstechniken mit zunehmender Radikalität und durch den Einsatz von adjuvanten Therapiemaßnahmen (Chemotherapie und Radiatio) nicht entscheidend verbessern lassen (PLATZ et al. 1988). Prognosebestimmend sind einmal lokoregionale Rezidive sowie syn- und metachrone Zweitkarzinome (Mundhöhle, Ösophagus, Lunge) (CHUNG u. STEFANI 1980; TEPPERMAN u. FITZPATRICK 1981;

Tabelle 2.5. Prozentuale Verteilung der T-Kategorien. (Aus MAIER u. SENNEWALD 1994)

Tumorkategorie	Hypopharynx (n = 44)	Oropharynx (n = 40)	Hypo-/Oropharynx (n = 21)	Gesamt (n = 105)
T 1/2 (%)	34,1	67,6	28,5	44,8
T 3/4 (%)	65,9	32,4	71,5	55,2

Tabelle 2.6. Prozentuale Verteilung der N-Kategorien. (Aus MAIER u. SENNEWALD 1994)

N-Kategorie	Hypopharynx (n = 44)	Oropharynx (n = 40)	Hypo-/Oropharynx (n = 21)	Gesamt (n = 105)
N0 (%)	13,6	58,8	9,5	28,6
N1 (%)	31,8	8,8	33,3	23,8
N2/3 (%)	44,6	32,4	57,2	47,6

SCHWIMMER et al. 1986; SCHWARTZ et al. 1994; WORSHAM et al. 1995; SHAN et al. 1997), die im eigenen Untersuchungsgut in etwa 15% beobachtet wurden und die in den letzten Jahren offensichtlich an Häufigkeit zunehmen [„multilokale Cancerisierung", „Field Cancerization" (SLAUGHTER et al. 1953), in der Literatur in einer Häufigkeit zwischen 10 und 18% angegeben (z.b.: ZARBO u. CRISSMAN 1988; COOPER et al. 1989; WORSHAM et al. 1995; vgl. auch SHIBUYA et al. 1995)].

Epidemiologische Studien und tierexperimentelle Untersuchungen haben gezeigt, daß in der Entwicklung oro- bzw. nasopharyngealer Karzinome verschiedene Risikofaktoren eine entscheidende Rolle spielen. Es handelt sich überwiegend um exogene Noxen, unter denen Alkohol und Tabak [obere „Rauch- und Schluckstraße" (JAHNKE 1991)] von besonderer Bedeutung sind (ROTHMAN u. KELLER 1972; BRUGERE et al. 1986; TUYNS et al. 1988; MAIER et al. 1990; MAIER u. SENNEWALD 1994; OSTROFF et al. 1995).

Maligne lymphoretikuläre Neoplasien des oropharyngealen und tonsillären Bereiches werden in diesem Beitrag nicht besprochen.

8.1.1 Alkohol und Tabak

Bereits 1957 konnten WYNDER et al. Zusammenhänge zwischen chronischem Tabakkonsum und der Entstehung von Schleimhautkarzinomen objektivieren. Dabei scheinen sich chronischer Tabak- und Alkoholkonsum in ihrer (ko-)karzinogenen Wirkung zu potenzieren. Jedenfalls darf für beide Faktoren angenommen werden, daß mit zunehmendem Konsum das Krebsrisiko im Sinne einer Dosis-Wirkungs-Beziehung ansteigt. Geht man für weniger als 5 Packungsjahre (PJ) von einem relativen Risiko 1,0 aus, so steigt bei einem Tabakkonsum von über 50 PJ das relative Risiko, an einem Larynx- bzw. an einem oropharyngealen Karzinom zu erkranken, auf das 11,85fache bzw. auf das 77,5fache an (Literatur: ZÖLLER 1991). Ein PJ entspricht hierbei dem Konsum von einer

Packung a 20 Zigaretten pro Tag und Jahr. Geht man bei einem Konsum von weniger als 25 g Alkohol pro Tag von einem relativen Risiko von 1,0 aus, so steigt bei einem Alkoholkonsum von über 75 g pro Tag das Risiko, an einem oropharyngealen Karzinom zu erkranken, auf das 14,9fache an. Bei einem kombinierten Alkohol- und Tabakkonsum ist eher ein multiplikativer, denn ein additiver Effekt auf das errechnete Krebsrisiko festzustellen (LONGNECKER 1995).

Nikotin selbst sowie die im Urin nachweisbaren metabolischen Substanzen Cotinin und Nikotin-N'-Oxid entfalten selbst keine karzinogenen Wirkungen (LIEBER et al. 1986). Für die Induktion oropharyngealer Karzinome werden verschiedene, im Tabakrauch vorkommende karzinogene und prokarzinogene Substanzen (Nitrosamine, polyzyklische aromatische Kohlenwasserstoffe) verantwortlich gemacht (HOFFMANN et al. 1985). Nach der Aufnahme in den Organismus werden die tabakspezifischen Nitrosamine zu instabilen elektrophilen Intermediärprodukten umgebaut, die dann mit nukleophilen Zentren intrazellulärer Makromoleküle (z.B. DNA) reagieren und auf diesem Wege eine genotoxische Wirkung entfalten können. Aromatische Kohlenwasserstoffe (z.B. Methylcholanthren, Benzpyren, Benzanthrazen) werden nach einer möglichen mukosalen Resorption durch verschiedene Enzymsysteme oder durch freie Radikale in die sog. Epoxidform überführt. Damit sind Interaktionen mit DNA- und RNA-Molekülen möglich. Insofern können auch diese Substanzen genotoxisch wirksam werden.

8.1.2 Ernährung

Durch Fallkontrollstudien konnte in den letzten Jahren gezeigt werden, daß die Karzinogenese im oro- bzw. nasopharyngealen Bereich durch bestimmte Ernährungsfaktoren beeinflußt werden kann (Übersicht: ZÖLLER 1991; MAIER u. SENNEWALD 1994). Eine tumorprotektive Wirkung wird Karotinoiden, Retinoiden und verschiedenen Vitaminen (A, C, E) zugeschrieben. Fehlernährungen mit einem konsekutiven Mangel an den genannten Stoffen und einem Mangel an Zink, Magnesium und Eisen, die bei alkoholkranken Patienten immer wieder zu beobachten sind, steigern offensichtlich das Krebsrisiko (Einzelheiten zu ernährungsassoziierten Risikofaktoren: GRAHAM et al. 1981; ZIEGLER 1986; MAIER u. SENNEWALD 1994). Ein langjähriger Eisen- und Riboflavin-Mangel begünstigt die Entstehung eines Plummer-Vinson-Syndroms, das mit einem erhöhten Karzinomrisiko im nasopharyngealen und laryngealen Bereich assoziiert ist.

8.1.3 Umwelt

Umwelthygienische Untersuchungen haben gezeigt, daß die Mortalitätsraten für Karzinome des Kopf- und Halsbereiches einem starken Stadt-Land-Gefälle unterliegen (Übersicht: MAIER u. SENNEWALD 1994). Für die hohen Mortalitätsraten in großen und stark industrialisierten Ballungsgebieten wird eine erhebliche Luftverschmutzung (Benzpyrene, Steinkohleverbrennungsprodukte) angeschuldigt. Aber auch Luftverunreinigungen im unmittelbaren Wohnbereich

Tabelle 2.7. Karzinomrisiko und Arbeitsstoffbelastung. (Zusammengestellt nach MAIER et al. 1990a)

Berufliche Exposition	Tumorlokalisation
Asbest	Larynx
Glaswolle (Herstellung)	Mundhöhle, Pharynx, Larynx
Nickel	Larynx
Wollfaser (Herstellung)	Mundhöhle, Oro- und Hypopharynx
Verhüttung von Erzen	Larynx
Senfgas (Herstellung)	Larynx
Schwefelsäure	Larynx
Diethylsulfat	Larynx
Seifenherstellung	Larynx

("indoor air pollution") werden ursächlich mit der Entwicklung von Karzinomen des Kopf- und Halsbereiches in Verbindung gebracht (SAMET et al. 1987; FRANCO et al. 1989).

8.1.4 Berufliche Risikofaktoren

Epidemiologische Studien der letzten Jahre haben einen Zusammenhang zwischen einer beruflichen Schadstoffexposition und der Karzinomentwicklung im oberen Atmungstrakt wahrscheinlich gemacht (Übersichten: MAIER et al. 1990b; 1991). Es fällt zunächst auf, daß vor allem Arbeiter und Hilfsarbeiter erkranken (VAUGHAN 1989; MAIER u. SENNEWALD 1994), die inhalativ gegenüber Stäuben und verschiedenen organischen und anorganischen Stoffen [Nickel, Holzstäube, Farben, Lacke, Steinkohle- und Teerprodukte (Übersicht und kritische Diskussion der bislang vorliegenden Befunde: MAIER et al. 1990b; MAIER u. Sennewald 1994)] exponiert sind. In den Heidelberger Fall-Kontroll-Studien wurde nach statistischer Bereinigung von Tabak- und Alkoholeffekten ein signifikant höheres Karzinomrisiko nach langjähriger Zementstaubexposition beobachtet (MAIER u. SENNEWALD 1994; vgl. auch Tabelle 2.7).

8.1.5 Viren

Seit den 1966 publizierten Untersuchungen von OLD et al. muß davon ausgegangen werden, daß bestimmte Viren in der Karzinogenese oro- bzw. nasopharyngealer Karzinome eine entscheidende Rolle spielen. Vor allem Herpesviridae (Herpes-simplex- und Epstein-Barr-Viren) und Papovaviridae (*Papillom-*, *Polyom*viren, *v*akuolisierendes Virus) zeigen eine Assoziation zu neoplastischen Erkrankungen (EPSTEIN et al. 1964; HENLE et al. 1968; ZUR HAUSEN et al. 1970; ZUR HAUSEN 1976; SHILLITOE u. SILVERMAN 1979; DEVILLIERS et al. 1986; FAHRAEUS et al. 1988).

Herpes-simplex-Viren (vor allem HSV-1) (ZUR HAUSEN 1983) werden auf Grund seroepidemiologischer Untersuchungen mit der Entwicklung und prognostischen Beurteilung von Plattenepithelkarzinomen des oro- und nasopharyngealen Bereiches in Verbindung gebracht [erhöhte IgA- und IgM-Antikörper-Titer (HSV-1)] (SHILLITOE u. SILVERMAN 1979; SHILLITOE et al. 1986).

Oro-laryngeale Papillome und verschiedene Karzinomtypen (z.b. verruköse Karzinome) zeigen eine Assoziation zu humanen *Papillomaviren* (ZUR HAUSEN 1978; HOWLEY 1982). Dabei wird bestimmten HPV-Typen [z.B. 5, 8, 11, 16 (6, 11, 16, 18, 31, 33, 35; LARSEN et al. 1994)] eine offenbar besondere onkogene Potenz zugeschrieben [DEVILLIERS 1989; BRANDSMA u. ABRAMSON 1989; NIEDOBITEK et al. 1990; SNIJDERS et al. 1992a, b (Tonsillen-Karzinome), ARNDT et al. 1992; SCULLY 1996 (Übersicht)].

Das *Epstein-Barr-Virus* (EBV) ist assoziiert mit verschiedenen lymphoproliferativen Erkrankungen [z.b. Mononucleosis infectiosa (vgl. S. 155), Burkitt-Lymphomen, B- und T-Zell-Lymphomen bei immunkompromitierten Patienten, dem Morbus Hodgkin (Übersicht: STEIN et al. 1992)] und mit der Entwicklung des nasopharyngealen Karzinoms (vgl. S. 204) [EBV-Nachweis in „proliferativen Erkrankungen" (Plattenepithelkarzinome, verruköse Karzinome, Carcinomata in situ, Leukoplakien) des oralen Plattenepithels: HORIUCHI et al. 1995; s. dagegen: NIEDOBITEK et al. 1991; NIEDOBITEK 1998 (Übersicht)]. Aus den Untersuchungen von NIEDOBITEK und seiner Arbeitsgruppe geht hervor, daß Plattenepithelkarzinome des nasopharyngealen Bereiches geographische Unterschiede in der Assoziation mit dem Epstein-Barr-Virus aufweisen (NIEDOBITEK et al. 1991, 1997, 1998), während Nasopharynxkarzinome, unabhängig von der geographischen und damit ethnischen Herkunft, nahezu immer EBV-assoziiert auftreten. In Regionen mit einer hohen Inzidenz bzw. Prävalenz des undifferenzierten und nichtverhornenden nasopharyngealen Karzinoms sind Plattenepithelkarzinome des Nasopharynx in hohem Prozentsatz ebenfalls EBV-positiv. Dort, wo undifferenzierte Nasopharynxkarzinome selten sind, sind Plattenepithelkarzinome nur in einem geringen Prozentsatz EBV-assoziiert.

Zusammenhänge zwischen der Entstehung undifferenzierter nasopharyngealer Karzinome und einer EBV-Infektion wurden erstmals aufgrund serologischer Untersuchungsergebnisse in den 60er Jahren vermutet (Übersicht: NIEDOBITEK 1998). Man findet weltweit eine hohe Durchseuchung (> 90%) der erwachsenen Bevölkerung mit dem Epstein-Barr-Virus. Daraus ergibt sich, daß EBV-Infektionen die besonderen geographischen Häufigkeitsverteilungen nicht erklären können. Wahrscheinlich spielen weitere Faktoren (z.B. Papillomaviren, karzinogene Inhalationsstoffe [Nikotin], Alkohol) unter ätiologischen Aspekten eine Rolle (vgl. S. 176).

8.1.6 Genetische Suszeptibilität

Systematische Untersuchungen zu genetischen/chromosomalen Veränderungen oropharyngealer Karzinome liegen derzeit noch nicht vor (Übersichten: SCHANTZ et al. 1993; WOLF et al. 1993; SCHOLES u. FIELD 1996). Auf Grund der bislang publizierten Ergebnisse wird eine (besondere) „genetische Suszeptibilität" diskutiert (HENDERSON et al. 1976; MILLER 1980; JIN et al. 1988a,b, 1990; SACKS et al. 1988; CHOI et al. 1993; SCHOLNICK et al. 1994). In Kurz-Zeit-Kultur-

Untersuchungen wurden vor allem auf den Chromosomen 1, 9 und 11 Translokationen (p13; q21) und Deletionen (11p13) gefunden (MULLER et al. 1994). Aktuelle Übersicht zu *chromosomalen Aberrationen*: SCHOLES u. FIELD (1996). In einer inzwischen umfangreichen Literatur wird über eine „gestörte Balance zwischen Onkogenen und Tumorsuppressorgenen" berichtet [„genomic instability" (SCHOLES u. FIELD 1996)]. Die z. T. unterschiedlichen und auch widersprüchlichen Befunde zu verschiedenen Onkogen-Expressionen (z. B. c-MYK, N-MYK, H-RAS, Ki-RAS, N-RAS) sind ausführlich und kritisch durch SCHANTZ et al. (1993) kommentiert worden. Nach Untersuchungen von ISHWAD et al. (1995) findet man in etwa 7% oropharyngealer Karzinome (überwiegend Plattenepithelkarzinome) eine sog. Mikrosatelliteninstabilität.

Mutationen des *p53-Gens* (Punktmutationen, „nonsense" und „frameshift" Mutationen, Deletionen) sind derzeit die bekanntesten genetischen Alterationen bei soliden Karzinomen des Menschen (HOLLSTEIN et al. 1991; LEVINE et al. 1991; ANWAR et al. 1993; XU et al. 1994; LAW et al. 1995). Auch für Karzinome des pharyngealen und laryngealen Bereiches liegen inzwischen Untersuchungen vor, die auf der Proteinebene eine deutliche Überexpression des p53-Proteins belegen (Literatur: ANWAR et al. 1993; XU et al. 1994; SHEU et al. 1995). Damit dürften Mutationen des p53-Genes in der sequentiellen Entwicklung pharyngealer (und laryngealer) Karzinome von besonderer Bedeutung sein [NAKANISHI et al. 1995; SHEU et al. 1995; SLOOTWEG 1996 (aktuelle Übersicht)].

Unter prognostischen Aspekten dürfte die Überexpression von *Cyclin D1* bedeutsam sein (CALLENDER et al. 1994; MICHALIDES et al. 1995). Nach Untersuchungen von MASUDA et al. (1996) korreliert die Cyclin D1-Überexpression mit einer deutlich schlechteren Prognose (vgl. auch WARNAKULASURIYA u. JOHNSON 1996).

8.2 Histologische Klassifikation

Die histologische Klassifikation der Pharynxtumoren folgt den Vorgaben der WHO von 1991 (SHANMUGARATNAM u. SOBIN 1991). In der WHO-Klassifikation wird unter topographischen Aspekten zwischen Tumoren des *Nasopharynx* einerseits und solchen des *Larynx, Hypopharynx* und der *Trachea* andererseits unterschieden. Oropharyngeale und tonsilläre Tumoren werden unter topographischen Gesichtspunkten nicht gesondert aufgeführt, sondern unter den nasopharyngealen Tumoren subsummiert (vgl. auch WENIG 1993). In der *TNM-Klassifikation* der UICC (vgl. S. 188) indessen wird zwischen Naso-, Oro- und Hypopharynxtumoren unterschieden (HERMANEK u. SOBIN 1992).

8.3 Nasopharynxtumoren (einschließlich Oropharynx und Tonsillen)

In einer Zusammenstellung von JAHNKE (1991) wird die Häufigkeit nasopharyngealer Karzinome unter allen malignen Kopf-Hals-Tumoren mit 3,82%

angegeben, bezogen allein auf den Pharynx errechnet sich daraus eine Häufigkeit von 13,25%. Die entsprechenden Zahlen für die oropharyngealen Karzinome lauten 17,88% bzw. 62,06%.

Über 90% aller bösartigen Geschwülste der nasopharyngealen Region sind Karzinome. Bestimmte histologische Differenzierungsmuster zeigen geographische Häufigkeitsunterschiede und weisen enge Assoziationen zum Epstein-Barr-Virus auf (s. unten).

Die WHO-Klassifikation ist in Tabelle 2.8 zusammengefaßt.

Tabelle 2.8. Histologische Klassifikation der Nasopharynxtumoren.
[WHO (Shanmugaratnam u. Sobin 1991)]

1.	*Epitheliale Tumoren*	3.	*Tumoren des Knochens und Knorpelgewebes*
1.1.	*Gutartige epitheliale Tumoren*		
1.1.1.	Papillome		
1.1.2.	Pleomorphe Adenome	4.	*Maligne Lymphome*
1.1.3.	Onkozytome		
1.1.4.	Basalzelladenome (basaloide Adenome)	5.	*Sonstige Tumoren*
		5.1.	*Gutartige Tumoren*
1.1.5.	Ektope Hypophysenadenome	5.1.1.	Meningeome
1.2.	*Maligne epitheliale Tumoren*	5.1.2.	Kraniopharyngeome
1.2.1.	Nasopharyngeale Karzinome	5.1.3.	Reife Teratome
1.2.1.1.	Plattenepithelkarzinome	*5.2.*	*Maligne Tumoren*
1.2.1.2.	Nichtverhornende Karzinome differenziert undifferenziert	5.2.1.	Maligne Melanome
		5.2.2.	Chordome
		5.2.3.	Maligne Keimzelltumoren
1.2.2.	Adenokarzinome	6.	*Metastasen*
1.2.3.	Papilläre Adenokarzinome		
1.2.4.	Mukoepidermoide Karzinome	7.	*Unklassifizierbare Tumoren*
1.2.5.	Adenoid-zystische Karzinome		
1.2.6.	Polymorphe „low-grade" Adenokarzinome	8.	*Tumor-artige Läsionen*
		8.1.	Zysten
		8.2.	Heterotopes Hypophysengewebe
2.	*Mesenchymale Tumoren*		
2.1.	*Gutartige mesenchymale Tumoren*	8.3.	Meningozele Meningo-Enzephalozele
2.1.1.	Angiofibrome		
2.1.2.	Hämangiome	8.4.	Fibroinflammatorischer Pseudotumor
2.1.3.	Hämangioperizytome		
2.1.4.	Neurilemmome	8.5.	Entzündliche Granulome
2.1.5.	Neurofibrome	8.6.	Wegener-Granulomatose
2.1.6.	Paragangliome	8.7.	Pseudoepitheliomatöse Hyperplasie
2.2.	*Maligne mesenchymale Tumoren*	8.8.	Onkozytäre Metaplasie und Hyperplasie
2.2.1.	Fibrosarkome		
2.2.2.	Rhabdomyosarkome	8.9.	Granuloma pyogenicum
2.2.3.	Angiosarkome	8.10.	Lymphoide Hyperplasie
2.2.4.	Kaposi-Sarkome	8.11.	Malakoplakie
2.2.5.	Maligne Hämangioperizytome	8.12.	Amyloidtumoren
2.2.6.	Maligne Nervenscheidentumoren		
2.2.7.	Synoviale Sarkome		

8.3.1 Epitheliale Nasopharynxtumoren

8.3.1.1 Gutartige Neoplasien

Von den gutartigen epithelialen Neoplasien werden lediglich Papillome und ektope Hypophysen-Adenome kurz dargestellt. Bezüglich der weiteren, in der WHO-Klassifikation aufgelisteten Tumorformen (*pleomorphe Adenome, Onkozytome, Basalzelladenome*) wird auf die entsprechenden Kapitel dieses Buches verwiesen (vgl. S. 50ff., 432ff.). In seltenen Fällen ist in der Literatur über sog. *onkozytäre Metaplasien* der nasopharyngealen Schleimhaut berichtet worden (WATSON 1990; GRIFFITHS u. DEKKER 1991), die zur Obstruktion der Tuba Eustachii oder zu einer Otitis media führen können. Sie werden gelegentlich auch als extra-parotidiale Warthin-Tumoren (Zystadenolymphome) interpretiert.

Papillome. Nasopharyngeale Papillome („squamous papillomas") sind im allgemeinen exophytisch wachsende Neoplasien variabler Größe (wenige Millimeter bis etwa 3 cm) (Abb. 2.45–2.48). Selten sind invertierte Papillome (Abb. 2.49; HAMPAL u. HAWTHORNE 1990), wie sie im sinunasalen Bereich gefunden werden (vgl. S. 42). Üblicherweise wird ein schmales, fibrovasculäres Stroma durch ein z. T. hyperplastisches Plattenepithel mit einer variablen Hyper-, Para- und/oder Orthokeratose begrenzt. Zellatypien fehlen (ABBEY et al. 1980).

Extrem selten sind im naso- und hypopharyngealen Bereich Zylinderzellpapillome („columnar cell papilloma") zu beobachten, aufgebaut aus mehrreihig angeordneten und onkozytär differenzierten Zylinderzellen mit intraepithelialen, Mucin-gefüllten Zysten [sekretorische Komponente, IgA, IgM (KRISCH et al. 1984)] und Mikroabszessen (Abb. 2.50). Im fibrovaskulären Stroma sind oft reichlich lymphoide Rundzellen eingelagert.

Nasopharyngeale Papillome sind insgesamt selten. Es kann sich sowohl um singuläre als auch um multiple Läsionen (Zunge, Lippen, Gaumen, Wangenschleimhaut, Tonsille, Uvula) im Sinne einer *Papillomatose* handeln (Abb. 2.51). Männer sind offenbar häufiger betroffen als Frauen. Das durchschnittliche Manifestationsalter liegt zwischen der 4. und 6. Lebensdekade. Therapie: lokale Exzision. Eine maligne Transformation wurde bislang nicht beobachtet.

Eine virale Ätiologie (Papillomaviren) wird für die nasopharyngealen Papillome diskutiert, ohne daß bislang eindeutige Beweise vorliegen (EVERSOLE u. LAIPIS 1988; YOUNG u. MIN 1991; ZEUSS et al. 1991; vgl. auch LÖNING 1984).

In seltenen Fällen, geographisch z. T. gehäuft, werden nasopharyngeale Papillome in Assoziation mit fokalen epithelialen Hyperplasien (Morbus Heck) (Übersicht: LÖNING 1984) oder auch mit fokal-dermalen Hypoplasien (GOLTZ et al. 1962) beobachtet. Schließlich gehören nasopharyngeale bzw. orale Papillome zum syndromatischen Krankheitsbild des Morbus Cowden (Cowdens Syndrom: LLOYD u. DENNIS 1963; SWART et al. 1985).

Differentialdiagnose. Verruca vulgaris, verruköse Karzinome, Syringocystadenoma papilliferum, papilläre Adenokarzinome („low-grade").

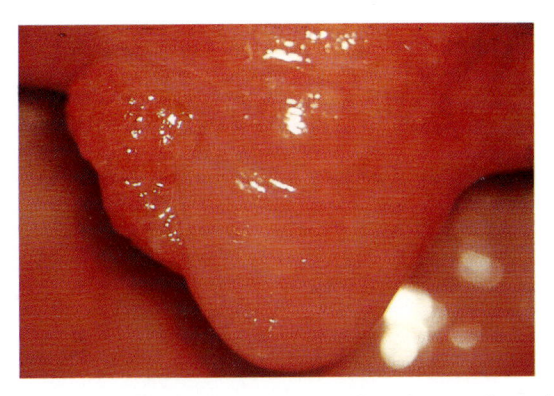

Abb. 2.45. Exophytisch wachsendes Gaumenpapillom, laryngoskopischer Befund

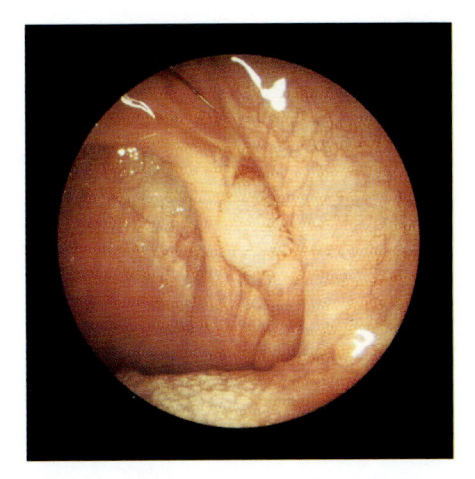

Abb. 2.46. Exophytisch wachendes Papillom einer Tonsille, laryngoskopischer Befund

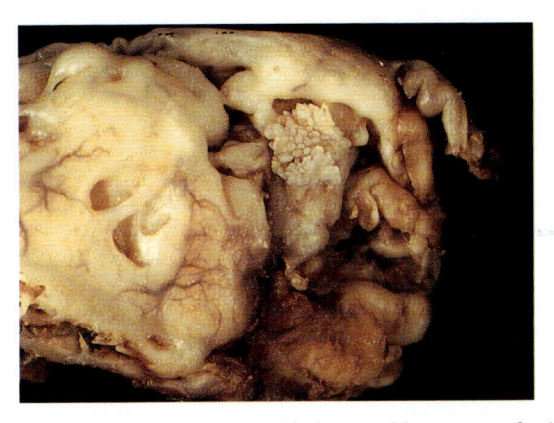

Abb. 2.47. Tonsillektomiepräparat unter Einschluß eines kleinen, exophytisch wachsenden Papilloms

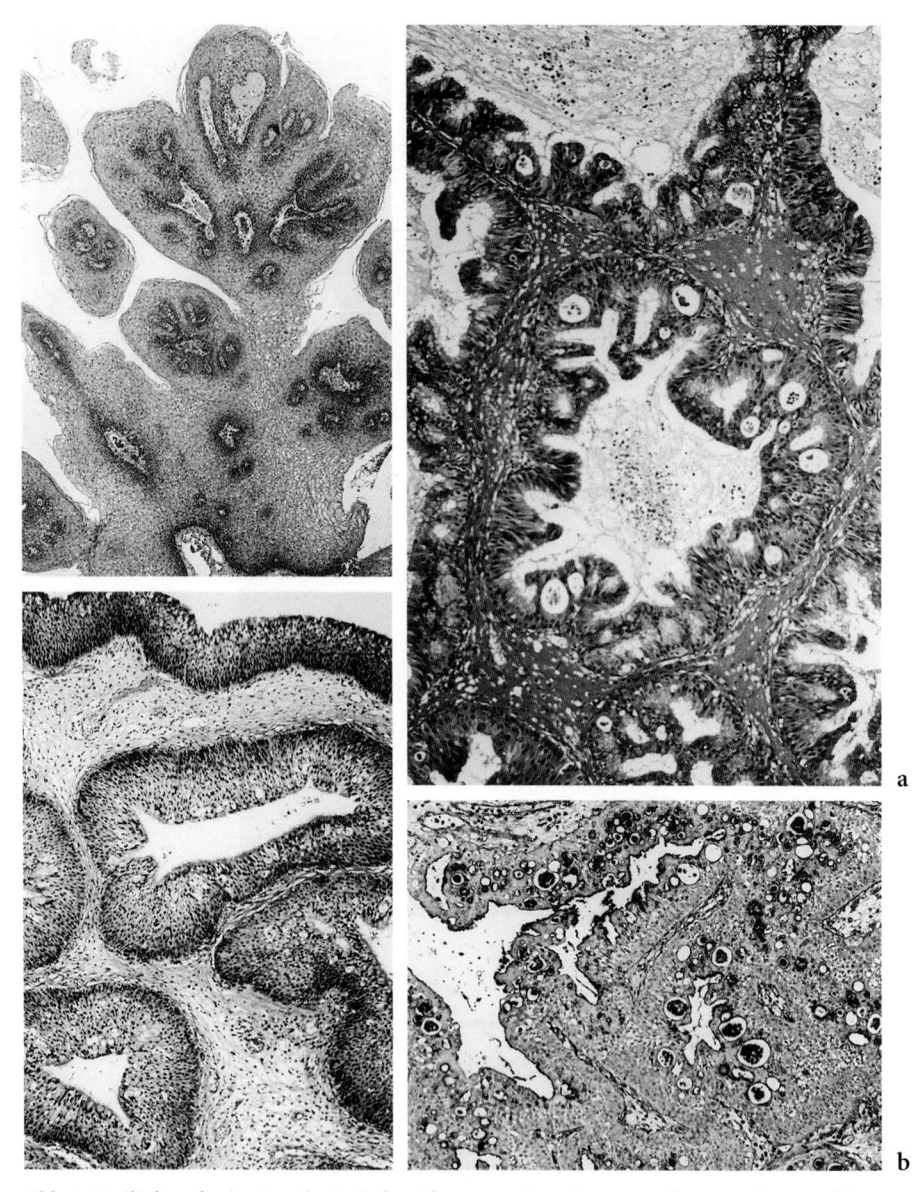

Abb. 2.48 (*links oben*). Exophytisch-fungiform wachsendes, nasopharyngeales Papillom („squamous papilloma") mit schmalen, fibrovaskulären Septen. An der Oberfläche ein hyperplastisches, aber ausdifferenziertes Plattenepithel. HE × 120

Abb. 2.49 (*links unten*). Ausschnitt aus einem invertierten Papillom (endophytisches Wachstum) des nasopharyngealen Bereiches (in dieser Lokalisation selten). HE × 120

Abb. 2.50a, b (*rechts*). Ausschnitt aus einem Zylinderzellpapillom der nasopharyngealen Region (extrem selten). Mehrreihig angeordnete, papilläre Epithelformationen, teilweise onkozytär differenziert. Intraepithelial z.T. Mucin gefüllte Zysten. **a** HE × 180. **b** PAS × 120

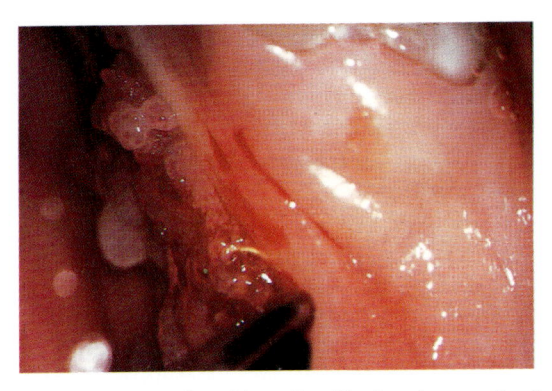

Abb. 2.51. Papillomatose im rechtsseitigen Tonsillenbett, laryngoskopischer Befund

Ektope Hypophysenadenome. Ektope Hypophysenadenome des Nasopharynx bzw. der nasalen Kavitäten sind extrem selten und im allgemeinen chromophob (klein- und großzellig) differenziert [im Material des Armed Forces Institute of Pathology: 6 chromophobe Adenome, 1 azidophiles Adenom (HYAMS et al. 1988)]. Hinsichtlich histologisch-struktureller und zytologischer Einzelheiten verweisen wir auf die Hypophysenadenome (Übersicht: SAEGER 1981). Das Tumorgewebe zeigt eine positive Chromograninreaktion. Vor allem in großzelligen Adenomen sind immunhistologisch z. T. Hormonsubstanzen (z. B. Prolaktin) nachweisbar. Abhängig von diesen Hormonkonstellationen sind gelegentlich klinische Symptome nachweisbar.

Differentialdiagnose. Heterotopes Hypophysengewebe (vgl. S. 123).

8.3.1.2 Maligne Neoplasien

Bei den malignen Neoplasien des Rachens handelt es sich um eine heterogene Gruppe von Tumoren, die hinsichtlich ihrer histologischen Differenzierung nach den Vorgaben der WHO von 1991 klassifiziert wird (Tabelle 2.8). Nach der Lokalisation unterscheidet man Nasopharynx-, Oropharynx- und Hypopharynxkarzinome. Über 90% aller Karzinome sind Plattenepithelkarzinome. Sie stellen die sozusagen organotypischen Karzinome dar, die gelegentlich mit *paraneoplastischen Symptomen* bzw. *Syndromen*, wie der Acrokeratosis paraneoplastica (*Bazex-Syndrom*) (PECORA et al. 1983; BOUDOULAS u. CAMISA 1986; MILEWSKI u. WIELAND 1988) oder mit *Hyperkalzämien* (SAMAAN et al. 1983) einhergehen können. Aber auch *undifferenzierte nasopharygeale Karzinome* können mit paraneoplastischen Symptomen (Syndromen) (KANDYLIS et al. 1986; KAVANAGH et al. 1991) einhergehen, etwa mit einer inadäquaten Sekretion des antidiuretischen Hormons [*SIADH*-(syndrome of inappropriate antidiuretic hormone secretion"-) *Syndrom*] (SCHWARTZ et al. 1957). Vergleichbare Symptome sind aber auch nach chemotherapeutisch und operativ behandelten Plattenepithelkarzinomen des Kopf-Hals-Bereiches mit ausgedehnter zervikaler Lymphknotendissektionen beschrieben worden, ohne daß die pathogenetischen Zusammenhänge zwischen den jeweiligen Therapiemaßnahmen und dem Syndrom der inadäquaten Sekretion von ADH restlos geklärt werden konnten (HAYES et al. 1986; WENIG u. HELLER 1987).

Epidemiologische Daten und Daten zur Ätiologie sind bereits auf den S. 174-180 dargestellt worden.

KLINISCHE ASPEKTE

Nasopharynxkarzinome. Sie gehen am häufigsten vom Tubenwulst, der Rosenmüller-Grube und dem Rachendach aus. Die Ausbreitung per continuitatem kann dabei nach kranial in die Schädelbasis oder nach lateral in die Halsweichteile erfolgen. Frühzeitig tritt eine lymphogene Metastasierung vor allem in die zervikalen Lymphknoten auf. Zum Zeitpunkt der Diagnose liegen in etwa 50% zervikale Lymphknotenmetastasen vor. In über 20% der nasopharyngealen Karzinome ist zum Diagnosezeitpunkt bereits eine doppelseitige Lymphknotenmetastasierung nachweisbar (SHAM et al. 1990a). Bei Karzinomen des Rachendaches muß in über 40% mit einer doppelseitigen Lymphknotenmetastasierung gerechnet werden. Thorakale und mediastinale Lymphknotenmetastasen: DALY et al. (1993). Hämatogene Metastasen (Skelettsystem, Lunge, Leber) treten wesentlich seltener auf.

Alters- und Geschlechtsverteilung nasopharyngealer Karzinome sind abhängig vom histologischen Differenzierungtyp. Die undifferenzierten Karzinome treten vor allem in sog. Endemiegebieten (z.B. Süd-China) häufig schon in jugendlichem Alter auf (INGERSOLL et al. 1990; HAWKINS et al. 1990; SHAM et al. 1990b; ZHENG et al. 1992; BURT et al. 1992).

Die initialen Symptome sind uncharakteristisch. Im späteren Verlauf werden die Symptome vor allem durch die Tumorausbreitung bestimmt. Unter klinischen Aspekten können 3 Symptomenkomplexe unterschieden werden (WEIDAUER u. MAIER 1992; SHAM et al. 1992; EPSTEIN u. JONES 1993):

1. Tumorausbreitung in der lateralen Epipharynxwand (sog. Seitennischentrias nach Zange): einseitige Trigeminusneuralgie, Tubenverschluß, Lymphknotenschwellung (Metastase);
2. Rachendach-Karzinome mit lateraler, nasaler und kaudaler Ausbreitung (Trotter-Trias): Schwerhörigkeit, Trigeminusneuralgie, behinderte Nasenatmung;
3. Tumorausdehnung nach lateral, nasal, kaudal sowie infiltrativ und destruierend nach retromaxillär (Sechser-Syndrom): Trotter-Trias, Kieferklemme, Lymphknotenschwellung (Metastase).

Im Hinblick auf Tumorinfiltrationen der Hirnnerven können klinisch 3 weitere Syndrome unterschieden werden.

1. petrosphenoidales Syndrom (Okulomotorius, Trochlearis, Abduzens, Optikus);

2. retrosphenoidales Syndrom (Glossopharyngeus, Vagus, Accessorius, Hypoglossus);
3. Horner-Syndrom (Sympathikus).

In seltenen Fällen gehen (undifferenzierte) nasopharyngeale Karzinome mit einer *inadäquaten Sekretion des antidiuretischen Hormes* [SIADH (SCHWARTZ et al. 1957)] einher (KAVANAGH et al. 1992).

Neben der möglichen intrakraniellen Ausbreitung sind Patienten mit einem Nasopharynxkarzinom auch durch einen Tumoreinbruch in die A. carotis interna und in den Sinus cavernosus gefährdet.

Die Prognose der nasopharyngealen Karzinome ist insgesamt schlecht. Im einzelnen muß aber hinsichtlich prognostischer Aussagen das histologische Differenzierungsmuster mit einer beispielsweise unterschiedlichen Strahlensensibilität beachtet werden (TEO et al. 1991; NICHOLLS et al. 1992). Im Stadium II liegt die 5-Jahres-Überlebensrate für epidermoide Karzinome unter 40%, im Stadium IV unter 10%. TNM-Klassifikation: Tabelle 2.9, s. S. 188.

Oropharynxkarzinome. In über 70% entwickeln sich oropharyngeale Karzinome im Bereich der Tonsillae palatinae und des Zungengrundes. Nach einer Zusammenstellung von ANDERSEN et al. (1977) ergibt sich für die einzelnen Regionen des Oropharynx folgende prozentuale Verteilung: 70% laterale Oropharynxwand (Tonsillen, Gaumenbogen) (Abb. 2.52–2.54), 15% vordere Wand (Zungenbasis, Vallecula), 12% obere Wand (weicher Gaumen, Uvula), 1% hintere Oropharynxwand. In 2% waren exakte Lokalisationsangaben nicht möglich. Im weiteren Krankheitsverlauf erfolgt eine Infiltration benachbarter Regionen: Mundhöhle, Nasopharynx, Hypopharynx, Larynx, in offenbar extrem seltenen Fällen auch in laterale Halszysten [GRANSTROM u. EDSTROM 1989; FOSS et al. 1991 (DD: branchiogene Karzinome)]. In über 60% liegen zum Zeitpunkt der Diagnose uni- und bilaterale Metastasen in den zervikalen Lymphknoten vor. Hämatogene Metastasen (Lunge, Leber, Skelett, Gehirn) sind selten (unter 10%, 15–29% in der Untersuchungsserie von CHUNG u. STEFANI 1980). Sie treten in

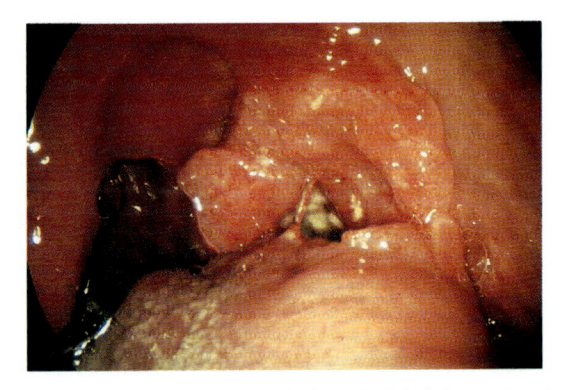

Abb. 2.52. Exophytisch-fungiform wachsendes, linksseitig lokalisiertes Oropharynx-Karzinom, laryngoskopischer Befund

Tabelle 2.9. TNM-Klassifikation nasopharyngealer Karzinome nach der UICC (1992)[a]

T-Kategorie (Primärtumor)	
TX	Die Minimalerfordernisse zur Bestimmung des Primärtumors liegen nicht vor
T0	Keine Evidenz für das Vorliegen eines Primärtumors
Tis	Carcinoma in situ
T1	Das Karzinom ist begrenzt auf eine anatomisch definierte nasopharyngeale Region[a]
T2	Das Karzinom infiltriert mehr als nur eine anatomisch definierte nasopharyngeale Region
T3	Das Karzinom infiltriert die Nasenhöhlen und/oder den Oropharynx
T4	Das Karzinom infiltriert die Schädelbasis und/oder kraniale Nerven
N-Kategorie: Regionaler Lymphknotenstatus	
NX	Die Minimalerfordernisse zur Beurteilung der Lymphknoten liegen nicht vor
N0	Keine regionalen Lymphknotenmetastasen
N1	Singuläre, ipsilaterale Lymphknotenmetastase, 3 cm oder weniger in der größten Ausdehnung
N2	Singuläre, ipsilaterale Lymphknotenmetastase: mehr als 3 cm, aber nicht mehr als 6 cm in größter Ausdehnung; oder multiple ipsilaterale Lymphknotenmetastasen, nicht mehr als 6 cm in der größten Ausdehnung; oder bilaterale oder kontralaterale Lymphknotenmetastasen, nicht mehr als 6 cm in der größten Ausdehnung
	N2a – Singuläre, ipsilaterale Lymphknotenmetastase, mehr als 3 cm, aber nicht mehr als 6 cm in der größten Ausdehnung
	N2b – Multiple ipsilaterale Lymphknotenmetastasen, nicht mehr als 6 cm in der größten Ausdehnung
	N2c – Bilaterale und/oder kontralaterale Lymphknotenmetastasen, nicht mehr als 6 cm in der größten Ausdehnung
N3	Lymphknotenmetastasen in einer Ausdehnung von über 6 cm
M-Kategorie [Fernmetastasen (z.B. hämatogen)]	
MX	Die Minimalerfordernisse zur Bestimmung von Fernmetastasen liegen nicht vor
M0	Keine Evidenz für das Vorliegen von Fernmetastasen
M1	Fernmetastasen
R-Kategorie (Residualtumor)	
R0	Kein Residualtumor
R1	Mikroskopisch nachweisbarer Residualtumor
R2	Makroskopisch nachweisbarer Residualtumor

[a] Die anatomisch definierten Regionen für den Naso-, Oro- und Hypopharynx sind in der TNM-Classification of malignant tumours der UICC von 1992 ausführlich beschrieben (HERMANEK u. SOBIN 1992).

der Regel nur bei Patienten auf, bei denen bereits zervikale Lymphknotenmetastasen vorliegen (SEIFERT 1983; PRINSLEY et al. 1991; FOOTE et al. 1994).

Die Prognose der oropharyngealen Karzinome ist nach wie vor unbefriedigend (BARRS et al. 1979; TONG et al. 1982; CRISSMAN et al. 1984; ZELEFSKY et al. 1991; KAJANTI u. MANTYLA 1991; FOOTE et al. 1994). In 15–20% treten Lokalrezidive und in 10–20% Zweitkarzinome auf. Im Stadium I liegt die 5-Jahres-Überlebensrate zwischen 40% und 60%, im Stadium IV unter 10% [SPIRO u.

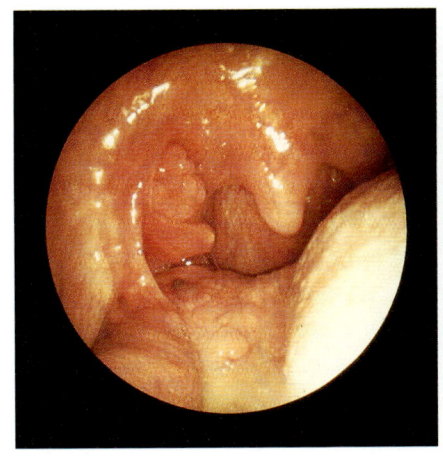

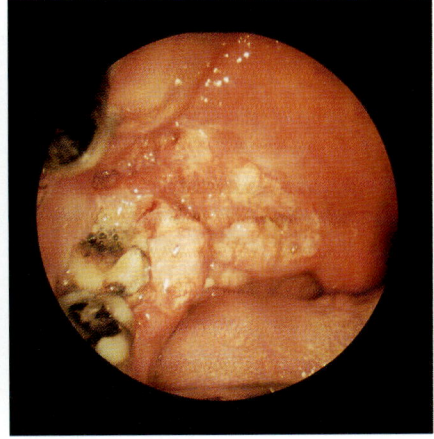

Abb. 2.53 (*links*). Rechtsseitiges, exophytisch wachsendes Tonsillenkarzinom, laryngoskopischer Befund

Abb. 2.54 (*rechts*). Fortgeschrittenes, exulzeriertes, rechtsseitig lokalisiertes Tonsillenkarzinom, laryngoskopischer Befund

Tabelle 2.10. TNM-Klassifikation oropharyngealer Karzinome nach der UICC (1992)

T-Kategorie (Primärtumor)	
TX	Die Minimalerfordernisse zur Bestimmung des Primärtumors liegen nicht vor
T0	Keine Evidenz für das Vorliegen eines Primärtumors
Tis	Carcinoma in situ
T1	Das Karzinom ist in größter Ausdehnung maximal 2 cm groß
T2	Das Karzinom ist größer als 2 cm, aber nicht größer als 4 cm im Durchmesser
T3	Das Karzinom ist größer als 4 cm
T4	Das Karzinom infiltriert angrenzende Strukturen, z.B. das Weichgewebe des Halses, der tiefen Zungenmuskulatur und kortikaler Knochenstrukturen
N-Kategorien: vgl. Tabelle 2.9	
M-Kategorien: vgl. Tabelle 2.9	
R-Kategorien: vgl. Tabelle 2.9	

Spiro 1989; Foote et al. 1994 (Übersicht zu Therapiemodalitäten)]. TNM-Klassifikation: Tabelle 2.10.

Männer sind weitaus häufiger betroffen als Frauen. Das durchschnittliche Manifestationsalter liegt zwischen dem 50. und 70. Lebensjahr.

Hypopharynxkarzinome. Sie gehen überwiegend vom Sinus piriformis und im eigenen Material nur vergleichsweise selten von der Postkrikoidregion oder von der Hinderwand des Hypopharynx aus (vgl. auch Tabelle 2.3, 2.11; Seifert u. Schröder 1980). Die in einigen Ländern (England, Skandinavien) häufiger zu

Tabelle 2.11. Lokalisation sowie Geschlechtsverteilung des Hypopharynxkarzinoms. (Nach Seifert u. Schröder 1980)

Autor und Jahr	Fallzahl n	Lokalisation			Geschlechtsverteilung	
		Sinus piriformis	Postkrikoidregion	Hinterwand	m	w
Smith et al. (1963)	466	70%	13%	17%	–	–
Carpenter u. DeSanto (1977)	162	72%	5%	23%	84%	16%
Kirchner (1975)	177	86%	5%	9%	93%	7%
Shah et al. (1976)	301	59%	6%	35%	81%	19%
Razack et al. (1977)	120	81%	4%	15%	86%	14%
Gesamtdurchschnitt	–	74%	6%	20%	86%	14%

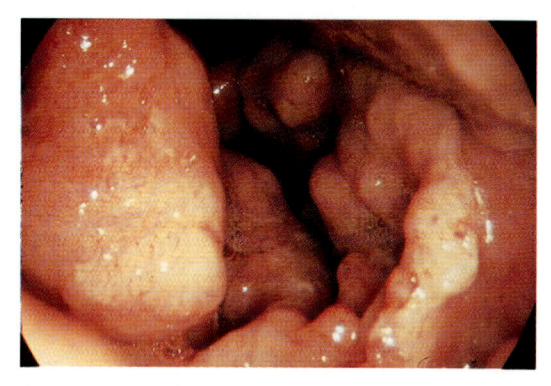

Abb. 2.55. Fortgeschrittenes Hypopharynxkarzinom mit breitflächiger Infiltration laryngealer Wandstrukturen, laryngoskopischer Befund

beobachtenden Postkrikoidkarzinome zeigen eine Prävalenz des weiblichen Geschlechtes, wobei als Präkanzerose in etwa 95% ein Plummer-Vinson-Syndrom vorliegt (Bredenkamp et al. 1990; Geerlings u. Statius van Eps 1992).

Hypopharyngeale Karzinome breiten sich in Richtung Larynx (Abb. 2.55), zervikaler Ösophagus, Trachea und Schilddrüse aus. Zum Zeitpunkt der Diagnose bestehen bereits in 70–80% zervikale Lymphknotenmetastasen (Marks et al. 1992). Hämatogene Fernmetastasen werden in 15–20% beobachtet, vor allem in Lunge und Leber. Die Prognose der Hypopharynxkarzinome ist schlecht. Im Stadium I liegt die 5-Jahres-Überlebensrate bei 40–60%, im Stadium IV unter 5% (Prognose und histologisches Grading: Seifert u. Schröder 1980; Wiernik et al. 1991). TNM-Klassifikation: Tabelle 2.12.

Auch Hypopharynxkarzinome, häufig schon vor dem 50. Lebensjahr zu beobachten, sind bei Männern wesentlich häufiger als bei Frauen (Seifert u. Schröder 1980).

Tabelle 2.12. TNM-Klassifikation hypopharyngealer Karzinome nach der UICC (1992)[a]

T-Kategorie (Primärtumor)

TX	Die Minimalerfordernisse zur Bestimmung des Primärtumors liegen nicht vor
T0	Keine Evidenz für das Vorliegen eines Primärtumors
Tis	Carcinoma in situ
T1	Das Karzinom ist begrenzt auf eine anatomisch definierte hypopharyngeale Region[a]
T2	Das Karzinom infiltriert mehr als nur eine anatomisch definierte hypopharyngeale Region oder die angrenzenden pharyngealen und/oder laryngealen Regionen, ohne Fixation des Hemilarynx
T3	Das Karzinom infiltriert mehr als nur eine anatomisch definierte hypopharyngeale Region oder die angrenzenden pharyngealen und/oder laryngealen Regionen, mit einer hemilaryngealen Fixation
T4	Das Karzinom infiltriert angrenzende Strukturen, z.B. Knorpel oder das Weichgewebe des Halses

N-Kategorien: vgl. Tabelle 2.9
M-Kategorien: vgl. Tabelle 2.9
R-Kategorien: vgl. Tabelle 2.9

[a] Bezüglich der anatomisch definierten Regionen vgl. Tabelle 2.9.

MORPHOLOGISCHE BEFUNDE

Die WHO (1991) definiert die nasopharyngealen Karzinome als maligne Tumoren, die vom Epithel der nasopharyngealen Oberfläche, einschließlich des tonsillären Kryptenepithels, ausgehen. Mucin-bildende Zelldifferenzierungen werden im allgemeinen nicht gefunden, drüsige Differenzierungsmuster fehlen. Elektronenmikroskopisch sind die Tumorzellen durch Tonofilamente und Desmosomen charakterisiert. Die WHO unterscheidet zwischen verhornenden und nichtverhornenden Plattenepithelkarzinomen und untergliedert letztere in differenzierte und undifferenzierte („undifferentiated carcinoma of nasopharyngeal type") Karzinome. Die undifferenzierten Karzinome vom nasopharyngealen Typ sind weitgehend identisch mit den lymphoepithelialen Karzinomen Schmincke-Regaud (s. unten).

Mit dem Begriff „nasopharyngeales Karzinom" wird also einerseits eine besondere topographische Tumormanifestation, andererseits eine besondere histologische Differenzierung beschrieben.

Extrem selten sind im pharyngo-tonsillären Bereich *kleinzellige Karzinome* vom Oat-cell-Typ, die sich histologisch, immunhistologisch und elektronenmikroskopisch nicht von bronchopulmonal lokalisierten Oat-cell-Karzinomen unterscheiden (HEIMAN et al. 1989).

Verhornende Plattenepithelkarzinome. Plattenepithelkarzinome sind mit über 90% bei uns die häufigsten Karzinome der oralen Kavität (VERBIN et al. 1985; KRUTCHKOFF et al. 1990). Die Karzinome wachsen häufig exophytisch, „fungiform", zeigen oberflächliche Ulzerationen, sind derb, induriert (Abb. 2.56, 2.57).

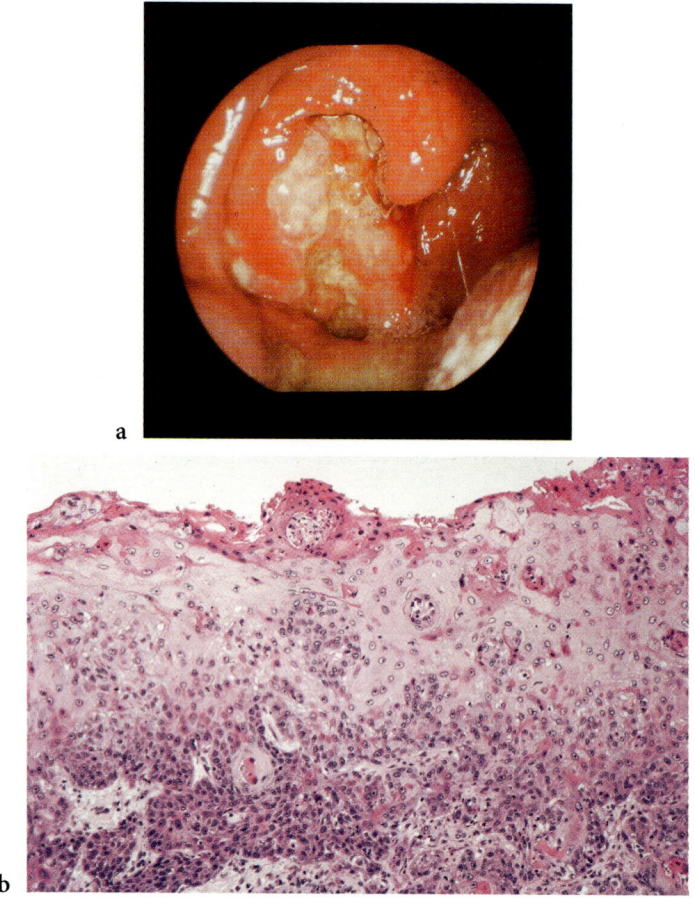

Abb. 2.56. a Exulzeriertes Tonsillenkarzinom. **b** Biopsie aus den Randbereichen der ulzerierten Tumorareale: mittelgradig differenziertes Plattenepithelkarzinom. HE × 120

In den Randbereichen manifester Karzinome, aber auch im Sinne der eingangs diskutierten Feldkanzerisierung, findet man nicht selten präkanzeröse Dysplasien unterschiedlicher Schweregrade (intraepitheliale Neoplasie, Grad I–III, Carcinomata in situ) (Abb. 2.58).

Die histologisch verifizierbaren Differenzierungsgrade sind ausgesprochen variabel (Abb. 2.59–2.61). Im allgemeinen werden heute 4 Differenzierungsgrade (Grading) von durchaus prognostischer Relevanz unterschieden (CRISSMAN et al. 1984; HSU et al. 1987; GRANDI et al. 1990; WIERNIK et al. 1991; BRENNAN et al. 1991; REICHERT et al. 1994; ODELL et al. 1994; 3 Differenzierungsgrade bei SEIFERT u. SCHRÖDER 1980). Die Differenzierungsmerkmale sind in Tabelle 2.13 (S. 194) zusammengefaßt. Flow-zytometrische Untersuchungen mit der Analyse der S-Phasen-Fraktion und DNA-Ploidie (z. B. FEICHTER et al. 1987; BERLINGER et al. 1987; LAMPE et al. 1987) korrelieren mit dem

Epitheliale Nasopharynxtumoren 193

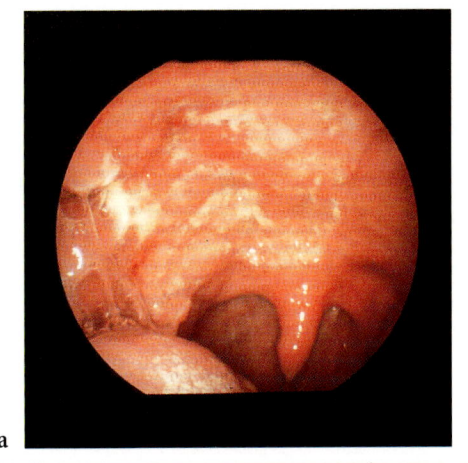

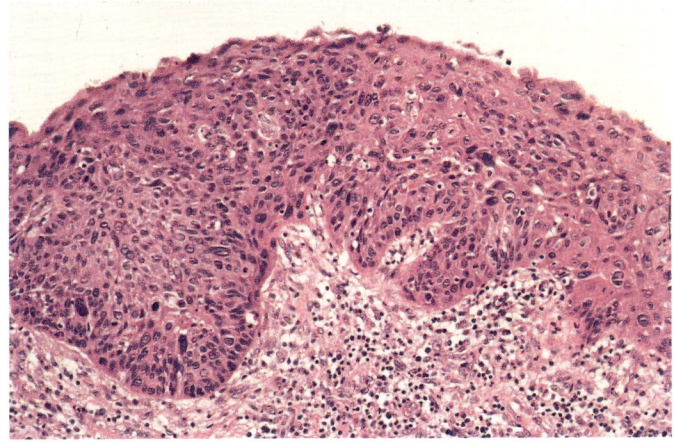

Abb. 2.57. a Tonsillenkarzinom, breitflächig wachsend, z.T. ulzeriert. In den Randbereichen leukoplakische Schleimhautveränderungen. **b** Biopsie aus den Leukoplakiebereichen mit Anteilen eines Carcinoma in situ als Ausläufer des klinisch manifesten Karzinoms. HE × 120

histologischen Differenzierungsgrad (KLIJANIENKO et al. 1995). Insofern liefern flow-zytometrische Methoden durchaus geeignete Parameter zur Objektivierung des histologischen Gradings.

SONDERFORMEN DES PLATTENEPITHELKARZINOMS

Als Sonderformen des Plattenepithelkarzinoms sind das verruköse Karzinom (Ackerman-Tumor), das spindelzellig differenzierte Plattenepithelkarzinom und das basaloide Plattenepithelkarzinom anzusehen.

Verruköse Karzinome. Die klinischen und pathologisch-anatomischen Besonderheiten des verrukösen Karzinoms wurden erstmals 1948 von ACKERMAN herausgearbeitet (= *Ackerman-Tumor*). Der Tumor wächst in verrukösen, grau-

Tabelle 2.13. Grading der oropharyngealen Karzinome (Histologie und Immunhistologie. Die mögliche prognostische Bedeutung verschiedener Onkogene und Tumorsuppressorgene ist nicht berücksichtigt)

Differenzierungsmerkmal	Differenzierungsgrad			
	Gut (I)	Mittelgradig (II)	Niedrig (III)	Undifferenziert (IV)
Verhornungsgrad • Stachelzellen • Interzellularbrücken • Hornperlen	++++	+++	++	–
Zellulärer Atypiegrad	(+)	+/++	+++	++++
Mitosezahl	+	++	+++	++++
Mitoseatypien	–	–/+	++	+++
Kernpolymorphie	(+)/–	+	++	+++
EGF-R-Expression[a]	+	++	+++	++++
PCNH[2]	+	++	+++	++++
Ki-67-Expression[b]	+	++	+++	+++
Invasionsmuster/-front • „Infiltrativ" • „Expansiv"	– +	– +/–	+ –	+ –
Mononukleäres Infiltrat • Tumorale Zone • Peritumorale Zone	+++	++	–	–

[a] Semiquantitative Auswertung (niedrig, mittel, hoch).
[b] + 0–25% positive Tumorzellen; ++ 26–50% positive Tumorzellen; +++ 51–75% positive Tumorzellen; ++++ > 75% positive Tumorzellen.

weißen Formationen mit unterschiedlich tiefen Einfaltungen. Er wächst lokal destruierend und invasiv (expansiv?), aber kaum je metastasierend. Eine „neck dissection" ist deshalb nach Meinung von ACKERMAN u. MCGAVRAN (1958) nicht erforderlich. Nach strahlentherapeutischen Maßnahmen wurde häufiger eine Entdifferenzierung mit einer dann deutlich vorhandenen Metastasierungspotenz beobachtet (KRAUS u. PEREZ-MESA 1966; MCDONALD et al. 1982). Verruköse Karzinome sind häufig mit Leukoplakien assoziiert. Lokalisation: Mundhöhle > Larynx > Nasopharynx. Männer sind häufiger betroffen als Frauen. Das mittlere Manifestationsalter liegt in der 6. und 7. Lebensdekade. Ätiologisch werden humane Papillomaviren diskutiert (ABRAMSON et al. 1985; BRANDSMA et al. 1986). Angaben zur Häufigkeit verruköser Karzinome (häufig ohne exakte topographische Zuordnung) schwanken in der Literatur zwischen 1% und 11,2% [FERLITO u. RECHER 1980; FECHNER u. MILLS 1982; CRISSMAN et al. 1987; SHAFER 1972 (Literatur: BURKHARDT 1986)].

Das im oropharyngealen Bereich seltene *Carcinoma cuniculatum* (Cuniculus = Kaninchen; kaninchenbauartig verzweigte „Gangstrukturen") (MCKEE et al. 1981; KAO et al. 1982) wird von verschiedenen Autoren (z.B. KAO et al. 1982) als

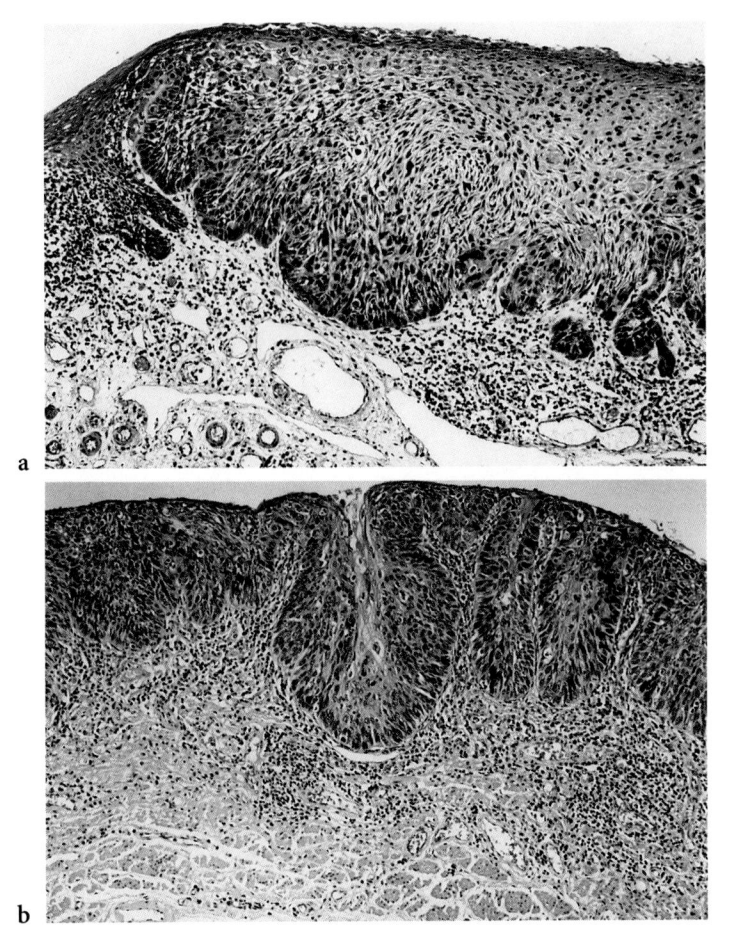

Abb. 2.58 a, b. Dysplasien und Carcinomata in situ (intraepitheliale Neoplasien) der oropharyngealen Schleimhaut. **a** Intraepitheliale Neoplasie, Grad II–III, mit deutlicher Epithelverbreiterung, aber abschnittsweie noch erkennbarer Epithelschichtung. HE × 240. **b** Intraepitheliale Neoplasie, Grad III mit Übergängen in ein Carcinoma in situ. Noch durchgehend intakte Basalmembran. HE × 240

Sonderform des verrukösen Karzinoms, als „inverted verrucous carcinoma" interpretiert (vgl. auch S. 858).

Bezüglich der Histsologie und der (biologischen) Einordnung dieses Tumors [Karzinom – „proliferativ-verruköse Leukoplakie" (Hansen et al. 1985) – „verruköse Akanthose" (Glanz u. Kleinsasser 1978)] wird auf die Ausführungen im Kap. 11.3.1 verwiesen. Es sei aber an dieser Stelle, auch auf Grund eigener Erfahrungen, darauf hingewiesen, daß die allein histologisch begründete Diagnose eines verrukösen Karzinoms zumindest in der Biopsie ausgesprochen problematisch ist. Insofern wird die extrem hohe Quote an Fehldiagnosen verständlich (Ryan et al. 1977). Das verruköse Karzinom sollte immer nur in der

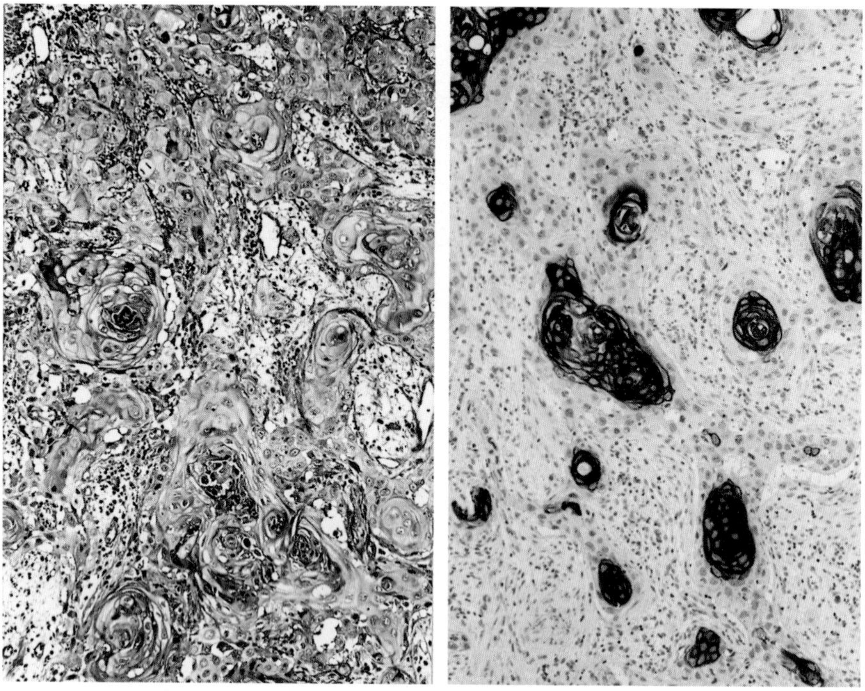

a b

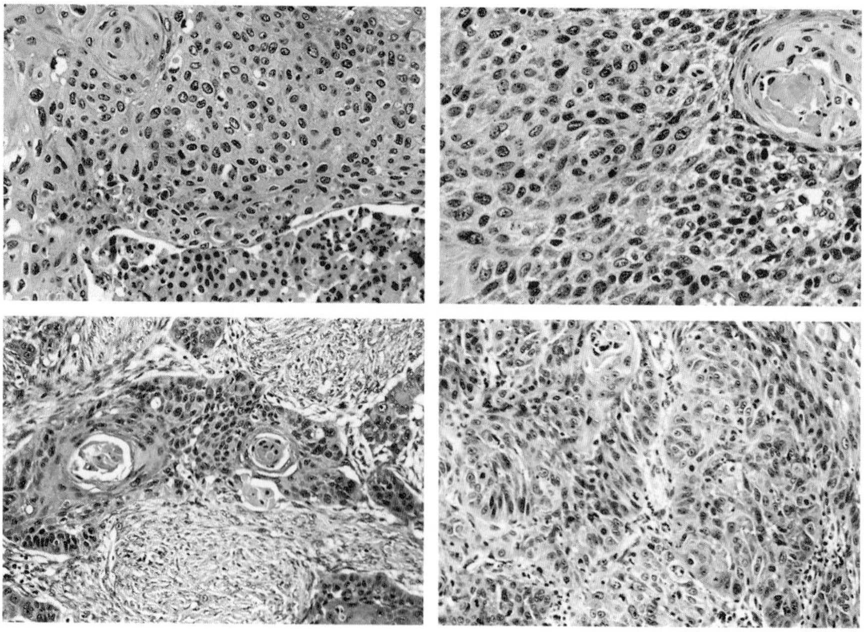

a b

c d

◀ Abb. 2.59a, b (*oben*). Oropharyngeales, gut differenziertes (Grad 1) und verhornendes Plattenepithelkarzinom. **a** HE × 180. **b** Keratinreaktivität im Bereich der Hornperlen, stratifizierungsspezifisches Keratinmuster (CK1,13). CK 6-Antikörper, × 180

Abb. 2.60a–d (*unten*). Plattenepithelkarzinome unterschiedlicher Differenzierung. **a, b** Gut differenziert (Grad 1). HE × 240. **c, d** Mittelgradig differenziert (Grad 2–3). HE × 240

synoptischen Betrachtung klinischer und histomorphologischer Befunde (im Sinne einer komplexen klinisch-morphologischen „Entität") diagnostiziert werden.

Differentialdiagnose. Reaktive Epithelhyperplasien mit Keratose, pseudoepitheliomatöse Hyperplasie, keratotische Papillome, hochdifferenzierte Plattenepithelkarzinome.

Spindelzellig differenzierte Karzinome. Sie sind im oropharyngealen Bereich relativ selten [Larynx > Mundhöhle (Lippen, Zunge, Gingiva, Wangenschleimhaut) > Haut > Tonsillen und Pharynx], bei Männern (85%) häufiger als bei Frauen (BATSAKIS et al. 1982). Sie werden überwiegend in der 7. und 8. Lebensdekade und nicht selten in vorbestrahlten Regionen beobachtet (ZARBO et al.

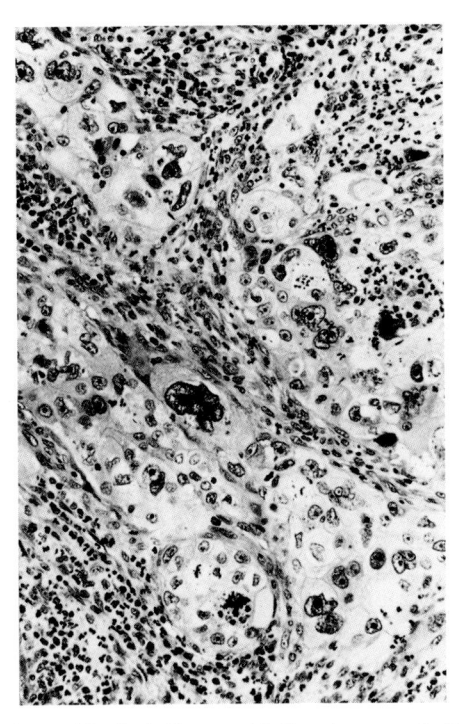

Abb. 2.61. Undifferenziertes (Grad 4) Plattenepithelkarzinom nach Bestrahlung mit ausgeprägten regressiven Veränderungen, Apoptosen und leukozytärer Infiltration. HE × 240

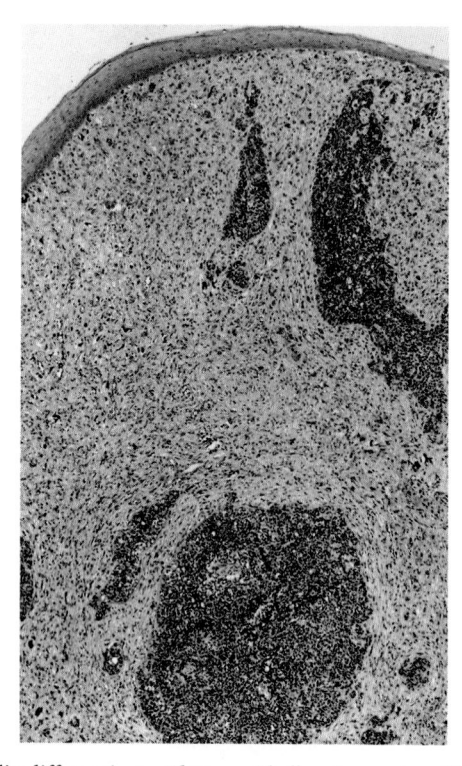

Abb. 2.62. Spindelzellig differenziertes Plattenepithelkarzinom einer Tonsille (Übersicht). An der Oberfläche intaktes mehrschichtiges Plattenepithel. Subepithelial biphasisch differenziertes Karzinomgewebe mit spindelzelliger Komponente (*dunkel*) und relativ großzellig-sarkomatoider Komponente (*hell*). HE × 60 (vgl. auch Abb. 2.63)

1986; ELLIS et al. 1987). Die Bedeutung viraler „Infektionen" (humane Papillomaviren) ist für die Tumorentstehung zumindest umstritten (LARSEN et al. 1994).

Synonyma. Pseudosarkom, pseudosarkomatöses Karzinom, Karzinosarkom.

Lokalisationsabhängig wachsen die Karzinome teils polypoid-exophytisch, teils „fungiform"-ulzerös.

Histologisch (Abb. 2.62, 2.63) werden biphasisch (epidermoid und spindelzellig) und monophasisch (spindelzellig) differenzierte Karzinome unterschieden (LEVENTON u. EVANS 1981; ZARBO et al. 1986; ELLIS et al. 1987; SLOOTWEG et al. 1989). Die epidermoide Komponente ist unterschiedlich differenziert, so wie bei den „üblichen" verhornenden Plattenepithelkarzinomen. Man findet im allgemeinen solide Tumorzellkomplexe mit polygonal abgekanteten Tumorzellen, mit kleinen Keratohyalingranula und großen Hornperlen und mit typischen und gut entwickelten Interzellularbrücken (positiver Desmoplakin- und E-Cadherin-Nachweis, ggf. Grünfilter!). Abschnittsweise sind auch basaloide Differenzierungsmuster nachweisbar. Die Oberfläche ist gelegentlich ulzeriert. In den Randbereichen der Ulzera findet man nicht selten Dysplasien und zellu-

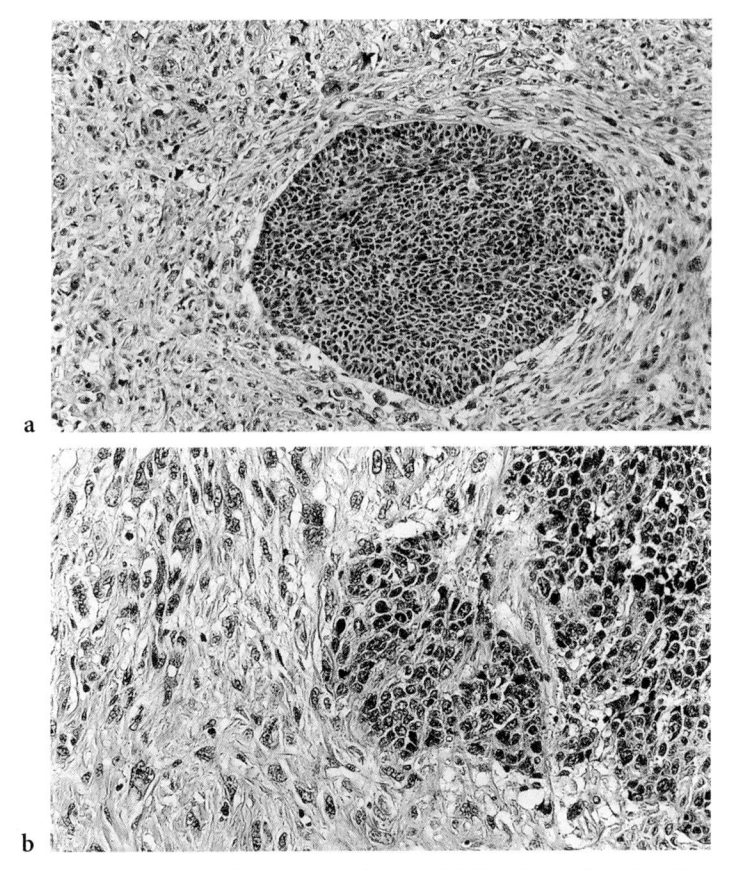

Abb. 2.63 a, b. Spindelzellig differenziertes Plattenepithelkarzinom einer Tonsille. **a** Im Zentrum ein Komplex spindelförmiger, z. T. allerdings auch deutlich pleomorpher Tumorzellen mit ausgesprochen hyperchromatischen Zellkernen. In der Peripherie z. T. basaloide Differenzierungsmuster (palisadenartige Zellanordnung). Die sarkomatoide Komponente unter Einschluß von Tumorriesenzellen. HE × 120. **b** HE × 240

läre Atypien variabler Expressivität (Dysplasie Grad I – Carcinoma in situ) und eine deutlich gesteigerte und atypisch lokalisierte Zellproliferation (Abb. 2.64). Die spindelzellige Tumorkomponente kann ausgesprochen pleomorph sein mit großen und hyperchromatischen Zellkernen und zahlreichen atypischen Mitosen. Gelegentlich findet man mehrkernige Tumorriesenzellen. Häufig ist ein myxoides Stroma entwickelt. Das Wachstumsmuster spindelzelliger Karzinome ist teils faszikulär, teils storiform, teils palisadenartig. Sogenannte heterologe Differenzierungsmuster, osteo- und/oder chondrosarkomähnlich, sind immer wieder zu beobachten (ZARBO et al. 1986; ELLIS et al. 1987).

Die neoplastischen Spindelzellen exprimieren inkonstant Zytokeratinfilamente, in etwa 60% findet man eine Doppelexpression mit Vimentin. Desmoplakin und E-Cadherin sind nicht (mehr?) nachweisbar. Möglicherweise spricht

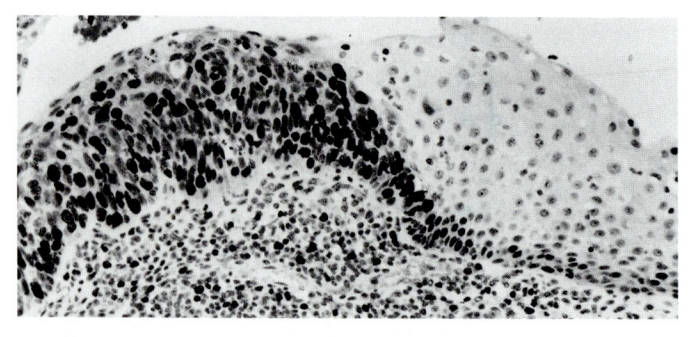

Abb. 2.64. Randbereich eines spindelzellig differenzierten Plattenepithelkarzinoms. Das mehrschichtige Plattenepithel im *linken Bildbereich* zeigt eine abnorme und deutlich gesteigerte Zellproliferation. Darstellung des nukleären proliferationsassoziierten Ki-67 Antigens. MIB 1-Antikörper, × 200

dieser Befund für eine genetisch determinierte Instabilität der Keratinfilamente (STOLER et al. 1993). Die Tumorzellen zeigen zudem einen durchweg positiven Reaktionsaufall für α-1-Antitrypsin und für α-1-Antichymotrypsin. Sie reagieren negativ mit Antikörpern gegen S-100-Protein und Lysozym (ZARBO et al. 1986; ELLIS et al. 1987; SLOOTWEG et al. 1989). Gelegentlich findet man einen positiven Reaktionsausfall neuroendokriner Markersubstanzen.

Differentialdiagnose. Reaktive fibroblastäre Proliferationen, Fibromatosen, maligne fibröse Histiozytome, Fibrosarkome, spindelzellig differenzierte maligne Melanome (S-100-positiv).

Basaloide Plattenepithelkarzinome. Sie sind im Kopf-Hals-Bereich selten und wurden u.W. erstmals 1986 von WAIN et al. beschrieben („distinct und specific") (Übersicht: CAMPMAN et al. 1994). In der Zusammenstellung von BANKS et al. (1992b) fand sich das in Tabelle 2.14 zusammengefaßte Lokalisationsmuster von 40 basaloiden Plattenepithelkarzinomen. Basaloide Karzinome wachsen relativ

Tabelle 2.14. Basaloide Karzinome, Lokalisation. (Zusammengestellt nach Angaben von BANKS et al. 1992b)

Lokalisation	Häufigkeit
Zungengrund	12
Sinus piriformis	8
Larynx	8
Tonsillen	5
Pharynx	3
Nasennebenhöhlen/Nasopharynx	2
Hals und Nacken	2
Total	40

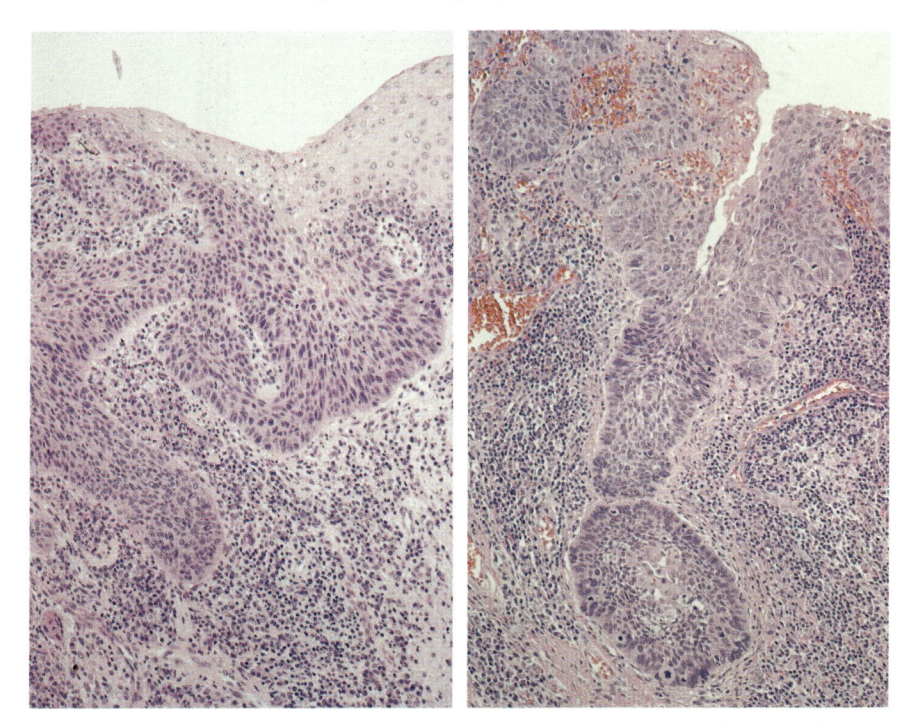

Abb. 2.65 (*links*). Basaloides Plattenepithelkarzinom, Pharynx. Plumpe Zapfen atypisch proliferierter basaloider Zellen, die zur Tiefe hin „abtropfen". Ausgeprägte lymphozytäre-„entzündliche" Stromareaktion. HE 120

Abb. 2.66 (*rechts*). Basaloides Plattenepithelkarzinom, Pharynx, mit typischer Palisadenstellung der peripheren Tumorzellen (gleicher Fall wie Abb. 2.65). HE 120

häufig in soliden „Nestern und Ballen" (Abb. 2.65–2.67). In größeren Tumorkomplexen findet man zentrale („comedo-type") Nekrosen. In der Peripherie der soliden Tumorkomplexe ist nicht selten eine palisadenartig formierte Zell-Lage nachweisbar. Die einzelnen Tumorkomplexe werden meistens durch breite Bindegewebssepten umgrenzt. Relativ häufig findet man auch kribriforme Wachstumsmuster mit hyalinen Stromabändern, vergleichbar den adenoidzystischen Karzinomen. Pseudoglanduläre und spindelzellige (MULLER u. BARNES 1995) Differenzierungen sind selten. Innerhalb der basaloiden Tumorkomplexe sind immer wieder unterschiedlich große Hornperlen zu finden, die gleichsam abrupt und ohne kontinuierlichen Übergang in das basaloide Tumorgewebe eingelagert sind [WAIN et al. 1986; McKAY u. BILOUS 1989; LUNA et al. 1990; SEIDMAN et al. 1991 (Literaturübersicht: BANKS et al. 1992b)].

Die basaloiden Tumorzellen sind relativ isomorph strukturiert, die Kerne sind ausgesprochen hyperchromatisch. Atypische Kernteilungsfiguren sind vergleichsweise häufig. Insgesamt findet man eine hohe Proliferationsrate (Abb. 2.68). Gelegentlich findet man kleinherdige Ansammlungen von Tumor-

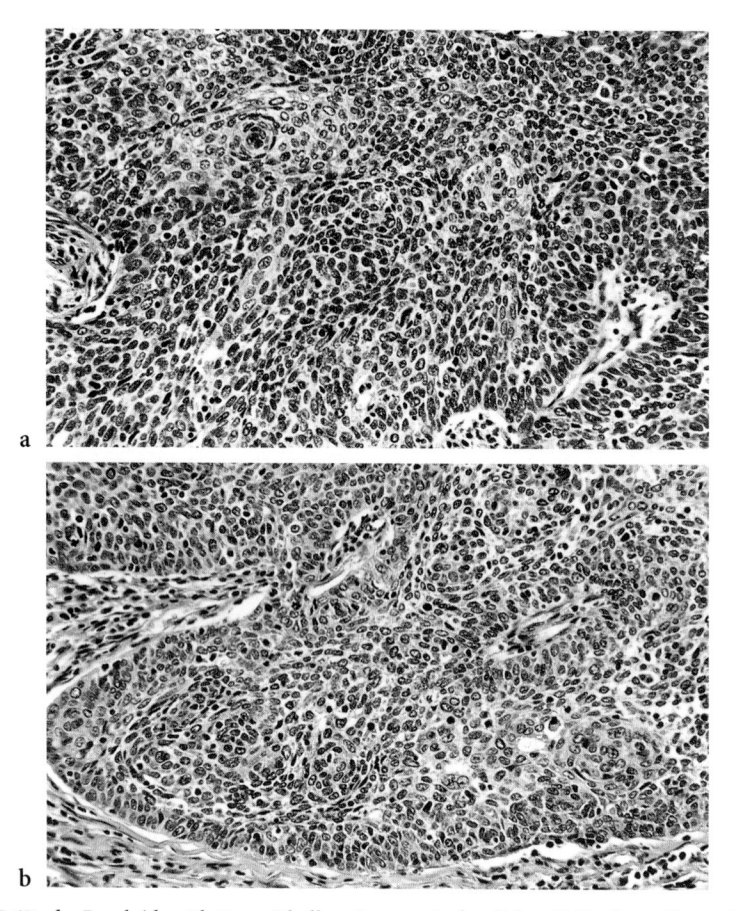

Abb. 2.67a, b. Basaloides Plattenepithelkarzinom mit deutlicher Palisadenstellung der peripheren Tumorzellen, vor allem in **b**. HE × 240

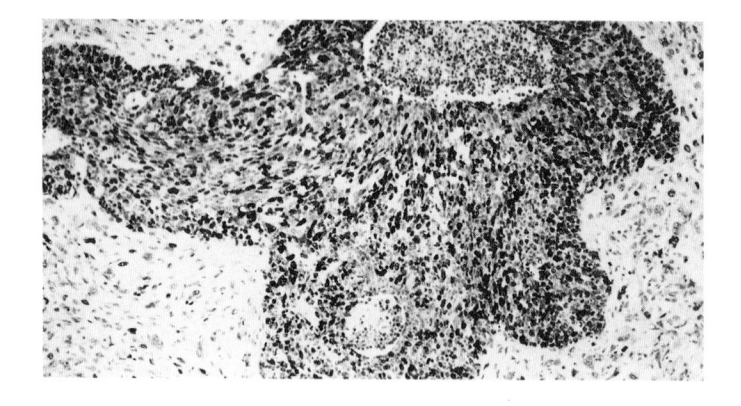

Tabelle 2.15. Immunhistologische Befunde bei basaloiden Karzinomen. (Zusammengestellt nach Angaben von BANKS et al. 1992b)

Antikörper	Ergebnis
Keratine	
34βE12	33/33
AE1/AE3	27/34
CAM 5.2	30/36
EMA	29/35
CEA	16/30
S-100-Protein	14/36
Neuron-spezifische Enolase	24/32
Chromogranin	0/32
Synaptophysin	0/28
Muskel-spezifisches Aktin	0/35
GFAP	0/33

zellen mit breitem, azidophil granuliertem Zytoplasma. Nicht immer ist eine Kontinuität zum oberflächlich gelegenen Plattenepithel nachweisbar (LUNA et al. 1990; BANKS et al. 1992b). Im allgemeinen aber zeigt das oberflächlich gelegene Plattenepithel eine oft hochgradige Dysplasie.

Die inzwischen vorliegenden immunhistologischen Befunde sind in Tabelle 2.15 zusammengefaßt.

Nach Angaben der Literatur ist die Prognose der basaloiden Plattenepithelkarzinome schlecht. In hohem Prozentsatz findet man zum Zeitpunkt der Diagnose bereits Lymphknoten-Metastasen. Innerhalb der ersten 2 Jahre sterben etwa 40% der Patienten an den unmittelbaren Folgen des Tumors (LUNA et al. 1990; BANKS et al. 1992b; COPPOLA et al. 1993). Im Patientenkollektiv von LUNA et al. (1990) hatten erstaunlicherweise Patienten mit aneuploiden Tumoren eine bessere Überlebensrate (39,5 Monate), als solche mit diploiden Karzinomen (16,3 Monate). Neben einer chirurgischen Therapie wird im allgemeinen eine adjuvante Strahlen- und Chemotherapie (Fernmetastasen) propagiert (LUNA et al. 1990; BANKS et al. 1992b).

Differentialdiagnose. Kleinzellige Bronchialkarzinome vom Oat-cell- und Intermediärtyp [Biopsie, Zytologie (BANKS et al. 1992b)], neuroendokrine Karzinome (WENIG et al. 1988a), adenoid-zystische Karzinome (vgl. S. 53).

◄ Abb. 2.68. Basaloides Plattenepithelkarzinom, Pharynx. Darstellung des nukleären, Zellproliferations-assoziierten Antigens Ki-67 mit ausgesprochen starker nukleärer Immunreaktivität. MIB 1, × 120

Nichtverhornende Karzinome. Die WHO unterscheidet zwischen *differenzierten* und *undifferenzierten* nichtverhornenden Plattenepithelkarzinomen. Beide Karzinomtypen, die undifferenzierten allerdings ausgeprägter als die differenzierten, können mit einer nichtneoplastischen lymphoidzelligen Stromakomponente einhergehen. Diese phänotypische Besonderheit wurde früher als *lymphoepitheliales Karzinom* („Lymphoepitheliom") definiert.

Medizinhistorische Anmerkungen. 1921 beschrieben Alexander SCHMINCKE und Claude REGAUD die „lymphoepithelialen Geschwülste" des Rachenringes. Der Beitrag REGAUDS besteht „lediglich" in einer Diskussionsbemerkung anläßlich eines von REVERCHON und COUTARD gehaltenen Vortrages über „Lymphoepitheliome de l'hypopharynx traite par le roentgentherapie". Die aus der Regaud-Klinik stammenden Autoren beschrieben einen außerordentlich radiosensitiven Hypopharynxtumor, der aus anaplastischen, „synzytial" formierten Epithelzellen und zahlreichen Lymphozyten aufgebaut war. Der histologische Aufbau des Tumors und seine Lokalisation in einer Region, die durchaus den lymphoepithelialen Geweben in der Konzeption von JOLLY (Literatur und ausführliche Diskussion: OTTO 1984) zugerechnet werden kann, veranlaßten REVERCHON und COUTARD von einem „Lymphoepitheliom" zu sprechen.

Die „histologische Eigentümlichkeit" dieser „branchiogenen entodermal-epithelialen" Tumorgruppe besteht nach SCHMINCKE „in einer innigen Verbindung blastomatös wuchernden Epithels mit Lymphozyten. Klinisch bieten sie trotz bedeutender Größe und der in den histologischen Bildern zutage tretenden starken Proliferationstendenz insofern eine relativ günstige Prognose, als sie bei therapeutischer Röntgen- und Radiumbestrahlung einen überaus raschen Rückgang erleiden, der bei der Mehrzahl der beobachteten Fälle zum totalen Schwund und zur klinischen Geschwulstfreiheit geführt hat". SCHMINCKE betont das „Charakteristische der histologischen Struktur..., in welcher Epithelzellen und Lymphozyten gewissermaßen in inniger Symbiose vereinigt erscheinen". SCHMINCKE (1921, 1926) betont aber auch mehrfach die „epitheliale Natur der Geschwülste": die lymphoepithelialen Geschwülste seien „als Karzinome anzusprechen und histogenetisch entsprechend ihrem Entstehungsort auf entodermales Epithel zurückzuführen".

Die nichtverhornenden Plattenepithelkarzinome zeigen eine ausgeprägte und konsistente Assoziation mit Epstein-Barr-Viren (KRUEGER et al. 1981; GAFFEY u. WEISS 1990; NIEDOBITEK et al. 1991, 1992, 1993; HILDESHEIMER et al. 1992; IEZZONI et al. 1995; LEUNG et al. 1995; NIEDOBITEK 1995, 1998; AGATHANGGELOU et al. 1995; NICHOLLS et al. 1997; vgl. auch S. 178). EBV-DNA und EBV-assoziierte nukleäre Antigene (EBNA1, LMP1, LMP2, EBER) werden regelmäßig in den epithelialen Tumorzellen, nicht aber in den Tumor-assoziierten Lymphozyten gefunden (Viruslatenzform II [EBER$^+$, EBNA-1$^+$, EBNA-2$^-$, LMP-1$^+$]) (KLIJANIENKO et al. 1989; BROOKS et al. 1992; BUSSON et al. 1992; SAM et al. 1993). Daneben werden rassische, genetische (HLA-A2, HLA-B17, HLA-BW46), diätetische und soziökonomische Faktoren in der Tumor-„Ätiologie" (Risikofaktoren) diskutiert (YU 1990; CHAN 1990; JEANNEL et al. 1990; CHEN et al. 1990; NING et al. 1990; ZHENG et al. 1992).

Die immunphänotypische Analyse der epithelialen Tumorzellen und der Tumor-assoziierten Lymphozyten spricht für eine funktionelle Interaktion zwischen den beiden Zellpopulationen. An der Oberfläche der epithelialen Tumorzellen lassen sich verschiedene Antigen (z.B. CD70, CD80, CD86) nachweisen, die zur Aktivierung von T-Lymphozyten mit der Expression des CD40-Liganden beitragen. Über eine Interaktion mit dem von Tumorzellen exprimierten CD40 können offensichtlich Signale übermittelt werden, die das Tumorwachstum stimulieren.

Die nichtverhornenden Plattenepithel-Karzinome zeigen hinsichtlich ihrer Häufigkeit geographische Besonderheiten (MUIR u. SHANMUGARATNAM 1967; KAPADIA et al. 1994). Während vor allem die undifferenzierten Karzinome bei

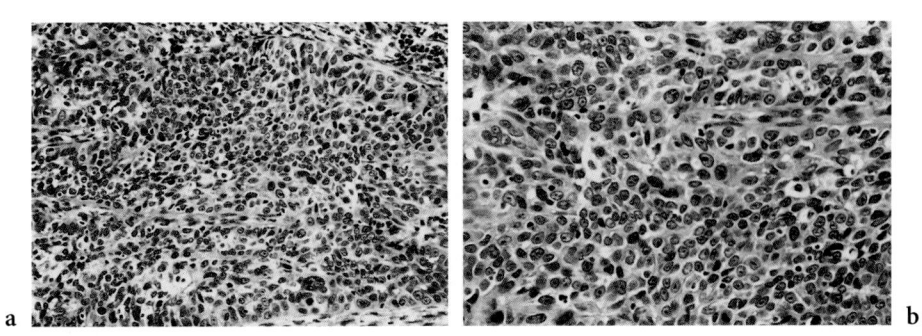

Abb. 2.69 a, b. Differenziertes, nichtverhornendes Plattenepithelkarzinom. a HE × 80. b HE × 120

uns relativ selten sind, kommen sie z.B. in bestimmten Regionen Chinas (Kwantung, Hongkong) und Afrikas (Sudan) besonders häufig auch schon bei jungen Menschen vor (HAWKINS et al. 1990; SHAM et al. 1992; CHOI et al. 1993).

Vor allem die undifferenzierten Karzinome sind ausgesprochen radiosensitiv (NICHOLLS et al. 1992). Die 5-Jahres-Überlebensrate liegt bei über 60% (SHANMUGARATNAM et al. 1979; HSU et al. 1987; BRENNAN et al. 1991; BURT et al. 1992; SHAM et al. 1992).

Die *differenzierten, nichtverhornenden Plattenepithelkarzinome* wachsen zumeist in plexiformen Strukturen (Abb. 2.69). Das Wachstumsmuster und die Tumorarchitektur erinnern an die Transitionalzellkarzinome der Harnblase. Die relativ großen, polygonalen Tumorzellen enthalten große, hyperchromatische Zellkerne; häufig findet man prominente Nukleoli. Sehr selten sind abortive Verhornungen nachweisbar. Septierende Stromasepten können lymphoide Rundzellen enthalten. Die Tumorzellen sind Keratin-positiv.

Die *undifferenzierten, nichtverhornenden Plattenepithelkarzinome* wachsen in „synzytialen" Verbänden. Die vergleichsweise großen und polymorphen Tumorzellen enthalten rundlich-ovale, vesikuläre Zellkerne mit scharf gezeichneter Kernmembran und oft prominenten und eosinophilen Nukleoli (Abb. 2.70). Die Zellgrenzen sind lichtmikroskopisch unscharf. Häufig findet man atypische Mitosen. Spindelzellige Differenzierungsmuster sind immer wieder zu beobachten. Das epitheliale, keratin-positive Tumorgewebe ist im allgemeinen lymphozytär „durchsetzt" („lympho-epitheliale Karzinome"). Nach Untersuchungen von BUSSEN et al. (1992) exprimieren die undifferenzierten epithelialen Tumorzellen in erheblichem Maße ICAM1 (CD54) und weniger stark ausgeprägt auch LFA3 (CD58). Relativ regelmäßig findet man eine fokale Reaktivität der Tumorzellen mit CD46 v6, ohne daß Beziehungen zur Expression von EBV LMP-1 („latent membrane protein") nachgewiesen werden konnten (BROOKS et al. 1995). S-100-Protein-positive Zellen (Langerhans-Zellen) können relativ regelmäßig im Tumorstroma nachgewiesen werden (MÖLLER et al. 1984; VERA-SEMPERE et al. 1987). Sie besitzen für die nasopharyngealen Karzinome keine prognostische Relevanz. Untersuchungen zur Lektinhistochemie: MÖLLER et al. (1984).

Differentialdiagnose. Großzellige non-Hodgkin-Lymphome (zentroblastisch, immunoblastisch), Rhabdomyosarkome (Immunhistologie).

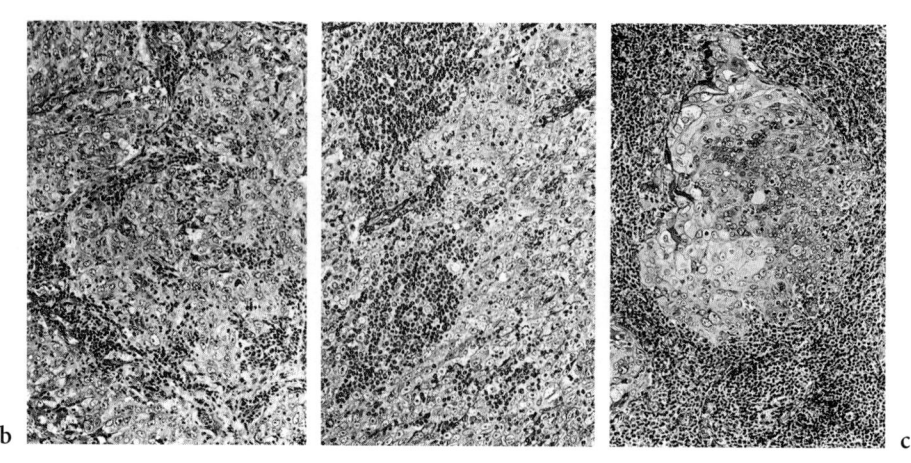

Abb. 2.70a–c. Undifferenziertes (nasopharyngeales) Karzinom, Typ Schmincke-Regaud. a Epitheliale Tumorzellkomplexe mit vesikulären Zellkernen, z.T. deutlich prominenten Nukleoli, „unscharfen" Zellgrenzen. Eine nur gering entwickelte, nicht neoplastische lymphoidzellige Stromakomponente, HE × 120. b HE × 180. c Ein unterschiedlich differenzierter epithelialer Tumorzellkomplex, eingebettet in ein lymphoidzelliges Stroma. HE × 180

Anhang: Intraorale Tumormanifestationen bei HIV-Infektionen

Patienten mit erworbenen Immundefekten haben ein etwa 40% erhöhtes Risiko, im Verlauf ihrer Krankheit einen malignen Tumor zu entwickeln. In besonderer Weise trifft dies für AIDS-Patienten zu. Die AIDS-assoziierten Kaposi-Sarkome werden ausführlich auf S. 215 dargestellt. Bezüglich der gleichfalls häufigen non-Hodgkin-Lymphome wird auf Kap. 12.9 verwiesen. Neben diesen beiden Tumorentitäten werden im intraoralen Bereich gehäuft auch Plattenepithelkarzinome – verhornend, verrukös, basaloid und spindelzellig differenziert – gefunden, häufig assoziiert mit flächenhaft entwickelten Carcinomata in situ (Epstein u. Scully 1992; Epstein u. Silverman 1992; Roland et al. 1993; Flaitz et al. 1995). Innerhalb dieser Tumoren wird offenbar wesentlich häufiger als bei nicht HIV-assoziierten Karzinomen virus-genetisches Material gefunden (Flitz et al. 1995). Neben Epstein-Barr-Viren spielen vor allem humane Papillomaviren (HPV Typen 16/18, 31/33/35, 6/10) und Herpessimplex-Viren eine Rolle. Daneben wurden Proto-Onkogene bzw. Onkogene und mutierte Tumorsuppressorgene (z.B. c-erbB-2, p53) gefunden. Die Proliferationsrate der HIV-assoziierten intraoralen Plattenepithelkarzinome ist mit über 90% extrem hoch [Proliferationsindex (PCNA)]. Nahezu alle Karzinome exprimieren Cathepsin D (Flaitz et al. 1995).

Adenokarzinome. Adenokarzinome des nasopharyngealen Raumes gehen im allgemeinen von den seromukösen Drüsen (z.B. Azinus-Zell-Karzinome, adenoidzystische Karzinome, mukoepidermoide Karzinome) der Submukosa aus. Gegenüber den sozusagen organotypischen Plattenepithelkarzinomen sind sie durchweg selten. Azinus-Zell-Karzinome, adenoid-zystische Karzinome, mukoepidermoide Karzinome und die sog. polymorphen „low-grade" Adenokarzinome („terminal duct adenocarcinoma") (vgl. auch SEIFERT u. SOBIN 1991) sind typische Karzinome der Speicheldrüsen, die dort ausführlich dargestellt werden; insofern wird auf die entsprechenden Kapitel verwiesen.

Papilläre Adenokarzinome („low-grade"). Als eigenständige Entität, ausgehend vom Oberflächenepithel, wurde 1988 u.W. erstmals ein papilläres Adenokarzinom mit auffallend niedrigem Malignitätsgrad von WENIG et al. (1988b) beschrieben, das im nasopharyngealen Raum durchweg selten zu beobachten ist. Im eigenen Untersuchungsgut verfügen wir über einen einzigen Fall (30-jährige Patientin mit 2-jähriger Tumoranamnese, Abb. 2.71). Betroffen sind vor allem jüngere Menschen (VAN HASSELT u. NG 1991). Auch in der Publikation von WENIG et al. (1988b) waren unter 9 Kasuistiken überwiegend junge Patienten

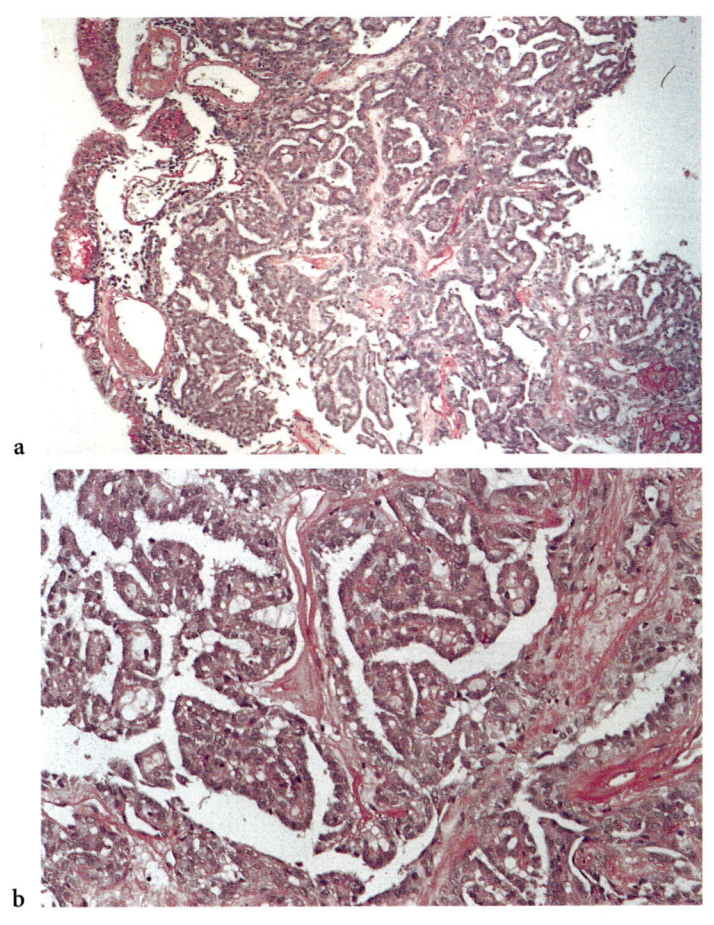

Abb. 2.71a, b. Papilläres nasopharyngeales Adenokarzinom, „low-grade of malignancy". Biopsiepräparat. **a** Übersicht mit teils tubulären, teils papillären Differenzierungen. PAS × 60. **b** Ausschnittsvergrößerungen. Überwiegend papilläre Differenzierungsmuster mit schmalen fibrovaskulären Septen. PAS × 120

(11, 22, 25, 37 Jahre). Die bislang zur Verfügung stehenden Follow-up-Daten zeigen eine durchweg gute Prognose. Als Therapie der Wahl wird eine lokalchirurgische, komplette Exzision empfohlen.

Es handelt sich um exophytisch, blumenkohlartig wachsende Karzinome unterschiedlicher Größe (0,3–4,0 cm). Histologisch findet man papilläre und glanduläre Tumordifferenzierungen. Die papillär wachsende Tumorkomponente zeigt eine z. T. ausgeprägte Arborisierung und ein hyalinisiertes fibrovaskuläres Stroma. Die drüsigen Tumorformationen sind teilweise kribriform strukturiert. Die teils zylinderförmigen, teils kuboidalen Tumorzellen sind gelegentlich mehrreihig angeordnet. Das Zytoplasma ist eosinophil tangiert. Gelegentlich findet man Mucineinlagerungen (PAS- und Mucicarcin-positiv). Die Zellkerne sind rund-oval, vesikulär. Mitosen sind selten. Gelegentlich findet man Psammomkörperchen. Die Karzinome wachsen infiltrativ zerstörend. Lymphangische, venöse oder perineurale Tumorpropagationen wurden bislang nicht beobachtet.

Differentialdiagnose. Metastasen papillärer Schilddrüsenkarzinome (ggf. Thyreoglobulinimmunhistologie), polymorphe „low-grade" Adenokarzinome, Papillome.

8.3.2 Mesenchymale Nasopharynxtumoren

Mesenchymale Tumoren des nasopharyngealen Raumes sind gegenüber epithelialen Neoplasien selten (BARNES 1985; HYAMS et al. 1988).

8.3.2.1 Gutartige Neoplasien

Nasopharyngeale Angiofibrome. Trotz ihrer absoluten Seltenheit (1% aller Tumoren des Kopf-Hals-Bereiches) stellen die nasopharyngealen Angiofibrome die Hauptgrupe der gutartigen Tumoren des nasopharyngealen Raumes dar. Obwohl gutartig, wachsen nasopharyngeale Angiofibrome mit hoher Rezidivneigung (McCOMBE et al. 1990) örtlich destruierend und führen zu einer partiellen Zerstörung des Gesichtsskelettes und der Schädelbasis.

Der Häufigkeitsgipfel liegt in der Zeit der Pubertät [14.–16. Lebensjahr (*juvenile Angiofibrome*)]. $^2/_3$ aller Fälle treten zwischen dem 13. und 17. Lebensjahr auf (SEIFERT 1966; JACOBSSON et al. 1988). Nach dem 20. (25.) Lebensjahr erfolgt häufig eine spontane Rückbildung (WEPRIN u. SIEMERS 1991; DOHAR u. DUVALL 1992). Da sie zudem nur bei männlichen Patienten beobachtet werden (STERNBERG 1954), diskutiert man hormonale Einflüsse im Sinne einer in diesem Lebensalter offenbar möglichen hormonellen Imbalance (Testosteron – Östrogen) (KUMAGAMI 1991).

Nasopharyngeale Angiofibrome sitzen breitbasig der oberen und hinteren Rachenwand auf mit einer sphenoethmoidalen oder pterygomaxillären Hauptinsertion (Abb. 2.72; Fu u. PERZIN 1974).

Im allgemeinen handelt es sich um sessile und lobulierte, gummiartige, rötlich-graue Tumoren unterschiedlicher Größe, die unter Umständen den ge-

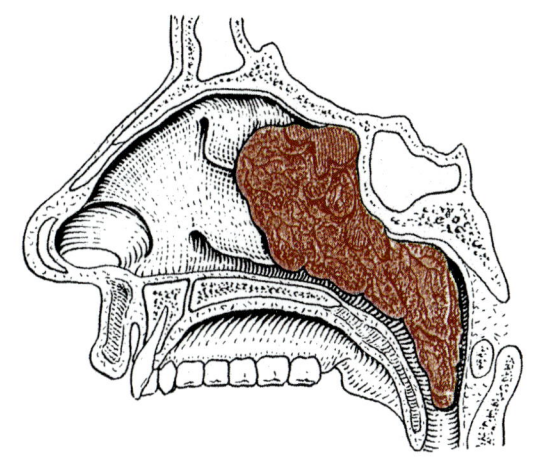

Abb. 2.72. Juveniles Nasenrachenfibrom (Angiofibrom). Ursprung von der Fibrocartilago basalis mit breitgestielter Basis am Rachendach. (Aus BOENNINGHAUS 1993, mit freundlicher Genehmigung des Autors)

samten nasopharyngealen Raum ausfüllen können. Oberflächlich findet man Ulzerationen (Blutung).

Eine Tumorkapsel ist im allgemeinen nicht nachweisbar. Das Tumorgewebe zeigt im zeitlichen Ablauf Strukturwandlungen. Initial findet man einen gleichsam angiomatösen Bau mit dünnwandigen und kavernös erweiterten Blutgefäßen. Dazwischen liegt ein lockeres („myxoides") Bindegewebsstroma. Die fibromatöse Tumorkomponente kann deutliche Zellatypien unter Einschluß mehrkerniger Tumorzellen aufweisen, Mitosen werden indessen kaum gefunden (Abb. 2.73). Offenbar im Gefolge der fibromatösen Proliferation werden die Blutgefäße mehr und mehr komprimiert. In den Gefäßwänden fehlen elastische Bindegewebsfasern, glatte Muskelfasern sind nur inkomplett ausgebildet. Im unmittelbaren Randbereich der Gefäße findet man sternförmige, „fibroblastenartige" Zellen. Der Tumor enthält abschnittsweise reichlich Mastzellen, Entzündungszellen findet man im allgemeinen nur in Bereichen oberflächlicher Ulzerationen (HUBBARD 1958; GIRGIS u. FAHMY 1973; NEEL et al. 1973; HEFFNER 1983; BARNES 1985; BREMER et al. 1986; DUVALL u. MOREANO 1987). Mit der Zunahme der fibromatösen Tumorkomponente werden die Angiofibrome knorpelartig hart. Nach der Pubertät treten nicht selten regressive Veränderungen des Tumorgewebes mit einer Rückbildung der Vaskularisation, mit Thrombosen und Nekrosen und einer Hyalinisierung (Basalfibroid) ein.

Befunde zur *Ultrastruktur*: SVOBODA u. KIRCHNER (1966), Literatur: STILLER et al. (1976).

Hämangiomatöse, lymphangiomatöse, fibromatöse, neurogene, lipomatöse, rhabdomyomatöse und paragangliomatöse Tumoren. Es handelt sich um durchweg seltene Tumorformen. Im Einzelfall ist noch immer strittig, ob es sich um Neoplasien oder aber um hamartomatöse Läsionen handelt. Die extra-tonsillären Pharynxregionen sind häufiger betroffen als die Tonsillen.

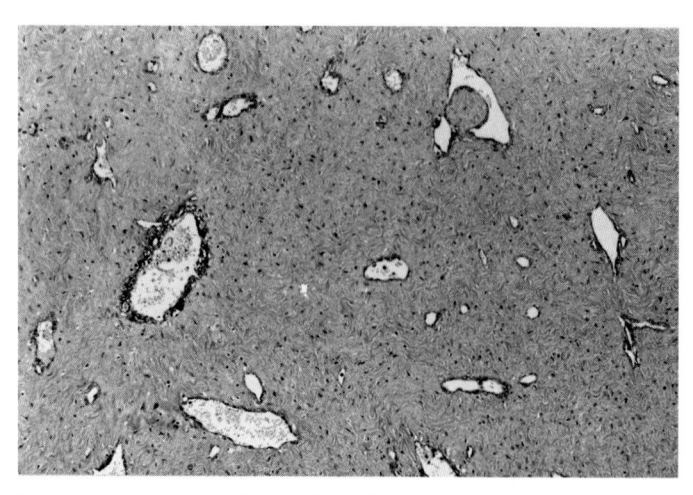

Abb. 2.73. Juveniles Nasenrachenfibrom (nasopharyngeales Angiofibrom). Inmitten eines fibrösen Stromas dünnwandige und teilweise kavernös aufgeweitete Gefäße. 12 Jahre alter Junge. HE × 80. (Präparat von Herrn Professor Dr. H. MÜNTEFERING, Kinderpathologische Abteilung des Pathologischen Instituts der Universität Mainz)

Hämangiome, Hämangioendotheliome und Hämangioperizytome (Retikulinfaser-Färbung!) sind teils kapillär, teils kavernös strukturiert. Innerhalb der Lichtungen findet man Erythrozyten. Sie werden gelegentlich den Hamartomen zugeordnet (SHARA et al. 1991).

Lymphangiomatöse Läsionen können teils kapillär (Lymphangioma simplex), kavernös und zystisch (Hygrom) strukturiert sein (EMERY et al. 1984). Zystische Lymphangiome (Hygrome) manifestieren sich in 80–90% aller Fälle innerhalb der ersten 2 Lebensjahre. Es handelt sich um unterschiedlich große (wenige Zentimeter bis 30 cm durchmessend), häufig multilokuläre Läsionen (KASZNICA u. KASZNICA 1991). Histologisch findet man unterschiedlich große, irregulär formierte Hohlräume, endothelial ausgekleidet und angefüllt mit homogen-proteinreichem Material unter Einschluß von Lymphozyten. Zwischen diesen Hohlräumen liegt ein fibröses, z.T. lymphozytär durchsetztes Stroma. Tonsilläre Lymphangiome: AL-SAMARRAE et al. (1985).

Fibromatöse Tumoren (Fibrome, lymphangiektatische fibröse Polypen, aggressive Fibromatosen, Angio-Fibro-Lipome) sind im pharyngealen Bereich außerordentlich selten (FU u. PERZIN 1976b; KWONG 1985; HIRAIDE et al. 1985; KRAUSEN et al. 1986; GNEPP et al. 1996). *Laband-Syndrom* (extrem selten): *gingivale* und *palatinale Fibromatose*, Fehlbildungen von Nase und Ohren, komplettes Fehlen oder Hypoplasie der Nägel und der terminalen Phalangen der Hände und Füße, Hepato-Spleno-Megalie, Hirsutismus, mentale Retardierung (Übersicht: CHADWICK et al. 1994).

Unter den gutartigen *neurogenen Tumoren* muß zwischen benignen Schwannomen, solitären Neurofibromen und Neurofibromen des Morbus von Recklinghausen unterschieden werden (BARNES 1985; WENIG 1993). *Granularzelltumoren* (Abb. 2.74): COMPAGNO et al. (1975), REGEZI et al. (1979), SMITH et al.

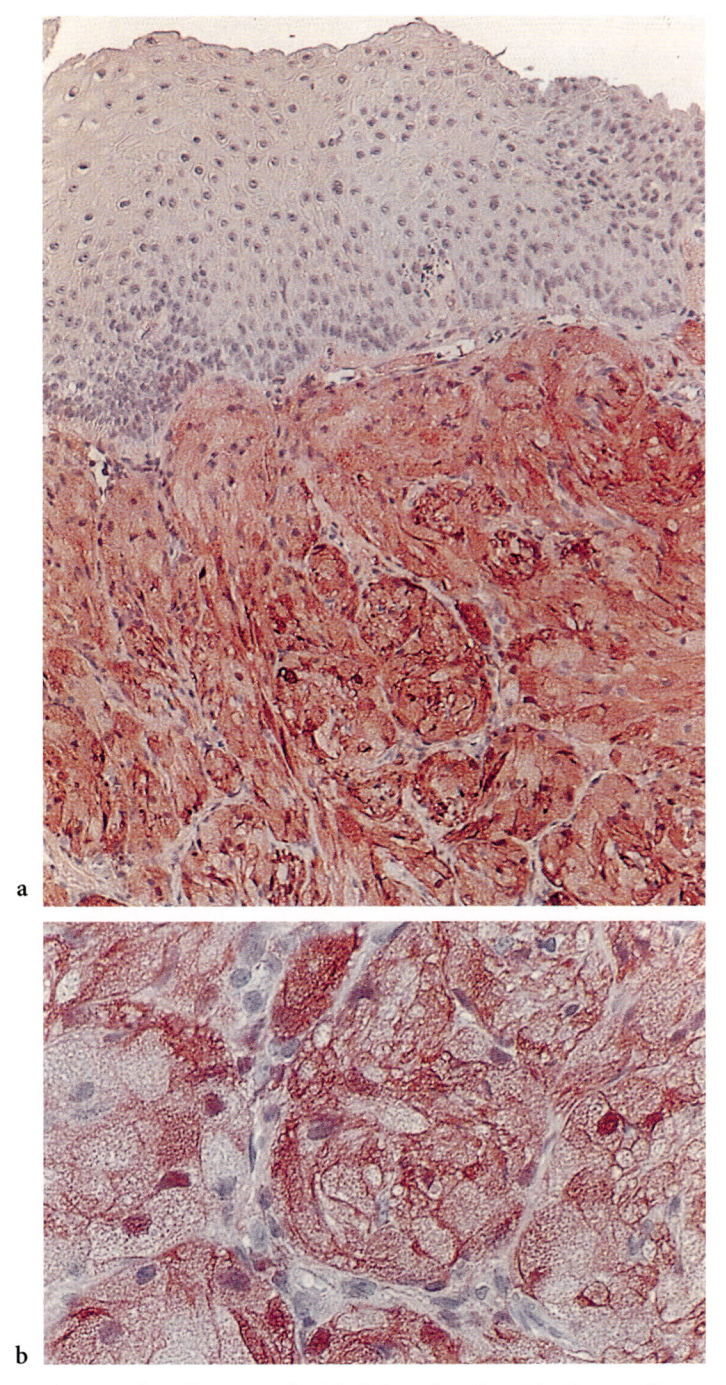

Abb. 2.74 a, b. Granularzelltumor, subepithelial wachsend. **a** Die Tumorzellen exprimieren S-100-Protein, × 240. **b** Ausschnittsvergrößerung, × 500

(1986). Extrem selten sind sog. myxoide/zelluläre *Neurothekome* im oropharyngealen Bereich [z. B. Zunge, Hypopharynx (SIST u. GREENE 1979; YAMAMOTO u. KAWANA 1988; CHOW et al. 1997)].

Etwa 13% aller *Lipome* finden sich im Kopf-Hals-Bereich (WENIG 1993). Hinsichtlich der histologischen Differenzierung kann zwischen Myxolipomen, Fibrolipomen, Spindelzell-Lipomen, Myelolipomen, Chondro- und Osteolipomen und pleomorphzelligen oder atypischen Lipomen unterschieden werden (FU u. PERZIN 1977b; SHMOOKLER u. ENZINGER 1981; GOMEZ-ORTEGA et al. 1996). Lipoblasten sind in keinem der verschiedenen Differenzierungsmuster nachweisbar. Als seltene idiopathische Konstellation findet man eine symmetrische Lipomatose des Halses, die in der Literatur unter dem Begriff des *Morbus Madelung* (= benigne symmetrische Lipomatose) bekannt geworden ist (BIRNHOLZ u. MACMILLAN 1973; MORETTI u. MILLER 1973). Tonsilläre *Angio-Fibro-Lipome*: KRAUSEN et al. (1986).

Auch angio-myo-lipomatöse Tumoren sind im oro-pharyngealen Bereich extrem selten (GUTMANN et al. 1975; YAMAMOTO et al. 1995; IDE et al. 1998). Sie werden in ihrer komplexen mesenchymalen Zusammensetzung aus lipomatösen, angiomatösen und myogenen Gewebsformationen im allgemeinen als Hamartome eingestuft (IDE et al. 1998).

Rhabdomyome manifestieren sich im naso- und hypopharyngealen Bereich als adulte und fetale (extrem selten) Rhabdomyome (MORAN u. ENTERLINE 1964; FERLITO u. FRUGONI 1975; WINTHER 1976; KLEINSASSER u. GLANZ 1979; MODLIN 1982; SILSETH et al. 1982; ANDERSEN u. ELLING 1986; METHEETRAIRUT et al. 1992). Nach Literaturangaben (GALE et al. 1984) findet man das in Tabelle 2.16 wiedergegebene Verteilungsmuster im Kopf-Hals-Bereich.

Differentialdiagnose. Granularzelltumoren, alveoläre Weichteilsarkome (adulte Form), Rhabdomyosarkome (fetale Form). *Tonsilläres Leiomyom*: GREENBERG et al. (1987).

Tabelle 2.16. Verteilung von 61 Rhabdomyomen im Kopf-Hals-Bereich. (Nach Angaben der Literatur, GALE et al. 1984)

Lokalisation	Anzahl der Fälle
Mundhöhle und Oropharynx	17
Larynx	12
Hals	9
Submandibulär	5
Postaurikulär	5
Augenhöhle	4
Nasopharynx	4
Lippe	2
Hypopharynx	1
Nase	1
Parotis	1
Insgesamt	61

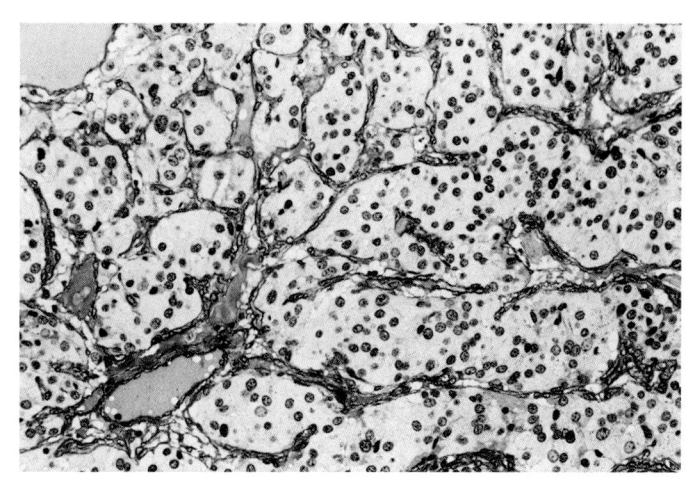

Abb. 2.75. Paragangliom. In „Zellballen" angeordnete Tumorformationen mit einem z.T. prominenten fibrovakulären Stroma. Die Tumorzellen sind vergleichsweise isomorph. Das breite Zytoplasma ist azidophil, feingranuliert. HE × 180

Paragangliomatöse Tumoren (Chemotektome) sind im pharyngealen und laryngealen Bereich selten. Bis 1988 wurde über etwa 60 Fälle berichtet (Übersicht: Googe et al. 1988). Es handelt sich um kapselbegrenzte, rundlich-ovale Tumoren unterschiedlicher Größe. Paragangliome sind histologisch durch typische „Zellballen", die durch ein prominentes fibrovaskuläres Stroma separiert werden, charakterisiert (Abb. 2.75; Lack et al. 1979; Ohsawa et al. 1983; Peel 1985; Googe et al. 1988; Barnes u. Taylor 1990; Kanoh et al. 1991). Die Tumorzellen sind groß, polygonal abgekantet. Das breitflächige Zytoplasma ist azidophil granuliert (neurosekretorische Granula). In der Peripherie der „Zellballen" findet man modifizierte Schwann-Zellen [„sustentacular cells" (Wenig 1993)]. Es handelt sich um argyrophil reagierende Tumorzellen, die zudem positive immunhistochemische Reaktionen für Chromogranin, Synaptophysin, Neuron-spezifische Enolase zeigen. Die modifizierten Schwann-Zellen sind S-100-Protein positiv. Extrem selten: maligne Paragangliome (Ohsawa et al. 1983).

Differentialdiagnose. Alveoläres Weichteilsarkom, neuroendokrine Karzinome, Metastasen medullärer Schilddrüsenkarzinome und hellzelliger Nierenkarzinome, Hämangioperizytome.

Myxome (extrem selten): Fu u. Perzin (1977a).

(Hypopharyngeale) *Mesenchymome* (wenn überhaupt, extrem selten): Gordon et al. (1990). Primär tonsilläre Tumoren *follikulär-dendritischer Zellen* (extrem selten). Chan et al. 1994; Perez-Ordonez u. Rosai 1995; Nayler et al. 1996.

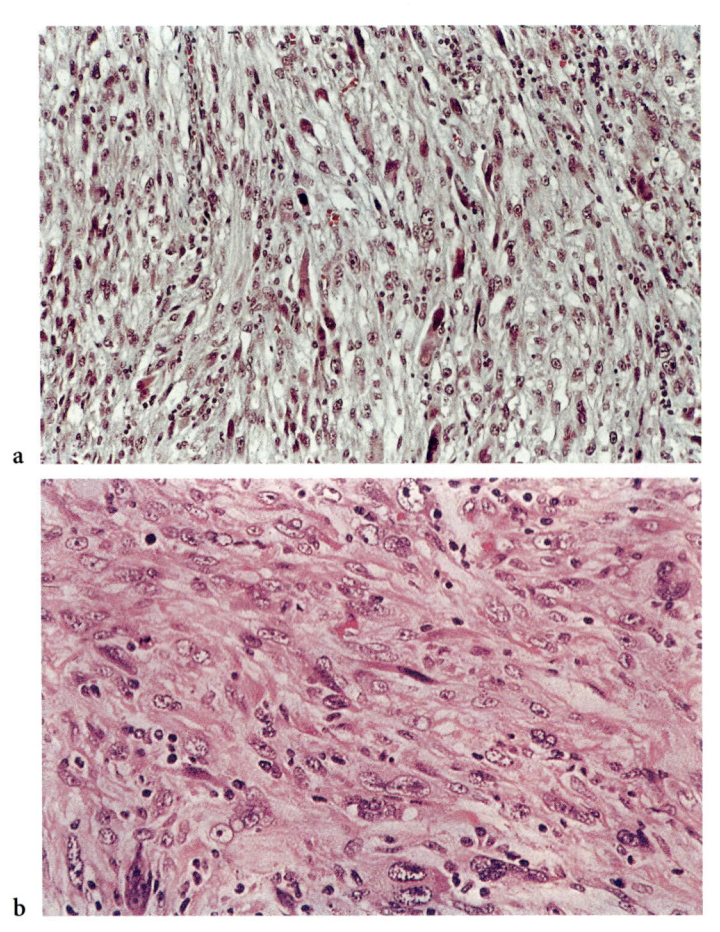

Abb. 2.76 a, b. Rhabdomyosarkom der nasopharyngealen Region mit breitflächiger Infiltration des Larynx. Biopsiepräparat bei klinisch inoperabler Tumormanifestation. **a** Überwiegend spindelzelliges Differenzierungsmuster. Masson-Goldner, × 120. **b** mit z.T. auch deutlich pleomorphen Tumorzellen. HE × 180

8.3.2.2 Maligne Neoplasien

Maligne mesenchymale Neoplasien der nasopharyngealen (und laryngealen) Region sind durchweg selten (KRAUS et al. 1994). In der Literatur werden zumeist nur Kasuistiken mitgeteilt: *Fibrosarkome* (FU u. PERZIN 1976b), *Rhabdomyosarkome* (Abb. 2.76; FU u. PERZIN 1976a; FELDMANN 1982; FROMM et al. 1986; HEALY et al. 1991; NAKHLEH et al. 1991; HENEY et al. 1992; CHEN et al. 1995), *Liposarkome* (FU u. PERZIN 1977a; SAUNDERS et al. 1979; WENIG et al. 1990; REIBEL u. GREENE 1995; SADDIK et al. 1996), *Angiosarkome* einschließlich maligner Hämangiperizytome (FU u. PERZIN 1974), *neurogene Sarkome* (PERZIN et al. 1982; DUCATMAN et al. 1986; YOUNIS et al. 1991), *synoviale Sarkome* [JERNSTROM 1954; ENGELHARDT u. LEAFSTEDT 1983; DUVALL et al. 1987,

CRAMER et al. 1991, AMBLE et al. 1992 (3% aller synovialen Sarkome findet man in der Kopf-Hals-Region)] und, extrem selten, *maligne Melanome* (WALSTED et al. 1989; RAMOS et al. 1990; WENIG 1995). Auch im eigenen Untersuchungsgut sind maligne mesenchymale Tumoren selten (BORN et al. 1986). Zudem ist im Einzelfall eine eindeutige topographische Zuordnung zu den verschiedenen Abschnitten des Cavum pharyngis, u. U. auch zum retro- und parapharyngealen Raum, kaum möglich. Insofern muß auch auf die entsprechenden Abschnitte verwiesen werden. Hinsichtlich der oft problematischen histologischen und immunhistologischen Befunde und der damit verbundenen differentialdiagnostischen Problematik wird auf die klassischen Standartwerke verwiesen (z. B. BARNES 1985; HYAMS et al. 1986; ENZINGER u. WEISS 1988; WENIG 1993). Lediglich auf die in dieser Region häufig anzutreffenden Kaposi-Sarkome soll hinsichtlich der Aktualität des Krankheitsbildes näher eingegangen werden.

Kaposi-Sarkome. Das 1872 erstmals von Moritz KAPOSI als Sarcoma idiopathicum multiplex hämorrhagicum beschriebene Sarkom stellt eine seltene, vom Gefäßsystem ausgehende Neoplasie dar, die sich vor allem bei älteren Männern mediterraner Herkunft in Form disseminierter kutaner (Unterschenkel) Infiltrate manifestiert (COX u. HELWIG 1959). Kaposi-Sarkome werden auch bei immunsupprimierten Patienten nach Organtransplantation und endemisch in bestimmten Regionen Afrikas beobachtet (z.B.: TAYLOR et al. 1971; HARDY et al. 1976; HOWSHAW u. SCHWARTZ 1980; LEUNG et al. 1981; PURTILO 1987).

Nach den ersten AIDS-Manifestationen ergab sich ein dramatischer Wechsel in der Epidemiologie und im biologischen Verhalten der Kaposi-Sarkome (KRIGEL u. FRIEDMAN-KIEN 1985). Etwa 30% aller AIDS-Patienten entwickeln Kaposi-Sarkome, die häufig disseminiert auftreten und die in vielen Fällen die erste diagnostisch relevante Manifestation einer HIV-Infektion darstellen (CURRAN 1983, GARRETT et al. 1985). In Autopsiestudien von AIDS-Patienten und von Patienten mit einem AIDS-related complex wurden z.T. wesentliche höhere Morbiditätszahlen gefunden (REICHERT et al. 1983; HUI et al. 1984; NIEDT u. SCHINELLA 1985; MOSKOWITZ et al. 1985; SCHMIDTS et al. 1986). Betroffen sind vor allem homosexuelle und bisexuelle männliche AIDS-Patienten (HAVERKOS et al. 1990; FRIEDMAN-KIEN u. SALTZMAN 1990).

Im allgemeinen werden heute unter klinischen Aspekten 4 Manifestationsformen des Kaposi-Sarkoms unterschieden (RÖCKEN u. BREIT 1989; SAFAI u. DIAS 1994):

1. Lokalkutane Manifestationen (das sozusagen klassische, von KAPOSI 1872 beschriebene Sarkom).
2. Lokalkutane, deutlich aggressive Manifestationen, z.T. mit lokaler Lymphknotenbeteiligung [fast nur in Afrika zu beobachten (endemisches Kaposi-Sarkom)].
3. Generalisierte mukokutane und lymphadenopathische Manifestationen.
4. Disseminierte mukokutane und viszerale Manifestationen.

Bei HIV-infizierten Patienten findet man vorwiegend die generalisierten bzw. disseminierten mukokutanen, viszeralen und lymphadenopathischen For-

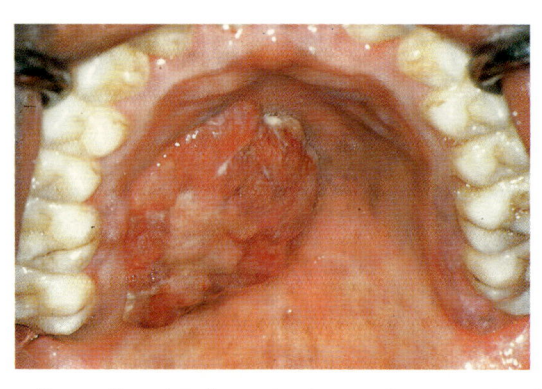

Abb. 2.77. HIV-assoziiertes Kaposi-Sarkom des harten Gaumens. Fungiform-exophytisch wachsender Tumor mit umschrieben und blutig imbibierten Ulzerationen

men (epidemisches Kaposi-Sarkom). Etwa 50% aller AIDS-Patienten mit einem Kaposi-Sarkom zeigen orale Manifestationen unter Einschluß der pharyngotonsillären Region (Green et al. 1984; Garrett et al. 1985; Weidauer u. Hofmann 1985; Ficarra et al. 1988; Newland et al. 1988; Lumerman et al. 1988; Weidauer 1992; Reichart 1996).

Der *makromorphologische Befund* oraler Kaposi-Sarkome kann außerordentlich vielgestaltig sein (Silverman 1989; Weidauer 1992). Neben kleinen, millimeter-großen, purpur-farbenen oder blau-lividen Tumorherden, findet man großflächige und knotige Tumorformen, exophytisch wachsend, z. T. mit blutig imbibierten Ulzerationen (Abb. 2.77). Auch die *histologischen Befunde* sind durchaus variabel und ändern sich während des Krankheitsverlaufes. Nach Müller (1985) ist das Kaposi-Sarkom histologisch durch „eine Kombination proliferierender vasoformativer und fusiformer Zellen charakterisiert". Initial zeigen umschriebene, kleinknotig-makulöse Tumormanifestationen häufig nur eine geringe „Zunahme" teils kavernös erweiterter und inkomplett endothelialisierter, teils schlitzförmiger, gelegentlich bizarr konfigurierter Gefäßspalten (Otto et al. 1985). Man findet erythrozytäre Extravasate. Das oberflächlich gelegene Epithel ist meistens intakt (Abb. 2.78). Die histologische Diagnose „Kaposi-Sarkom" kann in dieser „initialen Phase" ausgesprochen problematisch sein (Francis et al. 1986). Endotheliale und peritheliale (Braun-Falco u. Brunner 1987) Zellen proliferieren. Schließlich findet man eine Proliferation spindelförmiger, fibroblasten-ähnlicher Zellen, die z. T. in rhythmischen Strukturen angeordnet sind, in späteren Phasen aber eine ausgeprägte Anaplasie erkennen lassen. Die Tumorzellen sind durch ein feines Retikulinfasernetz separiert. Zwischen den Tumorzellen findet man spaltförmige, gefäßartige Hohlräume mit Erythrozyten. Die häufig dickwandigen Gefäße lassen eine Aufsplitterung der Basalmembran erkennen (Fibronektin). Zwischen den Tumorzellen findet man CD8-positive Lymphozyten, Plasmazellen, Granulozyten und Ferritin-positive histiozytäre Zellformen (Otto et al. 1985). Neben erythrozytären Extravasaten findet man Siderinpigment (Berliner-Blau-Reaktion). Die endothelialen Zellen der Gefäßspalten zeigen in eigenen Untersuchungen nur in-

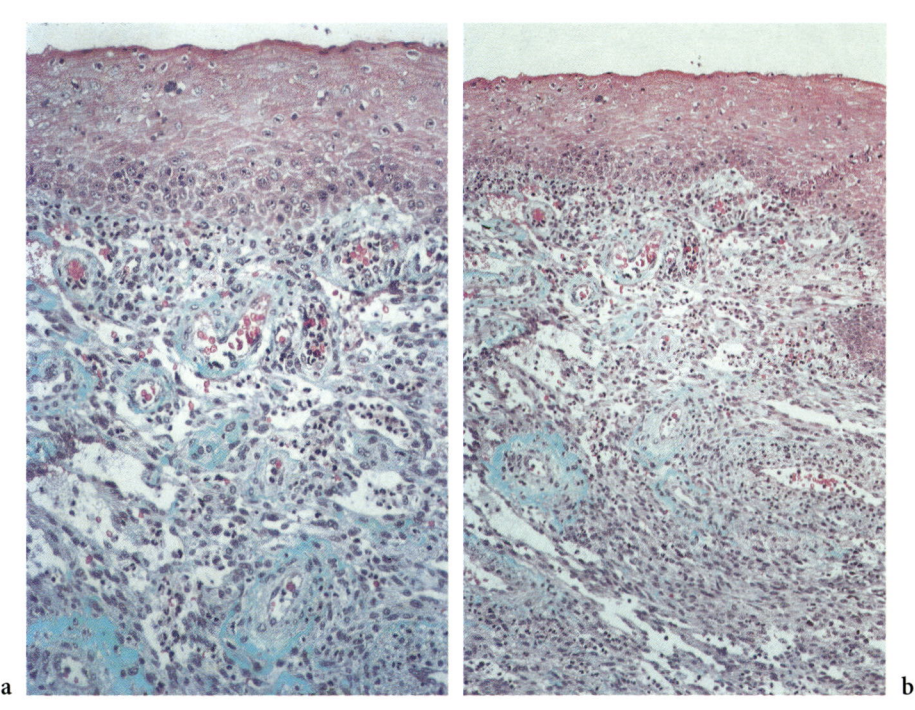

Abb. 2.78 a, b. HIV-assoziiertes Kaposi-Sarkom (gleicher Fall wie Abb. 2.77). Subepithelial Tumorgewebe mit teils spaltförmigen, teils kavernösen, inkomplett endothelialisierten Hohlräumen, z. T. mit seröser Flüssigkeit angefüllt. Abschnittsweise auffallend dickwandige Gefäßanschnitte, gelegentlich mit perivaskulitischer Komponente. **a, b** Masson-Goldner × 80

konstant eine positive Reaktion mit dem Faktor VIII-assoziierten Antigen und mit dem Ulex europaeus-I-Lektin (vgl. neuere Befunde zur histogenetischen Einordnung). In den Tumorzellen findet man PAS-positive hyalin-globuläre Einschlüsse (Abb. 2.79).

Das Kaposi-Sarkom ist wahrscheinlich ein vom Endothel ausgehender Gefäßtumor. Jedenfalls sprechen die meisten der inzwischen zahreich vorliegenden immunhistologischen Befunde für diese histogenetische Einordnung (Einzelheiten z. B. bei: BECKSTEADT et al. 1985; RUTGERS et al. 1986; SCULLY et al. 1988; ROTH et al. 1988; ENSOLI et al. 1989; GOERDT u. SORG 1992; ZHANG et al. 1994). WEICH et al. (1991) indessen fanden in Gewebekulturuntersuchungen eine Expression und Synthese von α-Actin.

Differentialdiagnose. Eruptive bzw. kapilläre Hämangiome, Granuloma teleangiectaticum, angiogene Sarkome, Fibrosarkome, epitheloide (bazilläre) Angiomatose.

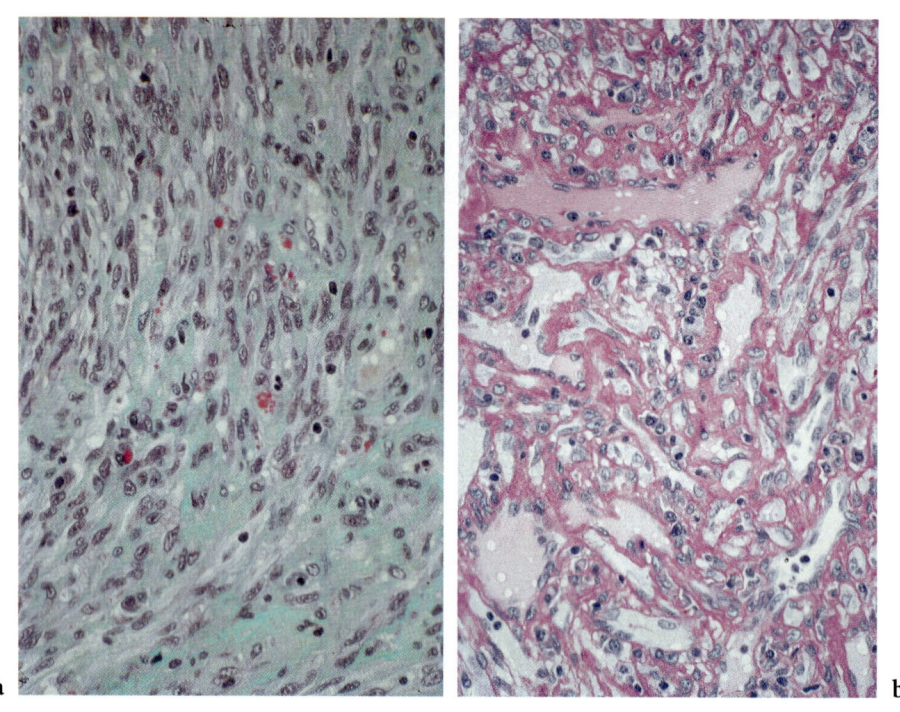

Abb. 2.79 a, b. HIV-assoziiertes Kaposi-Sarkom (gleicher Fall wie Abb. 2.77). **a** In faszikulären und teilweise auch rhythmischen Strukturen angeordnete Tumorzellen mit teils ovalen, teils spindelförmigen Kernen. Fehlende Zellpleomorphie, nur vereinzelt Mitosen. Kaposi-Sarkom typische eosinophil-hyaline, rundliche Zelleinschlüsse. Masson-Goldner × 120. **b** Unregelmäßig verzweigte und inkomplett endothelialisierte Gefäßproliferate, teilweise angefüllt mit seröser Flüssigkeit. Dicke, PAS-positive Basalmembranen. PAS × 240

8.3.3 Sonstige Nasopharynxtumoren

In den WHO-Klassifikationen werden unter dieser Rubrik Meningeome, Kraniopharyngeome und reife Teratome als gutartige Neoplasien sowie maligne Melanome [extrem selten (RAMOS et al. 1990)], Chordome und maligne Keimzelltumoren zusammengefaßt.

8.3.3.1 Gutartige Neoplasien

Meningeome. Extrakranielle (ektope) Meningeome sind im naso- und hypopharyngealen Raum selten (PERZIN u. PUSHPARAJ 1984). Ektopes Meningeom in der Tonsille: SCHULZ-BISCHOF et al. (1994). Sie zeigen letztlich die gleichen Differenzierungsmuster, wie bei intragranieller Lage (z. B. meningotheliomatös, fibrös, transitional, psammomatös) (BURGER u. SCHEITHAUER 1994). Die Tumorzellen zeigen im allgemeinen positive immunhistologische Reaktionen für Vimentin, epitheliales Membranantigen, für Zytokeratine und S-100-Protein

(Übersicht: SCHWECHHEIMER 1990). In der Kopf- und Halsregion findet man ektope Meningeome in enger Nachbarschaft zu Hirnnerven. Insofern wird vermutet, daß sich diese Tumoren aus ektopem, arachnoidalem Gewebe entlang der Hirnnerven entwickeln (GRAUICH et al. 1983; TASMAN et al. 1991).

Kraniopharyngeome. Kraniopharyngeome sind definiert als gutartige plattenepithelial-solide oder zystisch-amelobastomatöse bzw. zylindromatöse Tumoren, die von Resten des Ductus craniopharyngeus (Erdheim-Plattenepithel) ausgehen (Übersicht: SAEGER 1981). Kraniopharyngeome wachsen örtlich destruierend, jedoch nicht metastasierend. Infiltrationen des nasopharyngealen Raumes sind insgesamt selten.

In der Literatur wird zwischen soliden, zystischen und solid-zystischen Kraniopharyngeomen unterschieden. Die histologische Klassifikation beruht auf Unterschieden in der epithelialen Differenzierung. Neben epidermoiden Tumorformationen findet man basaloide Differenzierungen, die teils zylindromatös, teils ameloblastomatös wachsen können (Abb. 2.80, 2.81).

Zu den basaloiden Differenzierungen werden auch die sog. parakeratotischen Kraniopharyngeome gerechnet. BURGER u. SCHEITHAUER (1994) unterscheiden im AFIP-Atlas lediglich zwischen adamantinomatösen und papillären Kraniopharyngeomen. Im mesenchymalen Stroma treten häufig regressive Veränderungen auf: Cholesterinkristalle mit Fremdkörperreaktionen, Blutungen

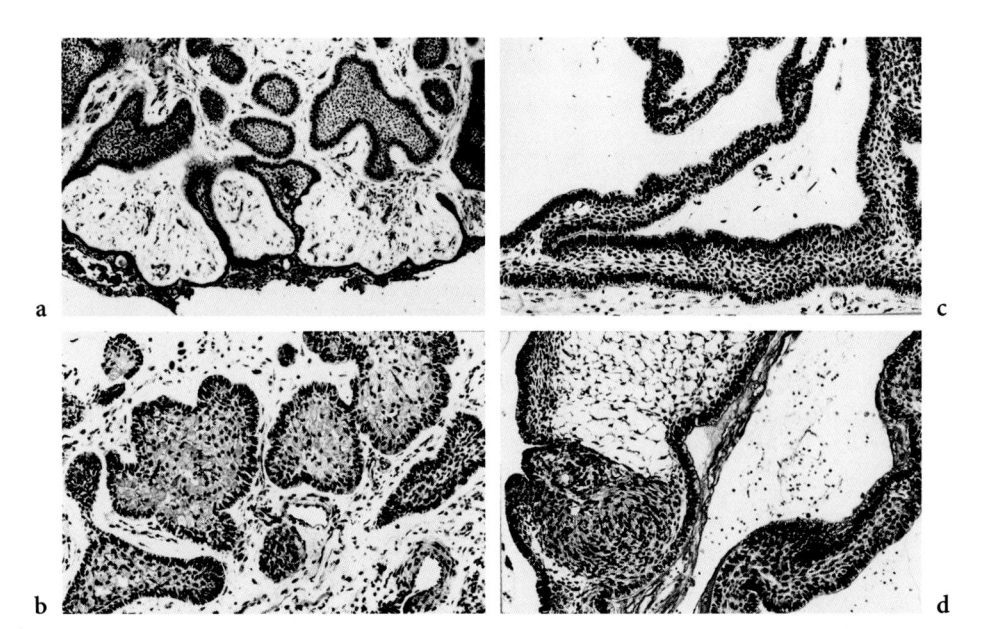

Abb. 2.80 a–d. Kraniopharyngeom. Überwiegend zystisch-ameloblastomatös differenziertes Kraniopharyngeom. In der Peripherie der soliden und faszikulären (epithelialen) Tumorformationen eine palisadenartige Zellanordnung. Retikuläre Stromaformationen. PAS, a × 80, b–d × 120. (Präparate von Professor Dr. K. SCHWECHHEIMER, Neuropathologisches Institut der Universität Essen)

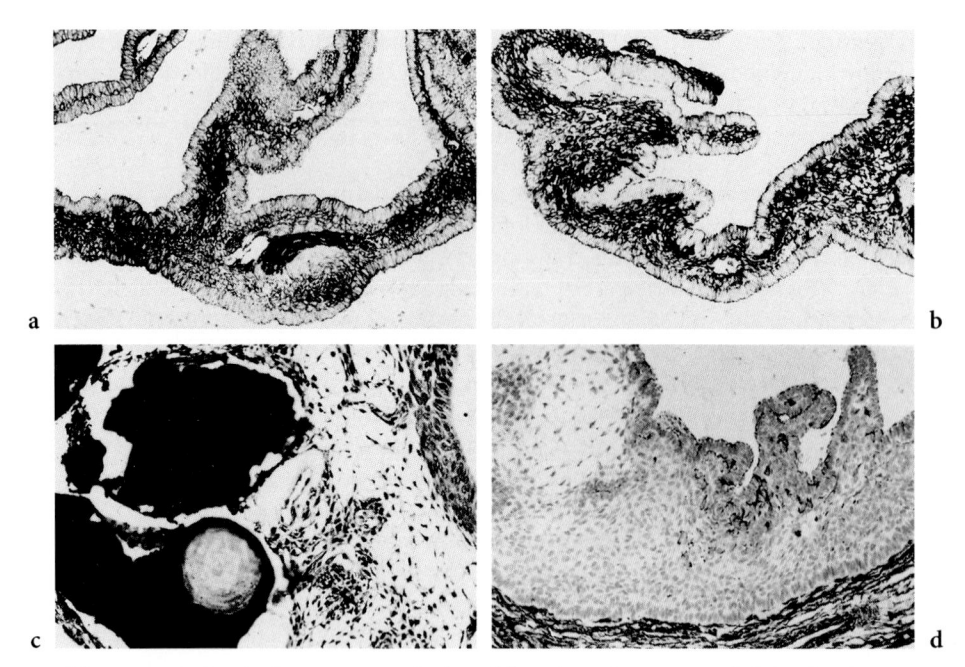

Abb. 2.81 a–d. Kraniopharyngeom. **a, b, d** Positive Vimentin-Immunreaktivität im Stroma, vereinzelt und inkonstant auch in epithelialen Tumorzellkomplexen. Vimentin (Klon V 9), **a, b** × 120, **d** × 140. **c** Kraniopharyngeom mit Kalkeinlagerungen, Kossa, × 140. (Präparate von Professor Dr. K. SCHWECHHEIMER, Neuropathologisches Institut der Universität Essen)

und Einlagerungen von Hämosiderinpigment, Hyalinisierungen, chondroide und ossäre Metaplasien. *Immunmorphologie*: Übersicht: SCHWECHHEIMER (1990).

Reife Teratome. Nasopharyngeale Teratome [„hairy polyp" (CHAUDHRY et al. 1978; MCSHANE et al. 1989)] und Hamartome sind selten und gelegentlich kombiniert mit extra-oralen Fehlbildungen („Dandy-Walker malformation", diaphragmale Hernien, angeborene Herzfehler) (AUGHTON et al. 1990; JAWAD et al. 1990; BYARD et al. 1990; SHARA et al. 1991; KATONA et al. 1992; GRAEME-COOK u. PILCH 1992; THARRINGTON u. BOSSEN 1992). Histologisch findet man gewebliche Differenzierungen aller 3 Keimblattanlagen (HYAMS et al. 1988; Übersicht KAPADIA et al. 1994).

8.3.3.2 Maligne Neoplasien

Unter den extrem seltenen malignen Neoplasien spielen lediglich Chordome und maligne Keimzelltumoren eine gewisse Rolle, die kurz dargestellt werden sollen.

Chordome. Es handelt sich um seltene Tumoren des axialen Skeletts, die sich histogenetisch aus Resten der Chorda dorsalis herleiten. Kraniozervikale Chordome werden im sphenookziptalen (Klivus) und nasopharyngealen Bereich und im Bereich des Dorsum sellae beobachtet (HEFFELFINGER et al. 1973; SINGH u. KAUR 1987; HYAMS et al. 1988; HAMPAL et al. 1992). Das histologische Bild ist charakterisiert durch eine lobuläre Anordnung großer und vakuolisierter („physaliforer") Zellen mit mukoider interzellulärer Matrix. Die Tumorzellen zeigen einen positiven Reaktionsausfall für Zytokeratine, für das epitheliale Membranantigen und für S-100-Protein (MIETTINEN 1984; MEIS u. GIRALDO 1988; MIETTINEN et al. 1992).

Maligne Keimzelltumoren. Maligne Keimzelltumoren der naso- und hypopharyngealen Region sind insgesamt selten (HEFFNER u. HYAMS 1984). Hinsichtlich der histologischen Differenzierung werden gleichartige Befundkonstellationen gefunden, wie bei gonadalen Keimzelltumoren. Wegen der unter Umständen problematischen differentialdiagnostischen Einordnung einzelner Tumoren sind immunhistologische Untersuchungen (Zytokeratinfilamente, α-Antitrypsin, α-Fetoprotein, plazentare alkalische Phosphatase) häufig indiziert.

8.3.4 Metastasen

Metastasen sind in der pharyngealen Region durchweg selten (LUNA 1985). Die Tonsillen scheinen als Sitz metastatischer Tumorabsiedlungen häufiger betroffen zu sein, als die übrigen Pharynxregionen. Dies gilt auch für das eigene Untersuchungsgut, in dem lediglich 2 tonsilläre Metastasen durch ein *malignes Melanom* (Abb. 2.82) und ein hellzelliges Adenokarzinom der Nieren beobachtet wurden [vgl. auch SEIFERT 1966, Abb. 283: „Gestielte Hypernephrom-Metastase im Mesopharynx"]. In der neueren Literatur liegen kasuistische Mitteilungen über pharyngotonsilläre Metastasen aus nahezu allen Organregionen vor: *maligne Melanome* (CRAIG et al. 1982; MYER et al. 1983; NICOLAIDES et al. 1989; PATTON et al. 1994; RAMAMURTHY et al. 1995), *Bronchialkarzinome* (MONFORTE et al. 1987; SEDDON 1989), *Schilddrüsenkarzinome* (HADAR et al. 1987), *Mammakarzinome* (BARTON et al. 1980; LEE et al. 1987), *Pankreaskarzinome* (FELEPPA u. ELLISON 1981; MAOR et al. 1983), *Magenkarzinome* (PASSMORE et al. 1982; GALLO et al. 1992), *Gallenblasenkarzinome* (ASAMI et al. 1989), *Nierenkarzinome* (BOM u. BAARSMA 1982; HUSSAIN u. DALAL 1988; FICARRA et al. 1996), *Ovarialkarzinome* (BYCHKOW et al. 1984), *Merkelzellkarzinome* (TESEI et al. 1992).

Über gesicherte *Sarkom-Metastasen* im pharyngotonsillären Bereich liegen praktisch keine Daten vor. Die in der älteren Literatur beschriebenen Sarkome müssen den Lymphomen bzw. Leukämien zugerechnet werden.

Das Problem intra-oraler Metastasen primär oropharyngealer und laryngealer Karzinome ist in der Literatur hinsichtlich der in diesem Bereich häufig anzutreffenden multifokalen Karzinomentwicklung [„field cancerization" (SLAUGHTER et al. 1953)] immer wieder diskutiert worden (SCHWIMMER et al. 1986; DAY u. BLOT 1992; WEIDAUER u. MAIER 1992). Eine Entscheidung darüber, ob es sich um syn- oder metachrone Doppelkarzinome oder um intra-

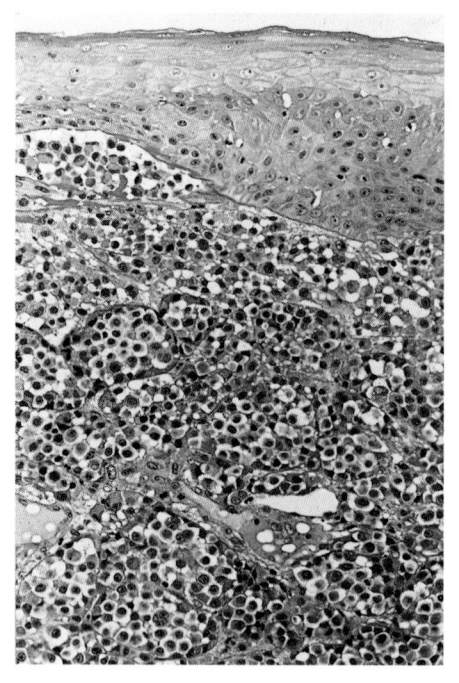

Abb. 2.82. Melanom-Metastase in einer Tonsille. An der Oberfläche noch intaktes mehrschichtiges Plattenepithel. Subepithelial in Nestern angeordnete Melanomzellen. HE × 120

orale Metastasen handelt, ist im Einzelfall kaum möglich. Im eigenen Untersuchungsgut fanden wir in etwa 20% Doppel- und Mehrfachkarzinome (pharyngotonsillär, oral, laryngeal, ösophageal, bronchopulmonal). In einer retrospektiven Studie an 21371 Patienten berichten DAY u. BLOT (1992) über ein z.T. 20-fach gesteigertes Risiko, primäre Zweitkarzinome zu entwickeln. In diesem Patientenkollektiv fanden die Autoren eine jährliche Quote von 3,7% an Zweitkarzinomen. Im Patientenkollektiv (n = 377) von TEPPERMAN u. FITZPATRICK (1981) wurden in 27% Zweitkarzinome beobachtet. Im Patientenkollektiv der Heidelberger HNO-Klinik werden Zweitkarzinome in 20–30% beobachtet (WEIDAUER u. MAIER 1992).

8.3.5 Tumor-ähnliche Läsionen

Die Fülle der von der WHO aufgelisteten tumor-ähnlichen Läsionen kann im Rahmen dieses Beitrages nicht dargestellt werden. Teilweise handelt es sich um Läsionen, die bereits im Kapitel über Fehlbildungen (*Zysten, Meningo-* und *Meningoenzephalozele*) abgehandelt wurden (vgl. S. 116). *Fibroinflammatorische Pseudopolypen*: s. S. 228, (vgl. auch KAPADIA et al. 1994).

8.3.5.1 Amyloidose

Sie kann sich naso- und hypopharyngeal (laryngeal) im Rahmen einer systemischen Amyloidose oder aber als lokaler Amyloidtumor manifestieren. Obwohl in allen Regionen des Kopf-Hals-Bereiches nachweisbar, sind die häufigsten Manifestationsorte die Zunge (Makroglossie) und der Larynx (BARNES u. ZAFAR 1977; RYAN et al. 1977b; HEGARTY u. RAO 1993; vgl. auch S. 668).

8.3.5.2 Lipoidproteinose
(Hyalinosis cutis et mucosae, Urbach-Wiethe disease)

Oropharyngeale Manifestationen dieses hereditären (autosomal-rezessiven) Krankheitsbildes (CAPLAN 1967; RICHARDS u. BULL 1973; HOFER 1973) sind extrem selten; häufiger ist die laryngeale Schleimhaut betroffen (vgl. S. 672). Histologisch findet man amorphe Ablagerungen von lipoproteinogenem Material (eosinophil; PAS-positiv, Diastase resistent) in der Haut und in den Schleimhäuten in Form nodulärer oder auch plaque-artiger „Effloreszenzen" (AUBIN et al. 1989; CINAZ et al. 1993; DISDIER et al. 1994; PALLER 1994). Differentialdiagnostisch wichtig sind radiologisch nachweisbare Verkalkungen im Bereich des Gyrus hippocampalis (RICHARDS u. BULL 1973).

8.3.5.3 Tangier-Krankheit
(in der WHO-Klassifikation nicht erwähnt)

Die Krankheit (= An-α-Lipoproteinämie) wurde erstmals 1961 von FREDRICKSON et al. beschrieben. Bei zwei Kindern einer auf der Tangier-Insel (Chesapeakbay, Virginia, USA) lebenden Familie waren deutlich vergrößerte und auffallend gelb gefärbte Tonsillen aufgefallen (Literatur: SCHÄFER 1984). In den Tonsillektomiepräparaten fand man multifokal vor allem im Kapselbereich und in der peri- bzw. para-follikulären Zone histiozytäre (xanthomatöse) Schaumzellen (Abb. 2.83), die überwiegend Cholesterinoleat enthielten (FREDRICKSON 1964; LACHAUX et al. 1995). Das Krankheitsbild wird autosomalrezessiv vererbt. Es ist selten. Immerhin liegen seit der Erstbeschreibung mindestens 30 weitere Beobachtungen vor (Literatur: SCHAEFER 1984).

Es handelt sich bei der Tangier-Krankheit um eine Speicherkrankheit, die auf einer fast kompletten Defizienz der High-density-Lipoproteine (HDL) beruht (HERBERT et al. 1978). Der HDL-Defizienz liegt ein fast kompletter Mangel des Apolipoprotein A-I zugrunde [Apoprotein bedingte Dyslipidämie (Übersicht: HARTMANN u. STÄHELIN 1984)]. Die tumor-artig vergrößerten, orange-gelben Tonsillen (SCHOENBERG u. SCHOENBERG 1978) stellen gewissermaßen *das* klinische Leitsymptom in der Diagnostik der Tangier-Krankheit dar.

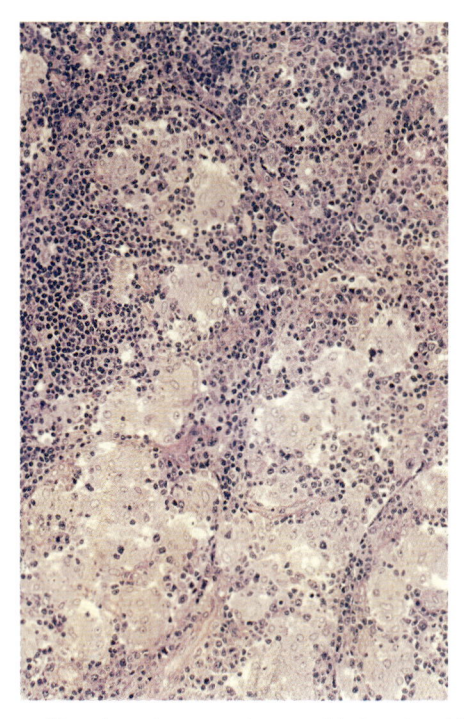

Abb. 2.83. Tonsilläre Manifestation einer Tangier-Krankheit mit zahlreichen histiozytären (xanthomatösen) Schaumzellen. HE × 120

8.4 Hypopharynxtumoren

Die WHO-Klassifikation ist in Tabelle 2.17 zusasmmengefaßt. Hinsichtlich einzelner Tumorformen wird einerseits auf den Abschnitt über nasopharyngeale Tumoren (vgl. S. 41 ff., 181), andererseits auf das Kapitel über Larynxtumoren (vgl. S. 739 ff.) verwiesen. *TNM-Klassifikation*: Tabelle 2.12. Es soll an dieser Stelle nur kurz auf die neuroendokrinen Karzinome eingegangen werden, die im oropharyngealen Bereich sicher extrem selten (vgl. Larynx, S. 876) sind; aus differentialdiagnostischen Gründen und aus Gründen einer nicht immer eindeutigen Tumortopographie (Larynx – Hypopharynx) werden sie hier erwähnt (FERLITO 1991).

8.4.1 Neuroendokrine Karzinome

Neuroendokrine Karzinome werden im allgemeinen untergliedert in Karzinoidtumoren (= gut differenzierte neuroendokrine Karzinome), in atypische Karzinoidtumoren (= mittelgradig differenzierte neuroendokrine Karzinome) und in klein- („oat") zellige Karzinome (= undifferenzierte neuroendokrine Karzinome).

Tabelle 2.17. Histologische Klassifikation der Hypopharynx-Tumoren (einschließlich Larynx und Trachea). [WHO (SHANMUGARATNAM u. SOBIN 1991)]

1. **Epitheliale Tumoren und präkanzeröse Läsionen**
1.1. *Gutartige epitheliale Tumoren*
1.1.1. Papillome/Papillomatose
1.1.2. Pleomorphe Adenome
1.1.3. Basalzell- (basaloide) Adenome
1.2. *Dysplasien und Carcinomata in situ*
1.2.1. Plattenepitheldysplasien
1.2.1.1. Geringe Dysplasie (Grad 1)
1.2.1.2. Mittelschwere Dysplasie (Grad 2)
1.2.1.3. Schwere Dysplasie (Grad 3)
1.2.2. Carcinomata in situ
1.3. *Maligne epitheliale Tumoren*
1.3.1. Plattenepithelkarzinome
1.3.2. Verruköse Plattenepithelkarzinome
1.3.3. Spindelzellkarzinome
1.3.4. Adenoide Plattenepithelkarzinome
1.3.5. Basaloide Plattenepithelkarzinome
1.3.6. Adenokarzinome
1.3.7. Azinuszellkarzinome
1.3.8. Mukoepidermoide Karzinome
1.3.9. Adenoid-zystische Karzinome
1.3.10. Karzinome in pleomorphen Adenomen
1.3.11. Epithelial-myoepitheliale Karzinome
1.3.12. Klarzellige Karzinome
1.3.13. Adenosquamöse Karzinome
1.3.14. Großzellige Karzinome
1.3.15. Speichelgangkarzinome
1.3.16. Karzinoidtumoren
1.3.17. Atypische Karzinoidtumoren
1.3.18. Kleinzellige Karzinome
1.3.19. Lymphoepitheliale Karzinome

2. *Mesenchymale Tumoren*
2.1. *Gutartige mesenchymale Tumoren*
2.1.1. Aggressive Fibromatose
2.1.2. Myxome
2.1.3. Fibröse Histiozytome
2.1.4. Lipome
2.1.5. Leiomyome
2.1.6. Rhabdomyome
2.1.7. Hämangiome
2.1.8. Hämangioperizytome
2.1.9. Lymphangiome
2.1.10. Neurilemmone
2.1.11. Neurofibrome
2.1.12. Granularzelltumoren
2.1.13. Paragangliome
2.2. *Maligne mesemchymale Tumoren*
2.2.1. Fibrosarkome
2.2.2. Maligne fibröse Histiozytome
2.2.3. Liposarkome
2.2.4. Leiomyosarkome

Tabelle 2.17 (*Fortsetzung*)

2.2.5.	Rhabdomyosarkome
2.2.6.	Angiosarkome
2.2.7.	Kaposi-Sarkome
2.2.8.	Maligne Hämangioperizytome
2.2.9.	Maligne Nervenscheidentumoren
2.2.10.	Alveoläre Weichteilsarkome
2.2.11.	Synoviale Sarkome
2.2.12.	Ewing-Sarkome
3.	*Tumoren des Knochen- und Knorpelgewebes*
3.1.	*Gutartige Tumoren des Knochen- und Knorpelgewebes*
3.1.1.	Chondrome
3.2.	*Maligne Tumoren des Knochen- und Knorpelgewebes*
3.2.1.	Chondrosarkome
3.2.1.	Osteosarkome
4.	*Maligne Lymphome*
5.	*Sonstige Tumoren*
5.1.	*Gutartige Tumoren*
5.1.1.	Reife Teratome
5.2.	*Maligne Tumoren*
5.2.1.	Maligne Melanome
5.2.2.	Maligne Keimzelltumoren
6.	*Metastasen*
7.	*Unklassifizierbare Tumoren*
8.	*Tumor-ähnliche Läsionen*
8.1.	Zysten
8.2.	Hamartome
8.3.	Heterotopes Schilddrüsengewebe
8.4.	Stimmbandpolypen
8.5.	Fibroinflammatorische Pseudotumoren
8.6.	Infektiöse Granulome
8.7.	Wegener-Granulomatose
8.8.	Pseudoepitheliomatöse Hyperplasie
8.9.	Plattenepithelhyperplasie
8.10.	Keratose
8.11.	Nekrotisierende Sialometaplasie
8.12.	Onkozytäre Metaplasie und Hyperplasie
8.13.	Granuloma pyogenes
8.14.	Intubationsgranulom/Kontaktulzera
8.15.	Elastoide kartilaginäre Metaplasie
8.16.	Tracheopathia osteochondroplastica
8.17.	Rezidivierende Polychondropathien
8.18.	Aneurysmatische Knochenzysten
8.19.	Lymphoide Hyperplasien
8.20.	Plasmazellgranulome
8.21.	Malakoplakie
8.22.	Langerhanszellhistiozytose
8.23.	Rosai-Dorfman Krankheit
8.24.	Amyloidtumoren
8.25.	Gichttophie
8.26.	Lipoidproteinose

Über 60% aller betroffenen Patienten sind durch eine meist langjährige Raucheranamnese belastet.

Es handelt sich um submukös lokalisierte, noduär und polypoid wachsende Tumoren unterschiedlicher Größe (wenige Millimeter bis 4,0 cm). Dabei zeigen atypische Karzinoide und kleinzellige Karzinome nahezu regelmäßig oberflächliche Ulzerationen.

Karzinoidtumoren und atypische Karzinoide zeigen teils solid-lobuläre, teils trabekuläre und plexiforme Wachstumsmuster unter Einschluß eines fibrovaskulären Stromas. Immunphänotypisch sind sie charakterisiert durch positive Keratin-, Chromogranin-, Synaptophysin- und Neuron-spezifische Enolasereaktionen. Sie reagieren argyrophil. Die Prognose ist vergleichsweise gut (STANLEY et al. 1986; PATTERSON u. YARRINGTON 1987; WENIG et al. 1988a; WENIG u. GNEPP 1989; DICTOR et al. 1992).

Kleinzellige Karzinome zeigen ein den broncho-pulmonalen Karzinomen vergleichbares Wachstums- und Differenzierungsmuster. Die oben erwähnten immunhistologischen Raktionen fallen zumeist nur sehr inkonstant aus. Die Prognose ist durchweg infaust (MYEROWITZ et al. 1978; GNEPP et al. 1983; MILLS et al. 1983; GOOGE et al. 1988).

Differentialdiagnose. Niedrig differenzierte und nicht verhornende Plattenepithelkarzinome, basaloide Plattenepithelkarzinome, Paragangliome, esthesioneurogene Tumoren, extramedulläre Plasmozytome, medulläre Schilddrüsenkarzinome, hypopharyngeale und laryngeale maligne Melanome (primär und Metastasen).

8.5 Para- und retropharyngeale Tumoren

Sie sind durchweg selten und machen etwa 0,5% der im Kopf-Hals-Bereich lokalisierten Neoplasien aus (WORK u. HYBELS 1974). Mit über 80% dominieren gutartige Neoplasien. Unter den myogenen Tumoren allerdings werden Rhabdomyome wesentlich seltener angetroffen als myogene Sarkome (TANNER et al. 1978; GARDNER u. CORIO 1983; STRINGER et al. 1988; FREIJE et al. 1992). Retropharyngeale Tumoren sollen seltener sein als parapharyngeal lokalisierte Geschwülste. Im Einzelfall dürfte die exakte topographische Zuordnung vor allem bei malignen Tumoren (destruierendes, infiltratives Wachstum) problematisch sein.

Unter histogenetischen Aspekten findet man im Prinzip alle Tumorformen des Weichgewebes (KEHRL et al. 1990; DAVIS et al. 1990) und nach Angaben der Literatur in erstaunlich hohem Prozentsatz Speicheldrüsen-Tumoren (WARRINGTON u. EMERY 1981; KEHRL et al. 1990; IHRLER et al. 1992). Nach MÜNDNICH (1960) sollen im prästyloiden Spatium parapharyngeum vor allem Lipome und Ausläufer von Mischtumoren, im poststyloiden Spatium parapharyngeum neurogene Tumoren (30%) dominieren.

Im einzelnen sind (ohne vollständig sein zu wollen) para- und retro-pharyngeal folgende Tumorformen beschrieben worden: *Lipome/Liposarkome* (BORN et al. 1986; STEIGER et al. 1992; MENOWN et al. 1992; ELANGO 1995), *myogene*

Tumoren [Rhabdomyome, Leio- und Rhabdomyosarkome (FREIJE et al. 1992; GIBAS u. MIETTINEN 1992; METHEETRAIRUT et al. 1992; IHRLER et al. 1992)], neurogene Tumoren [Chordome (HAMPAL et al. 1992), Schwannome (MICHIDA et al. 1995)], pleomorphe Adenome (BENT et al. 1992; MORITA et al. 1995). Selten sind inflammatorische Pseudotumoren des parapharyngealen Raumes (Übersicht: HYTIROGLOU et al. 1992).

Da hinsichtlich der Histologie der para- und retropharyngeal lokalisierten Weichgewebs-Tumoren keine Unterschiede zu anderen (und häufigeren) Lokalisationen zu beobachten sind, wird auf die entsprechenden Standardwerke verwiesen (z.B.: HYAMS et al. 1986; ENZINGER u. WEISS 1995).

8.6 Anhang: Ektopes hamartomatöses Thymom

1982 wurde von SMITH u. MCCLURE ein im Halsbereich (supraklavikulär, suprasternal) lokalisierter und komplex zusammengesetzter Tumor beschrieben, der 2 Jahre später anhand 4 weiterer Fälle als eigenständige Tumorentität herausgearbeitet werden konnte und zunächst als ektopes hamartomatöses Thymom bezeichnet wurde (ROSAI et al. 1984).

Obwohl die Natur dieser tumorösen Läsion noch immer unklar ist (proliferierendes Hamartom vs. autonomer Tumor mit hamartomatösem Charakter), dürfte es sich nach allen bislang vorliegenden Kasuistiken um eine benigne Läsion des Erwachsenenalters mit eindeutiger Dominanz des männlichen Geschlechtes handeln (ROSAI et al. 1984; FETSCH u. WEISS 1990; SAEED u. FLETCHER 1990; CHAN u. ROSAI 1991; ARMOUR u. WILLIAMSON 1993; MENTZEL et al. 1995).

Es handelt sich um zirkumskripte, nicht aber kapselbegrenzte, weiche, gelblich-graue Läsionen, die histologisch durch 4 distinkte Strukturkomponenten charakterisiert sind:

1. durch uniforme und zytologisch blande Spindelzellen, die Zytokeratine exprimieren und ultrastrukturell Tonofilamente und Desmosomen enthalten mithin also epithelialer Natur sind;
2. in die spindelzellige Strukturkomponente eingelagert sind teils solide epidermoide Zellnester, teils irregulär verzweigte oder auch ameloblastomatöse und glandulär-azinäre Differenzierungsmuster. Gelegentlich findet man periglandulär myoepithelial differenzierte Zellnester mit positiver Immunreaktivität gegenüber α-glattmuskulärem Antigen, Vimentin, S-100-Protein und gegenüber Zytokeratinen (FETCH u. WEISS 1990; MENTZEL et al. 1995);
3. als signifikante Tumorkomponente sind unterschiedlich große Fettgewebskomplexe mit reifen Adipozyten nachweisbar;
4. konstant nachweisbar, wenngleich in unterschiedlicher Dichte, sind lymphoide Rundzellen (T-Lymphozyten?).

ROSAI et al. (1984) bzw. CHAN u. ROSAI (1991) mutmaßen, daß es sich bei den ektopen hamartomatösen Thymomen um Entwicklungsdefekte des 3. Kiemenbogens mit Strukturstörungen der thymischen Gewebskomponenten handelt.

Von besonderer klinischer Bedeutung ist die Abgrenzung des ektopen hamartomatösen Thymoms von malignen Tumoren mit thymus-ähnlicher Differenzierung und von zahlreichen gut- und bösartigen Tumoren des Hals-Nacken-Bereiches. Das differentialdiagnostische Spektrum umfaßt zervikale Thymome, Thymolipome, heterotopes Speicheldrüsengewebe, reife und maligne Teratome, biphasische Synovialsarkome, trichogene Tumoren sowie 2 erstmals von CHANG u. ROSAI (1991) herausgearbeitete Tumorentitäten, die als *„spindle epithelial tumor with thymus-like differentiation"* (SETTLE) und als *„carcinoma showing thymus-like differentiation"* (CASTLE) bezeichnet wurden.

Literatur

1 Anatomie, Histologie, Immunhistologie

Ali MY (1965) Histology of the human nasopharyngeal mucosa. J Anat 99: 657–672
Berg EL, Goldstein LA, Jutila MA et al. (1989) Homing receptors and vascular addressins. Immunol Rev 108: 5–18
Bernstein JM, Sendor S, Wactawski-Wende J (1992) Antigen-presenting cells in the nasopharyngeal tonsil. Adv Otorhinolaryngol 47: 80–90
Bernstein JM, Yamanaka N, Nadal D (1994) Immunobiology of the tonsils and adenoids. In: Ogra PL, Mestecky J, Lamm ME, Strober W, McGhee JR, Bienenstock J (eds) Handbook of mucosal immunology. Academic Press, San Diego New York Boston London Sydney Tokyo Toronto, pp 625–640
Bhaskar SN (1966) Lymphoepithelial cysts of the oral cavity; report of twenty-four cases. Oral Surg Oral Med Oral Pathol 21: 120–128
Brandtzaeg P (1984) Immune functions of nasal mucosa and tonsils in health and disease. In: Bienenstock J (ed) Immunology of the lung and upper respiratory tract. McGraw-Hill, New York, pp 28–95
Brandtzaeg P (1987) Immune functions and immunopathology of palatine and nasopharyngeal tonsils. In: Bernstein JM, Ogra PL (eds) Immunology of the ear. Raven Press, New York, pp 63–106
Brandtzaeg P (1988) Mucosal immunology – with special reference to specific immune defense of the upper respiratory tract. ORL 50: 225–235
Brandtzaeg P (1995) Immunocompetent cells of the upper airway: functions in normal and diseased mucosa. Eur Arch Otorhinolaryngol 1: 8–21 (Suppl)
Brandtzaeg P, Halstensen TS (1992) Immunology and immunopathology of tonsils. Adv Otorhinolaryngol 47: 64–75
Calman HI (1963) Sublingual branchiogenic cyst; report of a case. Oral Surg Oral Med Oral Path 16: 333–338
Curran RC, Jones EL (1978) The lymphoid follicles of the human palatine tonsil. Clin Exp Immunol 31: 251–259
Eggston AA, Wolff D (1947) Histopathology of the ear, nose and throat. Chapter XXXVII: Histology and physiology of the pharynx and larynx. The Williams & Wilkins, Baltimore, pp 845–865
Elzay RP, Frable WJ (1974) „Accessory oral tonsils" – a cytologic dilemma. Acta Cytol 18: 125–129
Ennas MG, Murra MR, Bistusso A et al. (1984) Lymphocyte subset in human adenoids and tonsils. Rosette formation, alpha naphthyl acetate esterase cytochemistry, monoclonal antibodies and peanut lectin reactivity. Immunol Lett 8: 1–9
Falk P, Mootz W (1973) Morphologische Untersuchungen zur Retikulierung des Tonsillenepithels. Acta Otolaryngol 75: 85–103
Fechner RE, Mills StE (1992) Larynx and pharynx. In: Sternberg StS (ed) Histology for pathologists. Raven Press, New York, pp 443–455

Finzi G, Cornaggia M, Capella C et al. (1993) Cathepsin E in follicle associated epithelium of intestine and tonsils: localization to M cells and possible role in antigen processing. Histochemistry 99: 201–211

Fioretti A (1961) Die Gaumenmandel. Darstellung der Biologie und Physiopathologie. Thieme, Stuttgart

Fleischhauer K (1985a) 1.4 Die Systematik des Arteriensystems. In: Fleischhauer K (Hrsg) Makroskopische und mikroskopische Anatomie des Menschen. 2. Bd. Kreislauf und Eingeweide. Urban & Schwarzenberg, München Wien Baltimore, S 80–109

Fleischhauer K (1985b) Die Systematik des Venensystems. In: Fleischhauer K (Hrsg) Makroskopische und mikroskopische Anatomie des Menschen. 2. Bd. Kreislauf und Eingeweide. Urban & Schwarzenberg, München Wien Baltimore, S 110–121

Fleischhauer K (1985c) Die Anordnung der Lymphgefäße un die regionalen Lymphknoten. In: Fleischhauer K (Hrsg) Makroskopische und mikroskopische Anatomie des Menschen. 2. Bd. Kreislauf und Eingeweide. Urban & Schwarzenberg, München Wien Baltimore, S 121–132

Fleischhauer K (1985d) 2. Der Verdauungsapparat (Apparatus digestorius). 2.3. Der Rachen. In: Fleischhauer K (Hrsg) Makroskopische und mikroskopische Anatomie des Menschen. 2. Bd. Kreislauf und Eingeweide. Urban & Schwarzenberg, München Wien Baltimore, S 179–194

Fleischhauer K, Drenckhahn D (1994) Rachen: In: Drenckhahn D, Zenker W (Hrsg) Benninghoff Anatomie. Makroskopische Anatomie, Embryologie und Histologie des Menschen, Bd 1. Urban & Schwarzenberg, München Wien Baltimore, S 816–827

Gaudecker B von, Müller-Hermelink HK (1982) The development of the human tonsilla palatina. Cell Tissue Res 224: 579–600

Gaudecker B von, Pfingsten U, Müller-Hermelink HK (1984) Localization and characterization of T-cell subpopulations and natural killer cells in the human tonsilla palatina. Cell Tissue Res 238: 135–143

Gold C (1962) Branchial cleft cyst located in the floor of the mouth. Oral Surg Oral Med Oral Pathol 15: 1118–1120

Guidos C, Wong M, Lee KC (1984) A comparison of the stimulatory activities of lymphoid dendritic cells and macrophages in T proliferative response to various antigens. J Immunol 133: 1179–1184

Heinen E, Cornmann N, Inket-Denoel C (1988) The lymph follicle: a hard nut to crack. Immunol Today 9: 240–243

Hoffmann-Fezer G, Löhrs U, Rodt HV et al. (1981) Immunohistochemical identification of T- and B-lymphocytes delineated by the unlabelled antibody enzyme method. III. Topographical and quantitative distribution of T- and B-cells in human palatine tonsil. Cell Tissue Res 216: 361–375

Holibka V (1992) High endothelial venules in the developing human palatine tonsil. Adv Otorhinolaryngol 47: 54–58

Howie AJ (1980) Scanning and transmission electron microscopy on the epithelium of human palatine tonsil. J Pathol 130: 91–98

Ibelgaufts H (1992) Lexikon Zytokine. Medikon, München

Jones J, Sugiyama M, Watt FM et al. (1993) Integrin expression in normal, hyperplastic, dysplastic, and malignant oral epithelium. J Pathol 169: 235–243

Knapp MJ (1970a) Oral tonsils: location, distribution, and histology. Oral Surg 29: 155–161

Knapp MJ (1970b) Pathology of oral tonsils. Oral Surg 29: 295–304

Kosco MH (1991) Antigen presentation of B cells. Curr Opin Immunol 3: 336–339

Kraal G, Weissman IL, Butcher EC (1982) Germinal center B cells antigenspecifity and changes in heavy chain class expression. Nature 298: 377–379

Löhning Th (1984) Immunpathologie der Mundschleimhaut. Orales Immunsystem – Entzündungsreaktionen – Tumor-„Marker" – Virusnachweis. Fischer, Stuttgart New York

Lobeck H, Haase U, Pfannkuch F et al. (1986) Expressionsmuster definierter Zytokeratine in Normalepithel, Hyperplasien und Karzinomen der Schleimhaut des oberen Verdauungstraktes (eine immunhistochemische Untersuchung). Verh Dtsch Ges Pathol 70: 238–242

Londei M, Lamb JR, Bottazzo GF et al. (1984) Epithelial cells expressing aberrant MHC class II determinants can present antigen to clonal human T-cells. Nature 312: 639–641

Mangge H, Lang-Loidolt D, Hartmann M, Schauenstein K (1998) Indikationen und Kontraindikationen zu Tonsillektomie und Adenektomie. Beurteilung aus immunologischer Sicht. Dtsch Med Wochenschr 123: 195–199

Mestecky J (1987) The common mucosal immune system and current strategies for induction of immune response in external secretions. J Clin Immunol 7: 265–276

Mootz W, Mäusle E, Schöndorf J (1972) Elektronenmikroskopischer Nachweis von Langerhans Zellen im Kryptenepithel der menschlichen Gaumenmandel. Z Haut-Geschl Kr 47: 213–216

Nadal D, Soh N, Schläpfer E et al. (1992) Distribution characteristics of immunoglobulin secreting cells in adenoids. Relationship to age and disease. Int J Pediatr Otorhinolaryngol 24: 121–130

Owen R, Nemanic P (1978) Antigen processing structures of the mammalian intestinal tract: a SEM of lymphoepithelial organs. Scan Electron Microsc 2: 367–378

Pabst R (1994) Tonsillen. In: Drenckhahn D, Zenker W (Hrsg) Benninghoff Anatomie. Makroskopische Anatomie, Embryologie und Histologie des Menschen, Bd 1. Urban & Schwarzenberg, München Wien Baltimore, S 749–751

Perry ME, Jones MM, Mustafa Y (1988) Structure of the crypt epithelium in human palatine tonsil. Acta Otolaryngol (Stockholm) 454: 53–59

Perry ME, Brown KA, Gaudecker B von (1992a) Ultrastructural identification and distribution of the adhesion molecules ICAM-1 and LFA-1 in the vascular and extravascular compartments of the human palatine tonsil. Cell Tissue Res 268: 317–326

Perry ME, Mustafa Y, Brown KA (1992b) The microvasculature of the human palatine tonsil and its role of homing lymphocytes. Adv Otorhinolaryngol 47: 11–15

Pober JS, Cotran RS (1991) What can be learned from the expression of endothelial adhesion molecules in tissue? Lab Invest 64: 301–305

Reibel J, Sorensen CH (1991) Association between keratin staining pattern and structural and functional aspects of palatine tonsil epithelium. APMIS 99: 905–915

Schmedtje JF, Chinea JJ, Kletzing DW (1979) Immunologically induced changes in the tonsillar crypt epithelium. Ann Otol Rhinol Laryngol 68: 397–406

Secrist H, Egan M, Peters MG (1994) Tissue-specific regulation of IL-4 mRNA expression in human tonsil. J Immunol 152: 1120–1126

Seifert G (1966) Mundhöhle, Mundspeicheldrüsen, Tonsillen und Rachen. In: Doerr W, Uehlinger E (Hrsg) Spezielle pathologische Anatomie, Bd 1. Springer, Berlin Heidelberg New York, S 1–415

Slipka J (1988) Palatine tonsils – their evolution and their ontogeny. Acta Otolaryngol (Stockholm) 454: 18–22

Springer TA (1990) Adhesion receptors of the immune system. Nature 346: 425–434

Tang X, Hori S, Osamura Y et al. (1995) Reticular crypt epithelium and intra-epithelial lymphoid cells in the hyperplasitc human palatine tonsil: An immunohistochemical analysis. Pathol Int 45: 34–44

Tew JG, Thornbacke J, Stienman RM (1982) Dendritic cells in the immune response. J Reticuloendothel Soc 31: 371–380

Tew JG, Kosco MH, Szakal AK (1989) The alternative antigen pathway. Immunol Today 70: 229–232

Uccini S, Ruco LP, Monardo F et al. (1992) Molecular mechanisms involved in intraepithelial lymphocyte migration: a comparative study in skin and tonsil. J Pathol 169: 413–419

Uhlmann Ch, Krüger GRF, Sesterhenn K et al. (1975) Die Verteilung von B-lymphoiden Zellen im lymphoepithelialen Gewebe und in lymphoretikulären sowie lymphoepithelialen Tumoren des Hals-Nasen-Rachenbereiches. Arch Oto Rhino Laryngol 209: 291–301

Vickers RA, Gorlin RJ, Smart EA (1963) Lymphoepithelial lesions of the oral cavity; report of four cases. Oral Surg Oral Med Oral Pathol 16: 1214–1221

Warwick R, Williams PL (1973) The pharynx. In: Warwick R, Williams PL (eds) Gray's anatomy, 35th British edn. Saunders, Philadelphia, pp 1243–1250

Yamanaka N, Matsuyama H, Harabuchi Y et al. (1992) Distribution of lymphoid cells in tonsillar compartments in relation to infection and age. Acta Otolaryngol 112: 128–137

Young WG, Claman SM (1967) Lymphoepithelial cyst of the oral cavity. Oral Surg Oral Med Oral Pathol 23: 62–70

2 Anmerkungen zur Physiologie (Funktion)

Andersson J, Abrams J, Bjork L et al. (1994) Concomitant in vivo production of 19 different cytokines in human tonsils. Immunology 83: 16–24
Berendes J, Link R, Zöllner F (Hrsg) (1978) Hals-Nasen-Ohren-Heilkunde in Praxis und Klinik. Thieme, Stuttgart
Bernstein JM, Yamanaka N, Nadal D (1994) Immunobiology of the tonsils and adenoids. In: Ogra PL, Mestecky J, Lamm ME, Strober W, McGhee JR, Bienenstock J (eds) Handbook of mucosal immunology. Academic Press, San Diego New York Boston London Sydney Tokyo Toronto, pp 625–640
Bock A, Popp W, Herkner KR (1994) Tonsillectomy and the immune system: a long-term follow up comparison between tonsillectomized and non-tonsillectomized children. Eur Arch Otorhinolaryngol 251: 423–427
Boenninghaus H-G (1993) Hals-Nasen-Ohrenheilkunde für Medizinstudenten. 9. Aufl. Springer, Berlin Heidelberg New York Tokyo
Brandtzaeg P (1984) Immune functions of nasal mucosa and tonsils in health and disease. In: Bienenstock J (ed) Immunology of the lung and upper respiratory tract. McGraw-Hill, New York, pp 28–95
Brandtzaeg P (1987) Immune functions and immunopathology of the palatine and nasopharyngeal tonsils. In: Bernstein JM, Ogra PL (eds) Immunology of the ear. Raven Press, New York, pp 63–106
Brandtzaeg P (1995) Molecular and cellular aspects of the secretory immunoglobulin system. APMIS 103: 1–19
Challacombe SJ, Shirlaw PJ (1994) Immunology of diseases of the oral cavity. In: Ogra PL, Mestecky J, Lamm ME, Strober W, McGhee JR, Bienenstock J (eds) Handbook of mucosal immunology. Academic Press, San Diego New York Boston London Sydney Tokyo Toronto, pp 607–624
Friday GA, Paradise JL, Rabin BS et al. (1992) Serum immunglobulin changes in relation to tonsil and adenoid surgery. Ann Allergy 69: 225–230
Galioto GB, Mevio E, Galioto P et al. (eds) (1992) Tonsils: a clinically oriented update. Advances in Oto-Rhino-Laryngology, vol 47. Karger, Basel Freiburg Paris London New York Delhi Bangkok Singapore Tokyo Sydney
Ganz H (1991) Hals-Nasen-Ohren-Heilkunde mit Repetitorium. Walter de Gruyter, Berlin New York
Harabuchi Y, Hamamoto N, Shirasaki H et al. (1989) Specific immune response of adenoids to a respiratory antigen. Am J Otolaryngol 10: 138–142
Jeschke R, Ströder J (1980) Verlaufsbeobachtung klinischer und immunologischer Parameter, insbesondere des Speichel-IgA, bei tonsillektomierten Kindern. Klin Pädiatr 192: 51–60
Kett L, Brandtzaeg P, Radl J et al. (1986) Different subclass distribution of IgA producing cells in human lymphoid organs and various secretory tissues. J Immunol 136: 3631–3635
Koch RJ, Brodsky L (1995) Qualitative and quantitative immunoglobulin production by specific bacteria in chronic tonsillar disease. Laryngoscope 105: 42–48
Lim DJ, Mogi G (1994) Mucosal immunology of the middle ear and Eustachian tube. In: Ogra PL, Mestecky J, Lamm ME, Strober W, McGhee JR, Bienenstock J (eds) Handbook of mucosal immunology. Academic Press, San Diego New York Boston London Sydney Tokyo Toronto, pp 599–606
Quiding-Jarbrink M, Granstrom G, Nordstrom I et al. (1995) Induction of compartmentalized B-cell responses in human tonsils. Infect Immun 63: 853–857
Soh N, Nadal D, Schläpfer E et al. (1991) Immunological response of adenoidal lymphocytes to respiratory syncytial virus. Ann Otol Rhinol Laryngol 101: 848–853

3 Anmerkungen zur Embryologie, Organogenese

Blechschmidt E (1960) Die vorgeburtlichen Entwicklungsstadien des Menschen. Karger, Basel New York

Gaudecker B von (1993) Lymphatische Organe. In: Hinrichsen KV (Hrsg) Humanembryologie. Lehrbuch und Atlas der vorgeburtlichen Entwicklung des Menschen. Springer, Berlin Heidelberg New York Tokyo, S 340-380

Gaudecker B von, Müller-Hermelink HK (1982) The development of the human tonsilla palatina. Cell Tissue Res 224: 579-600

Grosser O (1911) Die Entwicklung des Kiemendarms und des Respirationsapparates. In: Keibel F, Mall FP (Hrsg) Handbuch der Entwicklungsgeschichte des Menschen, Bd 2. Hirzel, Leipzig, S 436-482

Hinrichsen KV (1993) Intestinaltrakt. In: Hinrichsen KV (Hrsg) Humanembryologie. Lehrbuch und Atlas der vorgeburtlichen Entwicklung des Menschen. Springer, Berlin Heidelberg New York Tokyo, S 516-570

Kyriazis AA, Esterly JJ (1971) Fetal and neonatal development of lymphoid tissue. Arch Pathol 91: 444-451

Langman J (1976) Medizinische Embryologie, 4. Aufl. Thieme, Stuttgart

Moore KL (1985) Embryologie. Lehrbuch und Atlas der Entwicklungsgeschichte des Menschen, 2. Aufl. Schattauer, Stuttgart New York

Paabst R (1994) Tonsillen. In: Drenckhahn D, Zenker W (Hrsg) Benninghoff Anatomie. Makroskopische Anatomie, Embryologie und Histologie des Menschen, Bd 1. Urban & Schwarzenberg, München Wien Baltimore, S 749-751

Poelmann RE, Dubois SV, Hermsen C et al. (1985) Cell degeneration and mitosis in the buccopharyngeal and branchial membranes in the mouse embryo. Anat Embryol 171: 187-192

Slipka J (1983) Development of the pharyngeal tonsil with reference of commencement of its immunocompetence. Fol Morphol (Prague) 31: 102-105

Slipka J (1992) The development and involution of tonsils. Adv Otorhinolaryngol 47: 1-4

Stark D (1975) Embryologie, 3. Aufl. Thieme, Stuttgart

4 Fehlbildungen, Anomalien

Baader WM, Lewis JM (1994) First branchial cleft cysts presenting as parotid tumors. Ann Plast Surg 33: 72-74

Barnes L (1985) Branchial cleft cysts, fistulas, and sinuses. In: Barnes L (ed) Surgical pathology of the head and neck. Marcel Dekker, New York, pp 1285-1292

Bhaskar SN, Bernier JL (1959) Histogenesis of branchial cysts: a report of 468 cases. Am J Pathol 35: 407-423

Boyd JD (1956) Observations on the human pharyngeal hypophysis. J Endocrin 14: 66-77

Braun M, Boman F, Hascoet JM et al. (1992) Brain tissue heterotopia in the nasopharynx. Contribution of MRI to assessment of extension. J Neuroradiol 19: 68-74

Burn J, McKeown C, Wagget J et al. (1992) New dysmorphic syndrome with choanal atresia in siblings. Clin Dysmorphol 1: 137-144

Burton MJ, Lund WS (1990) Pharyngeal pouch carcinoma: two unusual cases. J Laryngol Otol 104: 821-823

Buntincx IM, Overmeire B van, Desager K et al. (1993) Syndromic association of cleft palate, bilateral choanal atresia, curly hair, and congenital hypothyroidism. J Med Genet 30: 427-428

Carroll WR, Zappia JJ, McClatchey KD (1993) Branchiogenic carcinoma. J Otolaryngol 22: 26-28

Cave AJE (1931) The craniopharyngeal canal in man and anthropoids. J Anat (Lond) 65: 363-367

Chaudhury AR, Taylor JC (1982) Primary intranasal encephalocele: report of four cases. J Neurosurg 57: 552-555

Chou L, Hansen LS, Daniels TE (1991) Choristomas of the oral cavity: a review. Oral Surg Oral Med Oral Pathol 72: 584-593

Cozzi F, Myers NA, Madonna L et al. (1991) Esophageal atresia, choanal atresia, and dysautonomia. J Pediatr Surg 26: 548-552

Cozzi F, Myers NA, Piancenti S et al. (1993) Maturational dysautonomia and facial anomalies associated with esophageal atresia: support for neural crest involvement. J Pediatr Surg 28: 798–801
Dalphin ML, Noir A, Menget A (1993) Atresie des choanes et syndrome CHARGE. Pediatrie 48: 537–542
DeJong G, Nelson MM (1992) Choanal atresia in two unrelated patients with the Coffin-Siris syndrome. Clin Genet 42: 320–322
El Sharkawi A, Williams GT (1993) Malignant branchioma – a further insight. Eur J Surg Oncol 19: 567–568
Falk P, Mootz W (1978) Entwicklungsgeschichte, Mißbildungen, Anatomie, Physiologie und Pathophysiologie des Rachens. In: Berendes J, Link R, Zöllner F (Hrsg) Hals-Nasen-Ohren-Heilkunde in Praxis und Klinik, Bd 3: Mund-Rachen-Speiseröhre, Tropenkrankheiten. Thieme, Stuttgart, S 1.1–1.55
Gershoni-Baruch R (1992) Choanal atresia: evidence for autosomal recessive inheritance. Am J Med Genet 44: 754–756
Goffart Y, Moreau P, Lenelle J et al. (1991) Traction diverticulum of the hypopharynx following anterior cervical spine surgery. Case report and review. Ann Otol Rhinol Laryngol 100: 852–855
Golledge J, Ellis H (1994) The aetiology of lateral cervical (branchial) cysts: past and present theories. J Laryngol Otol 108: 653–659
Gras JR, Domenech E, Paredes JR et al. (1991) Atresia de coanas: revision de la embriologia y patogenia. Ann Otorinolaringol Ibero Am 18: 249–263
Grewal DS, Hiranandani NL, Kalgutkar JS (1985) Congenital absence of the palatine tonsil associated with congenital malformation of the external ear. A congenital anomaly. J Laryngol Otol 99: 285–288
Haberfeld W (1910) Zur Pathologie des Canalis craniopharyngeus. Frankf Z Pathol 4: 96–123
Hamperl H (1939) Über die „branchiogenen" Tumoren. Virchows Arch 304: 34–64
Hirota J, Maeda Y, Ueta E, Osaki T (1989) Immunohistochemical and histologic study of cervical lymphoepithelial cysts. J Oral Pathol Med 18: 202–205
Harrison HC, Tindall B, McCarthy SW et al. (1990) Nasopharyngeal cyst simulating Kaposi's sarcoma in an HIV-infected patient. J Laryngol Otol 104: 498–500
Hickey SA, Scott GA, Traub P (1994) Defects of the first branchial cleft. J Laryngol Otol 108: 240–244
Hori A, Schmidt D, Feyerabend B (1995) Pharyngosellar pituitary: a rare developmental anomaly of the pituitary gland. Acta Neuropathol 89: 459–463
Hosemann W, Wigand ME (1988) Sind laterale Halszysten wirklich aus zervikalen Lymphknoten abzuleiten? HNO 36: 140–146
Kapadia SB, Popek EJ, Barnes L (1994) Pediatric otorhinolaryngic pathology: diagnosis of selected lesions. Pathol Annu 29/1: 159–209
Kaplan LC (1989) The CHARGE association: choanal atresia and multiple congenital anomalies. Otolaryngol Clin North Am 22: 661–672
Karma P, Räsänen O, Kärjä J (1977) Nasal gliomas: a review and report of two cases. Laryngoscope 87: 1169–1179
Katafuchi Y, Fukuda T, Maruoka T et al. (1992) Partial trisomy 6p with agenesis of the corpus callosum and choanal atresia [letter]. J Child Neurol 7: 114–116
Katz A, Aimi K, Skolnik EM (1980) Enterocystoma of the head and neck. Laryngoscope 90: 1441–1444
Kenealy JF, Torsiglieri AJ, Tom LW (1990) Branchial cleft anomalies: a five-year retrospective review. Trans Pa Acad Ophthalmol Otolaryngol 42: 1022–1025
Khunamornpong S, Yousukh A, Tananuvat R, Mai C (1996) Heterotopic gastrointestinal and pancreatic tissue of the tongue. A case report. Oral Surg Oral Med Oral Pathol Oral Radiol Endod 81: 576–579
Little JW, Rickles RH (1967) The histogenesis of the branchial cysts. Am J Pathol 50: 533–547
MacGrath P (1970) Extrasellar adenohypophyseal tissue in the female. Aust Radiol 14: 241–247
MacGrath P (1972) The volume of human pharyngeal hypophysis in relation to age and sex. J Anat 110: 275–282

MacGrath P (1972) Vascularity of the envirous of the human pharyngeal hypophysis as a possible indication of the mechanism of its control. J Anat 112: 185-194
Meinecke P, Polke A, Schmiegelow P (1989) Limb anomalies in the CHARGE association. J Med Genet 26: 202-203
Melchionna RH, Moore RA (1938) The pharyngeal pituitary gland. Am J Pathol 14: 763-772
Morgan DW, Evans JN (1990) Developmental nasal anomalies. J Laryngol Otol 104: 394-403
Morgan D, Bailey M, Phelps P et al. (1993) Ear-nose-throat abnormalities in the CHARGE association. Arch Otolaryngol Head Neck Surg 119: 49-54
Morrison D, Rose EL, Smith AP et al. (1992) Dysceratosis congenital and nasopharyngeal atresia. J Laryngol Otol 106: 996-997
Mouroux J, Benchimol D, Santini J et al. (1991) Diverticules pharyngo-eosophagiens. Resultats dûne serie de quarante et une diverticulectomie. Ann Chir 45: 391-395
Nemechek AJ, Amedee RG (1994) Choanal atresia. J La State Med Soc 146: 337-340
Nicolai P, Luzzago F, Maroldi R et al. (1989) Nasopharyngeal cysts. Report of seven cases with review of the literature. Arch Otolaryngol Head Neck Surg 115: 860-864
Otto HD (1983) Pathogenese der branchiogenen Überschußmißbildungen (Choristien). Teil 2: Epithelretentionen (Branchiogene Fisteln und Zysten). HNO-Praxis 8: 247-257
Otto HF (1984) Pathologie des Thymus. In: Doerr W, Seifert G (Hrsg) Spezielle pathologische Anatomie, Bd 17. Springer, Berlin Heidelberg New York Tokyo
Paslin DA (1980) Accessory tonsils. Arch Dermatol 116: 720-721
Patterson K, Kapur S, Chandra RS (1986) „Nasal gliomas" and related brain heterotopias: a pathologist's perspective. Pediatr Pathol 5: 353-362
Puppala BL (1987) Nasal glioma and encephalocele. J Neurosurg 67: 472-473
Rejjal A, Alaiyan S, Coates R et al. (1994) The prevalence and spectrum of brain abnormalities in congenital choanal atresia. Neuropediatrics 25: 85-88
Rodier JF, Pusel J, Janser JC et al. (1989) Tumeurs malignes primitives ou secondaires des kystes amygdaloides, A propos dùn cas de cancer papillaire occulte de la thyroide revele par une metastase intra-kystique. Ann Otolaryngol Chir Cervicofac 106: 485-489
Saeger W (1981) Hypophyse. In: Doerr W, Seifert G (Hrsg) Spezielle pathologische Anatomie. Bd 14/I: Pathologie der endokrinen Organe. Springer, Berlin Heidelberg New York, S 1-226
Samy LL, Girgis IH, Wasef SA (1968) Ectopic salivary tissue in relation to the tonsil. J Laryngol Otol 82: 247-253
Seibert RW, Seibert JJ, Angtuaco EJ (1984) Nasopharyngeal brain heterotopia – a cause of upper airway obstruction in infancy. Laryngoscope 94: 818-819
Seifert G (1966) Mundhöhle, Mundspeicheldrüsen, Tonsillen und Rachen. In: Doerr W, Uehlinger E (Hrsg) Spezielle pathologische Anatomie, Bd 1. Springer, Berlin Heidelberg New York, S 1-415
Shafer WG, Hine MK, Levy BM (1983) Fordyce's granules. In: Shafer WG, Hine MK, Levy BM (eds) A texbook of oral pathology, 4th edn. Saunders, Philadelphia, pp 20-22
Shidara K, Uruma T, Yasuoka Y et al. (1993) Two cases of nasopharyngeal branchial cyst. J Laryngol Otol 107: 453-455
Siebenborn F (1895) Über Vorkommen des Epithels im Gebiet des Waldeyerschen adenoiden Schlundringes und über die sogenannte Pharyngo-mycosis leptothricia (Hyperkeratosis lacunaris). Arch Laryngol Rhinol (Berl) 2: 365-376
Sinha SN, Singh AK (1978) Ipsilateral absence of tonsil and microtia with ectopic salivary gland. A case report. J Laryngol Otol 92: 1147-1149
Stoll W (1980) Laterale Halszysten und laterale Halsfisteln: zwei verschiedene Krankheitsbilder. Laryngol Rhinol 59: 585-595
Stoll W (1981) Halsfehlbildungen: Laterale beziehungsweise mediane Zysten und Fisteln. Dtsch Ärztebl 78: 661-665
Stoll W, Hüttenbrink KB (1982) Die laterale Halszyste: Eine Lymphknotenerkrankung. Laryng Rhinol Otol 61: 272-275
Strauss RB, Collicott JH, Hargett IR et al. (1966) Intranasal neuroglial heterotopia: so-called nasal glioma. Am J Dis Child 111: 317-320
Telander RL, Filston HC (1992) Review of head and neck lesions in infancy and childhood. Surg Clin North Am 72: 1429-1447

Todd NW (1993) Common congenital anomalies of the neck. Embryology and surgical anatomy. Surg Clin North Am 73: 599–610
Volkmann R (1882) Das tiefe branchiogene Halscarcinom. Zentralbl Chir 9: 49–51
Weissman JL (1992) Thornwaldt cysts. Am J Otolaryngol 13: 381–385
Wild GA, Mischke D (1985) Biochemische Untersuchungen zur epithelialen Auskleidung von sog. lateralen Halszysten. Arch Otorhinolaryngol [Suppl II]: 142–145
Wild GA, Mischke D, Lobeck H, Kastenbauer E (1987) The lateral cyst of the neck: congenital or acquired? Acta Otolaryngol (Stockh) 103: 546–550
Wild GA, Wille G, Mischke D (1988) Lateral cervical (branchial) cyst epithelial express upper digestiv tract-type cytokeratins. Polyclonal antibody studies. Ann Otol Rhinol Laryngol 97: 365–372
Woolgar JA, Smith AJ (1988) Heterotopic gastrointestinal cyst of oral cavity: a developmental lesion? Oral Surg Oral Med Oral Pathol 66: 223–225
Wouters B, Overbeek JJ von (1990) Pathogenesis and endoscopic treatment of the hypopharyngeal (Zenker's) diverticulum. Acta Gastroenterol (Belg) 53: 323–329
Yeoh GPS, Bale PM, DeSilva M (1989) Nasal cerebral heterotopia: the so-called nasal glioma or sequestered encephalocele and its variants. Pediatr Pathol 9: 531–549

5 Altersabhängige Organveränderungen (Tonsillen)

Brandtzaeg P (1987) Immune functions and immunopathology of palatine and nasopharyngeal tonsils. In: Bernstein JM, Ogra PL (eds) Immunology of the ear. Raven Press, New York, pp 63–106
Fiorett A (1961) Die Gaumenmandel. Darstellung der Biologie und Physiopathologie. Thieme, Stuttgart
Gaudecker B von (1993) Lymphatische Organe. In: Hinrichsen KV (Hrsg) Humanembryologie. Lehrbuch und Atlas der vorgeburtlichen Entwicklung des Menschen. Springer, Berlin Heidelberg New York Tokyo, S 340–380
Kamata T (1992) Histological study of human lingual tonsil especially changes with aging. J Otolaryngol 95: 825–843
Kuki K, Hotomi M, Yamanaka N (1996) A study of apoptosis in the human palatine tonsil. Acta Otolaryngol (Stockh) Suppl 523: 68–70
Pabst R, Nowara E (1984) Die Tonsillen: ein Teil des Immunsystems. Med Klin 79: 164–170
Weir NF (1972) Clinical interpretation of tonsillar size. J Laryngol Otol 86: 1137–1144
Yamanaka N, Matsuyama H, Harabuchi Y et al. (1992) Distribution of lymphoid cell in tonsillar compartments in relation to infection and age. Acta Otolaryngol (Stockh) 112: 128–137
Yamanaka N, Sambe S, Harabuchi et al. (1983a) Immunological study of tonsil. Distribution of T cell subsets. Acta Otolaryngol (Stockh) 96: 509–516
Yamanaka N, Sambe S, Kataura A (1983b) A conceptual understanding of pustulosis palmaris et plantaris as an immune complex disease due to focal tonsillar infection. Acta Otolaryngol (Stockh) Suppl 401: 31–35

6 Verletzungen

Ganz H (1985) Verletzungen der Mundhöhle und des Mundrachens. In: Ganz H, Schätzle W (Hrsg) HNO Praxis Heute, Bd 5, Springer, Berlin Heidelberg New York Tokyo, S 89–105
Ganz H, Lütcke A (1980) Thrombose der Arteria Carotis interna nach stumpfem Operationstrauma. HNO (Berl) 28: 167–169

7 Entzündungen

Ahkee S, Srinath L, Huang A et al. (1994) Lemierre's syndrome: postanginal sepsis due to anaerobic oropharyngeal infection. Ann Otol Rhinol Laryngol 103: 208–210
Ainger LE (1986) Large tonsils and adenoids in small children with cor pulmonale. Br Heart J 30: 356–362
Anneroth G, Anniko M, Romander H (1982) Oral condyloma acuminatum. A light and electron microscopic study. Int J Oral Surg 11: 260–264

Arslan M (1958) Collagen disease of the upper respiratory tract. Ann Otol 67: 279–287
Arslan M (1963) Kollagenosen und regionale Mesenchymopathien. In: Berendes J, Link R, Zöllner F (Hrsg) Hals-Nasen-Ohrenheilkunde, Bd II/1. Thieme, Stuttgart, S 312–325
Basu MK, Asquith P (1980) Oral manifestations of inflammatory bowel disease. Clin Gastroenterol 9: 307–321
Becker W, Herberhold C (1978) Klinik der Krankheiten des zervikalen Lymphknotensystems. In: Berendes J, Link R, Zöllner F (Hrsg) Hals-Nasen-Ohren-Heilkunde in Praxis und Klinik. Bd 3: Mund-Rachen-Speiseröhre, Tropenkrankheiten. Thieme, Stuttgart, S 14.1–1414.96
Beitman RG, Frost StS, Roth JLA (1981) Oral manifestations of gastrointestinal disease. Dig Dis Sci 26: 741–747
Bennhoff DF (1984) Actinomycosis: diagnostic and therapeutic considerations and a review of 32 cases. Laryngoscope 94: 1198–1217
Bernstein JM, Yamanaka N, Nadal D (1994) Immunobiology of the tonsils and adenoids. In: Ogra PL, Mestecky J, Lamm ME, Strober W, McGhee JR, Bienenstock J (eds) Handbook of mucosal immunology. Academic Press, San Diego New York Boston London Sydney Tokyo Toronto, pp 625–640
Berstein ML, McDonald JS (1978) Oral lesions in Crohn's disease: report of two cases and update of the literature. Oral Surg 46: 234–245
Betlejewski St, Walczynski Z (1965) Die Rachen- und Gaumenmandeln bei Kindern mit Down-Syndrom. Praxis 26: 783–785
Black FL (1991) Measles. In: Evans AS (ed) Viral infections of humans. Epidemiology and control, 3rd edn. Plenum Medical Book, New York London, pp 451–469
Bloch KE, Russi EW (1995) Schnarchen – harmlos oder gefährlich? Schweiz Med Wochenschr 125: 989–994
Boraz AR (1988) Oral manifestations of Crohn's disease: update of the literature and report of a case. J Dent Child 55: 72–74
Broder S, Merigan ThC, Bolognesi D (eds) (1994) Textbook of AIDS medicine. Williams & Wilkins, Baltimore Philadelphia Hongkong London München Sydney Tokyo
Brown JR (1973) Human actinomycosis. Hum Pathol 4: 319–330
Brown NA (1987) The Epstein-Barr virus (infectious mononucleosis, B-lymphoproliferative disorders). In: Feigin RD, Cherry JD (eds) Textbook of pediatric infectious diseases. Saunders, Philadelphia, pp 1566–1577
Carbonaro V, Penno A, Acorsi C et al. (1991) Tonsillite cronica dellèta pediatrica: studio batteriologico in rapporto al trattamento con benzatin-penicillina e ruolo della flora batterica nellìpertrofia tonsillare. Acta Otorhinolaryngol (Ital) 11: 497–504
Carithers HA (1985) Cat-scratch disease: an overview based on a study of 1200 patients. Am J Dis Child 139: 1124–1133
Carlson ER, Pergamo DF, Coccia CT (1994) Lemierr's syndrome. Two cases of a forgotten disease. J Oral Maxillofac Surg 52: 74–78
Carter RL (1975) Infectious mononucleosis; model for self-limiting lymphoproliferation. Lancet i: 846–849
Centers for Disease Control (1984) Update: Acquired immunodeficiency syndrome (AIDS). U. S. MMWR 32: 688–691
Centers for Disease Control (1987) Revision of the CDC surveillance case definition for acquired immunodeficiency syndrome. MMWR 36 (suppl 1S): 1S–5S
Centers for Disease Control (1988) Tuberculosis, final data – United States, 1986. MMWR 36: 817–820
Centers for Disease Control and Prevention (1992) 1993 revised classification system for HIV infection and expanded surveillance of definition for AIDS among adolescents and adults. MMWR 41 (No RR-17): 1–19
Chen RE, Ramsay DA, deVeber LL et al. (1994) Immunosuppressive measles encephalitis. Pediatr Neurol 10: 325–327
Childs CC, Purham DM, Berard CW (1987) Infectious mononucleosis: the spectrum of morphologic changes simulating lymphoma in lymph nodes and tonsils. Am J Surg Pathol 11: 122–132
Choi PHK, Suen MWM, Huang DP et al. (1993) Nasopharyngeal carcinoma: genetic changes, Epstein-Barr virus infection, or both. Cancer 72: 2873–2878

Ciaccio C (1910) Beitrag zur pathologischen Anatomie und zur Mikrobiologie der Masern. Virchows Arch Pathol Anat 199: 378–400
Cockerell CJ, Whitlow MA, Webster GF et al. (1987) Epitheloid angiomatosis: a distinct vascular disorder in patients with the acquired immunodeficiency syndrome or AIDS-related complex. Lancet ii: 654–656
Cohen PR, Beltrani VP, Grossman ME (1988) Disseminated herpes zoster in patients with human immunodeficiency virus infection. Am J Med 84: 1076–1080
Cohen PT, Sande MA, Volberding PA (eds) (1994) The AIDS knowledge base. A textbook on HIV disease from the University of California, San Francisco, and the San Francisco General Hospital, 2nd edn. Little, Brown & Company, Boston New York Toronto London
Cohen SG, Greenberg MS (1985) Chronic oral herpes simplex virus infection in immunocompromised patients. Oral Surg Oral Med Oral Pathol 59: 465–471
Colclasure JB, Graham SS (1990) Complications of outpatient tonsillectomy and adenoidectomy: a review of 3,340 cases. Ear Nose Throat J 69: 155–160
Colman G, Tanna A, Efstratiou A et al. (1993) The serotypes of Streptococcus pyogenes present in Britain during 1980–1990 and their association with disease. J Med Microbiol 39: 165–178
Cote RJ, Rosenblum M, Telzak EE et al. (1990) Disseminated Pneumocystis carinii infection causing extrapulmonary organ failure: Clinical, pathologic, and immunohistochemical analysis. Mod Pathol 3: 25–30
DeCarpentier JP, Flanagan PM, Singh IP et al. (1992) Nasopharyngeal Corynebacterium ulcerans: a different diphtheria. J Laryngol Otol 106: 824–826
Deutsch ES (1996) Tonsillectomy and adenoidectomy. Changing indications. Pediatr Clin North Am 43: 1319–1338
DeVita VT, Hellman S, Rosenberg StA (eds) (1985) AIDS: Etiology, diagnosis, treatment, and prevention. Lippincott, Philadelphia London Mexico City New York St Louis Sao Paulo Sydney
Dietrich A (1923) Das pathologisch-anatomische Bild der chronischen Tonsillitis. Z Hals Nas Ohrenheilk 4: 429–446
Dietrich A (1926) Rachen und Tonsillen. In: Henke F, Lubarsch O (Hrsg) Handbuch der speziellen pathologischen Anatomie und Histologie, Bd IV/1. Springer, Berlin, S 1–73
Donati F, Pfammatter JP, Mauderli M et al. (1991) Neurologische Komplikationen nach Tonsillektomie. Schweiz Med Wochenschr 121: 1612–1617
Ebschner U, Otto HF (in press) Oro-pharyngeale Krankheitsmanifestationen bei Morbus Crohn
Emery VC, Webster A, Griffits PD (1993) Herpesviruses. In: Myint St, Cann A (eds) Molecular and cell biology of opportunistic infections in AIDS. Chapman & Hall, London Glasgow New York Tokyo Melbourne Madras, pp 257–277
Epstein JB, Truelove EL, Izutzu KT (1984) Oral candidiasis: Pathogenesis and host defence. Rev Infect Dis 6: 96–106
Estrin H, Hughes RW (1985) Oral manifestations in Crohn's disease: report of a case. Am J Gastroenterol 80: 352–354
Eversole LR, Laipis PJ (1988) Oral squamous papillomas: Detection of HPV DNA by in situ hybridization. Oral Surg Oral Med Oral Pathol 65: 545–550
Farthing CF, Brown SE, Staughton RCD (1988) A colour atlas of AIDS and HIV disease, 2nd edn. Wolfe Medical Publications Ltd, Ipswich
Fein J (1921) Die Anginose. Kritische Betrachtungen zur Lehre vom lymphatischen Rachenring. Urban & Schwarzenberg, Wien Berlin
Ficarra G, Barone R, Gaglioti D et al. (1988) Oral hairy leukoplakia among HIV-positive intravenous drug abusus: a clinicopathologic and ultrastructural study. Oral Surg Oral Med Oral Pathol 65: 421–426
Fields BN, Knipe DM (eds) (1994) Fields virology, 2nd edn, vol 1 & 2. Raven Press, New York
Finkeldey W (1931) Über Riesenzellbefunde in den Gaumenmandeln, zugleich ein Beitrag zur Histopathologie der Mandelveränderungen im Maserninkubationsstadium. Virchows Arch Pathol Anat 281: 323–329
Francois M, Bingen E, Soussi T et al. (1992) Bacteriology of tonsils in children: comparison between recurrent acute tonsillitis and tonsillar hypertrophy. Adv Otorhinolaryngol 47: 146–150

Frieden TR, Sterling T, Pablos-Mendez A et al. (1993) The emergence of drug-resistant tuberculosis in New York City. N Engl J Med 328: 521–526

Friedman-Kien AE, Lafleur F, Gendler E et al. (1986) Herpes zoster: a possisble early clinical sign of acquired immunodeficiency syndrome in high risk individuals. J Am Acad Dermatol 14: 1023–1028

Fröschl M, Braun-Falco O (1990) Dermato-venerologische Symptomatik der HIV-Infektion. In: Klietmann W (Hrsg) AIDS. Forschung, Klinik, Praxis, soziokulturelle Aspekte, 2. Aufl. Schattauer, Stuttgart New York, S 175–193

Frustaci A, Abdulla AK, Caldarula M et al. (1990) Fatal measles myocarditis. Cardiologia 35: 347–349

Gaffney RJ, Walsh MA, McShane DP et al. (1992) Post-tonsillectomy bacteraemia. Clin Otolaryngol 17: 208–210

Galioto GB, Mevio E, Galioto P, Benazzo M (eds) (1992) Tonsils: A clinically oriented update. Advances in Oto-Rhino-Laryngology, vol 47. Karger, Basel Freiburg Paris London New York New Delhi Bangkok Singapore Tokyo Sydney

Ganz H (1989) Die chronische Pharyngitis. In: Ganz H, Schätzle W (Hrsg) HNO Praxis Heute, Bd 9. Springer, Berlin Heidelberg New York Tokyo, S 57–67

Gaulier A, Sabatier P, Prevot S et al. (1991) Do measles early giant cells result from fusion on non-infected cells? An immunohistochemical and in situ hybridization in a case of morbillous appendicitis. Virchows Arch A [Pathol Anat Histopathol] 419: 245–249

Gherman CR, Ward RR, Bassis ML (1988) Pneumocystis carinii otitis media and mastoiditis as the initial manifestation of the acquired immunodeficiency syndrome. Am J Med 85: 250–252

Glatt AE, Chirgwin K, Landesman SH (1988) Current concepts. Tretment of infections associated with human immunodeficiency virus. N Engl J Med 318: 1439–1448

Goble M, Iseman MD, Madsen LA et al. (1993) Treatment of 171 patients with pulmonary tuberculosis resistant to isoniazid and rifampicin. N Engl J Med 328: 527–532

Gold JWM, Armstrong D (1984) Infectious complications of the acquired immune deficiency syndrome. Ann NY Acad Sci 437: 383–393

Goutas N, Simopoulou S, Papazoglou K et al. (1994) A fatal case of diphtheria. Pediatr Pathol 14: 391–395

Gowing NFC (1975) Infectious mononucleosis: histopathologic aspects. Pathol Annu 10: 1–20

Greenspan D, Greenspan JS, Hearst NG et al. (1987) Relation of oral hairy leukoplakia to infection with the human immunodeficiency virus and the risk of developing AIDS. J Infect Dis 155: 475–481

Greenspan JS, Greenspan D (1994) Oral manifestations of HIV infection and AIDS. In: Broder S, Merigan ThC, Bolognesi D (eds) Textbook of AIDS medicine. Williams & Wilkins, Baltimore Philadelphia Hongkong London München Sydney Tokyo, pp 525–539

Greenspan JS, Greenspan D, Lennette ET et al. (1985) Replication of Epstein-Barr virus within the epithelial cells of oral „hairy" leukoplakia, an AIDS-associated lesion. N Engl J Med 313: 1564–1571

Gubler JG, Wuest J, Oneta C et al. (1990) Die Sepsis durch Fusobacterium necrophorum: das wiederentdeckte Syndrom der Postangina-Sepsis Lemirre und andere Manifestationen. Schweiz Med Wochenschr 120: 440–445

Guida RA, Mattucci KF (1990) Tonsillectomy and adenoidectomy: an inpatient or outpatient procedure? Laryngoscope 100: 491–493

Günnel F (1954) Zum histologischen Bild der chronischen Tonsillitis. Arch Ohr-Nas-Kehlk-Heilk 166: 18–35

Günnel F (1955) Heilungsvorgänge am Tonsillenstumpf nach Tonsillektomie oder unvollständiger Tonsillektomie. Arch Ohr-Nas-Kehlk-Heilk 166: 419–443

Günther GW (1949) Formen hämatogen-toxischer Tonsillitis. Z Ges Exp Med 108: 502–512

Halsey NA, Modlin JF, Jabbour JT et al. (1980) Risk factors in subacute sclerosing panencephalitis: A case-control study. Am J Epidemiol 111: 415–424

Harrison NK, Knight RK (1986) Tuberculosis of the nasopharynx misdiagnosed as Wegener's granulomatosis. Thorax 41: 219–220

Hayashi Y, Tabata T (1988) Immunological studies on the relation between tonsil and pustulosis palmaris et plantaris. Acta Otolaryngol (Suppl) 454: 227–236

Hegarty JL, Rao VM (1993) Amyloidoma of the nasopharynx: CT and MR findings. Am J Neuroradiol 14: 215–218

Held T, Rößler W, Reichelt A et al. (1991) Tuberkulose von Kehlkopf, Mundhöhle und Rachen. Dtsch Med Wochenschr 116: 1186–1190

Helm EB, Stille W (Hrsg) (1985) AIDS, 2. Aufl. Zuckschwerdt, München Bern Wien

Henle W, Henle GE, Horwitz CA (1974) Epstein-Barr virus specific diagnostic tests in infectious mononucleosis. Hum Pathol 5: 551–565

Ho M, Jaffe R, Miller G et al. (1988) The frequency of Eppsein-Barr virus infection and associated lymphoproliferative syndrome after transplantation and its manifestations in children. Transplantation 45: 719–727

Hofler W (1991) Cutaneous diphtheria. Int J Dermatol 30: 845–847

Hopewell PC (1989) Tuberculosis and human immunodeficiency virus infection. Semin Respir Infect 4: 111–122

Horn J, Bender BS, Bartlett JG (1991) Role of anaerobic bacteria in perimandibular space infections. Ann Otol Rhinol Laryngol 154 (Suppl): 34–39

Horsburgh CR, Mason UG, Farhi DC et al. (1985) Disseminated infection with Mycobacterium avium-intracellulare. Medicine 64: 36–48

Horsburgh CR, Selik RM (1989) The epidemiology of disseminated nontuberculous mycobacterial infection in the acquired immune deficiency syndrome (AIDS). Am Rev Respir Dis 139: 4–7

Hughes I, Jenney ME, Newton RW et al. (1993) Measles encephalitis during immunosuppressive treatment for acute lymphoblastic leukaemia. Arch Dis Child 68: 775–778

Hytiroglou P, Brandwein MS, Strauchen JA et al. (1992) Inflammatory pseudotumor of the parapharyngeal space: case report and review of the literature. Head-Neck 14: 230–234

Iseman MD, Cohn DL, Sbarbaro JA (1993) Directly observed treatment of tuberculosis. N Engl J Med 328: 576–578

Jakobi H, Link R (1978) Adenoide Vegetationen. In: Berendes J, Link R, Zöllner F (Hrsg) Hals-Nasen-Ohren-Heilkunde in Praxis und Klinik, Bd 3: Mund-Rachen-Speiseröhre Tropenkrankheiten. Thieme, Stuttgart, S 3.1–3.12

Kambic V, Radsel Z (1984) Acid posterior laryngitis. J Laryngol Otol 89: 1237–1240

Kamel OW, LeBrun DP, Berry GJ et al. (1992) Warthin-Finkeldey polykaryocytes demonstrate a T-cell immunophenotype. Am J Clin Pathol 97: 179–183

Kanas RJ, Jensen JJ, Abrams AM et al. (1987) Oral mucosal cytomegalovirus as a manifestation of the acquired immune deficiency syndrome. Oral Surg Oral Med Oral Pathol 64: 183–189

Katz AR, Morens DM (1992) Severe streptococcal infections in historical perspective. Clin Infect Dis 14: 298–307

Kawaguchi M, Sakai T, Ishizawa S et al. (1992) Immunohistochemical comparison between multinucleated giant cells which appear frequently in the tonsils of patients with pustulosis palmaris et plantaris and in other granulomatous inflammatory lesions. Adv Otorhinolaryngol (Basel) 47: 213–221

Kendrick D, Gibbin K (1993) An audit of the complications of paediatric tonsillectomy, adenoidectomy and adenotonsillectomy. Clin Otolaryngol 18: 115–117

Klein E (ed) (1986) Acquired immunodeficiency syndrome. Progress in allergy, vol 37. Karger, Basel München Paris London New York New Delhi Singapore Tokyo Sydney

Klein R, Harris C, Butkus-Small C et al. (1984) Oral candidiasis in high risk patients as the initial manifestation of the acquired immunodeficiency syndrome. N Engl J Med 311: 354–358

Knöbber D, Schätzle W (1991) Erkrankungen der Mundhöhle und der Speicheldrüsen. In: Ganz H (Hrsg) Hals-Nasen-Ohren-Heilkunde mit Repetitorium. Walter de Gruyter, Berlin New York, S 185–210

Knoll H, Stramek J, Vrbova K et al. (1991) Scarlet fever and types of erythrogenic toxins produced by the infecting streptococcal strains. Int J Med Microbiol 276: 94–106

Koch HG, Harms E (1995) Infektionen mit dem Epstein-Barr-Virus. Dtsch Ärztebl 92: A436–441

Krauspe C (1931) Hämatogene Tonsillartuberkulose. Verh Dtsch Ges Pathol 26: 278–286

Krauspe C (1932) Über „hämatogene" Mandelentzündung. Virchows Arch Pathol Anat 285: 400–425
Krauspe C (1993)) Über krankhafte Veränderungen der Gaumenmandeln im Verlauf von Allgemeininfektionen. Virchows Arch Pathol Anat 287: 139–161
Lafferty WE, Cooms RW, Benedetti J et al. (1987) Recurrences after oral and genital herpes implex infection. Influence of site of infection and viral type. N Engl J Med 316: 1444–1449
Lao-Luque J, Molina-Utrilla R, Lorente-Guerrero J et al. (1993) Lemierre's syndrome. Case report. Ann Otorhinolaringol (Ibero-Am) 20: 599–605
Lazarus AA (1982) Sarcoidosis. Otolaryngol Clin North Am 15: 621–633
Leek MD, Sivaloganathan S, Devaraj SK et al. (1990) Diphtheria with a difference – a rare Corynebacterium fatality with associated apoptotic cell death. Histopathology 16: 187–189
Lennert K (1976) Pathologie der Halslymphknoten. Springer, Berlin Heidelberg New York
Lin RV, Lim SC, Yew FS et al. (1994) Corynebacterium diphtheriae endocarditis in an adult with congenital heart disease: a case report. J Trop Med Hyg 97: 189–191
Linden BE, Gross CW, Long TE et al. (1990) Morbidity in pediatric tonsillectomy. Laryngoscope 100: 120–124
Lones MA, Mishalani S, Shintaku IP et al. (1995) Changes in tonsils and adenoids in children with posttransplant lymphoproliferative disorder: Report of three cases with early involvement of Waldeyer's ring. Hum Pathol 26: 525–530
Loutit JS, Tompkins LS (1994) Bacillary angiomatosis. In: Broder S, Merigan ThC, Bolognese D (eds) Textbook of AIDS medicine. Williams & Wilkins, Baltimore Philadelphia Hongkong London München Sydney Tokyo, pp 301–310
Lozada-Nur F, Gorsky M, Silverman S (1989) Oral erythema multiforme: clinical observations and treatment in fifty-five patients. Oral Surg Oral Med Oral Pathol 67: 36–40
Lukes RJ, Tindle BH, Parker JW (1969) Reed-Sternberg-like cells in infectious mononucleosis [Letter]. Lancet ii: 1003–1004
MacDonell KB, Glassroth J (1989) Mycobacterium avium complex and other nontuberculous mycobacteria in patients with HIV infection. Semin Respir Infect 4: 123–132
Malatack JJ, Gartner JC, Urbach AH et al. (1991) Orthotopic liver transplantation, Epstein-Barr virus, cyclosporine, and lymphoproliferative disease: A growing concern. J Pediatr 118: 667–675
Mandell GL, Mildvan D (eds) (1995) Atlas of infectious diseases, vol I: AIDS. Current Medicine, Philadelphia
Mangge H, Lang-Loidolt D, Hartmann M et al. (1998) Indikationen und Kontraindikationen zu Tonsillektomie und Adenektomie. Beurteilung aus immunologischer Sicht. Dtsch Med Wochenschr 123: 195–199
Marcusen DC, Sooy CD (1985) Otolaryngologic and head and neck manifestations of acquired immunodeficiency syndrome (AIDS) Laryngoscope 95: 401–415
Margileth AW, Wear DJ, English CK (1987) Systemic cat scratch disease: report of 23 patients with prolonged or recurrent severe bacterial infection. J Infect Dis 155: 390–402
Martens DM (1979) Tonsils, adenoids, and the airway. Int J Orthodent 17: 8–13
Masur H, Kovacs JA, Ognibene F et al. (1985) Infectious complications of AIDS. In: DeVita VT, Hellman S, Rosenberg StA (eds) AIDS: Etiology, diagnosis, treatment, and prevention. Lippincott, Philadelphia London Mexico City New York St Louis Sao Paulo Sydney, pp 161–184
Matthews R (1992) Candida. In: Myint St, Cann A (eds) Molecular and cell biology of opportunistic infections in AIDS. Chapman & Hall, London Glasgow New York Tokyo Melbourne Madras, pp 205–228
Maurer H (1978) Entzündungen des Rachens. In: Berendes J, Link R, Zöllner F (Hrsg) Hals-Nasen-Ohren-Heilkunde in Praxis und Klinik, Bd 3: Mund-Rachen-Speiseröhre Tropenkrankheiten. Thieme, Stuttgart, S 4.1–4.83
McMahon NJ, Gordon HW, Roen RB (1970) Reed-Sternberg cells in infectious mononucleosis. Report of a case. Am J Dis Child 120: 148–150
Mechtersheimer G, Dummer R, Moldenhauer G et al. (1989) X-chromosomal-rezessive variable Immundefizienz und lymphoproliferatives Syndrom (Duncan's disease). Fallbericht. Verh Dtsch Ges Pathol 73: 599

Mestecky J, Abrahm R, Ogra PL (1994) Common mucosal immune system and strategies for the development of vaccines effective at the mucosal surface. In: Ogra PL, Mestecky J, Lamm ME, Strober W, McGhee JR, Bienenstock J (eds) Handbook of mucosal immunology. Academic Press, San Diego New York Boston London Sydney Tokyo Toronto, pp 357–372

Miglets AW, Viall JH, Kataria YP (1977) Sarcoidosis of head and neck. Laryngoscope 87: 2038–2048

Miller-Catchpole R, Variakojis D, Vardiman JW et al. (1986) Cat scratch disease: identification of bacteris in seven cases of lymphadenitis. Am J Surg Pathol 10: 276–281

Monafo WJ, Haslam DB, Roberts RL et al. (1994) Disseminated measles infection after vaccination in a child with a congenital immunodeficiency. J Pediatr 124: 273–276

Morrison VA, Pomeroy C (1995) Upper respiratory tract infections in the immunocompromised host. Semin Respir Infect 10: 37–50

Moss DJ, Misko IS, Burrows SR et al. (1988) Cytotoxic T-cell clones discriminate between A- and B-type Epstein-Barr virus transformants. Nature 331: 719–721

Murray RJ, Kurilla MG, Griffin HM et al. (1990) Human cytotoxic T-cell responses against Epstein-Barr virus nuclear antigens demonstrated by using recombinant vaccinia virus. Proc Natl Acad Sci USA 87: 2906–2010

Myerowitz RL (1985) Sarcoidosis. In: Barnes L (ed) Surgical pathology of the head and neck, Marcel Dekker, New York, pp 1809–1811

Myint St, Cann A (eds) (1993) Molecular and cell biology of opportunistic infections in AIDS. Chapman & Hall, London Glasgow New York Tokyo Melbourne Madras

Nalesnik MA, Jaffe R, Starzl TE et al. (1988) The pathology of posttransplant lymphoproliferative disorders occurring in the setting of cyclosporine-A-prednisone immunosuppression. Am J Pathol 133: 173–192

Nash G (1992) Respiratory system. In: Nash G, Said JW (eds) Pathology of AIDS and HIV infection. Major problems in pathology, vol 26. Saunders, Philadelphia London Toronto Montreal Sydney Tokyo, pp 60–100

Nash G, Said JW (eds) (1992) Pathology of AIDS and HIV infection. Major problems in pathology, vol 26. Saunders, Philadelphia London Toronto Montreal Sydney Tokyo

Nelson K, Schlievert PM, Selander RK et al. (1991) Characterization and clonal distributon of four alleles of the speA gene encoding pyrogenic exotoxin A (scarlet fever toxin) in Streptococcus pyogenes. J Exp Med 174: 1271–1274

Niedobitek G, Hamilton-Dutoit S, Herbst H et al. (1989) Identification of Epstein-Barr virus-infected cells in tonsils of acute infectious mononucleosis by in situ hybridization. Hum Pathol 20: 796–799

Niedobitek G, Herbst H, Young LS et al. (1992) Pattern of Epstein-Barr virus infection in nonneoplastic lymphoid tissue. Blood 79: 2520–2526

Noda Y, Ura M (1983) Pustulosis palmaris et plantaris due to tonsillar focal infections. Acta Otolaryngol (Suppl) 401: 22–30

Nozawa Y, Ono N, Abe M et al. (1994) An immunohistochemical study of Warthin-Finkeldey cells in measles. Pathol Internat 44: 442–447

Ono T, Jono M, Kito M et al. (1983) Evaluation of tonsillectomy as a treatment for pustulosis palmaris et plantaris. Acta Otolaryngol (Suppl) 401: 12–16

Otto HF (1993) Morbus Crohn: Morphologische Befunde zu extraintestinalen Krankheitsmanifestationen. Z Gastroenterol 31: 253–259

Paradise JL (1996) Tonsillectomy and adenectomy. In: Bluestone C, Stool S, Kenna M (eds) Pediatric otolaryngology. Saunders, Philadelphia, pp 1054–1065

Paradise J, Bluestone C (1976) Toward ratonal indications for tonsil and adenoid surgery. Hosp Pract 11: 79–87

Pässler H (1909) Über die Beziehungen einiger septischer Krankheitszustände zu chronischen Infektionen der Mundhöhle. Verh Dtsch Ges Inn Med 26: 321

Pässler H (1930) Über Herdinfektion. Verh Dtsch Ges Inn Med 42: 381

Phelan JA, Satzman BR, Friedland GH et al. (1987) Oral findings in patients with acquired immunodeficiency syndrome. Oral Surg Oral Med Oral Pathol 64: 50–56

Pindborg JJ (1989) Classification of oral lesions associated with HIV infections. Oral Surg Oral Med Oral Pathol 67: 292–295

Plauth M, Jenss H, Meyle J (1991) Oral manifestations of Crohn's disease. An analysis of 79 cases. J Clin Gastroenterol 13: 29–37

Pransky SM, Feldman JI, Kearns DB et al. (1991) Actinomycosis in obstructive tonsillar hypertrophy and recurrent tonsillitis. Arch Otolaryngol Head Neck Surg 117: 883–885

Purtilo DT (1980) Immunopathology of infectious mononucleosis and other complications of Epstein-Barr virus infections. Pathol Annu Part I 15: 253–299

Purtilo DT, Paquin L, DeFlorio D et al. (1979) Immunodiagnosis and immunopathogenesis of the X-linked recessive lymphoproliferative syndrome. Sem Hematol 16: 309–343

Purtilo DT, Sakamoto K, Barnabei V et al. (1982) Epstein-Barr virus-induced disease in boys with the X-linked lymphoproliferative syndrome (XLP). Update on studies of the registry. Am J Med 73: 49–56

Radoycich GE, Zuppan CW, Weeks DA et al. (1992) Patterns of measles pneumonitis. Pediatr Pathol 12: 773–786

Ralphs NT, Boulnois GJ, Andrew PW (1992) Mycobacteria. In: Myint St, Cann A (eds) Molecular and cell biology of opportunistic infections in AIDS. Chapman & Hall, London Glasgow New York Tokyo Melbourne Madras, pp 71–93

Raymond CA (1987) Evidence mounth that other infections may trigger AIDS virus replication. JAMA 257: 2875

Reichardt W, Müller-Alouf H, Kohler W (1993) Erythrogenic toxin type A (ETA): epidemiological analysis of gene distribution and protein formation in clinical Streptococcus pyogenes strains causing scarlet fever and the streptococcal toxic shock-like syndrome (TSLS). Int J Med Microbiol Virol Parasitol Infect Dis 279: 283–293

Reichart PA (1989) Orale Manifestationen. In: Jäger H (Hrsg) AIDS and HIV-Infektionen. Diagnostik, Klinik, Behandlung. Handbuch und Atlas für Klinik und Praxis. V-7, S 1–13. Ecomed, Landsberg München Zürich

Reichart PA (1996) Oral pathology of acquired immunodeficiency syndrome and oro-facial Kaposi's sarcoma. Curr Top Pathol 90: 97–123

Reichert CM, Kelly VL, Macher AM (1985) Pathologic features of AIDS. In: DeVita VT, Hellman S, Rosenberg StA (eds) AIDS: Etiology, diagnosis, treatment, and prevention. Lippincott, Philadelphia London Mexico City New York St Louis Sao Paulo Sydney, pp 111–160

Revision of the CDC surveillance definition for aquired immunodeficiency syndrome (1987). JAMA 258: 1143–1154

Rickinson AB, Gregory CD (1993) Immunology of Epstein-Barr virus infection. In: Lachmann PJ, Peters K, Rosen FS, Walport MJ (eds) Clinical aspects of immunology, 5th edn, vol 3. Blackwell, Boston Oxford London Edinburgh Melbourne Paris Berlin Wien, pp 1519–1534

Ridley DS, Jopling WH (1962) A classification of leprosy for research purposes. Lepr Rev 33: 119–128

Rieder HL, Snider DE (1986) Tuberculosis and the acquired immunodeficiency syndrome. Chest 90: 469–470

Ruco LP, Uccini S, Stoppacciaro A et al. (1995) The lymphoepithelial organization of the tonsil: an immunohistochemical study in chronic recurrent tonsillitis. J Pathol 176: 391–398

Ryning FW, McLeod R, Maddox JC et al. (1979) Probable transmission of Toxoplasma gondii by organ transplantation. Ann Intern Med 90: 47–49

Sakai T, Kawaguchi M, Ishizawa S et al. (1994) Histological features of palatine tonsils in pustulosis palmaris et plantaris: a morphometric study. Pathol Int 44: 186–193

Salvador AH, Harrison EG, Kyle RA (1971) Lymphadenopathy due to infectious mononucleosis: its confusion with malignant lymphoma. Cancer 27: 1029–1040

Sanderson RJ, Sim DW, Meehan CJ (1992) Tuberculoma of the nasopharynx. Auris Nasus Larynx 19: 189–192

Scheepers A, Lemmer J (1992) Erythema nodosum leprosum: a possible cause of oral destruction in leprosy. Int J Lepr Mycobact Dis 60: 641–643

Scheepers A, Lemmer J, Lownie JF (1993) Oral manifestations of leprosy. Lepr Rev 64: 37–43

Schiodt M, Greenspan D, Daniels TE et al. (1987) Clinical and histologic spectrum of oral hairy leukoplakia. Oral Surg Oral Med Oral Pathol 64: 716–720

Schloss MD, Tan AK, Schloss B et al. (1994) Outpatient tonsillectomy and adenoidectomy: complications and recommendations. Int J Pediatr Otorhinolaryngol 30: 115–122

Schoeman RJ, Rose DL (1995) Destructive gingival mass. Oral Surg Oral Med Oral Pathol 79: 407–409
Sciubba J, Brandsma J, Schwartz M et al. (1989) Hairy leukoplakia: an AIDS-associated opportunistic infection. Oral Surg Oral Med Oral Pathol 67: 404–410
Scully C, Cochran KM, Russell RI et al. (1982) Crohn's disease of the mouth: an indicator of intestinal involvement. Gut 23: 198–201
Seiden MV, Sklar J (1993) Molecular genetic analysis of post-transplant lymphoproliferative disorders. Hematol/Oncol Clin North Am 7: 447–465
Seifert G (1966) Mundhöhle, Mundspeicheldrüsen, Tonsillen und Rachen. In: Doerr W, Uehlinger E (Hrsg) Spezielle pathologische Anatomie, Bd 1. Springer, Berlin Heidelberg New York, S 312
Shafer RW (1994) Tuberculosis. In: Broder S, Merigan ThC, Bolognesi D (eds) Textbook of AIDS medicine. Williams & Wilkins, Baltimore Philadelphia Hongkong London München Syndey Tokyo, pp 259–282
Silverman S (1989) Color atlas of oral manifestations of AIDS. BC Decker, Toronto Philadelphia
Snydman DR, Rudders RA, Daoust P et al. (1982) Infectious mononucleosis in an adult progressing to fatal immunoblastic lymphoma. Ann Intern Med 96: 737–742
Sorensen JA, Godballe C, Andersen NH et al. (1991) Peritonsillar abscess: risk of disease in the remaining tonsil after unilateral tonsillectomy a chaud. J Laryngol Otol 105: 442–444
Stein H, Hummel M, Anagnostopoulos et al. (1992) Epstein-Barr virus-assoziierte Lymphoproliferationen. Verh Dtsch Ges Pathol 76: 79–95
Stenfors LE, Raisanen S, Rantala I (1991) In vivo attachment of group A streptococci to tonsillar epithelium during acute tonsillitis. Scand J Infect Dis 23: 309–313
Stern JC, Lin PT, Lucente FE (1990) Benign nasopharyngeal masses and human immunodeficiency virus infection. Arch Otolaryngol Head Neck Surg 116: 206–208
Stevens DL (1994) Invasive group A streptococal infections: the past, present and future. Pediatr Infect Dis J 13: 561–566
Stjernquist-Desatnik A, Schalen C (1992) Role of haemophilus influenzae and group A streptococci in recurrent tonsillar infection or hypertrophy. Adv Otorhinolaryngol 47: 186–188
Sturm SB, Park JK, Raaport H (1970) Observation of cells resembling Sternberg-Reed cells in conditions other than Hodgkin's disease. Cancer 26: 176–190
Suringa DWR, Bank LJ, Ackerman AB (1970) Role of measles in skin lesions and Koplik spots. N Engl J Med 283: 1139–1142
Syrjanen S, Valle SL, Antonen J et al. (1988) Oral candida infection as a sign of HIV infection in homosexual men. Oral Surg Oral Med Oral Pathol 65: 36–40
Szaniawski WJ, Don PC, Bitterman SR et al. (1990) Epitheloid angiomatosis in patients with AIDS. J Am Acad Dermatol 23: 41–48
Tan AK, Rothstein J, Tewfik TL (1993) Ambulatory tonsillectomy and adenoidectomy: complications and associated factors. J Otolaryngol 22: 442–446
Theissing G, Theissing J (1978) Spezifische Krankheiten in Mund und Rachen. In: Berendes J, Link R, Zöllner F (Hrsg) Hals-Nasen-Ohren-Heilkunde in Praxis und Klinik, Bd 3: Mund-Rachen-Speiseröhre, Tropenkrankheiten. Thieme, Stuttgart, S 5.1–5.31
Thornwald GL (1885) Über die Bedeutung der Bursa pharyngea für die Erkennung und Behandlung gewisser Nasenrachenkrankheiten. Bergmann, Wiesbaden
Tindle BH, Parker JW, Lukes RJ (1972) „Reed-Sternberg cells" in infectious mononucleosis? Am J Clin Pathol 58: 607–617
Tovi F, Fliss DM, Noyek AM (1993) Septic internal jugular vein thrombosis. J Otolaryngol 22: 415–420
Townsend A, Bodmer H (1989) Antigen recognition by class I-restricted T lymphocytes. Ann Rev Immunol 7: 601–624
Travitian A, Raufman JP, Rosenthal LE (1986) Oral candidiasis as a marker for esophageal candidiasis in the acquired immunodeficiency syndrome. Ann Intern Med 104: 54–55
Truy E, Merad F, Robin P et al. (1994) Failures in outpatient tonsillectomy policy in children: a retrospective study in 311 children. Int J Pediatr Otorhinolaryngol 29: 33–42

Tyler SD, Johnson WJ, Huang JC et al. (1992) Streptococcal erythrogenic toxin genes: detecton by polymerase chain reaction and association with disease in strains isolated in Canada from 1940 to 1991. J Clin Microbiol 30: 3127–3131
Uehlinger E (1964) Die pathologische Anatomie der extrapulmonalen Primärkomplexe. In: Hein J, Kleinschmidt H, Uehlinger E (Hrsg) Handbuch der Tuberkulose, Bd IV: Formenkreis der extrapulmonalen hämatogenen Tuberkulose. Thieme, Stuttgart, S 33–56
Ungar BLP (1994) Cryptosporidium and Cryptosporidiosis. In: Broder S, Merigan ThC, Bolognesi D (eds) Textbook of AIDS medicine. Williams & Wilkins, Baltimore Philadelphia Hongkong London München Sydney Tokyo, pp 323–343
Unger PD, Rosenblum M, Krown SE (1988) Disseminated pneumocystis carinii infection in a patient with acquired immune deficiency syndrome. Hum Pathol 19: 113–116
Van Cauwenberge P (1976) Significance of the fusospirillum complex (Plaut-Vincent angina). Acta Otorhinolaryngol (Belg) 30: 334–345
Van der Wouw PA, Hadderingh RJ, Reiss P et al. (1989) Disseminated cat-scratch disease in a patient with AIDS. AIDS 3: 751–753
Van Gorp J, Weiping L, Jacobse K et al. (1994) Epstein-Barr virus in nasal T-cell lymphomas (polymorphic reticulosis/midline malignant reticulosis) in western China. J Pathol 173: 81–87
Warthin AS (1931) Occurence of numerous large giant cells in tonsils and pharyngeal mucosa in the prodromal stage of measles. Arch Pathol 11: 864–874
Weesner CL, Cisek JE (1993) Lemierre syndrome: the forgotten disease. Ann Emerg Med 22: 256–258
Weidauer H (1992) HIV and AIDS im HNO-Bereich. Thieme, Stuttgart New York
Weir NF (1972) Clinical interpretation of tonsillar size. J Laryngol Otol 86: 1137–1144
Wenig BM (1993) Atlas of head and neck pathology. Saunders, Philadelphia London Toronto Montreal Sydney Tokyo
Wiatrak BJ, Myer CM, Andrews TM (1991) Complications of adenotonsillectomy in children under 3 years of age. Am J Otolaryngol 12: 170–172
Wilhelm H-J, Schätzle W (1989) Die Tonsillitis und ihre Sonderformen. In: Ganz H, Schätzle W (Hrsg) HNO Praxis Heute, Bd 9. Springer, Berlin Heidelberg New York Tokyo, S 41–55
Wong S-Y, Remington JS (1994) Toxoplasmosis in the setting of AIDS. In: Broder S, Merigan ThC, Bolognesi D (eds) Textbook of AIDS medicine. Williams & Wilkins, Baltimore Philadelphia Hongkong London München Sydney Tokyo, pp 223–257
Wyatt HV (1990) Incubation of poliomyelitis as calculated from the time of entry into the central nervous system via the peripheral nerve pathways. Rev Infect Dis 12: 547–556
Yadav SP, Singh I, Singh J et al. (1992) Primary nasopharyngeal tuberculosis (letter). Tuber Lung Dis 73: 397
Yamanaka N, Sambe S, Kataura A (1983) Conceptual understanding of pustulosis palmaris et plantaris as immune complex disease due to focal tonsillar infections. Acta Otolaryngol (Suppl) 401: 31–35
Yamanaka N, Shodo F, Kataura A (1989) Tonsillectomy-induced changes in anti-keratin antibodies in patients with pustulosis palmaris et plantaris: a clinical correlation. Arch Otorhinolaryngol 246: 109–112
Yarington CT, Smith GS, Benzmiller JA (1967) Value of histologic examination of tonsils. A report of isolated tonsillar sarcoidosis. Arch Otolaryngol 85: 124–125
Yatabe Y, Mori N, Oka K et al. (1995) Fatal Epstein-Barr virus-associated lymphoproliferative disorder in childhood. Arch Pathol Lab Med 119: 409–417
Yermakov V, Rashid RK, Vuletin JC et al. (1982) Disseminated toxoplasmosis. Arch Pathol Lab Med 106: 524–528
Young LS (1994) Atypical mycobacteria. In: Broder S, Merigan ThC, Bolognesi D (eds) Textbook of AIDS medicine. Williams & Wilkins, Baltimore Philadelphia Hongkong London München Sydney Tokyo, pp 283–294

8 Pharynxtumoren

Abbey LM, Page DG, Sawyer DR (1980) The clinical and histopathologic features of a series of 464 oral squamous cell papillomas. Oral Surg Oral Med Oral Pathol 49: 419–428

Abramson AL, Braandsma JL, Steinberg BM et al. (1985) Verrucous carcinoma of the larynx: possible human papillomavirus etiology. Arch Otolaryngol Head Neck Surg 111: 709–715

Ackerman LV (1948) Verrucous carcinoma of the oral cavity. Surgery 23: 670–678

Ackerman LV, McGavran MH (1958) Proliferating benign and malignant epithelial lesions of the oral cavity. J Oral Surg 16: 400–413

Agathanggelou A, Niedobitek G, Chen R et al. (1995) Expression of immune regulatory molecules in Epstein-Barr virus-associated nasopharyngeal carcinomas with prominent lymphoid stroma. Am J Pathol 147: 1152–1160

Al-Samarrae SM, Amr SS, Hyams VJ (1985) Polypoid lymphangioma of the tonsil: report of two cases and review of the literature. J Laryngol Otol 99: 819–823

Amble FR, Olsen KD, Nascimento AG et al. (1992) Head and neck synovial sarcoma. Otolaryngol Head Neck Surg 107: 631–637

Anderson AP, Bertelsen K, Elbrond O et al. (1977) Malignant tumors of the oropharynx. Acta Radiol Ther Phys Biol 16: 63–72

Andersen CB, Elling F (1986) Adult rhabdomyoma of the oropharynx recurring three times within thirty-five years. Acta Pathol Microbiol Scand Sect A 94: 281–284

Anwar K, Nakakuki K, Imai H et al. (1993) Over-expression of p53 protein in human laryngeal carcinoma. Int J Cancer 53: 952–956

Amour A, Williamson JMS (1993) Ectopic cervical hamartomatous thymoma showing extensive myoid differentiation. J Laryngol Otol 107: 155–158

Arndt O, Zeise K, Bauer I et al. (1992) Humane Papillomaviren (HPV) vom Typ 6/11 und 16/18 in Plattenepithelkarzinomen des oberen Atmungs- und Verdauungstraktes. Eine In-situ-Hybridisierungsstudie. Laryngorhinootologie 71: 500–504

Asami K, Yokoi H, Hattori T et al. (1989) Metastatic gall bladder carcinoma of the palatine tonsil. J Laryngol Otol 103: 211–213

Aubin F, Blanc D, Badet JM et al. (1989) Lipoid proteinosis: case report. Pediatr Dermatol 6: 109–113

Aughton DJ, Sloan CT, Milad MP et al. (1990) Nasopharyngeal teratoma („hairy polyp"), Dandy-Walker malformation, diaphagmatic hernia, and other anomalies in a female infant. J Med Genet 27: 788–790

Banks ER, Frierson HF, Covell JL (1992a) Fine needle aspiration cytologic findings for metastatic basaloid squamous cell carcinoma of the head and neck. Acta Cytol 36: 126–131

Banks ER, Frierson HF, Mills StE et al. (1992b) Basaloid squamous cell carcinoma of the head and neck. A clinicopathologic and immunohistochemical study of 40 cases. Am J Surg Pathol 16: 939–946

Barnes EL, Zafar T (1977) Laryngeal amyloidosis: clinicopathologic study of seven cases. Ann Otol Rhinol Laryngol 86: 856–863

Barnes L (ed) (1985) Surgical pathology of the head and neck. Marcel Dekker, New York

Barnes L, Taylor SR (1990) Carotid body paragangliomas: a clinicopathologic and DNA analysis of 13 caes. Arch Otolaryngol Head Neck Surg 116: 447–453

Barrs DM, DeSanto LW, O'Fallon WM (1979) Squamous cell carcinoma of the tonsil and tongue-base region. Arch Otolaryngol 105: 479–485

Barton TK, Kesterson GH, Wellman D et al. (1980) Tonsillar metastasis from carcinoma of the breast with ultrastructural and steroid receptor analyses. Laryngoscope 90: 477–485

Batsakis JG, Rice DH, Howard DR (1982) The pathology of head and neck tumors: spindle cell lesions (sarcomatoid carcinomas, nodular fasciitis, and fibrosarcoma) of the upper aerodigestive tract, part 14. Head Neck Surg 4: 499–513

Beckstedt JH, Wood GS, Fletcher V (1985) Evidence for origin of Kaposi's sarcoma from lymphatic endothelium. Am J Pathol 119: 294–300

Bent JP, Dinges D, Whitehouse A (1992) Pathologic quiz case 1. Minor salivary gland pleomorphic adenoma of the parapharyngeal space. Arch Otolaryngol Head Neck Surg 118: 664–666

Berlinger NT, Malone BN, Kay NE (1987) A comparison of flow cytometric DNA analysis of fresh and fixed squamous cell carcinoma. Arch Otolaryngol Head Neck Surg 113: 1301–1306

Birnholz JC, Macmillan AS (1973) Advanced laryngeal compression due to diffuse, symmetric lipomatosis (Madelung's disease). Br J Radiol 46: 245–249

Blitzer PH (1988) Epidemiology of head and neck cancer. Sem Oncol 15: 2-9
Bom JW, Baarsma EA (1982) Metastatic hypernephroma in the tonsi. J Laryngol Otol 96: 1159-1163
Born IA, Maier H, Otto HF (1986) Gut differenziertes Liposarkom der submandibulären Region. Fallbericht und Literaturübersicht. Laryngorhinootologie 65: 230-237
Boudoulas O, Camisa C (1986) Paraneoplastic acrokeratosis: Bazex syndrome: Cutis 37: 449-453
Boenninghaus, H-G (1993) Hals-Nasen-Ohrenheilkunde, 9. Aufl. Springer, Berlin Heidelberg New York Tokyo
Brandsma JL, Abramson AL (1989) Association of papillomavirus with cancers of the head and neck. Arch Otolaryngol 115: 621-625
Brandsma JL, Steinberg BM, Abramson AL et al. (1986) Presence of HPV-16 related sequences in verrucous carcinoma of the larynx. Cancer Res 46: 2185-2188
Braun-Falco O, Brunner R (1987) Das disseminierte Kaposi-Sarkom bei HIV-Infektion. AIDS-Forschung (1987) 2: 66-74
Bredenkamp JK, Castro DJ, Mickel RA (1990) Importance of iron repletion in the management of Plummer-Vinson syndrome. Ann Otol Rhinol Laryngol 99: 51-54
Bremer JW, Neel HB, DeSanto LW et al. (1986) Angiofibroma: treatment trends in 150 patients during 40 years. Laryngoscope 96: 1321-1329
Brennan CT, Sessions DG, Spitznagel EL et al. (1991) Surgical pathology of cancer of the oral cavity and oropharynx. Laryngoscope 101: 1175-1197
Brooks L, Niedobitek G, Agathanggelou A et al. (1995) The expression of variant CD44 in nasopharyngeal carcinoma is unrelated to expression of LMP-1. Am J Pathol 146: 1102-1112
Brooks L, Yao QY, Rickinson AB et al. (1992) Epstein-Barr virus latent gene transcription in nasopharyngeal carcinoma cells: coexpression of EBNA1, LMP1, and LMP2 transcripts. J Virol 66: 2689-2697
Brugere J, Guenel P, Leclerc A, Rodriguez J (1986) Differential effects of tobacco and alcohol in cancer of the larynx, pharynx and mouth. Cancer 57: 391-400
Burger PC, Scheithauer BW (1994) Tumors of the central nervous system. Atlas of tumor pathology, 3th Ser, Fascicle 10. Armed Forces Institute of Pathology, Washington D.C.
Burkhardt A (1986) Verruköses Karzinom und Carcinoma cuniculatum - Formen des Plattenepithelkarzinoms? Hautarzt 37: 373-383
Burt RD, Vaughan TL, McKnight B (1992) Descriptive epidemiology and survival analysis of nasopharyngeal carcinoma in the United States. Int J Cancer 52: 549-556
Burton MJ, Lund WS (1990) Pharyngeal pouch carcinoma: two unusual cases. J Laryngol Otol 104: 821-823
Busson P, Zhang Q, Guillon JM et al. (1992) Elevated expression of ICAM1 (CD54) and minimal expression of LFA3 (CD58) in Epstein-Barr virus-positive nasopharyngeal carcinoma cells. Int J Cancer 50: 863-867
Byard RW, Jimenez CL, Carpenter BF (1990) Congenital teratomas of the neck and nasopharynx: a clinical and pathological study of 18 cases. J Paediatr Child Health 26: 12-16
Bychkov V, Ghosh L, Lundine M et al. (1984) Ovarian androblastoma metastatic to tonsil. J Surg Oncol 27: 275-279
Callender T, El-Naggar AK, Lee MS et al. (1994) PRAD-1 (CCND1)/Cyclin D1 oncogene amplification in primary head and neck squamous cell carcinoma. Cancer 74: 152-158
Campman StC, Gandour-Edwards RF, Sykes JM (1994) Basaloid squamous carcinoma of the head and neck. Report of a case occuring in the anterior floor of the mouth. Arch Pathol Lab Med 118: 1229-1232
Caplan RM (1967) Visceral involvement in lipoid proteinosis. Arch Dermatol 95: 149-155
Carpenter RJ, DeSanto LW (1977) Cancer of the hypopharynx. Surg Clin N Am 57: 723-735
Chadwick B, Hunter B, Hunter L et al. (1994) Laband syndrome. Report of two cases, review of the literature, and identification of additional manifestations. Oral Surg Oral Med Oral Pathol 78: 57-63
Chan JKC, Rosai J (1991) Tumors of the neck showing thymic or related branchial pouch differentiation: a unifying concept. Hum Pathol 22: 349-367
Chan JKC, Tsang WYM, Ng CS et al. (1994) Follicular dendritic cell tumour of the oral cavity. Am J Surg Pathol 18: 148-157

Chan SH (1990) Aetiology of nasopharyngeal carcinoma. Ann Acad Med Singapore 19: 201–207

Chang Y, Sheen T-S, Lu J et al. (1998) Detection of transcripts initiated from two viral promoters (Cp and Wp) in Epstein-Barr virus-infected nasopharyngeal carcinoma cells and biopsies. Lab Invest 78: 715–726

Chaudhry AP, Lore JM, Fisher JE et al. (1978) So-called hairy polyps or teratoid tumors of the nasopharynx. Arch Otolaryngol 104: 517–525

Chen CJ, Liang KY, Chang YS et al. (1990) Multiple risk factors of nasopharyngeal carcinoma: Epstein-Barr virus, malaria infection, cigarette smoking and familial tendency. Anticancer Res 10: 547–553

Chen S-Y, Thakur A, Miller AS et al. (1995) Rhabdomyosarcoma of the oral cavity. Report of four cases. Oral Surg Oral Med Oral Pathol Oral Radiol Endod 80: 192–201

Choi PH, Suen MWM, Huang DP et al. (1993) Nasopharyngeal carcinoma: Genetic changes, Epstein-Barr virus infection, or both. A clinical and molecular study of 36 patients. Cancer 72: 2873–2878

Chow LTC, Ma TKF, Chow WH (1997) Cellular neurothekoma of the hypopharynx. Histopathology 30: 192–194

Chung TS, Stefani S (1980) Distant metastases of carcinoma of tonsillar regon: a study of 475 patients. J Surg Oncol 14: 5–9

Cinaz P, Guvenier T, Gonlusen G (1993) Lipoid proteinosis: Urbach-Wiethe disease. Acta Paediatr 82: 892–893

Compagno J, Hyams VJ, Ste-Marie P (1975) Benign granular cell tumors of the larynx: a review of 36 cases with clinicopathologic data. Ann Otol Rhinol Laryngol 84: 308–314

Cooper JS, Pajak TF, Rubin P et al. (1989) Second malignancies in patients who have head and neck cancer, incidence, effect on survival and implications based on the RTOG experience. Int J Radiat Oncol Biol Phys 17: 449–456

Cooper JS, Cohen R, Stevens RE (1998) A comparison of staging systems for nasopharyngeal carcinoma. Cancer 83: 213–219

Coppola D, Catalano E, Tang Ch-K et al. (1993) Basaloid squamous cell carcinoma of the floor of mouth. Cancer 72: 2299–2305

Cox FH, Helwig EB (1959) Kaposi's sarcoma. Cancer 12: 289–298

Craig RM, Glass BJ, Rhyne RR (1982) Malignant melanoma: metastasis to the tonsil. J Am Dent Assoc 104: 893–894

Cramer HB, Chow JM, Applebaum EL (1991) Pathologic quiz case 2. Synovial sarcoma. Arch Otolaryngol Head Neck Surg 117: 224–225

Crissman JD, Liu WY, Gluckman JL et al. (1984) Prognostic value of histopathologic parameters in squamous cell carcinoma of the oropharynx. Cancer 54: 2995–3001

Crissman JD, Gnepp DR, Goodman ML et al. (1987) Preinvasive lesions of the upper aerodigestive tract: histologic definitions and clinical implications (a symposium). Pathol Annu 22(Pt1) 311–352

Curran JW (1983) AIDS – two years later [editorial]. N Engl J Med 309: 609–610

Daly BD, Leung SF, Cheung H et al. (1993) Thoracic metastases from carcinoma of the nasopharynx: high frequency of hilar and mediastinal lymphadenopathy. Am J Roentgenol 160: 241–244

Davis WL, Smoker WR, Harnsberger HR (1990) The normal and diseased retropharyngeal and prevertebral spaces. Semin Ultrasound CT MR 11: 520–533

Day GL, Blot WJ (1992) Second primary tumors in patients with oral cancer. Cancer 70: 14–19

DeVilliers EM (1989) Heterogeneity of the human papillomavirus group. J Virol 63: 4898–4903

DeVilliers EM, Weidauer H, Le YJ et al. (1986) Papillomviren in benignen und malignen Tumoren des Mundes und der oberen Respirationstraktes. Laryngorhinootologie 65: 177–179

Dictor M, Tennvall J, Akerman M (1992) Moderately differentiated neuroendocrine carcinoma (atypical carcinoid) of the supraglottic larynx. Arch Pathol Lab Med 116: 253–257

Disdier P, Harle JR, Andrac L et al. (1994) Specific xerostomia during Urbach-Wiethe disease. Dermatology 188: 50–51

Dohar JE, Duvall AJ (1992) Spontaneous regression of juvenile nasopharyngeal angiofibroma. Ann Otol Rhinol Laryngol 101: 469–471

Ducatman BS, Sheithauer BW, Piepgras DG et al. (1986) Malignant peripheral nerve sheath tumors: a clinicopathologic study of 120 cases. Cancer 57: 2006–2021

Duvall AJ, Moreano AE (1987) Juvenile nasopharyngeal angiofibroma: diagnosis and treatment Otolaryngol Head Neck Surg 97: 534–540

Duvall E, Small M, Al-Muhanna AH et al. (1987) Synovial sarcoma of the hypopharynx. J Laryngol Otol 101: 1203–1208

Elango S (1995) Parapharyngeal space lipoma. Ear Nose Throat J 74: 52–53

Ellis GL, Langloss JM, Heffner DK et al. (1987) Spindle-cell carcinoma of the aerodigestive tract. An immunohistochemical analysis of 21 cases. Am J Surg Pathol 11: 335–342

Emery PJ, Baily CM, Evans JNG (1984) Cystic hygroma of the head and neck: a review of 37 cases. J Laryngol Otol 98: 613–619

Engelhardt J, Leafstedt SW (1983) Synovial sarcoma of tonsil and tongue base. South Med J 76: 243–244

Ensoli B, Salahuddin SZ, Gallo RC (1989) AIDS-associated Kaposi's sarcoma: a molecular model for its pathogenesis. Cancer Cells 1: 93–96

Enzinger FM, Weiss SW (1995) Soft tissue tumors, 3rd edn. Mosby, St Louis Baltimore Berlin Boston Karlsbad Chicago

Epstein JB, Jones CK (1993) Presenting signs and symptoms of nasopharyngeal carcinoma. Oral Surg Oral Med Oral Pathol 75: 32–36

Epstein JB, Scully C (1992) Neoplastic disease of the head and neck of patients with AIDS. Int J Oral Maxillofac Surg 21: 219–226

Epstein JB, Silverman S (1992) Head and neck malignancies associated with HIV infections. Oral Surg Oral Med Oral Pathol 73: 193–200

Epstein MA, Achong BG, Barr YM (1964) Virus particles in cultured lymphoblasts from Burkitt's lymphoma. Lancet I: 702–703

Eversole LR, Laipis PJ (1988) Oral squamous papillomas: detection of HPV DNA by in situ hybridization. Oral Surg Oral Med Oral Pathol 65: 545–550

Fahraeus R, Fu HL, Ernberg I et al. (1988) Expression of Epstein-Barr virus-encoded proteins in nasopharyngeal carcinoma. Int J Cancer 42: 329–338

Fechner RE, Mills SE (1982) Verruca vulgaris of the larynx: a distinctive lesion of probable viral origin confused with verrucous carcinoma. Am J Surg Pathol 6: 357–362

Feichter GE, Maier H, Adler A et al. (1987) S-phase fractions and DNA-ploidy of oropharyngeal squamous epithelium carcinomas compared with histologic grade, stage, response to chemotherapy and survival. Acta Otolaryngol (Stockh) 104: 377–384

Feldmann BA (1982) Rhabdomyosarcoma of the head and neck. Laryngoscope 92: 424–440

Feleppa AE, Ellison NM (1981) Metastatic pancreatic adenocarcinoma of the tonsil. Ear Nose Throat J 60: 136–138

Ferlito A (1991) Neuroendocrine neoplasms of the larynx. J Otorhinolaryngol Relat Spec 53: 185–264

Ferlito A, Frugoni P (1975) Rhabdomyoma purum of the larynx. J Laryngol Otol 89: 1131–1141

Ferlito A, Recher G (1980) Ackerman's tumor (verrucous carcinoma) of the larynx: a clinicopathologic study of 77 cases. Cancer 46: 1617–1630

Fetch JF, Weiss SW (1990) Ectopic hamartomatous thymoma: clinicopathologic, immunohistochemical, and histogenetic considerations in four new cases. Hum Pathol 21: 662–668

Ficarra G, Benson AM, Silverman S et al. (1988) Kaposi's sarcoma of the oral cavity: a study of 134 patients with a review of the pathogenesis, epidemiology, clinical aspects, and treatment. Oral Surg Oral Med Oral Pathol 66: 543–550

Ficarra G, Pierleoni L, Panzoni E (1996) Metastatic renal cell carcinoma involving Wharton's duct. A case report. Oral Surg Oral Med Oral Pathol Oral Radiol Endod 81: 580–583

Flaitz CM, Nichols CM, Adler-Storthz K et al. (1995) Intraoral squamous cell carcinoma in human immunodeficiency virus infection. A clinicopathologic study. Oral Surg Oral Med Oral Pathol 80: 55–62

Foote RL, Schild StE, Thompson WM et al. (1994) Tonsil cancer. Patterns of failure after surgery alone and surgery combined with postoperative radiation therapy. Cancer 73: 2638–2647

Foss RD, Warnock GR, Clark WB et al. (1991) Malignant cyst of the lateral aspect of the neck: branchial cleft carcinoma or metastasis? Oral Surg Oral Med Oral Pathol 71: 214–217

Francis N, Parkin M, Weber J et al. (1996) Kaposi's sarcoma in acquired immune deficiency syndrome (AIDS). J Clin Pathol 39: 469–474
Franco EL, Kowalski LP, Oliveira BV et al. (1989) Risk factors for oral cancer in Brazil: a case-control study. Int J Cancer 43: 992–1000
Fredrickson DS (1964) The inheritance of high density lipoprotein deficiency (Tangier disease). J Clin Invest 43: 228
Fredrickson DS, Altrocchi PH, Aioli LV et al. (1961) Tangier disease. Combined clinical staff conference at the National Institutes of Health. Ann Intern Med 55: 1016–1031
Freije JE, Gluckman JL, Biddinger PW et al. (1992) Muscle tumors in the parapharyngeal space. Head Neck 14: 49–54
Friedman-Kien AE, Saltzman BR (1990) Clinical manifestations of classical, endemic African and epidemic AIDS-associated Kaposi's sarcoma. Am J Acad Dermatol 22: 1237–1250
Fromm M, Littman P, Raney RB et al. (1986) Late effects after treatment of twenty children with soft tissue sarcomas of the head and neck. Experience at a single institution with a review of the literature. Cancer 57: 2070–2076
Fu Y-S, Perzin KH (1974) Non-epithelial tumors of the nasal cavity, paranasal sinuses, and nasopharynx: A clinicopathologic study. I. General features and vascular tumors. Cancer 33: 1275–1288
Fu Y-S, Perzin KH (1976a) Nonepithelial tumors of the nasal cavity, paranasal sinuses, and nasopharynx. A clinicopathologic study. V. Skeletal muscle tumors (rhabdomyoma and rhabdomyosarcoma). Cancer 37: 364–376
Fu Y-S, Perzin KH (1976b) Nonepithelial tumors of the nasal cavity, paranasal sinuses, and nasopharynx. A clinicopathologic study. VI. Fibrous tissue tumors (fibroma, fibromatosis, fibrosarcoma). Cancer 37: 2912–2928
Fu Y-S, Perzin KH (1977a) Non-epithelial tumors of the nasal cavity, paranasal sinuses and nasopharynx. A clinicopathologic study. VIII. Adipose tissue tumors (Lipoma and liposarcoma). Cancer 40: 1314–1317
Fu Y-S, Perzin KH (1977b) Non-epithelial tumors of the nasal cavity, paranasal sinuses and nasopharynx: A clinico-pathologic study. VII. Myxomas. Cancer 39: 195–203
Gale N, Rott T, Kambic V (1984) Nasopharyngeal rhabdomyoma. Report of case (light and electron microscopic studies) and review of the literature. Pathol Res Pract 178: 454–460
Gaffey MJ, Weiss LM (1990) Viral ocogenesis: Epstein-Barr virus. Am J Otolaryngol 11: 375–381
Gallo A, Pescarmona E, Crupi J et al. (1992) Bilateral tonsillar metastasis of gastric adenocarcinoma. Head Neck 14: 55–57
Gardner DG, Corio RL (1983) Multifocal adult rhabdomyoma. Oral Surg 56: 76–78
Garrett TJ, Lange M, Ashford A et al. (1985) Kaposi's sarcoma in heterosexual intravenous drug users. Cancer 55: 1146–1148
Geerlings SE, Statius van Eps LW (1992) Pathogenesis and consequences of Plummer-Vinson syndrome [editorial]. Clin Investig 70: 629–630
Gibas Z, Miettinen M (1992) Recurrent parapharyngeal rhabdomyoma. Evidence of neoplastic nature of the tumor from cytogenetic study. Am J Surg Pathol 16: 721–728
Girgis IH, Fahmy SA (1973) Nasopharyngeal fibroma: Its histo-pathological nature. J Laryngol Otol 87: 1107–1123
Glanz H, Kleinsasser O (1978) Verruköse Akanthose (verruköses Karzinom) des Larynx. Laryngorhinootologie 57: 835–843
Gnepp DR, Ferlito A, Hyams V (1983) Primary anaplastic small cell (oat cell) carcinoma of the larynx. Cancer 51: 1731–1745
Gnepp DR, Henley J, Weiss S, Heffner D (1996) Desmoid fibromatosis of the sinonasal tract and nasopharynx. A clinicopathologic study of 25 cases. Cancer 78: 2572–2579
Goedert JJ, Cote TR, Virgo P et al. (1998) Spectrum of AIDS-associated malignant disorders. Lancet 351: 1833–1839
Goerdt S, Sorg C (1992) Endothelial heterogeneity and the acquired immunodeficiency syndrome: a paradigm for the pathogenesis of vascular disorders. Clin Invest 70: 89–98
Goldberg HI, Lockwood StA, Wyatt StW et al. (1994) Trends and differentials in mortality from cancers of the oral cavity and pharynx in the Unites States, 1973–1987. Cancer 74: 565–572

Goltz RW, Peterson WC, Gorlin RJ et al. (1962) Focal dermal hypoplasia syndrome. Acta Dermatol 86: 708–717
Gomez-Ortega JM, Rodilla IG, Basco Lopez de Lerma J (1996) Chondroid lipoma. A newly described lesion that may be mistaken for malignancy. Oral Surg Oral Med Oral Pathol Oral Radiol Endod 81: 586–589
Googe PB, Ferry JA, Bhan AK et al. (1988) A comparison of paraganglioma, carcinoid tumor, and small-cell carcinoma of the larynx. Arch Pathol Lab Med 112: 809–815
Gordon LJ, Wazen JJ, Fisher P et al. (1990) Hypopharyngeal mesenchymomas. Otolaryngol Head Neck Surg 103: 124–127
Graeme-Cook F, Pilch BZ (1992) Hamartomas of the nose and nasopharynx. Head Neck 14: 321–327
Graham S, Mettlin C, Marshall J et al. (1981) Dietary factors in the epidemiology of cancer of the larynx. Am J Epidemiol 113: 675–680
Grandi C, Boracchi P, Mezzanotte G et al. (1990) Analysis of prognostic factors and proposal of a new classification of nasopharyngeal cancer. Head Neck 12: 31–40
Granstrom G, Edstrom S (1989) The relationship between cervical cysts and tonsillar carcinoma in adults. J Oral Maxillofac Surg 47: 16–20
Grauich MS, Pilch BZ, Goodman ML (1983) Meningiomas presenting in the paranasal sinuses and temporal bone. Head Neck Surg 5: 319–328
Green TL, Beckstead JH, Lozada-Nur F et al. (1984) Histopathology spectrum of oral Kaposi's sarcoma. Oral Surg Oral Med Oral Pathol 58: 306–314
Greenberg E, Shupak A, Kelner J et al. (1987) Tonsillar leiomyoma. J Laryngol Otol 101: 619–623
Griffiths AP, Dekker P (1991) Oncocytic metaplasia of the nasopharynx or extra-parotid Warthin's tumour? J Clin Pathol 44: 1030–1032
Gutmann J, Cifuentes C, Vicuna R et al. (1975) Intraoral angiomyolipoma. Oral Surg Oral Med Oral Pathol 39: 945–948
Hadar T, Mor C, El-Har G et al. (1987) Anaplastic thyroid carcinoma metastatic to the tonsil. J Laryngol Otol 101: 953–956
Hampal S, Hawthorne M (1990) Hypopharyngeal inverted papilloma. J Laryngol Otol 104: 432–434
Hampal S, Flood LM, Jones RA (1992) Chordoma of the parapharyngeal space. J Laryngol Otol 106: 549–552
Hansen LS, Olsen JA, Silverman S (1985) Proliferative verrucous leukoplakia. A long term study of thirty patients. Oral Surg Oral Med Oral Pathol 60: 285–298
Hardy MA, Goldfarb P, Levine S et al. (1976) De novo Kaposi's sarcoma in renal transplantation. Cancer 38: 144–148
Hartmann G, Stähelin H (1984) Hyperlipidämie. Symptom – Syndrom – Krankheit. Hans Huber, Bern Stuttgart Toronto
Hasselt CA van, Ng KH (1991) Papillary adenocarcinoma of the nasopharynx. J Laryngol Otol 105: 853–854
Haverkos HW, Friedman-Kien AE, Drotman DP et al. (1990) The changing incidence of Kaposi's sarcoma among patients with AIDS. J Am Acad Dermatol 22: 1250–1253
Hawkins EP, Krischer JP, Smith BE et al. (1990) Nasopharyngeal carcinoma in children – a retrospective review and demonstration of Epstein-Barr viral genomes in tumor cell cytoplasm: a report of the Pediatric Oncology Group. Hum Pathol 21: 805–810
Hayes DF, Lechan RM, Posner MR et al. (1986) The syndrome of inappropriate antidiuretic hormone secretion associated with induction chemotherapy for squamous cell carcinoma of the head and neck. J Surg Oncol 32: 150–152
Healy EB, Upton J, Black PM et al. (1991) The role of surgery in rhabdomyosarcoma of the head and neck in children. Arch Otolaryngol Head Neck Surg 117: 1185–1188
Heffelfinger MJ, Dahlin DC, MacCarty CS et al. (1973) Chordomas and cartilaginous tumors at the skull base. Cancer 32: 410–420
Heffner DK (1983) Problems in pediatric otorhinolaryngic pathology: II. Vascular tumors and lesions of the sinonasal tract and nasopharynx. Int J Pediatr Otorhinolaryngol 5: 125–138
Heffner DK, Hyams VJ (1984) Teratocarcinoma (malignant teratoma?) of the nasal cavity and paranasal sinuses. Cancer 53: 2140–2154

Hegarty JL, Rao VM (1993) Amyloidoma of the nasopharynx: CT and MR findings. Am J Neuroradiol 14: 215–218

Heimann R, Dehou MF, Lentrebecq B et al. (1989) Anaplastic small cell (oat cell) carcinoma of the tonsils: report of two cases. Histopathology 14: 67–74

Henderson BE, Louie E, Jing JSH et al. (1976) Risk factors associated with nasopharyngeal carcinoma. N Engl J Med 295: 1101–1106

Heney D, Lockwood L, Allibone EB et al. (1992) Nasopharyngeal rhabdomyosarcoma and multiple lentigines syndrome: a case report. Med Pediatr Oncol 20: 227–228

Henle G, Henle W, Diehl V (1968) Relation of Burkitt's tumor-associated herpes-type virus to infectious mononucleosis. Proc Natl Acad Sci USA 59: 94–101

Herbert P, Forte T, Heinen RJ et al. (1978) Tangier disease. One explanation of lipid storage. New Engl J Med 299: 519–521

Hermanek P, Sobin LH (eds) (1992) TNM classifikation of malignant tumours, 4th edn. 2nd revision. Springer, Berlin Heidelberg New York Tokyo

Hildesheimer A, West S, DeVeyra E et al. (1992) Herbal medicine use, Epstein-Barr virus, and risk nasopharyngeal carcinoma. Cancer Res 52: 3048–3051

Hiraide F, Inouye T, Tanaka E (1985) Lymphangiectatic fibrous polyp of the palatine tonsil. A report of three cases. J Laryngol Otol 99: 403–409

Hofer PA (1973) Urbach-Wiethe disease: a review. Acta Derm Venereol 53 (Suppl 71): 1–52

Hoffmann D, Melkian A, Adams JD et al. (1985) New aspects to tobacco carcinogenesis. Carcinogenesis 8: 239–256

Hollstein M, Sidransky D, Vogelstein B et al. (1991) p53 mutations in human cancers. Science 253: 49–53

Horiuchi K, Mishima K, Ichijima K et al. (1995) Epstein-Barr virus in the proliferative diseases of squamous epithelium in the oral cavity. Oral Surg Oral Med Oral Pathol Oral Radiol Endod 79: 57–63

Howley PM (1982) The human papilloma viruses. Arch Pathol Lab Med 106: 429–432

Howshaw RA, Schwartz RA (1980) Kaposi's sarcoma after immunosuppressive therapy with prednisone. Arch Dermatol 116: 1280–1282

Hsu H-C, Chen C-L, Hsu M-M et al. (1987) Pathology of nasopharyngeal carcinoma. Proposal of a new histologic classification correlated with prognosis. Cancer 59: 945–951

Hubbard EM (1958) Nasopharyngeal angiofibromas. Arch Pathol 65: 192–204

Hui AN, Koss MN, Meyer PR (1984) Necropsy findings in acquired immunodeficiency syndrome: A comparison of premortem diagnoses with postmortem findings. Hum Pathol 15: 670–676

Hussain SS, Dalal VC (1988) Tonsillar metastases from hypernephroma. Ear Nose Throat J 67: 117–118

Hyams VJ, Batsakis JG, Michaels L (1988) Tumors of the upper respiratory tract and ear. Atlas of tumor pathology, Sec Ser, Fascicle 25. Armed Forces Institute of Pathology, Washington D.C.

Hytiroglou P, Brandwein MS, Strauchen JA et al. (1992) Inflammatory pseudotumor of the parapharyngeal space: case report and review of the literature. Head Neck 14: 230–234

Ide F, Shimoyama T, Horie N et al. (1998) Angiomyolipomatous hamartoma of the tongue. Oral Surg Oral Med Oral Pathol Oral Radiol Endod 85: 581–584

Iezzoni JC, Gaffey MJ, Weiss LM (1995) The role of Epstein-Barr virus in lymphoepithelioma-like carcinomas. Am J Clin Pathol 103: 308–315

Ihrler St, Grevers G, Vogl Th (1992) Zur Differentialdiagnose der zervikalen Raumforderung: Das parapharyngeale Rhabdomyom. Laryngorhinootologie 71: 564–567

Ingersoll L, Woo SY, Donaldson S et al. (1990) Nasopharyngeal carcinoma in the young: a combined M.D. Anderson and Stanford experience. Int J Radiat Oncol Biol Phys 19: 881–887

Ishwad ChS, Ferrell RE, Rossie KM et al. (1995) Microsatellite instability in oral cancer. Int J Cancer (Pred Oncol) 64: 332–335

Jacobsson M, Petruson B, Svendsen P et al. (1988) Juvenile nasopharyngeal angiofibroma. Acta Otolaryngol 105: 132–139

Jahnke V (1991) Klinik der Erkrankungen des Rachens, der Speiseröhre und der zervikalen Lymphknoten. In: Ganz H (Hrsg) Lehrbuch Hals-Nasen-Ohren-Heilkunde mit Repetitorium. Walter de Gruyter, Berlin New York, S 211–245

Jawad AJ, Khattak A, Al-Rabeeah A et al. (1990) Congenital nasopharyngeal teratoma in newborn: case report and review of the literature. Z Kinderchir 45: 375–378

Jeannel D, Hubert A, DeVathaire F et al. (1990) Diet, living conditions and nasopharyngeal carcinoma in Tunisia: a case-control study. Int J Cancer 46: 421–425

Jernstrom P (1954) Synovial sarcoma of the pharynx: report of a case. Am J Clin Pathol 24: 957–961

Jin T, Higashi K, Mandahl N et al. (1990) Frequent rearrangement of chromosomal bonds 1p22 11q13 in squamous cell carcinomas of the head and neck. Genes Chrom Cancer 2: 198–204

Jin Y, Heim S, Mandahl N et al. (1988) Multiple apparently unrelated clonal chromosomal abnormalities in a squamous cell carcinoma of the tongue. Cancer Genet Cytogenet 32: 93–101

Jin Y, Heim S, Mandahl N et al. (1990) Multiple clonal chromosome aberrations in squamous cell carcinomas of the larynx. Cancer Genet Cytogenet 44: 209–216

Jin YS, Mandahl N, Heim S et al. (1988) t(6,7) (q23; p22) as the sole chromosomal anomaly in a vocal cord carcinoma. Cancer Genet Cytogenet 32: 305–307

Kajanti MJ, Mantyla MM (1991) Squamous cell carcinoma of the tonsillar region. A retrospective analysis of treatment results. Acta Oncol 30: 629–633

Kandylis KV, Vasilomanolakis M, Efremides AD (1986) Syndrome of inappropriate intidiuretic hormone secretion in pyriform sinus squamous cell carcinoma. Am J Med 81: 946

Kanoh N, Nishimura Y, Nakamura M et al. (1991) Primary nasopharyngeal paraganglioma: a case report. Auris Nasus Larynx 18: 307–314

Kao GF, Graham JH, Helwig EB (1982) Carcinoma cuniculatum (verrucous carcinoma of the skin). A clinicopathologic study of 46 cases with ultrastructural observations. Cancer 49: 2395–2403

Kapadia SB, Popek EJ, Barnes L (1994) Pediatric otorhinolaryngic pathology: diagnosis of selected lesions. Pathol Annu 29/1: 159–209

Kaposi M (1872) Idiopathisches multiples Pigmentsarkom der Haut. Arch Dermat Syph 4: 265–273

Kasznica J, Kasznica A (1991) Tonsillar polypoid lymphangioma in a small child. N J Med 88: 729–731

Katona G, Hirschberg J, Hosszu Z et al. (1992) Epipharyngeal teratoma in infancy. Int J Pediatr Otorhinolaryngol 24: 171–175

Kavanagh BD, Halperin EC, Rosenbaum LC et al. (1992) Syndrome of inappropriate secretion of antidiuretic hormone in a patient with carcinoma of the nasopharynx. Cancer 69: 1315–1319

Kehrl W, Westhofen M, Rauchfuss A (1990) Tumoren des Parapharyngealraumes. Topographische Anatomie, Diagnostik, Therapie, Literaturübersicht. Laryngorhinootologie 69: 527–532

Kirchner JA (1975) Pyriform sinus cancer: A clinical and laboratory study. Ann Oto-Rhinolaryngol 84: 793–803

Kleinsasser O, Glanz H (1979) Myogenic tumours of the larynx. Arch Otorhinolaryngol 225: 107–119

Klijanienko J, El-Naggar AK, DeBraud F et al. (1995) Tumor vascularization, mitotic index, histopathologic grade, and DNA ploidy in the assessment of 114 head and neck squamous cell carcinomas. Cancer 75: 1649–1656

Klijanienko J, Micheau C, Azli N et al. (1989) Undifferentiated carcinoma of nasopharyngeal type of tonsil. Arch Otolaryngol Head Neck Surg 115: 731–734

Kraus DH, Dubner S, Harrison LB et al. (1994) Prognostic factors for recurrence and survival in head and neck soft tissue sarcomas. Cancer 74: 697–702

Kraus FT, Perez-Mesa C (1966) Verrucous carcinoma: clinical and pathologic study of 105 cases involving oral cavity, larynx and genitalia. Cancer 19: 26–38

Krausen C, Becker K, Hamann KF (1986) Angiofibrolipom der Tonsille. Laryngorhinootologie 65: 355–356

Krigel RL, Friedman-Kien AE (1985) Kaposi's sarcoma in AIDS. In: DeVita VT, Hellman S, Rosenberg StA (eds) AIDS. Etiology, diagnosis, treatment, and prevention. Lippincott, Philadelphia London Mexico City New York St Louis Sao Paulo Sydney, pp 185–211

Krisch I, Neuhold N, Krisch K (1984) Demonstration of secretory component, IgA, and IgM by the peroxidase-antiperoxidase technique in inverted papillomas of the nasal cavities. Hum Pathol 15: 915–920

Krueger GRF, Kottaridis SD, Wolf H, Ablashi DV, Sesterhenn K, Bertram G (1981) Histological types of nasopharyngeal carcinoma as compared to EBV serology. Anticancer Res 1: 187–194

Krutchkoff DJ, Chen J, Katz RV (1990) Oral cancer: a survey of 566 cases from the University of Connecticut oral pathology biopsy service, 1975–1986. Oral Surg Oral Med Oral Pathol 70: 192–198

Kumagami H (1991) Testosterone and estradiol in juvenile nasopharyngeal angiofibroma tissue. Acta Otolaryngol 111: 569–573

Kwong K (1985) Aggressive fibromatosis of the tonsillar fossa: a case report. J Laryngol Otol 99: 411–416

Lachaux S, Sassolas A, Bouvier R et al. (1995) Les manifestations precoses de la maladie de Tangier. Arch Pediatr 2: 447–451

Lack EE, Cubilla AL, Woodruff JM (1979) Paragangliomas of the head and neck region: a pathologic study of tumors from 71 patients. Hum Pathol 10: 191–218

Lampe HB, Flint A, Wolf GT et al. (1987) Flow cytometry: DNA analysis of squamous cell carcinoma of the upper aerodigestive tract. J Otolaryngol 16: 371–376

Larsen ET, Duggan MA, Inoue M (1994) Absence of human papilloma virus DNA in oropharyngeal spindle-cell squamous carcinomas. Am J Clin Pathol 101: 514–518

Law JC, Whiteside TL, Gollin SM et al. (1995) Variation of p53 mutational spectra between carcinoma of the upper and lower respiratory tract. Clin Cancer Res 1: 763–768

Lee KJ, Fischer DS, Fappiano AP (1987) Breast carcinoma metastatic to the palatine tonsils. Conn Med 51: 76–79

Leung F, Fam AG, Osoba D (1981) Kaposi's sarcoma complicating corticosteroid therapy for temporal arteriitis. Am J Med 320: 320–322

Leung SY, Yuen ST, Chung LP et al. (1995) Epstein-Barr virus is present in a wide histological spectrum of sinonasal carcinomas. Am J Surg Pathol 19: 994–1001

Leventon GS, Evans HL (1981) Sarcomatoid squamous cell carcinoma of the mucous membranes of the head and neck. A clinicopathologic study of 20 cases. Cancer 48: 994–1003

Levine AJ, Momand J, Finlay CA (1991) The p53 tumor suppressor gene. Nature 351: 453–456

Lieber CS, Garro AJ, Leo MA et al. (1986) Alcohol and cancer. Hepatology 6: 917–918

Lloyd KM, Dennis M (1963) Cowden's disease: a possible symptom complex with multiple system involvement. Ann Intern Med 58: 136–142

Löning Th (1984) Immunpathologie der Mundschleimhaut. Orales Immunsystem – Entzündungsreaktionen – Tumor-„Marker" – Virusnachweis. Fischer, Stuttgart New York

Longnecker MP (1995)'Alcohol consumption and risk of cancer in humans: an overwiew. Alcohol 12: 87–96

Lumerman H, Freedman PD, Kerpel StM et al. (1988) Oral Kaposi's sarcoma: A clinicopathologic study of 23 homosexual and bisexual men from the New York metropolitan area. Oral Surg Oral Med Oral Pathol 65: 711–716

Luna MA (1985) The occult primary and metastatic tumors to and from the head and neck. In: Barnes L (ed) Surgical pathology of the head and neck. Marcel Dekker, New York, pp 1211–1232

Luna MA, el Naggar A, Prichatikanond P et al. (1990) Basaloid squamous carcinoma of the upper aerodigestive tract: clinicopathologic and DNA flow cytometric analysis. Cancer 66: 537–542

Maier H, Dietz A, Zielinski D et al. (1990a) Risikofaktoren bei Patienten mit Plattenepithelkarzinomen der Mundhöhle, des Oropharynx, des Hypopharynx und des Larynx. Dtsch Med Wochenschr 115: 843–850

Maier H, DeVries N, Weidauer H (1990b) Beruf und Krebs im Bereich von Mundhöhle, Pharynx und Larynx. HNO 38: 271–278

Maier H, Dietz A, Gewelke U et al. (1990c) Tabak- und alkoholassoziiertes Krebsrisiko im Bereich des oberen Atmungs- und Verdauungstraktes. Laryngol Rhino Otol 69: 505–511

Maier H, Dietz A, Gewelke U et al. (1991) Arbeitsstoffexposition und Krebsrisiko im Bereich von Mundhöhle, Rachen und Kehlkopf. In: Maier H, Weidauer H (Hrsg) Krebsrisiken im Kopf-Halsbereich. Springer, Berlin Heidelberg New York Tokyo, S 26–37

Maier H, Dietz A, Gewelke U et al. (1991) Berufliche Exposition gegenüber Schadstoffen und Krebsrisiko im Bereich von Mundhöhle, Oropharynx, Hypopharynx und Larynx. Laryngorhinootologie 70: 93–98

Maier H, Sennewald E (1994) Risikofaktoren für Plattenepithelkarzinome im Kopf-Hals-Bereich. Ergebnisse der Heidelberger Fallkontrollstudien. HVBG, Druck Center, Meckenheim

Maiorano E, Favia G, Maisonneuve P, Viale G (1998) Prognostic implications of epidermal growth factor receptor immunoreactivity in squamous cell carcinoma of the oral mucosa. J Pathol 185: 167–174

Maor E, Tovi F, Sacks M (1983) Carcinoma of the pancreas presenting with bilateral tonsillar metastases. Ann Otol Rhinol Laryngol 92: 192–195

Marks JE, Devineni VR, Harvey J et al. (1992) The risk of contralateral lymphatic metastases for cancers of the larynx and pharynx. Am J Otolaryngol 13: 34–39

Masuda M, Hirakawa N, Nakashima T et al. (1996) Cyclin D1 overexpression in primary hypopharyngeal carcinomas. Cancer 78: 390–395

McCombe A, Lund VJ, Howard DJ (1990) Recurrence in juvenile angiofibroma. Rhinology 28: 97–102

McDonald JS, Crissman JD, Gluckman JL (1982) Verrucous carcinoma of the oral cavity. Head Neck Surg 5: 22–28

McKee PH, Wilkinson JD, Black MM et al. (1981) Carcinoma (epithelioma) cuniculatum: a clinicopathological study of nineteen cases and review of the literature. Histopathology 5: 425–436

McShane D, El-Sherif I, Doyle-Kelly W et al. (1989) Dermoids („hairy polyps") of the oronasopharynx. J Laryngol Otol 103: 612–615

McKay MJ, Bilous AM (1989) Basaloid-squamous carcinoma of the hypopharynx. Cancer 63: 2528–2531

Meis JM, Giraldo AA (1988) Chordoma. An immunohistochemical study of 20 cases. Arch Pathol Lab Med 112: 553–556

Menown IB, Liew SH, Napier SS et al. (1992) Retro-pharyngeal liposarcoma. J Laryngol Otol 106: 469–471

Mentzel T, Kriegsmann J, Kosmehl H, Katenkamp D (1995) Ektopisches hamartomatöses Thymom. Fallbericht mit besonderer Berücksichtigung der Differentialdiagnose. Pathologe 16: 359–363

Metheetrairut C, Brown DH, Cullen JB et al. (1992) Pharyngeal rhabdomyoma: a clinicopathological study. J Otolaryngol 21: 257–261

Michalides R, Veelen NV, Hart A et al. (1995) Overexpression of cyclin D1 correlates with recurrence in a group of forty-seven operable squamous cell carcinomas of the head and neck. Cancer Res 55: 975–978

Michida A, Ryoke K, Ishikura S et al. (1995) Multiple Schwannomas of the neck, mediastinum, and parapharyngeal space: report of case. J Oral Maxillofac Surg 53: 617–620

Miettinen M (1984) Chordoma: antibodies to epithelial membrane antigen and carcinoembryonic antigen in differential diagnosis. Arch Pathol Lab Med 108: 891–892

Miettinen M, Scheithauer BW, Unni K et al. (1992) Chordoma and chondroid neoplasms of the spheno-occiput. Immunohistochemical study of 41 cases. Am J Clin Pathol 98: 345 (Abstr)

Milewski C, Wieland W (1988) Paraneoplastische Akrokeratose: M. Bazex. Eine tumorspezifische Dermatose bei Plattenepithelkarzinomen im Kopf-Halsbereich. HNO 36: 158–160

Miller D (1980) The etiology of nasopharyngeal cancer and its management. Otolaryngol Clin North Am 13: 167–175

Mills SE, Cooper PH, Garland TA et al. (1983) Small cell undifferentiated carcinoma of the larynx: report of 2 patients and review of 13 additional cases. Cancer 51: 116–120

Möller P, Wirbel R, Hofmann W et al. (1984) Lymphoepithelial carcinoma (Schmincke type) as a derivate of the tonsillar crypt epithelium. Virchows Arch [Pathol Anat] 405: 85–93

Modlin B (1982) Rhabdomyoma of the larynx. Laryngoscope 92: 580–582

Monforte R, Ferrer A, Montserrat JM et al. (1987) Bronchial adenocarcinoma presenting as a lingual tonsillar metastasis. Chest 92: 1122–1123

Moran JJ, Enterline HT (1964) Benign rhabdomyoma of the pharynx: a case report, review of the literature, and comparison with cardiac rhabdomyoma. Am J Clin Pathol 42: 174–181

Moretti JA, Miller D (1973) Laryngeal involvement in benign symmetric lipomatosis. Arch Otolaryngol 97: 495–496

Morita N, Miyata K, Sakamoto T et al. (1995) Pleomorphic adenoma in the parapharyngeal space: report of three cases. J Oral Maxillofac Surg 53: 605–610

Moskowitz L, Hensley GT, Chan JC et al. (1985) Immediate causes of death in acquired immunodeficiency syndrome. Arch Pathol Lab Med 109: 735–738

Muir C, Weiland L (1995) Upper aerodigestive tract cancers. Cancer 75: 147–153

Muir CS, Shanmugaratnam K (eds) (1967) Cancer of the nasopharynx. A symposium. UICC Monograph Series, vol 1. Munksgaard, Copenhagen

Muller D, Million R, Lidereau R et al. (1994) Frequent amplification of 11q13 DNA markers is associated with lymph node involvement in human head and neck squamous cell carcinomas. Eur J Cancer 2: 113–120

Muller S, Barnes L (1995) Basaloid squamous cell carcinoma of the head and neck with a spindle cell component. An unusual histologic variant. Arch Pathol Lab Med 119: 181–182

Müller H (1985) Kaposi-Sarkom bei AIDS. In: Helm EB, Stille W (Hrsg) AIDS, 2. Aufl. Zuckschwerdt, München Bern Wien, S 58–65

Mündnich K (1960) Die malignen Tumoren des Mesopharynx (Tonsillen, Zungengrund, Rachenwand und Gaumenbogen). Arch Ohr-Nas-Kehlk-Heilk 176: 237–412

Myer CM, Wood MD, Donegan JO (1983) Metastatic melanoma to the palatine tonsil. Ear Nose Throat J 62: 62–64

Myerowitz RL, Barnes EL, Myers E (1978) Small cell anaplastic (oat cell) carcinoma of the larynx: report of a case and review of the literature. Laryngoscope 10: 1697–1702

Nakanishi Y, Noguchi M, Matsuno Y et al. (1995) p53 expression in multicentric squamous cell carcinoma and surrounding squamous epithelium of the upper aerodigestive tract. Immunohistochemical analysis of 95 lesions. Cancer 75: 1657–1662

Nakhleh RE, Swanson PE, Dehner LP (1991) Juvenile (embryonal and alveolar) rhabdomyosarcoma of the head and neck in adults. A clinical, pathologic, and immunohistochemical study of 12 cases. Cancer 67: 1019–1024

Nayler SJ, Verhaart MJS, Cooper K (1996) Follicular dendritic cell tumour of the tonsil. Histopathology 28: 89–92

Neel HB, Whicker JH, Devine KD et al. (1973) Juvenile angiofibroma: review of 120 cases. Am J Surg 126: 547–556

Newland JR, Lynch DP, Ordonez NG (1988) Intraoral Kaposi's sarcoma: A correlated light microscopic, ultrastructural, and immunohistochemical study. Oral Surg Oral Med Oral Pathol 66: 48–58

Nicholls JM, Agathanggelou A, Fung K et al. (1997) The association of squamous cell carcinomas of the nasopharynx with Epstein-Barr virus shows geographical variation reminiscent of Burkitt's lymphoma. J Pathol 183: 164–168

Nicholls JM, Sham J, Chan CW et al. (1992) Radiation therapy for nasopharyngeal carcinoma: histologic appearances and patterns of tumor regression. Hum Pathol 23: 742–747

Nicolaides A, Fisher C, Rhys-Evans PH (1989) Metastatic melanoma of the tonsil. J Laryngol Otol 103: 890–892

Niedobitek G (1998) Die Epstein-Barr Virusinfektion in der Pathogenese von Nasopharynxkarzinomen. Habilitationsschrift, Medizinische Fakultät, Universität Erlangen-Nürnberg

Niedobitek G (1995) Patterns of Epstein-Barr virus infection in non-Hodgkin's lymphomas (editorial). J Pathol 175: 259–261

Niedobitek G, Pitteroff S, Herbst H et al. (1990) Detection of human papillomavirus type 16 DNA in carcinomas of the palatine tonsil. J Clin Pathol 43: 918–921

Niedobitek G, Hansmann ML, Herbst H et al. (1991) Epstein-Barr virus and carcinoma: undifferentiated carcinomas but not squamous cell carcinomas of the nasopharynx are regularly associated with the virus. J Pathol 165: 17–24

Niedobitek G, Agathanggelou A, Barber P et al. (1993) P53 overexpression and Epstein-Barr virus infection in undifferentiated and squamous cell nasopharyngeal carcinomas. J Pathol 170: 457–461

Niedobitek G, Young LS, Sam CK et al. (1992) Expression of Epstein-Barr virus genes and of lymphocyte activation molecules in undifferentiated nasopharyngeal carcinomas. Am J Pathol 140: 879–887

Niedt GW, Schinella RA (1985) Acquired immunodeficiency syndrome. Clinicopathologic study of 56 autopsies. Arch Pathol Lab Med 109: 727–734

Ning JP, Yu MC, Wang QS et al. (1990) Consumption of salted fish and other risk factors for nasopharyngeal carcinoma (NPC) in Tianjin, a low-risk region for NPC in the People's Republic of China. J Natl Cancer Inst 21: 291–296

Odell EW, Jani P, Sherriff M et al. (1994) The prognostic value of individual histologic grading parameters in small lingual squamous cell carcinomas. The importance of the pattern of invasion. Cancer 74: 789–794

Ohsawa M, Kurita Y, Horie A et al. (1983) Malignant chemodectoma (paraganglioma) of the larynx. A case report with electron microscopy and biochemical assay. Acta Pathol Jpn 33: 1279–1288

Old LJ, Boyse EA, Oettgen HF et al. (1966) Precipitating antibody in human serum to an antigen present in cultured Burkitt's lymphoma cells. Proc Natl Acad Sci USA 56: 1699–1704

Ostroff JS, Jacobsen PB, Moadel AB et al. (1995) Prevalence and predictors of continued tobacco use after treatment of patients with head and neck cancer. Cancer 75: 569–576

Otto HF (1984) Pathologie des Thymus. In: Doerr W, Seifert G (Hrsg) Spezielle pathologische Anatomie, Bd 17. Springer, Berlin Heidelberg New York Tokyo

Otto HF, Weidauer H, Möller P et al. (1985) Kaposi-Sarkom bei erworbenem Immundefekt-Syndrom (AIDS). Teil II: Licht-, elektronenmikroskopische und immunhistochemische Besonderheiten einschließlich Cytoskelett. Laryngorhinootologie 64: 481–488

Paller AS (1994) Histology of lipoid proteinosis. JAMA 272: 564–565

Parkin DM, Pisani P, Ferlay J (1993) Estimates of the worldwide incidence of eighteen major cancers in 1985. Int J Cancer 54: 594–606

Passmore AL, Hugh TB, Coleman MJ (1982) Tonsillar metastases from adenocarcinoma of the stomach. Aust N Z J Surg 52: 371–372

Patterson SD, Yarrington CT (1987) Carcinoid tumor of the larynx: the role of conservative therapy. Ann Otol Rhinol Laryngol 96: 12–14

Patton LL, Brahim JS, Baker AR (1994) Metastatic malignant melanoma of the oral cavity. A retrospective study. Oral Surg Oral Med Oral Pathol 78: 51–56

Pearson GR (1993) Epstein-Barr virus and nasopharyngeal carcinoma. J Cell Biochem 17F (Suppl): 150–154

Pecora AL, Landsman L, Imgrund SP et al. (1983) Acrokeratosis paraneoplastica (Bazex' syndrome). Report of a case and review of the literature. Arch Dermatol 119: 820–826

Peel RL (1985) Tumors of the paraganglionic nervous system. In: Barnes L (ed) Surgical pathology of the head and neck. Marcel Dekker, New York, pp 684–695

Perez-Ordonez B, Rosai J (1995) Follicular dendritic cell tumour: Report of 12 additional cases of a distinctive entity. Annual meetings extracts. Lab Invest 72: 118A

Perzin KH, Pushparaj N (1984) Nonepithelial tumors of the nasal cavity, paranasal sinuses, and nasopharynx. A clinicopathologic study. XIII: Meniniomas. Cancer 54: 1860–1869

Perzin KH, Panyu H, Wechter S (1982) Nonepithelial tumors of the nasal cavity, paranasal sinuses, and nasopharynx. A clinicopathologic study. XII. Schwann cell tumors (neurilemoma, neurofibroma, malignant schwannoma). Cancer 50: 2193–2202

Platz H, Fries R, Hudec M (1988) Einführung in die „Prospektive DÖSAK-Studie über Plattenepithelkarzinome der Lippen, der Mundhöhle und des Oropharynx". Dtsch Z Mund Kiefer Gesichts Chir 12: 293–302

Prinsley PR, Jarmulowicz MR, Robinson AC (1991) Massive metastasis from squamous carcinoma of the tonsil. J Laryngol Otol 105: 50–51

Purtilo DT (1987) Opportunistic cancers in patients with immunodeficiency syndromes. Arch Pathol Lab Med 111: 1123–1129

Ramamurthy L, Nassar WY, Hasleton PS (1995) Metastatic melanoma of the tonsil and the nasopharynx. J Laryngol Otol 109: 236–237
Ramos R, Som PM, Solodnik P (1990) Nasopharyngeal melanotic melanoma: MR characteristics. J Comput Assist Tomogr 14: 997–999
Razack M, Shah K, Marchetta FC et al. (1977) Carcinoma of the hypopharynx: Success and failure. Am J Surg 134: 489–491
Regaud C (1921) Diskussionsbemerkung zu Reverchon and Coutard (s. dort)
Regezi JA, Batsakis JG, Courtney RM (1979) Granular cell tumors of the head and neck. J Oral Surg 37: 402–406
Reibel JF, Greene WM (1995) Liposarcoma arising in the pharynx nine years after fibrolipoma excision. Otolaryngol Head Neck Surg 112: 599–602
Reichart PA (1996) Oral pathology of acquired immunodeficiency syndrome and oro-facial Kaposi's sarcoma. Curr Top Pathol 90: 97–123
Reichert CM, O'Leary TJ, Levens DL et al. (1983) Autopsy pathology in the acquired immune deficiency syndrome. Am J Pathol 112: 357–382
Reichert T, Wagner W, Störkel S et al. (1994) Pathohistologische Faktoren als Prognoseparameter des Plattenepithelkarzinoms. Dtsch Z Mund Kiefer Gesichts Chir 18: 31–35
Reverchon L, Coutard H (1921) Lymphoepitheliome de l'hypopharynx traite par le roentgentherapie. Bull Soc Franc Oto-Rhino-Laryngol 34: 209–214
Richards SH, Bull PD (1973) Lipoid proteinosis of the larynx. J Laryngol Otol 87: 187–190
Rickinson AB, Kieff E (1996) Epstein-Barr virus. In: Field BN, Knipe DM, Howley PM (eds) Fields virology. Lippincott-Raven, Philadelphia, pp 2397–2446
Rosai J, Limas C, Husband EM (1984) Ectopic hamartomatous thymoma. A distinctive benign lesion of lower neck. Am J Surg Pathol 8: 501–513
Roth WK, Werner S, Risau W et al. (1988) Cultured, AIDS-related Kaposi's sarcoma cells express endothelial cell markers and are weakly malignant in vitro. Int J Cancer 42: 767–773
Rothman KJ, Keller AZ (1972) The effect of joint exposure to alcohol and tobacco on risk of cancer of the mouth and pharynx. J Chronic Dis 25: 711–716
Röcken M, Breit R (1989) Das Kaposi-Sarkom. In: Jäger H (Hrsg) AIDS und HIV-Infektion. Diagnostik, Klinik, Behandlung. Lehrbuch und Atlas für Klinik und Praxis. Ecomed, Landsberg München Zürich, S V-1, 1–22
Roland TJ, Rothstein SG, Mittal KR et al. (1993) Squamous cell carcinoma in HIV-positive patients under age. 45. Laryngoscope 103: 509–511
Rutgers JL, Wieczorek R, Bonetti F et al. (1986) The expression of endothelial cell surface antigens by AIDS-associated Kaposi's sarcoma. Evidence for a vascular endothelial cell origin. Am J Pathol 122: 493–499
Ryan RE, DeSanto LW, Devine KD et al. (1977a) Verrucous carcinoma of the larynx. Laryngoscope 87: 1989–1994
Ryan RE, Pearson BW, Weiland LH (1977b) Laryngeal amyloidosis. Trans Am Acad Ophthalmol Otolaryngol 84: 872–877
Sacks PG, Parnes SM, Gallick GE et al. (1988) Establishment and characterization of two new squamous cell carcinoma cell lines derived from tumors of the head and neck. Cancer Res 48: 2858–2866
Saddik M, Oldring DJ, Mourad WA (1996) Liposarcoma of the base of tongue and tonsillar fossa. A possible underdiagnosed neoplasm. Arch Pathol Lab Med 120: 292–295
Saeed IT, Fletcher CDM (1990) Ectopic hamartomatous thymoma containing myoid cells. Histopathology 17: 572–574
Saeger W (1981) Hypophyse. In: Doerr W, Seifert G (Hrsg) Spezielle pathologische Anatomie, Bd 14/1. Pathologie der endokrinen Organe. Springer, Berlin Heidelberg New York, S 1–226
Safai B, Dias BM (1994) Kaposi's sarcoma and cloacogenic carcinoma associated with AIDS. In: Broder S, Merigan ThC, Bolognesi D (eds) Textbook of AIDS medicine. Williams & Wilkins, Baltimore Philadelphia Hongkong London München Sydney Tokyo, pp 401–414
Sam CK, Brooks LA, Niedobitek G et al. (1993) Analysis of Epstein-Barr virus infection in nasopharyngeal biopsies from a group at high risk of nasopharyngeal carcinoma. Int J Cancer 53: 957–962

Samaan NA, Ordonez NG, Ibanez ML et al. (1983) Ectopic parathyroid hormone production by a squamous carcinoma of the tonsil. Arch Otolaryngol 109: 91-94
Samet MJ, Marbury MC, Spengler JD (1987) Health effects and sources of indoor air pollution. Part 1. Am Rev Resp Dis 136: 1486-1508
Saunders JR, Jacques DA, Casterline PF et al. (1979) Liposarcoma of the head and neck: a review of the literature and addition of four cases. Cancer 43: 162-168
Schaefer HE (1984) Angeborene Stoffwechselkrankheiten. Allgemein-pathologischer Teil. In: Remmele W (Hrsg) Pathologie, Bd 4, Springer, Berlin Heidelberg New York Tokyo, S 534-585
Schantz StP, Harrison LB, Hong WK (1993) Cancer of the head and neck. In: DeVita VT, Hellman S, Rosenberg StA (eds) Cancer. Principles and practice of oncology, 4th edn. Lippincott, Philadelphia, pp 574-672
Schmidts HL, Müller H, Falk S et al. (1986) Obduktionsbefunde beim erworbenen Immundefektsyndrom (AIDS). Pathologe 7: 7-21
Schmincke A (1921) Über lymphoepitheliale Geschwülste. Beitr Pathol Anat 68: 161-169
Schmincke A (1926) Pathologie des Thymus. In: Henke F, Lubarsch O (Hrsg) Handbuch der speziellen pathologischen Anatomie und Histologie, Bd 8: Drüsen mit innerer Sekretion. Springer, Berlin, S 760-809
Schoenberg BS, Schoenberg DG (1978) Tangerine tonsils in Tangier: high density lipoprotein deficiency. South Med J 71: 453-454
Scholes AGM, Field JK (1996) Genomic instability in head and neck cancer. Curr Top Pathol 90: 201-222
Scholnick SB, Sun PC, Shaw ME et al. (1994) Frequent loss of heterozygosity for Rb, TP53, and chromosome arm 3p, but not NME1 in squamous cell carcinoma of the supraglottic larynx. Cancer 73: 2472-2480
Schottenfeld D (1985) Epidemiology, etiology, and pathogenesis of head and neck cancer. In: Chretien PB, Johns ME, Shedd DP, Strong EW, Ward PH (eds) Head and neck cancer, vol 1. Decker, Philadelphia Toronto, pp 6-18
Schulz-Bischof K, Donath K, Höpker WW (1994) Ektopes Meningeom in der Tonsille. Pathologe 15: 358-360
Schwartz LH, Ozsahin M, Zjang GN et al. (1994) Synchronous and metachronous head and neck carcinomas. Cancer 74: 1933-1938
Schwartz WB, Bennett W, Curelop S et al. (1957) A syndrome of renal sodium loss and hyponatremia probably resulting from inappropriate secretion of antidiuretic hormone. Am J Med 23: 529-542
Schwechheimer K (1990) Spezielle Immunmorphologie neurogener Geschwülste. In: Doerr W, Seifert G (Hrsg) Spezielle pathologische Anatomie, Bd 13/IV. Springer, Berlin Heidelberg New York Tokyo
Schwimmer A, Piliero J, Barr C (1986) Multiple primary squamous cell carcinomas of the upper aerodigestive tract: review of the literature and case report. J Oral Med 41: 252-255
Scully C (1996) New aspects of oral viral diseases. Curr Top Pathol 90: 29-96
Scully PA, Steinman HK, Kennedy C et al. (1988) AIDS-related Kaposi's sarcoma displays differential expression of endothelial surface antigens. Am J Pathol 130: 244-251
Seddon DJ (1989) Tonsillar metastasis at presentation of small cell carcinoma of the lung. J R Soc Med 82: 688
Seidman JD, Berman JJ, Yost BA et al. (1991) Basaloid squamous carcinoma of the hypopharynx and larynx associated with second primary tumors. Cancer 68: 1545-1549
Seifert G (1966) Mundhöhle, Mundspeicheldrüsen, Tonsillen und Rachen. In: Doerr W, Uehlinger E (Hrsg) Spezielle pathologische Anatomie, Bd 1. Springer, Berlin Heidelberg New York, S 1-415
Seifert G (1983) Pathologisch-anatomische Einteilung der Tumoren des Oropharynx. Verh Dtsch Krebs Ges 4: 245-266
Seifert G, Schröder A (1980) Morphologische Aspekte des Hypopharynxkarzinoms. Laryngol Rhinol 59: 699-709
Seifert G, Sobin LH (1991) Histological typing of salivary gland tumours. WHO: International histological classification of tumours, 2nd edn. Springer, Berlin Heidelberg New York Tokyo

Shafer WG (1972) Verrucous carcinoma. Int Dent J 22: 451–459
Shah JP, Shaha AR, Spiro RH et al. (1976) Carcinoma of the hypopharynx. Am J Surg 132: 439–443
Sham JS, Choy D, Wei WI (1990a) Nasopharyngeal carcinoma: orderly neck node spread. Int J Radiat Oncol Biol Phys 19: 929–933
Sham JS, Poon YF, Wei WI et al. (1990b) Nasopharyngeal carcinoma in young patients. Cancer 65: 2606–2610
Sham JS, Choy D, Wei WI et al. (1992) Value of clinical follow-up for local nasopharyngeal carcinoma relapse. Head Neck 14: 208–217
Shan L, Nakamura Y, Nakamura M et al. (1997) Synchronous and metachronous multicentric squamous cell carcinomas in the upper aerodigestie tract. Pathology International 47: 68–72
Shanmugaratnam K, Sobin LH (1991) Histological typing of tumours of the upper respiratory tract and ear. WHO International Histological Classification of Tumours. Springer, Berlin Heidelberg New York Tokyo
Shanmugaratnam K, Chan SH, de-The G, Goh JEH, Khor TH, Simons MJ, Tye CY (1979) Histopathology of nasopharyngeal carcinoma: Correlations with epidemioly, survival rates, and other biological characteristics. Cancer 44: 1029–1044
Shara KA, Al-Muhana AA, Al-Shennawy M (1991) Hamartomatous tonsilar polyp. J Laryngol Otol 105: 1089–1090
Sheu L-F, Chen A, Tseng H-H et al. (1995) Assessment of p53 expression in nasopharyngeal carcinoma. Hum Pathol 26: 380–386
Shibuya H, Wakita T, Nakagawa T et al. (1995) The relation between an esophageal cancer and associated cancers in adjacent organs. Cancer 76: 101–105
Shillitoe EJ, Silverman S (1979) Oral cancer and herpes simplex virus: a review: Oral Surg Oral Med Oral Pathol 48: 216–224
Shillitoe EJ, Greenspan D, Greenspan JS et al. (1986) Five-year survival of patients with oral cancer and its association with antibody to herpes simplex virus. Cancer 58: 2256–2259
Shillitoe EJ, Hwang CB, Silverman S et al. (1986) Examination of oral cancer tissue for the presence of the proteins ICP4, ICP5, ICP6, ICP8, and gB of herpes simplex virus type 1. J Natl Cancer Inst 76: 371–374
Shmookler BM, Enzinger FM (1981) Pleomorphic lipoma: a benign tumor simulating liposarcoma. A clinicopathologic analysis of 48 cases. Cancer 47: 126–133
Silseth C, Veress B, Bergstrom B (1982) A case of adult rhabdomyoma in the tonsillar region. A light and electron microscope study. Acta Pathol Microbiol Immunol Scand A 90: 1–4
Silverman S (1989) Color atlas of oral manifestation of AIDS. Decker, Philadelphia
Singh W, Kaur A (1987) Nasopharyngeal chordoma presenting with metastases. Case report and review of the literature. J Laryngol Otol 101: 1198–1202
Sist TC, Greene CW (1979) Benign nerve sheath myxoma: light and electron microscopic features of two cases. Oral Surg 47: 441–444
Slaughter DP, Southwick HW, Smejkal W (1953) „Field cancerization" in oral stratification squamous epithelium: Clinical implications of multicentric origin. Cancer 6: 963–968
Slootweg PJ (1996) Suppressor protein p53 and its occurrence in oral tumors. Curr Top Pathol 90: 179–200
Slootweg PJ, Roholl PJ, Müller H et al. (1989) Spindle-cell carcinoma of the oral cavity and larynx. Immunohistochemical aspects. J Craniomaxillofac Surg 17: 234–236
Smith BJ, Gluckman JL, Wesseler TA (1986) Granular-cell myoblastoma of the cricopharyngeal muscle. Ear Nose Throat J 65: 554–557
Smith PS, McClure J (1982) Unusual subcutaneous mixed tumour exhibiting adipose, fibroblastic, and epithelial components. J Clin Pathol 35: 1074–1077
Smith RR, Frazell EL, Caulk PH et al. (1963) The American Joint Comittee's proposed method of stage classification and end-result reporting applied to 1320 pharynx cancers. Cancer 16: 1505–1520
Snijders PJF, Cromme FV, van den Brule AJC et al. (1992a) Prevalence and expression of human papillomavirus in tonsillar carcinomas, indicating a possible viral etiology. Int J Cancer 51: 845–850

Snijders PJF, Meijer CJ, van den Brule AJ et al. (1992b) Human papillomavirus (HPV) type 16 and 33 E6/E7 region transcripts in tonsillar carcinomas can originate from integrated and episomal HPV DNA. J Gen Virol 73: 2059-2066

Spiro JD, Spiro RH (1989) Carcinoma of the tonsillar fossa: an update. Arch Otolaryngol Head Neck Surg 115: 1186-1189

Stanley RJ, Desanto LW, Weiland LH (1986) Oncocytic and oncocytoid tumors (well-differentiated neuroendocrine carcinoma) of the larynx. Arch Otolaryngol Head Neck Surg 112: 529-535

Steiger P, Maurer R, Honegger HP (1992) Liposarkom der Larynxgegend. Fallbericht und Literaturübersicht. Schweiz Med Wochenschr 122: 944-949

Stein H, Hummel M, Anagnostopoulos I et al. (1992) Epstein-Barr-Virus-assoziierte Lymphoproliferationen. Verh Dtsch Ges Pathol 76: 79-95

Sternberg SS (1954) Pathology of juvenile nasopharyngeal angiofibroma - a lesion of adolescent males. Cancer 7: 15-28

Stiller D, Katenkamp D, Küttner K (1976) Cellular differentiations and structural characteristics in nasopharyngeal angiofibromas. An electron-microscopic study. Virchows Arch A Pathol Anat Histol 371: 273-282

Stoler AB, Stenback F, Balmain A (1993) The conversion of mouse skin squamous cell carcinomas to spindle cell carcinomas is a recessive event. J Cell Biology 122: 1104-1117

Stringer SP, Close LG, Merkel MA (1988) Adult parapharyngeal extracardiac rhabdomyoma. Head Neck Surg 10: 422-426

Svoboda DJ, Kirchner F (1966) Ultrastructure of nasopharyngeal angiofibromas. Cancer 19: 1949-1962

Swart JGN, Lekkas C, Allard RHB (1985) Oral manifestations in Cowden's syndrome: report of four cases. Oral Surg Oral Med Oral Pathol 59: 264-268

Tanner NS, Carter RL, Clifford P (1978) Pharyngeal rhabdomyoma: Unusual presentation. J Laryngol Otol 92: 1029-1036

Tasman AJ, Born IA, Maier H (1991) Primär extrakranielles Meningeom des Augenlides. Laryngorhinootologie 70: 221-223

Taxy JB, Hidvegi DF, Battifora H (1985) Nasopharyngeal carcinoma: Antikeratin immunohistochemistry and electron microscopy. Am J Clin Pathol 83: 320-325

Taylor JF, Templeton AC, Vogel CL et al. (1971) Kaposi's sarcoma in Uganda: A clinicopathologic study. Int J Cancer 8: 122-135

Teo P, Leung SF, Yu P et al. (1991) A retrospective comparison between different stage classification for nasopharyngeal carcinoma. Br J Radiol 64: 901-908

Tepperman BS, Fitzpatrick PJ (1981) Second respiratory and upper digestive tract cancers after oral cancer. Lancet ii: 547-549

Tesei F, Farneti G, Cavicchi O et al. (1992) A case of Merkel-cell carcinoma metastatic to the tonsil. J Laryngol Otol 106: 1100-1102

Tharrington CL, Bossen EH (1992) Nasopharyngeal teratomas. Arch Pathol Lab Med 116: 165-167

Tong D, Laramore GE, Griffin TW et al. (1982) Carcinoma of the tonsillar region: results of external irradiation. Cancer 49: 2009-2014

Tuyns AJ, Esteve J, Raymond R et al. (1988) Cancer of the larynx/hypopharynx, tobacco and alcohol: IARC international case-control study in Turin and Varese (Italy), Zaragossa and Navarra (Spain), Geneva (Switzerland) and Calvados (France). Int J Cancer 41: 483-491

Ußmüller J, Hartwein J (1992) Intramuskuläres Hämangiom der Rachenhinterwand. Diagnose und Differentialdiagnose. Laryngorhinootologie 71: 568-571

Vaughan TL (1989) Occupation and squamous cell cancers of the pharynx and sinonasal cavity. Am J Industr Med 16: 493-510

Vera-Sempere FJ, Micheau C, Llombart-Bosch A (1987) S-100 protein positive cells in nasopharyngeal carcinoma (NPC): absence of prognostic significance. A clinicopathological and immunohistochemical study of 40 cases. Virchows Arch A Pathol Anat Histopathol 411: 233-237

Verbin RS, Bouqout JE, Guggenheimer J et al. (1985) Cancer of the oral cavity and oropharynx. In: Barnes L (ed) Surgical pathology of the head and neck. Marcel Dekker, New York, pp 330-401

Wain SL, Kier R, Vollmer RT et al. (1986) Basaloid-squamous carcinoma of the tongue, hypopharynx, and larynx: report of 10 cases. Hum Pathol 17: 1158–1166

Walsted A, Thomsen J, Nielsen PL (1989) Two malignant melanomas in skin and tonsil during consecutive pregnancies. J Laryngol Otol 103: 780–782

Warnakulasuriya KAAS, Johnson NW (1996) Importance of proliferation markers in oral pathology. Curr Top Pathol 90: 147–177

Warrington G, Emery PJ (1981) Pleomorphic salivary gland adenomas of the parapharyngeal space. J Laryngol 205–218

Watson C (1990) Oncocytic metaplasia of the nasopharynx – an unusual cause of secretory otitis media. J Laryngol Otol 104: 39–40

Weidauer H (1992) HIV und AIDS im HNO-Bereich. Thieme, Stuttgart New York

Weidauer H, Hofmann H (1985) Kaposi-Sarkom bei erworbenem Immundefekt-Syndrom (AIDS). Teil I: Klinische Befunde und Labordiagnostik. Laryngorhinootologie 64: 418–422

Weidauer H, Maier H (1992) Tumoren im Kopf- und Halsbereich – Maligne Tumoren des Pharynx. In: Herfarth Ch, Schlag P (Hrsg) Richtlinien zur operativen Therapie maligner Tumoren, 3. Aufl. Demeter, Gräfelfing, S 30–38

Weich HA, Salahuddin SZ, Gill P et al. (1991) AIDS-associated Kaposi's sarcoma-derived cells in long-term culture express and synthesize smooth muscle alpha-actin. Am J Pathol 139: 1251–1258

Wenig BM (1993) Atlas of head and neck pathology. WB Saunders Comp, Philadelphia London Toronto Montreal Sydney Tokyo

Wenig BM (1995) Laryngeal mucosal malignant melanoma. A clinicopathologic, immunohistochemical, and ultrastructural study of four patients and a review of the literature. Cancer 75: 1568–1577

Wenig BM, Gnepp DR (1989) The spectrum of neuroendocrine carcinomas of the larynx. Semin Diagn Pathol 6: 329–350

Wenig BL, Heller KS (1987) The syndrome of inappropriate secretion of antidiuretic hormone (SIADH) following neck dissection. Laryngoscope 97: 467–470

Wenig BM, Hyams VJ, Heffner DK (1988a) Moderately differentiated neuroendocrine carcinoma of the larynx: a clinicopathologic study of 54 cases. Cancer 62: 2658–2676

Wenig BM, Hyams VJ, Heffner DK (1988b) Nasopharyngeal papillary adenocarcinoma. A clinicopathologic study of a low-grade carcinoma. Am J Surg Pathol 12: 946–953

Wenig BM, Weiss SM, Gnepp DR (1990) Laryngeal and hypopharyngeal liposarcoma. A clinicopathologic study of 10 cases with a comparison to soft-tissue counterparts. Am J Surg Pathol 14: 134–141

Weprin LS, Siemers PT (1991) Spontaneous regression of juvenile nasopharyngeal angiofibroma. Arch Otolaryngol Head Neck Surg 117: 796–799

Wiernik G, Millard PR, Haybittle JL (1991) The predictive value of histological classification into degrees of differentiation of squamous cell carcinoma of the larynx and hypopharynx compared with the survival of patients. Histopathology 19: 411–417

Winther LK (1976) Rhabdomyoma of the hypopharynx and larynx. J Laryngol Otol 90: 1041–1051

Wolf GT, Lippman SM, Laramore GE, Hong WK (1993) Head and neck cancer. In: Holland JF, Frei E, Bast RC, Kufe DW, Morton DL, Weichselbaum RR (eds) Cancer medicine, 3rd edn. vol 1. Lea & Febiger, Philadelphia London, pp 1211–1275

Wolfensberger M, Schmid S, Schatzmann E (1994) Klinik und Diagnose beim Mundhöhlen-, Pharynx- und Larynxkarzinom – Ergebnisse einer gesamtschweizerischen Erhebung. Schweiz Med Wochenschr 124: 678–683

Work WP, Hybels RL (1974) A study of tumors of the parapharyngeal space. Laryngoscope 84: 1748

Worsham MJ, Wolman SR, Carey TE et al. (1995) Common clonal origin of synchronous primary head and neck squamous cell carcinomas: analysis by tumor karyotypes and fluorescence in situ hybridization. Hum Pathol 26: 251–261

Wynder EL, Bross IJ, Feldmann RM (1957) A study of the etiologic factors in cancer of the mouth. Cancer 10: 1300–1323

Xu L, Chen Y-T, Huvos AG et al. (1994) Overexpression of p53 protein in squamous cell carcinomas of head and neck without apparent gene mutations. Diagn Mol Pathol 3: 83–92

Yamamoto H, Kawana T (1988) Oral nerve sheath myxoma. Report of a case with findings of ultrastructural and immunohistochemical studies. Acta Pathol Jpn 38: 121–127

Yamamoto H, Nakamine H, Osaki T (1995) Angiomyolipoma of the oral cavity: Report of two cases. J Oral Maxillofac Surg 53: 459–461

Young SK, Min KW (1991) In situ hybridization analysis of oral papillomas, leukoplakias, and carcinomas for human papillomavirus. Oral Surg Oral Med Oral Pathol 71: 726–729

Young LS, Dawson CW, Clark D et al. (1988) Epstein-Barr virus gene expression in nasopharyngeal carcinoma. J Gen Virol 69: 1051–1065

Younis RT, Gross CW, Lazar RH (1991) Schwannomas of the paranasal sinuses: case report and clinicopathologic analysis. Arch Otolaryngol Head Neck Surg 117: 677–680

Yu MC (1990) Diet and nasopharyngeal carcinoma. Prog Clin Biol Res 346: 93–105

Zarbo RJ, Crissman JD (1988) The surgical pathology of head and neck cancer. Semin Oncol 15: 10–19

Zarbo RJ, Crissman JD, Venkat H et al. (1986) Spindle-cell carcinoma of the upper aerodigestive tract mucosa. An immunohistologic and ultrastructural study of 18 biphasic tumors and comparison with seven monophasic spindle-cell tumors. Am J Surg Pathol 10: 741–753

Zelefsky MJ, Harrison LB, Armstrong JG (1991) Long-term treatment results of postoperative radiation therapy for advanced stage oropharyngeal carcinoma. Cancer 70: 2388–2395

Zeuss MS, Miller CS, White DK (1991) In situ hybridization analysis of human papillomavirus DNA in oral mucosal lesions. Oral Surg Oral Med Oral Pathol 71: 714–720

Zhang Y-M, Bachmann S, Hemmer C et al. (1994) Vascular origin of Kaposi's sarcoma. Expression of leukocyte adhesion molecule-1, thrombomodulin, and tissue factor. Am J Pathol 144: 51–59

Zheng W, Blot WJ, Shu XO et al. (1992) Risk factor for oral and pharyngeal cancer in Shanghai, with emphasis on diet. Cancer Epidemiol Biomarkers Prev 1: 441–448

Ziegler RG (1986) Alcohol-nutrient interactions in cancer etiology. Cancer 58: 1942–1948

Zöller J (1991) Zur malignen Transformation des Epithels der Mundschleimhaut unter Chemotherapie und Chemoprävention. Med Habil, Universität Heidelberg

Zur Hausen H (1976) Biochemical appraoches to detection of Epstein-Barr virus in human tumors. Cancer Res 36: 678–680

Zur Hausen H (1978) Human papillomaviruses and their possible role in squamous cell carcinomas. Curr Top Microbiol Immunol 78: 1–30

Zur Hausen H (1983) Herpes simplex virus in human genital cancer. Int Rev Exp Pathol 25: 307–326

Zur Hausen H, Schulte-Holthausen H, Klein G et al. (1970) EBV DNA in biopsies of Burkitt tumours and anaplastic carcinomas of the nasopharynx. Nature 228: 1056

3. Kapitel

Ohr

W. Arnold, R. J. Kau, H. P. Niedermeyer

1 Untersuchungsmethode für das Felsenbein

Bei der Autopsie wird das Felsenbein nach zunächst scharfer Durchtrennung der in den Meatus acusticus internus einziehenden Nerven mit einer oszillierenden Zylindersäge, als Aufsatz auf eine Stryker-Säge, herausgestanzt oder aber das Os temporale mit einer oszillierenden Säge von der Schädelbasis und dem aufsteigendem Schläfenbein einschließlich bedeckender Dura und Sinus sigmoideus entnommen. Nur so ist es möglich die Einheit des Felsenbeines mit dem zugehörigen Saccus endolympathicus zu erhalten (Abb. 3.1).

Für routinemäßige, lichtmikroskopische Untersuchungen wird das Felsenbein am besten in einer Immersionsfixation nach Heidenhain-Susa, Wittmack, Bouin, Formaldehyd-Sublimat, Paraformaldehyd oder in 4–10% gepuffertem Formaldehyd behandelt. Immunhistochemische Reaktionen lassen sich besonders gut nach Fixation mit 4% neutralem Formaldehyd, Formaldehyd-Sublimat oder Bouin durchführen.

Die Immersionsfixation sollte mindestens 48 h betragen. Für die Routinelichtmikroskopie eignet sich die anschließende ein- bis zweitägige Entkalkung mit Trichloressigsäure; die vollständige Entkalkung sollte röntgenologisch überprüft werden. Nach Auswaschen der Felsenbeine in Leitungswasser und

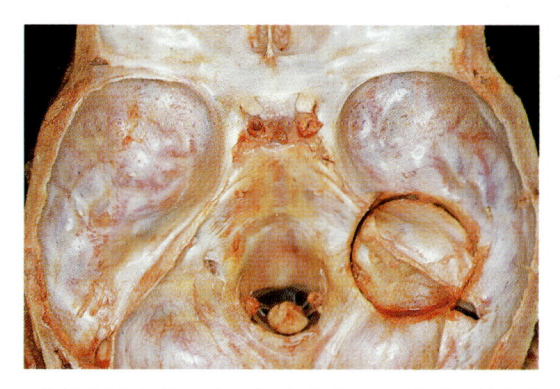

Abb. 3.1. Eröffneter Schädel. Die Dura ist allseits belassen. Mit der Zylindersäge (Stryker) ist das Areal des Felsenbeines, in dem das gesamte cochleovestibuläre System einschließlich der Strukturen des inneren Gehörganges, des Saccus endolymaticus und des knöchernen Tubenanteils enthalten sind, erfaßt

langsamer Entwässerung der Präparate in der aufsteigenden Alkoholreihe kann die klassische Einbettung in Celloidin erfolgen (Einzelheiten der Fixations-, Entkalkungs-, Einbettungstechnik vergleiche SCHUKNECHT 1993; FRIEDMANN u. ARNOLD 1993). Wegen der zeitlich äußerst aufwendigen Methode der Celloideinbettung, mit der später auch keine Immunhistochemie mehr durchzuführen ist, empfiehlt sich für entsprechende Fragestellungen die Paraplasteinbettung (s. u.).

Für immunhistochemische Fragestellungen muß die langfristige (8–12 Wochen, röntgenologische Kontrolle) Entkalkung mit EDTA angewendet werden, wonach eine Einbettung in Paraplast möglich ist. Um die Entkalkungszeit mit EDTA zu verkürzen, empfiehlt es sich, während der Entkalkungszeit sukzessive das Felsenbein so zuzutrimmen, daß schlußendlich die interessierenden Strukturen (z. B. cochleo-vestibuläres System) in dem resultierenden Block enthalten sind. Vor der Einbettung in Paraplast hat es sich bewährt, an verschiedenen Stellen der cochleären Windungen kleine Bohrlöcher anzubringen, um das Eindringen des Wachses in die Innenohrhohlräume zu garantieren (Einzelheiten s. IURATO u. JURATO et al. 1987).

Folgende Fixationslösungen haben sich bewährt:
- 10 % gepuffertes neutrales Formaldehyd, pH 7,6; 12 h

Formalin (40 % Formaldehyd)	100 ml
Bibasisches Natriumphosphat, Anhydrid	6,5 mg
Monobasisches Natriumphosphat, Monohydrat	4,0 mg
Aqua dest.	600 ml

- Zenker-Fixationslösung 6 h

Kaliumdichromat	25 mg
Quecksilberchlorid	50 mg
Natriumsulfat	10 mg
Aqua dest.	1000 ml
Eisessigsäure	50 ml

Die Salze werden zunächst in destilliertem Wasser durch Erhitzen und Rühren unter dem Abzug gelöst. Erst am Schluß wird die Eisessigsäure zugegeben.

Entfernen der Quecksilberchloridkristalle:
1. Entparaffinieren und Rehydrieren der Schnitte bis zum 95 % Alkohol
2. Einstellen der Objektträger in 0,5 % jodiertem Alkohol (0,5 g kristallines Jod in 100 ml 70 % Äthanol) für 3 min.
3. Vorsichtiges Waschen unter laufendem Wasser
4. Einstellen der Objektträger in 5 % Natriumthiosulfat (5 g Natriumthiosulfat in 100 ml Aqua dest.) für 2 min
5. Vorsichtig Waschen unter laufendem Wasser
6. Färbeprozeß mit Immunperoxydase
    - Bouin-Fixationslösung 6–8 h:

1 % gesättigte Pikrinsäure	750 ml
Formalin (40 % Formaldehyd)	250 ml
Eisessigsäure	50 ml

- Sublimat-Formaldehyd-Fixationslösung 6 h:

Quecksilberchlorid	30 g
Eisessig	25 ml
Formaldehyd 40%	50 ml
Aqua dest.	425 ml

Entfernung der Quecksilberchloridkristalle s. Zenker-Fixationslösung

Die Entkalkung der Präparate kann nach folgender Methode erfolgen:
- EDTA-Entkalkung 4–8 Wochen:

EDTA (Ethylen-Diamin-Tetraessigsäure	200 mg
Aqua dest.	1000 mg

Einstellen des pH-Wertes auf 7,4 mit Zitronensäure (ca. 60 g)

Zeitpunkt der Felsenbeinentnahme. Für die lichtmikroskopischen Untersuchungen ist zu berücksichtigen, daß schwere autolytische Veränderungen im Felsenbein – je nach Krankheitsgeschehen und Todesursache – etwa 12 h nach dem Tode eintreten und dann die mikroskopische Beurteilung erschweren. Bei gekühlten Kadavern kann man allerdings auch nach 24 h eine noch brauchbare und gut zu interpretierende Gewebestruktur finden.

Um autolytische Prozesse bei erst später möglichem Sektionszeitpunkt zu umgehen, empfiehlt es sich frühzeitig post mortem über einen Gehörgangstrichter das Trommelfell vorzuklappen, den Steigbügel zu extrahieren und mit einem Häkchen die runde Fenstermembran zu eröffnen, um anschließend über eine auf das eröffnete ovale Fenster aufgesetzte Knopfkanüle das Innenohr langsam mit dem kalten (4 °C) gewählten Fixationsmittel zu perfundieren.

Elektronenmikroskopische Untersuchungen beim menschlichen Innenohr erfordern besonders eine derartige, frühzeitige Fixationsmethode (z.B. mit Paraformaldehyd, Glutaraldehyd) wobei die Perfusionszeit etwa 5–10 min betragen sollte. Man erhält dann auch noch eine hervorragende Ultrastruktur, wenn die Autopsie erst 12–24 h später stattfindet (Einzelheiten IURATO 1993). Nach der Entnahme des Felsenbeines werden kleine Bohrlöcher angebracht und das Präparat über 1–2 Tage in Immerionsfixation gegeben. Anschließend folgt das zielgerechte Zersägen des Felsenbeines in kleine Blöcke und Eponeinbettung der gewählten Gewebsanteile (ALTERMATT et al. 1989).

Schnittrichtung. Die Standard-Schnittrichtungen sind entweder die horizontale oder die vertikale Ebene (Abb. 3.2, 3.3). Horizontalschnitte werden annähernd in der gleichen Ebene angefertigt, wie sie die Ebene der mittleren Schädelgrube vorgibt, allerdings empfiehlt es sich die Felsenbeinspitze um etwa 15° anzuheben.

Vertikale Schnitte werden parallel zur lateralen Oberfläche des Felsenbeines durchgeführt und entsprechen daher mehr der Perspektive des Ohrchirurgen.

Horizontalschnitte werden deshalb bevorzugt, da sich mit dieser Schnittrichtung das gesamte Felsenbein in etwa 400 Schnitten (6–8 µ) in Serie aufschneiden läßt, wogegen bei vertikaler Schnittrichtung etwa 800 Serienschnitte er-

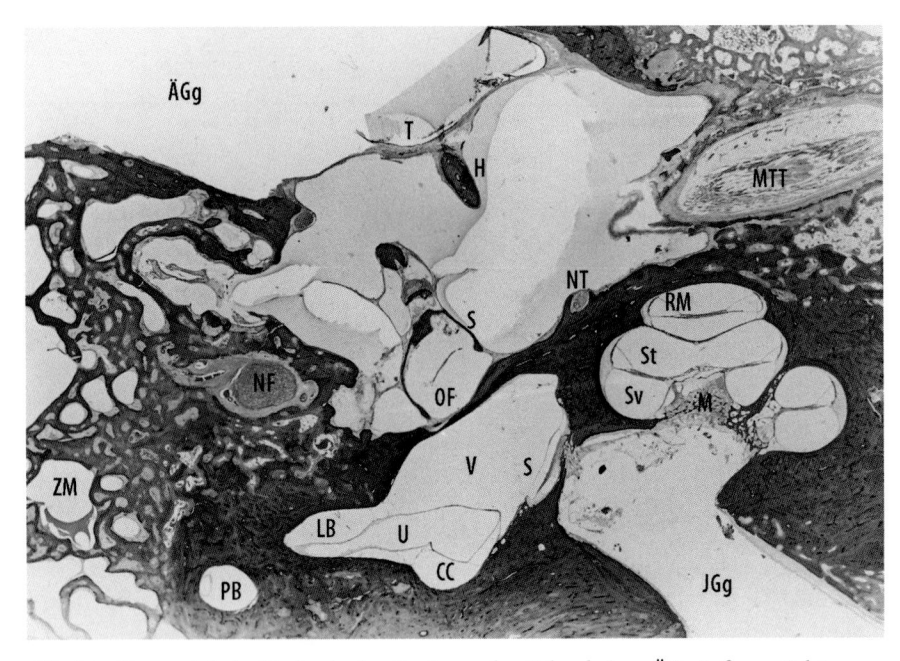

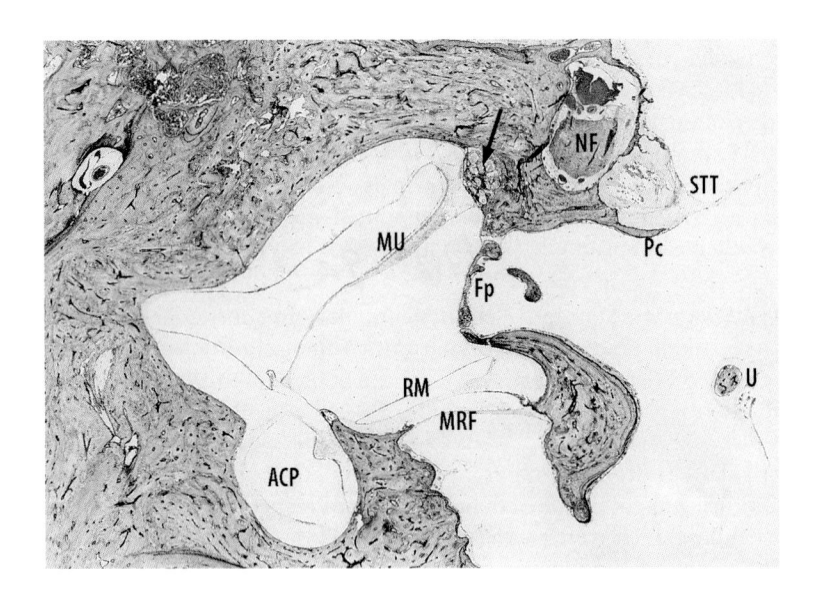

Abb. 3.2. Horizontalschnitt durch das Zentrum des Felsenbeins. *ÄGg* äußerer Gehörgang; *T* Trommelfell; *H* Hammergriff; *S* Steigbügel; *OF* ovales Fenster; *NF* Nervus facialis; *NT* Nervus tympanicus (Jacobson-Nerv); *MTT* Musculus tensor tympani; *M* Modiolus; *V* Vestibulum; *U* Utriculus; *S* Sacculus; *Sv* Scala vestibuli; *St* Scala tympani; *RM* Reissner-Membran; *CC* Crus commune; *LB* lateraler Bogengang; *PB* posteriorer Bogengang; *ZM* pneumatisierte Zellen des Warzenfortsatzes; *IGg* innerer Gehörgang. × 5,8

forderlich sind. Ferner erlaubt die horizontale Schnittrichtung am leichtesten die Rekonstruktion des Corti-Organs. Vertikale Schnittrichtungen sind dann zu empfehlen, wenn man anatomische oder pathologische Veränderungen im Bereich des Attikus und der tegmentalen Region des Felsenbeines untersuchen möchte (z. B. Frakturen, Cholesteatom-, Tumorausbreitung).

2 Anatomische Anmerkungen

2.1 Äußerer Gehörgang

Das laterale Drittel des äußeren Gehörganges besitzt ein knorpeliges Weichteilgerüst, das mit dem Knorpel der Ohrmuschel eine Einheit bildet, wogegen die medialen $2/3$ des Kanals knöchern sind. Die Haut des knorpeligen Anteils ist relativ dick und verschieblich, sie besitzt Haarfollikel und Zeruminaldrüsen. Die Haut des knöchernen Anteils ist dünn, unverschieblich, fest mit dem Periost verwachsen und besitzt keine Hautanhanggebilde.

2.2 Trommelfell

Das Trommelfell ist etwa 0,1 mm dick und besteht von außen nach innen aus 3 Schichten:

Das *Stratum cutaneum* ist Anteil der häutigen Auskleidung des knöchernen Gehörganges und besitzt somit keine Hautanhangsgebilde.

Das *Stratum fibrosum*, das sich aus sternförmigen und zirkulär angeordneten Bindegewebsfasern (Kollagen- und elastische Fasern) zusammensetzt.

Das *Stratum mucosum* ist Anteil der Schleimhautauskleidung der Mittelohrhohlräume. Die Bindegewebsschicht (Stratum fibrosum) fehlt in der sog. Pars flaccida (Shrapnell-Membran). Die Shrapnell-Membran ist daher der schwächste Anteil des Trommelfelles. Hier entstehen leicht Perforationen und Einsenkungscholesteatome (Shrapnellcholesteatom) bei lang anhaltendem Unterdruck in der Paukenhöhle.

2.3 Mittelohr- und Zellsysteme des Mastoids

Die Mittelohrhohlräume, zu denen auch die lufthaltigen Areale des Mastoids und des übrigen Felsenbeines gehören, entstehen durch progressives Einströmen von Luft über die Eustachi-Röhre (Ohrtrompete), welche dem dorsalen

◀ **Abb. 3.3.** Vertikaler (frontaler) Schnitt durch die Ebene des runden und ovalen Fensters. *NF* Nervus facialis; *STT* Sehne des Tensor tympani-Muskels; *Pc* Processus cochleariformis; *U* Anschnitt Umbo; *Fp* Fußplatte des Steigbügels; *MU* Macula utriculi; *RM* Reissner-Membran; *MRF* Membran des runden Fensters; *ACP* Ampulle des posterioren Bogenganges; *Pfeil* Lamina cribrosa des Nervus vestibularis superior (aus dem inneren Gehörgang durch eine Siebplatte zum Utriculus und Sacculus einziehende Nervenfasern). × 22

Tabelle 3.1. Pneumatisation des Felsenbeines

Knochenstruktur	Region	Pneumatisationstrakt
Mittelohr	Epi-, Meso-, Hypotympanum Posteriores Tympanum, Protympanum	Tuba Eustachii
Mastoid	Antrum Periantrale Zellen Zentral Bispheral Tegmental Sinodural Persinal Perifazial Spitze Lateral Medial	Aditus ad antrum Zentraler Mastoidtrakt (ZMT) ZMT ZMT, hypotympanal und retrofazial ZMT
Perilabyrinthär	Supralabyrinthär Infralabyrinthär	Posterosuperior Posteromedial Perilabyrinthär Hypotympanal Retrofazial
Pyramidenspitze	Peritubal Apikal	Peritubal Anterosuperior Anterolateral Pyramidenspitze Postersuperior Posteromedial Perilabyrinthär Peritubal
Akzessorisch	Zygomatisch Schläfenbein Okzipital Styloid	Epitympanal, ZMT ZMT (segmental) ZMT (um den Sinus) ZMT (Warzenfortsatz)

Ende der ersten Schlundtasche entstammt. Schlucken fördert die Belüftung des Mittelohres und des pneumatisierten Systems. Ferner wird die Pneumatisation durch das Einwachsen von Mittelohrschleimhaut in das Mastoid beeinflußt. Das Ausmaß der Pneumatisation ist individuell unterschiedlich und entwickelt sich während der ersten zwei Lebensjahrzehnte (Tabelle 3.1).

2.4 Die Schleimhautauskleidung des Mittelohres

Zum Zeitpunkt der Geburt ist nur die Ohrtrompete, das eigentliche Mittelohr und das sog. Antrum (spätere Verbindung zwischen Mittelohr und Mastoid) pneumatisiert und von einer flachen, endothelähnlichen Schleimhaut ausgeklei-

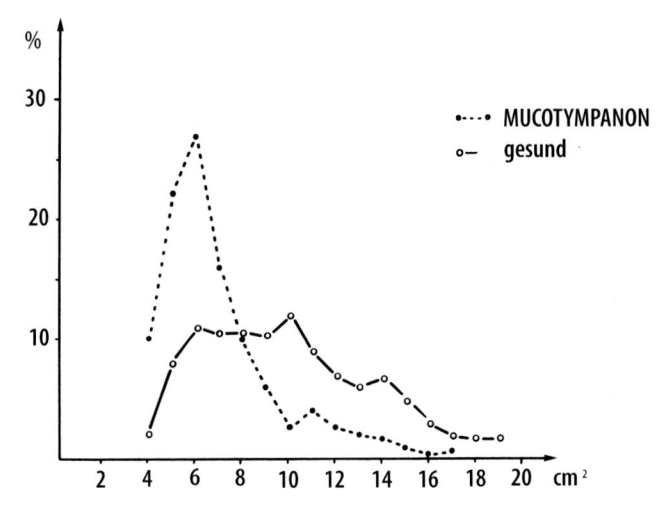

Abb. 3.4. Pneumatisation des Warzenfortsatzes bei 221 gesunden Ohren im Vergleich zu 148 Ohren mit Mukotympanon einer entsprechenden Altersgruppe. (Nach MÜNKER, unveröffentlicht)

det. Dieser Schleimhaut fehlen zunächst schleimproduzierende oder zilientragende Zellen. Genetische Faktoren, die gute oder schlechte Funktion der Ohrtrompete sowie Mittelohrinfektionen in der Kindheit, beeinflussen entscheidend das Ausmaß der Pneumatisation, wie sie dann im Erwachsenenalter vorhanden ist. Mittelohrentzündungen in der frühen Kindheit bewirken eine Transformation der Mittelohrschleimhaut zu respiratorischem Epithel mit all den immunologischen Eigenschaften (MALT-System), wie sie die übrigen Schleimhäute des oberen Respirationstraktes charakterisiert (ARNOLD 1977a, b; Abb. 3.4–3.6). Ferner beeinflussen chronische Tubenfunktionsstörungen und häufige kindliche Mittelohrentzündungen, die Pneumatisation dahingehend, daß man später am Ausmaß der reduzierten Pneumatisation des Warzenfortsatzes (ossifizierter Warzenfortsatz) auf abgelaufene Mittelohrinfektionen während des Pneumatisationsalters rückschließen kann. Ist ein Warzenfortsatz einmal vollständig pneumatisiert, bleibt das Ausmaß der Pneumatisation lebenslang bestehen, auch wenn später einmal im Erwachsenenalter erstmalige Entzündungen ablaufen. (Gutachterliche Bedeutung!)

Im Gegensatz zum flachen endothelähnlichen Epithel der Mittelohrschleimhaut des Neugeborenen zeigt die Schleimhautauskleidung des Hypotympanons und die Schleimhautauskleidung der Ohrtrompete ein hochprismatisches, respiratorisches Epithel mit schleimproduzierenden Zellen und Kinozilien, deren Schlagrichtung zum Nasopharynx geht (ARNOLD 1977a, b). Das etwa 1 mm weite Lumen der Ohrtrompete ist von einem Schleimfilm ausgefüllt.

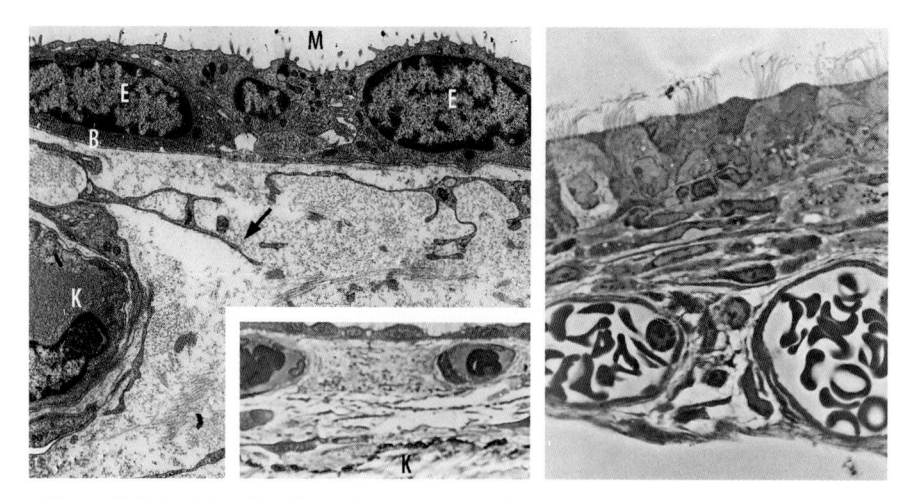

Abb. 3.5 (*links*). Lichtmikroskopischer (*Insert*) und elektronenmikroskopischer Ausschnitt der Mittelohrschleimhautauskleidung des Promontoriums von einem Ohr-gesunden 14jährigen Jugendlichen. *M* Lumen des Mittelohres; *E* flache Epithelzellen, an der Oberfläche Mikrovilli; *B* Basalmembran; *K* Kapillare; *Pfeil* weist auf schlanke Fibrozytenfortsätze hin. Der subepitheliale Raum enthält kollagene und elastische Fasern und ist äußerst flüssigkeitsreich; *K* Knochen unter der Schleimhaut. × 8000; Insert × 440

Abb. 3.6 (*rechts*). „Neues Epithel" nach physikalischer oder entzündlicher Belastung. Das vormals flache, einschichtige Epithel ist nun hochprismatisch, zeigt Kinozilien und schleimproduzierende Zellen. Der vormals im wesentlichen flüssigkeitsreiche subepitheliale Raum zeigt eine Zunahme an Bindegewebszellen. × 420

2.5 Knochenstrukturen des Felsenbeins

Das Felsenbein setzt sich aus 5 voneinander klar unterscheidbaren Knochenstrukturen zusammen: Mastoidaler Knochen, tympanischer Knochen, Lamellenknochen, zygomatischer Knochen und Styloidknochen. Fünf charakteristische pneumatisierte Regionen des Felsenbeines werden unterschieden: Mittelohr, Mastoid, perilabyrinthäre Region, Pyramidenspitzenregion und akzessorische Regionen (Abb. 3.7, 3.8; Tabelle 3.1).

2.6 Gehörknöchelchenkette

Die Gehörknöchelchenkette besteht aus *Hammer, Amboß* und *Steigbügel*. Der Hammer wird im Mesotympanon und Epitympanon durch ein vorderes und hinteres Ligament gehalten. Das hintere Ligament des Amboß stabilisiert das Knöchelchen im Recessus incudis.

Der Kopf des Hammers und der Körper des Amboß entstammen dem ersten Kiemengang. Die Fußplatte unterscheidet sich strukturell vom Knochen der übrigen otischen Kapsel und entspringt keinem Kiemengang.

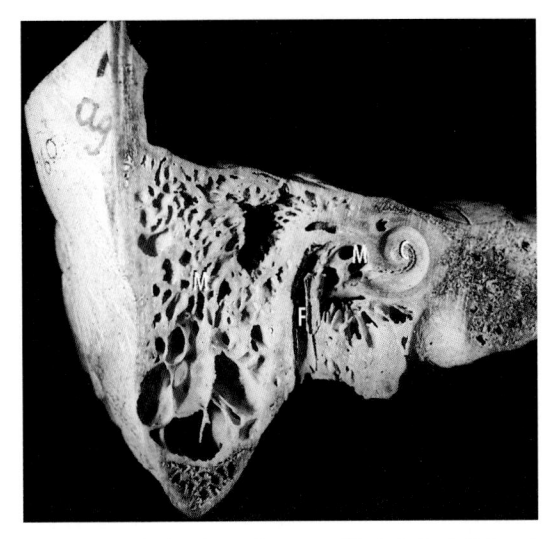

Abb. 3.7. Sagittaler Schnitt durch die Ebene des Mastoids (*M*), Fazialiskanals (*F*), Mittelohr (*M*) und Cochlea (*C*)

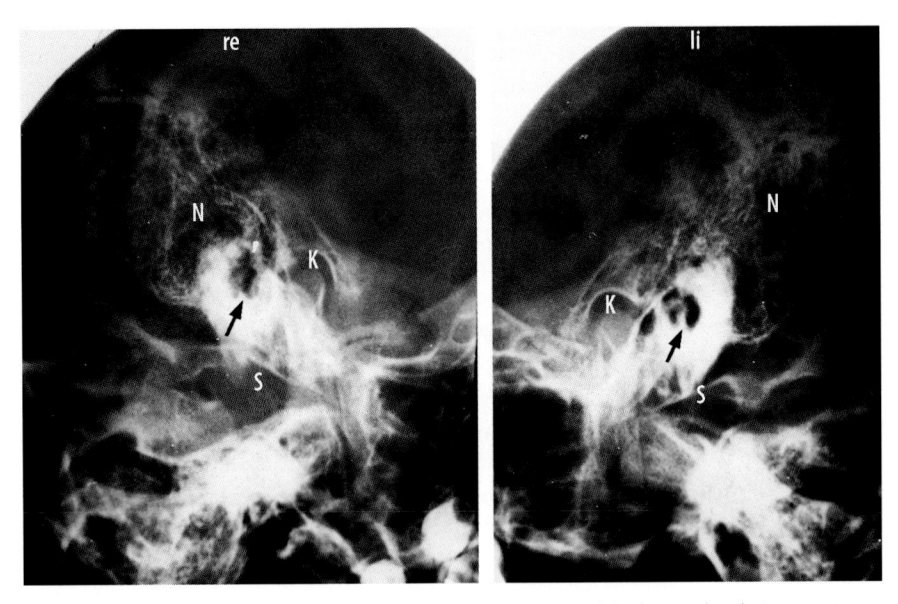

Abb. 3.8. Röntgenaufnahmen nach Schüller des rechten und linken Felsenbeins. *N* Pneumatisiertes Areal des Warzenfortsatzzellsystems; *K* Kiefergelenk; *S* Warzenfortsatzspitze; *Pfeil* äußerer Gehörgang

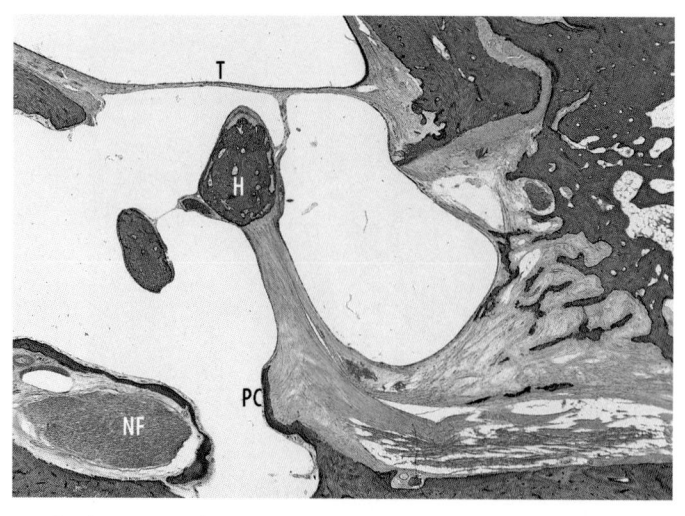

Abb. 3.9. Austritt der Tensorsehne aus ihrem knöchernen Kanal und Insertion am Hals des Hammers (*H*); *T* Trommelfell; *NF* Nervus facialis; *PC* Processus cochleariformis. × 25

Kontraktionen der zwei Mittelohrmuskeln, des *M. stapedius* und des *M. tensor tympani*, erhöhen die Spannung des Trommelfells und der Gehörknöchelchenkette. Der M. stapedius entspringt aus dem knöchernen Fallopi-Kanal und inseriert über eine echte Sehne am Köpfchen des Steigbügels. Innerviert wird der M. stapedius vom N. facialis.

Der Tensor-tympani-Muskeln hat seinen Ansatz in einem Halbkanal parallel zur Ohrtrompete und verläßt diesen Kanal erst im Mittelohr kurz bevor er am Hals des Hammers inseriert. Der Muskel wird vom N. tensor tympani, einem Ast des N. trigeminus über das Ganglion oticum innerviert (Abb. 3.9).

2.7 Innenohr (cochleo-vestibuläre Strukturen)

Die auditorischen und vestibulären Rezeptoren finden sich innerhalb von flüssigkeitsgefüllten Hohlräumen (Cochlea, Vestibulum, Bogengangsystem) im Zentrum des Felsenbeines. Die otische Kapsel ist beim Föten noch knorpelig angelegt, beim Erwachsenen unterscheidet man dagegen klar drei Knochenlagen: Um das die Rezeptoren enthaltende membranöse Labyrinth liegt zunächst die *endostale* Knochenlage. Die mittlere Knochenlage besteht aus *enchondralem* Knochen. Die äußere Lage besteht aus lamellärem, *periostalem* Knochen, der kontinuierlich in den Knochen der Schädelgrube und der mittleren pneumatisierten Zellen des Felsenbeines übergeht. Im Gegensatz zu anderen enchondralen Knochenformationen des Körpers bleiben fetale Knorpelreste über das ganze Leben hinweg, und ausschließlich beim Menschen, in der enchondralen Knochenlage der otischen Kapsel erhalten (sog. Globuli interossei, Abb. 3.10).

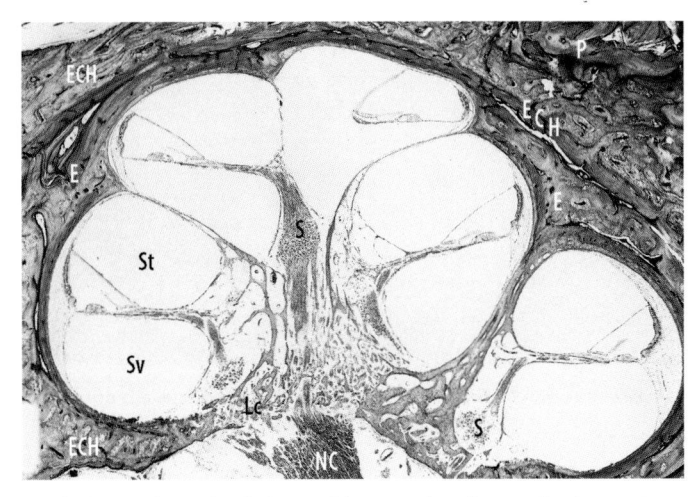

Abb. 3.10. Modiolarer Schnitt durch die Cochlea. *E* endostale Knochenlage; *ECH* enchondrale Schicht mit deutlich erkennbaren Globuli inter ossei; *P* periostaler Knochen; *S* Spiralganglion; *NC* Nervus cochlearis; *Lc* Lamina cribrosa (Rosenthal-Kanäle, Durchtrittspforten der Nervenfasern zum Spiralganglion); *Sv* Scala vestibuli; *St* Scala tympani. × 20

2.7.1 Das membranöse Labyrinth

Das *membranöse Labyrinth* ist die mesenchymale Innenauskleidung der knöchernen Hohlräume des Felsenbeines. Hier unterscheidet man zwei flüssigkeitsgefüllte Kompartements, den perilymphatischen und den endolymphatischen Raum (Abb. 3.7).

Die *Perilymphe* hat eine Elektrolytkonzentration ähnlich der einer extrazellulären Flüssigkeit: Na^+ 140 mval, K^+ 3–5 mval, sie steht in direkter Verbindung zum Subarachnoidalraum, über den Aquaeductus cochleae und über knöcherne Perforationen, in denen die cochleären und vestibulären Nervenfasern aus dem inneren Gehörgang in das Labyrinth einziehen (Laminae cribrosae).

Der *Endolymphraum* enthält eine im Körper einzigartige Flüssigkeit, die Endolymphe, deren Ionenzusammensetzung ähnlich den Verhältnissen des intrazellulären Raumes ist (140 mval K^+, 3 bis 5 mval Na^+). Das Epithel, welches die beiden in ihrer Elektrolytzusammensetzung so unterschiedlichen Flüssigkeitsräume trennt, ist ausschließlich durch „tight-junctions" verbunden. (Epithel der Reissner-Membran, Epithel der Stria vascularis, Epithel des Sulcus externus, Stützzellen des Corti-Organs mit den eingeschlossenen „Köpfen" der äußeren und inneren Haarzellen. Epithel des Sulcus internus, Interdentalzellen), wodurch das hohe endolymphatische Potential (DC-Potential) gewährleistet wird.

Die Perilymphe entstammt zum Teil dem Liquor cerebrospinalis, zum anderen Teil stellt sie ein Ultrafiltrat des Blutes dar. Die Endolymphe wird von dem metabolisch hoch aktiven Epithel der Stria vascularis der Cochlea und von Arealen der sog. dunklen Zellen des lateralen Bogenganges und des Utriculus gebildet (aktive Kalium-Ionenpumpe, Na^+/K^+-ATPase abhängig).

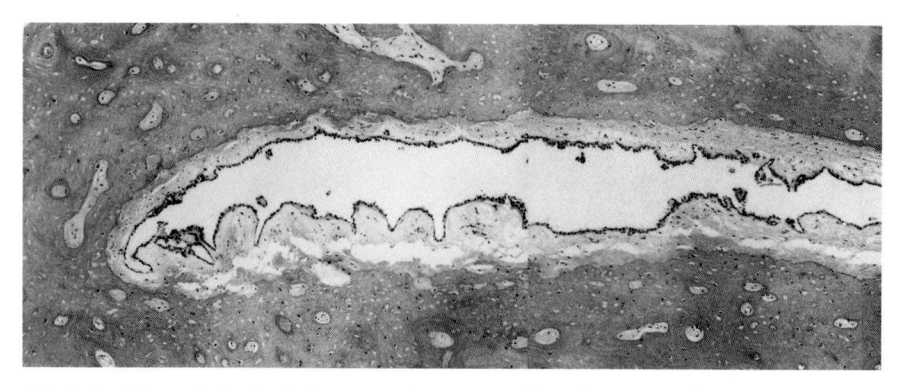

Abb. 3.11. Längsschnitt durch Ductus und Saccus endolymphaticus am dorsokranialen Ende des Felsenbeins. × 20

Sowohl ultrastrukturell als auch elektrophysiologisch bestehen große Ähnlichkeiten zwischen den genannten Ionen-aktiven Epithelzonen und dem Epithel der proximalen Nierentubuli. Die Resorption der Endolymphe findet teilweise in den Wandepithelien des Ductus cochlearis, hauptsächlich aber im Saccus endolymphaticus statt – einer epithelausgekleideten Duraduplikatur medioventral des Sinus sigmoideus (Abb. 3.11).

2.7.2 Das auditorische Rezeptororgan

Die auditorischen Rezeptoren befinden sich im Ductus cochlearis auf der Basilarmembran, die beim Menschen annähernd 32 mm lang ist. Der Ductus cochlearis ist umschlossen von den zwei perilymphatischen Scalen, der Scala vestibuli und der Scala tympani. Die perilymphatischen Skalen gehen im Bereich des Helicotremas (Schneckenspitze) ineinander über.

Der auditorische Rezeptor bzw. das Corti-Organ liegt im Bereich der Grenzfläche zwischen Perilymph- und Endolymphraum. Die Körper der inneren, wie auch der äußeren Haarzellen werden von natriumreicher Perilymphe umspült, wogegen ihre apikalen Oberflächen mit den zugehörigen Stereozilien von kaliumreicher Endolymphe umgeben sind. Beim Menschen gibt es eine Reihe innerer Haarzellen und 3–4 Reihen äußerer Haarzellen (Abb. 3.12).

Sowohl innere, als auch äußere Haarzellen sind wie die Saiten einer Harfe in einen zytokeratinreichen, steifen Rahmen eingespannt (ARNOLD u. ANNIKO 1989), der ausschließlich von den Deiters-Zellen und Hensen-Zellen gebildet wird (Abb. 3.13, S. 278). Die Zellfortsätze der Deiters-Zellen – als „Pfeilerzellen" bezeichnet – umschließen an der Oberfläche des Corti-Organs den Kopf jeder Haarzelle mit einem dichten desmosomalen Netz (Kutikularplatten) (Abb. 3.14, S. 279). An ihrer Zellbasis werden die Haarzellen kelchartig von den Körpern der Deiters-Zellen umgeben, seitlich davon kontaktieren die efferenten und afferenten Synapsen (Abb. 3.15, S. 279). Während die inneren Haarzellen zu 90% afferente und zu 10% efferente Synapsen besitzen, haben die äußeren Haar-

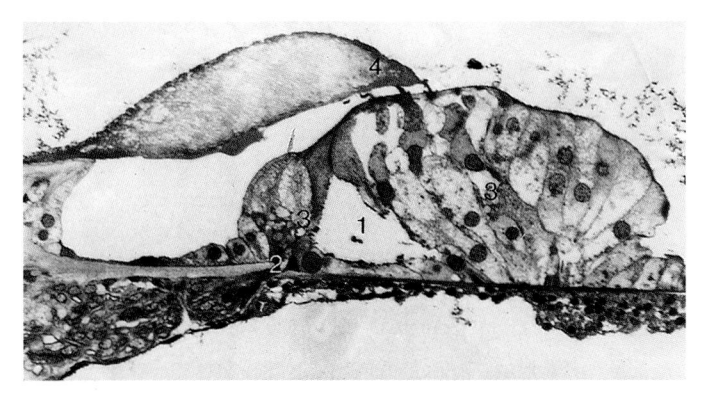

Abb. 3.12. Schnitt durch das menschliche Corti-Organ *1* Corti-Tunnel; *2* Habenula perforata; *3* synaptische Area der inneren und äußeren Haarzellen; *4* Tektorialmembran, in fester Verbindung mit den Stereozilien der äußeren Haarzellen. × 420

zellen eine überwiegend efferente und nur sehr spärlich afferente synaptische Innervation.

Die Aktin exprimierenden äußeren Haarzellen sind keine echten Sinneszellen, sondern mechanische Energieverstärker (Mechanorezeptoren). Sie sind als kontraktile Elemente zu verstehen, deren ständige oszillierende Aktivitäten durch ihre überwiegend efferente Innervation (olivocochleäres Bündel, Azetylcholin) gesteuert wird. Der dominierende Neurotransmitter der inneren Haarzellen ist Glutamat.

Die Aktin exprimierenden Stereozilien der äußeren Haarzellen sind fest mit der Tektorialmembran verbunden. Das Ausmaß der Kontraktionen, sowohl die der Zellkörper, wie auch die der Stereozilien der äußeren Haarzellen, ist abhängig von der mechanischen Energie der Wanderwelle. Dabei nähert sich die Tektorialmembran den Stereozilien der äußeren Haarzellen, wo sie mit unterschiedlichem Druck auf diese einwirkt (sog. Verstärkerfunktion). Erst dadurch wird der eigentliche Erregungsvorgang des peripheren Hörens im Bereich der inneren Haarzellen ausgelöst und gesteuert. Ein Schaden im Bereich der äußeren Haarzellen (z.B. durch ototoxische Medikamente, Lärm) führt wegen Wegfall des „Verstärkers" zu einer erhöhten Erregungsschwelle der inneren Haarzellen die etwa 40 dB beträgt. Die Umwandlung von mechanischer Energie in elektrische Signale findet ausschließlich im Bereich der Stereozilien der inneren Haarzellen statt.

2.7.3 Vestibuläre Endorgane

Das vestibuläre Labyrinth besteht aus den drei Bogengängen, die in drei gegenläufigen orthogonalen Ebenen angelegt sind. Nur an einem Ende eines Bogenganges findet sich die sog. Ampulle, aber beide Enden jedes Bogenganges stehen mit dem Utriculus in direkter Verbindung. Die Ampulle enthält das Rezeptororgan (Crista ampullaris), welches die Bewegungen der Endolymphe innerhalb des Endolymphschlauches des Bogenganges durch die Veränderung

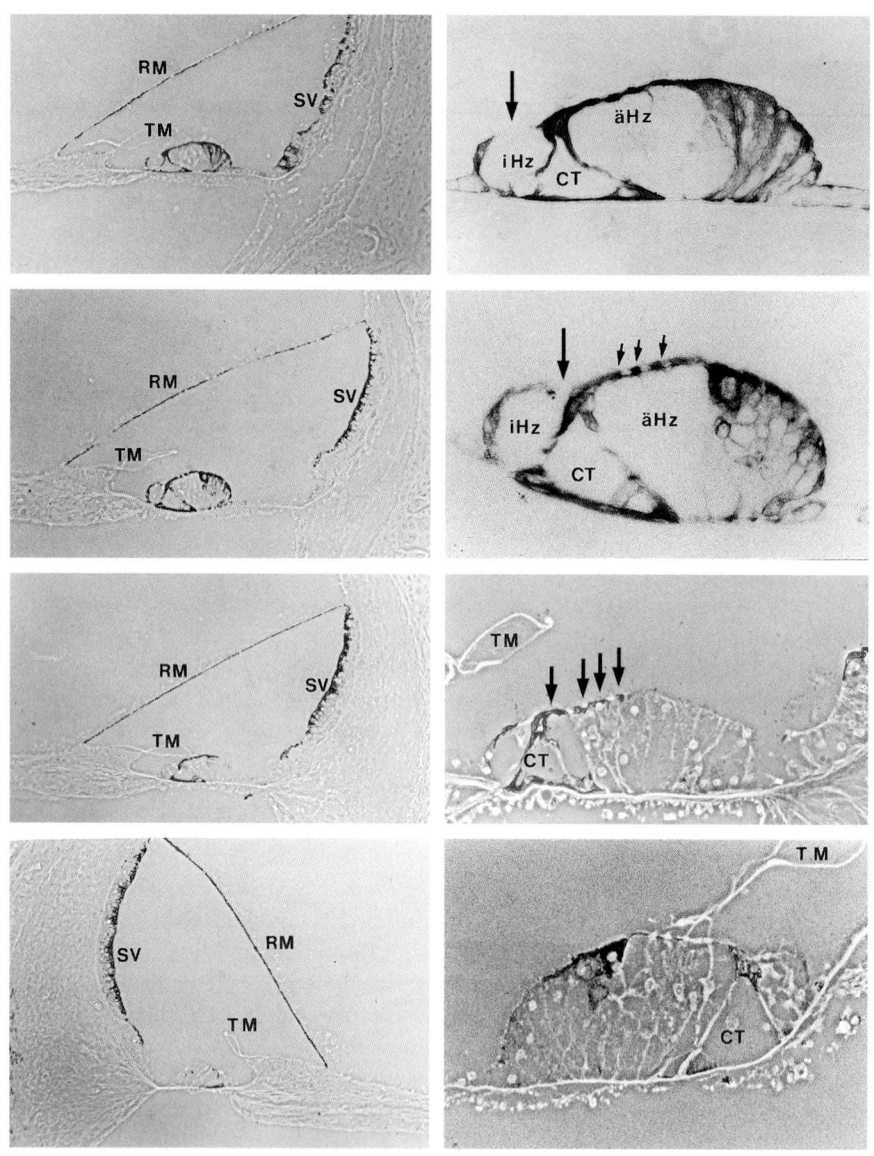

Abb. 3.13 a, b. Zytokeratingerüst des Corti-Organs und der Stria vascularis. Während das Corti-Organ in den apikalen Schneckenwindungen (Lokalisation der tiefen Frequenzen) eine kräftige Expression von Zytokeratin zeigt, haben die basalen Anteile der Cochlea (Repräsentation der hohen Frequenzen) nur noch eine sehr schwache Zytokeratinexpression (von *oben* nach *unten*: **a** Übersicht, × 5; **b** Vergrößerung Corti-Organ, × 360). Die sog. Marginalzellen der Stria vascularis (*SV*) zeigen in allen Schneckenwindungen die gleich starke Expression von Zytokeratin. *RM* Reissner-Membran; *TM* Tektorialmembran; *IHz* innere Haarzelle; *CT* Corti-Tunnel; *äHz* äußere Haarzellen. Die *Pfeile* weisen auf die Lücken in der von den zytokeratinreichen Pfeilerzellen gebildeten Lamina reticularis hin, in denen sich die Köpfe der äußeren und inneren Haarzellen befinden. Die Haarzellen selbst sind nicht dargestellt, da sie kein Zytokeratin exprimieren. Immunperoxodasereaktion PAP, × 360

Vestibuläre Endorgane 279

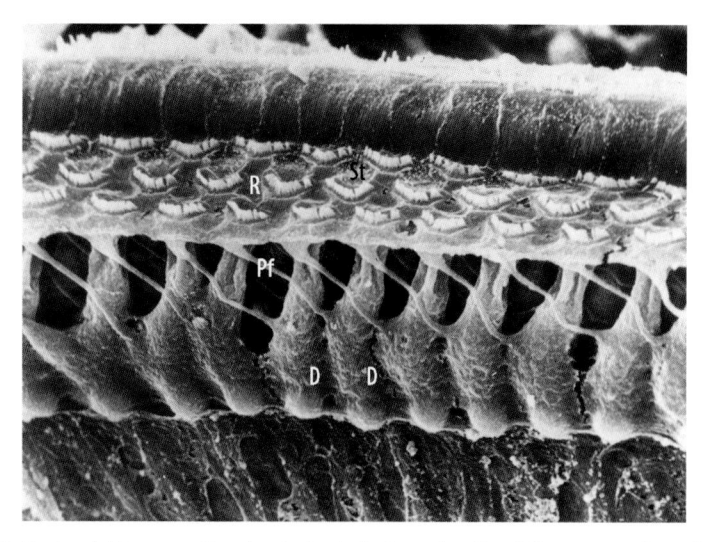

Abb. 3.14. Rasterelektronenmikroskopische Aufnahme des Corti-Organs von lateral. Man erkennt die V-förmig angeordneten Stereozilien (*St*) der 3 Reihen von äußeren Haarzellen und deren Verankerung in der Retikularplatte (*R*). Die quer verlaufenden Zellfortsätze unterhalb der Platte entsprechen den Pfeilerzellen (*Pf*), bei denen es sich eher um Zellfortsätze der Deiter-Zellen (*D*) (basale Stützzellen der äußeren Haarzellen) handelt. Die kranialen Ausläufer der Pfeilerzellen bilden die Retikularplatte und umschließen mit einem dichten Netz von „tight-junctions" die Köpfe der äußeren Haarzellen. × 2600

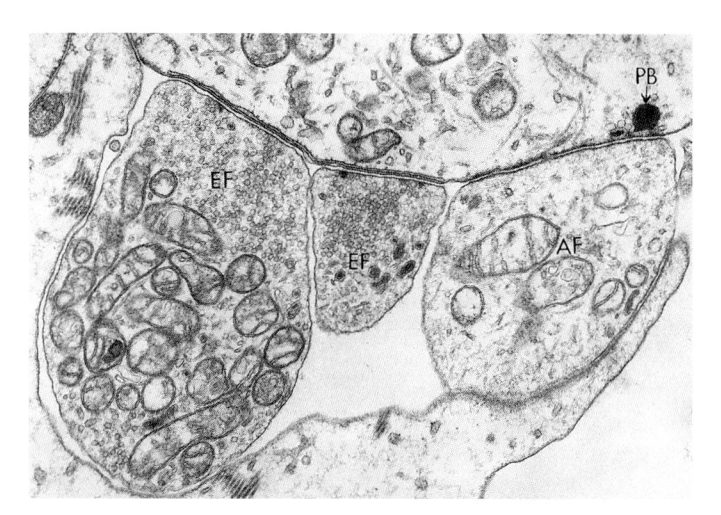

Abb. 3.15. Elektronenmikroskopische Wiedergabe des synaptischen Pols einer äußeren Haarzelle. *EF* synaptische Endigung einer efferenten Nervenfaser; *AF* synaptische Endigung einer afferenten Nervenfaser; *PB* „postsynaptic body". × 16800

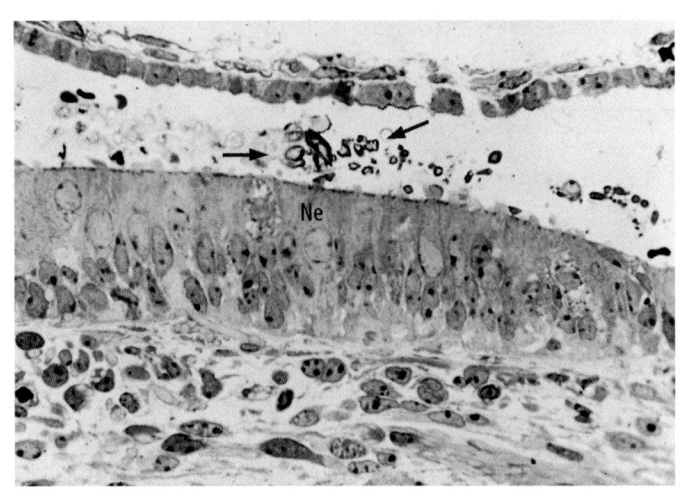

Abb. 3.16. Neuroepithel (*Ne*) der Macula utriculi. An der Oberfläche des stereozilientragenden Epithels liegen Kalziumkristalle (*Pfeil*). × 120

der Lage ihrer Sinneshaare registriert und meldet. Die Bogengänge arbeiten als Rezeptoren für die Richtungs- und Rotationsgeschwindigkeit von Kopfbewegung. Der Utriculus enthält ein Feld von Sinnesepithelien (Macula utriculi), den stereozilientragenden vestibulären Rezeptorzellen, die an ihrer Oberfläche die sog. Otolithenmembran tragen. Die physikalische Dichte der Otolithenmembran (Kalziumkristallablagerungen) ist größer als die der Endolymphe, so daß die Macula utriculi das Rezeptorfeld für die lineare Beschleunigung des Kopfes ist. Die Macula des Sacculus ist ähnlich aufgebaut, wie die des Utriculus (Abb. 3.16).

2.7.4 Nervus facialis

Der N. facialis ist der VII. Hirnnerv und tritt vom Hirnstamm kommend im vorderen – oberen Anteil des inneren Gehörganges in das Felsenbein ein. Im Felsenbein selbst unterscheidet man drei Abschnitte, den labyrinthären, den horizontalen (tympanalen) und den vertikalen (mastoidalen) Anteil. Am Übergang vom labyrinthären zum tympanalen Abschnitt liegt das sog. innere Fazialisknie, am Übergang vom tympanalen zum mastoidalen Abschnitt liegt das äußere Knie des N. facialis. Das Ganglion geniculatum ist am Übergang vom labyrinthären zum tympanalen Fazialissegment im Bereich des ersten Fazialisknies, nahe dem Hiatus facialis gelegen, einer knöchernen Apertur der mittleren Schädelgrube. Das tympanale Segment endet und das mastoidale Segment beginnt im Bereich des zweiten (äußeren) Knies des N. facialis neben der Steigbügelfußplatte. Dehiszenzen des knöchernen Fazialiskanals in dieser Region sind sehr häufig und für den Ohroperateur von Bedeutung. In diesem Bereich können, insbesondere auch bei Mittelohrmißbildungen, atypische Verläufe des N. facialis vorkommen, so auch ein freier Verlauf durch das Mittelohr. Der den

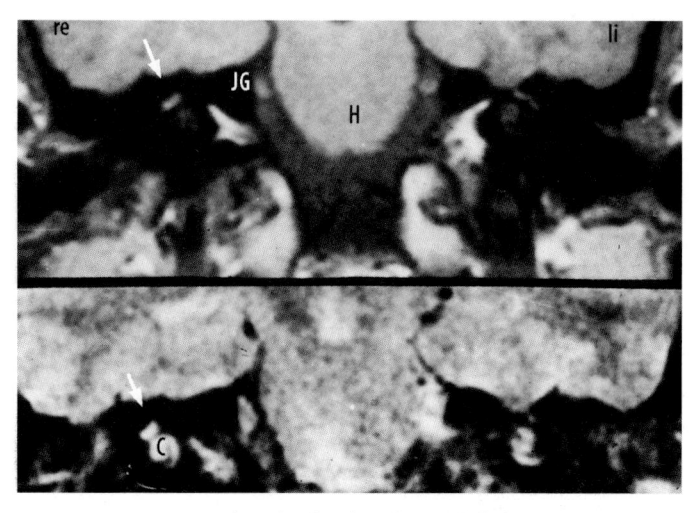

Abb. 3.17. Kernspintomogramm des Kleinhirnbrückenwinkels bei einer Patientin mit rechtsseitiger idiopathischer Facialisparese. Das Aufleuchten des Ganglium geniculatum (*Pfeil*), insbesondere nach Kontrastmittelgabe weist auf einen entzündlichen Vorgang hin. Auf der linken Seite fehlt dieses Signal. *IG* innerer Gehörgang; *H* Hirnstamm; *C* Cochlea

N. facialis führende Knochenkanal im mastoidalen Segment heißt Faloppi-Kanal und endet im Bereich des Foramen stylomastoideum, wo der Nerv in die Glandula parotis eintritt. Bei der sog. idiopathischen Fazialisparese, einer wohl durch Herpes-simplex-Virus-Reaktivierung im Ganglion geniculatum ausgelösten entzündlichen Nervenlähmung, läßt sich das entzündete Ganglion kernspinotomographisch darstellen (Abb. 3.17).

2.7.5 Saccus endolymphaticus

Der Saccus endolymphaticus liegt innerhalb einer Duraduplikatur am Übergang von mittlerer zu hinterer Schädelgrube in enger Beziehung zum Sinus sigmoideus. Er stellt das „blinde" Ende eines Endolymphschlauches dar, der vom Sacculus des Schneckenvorhofs medial des oberen Bogenganges zur Dura verläuft. Die innere, lumenseitige Oberfläche des Saccus endolymphaticus ist von einem hochprismatischen Epithel ausgekleidet, welches Na^+/K^+-ATPase gesteuert das Kalium aktiv aus der Endolymphe in den subepithelialen Raum transportiert (WACKYM et al. 1988) (exakt umgekehrte K^+-Ionenpumprichtung, wie im Bereich der Stria vascularis). Das Epithel des Saccus endolymphaticus besitzt sämtliche immunologischen und sekretorischen Eigenschaften, wie sie dem MALT-System eigen sind (Abb. 3.18a, b). Daneben besitzt es neurosekretorische (z. B. Somatostatin) Potenzen. Der Saccus endolymphaticus wird heute als das immunologische Kontrollorgan des Innenohres angesehen (neben der Resorption von Endolymphe), welches spezifisch auf antigene Stimulationen aus dem Innenohr (ARNOLD u. ALTERMATT 1995; ALTERMATT et al. 1990, 1992b;

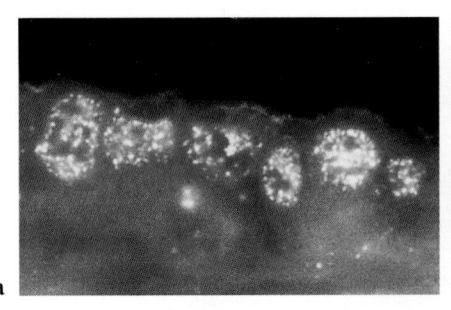

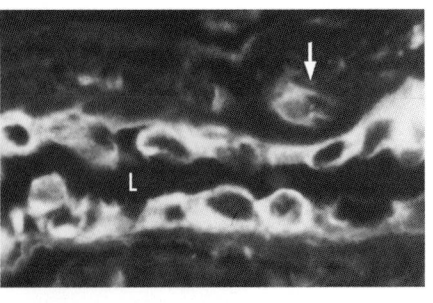

Abb. 3.18. a Immunofluoreszenzmikroskopischer Nachweis der sekretorischen Komponente in den Epithelzellen des Saccus endolymphaticus. × 300. **b** Immunfluoreszenzmikroskopischer Nachweis von IgG im Zytoplasma der Epithelzellen des Saccus endolymphaticus. *L* Lumen des Saccus endolymphaticus; *Pfeil* subepitheliale Plasmazelle. × 120

ARNOLD et al. 1984, 1985, 1986; TOMIYAMA u. HARRIS 1986, 1987; HARRIS 1984) antwortet.

3 Angeborene Dysplasien und Atresien des Ohres

3.1 Genetische Syndrome mit Fehlbildungen des äußeren Ohres und des Mittelohres

Mißbildungen oder Fehlbildungen der *Ohrmuschel* können isoliert auftreten, sind aber mehrheitlich assoziiert mit Fehl- oder Mißbildungen des äußeren Gehörganges und des Mittelohres.

Mit Ausnahme des Ohrläppchens entspringt der knorpelige Anteil der Ohrmuschel dem ersten und zweiten Kiemenbogen, der äußere Gehörgang dem ersten Kiemenbogen und die Gehörknöchelchen des Mittelohres ebenfalls dem ersten und zweiten Kiemenbogen, so daß Mißbildungen im Bereich des äußeren Ohres in der Regel Kombinationen von Fehlentwicklungen der Ohrmuschel, des Gehörganges und der Mittelohrstrukturen aufweisen müssen. Hier besteht ein weites Spektrum von Anomalien, das von überschüssigen Ohranhangsgebilden über geringfügige Deformitäten der Ohrmuschel bis hin zur kompletten Aplasie der Ohrmuschel, des äußeren Gehörganges und der Gehörknöchelchen reicht (Abb. 3.19–3.21).

Mindestens 30 bis heute bekannten genetische Syndrome bedingen eine Schalleitungsschwerhörigkeit infolge von *Mittelohranomalien*, insbesondere der Gehörknöchelchenkette mit oder ohne Beteiligung des Trommelfelles, des äußeren Gehörganges oder der Ohrmuschel. Solche Syndrome schließen Dysostosen, wie die *Madelung-Mißbildung*, die metaphysäre Dysostose und die orofazialen-digitalen Syndrome ein.

Dysplasien und Atresien des äußeren Gehörganges können einseitig oder beidseitig auftreten, sie können vererblich sein und als dominant-autosomaler kongenitaler Defekt isoliert auftreten, aber auch Anteil bestimmter Syndrome sein.

Genetische Syndrome mit Fehlbildungen des äußeren Ohres

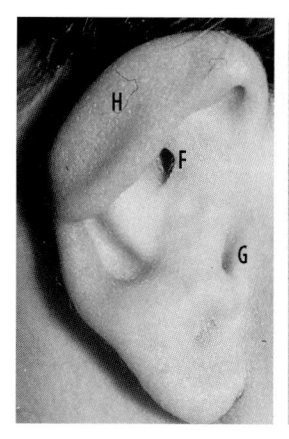

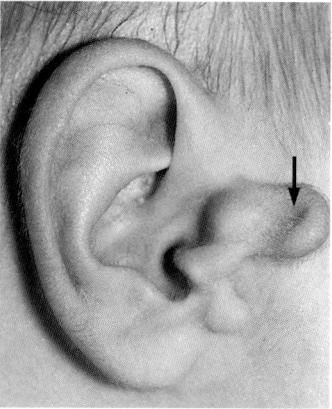

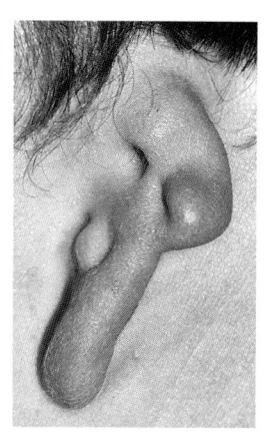

Abb. 3.19 (*links*). Ohrmuschelfehlbildung. Der Helixrand (*H*) ist nach kaudal geklappt (Knickohr), im Bereich des Cavum conchae befindet sich eine Fistel (*F*), der Gehörgangseingang ist ebenso wie der gesamte äußere Gehörgang (*G*) komplett stenosiert. Computertomographisch sind die Mittelohr- und Innenohranlagen normal

Abb. 3.20 (*Mitte*). Präaurikuläres Knorpel-Hautanhangsgebilde. Im vorderen Anteil des Anhangsgebildes erkennt man eine trichterförmige Einziehung (*Pfeil*), die sich als Fistel in die Tiefe der Glandula parotis (Kiemengangsfistel) fortsetzt

Abb. 3.21 (*rechts*). Mikrotie und Gehörgangsatresie. Computertomographisch Fehlen des häutigen und knöchernen äußeren Gehörgangs, breite Atresieplatte auf der Ebene des Trommelfelles, verklumpte Gehörknöchelchenkette, normale Labyrinthanlage

Häufig findet man derartige Mißbildungen beim Treacher-Collins-Syndrom (*Franceschetti-Syndrom, mandibulofaziale Dysostosis*), beim *Crouzon-Syndrom (kraniofaziale Dysostosis)*, beim Pierre Robin-Syndrom und beim orofazialendigitalen Syndrom. Entsprechende Mißbildungen des Ohres sind auch nach Einnahme von Thalidomid oder nach einer Röteln-Infektion während der Schwangerschaft bekannt (Abb. 3.22).

Manchmal sind es auch nur isolierte regionale Defekte, beispielsweise der Steigbügelfußplatte mit der Folge einer Perilymphfistel und klinisch der Gefahr rezidivierender Meningitiden (Abb. 3.23). Ferner findet man derartige Mißbildungen auch bei Chromosomenanomalien, z.B. beim Turner-Syndrom und bei den Trisomien (Abb. 3.24–3.26). Als isolierte Formvarianten findet man Anomalien des Verlaufes und der Verzweigung des N. facialis, des arteriellen oder venösen Systems des Felsenbeines, obgleich derartige Anomalien auch Anteile der obengenannten Syndrome sein können.

Diese Anomlien wurden von ALTMANN (1957) in 3 Hauptgruppen unter Berücksichtigung des Grades der Mißbildung eingeteilt:

1. *Geringfügige Mißbildung*: Man findet gewöhnlich eine normal entwickelte Ohrmuschel oder geringfügige Anomalien des Ohrmuschelknorpels, eine gute Pneumatisation des Mittelohres und des Mastoids, jedoch eine Fixation der Gehörknöchelchenkette.

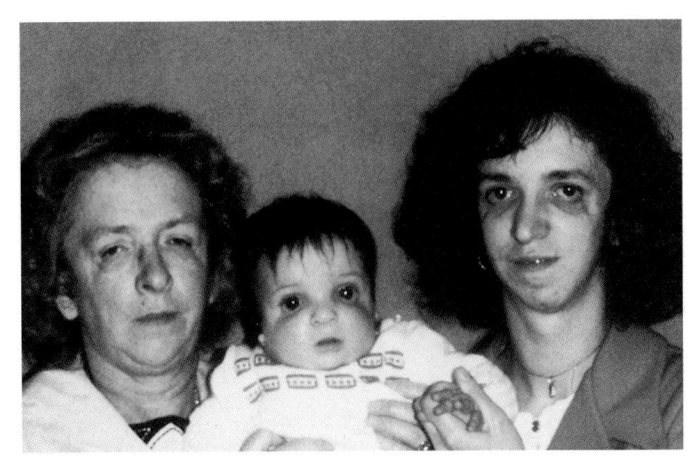

Abb. 3.22. Franceschetti-Syndrom (mandibulofaziale Dysostosis): Drei Generationen Großmutter (*links*) Tochter (*rechts*) Enkelkind (*Mitte*): Bei dem Kind erkennt man den ausgeprägten Epikanthus und bds. rudimentäre Ohrmuschelanlagen bei fehlendem Gehörgang und mißgebildetem Mittelohr

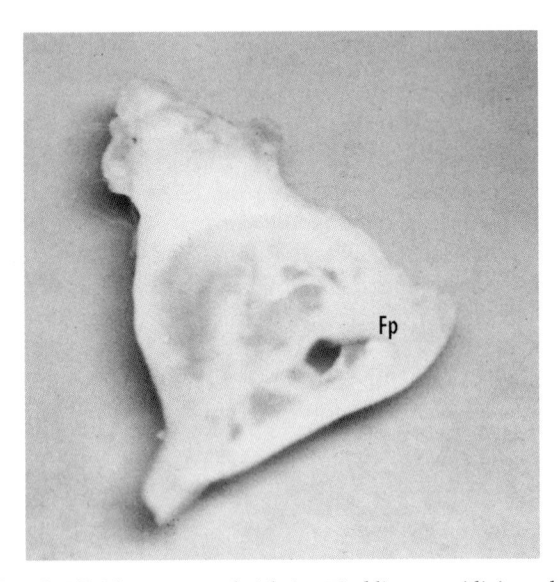

Abb. 3.23. Steigbügelmißbildung. Das sechsjährige Kind litt an rezidivierenden Meningitiden. Bei der Otoskopie fand man wasserklare Flüssigkeit hinter dem Trommelfell. Bei der Tympanotomie zeigte sich der mißgebildete Steigbügel, dessen Fußplatte (*Fp*) nur aus einem Schleimhautüberspannten Ring bestand, aus dem Perilymphe, die mit dem Liquor in Verbindung steht, kontinuierlich über das Mittelohr und die Tube ablief

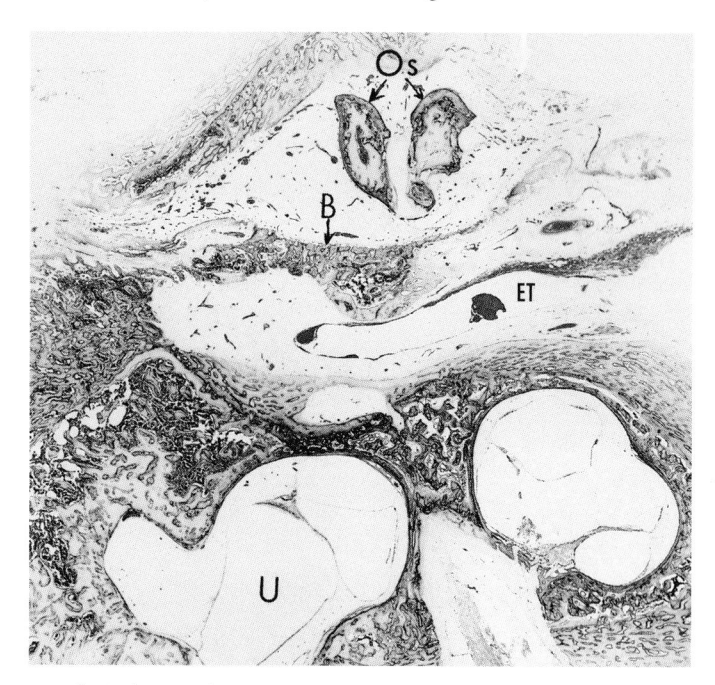

Abb. 3.24. Dysplasie der otischen Kapsel. Trisomie E 22. Das Mittelohr ist schlecht pneumatisiert und man erkennt nur wenige pneumatisierte Hohlräume in Beziehung zu Eustachischen Tube (*ET*). Die dysplastischen Gehörknöchelchen (*OS*) sind in fibröses Bindegewebe eingebettet, das partiell auch das Mittelohr ausfüllt. Eine Knochenplatte (*B*) trennt die Gehörknöchelchen vom Labyrinthblock. Der Steigbügel und das ovale Fenster fehlen, die Cochlea ist mißgebildet und hat nur $1^{1}/_{2}$ Windungen. Der Utriculus (*U*) ist stark erweitert. × 4

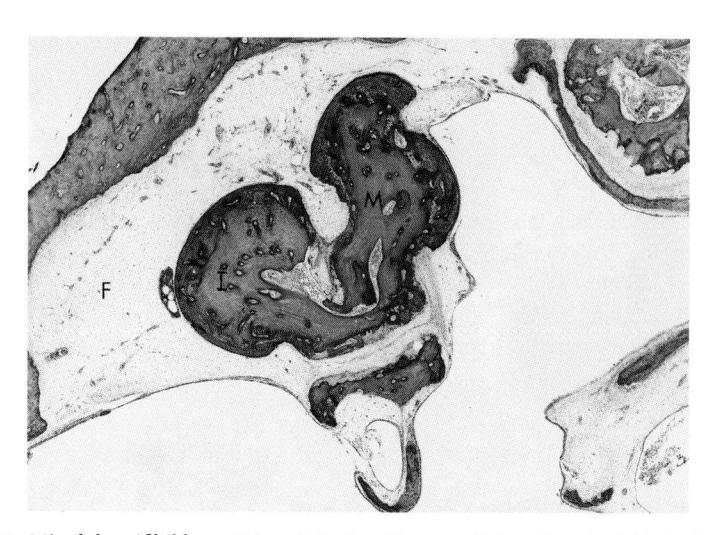

Abb. 3.25. Mittelohrmißbildung. Trisomie D. Der Hammer (*M*) Und Amboß (*I*) sind zu einem Knochenkonglomerat verschmolzen. Der äußere Gehörgang ist dysplastisch und mit fibrösem Bindegewebe (*F*) ausgefüllt. × 24

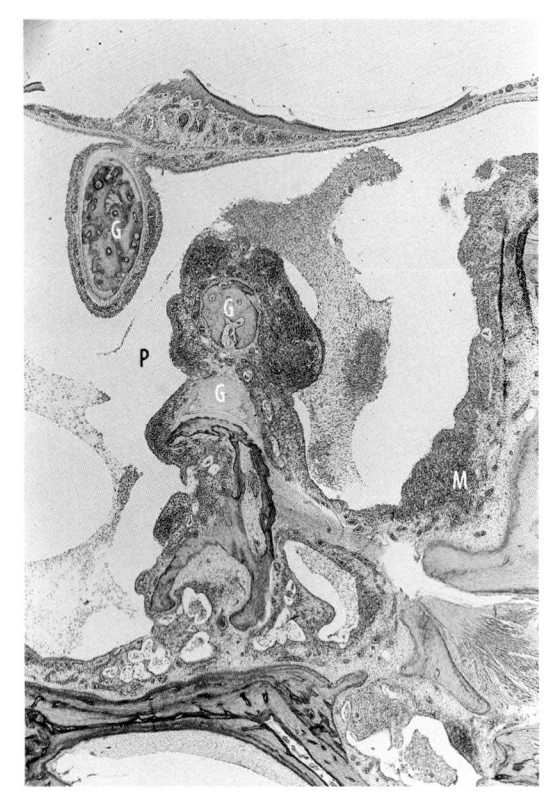

Abb. 3.26. Down-Syndrom. Bei intakter Innenohranlage sind die wesentlichen Veränderungen im Bereich des Mittelohres zu finden. Die hochentzündliche Mittelohrschleimhaut (*M*) zeigt lymphozytäre Infiltrate. Die Gehörknöchelchen (*G*) sind von chronisch entzündlichem Granulationsgewebe bedeckt und man findet eitriges Exsudat in der Paukenhöhle (*P*). Die Ursache des Down-Syndroms ist eine Trisomie des Chromosoms 21. × 24

2. *Mittelgradige Mißbildung*: Diese besteht aus Mikrotie, Atresie oder angeborener Stenose des äußeren Gehörganges. Man findet eine normale oder nur geringfügig reduzierte Belüftung des Mittelohres und des Mastoids, jedoch eine Fixation der Gehörknöchelchenkette (Abb. 3.27).
3. *Schwere Mißbildung*: Es liegt eine schwere ein- oder beidseitige Fehlbildung oder das Fehlen der Ohrmuscheln vor, zusammen mit einer Atresie des äußeren Gehörganges bei schlechter Belüftung des Mittelohres und des Mastoids. Der Mittelohrraum ist extrem eingeengt und es liegt nur ein rudimentärer antraler Spalt vor (Abb. 3.28).

Genetische Syndrome mit Fehlbildungen des äußeren Ohres 287

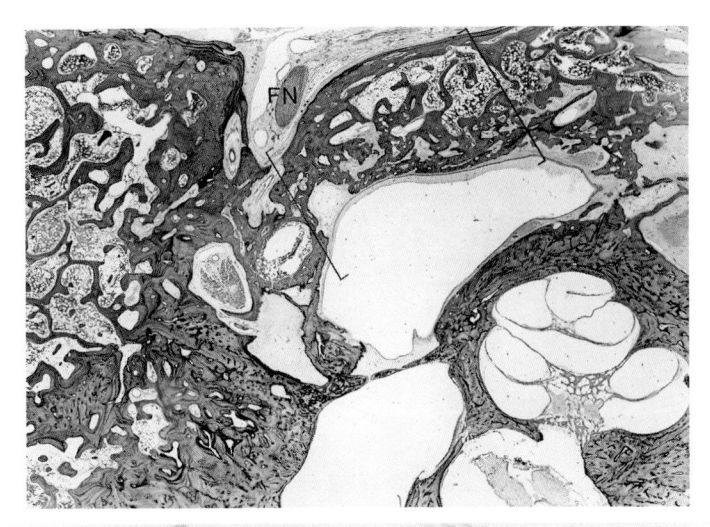

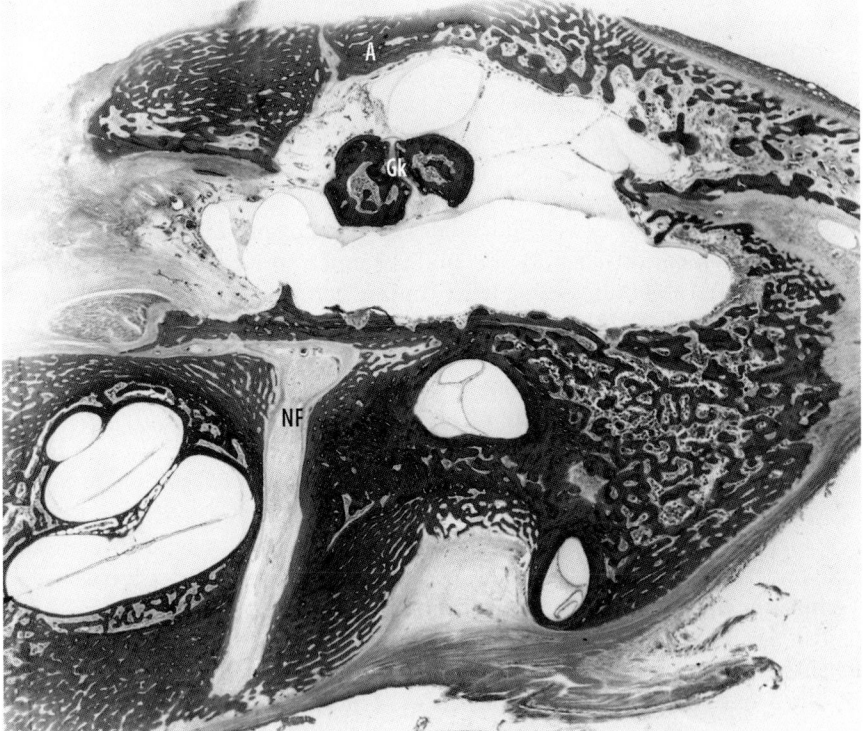

Abb. 3.27 (*oben*). Mittelgradige Mißbildung. Angeborene Atresie des äußeren Gehörgangs. Eine solide Atresieplatte trennt das äußere Ohr vom Mittelohr. Der Nervus facialis (*FN*) hat einen anormalen Verlauf. × 12

Abb. 3.28 (*unten*). Mittelgradige Mißbildung. Gehörgangsatresie, verklumpte Gehörknöchelchen (*Gk*) und schlechte Mittelohrbelüftung. Der Fazialisverlauf (*NF*) ist atypisch, das ovale Fenster fehlt. *A* Atresieplatte. × 12

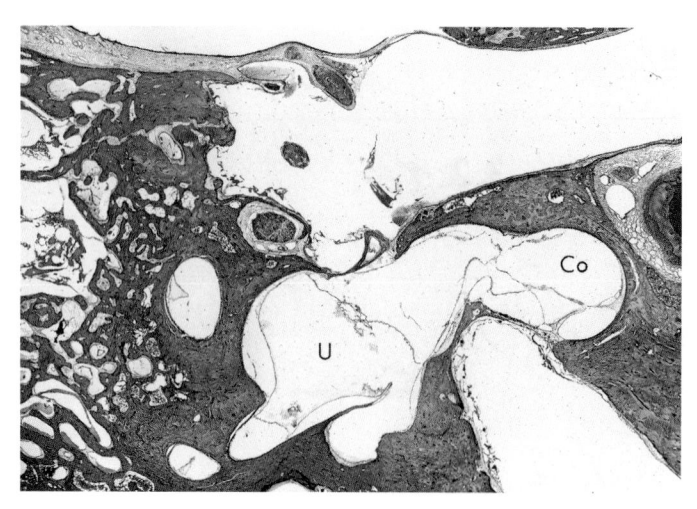

Abb. 3.29. Mondini-Dysplasie. Die Cochlea (*Co*) enthält 1¹/₂ Windungen. Das membranöse Labyrinth ist deutlich dysplastisch, es enthält keine Sinnesepithelien und nur wenige neurale Elemente. Der Modiolus ist rudimentär angelegt, der Utrikulus (*U*) stark erweitert. × 8

3.2 Dysplasien des Innenohres (otische Kapsel)

Die otische Kapsel geht nicht aus einem Kiemengang hervor, sondern entstammt primordialem Gewebe dorsal des Kiemenbogens. Ein weites Spektrum von Dysplasien der otischen Kapsel sind bekannt und werden in Abhängigkeit vom Grad der Fehlbildung eingeteilt. Ähnlich den Mißbildungen des äußeren Ohres und des Mittelohres sieht man Anomalien der otischen Kapsel bei einer Vielzahl von genetisch determinierten Syndromen oder als Folge einer erworbenen pränatalen Erkrankung. Zwei große Gruppen werden unterschieden, die Michel-Dysplasie und die Mondini-Alexander-Dysplasie (Abb. 3.29).

Bei der Michel-Dysplasie liegt eine totale Aplasie des knöchernen und membranösen Labyrinths vor. Für die Mondini-Alexander-Dysplasie ist ein anatomisch unregelmäßig aufgebautes Labyrinth charakteristisch, das sich bereits röntgenologisch, insbesondere mit Hilfe des hochauflösenden CT diagnostizieren läßt: Man findet eine verminderte Anzahl cochleärer Windungen, ein stark erweitertes Vestibulum (hier wird der Schneckenvorhof als Kloake bezeichnet) sowie Anomalien der Bogengänge. Klinisch sind die Mondini-Alexander-Dysplasien in der Regel Zufallsbefunde, da ein Teil der Betroffenen ein gutes Hörvermögen hat.

Die Mondini-Alexander-Dysplasien werden zusätzlich in 3 phänotypische Kategorien unterteilt:

1. *Scheibe-Dysplasie*: Hier liegt eine Dysplasie der Pars inferior des Labyrinths (cochleosacculäre Dysplasie) jedoch mit normaler Entwicklung des Utriculus und des Bogengangsystems vor. Das Dysplasiemuster, wie von Scheibe (1892a, b) erstmals beschrieben, kann auch Folge einer erworbenen Teildegeneration des Labyrints sein und man meint heute sogar, daß es häufiger erworben als kongenital ist.

2. *Alexander-Dysplasie*: Hier liegt eine Dysplasie der basalen Schneckenwindung vor und klinisch findet man einen Schallempfindungsverlust im Hochfrequenzbereich (ALEXANDER 1904).
3. *Bing-Siebenmann-Dysplasie*: Diese Dysplasieform zeichnet sich durch eine angeborene Fehlentwicklung des membranösen vestibulären Labyrinths aus, in der Regel ohne Anomalien des cochleären Labyrinths, sie können jedoch ebenfalls vorhanden sein. Oft normales bis nur mäßig eingeschränktes Hörvermögen.

Detaillierte histopathologische Fallberichte findet man bei SCHUKNECHT (1993) und FRIEDMANN u. ARNOLD (1993). Gute Übersichten über die bisher bekannten Syndrome mit Fehlbildungen der Ohranlage sind bei KÖNIGSMARK u. GORLIN (1976) zu finden.

3.3 Syndrome, assoziiert mit Schallempfindungsschwerhörigkeit

Es gibt eine Vielzahl von Syndromen mit dem Leitsymptom Schwerhörigkeit (KÖNIGSMARK 1971; SCHUKNECHT 1974; FRIEDMANN 1974). Die Klassifizierung des Hörverlustes ist hierbei schwierig und eine einfache Einteilung in schalleitungsbedingte, schallempfindungsbedingte und gemischte Schwerhörigkeitsformen ist bei diesen Syndromen nicht möglich (vgl. KÖNIGSMARK u. GORLIN 1976).

Etwa 70 phänotypisch unterscheidbare Formen von erblicher Schwerhörigkeit sind bis heute beschrieben, die in verschiedene Gruppen entsprechend ihrer Assoziation mit Erkrankungen bestimmter Organe oder Systeme eingeteilt werden, z. B. des Herzens (Lange-Jervell-Syndrom), des Auges (Usher-Syndrom, Cogan-Syndrom), der Schilddrüse (Pendred-Syndrom), der Nerven (Refsum-Syndrom), der Haut (Waardenburg-Syndrom), Niere (Alport-Syndrom), Auge (KID-Syndrom, Retinitis pigmentosa, Goldenhar-Gorlin-Syndrom) oder Störungen des Mukopolysaccharidstoffwechsels (Hurler-Syndrom). In der Regel liegen für die genannten Syndrome zwar detaillierte klinische Beschreibungen, jedoch nur sehr wenige histopathologische Untersuchungen des Felsenbeines vor. Weiterführende Literatur s. FRIEDMANN u. ARNOLD (1993), SCHUKNECHT (1993).

3.3.1 Alport-Syndrom (erbliche Nephritis)

Das Alport-Syndrom ist eine erbliche progressive Nierenerkrankung, die in aller Regel mit einer progressiven Schallempfindungsschwerhörigkeit mit oder ohne Linsentrübung einhergeht (Abb. 3.30).

Diese autosomal-dominant vererbbare familiäre Nephropathie ist beim männlichen Geschlecht stärker ausgeprägt als beim weiblichen. Die Erkrankung beginnt bereits während der Kindheit, gewöhnlich mit Hämaturie immer im Gefolge eines scheinbar banalen viralen Infektes des oberen Respirationstraktes. Der Hörverlust tritt erst nach Ausbruch der Nierenerkrankung auf, er ist langsam progressiv und seitenunterschiedlich, d. h. ein Ohr kann stärker betroffen sein als das andere. Klinisch ist auffallend, daß die Diskrimination trotz erheblichem Schallempfindungsverlust noch lange Zeit recht gut ist (ARNOLD 1984).

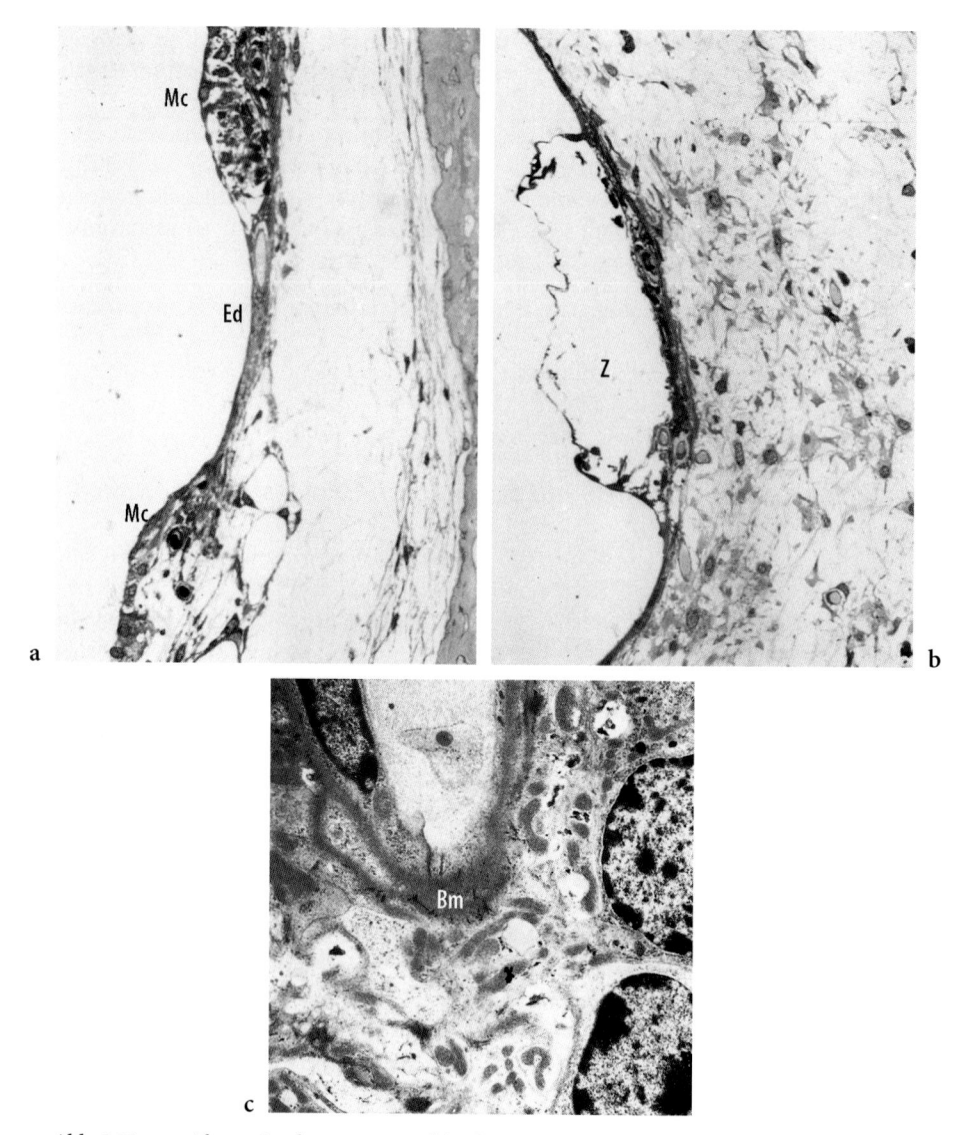

Abb. 3.30a–c. Alport-Syndrom: **a** Atrophie der Stria vascularis (zweite Windung). Neben einem Areal vollständiger Epitheldegeneration (*Ed*) findet man Inseln epithelialer Zellen, die von einer flachen Schicht Marginalzellen (*Mz*) bedeckt sind. × 430. **b** Stria vascularis (basale Windung). Die Stria vascularis ist größtenteils atrophisch, im oberen Anteil hat sich die Schicht der Marginalzellen von den darunterliegenden Intermediärzellen abgehoben, so daß eine subepitheliale Zyste (*Z*) entsteht. Das Corti-Organ der gleichen Patientin wies einen kompletten Verlust der inneren und äußeren Haarzellen auf. × 460. **c** Elektronenmikroskopische Aufnahme einer Kapillare der Stria vascularis bei Alport-Syndrom. Die Basalmembran (*Bm*) ist massiv verdickt und teilweise lamelliert. × 6000

Das Auftreten eines Hochtonschallempfindungsverlustes ist klinisch oft ein nützlicher Hinweis bei einem Patienten mit Hämaturie und kann daher rasch zur Diagnose des Alport-Syndroms führen, welches dann durch die klassische Familienanamnese mit Nierenerkrankungen und/oder durch Nierenbiopsie bestätigt wird.

Die meisten männlichen Patienten mit Alport-Syndrom sterben zwischen dem 10. und 40. Lebensjahr, Frauen erreichen im Durchschnitt das 60. Lebensjahr. Schallempfindungsschwerhörigkeit und Sehstörungen infolge von Linsentrübungen kommen in durchschnittlich 45% der betroffenen Familien vor. In aller Regel treten sie jedoch erst nach Beginn der Nierenerkrankung auf.

Die Pathogenese des Alport-Syndroms ist unklar, obwohl es keinen Zweifel darüber gibt, daß das Syndrom genetisch bedingt ist (ARNOLD 1980; HASSTEDT et al. 1986; CRAWFURD 1988; BARKER et al. 1990). Es ist nicht ausgeschlossen, daß die Beteiligung des Innenohres (Schallempfindungsschwerhörigkeit) eine genetisch determinierte Autoimmunerkrankung des Innenohrs darstellt, die allerdings erst durch die Erkrankung der Niere zum Ausbruch kommt (ARNOLD 1984). McDONALD et al. (1978) beschrieben 6 Patienten mit Alport-Syndrom, welche nierentransplantiert wurden: Einer dieser 6 Patienten zeigte nach der Nierentransplantation eine markante Hörverbesserung, bei den anderen 5 Patienten kam es zu einer weiteren Hörverschlechterung. Derartige Beobachtungen sprechen dafür, daß die Innenohrveränderungen beim Alport-Syndrom sekundärer Natur sind und in Abhängigkeit mit der Nierenfunktionsstörung auftreten (vgl. auch ARNOLD et al. 1976).

Die Veränderungen im Bereich der Stria vascularis wechseln von mildem perivaskulärem Ödem mit Verdickung der Kapillarwände und Fragmentation oder Aufsplitterung der Basalmembranen bis hin zur kompletten Degeneration und Atrophie der Stria vascularis. Weniger häufig ist die Prominentia spiralis betroffen, obwohl auch hier in aller Regel ein ausgeprägtes perivaskuläres Ödem manifest ist. In Fällen von ausgeprägter Schallempfindungsschwerhörigkeit findet man einen Verlust der inneren und äußeren Haarzellen des Corti-Organs sowie eine Degeneration cochleärer Neurone, insbesondere in den basalen Windungsanteilen der Schnecke (FRIEDMANN u. ARNOLD 1993). Eine Teildegeneration der Stria vascularis mit basophilen Ablagerungen wurde von BERGSTROM u. THOMPSEN (1983) beschrieben. Allerdings wurden derartige basophile Ablagerungen auch bei anderen Innenohrerkrankungen und erblichen Innenohrdysplasien gefunden.

4 Traumatische und physikalische Schädigung der Ohrmuschel

Thermische bzw. aktinische Einwirkungen (Erfrierung, Verbrennung, Sonnenbrand, Röntgenbestrahlung), chemische Noxen (Verätzung) oder mechanische Gewalt (Schnitt-, Stich-, Riß- und Bißwunden, Quetschungen) führen auf Grund der exponierten Lage der Ohrmuschel zu traumatischen Schädigungen unterschiedlichen Ausmaßes.

4.1 Erfrierungen

Makroskopische und mikroskopische Veränderungen, die bei Erfrierungen der Ohrmuschel beobachtet werden, sind von der Intensität des Traumas abhängig. Kurzzeitige, bzw. geringe Kälteexposition führt zur Erfrierung 1. Grades mit blasser Haut ohne Gefühlsempfindungen. Im histologischen Präparat findet sich eine Gefäßkonstriktion. Bei Wiedererwärmen sich zeigende rot-blaue Verfärbungen der Ohrmuschel geht mit starken Schmerzempfindungen einher. Histologisch sieht man eine deutliche Gefäßdilatation, die gegebenenfalls mit einem interstitiellem Ödem einhergeht.

Die Erfrierung 2. Grades ist neben der ausgeprägten Blässe der Haut durch eine Blasenbildung gekennzeichnet. Der massive Flüssigkeitsaustritt aus den Gefäßen ist auf Endothelläsionen der Kapillaren zurückzuführen. Intensivere Kälteexposition mit Erfrierungen 3. Grades weisen makroskopisch ausgedehnte Nekrosen – meist vom oberen Anteil der Ohrmuschel ausgehend – auf.

Unter Mitbeteiligung des Perichondriums kommt es in der Haut zu blauroten, knotigen Infiltraten, die landläufig als „Frostbeulen" bezeichnet werden. Histologisch werden hier neben arteriellen Thrombosen mit Intima- und Medianekrosen ein interstitielles Ödem und Hautnekrosen zu finden sein. Während Erfrierungen 1. und 2. Grades in der Regel primär abheilen, entstehen bei Erfrierungen 3. Grades sekundäre Defekte. Bei ausgedehnten Befunden kann es zur Deformation des Ohrmuschel kommen. Von Martin (1951) wurden in Einzelfällen Verknöcherungen der Ohrmuschel beschrieben.

4.2 Verbrennungen

Aktinische Schädigungen der Ohrmuschel (Sonnenbrand, Strahlentherapie) zeigen in ihrem histopathologischen Bild die gleichen Veränderungen wie Verbrennungen oder Verbrühungen (kochendes Wasser, glühendes Metall, heiße Dämpfe, berufliche Noxen).

Makroskopisch beobachtet man bei Verbrennungen 1. Grades eine deutliche Rötung und Dolenz der Ohrmuschel, die auf die Hyperämie zurückzuführen ist. Histologisch findet sich eine deutliche Gefäßdilatation, gelegentlich auch ein geringgradiges interstitielles Ödem.

Verbrennungen 2. Grades sind makroskopisch gekennzeichnet durch die Ausbildung von mit klarer Flüssigkeit gefüllten Blasen. Das histologische Korrelat zeigt sich in einer massiven lokalen Gefäßdilatation mit ausgeprägtem interstitiellem Ödem und dadurch bedingter Blasenbildung.

Bei Verbrennungen 3. Grades beobachtet man neben den beschriebenen Veränderungen zusätzlich nekrosebedingte Gewebsdefekte, die sekundär ausheilen.

Wie auch bei den Erfrierungen 3. Grades stehen histologisch die thrombotischen Gefäßverschlüsse mit interstitiellem Ödem, Gewebsuntergang und reaktiven Veränderungen im Vordergrund.

Verbrennungen 4. Grades werden meist durch direkte Einwirkungen von offenem Feuer verursacht und führen zur Verkohlung der Ohrmuschel. Histologisch findet sich das typische Bild einer Koagulationsnekrose.

Chronische Strahlenschäden sind gekennzeichnet durch Hautatrophie der Ohrmuschel und einer aktinischen Keratose, welche als Präkanzerose angesehen werden kann.

4.3 Verätzungen

Verätzungen durch Säuren (Koagulationsnekrosen) führen zu oberflächlichen Schädigungen, Laugen (Koliquationsnekrosen) zu eher penetrierenden Verletzungen der Ohrmuschel. Betroffen sind hier sehr häufig metallverarbeitende Berufe, in denen zum Härten oder Veredeln mit Säuren, gelegentlich auch mit Laugen gearbeitet wird. Je nach Intensität der Einwirkung kommt es analog zur Erfrierung, entweder nur zu Rötung (entzündliche Hyperämie), Blasenbildung oder zu mehr oder weniger tiefgreifenden Nekrosen mit Verschorfung oder Verkohlung.

4.4 Mechanische Verletzungen

Die Ohrmuschel ist jeglicher Form von mechanischen Traumen ausgesetzt. Man beobachtet Schnitt-, Stich-, Hieb-, Riß/Quetsch- und Bißverletzungen, die die Haut alleine, das Perichondrium und den Knorpel betreffen können.

Bei vollständigem Ohrmuschelabriß ist auch bei chirurgischer Versorgung innerhalb der ersten Stunden ein Erhalt der Ohrmuschel ohne Defekte nicht möglich. Sind die Möglichkeiten mit Hilfe von mikrovaskulären Anastomosen die Ohrmuschel zu replantieren (MUTIMER et al. 1987) nicht gegeben, so bleibt lediglich die Möglichkeit den abgerissenen Ohrmuschelknorpel nach Skelettierung der Rückfläche in ein Bett der Kopfschwarte einzunähen. Wenn es gelingt auf diese Weise den Knorpel vital zu erhalten, sind gute Voraussetzungen für eine sekundäre Rekonstruktion der Ohrmuschel gegeben.

Subtotale Ohrmuschelabrisse führen in Abhängigkeit vom Zeitpunkt des chirurgischen Versorgens und von der Größe der gefäßversorgenden Brücken zu unterschiedlich ausgeprägten Nekrosen, die durch frühzeitige adjuvante Behandlung mit hyperbarem Sauerstoff (HBO) unterdrückt werden können. Bei ausgedehnten Verletzungen unter Mitbeteiligung des äußeren Gehörganges werden posttraumatische Gehörgangsstenosen beobachtet. Häufig gesellt sich als Komplikation zu einer Ohrmuschelverletzung eine Perichondritis.

Histologisch findet sich eine lokale, mehr oder minder ausgeprägte Entzündungsreaktion mit dilatierten Gefäßen, interstitiellem Ödem sowie segmentkernigen entzündlichen Infiltraten. Bei nicht adäquater Behandlung führt eine Perichondritis zu Knorpelnekrosen und Deformierung der Ohrmuschel. Stumpfe Traumen der Ohrmuschel mit und ohne Scherbewegung des Perichondriums gegen den Knorpel können zu Einblutungen durch Zerreißung der Kapillaren in den subperichondralen Raum führen. Ohne eine adäquate Therapie dieses

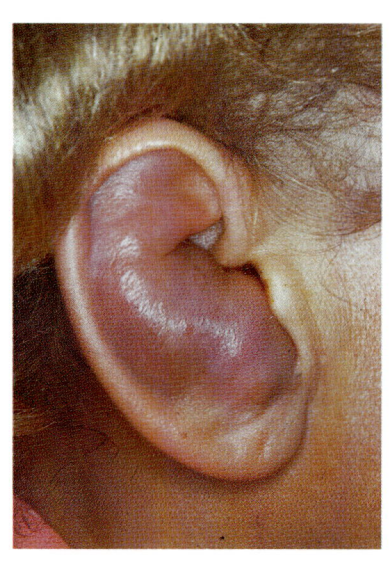

Abb. 3.31. Boxerohr, Ringerohr nach Faustschlag auf die Ohrmuschel

Othämatoms kommt es nach Organisation des Hämatoms mit Einsprossung von Blutgefäßen und Fibroblasten zu Knorpelnekrosen. Im Endstadium beobachtet man eine stark deformierte, fibrosierte Ohrmuschel, an der auch Kalkablagerungen und Verknöcherungen beschrieben wurden (MARTIN 1951; NEUSS 1956; FLOCK 1960) (Boxerohr, Ringerohr) (Abb. 3.31).

Differentialdiagnostisch müssen Ohrmuschelverknöcherungen und -verkalkungen, als Anteil eines Syndroms (multiple periphere Pulmonalarterienstenosen, Brachytelephalangie, Innenohrschwerhörigkeit, Knorpelverkalkung, Verknöcherungen der Ohrmuschel, der Nase, des Kehlkopfs und der Bronchien) betrachtet werden. Perichondrale und enchondrale Knochenneubildungen wurden hier im histologischen Präparat von KEUTEL et al. (1971) beschrieben.

4.5 Fremdkörper, Zerumen

Häufig kommt es zum Eindringen von Fremdkörpern in den äußeren Gehörgang. Kinder stecken sich Erbsen, Kirschkerne, Steinchen oder kleine Spielzeugteile in das Ohr. Beim erwachsenen Patienten werden immer wieder Wattepfröpfe, Streichholzanteile oder Ohrstopfen gefunden. Selten müssen lebende Fremdkörper wie Insekten aus dem äußeren Gehörgang entfernt werden.

Der Zeruminalpfropf als Fremdkörper besteht aus einer Ansammlung und Verhärtung von Zerumen. Definitionsgemäß handelt es sich beim Zerumen um das Produkt von apokrinen Drüsen der Haarfollikel der Haut des äußeren Gehörganges (knorpeliger Anteil), welches die Epidermis filmartig bedeckt und das physiologische Milieu im sauren Bereich aufrechterhält (bakteriostatische Wirkung). Das Zerumen enthält Blutgruppencharakteristika, was bei forensischen Fragestellungen wichtig werden kann. Chemisch besteht das Zerumen aus Lipiden, Glykoproteinen, freien Aminosäuren und Mineralionen (MEYER ZUM GOTTESBERGE 1995).

Ätiologisch muß für das Entstehen eines Zeruminalpfropfes eine mangelhafte Ohrpflege und somit das Eindicken von Zerumen angeführt werden. Wenn nun Wasser hinzutritt kommt es zum Aufquellen des Zerumens und in der Folge zu einem Druck auf die Gehörgangshaut und auf das Trommelfell. Setzt plötzlich nach dem Duschen oder Tauchen eine Hörminderung ein, so imponiert diese klinisch wie ein Hörsturz. Mit dem dumpfen Druckgefühl gehen Tinnitus und gegebenenfalls Schwindelbeschwerden, in folge Druck auf das Trommelfell einher.

4.6 Felsenbeinfrakturen

In Abhängigkeit vom Entstehungsmodus werden Schädelfrakturen in biegungs- und Berstungsbrüche eingeteilt (MESSERER 1884). Biegungsbrüchen liegt eine umschriebene Gewalteinwirkung zugrunde. In Anbetracht der geschützten Lage des Innenohres in der Tiefe des Felsenbeines sind diese Verletzungen selten. Neben Schußverletzungen kommen lediglich Impressionsfrakturen des Kiefergelenks und transtympanale Stichverletzungen in Betracht (JOHNSON et al. 1976).

Berstungsfrakturen stellen den Hauptteil der Otobasisfrakturen dar. Die elastische Verformung der knöchernen Schädelkapsel unter Gewalteinwirkung führt zu einer Fraktur des Knochens entlang den Hauptspannungslinien. Da die Frakturlinien in der Regel von der Region der maximalen Gewalteinwirkung ausgehen, so findet sich bei einem *Druck* in der *Temporalregion* die Bruchlinie in *transversaler* Richtung durch die Schädelbasis und somit parallel zur Längsausdehnung des Felsenbeins (Längsfraktur). Tritt der Hauptdruck *frontal* oder *okzipital* auf verläuft die Frakturlinie *sagittal* und damit *quer* zum Felsenbeinmassiv (Querfraktur) MCHUGH 1959; KHAN et al. 1985). Gemischt verlaufende Felsenbeinfrakturen sind ebenfalls häufig (GHORAYEB u. YEAKLEY 1992; Abb. 3.32).

4.6.1 Felsenbeinlängsfrakturen

Die Längsfrakturen machen etwa 75 % aller Felsenbeinfrakturen aus (KLEY 1968). Eine gute Pneumatisation des Mastoids scheint die Entstehung von Längsfrakturen zu begünstigen (WICKE 1974). Gewöhnlich zieht der Bruchspalt vom Schläfenlappen zum Mittelohr mit Fraktur, gegebenenfalls einschließlich Dislokation des Gehörgangsdachs, meist im Bereich der Trommelfellebene (Abb. 3.33).

Die Folge ist die Ruptur des Trommelfells und eine Luxation bis Dislokation der Gehörknöchelchenkette. Zieht die Fraktur durch das Dach des Mastoids oder weiter medial vor dem Trommelfell durch das Tegmen tympani und kommt es dabei zu einer Zerreißung der Dura mater, so tritt klinisch eine Otoliquorrhoe auf. Weniger häufig zieht die Frakturlinie isoliert durch das Mastoid und führt dort zu Verletzungen des Sinus sigmoideus, der Bogengänge oder des Fazialis-

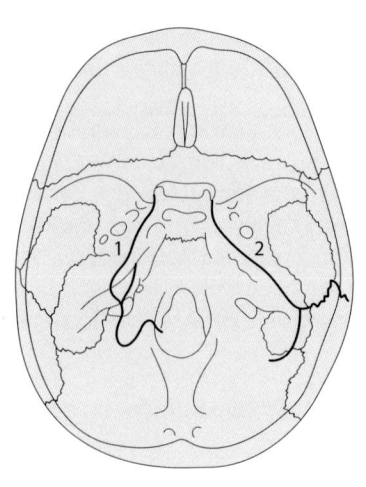

Abb. 3.32. Schematische Zeichnung des Verlaufs der Felsenbeinfrakturen: *1* Pyramidenquerfraktur (durch inneren Gehörgang und/oder Fazialiskanal). *2* Pyramidenlängsfraktur (durch Mittelohr, Mastoid, Tegmen tympani, Trommelfell, Gehörgang, Tube und/oder tympanalen oder mastoidalen Anteil des Fazialiskanals)

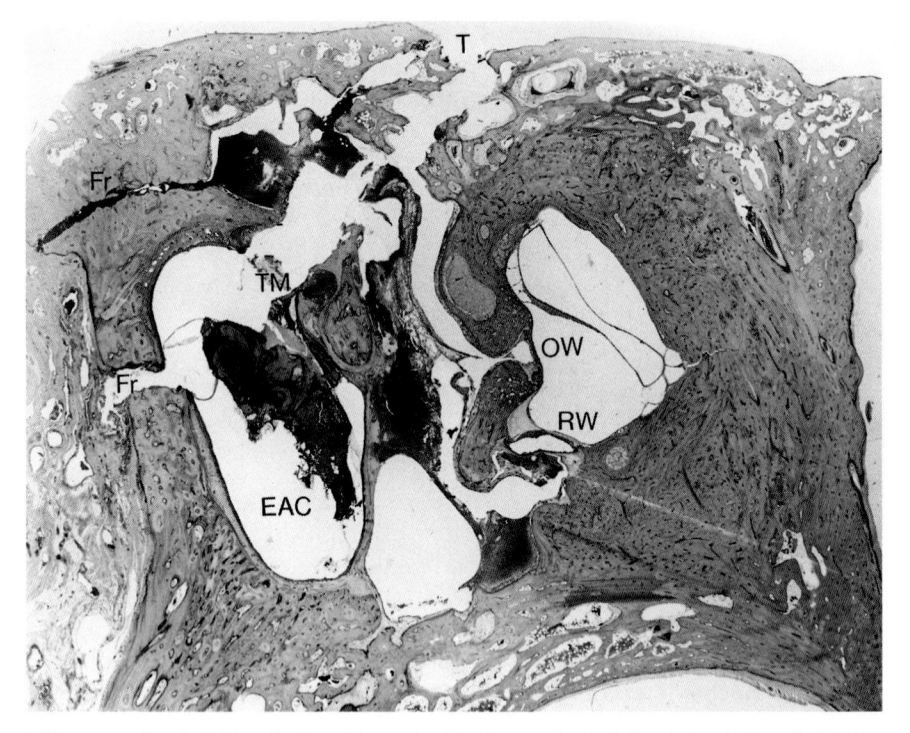

Abb. 3.33. Felsenbeinlängsfraktur: Frontaler Schnitt durch ein linkes Felsenbein mit frischer longitudinaler Fraktur. Die Frakturlinie zieht durch das Tegmen tympani (*T*), verursacht ein Hämatotympanon, eine Perforation des Trommelfelles (*TM*) und eine Stufenfraktur (*Fr*) im Bereich des äußeren Gehörgangs (*EAC*). *OW* ovales Fenster; *RW* rundes Fenster. × 6

Tabelle 3.2. Symptomatologie der Felsenbein-Längsfraktur. (Nach STROHM 1986)

Klinischer Befund	Häufigkeit des Vorkommens (%)
Commotio cerebri	94
Ohrblutungen	73
Hämatotympanon	23
Stufenbildung hintere obere Gehörgangswand	40
Otoliquorrhoe	11
Innenohrschädigung	35
Vestibularisausfall	2
Fazialisparese	55

kanals. Durch die daraus resultierende starke Blutung ist ein Hämatotympanon klinisch feststellbar.

Die Diagnose einer Felsenbeinlängsfraktur ergibt sich zum einen aus der Anamnese des Schädel-Hirn-Traumas und zum anderen aus der klinischen Symptomatik (Tabelle 3.2).

Während STROHM (1986) die Fazialisparese in seinem Krankengut mit 55 % angibt (s. Tabelle 3.2) werden in anderen Publikationen die Fazialisparesen deutlich seltener gesehen. Es werden Zahlen in der Größenordnung von 10–20 % angegeben (MIEHLKE u. PARTSCH 1973; BOENNINGHAUS 1966).

4.6.2 Felsenbeinquerfrakturen

Querfrakturen sind deutlich seltener als Längsfrakturen und werden in der Größenordnung von 11 % bis 25 % angegeben (KLEY 1968). Die Frakturlinien gehen von der hinteren Schädelgrube aus, treffen auf die Pars petrosa des Felsenbeins und spalten dieses entweder im Bereich des inneren Gehörgangs oder der Cochlea selbst. So findet man bei Querfrakturen in aller Regel eine Ertaubung und schwere vestibuläre Irritationen (UFFENORDE 1925) sowie eine Fazialisparese. Zieht die Fraktur isoliert durch den inneren Gehörgang, so liegt klinisch ein kompletter Ausfall der Funktion des N. statoacusticus und des N. facialis vor. In aller Regel ist das Trommelfell intakt. Bei Blutungen in das Mittelohr liegt ein Hämatotympanon vor (Abb. 3.34, 3.35).

Die anamnestischen Hinweise auf ein abgelaufenes Schädel-Hirn-Trauma und die klinischen Befunde einer Ertaubung, Vestibularisausfall und einer Fazialisparese sind für die Diagnostik ausreichend. Der otoskopische Befund ist in der Regel unauffällig. Die konventionelle Röntgendiagnostik (Röntgenaufnahme nach Stenvers) läßt in ca. 50 % den Frakturnachweis zu. Mit dem CT lassen sich in über 90 % der Fälle Frakturlinien nachweisen (MÜLLER u. EDEL 1976). Weiter hinzutretende Symptome sind abhängig vom Ausmaß der Fraktur (Tabelle 3.3).

Es sind nicht immer die kompletten Zerreißungen des N. facialis, die zu einer Fazialisparese führen. In 20 % der Fälle beobachtet man Impressionen von Knochenfragmenten in den Nervenkanal mit oder ohne und intraneurale Einblutung (FISCH 1974; MURAKAMI et al. 1991).

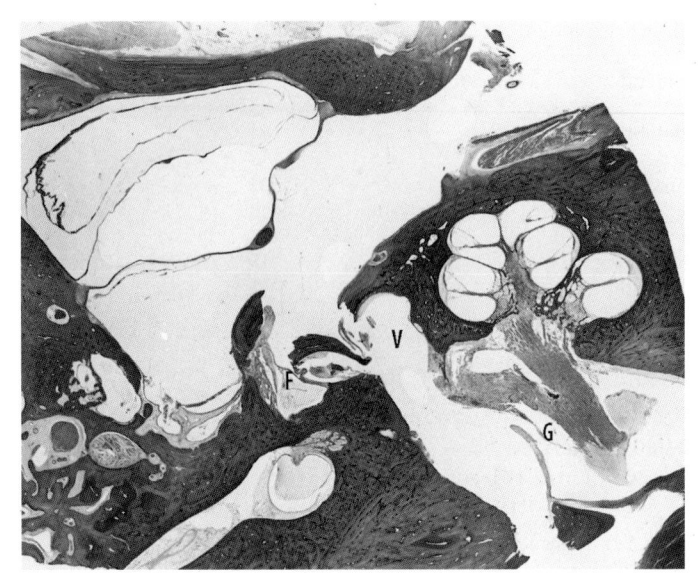

Abb. 3.34. Felsenbeinquerfraktur. Der Frakturspalt zieht durch den Fazialiskanal (*F*) und das Vestibulum (*V*) in den inneren Gehörgang (*G*). Das Trommelfell ist intakt. × 6

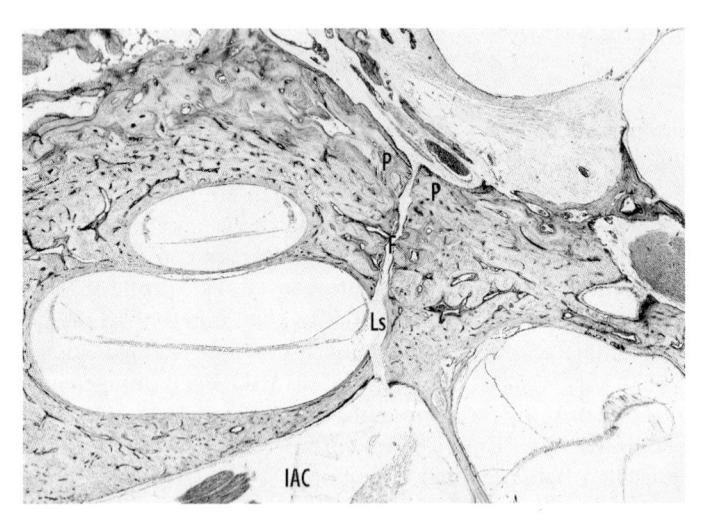

Abb. 3.35. Felsenbeinquerfraktur: Die alte, mit Bindegewebe ausgefüllte, nie knöchern verheilende Frakturlinie (*F*) zieht durch das Promontorium (*P*) in den lateralen Anteil der basalen Schneckenwindung [Ligamentum spirale (*Ls*)] und mündet im inneren Gehörgang (*IAC*). × 20

Tabelle 3.3. Symptomatologie der Felsenbein-Querfraktur. (Nach STROHM 1986)

Klinischer Befund	Häufigkeit des Vorkommens (%)
Commotio cerebri	94
Ohrblutungen bzw. Hämatotympanon	50
Otoliquorrhoe	35
Ertaubung/Vestibularisausfall	100
Fazialisparese	88

In einem gut pneumatisierten Felsenbein ist die Wahrscheinlichkeit einer Knochensplitterbildung und darauf folgender Nervenverletzungen größer (KADORI u. LIMBERG 1985).

Bei der histologischen Aufarbeitung des Felsenbeins eines Epileptikers, der sich eine Felsenbeinlängsfraktur zugezogen hatte, konnten EBY et al. (1988) im distalen meatalen Segment ein Narbenneurinom beobachten. Im labyrinthären Anteil war der Fazialiskanal durch Knochenneubildung stark eingeengt. Die Nervenstrukturen zeigten ausgeprägte Degenerationszeichen und eine Fibrose.

Noch Jahre nach einem Trauma können Frakturen des Felsenbeins schon makroskopisch erkannt werden, da es innerhalb des Felsenbeins *nicht* zu einer Kallusbildung kommt. Die Hohlräume im Bereich der Frakturlinien werden durch fibröses Gewebe aufgefüllt. Frakturen durch die periostealen und osteoalen Anteile des Labyrinths heilen mit lamellärer neuer Knochenformation ab (NADOL u. ARNOLD 1987).

4.7 Explosionstrauma

Eine Impulsschallbelastung des Ohres mit einer Intensität von über 150 dB („sound pressure level pike equivalent") mit einer Schalldruckspitze die länger als 2 ms dauert führt zu einer Trommelfell- und Mittelohrverletzung mit Innenohrschädigung (Abb. 3.36).

Dieser Typ einer Felsenbeinverletzung verbindet ein akustisches Trauma mit einer mechanischen Kontusion des Felsenbeins. Klinisch ist diese Verletzung in aller Regel verbunden mit einem Hämatotympanon, einer traumatischen Ruptur des Trommelfells sowie einer Zerreißung der Gehörknöchelchenkette. In selteneren Fällen kann durch das Explosionstrauma zusätzlich eine Ruptur der Schneckenfenster auftreten. Akute ein- oder beidseitige mittel- bis hochgradige, kombinierte Mittelohr-Innenohr-Schwerhörigkeit mit Otalgie, Tinnitus und vestibulärer Symptomatik sind die klinisch imponierenden Symptome.

Verletzungen dieser Art kommen heutzutage lediglich in der sprengstoffherstellenden und sprengstoffverarbeitenden Industrie, beim Militär (Übungsgranaten), in der Gasindustrie, Reifenindustrie, Kraftfahrzeuggewebe und der chemischen Industrie vor.

Ein relevanter Literaturüberblick findet sich bei LEHNHART (1965). Histologisch findet man Zerreißungen des membranösen Labyrinths mit Mittelohrblutungen, vor allem innerhalb der Cochlea.

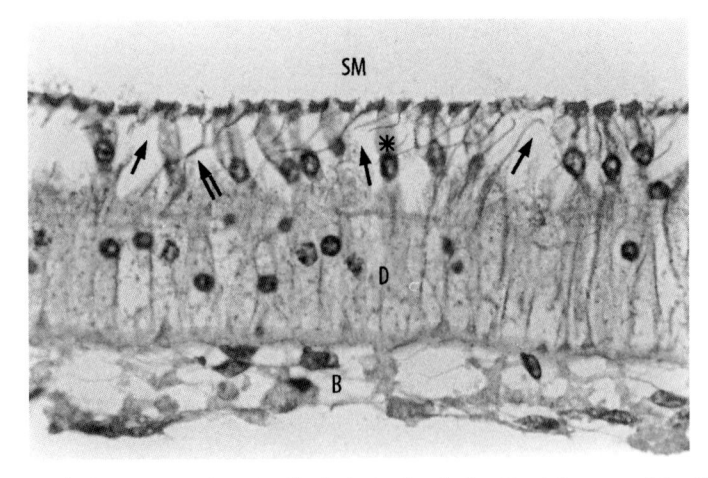

Abb. 3.36. Explosionstrauma: Longitudinalschnitt durch das Corti-Organ auf der Ebene der äußeren Haarzellen (*Asterix*). Man erkennt zahlreiche Lücken (*Pfeile*) die dem Raum untergegangener Haarzellen entsprechen. Auffällig sind die brüchigen Pfeilerzellen (*Doppelpfeil*).
D Deiters-Zellen; *B* Basilarmembran; *SM* Scala media. × 375

4.8 Knalltrauma

Impulsschallbelastung des Ohres mit einer Intensität von über 150 dB (SPL p.e.) („sound pressure level pike equivalent") und einer Schalldruckspitze, die kürzer als 2 ms andauern, werden als Knalltrauma bezeichnet. Im Gegensatz zum Explosionstrauma ist das Knalltrauma als akustische Schädigung des Innenohres zu betrachten. Die Schalldruckspitzen mit hoher Amplitude und kurzer Zeitkonstante führen zu nichtlinearen Verzerrungen am Stapes, zu einer Wanderwelle, die am Übergang vom mittleren zum apikalen Drittel der Basalwindung wirksam wird (LEHNHARDT 1965). Das Mittelohr wird nicht in Mitleidenschaft gezogen. Die mikromechanische Traumatisierung (Abb. 3.37) ist tierexperimentell reproduziert worden (SPOENDLIN 1980; HAMERNIK et al. 1982; BECK 1984; LIM 1986; Abb. 3.37) und zeigt im Laboratoriumstier dem Menschen ähnliche Charakteristika. LAMM et al. (1989) konnten an Versuchstieren nach Lärmbelastung durch Gewehrschüsse einen Abfall des Sauerstoffpartialdrucks in der Perilymphe beobachten und deuten dies als vermehrten Sauerstoffverbrauch in der Perilymphe zur Wiederherstellung des gestörten Elektrolytgleichgewichts.

So erklären sich auch die klinischen Symptome, die mit einer akuten, zumeist einseitigen, leicht- bis mittelgradigen Innenohrschwerhörigkeit bei 4000 kHz und Tinnitus einhergehen. Die selten auftretenden Otalgien werden auf die Zerrung des Trommelfells zurückgeführt. Vestibuläre Beschwerden sind sehr selten.

Bei Militär und Polizei, in der Jagd- und Forstwirtschaft (Gewehr, Maschinengewehr, Pistole, Maschinenpistole, Signalpistole, Revolver) und bei Hobbyschützen werden Knalltraumata beobachtet (MAYORGA 1997). Aber auch Schreckschußpistolen oder Spielzeugpistolen für Kinder (165–166 dB A) und

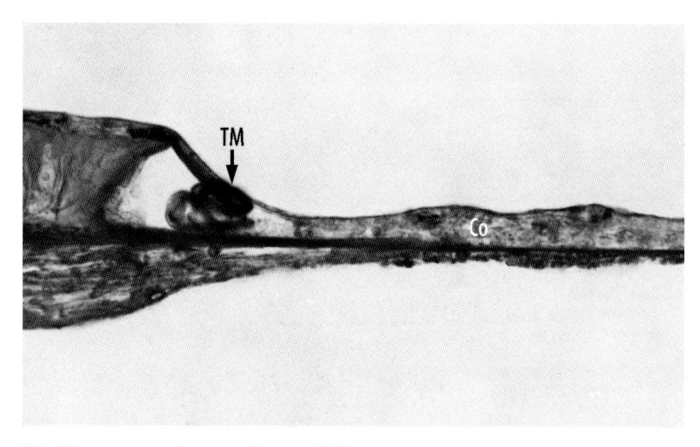

Abb. 3.37. Knalltrauma 6 Jahre vor dem Tod des Patienten: Das Corti-Organ (*CO*) ist durch die eintreffende mechanische Energie des Knalltraumas völlig zerstört und durch Bindegewebszellen ersetzt. Die Tektorialmembran (*TM*) ist zu einem Mukopolysacharidknäuel degeneriert.
× 360

sogar Knallkörper (125–168 dB A) können ursächlich für dieses Krankheitsbild sein. Neuerdings werden zunehmend typische Knalltraumen durch Airbag gesehen.

4.9 Akutes Lärmtrauma

Breitbandschallbelastung des Ohres mit einer Intensität von über 85 dB A über Minuten bis Stunden verursachen metabolisch bedingte, ultrastrukturelle erkennbare Schäden im Bereich der Synapsen des Corti-Organs. Die cochleäre Hypoxie im Innenohr korreliert mit der Reversibilität des akuten Lärmtraumas. Die akute, zumeist beidseitige, leicht- bis mittelgradige Innenohrschwerhörigkeit hat ihren Hauptausprägungsort im Bereich von 4 kHz. Vertäubungsgefühl um das Ohr und Tinnitus werden häufig angegeben. Sehr selten werden Otalgien oder vestibuläre Beschwerden beklagt.

Vor allem nach Besuch von Diskotheken (maximaler mittlerer Musikpegel in einem Zeitraum über 15 Minuten gemessen: 111 dB A; mittlerer Musikpegel in 29 deutschen Diskotheken: 102 dB A) und Rockkonzerten (Heavy Metal, Punk, Hardrock, Rock, Pop) werden Hörschwellenabwanderung, die in der Regel reversibel sind, angegeben („*temporary treshhold shift*", tts). Wenn sich auch nach einigen Stunden das Vertäubungsgefühl nicht verflüchtigt hat, so ist die Definition eines akuten Lärmtraumas erfüllt. Der Dauergebrauch von Walkman (mittlerer Musikpegel: 86–89 dB A, 3% der Nutzer setzten sich 110 dB A aus), Musikinstrumente (Schlagzeug, Blechblasinstrumente), Motorsport, Autorennsport und Motorflug können ursächlich für ein akutes Lärmtrauma sein. Seltene Ursachen und Ereignisse sind Kinderspielzeug (Werkzeugimitationen, Krankenwagen, Militärimitationen, die zum Teil einen mittleren Schallpegel von 100 dB A im Abstand von 10 cm, bzw. 130–140 dB A direkt am Ohrsimulator

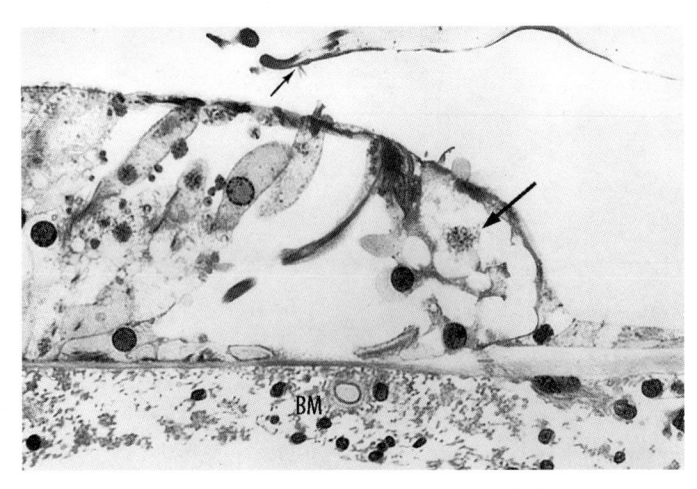

Abb. 3.38. Akutes Lärmtrauma: Die Tektorialmembran ist abgehoben, im vorliegenden Falle hat sie die fest in ihr verankerten Stereozilien (*Pfeil*) von einer äußeren Haarzelle losgerissen. Die innere Haarzelle ist weitgehend ersetzt von flüssigkeitsreichen Vakuolen, im Zentrum ein Kernschatten (*Pfeil*). Die Basilarmembran ist gesplittert (*BM*). × 180

erreichen), Tiefflugschallereignisse (50% aller Vorbeiflüge erreichen Spitzenpegel von 85–119 dB A, 2% sogar Spitzenpegel um 120–125 dB A) (SPOENDLIN 1980).

Im Bereich der Synapsen der inneren Haarzellen findet man eine Vakualisierung der afferenten Synapsen. Ferner kann man eine Verklumpung der Stereozilien der äußeren Haarzellen erkennen (Abb. 3.38)

4.10 Chronisches Lärmtrauma

Kontinuierlich oder intermitiernd einwirkender Breitbandschall und/oder impulsartiger Schall mit einer Intensität von 85 dB A bei einer täglichen Expositionsdauer über mehr als 8 h über mehrere Jahre hinweg führen zu Schäden am Innenohr.

Das chronische Lärmtrauma manifestiert sich in einer progredienten in der Regel beidseitig symmetrischen Innenohrschwerhörigkeit. Die hohen Frequenzen oberhalb von 3 kHz sind zunächst betroffen. Bei fortgesetzter Lärmbelastung läßt auch das Hörvermögen im Hauptsprachbereich (unter 3 kHz) nach. Angaben über begleitenden Tinnitus sind in der Fachliteratur unterschiedlich (4% bis 25%, ALBERTI 1987). Im Gegensatz zum akuten Lärmtrauma beruht die chronische Lärmschwerhörigkeit auf irreversiblen Schäden an der Cochlea und ist daher nicht mehr rückbildungsfähig.

Die kontinuierliche Schallüberlastung verursacht sowohl metabolisch, als auch mechanisch bedingte degenerative Schäden im Bereich des Corti-Organs. Das Ausmaß und die Progredienz dieser Schäden ist von den Belastungsparametern (Schallintensität, Einwirkungsdauer, Frequenzzusammensetzung) sowie von der Dauer der Erholungsphasen (Lärmpausen) und der individuellen Lärmempfindlichkeit abhängig.

Betroffen sind in erster Linie Metallarbeiter, Flughafenarbeiter bei unzureichendem Lärmschutz, Funker, Arbeiter in Kesselschmieden und im Steinbruch. Diskjockeys und Orchestermusiker sind ebenfalls gefährdet. Im Gegensatz zu militärischen Schießübungen bei denen Gehörschutz getragen werden kann, sind z. B. Baggerfahrer nicht in der Lage, aus Gründen der Verkehrssicherheit, ihr Ohr adäquat zu schützen.

Weiterführende Literatur findet sich bei Dieroff (1979) und Lehnhardt (1965).

Kennzeichnend für eine lärmgeschädigte Cochlea sind der Verlust an äußeren Haarzellen, oft auch eine Verklumpung der Tektorialmembran. Ferner liegt eine Degeneration mit Verlust von Spiralganglienzellen vor.

4.11 Barotrauma

Große Druckunterschiede zwischen der Luft des äußeren Gehörgangs und der des Mittelohres, die durch die Tuba Eustachii nicht ausgeglichen werden können, führen zu Läsionen des Mittel- und Innenohres in unterschiedlichem Ausmaße.

Symptome sind dumpfes Druckgefühl und heftige Ohrenschmerzen. Zu einer Schalleitungsschwerhörigkeit oder einer kombinierten Schalleitungs-Schallempfindungsschwerhörigkeit gesellt sich eventuell ein pulsierendes Ohrgeräusch hinzu. Gelegentlich wird Schwindelgefühl beschrieben.

Das Barotrauma entsteht bei schnellen Veränderungen des atmosphärischen Drucks, wenn die Tubenventilation den Druckausgleich zwischen Mittelohr und Umgebung nicht ausreichend gewährleistet. Bei relativem Überdruck in den Mittelohrräumen (Aufstieg im Flugzeug, Auftauchen) erfolgt die Tubenöffnung leichter und es kommt nur in sehr seltenen Fällen zu einem Barotrauma. Wenn jedoch bei Flugzeuglandungen bzw. Abstieg beim Tauchen die Tube nicht in der Lage ist, den relativen Unterdruck auszugleichen, kann es zu Blutaustritt aus der Mittelohrschleimhaut kommen, selten zu Trommelfellperforationen.

Neben den submukösen Blutungen und serösen Mittelohrergüssen sind Membranrupturen des runden und ovalen Fensters mit Perilymphfisteln zu beobachten (Marx 1947).

Darüber hinaus sind Innenohrstörungen als Folge eines Barotraumas, insbesondere bei Brücken- und Schleusenbauarbeitern in Senkkästen (Caissons) beschrieben. Ursache ist hier das Freiwerden von Stickstoffgasbläschen bei zu schneller Dekompression. Schwere embolische Mikrozirkulationsstörungen der Labyrinthgefäße mit vestibolocochleärer Symptomatik sind die Folge. Tierexperimentel konnte dieser Pathomechanismus durch Beobachtung von Gasbläschen in der Perilymphe durch das runde Fenster hindurch bestätigt werden (Lehnhardt 1965).

In der Regel erholen sich die Innenohrfunktionsschäden wieder. Jedoch in schweren Fällen kann es zu bleibenden Funktionsausfällen infolge der Zerstörung von Sinneszellen kommen (Gerbis u. König 1939; Wagemann 1962).

4.12 Stumpfes Schädeltrauma

Stumpfe Kontusionstraumen des Schädels ohne Frakturnachweis können die gleiche mechanisch schädigende Energie auf das Innenohr übertragen wie das *akustische Trauma* und hier vergleichbare Haarzellschäden verursachen. Das Krankheitsbild wird in der Literatur auch als Commotio bzw. *Contusio labyrinthi* bezeichnet.

Die größte Gruppe von objektiv nachweisbaren Komplikationen einer Schädelverletzung sind Läsionen des cochleo-vestibulären Systems. ALEXANDER u. SCHOLL (1938) fanden bei einer Untersuchung von 515 Patienten mit Schädelverletzungen in 15% Zeichen von Hirnläsion und in 33% Hörminderung. Eine Untersuchung von TUOHIMAA (1978) an 82 Patienten mit leichten Schädel-Hirn-Traumata ergab in 100% der Patienten Kopfschmerzen, 85% Übelkeit und 78% Schwindel. Auffälligkeiten bei der kalorischen Vestibularisprüfung fand man in 17%, nach 6 Monaten nur noch in 5%.

Wurde die Bewertung elektronystagmographisch gestützt, lag in ca. 60% posttraumatisch eine Abnormalität vor, nach 6 Monaten lag dies nur noch in der Größenordnung von 12%.

Mikroskopisch findet man Mikroblutungen im Labyrinth, ferner eine Degeneration der Haarzellen, bevorzugt in der basalen Schneckenwindung. Es treten später sekundäre neuronale Degenerationen auf bis hin zu einer Degeneration der Zellen des Ganglion spirale. Tierexperimentell wurden unterschiedliche Abstufungen der Degeneration nachgewiesen (SCHUKNECHT et al. 1951). Im Gegensatz zum akuten akustischen Trauma sind Innenohrschäden nach Contusio progredient.

Zu Beginn beobachtet man eine Verklumpung der Stereozilien der inneren und äußeren Haarzellen, Bläschenbildung im Zytoplasma der Haarzellen, eine Wanderung des Kernes nach apikal und sogar Extrusionen von Zytoplasma in den Endolymphraum. Kurzfristige innenohrtraumatische Schall/Knochenleitungsdruckwellen führen vor allem zu einer Aufblähung der synaptischen Endigungen an den inneren Haarzellen, die experimentell unter Kortison rasch reversibel sein können.

4.13 Elektrotrauma

Ursächlich für ein Elektrotrauma des Innenohres sind Starkstromunfälle oder in seltenen Fällen auch ein Blitzeinschlag. Zusätzlich zur elektrischen Schädigung des Gehörorgans können durch den Sturz ein zusätzliches stumpfes Schädeltrauma, bei Blitzschlag auch ein Schalltrauma hinzukommen.

Der Stromfluß muß nicht direkt durch das Ohr gegangen sein (KITTEL 1966). Da die Schädigungen sowohl zentral, retrolabyrinthär, labyrinthär und im Mittelohr gelegen sein können und der Schädigungsmechanismus auf eine unmittelbar elektrothermische oder auf eine mittelbar über Vasomotorenstörung, Blutungen, eine seröse Meningitis oder Trommelfellruptur zurückzuführen ist, kann eine einheitliche Symptomatik nicht festgestellt werden (DE LA MOTTE u. WEHMER 1973; WAGEMANN 1957). Während Hörstörungen bis hin zur

Taubheit progredient verlaufen können (GOODWIN u. WOLFE 1972) sind dauernde Vestibularisstörungen selten (KITTEL 1966).

Diese klinischen Beobachten bestätigen die tierexperimentellen Ergebnisse von LOEBELL (1950), der bei ohrnahem Stromfluß zwar Blutungen im Trommelfell, im Mittelohr und in der Schnecke, jedoch selten am vestibulären Labyrinth beobachtete.

BECK u. PLAZOTTA (1956) sahen im Meerschweincheninnenohr nach Elektrotrauma überwiegend Veränderungen der äußeren Haarzellen mit Kernschwellungen, Pyknosen und Zelluntergängen neben einer erheblichen Knochenschädigung der Labyrinthkapsel. LEHNHARDT (1965) konnte bei einem durch einen Blitzschlag verunfallten Patienten neben einer Trommelfellperforation und Blutungen in die Pauke pralle Gefäßfüllung im Innenohr mit perivaskulären Extravasaten und Erythrozyten in der Perilymphe (Scala tympani der Basalwindung) beobachten. Dies wies auf den Ort des akustischen oder mechanischen Energiemaximums im Bereich der Basalwindung hin.

4.14 Ionisierende Strahlen

Patienten mit Tumoren im Bereich des Gehirns, des Nasopharynx, der Tonsillen und der Parotis werden mit Dosen von 50–60 Gy über einen Zeitraum von 5–7 Wochen strahlentherapeutisch behandelt. Je nach Ausdehnung kann ein oder auch beide Felsenbeine durch ionisierende Strahlen geschädigt werden.

Klinische Studien haben gezeigt, daß während der Therapie Hörverluste auftreten können.

Neben Schädigungen der Nervenstrukturen und des Corti-Organs sind bei ausgeprägter Strahlenexposition Osteoradionekrosen möglich (BALLANTYNE (1965).

Schädigungen des Corti-Organs wurden schon von MARX (1947) nach lokaler Radiumtumorbestrahlung beschrieben. Betroffen waren sowohl die Ganglienzellen als auch Nervenfasern. Keine Veränderungen von Sinneszellen des Innenohres konnte THIELEMANN (1928) bei Röntgentiefenbestrahlung beobachten. Spätere tierexperimentelle Untersuchungen stehen dem entgegen (VON WESTERNHAGEN u. SCHÄTZLE 1969).

Die von WINTHER (1970) durchgeführten elektronenmikroskopischen Untersuchungen zeigten Verklumpungen des Chromatins der äußeren Haarzellen in den basalen Cochleaanteilen, eine Vermehrung des endoplasmatischen Retikulums und der Lysosomen. In einem späteren Stadium beobachtet man eine Vakuolisierung der Zellen, die schließlich stark schrumpfen. Einzelne Haarzellen verschwinden jedoch durch irreversible, autolytische Vorgänge.

4.15 Ultraschall

Zur Behandlung des Morbus Menière wurde früher Ultraschall auf die operativ freigelegten Bogengänge appliziert (ARSLAN 1953). Die Anwendung kann jedoch zu schweren Mittel- und Innenohrveränderungen mit Blutungen der Labyrinthweichteile und Zerstörung des Corti-Organs führen (NAUMANN 1951).

4.16 Ototoxische Substanzen

Einige Medikamente führen durch direkten toxischen Effekt auf das Innenohr zu Hör- und/oder Gleichgewichtsstörungen. Andere Wirkstoffe können nur während der Schwangerschaft toxisch auf das Ohr des Feten wirken.

Wenn auch das Zielgewebe oder die Zielzelle für die verschiedenen Medikamentengruppen unterschiedlich ist, so sind doch die histopathologisch sichtbaren degenerativen Veränderungen ähnlich denen durch andere Mechanismen hervorgerufenen.

4.16.1 Aminoglykoside

Das erste eingeführte Aminoglykosid war *Streptomycin*. Gleichgewichtsstörungen sind das erste Zeichen einer Ototoxizität. Demgegenüber zerstört *Dihydrostreptomycin* selektiv das Hörorgan (Abb. 3.39).

Sowohl in tierexperimentellen Studien als auch bei Patienten, die mit Streptomycin behandelt wurden, findet sich als Hauptmerkmal der Verlust von neuroepithelialen Zellen auf der Crista ampullaris. Die Typ-1-Zellen gehen vor den Typ-2-Zellen unter. Der Effekt auf die Macula ist geringer. Bei fortgesetzter Behandlung können zusätzlich Haarzellen untergehen. Hier sind vor allem die äußeren Haarzellen sensitiver als die inneren Haarzellen und die basale

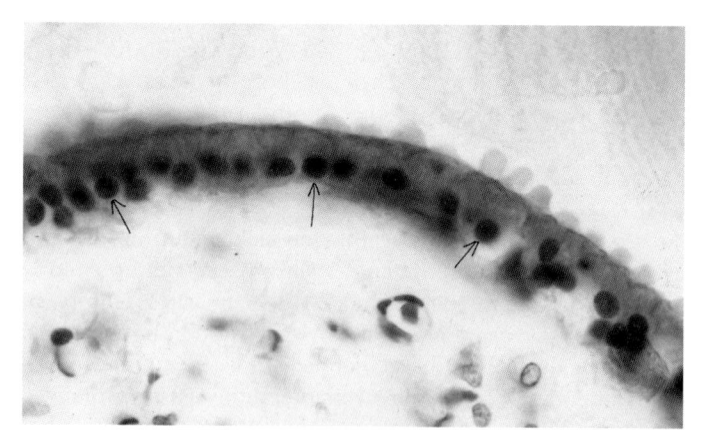

Abb. 3.39. Streptomycinototoxizität bei einem 53jährigen Mann nach Gabe von 10 g Streptomycin i.m. über einen Zeitraum von 10 Tagen. Zunächst Ataxie und kompletter Verlust der vestibulären Funktionen. Das Corti-Organ ist unauffällig. Die mikroskopische Untersuchung zeigt neben einem Verlust der Stereozilien einen vollständigen Untergang der Sinnesepithelzellen und ist auf eine Lage von Stützzellen reduziert, deren Kerne sich nach basal an die Basalmembran gelagert haben (*Pfeile*). × 760

Schneckenwindung ist früher betroffen als die apikale. Unter Dihydrostreptomycinbehandlung sind es zunächst die äußeren auditorischen Haarzellen und dann erst die vestibulären Haarzellen, die betroffen sind (BERG 1949, 1951; HAWKINS u. LURIE 1952, 1953). Die Ototoxizität von Gentamycin nutzt man therapeutisch zum Ausschalten des Gleichgewichtsorgans im Fall von Morbus Meniére, wenn bereits schon eine hochgradige Innenohrschwerhörigkeit vorliegt (NAKAGAWA et al. 1997).

4.16.2 Kanamycin

Die ersten ototoxischen Effekte des Kanamycins manifestieren sich im auditorischen System und klinisch imponiert ein Hörverlust der häufig von Tinnitus begleitet ist. Im Gegensatz zum Neomycin ist das Fortschreiten des Hörverlustes durch Kanamycin durch Absetzen der Medikation aufzuhalten. Dies erklärt sich dadurch, daß Kanamycin durch die Nieren ausgeschieden wird. Im Falle einer Nierenfunktionsstörung ist jedoch ein größeres ototoxisches Potential gegeben.

Es findet sich ein Verlust der neuroepithelialen Zellen. Die Haarzellen der Schnecke sind sensibler als die Haarzellen des Gleichgewichtsorgan und die äußeren Haarzellen reagieren sensitiver als die inneren Haarzellen. Erste toxische Effekte sind in der basalen Windung zu beobachten. Ist das vestibuläre Endorgan betroffen, werden Typ-1-Haarzellen stärker geschädigt als Typ-2-Haarzellen. Im Tierversuch konnte festgestellt werden, daß der akut toxische Effekt des Kanamycins mit einem Verlust der Haarzellen der Cochlea und des Gleichgewichtsapperates einhergehen.

Neurale Elemente werden ausgespart. Jedoch ist nach Jahren eine Degeneration der cochleären Neurone feststellbar. Geklärt ist nicht ob es sich hier um einen verspäteten toxischen Effekt oder um das Ergebnis einer „Mangelnutzungsatrophie" handelt (KOHONEN 1965; AKIYOSHI u. SATO 1967; ANNIKO 1976, 1978; CHRISTIANSEN et al. 1951; WERSALL u. HAWKINS 1962; DUVALL u. WERSALL 1964).

4.16.3 Neomycin

Ototoxizität wurde beobachtet im Anschluß an Darm- und Wundspülungen, intrapleuraler Instillation und oraler Gabe. Der ototoxische Effekt ist nicht dosisabhängig und kann sich auch nach Absetzen der Medikation fortsetzen. Bei nicht vollständigem Hörverlust zeigt die charakteristische Hörkurve einen raschen Abfall und der Patient eine schlechte Diskrimination im Sprachaudiogramm.

Es findet sich ein Verlust der Haarzellen der Cochlea. Zuerst betroffen sind die äußeren Haarzellen der basalen Cochleawindung. Lichtmikroskopisch erscheinen die cochleären Neurone normal (Abb. 3.40). Jedoch die charakteristische schlechte Diskrimination im Sprachaudiogramm läßt eine langsam fortschreitende Dysfunktion neuraler Strukturen wahrscheinlich erscheinen (FORGE 1985; LIM 1986; KOHONEN u. TAKANEN 1969; RUDNICK et al. 1980).

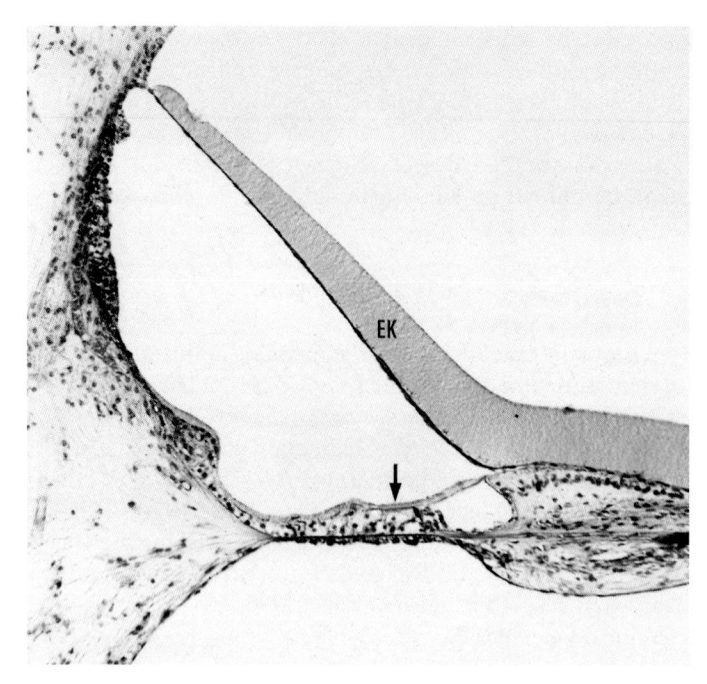

Abb. 3.40. Neomycinototoxizität: Man findet einen Verlust der äußeren Haarzellen (*Pfeil*) des Corti-Organs und bei der Untersuchung der Spiralganglienzellen ebenfalls einen Verlust von 50% der cochleären Neurone. Das Eiweißkondensat (*Ek*) über der Reissner-Membran ist Folge einer intrazerebralen Blutung zum Zeitpunkt des Todes und weist auf den offen Aquaeductus cochleae hin. × 144

4.16.4 Dosisabhängigkeit der ototoxischen Wirkung der Aminoglykosiden

Bei Untersuchungen über die Konzentration von systemisch applizierten Aminoglykosiden in Endo- und Perilymphe fanden STUPP u. RAUCH (1966), daß die Konzentration im Innenohr 100mal höher war als im Gehirn. Sie schlossen daraus, in Übereinstimmung mit dem morphologischen Ergebnis, daß die Ototoxizität auf periphere Läsionen und nicht auf Läsionen im Bereich der Hirnkerne zurückzuführen ist. Sie postulierten weiterhin, daß die Halbwertzeit z. B. von Kanamycin in der Perilymphe um ein ca. 10faches höher als im Blut sei und daß so zusammen mit den erhöhten Konzentrationen die Innenohrschäden entstünden.

Pharmakologische Untersuchungen von DULON et al. (1986) bestätigen diese Ergebnisse nicht. Sie fanden keinen erhöhten Spiegel von Aminoglykosiden in Innenohrflüssigkeiten in Relation zur Plasmakonzentration. Auch Analysen von Gewebeextrakten zeigten, daß die Konzentration von Aminoglykosiden in der Cochlea nicht größer ist als in anderen Körpergeweben (TRAN BA HUY et al. 1981).

Klinische und experimentelle Daten zeigen jedoch, daß die verabreichte Gesamtdosis eines Aminoglykosids neben der Nierenfunktion des Patienten den wesentlichen Faktor für die Ototoxizität darstellen und es einen Ototoxizi-

Tabelle 3.4. Klinische Ototoxizitätsgrenzdosen. (Nach FEDERSPIL 1984)

Medikament	Toxische Grenzdosis mg/kg Körpergewicht
Gentamicin	50
Tobramycin	75
Amikacin	120
Streptomycin	200
Neomycin	28

tätsschwellenwert gibt, der von einem Aminoglykosid zum anderen variiert (FEDERSPIL 1979; Tabelle 3.4).

4.16.5 Schleifendiuretika

Die Schleifendiuretika Furosemid, Ethakrynsäure und Bumetanid haben ihren diuretischen Wirkort in dem aufsteigenden Anteil der Henle-Schleife. Sowohl vorübergehende, als auch permanente Hörverluste und Gleichgewichtsstörungen wurden nach Medikation mit diesen Diuretika beschrieben. Die ototoxischen Effekte dieser Wirkstoffe werden bei Nierenfunktionsstörungen potentiert (Abb. 3.41).

Ödeme mit zystischen Formationen in der Stria vascularis und dem Gebiet der dunklen Zellen des Vestibularorgans werden manifest. In tierexperimentellen Untersuchungen wurde sowohl im Corti-Organ als auch im vestibulären

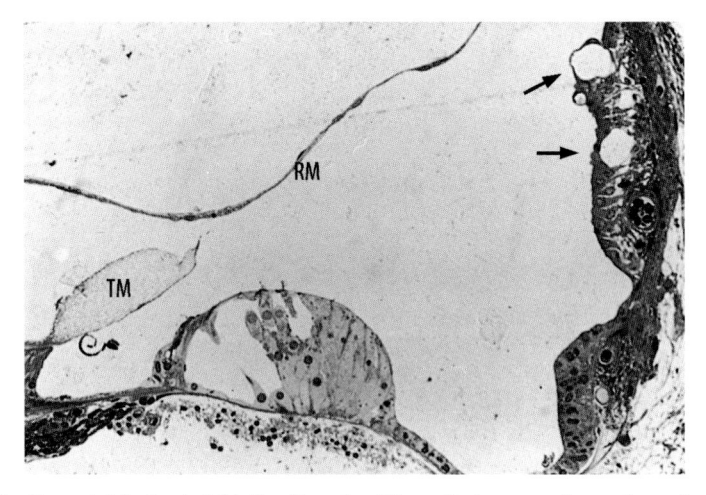

Abb. 3.41. Ototoxizität durch Schleifendiuretika: Dieser Patient ertaubte und wurde ataktisch nach einer Lasix- und Hydromedinbehandlung 2 Tage vor seinem Tod. Man findet ein ausgeprägtes Ödem der Stria vascularis mit Zystenformation (*Pfeile*), eine Einsenkung der Reissner-Membran (*RM*), sowie eine Kondensierung und Retraktion der Tektorialmembran (*TM*). × 140

Neuroepithelium ein Haarzelluntergang beobachtet. Es fanden sich keine Hinweise für eine neurale Degeneration. Die Befunde in der Stria vascularis und in dem Gebiet der dunklen Zellen bestätigen die Hypothese, daß der primäre ototoxische Effekt der Schleifendiuretika auf einer Blockierung der in den Elektrolyttransport involvierten Enyzme basiert (ARNOLD u. NADOL 1981; JONES et al. 1977).

4.16.6 Zytotoxische Medikamente

In den 60er Jahren wurden den alkalierenden Verbindungen Stickstoff-Lost (*Nitrogen Mustat*) Zyklophosphamid (*Endoxan*) und Melphala (*Alkeran*) eine ototoxische Wirkung angelastet (SCHUKNECHT 1964a). Bei der heute üblichen Dosierung werden kaum noch ototoxische Nebenwirkungen beobachtet. Im Radiosensitiser *Metronidazol* kommt eine, wenn auch größtenteils reversible, Ototoxizität hinzu (FEDERSPIL 1984; FLEISCHMANN et al. 1975). Auch *Vinkristin* wird eine reversible Hörschädigung zugeschrieben (MAHAJAN et al. 1981).

Zu den heute gebräuchlichen ototoxischen Chemotherapeutica gehört das *Cisplatin* (Cisdiclorodiaminoplatinum), das bei fortgeschrittenem Plattenepithelkarzinom des Kopf-Hals-Bereiches seinen Einsatz findet (JACOBS et al. 1978; KOCH et al. 1985). Neben Auswirkungen auf den Gastrointestinaltrakt, Knochenmarksdepression, neurologischen Veränderungen und Niereninsuffizienz werden auch Hörminderungen beobachtet (REDDEL et al. 1982; SCHELL et al. 1989).

Gemäß NAKAI et al. (1982) und MOFFAT (1987) verhält sich die Ototoxizität von Cisplatin ähnlich der der Aminoglykoside. Die Schädigung betrifft insbesondere die äußeren Haarzellen der basalen Cochleawindung (Abb. 3.41). Dem Nachfolgepräparat *Carboplatin* wird eine wesentlich geringere Ototoxizität zugeschrieben (DELB et al. 1993; KENNEDY et al. 1990).

4.16.7 Salizylate

Über Hörminderung und Tinnitus bei der Anwendung von Salizylaten wird in der Literatur berichtet (LAMBERT et al. 1986; MOFFAT 1987). Sowohl Hörminderung als auch Ohrgeräusch sind vollständig reversibel. Die Salizylate scheinen die Aktivität von Enzymen zu reduzieren und auf diesem Weg die Funktion des Corti-Organs einzuschränken.

Morphologische Untersuchungen zeigen keine Veränderungen der Haarzellen, des Ganglion spirale, der Stria vascularis oder des N. cochlearis (MYERS et al. 1965). Auch tierexperimentell wurden keine ultrastrukturellen Läsionen im Corti-Organ von Meerschweinchen, die mit Aspirin behandelt wurden, gefunden (GOTLIB 1957).

5 Entzündliche Erkrankungen des äußeren Ohres

5.1 Otitis externa

Ursächlich kommen für die unspezifische Entzündung des äußeren Ohres eine bakterielle oder virale Genese oder auch eine Mykose in Frage. Banale Epithelverletzungen des äußeren Ohres können zu Infektionen der Haut führen. Häufiges Baden mit Mazerationen der Gehörgangshaut bzw. der Besuch öffentlicher Schwimmbäder aber auch Wasserretention bei Exostosen oder Gehörgangsstenosen begünstigen eine bakterielle oder mykotische Exazerbation.

Die häufigsten bakteriellen Erreger sind Staphylococcus aureus, Pseudomonas aeruginosa, Proteus vulgaris und Streptococcus spezies.

Die häufigsten Mykosen sind Candida albicans und Aspergillus niger.

Nichtinfektiöse Entzündungen werden durch allergische Reaktionen auf Seifen, Haarsprays, Ohrpaßstücke von Hörgeräten und durch Reinigungsmanipulationen verursacht.

Die Symptome beginnen häufig im präinflammatorischem Stadium mit Juckreiz und Druckgefühl, das rasch in Schmerz übergeht. Der knorpelige Anteil des äußeren Gehörgangs zeigt eine entzündliche Schwellung mit fötider Otorrhoe. Bei Einbeziehung des knöchernen Gehörgangsabschnittes kommt es schnell zu einer hochschmerzhaften, obturierenden Verschwellung des Gehörgangs. Im Rahmen der entstehenden Periostitis kann die entzündlich ödematöse Gewebsreaktion nur in Richtung Gehörgangslumen ausweichen. Gelegentlich breitet sich als Folge der infektiösen Sekretion die Entzündungsreaktion auch auf Ohrmuschel mit konsekutiver Perichondritis und Chondritis aus.

Makroskopisch imponiert eine ödematös geschwollene und stark gerötete Gehörgangshaut. Je nach Intensität der Entzündung lassen sich auch Ulzerationen beobachten. Im Gehörgang findet sich breiiges, übelriechendes Sekret, das reichlich Zelldetritus enthält. Häufig ist das Trommelfell in die Entzündungsreaktion miteinbezogen (Externamyringitis).

Histologisch beobachtet man Hyperkeratose, Parakeratose, Ödem und Akanthose. Darunter breitet sich eine entzündliche Gefäßreaktion mit perivaskulärem Ödem und zellulären Infiltraten aus. Im Bereich des knorpeligen Gehörgangsabschnittes kann sich die entzündliche Reaktion bis tief in das subkutane Weichteilgewebe (ggf. Richtung Parotis) ausdehnen.

Die akute und die seborrhoische Otitis externa zeichnet sich durch ein vorwiegend aus neutrophilen Granulozyten bestehendes Infiltrat aus. In chronischen Fällen finden sich vorwiegend mononukleäre Zellen und eine pseudoepitheliomatöse Hyperplasie, die nicht mit präkanzerösen Läsionen verwechselt werden darf. Eosinophile Granulozyten weisen auf allergische Otitiden hin (Abb. 3.42). Als umschriebene Otitis externa ist das *Furunkel* zu betrachten (Abb. 3.43). Durch Infektion von Haarfollikeln im lateralen Teil des äußeren Gehörgangs durch Staphylokokken kommt es zu einer umschriebenen knotigen Entzündungsreaktion mit nachfolgender zentraler nekrotisierender Einschmelzung. Die geringe Verschieblichkeit der Gehörgangshaut führt durch Druck zu stärksten Schmerzsensationen.

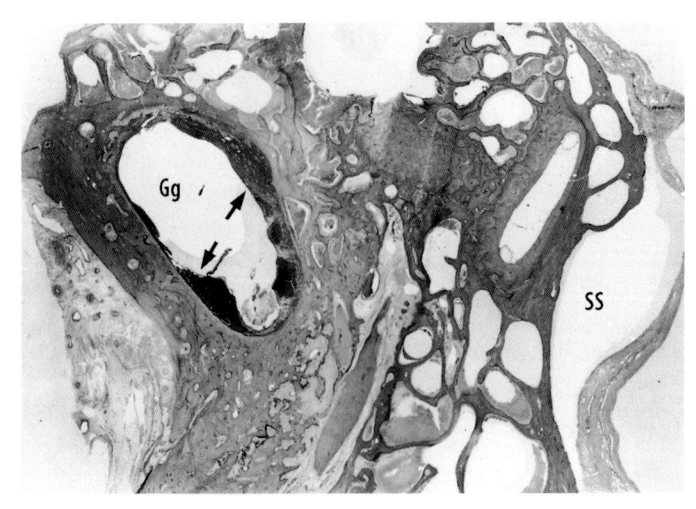

Abb. 3.42. Otitis externa hämorrhagica. Die Haut des äußeren Gehörgangs ist vom Knochen abgehoben (*Pfeil*). Die Warzenfortsatzzellen um den Gehörgang sind mit eiweißreicher Flüssigkeit ausgefüllt. Die Pneumatisation ist gut. *SS* Sinus sigmoideus; *Gg* äußerer Gehörgang. × 1,5

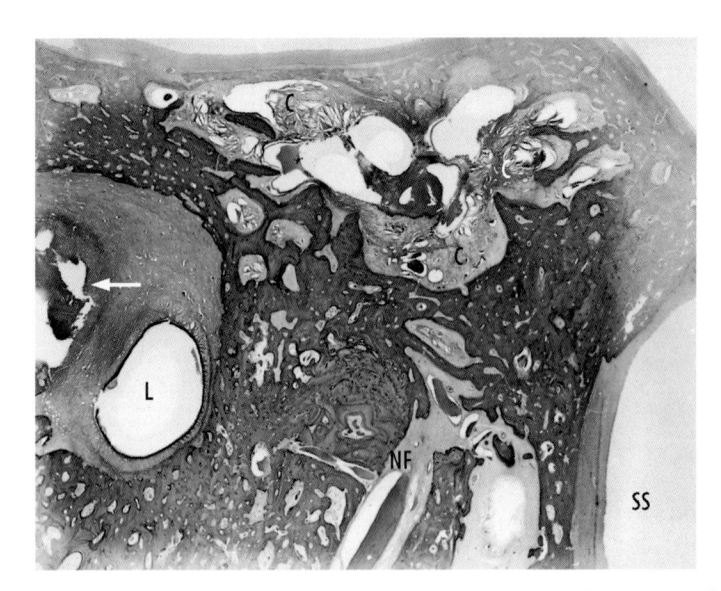

Abb. 3.43. Gehörgangsabszeß. Das Lumen des Gehörgangs (*L*) ist stark eingeengt, der Raum zwischen knöchernem Gehörgang und Epidermis phlegmonös verbreitert, davor eine Abszeßhöhle (*Pfeil*). Der Warzenfortsatz ist reduziert pneumatisiert, die Restzellen enthalten Cholesteringranulome (*C*). *NF* Nervus facialis; *SS* Sinus sigmoideus. × 1,8

Makroskopisch beobachtet man eine Rötung und Schwellung im Bereich des äußeren Gehörgangs, die den Blick auf die medial gelegenen Gehörgangsanteile verwehrt. Eine kleine gelbe Kuppe ist als Ausdruck der subkutan eitrigen Einschmelzung zu werten. Bei nicht adäquater Behandlung kann sich der Prozeß in die Glandula parotis ausdehnen oder zu entzündlichen Reaktionen an der Ohrmuschelrückseite (Pseudomastoiditis) oder zu Lymphknotenabszessen führen.

5.2 Erysipel

Diese auch als Wundrose bezeichnete Infektion des äußeren Ohres wird durch Streptokokken der Gruppe A, seltener der Gruppe B hervorgerufen. Die Erreger dringen durch kleine Hauteinrisse in das Subkutangewebe ein und nach kurzer Inkubationszeit führt dies zu einer diffusen epidermalen Entzündungsreaktion der Ohrmuschel und gegebenenfalls auch des äußeren Gehörgangs.

Das Erysipel breitet sich über die Lymphspalten der Ohrmuschelhaut bis auf die benachbarte Kopfhaut aus. Klinisch imponiert eine scharf begrenzte, flächenhafte, erhabene Rötung. Die massiv gerötete Ohrmuschel fühlt sich derb und heiß an. Die Erkrankung kann mit hohem Fieber und schmerzhaftem Spannungsgefühl einhergehen. Häufig sind die regionären Lymphknoten beteiligt.

Das flächenhafte, hochrote Erysipel läuft makroskopisch zur Peripherie hin zungenförmig aus. Zeigen sich herdförmig Blasen auf dem Erysipel, so spricht man von einem *Erysipela vesiculosum et bullosum*. Eine gangränöse Verlaufsform ist selten (*Erysipela gangrenosum*).

Histologisch beobachtet man dilatierte Gefäße mit interstitiellem Ödem sowie herdförmig granulozytäre Infiltrate, die je nach Schweregrad einschmelzen können.

Impetigo contagiosa ist eine ebenfalls durch Streptokokken hervorgerufene, entzündliche Erkrankung des äußeren Ohres. Im Rahmen einer Mittelohrentzündung mazeriert das durch die Trommelfellperforation abfließende Sekret den äußeren Gehörgang und durch Eindringen von Streptokokken in das Subkutangewebe kommt es zur lokalen Ausbildung von gelblichen Bläschen, die nach ihrem Platzen Krusten hinterlassen. Unsachgemäße Manipulation führt zur Ausdehnung des Prozesses.

Histologisch zeigt sich ein atrophisches Plattenepithel mit herdförmigen, oberflächlichen Defekten sowie eine lokale Ansammlung von neutrophilen Granulozyten.

Infektionen von *epidermalen Zysten*, insbesondere im Bereich der Ohrläppchen werden oft bei Trägern von Ohrschmuck beobachtet. Die makroskopisch knotigen Vorwölbungen sind ausgelöst durch Manipulation, oft druckdolent und gerötet. Bei Inzision entleert sich eitriger Detritus.

Histologisch läßt sich eine von verhornendem Plattenepithel ausgekleidete Zyste mit Hornschuppen im Lumen beobachten.

5.3 Pseudomonas-Otitis
(Otitis externa necroticans sive maligna)

Bei den meist älteren Patienten nimmt diese schwere phlegmonöse Entzündungen des knorpeligen und knöchernen Gehörgangs mit invasiver Knochendestruktion, ausgelöst durch *Pseudomonas aeroginosa*, ihren Ausgang von den Weichteilen des Gehörganges und breitet sich von dort in den Knochen des Gehörganges in das gesamte Os temporale und in die laterale Schädelbasis aus. Die Erkrankung ist in der Regel mit einem Diabetes mellitus vergesellschaftet. Betroffen sind weiterhin immunsupprimierte Patienten.

Auf dem Boden einer therapieresistenten Otitis externa treten blutende pyogene Granulationen und Ulzerationen am Boden des äußeren Gehörgangs (Übergang knörpeliger zu knöchernem Abschnitt) auf.

Im Laufe der lange bestehenden, therapieresistenten, fötiden Entzündung mit hämorrhagischem Ausfluß entwickelt sich auf eine auf die Umgebung ausbreitende infiltrierende Infektion mit Ohrdruck und Kopfschmerzen. Schwerhörigkeit und Schwindel sind wie Kieferklemme und Parotisschwellung als Zeichen beginnender Komplikationen zu werten. Über die Santorini-Spalten kann sich die Entzündung über die Glandula parotis hinaus in Richtung Foramen stylomastoideum, Foramen jugulare (kaudale Hirnnervenausfälle), Schädelbasis und Sinus sigmoideus ausbreiten. Über eine Osteomyelitis des Felsenbeines sind Komplikationen wie Sinus-cavernosus-Thrombose, Meningitis, Epiduralabszeß und Sepsis möglich. Trotz konsequenter Therapie ist ein letaler Ausgang der Erkrankung möglich.

Die entzündlich befallenen Partien des äußeren Ohres sind in ihrer Rötung und Schwellung unterschiedlich. Oft zeigt sich makroskopisch nur eine schmerzhafte umschriebene Granulation im Gehörgang mit Ausfluß von übelriechendem, eitrigem Sekret. In der Literatur finden sich Fallbeschreibungen, die die Schwere der Erkrankung verdeutlichen:

SANDO et al. (1981) berichten über den Fall einer 79 Jahre alten Patientin mit einer nekrotisierenden Otitis externa. Histologisch fanden sich ausgedehnte entzündliche Veränderungen des äußeren Gehörganges mit Nekrosen und Hyperplasie des Epithels. Die Entzündung hatte die knöcherne Begrenzung des Hiatus acusticus durchbrochen und reichte bis in die präaurikuläre Region. Trommelfell und Mittelohr waren ebenfalls in die Entzündung miteinbezogen. Durch Knochenarrosion lag der N. facialis frei und die Entzündung breitete sich entlang des Nerven bis in den inneren Gehörgang aus.

Bei einem Patienten, der an einem Hirnabszeß als Folge einer nekrotisierenden Otitis externa verstarb, beschrieben KOHUT u. LINDSAY (1979) entzündliche Arrosionen des Os temporale.

Das entzündliche Geschehen kann auch die hintere Schädelgrube über die Fazialisspalten erreichen. Ein Wiedereintritt in das Mastoid mit Invasion des Bogengangsystems und Mikroabszesse im Bereich der Felsenbeinspitze sind möglich (NADOL u. ARNOLD 1987; Abb. 3.44). Gelegentlich kann eine Fazialislähmung das Erstsymptom der Erkrankung sein (CHANDLER 1968).

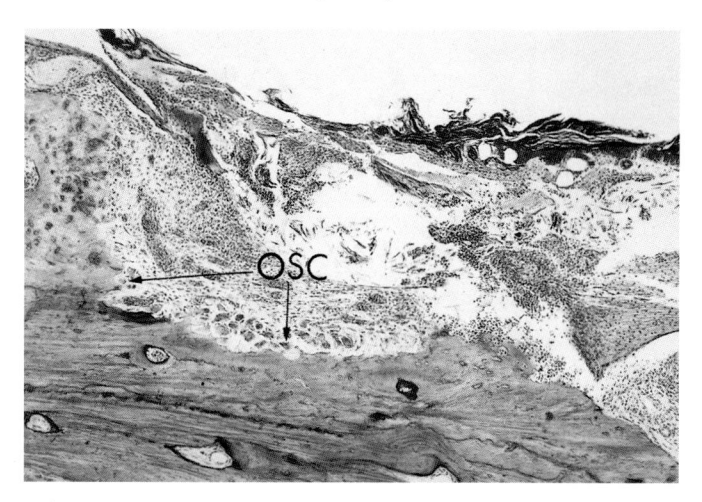

Abb. 3.44. Nekrotisierende Otitis externa (Otitis externa maligna bei einer 86jährigen diabetischen Patientin). Die Epidermisoberfläche ist ulzeriert, subepithelial liegt ein entzündliches Infiltrat vor mit osteomyelitischen Veränderungen des Gehörgangsknochens bei intensiver osteoklastischer Aktivität (*OSC*). × 18

5.4 Ohrmykosen

In alten Radikalhöhlen oder nach Langzeitmedikation mit kortisonhaltigen Ohrentropfen wird ein Befall des Gehörgangs mit Schimmelpilzen beobachtet (*Aspergillus fumigatus, Aspergillus flavus, Aspergillus niger*). Das Wachstum von *Candida albicans* und *Penicillium glaucum* wird ebenfalls durch eine chronische Entzündung oder feucht-warmes Milieu begünstigt.

Makroskopisch imponiert ein weißlich-grünlicher oder grün-schwarzer Belag, der so ausgedehnt sein kann, daß er den Gehörgang teilweise oder ganz verschließt. Die Diagnose wird auf der Basis des typischen klinischen Befundes oder von Ausstrichpräparaten gestellt.

5.5 Virale Infektionen

5.5.1 Herpes simplex

Solitäre Herpesinfektionen führen zu Bläschenbildungen im Bereich der Ohrmuschel, des Gehörganges oder des Trommelfells (Abb. 3.45).

Die Herpesinfektionen des Ohres sind häufig mit Infektionen des Gesichtes, der Lippen oder der Mundhöhle vergesellschaftet. Nach kurzer Inkubationszeit sind Bläschenbildung, Spannungsgefühl, Juckreiz sowie gelegentlich auftretende Neuralgien zu beobachten. Die makroskopisch mit klarer Flüssigkeit gefüllten Bläschen werden nach 1–2 Tagen eitrig-trüb und weisen nur selten hämorrhargischen Inhalt auf. Lokale Rezidive werden beobachtet. Die Bläschen trocknen

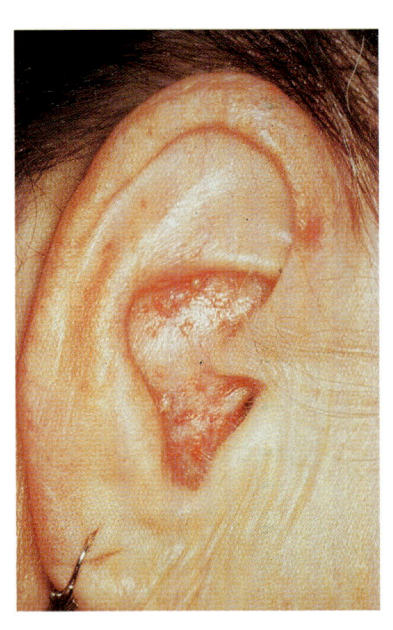

Abb. 3.45. Herpes simplex der Concha auriculae mit Ausdehnung in den Gehörgang

nach kurzer Zeit ein, es bilden sich bräunliche Borken, die nach einigen Tagen ohne Narben abheilen.

Histologisch liegen intraepithelial gelegene Bläschen vor und subepithelial sieht man eine leichte Gefäßdilatation mit geringen lymphozytären Infiltraten. Elektronenmikroskopisch lassen sich Viruspartikel in der die Bläschen füllenden Flüssigkeit nachweisen.

Weitere Virusepitheliosen sind die *Vaccinia inocculata* (BECKER 1955), die im Rahmen einer Pockenschutzimpfung durch Kratzen und manuelle Übertragung auf die Ohrmuschel entsteht und das *Molluscum contagiosum* (HAUG 1891; CRISCENTI 1949). Die makroskopisch erbsgroßen Papeln liegen histologisch, ausgehend vom Stratum germinativum des Epithels in zur Oberfläche hin wachsenden Formationen vor. Diese hochinfektiöse Läsion führt zur Immunität.

Differentialdiagnostisch kommt das *Molluscum fibrosum* (Neurofibromatose) und das *Molluscum sebaceum* (Kerato-Akanthom) in Frage.

5.5.2 Herpes zoster (Zoster oticus)

Es handelt sich um eine Infektion mit dem neurotropen Varicella-zoster-Virus, das zur Gruppe der Herpesviren gehört.

Im Bereich der Ohrmuschel und des Gehörganges finden sich schmerzhafte, gruppiert stehende Bläschen auf gerötetem Grunde (Abb. 3.46). Der Herpes zoster tritt in der Regel halbseitig im Verlauf eines Hautnerven und dessen

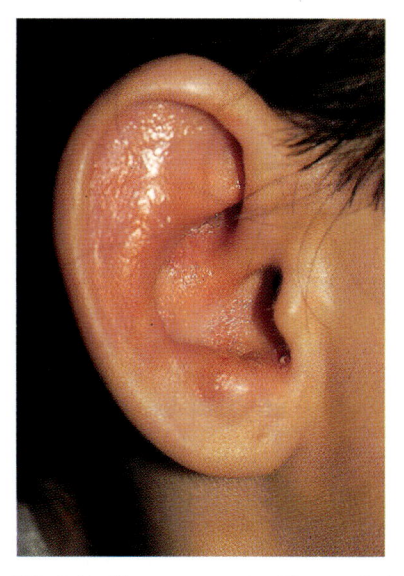

Abb. 3.46. Herpes zoster der Ohrmuschel

Verzweigung auf. Eine Beteiligung des N. vestibolo-cochlearis ist häufig. Auch wird eine Beteiligung des N. facialis mit Parese beobachtet.

Im Prodromalstadium gibt der Patient Abgeschlagenheit und Müdigkeit an. Die Inkubationszeit beträgt 7–14 Tage. In der Erruptionsphase zeigen sich herpetiforme Bläschen auf gerötetem Grund. Etwa nach 1 Woche trocknen die Bläschen, es bilden sich gelbliche bis braune Borken, die nach 2–3 Wochen abgestoßen werden. Wenn auch die Erkrankung nach Wochen ausheilt, so können Innenohrschwerhörigkeiten bis hin zur Ertaubung und Defektheilung des Nervus facialis resultieren. Die Neuralgien überdauern die Erkrankung oft um Wochen und Monate. Rezidive sind möglich.

Der Befall der Ohrmuschel durch Herpes zoster wurde erstmals von Körner (1904) als Herpes zoster oticus beschrieben. Die makroskopisch zu beobachtenden flüssigkeitsgefüllten Bläschen, die auf rotem, leicht erhabenem Grund stehen, platzen nach einigen Tagen und trocknen aus. Bei Superinfektionen können die Bläschen vereinzelt mit trüber bis eitriger Flüssigkeit gefüllt sein. Unter Schorfbildung heilt die Hautläsion folgenlos ab. Gelegentlich verbleibt eine leichte Pigmentierung. Rezidive sind möglich. Mit elektronenmikroskopischen Untersuchungen hat man Herpes-zoster-Virus im Ganglion Scarpa (Pulec u. Patterson 1997), mittels der PCR latente Varicella-zoster-Viren in menschlichen Vestibularganglien nachweisen können (Furuta et al. 1997).

5.6 Dermatologische Erkrankungen mit Ohrbeteiligung

5.6.1 Ekzem

Das Ekzem wird als epidermale Intoleranzreaktion bezeichnet und ist als eine nicht infektiöse Dermatose definiert.

Wie die Haut des gesamten Körpers reagiert auch die Haut im Bereich des äußeren Ohres auf endogene oder exogene Noxen. Bei einmaliger Exposition kommt es entsprechend der Dauer der Einwirkung, der Stärke und der Konzentration der Noxe am Ort der Auswirkung zu einer akuten Entzündung der Haut. Durch wiederholte Einwirkung von Noxen oder bei längerer Einwirkung von Allergenen auch geringer Konzentration, kann es bei besonders disponierten Personen zu Ekzembildung unterschiedlichen Ausmaßes kommen.

Als Noxen gelten UV-Strahlen, Röntgen- und Laserstrahlen, etc., Kosmetika, Haarsprays, Färbemittel und Parfums, die für eine *akute Verlaufsform* besonders verantwortlich sind.

Ein *chronisches Kontaktekzem* wird häufig durch Noxen wie Seifen, Detergenzien, Ohrringe, Clips, Brillenbügel, Ohrpaßstücke, Hörgeräte und Kosmetika hervorgerufen.

Beim akuten Verlauf wird eine exsudativ-entzündliche Hautveränderung mit Rötung, Schwellung und Bläschenbildung mit Nässen und Krustenbildung beobachtet. Bei chronischen Verlauf stehen die proliferativen entzündlichen Vorgänge mit juckender Rötung, Epidermisverdickung (Akanthose), Schuppung und Licheninfektion im Vordergrund. Die makroskopisch zu beobachtende Rötung in den akuten Fällen ist Folge einer starken Ödembildung mit Flüssigkeitsaustritt. Schuppung und Exchoriation der Haut steht bei der chronischen Form im Vordergrund.

Histologisch wird eine Hyperämie und Ödembildung der Haut mit Spongiosierung der Epidermis beobachtet. Die Papillen sind hyperämisch, intraepithelial bilden sich mikrolymphozytäre Infiltrate. Dies vor allem im Bereich des Stratum spinosum, das spongiosiert imponiert. Im weiteren Verlauf der Erkrankung vergrößert sich das interepitheliale Ödem und führt nach Aufsprengen der Interzellularfugen zum Entweichen der Ödemflüssigkeit. Die Ausheilung erfolgt durch Neuepithelisierung des Defektes. Im Fall von bakterieller Superinfektion können ausgedehnte Krustenbildungen, in chronischen Fällen Lichenifikation und Schuppung beobachtet werden.

Auch andere dermatologische Erkrankungen, wie z.B. die *Psoriasis*, können gelegentlich die Ohrmuschel einbeziehen (GATSCHER 1922; KELLER 1955). Im Bereich der Ohrmuschel, des Gehörgangs und vor allem im Sulcus auriculotemporalis finden sich stark juckende, scharf begrenzte, erythematös-squamöse Hauterscheinungen mit silbrig glänzenden Schuppen (Kerzenfleckphänomen).

Histologisch liegt ein hyper- und parakeratotisches Epithel mit akanthotisch und spongiotisch verbreitertem Stratum spinosum vor. In der Tiefe des Gewebes finden sich stark blutgefüllte Kapillare im Bereich von erythematösen Herden. Leukozytäre Infiltrate liegen im Stratum spinosum vor, die man auch als *Monro-*

Abszesse bezeichnet. Diese Abszeß gehen mit der pustolösen Form der Psoriasis einher.

Auch beim Pemphigus werden Blasen am äußeren Ohr beschrieben (VON TRÖLTSCH 1881). Ein Übergreifen auf den Gehörgang und das Trommelfell von der Ohrmuschel aus wurde ebenfalls beobachtet.

Histologisch wird eine Akantholyse mit Ansammlung von interstitieller Gewebsflüssigkeit gesehen. Ein Befall der Ohrmuschel im Rahmen eines *Lupus erythematodes systemicus* (FOWLER 1931) ist charakterisiert durch eine gerötete, druckdolente Ohrmuschel mit Hyperkeratose. Histologisch beobachtet man die bei dieser Autoimmunerkrankung üblichen, perivaskulären, lymphozytären Infiltrate mit ödematöser Aufquellung der Kollagenfasern. Das Epithel ist atrophisch mit einer Verschmälerung der Stachelzellschicht und Hyperkeratose. Nicht selten wird eine Innenohrschwerhörigkeit (Fibrose der cochleären Hohlräume) gesehen. (s. S. 413).

Rote Papeln mit leichter Hyperkeratose beobachtet man auch in den sehr seltenen Fällen von Ohrbefall durch *Lichen ruber planus*. Hier zeigen die Papillen histologisch eine mehr oder minder ausgeprägte lymphozytäre Infiltration. Das Plattenepithel ist hyperkeratotisch verbreitert.

Kommt es zum Befall der Helix durch das *Erythema exsudativum multiformis* so zeigen sich makroskopisch schmerzhafte, hellrote Papeln und Blasen. Im Fall der ausgeprägten fibrinös-hämorrhargischen Form stehen Erosion und Blutkrusten im Vordergrund.

Bei ausgeprägter *Akne vulgaris* ist auch die Ohrmuschel mit einbezogen. Insbesondere das Cavum conchea, das reichlich Talgdrüsen enthält weist die steck-

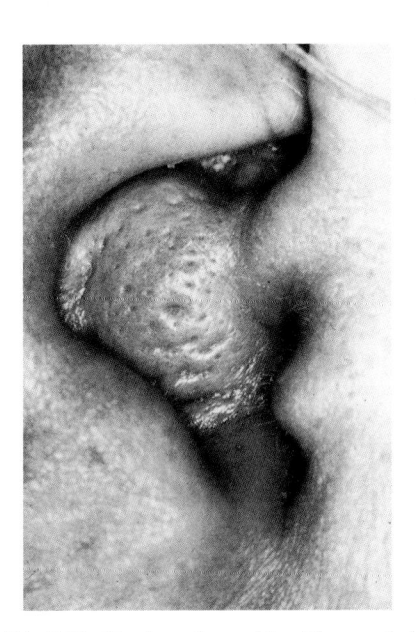

Abb. 3.47. Otophym der rechten Ohrmuschel

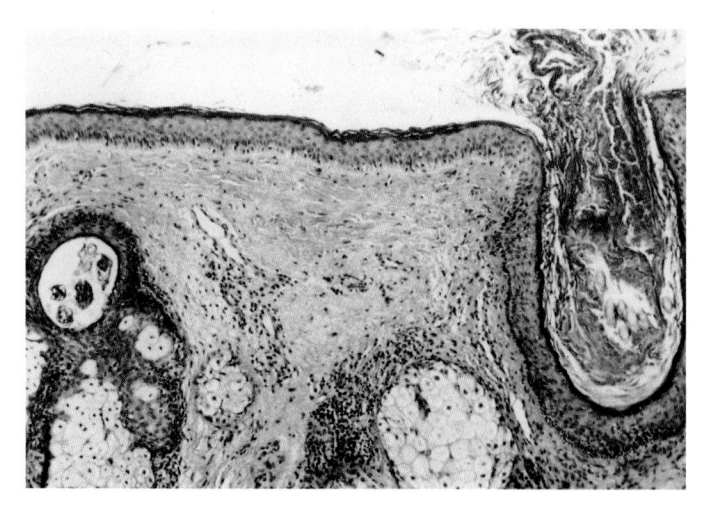

Abb. 3.48. Otophym: Ektatische Gefäßneubildungen, Bindegewebsproliferation, sowie eine Talgdrüsenhyperplasie kennzeichnen dieses Krankheitsbild. × 40

nadelkopfgroßen Knötchen mit einem zentral schwarzen Punkt auf. Die Ausbildung von Pusteln ist möglich.

Die *knötchenförmige Akne* und die *Akne pustolosa* sind retroaurikulär in der Umschlagfalte der Ohrmuschel lokalisiert. Bei Chemiearbeitern wird vermehrt das Auftreten einer *Chlorakne* beschrieben (MOSER 1966).

Eine Hypertrophie von Talgdrüsen mit Teleangiektasien im Bereich der Ohrmuschel wurde von BECKER u. THEISEN (1955) sowie von KÜHN (1994) als *Otophym* bezeichnet. Histologisch findet sich, wie auch beim Rhinophym eine Hyperplasie der Talgdrüsen, sowie reichlich ektatische Gefäße und Bindegewebsproliferation (Abb. 3.47, 3.48).

5.7 Sonderformen

Zu diesen sind die Chondrodermatitis nodularis helicis chronica und die Relapsing polychondritis zu rechnen. Beide Erkrankungen haben unklare Ätiopathogenese und sind im Kap. 11 der Autoimmunerkrankungen und der tumorähnlichen Veränderungen ausführlich abgehandelt.

6 Entzündliche Erkrankungen des Mittelohres

Mit Ausnahme einer exogenen Infektion des Mittelohres nach traumatischer Trommelfellperforation sind alle Formen von Mittelohrentzündungen vom Nasopharynx über die Ohrtrompete zum Mittelohr fortgeleitet (Abb. 3.49). Insofern ist das Erregerspektrum einer Mittelohrentzündung zunächst das gleiche wie man es im Bereich des Nasopharynx findet. Bei spezifischen Mittelohr-

Entzündliche Erkrankungen des Mittelohres 321

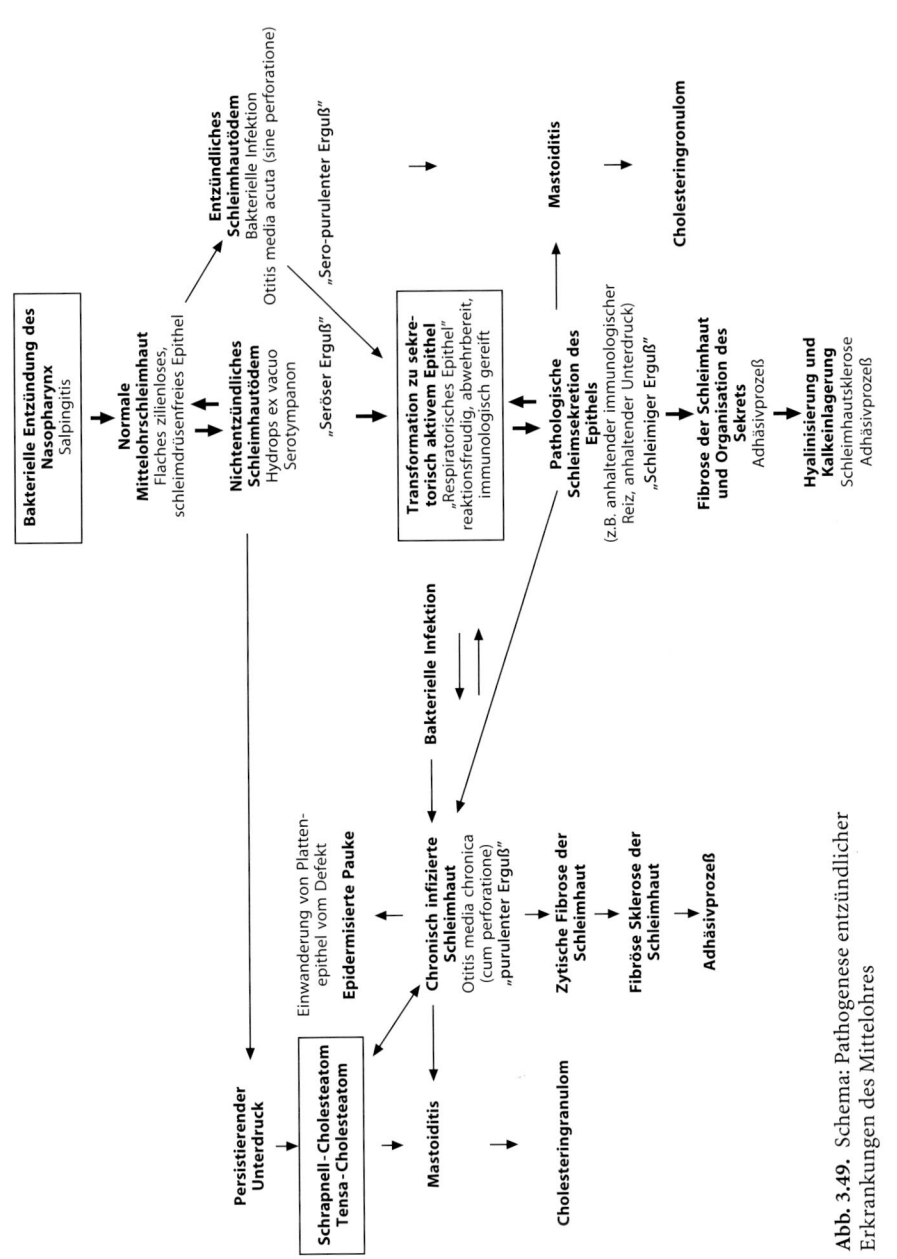

Bakterielle Entzündung des Nasopharynx
Salpingitis

Normale Mittelohrschleimhaut
Flaches zilienloses, schleimdrüsenfreies Epithel

Nichtentzündliches Schleimhautödem
Hydrops ex vacuo
Serotympanon

Entzündliches Schleimhautödem
Bakterielle Infektion
Otitis media acuta (sine perforatione)
„Sero-purulenter Erguß"

Mastoiditis →

Cholesteringranulom →

„Seröser Erguß"

Transformation zu sekretorisch aktivem Epithel
„Respiratorisches Epithel"
reaktionsfreudig, abwehrbereit, immunologisch gereift

Pathologische Schleimsekretion des Epithels
(z.B. anhaltender immunologischer Reiz, anhaltender Unterdruck)
„Schleimiger Erguß"

Fibrose der Schleimhaut und Organisation des Sekrets
Adhäsivprozeß

Hyalinisierung und Kalkeinlagerung
Schleimhautsklerose
Adhäsivprozeß

Bakterielle Infektion

Chronisch infizierte Schleimhaut
Otitis media chronica (cum perforatione)
„purulenter Erguß"

Einwanderung von Plattenepithel vom Defekt
Epidermisierte Pauke

Zytische Fibrose der Schleimhaut

Fibröse Sklerose der Schleimhaut

Adhäsivprozeß

Persistierender Unterdruck →

Schrapnell-Cholesteatom
Tensa-Cholesteatom

Mastoiditis →

Cholesteringranulom →

Abb. 3.49. Schema: Pathogenese entzündlicher Erkrankungen des Mittelohres

entzündungen wie der tuberkulösen Otitis media oder der luetisch bedingten Mittelohrentzündung handelt es sich in der Regel um eine hämatogene Fortleitung im Rahmen einer Miliartuberkulose oder Lues II.

Vorkommen. In jedem Lebensalter, Kinder bevorzugt. 60% aller Kinder bis zum 6. Lebensjahr durchlaufen eine oder mehrere Episoden von akuten Mittelohrentzündungen.

Ursache. Die *häufigste Ursache* einer bakteriellen Entzündung des Mittelohres sind bei Kindern chronisch infizierte, vergrößerte Rachenmandeln, bei Erwachsenen ein chronischer Infekt der oberen Luftwege oder der Nasennebenhöhlen.

Erreger. Die häufigsten *bakteriellen Erreger* einer Mittelohrentzündung sind Streptococcus pneumoniae (30%), Haemophilus influenzae (20%), β-hämolysierende Streptokokken (10%) Branhamella catarrhalis (10%) Staphylococcus aureus, Pseudomonas aeruginosa sowie Mykoplasmen.

Komplikationen. Mastoiditis (s. S. 359), akute Labyrinthitis (s. S. 380), Fazialisparese, Thrombose des Sinus sigmoideus (s. S. 342), Meningitis, Subdural- oder Epiduralabszeß.

Symptome. Reduzierer Allgemeinzustand mit Fieber (bei Kindern rasch über 39°), pulsierende stechende Ohrenschmerzen, Hörverlust. Bei Kleinkindern auch oft Symptome wie „Bauchschmerzen".

6.1 Seromukotympanon

(*Synonyma*: Sekretorische Otitis media, seröse Otitis, seromuköse Otitis, muzinöse Otitis, Serotympanon, Mukotympanon „glue ear", Mittelohrkatarrh, Salpingitis).

Die obengenannten Begriffe beschreiben die Ansammlung (Erguß) von in der Regel nichtentzündlicher Flüssigkeit unterschiedlicher Viskosität in den Mittelohrräumen und im Mastoidzellsystem. Wäßrige Ergüsse werden im internationalen Schrifttum als seröse Otitis, Serotympanon oder Paukenerguß bezeichnet, wogegen visköse Ergüsse als seromuzinöse Otitis, Mukotympanon, muzinöse Otitis oder „glue ear", bezeichnet werden.

6.1.1 Ätiologie

Obstruktion oder Funktionsstörungen der Ohrtrompete, vor allem bei nasopharyngealer Raumforderung (z.B. große, chronisch entzündete Rachenmandeln, Tumoren, Zysten, nasale Intubation, langes Liegen einer nasogastralen Sonde, Tamponade des Nasen-Rachen-Raumes), bei allergischen Grunderkrankungen, chronischer Rhinosinusitis, Funktionsstörungen der velopalatinalen

Muskulatur (Gaumenspalten), transnasale Langzeitintubation, nasogastralen Sonden, Frakturen der Schädelbasis mit Einbeziehung des knöchernen Anteils der Ohrtrompete, aber auch eine durchgeführte Radio-Therapie im Bereich des Ohres oder Nasopharynx und in seltenen Fällen ein Myxödem, sind die pathogenetischen Voraussetzungen zur Entstehung eines Seromukotympanons. Eine seröse Otitis kann aber auch erstes Anzeichen einer viralen oder bakteriellen Infektion der Schleimhaut des Mittelohres nach Fortleitung über die Ohrtrompete sein. Schließlich reagiert die Mittelohrschleimhaut auch als Zielorgan immunologischer Reaktionen (Allergie), wodurch es zur Ansammlung von wäßriger Flüssigkeit in den Mittelohren kommt.

6.1.2 Komplikationen

Otitis media durch bakterielle Superinfektion, chronische subakute (verschleierte) Mastoiditis, Cholesteatom (als Folge des persistierenden Paukenunterdrucks), Adhäsivprozesse (Paukenfibrose, Paukensklerose, insbesondere bei allergischer Ursache, s. S. 355), Cholesteringranulomausbildung im Bereich des Mastoids (s. S. 357), toxische Innenohrstörungen (seröse Labyrinthitis).

Das im Mittelohr eingeschlossene Gasgemisch steht normalerweise unter einem Druck, der von dem atmosphärischen Luftdruck nicht oder nur geringfügig abweicht. Druckänderungen treten ein, wenn sich das Volumen des Mittelohrraumes bei gleichbleibender Gasmenge ändert oder wenn sich die Gasmenge bei gleichbleibendem Mittelohrvolumen verändert (FELDMANN 1973). Für die Beziehung zwischen dem im Mittelohr herrschenden Druck, dem Mittelohrvolumen und der im Mittelohr eingeschlossenen Gasmenge gilt ein physikalisches Gesetzt, welches besagt, daß der Druck direkt proportional zu der im Mittelohr eingeschlossenen Gasmenge ist und umgekehrt proportional dem Volumen der Mittelohrräume (Boyle-Mariotte-Gesetz). Da die Volumenkapazität des Mittelohres durch die Elastizität des Trommelfelles bei einem Unterdruck von 15 cm WS bereits zu 60% erschöpft ist, nähert sich der Mittelohrraum bei zunehmendem Unterdruck mehr und mehr den physikalischen Voraussetzungen einer Kammer mit starren Wänden (FLISBERG et al. 1963). Unter normalen Umständen kommt es jedoch nicht zu einem derart stark zunehmenden Unterdruck in den Mittelohrräumen, da der reflektorische Schluckvorgang oder andere Aktionen der velopalatinalen Muskulatur regelmäßig für einen Druckausgleich des Mittelohres sorgen (GRAVES u. EDWARD 1944). FLISBERG et al. (1963) beobachteten an freiwilligen Versuchspersonen, bei denen über eine Punktion des Warzenfortsatzes ein definierter Unterdruck in den Mittelohrräumen erzeugt wurde, daß bei einem Unterdruck von 20–30 mm Hg nach 15 min und nach Anlegen eines Unterdruckes von 100 mm Hg bereits nach 5 min ein Austritt von wasserklarer Flüssigkeit in die Mittelohrräume auftrat. Bei Anwesenheit zusätzlicher Reize (entzündliche Veränderungen der Mittelohrschleimhaut, Allergie), welche mit einer erhöhten Gefäßpermeabilität einhergehen, reichen bereits geringere Druckdifferenzen zu einem Austritt von Flüssigkeit durch den entstehenden Unterdruck in den Mittelohrräumen aus.

Nach Einsetzen des negativen Druckes in den Mittelohrräumen steigt der Tubenwiderstand für eine freie Luftpassage steil an, jedoch zeigt sich bereits 5 min nach Ablassen des negativen Druckes in den Mittelohrräumen wieder eine normale Tubenfunktion (FLISBERG 1967, 1970). Die schnelle Erholung deutet an, daß temporäre, venöse oder lmyphatische Stauungen in den Weichteilen oder Mittelohrräume und der tympanalen Anteile der Ohrtrompete die Ursache für die Tubenblockade sind. Wenn nämlich andererseits ein Unterdruck über einen längeren Zeitraum auf das Mittelohr ausgeübt wurde, so kam es zu einem manifesten Schaden der Mittelohrschleimhaut und der Tubenwiderstand erholte sich dann nur sehr langsam. Die an freiwilligen Versuchspersonen durchgeführten Untersuchungen ließen im Röntgenbild bereits wenige Minuten nach Beginn des Experimentes eine Trübung der Warzenfortsatzzellen erkennen (Ödem).

Der aufgezeigte Mechanismus kommt vor allem beim Barotrauma vor. Barotraumen entstehen, wenn sich der umgebende Luftdruck innerhalb kurzer Zeit verändert und das in den Mittelohrräumen eingeschlossene Gasvolumen an dieser Druckänderung nicht teilnehmen kann. So kann es bei Tauchern, im Gleitflug oder beim Abspringen mit einem Fallschirm, beim Einschleusen in ein Caisson oder beim Abfahren mit Seilbahnen oder Fahrstühlen zu einem rasch einsetzenden Unterdruck in den Mittelohrräumen kommen, der eine hyperämische Schwellung der Mittelohrschleimhaut und durch den zunehmenden hydrostatischen Druck im Gewebswasser auch einen Lymphstau verursacht (REINER u. PULEC 1969). Daneben stellt sich dann ein Circulus vitiosus ein: Das Schleimhautödem und der fortbestehende Unterdruck in den Mittelohrräumen verschließen das tympanale Tubenostium und vor allem den Isthmus der Ohrtrompete, die verstärkte Durchblutung erhöht die Gasresorption, wodurch wiederum der Unterdruck weiter zunimmt; so können selbst aktive Maßnahmen, die Tube zu öffnen, erfolglos bleiben. Die unmittelbare Folge ist ein Austritt von wasserklarer Flüssigkeit aus der Submukosa: nicht selten findet man auch Blutbeimengungen als Zeichen von Kapillarschäden.

6.1.3 Tierexperimentelle Untersuchungen

Wenige Stunden nach Verkauterung oder mechanischem Verschluß des nasopharyngealen Tubenostiums beobachtet man im Tierexperiment ein ausgedehntes Ödem der gesamten Mittelohrschleimhaut. Die mesenchymalen Strukturen (Fibrozyten, Kapillaren und Kollagen) der Submukosa werden auseinandergedrängt, die Kapillaren selbst sind weitgestellt und stark blutgefüllt. Die einschichtigen, flachen Epithelzellen nehmen durch Wassereinlagerungen an Volumen zu, wobei sie sich abrunden. Nach 15–18 h reißen die Interzellularfugen des Epithels auseinander und Extrazellularflüssigkeit strömt aus der Submukosa in die Paukenhöhle ein. Um die Kapillaren treten eiweißähnliche Niederschläge auf (Transsudat, ARNOLD 1971). Perforiert man zu diesem Zeitpunkt das Trommelfell und beseitigt dadurch den Paukenunterdruck, so findet man im histologischen Bild nach 24 h wieder normale Schleimhautverhältnisse und eine nur gelegentlich anzutreffende ödematöse Schwellung der Submukosa, eine Verdichtung des kollagenen Fasernetzes oder eine Rundzellinfiltration um die Kapillaren (ARNOLD 1972). Besteht jedoch der Unterdruck in der Paukenhöhle weiter, so füllt sich das Mittelohr mit einer wasserklaren bis serösen Flüssigkeit, die aus Lymphe und Kapillartranssudat zusammengesetzt ist (ARNOLD 1972).

Wenn man im Tierexperiment in kurzem Abstand von 2–3 h, nach Verschluß des nasopharyngealen Tubenostiums, histologisch die Veränderungen an der Mittelohrschleimhaut verfolgt, so stellt man fest, daß es fließende Übergänge vom reinen Schleimhautödem zu manifester Schleimhauttransformation gibt: Nach 14–18 h, also zu dem Zeitpunkt, wo die Ödemflüssigkeit der Submukosa durch die geöffneten Interzellularspalten des Epithels entweicht, beobachtete man plötzlich neuartige Zellformationen anstelle des ursprünglichen, flachen Epithels: Gleichzeitig mit dem Aufplatzen der Interzellularspalten formen sich die Epithelzellen um, nehmen an Volumen zu, zeigen eine Verdichtung ihrer zytoplasmatischen Organellen, vor allem eine Zunahme von hochaktiven Golgi-Zonen im Zytoplasma. Im apikalen Bereich treten große Blasen mit feinkörnigen Inhalt auf, daneben liegen Zentriolen. Gegen die Oberfläche wölben sich fingerförmig ungewöhnlich lange Mikrovilli in das Lumen der Paukenhöhle vor.

Nach weiteren 20 h ist das gesamte bislang flache Epithel durch ein mehrschichtiges, hochprismatisches Epithel mit Schleimzellen und Flimmerepithelzellen (respiratorisches Epithel) ersetzt. Unter der Basalmembran findet man Plasmazellen und Lymphozyten (Abb. 3.50).

Injiziert man in dem Stadium des Schleimhautödems, in dem die Interzellularfugen infolge des Paukenunterdruckes gesprengt werden, Thorotrastpartikel in den Liquor cerebrospinalis, so findet man diese nach wenigen Minuten in der submukösen Ödemflüssigkeit wieder, von wo sie durch die eröffneten Interzellularspalten in die Paukenhöhle entweichen (ARNOLD 1972). Nach erfolgter Transformation der Mittelohrschleimhaut können jedoch diese Teilchen nicht mehr in das Lumen des Mittelohres übertreten und werden von Lymphgefäßen der Mittelohrschleimhaut in die regionalen Halslymphknoten abtransportiert (ARNOLD 1977).

Nach erfolgter Transformation der Mittelohrschleimhaut zu respiratorischem Epithel verändert sich auch die Konsistenz des bislang wäßrigen Paukenergusses. Das in den Mittelohrräumen angesammelte Sekret wird zunehmend viskös, fadenziehend und ist dann vorwiegend Produkt der aktiven Sekretion des neuen Schleimhautepithels. Macht man zu diesem Zeitpunkt im Tierexperiment eine Trommelfellperforation und bedingt dadurch eine Wiederbelüftung des Mittelohres, so beobachtet man zwar ein Sistieren der aktiven Schleimsekretion, das einmal transformierte Epithel wandelt sich jedoch nicht mehr zu normaler Mittelohrschleimhaut zurück (ARNOLD u. VOSTEEN 1975). DRUCKER et al. (1976) haben von Patienten mit Mukotympanon Mittelohrschleimhautbiopsien entnommen und in der Gewebekultur angezüchtet. Auch unter diesen optimalen Belüftungsbedingungen kommt es nicht zu einer Rückbildung des einmal transformierten Epithels, vielmehr vermehren sich die Schleimzellen und zeigen eine aktive sekretorische Leistung.

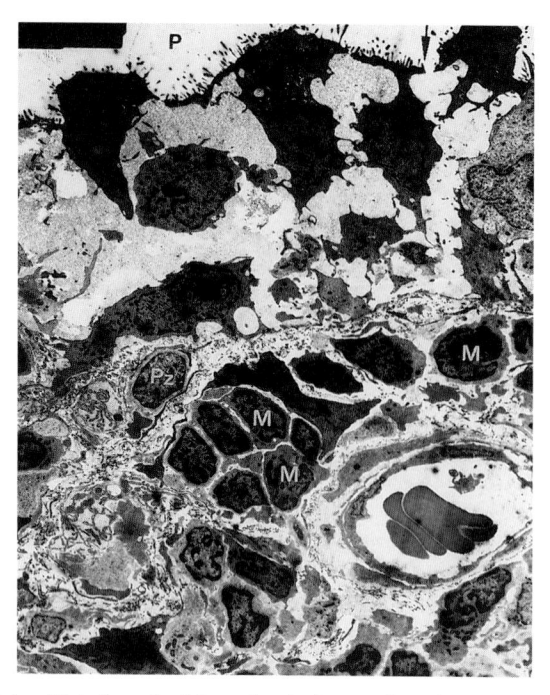

Abb. 3.50. Mittelohrschleimhaut des Meerschweinchens 20 h nach experimentellem Verschluß der Ohrtrompete. Ausgedehntes interzelluläres, eiweißreiches Ödem, Auseinanderweichen der interzellulären Epithelzellbrücken bis hin zur Ruptur (*Pfeil*). M Makrophagen; *Pz* Plasmazelle; *P* Lumen der Paukenhöhle. × 240

Während der Epitheltransformation treten in der Submukosa erstmals Plasmazellen, Lymphozyten und Mastzellen auf. Die Vermehrung des subepithelialen Zellgehaltes ist vor allem aber auf eine massive Proliferation des dortigen Fibrozytennetzwerkes zurückzuführen, wobei auch in überschießendem Maße unreifes Kollagen produziert wird. Die kollagenen Fasern lagern sich zu dichten Bündeln zusammen, wobei allerdings nicht mehr die gewohnte parallele Anordnung im Vordergrund steht, sondern es tritt ein wirres Durcheinander der Faserstrukturen auf. Schließlich läßt die mesenchymale Reaktion der Submukosa nach langanhaltendem Unterdruck in den Mittelohrräumen sogar Ossifikationsvorgänge erkennen: LIM u. HUSSL (1970) beobachteten 8–10 Tage nach Tubenverschluß die Ausbildung von Mikroossifikationsherden in der Submukosa, die entweder isoliert liegen bleiben oder mit dem darunterliegenden Knochen konfluieren. Ähnliche Beobachtungen stammen von SENTURIA et al. (1962), die nach experimentellem Verschluß der Ohrtrompete bei Hunden nach einigen Monaten eine erhebliche Einengung der lufthaltigen Mittelohrräume durch appositionelles Knochenwachstum fanden.

6.1.4 Histopathologische Befunde bei Tubenfunktionsstörungen

Bei Probeexzisionen aus der Mittelohrschleimhaut bei *Serotympanon* (wäßriger Erguß) findet man flächenhafte Abschilferungen und Abrasionen des Epithels, wodurch die subepitheliale Bindegewebsschicht offen darliegt. ZECHNER (1966) zeigte, daß diese Epithelabschilferungen durch die starke Exsudation hervorgerufen werden. Elektronenmikroskopisch ist die Basalmembran an solchen Stellen schlierig verbreitert, kann sich in den Epitheldefekt hineinwölben, aber auch unterbrochen sein. Die normalerweise sehr dünne Bindegewebslage der Submukosa ist massiv verbreitert und drängt gelegentlich das bedeckende Epithel derart vor, daß Spalten und Buchten entstehen, die Drüsenschläuche vortäuschen können. An Stellen, an denen es zu Epithelabrasionen gekommen war, treten Fibrozyten aus der Submukosa über das Epithelniveau in das Lumen der Paukenhöhle aus, so daß echte Bindegewebsknospen in das Exsudat hineinwachsen.

Bei Schleimhautprobeexzisionen von Patienten mit *Seromukotympanon* (zunehmend visköser Erguß) findet man neben einer Desorientierung der normalerweise längs ausgerichteten kollagenen Fasern eine Fibrolyse und Hyalinose des Kollagens. Die stark erweiterten Kapillaren zeigen ein fenestriertes Endothel, um die Kapillaren erkennt man anhand der besonderen Querstreifung im Elektronenmikroskop die Ausfüllung von Fibrin. Die Intrazellularspalten des Epithels sind weit offen und es besteht eine direkte Verbindung zwischen den Lymphspalten der Submukosa und dem Paukenlumen. Neben eiweißreicher Flüssigkeit treten aber auch zelluläre Elemente wie Fibrozyten, Makrophagen, gelegentlich sogar Erythrozyten zwischen diesen Spalten durch. Daneben erkennt man jedoch bereits Stellen der Epithelumwandlung zu zilientragenden und schleimproduzierenden Zellen. Unterhalb der Basalmembran liegen Plasmazellen und Lymphozyten, gelegentlich derart konzentriert, daß man den Eindruck von lymphatischen Plaques hat.

Charakteristisch für *transformierte Epithelbezirke* ist die geschlossene, mehrschichtige und hochprismatische Epithelfront, die dem fortbestehenden submukösen Flüssigkeitsdruck (hydrostatischer Druck) standhält. Über einer perlenähnlich aneinandergereihten Schicht von Basalzellen liegen schlanke, lang ausgezogene, gelegentlich amphorenartig gestaltete Schleimzellen neben zilientragenden, hochprismatischen Epithelzellen. Die Schleimzellen enthalten elektronenmykroskopisch dichte, teilweise osmiophile Sekretbläschen oder helle Sekretvakuolen mit körnigem Inhalt; nur die hellen Bläschen gelangen an die Oberfläche und werden in die Paukenhöhle ausgestoßen. Vielfach beobachtet man, daß sich der gesamte apikale Zellanteil einer sekretorischen Epithelzelle ablöst, wobei die Mutterzelle zugrunde geht (holokrine Sekretion). Nach HENTZER (1976) sollen die dunklen Zellen Vorstufen der hellen darstellen, d.h., das in den dunklen Sekretbläschen eingedickte Material würde erst durch die Einwirkung bestimmter Enzyme aufgelöst und verflüssigt, bevor die Zelle das Sekret entläßt. Zilientragende Epithelzellen liegen in regelmäßigen Abständen zwischen 2–3 schleimproduzierenden Epithelzellen (Abb. 3.51).

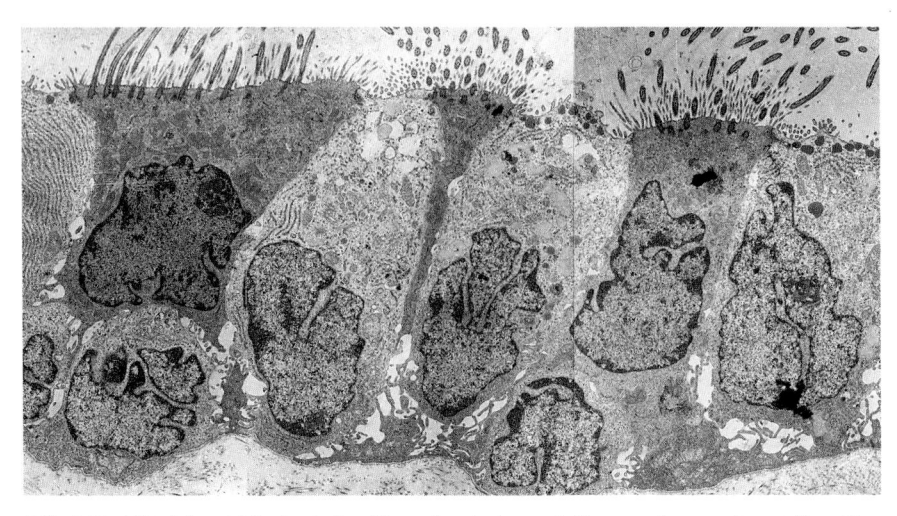

Abb. 3.51. Mittelohrschleimhaut des Meerschweinchens, 3 Tage nach experimentellem Verschluß der Ohrtrompete. Das vormals flache, einschichtige Epithel hat sich zu einem hochprismatischen, typisch respiratorischen Epithel umgewandelt. × 240

Wie aus Ausstrichpräparaten von Schleim beim Mukotympanon zu erkennen ist, werden sowohl Flimmerepithelzellen als auch sekretorische Zellen vom Epithel abgestoßen. Die Regeneration des resporatorischen Epithels wird von den Basalzellen aufrecht erhalten, aus denen sowohl die kinozilientragenden Epithelzellen, wie auch die Schleimzellen hervorgehen. Dies erklärt auch die Beobachtung, daß zilientragende Zellen gleichzeitig in der Lage sind, Sekrete zu produzieren (ARNOLD u. VON ILBERG 1973; HENTZER 1976). Schließlich beobachtet man beim chronischen Mykotympanon nicht nur pathologisch veränderte Kinozilien (zytoplasmatische Auftreibungen, Verklebungen, Bruch der Zilien), sondern insgesamt kommt es mengenmäßig zu einem Verlust an zilientragenden Epithelzellen (PALVA u. PALVA 1975; HENTZER 1976). Funktionell bedeutet der Schwund an Flimmerepithel einen erschwerten Abtransport des ohnehin hochviskösen Sekrets. LUPOVICH u. HARKINS (1972) glauben, daß bestimmte Enzyme aus dem pathologischen Sekret der Mittelohrschleimhaut direkt toxisch auf die Flimmerepithelzellen einwirken. Bewirkt der Untergang des Flimmerepithels eine Degeneration dieses Zelltyps, so muß der Schleim selbst bei offener Ohrtrompete im Mittelohr liegenbleiben (gestörte Clearance-Funktion). SADE (1965–1967) und SADE u. WEINBERG (1969) fanden in Mittelohren mit transformierter Schleimhaut, jedoch ohne krankhafte Sekretion, daß das Flimmerepithel in der Lage war, Farbstoffpartikelchen mit einer Geschwindigkeit von 1–1,5 mm/s zu transportieren, wogegen bei chronisch sezernierenden Schleimhauttypen (Mukotympanon) überhaupt keine Zilienbewegung mehr meßbar war.

Auch andere physiologische Funktionen der Mittelohrschleimhaut werden durch die Transformation des Epithels erheblich gestört. GALICH (1973) beobachtete eine verminderte resorptive Leistung: Während die normale Mittelohrschleimhaut radioaktives Gold sehr schnell aufnimmt und an die subepithelialen Lymphspalten weitergibt, konnte dies bei sekretorisch aktiver Mittelohrschleimhaut nicht mehr beobachtet werden. Auch wäßrige Lösungen, wie Atropin, Pilocarpin oder Strychnin werden erheblich verzögert resorbiert. Diese verzögerte oder gänzlich blockierte Resorptionsfähigkeit spielt für die therapeutische lokale Applikation von aminoglykosidhaltigen Ohrentropfen eine große Rolle.

ZECHNER (1965) und TOS (1976) beschrieben in Operationspräparaten von chronisch-sezernierender Mittelohrschleimhaut die Ausbildung von Schleimdrüsen. TOS (1976) vermutet eine besonders starke Zellhyperplasie in den Basalschichten des Epithels, wobei diese Zellen in die Lamina propria hineinwachsen und solide Zylinder ausbilden. Vieles spricht jedoch dafür, daß es sich dabei lediglich um Schleimhautinvaginationen nach erfolgter Epitheltransformation handelt (ZECHNER 1965). Solange diese Einstülpungen ihre Kontinuität mit der übrigen Schleimhautoberfläche erhalten, zeigen sie die gleiche Oberflächenstruktur wie die übrige transformierte Mittelohrschleimhaut. Durch stark proliferative Vorgänge in der Submukosa kann es soweit kommen, daß der schmale Verbindungshals zur Oberfläche abgeschnürt wird und sich das korrespondierende submuköse Bindegewebe brückenartig über der Einsenkung verschließt. Auf diese Art entstehen submuköse Epithelsäckchen, welche keine Verbindung mehr zur Oberfläche haben; sehr bald geht deren sekretorische Aktivität zugrunde und das Epithel besteht nur noch aus einer einschichtigen Lage kubischer Zellen. SADE (1972) konnte derart abgeschnürte Schleimsäckchen auch in den Gelenkzwischenräumen der Gehörknöchelchen und in ostitisch aufgelösten Knochenstrukturen des Amboß beobachten. Während des Einsenkungsvorganges fällt der Verlust an zilientragenden Zellen auf, wodurch der produzierte Schleim liegen bleibt und das Lumen mit stark PAS-positivem eingedicktem Sekret ausfüllt.

Histopathologische Untersuchungen an Schläfenbeinen von Erwachsenen mit Paukenergüssen (meist bei Vorliegen von Nasopharynxtumoren; BROCK 1914; HABERMANN 1922; ZÖLLNER 1942) haben gezeigt, daß sowohl Epithel wie auch Submukosa stets ödematös aufgequollen sind und an verschiedenen Stellen Epitheldefekte aufweisen (Abb. 3.52–3.54).

Im Gegensatz zur normalen Mittelohrschleimhaut enthält das transformierte Epithel der sekretorisch aktiven Schleimhaut dichte, PAS-positive rötliche Einschlüsse im Zytoplasma. Ähnliche Reaktionen erhält man mit der Hale-Färbung oder mit der Alcianblau-Färbung. An der Oberfläche des Epithels liegen unterschiedlich große, sphärische Kügelchen, die durch ihre starke Reaktion mit PAS oder Alcianblau einen Hinweis auf den hohen Gehalt des Schleimes an Mukopolysacchariden oder Glukoproteinen ergeben (ZECHNER 1965; GUNDERSEN u. GLÜCK 1972). Mit Fettfärbungen lassen sich im Epithel große Mengen von Lipiden nachweisen, die im Nativpräparat zu erkennenden doppelbrechenden Kristalle innerhalb von Epithelzellen sprechen für die Anwesenheit von Cholesterinen (ZECHNER 1965). Fermenthistochemisch scheinen nach den Untersuchungen von ZECHNER (1965) und PALVA u. PALVA (1975) die Aktivitäten der sauren Phosphatasen, der Laktatdehydrogenasen und der Malatdehydro-

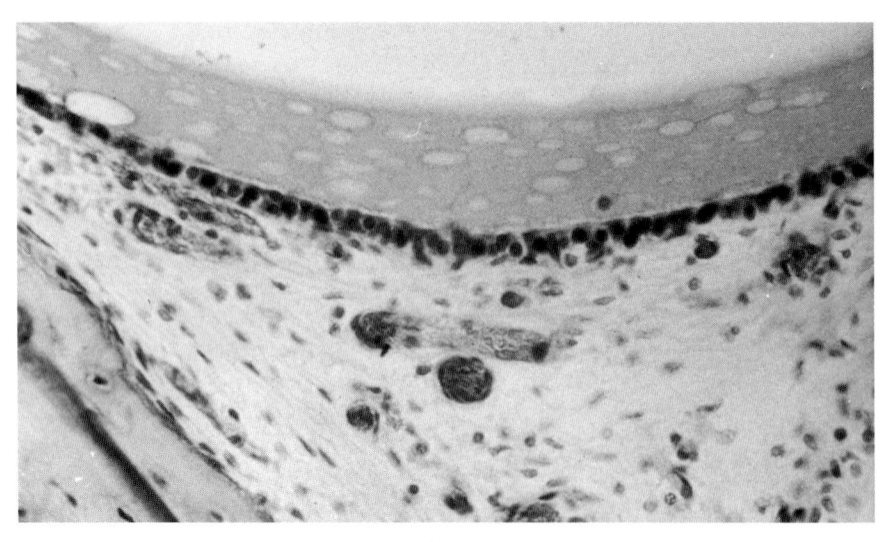

Abb. 3.52. Seröser Paukenerguß (Mensch): Über dem zylindrischen Epithel liegt ein eiweißreiches Exsudat, an der Oberfläche des Epithels stoßen sich einzelne Zellen ab. Das subepitheliale Stroma weist eine Bindegewebsvermehrung und ein massives Ödem auf (die Gefäße sind gestaut). × 120

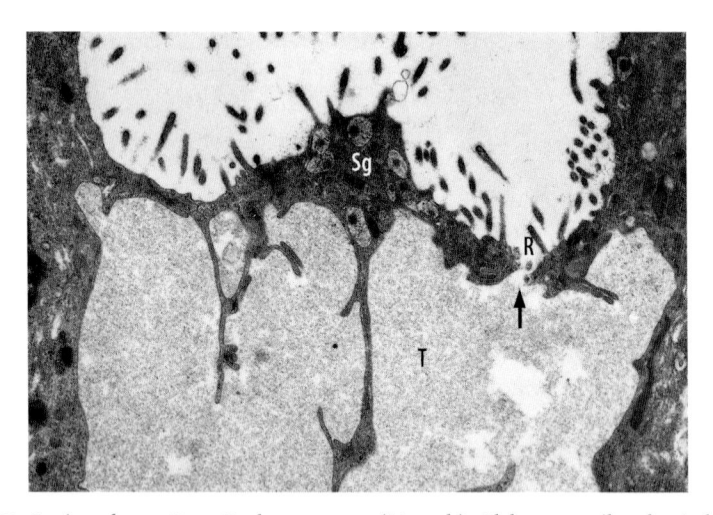

Abb. 3.53. Beginn des serösen Paukenergusses (Mensch): Elektronenmikroskopischer Ausschnitt der Schlußleistenzone zweier benachbarter Epithelzellen. Rechts ist bereits eine zytoplasmatische Ruptur (R) außerhalb der Ebene der Schlußleistenzone zu erkennen. Unter der hauchdünnen Epithelbrücke eiweißreiches Transsudat (T). Im Zytoplasma erkennt man bereits die Entstehung von Sekretgranula (Sg). × 8800

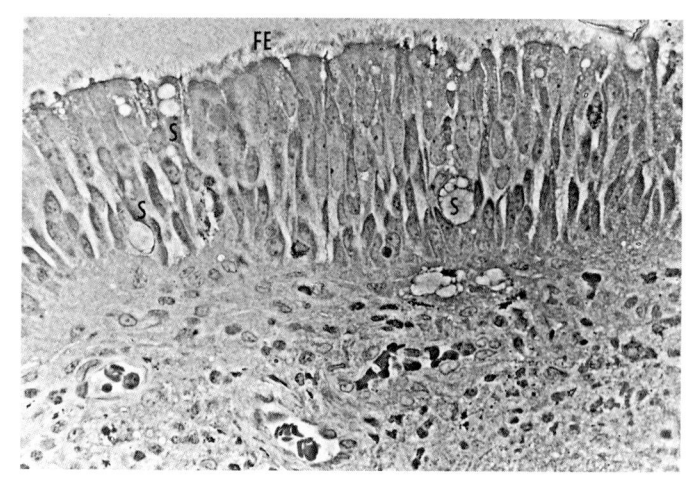

Abb. 3.54. Mukotympanum: Exsudat bei einem 6jährigen Kind mit Schleimohr. Nach abgeschlossener Epithelumwandlung liegt ein hochprismatisches, respiratorisches Epithel mit sekretproduzierenden Zellen (S) vor, das Epithel zeigt an der Oberfläche Flimmerepithel (FE). Der submuköse Raum weist eine massive Bindegewebsvermehrung auf. × 290

genasen besonders stark ausgeprägt zu sein. Im Sekret selbst sind diese Enzymaktivitäten 20- bis 30mal höher als im entsprechendem Blutserum.

Die alkalische Phosphatase gilt als ein unspezifisches Enzym, welches Monophosphorestern hydrolisiert. Dieses Enzym kommt in fast allen Geweben vor, bei der Knochenneubildung wird ihm jedoch eine besondere Rolle zugesprochen. Nach tierexperimentellem Tubenverschluß finden man dieses Enzym in auffallend starker Konzentration unmittelbar im Bereich der Schleimhautknochengrenzen (PAPARELLA et al. 1970a). Man nimmt an, daß die alkalische Phosphatase bei Knochenneubildungsvorgängen in der Submukosa, so insbesondere bei der Paukenfibrose und Paukensklerose, neben immunologischen Vorgängen, eine wesentliche Rolle (LIM u. HUSSEL 1970) spielt.

LIM et al. (1972) setzen den hohen Gehalt an sauren Phosphatasen im Zytoplasma der sekretorischen Zellen gleich mit der Sekretion von lysosomalen Enzymen. Lysozyme gelten als hydrolytische Enzyme mit bakteriolytischen Eigenschaften. Entsprechend hat man auch gefunden, daß der klare, hochviskose Schleim eines Mukotympanons nicht nur aufgrund seines hohen Gehaltes an Antikörpern eine bakterizide und bakteriostatische Wirkung hat.

6.1.5 Biochemische Befunde

Die biochemische Analyse der verschiedenen Ergußflüssigkeiten im Mittelohr erlaubt im Vergleich mit dem Blutserum gewisse Rückschlüsse auf ihre Herkunft. Gleichzeitig geben sie Auskunft über die Qualität und Quantität möglicher Sekretionsprodukte aus der Schleimhaut. Flüssigkeiten, welche in der biochemischen Zusammensetzung weitgehend mit dem Blutserum übereinstimmen, können als Transsudat angesehen werden; findet man dagegen erhebliche Unterschiede, beispielsweise in der Gesamtproteinmenge oder in bestimmten Eiweißfraktionen, so gilt dies als ein Hinweis auf eine ortsständige Produktion dieser Eiweiße (Einzelheiten vgl. ARNOLD 1977a).

Die wesentlichen Unterschiede zwischen serösem und muköseм Paukenerguß bestehen darin, daß beim serösen bzw. wäßrigem Erguß der Eiweißgehalt einschließlich der Gammaglobuline ähnlich dem des Blutserums sind, wogegen beim Mukotympanon die Gesamtproteine einschließlich der Gammaglobulinfraktion beträchtlich erhöht sind. Bei beiden Formen des Ergusses bleibt jedoch stets die α-2-Globulinfraktion erheblich unter der des Vergleichsserums. Daher sprechen solche Befunde für eine lokale Synthese von Antikörpern im Bereich der Mittelohrschleimhaut.

Die erhöhten Enzymkonzentrationen bei allen Formen von Paukenergüssen spiegeln den gesteigerten Metabolismus der gereizten Mittelohrschleimhaut wieder. Sie können aus verschiedenen Quellen stammen, aus dem normalen Enzymverteilungsmuster des Blutes, aus einer Freisetzung von Enzymen durch Umbauvorgänge und lytische Enzyme im Bereich der Submukosa und des Epithels, schließlich aus Zellen, die aus dem Blut in das Gewebe eingewandert sind.

Dies entspricht auch den Ausstrichbefunden an hochviskösen Ergußflüssigkeiten, in denen man Granulozyten, Monozyten, Plasmazellen und Makrophagen finden kann (PALVA et al. 1976). Vor allem dem hohen Gehalt an Lysozymen in den Mittelohrergüssen wurde Beachtung beigemessen. Diesen Enzymen spricht man bakteriolytische Eigenschaften zu, und als Produktionsort vermutet man die Monozyten und Granulozyten sowie die sekretorischen Epithelzellen selbst (VELTRI u. SPRINKLE 1973; LIU et al. 1975). Schließlich vermutet man, daß der gegenüber dem Blutserum erheblich erhöhte Lysozymspiegel in den Ergußflüssigkeiten den Wirkungsmechanismus der lokal produzierten Gammaglobuline steigert und allein bereits ausreicht, um die Virulenz von Erregern abzuschwächen (LIU et al. 1975).

6.1.6 Immunologie der Ergußflüssigkeiten

MOGI et al. (1973) stellten fest, daß die IgG-Spiegel im Mittelohrerguß und im Blutserum annähernd gleich sind. Dagegen ist die IgA-Konzentration des hochviskösen Ergusses signifikant höher als die des wäßrigen. Sekretorisches IgA (SIgA) wurde nur in 0,5% wäßriger Ergüsse, dagegen in 95% bei schleimigen Ergüssen gefunden. Der berechnete Prozentsatz von SIgA im Verhältnis der Gesamtmenge des in der Ergußflüssigkeit anwesenden IgA beträgt annähernd 12%. Der IgM-Spiegel war in jedem Fall niedriger als im Vergleichsserum. Zu ähnlichen Ergebnissen kamen MUSTA et al. (1972), die beim Serotympanon ausschließlich Immunglobuline des Serums (IgA u. IgA) fanden, wogegen beim Mukotympanon der Gehalt an sekretorischem IgA stark erhöht, der Serumgehalt an entsprechenden Immunglobulinen jedoch unverändert war. Den Beweis, daß die transformierte Mittelohrschleimhaut unabhängig von den Serumimmunglobulinen ihre eigene Immunglobulinproduktion aufrechterhält, erbrachten OGRA et al. (1974), als sie in Gewebekulturen von transformierter Mittelohrschleimhaut die weitere Produktion von IgA, IgG sowie die der dazugehörigen sekretorischen Komponente zeigen konnten. Dabei entdeckten sie virusspezifische IgA-Antikörper gegen Mumps, Masern, Röteln und Polio, wenn die Patienten, von denen das Material entnommen worden war, entsprechend geimpft waren. Dies bedeutet, daß Lymphozyten als Träger der immunologischen Information in die Submukosa eingewandert sein mußten und dort als ortständige, aber „unabhängige" Plasmazellen Antikörper entsprechend ihrer immunologischen Information produzieren. Gleichzeitig ergibt sich hieraus, daß sich hinter dieser lokalen Immunglobulinproduktion keine gezielte immunologische Antwort verbirgt, sondern daß jeder Reiz im Prinzip die gleiche unspezifische immunologische Reaktionsantwort auslösen könnte. Verdeutlichen läßt sich diese Beispiel auch noch anhand des erhöhten IgE-Antikörpergehaltes in der Ergußflüssigkeit von Kindern, welche eine Pneumokokkeninfektion durchgemacht hatten; zwar erweist sich der erhöhte Gehalt an IgE-Antikörpern als spezifisch gegen die Kapsel-Polysaccharide von Pneumokokken, jedoch lassen sich keine Erreger im Mittelohr selbst nachweisen (SLOYER et al. 1976). Allerdings findet man in solchen Fällen Pneumokokken im Bereich des Nasopharynx der gleichen Patienten. Auch VELTRI u. SPRINKLE (1976) fanden in Ergußflüssigkeiten des Mittelohres spezifische Antikörper gegen Erreger einer gleichzeitig vorhandenen Infektion des Respirationstraktes, ohne mikroskopisch oder in der Kultur Bakterien zu finden. Schließlich konnten MOGI (1976) in Mittelohrergüssen von wurminfizierten Kindern in 8,9% eine spezifische Reaginaktivität (IgE) nachweisen.

Dies führt zu der Überlegung, ob Mittelohrergüsse und die Transformation der Mittelohrschleimhaut nicht allein bereits Ausdruck eines allgemeinen immunologischen Reaktionsprozesses bzw. eines Reifungsprozesses zur vollwertigen Schleimhaut mit allen Charakteristika der Schleimhäute des oberen Respirationstraktes sein könnten. Eine vermehrte Einwanderung von B- und T-Lymphozyten, die Präsenz von Plasmazellen, Makrophagen und die aktive Sekretion von Immunglobulinen führen eigentlich erst zur immunologischen Reifung der Mittelohrschleimhaut.

Ein erhöhter IgE-Spiegel wird gelegentlich sowohl im Blutserum als auch in der Ergußflüssigkeit des Mittelohres bei allergischen Erkrankungen beobachtet (JOHANSSON et al. 1972). Auch dieses Immunglobulin kann lokal von der Mittelohrschleimhaut produziert werden und tritt als SIgE im Mittelohrsekret auf. LIM et al. (1976) fanden bei 14% ihrer kindlichen Patienten mit chronischem Mukotympanon einen 5mal höheren IgE-Spiegel in der Ergußflüssigkeit als im Vergleichsserum. Dies bedeutet, daß IgE, dessen Halbwertszeit 2,3 Tage beträgt (ISHIZAKA u. DAYTON 1973), von der Mittelohrschleimhaut ständig und lokal produziert werden muß, da der entsprechende Blutserumspiegel wesentlich niedriger liegt. Unter dem Einfluß von IgE kommt es zu einer Degranulierung der histaminhaltigen Mastzellen, wodurch die Gefäßpermeabilität in der Submukosa erhöht wird und es damit wiederum spezifischen Serumantikörpern aus anderen Immunglobulinklassen gestattet in die Schleimhaut einzudringen.

Offensichtlich reift die normale Mittelohrschleimhaut, die ja keine Charakteristika eines respiratorischen Epithels zeigt, erst durch den Reiz des Unterdruckes oder durch andere Entzündungsreize zu einer immunologisch kompetenten Schleimhaut heran und entspricht dann funktionell und immunologisch den Schleimhäuten des oberen Respirationstraktes. In der Ohrtrompete hingegen besteht anlagebedingt bereits eine Schleimhautauskleidung mit sekretorisch aktivem Epithel und reichlich immunkompetenten Zellen in der Submukosa.

6.1.7 Klinisch-pathogenetische Gesichtspunkte

Das Seromukotympanon ist die häufigste otologische Erkrankung im Kindesalter; nach den Untersuchungen von EVERBERG (1967), MURRAY et al. (1968), WATSON (1969), HUSSL (1973a, b), MÜNKER (1972, 1976) und BIRCK (Columbus Ohio, pers. Mitteil.) haben bis zu 80% aller Kleinkinder bis zum 6. Lebensjahr eine oder mehrere Episoden von Tubenfunktionsstörungen mit Ansammlung von Ergußflüssigkeit in den Mittelohrhohlräumen. Da die Autoren aus unterschiedlichen geographischen Regionen stammen, sind regionale klimatische Einflüsse ausgeschlossen. WATSON (1969) fand in einer Feldstudie unter 1777 Kindern im Alter von 5 Jahren bei 20% eine Schalleitungsschwerhörigkeit, deren Ursache in 81% ein Seromukotympanon war. Unter 1605 13jährigen Kindern fand der gleiche Autor in 13% eine Schalleitungsschwerhörigkeit, jedoch nie ein Seromukotympanon, sondern Folgezustände der Erkrankung (Adhäsivprozesse). MÜNKER (1976) beschrieb bei 2111 Kindern, welche zur Adenotomie anstanden, in 25% eine Schalleitungsschwerhörigkeit, deren Ursache zu 80% ein reines Mukotympanon war. BIRCK u. MRAVEC (1976) berichten von 736 Kindern, die sie wegen eines Mukotympanons behandelten. In 54% lag die Ursache in hyperplastischen Rachenmandeln, in 20% lag eine allergische Diathese vor. Das häufigste Auftreten eines Mittelohrergusses fand sich zwischen dem 1. und 2. Lebensjahr und zwischen dem 3. und 6. Lebensjahr, ab dem 10. Lebensjahr kommt es nur noch selten zur Ausbildung eines Mittelohrergusses, dagegen werden häufiger Folgezustände eines in früher Kindheit durchgemachten Mukotympanons (Adhäsivprozesse s. S. 322ff.) gesehen.

Säuglinge, deren Tubenöffnungsmechanismus wegen Gaumenspaltenanlagen behindert oder unmöglich ist, entwickeln nach den Untersuchungen von PARADISE et al. (1969), BLUESTONE (1971) und MÜNKER (1973) in annähernd 100% ein Mukotympanon. Durch Röntgenkontrastuntersuchungen an 116 Kleinkindern mit Gaumenspalten konnte ein Versagen des Tubenöffnungsmechanismus festgestellt werden. Nach Injektion eines dünnflüssigen Kontrastmittels in das Mittelohr, nach vorhergehendem Absaugen des Sekretes, zeigte sich zudem ein Abflußstop im Bereich des tympanalen Tubenostiums und im Isthmusbereich der Ohrtrompete (KAU 1990). Diese funktionelle Stenose im Isthmusbereich findet man an gleicher Stelle auch bei Kindern mit Mukotympanon anderer Ursache als einer gestörten Funktion der velopalatinalen Muskulatur.

Führt man aber durch Parazentese und Absaugen des Sekretes sowohl bei den Kindern mit Gaumenspalten als auch bei der anderen Gruppe eine aktive Belüftung des Mittelohres herbei (z. B. auch durch Einsetzen von Paukenröhrchen), so beobachtet man bei den Gaumenspaltenträgern, daß ein dünnflüssiges Kontrastmittel nun zwar in die Tube eintreten kann, jedoch nicht bis in den Nasopharynx gelangt; bei den anderen Patienten ohne Gaumenspaltesymptomatik kam es zu einem problemlosen Abfließen des Kontrastmittels in den Nasopharynx.

Diese Untersuchungen beweisen, daß die überschießende Sekretion der pathologisch veränderten Mittelohrschleimhaut nicht der alleinige Grund für die Ansammlung des Sekretes in den Mittelohrräumen ist, sondern das der fortbestehende tympanale Unterdruck allein genügt, um eine ödembedingte Stenose im engsten Bereich der knöchernen Ohrtrompete hervorzurufen.

Die Einwirkung eines chronischen Seromukotympanons auf die Innenohrfunktion wurde von ARNOLD et al. (1977) untersucht. Dabei ergab die audiometrische Testung an 77 Ohren mit Seromukotympanon einen zunehmenden Schallempfindungsverlust, bevorzugt im Frequenzbereich oberhalb von 1000 Hz, der um so stärker ausgeprägt war, je länger die Schleimansammlung in den Mittelohrhohlräumen bestand. Als Ursache wurde einerseits eine Durchwanderung der Schneckenfenster von toxischen Enzymen des Schleimes diskutiert, ferner aber auch eine Blockade des Sauerstoffzufuhr in den basalen cochleären Windung, nachdem experimentell gezeigt werden konnte, daß der Sauerstoffpartialdruck in der Perilymphe hinter dem runden Fenster unmittelbar vom Sauerstoffgehalt der Mittelohrhohlräume abhängig ist (MAASS et al. 1975). In diesem Zusammenhang soll darauf hingewiesen werden, daß die normale Belüftung des Mittelohres den Sauerstoffpartialdruck in den basalen Schneckenwindungen erheblich beeinflußt.

Klinische Befunde. Das Trommelfell ist gewöhnlich retrahiert und geringfügig verdickt. Hinter dem Trommelfell erkennt man unter dem Ohrmikroskop eine braune bis gelbliche Flüssigkeit, wenn das Sekret stark eingedickt ist so hat das Trommelfell auch ein bläuliches Aussehen (Abb. 3.55, 3.56). Es liegt eine Schallleitungsschwerhörigkeit von bis zu 40 dB vor, Schmerzen bestehen in der Regel nicht, gelegentlich aber Tinnitus und Ohrdruck, bei sonst ungestörtem Allgemeinbefinden.

Histopathologische Befunde. Die Hohlräume des Mittelohres und das Zellsystem des Mastoids sind mit proteinreicher Flüssigkeit ausgefüllt, die einige Makrophagen, gelegentlich Leukozyten enthalten. Auch findet man eine ödematöse Verdickung und manchmal ein entzündliches Infiltrat in der Submukosa, darüber respiratorisches Epithel. Bei lange bestehendem serösem oder muköstem Erguß findet man histologisch eine Verdickung der Zellsepten im Warzenfortsatz bis hin zur Pneumatisationshemmung und partieller Eburnisierung des Warzenfortsatzes (Abb. 3.57).

Differentialdiagnose. Radiogener Schleimhautschaden des Mittelohres, Myxödem, Otitis nigra (s. S. 371).

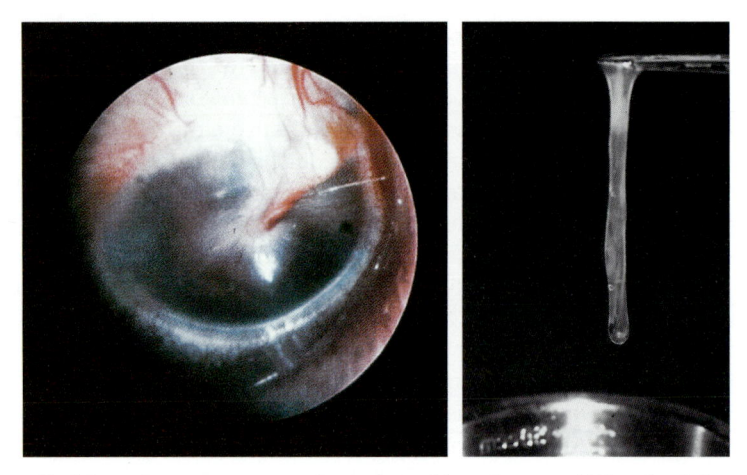

Abb. 3.55 (*links*). Mukotympanum: Otoskopisches Bild. Das Trommelfell ist deutlich retrahiert und bläulich durchscheinend. Um den Hammergriff starke Gefäßinjektion

Abb. 3.56 (*rechts*). Mukotympanum: Hochvisköses, klares Sekret, das bei kindlichem Mukotympanum aus dem Mittelohr abgesaugt wurde. Dadurch mittelgradige Schalleitungsschwerhörigkeit

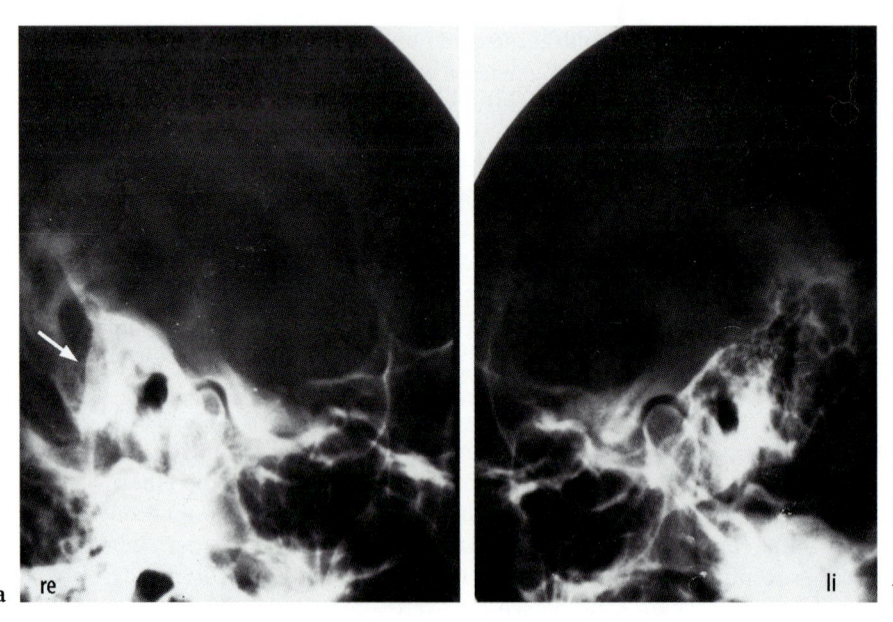

Abb. 3.57 a, b. Chronisches rechtsseitigs Mukotympanum: Röntgenaufnahmen nach Schüller von einem 8jährigen Kind mit chronischem Mukotympanum rechts (**a**). Man erkennt gegenüber der linken Seite (**b**) die deutliche Pneumatisationshemmung und die vorverlagerte Sinusschale (*Pfeil*) als Ausdruck der chronischen Schleimhautreaktion bei Unterdruck in den Mittelohrräumen

6.2 Trommelfellperforation

Durchgehender Substanzverlust von Anteilen des Trommelfelles oder des gesamten Trommelfelles als Folge traumatischer (Ohrfeige, Kopfsprung ins Wasser, Explosionstrauma, Perforation bei Selbstreinigung mit Wattestäbchen, Schweißperle und andere) oder entzündlicher destruktiver Prozesse, einschließlich Cholesteatom.

Die traumatische Trommelfellperforation infolge eines Überdruckes im Bereich des äußeren Gehörganges (z.B. Ohrfeige) zeigt einen zentralen Einriß vor oder hinter dem Manubrium. Traumatische Trommelfellperforationen haben in aller Regel einen ausgefransten Rand ohne entzündlichen, narbig verdickten Randwall. Wenn durch exogene Einflüsse beispielsweise Wasserzufuhr durch den äußeren Gehörgang und somit Zutritt von Bakterien ins Mittelohr eine bakterielle Schleimhautentzündung des Mittelohres eintritt, so sind die Symptome die gleichen wie bei einer chronischen Mittelohrentzündung mit Perforation. Im Verlaufe der Entzündung mit Sekretion stabilisiert sich die Perforation durch Einwachsen von entzündlicher Schleimhaut in die Perforationsränder und im Ausheilungsstadium tritt eine ringförmige teilsklerosierende Vernarbung ein (Abb. 3.58, 3.59).

In seltenen Fällen kommt es bei einer traumatischen Trommelfellperforation (beispielsweise bei Kindern durch Einführen von Stäbchen in den Gehörgang) zusätzlich zur Perforation zu einer Luxation der Gehörknöchelchenkette, in seltenen Fällen zu einer Steigbügelimpression. Eine akute Ertaubung und massive vestibuläre Reizung (Schwindel) sind die Folge. Bei bakterieller Superinfektion tritt rasch eine eitrige Labyrinthitis (s. S. 380) auf.

Frische Trommelfellperforationen ohne Superinfektion sind unregelmäßig konturiert, nicht abgerundet und haben ausgefranste Ränder, ggf. mit Einstülpung von Trommelfellepithel in Richtung Mittelohr und frischen kapillären Blutungen.

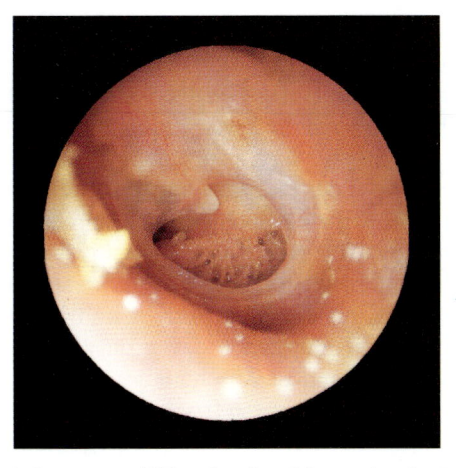

Abb. 3.58. Posttraumatische Trommelfellperforation: Die Ränder der Perforation sind narbig verdickt

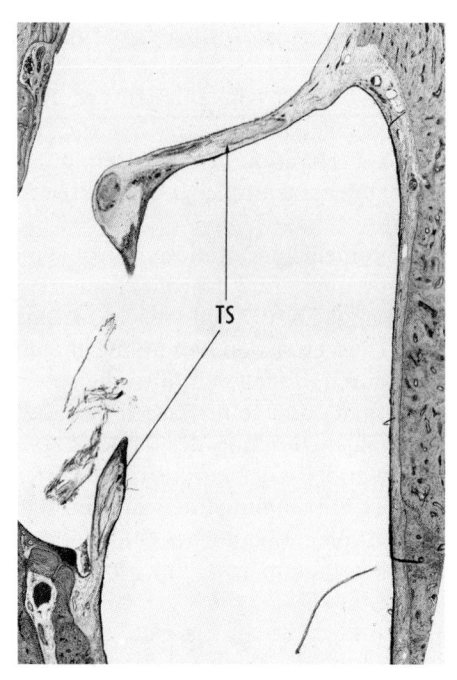

Abb. 3.59. Posttraumatische Trommelfellperforation: Das histologische Bild zeigt eine starke Vernarbung des gesamten Trommelfelles, teilweise mit Tympanosklerose (*TS*). Im Bereich der Perforation abgeschilferte Hornlamellen. × 15

Superinfizierte traumatische Trommelfellperforationen zeigen einen entzündlichen Randwall mit Überwachsen von Schleimhaut über die Perforationsränder. Die Perforation rundet sich ab, die ausgefransten Gewebsanteile nekrotisieren und stoßen sich ab.

Eine zentrale Trommelfellperforation bei chronischer Otitis media zeigt einen narbigen Randwall der meist runden Perforation, in der Umgebung finden sich im Stratum fibrosum Kalkeinlagerungen. Bei floridem Entzündungsprozeß können polypöse Granulationen die Perforationsränder auskleiden.

Gutachterlicher Hinweis. Bei der Fragestellung, ob eine Trommelfellperforation mit oder ohne chronische Mittelohrentzündung traumatisch bedingt oder Folge einer über die Ohrtrompete fortgeleiteten chronischen bakteriellen Entzündung ist, kann das Pneumatisationsmuster des Warzenfortsatzes Hilfestellung geben. Wenn der Warzenfortsatz gut pneumatisiert ist und keine Sklerosierungszeichen aufweist, kann man grundsätzlich davon ausgehen, daß die Perforation oder Mittelohrentzündung erst nach Abschluß des Pneumatisationsalters aufgetreten ist (nach dem 16. Lebensjahr). Bei frischen Trommelfellperforationen und blander Mittelohranamnese zeigt sich röntgenologisch (Schüller-Aufnahme) immer eine tadellose Pneumatisation ohne Zelltrübungen oder Einschmelzungen.

6.3 Myringitis

Die Myringitis ist ein Entzündungsprozeß, der sich ausschließlich auf das Trommelfell beschränkt und in der Regel durch infektiöse Organismen hervorgerufen wird. Ätiologisch unterscheidet man 3 Formen von Trommelfellentzündungen, je nach Ursache und betroffener Struktur:

1. *Grippeotitis*: Akut einsetzende druckschmerzhafte, isolierte, durch Grippeviren ausgelöste epidermale Entzündung des Trommelfelles mit roten, gespannten Bläschen und Flüssigkeitsansammlung zwischen Epidermis und Stratum fibrosum (Abb. 3.60).
2. *Externa-Myringitis*: Bakteriell verursachte, entzündliche Mitreaktion von Epidermis und Stratum fibrosum, dadurch Verdickung des Trommelfelles im Gefolge einer Otitis externa.
3. *Tympanogene Myringitis*: Über die Ohrtrompete fortgeleitete bakterielle Infektion der Mittelohrschleimhaut mit Beteiligung des Stratum fibrosum. Das Trommelfell zeigt klinisch eine starke Gefäßinjektion und ist ggf. bei Eiteransammlung im Mittelohr vorgewölbt.

Die bullöse Myringitis (Grippeotitis) begleitet in der Regel eine virale Infektion des oberen Respirationstraktes. Eine oder mehrere blutgefüllte, gespannte Bläschen bedecken die epidermale Oberfläche des Trommelfelles (Abb. 3.60).

Die Externa-Myringitis wird durch Erreger im Verlaufe einer Otitis externa (z.B. Pilze, Pseudomonas, Staphylokokken) ausgelöst.

Bei einer bakteriellen Infektion des Mittelohres (Haemophilus influenzae, Pneumokokken) ist die tympanogene Myringitis frühes Zeichen einer akuten Otitis media.

Bei der Myringitis ist das Trommelfell intakt, aber verdickt und zeigt ein leukozytäres Infiltrat. Ulzerationen sowie pyogene Granulome können sich

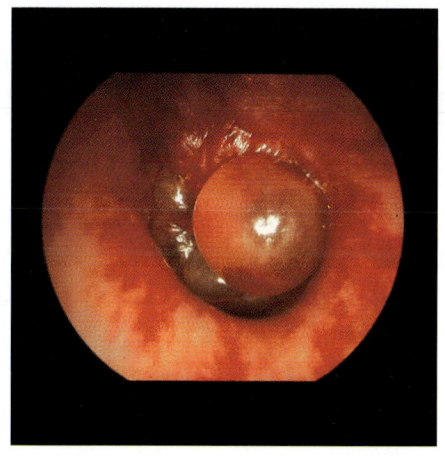

Abb. 3.60. Myringitis: Grippeotitis mit massiv gespannten Bläschen infolge Flüssigkeitsansammlung zwischen Stratum fibrosum und Epidermis des Trommelfelles

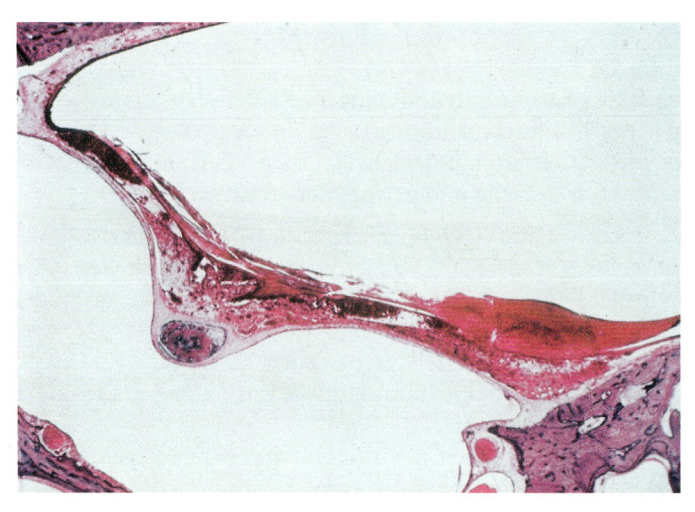

Abb. 3.61. Myringitis: Grippeotitis, Ansammlung von hämorrhagisch-seröser Flüssigkeit zwischen Stratum fibrosum und Epidermis des Trommelfelles bei reizloser Mittelohrschleimhaut. × 10

dann entwickeln, wenn das Stratum epidermale und Anteile des Stratum fibrosum nekrotisch werden (Abb. 3.61).

Bei der viralen Myringitis (Grippeotitis) kann es gleichzeitig, bedingt durch den viralen Infekt des oberen Respitationstraktes zu einer serösen Mittelohrentzündung und serösen (viralen) Labyrinthreizung kommen. Klinisch bestehen Tinnitus, dumpfes Druckgefühl im Bereich des Ohres, leichte Schallempfindungsschwerhörigkeit, ggf. auch Schwindel.

6.4 Akute eitrige Otitis media, Mastoiditis

Definition. Akute, über die Ohrtrompete aus dem Nasopharynx fortgeleitete bakterielle Entzündung der Schleimhautauskleidung der Mittelohrräume (akute Otitis media), ohne oder mit Beteiligung der Knochenzellen des Warzenfortsatzes (Mastoiditis) (Abb. 3.62, 3.63).

Häufigste Erreger. Streptococcus pneumoniae (30%), Haemophilus influenzae (20%), β-hämolysierende Streptokokken (10%), Staphylococcus aureus, Pseudomonas aeruginosa, Branhamella catarrhalis (10%), Mikroplasmen.

Häufigste Ursache bei Kindern. Vergrößerte, entzündete Adenoide, chronischer bakterieller Infekt des oberen Respirationstraktes, insbesondere des Nasopharynx.

Häufigste Ursache bei Erwachsenen. Über die Ohrtrompete fortgeleiteter bakterieller Infekt der Nasennebenhöhlen oder des Nasopharynx.

Akute eitrige Otitis media, Mastoiditis 341

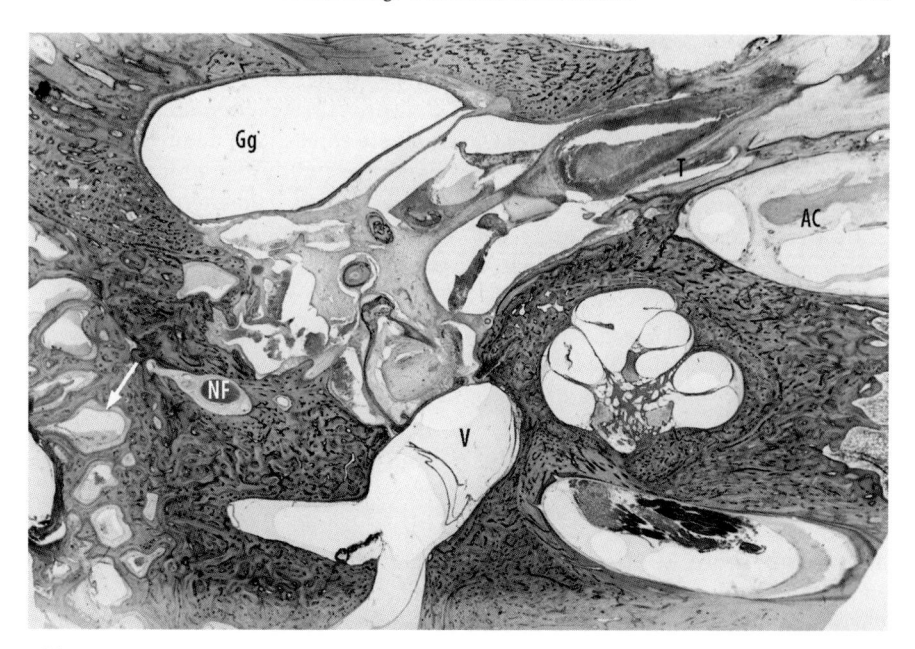

Abb. 3.62. Horizontalschnitt durch ein kindliches Felsenbein mit akuter, über die Ohrtrompete (*T*) fortgeleiteter Otitis media. Die Mittelohrräume sind mit entzündlichem Exsudat ausgefüllt, das Trommelfell retrahiert. Die Schleimhautauskleidung der Warzenfortsatzzellen ist bereits ödematös angeschwollen (*Pfeil*). *NF* Nervus facialis; *V* Vestibulum; *AC* Kanal der Arteria carotis interna; *Gg* äußerer Gehörgang. × 6

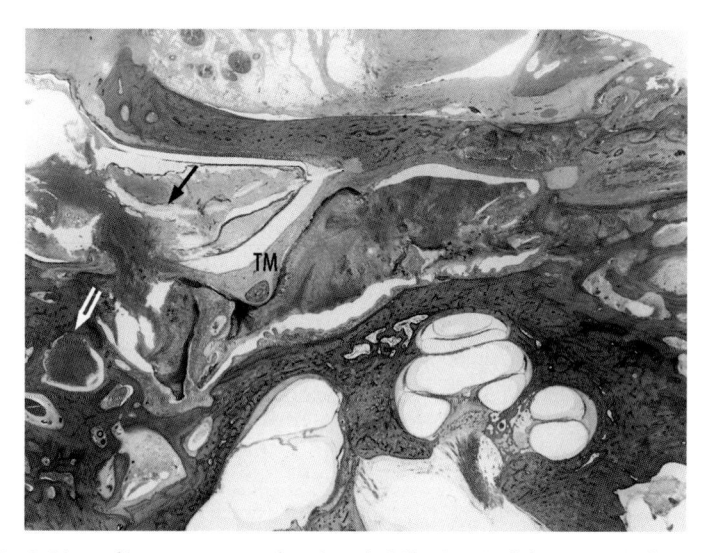

Abb. 3.63. Otitis media acuta cum perforatione (*Pfeil*). Die Mittelohrräume sind von Eiter ausgefüllt, die Mittelohrschleimhaut hyperplastisch, im hinteren Bereich des Trommelfelles (*TM*) quillt der Eiter (*Pfeil*) über eine Perforation in den äußeren Gehörgang. Auch die Warzenfortsatzzellen (*Doppelpfeil*) sind bereits mit Eiter ausgefüllt (beginnende Mastoiditis). × 6

Pathomechanismus. Durch kräftiges Schneuzen, Valsalva-Versuche oder Politzern können bei gleichzeitig vorliegender Infektion des Nasenrachenraumes die Erreger in das Mittelohr gepreßt werden. Bei vorausbestehendem Paukenunterdruck wegen Funktionsstörung der Ohrtrompete (ursächlich bedingt durch die bakterielle Infektion des Nasopharynx) kommt es wie unter Kapitel *Seromukotympanon* beschrieben, oftmals zunächst zu einem Paukenerguß, wodurch die Aktivität und Schlagrichtung der Kinozilien behindert oder aufgehoben wird. Dies erleichtert das Eindringen von Bakterien über die Ohrtrompete in das Mittelohr.

Komplikationen. Mastoiditis, akute Labyrinthitis, Fazialisparese, Thrombose des Sinus sigmoideus, Meningitis, Subdural- oder Epiduralabszeß.

Symptome. Reduzierter Allgemeinzustand mit Fieber (bei Kindern rasch über 39°C), pulsierende, stechende Ohrenschmerzen, Schalleitungsschwerhörigkeit.

Allgemeine Hinweise. Innerhalb weniger Stunden nach Übertritt der Infektion vom Nasopharynx in das Mittelohr kommt es bereits zu einer Rötung und Vorwölbung des Trommelfelles infolge der schnellen Eiteransammlung in den Mittelohrhohlräumen (Empyem). Dieser Eiter kann infolge der entzündungsbedingten Tubenblockade nicht abfließen und bewirkt einen Überdruck. Das Trommelfell kann sich dabei ausdehnen, wobei bei der akuten Otitis media die spontane Trommelfellperforation relativ selten ist. Die Entzündung mit unter Druck stehendem Eiter kann sich in der Reihenfolge der Häufigkeit wie folgt ausdehnen:

- *Mastoid* (akute oder verschleierte Mastoiditis, ggf. mit Durchbruch des unter Druck stehenden Eiters durch das Planum mastoideum unter das Periost der Mastoidoberfläche, von dort phlegmonöse subkutane Ausbreitung).
- *Fazialiskanal* (osteomyelytische Destruktion der Knochenschale des durch das Mittelohr verlaufenden Faloppischen Kanals mit entzündlichen Perineuralödemen des Nerven). Folge: Fazialisparese.
- *Labyrinth* (Fortleitung der eitrigen Entzündung über die Schneckenfenster zum membranösen Labyrinth mit akutem Drehschwindel und Ertaubung).
- *Endokranium* (Überleitung der akuten eitrigen Entzündung aus den Mittelohrräumen über das Tegmen tympani oder über das Labyrinth mit otogener Meningitis. Epidural- oder Subduralabszeß der mittleren oder hinteren Schädelgrube insbesondere im Verlaufe einer akuten – oder subakuten Osteomyelitis des Warzenfortsatzzellsystems mit Destruktion der Knochenbegrenzung zur mittleren oder hinteren Schädelgrube seltener im Bereich des Tegmen tympani).
- *Sinus sigmoideus* (entzündlich-phlegmonöse Infiltration der Venenwand des Sinus sigmoideus im Verlaufe einer akuten oder subkuten Mastoiditis mit Thrombosierung des Gefäßlumens: Sinusthrombose).
- *Halsweichteile* (Bezold-Senkungsabszeß = Durchbruch einer akuten oder subakuten Mastoiditis durch die Spitze des Warzenfortsatzes und Ausbrei-

tung der phlegmonösen Entzündung entlang der tiefen Halsfaszien, ggf. mit Thrombose der V. jugularis profunda).
- *Pyramidenspitze* (Fortbestehen einer eitrigen Entzündung in den Pneumatisationszellen der Pyramidenspitze nach Abklingen einer akuten Otitis media; Gradenigo-Symptomatik).

Zu Beginn einer bakteriellen Infektion der Mittelohrschleimhaut steht die entzündliche Hyperämie und Kreislaufstörung im Vordergrund. Die Submukosa erscheint gefäßreich, selbst kleinste Gefäße sind weitgestellt und zeigen Zeichen einer Stase. Gleichzeitig kommt es zu einer ödematösen Durchtränkung des Bindegewebes mit Splitterung und Bruch der kollagenen Faserbündel. Hyperämie und Ödem bewirken eine beträchtliche Volumenzunahme der gesamten Schleimhaut, zusätzlich finden sich ausgedehnte entzündliche Infiltrate (Leukozyten, Lymphozyten, Plasmazellen, Makrophagen, Mastzellen). Eosinophile Granulozyten sind nur sehr selten anzutreffen (ZECHNER 1966). Im Bereich des Epithels treten große, flächenhafte Abrasionen auf, wobei Leukozyten, Makrophagen, Fibrozyten, aber auch Erythrozyten an die Oberfläche in das Lumen der Paukenhöhle übertreten. Das ursprünglich flache, einschichtige Epithel der Mittelohrschleimhaut zeigt an den Stellen, an denen die Epithelabrasion unterbleibt entweder eine ödematös-hyperplastische Formation, d. h. es entsteht ein mehrschichtiges, mehrreihiges kubisches Epithel, vorwiegend findet man jedoch die Umwandlung in ein typisches respiratorisches Epithel (Abb. 3.64). Einerseits können die Epithelabschilferungen durch den Druck des aus der Submukosa hervorquellenden Exsudates entstehen, zum anderen können die Epithelzellen auch direkt durch die Einwirkung von Bakterientoxinen oder als Folge der Phagozytose von Bakterien zugrunde gehen (FUJITA 1964). Im Zustand des entzündlichen Gewebsödems und der Epithelabschilferungen befindet sich in den Mittelohrräumen ein sero-purulenter Erguß. Er enthält Serumeiweiß, Leukozyten, Makrophagen, Histiozyten und Plasmazellen (SENTURIA 1970). Mit zunehmender Epitheltransformation geht der seropurulente Erguß in einen schleimig-eitrigen Erguß über, wobei der reichliche Gehalt an Leukozyten, Makrophagen und Plasmazellen auf die immer noch bestehenden Epitheldefekte hinweist.

Kann der Erreger durch die körpereigene immunologische Abwehr oder durch den Einfluß von Antibiotika unter Kontrolle gebracht werden, so überwiegen proliferative Vorgänge des Mesenchyms. Es kommt zu einem Auswachsen von Bindegewebe aus der Submukosa in das eitrige Sekret hinein und Fibroblasten, Makrophagen und Leukozyten beginnen mit der Resorption und Organisation. Gleichzeitig mit dem Bindegewebe sprossen Kapillaren aus der Submukosa in die Organisationsknospen vor. Vom Rande her schiebt sich Epithel über das Granulationsgewebe mit dem Bestreben, die freien Oberflächen abzudecken und somit das Granulationsgewebe wieder in die Schleimhaut zu integrieren. Dabei kann es sich sowohl um respiratorisches Epithel wie auch um Reste eines einschichtigen flachen Epithels handeln. Schließlich resultiert entweder eine polypöse Verdickung der Schleimhaut oder es entstehen isolierte gestielte Schleimhautpolypen (Abb. 3.65).

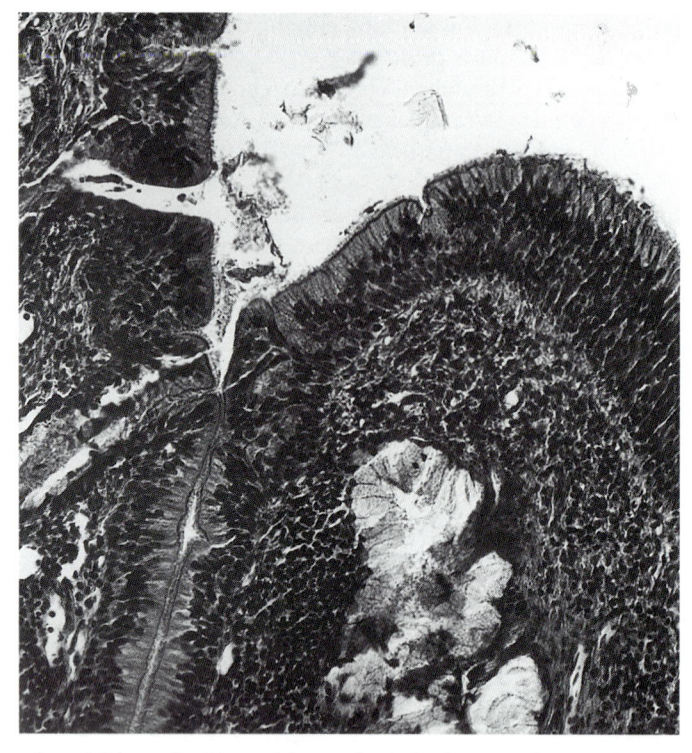

Abb. 3.64. Akute Otitis media: Die stark hyperplastische, bereits polypös aufgeworfene Mittelohrschleimhaut zeigt das typische respiratorische Epithel. Subepithelial massive Entzündungsreaktion. Es bilden sich tiefe Epithelkrypten aus. Bei entzündlicher Verwachsung der zuführenden Trichter entstehen isolierte subepitheliale Zystenformationen. × 60

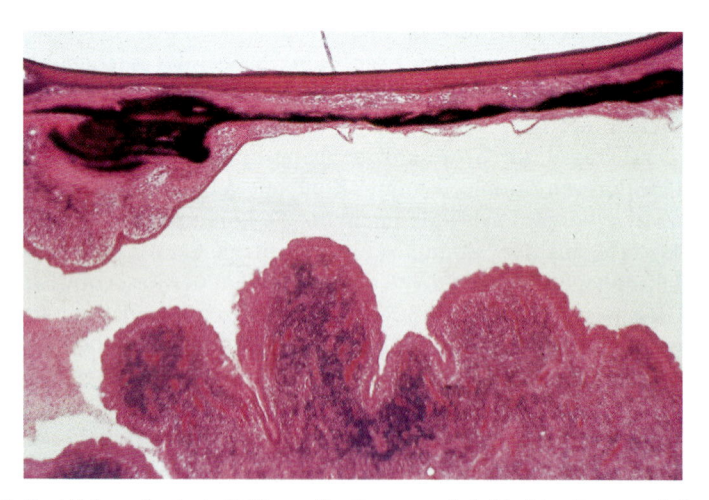

Abb. 3.65. Rezidivierende akute Otitis media: Der vormals lufthaltige Raum zwischen Trommelfell und Promontorium ist infolge der hyperplastisch-polypösen Schleimhautreaktion deutlich reduziert. Im Bereich des Trommelfelles sind bereits postentzündliche schwarze Kalkablagerungen zu erkennen. × 10

Die schnelle Umwandlung der gesamten Mittelohrschleimhaut zu einer „hyperplastischen" Schleimhaut mit sekretorischer aktiver Epitheldecke ist die wichtigste Form der Reizbeantwortung auch auf eine unmittelbare bakterielle Infektion. Da gleichzeitig eine aktive Sekretion der seromukösen Schleimzellen einsetzt, wird die Abwehrleistung der Schleimhaut durch den Gehalt des Sekrets an bakterienspezifischen Antikörpern erhöht. In der Submukosa findet man bereits zu Beginn der Schleimhautumwandlung eine reichliche Infiltration von Zellen der immunologischen Abwehr. Muköziliares und immunologisches System wirken hier synergistisch zur Bekämpfung des bakteriellen Aggressors. Dort, wo noch Epitheldefekte vorliegen, ersetzt das aus der Submukosa vorwachsende Granulationsgewebe, das die gleichen Zellen der immunologischen Abwehr enthält, den Schutzmantel des aktiv sezernierenden Epithels.

Wird der Entzündungsreiz durch die anwesenden pathologischen Mikroorganismen aufrecht erhalten, so antwortet die transformierte Mittelohrschleimhaut mit einer chronisch-eitrigen Schleimsekretion. FRIEDMANN (1956) fand unter 1490 Schleimhautproben aus dem Warzenfortsatz von chronisch infizierten Ohren ausschließlich hochprismatisches Epithel mit Kinozilien und Schleimzellen neben Schleimhautdefekten, aus denen Granulationsgewebe in das eitrige Sekret hineinwuchert.

Sowohl licht- wie elektronenmikroskopisch befinden sich die Bakterien vorwiegend in diesen Granulationsgeweben oder aber im Schleim über dem sekretorischen Epithel: Hier findet der Abwehrkampf zwischen Erreger und Gewebe statt und aussprossendes „entzündliches" Granulationsgewebe und die überschießende Schleimsekretion stellen die Barriere dar, die den Erreger am weiteren Vordringen in die Submukosa und somit in den Knochen hindern.

Nach OJALA (1953) sollen bestimmte aggressive bakterielle Reize direkt auf das Epithel einwirken und dieses zerstören, so daß es dann zu einer Reizbeantwortung durch das Mesenchym der Submukosa kommt (Granulationsgewebe). Schwächere bakterielle Reize oder zusätzliche antibiotische Behandlung sollen dagegen Voraussetzung für eine rasche schützende Schleimhauttransformation sein, so daß in diesen Fällen die chronische Sekretion der Schleimhaut im Vordergrund steht.

Nach ZECHNER (1966) läßt sich die Reizbeantwortung des Epithels auf bakterielle Infektionen wie folgt zusammenfassen:

1. Quellung der Zellen und Lockerung des Epithelverbandes
2. Epithelverlust entweder durch direkte toxische Einwirkung oder durch ausgedehntes Ödem der Submukosa und Auswanderung von Entzündungszellen
3. Lokalisierte bis diffuse Epithelproliferationen und Hyperplasie
4. Epitheltransformation zu hochprismatischem, mehrschichtigen Zylinderepithel mit Flimmerepithel und Schleimzellen
5. Ausbildung von drüsenähnlichen Epitheleinsenkungen durch lokale submuköse Proliferationsvorgänge
6. Abschnürung dieser Epitheleinsenkungen und dadurch Formung von submukösen Schleimzysten (Abb. 3.66).

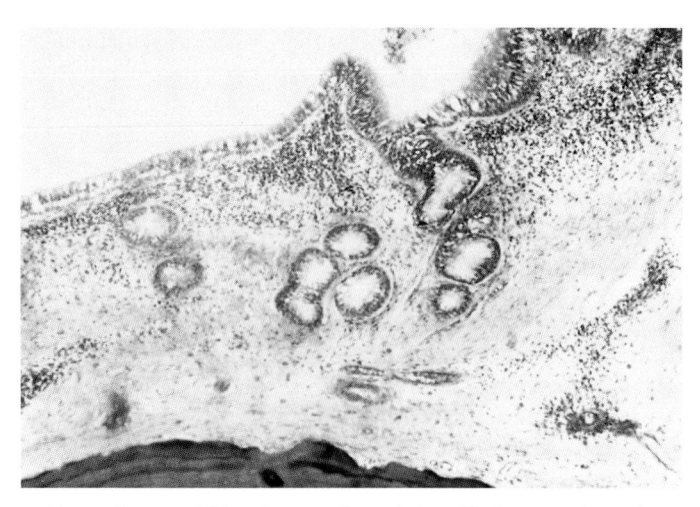

Abb. 3.66. Otitis media: Sowohl im akuten, wie auch im Abheilungsstadium der Otitis media kommt es infolge von Kryptenabschnürungen zu subepithelialer Ausbildung von unterschiedlich großen Zysten. × 60

Die Reizbeantwortung der Submukosa auf bakterielle Infektionen durchläuft folgende Schritte:
1. Toxische Kreislaufstörung mit Hyperämie, Serumdiapedese, Plasmadiapedese und Leukodiapedese.
2. Gewebsödem, zunächst bestehend aus Transsudat, später aus Exsudat (es gelangen nieder- und hochmolekulare Eiweißkörper und Fibrinogen in den Extrazellularraum).
3. Zelluläre Infiltration sowohl diffus als auch herdförmig (aktive Auswanderung von Leukozyten und mononukleären Zellen aus der Blutbahn. Bei besonders schwerer toxischer Schädigung der Kapillarwände auch Austritt von Erythrozyten).
4. Proliferation und Umbau des submukösen Bindegewebes (Bindegewebsvermehrung, fibrinoide Verquellung der kollagenen Fasern, hyaliner Umbau); Bindegewebssprossung an Stellen eines defekten oder fehlenden Epithelverbandes.

Entstehung von Schleimhautpolypen. Das Bindegewebe kann während der zellulären Infiltration oder Proliferation das intakte Epithel vor sich hertreiben, wodurch erst breitbasig aufsitzende, fingerförmige Vorwölbungen der Schleimhaut entstehen. Durch weiteres Vordringen von proliferierendem Bindegewebe und Einsprossen von Kapillaren mit perivaskulärer zellulärer Infiltration formt sich der Schleimhautpolyp. Je nach Vorherrschen einer Zellart, stärkerer Exsudatausschwitzung oder überschießender Kollagenvermehrung unterscheidet man zellreiche oder fibröse, von ödematösen oder myxomatösen Polypen (Abb. 3.67 a, b).

Eine andere Gruppe von Polypen entstammt dem Granulationsgewebe, das bei der Sekretorganisation mitwirkt. Hier wandern Fibroblasten, monozytäre

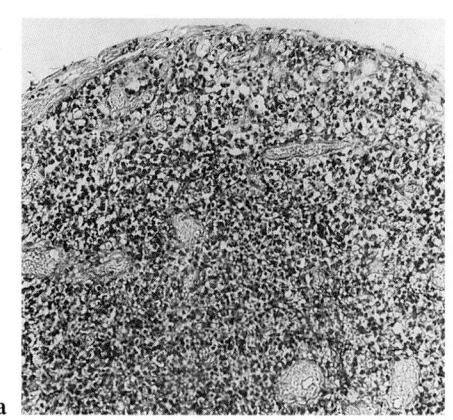

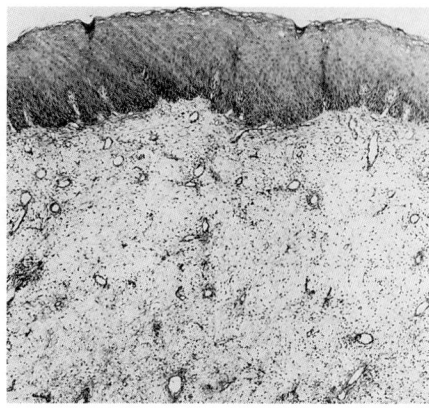

Abb. 3.67. a Otitis media: Zellreicher Schleimhautpolyp ohne bedeckendes Epithel im Sinne einer Protrusion von entzündlichem submukösen reaktiven Gewebe. × 25. **b** Otitis media: Polpy der Mittelohrschleimhaut bei chronisch-persistierender Trommelfellperforation. Das zellreiche Bindegewebe ist von Plattenepithel im Sinne einer echten Metaplasie bedeckt. × 24

Zellen und Makrophagen in das Exsudat vor und formieren sich zu einem schwammähnlichen, zellreichen Bindegewebe, das die Abräumung durch Resorption und Phagozytose vorantreibt. Vom Rande her wächst ortständiges, meist einschichtig flaches Epithel gegen diese Granulationsknospen vor, was nicht immer gelingt, so daß die Abgrenzung des Granulationsgewebes auch durch eine mehrschichtige Verdichtung von Fibrozyten erfolgen kann. Elektronenmikroskopisch fehlt an solchen Stellen die Basalmembran, kollagene Fasern und Fibrozyten mit sehr dichtem strukturlosem Zytoplasma bilden dann die Grenze zur Oberfläche. Das Stroma ist im Gegensatz zu den Proliferationspolypen auffallend gefäßarm und gleicht im ausgeheiltem Zustand einer Narbe; auch hier kann es zur Ausfällung von Kalzium-Apatit-Kristallen an den kollagenen Fasern kommen, wodurch lokale Verkalkung eingeleitet wird (ARNOLD 1977a).

Schleimhautadhäsionen. Im Verlaufe von entzündlichen Veränderungen der Mittelohrräume, die mit einer Epithelschädigung und der Ausbildung eines entzündlichen Exsudates einhergehen, kann es an vielen benachbarten oder gegenüberliegenden Flächen der Mittelohrschleimhaut zu Bindegewebssprossungen kommen. Die Folge ist, daß Granulationsknospen von gegenüberliegenden Schleimhautoberflächen (z. B. Trommelfell-Promontorium) aufeinander zuwachsen, sich vereinigen wodurch strangartige, mehr oder weniger breite Verbindungen entstehen (Abb. 3.68). Vom Rande her überwächst ortständiges Epithel diese Granulationsstränge. Besonders prädestiniert für derartige Verwachsungen sind die ohnehin weit in das Lumen vorspringenden und nahe aneinander liegenden Schleimhautfalten im Bereich des Epitympanons und des Aditus ad antrum. Die Schleimhautadhäsionen im Bereich des Aditus ad antrum können derart ausgeprägt sein, daß eine weitere Luftzufuhr vom Mittelohr über

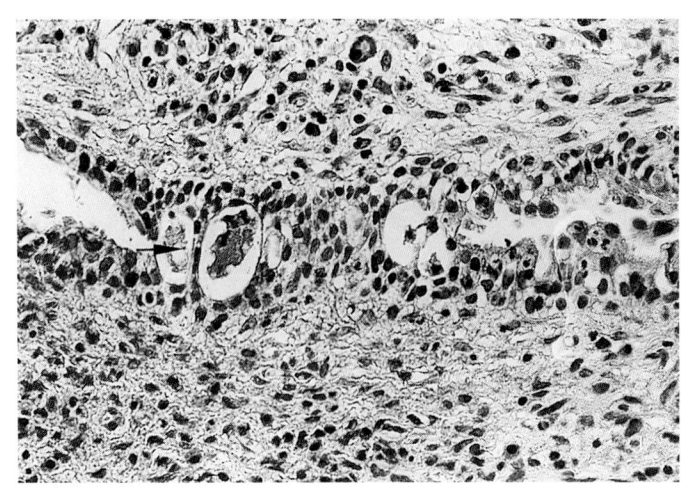

Abb. 3.68. Otitis media: Entstehung von Schleimhautadhäsionen durch Überwachsen von Granulationsgewebe korrespondierender Schleimhautoberflächen (*Pfeil*). × 60

das Antrum in die Warzenfortsatzzellen unmöglich ist. Man spricht dann von einem sog. *Antrumblock*, der es ermöglicht, daß hinter dem Block, also im Bereich des Mastoids, eine abgekapselte Entzündung weiterschwelen kann, selbst dann, wenn die verursachende Entzündung der Mittelohrräume bereits abgeklungen ist.

Die Bindegewebsstränge werden vor allem dann, wenn sie gefäßarm sind, nach Resorption der Gewebsflüssigkeit vernarben und versteifen, auch Kalkeinlagerungen und Ossifikationen kommen vor (Abb. 3.69).

Bei der akuten Otitis media liegt über dem aufgeworfenen, hochprismatischen, ödematösen Epithel ein purulentes Exsudat, intraepithelial und subepithelial findet man alle Formen von Entzündungszellen. Da der infektiöse Prozeß zur Ausbildung von Granulationsgewebe führt, findet man häufige Epitheldefekte und Schleimhautulzera. Subepithelial imponiert eine ausgedehnte Fibrosierung, deren Dicke von der Dauer des Bestehens des akuten oder chronischen Entzündungsprozesses abhängig ist. In solchen fibrotischen Bezirken kann es frühzeitig zu Knochenneubildungen und Verkalkungen kommen. Insbesondere im Bereich des Warzenfortsatzes findet man nach abgelaufener Mastoiditis Zeichen eines apositionellen Knochenwachstums, welches über kurz oder lang zu einer kompletten Obliteration der Warzenfortsatzzellen, vor allem bei Kindern im Pneumatisationsalter führt, man spricht dann von einer Pneumatisationshemmung bzw. von einem eburnisierten Warzenfortsatz. Einzelheiten s. Mastoiditis (s. S. 359).

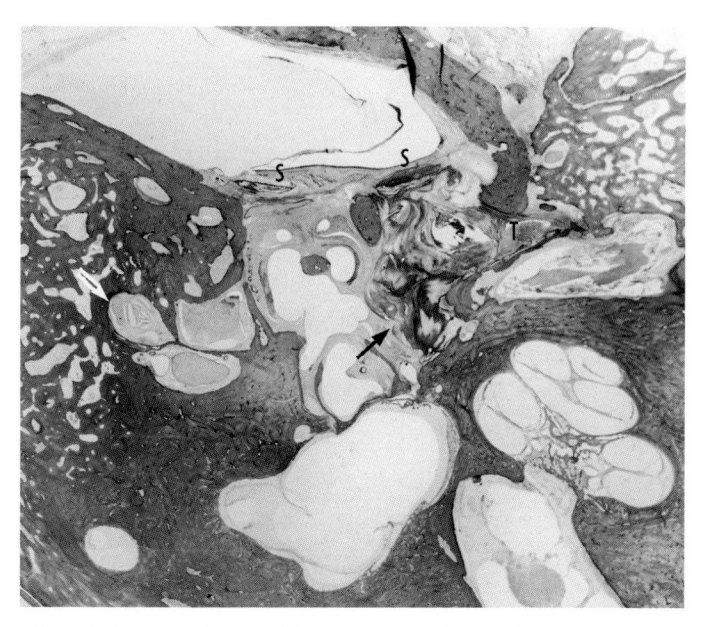

Abb. 3.69. Mittelohrsklerose: Die Ausbildung von sklerotischen Plaques innerhalb des postentzündlichen Granulationsgewebes in den Mittelohrhohlräumen ist eine Form der Ausheilung von akuten oder chronischen Mittelohrentzündungen. Der vordere Anteil des Mesotympanums ist durch Knochenneubildung vollständig obliteriert und somit die Belüftung von der Tube (*T*) nicht mehr möglich. Das Trommelfell ist retrahiert, der Skleroseprozeß dehnt sich in das ovale Fenster aus (*Pfeil*). Einige Zellen des Mastoids zeigen Cholesteringranulome (*Doppelpfeil*); *S* Sklerose des Trommelfelles. × 8

6.5 Chronische Otitis media

Definition. Chronische Schleimhauteiterung der Mittelohrräume und des Mastoids bei persistierender zentraler Trommelfellperforation mit schubweisem Verlauf (aktives eitriges, inaktives trockenes Stadium).

Unter histopathologischen Gesichtspunkten kann man die chronische Otitis media in 3 Subkategorien einteilen:

1. Chronische Otitis media ohne Cholesteatom (Otitis media mesotympanalis)
2. Chronisch aktive Otitis media mit Cholesteatom (Otitis media epitympanalis oder Otitis media mit hinten oben randständigem Defekt, Abb. 3.70)
3. Chronische inaktive Otitis media (Paukenfibrose, Paukensklerose, Adhäsivprozesse, Abb. 3.71).

Ursachen. In der Regel ist die chronische Otitis media Folge einer akuten Otitis media acuta mit Trommelfellperforation. Bakterielle, auch externe Reinfektionen über die Perforation, vorzugsweise aber persistierende Infektionen im Bereich der Mittelohrräume und des Mastoids bei immer noch gestörter Tubenfunktion sind die wesentlichen auslösenden Faktoren. Therapieresistenten Formen kann eine Allergie oder ein reduzierter Immunstatus zugrunde liegen.

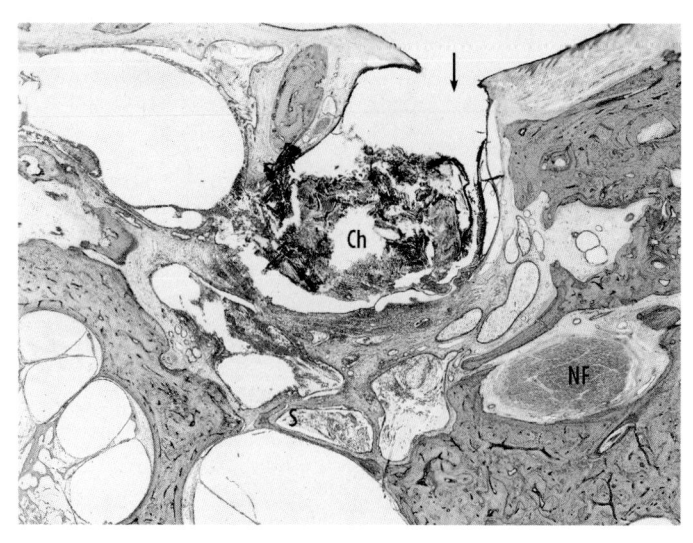

Abb. 3.70. Chronisch aktive Otitis media mit Cholesteatom (*Ch*) von einem hinten oben randständigen Defekt (*Pfeil*) ausgehend. *NF* Nervus facialis; *S* Steigbügelfußplatte. × 4

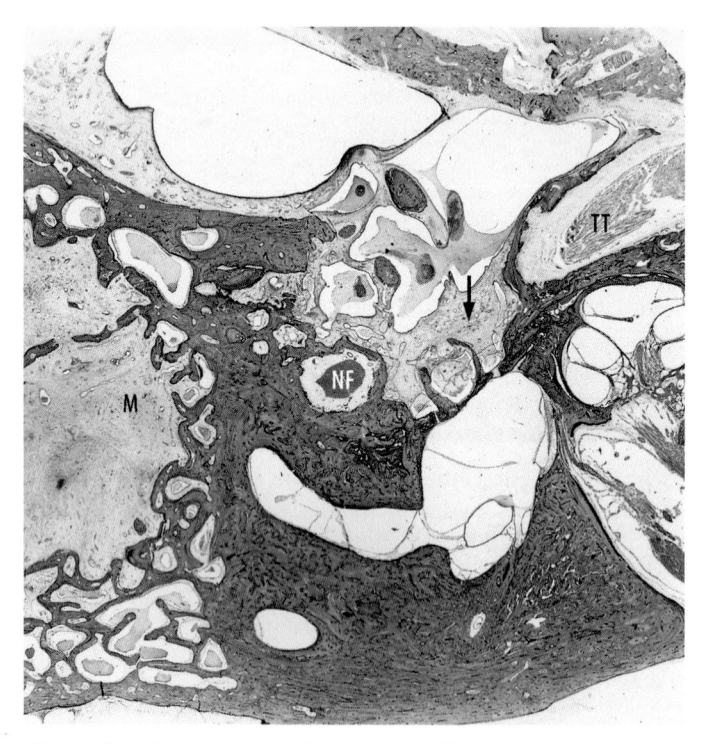

Abb. 3.71. Chronisch inaktive Otitis media mit Paukenfibrose. Das gesamte ovale Fenster ist ausgefüllt von dichtem fibrotischem Bindegewebe (*Pfeil*) ebenso das Antrum und Anteile des Mastoids (*M*). *NF* Nervus facialis; *TT* Tensor-tympani-Muskel. × 4

Häufigster Erreger. Staphylococcus aureus, Proteus, Pseudomonas aeruginosa, Escherichia coli, Streptococcus viridans, Klebsiella, Pilze.

Funktionelle Folgen. Schwerhörigkeit und entzündungsbedingte Veränderungen wegen

- *Schleimhautfibrose,*
- *Adhäsivprozeß,*
- *Entwicklung von pyogenen Granulationen und Schleimhautpolypen,*
- *Ostitis der Gehörknöchelchen (besonders Amboß und in der Regel auch des Mastoids,*
- *Reaktive Knochenneubildungen,* besonders in abgeschotteten Arealen ohne Luftzufuhr Ausbildung von Cholesteringranulomen.

Die klinischen Folgen sind neben einer Schalleitungsschwerhörigkeit eine zunehmende (toxische) Innenohrschwerhörigkeit infolge Einbeziehung der Schneckenfenster in den chronischen Entzündungsprozeß. Die chronisch eitrige Sekretion in den Gehörgang unterhält oft eine bakterielle Otitis externa oder ein Gehörgangsekzem.

Bei Abflußstauung des Eiters aus dem Mittelohr, beispielsweise durch Polypen (Signalpolypen) oder bei isolierter Blockade des Antrums und damit Abflußbehinderung aus den entzündeten Mastoidzellen, kann es zu einer Mastoiditis, gelegentlich mit Fazialisparese infolge Durchwanderung der Knochenschale des Faloppi-Kanals, selten zu einer Labyrinthitis, Petrositis, zu einem Hirnabszeß oder zur Meningitis kommen (Abb. 3.72).

Allgemeine Bemerkungen. Die chronische aktive Otitis media setzt eine zentrale oder randständige Perforation des Trommelfelles voraus und einen aktiven eitrigen Entzündungsprozeß in den Mittelohrräumen, im Antrum oder im Mastoid.

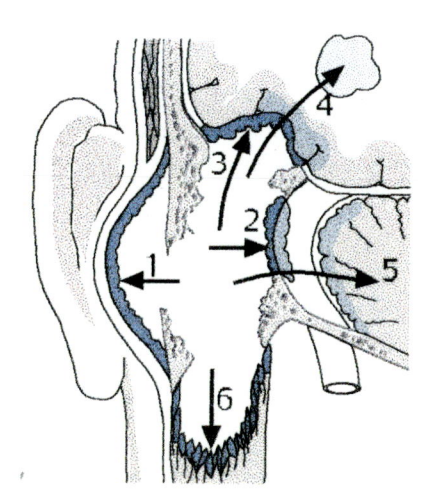

Abb. 3.72. Otitis media acuta. Komplikationsmöglichkeiten. *1* Mastoidits, Subperiostalabszeß; *2* Labyrinthitis; *3* Durchwanderung des Tegmen tympani; *4* Hirnabszeß; *5* Otogene Meningitis; *6* Abszeßausbreitung in die Halsweichteile (Bezold-Mastoiditis)

Eine chronische inaktive Otitis media liegt dann vor, wenn entweder als Folge einer erfolgreichen Behandlung oder spontan der chronische aktive eitrige Entzündungsprozeß stagniert und die ehemals entzündlich veränderten Schleimhaut- und Knochenanteile des Mittelohres, Antrums oder Mastoids mit besonderen Vernarbungsstadien abheilen (Fibrose, Sklerose, Nekrose der Gehörknöchelchenkette, s. unten).

Die chronische Otitis media ist Folge von einem oder mehreren akuten Entzündungen der lufthaltigen und schleimhautausgekleideten Räume des Mittelohres und des Mastoids, sie kann jedoch auch Folge einer direkten traumatischen Perforation des Trommelfelles mit Eindringen von Erregern über dem Gehörgang sein. Eine schlechte Belüftung des Mittelohres und des Mastoids entweder infolge angeborener oder erworbener Erkrankungen der Ohrtrompete, am häufigsten als Folge eines akuten oder chronischen bakteriellen Infektes des Nasenrachenraumes sind die auslösenden Faktoren, die die chronische Schleimhauteiterung in den Mittelohrräumen unterhält.

Wie im Kapitel Seromukotympanon bereits erwähnt, ist die Pathogenese der entzündlichen Erkrankungen des Mittelohres immer identisch:

Es beginnt mit einer Tubenfunktionsstörung und damit Belüftungsstörung der Mittelohrhohlräume, worauf ein Mittelohrerguß und eine Transformation der Mittelohrschleimhaut auftritt, die Schwachstellen des Trommelfelles (Shrapnell-Membran) retrahieren sich (erster Schritt zu einem Cholesteatom) (vgl. S. 363) oder durch den akuten Entzündungsprozeß in den Mittelohrräumen kommt es rasch zu einer zentralen Trommelfellperforation.

Die Folgen einer chronischen Schleimhauteiterung der Mittelohrräume und der mit diesen zusmmenhängenden Pneumatisationsarealen des Felsenbeines sind prinzipiell die Reaktionsformen eines entzündlich abszedierenden Mukoperiostes. Nach dem ursprünglichem Ödem der Schleimhaut tritt rasch eine submuköse Fibrose ein, es entwickeln sich pyogene Granulationen. Da das subepitheliale Fibrozytennetz der Submukosa fließend in die zelluläre Grundstruktur des darunterliegenden Knochens (Fibroblasten) integriert ist, kommt es gleichzeitig zu einer Osteitis und frühzeitig zu Knochenneuformationen, woran man histologisch die Chronizität des entzündlichen Prozesses erkennen kann. Dies ist besoners eindrucksvoll in den pneumatisierten Arealen des Warzenfortsatzes zu erkennen.

6.6 Chronische inaktive Otitis media

Definition. Folgezustände der Schleimhautreaktionen nach Einwirkung kurzfristiger oder chronischer entzündlicher bakterieller oder allergischer (immunologischer) Reize (Abb. 3.71, vgl. Reaktionsformen der Mittelohrschleimhaut).

6.7 Schleimhautsklerose

Definition. Lokal begrenzte Sklerose und Hyalinisierung des bindegewebigen submukösen Stromas u. U. Knochenneubildung.

Allgemeine Bemerkungen. Die Schleimhautsklerose hat zunächst mit der Paukensklerose nichts zu tun. Während letztere der kalzifizierte Zustand einer Paukenfibrose darstellt, beschränkt sich die Schleimhautsklerose ausschließlich auf die submuköse Schicht, die Epitheldecke bleibt intakt. Sie stellt eine häufige Komplikation nach bakteriellen Infekten der Schleimhaut dar und hat eine Prädilektion im Bereich des Trommelfelles, wenn der bakterielle Entzündungsvorgang das kollagenreiche Bindegewebe des Stratum fibrosum miteinbezogen hat. Sind der Schleimhautüberzug und die Schleimhautfalten der Gehörknöchelchen in diesen Narbenprozeß miteinbezogen, so kommt es mit zunehmender Verkalkung zu einer Fixation der Kette.

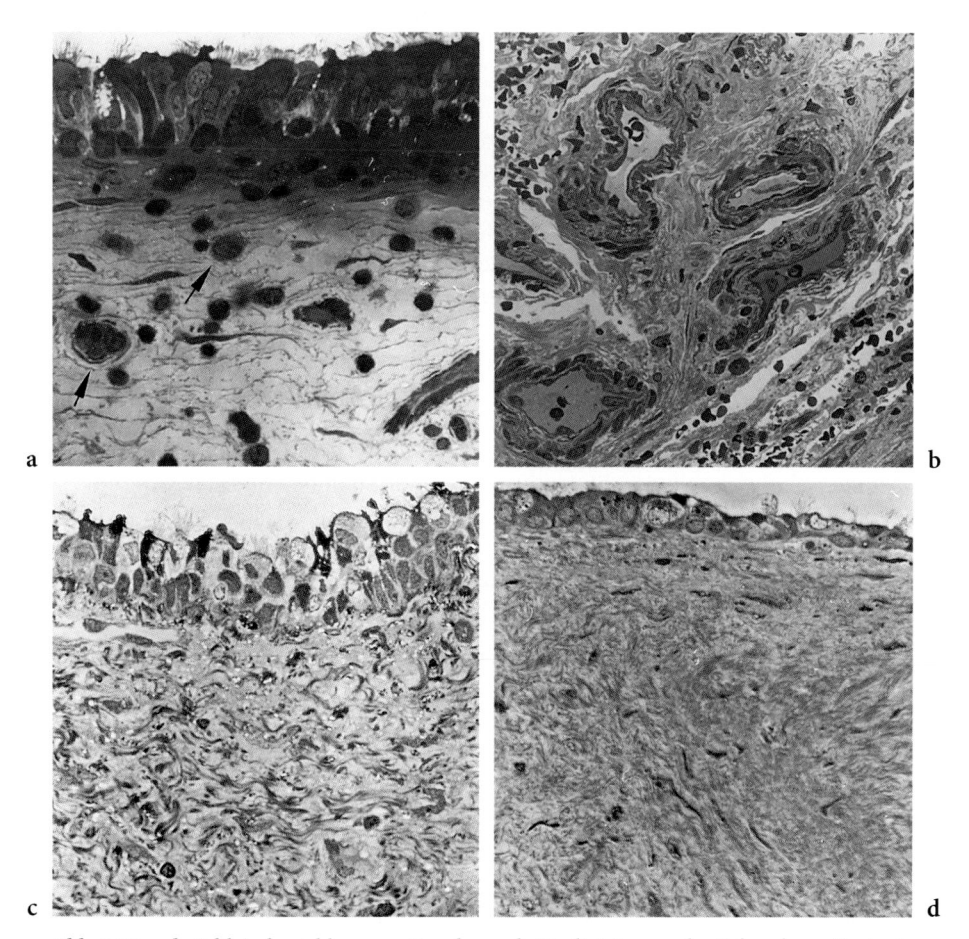

Abb. 3.73 a–d. Schleimhautsklerose. **a** Zunehmende Hyalinisierung der Submukosa. Gestaute Gefäße (*Pfeil*), lockeres lymphozytäres Infiltrat. × 40. **b** Zunehmende Hyalinisierung der Submukosa mit Verdickung der Gefäßwände und Verbreiterung der Basalmembran. × 40. **c** Hyalinisierung der Submukosa, zunehmender Schwund von Kapillaren. × 40. **d** Submuköse Narbe, gefäßlos, nur noch wenige Bindegewebsmatrixzellen. Beginnende Atrophie des Epithels. × 40

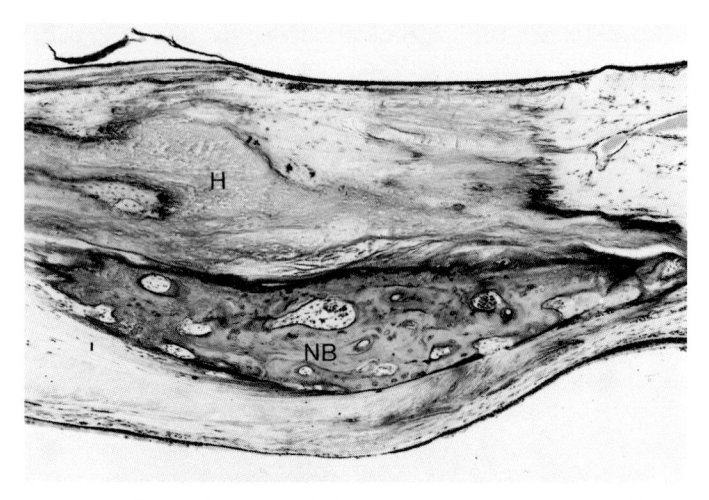

Abb. 3.74. Tympanosklerose des Trommelfelles. Die Pars propria (Stratum fibrosum) ist verdickt und ersetzt durch hyaline Ablagerungen (*H*) und Knochenneuformationen (*NB*). × 25

Histologisch ist die Schleimhautsklerose durch eine hyaline Degeneration des submukösen Bindegewebes mit sekundärer Verkalkung gekennzeichnet. Man findet schalenartige Schichtungen von hyalinen Platten, die zellarm und gefäßlos sind. Das hyaline Gewebe füllt dabei den Raum zwischen Epithel und Knochen oder den Raum zwischen Epidermis und Schleimhautepithel des Trommelfelles komplett aus. Neben lokalisierter Verkalkung soll es nach FRIEDMANN (1971) auch zu Knochenneubildungen größeren Ausmaßes kommen können. Bezüglich des Mechanismus der Verknöcherung hat PRITCHARD (1952) vermutet, daß sich Präosteoblasten aus unreifen Mesenchymzellen differenzieren und an Stellen einer bevorstehenden Osteogenese zu Osteoblasten proliferieren; diese Zellen besitzen dann die Fähigkeit Kollagen zu produzieren. Auch FRIEDMANN (1971) wies darauf hin, daß mesenchymales Gewebe über das ganze Leben hinweg die Fähigkeit aufrecht erhält, unter bestimmten Umständen Präosteoblastenfunktion zu übernehmen. Dies bedeutet, daß sowohl bei der Schleimhautsklerose wie auch bei der Paukensklerose Fibroblasten unter den gegebenen Bedingungen (verändertes biochemisches Milieu, humoral und zellulär veränderte Sauerstoffspannung, immunologische Einflüsse) sich in Präosteoblasten differenzieren und osteogenetisch wirksam werden (FRIEDMANN u. GALEY 1980; vgl. Abb. 3.73 a–c, 3.74).

In der Regel erhält der Pathologe nur kleine, weißliche, harte Partikelchen, die aber auch ohne Entkalkung gut zu schneiden sind. Er findet ein gefäßloses, äußerst zellarmes Gewebe, teilweise parallel angeordnete eingedickte kollagenähnliche Bindegewebsstrukturen, gelegentlich doppelbrechende Kristallnadeln und bei entsprechender Färbung Mastzellen. Eingeschlossene kleine Zysten mit degeneriertem Epithel und eingedicktem Sekret sind häufig. Bedeckendes Schleimhautepithel fehlt.

6.8 Paukenfibrose – Paukensklerose (fibrozystische Sklerose)

Definition. Eindickung des vermehrten Bindegewebes (Fibrose) im subepithelialen Stroma auf Kalzifizierungsvorgängen (Sklerose).

Bei generalisierter fibrozystischer Sklerose der lufthaltigen Räume des Mittelohres kommt es zu einer Funktionsbehinderung des schalleitenden Apparates. Infolge der stark reduzierten Vaskularisation der Mittelohrschleimhaut sowie des gestörten Lymphabflusses, ist die Schleimhaut atrophisch und besteht weitgehend nur noch aus einer einzelligen Lage flacher Epithelzellen ohne sekretorische Potenz.

Fibrose und Sklerose der Mittelohrschleimhaut führen nicht nur zu einer Fixation der Gehörknöchelchenkette und zu einer Obliteration der runden und ovalen Fensternische sondern bei Ausdehnung des Prozesses in den tympanalen Tubenwinkel oder in die Ohrtrompete zu einem Verlust der normalen Drainagefunktion.

Bei der klinischen Paukenfibrose handelt es sich um einen weitgehenden Ersatz des vormals lufthaltigen Paukenhöhlenlumens durch grau-weißliche, derbe, fibrotisch bis sklerotische Gewebsmassen. Die begriffliche Trennung zwischen Paukenfibrose und Paukensklerose ist nur histologisch möglich und ergibt sich aus dem jeweiligen Stadium der Verkalkung (vgl. S. 349, Abb. 3.69).

Nach BECK (1969) ist die Paukensklerose nur in 7,2% unmittelbare Folge einer bakteriellen Mittelohrentzündung. Betroffen ist dabei ausschließlich das 10.–30. Lebensjahr, wobei kein Zusammenhang zwischen Dauer und Schwere der vorausgegangenen Otitis media besteht. ZÖLLNER (1955, 1963, 1966) vertritt ebenfalls die Meinung, daß eine Paukensklerose nicht zwangsläufig Folge einer bakteriellen Mittelohrentzündung sein muß, denn die Pneumatisation sei in den meisten Fällen sehr gut und Veränderungen bleiben ausschließlich auf das Mesotympanum beschränkt (IGARASHI et al. 1970). Verschiedene Beobachtungen sprechen dafür, daß die Paukenfibrose und deren Übergang in eine Paukensklerose oft unmittelbarer Folgezustand eines chronischen Mukotympanons ist. Nach MAWSON et al. (1969, 1972) ist die Paukensklerose in 30% Folge eines Mukotympanons. Ein besonderer lokaler Immunpathomechanismus (Allergie?) soll hier eine Rolle spielen (GIBB u. PANG 1994).

Im Gegensatz zur Paukenfibrose, wo es zu einer teilweisen Obliteration der lufthaltigen Räume des Mittelohres kommt, ist die Schleimhautfibrose auf eine regionale Verdickung allein der Submukosa beschränkt (vgl. S. 353, Abb. 3.73a–c).

Klinische und licht- und elektronenmikroskopische Untersuchungen (ARNOLD 1977a) zeigen die Entstehung einer Paukenfibrose aus einem lang bestehendem Mukotympanon, insbesondere bei Patienten mit allergischer Diathese. Zunächst kommt es unter dem sekretorisch hochaktiven Epithel zu einer massiven Vermehrung des Bindegewebes, insbesondere des Kollagens unter gleichzeitig vermehrter Einlagerung von Lymphozyten, Plasmazellen und vor allem Mastzellen. Frühzeitig lassen die Kollagenfasern Zeichen einer hyalinen Degeneration erkennen. Es treten Epitheldefekte auf, aus denen die Fibrozyten zusammen mit unreifen kollagenen Fasern in den hochviskösen Schleim der

Mittelohrräume einwachsen und bald erkennt man auch das Aussprossen von Kapillaren. Es scheint sich um einen ähnlichen Vorgang wie bei der Exsudatorganisation zu handeln, mit der Ausnahme, daß das Bindegewebe keinerlei Tendenz zur Sekretabgrenzung zeigt, sondern sich regellos ausbreitet. Während dieser Gewebswucherung treten vermehrt Makrophagen auf, aber auch die Fibroblasten scheinen makrophagenähnliche Potenz zu besitzen. In vielen Zellen findet man Lipideinschlüsse aber auch kristalline Strukturen, im Extrazellularraum findet man eine Eindickung von Mukopolysacchariden. Histochemisch lassen sich vorwiegend Mukopolysaccharide und Fette zwischen den hyalinen Strängen nachweisen. Kommt es zu einer Vereinigung benachbarter oder gegenüberliegender Granulationssprossen, so entstehen abgekapselte Hohlräume, die eingedickten Schleim enthalten. Die in die fibrotischen Massen eingeschlossenen Schleimhaut-Areale entwickelten sich zu Zysten, die bald ihre sekretorische Leistung verlieren. In ihrem Lumen findet man vorwiegend Cholesterinkristalle (Abb. 3.75).

Bei ausgewählten Fällen von Paukenfibrose beobachtet man gummiartige schollige, weißlich bis gelbe Plaques, welche zwischen Trommelfell und Paukenhöhlenwänden diese ausgußförmig füllen. Die Verbindung mit dem mesenchymalen Muttergewebe der Schleimhaut ist in vielen Fällen völlig unterbrochen, so daß die fibrotischen Massen wie ein Fremdkörper in den Paukenhöhlen liegen. Insgesamt resultiert ein zellarmer, weitgehend gefäßloser „Thrombus", der viele Fremdkörperriesenzellen mit eingelagerten Cholesterinkristallen sowie Mastzellen aufweist. CHANG (1969) fand elektronenmikroskopisch Kalkablagerungen in den Mitochondrien und Lysosomen der Fibrozyten. Die Röntgenstrukturanalyse zeigte, daß die intrazellulären, elektronendichten Ablagerungen mehr Kalzium als Phosphat enthielten, im Gegensatz zu den extrazellulären Ablagerungen, die mehr Phosphat als Kalzium enthielten. Nach BECK (1969) unterscheidet sich die Verkalkung der Paukensklerose deutlich von normalen Ossifikationsvorgängen bei denen Kalziumphosphat, Kalziumkarbonat und Magnesiumsulfat überwiegen. MUSTA et al. (1973) beschrieben in Material von Paukenfibrosen und Paukensklerosen eine Ablagerung von Immunglobulinen, vor allem IgA.

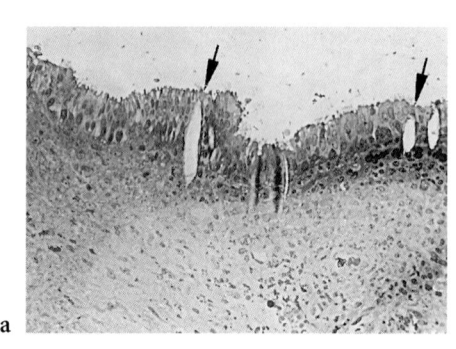

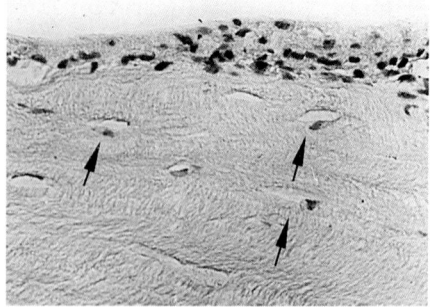

Abb. 3.75a, b. Fibrozystische Sklerose. **a** Intraepitheliale Ablagerung von Cholesterinkristallnadeln (*Pfeil*), submuköse Fibrose. × 40. **b** Sklerose der Schleimhaut mit Cholesterineinschlüssen (*Pfeile*). × 40

6.9 Cholesteringranulom

Definition: Fremdkörper-Riesenzell-Reaktion auf Cholesterolablagerungen, die in sequesterierten, von der Luftzufuhr abgeschlossenen, schleimhautausgekleideten (Mukoperiost) und pneumatisierten Arealen des Felsenbeines entstehen (Abb. 3.76).

Pathomechanismus. Voraussetzung ist immer eine behinderte Luftzufuhr, wodurch es im Sinne eines Hydrops ex vacuo zu einer Ansammlung von Flüssigkeit mit Blutaustritt, Cholesterolablagerung, fibröser Proliferation und granulomatöser entzündlicher Fremdkörperreaktion kommt. In seltenen Fällen, vor allem im Mastoidbreich, ist der Prozeß von einer Ostitis mit Destruktion des Knochens begleitet (NAGER u. VANDERVEEN 1976). Der Prozeß kann progressiv sein und zu ausgedehnten Destruktionen des Felsenbeines führen, die klinisch Tumore vortäuschen können.

Das Entstehen von kleinen Cholesteringranulomen in den Mittelohrräumen in enger Beziehung zur Schleimhaut beobachtet man häufig bei chronischer Otitis media oder nach einem Seromukotympanon. Hier findet man dann Cholesterinnadeln als Folgezustand eines Erythrozytenabbaus bei Schleimhautblutungen in der Submukosa (LIM u. BIRCK 1971). Mit immunfloureszens-

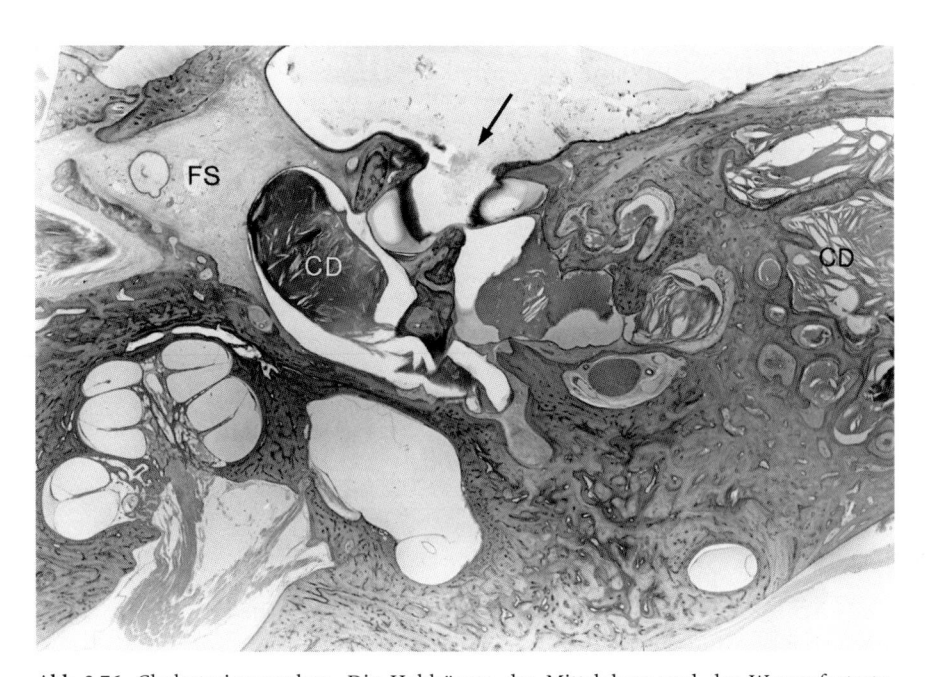

Abb. 3.76. Cholesteringranulom. Die Hohlräume des Mittelohres und des Warzenfortsatzzellsystems sind weitgehend von Cholesteringranulom ausgefüllt (*CD*). Daneben findet sich eine fibrozystische Sklerose (*FS*). Das Trommelfell zeigt eine alte Perforation mit noch lokalen Entzündungszeichen (*Pfeil*). × 4

mikroskopischen Nachweismethoden gelang es, in Cholesteringranulomen eine hohe Konzentration von Immunglobulinen und Komplement nachzuweisen.

BEAUMONT (1966) erzeugte experimentell am Hühner-Humerus ein Cholesteringranulom innerhalb der dort vorhandenen, gut pneumatisierten Zellsysteme, wenn er diese von der Luftzufuhr abschloß. Die lufthaltigen Kammern des Hühnchen-Humerus sind nicht von Schleimhaut, sondern von einem dünnen Periost ausgekleidet. Nach Einsetzen des Unterdruckes kommt es zu petechialen Blutungen des Periostes mit Ausbildung eines erythrozytenreichen Exsudates. Während der Organisation sprossen Bindegewebsknospen in das Exsudat ein und beginnen mit dem Abbau des anfallenden Materials. Nach diesen Untersuchungen entstehen die Cholesterinnadeln vorwiegend aus Zerfallsprodukten von Erythrozyten. MAIN et al. (1970) beobachteten die Ausbildung von Cholesteringranulomen in den Zellen des Warzenfortsatzes von Affen mehrere Wochen nach Blockade der Ohrtrompete. Die Granulome entwickelten sich nur bei gleichzeitigem Auftreten von schleimigen Sekreten in den Mittelohrräumen. Am Anfang der Granulomausbildung stand immer eine Blutung in das Lumen einer Warzenfortsatzzelle, die von der Luftzufuhr abgeschnitten war, so daß die Autoren Schleimhautblutungen in einer luftdicht abgeschlossenen Gewebstasche als Voraussetzungen für die Entstehung eines Cholesteringranuloms ansehen (vgl. auch FRIEDMANN 1959; FRIEDMANN u. GRAHAM 1979).

Histopathologische Hinweise (Abb. 3.77). Die Granulome sind von einer bindegewebigen Deckschicht umgeben und enthalten neben nekrotischen Zentren mit starken Blutaustritten ein zell- und faserreiches Bindegewebsstroma. In spaltförmigen Hohlräumen liegen Cholesterinnadeln von Fremdkörperriesen-

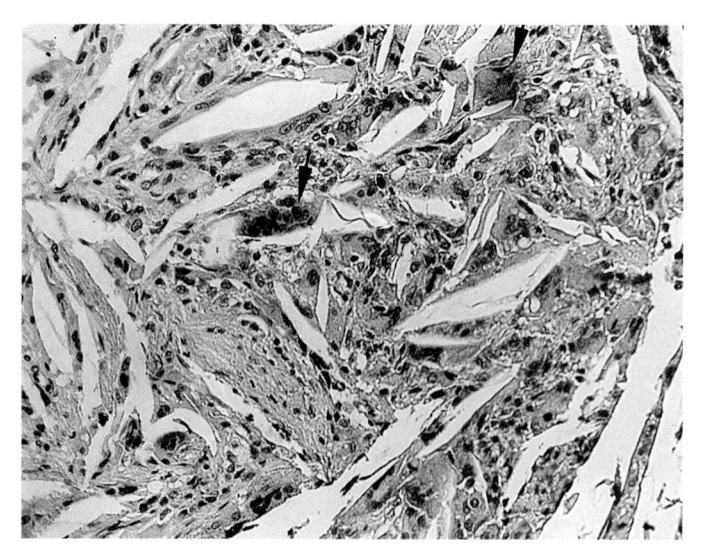

Abb. 3.77. Cholesteringranulom. Bei höherer Vergrößerung erkennt man mehrkernige Fremdkörperriesenzellen (*Pfeile*) neben optisch leeren, nadelförmigen Hohlräumen. × 120

zellen umsäumt. Zahlreiche Makrophagen und Histiozyten mit reger Phagozytosetätigkeit sind bemüht, die nekrotischen Bezirke abzuräumen. Die verstärkte Aktivität der unspezifischen Esterasen, von Phosphatasen und Leuzinaminopeptidase zeigt, daß es sich bei den Abbauvorgängen vorwiegend um Eiweiß- und Phospholipide handelt (ZECHNER 1976).

6.10 Mastoiditis

Definition. Schleimhauteiterung des Mastoidzellsystems mit Knocheneinschmelzung in Begleitung einer akuten, subakuten oder chronischen Otitis media oder als Komplikation bei Cholesteatom.

Man unterscheidet klinisch 4 Formen der Mastoiditis:

1. *Larvierte (verschleierte) Mastoiditis*: Chronische Schleimhauteiterung im Warzenfortsatzbereich ohne Knocheneinschmelzung, z. B. bei Kindern mit chronischem Mukotympanon oder bei chronisch sezernierender Mittelohrentzündung. Klinisch liegen nur geringe, unspezifische Beschwerden vor, wie Müdigkeit oder Kopfschmerzen, gelegentliche subfebrile Temperaturen. Ein Klopfschmerz über dem Mastoid ist charakteristisch, röntgenologisch findet man eine diffuse Trübung des Warzenfortsatzzellsystems (Abb. 3.78).
2. *Akute Mastoiditis*: Infolge Knocheneinschmelzung (Abszedierung) des Mastoids innerhalb weniger Stunden auftretende teigige bis fluktuierende, hochschmerzhafte retroaurikuläre Schwellung mit geröteter Haut und zunehmend abstehender Ohrmuschel. Es treten Schmerzen beim Zug an der Ohrmuschel nach kranial auf. Neben einer Leukozytose können auch septische Temperaturen evtl. mit Schüttelfrost auftreten, begleitet von Müdigkeit

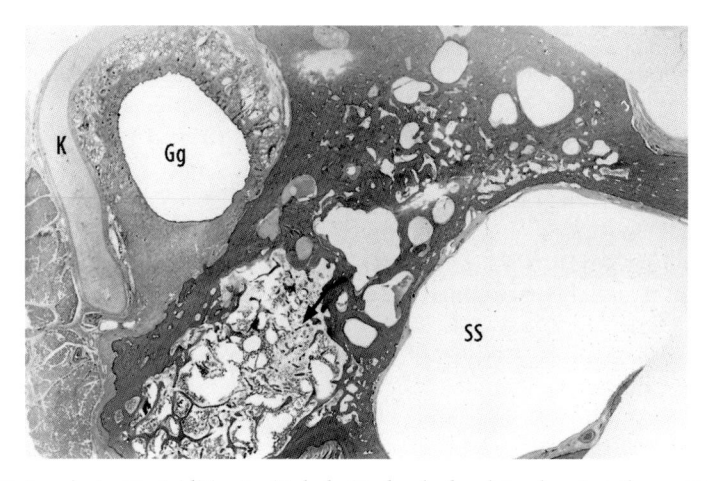

Abb. 3.78. Larvierte Mastoiditis: Sagittalschnitt durch den lateralen Anteil von Gehörgang und Mastoid eines 4jährigen Kindes. Der *Pfeil* deutet auf eingedicktes Sekret in den teilweise lytischen Zellkompartementen des Warzenfortsatzes. *K* Gehörgangsknorpel; *Gg* äußerer Gehörgang; *SS* Sinus sigmoideus. × 2,8

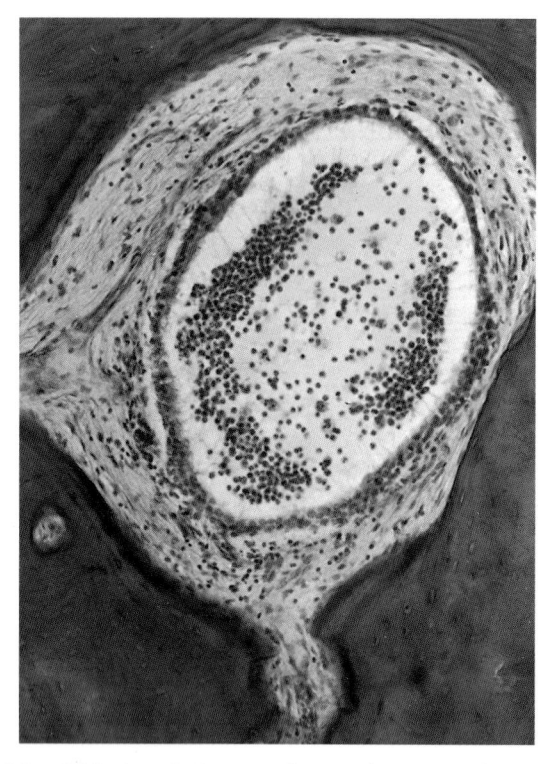

Abb. 3.79. Akute Mastoiditis: Ausschnittsvergrößerung einer Warzenfortsatzzelle. Der submuköse Raum ist massiv verbreitert, zeigt Entzündungszellen und gestaute Gefäße. Die Grenzen zum Knochen sind noch regelmäßig. Im ehemals lufthaltigen Restlumen liegen Entzündungszellen. × 28

und schmerzbedinger Schonhaltung des Kopfes. Röntgenologisch findet man eine Lyse der Knochensepten des Mastoids, eine starke Trübung und Stauungszeichen des Warzenfortsatzzellsystems (Abb. 3.79).
3. *Subperiostalabszeß*: Im Verlaufe einer akuten Mastoiditis kommt es durch die Osteolyse zu einem Eiterdurchbruch unter das Periost des Planum mastoideum. Man findet eine hochschmerzhafte, fluktuierende retroaurikuläre Schwellung, ggf. septische Temperaturen und Schüttelfrost. Röntgenologisch erkennt man den ausgestanzten Defekt im Bereich des Planum mastoideum (Abb. 3.80).
4. *Stauungsmastoiditis bei Cholesteatom*: Hierbei handelt es sich um eine der 3 obengenannten Formen der Mastoiditis, die entstanden ist und unterhalten wird infolge einer Abflußstauung bei Cholesteatom (Abb. 3.81).

Komplikationen jeder Form von Mastoiditis sind infolge Knochendestruktion und Einbeziehung des Entzündungsprozesses: Fazialisparese, Thrombose der V. jugularis oder des Sinus sigmoideus, Eiterdurchbruch über die Warzenfortsatzspitze in die seitliche Hals- und Nackenmuskulatur (Bezold-Senkungs-

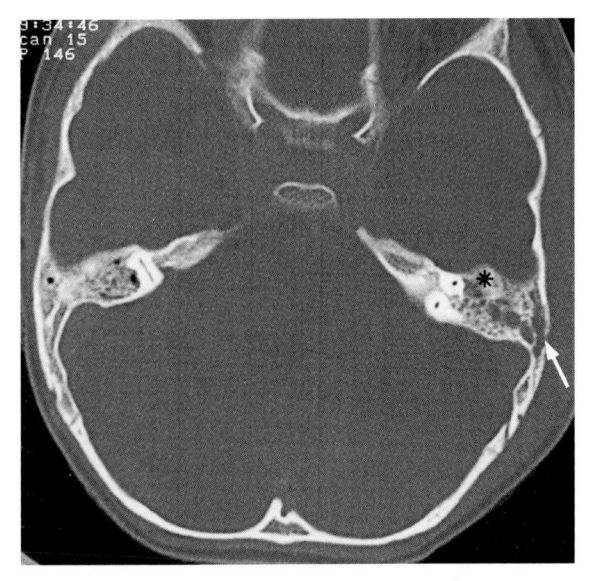

Abb. 3.80. Subperiostalabszeß: Horizontales Computertomogramm durch die Region der beidseits getrübten Warzenfortsatzzellsysteme (*Asterix*). Rechts im Bild erkennt man eine breite Einschmelzung des Knochenzellsystems und einen Durchbruch (*Pfeil*) durch das Planum mastoideum. Darüber sind die Weichteile im Vergleich zur Gegenseite bis in den Gesichtsbereich hinein massiv entzündlich-phlegmonös angeschwollen

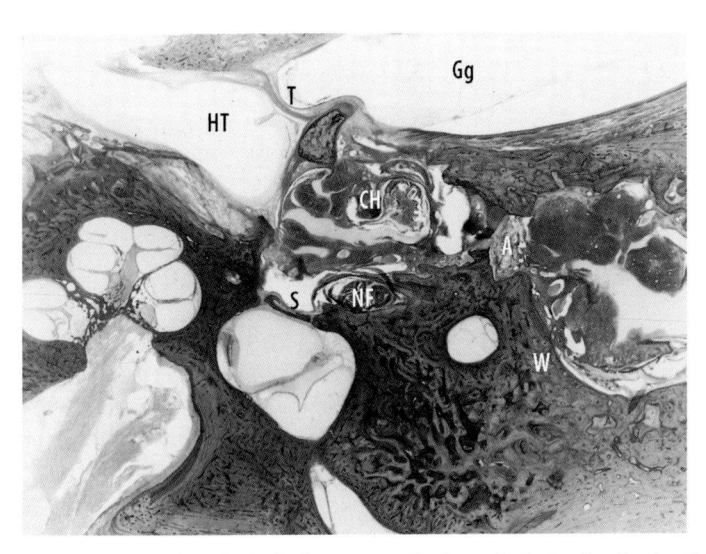

Abb. 3.81. Stauungsmastoiditis bei Cholesteatom: Horizontalschnitt durch das Felsenbein eines Erwachsenen mit ausgedehntem Cholesteatom (*CH*) ausgehend von einem hinten oben randständigen Trommelfelldefekt. Das Cholesteatom hat zu einer Belüftungsstörung und somit Blockade des Antrums (*A*) geführt. Der Warzenfortsatz (*W*) ist weitgehend eburnisiert, im Zentrum des Warzenfortsatzes liegt ein abgeschlossener Abszeß vor, der über das Antrum nicht mehr drainiert werden kann. *HT* Hypotympanum, lufthaltig; *T* Trommelfell; *S* Steigbügel; *NF* Nervus facialis. × 4

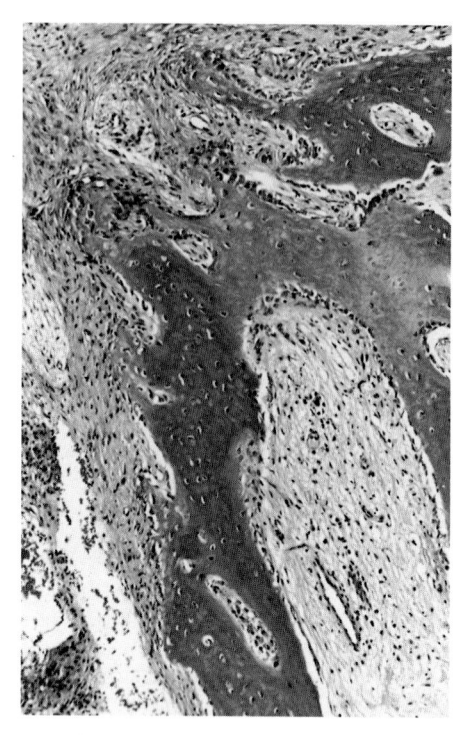

Abb. 3.82. Mastoiditis: Operationspräparat. Man erkennt lytische Knochensepten, an der Oberfläche von einem dichten Osteoklastensaum besetzt. Das Lumen der ehemals lufthaltigen Warzenfortsatzzellen ist von Bindegewebe mit chronischen Entzündungszeichen durchsetzt. × 40

abszeß), epidurales Empyem, Labyrinthitis, Meningitis oder Hirnabszeß, selten Sinus-cavernosus-Thrombose, wenn sich der osteomyelitische Prozeß in die Felsenbeinspitze ausdehnt.

Der Pathologe erhält in der Regel entzündliche Weichteilpartikel mit anhängenden Knochenstrukturen. In größeren Arealen findet man bei der lavierten Form der Mastoiditis eine stark verdickte Schleimhautauskleidung von noch deutlich als pneumatisierte Hohlräume zu erkennenden Warzenfortsatzzellen, in der Submukosa ein leukozytäres Infiltrat, im Lumen oberhalb der Schleimhaut ein purulentes Exsudat. Die Knochensepten selbst zeigen mottenfraßähnliche osteolytische Veränderungen. Die bindegewebige Matrix der Knochenlamellen liegt frei, wodurch die gewebliche Einheit zwischen Schleimhaut, Bindegewebe und Knochenmatrix zum Vorschein kommt. An der Grenze zwischen Bindegewebsfinger und noch nicht aufgelöster Knochenstruktur sieht man Osteoklasten.

Bei der Osteolyse des Knochens ist auch das Gefäßbindegewebe, welches mit dem Schleimhautmesenchym in Zusammenhang steht, maßgeblich beteiligt. Die gefäßführenden Knochenkanäle werden lakunenartig erweitert, demaskiertes Knochengrundgewebe und eingewandertes Bindegewebe füllen die entstehenden Räume aus. Das nur vereinzelte Auftreten von Osteoklasten zeigt darüberhinaus, daß der osteolytische Prozeß im wesentlichen auch ohne direkte

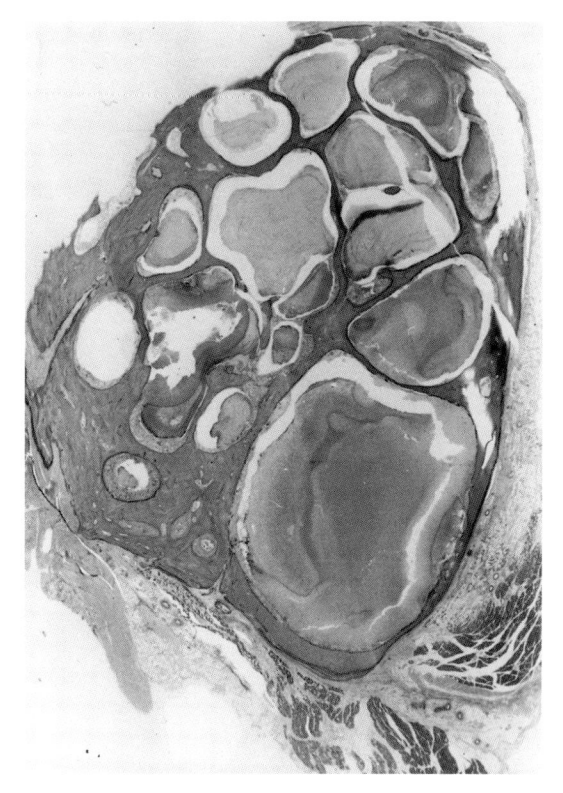

Abb. 3.83. Bezold-Mastoiditis. Das operativ resezierte Mastoid zeigt große, von Eiter ausgefüllte Höhlen infolge osteolytischer Zersetzung der Knochensepten. Kaudal erkennt man die Insertion des Musculus sternocleidomastoideus mit phlegmonöser Aufweichung. × 1,8

morphologische Ausbildung von derartigen Riesenzellen ablaufen kann. Im histologischen Schnitt findet man immer ein Nebeneinander von osteolytischen, destruktiven Prozessen und Reparationsprozessen. In die osteolytischen Hohlräume wächst frühzeitig aktives Bindegewebe ein, es kommt zu einem Einsprossen von Kapillaren und somit zu einer verstärkten Vaskularisation. Überwiegt die Schwere der Entzündung die körperlichen Abwehrkräfte oder nützt das gegebene Antibiotikum nicht, so kommt es zu einer breiten Einschmelzung des Knochens, es entsteht ein Abszeß, der sich nach allen Richtungen, auch phlegmonös ausbreiten kann (ARNOLD 1977b; vgl. Abb. 3.81–3.84).

6.11 Cholesteatom

Definition. Chronisch eitrige Mittelohrentzündung mit Knocheneiterung als Folge eines destruktiven Einwachsens von verhornendem Plattenepithel des Trommelfelles oder des äußeren Gehörganges in die Mittelohrräume, das Antrum und Mastoid. Besonders häufig bei chronischer Tubenfunktionsstörung, bei Gaumenspaltenträgern 20mal häufiger als bei der Normalpopulation.

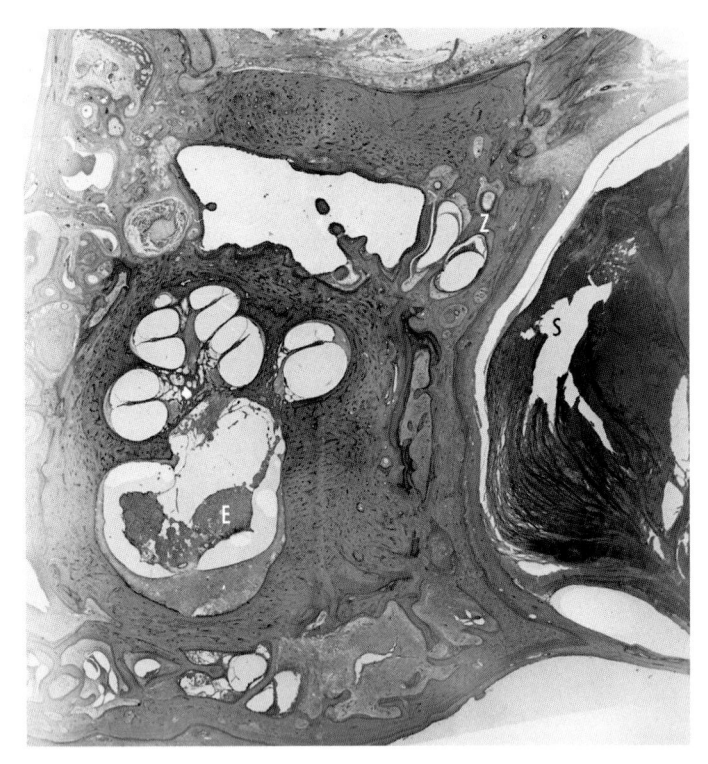

Abb. 3.84. Thrombose des Sinus sigmoideus (*S*). Das perilabyrinthäre Zellsystem (*Z*) ist weitgehend eburnisiert, teilweise von postentzündlichem Narbengewebe ausgefüllt. Im inneren Gehörgang liegt Eiter (*E*) bei gleichzeitig bestehender eitriger Meningitis. × 4

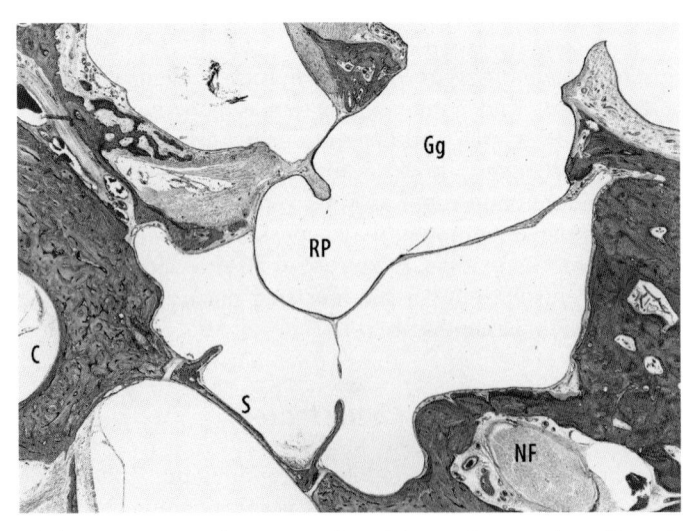

Abb. 3.85. Cholesteatom: Entstehung aus einer hinten oben randständigen Retraktionstasche (*RP*). *Gg* äußerer Gehörgang; *NF* Nervus facialis; *S* Steigbügel; *C* Cochlea. × 6

Allgemeine Bemerkungen. Unter Cholesteatom versteht man die Ansammlung von Keratinmassen im Mittelohr, dem Antrum oder Mastoid in *Beziehung zu einer Retraktionstasche des Trommelfelles oder in Verbindung mit einer Trommelfellperforation hinten oben randständig.* Die meisten Autoren stimmen darin überein, daß das verhornende Plattenepithel seinen Ursprung vom Stratum epidermale des Trommelfelles nimmt und diese Form des Cholesteatoms bezeichnet man als „*sekundäres Cholesteatom*". In seltenen Fällen können entwicklungsbedingte Plattenepithelreste im Mittelohr liegen bleiben und formen dort das sog. „*primäre Cholesteatom*", das gewöhnlich im vorderen Mesotympanon liegt. In seltenen Fällen können sog. primäre Cholesteatome auch in anderen Regionen des Felsenbeines als Folge versprengten embryonalen Plattenepithels entstehen, so im inneren Gehörgang oder im Kleinhirnbrückenwinkel.

Sekundäres (erworbenes) Cholesteatom. Dieses ist die häufigste Form des Cholesteatoms. Es entsteht entweder als Tensa-Cholesteatom über einen entzündlichen Reiz von einer hinten oben im Bereich des Trommelfelles liegenden Retraktionstasche oder einem hinten oben randständigen Trommelfelldefekt als Folge einer akuten Otitis media.

Das *Flaccida-Cholesteatom*, auch epitympanale Mittelohrentzündung genannt, geht von einer vorne oben liegenden Epitheleinsenkung oder von einem vorne oben randständigen Trommelfelldefekt der Shrapnell-Membran aus. In diesem Bereich fehlt die Pars tensa des Trommelfelles und ein langanhaltender Unterdruck in den Mittelohrhohlräumen bewirkt ein „Einsaugen" dieses Trommelfellanteiles. In aller Regel liegt dieser Cholesteatomausbildung somit eine chronische Tubenfunktionsstörung mit Paukenunterdruck zugrunde.

Die Entstehung des „*hinten oben randständigen Cholesteatoms*" (Abb. 3.70) stellt man sich folgendermaßen vor. Im Verlaufe von Mittelohrbelüftungs-

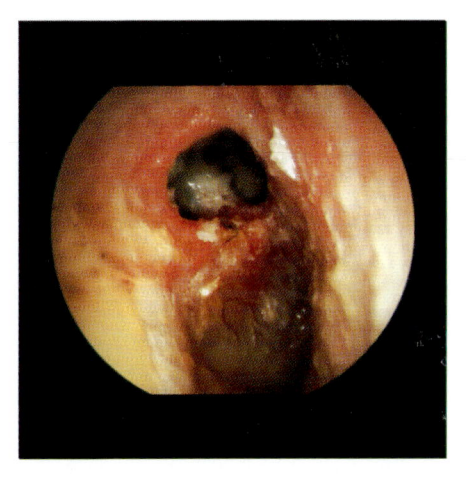

Abb. 3.86. Cochlesteatom: Otoskopisches Bild. Der Knochen der lateralen Kuppelraumwand ist destruiert und man blickt durch den Defekt auf den im Kuppelraum liegenden, von weißer Cochlesteatommatrix überzogenen Hammerkopf

störungen mit Paukenunterdruck kommt es im Bereich des hinteren oberen Trommelfellquadranten zu einer epithelialen Retraktionstasche des Trommelfelles in Richtung Antrum (Abb. 3.85, 3.86). In der Retraktionstasche sammelt sich Zelldetritus (abgeschilfertes Plattenepithel) an. Rezidivierende Entzündungen (entweder exogen durch Eindringen von Wasser in den Gehörgang) oder mesotympanal unterstützen die Proliferation des vorwachsenden Trommelfellepithels (Cholesteatommatrix). Dessen hohe enzymatische Aktivität wird durch Bakterien (besonders Pseudomonas) induziert und aktiviert. Der einwachsende Cholesteatomsack kann perforieren, so daß der Detritus sich in das Mittelohr entleert.

Die Cholesteatommatrix selbst (diese steht im unmittelbaren kontinuierlichen Zusammenhang mit dem Epithel des Trommelfelles) überwächst flächenhaft und osteolytisch-destruierend die Strukturen von Paukenhöhle, Antrum und Mastoid. Das hinten oben randständige Cholesteatom kann auch von einer entzündungsbedingten randständigen Perforation des hinteren oberen Trommelfellquadranten ausgehen. Voraussetzung dafür ist die Zerstörung des Anulus fibrosus, so daß entlang des freiliegenden Knochens Gehörgangepithel in das Mittelohr Richtung Antrum vorwächst (Abb. 3.87). Das ins Mittelohr vorgewachsene Gehörgangepithel breitet sich als Cholesteatommatrix flächenhaft und osteolytisch destruierend über das Antrum bis ins Mastoid aus.

Kuppelraumcholesteatom (Epitympanales oder Shrapnell-Cholesteatom, epitympanale Mittelohrentzündung, Abb. 3.88).

Durch den Paukenunterdruck kommt es zu einer sackartigen Retraktion der Shrapnell-Membran (Pars flaccida, hier fehlt die Pars tensa des Trommelfelles) Richtung Epitympanon. Im Lumen der Retraktionstasche sammelt sich abgeschilfertes Epithel (Detritus) an, das von Bakterien (bevorzugt Pseudomonas) besiedelt wird. Es entsteht eine lokale Entzündung (Epitympanitis) wobei die durch den Entzündungsvorgang freigesetzen Enyzme das Vorwachsen des

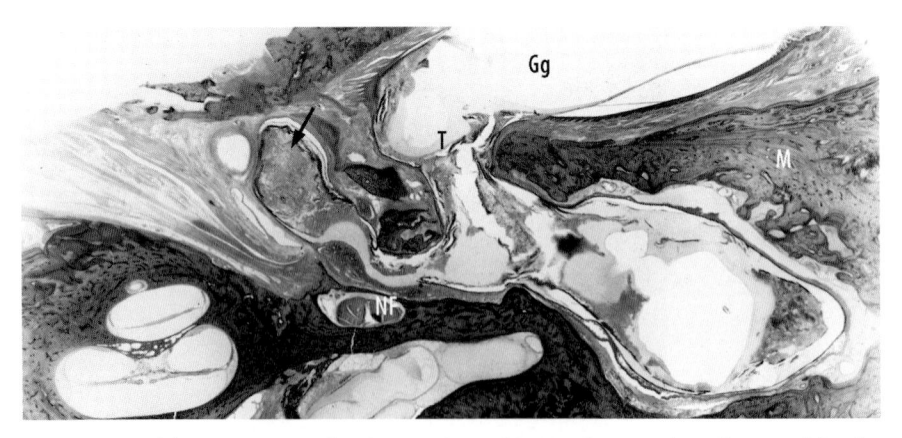

Abb. 3.87. Cochlesteatom: Ausgehend von einem hinten oben randständigen Defekt des Trommelfelles (*T*) hat sich das Cochlesteatom im gesamten Mittelohr bis in den Tubenwinkel (*Pfeil*) und nach dorsal unter ausgedehnter Knochenzerstörung in das Mastoid vorgearbeitet. *M* Mastoid; *NF* Nervus facialis; *Gg* äußerer Gehörgang. Horizontalschnitt. × 6

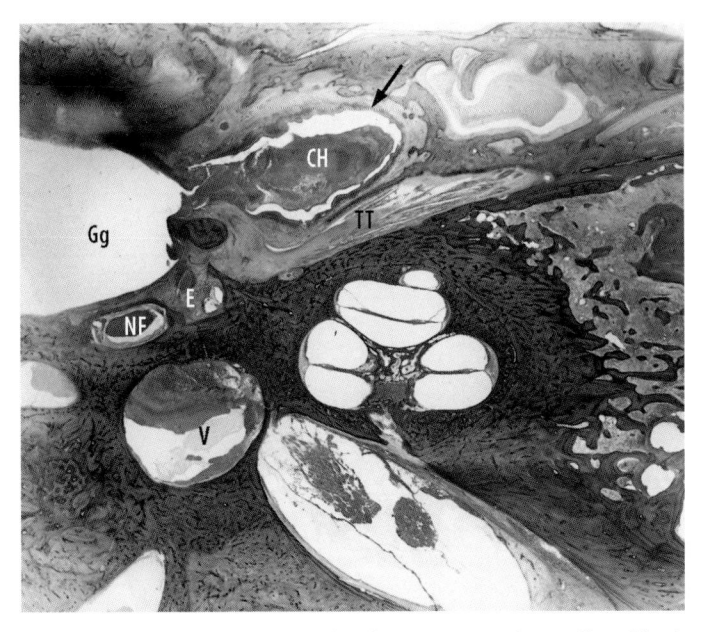

Abb. 3.88. Kuppelraumcholesteatom: Ausgehend von einem Shrapnell-Defekt breitet sich der Cholesteatomsack parallel zum Musculus tensor tympani (*TT*) Richtung Tube aus. Das gesamte Mittelohr ist ausgefüllt von Eiter (*E*), die Eiteransammlung im Vestibulum (*V*) weist auf einen Durchbruch der Entzündung in den Schneckenvorhof hin (Labyrinthitis). *Gg* äußerer Gehörgang; *NF* Nervus facialis; *CH* Cholesteatom; *Pfeil* Cholesteatommatrix. × 6

Cholesteatomsackes unterstützen. Der Cholesteatomsack kann perforieren, dann überwächst die Cholesteatommatrix flächenhaft und osteolytisch destruierend die Strukturen des Kuppelraumes. Ein Vorwachsen der Cholesteatommatrix in alle Richtungen, bevorzugt Richtung Antrum, ist häufig.

Weitere Cholesteatomformen

Mittelohr-Cholesteatom nach Einsetzen eines Paukenröhrchens: Beim Einsetzen eines Paukenröhrchens ins Trommelfell nach Parazentese kann Plattenepithel entlang der „Schiene" des Paukenröhrchens Richtung Mittelohr vorwachsen und ein Mittelohrcholesteatom provozieren (0,5 – 1 %).

Posttraumatisches Cholesteatom. Nach Felsenbeinlängsfraktur mit Zerreißung der Haut des äußeren Gehörganges kann Epidermis in den Frakturspalt einwachsen. Aus dem eingesunkenen Gehörgangsepithel entwickelt sich ein selbständiges Cholesteatom.

Iatrogenes Cholesteatom. Nach Tympanoplastik im Bereich des Trommelfelles oder der Limbusebene durch Invagination von Plattenepithel sich ausbildende Cholesteatomperle.

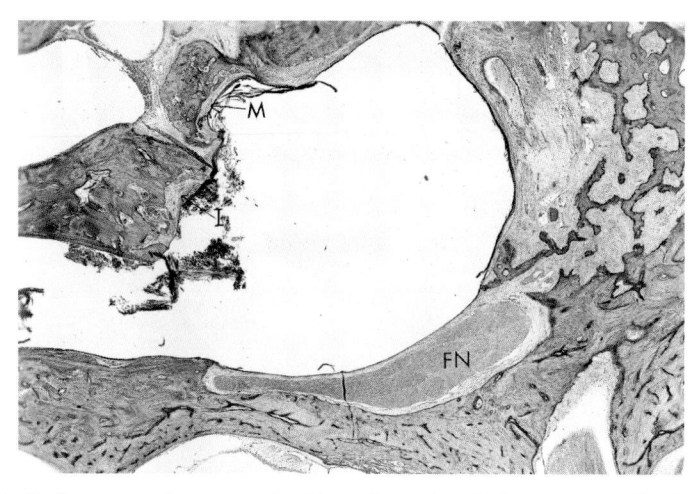

Abb. 3.89. Cholesteatom: das aggressive Vorwachsen des Cholesteatoms und seiner Matrix hat zu einer Resorption (*Pfeile*) von Hammer (*M*) und Amboß (*I*) geführt und die knöcherne Bedeckung des horizontalen Verlaufes des Nervus facialis (*NF*) bereits zerstört. × 12

Das Cholesteatom kommt in jedem Lebensalter, bevorzugt jedoch bei Kindern mit gestörter Tubenfunktion sowie besonders bei Gaumenspaltenträgern vor. Allgemein gilt die Regel, daß Flaccida-Cholesteatome bevorzugt bei Kindern, Tensa-Cholesteatome bevorzugt bei Erwachsenen auftreten.

Komplikationen (Abb. 3.89). Stauungsmastoiditis, Labyrinthfistel, (horizontaler Bogengang, Drehschwindel), Labyrinthitis (Ertaubung), Fazialisparese, epidurales Empymen, Meningitis, Hirnabszeß, Sinusthrombose.

Anmerkungen zur Pathophysiologie des Cholesteatoms. Das bemerkenswerte am Cholesteatom ist, daß seine Matrix aktiv zu einer Resorption des darunterliegenden Knochens führt. Das populäre Konzept lag bisher darin zu glauben, daß der Druck der sich ausdehnenden Cholesteatommasse den Prozeß der Knochenarrosion bedingt. Dies stimmt jedoch nicht mit der Beobachtung überein, daß allein das Vorwachsen der Cholesteatommatrix bereits zu einer Knochenresorption auch in Abwesenheit von Keratinmassen führt. ABRAMSON et al. (1969, 1971) konnten zeigen, daß die Cholesteatommatrix eine hohe Kollagenase-Aktivität besitzt und daß die Knochendestruktion Folge dieser enzymatischen Aktivität ist. Die Basalzellschicht der Cholesteatommatrix hat eine große histologische Ähnlichkeit mit der Basalzellschicht von HPV-induzierten Papillomen (Abb. 3.90).

In der Regel erhält der Untersucher entweder Bruchstücke von Cholesteatomperlen oder intakte Cholesteatomperlen bzw. sackartige Gebilde mit Zelldetritus gefüllt. Das hängt davon ab, ob es dem Operateur gelingt (was sein Ziel sein soll), den gesamten Cholesteatomsack in toto herauszulösen. Je nach Schnittrichtung hat der Untersucher dann den Eindruck eines Keratoms oder eine

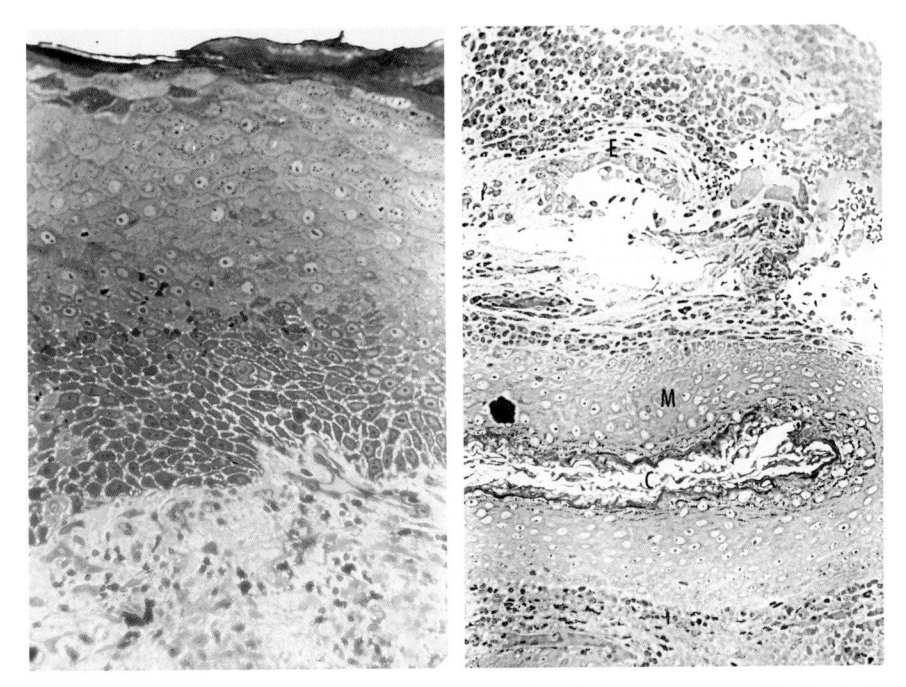

Abb. 3.90 (*links*). Cholesteatom: Operationspräparat der Cholesteatommatrix. Die Basalzellschicht, die darüberliegende Zone von vakuolisierten Plattenepithelzellen mit Keratineinschlüssen und die Verhornung an der Oberfläche ähneln dem Bild eines Papilloms. × 40

Abb. 3.91 (*rechts*). Cholesteatom: Operationspräparat. Wie eine Walze schiebt sich die Cholesteatommatrix, umgeben von hochentzündlichem, zerstörtem Schleimhautgewebe vor. *C* Cholesteatom; *M* Matrix; *E* Reste von Antrumschleimhaut. × 40

epidermalen Zyste wobei der schichtweise Aufbau nämlich Anteile von Mittelohrschleimhaut ggf. mit Blutungen, dicht über dem Epithel der basalmembranähnliche Strukturen, darüber zwiebelschalähnliche Anordnung von verhornenden Plattenepithelzellen mit kräftigen Interzellularbrücken und Verhornungstendenz, darüber zunehmend avitale Epithelzellen durchmischt von Cholesterinabbauprodukten, die Diagnose sichern (Abb. 3.91).

6.12 Petrositis

Definition. Ausdehnung eines eitrigen Entzündungsprozesses, ausgehend von einer akuten oder chronischen eitrigen Otitis media, Richtung Felsenbeinspitze entlang der pneumatisierten Hohlräume (Zellen) des Felsenbeines (Abb. 3.92).

Allgemeine Bemerkungen. Man unterscheidet eine akute von der chronischen Petrositis. Bei der akuten Petrositis handelt es sich um eine entzündliche Reak-

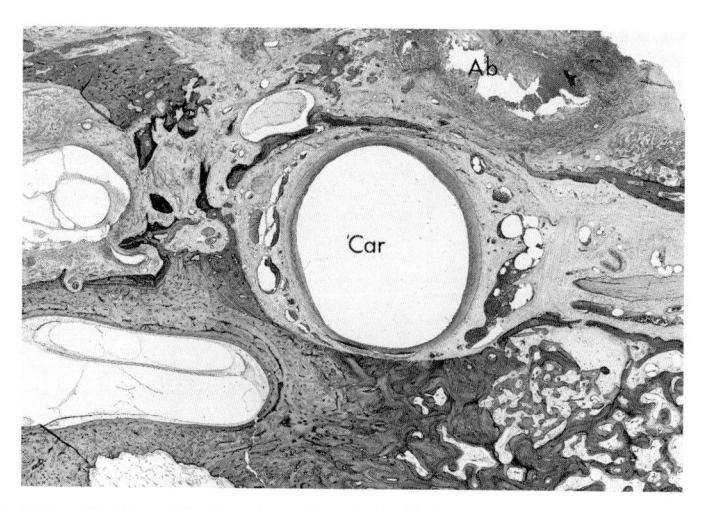

Abb. 3.92. Petrositis: Komplikation einer chronisch-eitrigen Otitis media bei einem 76jährigen Mann. 2 Monate vor dem Tod entwickelte er linksseitige Kopfschmerzen und anschließend progressive Lähmungserscheinungen der kaudalen Hirnnerven. In unmittelbarer Umgebung der Arteria carotis (*Car*) liegt eine Abszeßhöhle (*Ab*). × 8

tion im Bereich der pneumatisierten Anteile des Felsenbeines, vorwiegend perilabyrinthär und apikal. Neben zunächst schweren Kopfschmerzen und Klopfschmerzen in der entsprechenden Schädelhälfte kommt es bei der akuten Petrositis rasch zum sog. Gradenigo-Syndrom mit der Trias: Akute oder chronische Mittelohrinfektion, homolaterale Lähmung des M. rectus externus (N. abducens) und Schmerzen im homolateralen Orbitabereich oder hinter dem Auge (hervorgerufen durch die Entzündung des Ganglion trigemini). Neben den Schmerzen beklagt der Patient Doppelbilder. Letale Komplikationen sind eine phlegmonöse Entzündung der A. carotis interna in dem Bereich, wo sie durch das Felsenbein verläuft, eine Thrombose des Sinus cavanosus sowie eine Meningitis.

Die chronische Petrositis, als Komplikation des Übergreifens einer eitrigen chronischen Mittelohrentzündung und Mastoiditis auf den umgebenden Knochen, kann zum Teil unerkannt über Monate und Jahre bestehen. Osteomyelitische Knochenresorption und Knochenneuformation wechseln einander ab. Dehnt sich die Osteitis im ventralen Felsenbeinbereich entlang des knöchernen Kanals der Ohrtrompete aus, so kann sie den Karotiskanal erreichen und in seltenen Fällen zu einer Karotisthrombose führen. Interessanterweise sind die enchondralen und endostalen Knochenlagen des Labyrinths über lange Zeit resistent gegenüber einer infektiösen Knochendestruktion. Somit kommt es nur äußerst selten zu einer Labyrinthitis (SCHUKNECHT 1993).

6.13 Besondere Entzündungen

6.13.1 Aktinomykose

Diese Erkrankung wird durch den aneroben gram-positiven Keim Actinomyces israelii hervorgerufen. Er ist Teil der normalen Mundflora und kann bei Schleimhautverletzungen in die Tiefe eindringen. Dort führt er, zusammen mit anderen Bakterien, zu nekrotisierenden Entzündungen. Mikroskopisch beobachtet man eine chronisch nekrotisierende Entzündung mit Fibrose; darin kommen Kolonien der Mikroorganismen zu liegen, die sich strahlenförmig anordnen.

Die Aktinomykose des Ohrs ist selten. SHELTON u. BRACKMANN (1988) beschrieben einen Fall, der klinisch als Cholesteatom imponierte. Histologisch beobachtet man die typischen Kolonien von Actinomyces. Über einen weiteren Fall berichteten GATTAZ u. NAUJOKS (1984).

6.13.2 Aspergillose

Eine Aspergillose des äußeren Gehörgangs ist insbesondere in tropischen Regionen nicht selten. Bisher liegen 2 Publikationen zu Aspergillomen des Felsenbeins vor. In einer Arbeit wurde der Fall einer Patientin mit einer chronisch-myelozytären Leukämie beschrieben. Die Patientin hatte zudem eine Mittelohrentzündung, im Mittelohrsekret konnte Aspergillus fumigatus nachgewiesen werden. Die Therapie mit Amphotericin führte zur Ausheilung (SCHUBERT et al. 1986).

Auch STANLEY et al. (1988) konnten bei einer an Leukämie erkrankten Patientin mit Mastoioditis in dem aus dem Mastoid gewonnen Material Aspergillus fumigatus nachweisen.

6.13.3 Otitis nigra
(idiopathische hämorrhagische Otitis)

Definition. Schmerzlose Ansammlung von Blutabbauprodukten in den Mittelohrräumen und im Mastoid bei gut funktionierender Ohrtrompete und guter Pneumatisation des Warzenfortsatzes als Folge von rezidivierenden Kapillarblutungen der Schleimhautauskleidung der pneumatisierten Mittelohrhohlräume. Ursächlich wird eine Paramyxo-Virus-Infektion vermutet. In der Regel einseitiges Auftreten.

Klinisch liegt ein schwarzes Trommelfell und eine Schalleitungsschwerhörigkeit mit dumpfem Druckgefühl und pulsierendem Tinnitus vor. Spontane Trommelfellperforationen mit Entleerung von schokoladenbrauner Flüssigkeit aus dem Mittelohr sind häufig. Im Gegensatz zur akuten oder chronischen Otitis media ist die Pneumatisation des Warzenfortsatzzellsystems ausgezeichnet und uneingeschränkt, allerdings enthalten die pneumatisierten Areale freies Blut, so daß röntgenologisch eine Trübung vorliegt (Abb. 3.93).

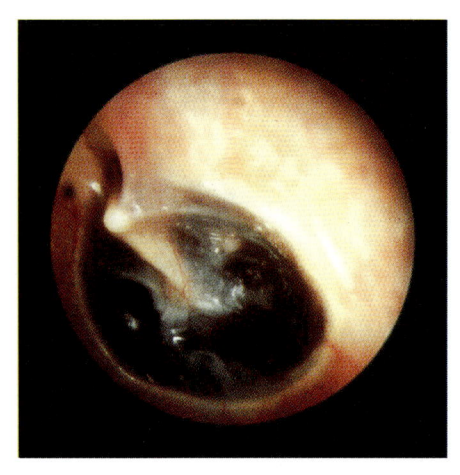

Abb. 3.93. Otitis nigra: Otoskopischer Befund des eingezogenen, tiefschwarzen Trommelfelles

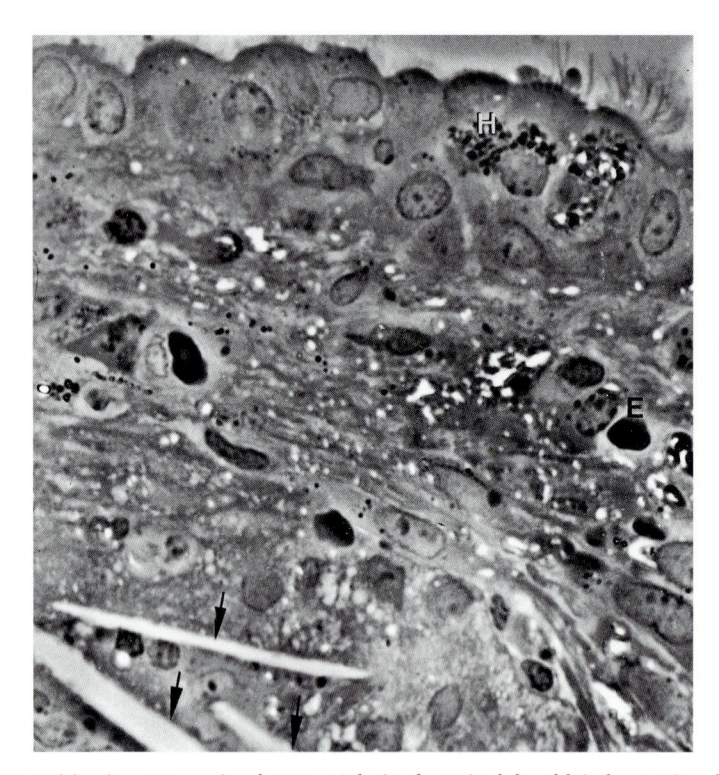

Abb. 3.94. Otitis nigra: Epon-eingebetteter Schnitt der Mittelohrschleimhaut. Die schwarzen Granula im Bereich des Schleimhautepithels und im Zytoplasma von Zellen der Submukosa stellen Hämosiderinablagerungen (*H*) dar, in der Submukosa findet man freie Cholesterinkristallnadeln (*Pfeile*). × 800

Im Vordergrund steht eine extreme Durchlässigkeit der submukösen Kapillaren, wodurch es zum Austritt von Erythrozyten kommt. Diese werden von Makrophagen und Histiozyten zu Hämosiderin und Phospholipiden abgebaut (Abb. 3.94, 3.95). Durch starke Aufladung der Zellelemente mit freiwerdendem Hämosiderin und dem Abbau zu Ferritin kommt es zu einer intra- und extrazellulären Überladung mit diesem Pigment. Das Pigment gelangt bis an die Schlußleistenzone des Epithels und wird von dort auf zytopemptischen Wege an die Oberfläche ausgestoßen (ARNOLD u. v. ILBERG 1974). Um die Kapillaren der Submukosa liegen zahllose Mastzellen, Plasmazellen und Makrophagen. Es liegt ein mittelgradiges Gewebsödem vor, die bindegewebigen Strukturen

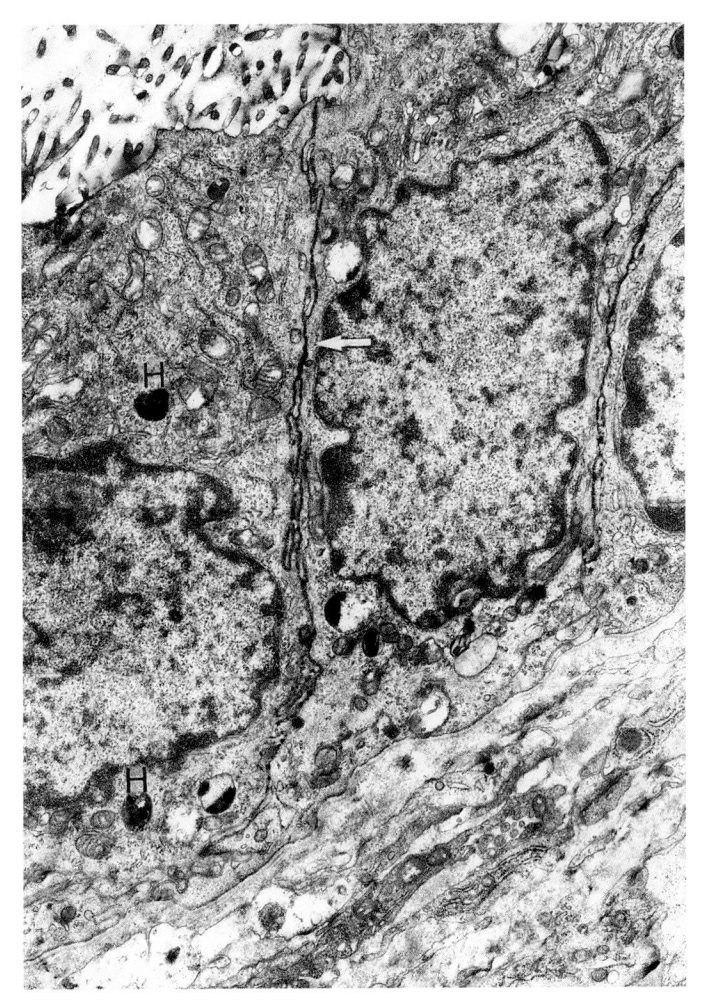

Abb. 3.95. Otitis nigra: Elektronenmikroskopischer Schnitt durch 3 benachbarte Epithelzellen aus Abb. 3.94. Der schmale interzelluläre Raum (*weißer Pfeil*) ist dicht ausgefüllt mit freiem Ferritin. *H* lysosomähnliche Zellorganellen, dicht bepackt mit Ferritin. × 3200

sind nur mäßig vermehrt, die kollagene Grundstruktur ist weitgehend erhalten. Durch die ausgedehnten subepithelialen Blutungen bedingt liegen als Folge des Erythrozytenabbaus massenhaft Cholesterinnadeln im Gewebe, die eine ähnliche Gewebsreaktion hervorrufen wie beim lokalisierten Cholesteringranulom (ARNOLD u. v. ILBERG 1974). So findet man auch Fremdkörperriesenzellen. Die Schleimhautoberfläche wird von einem intakten, flachen bis kubischen oder zylindrischen Epithel bedeckt; ein Auswachsen von Granulationsgewebe in das Paukenexsudat unterbleibt. Im Bereich des Epithels findet man vereinzelt zilientragende Zellen, daneben schleimproduzierende Epithelien mit aktiver sekretorischer Leistung. Die Ablagerungen großer Mengen von Hämosiderin und die Durchmischung mit dem von den Schleimzellen produzierten Sekret führt zu der Ansammlung eines schokoladenbraunen, zähen Sekrets in den Mittelohrräumen (PAPARELLA u. LIM 1967; TOS 1971; ARNOLD 1977a, b; MATZKER 1964; HYBASEK u. HYBASEK 1961). Paramyxoviren der Parotitis-epidemica-Gruppe wurden serologisch im Mittelohrsekret nachgewiesen.

6.13.4 Schistosomiasis

BHATIA (1989) beschrieb einen Fall eines 8 Jahre alten Jungen, der 2 Jahre an einer chronisch-purulenten Otorrhoe litt. Die Biopsie zeigte eitriges und eosinophiles Granulationsgewebe mit Eiern des Schistosoma mansoni in Riesenzellen. Das Mittelohr war mit Granulationsgewebe ausgefüllt, das Trommelfell zeigte eine subtotale Perforation im Bereich der Pars tensa.

6.13.5 Otomyase

KELEVIN u. RUIBINIA (1951) berichteten über einen Knaben, der an eitriger Otorrhoe litt. Man beobachtete 8 lebende Hausfliegenlarven (Musca domestica).

7 Labyrinthitis

Definition. Bakteriell, viral, durch Spirochäten oder Pilze ausgelöste seröse oder eitrige Entzündungsreaktion in den Flüssigkeitsräumen der Hörschnecke und des Gleichgewichtsorgans.

Infektionsweg. Otogen, meningogen oder hämatogen.

7.1 Virale Labyrinthitis

Otogen. Vorkommen meist während der Sommermonate im Rahmen eines viralen Infektes des oberen Respirationstraktes (Picorna-, Influenza-, Parainfluenza-, „respiratory syncytial" Virus, Korona-, Adenoviren).

Die klinischen Symptome sind Gleichgewichtsstörungen, seröser Paukenerguß sowie eine gering- bis mittelgradige kombinierte Schwerhörigkeit mit Tinnitus. Der Allgemeinzustand ist mäßig beeinträchtigt, Schmerzen werden nicht beklagt. Der Innenohrschaden kann sich unter einer frühzeitigen Kortisontherapie erholen. Es ist nicht ausgeschlossen, daß der klassische, sog. idiopathische Hörsturz ebenfalls in diesen Formenkreis viraler Entzündungen des Innenohres gehört. Nachgewiesen ist, daß bestimmte akute periphere Funktionsstörungen des auditorischen und vestibulären Systems im Verlaufe einer Infektion mit Influenzaviren oder anderen Viren des oberen Respirationstraktes auftreten (SCHUKNECHT u. DONOVAN 1986), wobei nur in wenigen Fällen das zentrale Nervensystem mitreagieren muß (DJUPESLAND et al. 1976; KARMODY 1983). Gelegentlich wurden erhöhte Serumtiter gegen Viren nachgewiesen (VELTRI et al. 1981). WESTMORE et al. (1979) gelang es, in den Innenohrflüssigkeiten eines Patienten, der an einem idiopathischen „Hörsturz" litt, Mumpsviren zu isolieren.

SCHUKNECHT (1993) vermutet, daß die virale Labyrinthitis die häufigste Ursache eines verzögert auftretenden endolymphatischen Hydrops ist. Demnach sei es möglich, daß sogar die Menière Erkrankung Folge einer vorangegangenen subklinischen viralen Infektion ist. Hierfür sprechen auch neueste Befunde von ARNOLD u. NIEDERMEYER (1997), welche in der Perilymphe von Menière-Patienten einen gegenüber dem Serum signifikant erhöhten IgG-Antikörpertiter gegen Herpes Typ I-Viren fanden (s. Morbus Menière).

7.1.1 Herpes zoster oticus

Definition. Durch Reaktivierung einer Varicella-Zoster-Infektion ausgelöste Entzündung der Ganglienzellen des 7. und 8. Hirnnerven, meist einhergehend mit starken Ohrenschmerzen, retrocochleärem Hörverlust, Schwindel und/oder Fazialisparese.

BLACKLEY et al. (1967) untersuchten das Felsenbein einer Frau, die 7 Monate nach Ausbruch eines Herpes zoster oticus verstarb. Dabei fanden die Autoren massive perivaskuläre, perineurale und intraneurale Rundzellinfiltrationen im N. facialis, im N. cochlearis und N. vestibularis, innerhalb des Modiolus, aber auch in der entzündeten Schleimhaut des Warzenfortsatzes. ZAJTCHUK et al. (1972) beschrieben ein Felsenbein einer Patientin, die im Verlaufe einer Zosterinfektion an Geschmacksstörungen und heftigem Schwindel litt. Histologisch zeigte sich eine Degeneration der sensorischen und neuralen Elemente des oberen und lateralen Bogenganges, zum Teil mit Ausbildung von fibrösem Bindegewebe und Knochenneuformation in den perilymphatischen Hohlräumen des lateralen Bogenganges.

7.1.2 Masernlabyrinthitis

Definition. Gewöhnlich beidseitige Infektion des membranösen Labyrinths durch Masernviren, in der Regel im frühen Kindesalter mit hochgradiger oder kompletter Funktionseinschränkung des auditorischen und vestibulären Labyrinths (Ertaubung).

Nach SCHUKNECHT (1993) soll die Ursache von Ertaubungen im Kindesalter in 6–10 % eine Maserninfektion sein. Die pathologischen Veränderungen lange Zeit später untersuchter Felsenbeine bestehen in einer ausgeprägten Degeneration des Corti-Organs, einem Verlust der Spiralganglienzellen und einer Degeneration der vestibulären Endorgane. Auf jeden Fall ist das Corti-Organ immer degeneriert, die Haarzellen fehlen weitgehend. Am stärksten ausgeprägt sind die Befunde in den basalen Schneckenwindungen. Auch die Stria vascularis zeigt eindeutige Zeichen einer Atrophie, gelegentlich fehlt die Tektorialmembran oder ist von einer membranähnlichen Schicht ummauert (LINDSAY u. HEMENWAY 1954). Im Bereich der Stria vascularis können dichte basophile und von Zellen eingeschlossene Ablagerungen vorkommen.

7.1.3 Mumpslabyrinthitis

Definition. Im Verlaufe einer Mumpserkrankung auftretende in der Regel einseitige Labyrinthitis mit rascher Ertaubung, meist mit Einbeziehung des gleichseitigen Vestibularorgans.

Eine durch Mumpsviren ausgelöste Labyrinthitis steht in der Regel nicht in einem Zusammenhang mit einer Mumpsenzephalitis. Bei den Masern- und Mumpsviren handelt es sich um organotrope Viren mit einer besonderen Affinität zum Innenohr (ARNOLD et al. 1989). Bei der Mumpslabyrinthitis ist nicht erklärbar, weshalb in aller Regel nur ein Organ betroffen ist. Der Hörverlust kann geringfügig, fluktuierend bis komplett sein. Auch vestibuläre Symptome sind vorhanden, werden bei Kindern jedoch häufig übersehen (HYDEN et al. 1979). Obwohl durch die flächendeckende Impfung sowohl gegen Masern- wie auch Mumpsviren die Inzidenz der Enzephalitis zurückgegangen ist, ist die Inzidenz der durch diese Viren ausgelösten Funktionsstörungen des Innenohres noch nicht rückläufig. Auch dies spricht dafür, daß diese organotropen Viren einer ganz besonderen Immunologie unterliegen.

LINDSAY et al. (1960) untersuchten die Felsenbeine eines 6jährigen Kindes, das 4 Jahre zuvor infolge einer Mumpsinfektion komplett ertaubte. Die Autoren fanden eine ausgeprägte Atrophie des Corti-Organs und der Stria vascularis sowie einen Kollaps der Reissner-Membran. Die Tektorialmembran hatte keine Beziehung mehr zum Corti-Organ, aber überraschenderweise war der Verlust an cochleären Neuronen nur mäßig ausgeprägt in der basalen Schneckenwindung. Die sensorischen Anteile des Gleichgewichtsorgans waren normal.

7.1.4 Labyrinthitis durch Zytomegalieviren

Definition. Durch kongenitale Infektion mit Zytomegalieviren ausgelöste Destruktion und Degeneration des gesamten membranösen Labyrinths.

Bisher wurden hauptsächlich Felsenbeine von Neugeborenen oder Kleinkindern untersucht, die unmittelbar nach der Geburt oder einige Wochen später an einer generalisierten Zytomegalie-Virus-Infektion verstarben. KARMODY (1983) konnte die Felsenbeine von 3 Patienten untersuchen, die an einer Zytomegalie verursachten Enzephalitis verstarben. Hier zeigte sich eine generalisierte Degeneration des membranösen Labyrinths, die typischen eulenartigen Einschlußkörper in der Reissner-Membran und in der Stria vascularis sowie eine zystische Degeneration der Stria vascularis (vgl. SCHUKNECHT 1993; FRIEDMANN u. ARNOLD 1993).

7.2 Seröse oder toxische Labyrinthitis

Definition. Funktionsstörung des Labyrinths verursacht durch otogene oder meningogene Bakterientoxine im Verlaufe einer ansonsten limitierten bakteriellen Infektion.

Die seröse Labyrinthitis kommt im allgemeinen im Verlaufe einer akuten oder chronischen Otitis media vor. Vermutlich sind es Exotoxine von Bakterien, die in die Perilymphe des Innenohres über das ovale oder runde Fenster eindringen können. Die seröse Form einer Labyrinthitis kann jedoch auch als Komplikation einer im Vordergrund stehenden Meningitis auftreten. Sie kann ferner als Frühstadium einer nachfolgenden eitrigen Labyrinthitis verstanden werden (Abb. 3.96).

ARNOLD (1977a) hat darauf hingewiesen, daß auch chronische Schleimhautveränderungen des Mittelohres über Jahre hinweg zu einer Störung der Innen-

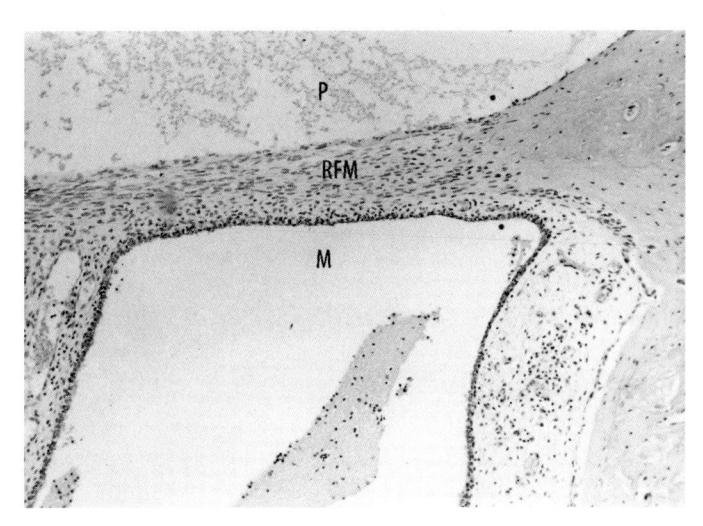

Abb. 3.96. Seröse Labyrinthitis: Säugling, an einer Maserninfektion verstorben. Die Membran des runden Fensters (*RFM*) ist massiv verbreitert, ebenso der subepitheliale Raum der Schleimhautauskleidung des Mittelohres (*M*). In der Perilymphe (*P*) der basalen Schneckenwindung findet man Eiweiß-ähnliche Niederschläge, im Lumen des Mittelohres zellreiches Infiltrat. × 6

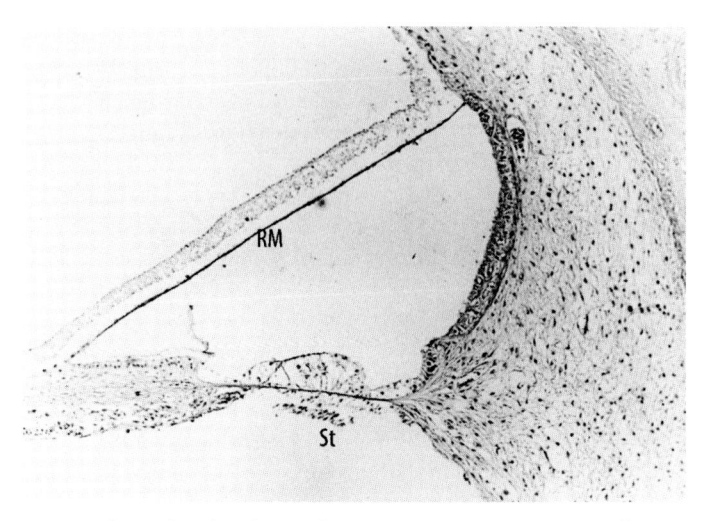

Abb. 3.97. Seröse Labyrinthitis bei chronisch-eitriger Mittelohrentzündung. Über der Reissner-Membran (*RM*) liegt ein Eiweiß-reicher Niederschlag mit wenigen basophilen Zellen. In der Scala tympani (*St*) unterhalb des Corti-Organs erkennt man ebenfalls ein spärliches Zellinfiltrat. × 60

ohrfunktion führen können, wobei prinzipiell 3 Möglichkeiten der toxischen Beeinflussung der Innenohrfunktion möglich sind:

1. Aus der pathologisch veränderten Schleimhaut diffundieren entsprechend einem Konzentrationsgefälle toxische Substanzen in das Innenohr (Abb. 3.97).
2. Über gemeinsame Gefäßkollaterale zwischen Mittelohrschleimhaut und Cochlea kommt es zu einer vaskulären Beeinflussung des Innenohres.
3. Die Diffusion von Sauerstoff aus dem Mittelohr zum Innenohr ist erheblich gestört. PAPARELLA u. BRADY (1970) untersuchten ein Kollektiv von 500 Patienten mit chronischer Schleimhauteiterung und fanden in 279 Fällen eine gering- bis mittelgradige Schallempfindungsschwerhörigkeit, wobei eine Abhängigkeit des Grades der cochleären Störung von der Erkrankungsdauer nachgewiesen wurde (vgl. auch Seromukotympanum).

7.3 Bakterielle Labyrinthitis

Otogen. Bei akuter bakterieller Otitis media, vor allem im Kindesalter, durch Überleitung der Entzündung durch die Schneckenfenster oder entlang der Knochengefäßspalten ausgelöste eitrige Affektionen des membranösen Labyrinths. Ferner kommt eine bakterielle Labyrinthitis bei Cholesteatomdurchbruch in das Labyrinth sowie als sekundäre Infektion nach Trauma, z. B. Felsenbeinfraktur vor. Die häufigsten Erreger sind Pneumokokken, Haemophilus influenzae, β-hämolysierende Streptokokken der Gruppe A, selten Escherichia coli oder Streptococcus pneumoniae. Klinisch herrschen ein massiver Drehschwindel mit

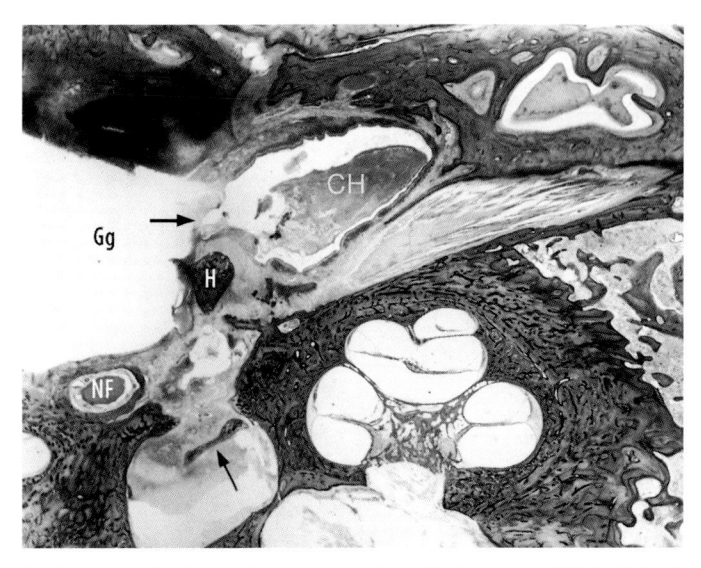

Abb. 3.98. Eitrige Labyrinthitis bei epitympanalem Cholestatom (*Pfeil*, *CH*). *H* Hammer; *Gg* äußerer Gehörgang; *NF* durch die abszedierende Entzündung teilweise arrodierter Kanal des Nervus facialis und perineurale Entzündungszeichen; *Pfeil* dislozierte Steigbügelfußplatte mit Einbruch des Abszesses in das Labyrinth (iatrogen, Parazentesefolge). × 6

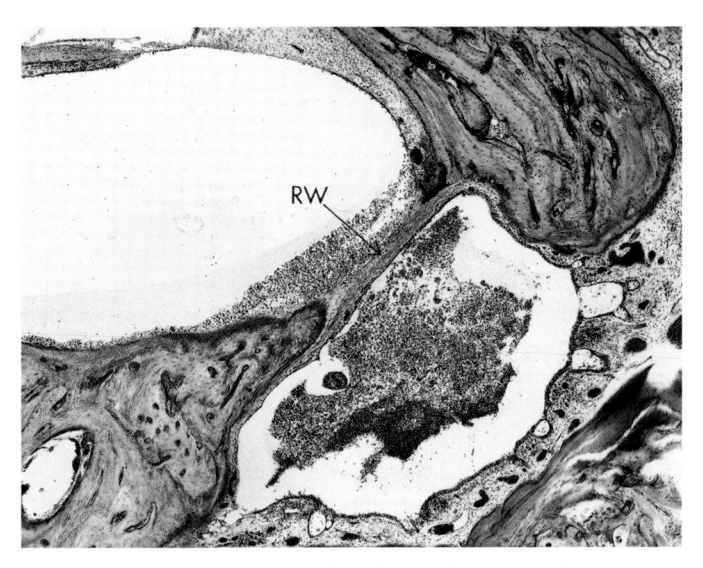

Abb. 3.99. Otogene Labyrinthitis: Das Mittelohr ist von hochentzündlicher, stark verdickter, gefäßgestauter Schleimhaut ausgekleidet, in der Nische des runden Fensters vor der runden Fenstermembran liegt Eiter. Die runde Fenstermembran (*RW*) ist stark verdickt (*Pfeil*) darüber liegt im Perilymphraum ein entzündliches Zellinfiltrat. × 12

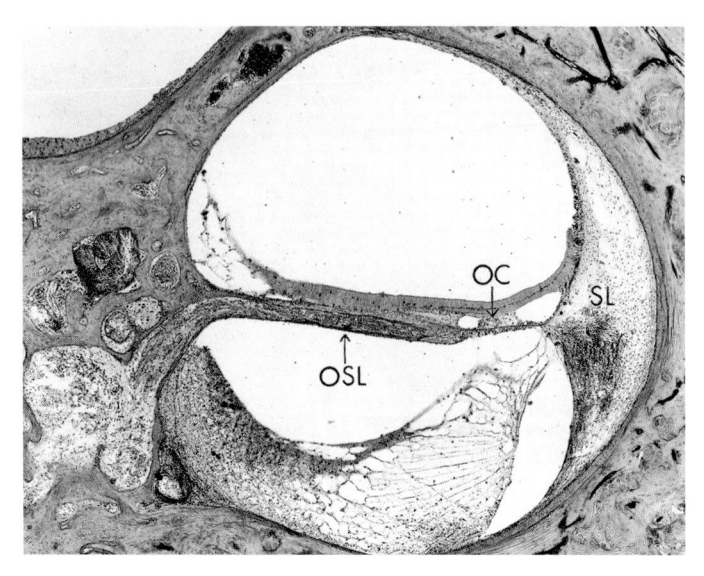

Abb. 3.100. Meningogene Labyrinthitis: Ertaubung durch Pneumokokkenmeningitis (Ausschnitt der zweiten Windung der Cochlea). Es liegt ein Kollaps der Reissner-Membran vor, die unmittelbar über dem Corti-Organ (*OC*) zu erkennen ist. Die Scala tympani ist ausgefüllt von einem in Organisation befindlichen, postentzündlichen Fibrinnetz. Die Nervenfasern innerhalb der Lamina spiralis ossea (*OSL*), sowie Anteile des Ligamentum spirale (*SL*) weisen noch ein entzündliches Infiltrat auf. × 400

Erbrechen und Ertaubung sowie meningitische Zeichen vor. Dabei schweres Krankheitsgefühl, hohes Fieber, Zellzahlerhöhung im Liquor (Abb. 3.98, 3.99).

Meningogen. Überleitung einer Meningokokken- Pneumokokken – Haemophilus influenzae Typ B – (vor allem bei Kindern) oder tuberkulösen Meningitis über den inneren Gehörgang oder den Aquaeductus cochleae zum membranösen Labyrinth. Die Leitsymptome sind: Allgemeine Meningitissymptomatik, Schwindel und Erbrechen. Nach Ausheilung der Meningitis können ein ein- oder beidseitiger, oft fluktuierender Hörverlust bzw. komplette Ertaubung ein- oder beidseitig resultieren (Abb. 3.100).

Hämatogen. Hämatogene Ursachen einer Labyrinthitis sind eine Infektion des membranösen Labyrinths durch Treponema pallidum (Otosyphillis, kongenital oder erworben), Mycobacterium tuberculosis oder durch generalisierte Mykosen (z. B. Mukor-Mykosen).

7.4 Akute eitrige Labyrinthitis

Definition. Invasion eines eitrigen bakteriellen Prozesses in das membranöse Labyrinth, entweder ausgehend vom Mittelohr oder vom Subarachnoidalraum.

Eine Invasion vom Mittelohr oder vom Mastoid kann über das runde oder ovale Fenster geschehen durch entzündlich penetrierende Fisteln im Bereich dieser anatomischen Strukturen oder über Dehiszenzen der Labyrinthkapsel infolge einer rarefizierenden Ostitis. Die Labyrinthitis, ausgehend von einer eitrigen Meningitis, breitet sich über den Aquaeductus cochleae oder den Modiolus in das Innenohr aus.

In seltenen Fällen kann eine akute eitrige Labyrinthitis durch unsachgemäße, iatrogene Manipulationen wie Parazentese am falschen Ort oder während einer Otoskleroseoperation induziert werden. Klinisch sind die Leitsymptome massivster Drehschwindel und Hörverlust (vgl. Abb. 3.98).

Im ersten Stadium einer eitrigen Labyrinthitis kommt es zu einer Ansammlung von polymorph-kernigen Leukozyten in den Perilymphräumen am Ort der bakteriellen Invasion. Die Leukozyten entstammen den labyrinthären Gefäßen, besonders der V. modiolaris als immunologische Reaktion auf die eindringenden Mikroorganismen. Im zweiten Stadium findet man die perilymphatischen Räume ausgefüllt mit polymorph-kernigen Leukozyten und einem feinen fibrillären Präzipitat, das sich geringfügig ausgeprägt auch in den Endolymphräumen zeigt. Bereits zu diesem Zeitpunkt entwickelt sich zunehmend ein endolymphathischer Hydrops.

Im dritten Stadium dominieren Nekrosen des membranösen Labyrinths. Aggressive Infektionen des Mittelohres können über das Labyrinth die Meningen erreichen und die gefürchtete otogene Meningitis auslösen. Überlebt ein Patient, so findet man im Ausheilungsstadium der Labyrinthitis eine ausgedehnte Fibrose sämtlicher Flüssigkeitsräume des Innenohres mit rascher Knochenneubildung (Labyrinthitis ossificans). Ein kompletter Verlust der audi-

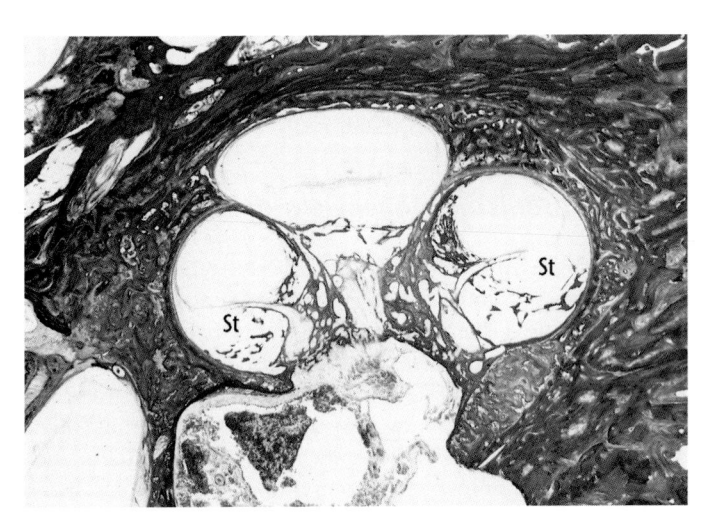

Abb. 3.101. Ossifizierende Labyrinthitis nach meningogener Meningokokken-Labyrinthitis. Die Scala tympani (*St*) der ersten Schneckenwindung ist von einem knöchernen Netzwerk ausgefüllt. Die Kenntnis der sehr häufig auftretenden postmeningitischen Ossifikation des Labyrinths ist wichtig für die chirurgische Indikation eines Cochleaimplants. × 14

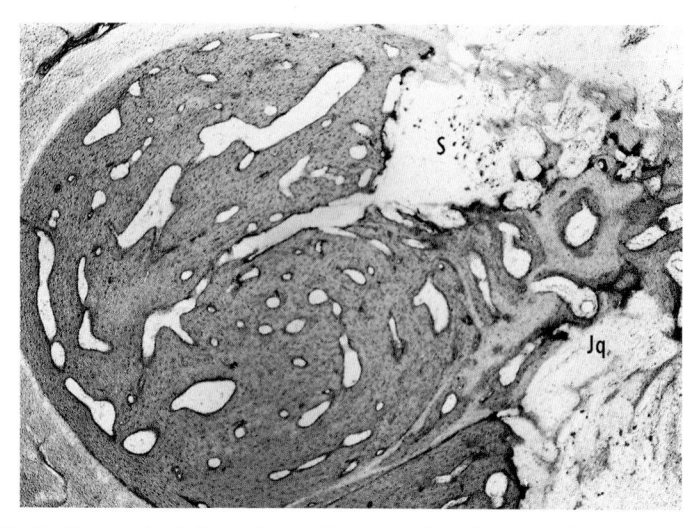

Abb. 3.102. Ossifizierende Labyrinthitis: Komplette knöcherne Obliteration der basalen Schneckenwindung nach meningogener Labyrinthitis. S Areal des Spiralganglions; *IG* innerer Gehörgang. × 16

torischen und vestibulären Funktionen ist immer das Resultat einer eitrigen Labyrinthitis (Abb. 3.101, 3.102).

Nach PAPARELLA u. SUGIURA 1967) sind es die undifferenzierten mesenchymalen Zellen um die Gefäße des Ligamentum spirale (primordiale Zellen), die die labyrinthäre Fibrose und Ossifikation vorantreiben. Die undifferenzierten mesenchymalen Zellen ähneln den Retikulumzellen des Blutes, die multipotentiale primitive mononukleare Zellen darstellen. Es wird auch vermutet, daß die an der Knochenneubildung beteiligten Osteoblasten aus den mesenchymalen Zellen des Ligamentum spirale unmittelbar hervorgehen oder aus Fibroblasten, die sich aus den mesenchymalen Zellen differenziert haben.

7.5 Chronische otogene eitrige Labyrinthitis

Definition. Im Verlaufe einer chronischen Mittelohrentzündung oder Mastoiditis, eines Cholesteatoms oder einer Petrositis, lokal begrenzte Invasion des membranösen Labyrinths infolge rarefizierender Ostitis. Bevorzugtes Auftreten im Bereich der Bogengänge oder des Vestibulums (Abb. 3.103).

Infolge der lokal begrenzten, sich rasch abkapselnden entzündlichen Beteiligung von Labyrinthanteilen kann das Hörvermögen in seltenen Fällen teilweise erhalten bleiben. In anderen Fällen kommt es frühzeitig zu einem endolymphatischen Hydrops und nachfolgender Degeneration der auditorischen und vestibulären Endorgane. Klinisch kann es entweder zu einem graduellen Hörverlust oder zu einem plötzlichen Hörverlust kommen. Wenn ein Cholesteatom die auslösende Ursache ist, so kann Plattenepithel (Cholesteatommatrix) über die ostitis-bedingten Dehiszenzen in das Labyrinth einwachsen.

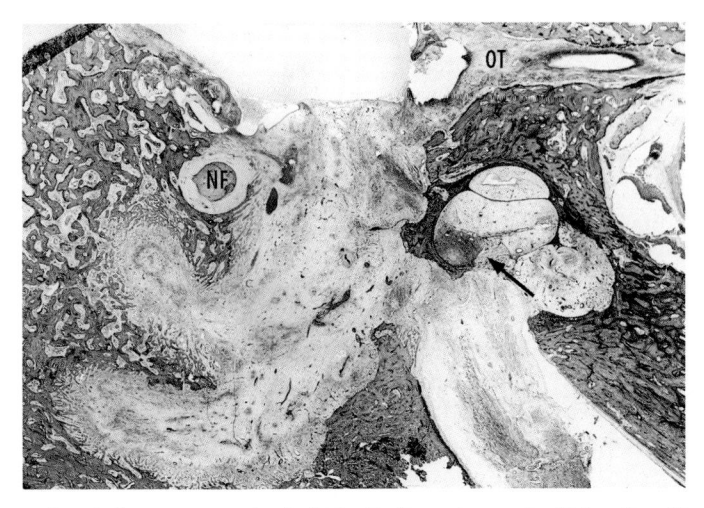

Abb. 3.103. Chronische otogene Labyrinthitis: Es liegt ein entzündlicher Durchbruch vom Mittelohr zum inneren Gehörgang unter Destruktion des gesamten vestibulären Labyrinths vor. Die durch entzündliche Resorbtion entstandenen Hohlräume sind ausgefüllt mit einem narbenähnlichen Material mit chronischen Entzündungsherden. Die basale Schneckenwindung zeigt eine beginnende Ossifikation (*Pfeil*), der Nervus facialis ein massives perineurales Ödem (*NF*). Die Ohrtrompete ist massiv verschwollen (*OT*). × 6

8 Spezifische Entzündung des Ohres

8.1 Tuberkulose

Die Tuberkulose ist eine durch Mykobakterien hervorgerufene granulomatöse Entzündung. Seit einigen Jahren beobachtet man diese Erkrankung in Europa wieder häufiger. Betroffen sind Patienten jeden Alters, insbesondere immunsupprimierte oder an Immunschwäche leidende Patienten.

Befallen sein können das äußere Ohr, Mittelohr und Felsenbein.

Verantwortlich ist meist das Mykobakterium tuberculosis, aber auch atypische Mykobakterien insbesondere bei AIDS-Patienten kommen in Frage. In der Literatur wird nur selten über eine korrekte präoperative Diagnostik berichtet (EMMET et al. 1977; LUCENTE et al. 1978; PALVA et al. 1973; BUCHANAN u. RAINER 1988).

Neben den konventionellen Methoden zum Nachweis der säurefesten Stäbchen (Ziehl-Neelsen-Färbung) bieten sich heute auch molekurbiologische Nachweisverfahren (In-situ-Hybridisierungen, PCR) an.

Die Tuberkulose des äußeren Ohres entsteht zumeist auf hämatogenem Weg (CEMACH 1926; THEISSING 1966), seltener durch Inokkulation nach kleinen Verletzungen. Die knotige Form der Tuberkulose (Tuberkulom) bleibt meist auf das Ohrläppchen beschränkt (HAUG 1891). Makroskopisch sind die Tuberkulome derb und von geröteter, bläulich livider Haut bedeckt. Histologisch zeigen die

Tuberkel das charakteristische Bild mit Epitheloidzellen, Langhans-Riesenzellen und zentraler Verkäsung. Säurefeste Stäbchen lassen sich nicht immer nachweisen.

Die häufigste Form der tuberkulösen Manifestation an der Ohrmuschel ist der *Lupus vulgaris*. Er kann als Lupus maculosus (Hautpigmentierung), als Lupus tumidus (Vorwölbung, vorwiegend im Bereich des Ohrläppchens) oder selten als Lupus exulcerans (nekrotischer Zerfall) auftreten. Bevorzugt tritt der Lupus vulgaris im Bereich der Helix auf, zumeist begleitet von einem Befall der Gesichtshaut.

Die Tuberkulose ist eine gelegentlich auftretende Ursache der Mittelohrentzündung, die ohne Schmerzen beginnt und chronischen Verlauf hat. Ihre Häufigkeit wird auch auf Grund der diagnostischen Schwierigkeiten unterschätzt. Laut AROLD (1959) lassen sich in 10% der Patienten mit Tuberkulose eine Mittelohrentzündung nachweisen, allerdings ist diese Mittelohrentzündung nur in 3–5% der Patienten eine spezifische Mittelohraffektion.

Bereits 1 Jahr nach Entdeckung des Erregers der Tuberkulose durch Koch wurde ein Mykobacterium tuberculosis in einer chronischen Mittelohrentzündung nachgewiesen. Die Eintrittspforte für die Mittelohrtuberkulose könnte einerseits die Tuba Eustachii sein als auch die hämatogene Streuung (MANASSE 1971; GRÜNBERG 1917).

Makroskopisch beobachtet man polypoide Schleimhautwucherungen, die bis in den Knochen vordringen können. Es kann dann zu Knochennekrosen mit Sequesterbildung kommen, die schließlich mit der Durchsetzung des Schläfenbeines mit Tuberkulomen enden können.

Die exsudativ-ulzerierende nekrotisierende spezifische Entzündungsform befällt meist die gesamten Mittelohrräume (Abb. 3.104, 3.105). Die Entzündung verläuft schubweise mit Bildung von Abkapselungen. Der Befall der medialen Paukenwand führt zur Überleitung auf das Innenohr mit folgender spezifischer Labyrinthitis sowie bei Befall des N. facialis zu einer interstitiellen Neuritis. Bei einer Ausbreitung der Entzündung in Richtung Pyramidenspitze besteht die Gefahr einer Arrosionsblutung der A. carotis interna. Sind Zellen des Mastoids betroffen, beobachtet man die Ausbildung von Sequester mit konsekutiver Fistelbildung.

Die Abheilung der spezifischen Mittelohrentzündung geschieht über Narbenbildung und Knochenneubildung, daneben beobachtet man auch noch floride Herde. Das Trommelfell ist narbig verändert und häufig stark verdickt. In 20% der Fälle sieht man Knötchen, die einzeln oder diffus das ganze Trommelfell befallen können und von einigen Autoren als pathognomonisches Substrat der Mittelohrtuberkulose bezeichnet werden. Sie dürfen nicht mit einer miliaren Tuberkulose des Trommelfells verwechselt werden. Diese Knötchen führen zu den, für die Mittelohrtuberkulose typischen, mehrfachen Trommelfellperforationen, die schließlich in einem Totaldefekt enden können. HASLHOFER (1969) beschrieb den Fall einer beidseitigen Mittelohrtuberkulose bei einem Kind, dessen Mutter an einer tuberkulösen Salpingitis und Endometritis erkrankt war. Er geht davon aus, daß die Infektion während der Gestation oder des Geburtsvorgangs übertragen wurde.

Tuberkulose 385

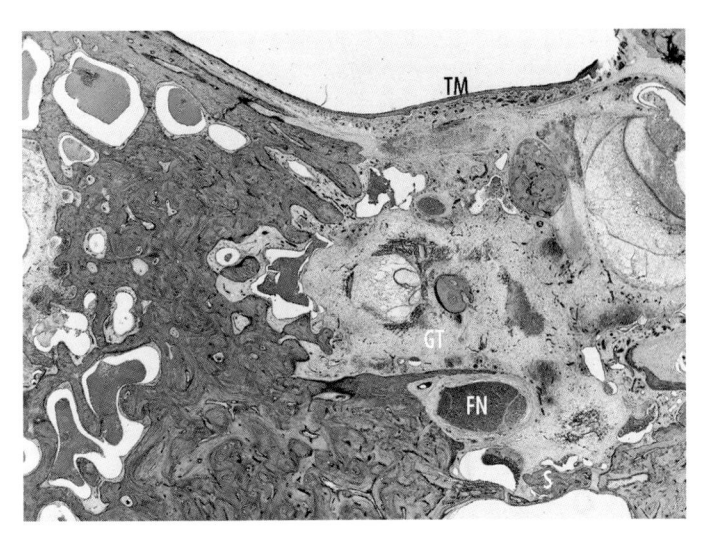

Abb. 3.104. Tuberkulöse Otitis media: Das Trommelfell (*TM*) ist intakt, der Raum des Mittelohres ist mit tuberkulösem Granulationsgewebe (*GT*) ausgefüllt. *FN* freiliegender Nervus facialis mit perineuraler Entzündung; *S* Steigbügel. × 6

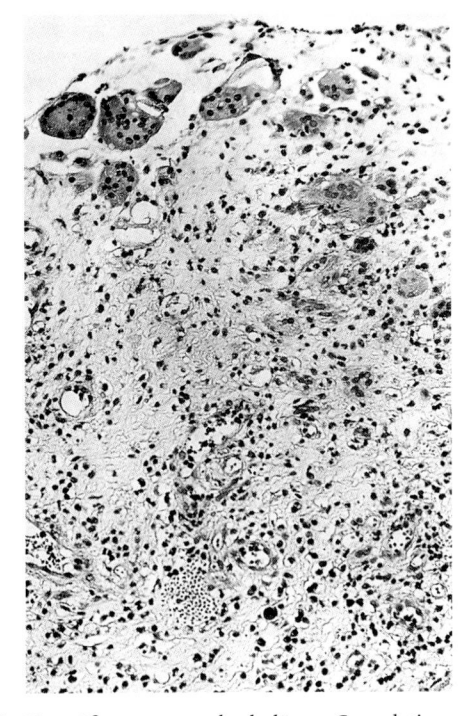

Abb. 3.105. Ausschnitt-Vergrößerung von tuberkulösem Granulationsgewebe des Mittelohres mit Langhans-Riesenzellen umgeben von Histiozyten und Plasmazellen. × 60

Mittelohrentzündungen, die durch andere Mykobakterien hervorgerufen werden, sind extrem selten. Bisher wurden 4 Fälle von einer Otomastoiditis, die durch nicht tuberkulöse Mykobakterien hervorgerufen werden beschrieben (AUSTIN u. LOCKEY 1976; NEITCH et al. 1982; WARDROP u. PILLSBURY 1984; KINSELLA et al. 1986). LOWRY et al. (1988) berichteten über 17 Fälle von Mittelohrentzündung, die auf nicht tuberkulöse Mykobakterien zurückzuführen waren. Aus der gewöhnlichen Umgebung der Patienten konnten Mykobakterium Choleonae und andere isoliert werden. Klinisch litten die Patienten an schmerzloser, chronischer Otorrhoe. Beim chirurgischen Eingriff beobachtete man ausgedehntes Granulationsgewebe (SAMUEL u. FERNANDES 1986).

8.2 Sarkoidose

Die Sarkoidose ist eine systemische Granulomatose ungeklärter Ätiologie (chemischer Natur, atypische Mykobakterien?), die Lymphknoten, Haut, Lunge, Leber, Nase und Ohren befällt. Sie wurde zunächst von HUTCHINSON (1898) und von BOECK (1899) beschrieben, wobei SCHAUMANN (1916) die systemische Natur dieser Erkrankung erkannte. 10–15% der Patienten mit Sarkoidose weisen eine Lokalisation im Kopf-Hals-Bereich auf. Bei Ohrbefall berichten die Patienten über schmerzlose Knoten im Bereich des äußeren Ohres oder über progrediente Schwerhörigkeit. Makroskopisch sieht man eine oder mehrere unregelmäßige Verdickungen des Ohrläppchens mit livider Verfärbung, die nicht mit Frostbeulen verwechselt werden dürfen. Die Diagnose wird histologisch gestellt. Zur Diagnose tragen eine Röntgenaufnahme des Thorax, erhöhte α-2- und γ-Globuline, die charakteristischen Knötchen der Iris, Granuloma anulare der Haut, ein negativer Mantoux-Text und positiver Kveim-Test bei.

Histologisch, wie von WILLIAMS et al. (1969) definiert, besteht das Granulom der Sarkoidose aus einer kompakten Ansammlung von Epitheloidzellen, die zum Teil zu Langhans-ähnlichen Riesenzellen verschmelzen können. Die Gefäße in der Umgebung zeigen Veränderungen im Sinne einer Endarteritis. Die Media ist fibrotisch verbreitet und kann gelegentlich in der Media größerer Gefäße Granulome aufweisen. Das histologische Bild entspricht dem einer nicht verkäsenden histiozytären und riesenzelligen Granulombildung, die keine Tendenz zum Konfluieren zeigt. Gelegentlich beobachtet man zentrale Nekroseherde. Verschiedene Einschlußkörperchen lassen sich in den Epitheloid- und Riesenzellen nachweisen, die allerdings auch bei Tuberkulose, Morbus Crohn oder Beryllium-Granulomen gesehen werden können. Diese sog. Schaumann-Körperchen sind ca. 100 µm groß und schichtförmig aufgebaute, verkalkte Körperchen mit zentralen Oxalatkristallen.

Die Pathogenese des Hörverlustes bei Sarkoidose ist wohl auf Kompression bzw. Invasion des Hörnerven durch Granulome zurückzuführen. Üblicherweise beobachtet man im Rahmen einer Sarkoidose des VIII. Gehirnnervens auch eine granulomatöse Leptomeningitis. Der isolierte Befall des N. acusticus mit Sarkoidose ist selten.

COLOVER (1948) berichtete über 118 Fälle von Sarkoidose des zentralen Nervensystems, wobei bei 8 Patienten Taubheit auftrat und bei 4 Patienten vestibuläre Dysfunktionen bestanden. In ca. der Hälfte der Patienten zeigte sich eine Läsion des Nervus facialis. THARPE u. PFEIFFER (1969) beschrieben in 19 Patienten Taubheit und labyrinthäre Dysfunktion als einzige Manifestation der Sarkoidose des zentralen Nervensystems.

Untersuchungen der Felsenbeinen eines 32 Jahre alten Mannes, der 5 Jahre lang an Taubheit bei Sarkoidose des zentralen Nervensystems litt, zeigte perivaskuläre lymphozytäre Infiltrate des N. acusticus, N. vestibularis und N. facialis mit degenerativen Veränderungen der Nervenscheiden (BABIN et al. 1984). Die Veränderungen des Neuroepithels der Cochlea und des Labyrinths wurden auf die Veränderungen der Stria vascularis, die eine Vaskulitis aufwies, zurückgeführt. VERSE et al. (1997) berichten über den Fall einer Sarkoidose im Mastoid einer 38 Jahre alten Frau, die an den Symptomen einer chronischen Otitis media litt.

8.3 Syphilis

Die Syphilis wird durch das Treponema pallidum hervorgerufen. Bei Befall des Ohres gibt es eine eindeutige Neigung zum Befall des Innenohres. LUND (1922) beobachtete in 50% der an Syphilis erkrankten Personen eine funktionelle Störung des vestibulocochleären Apparates.

Luetische Primäraffekte der Ohrmuschel stellen Raritäten dar und so liegen nur wenige Fallberichte vor (MÜNCHHEIMER 1897; PROPPE 1948; BECK 1926). Das wenig stabile Treponema pallidum muß direkt durch Hautdefekte durch Kuß, Biß, Fingerkratzen, Ohrringstechen u. ä. in die Subkutis gelangen. Die periaurikulären und submandibulären Lymphknotenschwellungen sind meist sehr druckschmerzhaft (PROPPE 1948).

Im Rahmen einer luetischen Sekundäraffektion lassen sich makulöse und papulöse Effloreszenzen auch an der Ohrmuschel beobachten. Die makulösen Erruptionen (Roseolen) präsentieren sich als, zum Teil krustig bedeckte, schuppende Papeln und sitzen meist im Bereich des Gehörgangeingangs oder der retroaurikulären Umschlagfalte. Nässende Kondylome können auch zur Einengung des Gehörgangs führen (MARX 1947). Ihr Abheilen findet meist in narbigen Stenosen des Gehörgangs ihren Endpunkt.

Tertiärveränderungen im Sinne von Gummata sind am äußeren Ohr sehr selten. Das Abheilen erfolgt auch hier über Narbenbildung mit stenosierenden Veränderungen des Gehörgangs. BARATOUX (1938) berichtete über einen Fall mit zahlreichen Gummata im Bereich einer Ohrmuschel.

Die erworbene und die kongenitale Form unterscheiden sich hinsichtlich der Histopathologie bei Befall des Mittelohrs und der Cochlea nicht. Eine Otitis media bei einem Patienten mit Lues kann einerseits als nicht spezifische Otitis media bei Lues, andererseits auch als spezifische luetische Otitis media auftreten. In der Literatur gibt es nur sehr wenige Berichte über eine spezifische luetische Otitis media. Nur wenige Autoren (BEYER 1921, GRÜNBERG 1911; GOUDHILL 1939) konnten über Spirochätennachweis im Mittelohr die Diagnose der luetischen Otitis media stellen. GOUDHILL (1939) beschrieb im Felsenbein Mikrogummata, eine produktive Periostitis und ossifizierende Labyrinthitis, eine Atrophie des Corti-Organs mit rundzelligem Infiltrat der Cochlea, insbesondere im Bereich der Stria vascularis des Ligamentum spirale und des VIII. Gehirnnerven. Die Gefäße zeigten die typischen obliterierenden Veränderungen.

Im Tertiärstadium betreffen die Veränderungen insbesondere den Knochen: Exostosenähnliche Knochenwucherungen sowie periostitische Verdickungen neben granulierenden und nekrotisierenden Prozessen – auch unter Mitbeteiligung der Gehörknöchelchenkette – wurden von MANASSE (1901), GRÜNBERG (1911), THEISSING (1966) beschrieben. Bereits EGGSTON u. WOLFF (1947) wiesen auf Knochenformationen im Bereich des vestibulären Apparates sowie auf eine Fibrose des Perilymphraumes mit Knochenneubildung hin (MAYER u. FRASER 1936).

Auch KARMODY u. SCHUKNECHT (1966) beobachteten an 112 Fällen von kongenitaler Syphilis einen endolymphatischen Hydrops, der durch eine Osteitis der Capsula otica und lymphozytärer Infiltration des membranösen Labyrinths hervorgerufen wurden (Abb. 3.106).

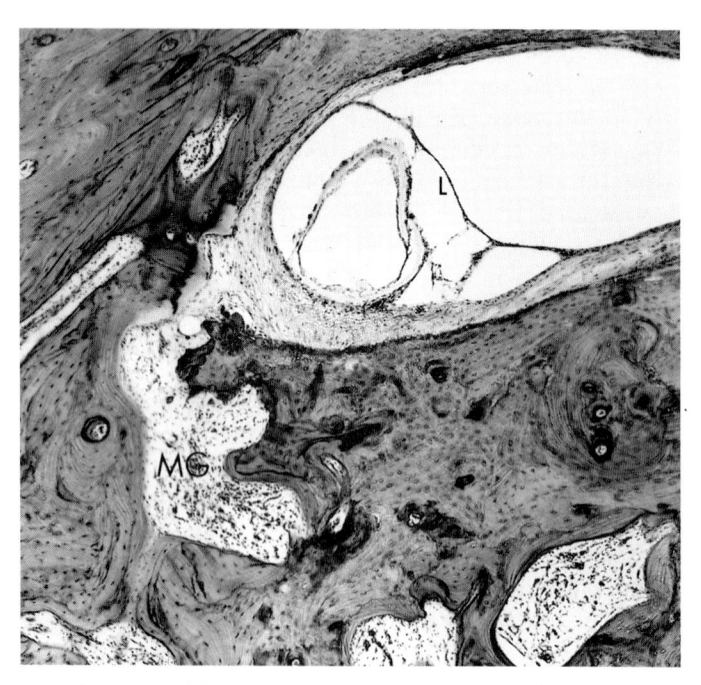

Abb. 3.106. Angeborene Syphilis: In unmittelbarer Beziehung zum Endost des Vestibulums liegt ein Mikrogumma (*MG*). Die Membranen des Labyrinths (*L*) sind verklebt. × 45

In Fällen von erworbener Syphilis beobachtet man eine chronische Entzündung des Felsenbeines mit miliaren Gummata, die die Capsula otica arrodieren, mit darauf folgender Labyrinthitis und Degeneration des Neuroepithels der Cochlea und des vestibulären Apparates.

BORDLEY (1967) weist darauf hin, daß eine chronische Osteomyelitis mit multiplen Granulomen von einer kongenitalen Syphilis unterschieden werden muß. Er berichtet über 2 Fällen mit fokaler Nekrose, die von Granulationsgewebe mit Riesenzellen umgeben waren.

Die Hörminderungen bei syphilitischen Patienten können auch durch einen endolymphatischen Hydrops bewirkt werden (LINTHICUM u. EL RHAMAN 1987). In allen Fällen beobachtet man eine Infiltration und Obliteration des Ductus endolymphaticus durch Fasergewebe mit mononukleärem Infiltrat und Riesenzellen. Die Obstruktion scheint die Ursache des Hydrops zu sein und nicht – wie ebenfalls angenommen – die Osteitis des Labyrinths. Dieser endolymphatische Hydrops tritt sowohl bei der kongenitalen als auch bei der erworbenen Form auf.

9 Felsenbeinerkrankungen bei gestörtem Knochenmetabolismus oder gestörter Knochenformation

Eine Vielzahl von genetisch bedingten oder idiopathischen Erkrankungen beeinflussen den Metabolismus und somit den Knochenaufbau des Felsenbeines und können durch Fixation der Gehörknöchelchen eine Schalleitungsschwerhörigkeit hervorrufen. Die genetischen Syndrome, welche die knöcherne Architektur des Felsenbeines beeinflussen, werden unterteilt in: Dysplasien, Fehlentwicklungen des Bindegewebes und Störungen des Mukopolysaccharid-Metabolismus.

Die häufigsten Dysplasien, welche das Felsenbein betreffen sind: Otosklerose, Paget-Erkrankung, die Osteopetrose (Albers-Schoenberg-Erkrankung) und die Sklerostosis (z. B. Exostosen des Gehörganges).

Beispiele für eine Fehlentwicklung des Bindegewebes sind: Die Osteogenesis imperfecta (van der Hoeve-Syndrom) und das Symphalangiabrachydactyl-Syndrom.

Das Hurler- und Hunter-Syndrom sind geläufige Erkrankungen des Mukopolysaccharid-Metabolismus, die ebenfalls in der Regel zu Schalleitungsschwerhörigkeiten führen können.

9.1 Otosklerose

Es handelt sich hierbei um einen entzündlichen, Masernvirus-assoziierten Knochenresorptionsprozeß (Otospongiose), gefolgt von einer Sklerosierung (Narbenstadium, Otosklerose), ausgehend von den labyrinthären enchondralen-periostalen Grenzzonen. Diese Dysplasie ist ausschließlich auf das menschliche

Felsenbein beschränkt und befällt keine anderen enchondralen Knochenstrukturen, weder beim Menschen, noch beim Tier.

Der Begriff „histologische Otosklerose" bezieht sich auf einen Otoskleroseherd im Felsenbein, der keine Form von Schwerhörigkeit weder Schalleitungsschwerhörigkeit noch Innenohrschwerhörigkeit auslöst.

Allgemeine Hinweise. Mit dem Begriff „klinische Otosklerose" wird zum Ausdruck gebracht, daß ein Otoskleroseherd in einem topographischen Bereich vorhanden ist, wo er durch Fixation der Steigbügelfußplatte oder Obliteration der runden Fenstermembran zu einer Schalleitungsschwerhörigkeit führt.

Die Otosklerose ist eine besondere Form einer topographisch eng begrenzten Knochenerkrankung, die beim Menschen charakteristische Prädilektionsstellen des knorpelig-knöchernen Labyrinths befällt. Bisher war man der Ansicht, daß derartige Knochenveränderungen ausschließlich beim Menschen vorkommen, bis CHOLE u. HENRY (1983, 1985) sowie CHOLE u. TINLING (1987) eine spontane Entstehung dysplastischer Knochenläsionen im Bereich des Labyrinths von Inzucht-Mäusen (LP/J-Mäusen) beschrieben, die licht- und elektronenmikroskopisch nicht vom klassischen Bild der Otosklerose zu unterscheiden waren. Auch zeigen diese Mäuse einen progressiven Hörverlust mit Tendenz zu Fixation der Gehörknöchelchenkette sowie einen cochleären Haarzellschaden. Dieses Modell stellt die im Augenblick einzige Möglichkeit dar, die Pathologie und Pathophysiologie der Otosklerose am Tier zu untersuchen.

Klinisch tritt die Otosklerose vorwiegend zwischen dem 20. und 50. Lebensjahr auf, wesentlich jüngere wie auch ältere Erkrankungsfälle sind geläufig.

Der histologische Umbauprozeß beginnt viele Jahre vor dem Eintreten der klinischen Symptomatik: GUILD (1944, 1950) fand unter 374 untersuchten Felsenbeinen von Männeren bei 6,5% otosklerotische Läsionen, bei Frauen in 12,3% entsprechende Herde.

Die histologische Inzidenz der Otosklerose für die weiße Bevölkerung beträgt 8,3%, für die schwarze Bevölkerung und Orientalen 1% (SEIFER et al. 1970). Wenn man alleine die histologische Inzidenz der Otosklerose anhand von Routineuntersuchungen aller erreichbarer Felsenbeine betrachtet, so findet man bei Frauen in einem von 8 Felsenbeinen und bei Männern in einem von 15 Felsenbeinen ein Otoskleroseherd. Die histologische Inzidenz der Otosklerose ist bei Frauen demnach 1,8mal höher als bei Männern, die klinische Inzidenz bei Frauen 1,6mal (Deutschland) bzw. 1,5mal (Schweiz) höher als bei Männern (eigene Untersuchungen). Nach SHAMBAUGH (1978) sollte die Klinik einer Otosklerose bei jedem 10. Individuum mit histologischer Otosklerose manifest werden. BEALES (1987) errechnete, daß annähernd 2% der weißen Bevölkerung zwischen dem 30. und 50. Lebensjahr an einer Schwerhörigkeit wegen Otosklerose leiden. Histologisch findet man Otoskleroseherde in großen Autopsieserien zu 80% beidseitig und in etwa 30–40% der Fälle treten die Befunde familiär gehäuft auf. Dies bedeutet zunächst, daß die Otosklerose in der Hälfte aller Fälle eine mehrheitlich beim weiblichen Geschlecht dominant vererbte Erkrankung ist. Die Beobachtung, nämlich das weitaus häufigere Auftreten einer histo-

Tabelle 3.5. Klinische und histologische Inzidenz der Otosklerose

Klinische Inzidenz
- 2% aller Schwerhörigkeiten zwischen dem 30. und 59. Lebensjahr. (Nach BEALES 1987)

Histologische Inzidenz
- Jedes 8. routinemäßig untersuchte Felsenbein von Frauen
 Jedes 15. routinemäig untersuchte Felsenbein von Männern. (Nach GUILD 1944)
 In der USA 8,3% aller untersuchter Felsenbeine. (Nach SEIFER et al. 1970)
 Weiße Bevölkerung   8,3% (F = 12,3%, M = 6,5%)
 Schwarze Bevölkerung 1,0% (F = 0,7%, M = 1,1%)
 30–40% familiäres Auftreten

Tabelle 3.6. Histologische Prädilektionsstellen der Otosklerose

Lokalisation	Häufigkeit des Vorkommens (%)
Ovales Fenster und Umgebung	90
Rundes Fenster und Umgebung	40
Cochlea	35
Innerer Gehörgang	30
Vestibulum und Bogengangssystem	15

logischen Otosklerose, aber auch einer klinischen Otosklerose bei Frauen, wie auch das sehr seltene Auftreten einer histologischen, wie auch klinischen Otosklerose bei der schwarzen Bevölkerung läßt für dieses Krankheitsbild neben genetischen auch hormonelle Faktoren vermuten (s. unten). Bisher wurde daher die Otosklerose als eine auf das Felsenbein begrenzte autosomal-dominant vererbbare Dysplasie mit inkompletter Penetranz angesehen (Tabelle 3.5).

Berücksichtigt man die topographische Lage der otosklerotischen Herde (Tabelle 3.6), so stellt man fest, daß ein otosklerotischer Umbauherd zwar an jeder Stelle des knöchernen Labyrinths, einschließlich im Bereich des inneren Gehörganges, der Karotisschale oder der Bogengänge vorkommen kann (NAGER 1938; RUEDI 1965, 1969; BENITEZ u. SCHUKNECHT 1962; NAGER 1969). Allerdings gibt es bestimmte, immer wieder vorkommende Prädilektionsstellen. Eine solche ist beispielsweise der sog. „otosklerotische Winkel", d.h. die Region zwischen dem vorderen Anteil der Steigbügelfußplatte, dem Processus cochleariformis und der angrenzenden Vorwölbung des Promontoriums. Besteht dort ein otosklerotischer Herd, so kann er sich dorsalwärts ausdehnen und die gesamte Steigbügelfußplatte einschließlich der Crura fixieren (Abb. 3.107). Er kann jedoch auch ringförmig um das ovale Fenster herumwachsen und ausschließlich den vorderen und hinteren Anteil der Fußplatte befallen, das Zentrum jedoch freilassen (FRIEDMANN u. ARNOLD 1993). Gewisse topographische Regionen im Bereich des knöchernen Labyrinths, nämlich die Fissura ante fenestram und die knorpeligen Reste der enchondralen Knochenlage nahe dem ovalen Fenster, stellen möglicherweise einen „Locus minoris resistentiae" dar,

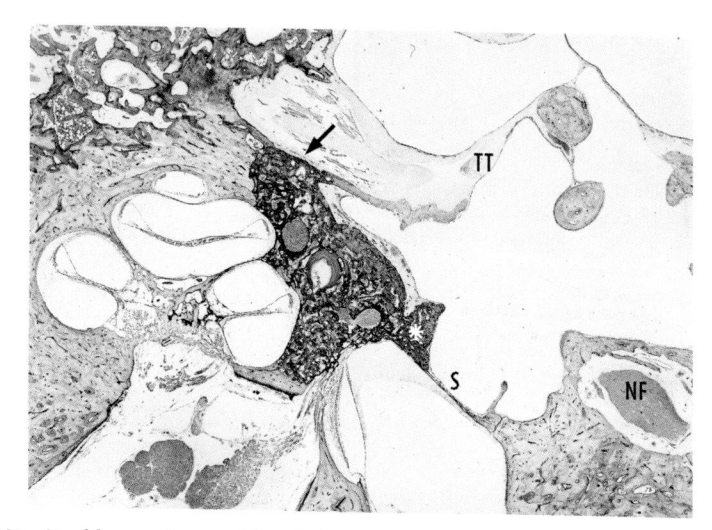

Abb. 3.107. Otosklerose: Der otosklerotische Herd erstreckt sich über das gesamte Promontorium, vom Kanal des Musculus tensor tympani (*Pfeil*) zum Endost der ersten und zweiten Schneckenwindung und nach dorsal fixiert er durch Überwachsen auf den vorderen Steigbügelschenkel und die Fußplatte (*Asterix*) die Bewegung des Steigbügels. Über dem otosklerotischen Herd ist die Mittelohrschleimhaut massiv verdickt und hypervaskularisiert. *NF* Nervus facialis; *S* Steigbügel; *TT* Musculus tensor tympani. × 6

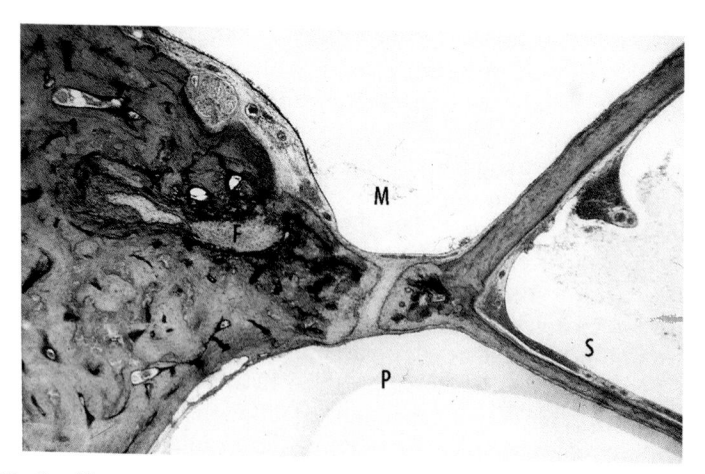

Abb. 3.108. Otosklerose: Im Bereich des vorderen Randes des ovalen Fensters befindet sich ein mit Bindegewebe und Gefäßen ausgefüllter Kanal, der die Mittelohrschleimhaut mit dem Endost des Schneckenvorhofes verbindet (*F* Fissura ante fenestram). Die Region ist prädestiniert für die Ausbildung otosklerotischer Herde. *M* Mittelohr; *P* Perilymphraum des Schneckenvorhofs; *S* vorderer Anteil des Steigbügels. × 20

denn in diesen Bereichen kommen in den meisten Fällen hochvaskularisierte otospongiöse Herde vor, wie von OGILVIE u. HALL (1953, 1962) beschrieben.

Bei der Fissura ante fenestram (Abb. 3.108) handelt es sich um eine in der Regel wenig verknöcherte, reich vaskularisierte Zone, die den subepithelialen Raum der Mittelohrschleimhaut mit der Endostauskleidung des Innenohres verbindet. Betrachtet man sich die Blutversorgung des ovalen Fensters, so enthält diese Äste der A. meningea media, die auch die Mittelohrschleimhaut über dem Promontorium versorgt und mit dem Gefäßnetz der Cochlea kommuniziert. Insbesondere im Bereich der Fissura ante fenestram bestehen zahlreiche, kräftig ausgebildete Anastomosen zwischen dem Kapillarnetz des mesotympanalen Mukoperiostes und der Gefäßauskleidung der enchondralen Gefäße (NAGER 1969). Mesenchymale Zellen behalten lebenslang die Potenz, sich unter bestimmten Bedingungen jederzeit in Präosteoblasten umzuwandeln. Da es auch in anderen Regionen des cochleovestibulären Systems mesenchymale Inseln gibt – beispielsweise die immer wieder genannten Globuli interossei – ist grundsätzlich die Möglichkeit gegeben, daß innerhalb des cochleovestibulären Systems unter verschiedenen Bedingungen sekundäre Ossifizierungen auftreten. Allerdings sollten spätere Verknöcherungen vorbestehender mesenchymaler Regionen unter normalen Bedingungen nicht die eigenartigen Umbaustufen eines otospongiösen zum otosklerotischen Herd durchlaufen.

9.1.1 Histopathologie und Immunhistochemie

Das in der Knochenpathologie Besondere eines otospongiös-otosklerotischen Umbauprozesses sind die drei hintereinander oder innerhalb eines Herdes auch synchron ablaufenden Phasen:

In der ersten, aktiven Phase der Otosklerose dringen zunächst Gefäße in den intakten Knochen vor, mit ihnen Fibroblasten, wodurch es zu einer zirkumskripten Demineralisierung, die man bisher der Aktivität von Osteoklasten bzw. zu Makrophagen umgewandelten Osteoblasten zugeschrieben hat, kommt. Das demineralisierte Areal ist ausgefüllt von einem flüssigkeitsreichen Bindegewebsnetz, den sog. Erweichungszonen oder Lakunen (Abb. 3.109). Im Zentrum dieser Lakunen finden sich immer eine oder mehrere stark mit Erytrozyten gefüllte Kapillaren. Benachbarte Lakunen können konfluieren, so daß ausgedehnte Erweichungsprozesse entstehen. Resorptionslakunen, welche Mittelohrschleimhaut und Endost der Cochlea verbinden, sind sehr häufig. Solche Verbindungen findet man nicht nur im Bereich des ovalen Fensters, sondern auch an anderen Stellen der cochleären Kapsel, beispielsweise im Bereich des Promontoriums. Hier erscheint die ursprünglich kompakte knöcherne Wand richtiggehend durchbohrt (Abb. 3.110).

Es ist verständlich, daß im Rahmen einer derartigen osteolytischen Reaktion Enzyme und Abbauprodukte im Interzellularraum auftreten (CAUSSE 1972, 1977; CHEVANCE et al. 1972). Die Auflösung kollagener Grundsubstanzen bedingt die bekannte histochemische Ablagerung von Mukopolysacchariden, insbesondere in engster Umgebung von Gefäßen.

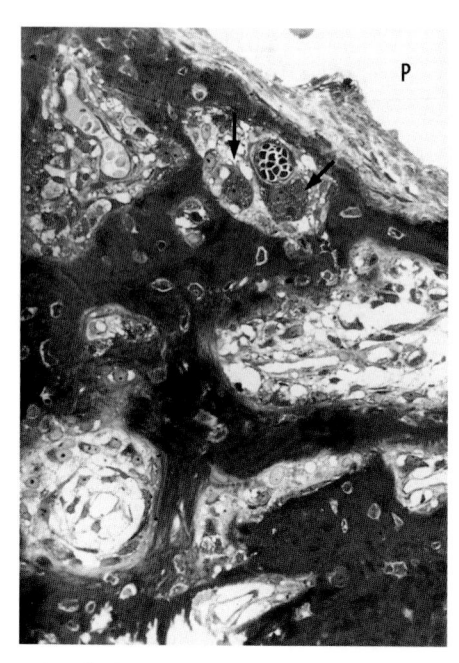

Abb. 3.109. Otosklerose: Anteil einer operativ entnommenen Steigbügelfußplatte mit ausgeprägter lakunärer Knochenresorption. Perivaskulär zum Teil mehrkernige Makrophagen (*Pfeil*); am Rande der Lakunen liegen perlschnurartig aufgereiht Osteozyten. P Perilymphatische Oberfläche der Fußplatte. × 18

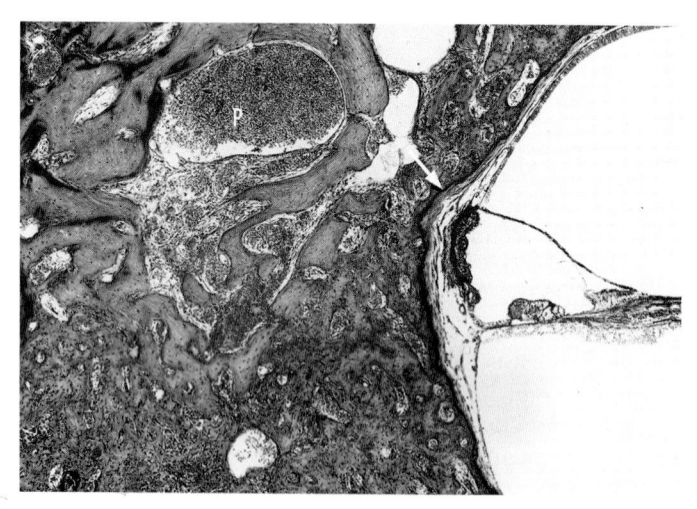

Abb. 3.110. Ausgedehnte blutreiche Resorptionslakunen im Bereich des Promontoriums (*P*), deren Gefäß- und Bindegewebskanäle die Submukosa der Mittelohrschleimhaut mit dem Endost (*Pfeil*) der Cochlea verbinden können. × 60

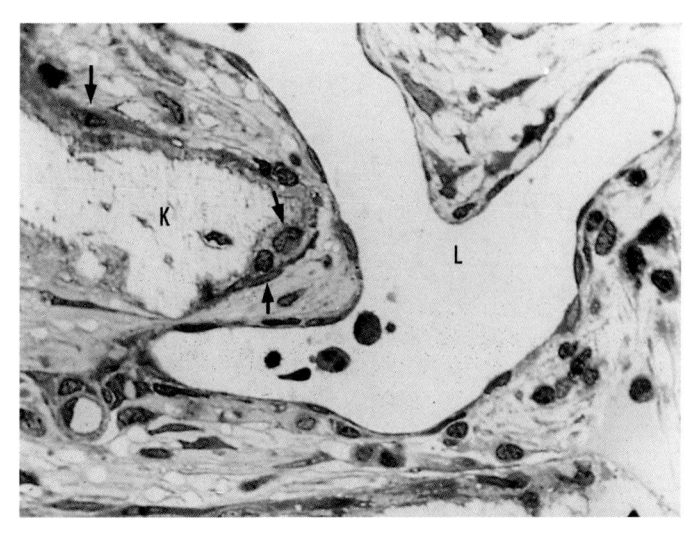

Abb. 3.111. Otosklerose: Lakunäre Resorption. Weit gestelltes, venöses Gefäßlabyrinth (*L*). Unter dem Gefäßendothel demaskierte Osteozyten (*Pfeile*), dahinter intakter Knochen (*K*) (nicht entkalktes Präparat). × 400

Die *aktiven Umbauherde* können unterschiedlich lang bestehen. Wie lange, das kann man aus der histologischen Momentaufnahme nicht ablesen. Das Neue, weil bisher nicht gesehen, an diesen aktiven Umbauvorgängen, die auch als lytisches Stadium der Otosklerose anzusehen sind, ist die Präsenz ganz charakteristischer Entzündungszellen, die Ablagerung von Immunglobulinen, also Antikörpern gegen Gewebe oder Gewebsbestandteile, aber auch der klinische Nachweis der akuten Knochenumbauvorgänge mittels Knochenszintigraphie. Im Erweichungsherd findet man hochaktive Fibroblasten, Makrophagen, Lymphozyten und Plasmazellen. Die Kapillaren weisen geschwollene Endothelzellen auf, möglicherweise der entscheidende Hinweis auf eine bald erfolgende aktive Kapillarsprossung (Abb. 3.111). Gelegentlich findet man auch neutrophile Granulozyten und Mastzellen (ARNOLD u. FRIEDMANN 1987, 1988; ARNOLD et al. 1989; LIM et al. 1987).

Die Lymphozytentypisierung ergab, daß es sich überwiegend um T-Lymphozyten (81%), in 7% um B-Lymphozyten handelt. 4% der Lymphozyten zeigen eine Reaktion mit dem monoklonalen T-Zellmarker (UCHL1). Die restlichen 8% der Lymphozyten lassen sich nicht klassifizieren. Der überwiegende Anteil der lymphoiden Zellen in der Submukosa und den mit ihr in Verbindung stehenden Resorptionslakunen sind T-Lymphozyten mit dem CD-3-Phänotyp. Ferner findet man in allen otospongiös veränderten Fußplattenanteilen reichlich HLA-DR-positive Zellen, ebenso wie in der den Herd bedeckenden Submukosa (Abb. 3.112). Hierbei handelt es sich um aktivierte Makrophagen, die vorwiegend perikapillär und am Knochensaumrand gelagert sind, was sie nur schwer von Osteoklasten unterscheiden läßt.

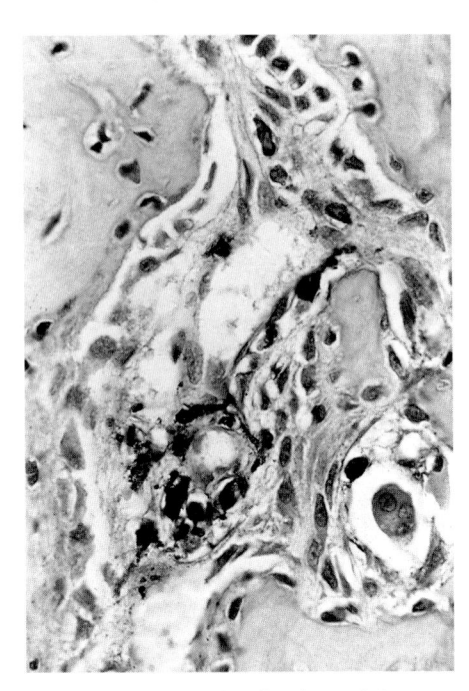

Abb. 3.112. Otosklerose: Resorptionslakune bei florider Fußplattenotosklerose eines 31jährigen Patienten. Die dunkel angefärbten Zellen exprimieren HLA-DR und entsprechen in ihrer topographischen Lage perivaskulären Makrophagen. × 360

Komplement-C3 ist an der Wand von Kapillaren, im Bindegewebe und als schmaler Saum entlang des noch intakten Knochens am Rande otospongiöser Resorptionslakunen darstellbar.

Mit dem Antikörper gegen β-2-Mikroglobulin reagieren größere Zellen in den Resorptionslakunen, die morphologisch wahrscheinlich Osteoblasten und Chondrozyten zuzuordnen sind (ARNOLD et al. 1989; LIM et al. 1987; SCHRADER et al. 1985, 1990; ARNOLD u. FRIEDMANN 1987, 1988; WRIGHT 1977; QUARANTA et al. 1987; ALTERMATT et al. 1992).

Es muß somit festgehalten werden, daß es sich bei der Otospongiose, also dem ersten Akt des otosklerotischen Umbauprozesses, um eine *klassische Entzündungsreaktion* handelt. Alle Charakteristika einer zellulären wie humoralen Immunreaktion lassen sich hier nachweisen. Neben den bereits genannten lymphoiden Zellen, Plasmazellen und Makrophagen beobachtet man bevorzugt in der lytischen Phase, aber auch in der remodellierenden Phase der Otosklerose, d.h. in jener Phase, in der ein erneuter Knochenaufbau des Erweichungsherdes stattfindet, die Ablagerung von Antikörpern der Klassen IgA und IgG in Plasmazellen auf der Oberfläche von Osteozyten und Chondrozyten, im Bindegewebe der Resorptionslakunen und entlang von Kapillaren (Tabelle 3.7).

Wie oben erwähnt, zeigt die Typisierung der lymphoiden Zellen, daß mehr als 80% den T-Lymphozyten zuzuordnen sind. Bei einem Teil dieser T-Lymphozyten dürfte es sich um antigen-stimulierte T-Lymphozyten mit dem α-β-

Tabelle 3.7. Immunhistochemische Befunde bei Otosklerose

Expressionsnachweis	Otospongiose	Otosklerose	Kontrolle
IgG-AK	+++	(+)	–
IgA-AK	+++	(+)	–
IgM-AK	–	–	–
Masern-Ag	+++	(+)	–
Plasmazellen	++	–	–
T-Lymphozyten 80%	+++	+	–
B-Lymphozyten 20%	++	(+)	–
Komplement C3	+++	++	–
HLA-DR + (MHC) (Makrophagen)	+++	+	–
β-2-Mikroglobulin (Chondro- und Osteozyten)	+++	+	–

T-Zell-Rezeptor handeln. CD4⁺-T-Lymphozyten, hauptsächlich Helferlymphozyten, übernehmen eine wichtige Rolle bei der Induktion einer zellulären und humoralen Immunantwort. Dies geschieht u.a. durch die Freisetzung von Lymphokinen (MOSMANN u. COFFMAN 1989). CD4⁺-T-Lymphozyten können ein Antigen nur bei Anwesenheit des Produktes der MHC-Klasse auf der Zelloberfläche einer antigen-präsentierenden Zelle erkennen (SWAIN 1983). Deshalb kommt den in otosklerotischen Läsionen beobachteten HLA-DR-positiven Zellen entscheidende Bedeutung zu. Mit dem Antikörper zum Nachweis von Makrophagen reagieren aus morphologischer Sicht die gleichen Zellen wie mit dem Antikörper gegen HLA-DR. Daraus läßt sich schließen, daß es sich hierbei um aktivierte Makrophagen handelt. Aktivierte Makrophagen können phagozytierte Antigene den CD4⁺-T-Lymphozyten präsentieren und damit eine Immunreaktion induzieren. Als mögliche Antigene kommen u.a. Viren oder körpereigene Substanzen (Autoantigene), wie beispielsweise Kollagen Typ-II, in Frage (ARNOLD u. FRIEDMANN 1988; ARNOLD et al. 1989; LIM et al. 1987; YOO et al. 1983, 1987; ALTERMATT et al. 1992a).

Komplement C3 an der Kapillarwand, im Bindegewebe und als schmaler Saum entlang des Knochens wurde von ALTERMATT et al. (1992a) in allen untersuchten otosklerotischen Läsionen beobachtet. Im selben Untersuchungsgut wurde an gleicher Stelle IgG und IgA nachgewiesen (ARNOLD u. FRIEDMANN 1988; ARNOLD et al. 1989). Immunglobuline können unter bestimmten Umständen, auch wenn sie kein Komplement C1q binden, über den „Alternativweg" (Propertinweg) Komplement aktivieren. Aktiviertes Komplement führt zu einer Zytolyse ebenso wie zur Aktivierung von Makrophagen. Zudem wird durch aktiviertes Komplement die Opsonisierung (Modifikation der Zelloberfläche) von Zellen eingeleitet, was die Phagozytose durch Makrophagen erleichtert und stimuliert.

β-2-Mikroglobulin wurde in großer Menge in Zellen der Resorptionslakunen otoklerotischer Läsionen gefunden, besonders an Chondrozyten und Osteoblasten (ALTERMATT et al. 1992a). Zellen, welche β-2-Mikroglobulin stark exprimieren, stellen in der Regel Zielzellen für zytotoxische T-Lymphozyten dar. Es ist wahrscheinlich, daß die an reparativen Prozessen in otosklerotischen Resorptionslakunen beteiligten Chondrozyten und Osteoblasten, welche β-2-Mikroglobulin stark exprimieren, durch zytotoxische T-Lymphozyten zerstört werden. Somit besteht ein ständiger Kampf zwischen den an einer lytischen Knochenauflösung beteiligten zytotoxischen T-Lymphozyten und den an einem Wiederaufbau von Knorpel und Knochen „interessierten" Chondrozyten und Osteoblasten.

Als Ursache für eine derartige Entzündung können infektiöse Krankheitserreger, wie z. B. Viren, oder aber Autoimmunprozesse die entscheidende Rolle spielen. Es ist auch vorstellbar, daß durch eine virale Infektion und den sich daraus ergebenden Zellalterationen (Maskierung) sekundär ein Autoimmunprozeß eingeleitet wird.

Was auch immer die Ursache für den Entzündungsprozeß bei der Otosklerose ist, offensichtlich überwiegt in den meisten Fällen nach einer gewissen Zeit die körperliche Immunabwehr und es tritt ein Reparationsprozeß ein, der sich zunächst durch eine deutliche Abnahme der Anzahl von Makrophagen bzw. Osteoklasten auszeichnet. Tatsächlich kommt es zu diesem Zeitpunkt zu einer schwammartigen Knochenneubildung, die perivaskulären Lakunen werden immer schmaler, der Perivaskularraum immer mehr von Fibrozyten und Bindegewebsfasern ausgefüllt, bis die Reste der Lakunen schließlich obliterieren und dichter, kompakter Knochen resultiert (Abb. 3.113). Man kann aber all diese Prozesse, Erweichungen und Knochenneubildungen nebeneinander beobachten, so daß es sich in der Regel um ein ständiges Hin und Her des Knochenauf- und -abbaus handelt. Immunhistochemisch findet man dann im otosklerotischen Knochen keine oder nur noch ganz wenige Ablagerungen von Immunglo-

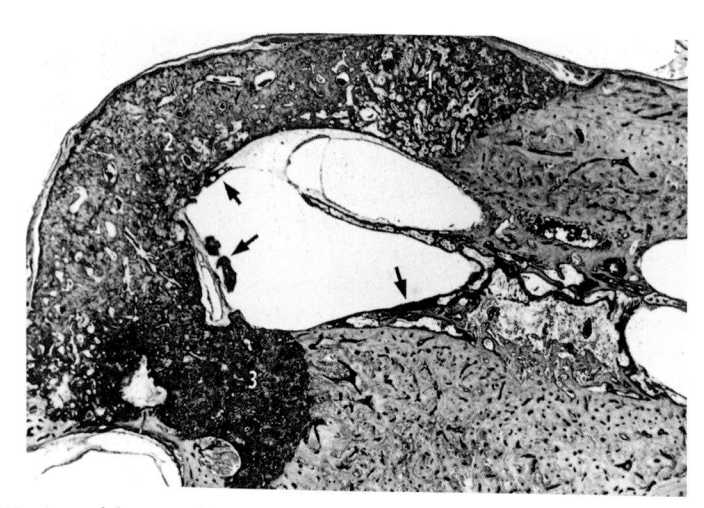

Abb. 3.113. Ausgedehnter Befall des Promontoriums mit Einbruch in die Wand der Scala tympani der ersten Schneckenwindung (*Pfeile*). Nebeneinander von lytischen (*1*), reparativen (*2*) und sklerotischen (*3*) Bezirken innerhalb eines gemeinsamen Herdes. × 24

bulinen der Klasse G. Der Endzustand der Otosklerose stellt also das Narbenstadium eines Entzündungsprozesses dar.

Es erhebt sich die Frage, wodurch ursächlich diese Entzündung ausgelöst wird. Die klassische Otopathologie erkannte die Otosklerose als einen dysplastischen Knochenumbauprozeß und diskutierte als mögliche Ursachen: Vererbung, unklare metabolische Erkrankungen, lokalisierter Morbus Paget, lokalisierte Osteogenesis imperfecta, lokale Tendenz zur hämangiomatösen Neubildung, lokale Infektion, lokaler mechanischer Streß. So vermuteten noch SERCER u. KRMPOTIC (1958) im Bereich der bekannten Prädilektionsstellen der Otosklerose eine besondere Zug- und Spannungseinwirkung, bedingt durch den aufrechten Gang beim Menschen. MORRISON (1967) untersuchte den Erbgang bei der Otosklerose in einem Kollektiv von 150 Patienten und fand, daß diese Erkrankung autosomal-dominant vererblich ist und bei 40% der Individuen, die abnorme Gene tragen, manifest wird.

Auf die Tendenz einer Gefäßneubildung, die unter Umständen genetisch determiniert sein könnte, haben ARNOLD u. PLESTER (1975, 1977) hingewiesen, und WRIGHT (1977) vermutete, daß die otosklerotische Läsion durch einen pathologischen Gefäßprozeß ausgelöst wird, dessen Folge eine ischämische Knochennekrose ist.

Andere Autoren vermuteten einen genetisch fixierten Enzymdefekt bei der Otosklerose (CHEVANCE et al. 1972; CAUSSE et al. 1972, 1977). Hierbei wurde diskutiert, daß die aktive lytische Phase der Otosklerose, die zu einer Zerstörung von intaktem Knochen führt, durch einen enzymatischen Prozeß ausgelöst wird, bei dem ursprünglich hydrolytische Enzyme aus Histiozyten oder „minderwertigen" Osteozyten sowie Lysosome eine Rolle spielen. CAUSSE et al. (1977) glauben, daß eine Störung im Trypsin-Antitrypsin-Verhältnis innerhalb des otospongiotischen Umbauprozesses vorliegt, wodurch es zu einer Ausbreitung lytischer Enzyme in alle Anteile der otischen Kapsel, aber auch in die Innenohrflüssigkeiten kommt. Grundsätzlich kann eine Störung der Trypsin-Antitrypsin-Balance durch Entzündungen oder neoplastische Prozesse ausgelöst werden. Die Autoren betonen auch, daß die lysosomalen Membranen der am Umbauprozeß beteiligten Zellen hormonellen Einflüssen, besonders Östrogeneinflüssen unterliegen und deshalb leichter zu Rupturen neigen. Osteoblasten enthalten sowohl Östrogen- wie auch Androgenrezeptoren und ihre Aktivität wird unter anderem auch durch diese 17-Ketosteroide gesteuert (COLVARD et al. 1989; ORWOLL et al. 1991; SLOOTWEG et al. 1992; KAYE et al. 1990; LIESEGANG et al. 1994).

Die Vorstellung, daß die Otosklerose das Ergebnis einer Autoimmunreaktion im Bereich von Knorpelgewebe, insbesondere der Globuli interossei, wird zunächst durch experimentelle Ergebnisse gestützt (Yoo et al. 1983). HUANG et al. (1986) immunisierten Ratten gegen Typ II-Kollagen und fanden 7 Monate später Läsionen im Bereich der otischen Kapsel, die der menschlichen Otospongiose oder Otosklerose recht ähnlich sahen. BUJIA (1993) sowie SCHRADER (1993) vermuten aufgrund eines erhöhten Antikörpertiters gegen Kollagen-Typ II und IX sowie wegen des Nachweises von Antikörpern gegen Chondrozyten, daß es sich bei der Otosklerose um eine knorpelspezifische Autoimmunität handle. Aber auch hier bleibt unbeantwortet, wodurch eine derart streng lokalisierte Autoimmunität zustande kommen sollte. Antikörper gegen Chondrozyten oder einen universellen Kollagentyp müßten eigentlich eine generalisierte entzündliche Reaktion an allen Knorpel- und Bindegeweben des Körpers auslösen (vgl. auch Autoimmunerkrankungen des Ohres, S. 423).

Andererseits ist es vorstellbar, daß durch eine virale Infektion und den sich daraus ergebenden Zellalterationen sekundär ein Autoimmunprozeß eingeleitet wird. Diese Hypothese ist deshalb vorrangig zu diskutieren, da ein lokalgebundener Autoimmunprozeß zwangsläufig lokalgebundene ursächliche Faktoren aufweisen müßte.

Die Affinität gewisser Viren (Organotropie) zum cochleovestibulären System ist bekannt, (Masern, Mumps, Röteln, Herpes simplex, Zytomegalie). Es gibt eindeutige Hinweise auf eine virale Infektion bei der Otosklerose. Nukleokapside, ähnlich denen von Masernviren, konnten in Osteozyten otosklerotischer Läsionen elektronenmikoskopisch nachgewiesen werden (McKenna et al. 1986). Arnold et al. (1987, 1988, 1989) sowie Altermatt et al. (1992a) untersuchten otosklerotisch veränderte Knochenanteile von Steigbügelfußplatten mittels immunhistochemischer Methoden und fanden neben einer vom Stadium der Erkrankung abhängigen Verteilung der Immunglobuline auch Antikörperbindungen gegen Nukleokapsie von Masernviren (Abb. 3.114, 3.115).

Für den klassischen Nachweis einer viralen Infektion war bislang nicht nur die immunhistochemische Demonstration von Antigenen erforderlich, sondern auch die Übertragbarkeit und der Nachweis von Viren aus dem Gewebe. Bisher ist es nicht gelungen aus Otoklerosegewebe, das auf Affennierenkulturen übertragen wurde, eine Virusreplikation zu erhalten.

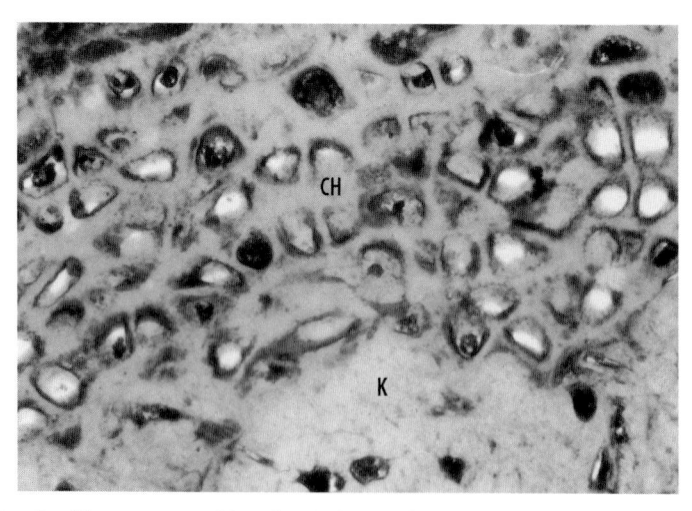

Abb. 3.114. Otosklerose: Immunhistochemischer Nachweis der Expression von Masernvirus-Antigenen im Zytoplasma von Chondrozyten und Osteozyten einer operativ entnommenen, otosklerotisch veränderten Steigbügelfußplatte. *CH* Knorpelzone; *K* knöcherner Anteil der Fußplatte. Immunperoxydasereaktion, PAP, × 120

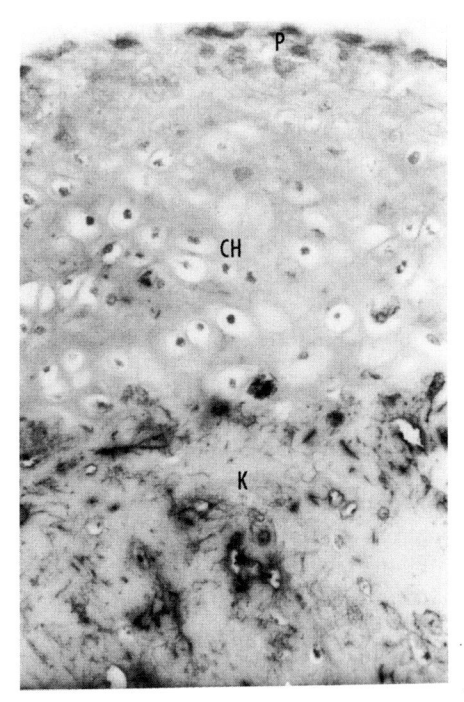

Abb. 3.115. Otosklerose: Anteil einer operativ entnommenen Steigbügelfußplatte mit histologischer Otosklerose. Die Osteozyten und ihre Zellfortsätze zeigen eine Ablagerung von Antikörpern der Klasse IgG. *K* knöchernes Areal; *CH* Knorpelzone; *P* perilymphatische Seite des Steigbügels. × 40

Der immunhistochemische Nachweis von antigenen Masernvirus-Epitopen (ARNOLD u. FRIEDMANN 1987, 1988; ARNOLD et al. 1989; ALTERMATT et al. 1992a; MCKENNA u. ADAMS 1992) zeigt die Möglichkeit auf, daß Paramyxoviren verantwortlich für den Unterhalt der chronischen Entzündungreaktion bei der Otosklerose sind. Es ist bekannt, daß Masernviren zu persistierenden Infektionen führen können (SHEPPARD et al. 1985); unter solchen Umständen kommt es nicht zu einer normalen Virusreplikation. Entweder fehlt diesen Viren z. B. das membranassoziierte Protein M oder aber es wird ein fehlerhaftes Membranprotein synthetisiert. Dadurch können die Erreger die Zellen nicht verlassen, um über das Blut oder die Lymphe weitere Zellen zu befallen (JOHNSON et al. 1984). Weiter gibt es Hinweise dafür, daß bei persistierenden Maserninfektionen rasch Mutanten der Viren auftreten, die das antigene, in der Zellmembran der Wirtszelle lokalisierte Protein M nicht bilden (SHEPPARD et al. 1985). Das Fehlen dieses antigenen Proteins an der Oberfläche der Wirtszellen schützt die Viren weitgehend vor den zytotoxischen T-Zellen. Bei Patienten mit einer Masern assoziierten SSPE (subakuten-sklerosierenden Panenzephalitis) konnte gezeigt werden, daß sich defekte Masernviren nur durch die Fusion von Zellen ausbreiten können. Die intrazelluläre Akkumulation von Viruskapsiden kann jedoch zum Zelltod führen. Dabei werden die viralen Antigene freigesetzt und den immunkompetenten Zellen präsentiert. Dies ist ein langsamer Vorgang, und er kann den protrahierten Verlauf der SSPE mit den bekannten lymphozytären Infiltraten erklären. Es ist möglich, daß sich die immunhistochemisch nachgewiesenen Masernvirus-Antigene in otosklerotischen Herden ähnlich verhalten. Dabei sind die befallenen Strukturen, nämlich die Labyrinthkapsel, nicht von derart vitaler Bedeutung wie im Zentralnervensystem und die durch Viren hervorgerufenen morphologischen Veränderungen führen lediglich zu einer protrahierten lokal begrenzten chronischen Entzündung, welche in den meisten Fällen nicht einmal klinische Relevanz zukommt. Im weiteren sind Otoskleroseherde im Vergleich mit der Ausdehnung der befallenen Strukturen bei der SSPE verschwindend klein und die resultierende humorale Reaktion (Antikörper) daher mit Routinemethoden nicht meßbar. Nur so lassen sich die unauffälligen serologischen Serumantikörpertiter gegen Masern bei Patienten mit Otosklerose erklären.

Die Untersuchung von intraoperativ gewonnenem frischem Otoserosematerial mittels Polymerase-Kettenreaktion (PCR) auf die Präsenz von Masernvirus-Ribonukleinsäure hin, ergab, daß es sich bei der Otosklerose um eine Masernvirus assoziierte Entzündungreaktion handelt (NIEDERMEYER et al. 1994, 1995). Ferner gelang es zu zeigen, daß bei Patienten mit Otosklerose der relative IgG-Antikörper-Anteil gegen Masernviren in der Perilymphe signifikant höher ist, als im Blutserum der gleichen Patienten (ARNOLD et al. 1996). Mit dieser Untersuchung konnte erstmals beim Menschen nachgewiesen werden, daß der Saccus endolymphaticus (vgl. S. 281) eine spezifische Immunantwort im Innenohr ermöglicht, d.h. im Falle der Otosklerose werden dort lokal Antikörper gegen Masernvirusproteine gebildet (Abb. 3.116).

Unter dem Gesichtspunkt eines gehäuften familiären Auftretens der Otosklerose ist zu fordern, daß genetisch wohl nicht die Erkrankung „Otosklerose" fixiert ist, sondern vermutlich die erhöhte Akzeptanz bestimmter „immunologisch schwächer" Gewebsbereiche des Innenohres für eine Maserninfektion.

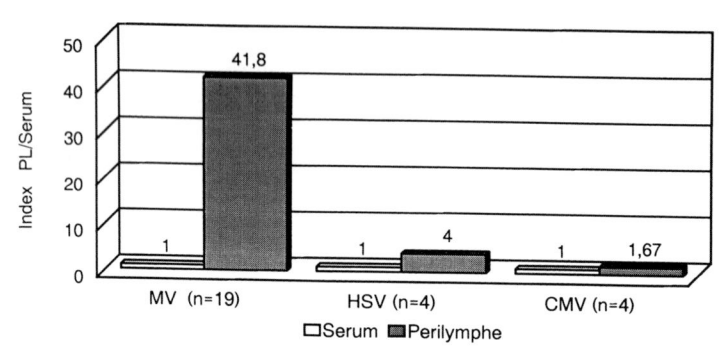

Abb. 3.116. Otosklerose: Nachweis von Masernvirus-spezifischen IgG in der Perilymphe und im Serum von Patienten mit Otosklerose. Zum Vergleich die Meßergebnisse für Herpes simplex- und Zytomegalie-Virustiter in der Perilymphe und im Serum der gleichen Patienten. *MV* Masernvirus; *HSV* Herpes-simplex-Virus; *CMV* Zytomegalievirus

Tabelle 3.8. Möglicher Infektions- und Pathomechanismus der Otosklerose

- Masernvirusinfektion via Tuba auditiva
- Penetration in das Labyrinth via rundes und ovales Fenster über Perivaskularspalten und Lymphbahnen
- Infektion von Fibrozyten, Chondrozyten und Osteoblasten
- Expression von Masernvirus-Antigenen an Zelloberflächen
- Stimulation des Immunsystems mit zellulärer und humoraler Immunantwort
- Auslösung einer chronischen Entzündung mit Otospongiose (Osteolyse)
- Reparationsphase mit Otosklerose (Narbenbildung)

Letztere könnte durchaus aus dem oberen Respirationstrakt via Ohrtrompete-Mittelohr-Schneckenfenster die immunologischen Schwachstellen erreichen und dort die chronische Entzündung auslösen (Tabelle 3.8).

Die WHO-Todesfallstatistik zwischen 1950 und 1994 weist nach, daß bis zum 4. Lebensjahr die Sterblichkeit wegen einer Maserninfektion bei Mädchen gegenüber Knaben 1,04:1 beträgt. Zwischen dem 5. und 14. Lebensjahr 1,1:1 und zwischen dem 15. und 44. Lebensjahr 1,4:1. In der reproduktiven Lebensphase von Frauen besteht somit gegenüber gleichaltrigen Männern bezüglich einer Maserninfektion eine signifikante „immunologische Abwehrschwäche" (GARENNE 1994). Genau in diesem Lebensabschnitt tritt die Otosklerose bei Frauen klinisch 1,4mal häufiger auf als bei Männern. Es muß somit während der weiblichen Reproduktionsphase ein besonderer Respondergewebsphänotypus für Masern vorliegen, der sich zunächst nur hormonell begründen läßt. Das bedeutet, daß zwar für die Maserninfektion im Bereich der enchondralen-periostalen Grenzzone grundsätzlich für Mann und Frau gleichermaßen eine genetische HLA-Typus-Prädisposition (DAHLQUIST et al. 1985; WAYOFF et al. 1979; GREGORIADIS et al. 1982) vorliegt, daß aber für Frauen der von Östrogenen dominierte Lebensabschnitt die Maserninfektion des Felsenbeines besonders erleichtert.

9.1.2 Histologische Kriterien

1. *Resorptionsphase, lakunäre Phase, Otospongiose.* Der Resorptionsherd entsteht im Bereich des enchondralen Knochens der otischen Kapsel. Der Knochen wird durch ein hochvaskularisiertes zellreiches und bindegewebsreiches Gewebe ersetzt. Die Gefäße zeigen Stauungszeichen. Der Resorptionsbezirk grenzt sich gegenüber intaktem Knochen mottenfraßähnlich ab (Abb. 3.117).
2. *Knochenneuformation.* Kennzeichnend sind Osteoidablagerungen innerhalb der bindegewebigen lytischen Resorptionszonen. Im Bereich dieser Osteoidablagerungen findet man die charakteristischen unreifen basophilen Knochenneubildungszonen, hauptsächlich um Gefäße (sog. blaue Mäntel) (Abb. 3.118).
3. *Reifephase (Endstadium der Otosklerose).* Der dysplastische Knochen ist komplett mineralisiert, färbt sich in der HE-Färbung tiefblau. Lichtmikroskopisch erkennt man hier kaum noch vitale Zellen oder Gefäße (Abb. 3.119).

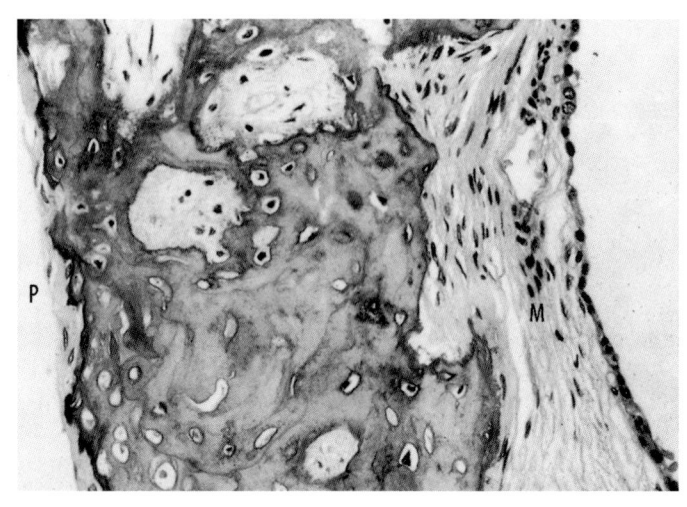

Abb. 3.117. Otosklerose: Operationspräparat, ausgedehnte Lakunen, die den Knochen auflösen und Verbindung zur Submukosa der Mittelohrschleimhaut (*M*) haben. *P* perilymphatische Unterfläche der Fußplatte. × 40

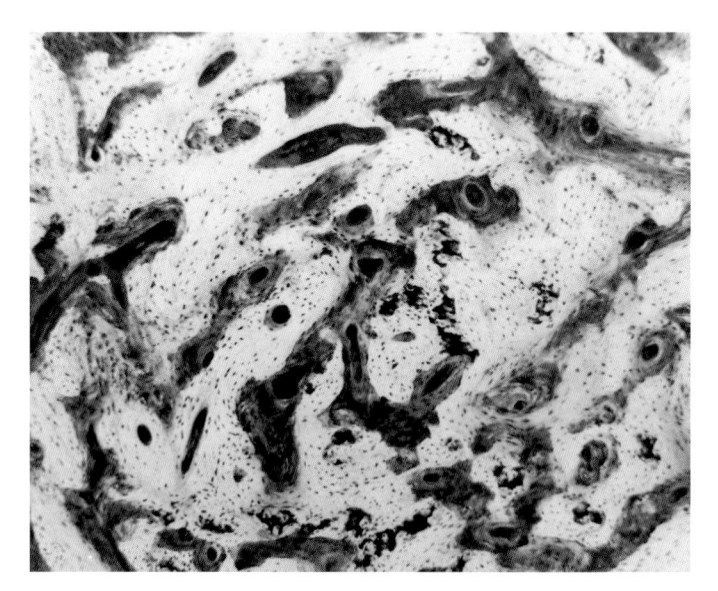

Abb. 3.118. Otosklerose: Basophile Knochenneubildungszonen um gestaute Kapillaren herum (sog. Blaue Mäntel nach Manasse). × 80

Elektronenmikroskopisch dominieren in den Resorptionslakunen Kapillaren mit Endothelschwellungen und Zeichen von Obliteration. Sie sind von einer vielschichtigen Basalmembran umgeben. Innerhalb des aufgeweichten Knochens entstehen um die Osteozyten Resorptionhöhlen, das Zytoplasma der Osteozyten enthält Organellen mit Kalziumapatitkristallen. Schließlich stoßen

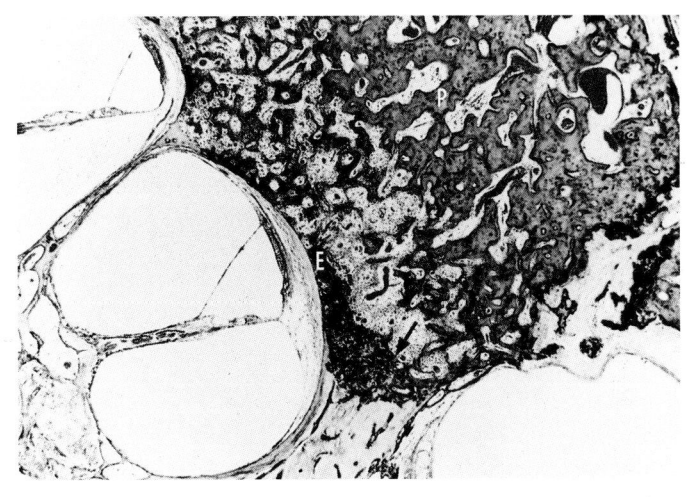

Abb. 3.119. Otosklerose: Ausgedehnter Herd des Promontorium (*P*) mit Einbeziehung des Endosts (*E*) der Schnecke. Neben lytischen und reparativen Knochenumbauvorgängen findet man weitgehend gefäßlosen Knochen (*Pfeil*). × 24

diese Zellen sämtliche Zellorganellen in den extrazellulären Raum aus, der in der lytischen Phase weitgehend aus von Kalzium entblößter kollagener Knochengrundstruktur besteht (ANDERSON 1969, 1989; BONUCCI 1971; KATCHBURIAN 1973; FRIEDMANN et al. 1980; ARNOLD u. PLESTER 1977; RABINOVITCH u. ANDERSON 1976).

9.1.3 Praktische Hinweise für die Diagnosestellung

Der Pathologe bekommt in der Regel kleinste Anteile der Fußplatte oder der Steigbügelschenkel zur histologischen Diagnostik übersandt. Er ist darauf angewiesen, über die klinische Diagnose informiert zu sein, um in den kleinen Knochenpartikeln nach den charakteristischen Veränderungen suchen zu können. In der Regel findet er gefäßreiche, osteolytische Bezirke mit vereinzelten perivaskulären Entzündungszellen, vorwiegend Lymphozyten. Erhält der Pathologe Randanteile der Fußplatte, so werden dort typische otosklerotische, tief basophile, gefäßlose unregelmäßige Knochenneubildungen zu finden sein. Mitunter sind noch Knorpelareale zur erkennen, die teilweise durch otosklerotischen Knochen ersetzt sind.

9.2 Morbus Paget

Der Morbus Paget ist eine chronische Knochenerkrankung, die durch Knochenwachstum zu Deformierung des knöchernen Skeletts führt (Ostitis deformans Paget).

Diese Erkrankung kann unter anderem den Schädel betreffen, mit Befall des Felsenbeins (NAGER 1973; FRIEDMANN 1974; LINDSAY u. SUGA 1976; APPLEBAUM u. CLEMIS 1977). PERLMAN (1977) beschrieb 6 Fälle mit Paget-Veränderungen des Schädels, wobei erst in später Phase unilaterale Schwerhörigkeit oder Ohrgeräusch auftraten. Seitens der klinisch-serologischen Parameter ist eine Erhöhung der alkalinen Phosphatase zu erwähnen. Ebenso beobachtet man eine Erhöhung der sauren Phosphatase als Index der Osteoklastenaktivität (BROOKES u. BOOTH 1987).

Untersuchungen zur Ätiologie des Morbus Paget haben bisher Hinweise auf eine Slow-Virus-Infektion ergeben. Insbesondere wird das Masernvirus als möglicher auslösender Faktor betrachtet. Untersuchungen mit In-situ-Hybridisierung und Polymerasekettenreaktion zum Nachweis des Masernvirus an Paget-Knochen ergaben keine übereinstimmenden Ergebnisse, was allerdings auf methodologische Probleme zurückzuführen sein könnte.

Elektronenmikroskopische Untersuchungen von REBEL et al. (1980) und HOWATSON u. FORNASIER (1982) von Felsenbeinen von ca. 200 Patienten zeigten Kern- und Zytoplasma-Einschlußkörperchen, die Nukleokapsiden von Paramyxoviren sehr ähnlich sind. Immunhistochemische Untersuchungen von MILLS et al. (1984) an 30 Fällen von Patienten mit Morbus Paget zeigten eine Expression von Masern- und RSV-Antigenen.

Histopathologisch zeichnet sich der Morbus Paget durch einen ungeordneten und aktiven Knochenumbau aus. In der aktiven Phase liegen im perivaskulären-fibrösen Gewebe oder in tiefen Lakunen reichlich Osteoklasten, an anderer Stelle sieht man neugebildete Knochenlamellen, die oberflächlich von kettenförmig angeordneten, prominenten Osteoblasten bedeckt sind. Venöse Shunts, wie bei der Otosklerose, und pathologische Veränderungen im Bereich der Stria vascularis werden hier nicht beobachtet. Abwechselnde Phasen von Resorption und Aposition von Knochengewebe führen zu einem plastischen Mosaik aus irregulär aufgebautem Knochen (Abb. 3.120).

In der inaktiven Phase beobachtet man umgebauten Knochen, der ein charakteristisches Mosaikmuster aufweist. Ein ähnliches Knochengewebsmuster liegt auch im sklerotischen Mastoid nach chronischer Entzündung vor, mit dem es aber nicht verwechselt werden darf (Abb. 3.121).

Differentialdiagnostisch ist die Otosklerose zu erwähnen; der Morbus Paget tritt in höherem Alter auf, es liegt keine familiäre Prädisposition vor aber eine rasch progrediente Innenohrschwerhörigkeit. Als Ursachen für die leichte Schalleitungsschwerhörigkeit, unter denen die Patienten leiden können, sind die epitympanale Fixierung des Hammers und Ambosses sowie die erhöhte Masse der Gehörknöchelchen durch den Befall mit Morbus Paget zu erklären. So kann eine gehörverbessernde Operation auch bei dem üblicherweise, im Vergleich zu Otosklerose, fehlenden Befall des Steigbügels sinnvoll sein und Hörverbesserungen ergeben (GARFIELD-DAVIS 1968; LINDSAY u. LEHMANN 1969). Zu bemerken ist, daß selbst bei Befall der Stapesfußplatte es niemals zu einer Ankylosierung kommt (GARFIELD-DAVIS 1968).

LINDSAY u. LEHMANN (1969) veröffentlichen histopathologische Veränderungen des Labyrints von einem 79 Jahre alten Patienten, der lange Jahre an

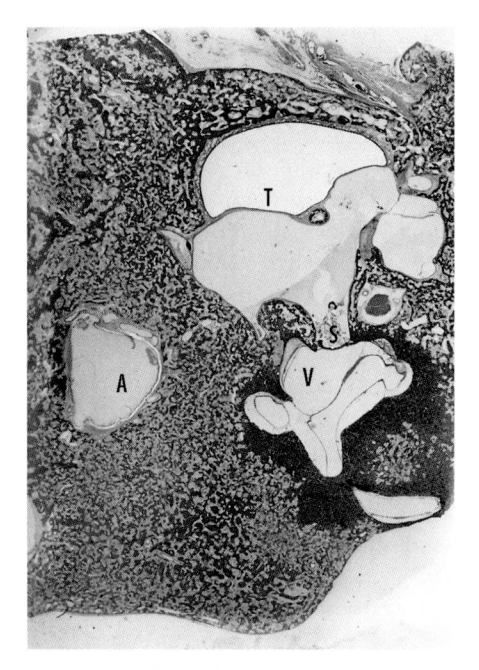

Abb. 3.120. Morbus Paget: Sagittalschnitt durch ein Paget Felsenbein. Bis auf die perilabyrinthären kompakten Knochenareale ist das gesamte Felsenbein von dem charakteristischen mosaikartigen Knochenumbau befallen. *T* Trommelfell; *S* Steigbügelfußplatte; *V* Vestibulum; *A* Antrum. × 6

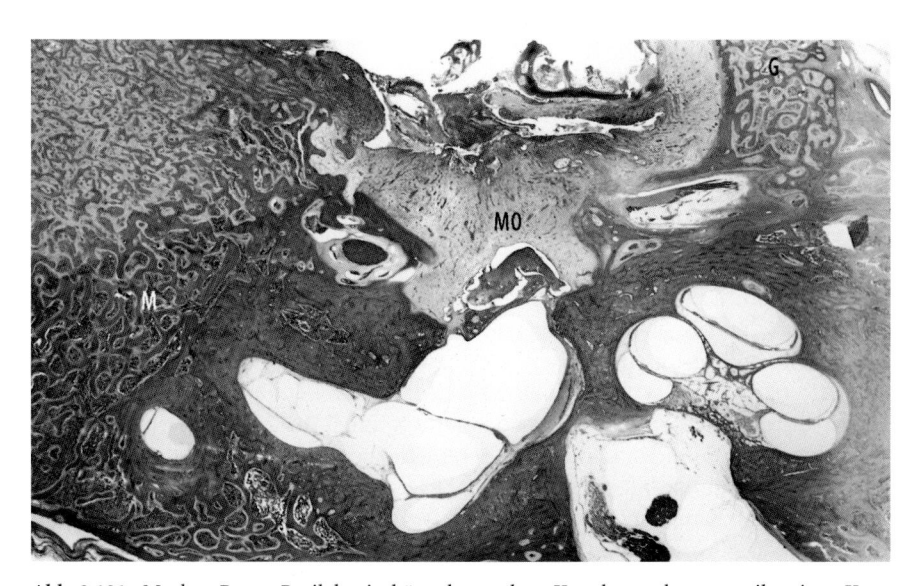

Abb. 3.121. Morbus Paget: Perilabyrinthärer kompakter Knochen neben mosaikartigen Knochenarealen im Bereich des Mastoids (*M*) und der vorderen Gehörgangswand (*G*). Das Mittelohr (*MO*) ist ausgefüllt mit dichtem Bindegewebe bei Zustand nach chronischer polypöser Otitis media. × 6

Morbus Paget litt. Die Autoren beschrieben ein Eindringen des Knochenumbaus in das Labyrinth, sowie eine Degeneration des Vestibulums und einen cochleosacculären Hydrops. Die degenerativen Veränderungen im Bereich der Stria vascularis und des Corti-Organs hingegen waren nur von geringer Ausprägung. Auch das kontrolaterale Ohr zeigte nur dezente Veränderungen. Die Autoren führen die Innenohrläsion eher auf die Auswirkung von toxischen Substanzen, die vom Paget-Umbauherd freigesetzt werden, auf das Innenohr zurück.

BYERS u. JONES (1969) beschrieben 4 Fälle von Morbus Paget. In einem davon lag auch ein Befall des Felsenbeins vor, wobei das Labyrinth vollkommen unauffällig war. Eine Obliteration des äußeren Gehörganges erklärte die leichte Schalleitungsschwerhörigkeit, unter der die Patientin litt. Von KHETARPAL u. SCHUKNECHT (1990) wurden 26 Felsenbeine von Patienten mit Morbus Paget, die zum Teil an Schalleitungsschwerhörigkeit litten, histologisch aufgearbeitet. Es ergab sich kein Hinweis auf eine Kettenfixaton oder auch eine Veränderung des cochleo-vestibulären Systems. Die Autoren sind der Ansicht, daß die durch den Knochenumbau bedingte Veränderung der Masse des Knochens einen dämpfenden Effekt auf das fein abgestimmte Schalleitungssystem haben.

9.3 Fibröse Knochendysplasie

Die fibröse Knochendysplasie betrifft üblicherweise lange Röhrenknochen, kann aber auch den Schädel und insbesondere die Maxilla betreffen. Auch ein Felsenbeinbefall ist möglich. Der Terminus „fibröse Knochendysplasie" wurde von LICHTENSTEIN (1938) und NAGER et al. (1982) geprägt. Vorher existierte eine Vielzahl von Bezeichnungen für diese Erkrankung. Ein Charakteristikum dieser Erkrankung ist die Entwicklung von neugebildetem Knochen an einer oder mehreren Stellen (monoostotische oder polyostotische fibröse Dysplasie). Die Ätiologie bleibt vorläufig ungeklärt. Gelegentlich kann die polyostotische Variante der fibrösen Dysplasie als auch Albright-Symptom (ALBRIGHT et al. 1937) auftreten, die durch einen Befall der langen Knochen, der Hauptpigmentation und einer verfrühten Pubertät der weiblichen Patienten gekennzeichnet ist.

In einem Fallbericht mit Zusammenfassung der Literatur über 18 Patienten mit monoostotischer fibröser Dysplasie des Felsenbeins (LAMBERT u. BARCKMANN 1984) wurde über zunächst auftretende Hörminderung und erst darauf folgende Verbreiterung des Felsenbeins bzw. des Warzenfortsatzes berichtet.

Histologisch findet man einen Ersatz des Knochenmarks durch Bindegewebe. Darin finden sich kleine Knochenfragmente, die resorbiert und wieder aufgebaut werden und man beobachtet reichlich aktive Osteoblasten und Osteoklasten. Daneben kommen immer wieder kleine Knorpelinseln zur Ansicht. Der metaplastische Knochen zeigt eher ein Webmuster als einen lamellären Aufbau. Die Kortex des Felsenbeines bleibt aber im allgemeinen unverändert. Manchmal kann bei hoher Zelldichte und wirbelartiger Anordnung der Zellen ein osteogenes Sarkom in Frage kommen (Abb. 3.122).

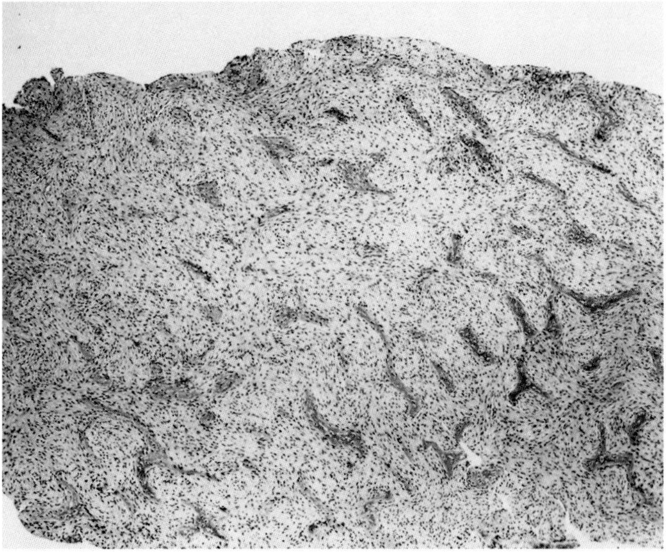

Abb. 3.122. Fibröse Dysplase. Der Mastoidknochen ist weitgehend resorbiert, einzelne teilentkalkte Septen sind noch zu erkennen, das vorherrschende Bild ist geprägt von einem zellulären fibrösen Stroma. × 6

9.4 Osteogenesis imperfecta (van der Hoeve-Syndrom)

Der Terminus „Osteogenesis imperfecta" wurde von VROLIK (1849) geprägt. Er beschrieb den Fall eines Neugeborenen, das mit multiplen Frakturen der Röhrenknochen zur Welt kam. Das klassische van der Hoeve-Syndrom beinhaltet neben der Knochenbrüchigkeit blaue Skleren und Schwerhörigkeit infolge Entkalkung der Steigbügelschenkel und somit fehlender Schalltransmission. LOOSER (1906) schlug vor, die Osteogenesis imperfecta in Osteogenesis imperfecta congenita und Osteogenesis imperfecta tarda, je nach Eintrittsalter der Erkrankung zu unterscheiden. Die Osteogenesis imperfecta tarda scheint hereditär zu sein, während die kongenitale Variante keine familiäre Prädisposition zu haben scheint (SEEDORFF 1949). Sie könnte durch neue dominante Mutationen entstehen (EDWARDS u. GRAHAM 1990).

Die derzeit gültige Klassifikation der Osteogenesis imperfecta (Typ I–IV) stützt sich auf einer Differenzierung des Kollagen Typ I-Synthesedefektes (ROWE 1988). Die Osteogenesis imperfecta Typ I wird autosomal-dominant vererbt und zeichnet sich durch nicht deformierende Frakturen während der Kindheit aus. Mit dem Leben nicht vereinbar ist der Typ II mit autosomal-rezessiver Vererbung. Hier beobachtet man intrauterine Frakturen mit intrauterinem oder perinatalen Tod. Der Typ III wird autosomal-rezessiv vererbt. Klinisch beobachtet man eine kleine Statur, Veränderungen der langen Röhrenknochen, instabile Gelenke und Skoliose. Der Typ IV wird sowohl dominant als auch rezessiv vererbt und ist mit dem Leben vereinbar.

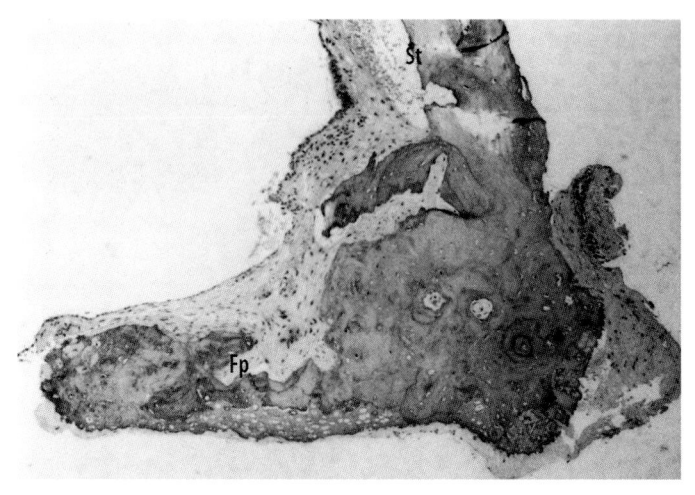

Abb. 3.123. Osteogenesis imperfecta: Hinterer Anteil der Steigbügelfußplatte bei Osteogenesis imperfecta. Fibröse Degeneration des Steigbügelschenkels (*St*) und der Fußplatte (*Fp*). × 30

Histopathologisch beobachtet man eine Substitution des lamellären Knochens durch schwammartig aufgebauten, weichen Knochen, der das ganze Felsenbein oder nur die Labyrinthkapsel durchdringt. Daneben liegen noch große Knorpelinseln in enchondralem Knochen, einige davon haben noch intakte Knorpelzellen. Daneben ist die Verknöcherung der enchondralen Schicht sowie die Bildung von periostalem Knochen verzögert. Die Trabekel des Mastoids sowie die Crura der Steigbübel sind brüchig, wie zunächst von ALTMANN (1935) und anderen Autoren, wie NAGER (1988), beschrieben. Bei Befall des ovalen Fensters und der Fußplatte des Stapes kann eine Unterscheidung von der Otosklerose schwierig sein. SISSONES (1966) führt die Knochenveränderungen auf eine abnormale Funktion der Osteoblasten zurück (Abb. 3.123).

BROSNAN (1977) untersuchte Fußplatten von 14 Patienten mit Osteogenesis imperfecta und fand eine deutlich weichere Konsistenz als bei otosklerotischen Läsionen. Im Vergleich zu Otosklerose liegt hier eine stärkere Ausprägung der Knochenresorption vor sowohl was Intensität als auch Ausdehnung angeht. Diese Ansicht wird auch von PEDERSEN et al. (1984) geteilt.

9.5 Osteopetrosis (Morbus Albers-Schönberg)

Bisher wurden von dieser seltenen Erkrankung ca. 300 Fälle veröffentlicht (HAMERSMA 1970, 1973). Diese Erkrankung, die sich durch einen Defekt in der Resorption des primären Knochens unter Ausbildung des reifen Knochens auszeichnet, ist wahrscheinlich auf eine angeborene Knochenstoffwechselstörung zurückzuführen (HAWKE et al. 1981). Klinisch beobachtet man rezidivierende, progrediente Fazialisparesen und Taubheit, die bereits in der Kindheit beginnen können.

Histologische Untersuchungen der Felsenbeine eines 2 Jahre alten Kindes zeigten einen Befall der enchondralen Schicht der Capsula otica sowie eine knöcherne Obliteration des Mastoids. Veränderungen des Innenohrs waren nicht erkennbar (MEYERS u. STOOL 1969).

9.6 Amyloidose

Berichte über Ablagerungen von Amyloid im Felsenbein sind Raritäten. GIORDANO et al. (1983) berichteten über den Fall eines 75 Jahre alten Patienten, dessen Mastoid reichlich hyalinisiertes Gewebe enthielt. Bei der histologischen Aufarbeitung beobachtete man Granulationsgewebe mit Riesenzellen, sowie Einlagerungen von Amyloid.

10 Erkrankung des Innenohres mit fraglicher oder unbekannter Ätiologie

Hörsturz, Morbus Menière, bestimmte Formen von progressiver ein- oder beidseitiger Ertaubung oder die altersbegleitende Schwerhörigkeit (Presbyacusis) sind Erkrankungen des Innenohres, deren eindeutige Ätiologie man heute noch nicht kennt. Lediglich vom Morbus Menière hat man aufgrund experimenteller Untersuchungen eine Erklärung für das Entstehen der charakteristischen pathologischen Veränderungen innerhalb des cochlear-vestibulären Organs.

10.1 Hörsturz

Der Hörsturz ist eine ohne erkennbare Ursache plötzlich auftretende, meist einseitige Schallempfindungsschwerhörigkeit oder Ertaubung. Gleichzeitig können Ohrgeräusche (90%) und/oder Druckgefühl (50%), pelziges Gefühl um die Ohrmuschel (Prodromalsymptom 90%) und/oder subjektiver Schwindel (15–20%) und/oder Diplakusis (15%) bestehen. Wegen der unklaren Ätiologie ist die klinische Diagnose „Hörsturz" immer eine Ausschlußdiagnose (ARNOLD u. GANZER 1997).

Die Erkrankungshäufigkeit beträgt 1 Hörsturz auf 3000 Einwohner/Jahr, jahreszeitliche Erkrankungsgipfel (März, Oktober) sind bekannt. Hörstürze vor dem 20. Lebensjahr sind sehr selten, der Häufigkeitsgipfel liegt um das 50. Lebensjahr. Eine eindeutige Geschlechtsdominanz gibt es nicht. 35% aller Hörstürze sind isolierte Hörausfälle im Tieffrequenzbereich, 5% im Mittelfrequenzbereich und 50% im Hochfrequenzbereich, ferner umfassen 10% der Hörstürze alle Frequenzen (pancochleärer Hörsturz).

Die klinische Symptomatik eines Hörsturzes tritt bei Perilymphüberdruck auf mit Ruptur eines Schneckenfensters, toxisch-medikamentös nach Gabe von Schleifendiuretika (z.B. Lasix), Aminoglykosiden, Ethacrynsäure (Hydromedin) oder Azethylsalizylsäure. Man erkennt auch toxisch-infektiöse Ursachen eines

Hörsturzes, beispielsweise im Verlaufe einer serösen Mittelohrentzündung, im Stadium IV von AIDS sowie im Stadium II und III der Lues. Plötzliche Blutdruckabfälle beispielsweise nach Operationen am offenen Herzen, Periduralanästhesie, stumpfe Schädeltraumata, Schädelfrakturen oder Knalltraumen können ebenfalls die klinische Symptomatik eines Hörsturzes hervorrufen. Im Verlaufe einer systemischen, häufiger organbezogenen Mumps-, Masern-, Röteln-, Herpes- oder Grippevirusinfektion, selten im Verlaufe einer Mononukleose sind Hörstürze zu beobachten. In seltenen Fällen kann auch eine Borrelien-Infektion (Lyme-Disease) die Ursache sein. Rezidivierende Hörstürze beobachtet man bei Polyzythämie oder nach Schleudertrauma der HWS.

Ätiologisch werden Mikroembolien, Thrombozytenaggregationen (Sludge-Phänomen), bestimmte Autoimmunerkrankungen des Innenohres, Störungen im Lipidstoffwechsel, psychoemotionale Belastung (Streß?), fokal-toxische oder allergische Einflüsse sowie die basiläre Impression diskutiert.

Als prädisponierende Faktoren werden bei 25% der Patienten Herz-Kreislauf-Erkrankungen beobachtet, bei 7% Stoffwechselerkrankungen, bei 5% chronische Entzündungen (z. B. chronische Tonsillitis, chronische NNH-Entzündungen), bei 4% Erkrankungen der HWS. Die Spontanremission beträgt 42–65% (ARNOLD u. GANZER 1997).

Da es keine Felsenbeinuntersuchungen von Patienten gibt, die während oder unmittelbar nach einem Hörsturz verstorben sind, kennt man nur histopathologische Befunde von Innenohren von Patienten, die lange Zeit nach dem Hörsturz an Krankheiten anderer Ursache verstarben. Hier findet man dann eine ausgedehnte Degeneration des Corti-Organs mit einem Verlust von inneren und

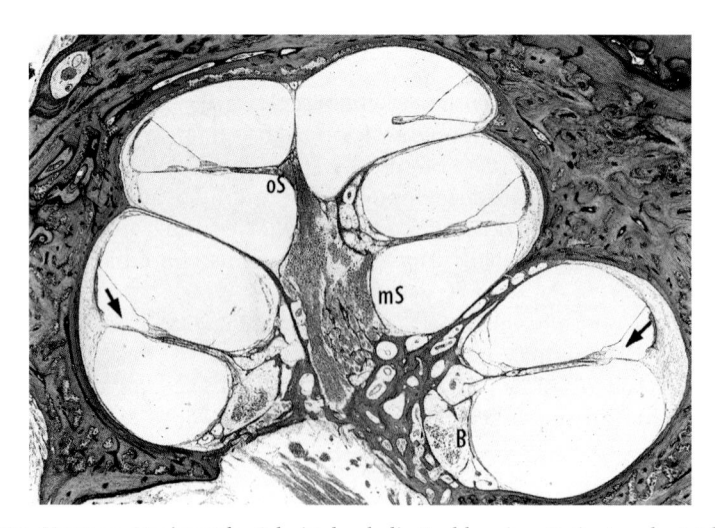

Abb. 3.124. Hörsturz: Horizontaler Schnitt durch die Cochlea eines Patienten, der 5 Jahre nach einem Hörsturz unbekannter Ursache verstarb. Die neuronale Population der Cochlea in der mittleren (*mS*) und oberen (*oS*) Schneckenwindung ist normal, in der Basalwindung (*B*) – insbesondere rechts – ist die Zahl der Spiralganglienzellen reduziert. Das Corti-Organ der Basalwindung (*Pfeil*) ist komplett atrophiert. × 30

äußeren Haarzellen, eine Atrophie der Tektorialmembran und der Stria vascularis. Gelegentlich ist zusätzlich eine Degeneration der Nervenfasern zum Ganglion spirale sowie einen Verlust von Ganglienzelen des Spiralganglions zu beobachten. Degenerative Veränderungen im vestibulären Labyrinth wurden beschrieben (Abb. 3.124).

10.2 Presbyacusis

Presbyacusis ist ein deskriptiver Begriff für eine weit verbreitete aber nicht zwingende Verschlechterung der Hörfunktion in Abhängigkeit des allgemeinen Alterungsprozesses.

Wenn auch nahezu 35 % der Bevölkerung über 70 Jahre in den Industriestaaten unter einer Hörverschlechterung leiden, so ist die Presbyacusis nicht einzig und allein mit dem Alter korreliert. Die Presbyacusis wird in eindrücklichsterweise als Kumulationseffekt einer Vielzahl von Störfaktoren des Innenohres bezeichnet.

Diese Veränderungen beinhalten genetische Defekte, akustische Traumen, ototoxische Substanzen und Durchblutungsstörungen. Auf der Basis von klinischen Befunden wurden von SCHUKNECHT (1974) 4 verschiedene Typen der Presbyacusis unterschieden, die auch ihr histopathologisches Korrelat haben (Tabelle 3.9).

Gemeinsam ist allen Formen der Presbyacusis die beidseitige, symmetrische und mit dem Alter langsam fortschreitende Schwerhörigkeit. Im Einzelfall

Tabelle 3.9. Pathologie- und Audiometriebefunde der Schwerhörigkeit im Alter. (Nach SCHUKNECHT 1974)

Schwerhörigkeitstyp	Pathologie	Audiometrie
Peripherer Typ		
– Sensorischer Typ	Verlust der inneren und/oder äußeren Haarzellen	Hochtonabfall Schlechte Diskrimination
– Neuraler Typ	Degeneration von Nerven und Ganglienzellen	Inkonsequenter Tonschwellenverlauf, Schlechte Diskrimination
– Strialer (metabolischer) Typ	Degeneration der Stria vascularis	Hochtondiagonalabfall, gute Diskrimination
– Innenohr-Schallleitungstyp	Degeneration des Ligamentum spirale, Versteifung der Basalmembran	Hochtondiagonalabfall, gute Diskrimination
Zentraler Typ	Verminderung oder Verlust der GABA-abhängigen inhibitorischen Neurotransmission im Colliculus inferior	?

können Mischformen auftreten. Hinzu kommt zweifelsfrei eine neuronale Degeneration der zentralen Hörbahnen.

Morphologische Veränderungen der Presbyacusis werden im Bereich der Stria vascularis, der Basilarmembran und im Lig. spirale gesehen (SCHUKNECHT 1964b). Eine Abnahme der Haarzellpopulation in der Cochlea und im Vestibularapparat sind beschrieben (BREDBERG 1967; ROSENHALL u. RUBIN 1975; ENGSTRÖM et al. 1974).

Im Bereich der Basilarmembran und des Lig. spirale sind Hyalinisierung und Kalziumablagerungen beschrieben (CROWE et al. 1934; SCHUKNECHT 1965; SCHUKNECHT u. IGARASHI 1966). Treten zusätzlich zum Alterungsprozeß internistische Erkrankungen, wie Diabetes mellitus auf, so sind in diesen Fällen Sklerosierungen der Blutgefäße beobachtet worden (SAXEN u. VON FIEANDT 1927).

Die pathologischen Veränderungen im Bereich der Stria vascularis gehen mit einer fleckförmigen bzw. diffusen Atrophie, mit einer Abnahme des Zellgehaltes und einer Reduktion des Gefäßreichtums einher (SCHUKNECHT u. ISHII 1966; SCHUKNECHT u. IGARASHI 1964; JOHNSSON u. HAWKINS 1972b).

In der Umgebung von kleinen Gefäßen, insbesondere in der Nachbarschaft der Reissner-Membran, sind zelluläre Infiltrate zu beobachten. Über basophile Granula und kleine Zysten wurde berichtet. Die Atrophie der Stria vascularis mit entsprechender Reduktion des lokalen Stoffwechsels führt schließlich zur Veränderung der bioelektrischen Eigenschaft der Endolymphe. So erklärt sich, daß eine Atrophie der Stria vascularis auch zu einer pancochleären Hörminderung führen kann (SCHUKNECHT u. ISHII 1966). Daß der histologische Befund von aufgearbeiteten Cochlea mit den klinischen Befunden (Hörminderung) in direktem Zusammenhang steht, konnte nachgewiesen werden (PAULER et al. 1988).

10.2.1 Metabolische Presbyacusis (Abb. 3.125)

Charakteristischerweise findet sich tonaudiometrisch eine beidseitige symmetrische, flach verlaufende Hörkurve, die über alle Frequenzen einen nahezu gleich ausgeprägten Hörverlust aufweist. Die Diskrimination ist in leichteren Fällen normal, kann jedoch bei ausgeprägten Befunden reduziert sein. Die metabolische Presbyacusis beginnt im mittleren Alter und verläuft langsam progressiv.

Morphologisch findet sich eine degenerative Veränderung der Stria vascularis der mittleren und apikalen Cochleaanteile (SCHUKNECHT 1955). Der Stria vascularis wird die Verantwortung für die Aufrechterhaltung des Elektrolytgradienten zwischen Endolymphe und Perilymphe zugeschrieben. Wird sie dieser Aufgabe nicht mehr gerecht, so sind Funktionsstörungen der Cochlea die Folge. Bei weiter fortschreitender, altersabhängiger Degeneration sind Veränderungen der Macula des Sacculus und des Utriculus und eine weitere Abnahme der Haarzellen und der Crista ampularis beschrieben (JOHNSON u. HAWKINS 1972b; ROSENHALL u. RUBIN 1975). Bei fortgeschrittenen Befunden treten vermehrt vestibuläre Symptome hinzu (DROLLER u. PEMBERTON 1953).

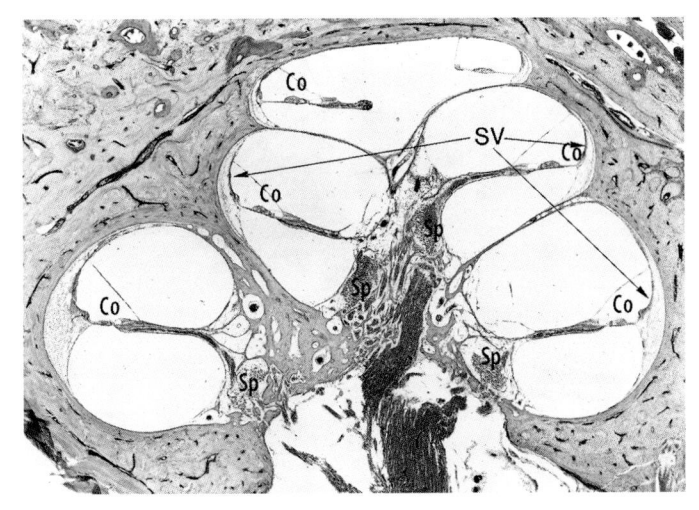

Abb. 3.125. Metabolische Presbyacusis: Die Stria vascularis (*SV*) ist in allen Windungsanteilen atrophiert. Das Corti-Organ (*Co*) und die neuronale Population der Spiralganglien (*Sp*) sind normal. Audiometrisch lag ein weitgehend pancochleäre mittelgradige reine Innenohrschwerhörigkeit vor. × 32

10.2.2 Mechanische Presbyacusis (Abb. 3.126, S. 416)

Der typische audiometrische Befund weist eine symmetrische abfallende Hörkurve im mittleren oberen Frequenzbereich auf. Die Diskrimination ist gut.

Histologisch fällt eine nur sehr gering ausgeprägte Degeneration der Haarzellen, sowie ein Schwund von Ganglienzellen und Nervenfasern, insbesondere im basocochleären Bereich auf.

Die Hörverluste werden dadurch jedoch nicht ausreichend erklärt. Diskutiert wird als pathogenetischer Mechanismus eine Versteifung der Basilarmembran durch Hyalinisierung, Lipidablagerung von Neutralfetten sowie Cholesterin zwischen den Fasern der Basalmembran (SCHUKNECHT 1964b; NOMURA u. KIRIKAE 1968).

10.2.3 Sensorische Presbyacusis (Abb. 3.127, S. 416)

Der audiologische Befund ist charakterisiert durch eine Hochtoninnenohrschwerhörigkeit, die sich durch einen Steilabfall der Hörkurve ab 2 oder 3 Kilohertz auszeichnet. Die Diskrimination ist in der Regel gut. Ein positives Recruitment ist möglich.

Charakteristisch für diese Atrophieform ist der Verlust der inneren und äußeren Haarzellen im Bereich der basalen Cochleawindung. Häufig findet sich eine sekundäre Degeneration cochleo-neuronaler Strukturen. Ist die Degeneration sehr ausgeprägt, können stützende Elemente wie Deiters-Zellen und Pfeiler-Zellen fehlen. Das Corti-Organ ist durch ein einreihiges, flaches Epithel ersetzt.

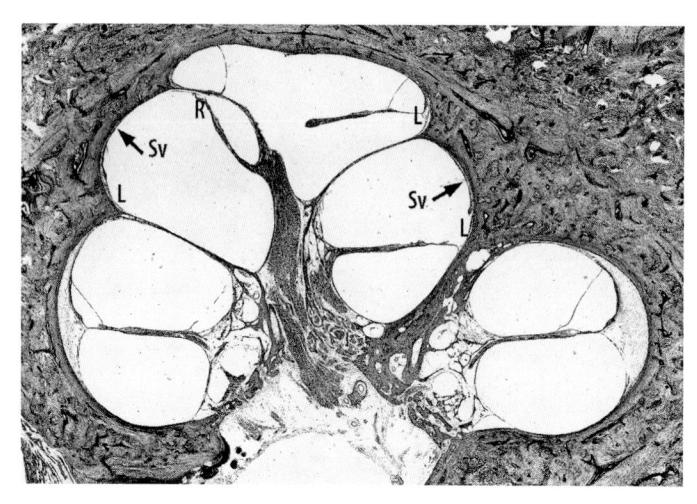

Abb. 3.126. Mechanische Presbyacusis: Die Stria vascularis (*Sv*) ist insbesondere in der mittleren und oberen Schneckenwindungen komplett atrophiert, ebenso das Ligamentum spirale (*L*) in diesem Bereich. Hier finden sich Rupturen (*R*) der Basilarmembran und der Reissner-Membran. × 32

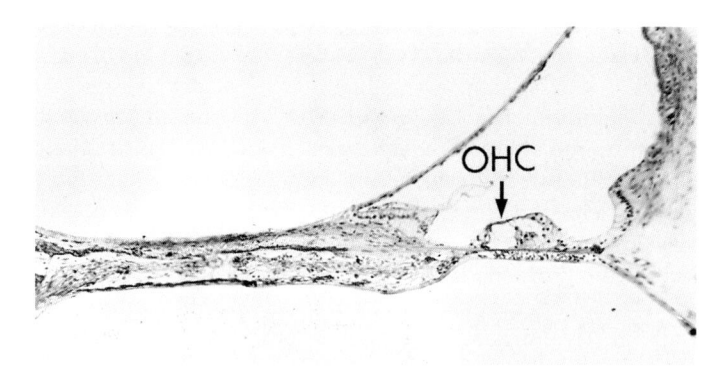

Abb. 3.127. Sensorische Presbyacusis: Das Corti-Organ der Basalwindung zeigt einen Verlust der äußeren Haarzellen (*OHC*). Audiometrisch lag bei der 70jährigen Patientin ein Hochtonverlust oberhalb von 2000 Hz vor. × 32

10.2.4 Neurale Presbyacusis (Abb. 3.128)

Der charakteristische audiometrische Befund ist eine breite, in den tieferen Frequenzen abfallende Hörschwelle, die sich zu den hohen Frequenzen hin weiter deutlich verschlechtert. Ein ausgeprägter Diskriminationsverlust ist die Folge.

Histopathologisch beobachtet man einen Verlust neuronaler Elemente. In Bereichen schwerer Degenerationsprozesse imponiert ein Verlust von Spiralganglienzellen und afferenten Axonen (NOMURA u. KIRIKAE 1968). Ultrastruk-

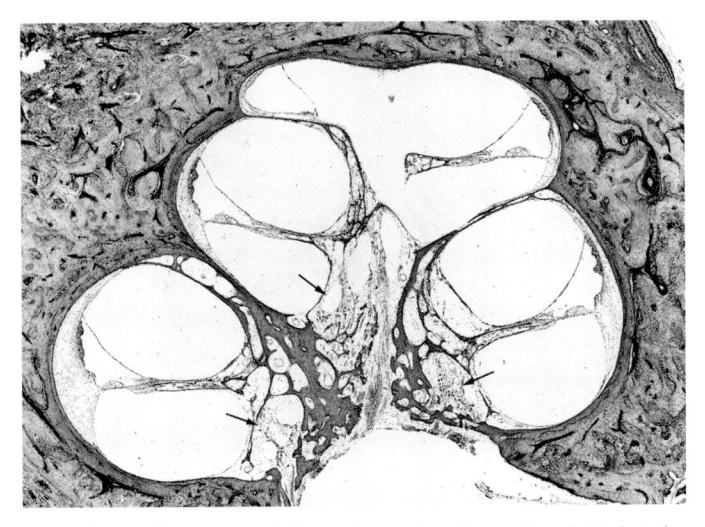

Abb. 3.128. Neurale Presbyacusis: Bei dieser Form der Altersschwerhörigkeit kommt es in der Regel zu einem hochgradigen Verlust der Spiralganglienzellen, die Sinnesepithelien des Corti-Organs und die Stria vascularis sind weitgehend intakt. Die *Pfeile* zeigen auf die weitgehend leeren Felder der Spiralganglion-Areale. × 32

turell sind charakteristische Myelindegenerationen, vor allem im Bereich der Ranveer-Schnürringe nachgewiesen. Die in Serienschnitten rekonstruierten Areale neuronaler Degeneration weisen den Verlust der afferenten Innervation vieler Haarzellen auf. Zur Genese der Atrophie wird eine Einengung des Tractus spiralus foraminosus durch appositionelles Knochenwachstum diskutiert (SERCER u. KRMPOTIC 1958).

10.3 Morbus Menière

Der Morbus Menière ist ein Syndrom, das nach seinem Erstbeschreiber, dem Franzosen PROSPER MENIÈRE (1861) benannt wurde und aus dem Symptomenkomplex mit anfallsweisem Drehschwindel, fluktuierender Schallempfindungsschwerhörigkeit, Tinnitus und Druckgefühl im betroffenem Ohr besteht. Dieser Symptomenkomplex war ursprünglich bereits 1821 von dem französischen Otologen J. N. G. Itard genau beschrieben worden. Diese Publikation blieb jedoch unbeachtet, so daß die Menière-Vorlesung vor der Medizinischen Akademie zu Paris vom 08.01.1861 weltweit als Erstbeschreibung akzeptiert wurde.

Es handelt sich um eine ätiologisch unklare, schubweise auftretende, überwiegend einseitige (70 % der Fälle) Erkrankung des cochleovestibulären Organs. Die anfallsweise auftretenden heftigen Drehschwindelanfälle können Minuten bis Stunden andauern (Menière-Attacke). Während des dramatischen, akut einsetzenden Drehschwindelanfalles bemerkt der Patient ein dumpfes Druckgefühl im betroffen Ohr, ein tieffrequentes rauschendes Ohrgeräusch, dann erst den

Hörverlust. Die Anfälle treten täglich, wöchentlich, insgesamt jedoch sehr unregelmäßig, besonders unter Streßsituationen auf. In 30% der Fälle sind beide Ohren betroffen, jedoch in aller Regel asynchron. Es kann bei einem Anfall bleiben, Rezidive nach Monaten oder Jahre sind jedoch möglich. Die Erkrankung – sofern sie anhält – mündet in der Regel in eine progrediente Innenohrschwerhörigkeit, begleitet von andauerndem Unsicherheitsgefühl und permanentem, tieffrequentem oder rauschendem Tinnitus. Die Erkrankungshäufigkeit beträgt 1 Erkrankung auf 8000 Einwohner/Jahr. Der Erkrankungsgipfel liegt zwischen dem 30. und 50. Lebensjahr, Männer und Frauen sind gleich häufig betroffen. In ganz seltenen Fällen wurde eine Menière-Erkrankung bei Kindern beschrieben. Es gibt verschiedene bekannte Ursachen für dieses Syndrom. Eine syphilitische Affektion des Innenohres verursacht histologische Veränderungen und klinische Symptome, die denen des Morbus Menière sehr ähnlich sind. Aber auch Traumen des Felsenbeines, entweder chirurgisch oder durch Unfälle können eine Menière-ähnliche Symptomatik auslösen. Untersuchungen der letzten Jahre haben zusätzlich zeigen können, daß Patienten mit einer Menière-Erkrankung Autoantikörper gegen ihr eigenes Innenohrgewebe aufweisen und ferner einen signifikant erhöhten Serumspiegel von zirkulierenden Immunkomplexen haben. Für den größten Anteil der Patienten mit Menière-Symptomatik bleibt die Ätiologie jedoch unklar (ARNOLD u. ALTERMATT 1995).

Klinisch unterscheidet die angelsächsische Literatur die cochleäre Form des Morbus Menière und die vestibuläre Form. Bei der cochleären Form dominiert die fluktuierende Schallempfindungsschwerhörigkeit. Bei der vestibulären Form treten anfallsweise Drehschwindelanfälle ohne cochleäre Beteiligung auf.

Die audiometrischen Befunde im frühen Stadium des Morbus Menière zeigen in der Regel einen Hörausfall im Tieftonbereich. Später im Verlaufe der Erkrankung können auch die mittleren und hohen Frequenzen einbezogen werden. Bei der Funktionsuntersuchung der Vestibularorgane findet man normalerweise keinen pathologischen klinischen Befund oder eine leichte kalorische Untererregbarkeit im betroffenen Ohr zwischen den Anfällen.

Es gibt eindeutige histologische Beweise dafür, daß Rupturen der überdehnten Trennmembranen zwischen Perilymphraum und Endolymphraum sowohl in der Cochlea als auch im vestibulären Labyrinth als Ursache des plötzlichen Menière-Anfalles auftreten. Infolge dieser Rupturen kommt es zu einer Durchmischung zwischen Natrium-reicher Perilymphe und Kalium-reicher Endolymphe. Die myelinisierten und nichtmyelinisierten Nervenfasern der Lamina spiralis ossea und der Lamina cribosa des vestibulären Labyrinths sind normalerweise von Natrium-reicher Perilymphe umspült. Durch die Ruptur, beispielsweise der Reissner-Membran der Cochlea oder der Utriculus- oder Sacculusmembran des Schneckenvorhofes (vestibulärer Anteil), werden die myelinisierten und nicht myelinisierten Nervenfasern im und um das Corti-Organ oder im Bereich der Sinnesepithelien des Vestibularorgans plötzlich von Kalium-reicher Endolymphe umspült. Experimentell konnte man zeigen, daß eine derartige Intoxikation durch Kalium-reiche Flüssigkeit zu einer Dauerdepolarisation der Nervenfasern führt, was sich klinisch in einer vestibulären und cochleären Dekompensation (Schwindel, Hörverlust) äußert. Die Ursache eines

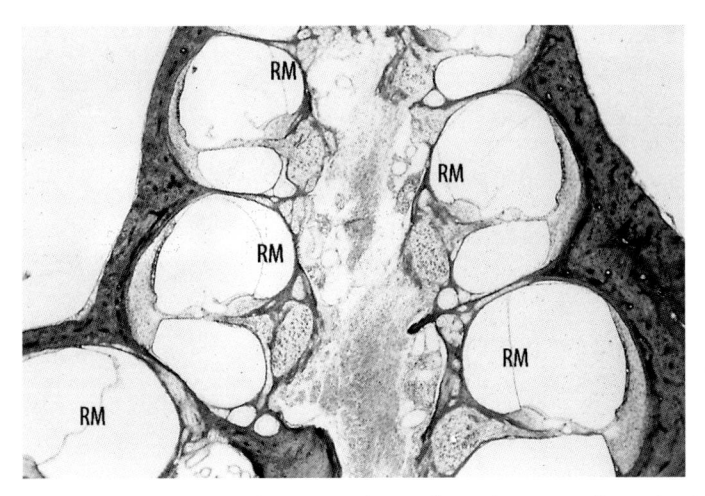

Abb. 3.129. Endolymphatischer Hydrops mit Ektasie der Reissner-Membran (*RM*) in einer Meerschweinchen-Cochlea 6 Wochen nach experimenteller Zerstörung des Saccus endolymphaticus. × 40

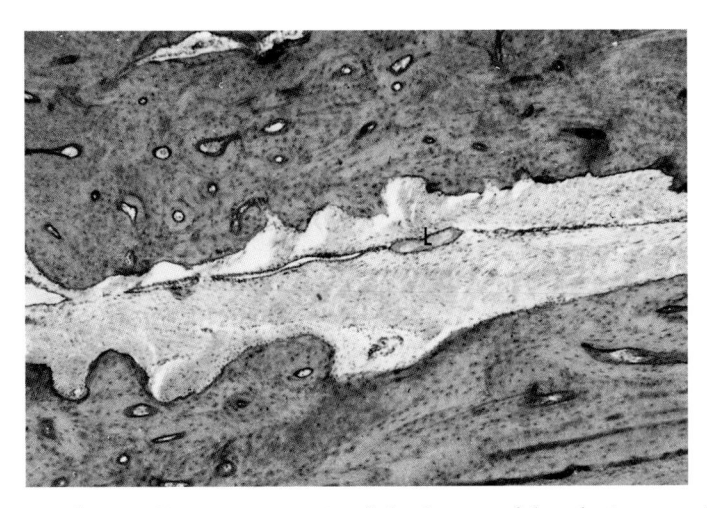

Abb. 3.130. Morbus Menière: Intraossärer Anteil des Saccus endolymphaticus von einem Patienten mit Morbus Menière. Es liegt eine submuköse weitgehend gefäßlose Fibrose vor, wodurch das Lumen (*L*) des Sakkus stark eingeengt ist. Das Oberflächenepithel ist atrophiert. × 24

endolymphatischen Hydrops ist in vielen Fällen unbekannt. Experimentell lassen sich gleiche Veränderungen beispielsweise beim Meerschweinchen durch Abbindung oder Destruktion des Ductus endolymphaticus oder des Saccus endolymphaticus nachvollziehen (Abb. 3.129). Man vermutet heute, daß der endolymphatische Hydrops beim Menschen durch eine verminderte Resorption von Endolymphe im Saccus endolymphaticus als Folge einer dort vorhandenen subepithelialen Fibrose verursacht wird (Abb. 3.130). Als Ursache für die

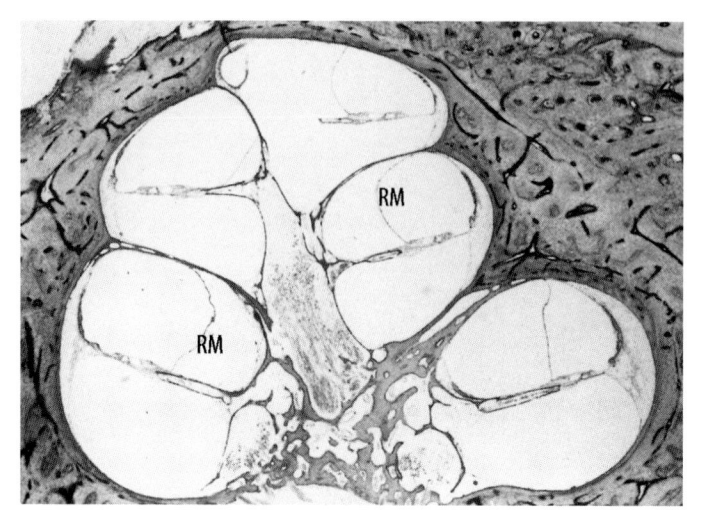

Abb. 3.131. Morbus Menière: Die Reissner-Membran (*RM*) ist weit in das Lumen der Scala vestibuli vorgewölbt, es liegt ein endolymphatischer Hydrops vor. × 19

Resorptionsstörung der Endolymphe in den Wandanteilen des Endolymphschlauches und des Saccus endolymphaticus wird eine chronische Entzündungsreaktion, möglicherweise durch Herpes simplex Typ I-Viren diskutiert (ARNOLD u. ALTERMATT 1995; ARNOLD u. NIEDERMEYER 1997).

Die ersten histologischen Beschreibungen von Felsenbeinen von Patienten mit Morbus Menière erfolgten zeitgleich durch YAMAKAWA (1938) HALLPIKE u. CAIRNS (1938). Die Autoren beobachteten eine Erweiterung des gesamten Ductus cochlearis und eine mächtige Vorwölbung der Reissner-Membran in Richtung Scala vestibuli (Endolymphhydrops, Abb. 3.131). Der Sacculus und die Scala media waren deutlich erweitert, das Corti-Organ wies degenerative Veränderungen auf. In einem Fall beschrieben die Autoren eine Degeneration der Stria vascularis und der Macula utriculi, ähnliche Veränderungen wurden auch in der Wand des Bogenganges beobachtet. Eine Reihe von Autoren bestätigten diese Beobachtungen (HALLPIKE u. WRIGHT 1940; ROLLIN 1940; ALTMANN u. FOWLER 1943; LINDSAY 1942, 1944; ANTOLI-CANDELA 1976; ARNOLD 1981; PLANTEGA 1983).

Aufgrund der inzwischen regelmäßig beobachteten Volumenzunahme der Endolymphräume des Innenohres wurde der Terminus endolymphatischer Hydrops ein Synonym für die Menière-Erkrankung, obgleich derartige Volumenzunahmen der Endolymphflüssigkeitsräume auch bei anderen Erkrankungen (Syphilis, Cogan Syndrom posttraumatisch) vorkommen können.

Daß der endolymphatische Hydrops Folge einer Endolymphresorptionsstörung ist, zeigen Befunde von Felsenbeinen von Patienten, die klinisch eine Menière-Symptomatik aufwiesen, bei denen jedoch als Ursache des Endolymphhydrops entweder Metastasen im Bereich des Saccus endolymphaticus (ROLLIN 1940), otosklerotische Herde, die den Ductus endolymphaticus vollständig verschlossen (POLLAK 1983) Frakturen durch den Ductus endolymphaticus

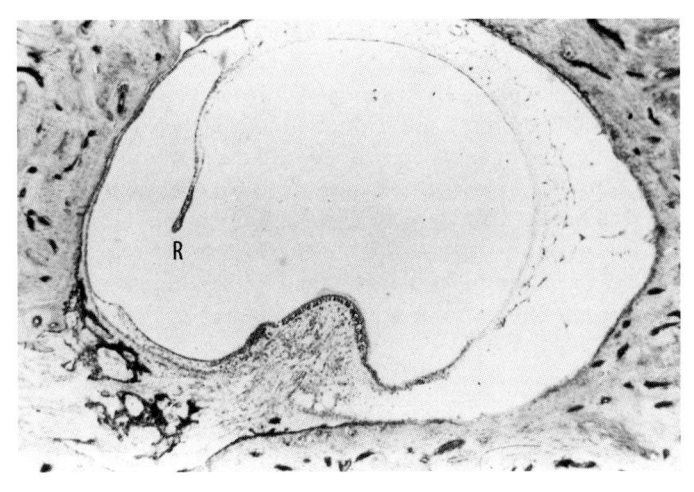

Abb. 3.132. Ruptur (R) der Wand der Ampulle im Bereich der Christa des posterioren Bogenganges. × 45

(RIZVI u. GIBBIN 1979) oder andere Urachen (vgl. SCHUKNECHT u. GULYA 1983, SCHUKNECHT u. RICHTER 1980; SCHUKNECHT 1977) gefunden wurden. Der endolymphatische Hydrops, das heißt, die Volumenzunahme der endolymphatischen Räume der Schnecke und des Vestibularorgans sind die entscheidenden histologischen Charakteristika eines Menière-Felsenbeines. Die dislozierten und überdehnten Membranen des Endolymphschlauches können Hernien bis in das Vestibulum bilden und die Unterfläche der Steigbügelfußplatte erreichen. Bei exakter Durchmusterung der Trennmembranen zwischen Ductus endolymphaticus und Perilymphräumen kann man insbesondere apikal Membranrupturen beobachten, ferner Verklebungen nach Rupturen (Abb. 3.132). Ein langanhaltender endolymphatischer Hydrops resultiert in einem Verlust von Neuronen und Ganglienzellen des Ganglions spirale, insbesondere im apikalen cochleären Bereich.

Bei invalidisierenden Schwindelanfällen kann eine Indikation zur Labyrinthektomie vorliegen. Es ist technisch nicht möglich, die gesamte Cochlea in toto operativ zu entfernen und zur histologischen Untersuchung zu geben. Somit erhält der Pathologe ggf. Anteile des membranösen Labyrinths oder sofern eine Saccotomie durchgeführt wird, Anteile des Saccus endolymphaticus.

Lichtmikroskopisch lassen sich aus derartigen Bruchstücken von membranösen Innenohranteilen, die insbesondere noch schädigenden Einflüssen bei der chirurgischen Entnahme unterliegen, keine definitiven Rückschlüsse ziehen. Sofern das Material verwertbar ist, lohnt es sich eine Darstellung der Immunkomplexe C3 und C1q zu versuchen, die im membranösen Labyrinth von Patienten mit Morbus Menière nachgewiesen wurden (HÄUSLER et al. 1988).

Sofern Material für die Elektronenmikroskopie zur Verfügung steht, lassen sich sog. „striated bodies" sowohl in den Sinnesepithelzellen der Macula utriculi als auch in den inneren und äußeren Haarzellen des Corti-Organs nachweisen.

Diese und andere geschichteten, kristallinen Strukturen in den Sinnesepithelzellen wurden erstmals von FRIEDMANN et al. (1965, 1972) gezeigt, von anderen Autoren bestätigt und später als Friedmann-Körperchen bezeichnet. Sie treten immer beim Morbus Menière auf, sind wohl Anzeichen degenerativer intrazellulärer Veränderungen, werden jedoch auch elektromikroskopisch intrazellulär beim Akustikusneurinom gesehen.

Erhält der Pathologe Anteile des Saccus endolymphaticus, so wird er eine massive Fibrose, ggf. mit Kalkeinlagerungen, diagnostizieren. Enthält das Gewebe Anteile des Saccusepithels, dann können Entzündungsreaktionen erkannt werden. Derartige Befunde sind jedoch nicht Menière-spezifisch.

10.4 Canalolithiasis

(Cupololithiasis, benigner paroxysmaler Lagerungsschwindel)

Diese in der klinischen Praxis als benigner paroxysmaler Lagerungsschwindel bezeichnete Störung des Gleichgewichtsorgans ist charakterisiert durch einen kurzfristigen (15–30 s) rotatorischen Nystagmus bei raschem Lagewechsel, bei nach unten gerichteter Position des betroffenen Ohres in Kopfhängelage (SCHUKNECHT 1969).

Der Nystagmus zeichnet sich durch Latenz und Ermüdbarkeit aus. Dieses Krankheitsgeschehen muß differentialdiagnostisch von zentral vestibulären

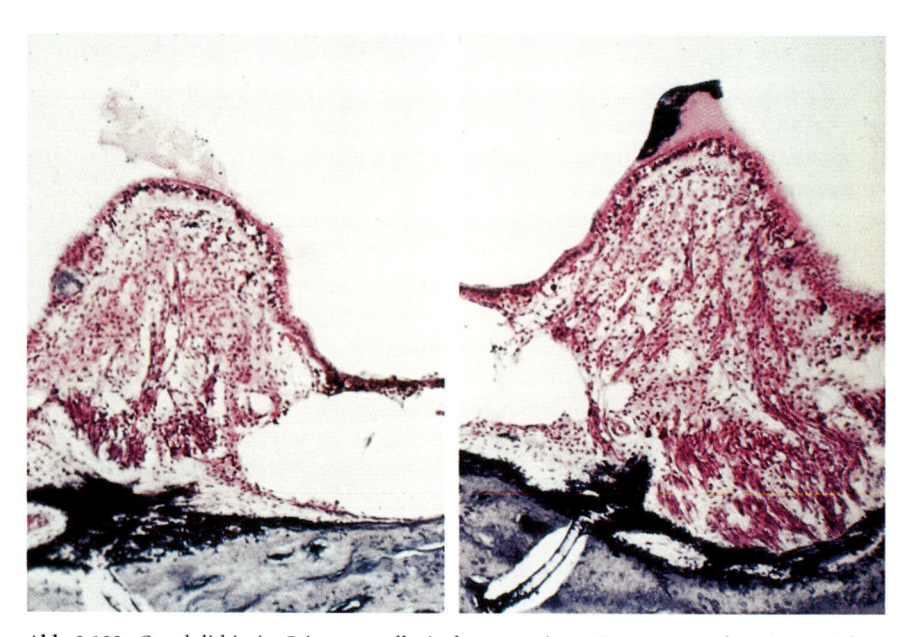

Abb. 3.133. Canalolithiasis. Crista ampullaris des posterioren Bogenganges bei einer 87jährigen Patientin mit Lagerungsschwindel. *Links*: Histologisch normale Crista ampullaris des linken hinteren Bogenganges. *Rechts*: Crista ampullaris des rechten hinteren Bogenganges mit dichten basophilen Ablagerungen auf der Cupula. × 40

Ursachen unterschieden werden. In diesen Fällen ist ein richtungswechselnder Lagerungsschwindel ohne Latenz und Ermüdbarkeit charakteristisch (GACEK 1985).

Canalolithiasis kann in der Folge einer großen Zahl von Schädigungen des Innenohres auftreten. Schädel-Hirn-Traumen mit und ohne Schädelfrakturen kommen als ursächliches Trauma genauso in Frage wie chirurgische Eingriffe am Ohr und ischämische Degeneration des Innenohres (DIX u. HALLPIKE 1952; LINDSAY u. HEMENWAY 1956). Es sind aber auch gesunde Personen ohne auffällige prädisponierende Faktoren betroffen.

In einigen Fällen wurden Degenerationen des oberen Anteils des Nervus vestibularis, der Macula utriculi und der Crista ampullaris des oberen und lateralen Bogengangs beschrieben (SCHUKNECHT 1969).

Die wohl wichtigste Rolle in der Pathogenese spielen kalkhaltige, basophile pathologische Ablagerungen auf der Cupula eines – meist des hinteren – Bogengangs des betroffenen Ohres. Dabei verändert somit die Cupula ihre Funktion als Rezeptor für Winkelbeschleunigung in die eines Rezeptors für lineare Beschleunigung in bestimmten Kopf- und Körperpositionen (Abb. 3.133).

11 Autoimmunerkrankungen mit Beteiligung des Innenohres oder der Innenohrfunktion

Autoimmunerkrankungen sind Erkrankungen, bei denen das Immunsystem Autoantikörper gegen ein endogenes Antigen bildet, mit der Folge von Gewebs- oder Organschädigungen, hier des cochleovestibulären Systems.

Obgleich die präzisen Abläufe der Autoimmunerkrankung nur zum Teil bekannt sind, scheint das Ergebnis einer Antigenstimulation, ob es in Antikörperbildung oder T-Zellaktivierung oder Toleranz endet, bei den Autoantigenen von denselben Faktoren abzuhängen wie bei exogener Antigenzufuhr. Vier mögliche Mechanismen zur Entwicklung einer Immunantwort gegen Autoantigene sind bekannt:

1. Versteckte oder eingeschlossene Antigene (intrazelluläre Substanzen) können nicht als „eigen" erkannt werden, wenn sie in die Zirkulation gelangen und damit in der Lage sind, eine Immunantwort auszulösen. Dies tritt z.B. bei der sympathischen Ophthalmie auf, wo durch ein traumatisches Ereignis ein Antigen des Auges freigesetzt wird, das normalerweise im Auge eingeschlossen ist. Der Autoantikörper allein könnte keine Autoimmunerkrankung auslösen, weil er nicht mit dem normalerweise eingeschlossenen Antigen reagiren kann.
Ein ähnlicher Immunpathomechanismus scheint der sympathischen Cochleopathie zugrunde zu liegen, die klinisch als plötzlicher oder progressiver Hörverlust auf dem „letzthörenden Ohr" auftritt, viele Jahre nach Eintreten der infektiös oder traumatisch verursachten Ertaubung des kontralateralen Ohres (GLODDEK et al. 1994). Die sympathische Cochleopathie könnte als Beispiel für eine organspezifische Autoimmunerkrankung des Innenohres

dienen. McCabe (1979) postulierte als erster den Terminus „Autoimmunerkrankung des Innenohres". Obwohl bis heute Autoimmunerkrankungen des Innenohres nicht bewiesen sind, spricht der hervorragende Erfolg einer immunsuppressiven Therapie bei bestimmten Hörstörungen für einen solchen Pathomechanismus.
2. „Eigen"-Antigene können durch chemische, physikalische oder biologische Veränderungen immunogen werden. Bestimmte Chemikalien koppeln sich beispielsweise an Proteine des Körpers und machen sie immunogen, wie es bei der Kontaktdermatitis zu beobachten ist. Medikamente können ebenfalls verschiedene Autoimmunreaktionen auslösen, z. B. Aspirin. Die Photosensibilisierung impliziert eine physikalisch induzierte Autoallergie; ultraviolettes Licht verändert Hautproteine, gegen die der Patient allergisch wird.
3. Fremdantigene können eine Immunantwort induzieren, bei welcher Kreuzreaktionen zu normalen „Eigen"-antigenen auftreten. Beispiele sind die Kreuzreaktion, die zwischen Streptokokken-M-Protein und Herzmuskel auftreten kann oder die Enzephalitis nach einer Tollwutimpfung, bei der die autoimmune Kreuzreaktion wahrscheinlich durch verunreinigtes, tierisches Hirngewebe im Impfstoff eingeleitet wird.
4. Die Autoantikörperbildung könnte das Resultat einer Mutation innerhalb von immunkompetenten Zellen sein. Dieser Mechanismus kann das Auftreten monoklonaler Antikörper erklären, die gelegentlich bei Lymphompatienten gefunden werden. Auch können Autoimmunphänomene als Epiphänomene verstanden werden, die pathogenetisch einer Immunantwort auf ein unbekanntes Antigen folgen (z. B. Virus). Obwohl bis heute nicht bewiesen, ist es vorstellbar, daß eine virale Infektion des menschlichen Innenohres die antigenen Charakteristika der Zellen oder von Gewebskomponenten in einer solchen Weise verändern, daß die lokal induzierte Immunreaktion tatsächlich gegen das eigene Innenohrgewebe gerichtet ist. Hier spielt wahrscheinlich das MALT-System des Saccus endolymphaticus eine entscheidende („selbst-schädigende") Rolle, da dieses immunkompetente Organ des Innenohres auf die Präsentation von Antigenen sowohl mit einer Produktion von spezifischen Antikörpern in die Endolymphe als auch mit der Abgabe von Interleukinen antwortet (Arnold u. Altermatt 1995).

In einem Mäusemodell der Autoimmunität (MRL-Maus) ist die Ursache der Autoimmunerkrankung ein Defekt in einem Zelloberflächenmolekül von T-Zellen (fas/APO-1), das für den Tod autoreaktiver T-Lymphozyten innerhalb des Thymus benötigt wird. Das defekte fas/APO-1-Molekül verhindert die negative Selektion autoreaktiver T-Zellen, wodurch eine große Anzahl von autoreaktiven T-Zellen sich in den peripheren Lymphorganen ansiedeln können. Hierbei überrascht, daß die gleichen MRL-Mäuse zu Beginn ihrer Systemerkrankung schwere cochleäre Schäden mit funktionellem Hörverlust aufweisen (Ruckenstein et al. 1993; Theofilopoulos et al. 1989).

11.1 „Relapsing" Polychondritis

Unter „relapsing" Polychondritis versteht man eine Autoimmunerkrankung unklarer Ätiologie, die entzündliche Reaktionen in den Knorpelstrukturen der Nase, des Ohres, der Trachea und der Gelenke hervorruft, und zwar dort wo Kollagen Typ II die wesentliche Proteinkomponente darstellt (LUTHRA u. MICHET 1984).

Das hervorstechende klinische Symptom, bei 80% aller Patienten mit „relapsing" Polychondritis als Erstsymptom zu suchen, ist die akut auftretende schmerzhafte Schwellung und Rötung der knorpeligen Anteile des äußeren Ohres (Ohrmuschel, knorpeliger Anteil des Gehörgangeinganges). 40% aller Patienten zeigen vestibuläre oder auditorische Funktionsausfälle unterschiedlichen Ausmaßes und bisher vorliegende histologische Untersuchungen (ISAAK et al. 1986) vermuten als Ursache eine Vaskulitis der A. auditiva interna, obwohl der eigentliche Pathomechanismus bis heute unklar ist. Über 30% der Patienten haben Begleiterkrankungen wie Sjögren-Syndrom, rheumatoide Arthritis, systemischen Lupus erythematodes, systemische Vaskulitis, Bindegewebserkrankungen, Psoriasis vulgaris, Gelenkerkrankungen, Morbus Hodgkin, Diabetes oder Störungen der Blutbildung (LUTHRA u. MICHET 1984).

Unter 40 Fällen mit „relapsing" Polychondritis beschrieben CODY u. SONES (1971) vier Fälle mit hörsturzähnlicher Ertaubung. Die meisten bisher beschriebenen Fälle von „relapsing" Polychondritis zeigen audiovestibuläre Symptome entweder ein- oder beidseitig und bei der Hörstörung kann es sich sowohl um eine Schalleitungs- wie auch Schallempfindungsschwerhörigkeit handeln (SCHUKNECHT 1991). Die Schalleitungsschwerhörigkeit erklärt sich am besten durch eine Beteiligung der Knorpelstrukturen der Ohrtrompete im Rahmen des generalisierten entzündlichen Prozesses. Da es im Bereich des Innenohres keine typischen Knorpelstrukturen gibt, vermutet man als Ursache der Schallempfindungsschwerhörigkeit eine Vaskulitis der A. labyrinthi oder ihrer Äste. Charakteristisch für die Innenohrbeteiligung bei der „relapsing" Polychondritis ist neben der hörsturzartigen Symptomatik ein fluktuierendes Hörvermögen und anfallsweiser Schwindel. Eine schmerzhafte Rötung und Schwellung der Ohrmuschel einhergend mit hörsturzartiger Schallempfindungsschwerhörigkeit ist immer verdächtig auf eine „relapsing" Polychondritis und ist oft das Erstsymptom dieser Systemerkrankung. Die Blutsenkung ist sturzartig erhöht, es besteht eine leichte Leukozytose. Die Lymphozytenzahl ist erhöht. Der Nachweis von Antikollagen-Typ II-Antikörpern im Blut weist auf die Systemerkrankung hin.

Histologisch zeigt der betroffene Knorpel zugrunde gegangene Chondrozyten (sog. „ghost-cells"), die leere Hohlräume hinterlassen, in denen sich noch Reste des Zellkerns finden. Leukozytäre Infiltrate mit Lymphozyten und Plasmazellen durchsetzen den Knorpel. Der betroffene Knorpel wird zunehmend resorbiert und durch dichtes Bindegewebe, das dem Perichondrium entstammt, ersetzt. Die Differentialdiagnose zur Chondrodermatitis helicis kann problematisch sein, klärt sich jedoch durch die klinische Symptomatik. Als serologische Marker empfiehlt sich der Nachweis von Antikörpern gegen Kollagen Typ II.

Die wenigen bisher vorliegenden Untersuchungen an Innenohren von Patienten mit „relapsing" Polychondritis (Hoshino et al. 1980) zeigten eine erhebliche Degeneration aller Anteile des membranösen Labyrinths sowie das Einwachsen von Bindegewebe mit Kalkablagerungen vorwiegend im Bereich der basalen Windungen der Cochlea und des lateralen Bogenganges. Ein endolymphatischer Hydrops lag nicht vor. Die histopathologischen Veränderungen im Bereich des Innenohres entsprechen solchen pathologischen Veränderungen, wie man sie bei anderen sog. Autoimmunerkrankungen des Innenohres (Cogan-Syndrom, Wegener-Granulomatose) ebenfalls findet (Vaskulitis).

11.2 Wegener-Granulomatose

Die Wegener-Granulomatose ist eine Erkrankung, die durch multiple Herde von granulomatösen Nekrosen gekennzeichnet ist, wobei die Gefäße eindeutig die Charakteriska einer systemischen Vaskulitis erkennen lassen müssen. Die Vaskulitis zeichnet sich durch eine entzündliche Veränderung der Kapillarwände und ihrer Umgebung aus, begleitet von ischämischen Veränderungen in deren Nachbarschaft. Entsprechend findet man histopathologisch Gefäßwandnekrosen sowie Nekrosen im perivaskulären Gewebe, einschließlich entzündlicher Zellinfiltrate.

Die Einbeziehung des Ohres bei der systemischen Vaskulitis ist nichts ungewöhnliches und viele Fälle von Otitis media oder postentzündliche Veränderungen im Bereich des Mittelohres sind im Zusammenhang mit einer systemischen Vaskulitis beschrieben worden (Übersicht vgl. Arnold 1997). Hörverlust gilt bei der Wegener-Granulomatose ebenso wie bei der Polyarteriitis nodosa und beim systemischen Lupus erythematodes als klinisches Leitsymptom (Friedmann u. Bauer 1973; Calonius u. Christensen 1980; Gussen 1977; Schuknecht 1991; Wolf et al. 1987; Caldarelli et al. 1986; Bowman et al. 1986; Kataoka et al. 1995). Die Schwerhörigkeit ist in aller Regel eine Schallleitungsschwerhörigkeit infolge einer serösen Otitis media wegen Obstruktion der Ohrtrompete infolge fokaler granulomatöser nekrotischer Gewebsveränderungen im Bereich des Nasopharynx. Allerdings können sich die granulomatösen Veränderungen zum und im Mittelohr selbst ausbreiten und ins Innenohr infiltrieren. Histologisch müssen sie von der Tuberkulose unterschieden werden, zumal beide Erkrankungen klinisch Perforationen des Trommelfelles mit überschießender Granulationsgewebsbildung in den Mittelohrräumen und im Mastoid kennzeichnen. Kommt es zu einer Invasion des granulomatösen Prozesses in das Innenohr, vorwiegend über die Schneckenfenster, dann tritt auch eine Schallempfindungsschwerhörigkeit mit Schwindel ein. Allerdings vermuten einige Autoren wegen des Tieftonhörverlustes auch das Vorliegen eines endolymphatischen Hydrops (Kataoka et al. 1995). Yoon et al. (1989) untersuchten 16 Felsenbeine von 8 Patienten, die an systemischer Vaskulitis verstarben. Darunter hatten 3 Patienten eine Wegener-Granulomatose, 2 hatten eine Polyarteriitis nodosa und 3 litten an einem systemischen Lupus erythematodes. 15 Felsenbeine zeigten Anzeichen einer Otitis media, 10 Felsenbeine wiesen

Spätfolgen einer chronischen Mittelohrentzündung auf und in 2 Felsenbeinen beobachteten die Autoren fibrotische Veränderungen des membranösen Labyrinths. Bei den Fällen mit Wegener-Granulomatose war vor allem Granulationsgewebe um die Ohrtrompete und im Hypotympanum zu finden, bei den Patienten mit Polyarteriitis nodosa konnten entzündliche Zellinfiltrate und dick aufgetriebene, obliterierte Gefäße um den N. facialis gefunden werden. Bei den Felsenbeinen von Patienten mit systemischem Lupus erythematodes fanden die Autoren ausgedehnte Fibrosierung bis hin zur Knochenneuformation in den Hohlräumen des Innenohres.

FRIEDMANN (1955) berichtete über 3 Fälle von Wegener-Granulomatose mit Ohrbeteiligung. Die histologische Untersuchung von bei Mastoidektomie gewonnenem Gewebe zeigte ödematös aufgequollene Schleimhaut mit Granulationsgewebe, darin viele mehrkernige, bizarre Riesenzellen. Eine weitere Untersuchung von FRIEDMANN u. BAUER (1973) zeigte bei der Aufarbeitung des Felsenbeines eine vollkommene Obliterierung des Mittelohres durch Granulationsgewebe mit Riesenzellen. Diese bizarren Riesenzellen, bereits vom SYMMERS (1960) beschrieben, trugen kompakte hyperchromatische Kerne bei blaßem und eosinophilem Zytoplasma. Die Stapesfußplatte war wohl durch Granulationsgewebe disloziert worden, die Tuba Eustachii von eitrigem Granulationsgewebe obliteriert. Die Strukturen des Innenohrs zeigten keine auffälligen Veränderungen; allerdings war eine erhöhte Eosinophilie der Perilymphe im Sinne eines erhöhten Proteingehaltes zu beobachten. Bei der Untersuchung von Patienten mit Morbus Wegener fanden BLATT u. LAWRENCE (1961) Verknöcherungen der Cochlea. Dies ist eine mögliche Erklärung für die beim Morbus Wegener gelegentlich vorliegende Schallempfindungsschwerhörigkeit (MCCAFFREY 1980).

PER-LEE u. PARSON (1969) beschrieben eine granulomatöse Vaskulitis des Ohrs, der Haut und des Mediastinums, wobei für mehrere Monate die Otitis und Mastoiditis die einzige klinische Manifestation der Wegener-Granulomatose waren. Weitere Fallberichte stammen von DENSERT et al. (1969) sowie SCHWARTZMANN et al. (1972).

Die Beteiligung des Mittelohres bei der Wegener-Granulomatose wird in der Literatur mit 35 bis 47 % angegeben (ILLUM u. THORLING 1982; KORNBLUT et al. 1982; JENKINS et al. 1981). Die gleiche Häufigkeit einer Mittelohrbeteiligung gilt für die Polyarteriitis nodosa (SERGENT u. CHRISTIAN 1974).

Sowohl bei der Wegener-Granulomatose wie auch bei der Poliarteriitis nodosa und dem systemischen Lupus erythematodes, also bei allen systemischen Vaskulitiden, werden grundsätzlich die gleichen Veränderungen im Bereich des Innenohres angetroffen: Ersatz der Flüssigkeitsräume der Scala vestibuli und Scala tympani, bevorzugt in den basalen Schneckenwindungen durch Bindegewebe, zum Teil mit Knochenneubildungen. Daneben perivaskuläre Entzündungszellinfiltrate vorwiegend im Bereich der V. modiolaris (KORNBLUT et al. 1982; BLATT u. LAWRENCE 1961; GUSSEN 1977; JENKINS 1981). Histologisch sieht man eine Vaskulitis mit dichten leukozytären Infiltraten, die zu einer Obliteration der Blutgefäße führen. Man findet fokale Nekrosen und Granulationsgewebe, das eine große Anzahl von vielkernigen Riesenzellen enthält. Eindeutige Anzeichen einer Vaskulitis sowie mehrkerniger Riesenzellen sind

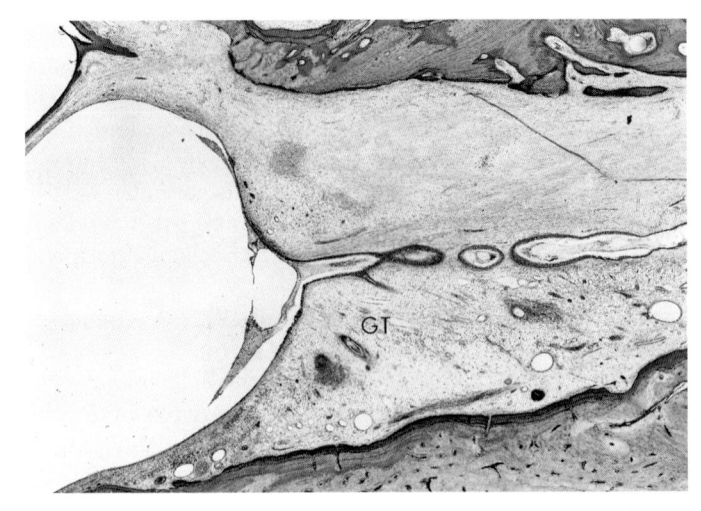

Abb. 3.134. Wegener-Granulamatose. Ein Jahr vor dem Tod wegen terminaler Niereninsuffizienz Entwicklung einer beidseitigen akuten Otitis media. Starke Verbreiterung der Submukosa des Mittelohrs und des Mastoids durch fibröses Bindegewebe mit leukozytärer Infiltration, besonders um nekrotisierende Kapillaren. Obstruktion der Eustachi-Röhre. *GT* Granulationsgewebe in der Submukosa der Ohrtrompete. × 12

für die Diagnostik entscheidend. Für den Pathologen sind Hinweise zur Klinik für die Diagnose hilfreich (Abb. 3.134).

11.3 Cogan-Syndrom

Dieses Syndrom wird charakterisiert durch eine interstitielle Keratitis, Schwindel und ein- oder beidseitiger, hörsturzähnlicher, in der Regel aber rasch progressiver Schallempfindungsschwerhörigkeit bei einem Patienten, der serologisch keine Lues aufweist. In seltenen Fällen umfaßt das Syndrom eine Angiitis der kranialen Gefäße, eine Aortitis, Endokarditis und Glomerulonephritis. Die meisten Autoren akzeptieren die Autoimmunätiologie für das Cogan-Syndrom, das auch als Variante der Poliarteriitis nodosa aufgefaßt werden kann.

Die okulären, vestibulären und cochleären Symptome sind mit denen identisch, wie man sie früher von der Syphilis kannte. Jedoch ist die entsprechende Serologie negativ. Die typischen vestibulären Symptome beinhalten Schwindel, Übelkeit, Erbrechen und Tinnitus, ähnlich wie bei der Menière-Erkrankung. Der Hörverlust ist innenohrbedingt und in aller Regel bilateral. Obwohl das Hörvermögen fluktuieren kann, ist der Schallempfindungsverlust in aller Regel progressiv und führt zur Ertaubung. Bei der kalorischen Testung der Gleichgewichtsorgane findet man eine ausgeprägte Unterfunktion des betroffenen Gleichgewichtsapparates.

Erstmals wurde dieses Syndrom 1945 von COGAN beschrieben. Nach CODY u. SONES (1971) sowie YEE (1982) unterscheidet man die lokalisierte von der systemischen Form des Cogan-Syndrom. Der lokalisierte Cogan zeigt eine chronische Entzündung der Kornea und einen Menière-ähnlichen Symptomenkomplex (fluktuierendes Hörvermögen, Druckgefühl im Bereich des betroffenen Ohres, Tinnitus und anfallsweiser Schwindel). Allerdings kommt es beim echten lokalisierten Cogan innerhalb kürzester Zeit zur kompletten Ertaubung eines oder beider Ohren. Bei genauer Anamnese findet man bei Patienten mit typischem Cogan-Syndrom zuvor einen fieberhaften gastrointestinalen Infekt. In der Mehrzahl der bisher berichteten Fälle von Cogan-Syndrom liegen anamnestisch auch Hinweise für eine Polyarteriitis nodosa vor. Etwa 20% der Patienten mit Cogan-Syndrom zeigen Aortenklappenerkrankungen, systemische, nekrotisierende Vaskulitiden, gastrointestinale Blutungen, Lymphadenopathie, Glomerulonephritis, Splenomegalie, Hypertonie, Muskelschmerzen und Muskelschwund sowie Eosinophilie (BERNHARDT et al. 1976). Genau die gleichen klinischen Symptome und Organbefunde werden in der Regel bei der systemischen Vaskulitis diagnostiziert. Nach CHESON et al. (1976) zeigen 56% aller Muskelbiopsien bei Cogan-Syndrom entzündliche Gefäßveränderungen die denen einer Polyarteriitis sehr ähnlich sind. Es gibt Hinweise dafür, daß im Blut von Patienten mit Cogan-Syndrom Antikörper gegen Innenohrgewebe und Epithelstrukturen der Kornea zirkulieren. ARNOLD u. GEBBERS (1984) wiesen erstmals die Bindung von IgG- und IgA-Antikörper aus dem Blut einer Patientin mit

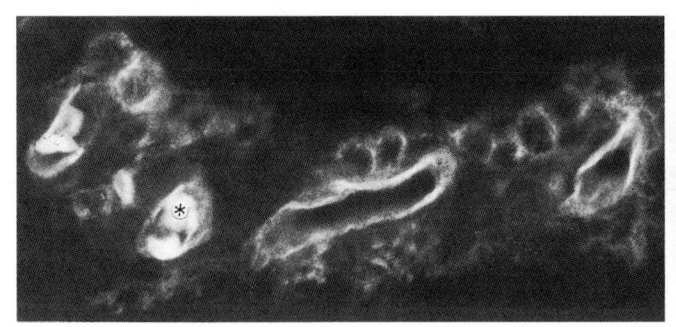

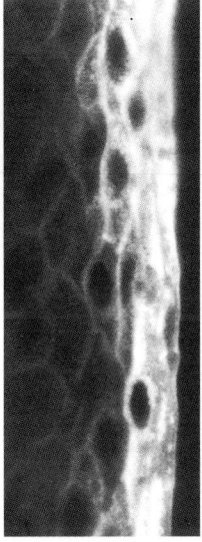

Abb. 3.135 (*links*). Cogan-Syndrom: Immunfluoreszenzmikroskopische Darstellung der Bindung von IgA an Gefäßwände und Epithelzellen der Stria vascularis eines gesunden menschlichen Innenohres nach Überschichtung mit Serum von einer 18jährigen Patientin mit Cogan-Syndrom. *Asterix* Eigenfluoreszenz der Erythrozyten. × 120

Abb. 3.136 (*rechts*). Cogan-Syndrom: Immunfluoreszenzmikroskopischer Nachweis der Bindung von IgA aus dem Serum einer 18jährigen Patientin an eine gesunde menschliche Kornea. 18jährige Patientin mit Cogan-Syndrom (Ertaubung, kompletter vestibulärer Ausfall). × 120

Cogan-Syndrom an Korneagewebe und Innenohrgewebe von „gesunden Verstorbenen" nach (Abb. 3.135, 3.136). Diese Befunde und die nachgewiesenen entzündlichen Gefäßveränderungen sprechen für einen zugrundeliegenden Autoimmunpathomechanismus beim Cogan-Syndrom (HAYNES et al. 1980; HUMBEL 1994).

In vielen Organen von Patienten mit Cogan-Syndrom wurde eine nekrotisierende Angiitis diagnostiziert, die identisch ist mit den Befunden einer Polyarteriitis nodosa. Derartige Gefäßveränderungen wurden bisher im Herzmuskel, in der Aorta, in den Nieren, der Dura und im Gastrointestinaltrakt beschrieben. Die wenigen Befunde an Felsenbeinen von Patienten mit Cogan-Syndrom zeigen eine Degeneration des Corti-Organs und der Spiralganglienzellen sowie einen endolymphatischen Hydrops. Anteile der Perilymphräume, insbesondere der basalen Scala tympani und Scala vestibuli zeigen eine fibroossäre Obliteration und eindeutige Zeichen einer Vaskulitis (SCHUKNECHT u. NADOL 1994; FRIEDMANN u. ARNOLD 1993; NADOL u. ARNOLD 1987). Die fibroossäre Obliteration der Perilymphräume ist wohl Folge einer Ischämie des membranösen Labyrinths infolge der entzündlichen Vaskulitis (Abb. 3.137, 3.138).

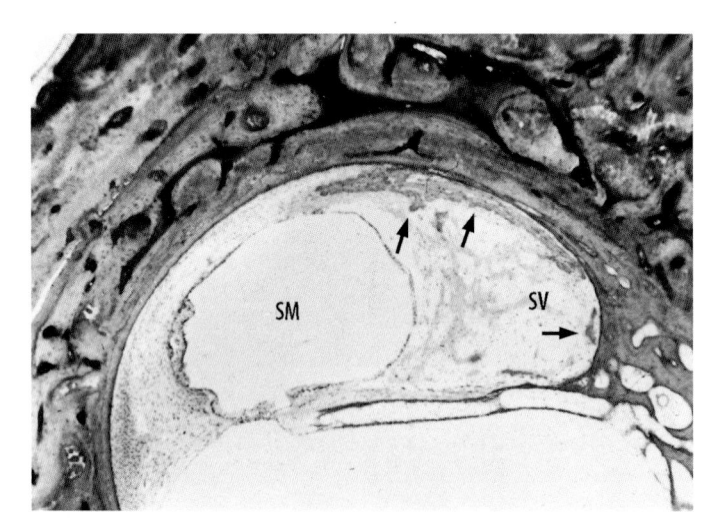

Abb. 3.137. Cogan-Syndrom: Zweite Schneckenwindung eines Patienten, der am Cogan-Syndrom verstarb. Die Scala vestibui (*SV*) ist von gefäßreichem Bindegewebe ausgefüllt, das mit der Reissner-Membran verwachsen zu sein scheint. Die Scala media (*SM*) zeigt einen Endolymphhydrops, das Corti-Organ ist atrophisch, die Tektorialmembran fehlt. Am Rande der Scala vestibuli erkennt man bereits eine beginnende Ossifikation dieses Perilymphraumes (*Pfeile*). × 20

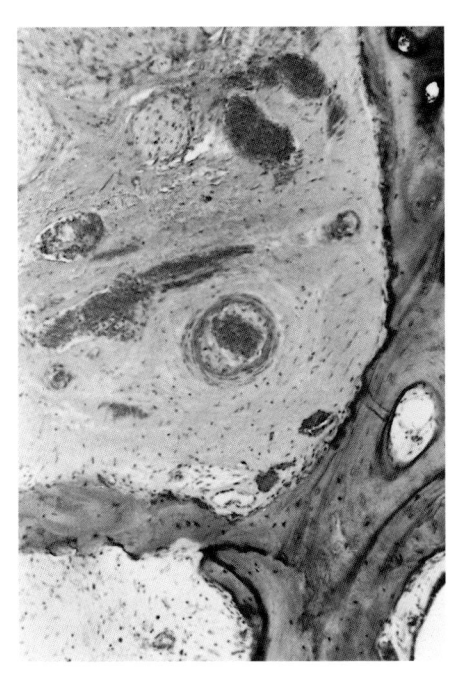

Abb. 3.138. Cogan-Syndrom: Das fibrotische Bindegewebe der Scala vestibuli zeigt gestaute Kapillaren, Schwellung der Intima und verdickte Adventitia. Daneben Entzündungszellen. × 40

11.4 Bindegewebserkrankungen mit Beteiligung des Ohres

Der systemische Lupus erythematodes (SLE), die rheumatoide Arthritis, reaktive Arthritiden, das Sjögren-Syndrom, das Behcet-Syndrom und das Vogt-Koyanagi-Harada-Syndrom gehören zu der Gruppe von nicht organspezifischen Autoimmunerkrankungen des Bindegewebes, bei denen das cochleovestibuläre System miteinbezogen sein kann. Interessanterweise ergaben histopathologische Untersuchungen an einem Felsenbein von SLE die gleichen pathologischen Veränderungen wie man sie ansonsten bei Vaskulitissyndromen findet (YOON et al. 1989).

Das Behcet-Syndrom ist eine entzündliche Multiorganerkrankung mit mukokutaner, okulärer, genitaler, artikulärer, vaskulärer, zentralnervöser und gastrointestinaler Manifestation. In allen Organen findet man histopathologische Zeichen einer Vaskulitis. Autoimmune und virale Ursachen sowie eine HLA-bezogene immunogenetische Prädisposition werden beim Behcet-Syndrom vermutet. IGARASHI et al. (1994) beschrieben eine Beteiligung des Innenohres bei einer Patientin mit Behcet-Syndrom. Die audiologischen und vestibulären Befunde ähnelten denen eines Morbus Menière.

Bei der Crohn-Erkrankung (regionale Enteritis, granulomatöse Ileitis oder Ileokolitis) und bei der ulzerativen Kolitis (chron. unspezifische entzündliche und ulzerative Erkrankung der Kolonschleimhaut) findet man extrakolonische

Komplikationen wie eine periphere Arthritis, eine Spondylitis, Sakroileitis, eine Uveitis, ein Erythema nodosum, ein Pyoderma gangraenosum sowie eine Episkleritis. Auch für die Colitis ulcerosa wird in der Literatur eine enge Beziehung zur Riesenzellarteriitis beschrieben (JACOB et al. 1990). Daneben findet man bei manchen Fällen von Colitis ulcerosa eine Schallempfindungsschwerhörigkeit, die in der Regel unter einer Steroidtherapie oder immunsuppressiven Therapie reversibel ist (SUMMERS u. MARKER 1982; WEBER et al. 1984; HOLLANDERS 1986). Möglicherweise liegt hier ebenfalls eine Immunkomplexvaskulitis vor (KANZAKI u. OUCHI 1983; HUNDER 1989). Bisher gibt es nur klinische Hinweise auf eine Beteiligung des cochleovestibulären Systems bei entzündlichen Darmerkrankungen, histologische Untersuchungen der Innenohren fehlen. Diskutiert wird eine ähnliche Pathologie wie bei den zuvor beschriebenen Vaskulitiden.

12 Tumoren des Ohres

„Als Tumor wird nicht normal funktionierendes Gewebe in einem Organismus bezeichnet, dessen exzessives Wachstum durch einen oder mehrere Klone von Zellen mit genetischen oder epigenetischen Veränderungen entsteht und sich der normalen Gewebskontrolle entzogen hat, und dessen anormales Verhalten vollkommen unter der Kontrolle des Klons steht" (ROWLATT et al. 1990).

Die Tumoren des Ohres sind insgesamt häufiger als angenommen. Die Tumoren der Ohrmuschel sind zumeist epitheliale Tumoren, die von der Haut und den Hautanhangsgebilden ausgehen. Die Tumoren des Mittel- und Innenohres können sich als „chronische Otitis" präsentieren. Bei älteren Patienten muß eine chronische Otitis, über lange Zeit bestehend, als Warnsignal für eine Tumorerkrankung betrachtet werden. Die embryologische Entwicklung des Felsenbeins und der anderen Ohrstrukturen – das Felsenbein ist bei Geburt vollkommen ausgebildet, während die Ohrmuschel, der Gehörgang und das Mastoid sich postnatal bis zum 9. Lebensjahr weiterentwickeln – erklärt das Auftreten von – insbesondere mesenchymalen – Tumoren.

Die Tumoren des Ohres werden histologisch nach SHANMUGARATAM et al. (1991) eingeteilt (Tabelle 3.10). In dieser Klassifikation sind die Tumoren des äußeren Ohres einschließlich Gehörgang und Trommelfell, Mittelohr und Innenohr sowie Kleinhirnbrückenwinkel beinhaltet.

Zu den Neoplasien im weiteren Sinn werden in dieser Klassifikation auch tumorähnliche Erkrankungen wie z.B. „relapsing" Polychondritis, Keloid, Ohrpolyp u.a. gerechnet. Unter den tumorähnlichen Veränderungen findet man zahlreiche Erkrankungen, die bereits in den Kapiteln der Entzündung und Autoimmunerkrankungen abgehandelt wurden.

Tabelle 3.10. Histologische WHO-Klassifikation der Tumoren des Ohres. (Nach SHANMUGARATNAM et al. 1991)

Tumortyp		ICD-O und SNOMED-Schlüssel[a]
Äußeres Ohr (Ohrmuschel und äußerer Gehörgang)		
1	Epitheliale Tumoren und präkanzeröse Läsionen	
1.1	Gutartige Tumoren	
1.1.1	Plattenepitheliales Papillom	8052/0
1.1.2	Trichoepitheliom	8100/0
1.1.3	Pilomatrixom	8110/0
1.1.4	Pleomorphes Adenom	8940/0
1.1.5	Zeruminaldrüsenadenom	8420/0
1.1.6	Syringocystadenoma papilliferum	8406/0
1.1.7	Adenoma sebaceum	8410/0
1.2	Dysplasien	
1.2.1	Aktinische Keratose	72850/1
1.3	Bösartige Tumoren	
1.3.1	Basalzellkarzinom	8090/3
1.3.2	Plattenepithelkarzinom	8070/3
1.3.3	Verruköses Plattenepithelkarzinom	8051/3
1.3.4	Spindelzellkarzinom	8074/3
1.3.5	Adenoides Plattenepithelkarzinom	8075/3
1.3.6	Adenokarzinom der Zeruminaldrüsen	8420/3
1.3.7	Carcinoma sebaceum	8410/3
1.3.8	Adenokarzinom	8140/3
1.3.9	Mukoepidermoidkarzinom	8430/3
1.3.10	Adenoid-zystisches Karzinom	8200/3
2	Weichgewebstumoren	
2.1	Gutartige Tumoren	
2.1.1	Aggressive Fibromatose	8821/1
2.1.2	Fibröses Histiozytom	8830/0
2.1.3	Leiomyom	8890/0
2.1.4	Hämangiom	9120/0
2.1.5	Neurilemmom	9560/0
2.1.6	Neurofibrom	9540/0
2.2	Bösartige Tumoren	
2.2.1	Fibrosarkom	8810/3
2.2.2	Malignes fibröses Histiozytom	8830/3
2.2.3	Atypisches Fibroxanthom	8830/1
2.2.4	Leiomyosarkom	8890/3
2.2.5	Rhabdomyosarkom	8900/3
2.2.6	Angiosarkom	9120/3
2.2.7	Kaposi-Sarkom	9140/3
2.2.8	Maligner Nervenscheidentumor	9560/3
3	Knochen- und Knorpeltumoren	
3.1	Gutartige Tumoren	
3.1.1	Chondrom	9220/0
3.1.2	Osteom	9180/0
3.1.3	Riesenzelltumor	9250/1

[a] Nach ICD-O (International Classification of Diseases for Oncology) and SNOMED (Systematized Nomenclature of Medicine).

Tabelle 3.10 (*Fortsetzung*)

Tumortyp	ICD-O und SNOMED-Schlüssel[a]
Äußeres Ohr (Ohrmuschel und äußerer Gehörgang)	
3.2 Bösartige Tumoren	
3.2.1 Chondrosarkom	9220/3
3.2.2 Osteosarkom	9180/3
4 Maligne Lymphome	
5 Verschiedene Tumoren	
5.1 Gutartige Tumoren	
5.1.1 Melanozytischer Naevus	8720/0
5.2 Bösartige Tumoren	
5.2.1 Malignes Melanom	8720/3
5.2.2 Maligner Keimzelltumor	
6 Sekundäre Tumoren	
7 Nichtklassifizierbare Tumoren	
8 Tumorähnliche Veränderungen	
8.1 Zysten	33400
8.2 Akzessorischer Tragus	23300
8.3 Heterotopie	26000
8.4 Entzündlicher Ohrpolyp	76820
8.5 Nekrotisierende Otitis externa	41700
8.6 Pyogenes Granulom	44000
8.7 Fremdkörpergranulom	44140
8.8 Epidermoides Cholesteatom	72900
8.9 Seborrhoische Keratose	72750
8.10 Verruca vulgaris	76630
8.11 Pseudoepitheliomatöse Hyperplasie	72090
8.12 Keratoakanthom	72860
8.13 Keratosis obturans	72069
8.14 Keloid	49720
8.15 Fasciitis nodularis	76031
8.16 Chondrodermatitis nodularis helicis	43057
8.17 Relapsing polychondritis	43000
8.18 Chondromalacia cystica	54400
8.19 Fibröse Dysplasie	74910
8.20 Plasmazellgranulom	43060
8.21 Malakoplakie	43180
8.22 Langerhans-Zell-Histiozytose	77910
8.23 Angiolymphoide Hyperplasie mit Eosinophilie	
8.24 Kimura-Erkrankung	
8.25 Gichttophus	55070
Mittel- und Innenohr	
1 Epitheliale Tumoren	
1.1 Gutartige Tumoren	
1.1.1 Mittelohradenom	8140/0
1.1.2 Papilläres Adenom	8260/0
1.2 Maligne Tumoren	
1.2.1 Plattenepithelkarzinom	8070/0
1.2.2 Verruköses Plattenepithelkarzinom	8051/3
1.2.3 Adenokarzinom des Mittelohres	8140/3
1.2.4 Papilläres Adenokarzinom	8260/3
1.2.5 Karzinoidtumor	8240/3

Tabelle 3.10 (*Fortsetzung*)

Tumortyp	ICD-O und SNOMED-Schlüssel[a]
Mittel- und Innenohr	
2 Weichgewebstumoren	
2.1 Gutartige Tumoren	
2.1.1 Myxom	8840/0
2.1.2 Lipom	8850/0
2.1.3 Hämangiom	9120/0
2.1.4 Neurilemmom	9560/0
2.1.5 Neurofibrom	9540/0
2.1.6 Paragangliom	8693/1
2.2 Maligne Tumoren	
2.2.1 Rhabdomyosarkom	8900/3
2.2.2 Maligner Nervenscheidentumor	9560/3
2.2.3 Malignes Paragangliom	8693/3
2.2.4 Synoviales Sarkom	9040/3
3 Knochen- und Knorpeltumoren	
3.1 Gutartige Tumoren	
3.1.1 Chondrom	9230/0
3.1.2 Osteom	9180/0
3.1.3 Riesenzelltumor	9250/1
3.2 Maligne Tumoren	
3.2.1 Chondrosarkom	9220/3
3.2.2 Osteosarkom	9180/3
4 Maligne Lymphome	9590/3
5 Verschiedene Tumoren	
5.1 Gutartige Tumoren	
5.1.1 Meningeom	9530/0
5.1.2 Reifes Teratom	9080/0
5.2 Maligne Tumoren	
5.2.1 Maligner Keimzelltumor	
6 Sekundäre Tumoren	
7 Nichtklassifizierbare Tumoren	
8 Tumorähnliche Läsionen	
8.1 Speicheldrüsenheterotopie	26010
8.2 Gehirngewebsheterotopie	26160
8.3 Meningozele	21620
Meningoenzephalozele	21670
8.4 Entzündlicher Ohrpolyp	76820
8.5 Pyogenes Granulom	44000
8.6 Epidermoides Cholesteatom	72900
8.7 Cholesteringranulom	44090
8.8 Myosphärulose	D0593
8.9 Tympanosklerose	49020
8.10 Fibröse Dysplasie	74910
8.11 Reparatives Riesenzellgranulom	44110
8.12 Malakoplaie	43081
8.13 Langerhans-Zell-Histiozytose	77910
8.14 Amyloidablagerungen	55100

12.1 Epitheliale Tumoren

12.1.1 Benigne epitheliale Tumoren

12.1.1.1 Papillome

Papillome sind gutartige epitheliale exophytische Tumoren mit blumenkohlartigem Aspekt.

Sie betreffen insbesondere ältere Patienten und können nach Radiatio entarten. Es sind sehr seltene Tumoren, die im Bereich des Gehörgangseingangs oder des Gehörgangs selbst, auftreten (BLEYL 1913). Bei Lokalisation im Gehörgang liegt meist auch eine chronische Otitis externa oder media vor (BENJAMINS 1926; CALDERA 1912; HYAMS et al. 1988), wobei die Entzündung Folge des den Gehörgang verschließenden Papilloms, aber auch das Papillom eine Reaktion auf die chronisch sezernierende Mittelohrentzündung sein kann.

Histologisch unterscheidet man das *plattenepitheliale Papillom*, das eine fibrovaskuläre, zentrale Achse, bedeckt von regelrecht geschichtetem Plattenepithel hat, vom *basalzelligem Papillom* (Naevus sebaceus, seborrhoische Dermatitis), das oberflächlich hingegen basaloide Zellen mit intensiv angefärbten Kernen aufweist. Intraepithelial zeigen beide Formen Hornperlen, das Epithel ist immer scharf vom fibrovaskulären Stroma durch eine intakte Basalmembran getrennt.

Von HYAMS et al. (1988) wurden 3 Fälle mit Mittelohrpapillomen beschrieben. EGGERS u. DRAF (1992) berichteten über ein Papillom des Mittelohres, das histologisch einem *invertierten Papillom* entsprach und im Rahmen eines Rezidivs eines invertierten Papilloms der Nasenhaupthöhle auftrat.

12.1.1.2 Pilomatrixom

Das Pilomatrixom (kalzifizierendes Epithelioma Malherbe) ist ein zumeist gutartiger, von Haarmatrix bildenden Zellen ausgehender Tumor. Er tritt bei Patienten der 3. und der 7. Lebensdekade auf, die häufigste Lokalisation ist der Kopf-Hals-Bereich. Man beobachtet makroskopisch einen unterschiedlich großen, festen, von regelrechter, zum Teil hyperkeratotischer Haut bedeckten Knoten.

Histologisch ist das Tumorgewebe aus basaloiden Zellen, die abrupt zu Schattenzellen („ghost cells") übergehen, zusammengesetzt (MALHERBE u. CHENANTOIS 1880; Abb. 3.139). Mitosen und prominente Nukleolen fehlen. Über die maligne Variante, das *Pilomatrixkarzinom*, liegen bisher ca. 30 Fallberichte vor, in nur 3 Fällen wurde hämatogene Fernmetastasierung beschrieben (LOPANSRI u. MIHM 1980; NIEDERMEYER et al. 1996; Abb. 3.140). Die maligne Variante unterscheidet sich von der gutartigen durch zahlreiche, z. T. atypische Mitosen, desmoplastische Stromareaktion, Gefäßeinbruch und landkartenartige, zentrale Nekrosen (Abb. 3.141). Differentialdiagnostisch kommt das Basalzellkarzinom mit Haarmatrix-Differenzierung, Plattenepithelkarzinome,

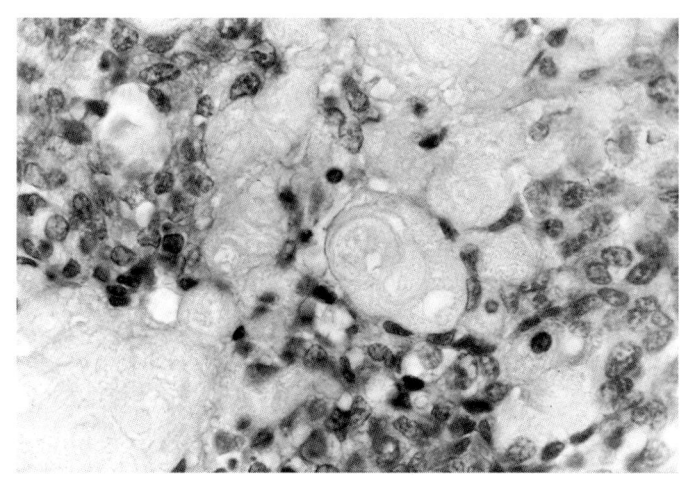

Abb. 3.139. Pilomatrixom. Schattenzellen („ghost cells") mit deutlicher Kernmembran. Abrupter Übergang von basaloiden Zellen zu Schattenzellen. × 800

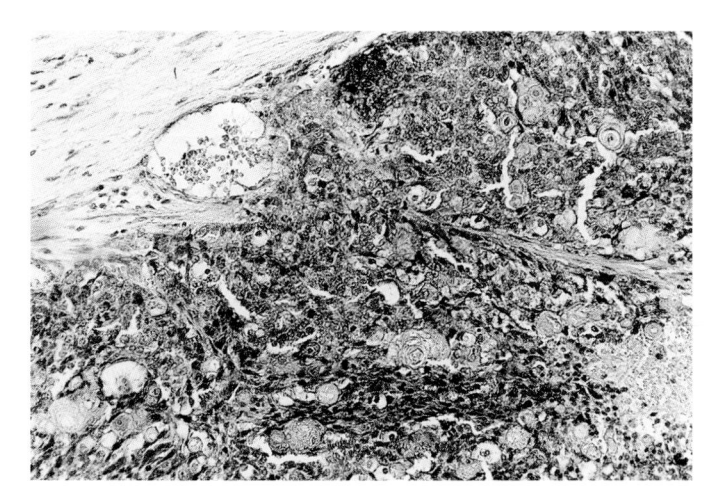

Abb. 3.140. Pilomatrixkarzinom. Aufbau aus basaloiden Zellen und Schattenzellen. Landkartenartige Nekrosen und Gefäßeinbrüche als Malignitätskriterien. × 320

Trichoepitheliome und verschiedene Hauttumoren mit apokriner, ekkriner und follikulärer Differenzierung in Frage (JACOBSON u. ACKERMAN 1987).

12.1.1.3 Pleomorphes Adenom

Pleomorphe Adenome sind gutartige, von den Speicheldrüsen ausgehende Tumoren. Sie treten zumeist in der Glandula parotis, seltener in der Glandula submandibularis und sehr selten in den kleineren Speicheldrüsen auf.

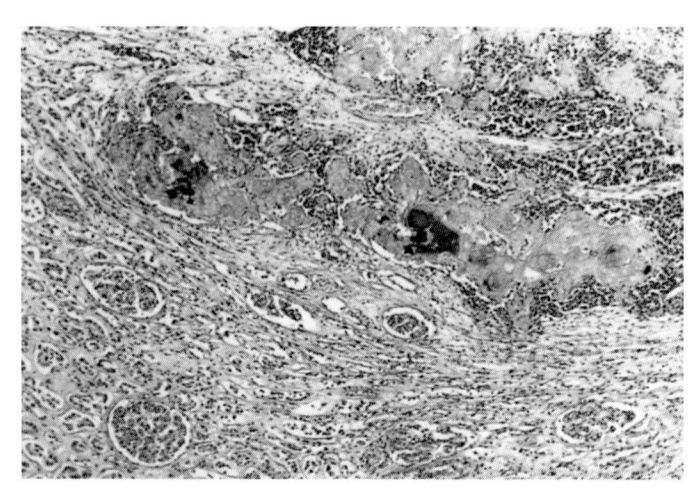

Abb. 3.141. Pilomatrixkarzinom: Nierenmetastase mit ausgedehnten Verkalkungen. × 100

Eine Rarität ist die Lokalisation des pleomorphen Adenoms im Gehörgang und Mittelohr. Ausgehen dürfte es von ektopischen Speicheldrüsen im Bereich des Antrum mastoideum (TAYLOR u. MARTIN 1961). Zu unterscheiden ist es vom invasiv in das Mittelohr vorgedrungenen pleomorphen Adenom der Glandula parotis. Von MILLS u. FECHNER (1984) wurde ein lokal destruierendes Adenom mit papillärem Wachstumsmuster beschrieben. Bei Vorliegen des papillären Wachstumsmusters mit klarzelligem Anteil kann die Differentialdiagnose zum aggressiven, papillären Mittelohrtumor schwierig sein. Auch die Unterscheidung zum Adenokarzinom und Karzinoidtumor kann Schwierigkeiten bereiten und erfordert bisweilen neben immunhistochemischen auch elektronenmikroskopische Untersuchungen. Die Präsenz von klarzelligen Tumorzellen verlangt auch immer nach dem Ausschluß eines, z.B. klarzelligen Nierenzellkarzinoms.

Makroskopisch handelt es sich um einen eher festen, Knochen arrodierenden, z.T. zystischen schmerzlosen rot-braunen Tumor. Histologisch sieht man einen aus Strängen epidermoider Zellen, weniger Basalzellen, Onkozyten, und Talgdrüsenzellen aufgebauten Tumor. Die Tumorepithelzellen ähneln Myoepithelzellen oder den Epithelzellen intermediärer Gangstrukturen. Je nach Differenzierung des Tumorzellen- und des Stromaanteils, werden 4 Typen unterschieden: Subtyp 1 mit 30–50% Stromaanteil, Subtyp 2 mit 80% Stromaanteil, Subtyp 3 mit weniger als 30% Stroma und Subtyp 4 mit weniger als 6% Stroma und monomorpher epithelialer Differenzierung.

12.1.1.4 Adenome

Adenome sind gutartige, vom Drüsenepithel ausgehende Tumoren. Betroffen sind alle Altersgruppen beider Geschlechter, die häufigste Inzidenz liegt zwischen der 3. und 5. Lebensdekade. Eine Lokalisation im Mittelohr ist sehr selten, zumal dort physiologischerweise kein Drüsenepithel vorliegt. Trotzdem gehören die Mittelohradenome zu den häufigsten benignen Mittelohrtumoren (HARDINGHAM 1995). Klinisch beobachtet man Schalleitungsschwerhörigkeit, Tinnitus, Schwindel, nur gelegentlich Schmerzen und Otorrhoe. Sehr selten liegt eine Fazialisparese vor, die dann allerdings mehr für einen malignen Prozeß spricht (RAQUET et al. 1994).

Die Adenome des Mittelohrs werden als eine eigene Entität angesehen, da sie eine neuroendokrine Differenzierung aufweisen können. Auf Grund der morphologisch und biologischen Ähnlichkeit zu neuroendokrinen Tumoren werden sie auch als Karzinoidtumor angesehen (STANLEY et al. 1987). Die Lokalisation im Mittelohr können sowohl die Tuba Eustachi, die Paukenhöhlenwand aber auch die Ossikel und die Chorda tympani betreffen. Das Trommelfell ist zu meist nicht in den Prozeß involviert und bleibt intakt. HYAMS u. MICHAELS (1976) beschrieben 20 Fälle primärer adenomatöser Mittelohrtumoren, weitere Berichte verdanken wir JACKSON u. GLASSCOCK (1980), JAHRSDOERFER et al. (1983), MILLS u. FECHNER (1984) sowie PALANCH et al. (1982) und zuletzt RIBE et al. (1997). Die Therapie der Wahl ist die Resektion, die Prognose ist – nach der Erfahrung der wenigen bisher publizierten Fälle – gut.

Makroskopisch beobachtet man grau-weiß bis rot-braune Knoten, die selbst bei Manipulation nicht stark bluten. Histologisch sieht man nicht gekapseltes, zumeist glandulär aufgebautes, gelegentlich auch von soliden, zystischen trabekulären oder papillär aufgebauten Arealen begleitetes Tumorgewebe. Die Drüsen sind aus vorwiegend monomorphem kubisch bis hochzylindrischem Epithel aufgebaut, die Drüsenformationen können Schleim enthalten. Gelegentlich beobachtet man einen mäßiggradigen Zellpleomorphismus, Mitosen sind sehr selten. Das Tumorstroma zeigt fibröse und myxoide Veränderungen.

Immunhistochemisch lassen sich stets Zytokeratin und epitheliales Membranantigen nachweisen, eine gelegentlich neuroendokrine Differenzierung führt zu Leu 7-Reaktivität, Positivität für S-100-Protein und neuronenspezifische Enolase, Chromogranin und Synaptofusin.

Differentialdiagnostisch sind sie von Zeruminaldrüsenadenomen, Paragangliomen, Meningeomen sowie Mittelohrkarzinomen und Rhabdomyosarkomen abzugrenzen.

12.1.1.5 Papilläres Adenom

Das papilläre Adenom des Mittelohres ist eine eigene Entität, die sich durch lokal aggressives Verhalten auszeichnet (GAFFEY et al. 1988). Bisher sind ca. 40 Fälle beschrieben. Dieses Adenom hat ein papilläres Wachstumsmuster und ist gut vaskularisiert; im Vergleich zum Adenom zeigt es lokal aggressives Verhalten mit Knochendestruktion. GAFFEY beschrieb den Fall einer 29 Jahre alten Frau mit Taubheit und Fazialisparese. Sie litt an einem papillären Adenom, welches das Felsenbein zerstört hatte und Läsionen eines Bogenganges und des Mastoids mit Invasion der hinteren Schädelgrube hervorgerufen hatte. Ein weiterer Fall eines papillären Adenoms wurde von PALMER et al. (1985) bei einem Patienten mit v. Hippel-Lindau-Syndrom (Hämangiome der Retina, des Kleinhirns, des

Hirnstamms sowie Hämangioblastom des Rückenmarkes, Nierenzellkarzinom und Phäochromozytom) beschrieben. Dieser Tumor zeigte sich ebenfalls als papillär wachsendes Adenom mit pleomorphen Charakter und aggressivem, knochendestruierendem Wachstum. POLINSKY et al. (1994) beschrieb 2 weitere Fälle mit ausgedehnter Destruktion des Felsenbeins, die Therapie der Wahl ist die komplette Resektion, die eine lange Überlebenszeit erlaubt. Schließlich wurde über aggressive papilläre Adenome berichtet, die vom Saccus endolymphaticus ausgehen und einerseits in den Kleinhirnbrückenwinkel, andererseits in das Felsenbein vorwachsen (FOLKER et al. 1997).

12.1.2 Präkanzerosen

Präkanzerosen der Ohrregion sind klinisch sichtbare Veränderungen, die in einem hohen Prozentsatz zum Malignom entarten. Allerdings können die malignen, invasiven Tumoren auch ohne die oben beschriebenen Vorstufen entstehen. Das Konzept der präkanzerösen Läsion geht davon aus, daß invasive Karzinome aus einem normalen Epithel entstehen und sich durch verschiedene Stadien zu einem malignen Tumor entwickelt. Man kann folgende Stadien unterscheiden:

1. Hyperplasie: Keratose, Hyperkeratose
2. Dysplasie: geringgradig
3. Dysplasie: mittelgradig
4. Dysplasie: hochgradig
5. Carcinoma in situ
6. Mikroinvasives Karzinom
7. Karzinom.

Die mikroskopischen Veränderungen der *Hyperplasie* zeichnen sich durch Akanthose, mit oder ohne Hyperkeratose aus. Die Basalmembran bleibt intakt und der Schichtaufbau ist bis zu den oberen Schichten regelrecht.

Die *geringgradige Dysplasie* zeigt nicht erhaltene Zellenorientierung in tieferen Schichten mit Zellpolymorphismus und veränderter Kern-Zytoplasma-Relation. Die Nukleolen sind prominent, es liegt keine Steigerung der mitotischen Aktivität vor.

Bei der *mäßiggradigen Dysplasie* dehnen sich die Veränderungen der geringgradigen Dysplasie auf $2/3$ der Epitheldicke aus, die Mitosen sind vermehrt.

In der *schwergradigen Dysplasie* liegt eine Ausdehnung der nicht orientierten, undifferenzierten Zellen auf über mehr als $2/3$ des Epithels vor, begleitet von Kernpolymorphismus mit nochmals erhöhter mitotischer Aktivität. Im Großteil der Fälle kommt es nicht mehr zur Verhornung.

Als *Carcinoma in situ* (oder intraepitheliales Karzinom) wurden von BRODERS (1932) Epithelveränderungen definiert, die einerseits auf das Epithel bei intakter Basalmembran beschränkt bleiben, aber alle zytologischen und strukturellen Merkmale eines malignen Tumors tragen.

Neben den beschriebenen Keratosen sind im Bereich der Ohrmuschel als Präkanzerosen der *Morbus Bowen*, die *Erythroplasie Queyrat* und die *Lentigo maligna* zu erwähnen.

12.1.2.1 Aktinische Keratose

Die aktinische Keratose (Keratosis solare, Keratosis senilis) ist eine eher flächenhaft wachsende, hyperkeratotische Hautläsion, die häufiger im hohen Alter, aber auch bei jüngeren hellhäutigen Personen bei chronischer Sonnenexposition auftritt. In 10–20% beobachtet man eine maligne Entartung zum Spinaliom (LEVER u. SCHAUMBURG-LEVER 1983). Ätiopathogenetisch haben die UVB-Strahlen mit einer Wellenlänge von 280–320 nm die größte Bedeutung für die Entstehung der aktinischen Keratose. Sie haben eine geringere Eindringtiefe als die UVA (320–400 nm), führen aber zu Schäden der DNS. Die häufigste Lokalisation ist an der Helix. Klinisch unterscheidet man einen erythematösen, keratotischen, Lichen-planus-artigen, Cornu-cutaneum-artigen Typ und die pigmentierte aktinische Keratose.

Makroskopisch sieht man eine ausgedehnte, flächenhafte oder erhabene Hyperkeratose mit Parakeratosen. Histologisch ist das Stratum corneum parakeratotisch umgebaut, die Ansammlung von Horn kann zur Ausbildung eines Cornu cutaneum führen (s. S. 441). Das Stratum granulosum kann vollkommen fehlen. In den suprabasalen Schichten kann man Akantholyse mit Bildung von Pemphigus vulgaris-ähnlichen Vesikeln beobachten. Wenn Basalzellen und Melanozyten proliferieren und Atypien aufweisen, sieht man stark pigmentierte Hautläsionen (JAMES et al. 1978). Es kommen nicht selten ausgeprägte Dysplasien vor, die in ein Plattenepithelkarzinom übergehen können. Die Dermis ist oft entzündlich infiltriert, begleitet von basophiler Degeneration des Kollagens. Wenn die lokale Therapie mit 5-Fluorouracil keinen Erfolg bringt oder die Läsion sehr floride ist, empfiehlt sich ein radikales chirurgisches Vorgehen.

Eine weitere Präkanzerose ist die *senile Hyperkeratose*, sie zeichnet sich durch flach-erhabene, gelb-braune, leicht blutende Effloreszenzen mit starker lamellärer Verhornung aus. Unter der Hornkruste ist die Haut höckrig und entzündlich gerötet. Neben Hyperkeratose und epithelialer Hyperplasie des Stratum spinosum liegt eine deutliche Kernpolymorphie vor.

12.1.2.2 *Cornu cutaneum*

Als Cornu cutaneum (Hauthorn) wird eine exophytische, einem Horn ähnlnde Präkanzerose der Haut bezeichnet, die man zumeist am freien Rand der Ohrmuschel beobachtet. Es kann verschiedene Hautläsionen begleiten, zumeist entsteht es auf dem Boden einer aktinischen Keratose, einer seborrhoischen Keratose, eines Morbus Bowen, aber auch auf einem spinozellulärem Karzinom. Makroskopisch sieht man eine gelb-braune, exophytische, hornartige Hautläsion, die meist doppelt so hoch wie breit ist. Die Basis kann einen Entzündungshof zeigen. Histologisch besteht das cornu cutaneum üblicherweise aus plattenepithelialem Keratin, gelegentlich beobachtet man auch trichilemmal-ähnliche Keratosen (KIMURA 1983).

12.1.2.3 Kerato-Akanthom

Kerato-Akanthome (Molluscum sebaceum) sind gutartige, solitäre, spinozelluläre Neubildungen, die insbesondere in Sonnenstrahlen-exponierten Hautarealen schnell auftreten und ebenso schnell wieder regredieren. Sie betreffen Männer 3mal häufiger als Frauen und treten bevorzugt im mittleren Lebensalter, im Nasenrückenbereich, eher selten im Ohrbereich auf (GOODWIN u. FISHER 1980).

Üblicherweise zeigt der Tumor ein schnelles Auftreten und Wachstum, aber auch eine ebenso schnelle Involution; der Prozeß kann innerhalb 1-2 Monaten ablaufen.

Zirka 10 % der Kerato-Akanthome sind im Bereich der Ohrmuschel lokalisiert, insbesondere im Bereich des freien Randes. Berichte über Patienten mit multiplen Kerato-Akanthomen liegen vor (STEWART et al. 1988; LEVER u. SCHAUMBURG-LEVER 1983; LEVINE et al. 1984).

Makroskopisch beobachtet man eine erythematöse Papel mit zentraler Einsenkung, die bis 2 cm groß werden kann und einem Plattenepithelkarzinom sehr ähnelt. Histologisch liegt eine Hyperkeratose und Akanthose, insbesondere im Bereich von Schweißdrüsen und Haarfollikeln vor. Die multiplen Akanthomkegel bestehen aus spinozellulären Verbänden mit atypischen Mitosen Intraepithelial kommen immer wieder Hornperlen zur Ansicht, die die Differentialdiagnose zum Plattenepithelkarzinom erschweren können. Allerdings ist die Läsion zum Bindegewebe, das eine starke lymphozytäre Reaktion zeigen kann, scharf abgegrenzt. Ein Fortschreiten des Prozesses und Malignisierung sind eher selten (VENKEL u. SUGAR 1960). Im Laufe der Involution kommt es zur Proliferation von Granulationsgewebe mit abschließender Fibrose der Dermis. Die Abheilung ist immer mit Abschuppung verbunden (CALNAN u. HABER 1955).

12.1.3 Maligne epitheliale Tumoren

12.1.3.1 Basalzellkarzinom

Das Basalzellkarzinom (Epithelioma basocellulare) ist ein langsam wachsender, lokal infiltrierend wachsender Tumor der Haut und des Subkutangewebes.

Es ist der häufigste Hauttumor, der häufiger Männer als Frauen, insbesondere in höherem Lebensalter, befällt. Betroffen sind die sonnenexponierten Hautareale im Kopf-Hals-Bereich, insbesondere Nase, Augenlider und Ohrmuschel. Die Basalzellkarzinome gehen von totipotenten Basalzellen des Hautepithels und der Hautadnexen aus. Sie wachsen lokal aggressiv, infiltrierend und destruktiv. Fernmetastasen sind sehr selten, aber durchaus möglich.

Makroskopisch imponieren Basalzellkarzinome als rötlich erhabene, wachsartige, schmerzlose kleine oder große Knoten (*klein- oder großknotige Form*), zumeist an der Helix gelegen, die multiple sein können. Die Oberfläche kann Teleangiektasien und auch Ulzerationen aufweisen, die bei Manipulation zum leichten Bluten neigen. Neben der ulzerierenden Form (*Ulcus rodens*) beobachtet man gelegentlich auch eine stärker vernarbende, oberflächlich schuppende Wachstumsform (*Epithelioma planum cicatricans*) und eine sich flächenhaft ausbreitende Form *sklerodermiformes Basaliom*); sehr selten hingegen kommt es zu tiefgreifenden Destruktionen (*Ulcus terebrans*). Die *oberflächliche Form* („Rumpfhautbasaliom") tritt eigentlich nur am Rumpf auf, sie zeichnet sich durch zentrifugale Ausbreitung, serpiginösem Rand und zentraler Ulzeration aus.

Diese Tumoren, die früher als Basaliome bezeichnet wurden und vorwiegend lokal destruierend mit Tendenz zu Rezidiven wachsen, bestehen aus Basalzellen mit großen hyperchromatischen Kernen und prominenten Nukleolen. Der Tumor wächst in Strängen und Nestern in die Tiefe und kann zu ausgedehnten Arrosionen des Knochens führen (FRIEDMANN 1974). Man kann 3 verschiedene Wachstumsmuster unterscheiden: einen *soliden Typ*, der aus Tumorzellinseln oder -nestern besteht, und der häufigste Typ ist; einen *adenoiden Typ*, in dem die Tumorzellen in Strängen adenoidartig angeordnet sein können und schließlich einen *sklerosierenden Typ*, in dem die Tumorzellen in dichtes sklerosiertes Stroma eingebettet sind. Histologische Varianten des Basalzellkarzinoms sind das *verhornende Basalzellkarzinom*, hier beobachtet man Hornzysten inmitten von Tumorinseln. Weiterhin kann ein *metatypisches*, oder *basosquamöses Karzinom* vorliegen, hier zeigen Areale des Basalzellkarzinoms eine plattenepitheliale Differenzierung. Weitere Typen sind das *granuläre Basalzellkarzinom* – die Tumorzellen enthalten zytoplasmatische Granula –, das *klarzellige Basalzellkarzinom* – die Tumorzellen können hier auch Siegelringzellform haben –, der *fibroepitheliale Tumor* sowie das *basalzellige Naevus-Syndrom* (Gorlin-Syndrom).

Basalzellkarzinome metastasieren – mit Ausnahmen (COSTANZA et al. 1974; SAFAI u. GOOD 1977) – nicht, hingegen neigt die Übergangsform zwischen Basalzellkarzinom und Plattenepithelkarzinom, das *basalzellige Plattenepithelkarzinom*, eher zur Metastasierung. Metastasen findet man vorwiegend in lokoregionalen Lymphknoten, weitere Lokalisationen sind Lunge, Knochen und Leber.

Differentialdiagnostisch sind das Trichoepitheliom, das Merkelzellkarzinom, der Morbus Bowen sowie das Plattenepithelkarzinom in Betracht zu ziehen.

Die Therapie der Wahl ist die lokale Exzision in sano. Die Rezidivrate ist hoch, insbesondere für den sklerosierenden Typ des Basalzellkarzinoms. Metastasen werden sehr selten, und wenn dann bei langbestehenden, großen Tumoren, die ausgedehnt infiltrativ gewachsen sind, beobachtet sowie beim basosquamösen Typ, der in ca. 6% der Fälle zu regionalen Lymphknotenmetastasen oder Lungenmetastasen führen kann (SILVERMAN u. NIELAND 1985; MURPHY u. ELDER 1991). Neben der Lokalisation im Bereich der Ohrmuschel ist eine Lokalisation im äußeren Gehörgang eher selten und von einem ausgedehnten subkutanen Wachstum begleitet. Basalzellkarzinome des Mittelohres sind Raritäten, häufiger beobachtet man vom äußeren Ohr oder der präaurikulären Region in das Mittelohr einwachsende Basalzellkarzinome (FRIEDMANN 1974; GAFFEY 1988). Bisher wurde über 3 gut dokumentierte Fälle von primären Basalzellkarzinoms des Mittelohres von BRUNNER (1952) sowie JOACHIMS u. ARIEH (1988) beschrieben. Die letztgenannten Autoren beschrieben einen Fall eines 34 Jahre alten Mannes, bei dem bioptisch ein Basalzellkarzinom des Mittelohrs diagnostiziert wurde. Der Patient lehnte jede Therapie ab, es kam zu einer Fazialisparese bei ausgedehnter Destruktion des Felsenbeins und Vordringen in das Endokranium. Er verstarb 10 Jahre nach Diagnosestellung mit ausgedehnter lokaler Destruktion und Lungenmetastasen.

12.1.3.2 Plattenepithelkarzinom

Plattenepithelkarzinome (epidermoide Karzinome) sind bösartige, vom Plattenepithel ausgehende oder plattenepithelialen Strukturen ähnelnde Tumoren.

80% der Malignome des Kopf-Hals-Bereiches sind Plattenepithelkarzinome, die restlichen 20% Weichteilsarkome und Knochentumoren. Die Plattenepithelkarzinome der Ohrmuschel sind die häufigsten malignen Tumoren des Ohres, sie sind doppelt so häufig wie Basalzellkarzinome und betreffen 20- bis 30fach häufiger die Ohrmuschel als den äußeren Gehörgang. Die Indizidenz dieses Tumor korreliert sehr eng mit der Sonnenexposition, betroffen sind öfter hellhäutige Patienten. Was das staging angeht, so sind weder in der UICC (1987) noch in der AJCC (1987) ein Staging-System für die Karzinome des Ohrs enthalten. STELL u. MCCORMICK (1985) schlagen folgende Einteilung der Karzinome des Ohrs vor:

T1 Auf den Aufgangspunkt begrenzter Tumor, ohne Fazialisparese und Knochenzerstörung
T2 Über den Ausgangspunkt hinausgehender Tumor mit z.B. Fazialisparese oder radiologischem Nachweis von Knochendestruktion, allerdings ohne das Ausgangsorgan zu verlassen
T3 Klinischer oder radiologischer Anhalt für Ausdehnung des Tumors in umgebende Strukturen (Dura, Schädelbasis, Glandula parotis, Temporo-Mandibulargelenk usw.)
Tx Tumoren, die nicht sicher klassifiziert werden können, wie auch insbesondere alio loco vorbehandelte Patienten

Histologisch lassen sich die Plattenepithelkarzinome je nach zellulärer Differenzierung in 4 verschiedene Typen unterscheiden:

1. *Gut differenziertes Plattenepithelkarzinom (G1).* Man beobachtet ein regelrecht geschichtetes Epithel mit Infiltration des Stromas durch strangförmige und nesterartige Tumorverbände, die aus polygonalen großen Zellen bestehen. Intraepithelial beobachtet man Keratinisierung mit Hornperlbildung. Die Kerne sind hyperchromatisch und unregelmäßig, meist lassen sich nur wenige Mitosen beobachten. Das umgebende Stroma zeigt häufig eine entzündliche Reaktion.
2. *Mäßiggradig differenziertes Plattenepithelkarzinom (G2).* In diesen Tumoren fehlen eher die Hornperlen oder treten nur selten auf. Man beobachtet hingegen mehr, zum Teil auch atypische, Mitosen sowie mehrkernige Zellen.
3. *Schlecht differenziertes Plattenepithelkarzinom (G3).* Diese Tumoren setzen sich aus schlecht differenzierten, keratinhaltigen Zellen zusammen, die einen

deutlichen Kernpolymorphismus mit Hyperchromasie haben, aber noch Interzellulärbrückenbildung aufweisen können.
4. *Anaplastisches oder undifferenziertes Plattenepithelkarzinom (G4).* Hier zeigt sich ein Höchstmaß an Zell- und Kernpolymorphismus, Verhornung läßt sich kaum mehr beobachten. Auch Interzellulärbrücken lassen sich nur schwer nachweisen.

Die Anstrengungen der letzten Zeit gehen dahin, objektive Gradingverfahren zu suchen. Dazu werden folgende Verfahren zur Zeit herangezogen:
Die *Photometrie* wird herangezogen, um Kernatypien in einer ansonst gut differenzierten Läsion aufzufinden. Mit zunehmenden DNS-Gehalt beobachtet man ein erhöhtes Risiko, invasive Karzinomen zu entwickeln und eine erhöhte Rezidivrate (FERLITO et al. 1976).

Die *Morphometrie* ist eine sehr zeitintensive Untersuchung und legt das Augenmerk auf die Form, Größe und Polarität des Kerns in den Epithelschichten. Von KALTER (1986) wurde eine ausführliche Untersuchung bei Keratosen des Larynx durchgeführt, dabei konnte in keinem Fall ein Carcinoma in situ vor dem sich darauf entwickelten Larynxkarzinom gefunden werden.

Die *Durchflußzytometrie* ist eine sehr schnelle, auch am Paraffinmaterial durchführbare Methode und erlaubt eine Analyse des Zellzyklus und des DNS-Gehaltes der Zellen. Sie ist das derzeit beste objektive Meßverfahren.

Die Untersuchung von *AgNOR* („nuclear organizing regions") führte zu konträren Ergebnissen und scheint derzeit in der Diagnostik keine Bedeutung zu haben (SOOSAY et al. 1991). AgNOR sind Schleifen ribosomale RNS transkribierender DNS (ALPERTS et al. 1983).

Die Bestimmung des *Mitosenindex* ist eine weit verbreitete Methode, es werden die Mitosen pro 10 „high power fields" (hpf) gezählt. QUINN u. WRIGHT (1990, 1991) betrachten die Methode als nicht sinnvoll, COLLAN u. HAAPASALO (1991) hingegen betrachten sie als hilfreich. Die Untersuchung von QUINN u. WRIGHT (1990) konnte keinen Zusammenhang zwischen klinischem Verlauf und Grading sowie DNS-Messungen zeigen.

BALZY et al. (1991) untersuchten den Einbau von *3 H-Thymidin* und den Mitosen-Index an Plattenepithelkarzinom des Larynx und fand einen vermehrten Thymidin-Einbau in T3- versus T1-Karzinomen; ein signifikanter Unterschied des Mitosen-Index konnte nicht beobachtet werden.

Der *Thymidin-Markierungsindex* mißt die Anzahl von Tumorzellen, die in der S-Phase des Zellzyklus sind.

Auch *Bromdesoxyuridin* wird in der S-Phase der Zelle eingebaut und wurde zur Entwicklung der CHART-Methode für die Radiotherapie entwickelt (WILSON et al. 1988).

Als Grundlage für *DNA-Histogramme* dient die Vermutung, daß Zellen mit atypischer DNA-Verteilung maligne entartet sind. Gemäß BOCKING et al. (1985) erlaubt diese Methode, schon vor morphologischen Veränderungen eine maligne Entartung zu entdecken.

Untersuchungen an der intraepithelialen Neoplasie der Zervix (CIN) haben gezeigt, daß in diesen Tumoren *Zytokeratine* mit geringem Molekulargewicht vorhanden sind (BOBROW et al. 1986; ANGUS et al. 1988). In vielen intraepithelialen Neoplasien der Zervix (CIN-3) lassen sich mit dem Antikörper CAM 5.2-Tumorzellen nachweisen. Alle anderen Plattenepithelkarzinome sowie die hochgradigen Dysplasien weisen diese CAM 5.2-Positivität auf. Immunhistochemisch lassen sich in Plattenepithelkarzinomen Keratin hohen Molekulargewichts, Involukrin, epitheliales membranes Antigen, häufig auch CEA und Laminin sowie Kollagen Typ IV nachweisen (SAID et al. 1984; GUSTERSON et al. 1986).

Histologisch lassen sich folgende Varianten des Plattenepithelkarzinoms unterscheiden: Das spindelzellige Karzinom (Spinaliom) tritt insbesondere im Bereich der Ohrmuschel und der Lippe auf, hier ist die Tendenz zur Verhornung eher gering. Oberflächlich sind diese Tumoren häufig ulzeriert, die Tumorzellen sind bündelförmig angeordnet. Die Tumorzellen gehen vom Stratum spinosum aus und zeigen Zellpolymorphismus mit Riesenzellen, die Kerne sind hyperchromatisch und elongiert. Atypische Mitosen sind häufig. Immunhistochemisch handelt es sich um Zytokeratin-positive, aber S-100 und HMB-45 negative Läsionen, sie müssen von dem spindelzelligen, malignen Melanom, atypischem Fibroxanthom und der pseudoepitheliomatösen Hyperplasien differenziert werden. Eine weitere mikroskopische Variante ist das adenoide (pseudoglanduläre) Plattenepithelkarzinom, hier entstehen pseudoglanduläre Strukturen durch Akantolyse, hervorgerufen durch defekte Desmosomen. Differentialdiagnostisch sind diese Tumoren von den Adenokarzinomen und adenosquamösen Karzinomen der Haut zu unterscheiden (WEIDNER u. FOUCAR 1985). Schließlich ist das verruköse Karzinom zu erwähnen, ein sehr gut differenziertes Plattenepithelkarzinom, das exophytisch wächst, oberflächlich ulzeriert ist und häufig Knochen infiltriert (KAO et al. 1982).

Die *Plattenepithelkarzinome der Ohrmuschel* machen ca. 25% aller Kopf-Hals-Plattenepithelkarzinome der Haut aus (AVILA et al. 1977). Am häufigsten trifft man sie an der Helix an (Tabelle 3.11). Zumeist sind ältere Patienten, häufiger Männer als Frauen betroffen. Auf der Haut beginnen sie zumeist als oberflächliche Läsionen, die flächenförmig, rasenartig wachsen können, oder auch knotig, und je nach Größe zentral ulzerieren (Abb. 3.142). Ätiopathogenetische Bedeutung haben Sonnenexposition und verschiedene präkanzeröse Läsionen. Histologisch handelt es sich zumeist um die spinozelluläre Form.

Tabelle 3.11. Lokalisation der Plattenepithelkarzinome an der Ohrmuschel. (Nach SHOCKLEY u. STUCKER 1987)

Lokalisation	Häufigkeit des Vorkommens (%)
Helix	44
Rückseite der Ohrmuschel	27
Anthelix und Fossa triangularis	14
Concha	6
Ohrläppchen	6
Tragus	3

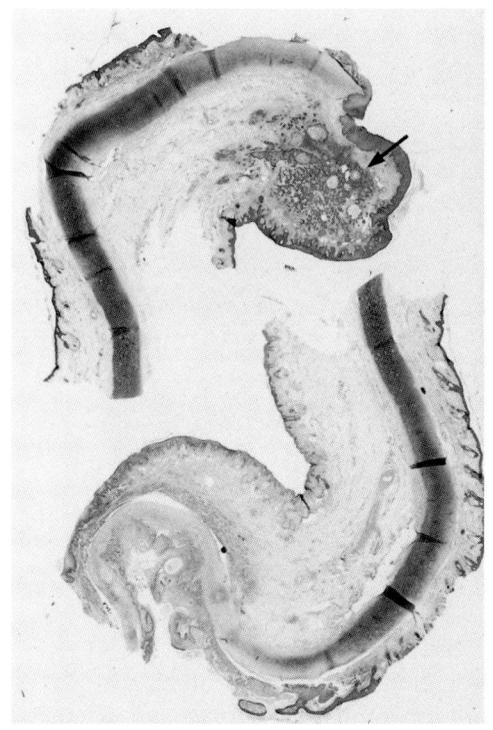

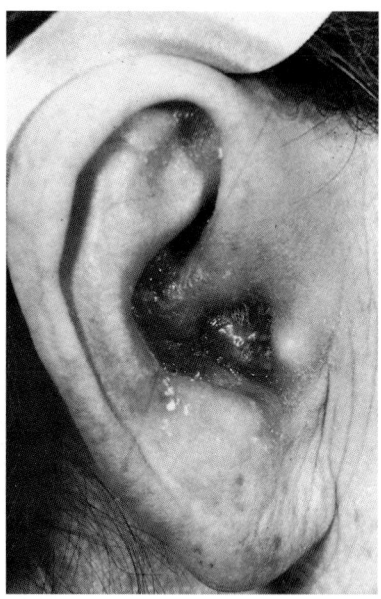

Abb. 3.142 (*links*). Plattenepithelkarzinom des Ohrmuschelrandes (*Pfeil*). Lupenpräparat
Abb. 3.143 (*rechts*). Plattenepithelkarzinom am Gehörgangseingang

Die Tumoren breiten sich, je nach Primärlokalisation, wie folgt aus: Die Tumoren der Helix wachsen zunächst entlang der Helix, dann Richtung Anthelix und schließlich in Richtung der hinteren Hautoberfläche des Ohres. Die Tumoren der Anthelix breiten sich konzentrisch aus. Die Tumoren der hinteren Ohrfläche wachsen Richtung Helix und entlang der Helix (BAILEN et al. 1980). Läsionen, die kleiner als 1,5 cm sind, metastasieren nur gelegentlich. Bei größeren Läsionen wird ein regionaler Lymphknotenbefall in weniger als 5% beobachtet.

Die Therapie der Wahl ist die komplette Exzision.

Plattenepithelkarzinome des äußeren Gehörgangs (Abb. 3.143, 3.144) betreffen häufiger Frauen als Männer zwischen der 6. und 7. Lebensdekade. Klinisch bestehen (blutige oder eitrige) Otorrhoe mit Otalgie und Hörminderung. Die Tumoren infiltrieren den Knochen und zerstören häufig das Trommelfell mit darauffolgender Penetration in das Mittelohrs. Im Vergleich zu den Plattenepithelkarzinomen der Ohrmuschel ist die Prognose der Plattenepithelkarzinome des Gehörgangs deutlich schlechter, was wohl auch auf die zumeist später gestellte Diagnose zurückzuführen ist. Die 5-Jahres-Überlebensrate beträgt 25%. Die Therapie der Wahl hängt von der Größe, Lokalisation und Grad der

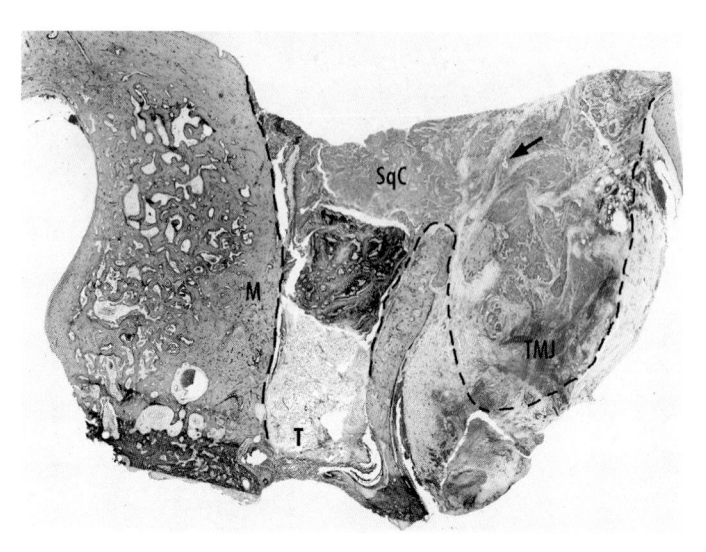

Abb. 3.144. Plattenepithelkarzinom am Gehörgangseingang. Resektionspräparat nach lateraler Petrosektomie und Einbeziehung des Kiefergelenkes. (*SqC*) Plattenepithelkarzinom mit Übergreifen auf das Kiefergelenk (*TMJ Pfeil*). *M* Mastoid; *T* Trommelfell. × 2

Infiltration ab und kann chirurgisch und/oder radiotherapeutisch sein (STELL 1984). Der Tod erfolgt meist weniger durch Fernmetastasierung als durch intrakranielle Invasion (SHIH u. CRABTREE 1990).

Plattenepithelkarzinome des Mittelohrs betreffen beide Geschlechter zwischen der 6. und 7. Lebensdekade. Die Patienten berichten zumeist über eine lang – zumeist mehr als 20 Jahre – bestehende Otitis media mit Otorrhoe. Erst spät treten Fazialisparese und Schwindel auf. Klinisch verhalten sich diese Tumoren hochmaligne und wachsen destruierend in 2 Richtungen: Einerseits durch den Labyrinthblock Richtung Kanal der A. Carotis, entlang der Tuba Eustachii in den nasopharyngealen Raum oder nach dorsal in das Mastoid; von dort ausgehend können sie den Sinus cavernosus infiltrieren (Abb. 3.145; TUCKER 1965; FRIEDMANN 1974; PAASKE et al. 1987).

Histologisch handelt es sich um gut bis schlecht differenzierte Plattenepithelkarzinome, häufig begleitet von chronisch entzündlicher Infiltration; auch Cholesteatome werden begleitend beobachtet. HIRAIDE et al. (1983) berichteten über den Fall eines 71 Jahre alten Patienten, der 40 Jahre lang an einer chronischen Otitis media litt und schließlich ein Plattenepithelkarzinom des Mittelohrs entwickelte. Histologisch zeigte sich eine ausgedehnte Tumorinvasion des Felsenbeins, der innere Gehörgang und seine Nerven waren von Tumorzellen infiltriert, ebenso die Flüssigkeitsräume der Cochlea. Im Mittelohr lag zusätzlich ein Cholesteatom vor.

KLEINSASSER et al. (1984) beschrieben ein Plattenepithelkarzinom des Mittelohrs eines Patienten, der 8 Jahre zuvor an einem Cholesteatom operiert wurde. Die histologische Aufarbeitung des Tumorgewebes gab Anlaß zur Vermutung, daß das Karzinomgewebe von der Cholesteatommatrix ausging.

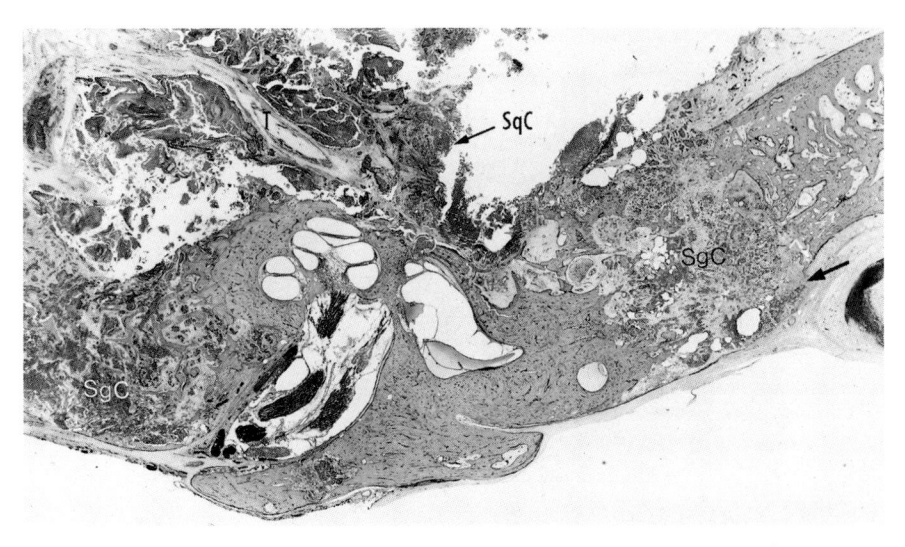

Abb. 3.145. Horizontalschnitt durch das Felsenbein einer 54jährigen Patientin, die an einem Plattenepithelkarzinom des Mittelohres und äußeren Gehörganges (*SqC*) verstarb. Ausbreitung des Karzinoms nach ventral entlang der Ohrtrompete (*T*) und in die Pyramidenspitze (*SgC*), nach dorsal in das Mastoid (*SgC*) und mit Beziehung zum Sinus sigmoideus (*Pfeil*). × 3,8

Den sehr seltenen Fall eines verrukösen Karzinom des Felsenbeins beschrieben FARRELL u. DOWE (1995). Klinisch litt der Patient an Otalgie und Otorrhoe.

Fernmetastasen wurden von RUBENFELD et al. (1962) und PROBERT et al. (1974) beschrieben. SHOCKLEY u. STUCKER (1987) beschrieben regionale Lymphknotenmetastasen in 10% der Fälle, während Fernmetastasen nur bei 1 von 75 Patienten beobachtet wurden.

Differentialdiagnostisch sind metastasierende Plattenepithelkarzinome sowie Cholesteatome in Betracht zu ziehen.

Die Therapie der Wahl ist ein radikales chirurgisches Vorgehen mit postoperativer Radiatio (MEITELES u. CONLEY 1993). In fortgeschrittenen Stadien kann die Chemotherapie hilfreich sein. Die 5-Jahres-Überlebensrate beträgt 39%, die 10-Jahres-Überlebensrate 21%. Metastasen sind eher selten, die Invasion der Schädelgrube oder Arrosionsblutungen führen zum Tod.

12.1.3.3 Adenokarzinome

Adenokarzinome sind maligne Tumoren drüsenepithelialer Herkunft. Sie treten im Kopf-Hals-Bereich seltener auf als die Plattenepithelkarzinome, man beobachtet sie insbesondere im Bereich der Nasenhaupt- und Nasennebenhöhlen. Eine primäre Lokalisationen am Ohr ist sehr selten, ein Primärherd sollte unbedingt gesucht werden. Die Neigung zur Metastasierung ist eher gering.

Betroffen sind beide Geschlechter zwichen dem 20. und 60. Lebensjahr. Zumeist ist vorbestehend eine Schallleitungsschwerhörigkeit mit Otorrhoe;

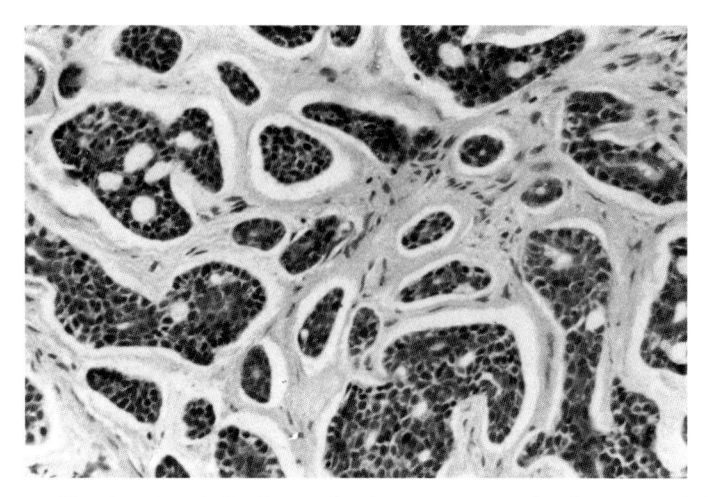

Abb. 3.146. Infiltration eines kribriforen Adenokarzinoms, ausgehend vom Mittelohr, in die äußere Gehörgangswand. × 320

Schmerzen und vestibuläre Zeichen sind eher selten. Bei der Inspektion gibt sich ein, dem Adenom sehr ähnliches Bild mit einem, gelegentlich in das Mastoid oder in den Gehörgang wachsenden Tumor. Ein Zusammenhang mit chronischer Otitis media scheint nicht gegeben zu sein. Makroskopisch handelt es sich um eher weiche, brüchige, rot-braune Tumoren mit grau-weißer, rot-brauner, zum Teil spongiöser oder zystischer Schnittfläche.

Histologisch beobachtet man, ähnlich wie bei den Adenomen, glanduläre, kribriforme (Abb. 3.146), papilläre, aber auch solide Wachstumsformen, die allerdings das umgebende Gewebe infiltrieren. Die Zellen zeigen Polymorphismus mit hyperchromatischen Kernen und vermehrter mitotischer Aktivität. Die myoepitheliale Schicht fehlt und Nekrosen kommen zur Ansicht (Hyams et al. 1988). Immunhistochemisch lassen sich stets Zytokeratin und epitheliales membranes Antigen nachweisen. Differentialdiagnostisch kommen bei gut differenzierten Adenokarzinomen Adenome und Schilddrüsenkarzinome in Frage. Differentialdiagnostische Kriterien zu den Adenomen sind der vermehrte Zellpolymorphismus, vermehrte mitotische Aktivität, vor allem aber die Knochenarrosion. Fayemi u. Tokar (1975) sowie Goebel et al. (1987) berichteten über primäre Lokalisationen im Mittelohr. Klinisch lag bei diesen Patienten eine Schalleitungsschwerhörigkeit vor, allerdings – im Vergleich zum Paragangliom – ohne pulssynchronen Tinnitus. Eine Implantationsmetastase bei Primärlokalisation der Nasennebenhöhlen wurde von Abrams u. Hüttenbrink (1992) beschrieben. Schließlich berichteten Morita et al. (1995) über ein primäres Adenokarzinom des Mittelohres.

Zu den Adenokarzinomen des Felsenbeins werden auch die Adenokarzinome, ausgehend vom Epithel des Saccus endolymphaticus gezählt. Es sind sehr seltene, gut differenzierte Tumoren, die beide Geschlechter betreffen und zwischen der 2. und 8. Lebensdekade auftreten können. Die Patienten berichten über Schwerhörigkeit, Ohrgeräusch, Schwindel und andere Symptome, die auf den Ausfall von Hirnnerven zurückzuführen sind. Histologisch handelt es sich um papilläre oder zystisch aufgebaute Tumoren, die von einem einreihigen, kubisch bis hochprismatischem Epithel mit meist zentral gelegenen Kernen besteht. Bei größeren Tumoren, die bis 6 cm groß sein können, beobachtet man auch Einblutungen, Fibrose und chronische Entzündung (CARROLL et al. 1991; HEFFNER u. HYAMS 1989).

12.1.3.4 Mukoepidermoidkarzinom

Das Mukoepidermoidkarzinom ist ein maligner, aus plattenepithelialen, klarzelligen, schleimsezernierenden und intermediären Zellen zusammengesetzer Tumor, der von den größeren Drüsenausführungsgängen ausgeht.

5% der Speicheldrüsentumoren sind Mukoepidermoidkarzinome. Patienten beiderlei Geschlechts zwischen dem 40. und 50. Lebensjahr sind betroffen, andererseits ist es auch der häufigste maligne Speicheldrüsentumor des Kindesalters. In 75% der Fälle handelt es sich in den Speicheldrüsen um gut differenzierte Mukoepidermoidkarzinome, die eine deutlich bessere Prognose als die schlecht differenzierten Formen bezüglich Rezidiv und Metastasenbildung haben (HEALEY et al. 1970). Die gut differenzierten Karzinome haben eine 5-Jahres-Überlebenszeit von 98%, die schlecht differenzierten von 56%. Die Mukoepidermoidtumoren können im Ohrbereich im äußeren Gehörgang auftreten, ausgehend von ektopischem Speicheldrüsengewebe, oder durch Invasion eines Mukoepidermoidkarzinoms ausgehend von der Glandula parotis.

Histologisch sieht man in den gut differenzierten Formen, die gut umschrieben erscheinen, ausgedehnte Areale mit Schleim, die von den myxochondroiden Komponenten eines pleomorphen Adenoms unterschieden werden müssen. Zwischen dem Schleim sezernierenden Epithel findet man Stränge von epidermoiden Zellen ohne erkennbare Verhornung. Die intermediären Zellen haben hyperchromatische Kerne und spärliches Zytoplasma. In schlecht differenzierten Formen machen die schleimbildenden Regionen nur 10% des Gesamttumorvolumens aus, die plattenepithelialen, klarzelligen und intermediären Zelltypen überwiegen. Der Tumor zeigte ein infiltratives Wachstumsmuster. Wenn der Schleim in das Interstitium austritt, beobachtet man eine entzündliche Reaktion und Fibrosierung (CHAN u. SAW 1987). Mitotische Aktivität, Kernatypien und Nekrosen werden eher selten, auch in der schlecht differenzierten Variante beobachtet.

Differentialdiagnostisch sind schlecht differenzierte Adenokarzinome und adenosquamöse Karzinome zu berücksichtigen.

12.1.3.5 Karzinoid

Karzinoide sind niedrig-maligne epitheliale Tumoren mit neuroendokriner Differenzierung.

Sie gehen vom extrapankreatischen endokrinen System aus.

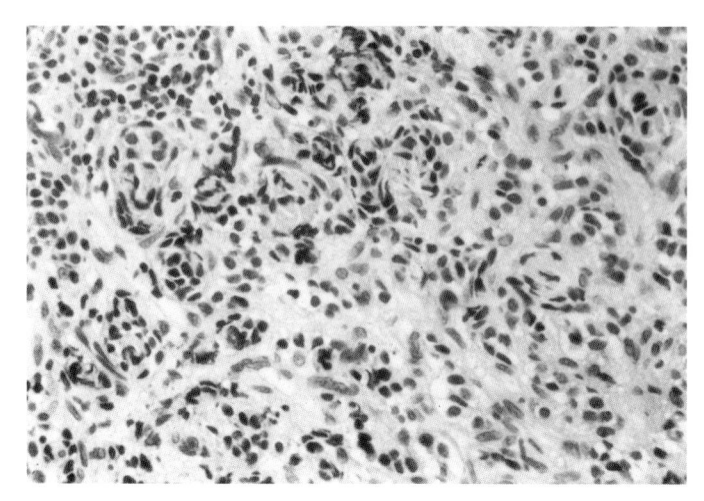

Abb. 3.147. Karzinoid des Mittelohres. Kleine, polygonale Zellen mit teilweise strangförmigen bis adenoidem Wachstumsmuster. × 360

Die Karzinoide des Ohres sind sehr seltene Tumoren, bisher wurden ca. 25 Fälle beschrieben. Sie treten im Mittelohr auf und betreffen Patienten um das 50. Lebensjahr. Klinisch machen sie sich durch Hörminderung oder Taubheit, Tinnitus, Druckgefühl im Ohr, Fazialisparese und dem Karzinoidsyndrom bemerkbar.

Sie haben große morphologische Ähnlichkeit mit Mittelohradenomen, unterscheiden sich aber hinsichtlich der neuroendokrinen Differenzierung (LATIF et al. 1987). Einige Autoren betrachten Karzinoide und Mittelohradenome als eigene Entitäten, die allerdings eng miteinander verwandt sind und beide epitheliale, glanduläre Neoplasien mit unterschiedlicher Differenzierung repräsentieren, die ersten mehr neuroendokrin, die anderen mehr exokrin (FAVERLY et al. 1992). KROUSE et al. (1990) klassifizierten die Karzinoide als eigene Entität unter den adenomatösen Tumoren des Mittelohres; die Differentialdiagnose kann klinisch und histologisch sehr schwierig sein (NYROP et al. 1994). Histologisch zeigen die Karzinoide teils trabekuläres, solides oder adenoides Wachstumsmuster. Die Tumorzellen, die von Gefäß-tragenden Bindegewebszügen umgeben sind, bestehen aus kleinen polygonalen Zellen mit unterschiedlich breitem feingranuliertem Zytoplasma und rundovalen Kernen mit Vakuolen und Nukleolen (Abb. 3.147). Amyloidablagerungen lassen sich gelegentlich im Stroma beobachten. Die zytoplasmatischen Granula können mit der Siberfärbung nach Grimelius sichtbar gemacht werden. Elektronenmikroskopisch lassen sich ebenso die monomorphen neurosekretorischen Granula zeigen (Abb. 3.148). Die Diagnosesicherung ist mittels Immunhistochemie möglich. Die Karzinoide exprimieren Somatostatin, Serotonin, Neuronenspezifische Enolase, Kalzitonin, karzinoembrionales Antigen und Chromogranin A (KROUSE et al. 1990; Tabelle 3.12).

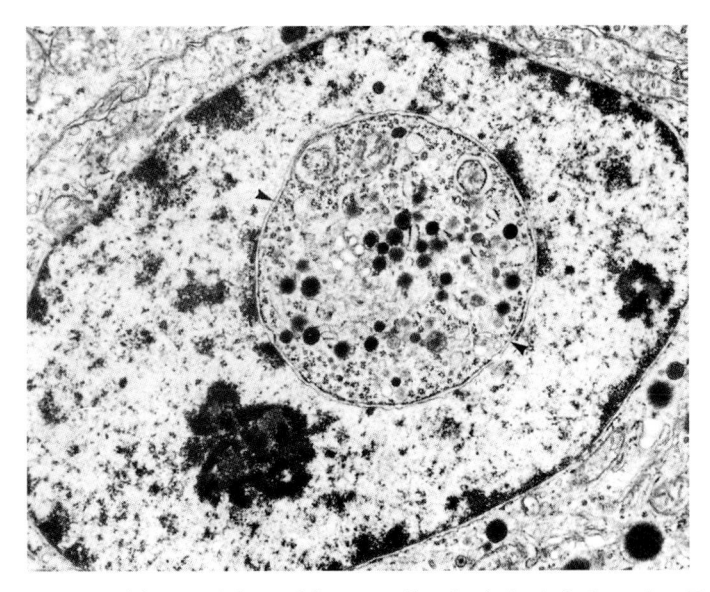

Abb. 3.148. Karzinoid des Mittelohres. Elektronenmikroskopische Aufnahme eines Tumorzellkerns, in dessen Zentrum sich ein Anschnitt einer zytoplasmatischen Einstülpung zeigt. Diese enthält die typischen elektronendichten, kreisrunden Granula (APUD-Granula). × 8000

Tabelle 3.12. Histochemische und elektronenmikroskopische Differenzierung von Mittelohrtumoren. (Nach KROUSE et al. 1990)

Nachweismethode	Karzinoid	Adenokarzinom	Adenoid-zystisches Karzinom	Paragangliom
Grimelius	+	–	–	–
Serotonin	+	–	–	–
NSE (Neuronenspezifische Enolase)	+	–	+	+
Zytokeratin AE-1 and AE-3	+	+	+	–
Neurosekretorische Granula	+	–	–	+

RUCK et al. (1990) berichteten über ein Karzinoid eines 56 Jahre alten Mannes, der sich mit Tinnitus vorstellte. Histologisch lag ein gemischtes, glanduläres und neuroendokrines Wachstumsmuster vor. Ein Karzinoidtumor des Mittelohres mit Karzinoidsyndrom bei einem 43 Jahre alten Mann publizierten FARRIOR et al. (1980). Zunächst war an einer Biopsie die Diagnose eines „gutartigen Adenoms mit eher ungewöhnlichem Drüsenmuster" gestellt worden. Nach der Tumorexstirpation verschwand das Karzinoidsyndrom. Weitere Fälle mit Karzinoidsyndrom wurden von LATIF et al. (1987), INOUE et al. (1982), STANLEY et al. (1987), FELDMAN (1987) und KODAMA et al. (1989) beschrieben. In allen

Fällen war die Differentialdiagnose zum Adenom oder Adenokarzinom des Mittelohres schwierig.

Differentialdiagnostisch sind sie von den Mittelohradenomen und Adenokarzinomen abzugrenzen, die auch ultrastrukturell neurosekretorische Granula aufweisen können. Auch Paragangliome können Karzinoiden sehr ähnlich sehen.

12.2 Tumoren der Zeruminaldrüsen

Tumoren der Zeruminaldrüsen umfassen gut- und bösartige Tumoren, die von den apokrinen Drüsen des äußeren Gehörgangs ausgehen.

Insgesamt handelt es sich um seltene Tumoren, die Männer häufiger als Frauen betreffen. Wenn auch diese Tumoren über ein weites Altersspektrum verteilt auftreten, so sind sie doch in der 5. und 6. Lebensdekade am häufigsten. Sie wachsen langsam und verlegen oft als pendelnder benigner Tumor den äußeren Gehörgang; dann treten Druckgefühl, Tinnitus und Schalleitungsschwerhörigkeit auf. Die malignen Formen wachsen insbesondere entlang der Nervenscheiden und infiltrieren Knochen; Metastasen findet man in der Lunge, aber auch in Nebenniere und Kleinhirn (STENNERT u. THUMFART 1988). Klinisch gehen sie mit Schmerzsymptomatik einher.

Bisher wurden verschiedene histologische Klassifikationen vorgeschlagen, die bisher sinnvollste Klassifikation erscheint wie von WETLI et al. (1972), die sich auf licht- und elektronenmikroskopische Kriterien, insbesondere auf das vorliegende Gewebsmuster, sowie das biologische Verhalten stützt.

1. *Zeruminome* (Zeruminaldrüsenadenom, Hydradenom, apokrines Schweißdrüsenadenom) sind gutartige Tumoren der Zerumen-sezernierenden, modifizierten apokrinen Drüsen des äußeren Gehörgangs. Sie treten vorwiegend bei Männern, insbesondere in der 5. und 6. Lebensdekade auf. Die Patienten berichten über Schwerhörigkeit und selten Otorrhoe sowie eine langsam wachsende Masse im äußeren Gehörgang. Sehr selten sind die primären Zeruminome des Mittelohrs, bisher liegen nur wenige Fallbeschreibungen vor (PEYTZ u. SOEBORG-OHLSIN 1961). Da sich diese Tumoren klinisch sehr aggressiv verhalten und zu Rezidiven neigen, sollten sie sicher in sano entfernt werden.

   Makroskopisch beobachtet man im Gehörgang grau-weiße, breitbasig aufsitzende Tumoren, die bis 4 cm groß werden können und von regelrechter Haut bedeckt sind.

   Histologisch lassen sich diese Tumoren nicht von Schweißdrüsentumoren anderer Lokalisation unterscheiden (JOHNSTONE et al. 1957; O'NEILL u. PARKER 1957). Die drüsenartigen Formationen oder soliden Stränge bestehen aus eosinophilen Zellen, gelegentlich lassen sich umgebende myoepitheliale Elemente beobachten (Abb. 3.149). Für HARRISON (1974) sind die Zeruminaldrüsen Ausgangspunkt, während HYAMS u. MICHAELS (1976) auch ektopisches Speicheldrüsengewebe diskutieren.

   KLEINSASSER u. SCHARFFETTER (1957) differenzierten einen Ductustyp (oberflächlicher Typ) und einen glandulären Typ (tiefer Typ), wobei Letzte-

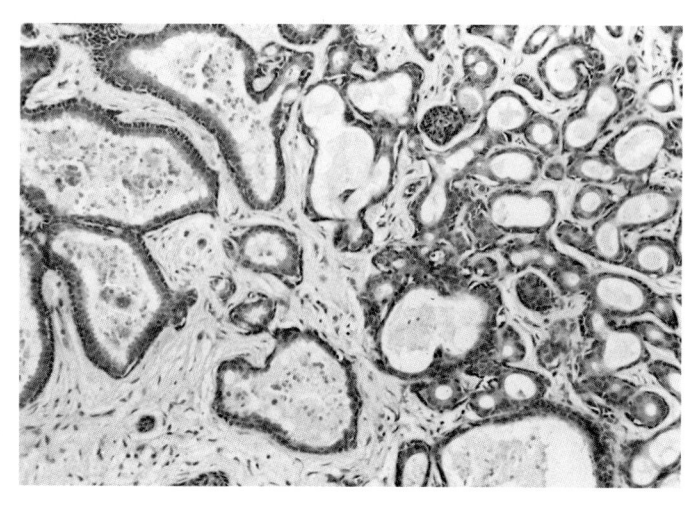

Abb. 3.149. Zeruminom: Der Tumor besteht aus azidophilen Zellen, die ein Lumen umgeben oder in soliden Strängen angeordnet sind. Die epithelialen Formationen sind von myoepithelialen Zellen umgeben. × 320

rer papilläre, zylindromatoide oder myoepitheliale Wachstumsformen haben kann. Eine leicht modifizierte Einteilung stammt von Batsakis et al. (1989), der 3 verschiedene Wachstumsmuster beschrieb:

- Glanduläres oder pseudoglanduläres mit trabekulärer Anordnung
- Kompakte, nestartige, strangförmige Form mit relativ uniformen Zellen und
- Papilläres Wachstumsmuster.

Die Tumoren verhalten sich meist gutartig, neigen allerdings zu Rezidiven; die Therapie der Wahl ist die lokale Exzision. Manche dieser Tumoren können sich lokal aggressiv verhalten (Fendel 1961).
Fälle mit lokal malignem Verhalten wurden von Kleinsasser u. Scharffetter (1957) sowie Johnstone et al. (1957) beschrieben. Hageman u. Becker (1974) berichteten über einen Fall eines Zeruminos mit mutiplen über 12 Jahre auftretenden Lokalrezidiven, der schließlich mit intrakranieller Invasion des Tumors endete.
Dieser Gruppe der gutartigen Tumoren läßt sich auch das Adenoma sebaceum im Rahmen des Morbus Bourneville-Pringle hinzurechnen; hier beobachtet man talgdrüsenähnliche Geschwülste und Teleangiektasien im Gesicht.

2. Das *adenoid-zystische oder kribriforme Adenokarzinom* der Zeruminaldrüsen ist der häufigste histologische Typ dieses seltenen Schweißdrüsentumors, der sich klinisch lokal aggressiv verhält und zu lokaler Infiltration, Invasion des Mittelohrs sowie perineuraler Invasion führt (Pulec 1977; Friedmann 1974). Metastasen befallen insbesondere Lymphknoten, Lunge und Nieren. Pathognomonisch sind das kribriforme Wachstumsmuster sowie tuboglandulären Strukturen und solide Zellnester (Abb. 3.150). Gemäß

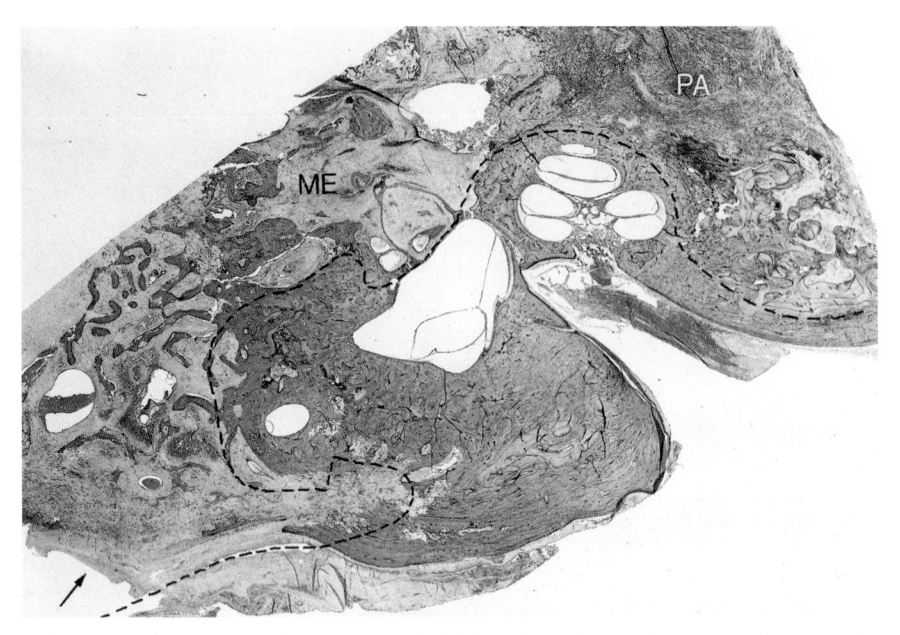

Abb. 3.150. Adenoid-zystisches Karzinom der linken Glandula parotis mit Ausdehnung in das linke Felsenbein und in die Fossa posterior. Das gesamte Mittelohr (*ME*), Mastoid und die Pyramidenspitze (*PA*) sind vom Tumor befallen, der auch die Dura der hinteren Schädelgrube (*Pfeil*) erreicht hat. × 6

einiger Autoren ist ein höherer Anteil an soliden Nestern ein Zeichen für Malignität. In den Lumina der kribriformen Wachstumstypen beobachtet man häufig PAS-negatives Sekret (FRIEDMANN u. OSBORN 1982). Das auskleidende Epithel ist üblicherweise flach mit stark angefärbten Kernen. Im Gegensatz zu den kribriformen Wachstumstypen zeigen die tubuloglandulären Strukturen eine Auskleidung mit kubischen Zellen und enthalten im Lumen PAS-positives Sekret. Immunhistochemische Untersuchungen an 5 adenoid-zystischen Karzinomen haben gezeigt, daß die Tumorzellen sowohl epitheliale als auch eine myoepitheliale Differenzierung haben können (ITO et al. 1993). Die soliden Anteile des Tumors bestehen aus kleinen, intensiv angefärbten Zellen. Ein bemerkenswertes, aber nicht immer vorhandenes Kriterium ist das Auftreten von hyalinem Material, das Tumorzellen umgibt und unregelmäßige Vorsprünge in die epithelialen Massen bildet. Dieses Wachstumsmuster wurde von Billroth als „glashelle Zylinder mit kolbigen Auswüchsen" bezeichnet. Das hyaline Material kann sowohl mit van Gieson als auch mit PAS dargestellt werden (FRIEDMANN u. OSBORN 1982).

Histologisch sind die adenoid-zystische Karzinome der Zeruminaldrüsen nicht von denen der Glandula parotis zu unterscheiden. Somit muß differentialdiagnostisch auch immer ein Vorwachsen aus der Glandula parotis in den äußeren Gehörgang sowie das Mittelohr beachtet werden (Abb. 3.151).

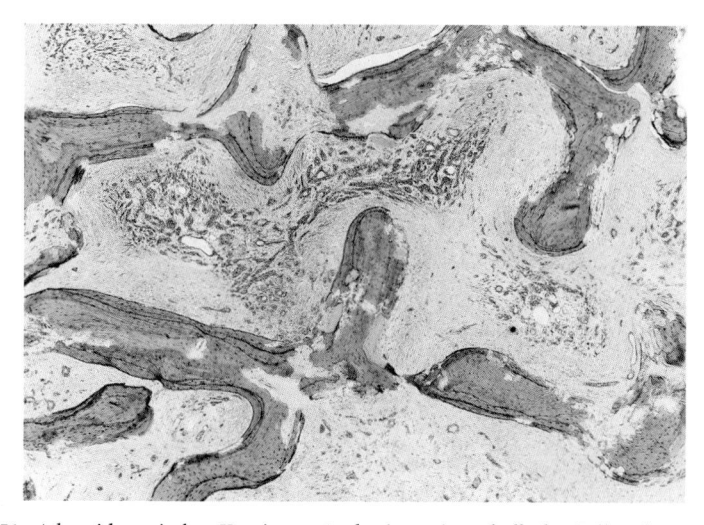

Abb. 3.151. Adenoid-zystisches Karzinom: Ausbreitung innerhalb der Zellen des Warzenfortsatzes. × 60

PERZIN et al. (1982) beschrieben 16 Fälle primärer adenoid-zystischer Karzinome des äußeren Gehörganges. Die Patienten berichteten über seit langer Zeit bestehende Otalgie. Bei inkompletter Tumorresektion traten Lokalrezive auf, bei 9 Patienten insgesamt 26mal. Die Patienten verstarben auf Grund endokranieller Ausbreitung oder Lungenmetastasen.

3. Das *Zeruminaldrüsenadenokarzinom* ist sehr schwierig von einem primären Adenokarzinom des Mittelohrs zu unterscheiden; seine Lokalisation im äußeren Gehörgang und eosinophiles Zytoplasma der Tumorzellen erlauben eine korrekte Diagnose (Abb. 3.152).

4. *Pleomorphe Zeruminaldrüsentumoren* (Mischtumoren) sind sehr selten und müssen von Mischtumoren, die von der Glandula parotis ausgehen und in den Gehörgang einwachsen, unterschieden werden (GOLDENBERG u. BLOCK 1980). Makroskopisch beobachtet man kleine Knoten, die sich histologisch als nicht wirklich gekapseltes Drüsengewebe darstellen.
Wie beim pleomorphen Adenom der Glandula parotis beobachtet man myoxide Anteile mit knorpelähnlichen Strukturen und Plattenepithel (ANDERSON 1961), eine mikroskopisch Unterscheidung von Mischtumoren der Parotis ist nicht möglich (THACKRAY u. LUCAS 1974). Aus diesem Grund ist eine En-block-Resektion unter Mitnahme der Glandula parotis indiziert.
Ultrastrukturelle Untersuchungen von Zeruminaldrüsentumoren von WETLI et al. (1972) sowie MICHEL et al. (1978) ergaben keine morphologischen Besonderheiten. Im Zytoplasma wurden Glykogen und Fettropfen beschrieben sowie eine kleine Anzahl von Mitochondrien und Zisternen des rauhen endoplasmatischen Retikulums. Eine Basalmembran wurde nachgewiesen, allerdings konnten myoepitheliale Zellen nicht gefunden werden. FRIEDMANN u. ARNOLD (1993) hingegen berichteten über 3 Adenokarzinome der Zeruminaldrüsen, in denen sie myoepitheliale Strukturen beobachteten.

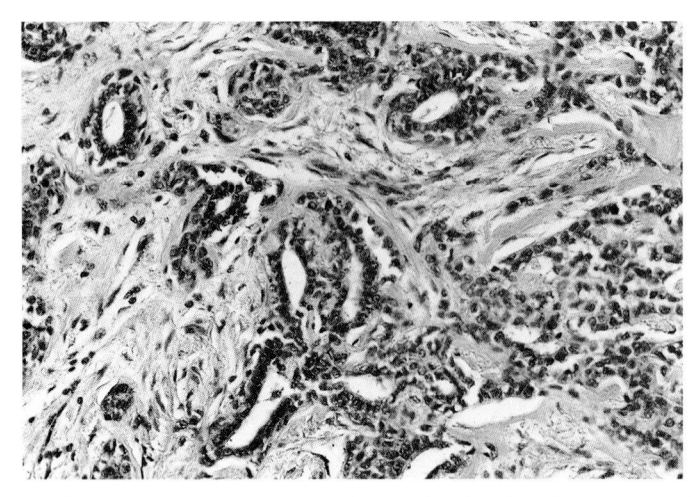

Abb. 3.152. Malignes Zeruminom (Zeruminaldrüsenadenokarzinom): Der Tumor sieht einem Adenokarzinom sehr ähnlich, kann aber auch mit einem adenoidzystischen Karzinom, gelegentlich auch mit einem Mukoepidermoidkarzinom verwechselt werden. × 24

12.3 Malignes Melanom

Maligne Melanome sind zumeist pigmentierte, von Melanozyten ausgehende maligne Tumoren.

Sie treten vorwiegend in sonnenlichtexponierten Regionen, wie dem Kopf-Hals-Bereich und den unteren Extremitäten, letzteres insbesondere bei Frauen, auf (GUSSACK et al. 1983). Weitere Lokalisationen sind das Nagelbett sowie die Handinnenfläche und Fußsole, die letzten beiden insbesondere bei farbigen Patienten. Maligne Melanome betreffen beide Geschlechter, zumeist nach der Pubertät. Allerdings können sie auch bei Kindern auftreten (BADER et al. 1985). Maligne Melanome können auch primär multiple auftreten, insbesondere bei hereditären Formen (ANDERSON et al. 1967). Ein Befall des Ohres durch das maligne Melanom ist eher selten. Zumeist ist dann die Ohrmuschel betroffen, sehr selten der äußere Gehörgang. Der häufigste Typ ist das superfiziell spreitende Melanom, Lymphknotenmetastasen findet man im oberen Halsdreieck, in der Glandula parotis oder in okzipitalen Lymphknotengruppen.

Ein Befall der Ohrmuschel kann sowohl eine primäre Lokalisation oder aber ein Übergreifen von malignen Melanomen der Gesichtshaut auf die Ohrmuschel sein. Bevorzugt sind sie retroaurikulär und am Helixrand anzutreffen. SHANON et al. (1976) beschrieben den Fall eines malignen Melanoms der Ohrmuschel bei einem 2,5 Jahre alten Kind. Weitere Fallberichte verdanken wir FRIEDMANN u. RADCLIFFE (1954) sowie BERMAN et al. (1979). SYLVEN u. HAMBERGER (1950) faßten 36 Fälle von malignen Melanomen der Ohrmuschel zusammen. Die 5-Jahres-Überlebensrate betrug 32%. Eine Untersuchung von CONLEY u. PACK (1974) zeigte, daß sich bei 45% der Patienten mit malignen Melanomen der Ohrmuschel Fernmetastasen entwickelten.

Die Lokalisation des malignen Melanoms im Bereich des äußeren Gehörgangs ist im Vergleich zum Ohrmuschelbefall sehr selten. FRIEDMANN u. RADCLIFFE (1954) berichteten über ein malignes Melanom im äußeren Gehörgang einer erwachsenen Frau, die nach Metastasierung verstarb. Häufig ist die Fazialisparese das erste Symptom als Folge destruierender Tiefenausbreitung des Tumors in das Felsenbein (BERMAN et al. 1979). Eine Lokalisation im Bereich des Mittelohrs wurde von MCKENNA et al. (1989) bei einer 52 Jahre alten Frau beschrieben. Klinisch bestand eine seröse Otitis media bei intaktem Trommelfell und im Rahmen einer Mittelohrinspektion wurde ein malignes Melanom entdeckt. Die Patientin verstarb kurz nach der Felsenbeinresektion.

Die malignen Melanome des Mittel- und Innenohrs sind zumeist Metastasen, auch wenn sie von der Cochlea ausgehen könnten (MEYER ZUM GOTTESBERGE-URSULAKOVA 1985). 10% der Melanome des Kopf-Hals-Bereiches betreffen die Ohrmuschel (BYERS et al. 1980; PACK et al. 1970).

Nach CLARK u. MIHM (1969) werden die Melanome in 4 Typen eingeteilt:

1. Das Lentigo maligna Melanom betrifft ältere, hellhäutige Personen in sonnenexponierten Hautarealen. Es handelt sich um flache, langsam wachsende Läsionen mit grau-schwarzer Pigmentierung (CLARK u. MIHM 1969). Histologisch beobachtet man eine Proliferation von atypischen Melanozyten in der Basalschicht, die isoliert oder auch nesterartig angeordnet sein können. Dermale Infiltration liegt vor. Die Lentigo maligna Melanome sind zumeist spindelzellige Typen mit niedrig malignem Potential (WAYTE u. HELLWIG 1968). Ein weiterer Lentigo maligna Melanomtyp ist das desmoplastische Melanom (CONLEY et al. 1971). Histologisch beobachtet man ausgedehnte Fibrosen, die Tumorzellen haben spindelzelligen Aspekt. Das desmoplastische Melanom muß vom atypischen Fibroxanthom unterschieden werden.
2. Das superfiziell spreitende Melanom kann am ganzen Körper auftreten. Makroskopisch handelt es sich um leicht erhabene, häufig bläulich, graubraune oder dunkelbraune (MIHM et al. 1973) Läsionen, die unregelmäßig begrenzt sind. Im Bereich von Invasionen beobachtet man knotige Veränderungen der Haut.
3. Das noduläre Melanom tritt als oberflächlich glatter, von normaler Epidermis bedeckter, blau-schwarzer, häufig ulzerierter Knoten auf. Auch diese Läsion kann überall am Körper auftreten (MANCI et al. 1981).
4. Das akral-lentiginöse Melanom tritt insbesondere an den Handinnenflächen, Fußsohlen und Nagelbetten sowie am Haut-Schleimhautübergang auf. Histologisch ähnelt es der Lentigo maligna, allerdings sind hier die intraepidermalen Melanozyten bizarrer und die Epidermis ist eher hyperplastisch als atrophisch. Die Dermis in dieser Region zeigt Entzündungszeichen (PALADUGU et al. 1983).

Differentialdiagnostisch ist das maligne Melanom von einer Reihe anderer pigmentierter Läsionen abzugrenzen, wie gutartigen Naevi unterschiedlicher Art, dem gutartigen fibrösen Histiozytom, Hämangiomen und Basalzellkarzinomen.

Histologisch zeigen die malignen Melanome junktionale Aktivität, deutliche Melaninpigmentierung, tiefe Invasion des umgebenden Gewebes und reichlich abnormale Mitosen. Die Tumorzellen können sehr unterschiedlich sein, epitheloid, spindelförmig oder auch extrem bizarr, sie können sehr klein sein und so lymphozytären Lymphomen ähneln oder so großzellig sein, daß sie pleomorphen Weichteilsarkomen ähneln. Das Zytoplasma kann eosinophil, basophil, schaumig oder vom Siegelringtyp sein. Melanin kann sehr reichlich, mäßig sein oder vollkommen fehlen. Auch das Wachstumsmuster ist sehr breitgefächert und reicht von pseudoglandulär, solide, trabekulär bis verrukös (LEVINE 1980). Nahezu alle malignen Melanome zeigen eine intraepidermale Komponente (junktionale Aktivität) in ihrer Anfangsphase. Intradermal gelegene Melanome können sehr selten als Primärläsionen, aber auch nach totaler Regression der intradermalen Komponente auftreten.

Zur Sicherung der Diagnose des malignen Melanoms empfiehlt sich der immunhistochemische Nachweis von S-100-Protein. Schließlich erleichtern melanomspezifische Antikörper wie HMB-45 die histologische Diagnose (GULDHAMMER u. NORGAAR 1986).

Die Melanome breiten sich entlang der dermo-epidermalen Grenze (horizontale oder radiäre Wachstumsphase) aus, erst später über Invasion der Dermis und tiefer gelegener Strukturen (vertikale Wachstumsphase); die Tiefeninvasion ist ein wichtiger prognostischer Faktor. Häufig tritt regionäre Lymphknotenmetasierung auf. Fernmetastasen können überall auftreten, insbesondere in Leber, Lunge, Gastrointestinaltrakt, Knochen und zentralem Nervensystem. Auch Hautmetastasen sind häufig (DE LA MONTE et al. 1983).

Das Verhalten der malignen Melanome ist kaum vorherzusagen. Hierfür scheinen immunologische Faktoren eine große Rolle zu spielen. Prognostische Bedeutung haben insbesondere das Stadium der Erkrankung, die 10-Jahres-Überlebensrate für lokalisierte Prozesse ist 70%, für metastasierende Tumoren 20% (MAGNUS 1977). Der zweitwichtigste Prognosefaktor ist die Invasionstiefe, die nach Clark in 5 Levels eingeteilt wird:

Level 1: Intraepidermal (in situ)
Level 2: Im Stratum papillare
Level 3: Das Stratum papillare wird ausgefüllt, die Interphase zwischen Stratum papillare und retikulare bleibt frei.
Level 4: Im Stratum retikulare
Level 5: Im subkutanen Fettgewebe.

Die 5-Jahres-Überlebenszeit postoperativ bei Level 1 und 2 ist 100%, 88% bei Level 3, 66% bei Level 4 und 15% bei Level 5 (WANEBO et al. 1975). Unter anderen sind Geschlecht, anatomische Lokalisation sowie der klinisch-pathologische Typ weitere prognostische Faktoren.

12.4 Weichteiltumoren

Als Weichteil wird das nicht epitheliale, extraskelettale Körpergewebe mit Ausnahme des retikulo-endothelialen Systems, der Glia und des Stützgewebes der verschiedenen parenchymatösen Organe definiert. Die Weichteiltumoren sind eine sehr heterogene Gruppe von Tumoren, die ihrer histologischen Ähnlichkeit zu regelrecht ausgebildeten, erwachsenen Gewebe nach klassifiziert werden. So ist das Klassifizierungskriterium die Differenzierung des Tumors, d. h. der Gewebetyp des Tumors und nicht der Gewebetyp, von dem der Tumor ausgegangen ist. Zum Beispiel zeigt das Rhabdomyosarkom eine rhabdomyoblastäre Differenzierung, ohne daß der Tumor von quergestreifter Muskulatur ausgegangen sein muß.

Tabelle 3.13. TNM-Klassifikation der pädiatrischen Weichteilsarkome. (Nach BEAHRS et al. 1991)

Primärtumor (T)

Tx	Primärtumor kann nicht bestimmt werden
T0	Kein Anhalt für Primärtumor
T1	Primärtumor auf Organ und Ausgangsgewebe beschränkt
T1a	Tumor kleiner als 5 cm in größter Ausdehnung
T1b	Tumor größer als 5 cm in größter Ausdehnung
T2	Tumor reicht an naheliegende Organe oder Gewebe heran
T2a	Tumor kleiner als 5 cm
T2b	Tumor größer als 5 cm

Lymphknoten (N)

Nx	Regionale Lymphknoten können nicht beurteilt werden
N0	Keine regionalen Lymphknotenmetastasen
N1	Regionale Lymphknotenmetastasen

Fernmetastasen (M)

Mx	Fernmetastasen können nicht beurteilt werden
M0	Keine Fernmetastasen
M1	Fernmetastasen

Primärtumor (pT-Klassifikation)

pTx	Primärtumor kann nicht bestimmt werden
pT0	Kein Anhalt für Primärtumor
pT1	Auf das Ausgangsorgan/gewebe beschränkter Tumor, Exzision komplett und Abtragungsränder histologisch frei
pT2	Tumor überschreitet Organ- oder Gewebsgrenzen, Exzision vollständig und Abtragungsränder tumorfrei
pT3	Tumor überschreitet Organ- oder Gewebsgrenzen, inkomplette Exzision
pT3a	Mikroskopischer Residualtumor
pT3b	Makroskopischer Residualtumor oder maligner Erguß
pT3c	Chirurgische Exploration, Tumor nicht reseziert

Lymphknoten (pN)

pNx	Regionale Lymphknoten können nicht beurteilt werden
pN0	Keine regionalen Lymphknotenmetastasen
pN1	Regionale Lymphknotenmetastasen
pN1a	Regionale Lymphknotenmetastasen komplett reseziert
pN1b	Regionale Lymphknotenmetastasen inkomplett reseziert

Fernmetastasen (pM)

pMx	Fernmetastasen können nicht beurteilt werden
pM0	Keine Fernmetastasen
pM1	Fernmetastasen

Die Weichteiltumoren werden nach der AFIP-Klassifikation (LATTES 1983) und der WHO-Klassifikation (WEISS u. SOBIN 1993) eingeteilt. Beide sind im wesentlichen in der Klassifikation der Tumoren des Ohres nach SHANMURAGATNAM et al. (1991) berücksichtigt. Die unterschiedlich differenzierten Tumoren werden in gutartige und bösartige Varianten eingeteilt, die fibrösen, fibrohistiozytären und von Blut- und Lymphgefäße ausgehenden Tumoren erhielten zusätzlich noch eine Gruppe mit Tumoren intermediärer Dignität. Die TNM-Klassifikation unterscheidet die Sarkome in pädiatrische (Tabelle 3.13) und adulte (Tabelle 3.14) Tumoren.

Die gutartigen Tumoren zeigen histologische große Ähnlichkeit zu normalem Gewebe und haben nur eine geringe lokale Invasions- und Rezidivtendenz. Im Gegensatz dazu sind die malignen Tumoren, oder Sarkome, lokal agressiv wachsende Tumoren mit invasivem und destruktivem Wachstum und der Fähigkeit, zumeist hämatogene Fernmetastasen zu setzen; die Metastasierungsneigung kann allerdings bei den verschiedenen Sarkomen sehr unterschiedlich ausgeprägt sein und korreliert unter anderem mit dem Tumordifferenzierungsgrad. Aus diesem Grund wird der Bestimmung des Differenzierungsgrades große Bedeutung zugemessen. Letzteres heißt, es wird festgelegt wie reif das Tumorgewebe im Vergleich zu normalem, gesunden Gewebe ist. BRODERS (1932) zog für das Grading folgende histologische Charakteristika heran: 1. Zellreichtum, 2. Zellpolymorphismus und Differenzierung, 3. mitotische Aktivität (Häufigkeit, Anzahl und Art der Mitosen), 4. Grad der Nekrose und 5. expansives oder infiltratives und invasives Wachstum. Zusätzliche Beurteilungskriterien sind Einblutungen, Verkalkungen und entzündliche Infiltration. Als die zwei wichtigsten Parameter für das Grading der Sarkome werden die Mitosenzahl und die Ausdehnung der Nekrosen angesehen (ENZINGER 1986). Laut ENZINGER u. WEISS (1995) erscheint eine Einteilung in drei Grade den klinischen Bedürfnissen mit Korrelation und Therapieantwort am besten zu entsprechen.

Tabelle 3.14. TNM-Klassifikation der Weichteilsarkome vom Erwachsenentyp. (Nach BEAHRS et al. 1991)

Primärtumor (T)	
Tx	Primärtumor kann nicht beurteilt werden
T0	Kein Anhalt für Primärtumor
T1	Bis 5 cm großer Tumor
T2	Tumor größer als 5 cm in der größten Ausdehnung
Lymphknoten (N)	
Nx	Regionale Lymphknotenmetastasen können nicht bestimmt werden
N0	Kein Anhalt für regionale Lymphknotenmetastasen
N1	Regionale Lymphknotenmetastasen
Fernmetastasen	
Mx	Fernmetastasen können nicht beurteilt werden
M0	Keine Fernmetastasen
M1	Fernmetastasen

Tabelle 3.15. Zytogenetische Aberrationen in malignen Weichteiltumoren. (Nach FLETCHER et al. 1991)

Tumortyp	Zytogenetischer Befund	Häufigkeit (%)	Diagnostische Bedeutung
Klarzellsarkom	t(12;22)(q13;q12)	über 75	+
Dermatofibrosarcoma protuberans	Ringchromosom 17	über 75	+
Fibrosarkom	+8, +11, +17, +20	90	+
Hämangioperizytom	Translokation 12q13	25	–
Malignes fibröses Histiozytom	Komplexe Veränderungen	90	–
Rhabdomyosarkom			
– alveoläres	t(2;13)(q35;q14)	80	+
– embryonales	+2q, +8, +20	80	?
Synoviales Sarkom	t(X;18)(p11;q11)	95	+

Zur weiteren Differenzierung der Weichteiltumoren stehen für die Immunhistochemie eine Reihe von Antikörpern zur Verfügung. Wie auch bei Karzinomen, so versucht man auch bei den Sarkomen prognostische Aussagen mit Hilfe von Durchflußzytometrie und DNA-Bildanalyse zu geben. In pädiatrischen Rabdomysarkomen z.B. wird eine bessere Therapie-response bei Patienten mit hyperdiploiden Tumoren als bei diploiden und tetraploiden Tumoren beschrieben (SHAPIRO et al. 1991). In zytometrischen Studien maligner fibröser Histozytome beobachtete man eine Zunahme der DNA-Aneuploidie mit der Zunahme des Tumorgrades (ALVEGARD et al. 1990). Insgesamt lassen allerdings die bisher wenigen publizierten Fälle, insbesondere bei gängigen Weichteiltumoren, keine klinisch relevante Aussage zu. Auch zytogenetische Untersuchungen von Sarkomen im Ohrbereich haben bis auf wenige Ausnahmen keine diagnostische Bedeutung (Tabelle 3.15).

Schließlich gibt es eine zunehmende Anzahl von molekularbiologischen Beobachtungen in Weichteiltumoren, wobei insbesondere die Tumorsuppressorgene p53, rb und nf1 untersucht wurden. Im malignen fibrösen Histiozytom, Leiomyosarkomen, Liposarkomen und Rabdomyosarkomen wurden p53-Mutationen in 20–30% gefunden, in Neuroblastomen hingegen fehlen sie (ANDREASSEN et al. 1993; DAVIDOFF et al. 1992).

12.4.1 Benigne Weichteiltumoren

12.4.1.1 Dermales Fibrom

Fibrome sind gutartige Tumoren, die nach der Definition von MACKENZIE (1964) aus Fibrozyten und Fibroblasten bestehen. Die im Ohr eher seltenen Tumoren sitzen meist dem Cavum conchae, Tragus oder der Helix gestielt auf und imponieren als rötliche, weiche rundliche Gebilde unterschiedlicher Größe. Histologisch bestehen sie aus unregelmäßig angeordneten Fibrozyten und Fibroblasten, die Retikulin bilden.

12.4.1.2 Fibröses Histiozytom

Das fibröse Histiozytom ist ein gutartiger Tumor, der aus Fibroblasten und histiozytären Zellen zusammengesetzt ist. Sie können kutan und subkutan auftreten. Die fibrösen Histiozytome der Haut (Dermatofibrom, Histiocytoma cutis, noduläre subepidermale Fibrose, sklerosierndes Hämangiom) sind erhabene oder gestielte, wenige Millimeter große Läsionen, die von roter oder rotbrauner Haut bedeckt sind. Weniger häufig sind subkutan gelegene fibröse Histiozytome. Sie betreffen Patienten jüngeren oder mittleren Lebensalters, insbesondere im Bereich der Extremitäten (GONZALES u. DUARTE 1982).

Histologisch zeigen die fibrösen Histiozytome der Haut einen intradermal, gelegentlich subkutan gelegenen unscharf begrenzten Knoten, der aus Fibroblastenbündeln besteht. Diese Bündel überschneiden sich, können gelegentlich aber auch storiforme Wachstumsmuster annehmen. Gelegentlich beobachtet man auch runde histiozytäre Zellen, die aber niemals überhandnehmen. Ein Charakteristikum des fibrösen Histiozytoms der Haut sind die mehrkernigen Riesenzellen vom Fremdkörpertyp, die Fett und Hämosiderin enthalten können. Das Stroma besteht aus einem feinen Kollagennetzwerk.

Die tiefergelegenen fibrösen Histiozytome haben ein deutlich storiformes Wachstumsmuster sowie weniger Riesenzellen als die Histiozytome der Haut.

Beide Formen zeichnen sich durch gut differenzierte Zellen mit nur geringem Pleomorphismus und geringer mitotischer Aktivität aus. Gelegentlich kann man pleomorphe Zellen mit hyperchromatischen Kernen und breitem, eosinophilen Zytopasma sehen, die als „Monsterzellen" bezeichnet werden, deren Präsenz aber keinen negativen Einfluß auf die Prognose hat (BEHAM u. FLETCHER 1990). Differentialdiagnostisch sind unter den gutartigen Läsionen die noduläre Fasziitis, das Neurofibrom oder Leiomyom zu berücksichtigen. Eine Abgrenzung gegenüber dem Dermatofibrosarcoma protuberans und dem malignen fibrösen Histiozytom ist morphologisch und immunhistochemisch mit Hilfe von Faktor 8 und CD34 möglich. Das fibröse Histiozytom zeigt reichlich Faktor 8 positive Zellen und bleibt CD34 negativ, während das Dermatofibrosarcoma protuberans nur sehr vereinzelt Faktor 8 positive Zellen hat und CD34 in einem guten Teil der Tumorzellen aufweist.

Die Differenzierung zum malignem fibrösen Histiozytom ist allein auf Grund der ausgeprägten Pleomorphie, den zahlreich typischen und atypischen Mitosen und den Nekrosen sowie Einblutungen möglich.

12.4.1.3 Gutartige Fettgewebstumoren

Die gutartigen Fettgewebstumoren umfassen einerseits die Lipome, die aus reifen Fettzellen zusammengesetzt sind, und andererseits Varianten des Lipoms wie Angiolipom, Myolipom, Angiomyolipom, Myelolipom, chondroides Lipom, spindelzelliges und pleomorphes Lipom und gutartiges Lipoblastom. Weiterhin heterotope Lipome (intra- oder intermuskuläre Lipome, Lipome der Sehnenscheiden, neurales Fibrolipom), diffuse neoplastische oder nichtneoplastische Proliferation von reifem Fettgewebe zu dieser Gruppe gehören die symmetrische Lipomatose (Morbus Madelung), diffuse Lipomatose, Lipomatosis pelvi, Morbus Derkum, die Steroidlipomatose und der Naevus lipomatosus sowie das Hibernom, welches ein aus braunem Fettgewebe bestehender Tumor ist, werden als gutartige Fettgewebstumoren klassifiziert.

Lipome sind in 90% der Fälle solitär auftretende, subkutan oder eher selten tiefer gelegene Läsionen, die aus reifem Fettgewebe bestehen. Sie treten meistens zwischen dem 40. und 60. Lebensjahr auf und betreffen häufiger Männer (RYDHOLM u. BERG 1983). Lokalisationen an der Ohrmuschel sind möglich, Fallberichte dazu liegen nicht vor. SALPIETRO et al. (1994) berichteten über ein Lipom des Kleinhirnbrückenwinkels, histologisch handelte es sich um ein gut vaskularisiertes Lipom.

Schließlich liegen noch 2 Fallberichte über Lipome des inneren Gehörganges vor, die ein Akustikusneurinom vortäuschten (MARIE et al. 1998).

Makroskopisch handelt es sich um weiche, gut umschriebene, von dünner Kapsel umgebene, von wenigen mm bis 5 cm großen Läsionen. Die Läppchenstruktur ist unregelmäßig.

Histologisch sind die reifen Fettzellen größer als die des normalen Fettgewebes. Die Kerne sind uniform, gelegentlich sieht man auch hyperchromatische Kerne, die allerdings noch mit der Diagnose einer benignen Läsion vereinbar sind.

Gelegentlich liegt auch eine Vermischung mit anderen mesenchymalen Elementen wie Fibroblasten vor. Das fibrosierte Bindegewebe dieser Fibrolipome kann hyaline Veränderungen zeigen.

In den Myxolipomen ist ein Teil des Tumors durch muzinöse Substanz ersetzt, allerdings helfen Übergangszonen zwischen Fett und myxoiden Zonen ein Myxom, die Abwesenheit von Lipoblasten und plexiformen Kapillaren das myxoide Liposarkom auszuschließen (ENZINGER u. WINSLOW 1962).

Das Angiolipom ist ein Lipom mit einer angiomatösen Komponente; es ist druckschmerzhaft und selten größer als 2 cm. Die Angiolipome liegen in der Subkutis, und die Gefäßkanäle enthalten häufig Fibrinthromben, die in den anderen Lipomen fehlen (SANDEBERG u. TURC-CAREL 1987).

Das Myolipom ist eine sehr seltene Variante, die aus reifem Fettgewebe und glatten Muskelfasern besteht. Häufig liegt das Myolipom in der Tiefe und auch auf Grund seiner Dimensionen (über 10 cm) könnte es mit einem Sarkom verwechselt werden. Histologisch allerdings fehlen Kernatypien und Mitosen (MEIS u. ENZINGER 1991).

Das chondroide Lipom wurde einst als extraskelettales Chondrom mit lipoblastenähnlichen Zellen beschrieben (CHAN et al. 1968). Der Tumor kommt in der Subkutis oder im Muskel von erwachsenen Patienten mit einer Größe bis zu 4 cm vor und zeigt histologisch gelapptes Wachstumsmuster mit Strängen und Nestern von runden oder polygonalen eosinophilen Zellen, die Fettvakuolen enthalten können und so lipoblastenähnlich sind. Im umgebenden Stroma beobachtet man reifes Fettgewebe, chondroides und myxoides Material. Dieser sehr seltene Fettgewebstumor muß vom Liposarkom und Chondrosarkom differenziert werden.

Das Spindelzellipom charakterisiert die Substitution des reifen Fettgewebes durch spindelförmige, kollagenbildende Zellen. Er betrifft insbesondere männliche Patienten zwischen 45 und 65 Jahren im Hals- und Schulterbereich, allerdings auch am Gesichtsschädel (FLETCHER u. MARTIN-BATES 1987). Der in der Subkutis liegende, solitäre, gut umschriebene oder gekapselte Tumor kann histologisch je nach Anteil des reifen Fettgewebes, der spindelförmigen Zellen und Kollagenfasern ein unterschiedliches Erscheinungsbild haben. Differentialdiagnostisch ist er vom Liposarkom zu differenzieren.

Das pleomorphe Lipom ist eine Varinte des Spindelzellipoms und ähnelt histologisch stark dem pleomorphen oder sklerosierenden Liposarkom, von dem es sich auf Grund der Lokalisation im Kopf-Hals- und Schulterbereich, seiner Lokalisation in der Subkutis und seiner guten Begrenzung unterscheidet (DIGREGORIO et al. 1992).

12.4.1.4 Leiomyom

Leiomyome bestehen aus Bündeln monomorpher glatter Muskelzellen. Die Verteilung des Leiomyoms entspricht in etwa der Verteilung der glatten Muskulatur im Körper, sie treten relativ häufig im Urogenital- und Gastrointestinaltrakt auf.

Man unterscheidet Leiomyome der Haut, der Gefäße, des tiefen Bindegewebes, intravenöse Leiomyomatose, die Leiomyomatosis disseminata und das Myofibroblastom des Lymphknotens (FARMAN 1975). Die Leiomyome der Haut sind die häufigsten, sie können von den Erectores pilorum und den Muskelfasern der tiefen Dermis ausgehen. Die vaskulären Leiomyome oder Angiomyome liegen subcutan und bestehen aus einem Konglumerat von dickwandigen Gefäßen mit glatter Muskulatur.

Ein Fall mit einer Lokalisation im Bereich der rechten Ohrmuschel wurde von INOUE u. MAZUMOTO (1983) beschrieben. Differentialdiagnostisch sind das Leiomyosakom, Fibrosarkom und Rhabdomyosarkom in Betracht zu ziehen (MACDONALD u. SANDERSON 1974).

12.4.1.5 Rhabdomyom

Rhabdomyome sind gutartige Tumoren, die aus gestreifter Muskulatur bestehen. Man unterscheidet einen Erwachsenentyp, einen fetalen Typ, einen genitalen Typ und das rhabdomesenchymale Harmatom.

Die Erwachsenenform betrifft im Durchschnitt 60 Jahre alte Männer im Halsbereich und scheint von dem dritten und vierten Branchienbogen auszugehen. Der Tumor ist meist gut abgegrenzt und gelappt. Histologisch sieht man dicht gepackte, große runde oder polygonale Zellen, die einen, selten zwei peripher liegende, vesikuläre Kerne haben. Mitosen fehlen immer (ENZINGER 1988). Das fetale Rhabdomyom ähnelt sehr dem Rhabdomyosarkom (DEHNER et al. 1972). Es betrifft vor allem junge männliche Patienten, insbesondere die postaurikuläre Haut (SIMHA et al. 1982).

Histologisch imponieren die subkutan oder submukös 2–6 cm großen Läsionen als zwei verschiedene Typen; einerseits der myxoide Typ, der aus ovalen oder spindelförmigen Zellen mit vereinzelten Muskelfasern besteht, und andererseits der intermediäre Typ mit zahlreichen differenzierten Muskelfasern und nur wenigen spindelförmigen, mesenchymalen Zellen.

Differentialdiagnostisch kommt das embryonale und spindelzellige Rhabdomyosarkom sowie die Fibromatose des Kindesalters in Frage.

12.4.1.6 Hämangiom

Hämangiome im weitesten Sinn sind gutartige, nicht reaktive Veränderungen mit vermehrten normalen und nicht normalen Gefäßen, sie schließen auch arteriovenöse Shunts sowie Hamartome ein. Man unterscheidet eine Angiomatose, bei der ausgedehntere Anteile des Körpers Hämangiome aufweisen und lokalisierte Hämangiome, die mehr oder minder lokalisierte Läsionen in einem Gebiet haben.

Die Hämangiome gehören zu den häufigsten Weichgewebstumoren (7% der gutartigen Tumoren) in Kindheit und Jugend (WATSON u. MCCARTHY 1940). Die meisten Hämangiome treten im Kopf-Hals-Bereich auf, bevorzugt im weiblichen Geschlecht, wobei die Hämangiome während der Schwangerschaft und der Menarche Größenschwankungen aufweisen können. Hämangiome haben keine Tendenz zur malignen Entartung und das Konzept des „gutartigen metastasierenden Hämangioms" ist überholt.

Im Ohrbereich treten Hämangiome an Ohrmuschel, äußerer Gehörgang, Mittelohr und Felsenbein auf. Hämangiome der Ohrmuschel werden vorwiegend bei Kindern beobachtet. Ein kavernöses Hämangiom des äußeren Gehörgangs ohne Beteiligung des Trommelfells wurde von HAWKE u. VAN NOSTRAND (1987) publiziert. Auch Hämangiome ohne Ohrmuschelbeteiligung wurden verschiedentlich beschrieben (SENTURIA et al. 1980; CORNELL 1969; KEMINK et al. 1983). Ein kapilläres Hämangiom des äußeren Gehörganges wurde von CONSTANTINO u. FRIEDMAN (1988) beschrieben. Klinisch machen sich die Hämangiome des äußeren Gehörgangs und des Trommelfells durch Schalleitungsschwerhörigkeit bemerkbar. TIERI et al. (1994) beschrieben eine Mittelohrlokalisation, auch hier lag eine Schalleitungsschwerhörigkeit vor. Ein weiteres Hämangiom des Mittelohrs wurde von MAIR et al. (1994) veröffentlicht. Eine Reihe von Hämangiomen des Felsenbeines wurde von GLASSCOCK et al. (1984) zusammengestellt. Schließlich berichteten CURTIN et al. (1987) über weitere 6 Fälle von Felsenbeinlokalisationen. Klinisch machen sich die Hämangiome des Felsenbeins durch eine Schwäche oder Parese des N. fazialis bemerkbar.

Die kapillären Hämangiome sind die häufigsten und treten in der Haut oder im Subkutangewebe auf. Makroskopisch sieht man rot- bis purpurfarbene, mehr oder minder erhabene Knoten, die in der Haut, dem Subkutangewebe oder Schleimhäuten liegt. Histologisch beobachtet man läppchenförmig angeordnete Blutgefäße, die aus kapillargefäßähnlichen Gefäßen bestehen und von flachen, einreihigem Endothel ausgekleidet sind (WEISS 1989). Die kapillären Hämangiome können als zelluläres Hämangiom der Kindheit auftreten (gutartiges Hämangioendotheliom der Kindheit). 0,5 % der Neugeborenen zeigen dieses Hämangiom, die insbesondere im Gesicht lokalisiert ist und innerhalb Monate an Größe zunimmt, meistens aber innerhalb des 7. Lebensjahr verschwindet (WALSH u. TOMPKINS 1956). Histologisch beobachtet man vereinzelte Mitosen, Mastzellen und Faktor-8-positive Zellen im Interstitium.

Histologisch ähnelt das Nakagawa Angioblastom, das bei älteren Patienten auftritt und gelegentlich solide Nester von Endothelzellen bildet, dem juvenilen Hämangiom (WILSON-JONES 1976).

Das verruköse Hämangiom ist eine Variante des kapillären oder kavernösen Hämangioms und zeichnet sich durch eine Hyperkeratose der darüberliegenden Haut aus. Es ist meist im Bereich der unteren Extremitäten angesiedelt, eher selten im Gesicht (IMPERIAL u. HELLBIG 1967).

Das seniles Angiom (Sherry-Angiom) ist im Gegensatz zu den meisten anderen Hämangiomen im Rumpf und Extremitätenbereich angesiedelt und zeichnet sich durch eine wenige mm große rote Papeln mit einem blassen Halo aus (BEAN 1958).

Das kavernöse Hämangiome ist seltener, zeigt aber ähnliche Altersverteilung und Lokalisation. Makroskopisch beobachtet man zumeist ausgedehntere, rotblaue, unregelmäßige begrenzte Massen, die sich eher nicht spontan zurückbilden und zu Kompressionsatrophie benachbarter Strukturen führen können. Verkalkungen sind nicht ungewöhnlich.

Histologisch beobachtet man stark dilatierte, von flachem Endothel ausgekleidete Gefäße, die bizarre Formen haben können. In der Gefäßwand kann man hin und wieder Fibrose sowie entzündliche Infiltrate beobachten.

Eine Variante des kavernösen Hämangioms ist das sinusoidale Hämangiom, das insbesondere Frauen betrifft und sehr ausgeprägt sein kann. Das Endothel kann papillär eingestülpt sein und Infarkte sind nicht selten (CALONJE u. FLETCHER 1991).

Kavernöse Hämangiome können auch im Rahmen von Syndromen auftreten, wie dem Kaserbach-Meritt-Syndrom (KASERBACH u. MERITT 1961) und dem Mafucci-Syndrom (Dyschondroplasie mit vaskulären Hamartomen; BEAN 1958).

Die arteriovenösen Hämangiome treten in Form einer oberflächlichen und einer tiefen Lokalisation auf. Die tiefer gelegene Form ist die häufigere und tritt insbesondere im Kopf-Hals-Bereich auf; sie sind als Mißbildungen anzusehen (BEAN 1958); im Falle ausgedehnter Shunts kommt es zu einer Erwärmung der Haut und reflektorischen Bradykardie.

Die oberflächliche Form der arteriovenösen Hämangiome ist zumeist asymptomatisch, sie treten häufig im Bereich der Lippen und perioralen Haut auf.

Die venösen Hämangiome treten insbesondere im Erwachsenenalter im Bereich der unteren Extremitäten auf. Die oft dickwandigen Gefäße mit unregelmäßig angeordneter Gefäßwandmuskulatur und Verkalkung sind häufig thrombosiert.

Das epithelioide Hämangiom (Angiolymphoide Hyperplasie mit Eosinophile, histiozytoides Hämangiom) betrifft insbesondere Frauen zwischen 20 und 40 Jahren und ist vor allem in der Ohrregion lokalisiert. Zumeist sind es multiple, rote juckende Läsionen, in deren Abflußgebiet gelegentlich Lymphknotenschwellungen bei Eosinophilie des peripheren Blutbildes auftreten können. Histologisch beobachtet man auch hier häufig eine läppchenartige Struktur mit mittelgroßen Gefäßen, die epitheloidem Endothel ausgekleidet sind. Im Vergleich zu normalem Endothel lassen sich vermindert alkaline Phosphatase und vermehrte oxidative und hydrolytische Enzyme nachweisen (ROSAI u. ACKERMAN 1974). Bisher wurde nur in einem einzigen Fall eine mikroskopisch Lymphknotenabsiedelung beschrieben (OLSEN u. HELWIG 1985).

12.4.1.7 Neurofibrom

Als solitäre Neurofibrome werden per definitionem Neurofibrome bezeichnet, die nicht in der Neurofibromatose Typ 1 auftreten. 90% der Neurofibrome sind solitär (GESCHICKTER 1935). Die Neurofibrome treten bei Personen beider Geschlechter zwischen 20 und 30 Jahren auf. Über ein ausgedehntes Neurofibrom, das den äußeren Gehörgang verlegte, berichteten COAKLEY u. ATLAS (1997). Der erste Fall eines taktilen Neurofibroms im Bereich des Mittelohrs, ausgehend vom Nervus stapedius wurde von VAN GOETHEM et al. (1985) beschrieben. Mikroskopisch zeigte sich eine lobuläre Struktur, bestehend aus Zellballen von lamellär angeordneten, langgezogenen Zellen, die durch feines kollagenes Fasergewebe getrennt sind. Makroskopisch beobachtet man schmerzlose Knoten. Histologisch liegen Bündel langgezogener Zellen, die wellenförmige, dunkle Kerne haben, vor. In unmittelbarer Nachbarschaft dieser Zellen findet man gering- bis mäßiggradig ausgeprägte Mukoidablagerungen und Kollagen. Im Gegensatz zu Neurilemmomen sind die Neurofibrome nicht gekapselt, können gelegentlich aber, wenn sie sehr zellreich sind, Antoni-A-Areale aufweisen (ANTONI 1920).

Pacini-Neurofibrome können taktile oder Druckrezeptoren enthalten (RICHARD u. COSTER 1952). Eine weitere Variante ist das epitheloide Neurofibrom. Die epithelialen Anteile des Tumors sind sehr zellreich mit nur wenig Kollagen und geringer muzinöser Komponente.

12.4.1.8 Neurilemmom

Die Neurilemmome (oder Schwannome, Neurinome, perineurale Fibroblastome) sind gekapselte Nervenscheidentumoren, die aus zwei Komponenten bestehen: Eine geordnete zelluläre Komponente (Antoni-A-Anteile) und eine lockere myxoide Komponente (Antoni-B-Anteile). Neurilemmome treten bei Patienten zwischen 20 und 50 Jahren auf, insbesondere im Kopf-Hals-Bereich.

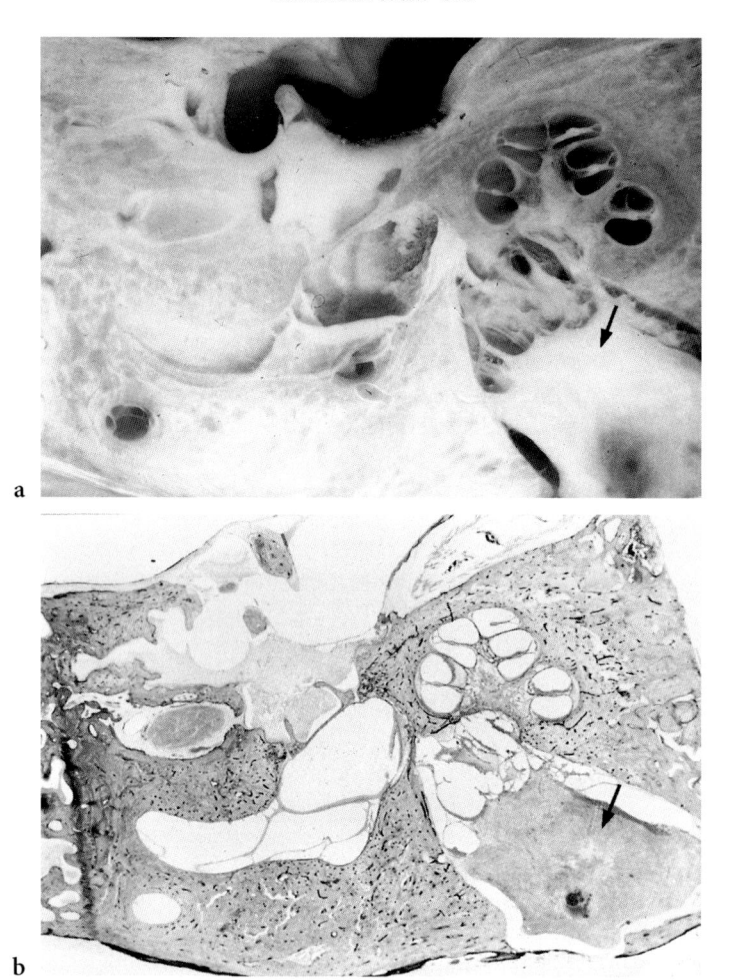

Abb. 3.153a, b. Neurilemmom („Akustikusneurinom"). **a** Schnittebene durch das entkalkte Felsenbein mit speckig glänzendem Tumor (*Pfeil*), der den inneren Gehörgang ausfüllt. **b** Korrespondierender histologischer Schnitt des gleichen Präparates (*Pfeil* Tumor). × 4

Es sind solitäre, langsam wachsende, schmerzlose Läsionen (STOUT 1935), die erhebliche Dimensionen erreichen können (TURGUT et al. 1997).

Das Akustikusneurinom geht vom N. vestibularis aus und ist bevorzugt im inneren Gehörgang und Kleinhirnbrückenwinkel lokalisiert (Abb. 3.153–3.155). Man unterscheidet einen intrameatalen, intra- und extrameatalen oder primär extrameatalen Sitz. Gelegentlich treten diese Tumoren auch beidseitig (Morbus Recklinghausen), synchron oder metachron auf. 7 % aller intrakraniellen Tumoren sind Akustikusneurinome. Röntgeneologisch lassen sich eine Erweiterung des inneren Gehörgangs bei intrameataler Ausbreitung oder Kontrastmittel aufnehmende Raumforderungen im Kleinhirnbrückenwinkel bei extrameataler Lokalisation nachweisen (Abb. 3.156, 3.157).

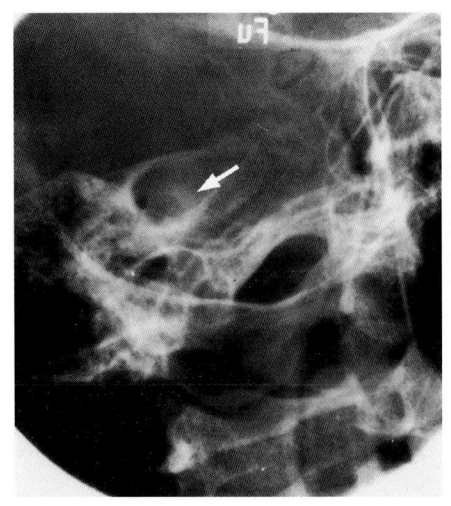

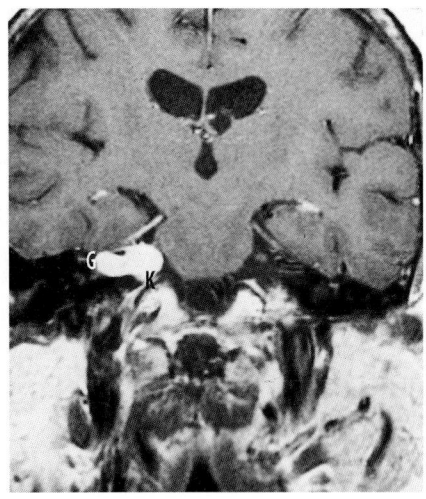

Abb. 3.154 (*links*). Röntgenaufnahme des Felsenbeines nach Stenvers: Der linke innere Gehörgang ist durch ein „Akustikusneurinom" birnenförmig aufgetrieben. Der Tumor hat die Cochlea (*Pfeil*) erreicht

Abb. 3.155 (*rechts*). „Akustikusneurinom" des linken Kleinhirnbrückenwinkels im Kernspintomogramm: Der rundliche, medial gelegene Anteil des Tumors liegt im Kleinhirnbrückenwinkel (*K*), der schlankere, nach links ziehende Ausläufer füllt den erweiterten inneren Gehörgaung (*G*) aus. Der Tumor wurde über einen retrosigmoidalen Zugang (subokzipital) entfernt

In 3% der Fälle ist ein einseitiger Tinnitus das Erstsymptom. Die einseitige progrediente Schallempfindungsschwerhörigkeit wird gelegentlich als Hörsturz diagnostiziert. 50% aller Patienten klagen über diskreten Drehschwindel, inkonstanten Schwankschwindel oder Gangabweichung, als geringfügige vestibuläre Symptomatik trotz schwerster vestibulärer Unterfunktion bei der thermischen Prüfung. Mit zunehmenden Tumorwachstum kommt es zu Ausfällen des N. facialis (TIC, Parese), des N. trigeminus (Schmerzen, Hypo- oder Anästhesie), zu zerebellären Symptomen (Doppelbilder, Gangstörungen) und schließlich zu Hirndrucksymptomen (Kopfschmerzen, Erbrechen, Sehstörung). Auch ein Einwachsen in die Cochlea kann man gelegentlich beobachten (Abb. 3.156 – 3.158).

Histologisch können die Akustikusneurinome als die klassischen Neurolemmome oder aber als Neurofibrome auftreten, auch wenn Mischformen vorkommen. Neurofibrome oder plexiforme Neurofibrome (s. S. 469) sind Tumoren die aus Fibroblasten des perineuralen Gewebes und wenigen Nervenfasern gebildet werden. Sie können solitär vorliegen, oder im Rahmen der multiplen Neurofibromatose oder Morbus Recklinghausen. In dieser letztgenannten Erkrankung, welche autosomal-dominant vererbt wird, beobachtet man eine große Anzahl von Tumoren der peripheren Nerven, die Schwannom oder Neurofibrome sein können (ASBURY u. JOHNSON 1978; BRUNNER 1987). Plexiforme Neurofibrome enthalten breite Bänder von Kollagen und können von Neurolem-

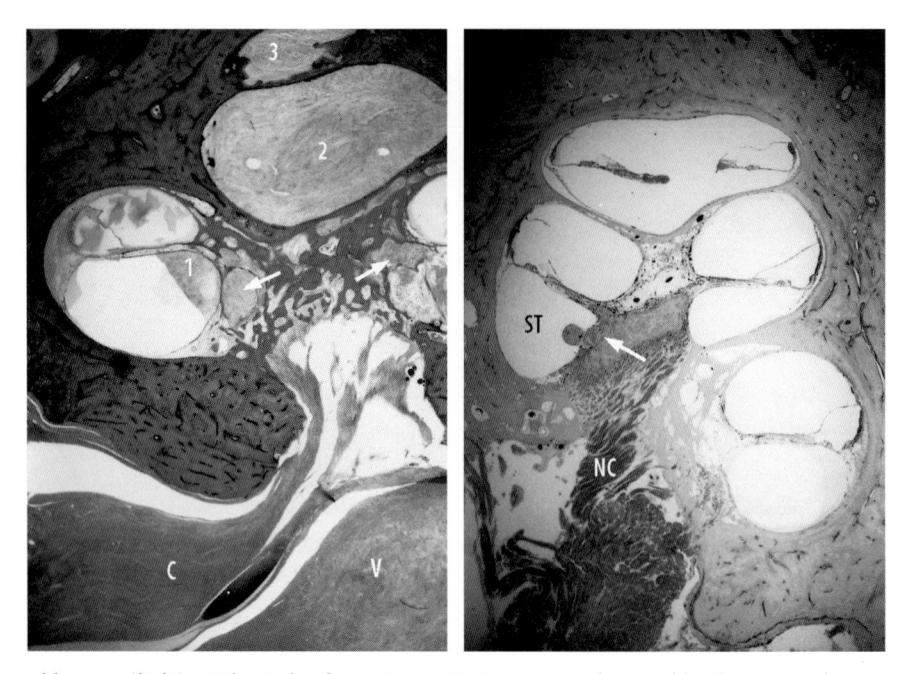

Abb. 3.156 (*links*). Linkes Felsenbein eines Patienten mit Morbus Recklinghausen. Es liegt je ein Neurilemmom des Nervus cochlearis (*C*) und des Nervus vestibularis (*V*) vor. Die oberen Windungen der Cochlea sind komplett von Tumormassen ausgefüllt (*2, 3*) die Region der Spiralganglienzellen (*Pfeile*) sind ebenfalls von Tumorgewebe ausgefüllt, wie auch Anteile der Scala tympani (*1*). × 6

Abb. 3.157 (*rechts*). Rechte Cochlea des gleichen Patienten. Ein Neurilemmom füllt den Modiolus und den Rosenthal-Kanal der basalen Windung aus. *St* Scala tympani; *NC* Nervus cochlearis; *Pfeil* Tumoranteile. × 20

momen durch die Abwesenheit von dem Verokay-Körpern unterschieden werden. Zu unterscheiden sind diese Tumoren vom seltenen traumatischen Neurom (BRUNNER 1987).

Die Neurinome des N. facialis (Abb. 3.159) sind eine Rarität und so gibt es nur wenige Berichte in der Literatur (KLEINSASSER u. FRIEDMANN 1959; MIEHLKE u. PARTSCH 1973). Diese Tumoren betreffen vorwiegend Frauen in der 2. und 4. Lebensdekade. Eine Literaturübersicht von NAGER (1985) sind insgesamt ca. 130 Fälle zusammengefaßt. Der Tumor befindet sich vorwiegend im Verlauf des Warzenfortsatzes, weniger im Bereich des tympanalen Verlaufs. Die klinische Symptomatik wird von der Größe des Tumors bestimmt und führt schließlich zur progressiven Fazialisparese mit Epiphora, was häufig zur Diagnose der idiopathischen Fazialisparese verleitet.

Eine tumorähnliche Veränderung im Rahmen einer chronischen Otitis media ist das Neurinom der Chorda tympani. Hier zeigt sich der Nerv hinter dem Trommelfell in Granulationsgewebe eingebettet. Man kann ihn als ein Analog

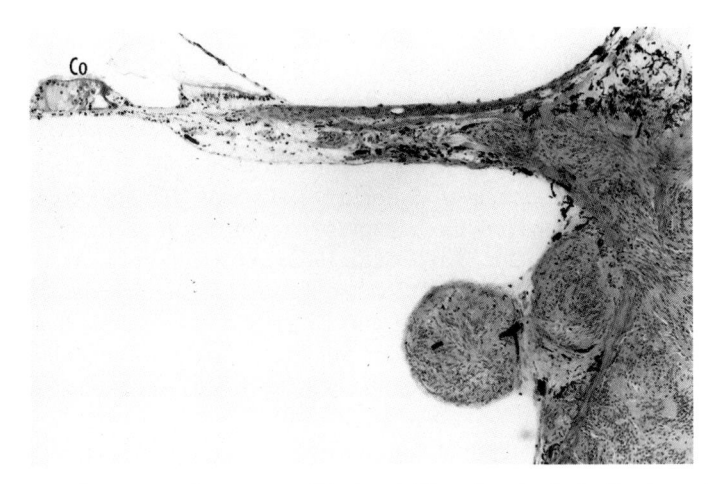

Abb. 3.158. Stärkere Vergrößerung aus Abb. 3.157. Die mikroskopische Struktur des Corti-Organs (*Co*) ist völlig intakt. × 140

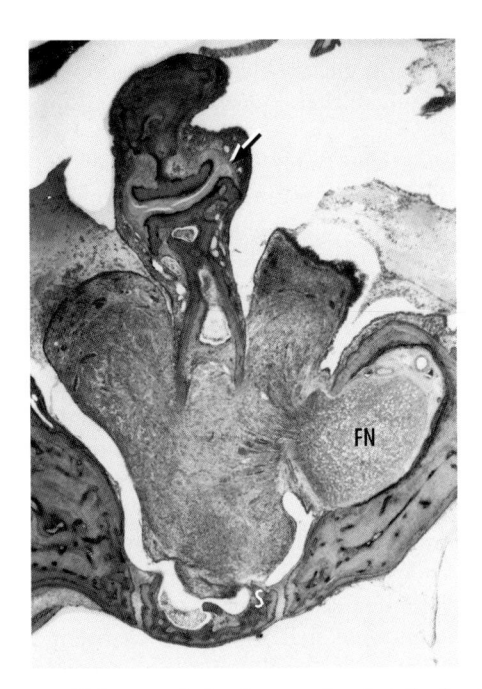

Abb. 3.159. Neurilemmom (Schwanom) des tympanalen Anteils des N. facialis (*FN*). Der Steigbügel ist zerstört. Der Patient litt unter einem Spasmus des Nervus facialis, Tinnitus und Schalleitungsschwerhörigkeit. *S* Steigbügelfußplatt; *Pfeil* Amboßsteigbügelgelenk. × 16

eines posttraumatischen Neuroms ansehen das z. B. nach operativen Eingriffen am Mittelohr auftritt.

Die neurogenen Tumoren des N. stapedius sind sehr selten. PULEC (1969) berichtete über 3 Fälle von Schwannomen des N. stapedius. Andere Beschreibungen von SAITO u. BAXTER (1972) sowie NAGER folgten (1964b, 1969). Die (taktilen) Pacini-Körperchen sind hochspezialisierte Nervenendigungen mit einer charakteristischen lamellären Struktur. Sie wurden zunächst als Mechanorezeptoren der Haut beschrieben (DIBLE 1963; MACDONALD u. WILSON-JONES 1977). Der erste Fall eines taktilen Neurofibroms im Bereich des Mittelohrs, ausgehend vom N. stapedius, wurde von GOETHEM et al. (1985) beschrieben. Mikroskopisch zeigte sich eine lobuläre Struktur, bestehend aus Zellballen von lamellär angeordneten, langgezogenen Zellen, die durch feines kollagenes Fasergewebe getrennt sind.

Histologisch sieht man einen von fibröser Kapsel umgebenen Tumor, Neuriten sind fast nie vorhanden. Man beobachtet unterschiedlich stark ausgeprägte Anteile von Antoni-A- und Antoni-B-Arealen, die Antoni-A-Areale bestehen aus kurzen Bündeln von spindelförmigen Zellen mit langgezogenen Lochkernen. Die Kerne der Tumorzellen können pallisadenartig angeordnet sein, wie man es aber auch in anderen spindelzelligen Tumoren beobachten kann (ENZINGER u. WEISS 1983). Die Antoni-B-Areale sind zellärmer mit mikrozytischen Veränderungen und entzündlicher Infiltration. Weiterhin ist das Vorhandensein von Gefäßräumen charakteristisch, die mäßig groß sind und thrombosiert sein können.

Elektronenmikroskopische Untersuchungen haben gezeigt, daß Neurilemmome fast ausschließlich aus Schwann-Zellen zusammengesetzt sind, während Neurofibrome zusätzlich eine unterschiedliche Anzahl von Fibroblasten enthalten (MANDYBUR 1974; CONLEY u. SCHULLER 1976; LASSMANN et al. 1977; WEISER 1978; ERLANDSON u. WOODRUFF 1982).

Differentialdiagnostisch kommen Myxome, die eher sternförmige Zellen haben, posttraumatische Neurome, fibröse Histiozytome und Meningeome in Frage (GRUSKIN u. CARBERRY 1979).

Varianten sind das alte Schwannom mit ausgeprägten degenerativen Veränderungen, insbesondere bei retroperitonealer Lokalisation, mit Verkalkungen und Zystenbildung, Einblutungen und Hyalinisierung (ACKERMAN u. TAYLOR 1951).

Das zelluläre Schwannom zeichnet sich durch ausgeprägten Zellreichtum, mitotische Aktivität und gelegentlich Knochendestruktion aus, die zur Fehldiagnose der malignen Variante führen kann (WHITE et al. 1990).

Plexiforme Neurilemmome stellen 5% der Neurilemmome dar und sind extrem zellreich ohne Antoni-B-Anteile.

Das melanotische Schwannom (maligner melanotischer Tumor der Ganglienzellen, melanozytisches Schwannom, psammomatöses melanotisches Schwannom) ist ein seltener, pigmentierter, neuraler Tumor, der vom sympatischen Nervensystem ausgeht. 50% der Patienten leiden am Carney-Syndrom (Myxome, fleckige Pigmentierung und Cushing-Syndrom). Die Tumoren sind makroskopisch gut umschrieben und gekapselt, sie haben schwarz-braune oder graublaue Schnittflächen. Die Tumorzellen sind polygonal und spindelförmig und die Zellkerne sind schlecht erkennbar, so daß der Eindruck eines Synzitiums entsteht. Wie typisch für die Schwann-Zellen zeigen auch beim melanotischen Schwannom die Zellen Lochkerne. Weiterhin beobachtet man Psammomkörperchen (CARNEY 1990), und Melaninpigment kann klumpenartig oder feingranulär in den Tumorzellen vorliegen. Immunhistochemisch lassen sich S-100-Protein und melanomassoziiertes Antigen (HMB-45) nachweisen (MENNENMEYER et al. 1979). Melanozytische Neurinome sind selten, bisher wurden nur 34 Fällen veröffentlicht, 2 davon im Bereich des Kleinhirnbrückenwinkels, ausgehend vom N. acusticus. In einem dieser Patienten kam es zu einer Mitbeteiligung der Nerven VII, IX, X und XI. Dies könnte darauf hindeuten, daß die pigmentierten Schwannome aggressiver sind und sollten als potentiell maligne bezeichnet werden. Histologisch sieht man Schwannzellen, die Melanin produzieren können. Die Schwannzellen- und melanozytische Differenzierung kann letztendlich nur unter dem Elektronenmikroskopisch gesichert werden (KILLEEN et al. 1988).

12.4.1.9 Meningeom

Meningeome sind gutartige von Arachnoidea Zellen ausgehende Tumoren. Sie treten häufiger bei Frauen als Männer aller Altersgruppen mit Häufung in der 5. Lebensdekade auf. Vermehrtes Auftreten wird in der Neurofibromatosis Recklinghausen beobachtet. Es ist der 2. häufigste intrakranielle Tumor. Klinisch beobachtet man je nach Lokalisation und Beziehung zum Felsenbein eine progressive Hörminderung (Schalleitungs- oder Schallempfindungsschwerhörigkeit), Tinnitus, Schwindel, Zephalgien, Hirnnervenfunktionseinschränkungen bzw. -ausfälle. Radiologisch liegen charakteristischerweise Verkalkungen vor.

Die Meningeome (Abb. 3.160) lassen sich nach Lokalisation in intra- und extrakranielle Formen einteilen (FRIEDMANN et al. 1990). Die intrakraniellen Meningeome machen ca. 2–6% der Kleinhirnbrückenwinkeltumoren aus, nur selten kommt es zu einer Invasion des Felsenbeins (BRACKMANN u. BARTELS 1980). Die extrakraniellen Formen sind Ektopien und treten meist im Kopf-Hals-Bereich auf. NAGER (1964) teilt die Meningeome des Felsenbeins in Typ 1 mit Vorhandensein einer synchronen intrakraniellen Tumorkomponente und Typ 2 ohne intrakranielles Meningeom ein.

Makroskopisch zeigen sich die Meningeome als gelappter grau-weißer fester Tumor, der sich in die angrenzenden Strukturen ausdehnt.

Histologisch unterscheidet man eine synzytiale (meningotheliale) fibroblastäre, transitionale – eine Kombination aus fibroblastärer und synzytialer Variante – und angioblastäre Form. Im Felsenbein trifft man zumeist die meningotheliale Variante an (Abb. 3.161). Diese Tumoren haben ein lobuläres Wachstumsmuster und bestehen aus monomorphen rund-ovalen oder spindelförmigen Zellen mit blassem Zytoplasma und unscharfer Zellbegrenzung. Die Zellkerne sind oval oder spheroidal und haben Einschlußkörper, Mitosen kommen nicht vor. Psammomkörper sind seltener als bei den intrakraniellen Formen, wenn sie konfluieren, ergeben sich ausgedehntere Verkalkungen (Abb. 3.162).

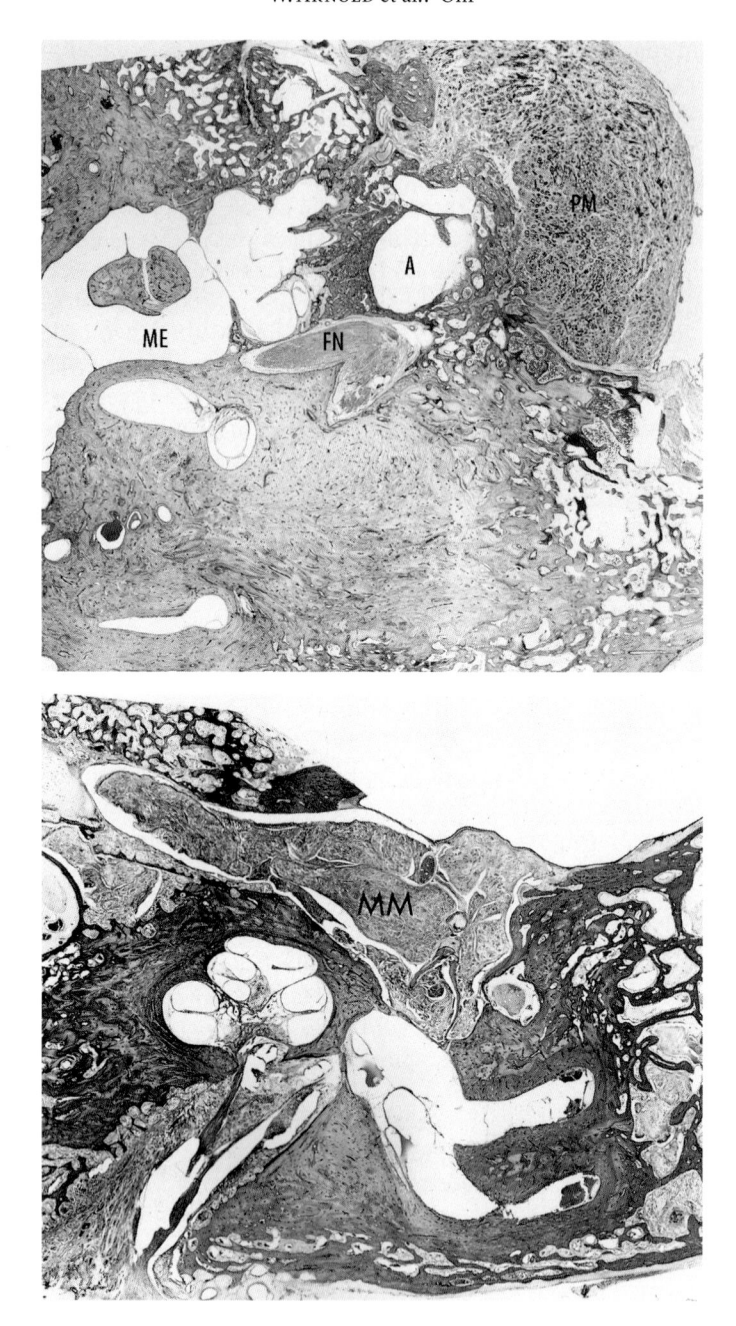

Abb. 3.160 (*oben*). Psammomatöses Meningeom der mittleren Schädelgrube mit Einwachsen in das Mastoid. *PM* Psammomatöses Meningeom; *ME* Mittelohr; *A* Antrum; *FN* N. facialis. × 8

Abb. 3.161 (*unten*). Meningoepitheliomatöses Meningeom des rechten Felsenbeines (*MM*): Der Tumor füllt das gesamte Mittelohr und die Ohrtrompete aus, erreicht den Karotiskanal. Tumormassen sind auch im inneren Gehörgang zu erkennen. × 12

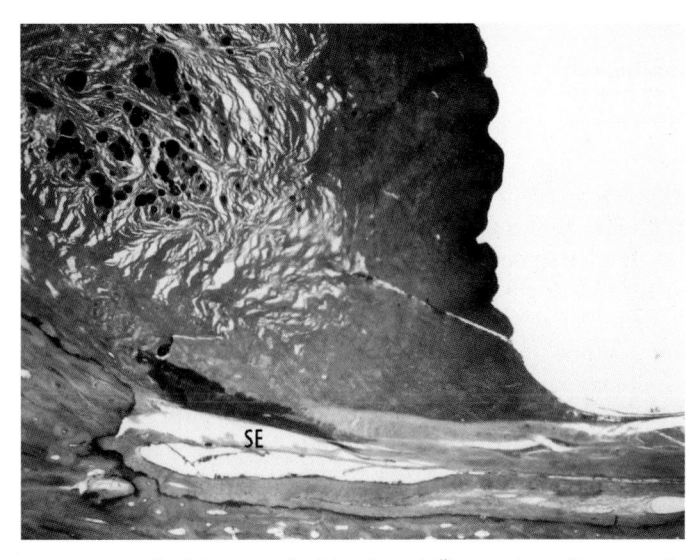

Abb. 3.162. Meningeom der hinteren Schädelgrube mit Überwachsen (Kompression) des Saccus endolymphaticus (*SE*). Im Zentrum des Tumors Psammomkörper. Klinisch litt der Patient an Menière-ähnlicher Symptomatik. × 6

Die Meningeome des Felsenbeins sind von den jugulotympanalen Paragangliomen, Akustikusneurinomen und Mittelohradenomen abzugrenzen.

Fallbeschreibungen von extrakraniellen Lokalisationen verdanken wir CHEN u. DEHNER (1978). Es handelt sich um Frauen mit Lokalisation im Mittelohr, in 2 von 3 Fällen um Typ 1-Meningeome. Bei einer Patientin war kurz zuvor ein intrakranielles Meningeom entfernt worden. Histologisch wurde in allen 3 Fällen ein meningotheliales Meningeom diagnostiziert. Ein weiterer Fall eines Meningeoms mit Mittelohrlokalisation zeigte sich zunächst klinisch als chronische Otitis media, die dann durchgeführte Kernspintomographie ließ dann ein Meningeom vermuten (CIVANTOS et al. (1993).

Schließlich wurde über ein Meningeom des äußeren Gehörganges bei vorbestehendem intrakraniellen Meningeom berichtet. Die Autoren konnten keine Kontinuität zwischen den beiden Tumoren beobachten und nahmen an, daß der Tumor des äußeren Gehörganges von Zellnestern der Arachnoidea ausgegangen war (HU et al. 1998).

12.4.1.10 Teratome

Teratome sind kongenitale Tumoren, die aus totipotenten Zellen bestehen. Ein Teratom im Bereich des Mastoids wurde von SILVERSTEIN et al. (1967) und TALMI et al. (1989) beschrieben. Es handelte sich um ein 4 Wochen altes Kind mit einem großen gekapselten Tumor, der chirurgisch entfernt wurde. Histologisch zeigten sich Anteile von verschiedenen Geweben, darunter Speicheldrüsengewebe ektodermalen Ursprungs, Bindegewebe mesodermalen Ursprungs und Dünndarmschleimhaut endodermalen Ursprungs.

12.4.1.11 Paragangliom

Paragangliome sind im allgemeinen gutartige, sehr selten bösartige Tumoren, die von den Paraganglien ausgehen und eine den normalen Paraganglien ähnliche, organoide Struktur aufweisen. Sie gehören zu den neuroendokrinen Tumoren (GOULD et al. 1986) und werden am besten nach ihrer anatomischen Lokalisation in branchiogene Paraganglien (Glomus jugulo-tympanale, Glomus caroticum, subklavikuläre, larnygeale, koronare, aorto-pulmonale und orbitale Paraganglien), intravagale Paraganglien (im Perineurium des N. vagus) und die aortosympathischen Paraganglien, insbesondere im Bereich der Aortenbifurkation, eingeteilt (GLENNER u. GRIMLEY 1974).

Das *Paragangliom des Glomus caroticum* ist das häufigste extraadrenale Paragangliom, es tritt im Bereich der Bifurkation der Arteria carotis, insbesondere in hoch gelegenen Regionen wie Peru und Mexiko auf (SALDANA et al. 1973). Selten sind Paragangliome des Glomus caroticum endokrin aktiv (BERDAHL 1962). Makroskopisch beobachtet man im Bereich der Bifurkation gelegene, mehr oder minder in engem Kontakt mit der A. carotis stehende Tumoren. Histologisch sieht man in Nestern oder Zellballen angeordnete, runde oder polygonale epitheloide Zellen. Bei der histologischen Begutachtung ist die Retikulinfärbung hilfreich. Im Vergleich zum normalen Glomus caroticum sind die Zellballen des Paraganglioms des Glomus caroticum größer und unregelmäßiger. Häufig beobachtet man Zellschrumpfung oder Zellretraktion mit Verlust des klassischen Zellballenmusters, das Gewebsmuster kann dann eher Karzinoiden oder Pseudodrüsen von Adenokarzinomen ähneln.

Die maligne Variante der Paragangliome des Glomus caroticum zeigen sehr große Zellballen, mit pleomorphen Zellen und reichlich Mitosen. Daneben beobachtet man Nekrosen und Gefäßinvasion. Die Präsenz von Kernpolymorphismus und Riesenzellbildung alleine allerdings sind kein ausreichendes Kriterium für Malignität.

Sonderfärbung wie die Grimelius-Färbung sowie die Fluoreszenztechnik sind in der Diagnostik sehr hilfreich (ENZINGER u. WEISS 1995). Weiterhin bieten sich für die Immunhistochemie eine Reihe von Antikörper an (LINNOILA et al. 1988).

Die *jugolotympanalen Paragangliome* (Glomus-jugulare-Tumor) sind die häufigsten Mittelohrtumoren und die zweithäufigsten extraadrenalen Paragangliome. Sie entspringen den Paraganglien des Ohrastes des N. vagus, des tympanalen Astes des N. glossopharyngeus und denen des Bulbus der V. jugularis. All diese Tumoren werden üblicherweise als Glomus-jugulare-Tumoren bezeichnet, auch wenn einige Autoren den Terminus Glomus-jugulare-Tumoren ausschließlich für die vom Bulbus der V. jugularis ausgehenden verwenden. Bei größeren, schon länger bestehenden Tumoren allerdings ist oft der Ausgangspunkt retrospektiv nicht mehr feststellbar (GLASSCOCK et al. 1974). Je nach

Tabelle 3.16. Klassifikation der Glomus-tympanicum-Tumoren.
(Nach JACKSON u. GLASSCOCK 1980)

Stadium 1	Kleiner, auf das Ganglion beschränkter Tumor
Stadium 2	Tumor mit vollständiger Ausfüllung des Mittelohrraumes
Stadium 3	Tumor mit Ausfüllung des Mittelohres und Vorwachsen in das Mastoid
Stadium 4	Tumor mit Ausfüllung des Mittelohres, Einwachsen in das Mastoid oder Vorwachsen durch das Trommelfell und Ausfüllung des äußeren Gehörganges, evtl. Vorwachsen bis zur Karotis

Tabelle 3.17. Klassifikation der Glomustumoren (Universität Zürich)

Typ A	Auf das Mittelohr beschränkter Tumor (Glomus-tympanicum-Tumor)
Typ B	Tympanomastoidaler Tumor ohne Destruktion des infralabyrinthären Anteils des Felsenbeines
Typ C	Tumorausdehnung in den infralabyrinthären Anteil und Wachstum in Richtung Felsenbeinspitze
Typ D	Tumor mit intrakranieller Ausbreitung

Ausdehnung werden die Paragangliome nach JACKSON u. GLASSCOCK (1982) klassifiziert (Tabelle 3.16).

Eine weitere Klassifikation der Glomustumoren der Paraganglien stammt von der Universität Zürich. Hier werden die Tumoren nach Sitz und Größe in tympanale, tympanomastoidale, infralabyrinthäre und intrakranielle Tumoren in die Kategorien A, B, C und D eingeteilt (Tabelle 3.17).

Die jugolotympanalen Paragangliome betreffen zumeist Frauen, insbesondere in der 5. Lebensdekade. Sie breiten sich destruierend im gesamten Felsenbein aus (Abb. 3.163). Die Patienten entwickeln zunächst pulsierendes Ohrgeräusch und Schallleitungsschwerhörigkeit. Makroskopisch beobachtet man eine pulsierende rötliche Masse hinter dem intakten Trommelfell. Bei Befall des Labyrinths tritt Innenohrschwerhörigkeit hinzu, selten Schwindel.

Die Tumoren des Bulbus der V. jugularis hingegen wachsen kranialwärts und erweitern das Formanen jugulare, dehnen sich einerseits bis zum Mittelohr aus, andererseits (in ca. 40% der Patienten) auch Richtung Gehirn mit darauffolgender Parese der Hirnnerven (SPECTOR et al. 1979). Nur 1% der jugolotympanalen Paragangliome sind hormonell aktiv; allerdings kann die intraoperative Manipulation zu hypertensiven Krisen führen (COLE 1979). Histologisch zeigen diese sehr gut vaskularisierten Tumoren zellballenartiges Wachstumsmuster, die Zellballen sind kleiner als die der Paragangliome des Glomus caroticum (Abb. 3.164). Die Zellballen bestehen aus Hauptzellen, die Sustentarkularzellen sind sehr selten. In der Grimelius-Färbung oder der formalininduzierten Fluoreszenzanfärbung lassen sich Katecholamindepots nachweisen. Elektronenmikroskopisch sieht man in den Tumorzellen einen prominenten paranukleär gelegenen Golgi-Apparat mit Vorläufern neurosekretorischen Granula, die 100–160 µm groß sind (Abb. 3.165).

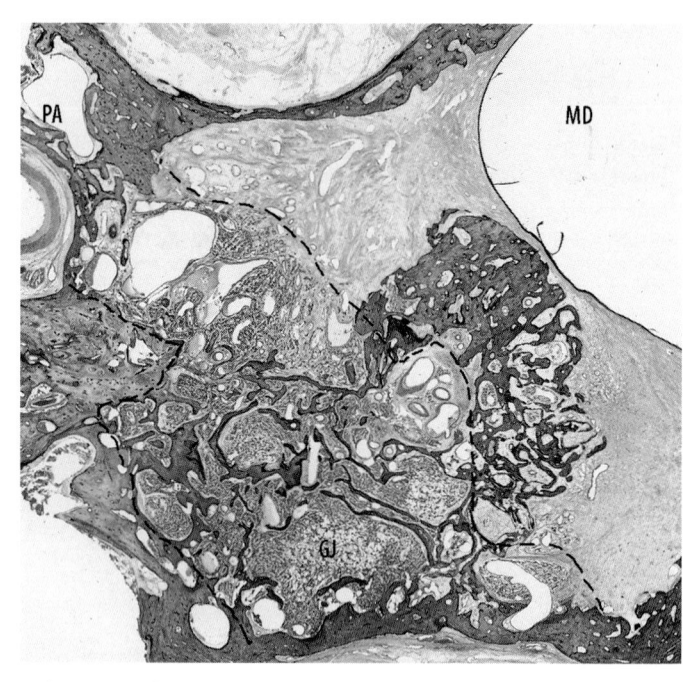

Abb. 3.163. Glomus-jugulare-Tumor bei einer 73jährigen Frau. Der Tumor wurde erstmals 19 Jahre vor dem Tod diagnostiziert. Eine radikale Mastoidektomie wurde durchgeführt. 10 Jahre vor dem Tod entwickelte die Patientin eine rechtsseitige Fazialisparese und wurde mit 40 Gy radiotherapiert. Man findet einen gut ausgeheilten Mastoiddefekt (*MD*) mit darunterliegendem Bindegewebe. Resttumorgewebe des Glomustumors (*GJ*) dehnt sich in fingerförmigen Projektionen bis in die Pyramidenspitze (*PA*) aus. Die *gestrichelte Linie* umgrenzt das Feld der Tumorausbreitung. × 8

Paragangliome des Mittelohrs werden am besten chirurgisch entfernt. Größere Glomus-typanicum-Tumoren mit Destruktion des Felsenbeins sind chirurgisch deshalb schwer zu resezieren, da der Tumor zapfenförmig in das Knochenmark und in die pneumatisierten Knochenareale, insbesondere im Bereich der epitympanalen Pneumatisationszellen einwächst. Ferner infiltriert der Tumor oft den Kanal der A. carotis. Deshalb ist eine komplette chirurgische Entfernung in aller Regel insuffizient (Abb. 3.166). Funktionserhaltende Resultate lassen sich langfristig besser mit adjuvanter Radiotherapie besser erreichen (Tabellen 3.18, 3.19). Häufig exprimieren die Paragangliome Somatostatinrezeptoren. So lassen sich diese Tumoren auch mittels Szintigraphie diagnostizieren (KAU u. ARNOLD 1996). Im Fall von positivem Rezeptornachweis läßt sich mit inaktiven Analoga des Somatostatins eine Tumorregression erreichen (Abb. 3.167; KAU et al. 1994a, b).

Die vagalen Paragangliome gehen von den Paraganglien entlang des zervikalen Verlaufs des N. vagus aus. Sie liegen meist zwischen dem Processus mastoideus und dem Kieferwinkel und führen bei enger Nachbarschaft zu den Nerven der Schädelbasis zu Zungenschwäche, Stimmlippenparese und Horner-

Benigne Weichteiltumoren 481

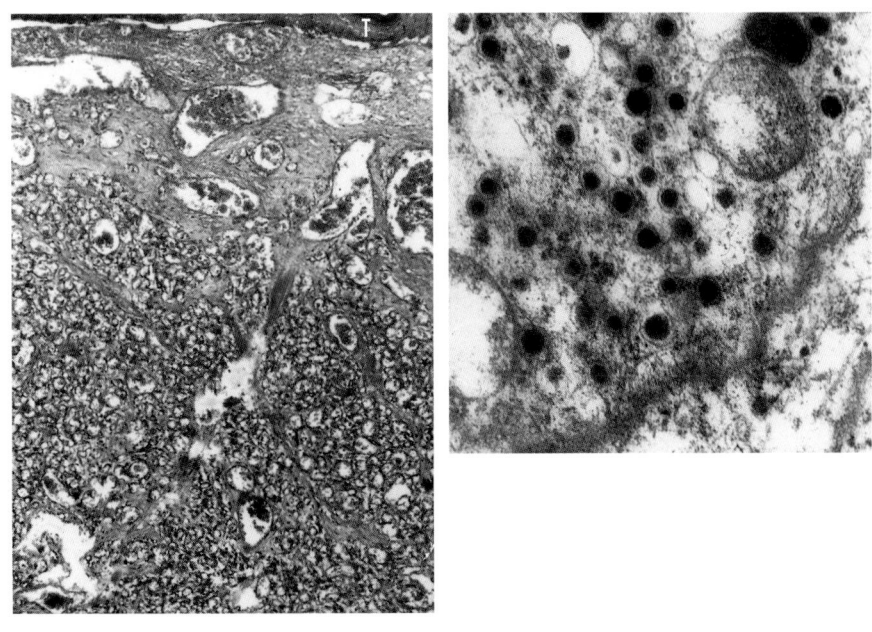

Abb. 3.164 (*links*). Glomus-tympanicum-Tumor des Mittelohres: Kompakte Gruppen von epitheloiden Zellen mit Ausbildung von „Zellballen". Diese sind voneinander durch ein retikuläres Netzwerk getrennt. T Trommelfellebene. × 12

Abb. 3.165 (*rechts*). Paragangliom des Mittelohres: Elektronenmikroskopisch erkennt man im Zyto-plasma der Tumorzellen neurosekretorische Granula. × 12000

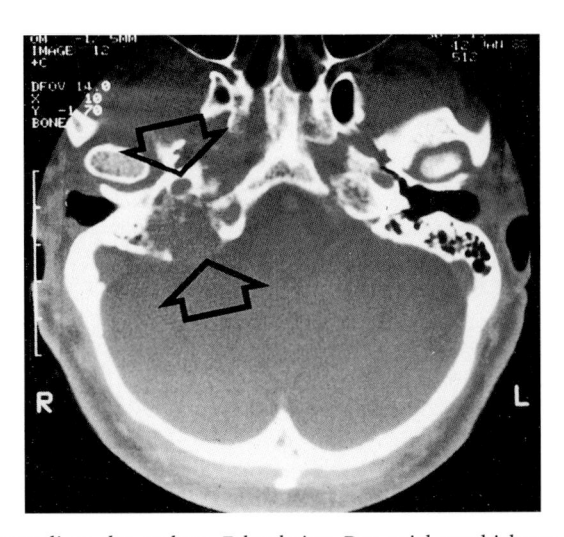

Abb. 3.166. Paragangliom des rechten Felsenbeins: Das axial geschichtete Computertomogramm des Schädels zeigt eine vollkommene Auflösung des rechten Felsenbeines in Folge destruktiver Ausdehnung eines Glomustumors

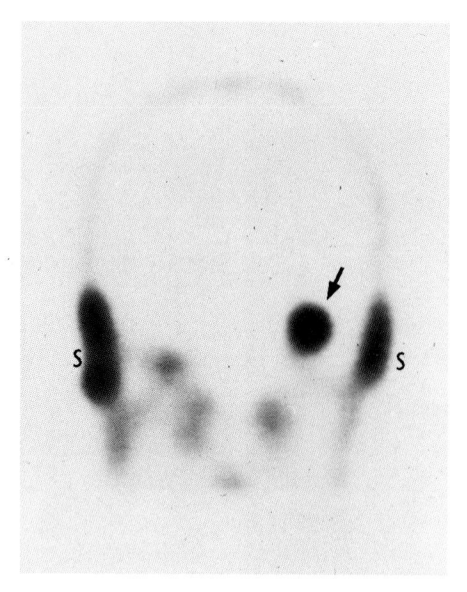

Abb. 3.167. Glomustumor des rechten Felsenbeins: Somatostatinszintigraphische Darstellung des Tumors (*Pfeil*). Auch die Speicheldrüsen (*S*) speichern den Marker

Tabelle 3.18. Lokale Rezidive von Glomustumoren nach chirurgischer Behandlung. (Nach TIDWELL u. MONTAGUE 1975)

Autoren	Anzahl der Patienten	Anzahl der Rezidive
NEWMAN et al. (1973)	14	11
GRUBB u. LAMPE (1965)	9	5
HATIFIELD et al. (1972)	16	8
ROSENWASSER (1967)	8	3
SPECTOR et al. (1975)	56	11

Tabelle 3.19. Lokale Rezidive von Glomustumoren nach Bestrahlung. (Nach DE VITA et al. 1982)

Institution	Tumordosis Gy	Anzahl der Patienten	Anzahl der Rezidive
M.D. Anderson Hospital	42–50	17	–
University of Florida	37–56	14	–
Baylor Medical Center	40–50	9	–
Geisinger Medical Center	40–50	11	–
Princess Margaret Hospital	35	20	–

Syndrom. Selten sind diese Tumoren hormonell aktiv (LEVIT 1969). Arteriographisch lassen sie sich von den Paragangliomen des Glomus caroticum unterscheiden, denen sie histologisch sehr ähneln. 16% der vagalen Paragangliome metastasieren, vorwiegend lymphogen (KAHN 1976). Die Therapie der Wahl ist die chirurgische Resektion.

Als Malignitätskriterien für die Paragangliome werden verschiedene Parameter herangezogen. LINNOILA betrachtet extraadrenale Lokalisation, konfluierende Nekrosen und das Fehlen von hyalinen Globuli als Zeichen für Malignität (LINNOILA et al. 1990). Auch die verminderte Expression von Neuropeptiden wird als Malignitätskriterium angesehen, gutartige Läsionen exprimieren 5 oder mehr Neuropeptide, maligne weniger als 2 (LINNOILA et al. 1988).

12.4.1.12 Myxom

Myxome sind gutartige Tumoren, die aus sternförmigen Zellen bestehen.

Sie betreffen vorwiegend erwachsene Patienten im Gesichtsbereich, einschließlich Ohrmuschel, Stamm und Mundregion (BUCHNER et al. 1990). Makroskopisch beobachtet man eine asymptomatische Ansammlung von muzinösem Material. Histologisch sieht man sternförmige, zum Teil spindelförmige Zellen im Chorium. Die Therapie der Wahl ist die lokale Exzision.

Eine Lokalisation im Felsenbein wurde von CHARABI et al. (1989) beschrieben. Vom Myxom muß das Myxödem abgegrenzt werden, welches klinisch durch große, häufig beidseitige Knoten oder Plaques, zumeist in den prätibialen Regionen mit Hyperpigmentation der darüberliegenden Haut einhergeht. Betroffen sind Patienten mit Hyperthyreoidismus.

12.4.2 Weichgewebstumoren intermediärer Dignität

12.4.2.1 Fibromatose

Die Fibromatosen sind nach STOUT (1954) eine breitgefächerte Gruppe von gutartiger Proliferation von Fasergewebe intermediärer Dignität. Sie zeichnen sich durch lokal infiltratives, agressives Wachstum (daher zum Teil die Bezeichnung *agressive Fibromatose*) und Neigung zum Lokalrezidiv ohne Metastasierungstendenz, aus. Klinisch zeigen sie sich als nicht verschiebliche derbe, unscharf begrenzte Knoten, die im Laufe einiger Wochen wachsen und meist schmerzlos sind. Von der Ohrmuschel ausgehend kann eine Infiltration der Parotis zur Fazialisparese führen. Histologisch sieht man monomorphe spindelförmige Zellen, die von einander getrennt in reichlich kollagenem Stroma liegen. Die vorwiegend kleinen Kerne färben sich nur schwach an und haben bis zu 3 kleine Nukleolen. Mitosen sind sehr selten und typisch. Nekrosen und Gefäßinvasionen lassen sich nicht beobachten, allerdings können mikroskopische Einblutungen und entzündliche Infiltrate vorliegen (STOUT 1961). Fibromatosen im Kopfbereich betreffen eher jüngere Patienten, sind zellreicher und haben agressiveres Wachstum. Differential diagnostisch kommen das Fibrom, Fibrosarkom und Pseudosarkom in Frage.

Die Pathogenese ist unklar, möglicherweise sind sie angeborene Mißbildungen.

12.4.2.2 Hämangioperizytom

Das Hämangioperizytom ist ein perivaskulärer, von den Perizyten ausgehender, benigner Tumor. Die lichtmikroskopische Unterscheidung von Endothelzellen, Fibroblasten und Histiozyten, auch mit immunhistochemischen Methoden, ist schwierig. Die Diagnose wird anhand der Gewebsstruktur gestellt. Dieser Tumor tritt insbesondere bei Erwachsenen im mittleren Lebensalter beider Geschlechter im Bereich der unteren Extremitäten und des retroperitonealen Raumes auf (STOUT 1949). Der Kopf-Hals-Bereich ist in 16% der Fälle betroffen. Insbesondere im Bereich der Meningen, der Nasenhaupt- und Nasennebenhöhlen und der Orbita. Makroskopisch beobachtet man gewöhnlich solitäre, gut umschriebene, von einer Pseudokapsel bedeckte 4–8 cm große Läsionen. Histologisch liegen die Tumorzellen dickgepackt um dünnwandige, von Endothel ausgekleidete Gefäßkanäle. Die Zellen können Spindelform annehmen, sind aber nie wie Fibrosarkome oder Synovial-Sarkome in Bündeln angeordnet. Auch solide Tumoranteile sind nicht ungewöhnlich.

Die maligne Variante des Hämangioperizytoms zeichnet sich durch vermehrte Mitosen sowie mehr oder minder ausgedehnte Nekrosen aus. Aufgrund der Morphologie ist es sehr schwierig, das Verhalten des Tumorens vorherzusagen. ENZINGER u. SMITH (1976) beobachteten in der Mehrzahl der sich gutartig verhaltenden Fälle weniger als 2–3 Mitosen in 10 HPF. Über 4 Mitosen in 10 HPF beurteilten sie als Kriterium für Rezidivneigung und Metastasenbildung.

Eine Variante ist das infantile Hämangioperizytom. Im Unterschied zum Hämangioperizytom des Erwachsenenalters sind Mitosen und fokale Nekrosen nicht ungewöhnlich und kein prognostisch schlechtes Kriterium.

Differentialdiagnostisch ist das Hämangioperizytom vom fibrösen Histiozytom, dem Synovial-Sarkom, mesenchymalen Chondrosarkom sowie dem Glomustumor abzugrenzen.

Ein Hämangioperizytom im Bereich des Foramen jugulare wurde von SEHITOGLO et al. (1990) beschrieben. Ein Fallbericht über ein Hämangioperizytom des Mastoids mit ausgedehnter Infiltration des Processus mastoideus liegt vor. Drei Hämangioperizytome des Felsenbeins wurden zuletzt von BIRZGALIS et al. (1990) beschrieben.

12.4.3 Maligne Weichteiltumoren

12.4.3.1 Fibrosarkom

Als Fibrosarkom wird ein aus Fibroblasten bestehender maligner Tumor definiert, der keine weitere Zelldifferenzierung bietet, zu Rezidiven neigt und Metastasen bildet. In frühen Studien wurde die Inzidenz des Fibrosarkoms sicher überschätzt. MEYERDING et al. (1936) berichteten, daß 65% der Weichteiltumoren Fibrosarkome sind. PRITCHARD et al. (1977) untersuchten 2310 Weichteilsarkome nach und klassifizierten nur 12% als Fibrosarkome. Im AFIP-Material rangieren bezüglich der Inzidenz die Fibrosarkome hinter den Liposarkomen, dem malignen fibrösen Histiozytom, Rabdomyosarkom und Synovial-Sarkom.

Fibrosarkome im Bereich des Ohres sind sehr selten. Über ein Fibrosarkom des Mittelohres berichteten SINGH et al. (1989). Die histologische Diagnose wurde an Hand von dichtgepackten Bändern und Bündeln von langgezogenen, unregelmäßig angeordneten Tumorzellen gestellt. Die primären Fibrosarkome des Mittelohres führen nicht zur Zerstörung des Labyrinths. Sie dringen über den Kanal des N. facialis in den inneren Gehörgang vor und erreichen erst dann über retrogrades Wachstum Cochlea und Vestibulum. NAUFAL (1973) faßt in einer Übersichtsarbeit 221 Fälle von Sarkomen unterschiedlichen Tpys im Bereich des Mittelohres zusammen. Histologisch waren nur etwa 10% Fibrosarkome, wobei in 3 Fällen der Tumor wohl vom Hörnerv ausging.

Makroskopisch zeigen sich die Fibrosarkome als 3–8 cm große, von intakter Haut bedeckte, langsam wachsende Tumoren. Durchschnittlich werden sie erst 3 Jahre nach ihrem Auftreten diagnostiziert und therapiert.

Histologisch weisen die gut differenzierten Fibrosarkome ein sehr uniformes, geordnetes Wachstum von spindelförmigen Zellen ohne nukleären Hyperchromasie mit unterschiedlich ausgeprägtem Kollagenanteil auf. Die Anordnung der Kollagenfasern scheint einen großen Einfluß auf die Tumorzellform zu haben. Die mitotische Aktivität kann sehr unterschiedlich sein, und nur selten findet man mehrkernige oder bizarre Riesenzellen. Die gut differenzierten Fibrosarkome haben sehr monomorphe Tumorzellen mit fischzugähnlicher Anordnung. Andererseits lassen sich auch wirbelförmige Anordnungen beobachten. Die schlecht differenzierten Fibrosarkome zeigen dicht gepackte, weniger gut orientierte, kleine, eher runde Tumorzellen. Der Kollagenfaseranteil ist hier geringer, die Mitosen sind häufiger und Nekrosen sowie Einblutungen lassen sich nachweisen.

Die korrekte Abgrenzung zu anderen gutartigen und bösartigen spindelzelligen Tumoren ist oft nur nach Immunhistochemie oder elektronenmikroskopischen Untersuchungen möglich. Differentialdiagnostisch kommt die noduläre Fasziitis, das fibröse Histiozytom und die Fibromatose in Frage, vor allem aber der maligne Nervenscheidentumor, das maligne fibröse Histiozytom, das Synovial-Sarkom, das Dermatofibrosarcoma protubrans, das desmoplastische Leiomyosarkom sowie spindelzellige Formen von Rabdomyosarkomen, Liposarkomen, malignen Melanomen und Karzinomen. Die Tumorzellen des Fibrosarkoms exprimieren Vimentin, allerdings kein Zytokeratin, epitheliales Membranantigen (EMA) und S-100-Protein. In der Silberfärbung wird das dichte Geflecht der Kollagenfasern deutlich. Elektronenmikroskopisch zeigen die Tumorzellen ein ausgeprägtes endoplasmatisches Retikulum, in dessen Zysternen Kollagenfasern liegen (HARRIS 1982; STILLER u. KATENKAMP 1975).

12.4.3.2 Malignes fibröses Histiozytom

Das maligne fibröse Histiozytom wird heute als ein pleomorphes, hochmalignes Sarkom definiert, dem die lichtmikroskopischen Merkmale einer erkennbaren Differenzierung, abgesehen von der Kollagenproduktion, fehlen. Immunhistochemische Untersuchungen haben gezeigt, daß es sich bei den Tumorzellen eher um Fibroblasten-ähnliche Zellen, als um Zellen mit Monozyten- oder Makrophagen-ähnlicher Differenzierungen handelt. Derzeit wird vor allem diskutiert, ob es sich beim malignen fibrösen Histiozytom um eine eigene Entität oder um eine Mischung unterschiedlicher Sarkome mit unklarer Zelldifferenzierung handelt (GOODLAD u. FLETCHER 1991). Das maligne fibröse Histiozytom ist der häufigste maligne Weichteiltumor des höheren Alters und betrifft in über 65% der Fälle Männer, insbesondere im Bereich der unteren Extremitäten und des Retroperitonealraumes (WEISS u. ENZINGER 1978). Einige Tumoren scheinen strahleninduziert zu sein. Sie traten nach Strahlentherapie von Mammakarzinomen, Retinoblastomen, Morbus Hodgkin und multiplem Myelom auf (WEISS u. ENZINGER 1978). Fallberichte über maligne fibröse Histiozytome des Ohres liegen bisher nicht vor. Man kann allerdings davon ausgehen, daß unter den alten Diagnosen des Fibrosarkoms der Ohrmuschel maligne fibröse Histiozytome enthalten sind (DENKER 1912).

Differentialgiagnostisch kommen pleomorphe Liposarkome, pleomorphe Rabdomyosarkome, pleomorphe Karzinome, Fibrosarkome und Neurosarkome in Frage.

Makroskopisch handelt es sich um 5–10 cm große Tumoren, über 65% in Skelettmuskulatur, 10% subkutan. Die Tumoren wachsen unterschiedlich schnell, sind meist schmerzlos. Makroskopisch beobachtet man einen grau-weißen Tumor mit lobulärer Struktur.

Histologisch wird das maligne fibröse Histiozytom in folgende Subtypen eingeteilt (ENZINGER 1977):

1. Storiformer, pleomorpher Typ
2. Myxoider Typ
3. Riesenzelltyp
4. Entzündlicher Typ.

Histologisch zeigt der storiforme, pleomorphe Typ sehr unterschiedliche Wachstumsmuster mit häufigen Übergängen von storiformen zu pleomorphen Anteilen. Die Tumorzellen sind plump und spindelförmig, in kurzen Bündeln storiform angeordnet. In den pleomorphen Bezirken sind die Fibroblasten deutlich plumper und eine große Anzahl von Histiozyten ohne jegliche Orientierung wird beobachtet. Der Zellpleomorphismus ist ausgeprägter, die Mitosen deutlich häufiger. Daneben beobachtet man eine große Anzahl von mehrkernigen Riesenzellen, die Lipide enthalten können. Auch bizarre Zellen mit grotesken Kernen sind stets vorhanden. Die Anzahl der normalen und atypischen Mitosen kann sehr hoch sein. Das Stroma besteht aus feinen kollagenen Fasern, die die Tumorzellen umgeben.

Im myxoiden Typ liegen neben den wie oben beschriebenen zellreichen Bezirken auch myxoid veränderte Areale vor. Diese zeichnen sich durch die Anreicherung von Hyaluronidase sensitiven sauren Mukopolysaccheriden im Interstitium aus.

Der Riesenzelltyp ist histologisch ein mehrknotiger Tumor, der aus Histozyten, Fibroplasten und Osteoklasten-ähnlichen Riesenzellen besteht. Die 3 Zelltypen können sehr unterschiedlich häufig vertreten sein. Die Fibroblasten und Histozyten ähneln denen der anderen malignen fibrösen Histiozytome. Das Charakteristikum dieses Typs sind die Riesenzellen. In ca. 50% der Fälle beobachtet man herdförmig Osteoid oder reifen Knochen.

Den inflammatorischen Typ zeichnet eine Prädominanz von xanthomatösen Zellen und akuten und chronischen Entzündungszellen aus. Die Zellen sind in amorphes Stroma mit geringem Kollagenfaseranteil eingebettet.

12.4.3.3 Atypisches Fibroxanthom

Das atypische Fibroxanthom entsteht zumeist auf einer von chronischer Sonnenexposition geschädigten Haut in älteren Personen und ist histologisch von der pleomophen Form des malignen fibrösen Histiozytoms nicht zu unterscheiden. In der Vergangenheit wurde das atypische Fibroxanthom auch als Pseudosarkom der Haut, paradoxes Fibrosarkom, pseudosarkomatöses Dermatofibrom und pseudosarkomatöses Retikulohistiozytom bezeichnet.

Man unterscheidet 2 klinische Erscheinungsbilder: 75% der atypischen Fibroxanthome treten im Kopf-Hals-Bereich älterer Personen auf und sind häufig mit anderen sonnenexpositionsassozierten Hautläsionen, wie dem Basalzellkarzinom und Plattenepithelkarzinom, assoziert. 25% der atypischen Fibroxanthome finden sich am Stamm von jungen Patienten. Das atypische Fibroxanthom unterscheidet sich vom malignen fibrösen Histiozytom durch seine deutlich bessere Prognose. Eine Metastasierung ist die absolute Ausnahme (FRETZIN u. HELWIG 1973). Es muß dann eher die Diagnose eines malignen fibrösen Histiozytoms gestellt werden.

Makroskopisch beobachtet man bis zu 2 cm große solitäre Knoten, die ulzerieren können und Basalzellkarzinomen, Plattenepithelkarzinomen, dem pyogenen Granulom oder Talgdrüsentumoren ähneln.

Histologisch zeigt sich ein intradermal gelegener Knoten, der auch ulzeriert sein kann. In der Tiefe kann er bis in die Subkutis reichen. Per definitionem allerdings infiltriert er tiefere Strukturen wie Faszien und Muskulatur niemals. Wie bei der pleomorphen Form des malignen fibrösen Histiozytoms beobachtet man hier bizarre, zum Teil langgezogene mehrkernige pleomorphe Zellen mit zahlreichen typischen und atypischen Mitosen. Das Zytoplasma ist breit und stark eosinophil. Gelegentlich sieht man entzündliche Infiltrate. Nekrosen kommen im Gegensatz zum malignen fibrösem Histiozytom niemals vor. Herdförmiges Vorkommen von Osteoid ist sehr selten (CHEN 1980). Ultrastrukturelle Merkmale von Fibroblasten, Myofibroblasten und Histiozyten wurden – wie auch beim malignen fibrösen Histiozytom – beschrieben (HELWIG u. MAY 1986;

WEEDON u. KERR 1975; RICCI et al. 1988). Differentialdiagnostisch muß das atypische Fibroxanthom von spindelzelligen Karzinomen, Melanomen, dem malignen fibrösen Histiozytom und Leiomyosarkomen abgegrenzt werden. Neben dem Nachweis von Mucin und Melanin sind Antikörper für Zytokeratin, S-100-Protein sowie dem melanomassoziierten Antigen (HMB-45) hilfreich.

12.4.3.4 Liposarkom

Liposarkome sind maligne Tumoren, die aus unreifen neoplastischen Fettzellen bestehen.

Es ist eines der häufigsten Weichteilsarkome des Erwachsenenalters. Die Tumoren können erhebliche Dimensionen erreichen. Hauptsächlich sind diese Tumoren im Bereich des Stammes, insbesondere im Retroperitoneum und der unteren Extremitäten, lokalisiert (ADAM et al. 1984). In der AFIP-Kasuistik von 1067 Liposarkomen waren 53 im Kopf-Hals-Bereich, davon 13 im Gesicht lokalisiert (ENZINGER u. WEISS 1995). KARASEN et al. (1998) berichteten über ein Leiomyosarkom der Ohrmuschel in Verbindung mit einem Überblick über die Literatur.

Makroskopisch findet man meistens 5–10 cm große, gut umschriebene oder gekapselte, lobulierte Tumoren, die Satellitenknoten haben können. Die Schnittfläche kann eine myxoide oder gelatinöse Oberfläche haben. Je nach Differenzierung beobachtet man Nekrosen, Einblutungen und Zystenbildung.

Histologisch werden die Liposarkome nach Entwicklungsstadium der Lipoblasten, Zellularität und Zellpleomorphismus in 5 Kategorien eingeteilt:

1. Myxoides Liposarkom
2. Rundzelliges Liposarkom
3. Gut differenziertes Liposarkom
4. Entdifferenziertes Liposarkom
5. Pleomorphes Liposarkom.

In 5–10% der Fälle liegen 2 oder mehr histologische Typen gleichzeitig vor (BOLEN u. THORNING 1984). Das myxoide Liposarkom ist das häufigste mit ca. 50% aller Liposarkome. Histologisch zeichnet es sich durch proliferierende, unterschiedlich differenzierten Lipoblasten, einem feinen Gefäßnetz und einer myxoiden Matrix aus.

Das rundzellige Liposarkom ist selten, sehr zellreich und besteht aus kleinen, monomorphen runden Zellen mit vestikulären Kernen. Die intrazelluläre Fettbildung ist selten.

Das Liposarkom muß von einer ganzen Reihe von gutartigen Neoplasien, wie dem spindellzelligen Lipom, pleomorphem Lipom und einigen Myxomen sowie von malignen Neoplasien, wie dem Dermatofibrosarcoma protuberans, dem malignen fibrösen Histiozytom, dem embryonalen Rhabdomyosarkom und dem schleimbildenden Adenokarzinom, abgegrenzt werden (ENZINGER u. WEISS 1995).

Die Liposarkome, insbesondere die rundzelligen, entdifferenzierten und pleomorphe Typen, metastasieren in Lunge und andere parenchymatöse Organe, die myxoiden in Pleura, Perikard und Peritoneum (CHANG et al. 1989). Multizentrische Liposarkome müssen von einer Metatasierung unterschieden werden. Die 5-Jahres-Überlebenszeit liegt zwischen 64 % und 70 %.

12.4.3.5 Leiomyosarkom

Leiomyosarkome bestehen aus polymorphen, zumeist elongierten, glatten Muskelzellen mit zigarrenförmigen Kernen.

5–10 % der Weichgewebssarkome sind Leiomyosarkome (GUSTAFSON et al. 1992). Sie entstehen nur sehr selten aus Leiomyomen. Die Hauptlokalisation ist der retroperitoneale Raum (RUSSELL et al. 1977). Sie werden in Leiomyosarkome des tiefen Weichteilgewebes, der Haut und des subkutanen Gewebes in Leiomyosarkome der Gefäße eingeteilt.

Die Leiomyosarkome der Haut sind 2–3 % aller oberflächlich gelegenen Weichteilsarkome und scheinen der neueren Literatur nach häufiger Männer zu betreffen. Es handelt sich meist um solitäre intradermal oder subkutan gelegene bis 2 cm große Läsionen, die den Eindruck erwecken, gut umschrieben zu sein (FIELDS u. HELWIG 1981). Histologisch sieht man elongierte, eosinophile Muskelzellen, die Zellkerne elongiert und zum Teil zigarrenförmig mit Vakuolen im Bereich eines Kernpols. In schlechter differenzierten Tumoren ist der Kern oft zu einem Zellende hin verschoben. Zumeist sind mehr als 2 Mitosen pro 10 HPF zu beobachten (FIELDS u. HELWIG 1981). Auch mehrkernige Riesenzellformationen sind nicht ungewöhnlich. 50 % der subkutan gelegenen Leiomyosarkome metastasieren; die intradermalen weniger häufig mit entspechend besserer Prognose.

Differentialdiagnostisch sind maligne Nervenscheidentumoren, Fibrosarkome und das maligne fibröse Histiozytom abzugrenzen.

12.4.3.6 Rhabdomyosarkom

Die Rhabdomyosarkome weisen ein sehr breites histologisches Bild auf, das vom Grad der Zelldifferenzierung, des Zellreichtums und des Wachstumsmusters abhängt.

Das Rhabdomyosarkom ist eine der häufigsten Weichteilsarkome (ENJOJI u. HASHIMOTO 1984). Rund 7 % der Rhabdomyosarkome betreffen das Ohr (GROULS u. BECHTELSHEIMER 1974). Es liegen mehr als 200 Fallbeschreibungen vor.

Rhabdomyosarkome des Ohres sind selten. Ihre Ausgangspunkt liegt zumeist im Mittelohr. Es sind üblicherweise gut differenzierte, pleomorphe, gestreifte Formen. Der Nachweis der Querstreifung ist allerdings nicht essentiell für die Diagnose (CAPELL u. MONTGOMERY 1937). Die Prognose ist schlecht, da sie zumeist sehr spät diagnostiziert werden und bereits eine endokranielle Ausbreitung vorliegt (CANALIS u. GUSSEN 1980). Die Rhabdomyosarkome des

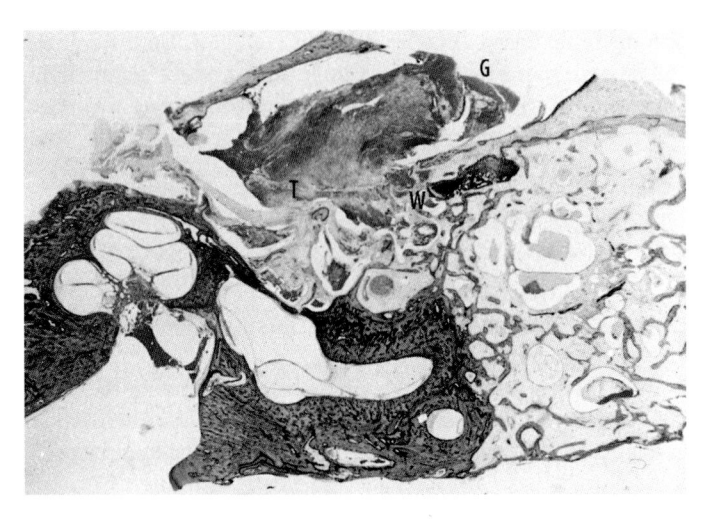

Abb. 3.168. Rhabdomyosarkom des rechten Felsenbeines, ausgehend von der Glandula parotis mit Destruktion des äußeren Gehörganges (*G*) und des Trommelfelles (*T*). Nach dorsal erkennt man das Einwachsen in das Zellsystem des Warzenfortsatzes (*W*). × 6

Mittelohres wachsen vom mesotympanalen in den epitympanalen Raum Richtung Schläfe oder Mastoid vor. Nach Einbruch in das Endokranium können sie sich retrograd über den Gehörgang in die Cochlea bzw. in das Vestibulum ausbreiten (Abb. 3.168). Sie können in den äußeren Gehörgang prolabieren. Allerdings sind dort auch vereinzelt Primärlokalisationen beschrieben. Eine Ausbreitung Richtung Nasopharynx ist ebenfalls möglich.

Die Rhabdomyosarkome des Mittelohrs können zunächst die Symptome einer hämorrhagischen oder eitrigen Mittelohrentzündung haben. Auch Fazialisparesen wurden beschrieben (ANGERVALL et al. 1972; JAFFE et al. 1971). PAHOR (1976) beschrieb 72 Fälle von Mittelohrrhabdomyosarkomen. Weitere Untersuchungen über Rhabdomyosarkome des Mittelohrs verdanken wir FRIEDMANN (1978) und CANALIS u. GUSSEN (1980).

Die Rhabdomyosarkome werden nach ihrem histologischen Erscheinungsbild nach HORN u. ENTERLINE (1958) in pleomorphe, alveoläre, embryonale und botryoide Formen eingeteilt. 50 bis 70% der Rhabdomyosarkome sind embryonale Formen und betreffen Kinder bis zum 15. Lebensjahr. Histologisch beobachtet man Tumorzellen, die sich in unterschiedlichen Entwicklungsstadien von normalem Muskelgewebe befinden. Schlecht differenzierte monomorphe Rundzellen können von nur sehr schwer erkennbarer rhabdomyoblastärer Differenzierung bis hin zu sehr gut differenzierten Rhabdomyosarkomen mit Querstreifung verschiedene Formen annehmen. Das spindelzellige Rhabdomyosarkom ist ein Subtyp der embryonalen Form und zeichnet sich durch einen guten klinischen Verlauf aus.

Das botryoide Rhabdomyosarkom ist im wesentlichen eine Variante des embryonalen Typs, ist relativ zellarm und hat ein myxoides Stroma.

Das alveoläre Rhabdomyosarkom ist das zweithäufigste und betrifft 10–25 Jahre alte Patienten. Histologisch beobachet man schlecht differenzierte rund-ovale Tumorzellen, die in den zentralen Anteilen die Zelladhäsion verlieren können und so einen „alveolären" Aspekt ergeben. In der Peripherie der alveolären Räume liegen die Zellen einschichtig auf fibrösen Septen auf und ähneln einem Adenokarzinom oder papillären Karzinom. Allerdings können die alveolären Rhabdomyosarkome auch ausgedehnte Anteile von solidem Wachstumsmuster haben.

Das pleomorphe Rhabdomyosarkom macht weniger als 5 % der Rhabdomyosarkome aus und betrifft Patienten die älter als 40 Jahre sind. Insbesondere die Muskeln der Extremitäten sind betroffen und häufig führt das Fehlen der Querstreifung zur schwierigen Differentialdiagnose zum malignen fibrösen Histiozytom und anderen pleomorphen Sarkomen (De Yong et al. 1985; Gaffney et al. 1993). Die Tumorzellen sind groß, rund oder pleomorph mit hyperchromatischen Kernen und tief eosinophilem Zytoplasma. Wie auch im embryonalen Rhabdomyosarkom beobachtet man tennisschlägerähnliche Rhabdomyoblasten, die allerdings unregelmäßiger sind.

Differentialdiagnostisch kommen rundzellige Malignome wie Neuroblastom, Non-Hogdkin-Lymphome, Synovialsarkom, maligne Melanome, Teratome, Liposarkome und malignes fibröses Histiozytom in Frage. Vier Marker sind in der Differentialdiagnose des Rhabdomyosarkoms bedeutsam (Eusebi 1986): Desmin, Myoglobin, „fast" Myosin und „slow" Myosin. In der oben genannten Untersuchung war Desmin in allen Fällen vorhanden, „fast" Myosin und Myoglobin in 10 von 13 Fällen und „slow" Myosin in 6 Fällen. Die Wertigkeit von Myoglobin in der Diagnostik wird von verschiedenen Autoren unterschiedlich beurteilt. Laut Roholl et al. (1986) sind die Skelettmuskelmarker nur in gut differenzierten Tumoren zur Diagnosesicherung einsetzbar, während Kindblom et al. (1982) und Brooks (1982) sie in allen Formen für sinnvoll halten.

Elektronenmikroskopische Untersuchungen (Friedmann u. Bird 1969) zeigen in den primitiveren Zellformen irregulär angeordnete Myofilamente, während in differenzierteren Zellen auch A-, H-, I- und Z-Bänder zu beobachten ist. Die ausgeprägte Ansammlung von Z-Bändern in Rhabdomyomen allerdings wurden in Rhabdomyosarkomen nie beschrieben.

12.4.3.7 Angiosarkom

Angiosarkome sind maligne Tumoren, deren Zellen funktionell und morphologisch normalen Endothelzellen ähneln. Im Begriff des Angiosarkoms sind sowohl die Hämangiosarkome als auch Lymphangiosarkome beinhaltet. Eine Unterscheidung der beiden ist lichtmikroskopisch und elektronenmikroskopisch meist nicht möglich. Mit monoklonalen Antikörpern gegen kapilläre und lymphatische Endothelzellen könnte eine Differenzierung möglich sein. Zur Zeit ist aber der Terminus Angiosarkom gerechtfertigt.

Angiosarkome sind sehr selten und scheinen weniger als 1 % der Sarkome auszumachen (Bardwil et al. 1968). Im Gegensatz zu den meisten anderen

Weichteilsarkomen liegen die Angiosarkome in der Haut oder im oberflächlichen Weichgewebe.

ENZINGER u. WEISS (1995) teilen die Angiosarkome in 5 Gruppen ein:

1. Angiosarkom der Haut (ohne Lymphödem)
2. Angiosarkom der Haut (mit Lymphödem; Lymphangiosarkom)
3. Angiosarkom der Mamma
4. Strahleninduziertes Angiosarkom
5. Angiosarkom des tiefen Weichgewebes.

Der häufigste Typ ist das Angiosarkom der Haut ohne Lymphödem. Es betrifft ältere Personen im Kopf-Hals-Bereich, insbesondere der Kopfhaut. Makroskopisch zeigen diese Tumoren ausgedehnte Einblutungen und einen spongiformen Aspekt. In schlecht differenzierten, schnell wachsenden Formen kann neben der Dermis auch die Subkutis und Faszien infiltriert werden. Histologisch beobachtet man unterschiedlich große und zum Teil bizarre Formen annehmende Gefäßkanäle, die sich durch das dermale Kollagen oder zwischen Fettzellen ziehen. Die zum Teil normalen Endothelzellen ähnelnden Tumorzellen bilden zum Teil papilläre, in das Lumen vorspringende Formationen. Die Tumorzellen sind groß mit hyperchromatischen Kernen. Zur Differentialdiagnose des synovialen und epitheloiden Sarkoms wurden verschiedene Antikörper wie Faktor 8, CD 34 und Thrombomodulin eingesetzt, die allerdings auch bei anderen Weichteiltumoren, throphoblastischen Tumoren und Karzinomen positiv reagieren können (COHEN et al. 1993). Der spezifischste Antikörper für das Angiosarkom scheint CD 31 zu sein (DE YOUNG et al. 1993).

12.4.3.8 Kaposi-Sarkom

Das Kaposi-Sarkom ist ein virusassoziiertes, wenn nicht sogar virusinduziertes rundzelliges Sarkom. HPV 16-ähnliche Sequenzen sowie HIV-1 tat-Sequenzen können in Mäusen Kaposi-Sarkom-ähnliche Läsionen induzieren (ENSOLI et al. 1990).

Kaposi-Sarkom tritt unter 4 verschiedenen klinischen Bildern auf.

1. Chronisches Kaposi-Sarkom: Es betrifft insbesondere Männer, die an einem anderen malignen Tumor leiden oder immunsupprimiert sind. Eine Assoziation mit HIV-1 liegt nicht vor (BIGGAR et al. 1984). Es ist zumeist im Bereich der oberen Extremitäten lokalisiert. Differentialdiagnostisch kommt das pyogene Granulom in Frage.
2. Lymphadenopathisches Kaposi-Sarkom: Diese Form betrifft insbesondere junge Schwarzafrikaner mit Lokalisation im Bereich von verschiedenen Lymphknoten, Speicheldrüsengewebe und dem Auge.
3. Das Transplantations-assoziierte Kaposi-Sarkom ist bekannt bei nierentransplantierten Patienten und tritt wenige Jahre nach der Transplantation auf. Eine Dosisreduzierung der Immunsuppressive führt in nahezu 100% der Fälle zur Regression der Kaposi-Sarkom-Hautläsionen (QUNIBI et al. 1993).

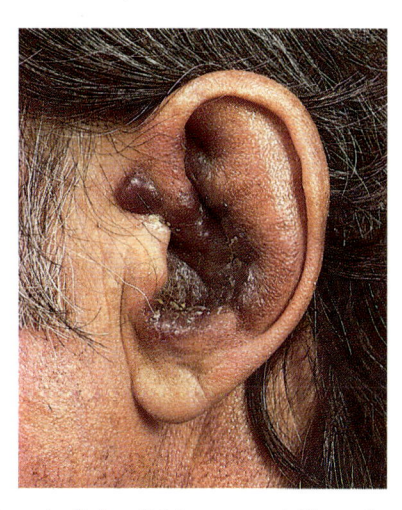

Abb. 3.169. Kaposi-Sarkom des linken Gehörganges mit Einwachsen in die Glandula parotis

4. Das AIDS-assoziierte Kaposi-Sarkom entwickeln 30% der AIDS-Patienten. Häufig führt es zur Diagnose der HIV-Infektion (GIRALDO et al. 1984). Die auf der Haut lokalisierten Läsionen, z. B. im Bereich der Ohrmuschel und des äußeren Gehörgangs, zeigen sich als schnell wachsende, rote, konfluierende, zum Teil ulzerierte Hautknötchen (Abb. 3.169). Histologisch unterscheidet man ein frühes Stadium mit Proliferation von kleinen Gefäßen, die große ektatische Gefäße umgeben. Differentialdiagnostisch kommt hier das Angiosarkom in Frage. In fortgeschrittenerem Stadium liegen leicht erhobene Plaques mit Beteiligung der Dermis und gelegentlich der Subkutis vor. Histologisch zeigen sich um die proliferierenden Gefäßkanäle spindelförmige Zellen, die die Differentialdiagnose vom gut differenzierten Fibrosarkom erschweren. Weiterhin beobachtet man PAS-positive hyaline Globuli von 1–7 µm Durchmesser, die intra- und extrazellulär liegen. Histologisch aggressive Kaposi-Sarkome zeigen pleomorphe Zellen und erhöhte Mitoseaktivität (Cox u. HELWIG 1959). Der häufigste Manifestationsort des Kaposi-Sarkoms ist die Ohrmuschel. Gehörgang und Trommelfell sind seltener betroffen (SOOY 1987). Kaposi-Sarkome mit Primärlokalisation im Ohrbereich wurden auch von GNEPP et al. (1984) beschrieben.

12.4.3.9 Synoviales Sarkom

Das synoviale Sarkom ist ein malignes Weichteilsarkom, das die paraartikulären Regionen, insbesondere der Extremitäten betrifft. Die Tumorzellen ähneln denen der normalen Synovia. Ein Ausgehen von vorgebildetem Synoviagewebe konnte bisher nicht bewiesen werden. Die Inzidenz liegt zwischen 5,6% und 10% der malignen Weichteiltumoren. Betroffen sind vorwiegend männliche Patienten zwischen 15 und 40 Jahren (TSUNEYOSHI et al. 1983; CADMAN et al. 1965).

Makroskopisch beobachtet man eine druckdolente, von regelrechter Haut bedeckte Schwellung unterschiedlicher Größe, die seit mehreren Jahren bestehen kann. In der AFIP-Kasuistik (345 Fälle) sind die synovialen Sarkome in 60% der Fälle in den unteren Extremitäten, in 23,1% im Bereich der oberen Extremitäten, in 8,1% am Stamm und in 9% der Fälle im Kopf-Hals-Bereich lokalisiert. Die häufigste Lokalisation im Kopf-Hals-Bereich ist paravertebral, retropharyngeal oder parapharyngeal. Die seltenste Lokalisation ist die des Ohres. Das Temporomandibulargelenk kann gelegentlich betroffen sein (SARMAT u. LASKIN 1979). Histologisch bestehen diese Tumoren aus 2 unterschiedlichen Zelltypen, den epithelialen Zellen, die denen von Karzinomen ähneln und den fibrosarkomähnlichen, spindelförmigen Zellen. Histologisch unterscheidet man zwischen einem biphasischen Typ, mit einer epithelialen und spindelzelligen Komponente zu unterschiedlichen Anteilen, einem monophasischen fibrösen Typ, einem seltenen monophasischen epithelialen Typ und einem schlecht differenzierten Typ.

Die epithelialen Zellen des biphasischen synovialen Sarkoms sind groß, rund-oval mit vesikulären Kernen und blassem Zytoplasma. Die Zellen sind in Bändern oder Nester, zum Teil auch pseudoglandulär angeordnet und können zystenähnliche Formationen bilden. Die spindelzellige Komponente zeigt zumeist gut orientierte, spindelförmige uniforme Zellen, die solide Tumorareale bilden, und von Fibrosarkomen aufgrund des fehlenden storiformen Musters unterschieden werden können. Vereinzelt treten Mitosen auf, nur die schlecht differenzierten Formen weisen mehr als 2 Mitosen pro 1 HPF auf. Der Anteil an Blutgefäßen kann sehr unterschiedlich sein. Gelegentlich können diese Tumoren Hämangioperizytomen ähneln.

Die Diagnose des monophasischen epithelialialen synovialen Sarkoms ist sehr schwierig zu stellen, häufig lassen sich in diesen Tumoren mit der fast ausschließlich epithelialen Komponente kleine Herde von Tumorzellen mit spindelzelliger Differenzierung nachweisen. Das monophasische, epitheliale synoviale Sarkom ist vom malignen Melanom, dem malignen epitheloiden Schwannom und dem epitheloiden Sarkom zu unterscheiden.

Wie beim monophasischen epithelialen synovialen Sarkom findet man auch beim monophasischen fibrösen synovialen Sarkom zumeist eine sehr kleine Komponente mit – in diesem Fall – epithelialer Differenzierung. Die Tumorzellen sind spindelförmig. Immunhistochemisch lassen sich Zytokeratin und epitheliales Membran-Antigen nachweisen.

Das schlecht differenzierte synoviale Sarkom besteht aus soliden, dicht gepackten ovalen oder spindelförmigen kleinen Zellen, die sowohl den epithelialen als auch den spindelförmigen Zellen ähneln. Von Angiosarkomen oder kleinzelligen Karzinomen lassen sie sich durch das Vorhandensein kleinerer Anteile eines biphasischem synovialen Sarkoms differenzieren.

In den epithelialen Zellen, weniger aber auch in den spindelförmigen Zellen, sind Zytokeratine 7 und 19 sowie Desmoplakin nachweisbr.

Differentialdiagnostisch ist das synoviale Sarkom vom epitheloiden Sarkom, dem klarzelligen Sarkom (malignes Melanom des Weichgewebes), dem malignen Nervenscheidentumor und dem Fibrosarkom zu differenzieren.

In ca. 30% der Fälle mit postoperativer Radiatio beobachtet man Lokalrezidive (MACKENZIE 1966), in 50% der Fälle treten Lungenmetastasen, eher selten Lymphknotenmetastasen auf (RYAN et al. 1982). Von den im Kopf-Hals-Bereich beschriebenen synovialen Sarkomen ist die Ohrlokalisation die seltenste, das äußere Ohr wird häufiger sekundär durch Übergreifen vom temporo-mandibularen Gelenk betroffen werden (MOORE u. BERKE 1987).

12.4.3.10 Maligner Nervenscheidentumor

Der maligne periphere Nervenscheidentumor ist ein zumeist spindelzelliges Sarkom, das von Nerven oder Neurofibromen ausgeht, oder Nervenscheidendifferenzierung aufweist. Der Terminus malignes Schwannom sollte nicht mehr verwendet werden, da die malignen peripheren Nervenscheidentumoren auch von Fibroblasten oder von neuralen Fibroblasten ausgehen können.

Maligne periphere Nervenscheidentumoren machen ca. 10% aller Weichgewebssarkome aus. Über die Hälfte tritt im Rahmen einer Neurofibromatose Typ I (DUCATMAN et al. 1986) auf. Sie betreffen Patienten zwischen 20 und 50 Jahren und Patienten mit Neurofibromatosis Typ I schon in früherem Alter.

Nur wenige maligne periphere Nervenscheidentumoren treten im Kopf-Hals-Bereich auf. Maligne periphere Nervenscheidentumoren, ausgehend vom N. vestibolocochlearis, wurden von KUDO et al. (1987) beschrieben. Sie beschrieben den Fall eines 45 Jahre alten Mannes mit progressiver Schwerhörigkeit und Tinnitus. Bei der Autopsie wurde ein maligner peripherer Nervenscheidentumor beobachtet, der den Hirnstamm und das Kleinhirn infiltrierte. Läsionen, im Sinne eines Morbus Recklinghausen, lagen nicht vor (Abb. 3.170).

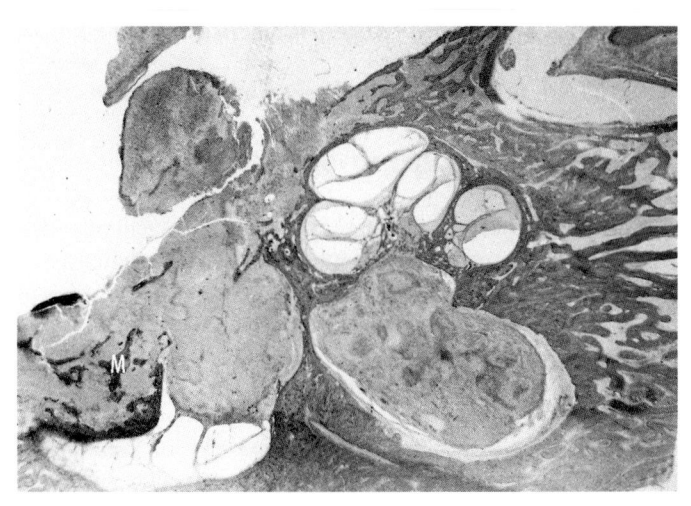

Abb. 3.170. Maligner Nervenscheidentumor des linken Felsenbeins, ausgehend von N. vestibulocochlearis mit Ausdehnung in das gesamte Mastoid (*M*) und Durchbruch Richtung Gehörgang. × 4

Maligne periphere Nervenscheidentumoren, die von Neurofibromen bei Morbus Recklinghausen ausgehen, haben im allgemeinen eine sehr schlechte Prognose (HAJDU 1979; WHITE 1971). Von HASAN u. KAZI (1986) wurde über den Fall eines malignen peripheren Nervenscheidentumors des N. facialis bei einem 8 Jahre alten Mädchen berichtet. Der Tumor befand sich im oberflächlichen Anteil der Glandula parotis.

Makroskopisch, beobachtet man Knoten, zumeist in der Nähe von größeren Nervenstämmen.

Histologisch ähneln die malignen peripheren Nervenscheidentumoren in ihrer groben Struktur Fibrosarkomen. Klassischerweise haben die Tumorzellen Ähnlichkeit mit normalen Schwann-Zellen. Im Gegensatz zum Fibrosarkom zeigen die Tumorzellen des malignen peripheren Nervenscheidentumors eine sehr irreguläre Zellform, die Kerne sind gewellt, gebuckelt oder kommaförmig. Die Tumorzellen sind in Bündeln angeordnet, allerdings mit einer größeren Variationsbreite im Vergleich zu den Fibrosarkomen. Man beobachtet hypozelluläre, myxoide Zonen, die sich mit dicht gedrängten zellreichen Arealen abwechseln. Eine Pallisadenstellung der Kerne ist in 10 % der malignen peripheren Nervenscheidentumoren fokal vorhanden. Ein weitrs Charakteristikum ist das Vorhandensein von Knorpel- und Knocheninseln sowie von plattenepithelialen Elementen.

Zur weiteren Differenzierung gegenüber anderen Weichteilsarkomen ist der Einsatz von S-100-Protein, Leu 7 und Myelin-basic-Protein sinnvoll.

Die malignen peripheren Nervenscheidentumoren sind von den Fibrosarkomen, dem monophasischen synovialen Sarkom und den Leiomyosarkomen abzugrenzen, schlecht differenzierte Formen auch vom malignen fibrösen Histiozytom.

12.5 Knorpel- und Knochentumoren

12.5.1 Gutartige Knorpel- und Knochentumoren

12.5.1.1 Osteom

Die Osteome sind gutartige, meist vom Knochen ausgehende Tumoren, die aus reifem, vorwiegend lamellär aufgebautem Knochen bestehen.

Sie lassen sich in skelettale und extraskelettale mesenchymale Formen unterscheiden. Letztere allerdings sind sehr selten. Sie treten insbesondere im Erwachsenenalter auf, mit Prädilektion des Gesichtsschädels, insbesondere der Nasennebenhöhlen (HALLBERG u. BEGLEY 1959).

Makroskopisch beobachtet man harte Vorwölbungen in der betroffenen Region. Im Bereich der Stirnhöhle und der Siebbeinregion können auch gestielte Osteome auftreten. Osteome des Felsenbeins – natürlich mit Ausnahme der Exostosen des äußeren Gehörgangs – sind relativ selten. Zumeist findet man sie im Bereich des Processus mastoideus, dort bevorzugt im kranialen Anteil des Planum mastoideum (DENIA et al. 1979).

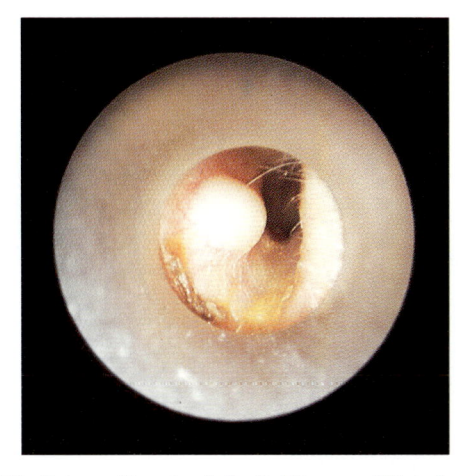

Abb. 3.171. Osteom (Exostose) des Gehörgangs. Klinischer Befund

Ein Osteom des Mittelohr, ausghend vom Incus wurde bei einem 28 Jahre alten Mann mit Schalleitungsschwerhörigkeit beschrieben. Histologisch lag das Bild eines eher spongiösen Osteoms mit deutlicher osteoblastischer Aktivität vor. Oberflächlich war die Läsion von regelrechter Mittelohrschleimhaut bedeckt (MILROY et al. 1989). Weitere Osteome des Mittelohres sind von CREMERS (1985), GLASSCOCK et al. (1987), ALAMAR et al. (1994); GREINWALD u. SIMKO (1998) beschrieben: Eine überschießende Osteoid- und Knochenbildung im Bereich der Capsula otica, des Modiolus, des Rosenthal-Kanals und der Lamina spiralis mit Vorwachsen in die Scala tympani und Einbeziehung der Membrana basilaris wurde bei bestimmten Meerschweinchenrassen beschrieben (STRAUSS u. TOMFIGHI 1987).

Zu den Osteomen sollten auch die Gehörgangsexostosen gerechnet werden. Sie treten vorwiegend bei Wassersportlern (EIKE u. PEDERSEN 1994) auf und können zunächst zu einer verminderten Selbstreinigung des Ohrs, zu rezidivierender Otitis externa, und falls sie sehr groß sind, auch durch den gegenseitigen Kontakt zu Otalgien führen (Abb. 3.171). Sie treten meist multiple in der Nähe des Trommelfells, oft beidseitig auf. Histologisch liegt lamellär aufgebauter Knochen vor, der einerseits sehr dicht und sklerotisch, andererseits aber auch weich und spongiös sein kann (Abb. 3.172).

Das *Osteoidosteom* ist ein gutartiger knochenbildender Tumor, der (zwischen dem 10. und 30. Lebensjahr) häufiger Männer als Frauen befällt. Er tritt insbesondere im Bereich der langen Röhrenknochen auf, Lokalisationen im Schädelbereich sind sehr selten. Der Tumor geht üblicherweise von der Knochenkortex aus. Diese Tumoren sind sehr schmerzhaft (SCHAJOWITZ u. LIMOS 1970).

Mikroskopisch beobachtet man eine scharf begrenzte Läsion mit Nestern aus mehr oder minder verkalktem Osteoid eingebettet in ausgeprägt vaskularisiertem osteoblastenreichen Bindegewebe, umgeben von sklerotischen Knochen. In diesen Läsionen lassen sich hohe Mengen von Prostaglandinmetaboliten nachweisen (HEALEY u. GEHLMAN 1986).

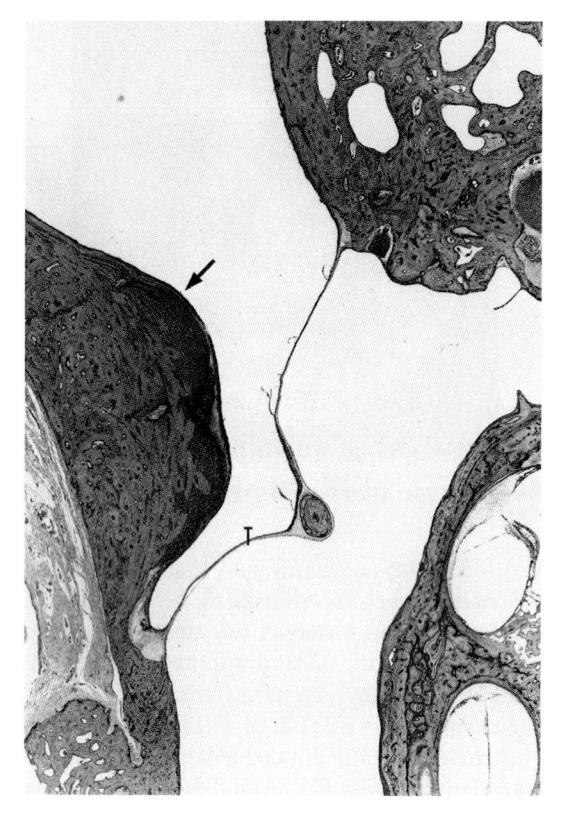

Abb. 3.172. Exostose der vorderen Gehörgangswand (*Pfeil*) unmittelbar vor dem Trommelfell (*T*). × 16

Das Osteoblastom ähnelt mikroskopisch sehr dem osteoiden Osteom. Es hat größere Nester und ist schmerzlos (Lichtenstein 1964). Im Gegensatz zu den Osteoidosteomen tritt es vor allem in der Knochenspongiosa auf, insbesondere in den unteren Extremitäten. Die Differentialdiagnose des Osteoblastoms zum Osteosarkom kann sehr schwierig sein, da auch hier manchmal sehr bizarre Tumorzellformen vorliegen können. Wie auch bei anderen Knochentumoren ist das Röntgenbild eine wichtige diagnostische Hilfe. Osteoblastome, die atypische zytologische Merkmale haben, werden als aggressive Osteoblastome bezeichnet (Dorfmann u. Weiss 1984).

12.5.1.2 Chondrom

Chondrome sind gutartige, knorpelbildende Tumoren. Sie treten zumeist im Bereich der Hände und Füße (in $^1/_3$ der Fälle multipel), insbesondere im Bereich der proximalen Phalangen auf (Takigawa 1971). Vorwiegend unilaterale Enchondrome werden als Morbus Ollier bezeichnet, multiple Enchondrome mit Weichteilhämangiomen sind als Maffucci-Syndrom bekannt (Lewis u.

KETCHAM 1973). Mikroskopisch bestehen die Chondrome aus reifem, lobuliertem Knorpel mit Herden von myxoider Degeneration, Verkalkung und enchondraler Verknöcherung. Juxtakortikale Chondrome (vom Periost ausgehend) sind zellreicher als die vom Markraum ausgehenden Chondrome. Die extraskelettalen Weichgewebschondrome werden ebenfalls vorwiegend im Bereich der Hände und Füße von Erwachsenen gesehen. TISCH (1997) berichtete bisher als einziger über ein Chondrom des äußeren Gehörganges bei einer 56 Jahre alten Patientin, die bereits viele Jahre zuvor eine Fazialisparese unklarer Genese entwickelt hatte.

12.5.1.3 Riesenzelltumor

Der Riesenzelltumor (Osteoklastom) ist ein gutartiger, potentiell maligner Tumor des Knochens, der sich durch die Präsenz von sog. Stromazellen und mehrkernigen Riesenzellen auszeichnet. Er betrifft häufiger Frauen als Männer über 20 Jahren. In den Epiphysen der langen Röhrenknochen, aber auch im Schädel, im Bereich des Os sphenoidale (EMLEY 1971), beobachtet man röntgenologisch eine expansiv wachsende Läsion, die zu vollständiger Osteolyse führen kann.

Mikroskopisch zeichnen den Tumor einerseits die sog. Stromazellen aus, welche die eigentliche tumoröse Komponente sind, und andererseits die Riesenzellen mit bis zu 30 vorwiegend zentral angeordneten Kernen, die nicht neoplastischer Natur sind, aber dem Tumor seinen Namen geben (KASAHARA et al. 1979). In den malignen Varianten zeigt das Stroma eine höhere Zelldichte und vermehrte manchmal nur fokale Aktivität (NASCIMENTO et al. 1979). Bei Unterbrechung der Kortex und Einbruch in das Weichgewebe ist eine Lungenmetastasierung möglich. Letztere tritt vorwiegend nach einer Curettage der Läsion auf, auch wenn die Primärläsion mikroskopisch als gutartig bewertet wurde.

Differentialdiagnostisch kommen nicht verknöchernde Fibrome, chondromyxoide Fibrome, Chondroblastome, eosinophile Granulome, solitäre Knochenzysten, die Osteoidfibrosis cystica, aneurysmale Knochenzysten, Osteoidosteome, Osteoblastome und das riesenzellige Reparationsgranulom (Tabelle 3.20) in Frage.   Gegen die Diagnose eines Riesenzelltumors sprechen:

1. Kindesalter
2. Lokalisation in Metaphyse oder Diaphyse von Röhrenknochen
3. Multiple Läsionen
4. Lokalisation in Wirbelkörpern, Mandibula (mit Ausnahme von Patienten mit Morbus Paget) und Hand- und Fußknochen.

Die Riesenzellen des Tumors sowie der anderen differentialdiagnostisch aufgeführten Läsionen ähneln Osteoklasten morphologisch, ultrastrukturell, enzymhistochemisch und immunhistochemisch. Die Stromazellen sind mesenchymalen Ursprungs und ähneln Fibroblasten oder Osteoblasten. Sie produzieren Kollagen Typ 1 und 3 und exprimieren Rezeptoren für Parathormon (GOLDRING 1986). Die Therapie der Wahl ist die chirurgische Exzision; wenn diese nicht möglich ist, dann sollte die Radiotherapie eingesetzt werden, die

Tabelle 3.20. Differentialdiagnose zwischen Riesenzelltumor und riesenzelligem Reparationsgranulom

Merkmal	Riesenzelltumor	Reparationsgranulom
Alter	3. und 4. Lebensdekade	2. Lebensdekade
Verhalten	Unterschiedlich aggressiv kann metastasieren	Gutartig, nicht neoplastisch
Rezidiv	Häufig	Selten
Riesenzellen: Anzahl und Verteilung	Dominierend, diffus	Unterschiedlich, weniger fokal mit Einblutungen
Kerne	Zahlreich, regulär ohne Mitosen	Weniger, regulär ohne Mitosen
Stromazellen	Unterschiedliche Zellformen mit reichlich Zytoplasma	Spindelige Zellen vom Fibroblastentyp
Interzellulärsubstanz	Nicht vorhanden	Kollagenös
Osteoid	Selten, üblicherweise peripher	Nur gelegentlich vorhanden
Einblutungen mit Hämosiderin	Vorhanden	Vorhanden

allerdings das Risiko eines strahleninduzierten Knochensarkoms um ein Vielfaches erhöht. Eine Lokalisation im Felsenbein, insbesondere im Fall eines Morbus Paget, ist möglich. Fallbeschreibungen liegen bisher nicht vor.

12.5.1.4 Riesenzelliges Reparationsgranulom

Das riesenzellige Reparationsgranulom ähnelt morphologisch sehr dem Riesenzelltumor, ist aber deutlich weniger aggressiv.

Diese wahrscheinlich nicht neoplastische, posttraumtische Veränderung betrifft den Gesichtsschädel, insbesondere Ober- oder Unterkiefer, und ist schwer von anderen riesenzellentragenden Läsionen zu unterscheiden.

Makroskopisch liegt brüchiges und eingeblutetes Gewebe vor.

Histologisch sieht man lockeres, gut vaskularisieres Bindegewebe mit Einblutungen und Riesenzellen, die zumeist weit verstreut sind; gelegentlich beobachtet man Osteoidtrabekel.

Eine Beteiligung des Felsenbeines ist selten. 14 Fälle mit Beteiligung des Os temporale, 5 im Mastoid, 2 im Bereich des Bulbus jugularis, 6 im Felsenbein und 1 im Mittelohr wurden beschrieben (WULFOWITZ u. SCHMAMANN 1973). Über einen weiteren Fall mit Symptomen wie bei Otitis externa wurde von ZELIK berichtet (ZELIK et al. 1982).

12.5.2 Maligne Knochen- und Knorpeltumoren

12.5.2.1 Osteosarkom

Osteosarkome sind maligne knochenbildende Tumoren. Sie betreffen Patienten zwischen 10 und 25 Jahren, etwas häufiger Männer als Frauen. Sie entstehen zumeist primär, gelegentlich können sie vom Morbus Paget ausgehen oder sich nach Strahlenexposition bzw. Strahlentherapie (VARELA-DURAN u. DEHNER 1980) entwickeln. Sie treten vorwiegend im Bereich der Metaphysen der langen Röhrenknochen auf und beginnen im Markraum. Das Felsenbein ist sehr selten betroffen, dort ist die Inzidenz der Osteosarkome wesentlich geringer als die der Chondrosarkome.

Die Tumoren treten als Vorwölbung unterschiedlicher Konsistenz auf. Histologisch lassen sie sich in das Osteo-, High-grade-Osteosarkom einteilen, in das osteoblastäre, fibroblastäre, chondroblastäre, osteoklastenreiche und teleangiektatische Osteosarkom (SCHULZ 1987; PRINGLE 1987). Als diagnostisches Kriterium muß im Tumor Osteoid und/oder Knochenbildung in unmittelbarer Nachbarschaft von Tumorzellen vorliegen, welche durch ihre Eosinophilie und unregelmäßen Konturen, umgeben von einer Reihe von Osteoblasten, nachzuweisen sind. Die osteoblastären Areale sind oft mit fibroblastären und chondroblastären Herden durchmischt, das Vorliegen der Areale führt zu den oben beschriebenen histologischen Varianten. Das vorwiegend spärliche, gelegentlich aber auch reichlich vorliegende Osteoid kann auch von pleomorphen, bizarren, auch rosettenartig Zellen umgeben sein. Ein pseudopapilläres Wachstum, diffus oder nesterartig mit unterschiedlich ausgeprägter Vaskularisierung wird gelegentlich beobachtet. In $1/4$ der Fälle sieht man auch mehrkernige osteoklastenähnliche Riesenzellen. Für die Differentialdiagnose zu fibröser Dysplasie, Osteoblastomen, Fibrosarkomen, Chondrosarkomen, malignen Lymphomen und metastasierenden Karzinomen lassen sich die alkaline Phosphatase-Aktivität sowie die Expression von Vimentin und Kollagen Typ I und II sowie S-100-Protein heranziehen (SCHULZ et al. 1988).

12.5.2.2 Chondrosarkom

Chondrosarkome sind maligne knorpelbildende, aber nicht knochenbildende Tumoren.

Sie lassen sich in die (wesentlich häufigeren) skelettalen Chondrosarkome und extraskelettalen (Weichgewebs- und Mesenchymalchondrosarkome) einteilen.

Im Ohrbereich ist das Felsenbeins vom Chondrosarkom betroffen. Sie können einerseits von den Globuli interossei, andererseits von totipotenten mesenchymalen Zellen im Felsenbein ausgehen. COLTRERA et al. (1986) veröffentlichten eine Reihe von Chondrosarkomen des Felsenbeines. Die Patienten waren zwischen 19 und 75 Jahre alt, etwas mehr Frauen als Männer. Die Chondrosarkome des Felsenbeines können, bei üblicherweise langsamen Wachstum, die Schädelbasis angreifen (FRIEDMANN 1986). Ein Fall mit Aussaat in den Subarachnoidalraum wurde von LEDHAM u. SWASH beschrieben (1972). 20% der Chondrosarkome metastasieren in die Lunge, bei den Chondrosarkomen des Felsenbeines allerdings wurden bisher keine Metastasen beschrieben. Fallberichte gibt es auch zu extraskelettalen mesenchymalen Chondrosarkomen im Ohrbereich. PICIRILLO u. PARNES (1990) beschrieb den Fall eines 29 Jahre alten Mannes mit einer im Mittelohr gelegenen, nicht pulsierenden Läsion, die zu Schalleitungsschwerhörigkeit und Fazialisparese führte. Der Patient zeigte zudem Läsionen im Bereich der Schulter, des Beckengürtels, in verschiedenen Wirbelkörpern sowie im Temporallappen. Die Biopsie aus dem Mittelohr ergab ein mesenchymales Chondrosarkom. Ein extraskelettales mesenchymales Chondrosarkom der Ohrmuschel, bestehend seit 3 Jahren, wurde bei einem 9 Jahre alten Mädchen beschrieben (QUAGLIUOLO et al. 1988).

Die Chondrosarkome werden, je nach Lokalisation, in zentrale (im Markraum), periphere Chondrosarkome (von den Epiphysen oder vorexistierenden Osteochondromen) und juxtakortikale Chondrosarkome (periosteale Formen) eingeteilt.

Mikroskopisch beobachtet man Durchsetzung des Knochenmarks mit lamellär aufgebautem Knochen, zum Teil mit läppchenartiger Anordnung. Es muß hervorgehoben werden, daß es sich hier um nicht neoplastischen Knochen handelt, der wahrscheinlich nach Resorption des Tumorknorpels durch enchondrale Ossifikation entsteht (MIRRA et al. 1985).

Die Tumorzellen zeigen plumpe Kerne, zum Teil mit Clusterbildung, auch Riesenknorpelzellen mit großen einzelnen oder mehreren Kernen mit Chromatinklumpen. In anaplastischeren Tumorformen können die Tumorzellen auch spindelförmige Gestalt annehmen, begleitet von einer Abnahme der Lakunen und Verschwinden des läppchenartigen Wachstumsmusters. In den hochmalignen Typen liegt ein ausgeprägter Zellpleomorphismus mit Kernatypien, atypischen Mitosen und Tumorriesenzellen vor (FRIEDMANN u. OSBORN 1982). Nach EVANS et al. (1977) werden die Chondrosarkome nach Mitoserate, Zellreichtum und Kerngröße in 3 Grade unterschieden (Grad 1: Mitoseindex 0 pro 10 HPF, 10-Jahres-Überlebensrate 83%, Metastasen 0%. Grad 2: Weniger als 2 Mitosen pro 10 HPF, 64% 10-Jahres-Überlebenszeit, Metastasen 10%. Grad 3: Mehr als 2 Mitosen pro 10 HPF, 29% 10-Jahres-Überlebenszeit, Metastastasen 71% (PARK 1980). Weiterhin scheint die DNA-ploidie eine prognostische Bedeutung zu haben (KREICHBERGS et al. 1982).

Varianten sind das klarzellige Chondrosarkom, das etwas ältere Patienten betrifft und Tumorzellen mit klarem und gut umrissenen Zytoplasma hat sowie das myxoide Chondrosarkom – welches der häufigst Weichgewebs-Chondrosarkomtyp ist und dem Chordom wegen seiner in myxoide Substanz eingebetteten Zellreihen ähnelt (MARTIN et al. 1972; Abb. 3.173). Im Gegensatz zum Chordom ist myxoide Chondrosarkom allerdings keratinnegativ (MIETTINEN et al. 1983; Tabelle 3.21).

Das entdifferenzierte Chondrosarkom zeigt eine schlecht differenzierte sarkomatöse Komponente in einem sonst gut differenzierten Chondrosarkom (DAHLIN u. BEABOUT 1971). Histologisch können diese entdifferenzierten

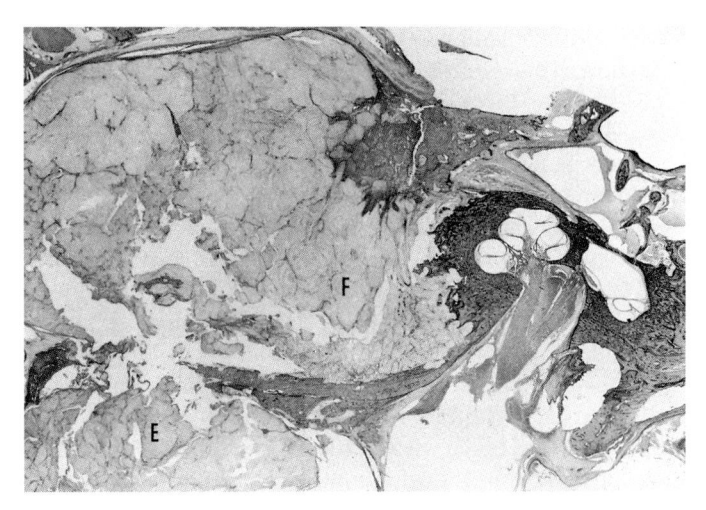

Abb. 3.173. Chondrosarkom des rechten Felsenbeins mit Destruktion des gesamten, vor der Cochlea gelegenen Schädelbasis (*F*) mit Invasion in das Endokranium (*E*). Nach lateral (Richtung Parotis) ist der Tumor glatt begrenzt und abgekapselt. × 4

Tabelle 3.21. Immunhistochemische Differentialdiagnose des Chondrosarkoms

Tumorart	S-100-Protein	Vimentin	Zytokeratin	EMA
Chondrosarkom	++	++	–	–
Chordom	++	++	+++	++
Liposarkom	±	++	–	–
Karzinom	–	–	+++	++

Areale das Aussehen von einem malignen fibrösen Histiozytom, Rhabdomyosarkom, Fibrosarkom, Osteosarkom oder undifferenzierten Sarkom annehmen (TETU et al. 1986). Klinisch handelt es sich um sehr rasch wachsende Tumoren.

Die mesenchymalen Chondrosarkome haben mikroskopisch Areale mit gut differenziertem Knorpel, scharf davon getrennt undifferenziertes Stroma. Die kleinzellige Komponente des undifferenzierten Stromas ist Vimentin und Leu 7-positiv, aber S-100-Protein- negativ. Differentialdiagnostisch kommen hier maligne Lymphome und Hämangioperizytome in Frage.

12.6 Maligne Lymphome

Maligne Lymphome sind bösartige, vom lymphatischen Gewebe der Lymphknoten, Tonsillen, Milz und anderer Organe ausgehende Neoplasien. Sie werden in Non-Hodgkin-Lymphome und Morbus Hodgkin (Lymphogranulomatose) eingeteilt.

Non-Hodgkin-Klassifikationen wurden von RAPPAPORT (1966), LENNERT u. MOHRI (1978) und in einer europäisch-amerikanischen Arbeitsgruppe (HARRIS et al. 1994) erstellt. Non-Hodgkin-Lymphome wurden in verschiedenen Lokalisationen im Kopf-Hals-Bereich beschrieben (CONLEY et al. 1987), insbesondere im Bereich des Waldeyer-Rachenrings (JURGA et al. 1985). Die Lokalisation von Non-Hodgkin-Lymphomen am Ohr sind sehr selten. GOUDIE et al. (1990) berichteten über 3 Patienten mit Befall beider Ohrmuscheln mit Non-Hodgkin-Lymphomen.

Fallberichte über Lokalisationen im Bereich des Mittelohrs liegen sehr vereinzelt vor (GAPANY-GAPANAVICIUS et al. 1980; HARNER et al. 1980); unter 287 Non-Hodgkin-Lymphomen im Head-Neck-Bereich fanden CONLEY et al. (1987) zwischen 1974 und 1984 nur 1 Lymphom, in einer größeren Untersuchung von COBLEIGH u. KENNEDY (1986) wurde auch nur ein Lymphom mit Ohrlokalisation unter 2173 Kopf-Hals-Tumoren gefunden. Ein Fallbericht über Mycosis fungoides des Mittelohr verdanken wir ZACKHEIM et al. (1983). Klinisch wies dieser Patient einen pulsierenden Tinnitus und Fazialisparese auf. Bei der Autopsie wurde eine Mycosis fungoides der Leptomeningen, der Medulla, der Hirnnerven sowie des Mittelohrs beschrieben.

Fallberichte über Felsenbein- mit Innenohrbefall bei disseminierten Lymphomen liegen vereinzelt vor (PAPARELLA u. EL FIKY 1972). Die Primärlokalisation im Processus mastoideus eines afrikanischen Burkitt-Lymphoms wurde von OYETUNJI u. LADAPO (1981) beschrieben. Weitere Fallberichte über Burkitt-Lymphome verdanken wir WELLING u. McCABE (1987). Schließlich beschrieben TAKAHARA et al. (1986) den sekundären Befall des Mittelohrs mit beidseitiger Schalleitungsschwerhörigkeit und inkompletter linksseitiger Fazialisparese. Über die Primärlokalisation eines B-Zell-Lymphoms im inneren Gehörgang berichteten ANGELI et al. (1998).

Primäre Non-Hodgkin-Lymphome des MALT-Systems des Mittelohrs und Felsenbeins mit Saccus endolymphaticus liegen bisher nicht vor.

Ein sekundärer Befall des Felsenbeins beim Morbus Hodgkin wurde von PAPARELLA u. EL FIKY (1972) beschrieben. Fallberichte über primäre Lokalisationen im Ohrbereich liegen bisher nicht vor.

12.7 Tumorähnliche Veränderungen

12.7.1 Noduläre Fasziitis

Die noduläre Fasziitis ist eine Fibroblastenproliferation unklarer Ursache, die auf Grund ihres schnellen Wachstums, Zellreichtums und mitotischer Aktivität mit Sarkomen verwechselt wurde. Sie ist eine der häufigeren Läsionen des Fasergewebes (KONWALER et al. 1955). Makroskopisch beobachtet man einen innerhalb von wenigen Wochen wachsenden bis 2 cm großen gut umschriebenen Tumor, der zumeist schmerzlos ist; er tritt bei beiden Geschlechtern zwischen dem 20. und 40. Lebensjahr auf. Der Kopf-Hals-Bereich ist nach den oberen Extremitäten der 2. häufigste Tumorort. Der Ohrmuschelbefall betrifft insbesondere Kinder und Jugendliche (STILLER u. KATENKAMP 1973). Fallberichte über Ohrmuschellokalisationen verdanken wir BATZAKIS u. MANNING (1986), die über einen noduläre Fasziitis in der präaurikulären Region eines 16 Jahre alten Mädchens berichteten sowie CHEN u. BAUER (1987; CLAPP et al. 1997). In einer Übersichtsarbeit faßte BARNES (1985) 225 Fälle von nodulärer Fasziitis im Kopf-Hals-Bereich zusammen.

Der Lokalisation nach unterscheidet man einen subkutanen, intramuskulären und einen faszialen Typ. Histologisch werden die Tumoren nach dem vorwiegenden Zelltyp in myxoiden, zellulären und fibrösen Typ unterteilt (PRICE et al. 1961). Alle Tumortypen bestehen aus lockeren Bündeln von spindelförmigen Zellen mit plumpen Kernen und prominenten Nukleolen. Mitosen sind nicht ungewöhnlich. Atypische Mitosen treten allerdings nie auf. Zwischen den Tumorzellen beobachtet man häufig Lymphozyten und mehrkernige Riesenzellen, insbesondere in den zentralen Tumorabschnitten. Die unregelmäßigen Bündel liegen in mukopolysaccharidreichem, myxoiden Stoma, das charakterisch für die noduläre Fasziitis ist. Im Zentrum der Läsion lassen sich vereinzelt Makrophagen und mehrkernige Riesenzellen nachweisen.

Die noduläre Fasziitis muß vom malignen fibrösen Histiozytom und dem Fibrosarkom differenziert werden.

12.7.2 Keloid

Als Keloid wird die gutartige, überschießende Narbenbildung primär im Bereich des Koriums bezeichnet. Es betrifft insesondere farbige Patienten und muß von der hypertrophischen Narbenbildung unterschieden werden. Letztere bleibt auf den ehemaligen Wundbereich eng beschränkt. Die Unterscheidung hat prognostische Bedeutung, da die Rezidivrate bei hypertrophischen Narben deutlich geringer ist. Die Keloide zeigen sich als gut umschriebene, rundovale

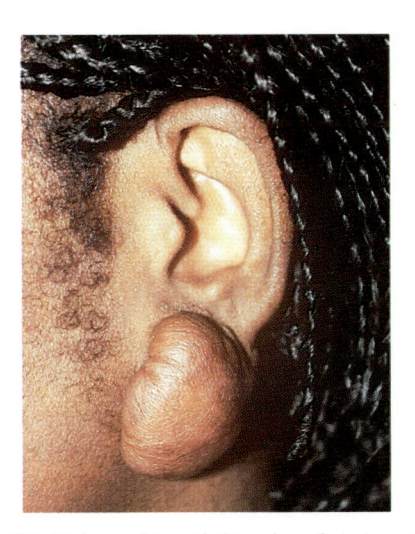

Abb. 3.174. Keloid des rechten Ohrläppchens bei einer Afrikanerin

Hautläsionen, die Ausläufer in das umgebende Gewebe haben können. Sie treten an der Ohrmuschel bei Trägern von Ohrringen vermehrt auf (Abb. 3.174). Gelegendlich können auch Hautläsionen bei Akne, Furunkeln und Verbrennungen zur Keloidbildung führen (KING u. SALZMAN 1970). Histologisch findet sich im Korium hyalinisiertes kollagenes Fasergewebe mit nur sehr wenigen Fibroblasten und reichlich muzinösem Material. Im Anfangsstadium kann man in der Peripherie der Läsion mehr Blutgefäße als im Spätstadium finden, in dem ein narbenähnlicher Aspekt vorliegt. Die darüberliegende Haut ist meist bis auf eine leichte Akanthose unauffällig.

Differentialdiagnostisch kommen die hypertrophische Narbe, die nicht die glasigen Kollagenfasern hat, das Kollagenom, bei dem keine Vorgeschichte von Akne oder Hautläsion vorliegt, das sklerotische Fibrom und die fibrösen Papeln des Gesichts in Frage.

12.7.3 Kimura-Erkrankung

Diese Erkrankung ist eine in Asien endemische, chronisch-entzündliche Veränderung, die heute vom epitheloiden Hämangiom abgegrenzt wird (CHAN et al. 1989). Die Kimura-Erkrankung betrifft insbesondere Männer, sie ist immer von einer Lymphoadenopathie mit erhöhten IgE-Serumwerten und Eosinophilie begleitet. Makroskopisch beobachtet man große, tief sitzende Weichgewebsmassen im Kopf-Hals-Bereich, besonders periaurikulär. Mikroskopisch liegt ein dichtes eosinophiles Infiltrat mit der Tendenz zur Bildung von eosinophilen Mikroabszeßen vor. Weiterhin sieht man hyperplastische Lymphfollikel mit Ausbildung von Keimzentren, gelegentlich auch Gefäßproliferate. Differentialdiagnostisch zur angiolymphoiden Hyperplasie mit Eosinophilie fehlen Epitheloidzellen, Histiozyten, sowie nicht kanalisierte Stränge. Die im Abflußgebiet

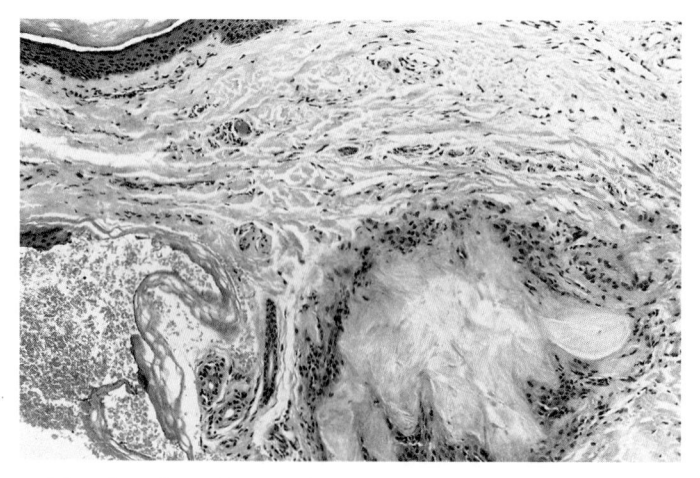

Abb. 3.175. Gichttophus der Helix. Um die Uratablagerungen chronische Entzündung mit Histiozyten und vereinzelt Fremdkörperriesenzellen. Gelegentlich läßt sich eine Palisadenstellung der Histiozyten beobachten. × 157

liegenden Lymphknoten zeigen Gefäßproliferation und eosinophile Infiltration (SHANMUGARATMAM et al. 1991). Immunhistochemisch lassen sich IgE-produzierende Zellen nachweisen.

12.7.4 Gichttophus

Bei länger bestehender Gicht kommt es zur Ablagerung von Uratablagerungen im Weichgewebe. Zumeist findet man die Ablagerungen im Bereich der metatarsophalangealen Gelenke oder anderer Gelenke an Händen und Füssen. Auch kann es zu einem Befall der Ohrmuschel kommen, insbesondere am freien Helixrand mit Lokalisation im Subkutangewebe oder sehr selten im Knorpel (MOSKOWITZ u. KATZ 1967). Makroskopisch beobachtet man einen weißlich von intakter Haut bedeckten Knoten. Gelegentlich können die Knoten auch nach außen hin aufbrechen. Für die Darstellung der Kristalle ist eine Fixierung in Alkohol wichtig. Für die Anfärbung der Kristalle eignet sich insbesondere die Färbung nach GALANTHA (1935). Man sieht einen aus nadelförmigen, doppellichtbrechenden Kristallen bestehenden Knoten, der von chronischer Entzündung mit Histiozyten und Fremdkörperriesenzellen umgeben ist (Abb. 3.175).

12.7.5 Pyogenes Granulom

Es befällt Haut und Schleimhäute und betrifft Männer und Frauen jeden Alters gleichermaßen. In 30% der Fälle geht ein Trauma voraus (KERR 1951) und Rezidive sind keine Seltenheit. Makroskopisch beobachtet man eine wenige Millimeter große, polypoide, brüchige, leicht blutende rote, gelegentlich auch ulzerierte Läsion. Histologisch zeigt sich unter dem hyperkeratotischen oder akanthotischen Epithel ein gelapptes, zelluläres Hämangiom in fibromyxoider Matrix (Abb. 3.176, s. S. 508). Diese Hautläsionen müssen vom Kaposi-Sarkom und Angiosarkom unterschieden werden. Varianten sind das Granuloma gravidarum und das intravenöse pyogene Granulom.

12.7.6 Histiozytosis X

Unter dem Begriff der Histiozytosis X (Langerhans-Zell-Histiozytose) werden das eosinophile Granulom, die Hand-Schüller-Christian- und Letterer-Siwe-Erkrankung zusammengefaßt. Sie gehören zu den entzündlichen Retikuloendotheliosen. Lediglich die Letter-Siwe-Erkrankung hat fraglichen neoplastischen Ursprung. Der Zusatz „X" kennzeichnet die noch unklare Ursache dieser Erkrankung. Eine familiäre Prädisposition scheint vorzuliegen in Form einer Homozygose für ein einzelnes rezessives Gen (FRISELL et al. 1977).

Allen 3 Erkrankungen gemeinsam ist die fokale Anhäufung von Makrophagen in verschiedensten Organen. Insbesondere bei chronischen Verlaufsformen dieser Erkrankung enthalten die Makrophagen Cholesterin, was aber offensicht-

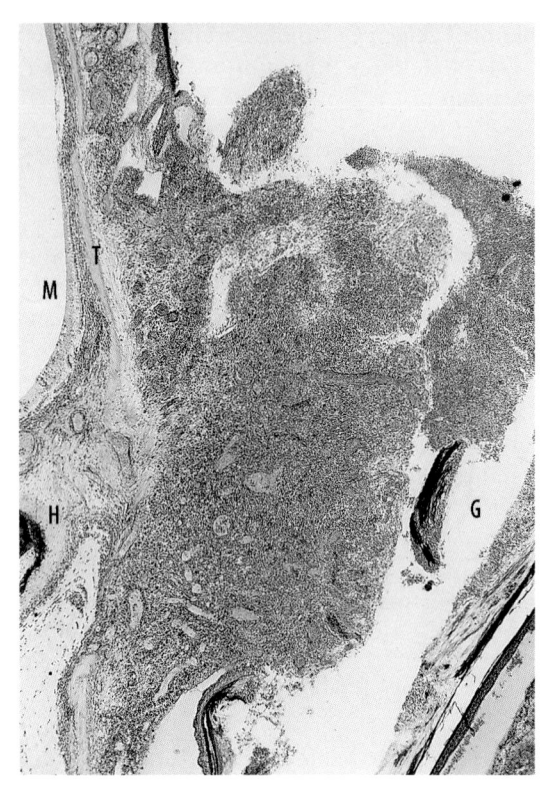

Abb. 3.176. Pyogenes Granulom des Trommelfelles. Das Trommelfell ist ulzeriert und von der Oberfläche des pyogenen Granuloms setzt sich Eiter in den Gehörgang ab. *T* Trommelfell; *M* Mittelohr; *H* Hammergriff; *G* äußerer Gehörgang. × 24

lich nicht pathognomonisch ist. Elektronenmikroskopische Untersuchungen können zur Bestätigung der Diagnose eingesetzt werden. Das Fehlen der Langerhans-Granula spricht eher gegen die Diagnose Histiozytosis der Langerhans-Zellen. Diese Langerhans- oder Birbeck-Granula sind ultrastrukturell nachweisbar (BENISCH et al. 1977). Allerdings können sie auch in einigen anderen Läsionen gefunden werden. Sie scheinen ein Produkt des endoplasmatischen Retikulums zu sein.

NEWTON u. HAMOUDI (1973) sowie DANESHBOD u. KISSANE (1976) haben diese Erkrankung in 2 klinisch-pathologische Typen unterteilt:

Der Typ 1 beinhaltet die Letterer-Siwe-Erkrankung und betrifft Kinder bis zum 3. Lebensjahr. Makroskopisch beobachtet man Knoten in Haut, Leber, Milz, Lunge und Knochen. 50% der Kinder sterben innerhalb weniger Wochen (SIMS 1977).

Die Typ-2-Histiozytose schließt die Hand-Schüller-Christian-Erkrankung und das eosinophile Granulom ein. Auch hier sind zumeist Kinder betroffen, das eosinophile Granulom kann jedoch Patienten jeder Altersgruppe betreffen. In einer Untersuchung des Kinderkrankenhaus von Pittsburgh zwischen 1970

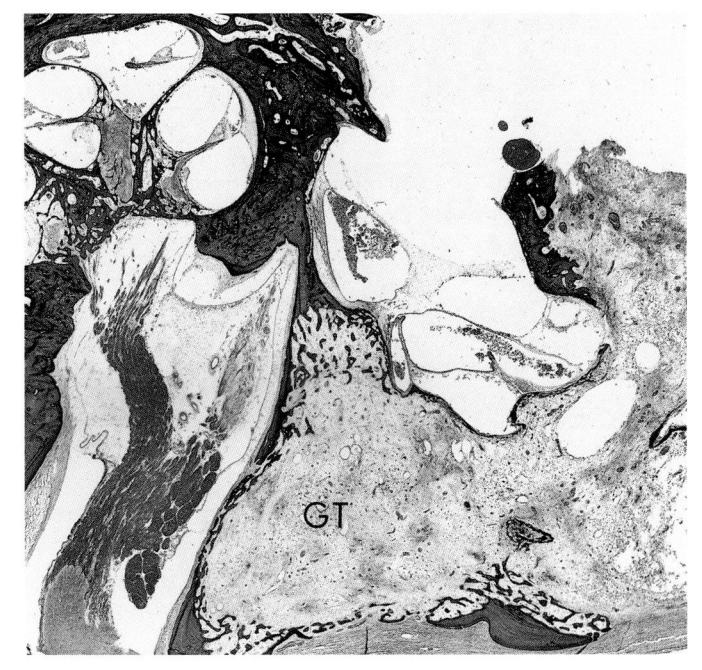

Abb. 3.177. Eosinophiles Granulom des rechten Felsenbeines bei einem 2jährigem Kind. Man erkennt im perilabyrinthären Anteil des Felsenbeines eine totale Auflösung der Knochenstrukturen, die durch Granulationsgewebe (*GT*) mit entzündlicher Reaktion ersetzt sind. × 6

und 1986 wurde bei 62 Kindern in 18 Fällen eine Mitbeteiligung des Felsenbeins beobachtet; bei 6 Kindern war der Befall des Felsenbeins sogar die einzige Manifestation (CUNNINGHAM et al. 1989; Abb. 3.177).

Makroskopisch präsentiert sich die Langerhans-Zell-Histiozytose als isolierte, schmerzhafte Schwellung, die nur wenige Wochen anhält. Im Mittelohr oder im Gehörgang imponiert sie meist als Granulationsgewebe. Die röntgenologisch erkennbaren Arrosionen des Mastoids können zunächst den Eindruck eines Malignoms erwecken (CUNNINGHAM et al. 1989).

Histologisch beobachtet man histiozytäre Zellen mit unterschiedlicher phagozytärer Aktivität sowie eosinophile Granulozyten, die Charcot-Leyden-Kristalle enthalten können (FRIEDMANN 1974). Gelegentlich beobachtet man auch Schaumzellen und xanthomatöse Zellen sowie mehrkernige Riesenzellen. Charakteristisch sind die eosinophilen Granulozyten, die sonst in anderen chronischen Läsionen des Mittelohrs nicht zu finden sind. Zur Differentialdiagnose zu infektiösen Granulomen eignet sich das S-100-Protein (MOSINSKI u. KLEINSCHMIDT-DEMASTERS 1985).

12.7.7 Chondrodermatitis nodularis helicis chronica

Es handelt sich um stark druckschmerzhafte graue, linsengroße, durch die intakte Haut durchscheinende Knötchen, unterschiedlicher Größe am oberen Helixrand als Ausdruck einer entzündlichen Läsion unbekannter Ätiologie.

Die makroskopisch zu beobachtenden oberflächlich gelegenen, einzeln abgrenzbaren knotigen Hautveränderungen finden sich in der Regel am Vorderrand der Helix. Im Bereich der kleinen Einziehungen können oberflächlich Nekrosen vorliegen (Abb. 3.178). Im darunterliegenden gefäßreichen Bindegewebe finden sich chronisch entzündliche Infiltrate mit Lymphozyten sowie Fibroblastenproliferation. Diese gehen vom Perichondrium aus und bilden noduläre Strukturen (OLTERSDORF 1956). Der Ohrmuschelknorpel sowie die Knötchen weisen regressive Veränderungen mit Nekrosen auf.

12.7.8 „Relapsing" Polychondritis

Diese als Entzündung knorpeliger Strukturen des Körpers definierte Erkrankung weist spontane Remissionen und Rezidive auf. Die Ätiologie ist unbekannt.

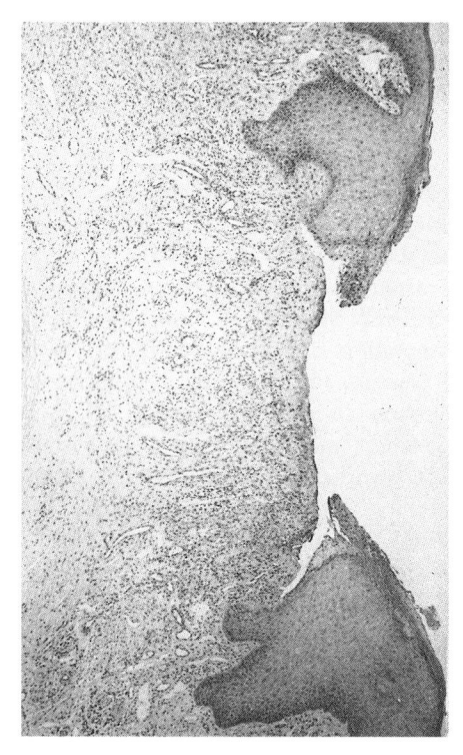

Abb. 3.178. Chondrodermatitis nodularis helicis chronica: Exzisionsbiopsie. Der Ohrmuschelrand zeigt eine Ulzeration mit lymphozytärer Infiltration

Diese selten Knorpelerkrankung ist durch sehr schmerzhafte, prominente Entzündungen des Knorpelgewebes verschiedenster Organe charakterisiert. In 80% ist das Knorpelgewebe einer Ohrmuschel als Erstsymptom dieser organspezifischen Autoimmunerkrankung befallen (JUNG et al. 1996). Nachfolgend sind das Nasenseptum, das Kehlkopfgerüst und die Trachea mit einbezogen. 25% der Patienten zeigen anamnestisch rheumatische Erkrankungen. Die Diagnose basiert auf klinischen Symptomen und dem histologischen Befund.

Histologisch finden sich Knorpelnekrosen mit bindegewebigem Ersatz, fehlende Metachromasie, Ossifikation des Knorpels und ferner anhaltende akute bis chronische Ausbildung von Granulationsgewebe – alles in ständigem Wechsel.

Immunhistochemisch lassen sich Ablagerungen von Immunglobulin und C3-Komplement nachweisen (VALENZUELA et al. 1980). In der Hälfte der Fälle leiden die Betroffenen zusätzlich unter ein- oder beidseitiger, hörsturzähnlicher oder chronisch progressiver Innenohrschwerhörigkeit (SCHUKNECHT 1993; SEIFERT u. STROBEL 1961; Einzelheiten vgl. Kap. 11. S. 423).

12.7.9 Atherom

Atherome (epidermale Zysten) sind gutartige, von Epidermis ausgekleidete Zysten.

Sie treten häufig im Bereich des Ohrläppchens auf, insbesondere bei Trägern von Ohrschmuck (Abb. 3.179).

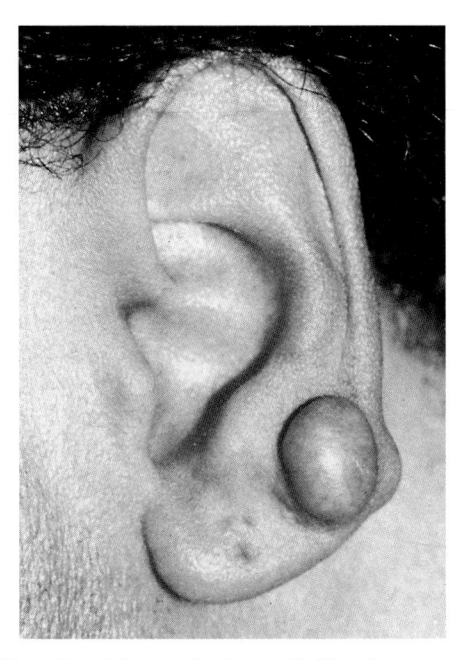

Abb. 3.179. Atherom des linken Ohrläppchenansatzes

Die Atherome werden unterschieden in echte Atherome, die von versprengten Epidermisanteilen mit Follikelanlage ausgehen, und zystisch-dilatierten, den Haarfollikeln anhängenden Talgdrüsen.

Makroskopisch beobachtet man eine unterschiedliche große, subkutan gelegene Schwellung, die manchmal mit der Hautoberfläche über einen feinen Gang in Kontakt steht. Bei Infektion des Atheroms kommt es zu einer deutlichen druckdolenten Schwellung und Rötung. Gelegentlich entleert sich über den Fistelkanal spontan, oder nach Manipulation, weißer übelriechender Detritus.

Histologisch beobachtet man abgeflachtes, verhornendes Plattenepithel und zentral Hornschuppen mit Talgmassen, jedoch keine Haare. Von den echten Atheromen zu unterscheiden sind traumatisch entstandene Epithelzysten, die durch Epithelverlagerung, z.B. während Ohroperationen, im Bereich von Operationsnarben entstehen.

Differentialdiagnostisch sind sie von *echten Dermoidzysten* zu unterscheiden, die durch das Vorhandensein von Hautanhangsgebilden wie Haarfollikeln, Talgdrüsen und Schweißdrüsen in der Zystenwand charakterisiert sind. Im breiigen Inhalt dieser Zysten finden sich auch Haare. Die Dermoidzysten sind häufig retroaurikulär im Bereich des Mastoids lokalisiert.

Weiterhin kommen differentialdiagnostisch *Pseudozysten* der Ohrmuschel infrage, die insbesondere jüngere Patienten betreffen. In einer Übersichtsarbeit von COHEN u. GROSSMAN (1990) wurden 114 Fälle zusammengefaßt. Makroskopisch beobachtet man eine zystische Schwellung im Bereich der Ohrmuschel. Histologisch sieht man ein im Knorpel gelegenes, zystisches Gebilde, dessen Wand aus regressiv verändertem Knorpel ohne epitheliale Auskleidung besteht; im Lumen findet sich bernsteinfarbene Flüssigkeit (HEFFNER u. HYAMS 1986; LAZAR et al. 1986; GRABSKI et al. 1989).

12.7.10 Ohrpolyp

Der Ohrpolyp ist eine tumorähnliche Neubildung, die von der Mittelohrschleimhaut im Verlauf einer Otitis media ausgeht.

Er betrifft beide Geschlechter ohne Altersbevorzugung. Die Patienten berichten über seit einiger Zeit bestehende Otorrhoe.

Makroskopisch beobachtet man einen weiß-roten, weichen, polypoiden Tumor, der durch einen Trommelfelldefekt aus dem Mittelohr in den Gehörgang vorwächst. Histologisch beobachtet man oberflächlich ein gelegentlich pseudostratifiziertes, kubisch bis hochprismatisches Epithel mit oder ohne Zilien. Auch Plattenepithelmetaplasien können beobachtet werden. Im aus Granulationsgewebe bestehenden Stroma liegen vorwiegend akute und chronische Entzündungszellen. Vereinzelt sieht man Riesenzellen und Cholesterinsärge.

Differentialdiagnostisch ist er vom Mittelohradenom, Rhabdomyosarkom und extramedullären Plasmozytom abzugrenzen (vgl. Kap. 6, S. 320).

12.7.11 Keratosis obturans

Die Keratosis obturans ist eine Erkrankung des äußeren Gehörgangs noch unklarer Genese, die sich durch eine Störung des Selbstreinigungsmechanismuses des Gehörgangs auszeichnet.

Sie tritt meist in kindlichem bis jugendlichem Alter auf und führt zu Schalleitungsschwerhörigkeit.

Makroskopisch beobachtet man einen, von abgeschilfertem Plattenepithel ausgefüllten Gehörgang, der zu einer Erweiterung des äußeren Gehörgangs, zu Knochenumbau und Entzündung des Epithels führen kann. Histologisch sieht man hyperkeratotisches, zum Teil abgeflachtes, eventuell entzündlich infiltriertes Epithel.

12.7.12 Heterotopie

Bei Heterotopien (Choristome, ektopisches Gewebe) handelt es sich um histologisch normales Organgewebe, das allerdings in anderen Lokalisationen beobachtet wird. Zu Ektopien von Speicheldrüsengewebe im Mittelohr liegen einige gut dokumentierte Fallberichte vor. Klinisch klagen die Patienten über einseitige Schwerhörigkeit bei vorliegender Schalleitungsschwerhörigkeit und Anomalien von Amboß und Steigbügels. Weiterhin lassen sich abnormale Fazialisverläufe bei oft freiliegenden Nerven beobachten. Das Tumorgewebe kann in sehr enger Beziehung zum N. facialis liegen.

Speicheldrüsenektopien des Mittelohres wurden von TAYLOR u. MARTIN (1961), STEFFEN u. HOUSE (1962), CANNON (1980) und anderen beschrieben. Einige dieser Tumoren stehen in sehr enger Beziehung zum N. facialis. Über Lokalisationen im Bereich der Eustachi-Tube, des äußeren Gehörganges und

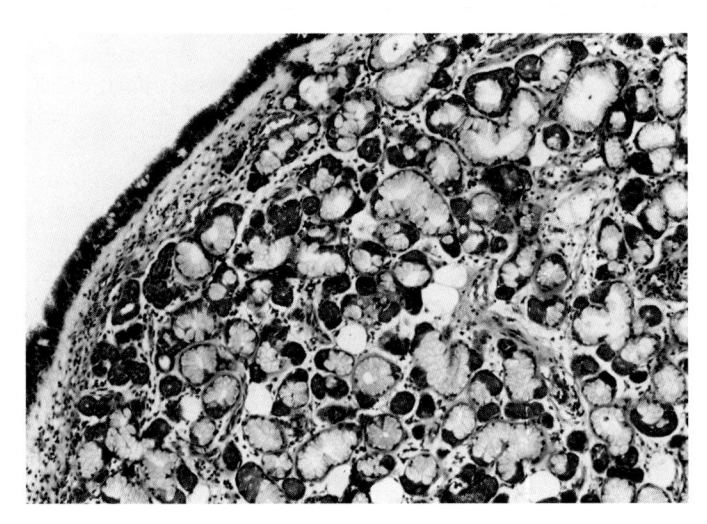

Abb. 3.180. Choristom. Speicheldrüsenektopie im Mittelohr. Regelrechtes Speicheldrüsenmuster. × 100

über Assoziationen mit anderen Mißbildungen wurde von CAPLINGER u. HORA (1977) berichtet. Histologisch handelt es sich um regelrechtes Speicheldrüsengewebe, das an der Oberfläche von Mittelohrschleimhaut bedeckt ist (Abb. 3.180).

Über ein adenoidzystisches Karzinom des Mittelohres, wohl ausgehend von einem Choristom des Mittelohres, wurde von CANNON u. McLEAN (1983) berichtet. Da es sich allerdings fast ausschließlich um gutartige Tumoren handelt und die Tumoren eine sehr enge Beziehung zum N. facialis haben können, wird nach histologischer Diagnosesicherung zumeist keine chirurgische Komplettresektion durchgeführt.

Andere Heterotopien sind Schwannosen (GUSSEN 1973), neuronale Heterotopien (WAZEN et al. 1987) und Ektopien quergestreifter Muskulatur (WRIGHT u. ETHOLM 1973).

12.8 Metastasen maligner Tumoren

Metastasen maligner Tumoren im Felsenbein und im inneren Gehörgang scheinen, gemäß Literatur eher selten zu sein. Es handelt sich meist um hämatogene Metastasierung von fast ausnahmslos Karzinomen, ausgehend vom Prostatakarzinom (NOVOTNY 1948), Mammakarzinom (NIEDERMOWE 1953), Bronchialkarzinom (GOLDSCHMIDT 1959), Schilddrüsenkarzinom oder von klarzelligen Nierenzellkarzinom (OPPIKOFER 1931).

In einer Übersichtsarbeit von SCHUKNECHT et al. (1968) wurden in absteigender Häufigkeit Metastasen von folgenden Primärtumoren erfaßt: Mamma, Niere, Lunge, Magen, Larynx, Prostata und Schilddrüse. Gelegentlich kann der Befall des Felsenbeins die erste klinische Manifestation des malignen Primärtumors sein (BERGSTROM et al. 1977; ALBERT u. TERRENCE 1987; IGARASHI et al. 1979).

APPLEBAUM u. DOLSKY (1977) beschrieben den Fall einer Adenokarzinommetastase im Felsenbein, ausgehend von einem Prostatakarzinom. SAHIN et al. (1991) berichteten über 2 weitere Fälle von Metastasierungen eines Prostatakarzinoms im Felsenbein. Als Rarität ist die von TAN et al. (1984) beschriebene Metastasierung eines kleinzelligen Karzinoms des Ösophagus in das Felsenbein zu bewerten. Fallberichte über Seminommetastasen im Felsenbein stammen von KOBAYASHI et al. (1986) (Tabelle 3.22) und BARAUH (1970). ROLLIN (1940) fand bei der Untersuchung eines Felsenbeins von einer Patientin mit Menière-Symptomatik die Metastase eines bekanten Mammakarzinoms im inneren Gehörgang (N. vestibulocochlearis).

Auch wenn die Histologie der Metastase üblicherweise mit der des Primärtumors übereinstimmt, so ist es doch schwierig, insbesondere bei schlecht differenzierten Tumoren, Rückschlüsse auf die Lokalisation des Primärtumors zu ziehen. Nur in wenigen Fällen, wie z. B. dem Nierenzellkarzinom oder bei gut differenzierten Tumoren, läßt sich gezielt der Primärtumor suchen. Die Tumoren können sich vorwiegend osteolytisch oder vorwiegend osteoplastisch verhalten. Zu Beginn der Metastasierung liegen destruktive Prozesse vor, wobei reaktive, reparative Veränderungen folgen. Dies trifft z. B. auf das Mammakarzinom und

Tabelle 3.22. Karzinommetastasen im Felsenbein. (Nach BARAUH 1970)

Sitz des Primärtumors	Fallzahl
Brustdrüse	25
Bronchialsystem/Lunge	14
Nieren	11
Prostata	9
Magen	8
Larynx	5
Pharynx und Nasopharynx	5
Cervix uteri und Endometrium	5
Schilddrüse	4
Kopfspeicheldrüsen	4
Dickdarm	3
Sonstige Lokalisationen	41
Gesamtzahl	134

das Prostatakarzinom, dessen Tumorzellen reichlich Phosphatase enthalten, zu. Die enchondrale Schicht des knöchernen Labyrinths scheint das Innenohr vor invasivem Wachstum zu schützen (NAGER 1938).

Eine Ivasion von Tumorgewebe in das Felsenbein ist auch über Liquor und Perilymphe in Folge einer Meningitis carcinomatosa möglich (HARBERT et al. 1969).

Ein Mitbefall des Felsenbeins bei hämatologischen Erkrankungen, wie der Leukämie, wurde in verschiedenen Studien mitgeteilt (HALLPIKE u. HARRISON 1950; SCHUKNECHT et al. 1968). Bei der histologischen Aufarbeitung beobachtet man eine Infiltration des Knochenmarks im Bereich der Felsenbeinspitze durch leukämische Zellen. Das Trommelfell und die Mittelohrschleimhäute können verdickt und mit leukämischen Infiltraten durchsetzt sein. Auch in den Perilymphräumen findet man leukämische Infiltrate. Im Mittelohr beobachtet man vereinzelt Einblutungen. Einblutungen im Innenohr führen zu Hörverlust und Gleichgewichtsstörungen (SANDO u. EGAMI 1977). In einem Fallbericht beschrieben HALLPIKE u. HARRISON (1950) massive leukämische Infiltrate und Einblutungen im Labyrinth einer 53 Jahre alten Patientin. Über einen ähnlichen Fall berichteten SCHUKNECHT et al. (1968).

Non-Hodgkin-Lymphom und Morbus Hodgkin zeigen das gleiche histologische Bild wie die Leukämie mit lymphomatösen Infiltraten des Mittelohrs, des knöchernen Labyrinths, und des Innenohrs.

Literatur

Abrams J, Hüttenbrink KB (1992) Die Implantationsmetastase eines Adenokarzinoms der Nebenhöhlen im Ohr. Laryngorhinootologie 71: 86–90

Abramson M (1969) Collagenolytic activity in middle ear cholesteatoma. Ann 78: 112–124

Abramson M, Gross J (1971) Further studies on a collagenase in middle ear cholesteatoma. Ann Otol Rhinol Laryngol 80: 177–85

Ackerman LV, Taylor FH (1951) Neurogeneous tumors within the thorax. Cancer 4: 669–675

Adam YG, Oland J, Halevy A et al. (1984) Primary retroperitoneal soft tissue sarcomas. J Surg Oncol 25: 8–11

Akiyoshi M, Sato K (1967) Histopathological and histochemical studies on ototoxicity due to gentamicin and kanamycin in guinea pigs. Chemother 15: 501–507

Alamar A, Sanchez-Alcon MD, Perez-Garrigues H, Morera C (1994) Osteoma of the middle ear. Otorinolaringol Ibero Am 21: 403–408

Albert MC, Terrence CF (1987) Hearing loss in carcinomatous meningitis. J Laryngol Otol 92: 233–241

Alberti PW (1987) Tinnitus in occupational hearing loss. Nosological aspects. J Otolaryngol 16: 34–35

Albright F, Butler AM, Hamptom AC, Smith P (1937) Syndrome characterized by osteitis fibrosa disseminata, areas of pigmentation and endocrine dysfunction with precocious puberty in females. Report of 5 cases. N Engl J Med 216: 727–746

Alexander G (1904) Zur Pathologie und pathologischen Anatomie der kongenitalen Taubheit. Arch Ohrenheilk 61: 183–219

Alexander A, Scholl R (1938) Beschwerden und Störungen im Hör- und Gleichgewichtsorgan bei der Nachuntersuchung Schädelverletzter. Monatschr Ohrenheilk Laryngorhinol 72: 1021–1058

Alperts B, Bray J, Lewis J (1983) Molecular biolgoy of the cell. Garland, New York, pp 424–426

Altermatt HJ, Gebbers JO, Arnold W, Kraft R, Laissue J (1989) Preparation of human temporal bone for immunohistochemical investigation. ORL J Oto-rhino-lary 51: 83–87

Altermatt HJ, Gebbers JO, Arnold W, Laissue J (1990) The epithelium of the human endolymphatic sac. Immunhistochemical characterization. ORL J Oto-rhono-lary 52: 113–120

Altermatt HJ, Gerber HA, Gaeng D, Müller C, Arnold W (1992a) Immunhistochemiche Befunde in otosklerotischen Läsionen. HNO (Berlin) 40: 476–479

Altermatt HJ, Gebbers JO, Müller C, Laissue J, Arnold W (1992b) Immunohistochemical characterization of the human endolymphatic sac. Acta Otolarnygol (Stockh) 112: 229–305

Altmann F (1935) Über den feineren Bau des Schläfenbeines bei der Osteogenesis imperfecta congenita und tarda. Monatschr Ohrenheilk Laryngorhinol 69: 448–470

Altmann F (1957) The ear in severe malformations of the head. Arch Otolaryng 66: 7–22

Altmann F, Fowler EP jr (1943) Histological findings in Ménière's symptom complex. Ann Otol Rhinol Laryngol 52: 52–80

Alvegard TA, Berg NO, Baldetorp B et al. (1990) Cellular DNA content and prognoses of high-grade soft tissue sarcoma: The Scandinavian-Sarcoma Group Experience. J Clin Pathol 8: 538–547

Anderson DE, Smith JL jr, McBride CM (1967) Hereditary aspect of malignant melanoma. JAMA 200: 741–746

Anderson HC (1969) Vesicles associated with calcification in the matrix of epiphyseal cartilage. J Cell Biol 41: 59–72

Anderson HC (1989) Biology of disease: mechanism of mineral formation in bone. Lab Invest 60: 320–329

Anderson WAD (1961) Pathology, 4th edn. Mosby, St. Lewis Missouri

Andreassen A, Oyjord T, Hovig E et al. (1993) p53 abnormalities and different subtypes of human sarcomas. Cancer Res 53: 468–471

Angeli SI, Prackmann DE, Xenellis JE, Poletti BJ, Carberi JN, Hitzelberger WE (1998) Primary lymphoma of the internal auditory canal. Case report and review of literature. Ann Oto Rhinol Laryngol 107: 17–21

Angervall L, Dahl I, Ekedeahl C (1972) Embryonal rhadbomyosarcoma in the external ear. Acta Otolaryngol 73: 513–520

Angus B, Kiberu S, Purvis J (1988) Cytokeratins in cervical dysplasia and neoplasia: A comparative study of immunhistochemical staining using monoclonal antibodys NCL-5 D 3, CAM 5.2 PKK 1. J Pathol 155: 71–75

Anniko M (1976) Atoxyl-induced damage to sensory cells in the organ of Corti of the guineapig cochlea. Virchows Arch B Cell Pathol 21: 267–277

Anniko M (1978) Atoxyl-induces pathological changes of the inner ear. A model system for the study of ototoxicity. MD Thesis, Balder, Stockholm

Antoli-Candela F (1976) The histopathology of Ménière's disease. Acta Otolaryngol (Suppl) 340: 1–42

Antoni MRE (1920) Über Rückenmarkstumoren und Neurofibrome. Bergmann, München, S 234–311

Applebaum EL, Clemis JD (1977) Temporal bone histopathology of Paget's disease with sensorineural hearing loss and narrowing of the internal autitory canal. Laryngoscope 87: 1753–1759

Applebaum EL, Dolsky RL (1977) Metastatic adenocarcinoma of the temporal bone. Transact Am Acad Otolaryngol 84: 154–158

Arnold W (1971) Significance of the subepithelial space of the middle ear mucosa. Arch Klin Exp Ohr-, Nas- Kehlk-Heilk 198: 262–280

Arnold W (1972) Ultrastrukturelle experimentelle Untersuchungen zur Pathogenese des serösen Paukenergusses. Arch Klin Exp Ohr-, Nas- Kehlk-Heilk 201: 91–96

Arnold W (1977a) Reaktionsformen der Mittelohrschleimhaut. Arch Otorhinolaryngol 216: 369–473

Arnold W (1977b) Der Einfluß entzündlicher Schleimhautreaktionen auf die Pneumatisation. Arch Otorhinolaryngol 216: 537–554

Arnold W (1980) Überlegungen zur Pathogenese der cochleo-renalen Syndrome. Acta Otolaryngol 89: 330–341

Arnold W (1981) Zur Pathologie und Klinik des Morbus Menière. Z Laryngol Rhinol Otol 60: 601–609

Arnold W (1982) Pathogenetic reflections concerning Menière's disease. In: Pflatz CR (ed) Advances in Oto-Rhino-Laryngology, vol 28. Karger, Basel p 118

Arnold W (1984) Inner ear and renal diseases. Ann Otol Rhinol Laryngol 93: 119–123

Arnold W (1997) Systemic autoimmune diseases associated with hearing loss. Accademy of Science, New York, in press

Arnold W, Altermatt HJ (1995) The significance of the human endolymphatic sac and its possible role in Menière's disease. Acta Otolaryngol (Stockh) Suppl 519: 36–42

Arnold W, Anniko M (1989) Supporting and membrane structures of human outer hair cells: Evidence for isometric contraction. Ann Otol Rhinol Laryngol 51: 339–353

Arnold W, Friedman I (1987) Presence of virus specific antigens (Measles, Rubella) around the active otosclerotic focus. Laryngorhinootologie 66: 167–171

Arnold W, Friedmann I (1988) Otosclerosis – an inflammatory disease of the otic capsule of viral aetiology? J Laryngol Otol 102: 865–871

Arnold W, Ganzer U (1997) Checkliste Hals-Nasen-Ohren-Heilkunde. Thieme, Stuttgart

Arnold W, Gebbers JO (1984) Serum-Antikörper gegen Kornea- und Innenohrgewebe beim Cogan-Syndrom. Z Laryngorhinootologie 63: 428–432

Arnold W, Ilberg Ch v (1973) Reparationsvorgänge nach entzündlichen Veränderungen der Mittelohrschleimhaut. Z Laryngol 52: 373–383

Arnold W, Ilberg Ch v (1974) Ultrastrukturelle Veränderungen an der Mittelohrschleimhaut bei der idiopathischen hämorrhagisch-serösen Mittelohrentzündung (Otitis nigra). Arch Klin Exp Ohr-, Nas- Kehlk-Heilk 208: 15–32

Arnold W, Niedermeyer HP (1997) Herpes simplex virus antibodies in the perilymph of patients with Menière disease. Arch Otolaryngol Head Neck Surg 123: 53–56

Arnold W, Plester D (1974) Otosklerotische Veränderungen im Bereich der Mittelohrschleimhaut. Arch der Klin Exp Ohr- Nas- Kehlk-Heilk 207 (2): 464–469

Arnold W, Plester D (1975) Vascular degeneration in otosclerosis and its influence on the mesenchymal reaction of the mucoperiosteum. Arch Otorhinolaryngol 209: 127–143

Arnold W, Plester D (1977) Active otosclerosis of the stapes footplate: histological and clinical aspects and its influence on the perilymph. Arch Otorhinolaryngol 215: 159–178

Arnold W, Vosteen K-H (1975) Reaction of the middle ear mucous menbrane in tubal obstruction. Acta Otolaryngol (Suppl) (Stockh) 330: 48–63

Arnold W, Weidauer W, Seelig HP (1976) Experimenteller Beweis einer gemeinsamen Antigenizität zwischen Innenohr und Niere. Arch Otorhinolaryngol 212: 99–117

Arnold W, Ganzer U, Kleinmann H (1977) Sensorineural Hearing Loss in Mucous Otitis. Arch Otorhinolaryngol 215: 91–93

Arnold W, Nadol JB jr, Weidauer H (1981) Ultrastructural histopathology in a case of human ototoxicity due to loop diuretics. Acta Otolaryngol 91: 399–414

Arnold W, Altermatt HJ, Gebbers JO (1984) Qualitativer Nachweis von Immunoglobulinen im menschlichen Saccus endolymphaticus. Laryngorhinootologie 63: 464–467

Arnold W, Arnold R, Altermatt HJ (1985) Hormonproduzierende (Parakrine) Zellen im menschlichen Innenohr. Laryngorhinootologie 64: 359–363

Arnold W, Altermatt HJ, Arnold R, Gebbers JO, Laissure J (1986) Somatostatin(-like) immunoreactive cells in the human inner ear and endolympatic sac. Arch Otolaryngol Head Neck Surg 112: 934–937

Arnold W, Altermatt HJ, Kraft R, Pfaltz CR (1987) Die Otosklerose: Eine durch Paramyxoviren unterhaltene Entzündungsreaktion. HNO 37: 236–241

Arnold W, Friedmann I, Panosetti E (1988) Immunhistochemischer Nachweis von Röteln- und Masernvirus-Antigen bei der Otosklerose. ORL J Oto-rhino-lary (Bern) 11: 274–277

Arnold W, Altermatt HJ, Kraft R, Pfaltz CR (1989) Die Otosklerose. Eine durch Paramyxo-Viren unterhaltene Entzündungsreaktion. HNO 37: 236–241

Arnold W, Niedermeyer HP, Lehn N, Neubert W, Höfler H (1996) Measles Virus in Otosclerosis and the specific immune response of the inner ear. Acta Otolaryngol (Stockh) 116: 705–709

Arold C (1959) Die Tuberkulose des Ohres. In: Deist H, Krauss H (Hrsg) Die Tuberkulose. Enke, Stuttgart

Arslan M (1953) Direkte Applikation des Ultraschalls auf das knöcherne Labyrinth zur Therapie der Labyrinthose (Morbus Menière). HNO (Berl) 4: 166–173

Asbury AK, Johnson PC (1978) Pathology of peripheral nerves. Major Problems Pathol 9: 1–311

Austin JR, Stewart KL, Fawzi N (1994) Squamous cell carcinoma of the external auditory canal. Therapeutic prognosis based on a proposed staging system. Arch Otolaryngol Head Neck Surg 120: 1228–1232

Austin WK, Lockey MW (1976) Mycobacterium fortiutum mastoiditis. Arch Otolaryngol 102: 558–560

Avila J, Bosch A, Aristizabal S, Frias Z, Marcial V (1977) Carcinoma of the pinna. Cancer 40: 2891–2895

Babin RW, Liu C, Aschenbrener C (1984) Histopathology of neurosensory deafness in sarcoidosis. Ann Otol Rhinol Laryngol 93: 389–393

Bader JL, Li FP, Olmstead PM, Strickman NA, Green DM (1985) Childhood malignant melanoma. Incidence and etiology. Am J Pädiatr Hämatol Oncol 7: 341–345

Bailen PL, Levine HL, Wood BG, Tockter HM (1980) Cutaneous carcinoma of the auricular and periauricular region. Arch Otolaryngol 106: 692–696

Baker BB, DeBlanc GB (1977) Pleomorphic adenoma of the external orditory canal. Ear Nose Throat J 56: 81–84

Ballantyne IC (1965) Perceptive deafness in renal diseases. Abstract Papers VIIIth Internat Congr ORL, Tokyo

Balzi M, Ninubenedetta M, Becciolini A (1991) Labeling index in squamous cell carcinoma of the larynx. Head and Neck 13: 344–348

Baratoux J (1938) De la syphylis de l'oreille. In: Kurzes Handbuch der Ohrenheilkunde. Fischer, Jena

Barauh AK (1970) Secondary malignant tumour of the temporal bone. J Laryngol 84: 1167–1168

Bardwil JM, Mocega EE, Butler JJ et al. (1968) Angiosarcomas of the head and neck region. Am J Surg 116: 548–553

Barker D, Hostikka SL, Zhou J et al. (1990) Identification of mutations in the COL 4A5 collagen gene in Alport's syndrome. Science 248: 1224–1227
Barnes L (1985) Nodular fasciitis. In: Barnes J (ed) Surgical pathology of the head and neck, vol I. Marcel Decker, New York
Batsakis JG, Hardy GC, Hishiyana RH (1967) Ceruminous gland tumours. Arch Otolaryngol 86: 66–69
Batzakis JG, Manning JT (1989) Soft tissue tumors – unusual forms. In: Batzakis JG (ed) Otolaryngologic clinics of North America. Non squamous tumors of the head and neck. II. Saunders, Philadelphia, pp 678–681
Beahrs OH (1991) Staging of cancer. Ca Cancer J Clin 41: 121–125
Beales PH (1987) Otosclerosis. In: Kerr AG (ed) Scott Brown's otolaryngology, 5th edn, vol 3. Churchill Livingstone, Edinburgh, Chap 14
Bean WB (1985) Vascular spiders and related leasions of the skin. Springfield, Illinois
Beaumont GD (1966) The effect of exclusion of air from pneumatized bone. J Laryngol Otol 80: 236–249
Beck C (1969) Neue Erfahrung bei Paukensklerose. HNO (Berl) 17: 234–237
Beck C (1984) Pathologie der Innenohrschwerhörigkeiten. Arch Otorhinolaryngol (Suppl I) 1–57
Beck C, Plazotta G (1956) Morphologische Veränderungen der Sinneszellen des Corti'schen Organs nach Einwirkung von Hochfrequenzstrom. Arch Ohr-, Nas- Kehlk-Heilk 168: 305–313
Beck O (1926) Syphilis des Ohres und seiner zentralen Bahnen. In: Denker A, Kahler O (Hrsg) Handbuch der Hals-, Nasen-, Ohrenheilkunde, Bd VI/2, Springer, Berlin, S 650
Becker A (1955) Die virusbedingten Erkrankungen im Hals-Nasen-Ohrenbereich. Arch Ohr-, Nas- Kehlk-Heilk 167: 106–112
Becker W, Theisen H (1962) Otophym beim Klippel-Trenaunay-Syndrom. Z Laryngol Rhinol 41: 487–491
Beham A, Fletcher CD (1990) Atypical „pseudosarcomatous" variant of cutaneous benign fibrous histiocytoma: report of 8 cases. Histopathol 17: 167–169
Benecke JE, House HP (1988) Glomus tumor: 40-year follow-up on a patient treated with surgery and radiation. Otolaryngol Head Neck Surg 98: 92–94
Benisch B, Peison B, Carter H (1977) Histiocytosis X of the skin in an elderly man. Am J Clin Pathol 67: 36–40
Benitez JT, Schuknecht H (1962) Otosclerotic: a human temporal bone report. Laryngoscope 72: 1–9
Benjamins CE (1926) Die Tropenkrankheiten des Ohres. In: Denker A, Kahler O (Hrsg) Handb. Hals-Nasen-Ohrenheilk, Band 7. Springer und Bergmann, Berlin München
Berdahl P, Braaten M, Cappelen C, Mylius E, Walaas O (1962) Noradenaline-adrenaline producing nonchromaffin paraganglioma. Acta Med Scand 172: 488–495
Berg K (1949) Toxic effect of streptomycin on eighth cranial nerve; histological investigation. Preliminary report. Ann Otol Rhinol Laryngol 58: 448–456
Berg K (1951) The toxic effect of streptomycin on the vestibular and cochlear apparatus. An experimental study on cats. Acta Otolaryngol (Suppl) 97: 1–77
Bergstrom L, Thompson P (1983) Hearing loss in pediatric renal patients. Int J Pediatr Otorhinolaryngol 5: 227–234
Bergstrom LV, Baker BB, Sando I (1977) Sudden deafness and facial palsy from metastatic bronchogenic carcinoma. J Laryngol Otol 91: 787–793
Berman JM, Farkashidy J, Jahn AF, Hawke M (1979) Peripheral facial paralises secundary to metastatic malignant melanoma. Arch Otolaryngol 105: 51–52
Bernhardt D, Veltmann R, Dorwald R, Huth R (1976) Cogan's syndrome associated with angiitis of the cerebral nerves, aortitis and glomerulonephritis. Dtsch Med Wochenschr 101: 373–377
Beyer A (1921) Lues des Mittelohres. Beitr Anat ect Ohr 16: 266
Bhatia PL (1989) Aural schistosomiasis mansoni. J Laryngol Otol 103: 596–598
Biggar RJ, Melbye M, Kestems L et al. (1984) Kaposi sarcoma in Zaire is not associated with HTLC-III infection. N Engl J Med 311: 1051–1052

Birck HG, Mravec JJ (1976) Myringostomy for middle ear effusions. Ann Suppl 25, 85: 263–267
Birzgalis AR, Ramsden RT, Lye RH, Richardson PL (1990) Hemangioperizytoma of the temporal bone. J Rhinol Otol 104: 998–1003
Blackley B, Friedmann I, Wright I (1967) Herpes zoster auris associated with facial nerve palsy and auditory nerve symptoms. J Otol Laryngol 63: 533–550
Blatt IM, Lawrence M (1961) Otologic manifestations of fatal granulomatosis of the respiratory tract. Arch Otolaryngol 73: 639–643
Bleyl (1913) Multiple Papillome beider äußerer Gehörgänge. Z Ohrenheilk 68: 177–181
Bluestone ChD (1971) Eustachian tube obstruction in the infant with cleft palate. Ann Otol Rhinol Laryngol 80 (Suppl 2): 1–30
Bobrow LG, Makin CA, Law S (1986) Expression of low molecular weight cytokeratin proteins in cervical neoplasia. J Pathol 148: 135–140
Bocking A, Auffermann W, Vogel H (1985) Diagnosis and grading of malignancy in squamous epitheliam lesions of the larynx with DNA-cytophotometrie. Cancer 56: 1600–1604
Boeck C (1899) Multiple benign sarcoids of the skin. J Cutan Genitourin Dis 17: 543–550
Boenninghaus HG (1966) Primäre und sekundäre Fazialisparesen bei Schläfenbeinfrakturen. Z Laryngol Rhinol 45: 325–331
Bolen JW, Thorning D (1984) Liposarcomas: A histogenetic approach to the classification of adipose tissue neoplasms. Am J Surg Pathol 8: 3–17
Bonucci E (1971) The locus of initial calcification in cartilage and bone. Clin Orthop 78: 108–139
Bordley JF. (1967) Osteomyelitis of the frontal bone. Laryngoscope 76: 129–148
Bowman CA, Linthicum FH, Nelson RA (1986) Sensorineural hearing loss associated with systemic lupus erythematosus. Otolaryngol Head Neck Surg 94: 197–204
Brackmann DE, Bartels LJ (1980) Rare tumors of the cerebellopontine angle. Otolaryngol Head Neck Surg 88: 555–559
Bredberg G (1967) The human cochlea during development and ageing. J Laryngol 81: 739–758
Brock W (1914) Demonstration von Schnitten durch Paukenhöhle und Warzenteil von Felsenbein mit Tubenverschluß. Verh Dtsch Otol Ges 59: 22–34
Broders AC (1932) Practical points on the microscopic grading of carcinomas. NY SJ Med 32: 667–675
Broders AC, Hargrave R, Meyerding HW (1939) Pathological features of soft tissue fibrosarcoma with special references to the grading of its malignancy. Surg Gynecol Obstet 69: 267–276
Brookes GB, Booth JB (1987) Diseases of the temporal bone. In: Kerr AC (ed) Scott-Brown's otololaryngology, 5th edn. vol 3. Butterworth London, pp 340–380
Brooks JJ (1982) Immunohistochemistry of soft-tissue tumours. Myoglobin as a tumour marker for rhabdomyosarcoma. Cancer 50: 1757–1763
Brosnan M, Burns H, Jahn AF, Hawke M (1977) Surgery and histopathology of the stapes in osteogenesis imperfecta tarda. Arch Otolaryngol 103: 294–298
Brunner H (1952) Basal cell carcinoms of the external auditory canal and middle ear. Arch Otolaryngol 58: 665–676
Brunner JM (1987) Peripheral nerve sheath tumors of the head and neck. Sem Diagn Pathol 4: 136–149
Buchanan G, Rainer EH (1988) Clinical records. Tuberculous mastoiditis. J Laryngol Otol 102: 440–446
Buchner A, Merrell PW, Leyder AS et al. (1990) Oral focal mucinosis. Int J Oral Maxillofac Surg 19: 337–340
Bujia J, Sittinger M, Arnold W, Wilmes E, Hammer C, Burmester G (1993) Knorpelspezifische Autoimmunität bei der Otosklerose. HNO (Berlin) 41: 507–511
Byers PD, Jones NA (1969) Leontiasis ossea. B J Surg 56: 262–267
Byers RM, Smith JL, Russell N, Rosenberg V (1980) Malignant melanoma of the external ear. Review of 102 cases. Am J Surg 140: 518–521
Cadman NL, Soul EH, Kaelly PJ (1965) Synovial sarcoma: An analysis of 134 tumors. Cancer 18: 613–621
Caldarelli DD, Rejowski IE, Corey IP (1986) Sensorineural hearing loss in lupus erythematosus. Am J Otolaryngol 7: 210–213

Caldera C (1912) Einige Fälle von Papillomen des Gehörgangs. Intern Zentralbl Ohrenheilk 10: 237–244
Calnan TC, Haber H (1955) Kerato-Acanthoma. J Pathol Bacteriol 69: 61–67
Calonius IJ, Christensen CK (1980) Hearing impairment and facial palsy as initial sign of Wegener's granulomatosis. J Laryngol Otol 649–657
Calonje I, Fletcher CDM (1991) Sinusoidial hemangioma: A destinctive benign vascular neoplasm within the group of cavernous hemangiomas. Am J Surg Pathol 15: 1130–1135
Canalis RF, Gussen R (1980) Temporal bone findings in rhabdomyosarcoma with predominantly petrous involvement. Arch Otolaryngol 106: 290–293
Cannon CR (1980) Salivary gland choristoma of the middle ear. Ann J Otol 1: 250–252
Cannon CR, McLean WC (1983) Adenoid cystic carcinoma of the middle ear and temporal bone. Otolaryngol Hed Neck Surg 91: 96–99
Capell DF, Montegomery GL (1937) On rhabdomyoma and myoblastoma. J Pathol Bacteriol 44: 517–548
Caplinger CB, Hora JF (1967) Middle ear choristoma with absent oval window. A report of case. Arch Otolaryngol 85: 365–366
Carney JA (1990) Psammomatous melanotic schwannoma: A destinctiv heritable tumor with special associations including cardiac myxoma and the Cushing syndrome. Am J Surg Pathol 14: 206–222
Carrol BR, Niparko JK, Zappia JJ, McClatchey KD (1991) Primary Adenocarcinoma of the temporal bone: A case with 40-year follow up. Arch Otolaryngol Head Neck Surg 117: 439–441
Causse J, Chevance LG, Bel J (1972) L'otospongiose: maladie enzymatique cellulaire et lysosomale. Confrontation cytoclinique. Ann d'Otol Laryngol (Paris) 89: 563–595
Causse J, Chevance LG, Bretlau P et al. (1977) Enzymatic concept of otospongiosis and cochlear otosclerosis. Otolaryngol 2: 23–32
Cemach AJ (1926) Die Tuberkulose des Ohres. In: Denker A, Kahler O (Hrsg) Handbuch der Hals-Nasen-Ohrenheilk, Bd VII. Springer und Bergmann, Berlin und München
Chan JK, Saw D (1987) Sclerosing mucoepidermoid tumour of the parotid gland. Report of a case. Histopathology 11: 203–207
Chan JK, Lee KC, Saw D (1986) Extraskeletal chondroma with lipoblast-like cells. Hum Pathol 17: 1285–1287
Chan JK, Hui TK, Ng CS et al. (1989) Epitheloid hemangioma (angiolymphoid hyperplasia with eosinophilia) and Kimura's disease in Chinese. Histopathology 15: 557–574
Chandler JR (1968) Malignant external otitis. Laryngoscope (St. Lewis) 78: 1257–1294
Chang HR, Hajdu SI, Collin C et al. (1989) The prognostic value of histologic subtypes in primary extremity liposarcoma. Cancer 64: 1514–1520
Chang IW (1969) Tympanosclerosis. Electron microscopic study. Acta Otolaryngol 68: 62–72
Charabi S, Engel P, Bonding P (1989) Myxoid tumours in the temporal bone. J Laryngol Otol 103: 1206–1209
Chen KTK (1980) Atypical fibroxanthoma of the skin with osteoid production. Arch Dermatol 116: 113–114
Chen KTK, Bauer V (1987) Nodular fasciitis presenting as parotid tumor. Am J Otolaryngol 3: 179–181
Chen KTK, Dehner LP (1978) Primary tumours of the external and middle ear. 1. Introduction and clinicopathologic studies of squamous cell-carcinoma. Arch Otolaryngol 104: 247–252
Cheson BD, Bluming AZ, Alroy J (1976) Cogan's syndrome: a systemic vasculitis. Am J Med 60: 549–555
Chevance LG, Causse J, Jorgenson MB, Bretlau P (1972) L'otospongiose: maladie lysosomale cellulaire et enzymatique. Confrontation cytoclinique. Ann d'Otol Laryngol (Paris) 89: 5–34
Chole RA, Henry KR (1985) Ossicular and otic capsular lesions in LP/J mice. Ann Otol Rhinol Laryngol 94: 366–372
Chole RA, Henry KR (1985) Otosclerotic lesions in the inbred LP/J mouse. Sience 221: 881–882
Chole RA, Tinling SP (1987) Fine morphology of bony dysplasia of the murine ear: comparisons with otosclerosis. Am J Otolaryngol 8: 325–331
Christiansen LK, Hertz H, Riskaer N, Vra-Jensen G (1951) Ototoxicity. Ann Otol Rhinol Laryngol 60: 343–349

Civantos F, Ferguson LR, Hemmati M, Gruber B (1993) Temporal meningiomas presenting as chronic otitis media. Am J Otol 14: 403–406

Clapp CG, Dodson EE, Pickett BP, Lambert PR (1997) Cranial fasciitis presenting as an external auditory canal mass. Ann Oto Laryngol Head Neck Surg 123: 223–225

Clark WH jr, Mihm MC jr (1969) Lentigo maligna and lentigo-maligna melanoma. Am J Pathol 55: 39–67

Coakley D, Atlas ND (1997) Diffuse neurofibroma obstructing the external auditory meatus. J Laryngol Otol 111: 145–147

Cobleigh NA, Kennedy JL (1986) Non Hodgkin lymphomas of the upper aerodigestive tract and salivary glands. Otolaryngol Clin North Am 19: 685–710

Cody DTR, Sones DA (1971) Relapsing polychondritis: audiovestibular manifestations. Laryngoscope 81: 1208–1222

Cogan PG (1945) Syndrome of nonsyphilitic interstitial keratitis and vestibulo auditory symptoms. Arch Ophthalmol 33: 144–149

Cohen PR, Grossman NE (1990) Pseudocyst of the auricle. Arch Otolaryngol Head Neck Surg 116: 1202–1204

Cohen PR, Rapini RP, Farhood AI (1993) Expression of the human hematopoetic progenitor cell antigen CD 34 in vascular and spindle cell tumors. J Cutan Pathol 20: 15–20

Cole JM (1979) Glomus jugulare tumors of the temporal bone: Radiation of glomus tumor of the temporal bone. Laryngoscope 89: 1623–1627

Collan Y, Haapasalo H (1991) The value of methodic counting in the assessment of prognosis and proliferation in human tumours. J Pathol 163: 361–364

Colover (1948) Sarcoidosis with involvement of the central nervous system. Brain 71: 451–455

Coltrera ND, Goge PB, Harris TJ et al. (1986) Chondrosarcoma of the temporal bone. Diagnosis and treatment of 13 cases and review of the literatur. Cancer 58: 2689–2696

Colvard DS, Eriksen EF, Keeting PE et al. (1989) Identification of androgen-receptors in normal human osteoblast-like cells. Proc Nat Acad Science USA 86: 854–857

Conley J, Lattes R, Aarer W (1971) Desmoplastic malignant melanoma (a variante of spindle cell melanoma). Cancer 28: 914–936

Conley J, Pack G (1974) Melanoma of the mucous membranes of the head and neck. Arch Otolaryngol 99: 315–320

Conley J, Schuller DE (1976) Malignancies of the ear. Laryngoscope 86: 1147–1163

Conley SF, Staszak C, Clamon GH, Maves ND (1987) Non-Hogdkin-lymphoma of the head and neck: The University of Iowa experience. Laryngoscope 97: 291–300

Constantino PD, Friedman C (1988) Resident's page. Pathologic quize case 1. Arch Otolaryngol 114: 1480–1483

Cornell SH (1969) Jugular venography. Am J Rad 106: 303–307

Costanza M, Dayal Y, Binder SH (1974) Metastatic basal cell carcinoma. Review. Report of a case and chemotherapy. Cancer 34: 230–235

Cox FH, Helwig EB (1959) Kaposi sarcoma. Cancer 12: 289–296

Crawfurd M d'A (1988) Hereditary nephritis with deafness (Alport's syndrome). In: The genetics of renal tract disorders. Oxford University Press, Oxford

Cremers CWRJ (1985) Osteoma of the middle ear. J Laryngol Otol 99: 338–386

Criscenti G (1949) Aspetto clinico ed istologico poco comune di un caso di mollusco contagiuso a primitiva sede auricolare. Arch Ital Otol 60: 316–319

Crowe SJ, Guild SR, Polvogt LM (1934) Oberservations on the pathology of high-tone deafness. Bull John Hopkins Hosp 54: 315–379

Cunningham MJ, Curtin HD, Jaffe R, Stool SE (1989) Otologic manifestation of Langerhans' cell histiocytosis. Arch Otolaryngol Head Neck Surg 115: 807–813

Curtin HD, Jensen JE, Barnes L, May M (1987) "Ossifying" hemangiomas of the temporal bone: evaluation by CT. Radiol 164: 831–835

Dahlin DC, Beabout JW (1971) Dedifferentiation of low grade chondrosarcomas. Cancer 28: 461–466

Dahlquist A, Diamant H, Rantpää Dahlquist S, Cedergren B (1985) HLA antigens in patients with otosclerosis. Acta Otolaryngol (Stockh) 100: 33–35

Daneshbod K, Kissane JM (1976) Histiocytosis. The prognosis of polyostotic eosinophilic granuloma. Am J Clin Pathol 65: 601–611
Davidoff AM, Pence JC, Shorter NA et al. (1992) Expression of p53 in human neuroblastoma and neuroepithelioma derived cell lines. Oncogene 7: 127–133
de la Monte SM, Moore GW, Hutchins DW (1983) Patterned distribution of metastasis of malignant melanoma in humans. Cancer 43: 3427–3433
de la Motte Chr, Wehmer W (1973) Suizidversuch durch Elektrotrauma des Ohres. Z Laryngol Rhinol 52: 504–508
Dehner LP, Enzinger FM, Font RL (1972) Fetal rhabdomyoma: An analyses of 9 cases. Cancer 30: 160–166
Delb W, Feilen S, Koch A, Federspil P (1993) Vergleichende Untersuchungen zur Ototoxität des Cisplatin und des Carboplatin. Laryngorhinootologie 72: 24–27
Denia A, Perez F, Canalis RR, Graham MD (1979) Extracanalicular osteomas of temporal bone. Arch Otolaryngol 105: 706–709
Denker A (1912) Erkrankungen des Ohres. In: Denker A, Brünings G (Hrsg) Lehrbuch der Krankheiten des Ohres und der Luftwege. Fischer, Jena
Densert O, Rausing A, Toremalm NG (1969) Wegener's granulomatosis following stapedectomy. Arch Otolaryngol 89: 826–829
Dible JH (1963) Verocay bodies and pseudo-Meissnerian corpuscles. J Pathol Bacteriol 85: 425–433
Dieroff HG (1979) Lärmschwerhörigkeit. Urban & Schwarzenberg, München
Digregorio F, Barr RJ, Fretzin DF (1992) Pleomorphic lipoma: Case reports and review of the literature. J Dermato Surg Oncol 18: 197–202
Dix MR, Hallpike CS (1952) The pathology, symptomatology and diagnosis of certain common disorders of the vestibular system. Ann Otol Rhinol Laryngol 61: 987–1016
Djupesland G, Berdahl P, Johannessen TA, Degre M, Skrede S (1976) Viral infection as a cause of acute facial palsy. Arch Otolaryngol 102: 403–406
Dorfman HD, Weiss SW (1984) Borderline osteoblastic tumors. Problems in the differential diagnosis of aggressiv osteoblastom and low grade osteosarcoma. Sem Diagn Pathol 1: 215–234
Droller H, Pemberton H (1953) Vertigo in a random sample of elderly people living in their homes. J Laryngol Otol 67: 689–695
Drucker J, Weisman Z, Sadé J (1976) Tissue culture of human adult adenoids and of middle ear mucosa. Ann Otol Rhinol Laryngol 85: 327–333
Ducatman BS, Scheithauer BW, Piepgras DG (1986) Malignant peripheral nerve sheet tumors: A clinicopathologic study of 120 cases. Cancer 57: 2006–2021
Dulon D, Aran JM, Zajic G, Schacht J (1986) Comperative uptake of gentamicin, netilmicin, and amikacin in the guinea pig cochlea and vestibule. Antimicrob Agents Chemother 30: 96–100
Duvall AJ, Wersall J (1964) See of action of streptomycin upon inner ear sensory cells. Acta Otolaryngol 57: 581–598
Eby TL, Pollak A, Fisch U (1988) Histopathology of the facial nerv after longitudinal temporal bone fracture. Laryngoscope 98: 717–720
Edwards MJ, Graham JM jr (1990) Studies of type 1 collagen in osteogenesis imperfecta. J Pediatr 117: 67–72
Eggers G, Graf W (1992) Seltene Tumoren des Mittelohres. Vortrag zur I. Tagung der Vereinigung Mitteldeutscher HNO-Ärzte, Weimar 4./5.9.1992
Eggston AA, Wolff D (1947) Histopathology of the ear, nose and throat. Williams & Wilkins, Baltimore
Eike AM, Pedersen CB (1994) Exostosis of the external auditory meatus or ear canal nodes. A study of etiology and therapeutic response. Ugeskr-Laeger 156: 5114–5116
Emley WE (1971) Giant cell tumors of the sphenoid bone. A case report and review of the literature. Arch Otolaryngol 94: 369–374
Emmet JR, Fischer MD, Biggers MP (1977) Tuberculous mastoiditis. Laryngoscope 87: 1157–1163
Engström H, Bergstrom B, Rosenhall U (1974) Vestibular sensory epithelia. Arch Otolaryngol 160: 411–418
Enjoji M, Hashimoto H (1984) Diagnosis of soft tissue sarcomas. Pathol Res Pract 178: 215–226

Ensoli B, Barillari G, Salhuddin SZ et al. (1990) Tat-Protein of HIV-1 stimulates growth of cells derived from Kaposi sarcoma: lesions of AIDS-patients. Nature 345: 84–86

Enzinger FM (1977) Recent developments in the classification of soft tissues sarcomas. In: Gay S (ed) Management of primary bone and soft tissues sarcomas. Chicago, Year Book Medical Publishers

Enzinger FM (1986) Clinicopathological correlation in soft tissue sarcomas. In: van Osterom AT, van Unnik JAM (ed) Management of soft tissue and bone sarcomas. Raven Press, New York

Enzinger FM (1988) Adult rhabdomyoma. Letter to the case. Pathol Res Pract 512: 192

Enzinger FM, Smith BH (1976) Hemangiopericytoma: An analysis of 106 cases. Hum Pathol 7: 61–82

Enzinger FM, Weiss SW (1983) Malignant tumours of peripheral nerves. In: Enzinger FM, Weiss SW (eds) Soft tissue tumors. Mosby, St. Louis

Enzinger MF, Weiss SW (1995) Soft tissue tumors. Yearbook, 3rd edn. Mosby, St Louis

Enzinger FM, Winslow DJ (1962) Liposarcoma: A study of 103 cases. Virchows Arch Pathol Anat 335: 367–379

Erlandson RA, Woodruff JM (1982) Peripheral nerve sheath tumours: an EM study of 43 cases. Cancer 49: 273–287

Eusebi V, Ceccarelli C, Gorza L et al. (1986) Immunohistochemistry of rhabdomyosarcoma. The use of four different markers. Am J Surg Pathol 10: 293–299

Evans HL, Ayala AG, Romsdahl MM (1977) Prognostic factors in chondrosarcoma of bone. A clinicopathologic analysis with emphasis on histologic grading. Cancer 40: 818–831

Everberg G (1966) Conductive lesions in children and young adults in past and present. Acta Otolaryngol Suppl 224: 186–192

Farham DM, Douglass EC, Shapiro DN (1991) Relationship of tumor cell ploidy to histologic subtype and treatment outcome in children and adolescent with unresectable Rhabdomyosarcoma. J Clin Oncol 9: 159–166

Farman AG (1975) Benign smooth muscle tumors. S Afr Med J 49: 333–340

Farrell ML, Dowe AC (1995) Verrucous carcinoma of the temporal bone. Aust N Z J Surg 65: 214–216

Farrior JB, Hyams VJ, Benke RH, Brown Farrior J (1980) Carcinoid tumor arising in a glomus jugulare tumor: review of endocrine activity in glomus jugulare tumors. Laryngoscope 90: 110–119

Faverly DR, Manni JJ, Smedts F, Verhofstad AA, Haelst UJ van (1992) Adenocarcinoid or amphicrine tumors of the middle ear. A new entity? Pathol Res Pract 188: 162–171

Fayemi AO, Tokar C (1975) Primary Adenocarcinoma of the middle ear. Arch Otolaryngol 101: 449–452

Federspil P (1979) Die klinische Ototoxizität und ihre Prophylaxe. In: Hierholzer K, Rietbrock N (Hrsg) Berliner Seminar 2. Physiologische und pharmakologische Grundlagen der Therapie. Vieweg, Braunschweig

Federspil P (1984) Threshold doses in ototoxicity. HNO 32: 417–418

Federspil P (1985) Nebenwirkungen in der HNO-Heilkunde. In: Kuemmerle HP, Goossens N (Hrsg) Klinik und Therapie der Nebenwirkungen. Thieme, Stuttgart

Feldman JM (1987) Carcinoid tumors and syndrome. Sem Oncol 14: 237–246

Feldmann H (1973) Physiologie und Pathophysiologie der Mittelohrventilationen. Z Laryngol Rhinol Otol 52: 555–572

Fendel K (1961) Zylindrome des äußeren Gehörganges. Arch Ohr-, Nas-, Kehlk Heilk 177: 290–298

Ferlito A, Antonutto G, Sivestri F (1976) Histological appearances and nuclear DNA-content of squamous cell carcinoma of the larynx. ORL J Oto-rhino-lary 38: 65–85

Fields JP, Helwig EB (1981) Leiomyosarcoma of the skin and subcutaneous tissue. Cancer 47: 156–169

Fisch U (1974) Facial paralysis in fractures of the petrous bone. Laryngoscope 84: 2141–2154

Fleischmann RW, Stadnicki SW, Ethier ME, Schaeppi U (1975) Ototoxicity of cisdichlorodiammine platinum (II) in the guinea pig. Toxicol Appl Pharmacol 33: 320–332

Fletcher CD, Martin-Bates E (1987) Spindelcell lipoma: A clinicopathological study with some original observations. Histopathology 11: 803–817

Fletcher JA, Kozakewich HP, Hoffer FA et al. (1991) Diagnostic relevance of clonal chromosome abberation in malignant soft tissue tumors. N Engl J Med 324: 436–442
Flisberg K (1966) Determination of the airway resistance of the Eustachian tube. Acta Otolaryng Suppl 224: 376–382
Flisberg K (1970) The effects of vacuum on the tympanic cavity. Otolaryngol Clin North Am 3: 3–13
Flisberg K, Ingelstedt S, Örtegren U (1963) On middle ear pressure. Acta Otolaryngol Suppl 182: 43–49
Flock H (1960) Zum Problem der Ohrmuschelverkalkung. Wiss Z Univ Halle, Math-Nat Reihe 9: 73–87
Folker RJ, Meyerhoff WL, Rushing EJ (1997) Aggressive papillary adenoma of the cerebello pontine angle: Case report of an endolymphatic sac tumor. Am J Otolaryngol 18: 135–139
Forge A (1985) Outer hair cell loss and supporting cell expansion following chronic gentamycin treatment. Hearing Res 19: 171–182
Fowler EP (1931) Deformity of ears and nose from Lupus erythematosis benifited by intracutaneous T.B. inocculations. Laryngoscope (St. Louis) 41: 562–571
Fretzin DF, Helwig EB (1973) Atypical fibroxantoma of the skin. Cancer 31: 1541–1552
Friedman CD, Constantino PD, Teitelbaum B, Berktold RE, Sissopn GA (1990) Primary extracranial meningioma of the head and neck. Laryngoscope 100: 41–48
Friedmann I (1955) Pathology of malignant granuloma. J Laryngol 69: 331–341
Friedmann I (1956) The pathology of otitis media. J Clin Pathol 9: 229–236
Friedmann I (1959) Epidermoid cholesteatome and cholesterol granuloma: experimental and human. Ann Otol Rhinol Laryngol 68: 57–80
Friedmann I (1971) The pathology of acute and chronic infections of the middle ear cleft. Ann Otol Rhinol Laryngol 80: 391–396
Friedmann I (1974) The pathology of the ear. Blackwell, Oxford
Friedmann I (1975) The apparently barren regions of the temporal bone. Bulletin of the Int Acad Pathol 16: 9–32
Friedmann I (1978) Pathology of the ear, selected topics. In: Sommers SS, Rosen PP (eds) Pathology annual, vol 13, part I. Appletan-Century Crafts
Friedmann I (1987) Nose throat and ears. In: Symmers WSTC (ed) Systemic pathology, 3rd edn. vol 1. Churchill Livingstone, Edinburgh
Friedmann I, Arnold W (1993) Pathology of the ear. Churchill Livingstone, Edinburgh
Friedmann I, Bauer F (1973) Wegener's granulomatosis causing deafness. J Laryngol Otol 87: 449–464
Friedmann I, Bird ES (1969) Electron microscope investigation of experimental rhabdomyosarcoma. J Pathol Bacteriol 97: 375–382
Friedmann I, Galey FR (1980) Initiation and stages of mineralization in tympanosclerosis. J Laryngol Otol 94: 1215–1229
Friedmann I, Graham MD (1979) The ultrastructure of cholesterol granuloma of the ear. J Laryngol Otol 93: 433–442
Friedmann I, Osborn DA (1982) Pathology of granulomas and neoplasms of the nose and paranasal sinuses. Churchhill Livingstone, Edinburgh
Friedmann I, Radcliffe A (1954) Otosclerosis associated with malignant melanoma of the ear. J Laryngol 68: 114–122
Friedmann I, Cawthhorne T, Bird ES (1965) The laminated cytoplastic inclusions in the sensory epithelium of the human macula: Further electron microscopic observations in Menière's disease. J Ultrastr Res 12: 92–103
Friedmann I, Angell James J, Bird ES (1972) Cilia in the lateral membranous canal (an unexpected microcope finding). J Laryngol Otol 66: 807–813
Friedmann I, Hodges GM, Graham MM (1980) Tympanosclerosis – an electron microscope study of matrix vesicles. Ann Otol Rhinol Laryngol 89: 241–245
Frisell E, Björksten B, Holmgren G, Angström T (1977) Familial occurrence of histiocytosis. Clin Genet 11: 163–170
Fujita J (1964) Phagocytosis of the mastoid cell epithelium. J Oto-Rhino-Laryngol Soc Japan 67: 1400–1407

Furuta Y, Takasu P, Suzuki S, Fukuda S, Inoyama Y, Nagashima K (1997) Detection of latent varicella zoster virus, infection in human vestibular and spiral ganglia. J Med Virol 51: 214–216
Gacek RR (1985) Pathophysiology and management of cupulolithiasis. Am J Otolaryngol 99: 66–74
Gaffey MJ, Mills SE, Fechner RE et al. (1988) Progressive papillary middle ear tumor. Am J Surg Pathol 12: 790–797
Gaffney EF, Dervan PA, Fletcher CD (1993) Pleomorphic rhabdomyosarcoma in adulthood. Analysis of 11 cases with defintion of diagnosic criteria. Am J Surg Pathol 17: 601–609
Galantha E de (1935) Technic for preservation and microscopic demonstration of nodules in gout. Am J Clin Pathol 5: 165–166
Galich R (1973) Lymphatics in middle ear effusion. Laryngoscope 83: 1713–1716
Gapany-Gapanavicius B, Chisin R, Weschler Z (1980) Primary presentation of malignant lymphoma in middle ear cleft. Ann Otol Rhinol Laryngol 89: 180–183
Garenen M (1994) Sex differences in measles mortality: a world review: Int J Epidemiol 23(3): 632–642
Garfield Davies D (1969) Paget' disease of the temporal bone. Acta Otolaryngol (Stockh) Suppl 242
Gatscher S (1922) Psoriasis beider Gehörgänge. Monatschr Ohrenheilk 56: 207
Gattaz G, Naujoks JH (1984) Zur Aktinomykose des Mittelohres. HNO 32: 65–68
Gerbis H, Koenig R (1939) Drucklufterkrankungen (Caisson-Krankheiten). In: Reihe: Arbeit und Gesundheit, Heft 35. Thieme, Leipzig
Geschickter CF (1935) Tumors of peripheral nerves. Am J Cancer 25: 377–397
Ghorayeb BY, Yeakley JW (1992) Temporal bone frakturen: Longitudinal or oblique? The case for oblique temporal bone fractures. Laryngoscope 102: 129–134
Gibb AG, Pang YT (1994) Current considerations in the etiology and diagnosis of tympanosclerosis: Eur Arch Otorhinolaryngol 251: 439–451
Giordano A, Horne DG, Gudbrandsson F, Meyerhoff W (1983) Temporal bone amyloidoma. Otolaryngol Head Neck Surg 91: 104–108
Giraldo G, Beth E, Buonaqurao FM (1984) Kaposi-sarcoma: A natural model of interrelationsships between viruses, immunologic responses, genetics and oncogenesis. Antibiol Chemother 32: 1–11
Glasscock ME, Harris PF, Newsome G (1974) Glomustumors: Diagnosis and treatment. Laryngoscope 84: 2006–2032
Glasscock ME, Smith PG, Schwaber MK, Nissen AJ (1984) Clinical aspects of osseous hemangioma of the skull base. Laryngoscope 94: 869–873
Glasscock ME III, McKaennan KX, Levine SC (1987) Osteoma of the middle ear: A case report. Otolaryngol Head Neck Surg 97: 64–65
Glenner GE, Grimley PM (1974) Tumors of the extraadrenal paraganglion system (including chemoreceptors). Atlas of tumor pathology, Armed Forces Institute of Pathology, 1974, Fasicle 9, 2nd series. (Washington)
Gloddeck B, Rogowski M, Arnold W (1994) Adoptive transfer of an autoimmunological labyrinthitis in the guinea pig; animal model for a sympatic cochleolabyrinthitis. Clin Exp Immuno 97: 133–136
Gneep DR, Chandler W, Hyams V (1984) Primary Kaposi's sarcoma of the head and neck. Ann Intern Med 100: 107–114
Goebel JA, Smith PG, Kemmink JL, Graham MD (1987) Primary adenocarcinoma of the temporal bone mimiking paragangliomas: Radiographic and clinical recognition. Otolaryngol Head Neck Surg 96: 231–238
Goethem J van, Friedmann I, Marquet J (1985) Tactile neurofibroma of the stapedial nerve. J Laryngol Otol 99: 187–192
Goldenberg RA, Block BL (1980) Pleomorphic adenoma manifesting as aural polyp. Arch Otolaryngol 106: 440–441
Goldring SR, Schiller AL, Mankin HJ, Dayer JM, Krane SM (1986) Characterisation of cell from human gigant cell tumors of bone. Clin Orthop 204: 59–75
Goldschmidt F (1959) Metastatischer Tumor im Warzenfortsatz. Monatsschr Ohrenheilk 93: 284–287

Gonzales S, Duarte I (1982) Benign fibrous histiocytoma of the skin: a morphologic study of 290 cases. Pathol Res Pract 174: 379–391
Goodhill V (1939) Syphilis of ear: histopathological study. Ann Otol Rhinol Laryngol 48: 676–706
Goodlad JR, Fletcher CDM (1991) Malignant periphere nerve sheat tumor with annulate lamellae mimicking pleomorphic malignant fibrose histiocytoma. J Pathol 164: 23–29
Goodwin RE, Fisher GH (1980) Kerato-Acanthoma of the head and neck. Ann Otol Rhinol Laryngol 89: 72–74
Goodwin MR, Wolfe A (1972) Effects of intense electrical stimulation on hearing. Arch Otolaryngol 95: 570–573
Gotlib IL (1957) Morphological changes in cells of the cochlear and vestibular analysers following ingestion of sodium salicylate. Vestnik Otorinolaryngol (Moskva) 193: 31–35
Goudie RB, Soukop M, Dagg JH, Lee FD (1990) Hypothesis: symmetrical cutaneus lymphoma. Lancet 335: 316–318
Gould VI, Lee I, Wiedenman B et al. (1986) Synaptophysin: A novel marker for neurons, certain neuroendocrine cells and there neoplasms. Hum Pathol 17: 979–983
Grabski WJ, Salasche SJ, McCollough ML, Angeloni VL (1989) Pseudocyst of the auricle associated with trauma. Arch Dermatol 125: 528–530
Graves GO, Edward LE (1944) The Eustachian tube. A review of its descriptive, microscopic, topographic and clinical anatomy. Arch Otolaryngol 39: 359–397
Gregoriadis S, Zervas J, Varletzidis E, Toubis M, Pantazopoulos P, Fessas P (1982) HLA antigens and otosclerosis. Arch Otolaryngol 108: 769–771
Greinwald JH, Simko GJ (1998) Diagnosis and management of middle ear osteoma. A case report and literature review. Ear Nose Throat J 77: 134–139
Grouls V, Bechtelsheimer H (1974) Rhabdomyosarkome im Hals-Nasen-Ohrenbereich: 3 Fälle bei Erwachsenen. Laryngorhinootologie 53: 489–500
Grünberg K (1911) Über Spirochätenbefunde im Felsenbein eines luetischen Fetus. Z Ohrenheilk 63: 233–245
Grünberg K (1917) Die Tuberkulose des Mittelohres und inneren Ohres. In: Manasse (Hrsg) Handbuch der pathologischen Anatomie des menschlichen Ohres. Bergmann, Wiesbaden
Gruskin P, Carberry JH (1979) Pathology of acoustic tumors. In: Hause WP, Leutje CM (eds) Acoustic tumors – diagnosis, vol 1, chapter 6. University Park Press, Baltimore
Guild SR (1944) Histologic otosclerosis. Ann Otol Rhinol Laryngol 53: 246–266
Guild SR (1950) Incidence, location and extent of otosclerotic lesions. Arch Otolaryngol 52: 848–861
Guldhammer W, Norgaar DT (1986) The differential diagnosis of intraepidermal malignant lesions using immunohistochemistry. Am J Dermatopathol 8: 295–301
Gunderson T, Glueck E (1970) The middle ear mucosa in serous otitis media. Arch Otorhinolaryngol 96: 40–44
Gussack GF, Reintgen D, Cox E, Fisher SR, Cole TB, Seigler HF (1983) Cutaneous melanoma of the head and neck. A review of 399 cases. Arch Otolaryngol 109: 803–808
Gussen R (1977) Polyarteritis nodosa and deafness. A human temporal bone study. Arch Otorhinolaryngol 217: 263–271
Gussen R (1973) Pathology of Menière's disease. Further studies. Ann Otol Rhinol Laryngol 82: 179–185
Gustafson P, Willem H, Balteterp B et al. (1992) Soft tissue leiomyosarcoma: A population – based epidemiologic and prognostic study of 48 patients, including cellular DNA-content. Cancer 70: 114–119
Gusterson BA, Clinton S, Gough G (1986) Study of early invasive and intraepithelial squamous cell carcinomas using an antibody to type IV collagen. Histopathology 10: 161–169
Habermann J (1922) Beitrag zur Lehre vom chronischen Katarrh des Mittelohres. Arch Ohr-, Nas Kehlk-Heilk 109: 105–129
Hageman ME, Becker AE (1974) Intracranial invasion of a ceruminous gland tumor. Arch Otolaryngol 100: 395–397
Hajdu SI (1979) Pathology of soft tissue tumors. Lea & Phebiger, Philadelphia
Hallberg OE, Begley JW (1959) Origin and treatment of osteomas of the paranasal sinuses. Arch Otolaryngol 51: 750–760

Hallpike CS, Cairns H (1938) Observation on the pathology of Menière's disease. J Laryngol Otol 53: 625-655

Hallpike CS, Harrison MS (1950) Clinical and pathological observation on a case of leukaemia with deafness and vertigo. J Laryngol 64: 427-430

Hallpike CS, Wright AJ (1940) The histological changes in the temporal bone of a case of Menière's disease. J Laryngol Otol 55: 59-66

Hamernik RP, Henderson D, Salvi R (1982) New perspectives on noise-induced hearing loss. Raven Press, New York

Hamersma H (1970) Osteopetrosis (marble bone disease) of the temporal bone. Laryngoscope 80: 1518-1539

Hamersma H (1973) Total decompression of the facial nerve in osteopetrosis (marble bone disease – morbus Albers-Schönberg) ORL J Oto-rhino-lary 36: 21-32

Harbert F, Jung-Ching Lui, Berry RG (1969) Metastatic malignant melanoma to both VIIth nerves. J Laryngol 83: 889-897

Hardingham M (1995) Adenoma of the middle ear. Arch Otolaryngol Head Neck Surg 121: 342-344

Harner SG, Olsen KD, Banks et al. (1980) Lymphocytic lymphoma involving the middle ear. Majo Clinic Proc 55: 645-647

Harris JP (1984) Immunology of the inner ear – evidence of local antibody production. Ann Otol Rhinol Laryngol 93: 157-162

Harris M (1982) Spindle cell squamous carcinoma: ultrastructural oberservations. Histopathology 6: 197-210

Harris NL, Jaffe ES, Stein H, Banks P et al. (1994) A revised european-american classification of lymphoid neoplasms: A proposal from the international lymphoma group. Blood 5: 1361-1392

Harrison K, Cronin J, Grennood N (1974) Ceruminous adenocarcinoma arising in the middle ear. J Laryngol Otol 88: 363-368

Hasan NUI, Kazi T (1986) Malignant Schwannoma of facial nerve. J Pediatr Surg 21: 926-928

Haslhofer L (1969) Primäre kongenitale Mittelohrtuberkulose beim Säugling. Arch Klin Exp Ohr Nas Kehlkheilk 193: 236-258

Hasstedt SJ, Atkin CL, San Juan AC (1986) Genetic heterogeneity among children with Alport's syndrome. Am J Hum Gen 38: 940-953

Haug R (1891) Zur mikroskopischen Anatomie der Geschwülste des äußeren Ohres. Arch Ohrenheilk 32: 151-197

Häusler R, Arnold W, Schifferli J (1988) C 3 and C1q complement deposits in the menbranous labyrinth of patients with Menière's disease. Adv Otorhinolaryngol 42: 116-121

Hawke M, Nostrand P van (1987) Cavernous hemangioma of the external ear canal. J Otolaryngol 16: 40-42

Hawke M, Jahn AF, Bailey D (1981) Osteopetrosis of the temporal bone. Arch Otolaryngol 107: 278-282

Hawkins JE jr, Lurie HH (1952) The ototoxicity of streptomycin. Ann Otol Rhinol Laryngol 61: 789-807

Hawkins JE jr, Lurie HH (1953) The ototoxicity of dihydrostreptomycin and neomycin in the cat. Ann Otol 62: 1128-1148

Haynes BF, Kaiser-Kupfer MI, Manson P, Fanci AS (1980) Cogan's syndrome: studies in 13 patients, long-term follow up and a review of the literature. Medicine 59: 426-441

Healey JH, Gehlman B (1986) Osteoidosteoma in osteoblastoma. Current concepts and recent advances. Clin Orthop 204: 76-85

Healey WV, Perzin KH, Smith L (1970) Mucoepidermoid carcinoma of salivary gland origin. Classification, clinical-pathologic correlation, and results of treatment. Cancer 26: 368-388

Heffner DK, Hyams VJ (1986) Cystic chondromalacia (endochondral Pseudocyst) of the auricle. Arch Pathol Lab Med 110: 740-743

Heffner DK (1989) Low-grade adenocarcinoma of probably endolymphatic sac origin: A clinicopathologic study of 20 cases: Cancer 64: 2292-2302

Hellstrom S, Johansson U, Anniko M (1988) Structure of the round window membrane. Acta Otolaryngol (Stockh) Suppl 457: 33-42

Helwig EB, May D (1986) Atypical fibroxanthoma of the skin with metastasis. Cancer 57: 368–376
Hentzer E (1976) Ultrastructure of the middle ear mucosa. Ann Otol Rhinol Laryngol Suppl 25: 30–35
Heyderman E, Graham RM, Chapman DV, Richardson TC, McKee PH (1984) Epithelial markers in primary skin cancer. An immunoperioxydase study of destribution of epithelial membrane antigen (EMA) and carcinoembryonic antigen (CEA) in 56 primary skin carcinomas. Histopathology 8: 423–434.
Hiraide F, Inouye T, Ishii T (1983) Primary squamous cell carcinoma of the middle ear invading the cochlea. A histological case report. Ann Otol Rhinol Laryngol 92: 290–294
Hollanders D (1986) Sensorineural deafness – a new complication of ulcerative colitis? Postgrad Med J 62: 753–755
Horn RC jr, Enterline HT (1958) Rhabdomyosarcoma: a clinicopathological study and classification of 39 cases. Cancer 11: 181–189
Hoshino T, Ishii T, Kodama A, Kato I (1980) Temporal bone findings in a case of sudden deafness and relapsing polychondritis. Acta Otolaryngol (Stockh) 90: 257–261
Howatson AF, Fornasier VL (1982) Microfilaments associated with Paget's disease of bone: comparison with nucleocapsids of measles virus and respiratory syncytial virus. Int Virology 18: 150–159
Hu B, Pant M, Cornford M, Wallot I, Peng SK (1998) Association of primary intracranial meningeoma and cutaneous meningeoma of external auditory canal. A case report and review of the literature. Arch Pathol Lab Med 122: 97–99
Huang CC, Yi Z, Abramson M (1986) Type II collagen-induced otospongiosis-like lesions in the rats. Am J Otolaryngol 7: 258–266
Humbel RL (1994) Auto-anticorps et maladies auto-immunes. Editions Scientifiques Elsevier, Paris
Hunder GG (1989) Giant cell arteritis and polymyalgia rheumatica. In: Kelly WN, Haris ED, Ruddy S, Sledge C (eds) Textbook of rheumatology. Saunders, Philadelphia
Hussel B (1973a) Der chronische Mittelohrkatarrh im Kindesalter. Monatsschr Ohrenheilk 107: 97–115
Hussl B (1973b) Der chronische Mittelohrkatarrh im Kindesalter. Monatsschr Ohrenheilk 107: 141–164
Hutchinson J (1898) Cases of Mortimer's malady. Arch Surg 9: 307–314
Hyams FJ, Batsakis JG, Michaels L (1988) Adenocarcinoma of the middle ear. In: Hyams FJ, Batsakas JG, Michaels L (eds) Tumors of the upper respiratory tract and ear. Atlas of tumor pathology. Fasicel 25, 2nd series, Armd. Forces Institut of Pathology Washington, DC
Hyams VJ, Michaels L (1976) Benign adenomatous neoplasm (adenoma) of the middle ear. Clin Otolaryngol 1: 17–26
Hybasek J, Hybasek I (1961) Etiopathogenesis of so-called idiopathic hemotympanum and its relation to morphogenesis of the adhesive process. Chronic postinflammatory hematoma of the pneumatic cavities of the ear. Acta Otolaryngol 53: 429–426
Hyden D, Ödkvist LM, Kylen P (1979) Vestibular symptoms in mumps deafness. Acta Otolaryngol Suppl (Stockh) 360: 182–183
Igarashi M, Konishi S, Alford BR, Quilford FR (1970) The pathology of tympanosclerosis. Laryngoscope 80: 233–243
Igarashi M, Card GG, Johnson PE et al. (1979) Bilateral sudden hearing loss and metastatic pancreatic adenocarcinoma. Arch Otolaryngol 105: 196–199
Igarashi Y, Watanabe Y, Aso S (1994) A case of Behcet's disease with otologic symptoms. J Otorhinolaryngol (ORL) 56(5): 295–298
Illum P, Thorling K (1982) Otological manifestations of Wegener's granulomatosis. Laryngoscope 92: 801–804
Imperial R, Hellbig EB (1967) Verrucous hemangioma: A clinico-pathological study of 21 cases. Arch Dermatol 96: 247–253
Inoue F, Mazumoto K (1983) Vascular leiomyoma of the auricle. Arch Dermatol 119: 445–446
Inoue S, Tanaka K, Kanae S (1982) Primary carcinoid tumor of the ear. Virchows Archiv 363–369

Isaak BL, Liesegang TJ, Michel CR jr (1986) Ocular and systemic findings in relapsing polychondritis. Ophthalmol 93: 681–689
Ishii T, Silverstein H, Balogh K (1966) Metabolic activities of the endolymphatic sac. An enzyme histochemical and autoradiographie study. Acta Otolaryngol (Stockh) 62: 61–73
Ishizaka K, Dayton DH (eds) (1973) The biological role of the immunglobulin E system. National Institute of Child Health and Human Development, Bethesda
Ito K, Ito T, Tsukuda M, Kanisawa M (1993) An immunohistochemical study of adenoid cystic carcinoma of the external auditory canal. Eur Arch Otorhinolaryngol 250: 240–244
Jurato S (1993) Technique of dissecting the temporal bone. In: Friedmann I, Arnold W (eds) Pathology of the ear. Churchill Livingstone, Edinburgh, pp 677–682
Jurato S, Bredberg G, Bock G (1987) New perspectives in human auditory and vestibular pathology. The European concerted project. Acta Otolaryngol (Stockh) 436: 1–137
Jackson CG, Glasscock MB (1980) Primary adenoma of the middle ear. Am J Otol 2: 105–107
Jackson CG, Glasscock ME, Haris PF (1982) Glomus tumors: Diagnosis, classification and management of large lesions. Arch Otolaryngol 108: 401–406
Jacob A, Ledingham JG, Kerr AJG, Ford MJ (1990) Ulcerative colitis and giant cell arteritis associated with sensorineural deafness. J Laryngol Otol 104: 889–890
Jacobs C, Bertino JR, Goffinet DR et al. (1978) Cis-platinum chemotherapy in head and neck cancers. Otorhinolaryngol 86: 780–783
Jacobson M, Ackerman AB (1987) Shadow cells as clues to follicular differentiation. Am J Dermatopathol 9: 51–57
Jaffe WF, Fox JI, Batzakis JG (1971) Rhabdomyosarcoma of the middle ear and mastoid. Cancer 27: 29–36
Jahrsdoerfer RA, Fechner RE, Moon CN et al. (1983) Adenoma of the middle ear. Laryngoscope 93: 1041–1044
James MP, Wells GC, Whimster IW (1978) Spreading pigmented actinic keratoses. Br J Dermatol 98: 373–379
Jenkins HA, Pollak AM, Fisch U (1981) Polyarteritis nodosa as a cause of sudden deafness. A human temporal bone study. Am J Otol 2: 99–107
Joachims HZ, Arieh YB (1988) Basal cell carcinoma of the middle ear – a natural history. J Laryngol Otol 102: 932–934
Johansson SGO, Bennich H, Berg T (1972) The clinical significance of IgE. Prog Clin Immunol 1: 157–181
Johnson MD, Glick AD, Davis BW (1988) Immunohistochemical evaluation of Leu-7, myelin basic protein, S-100 protein, glial-fibrillary acidic protein and LN 3 immunoreactivity in nerve sheath tumors and sarcomas. Arch Pathol Lab Med 112: 155–160
Johnson RT, Griffin DE, Hirsch RL, Wolinsky JS, Roedembeck S, De Sobriano IL, Vaisberg L (1984) Measles encephalitis-clinical and immunologic studies. N Engl J Med 310: 137–141
Johnson JK, Sasaki CT, Yanagisawa E (1976) Fluctuating posttraumatic hearing loss. Ear Nose Throat J 55: 328–330
Johnsson LG, Hawkins JE jr (1972a) Strial atrophy in clinical and experimental deafness. Laryngoscope 82: 1105–1125
Johnsson LG, Hawkins JE (1972b) Sensory and neural degeneration with aging, as seen in microdissections of the human inner ear. Ann Otol Rhino Laryngol 81: 179–193
Johnstone JM, Lennox B, Watson AJ (1957) Five cases of hydradenoma of the external auditory meatus: So called ceruminoma. J Pathol Bacteriol 73: 421–427
Jones RF, Hammond VT, Wright D, Ballantyne J (1977) Practolol and deafness. J Laryngol Otol 91: 963–972
Jong AS de, van Kessel-van Vark M, Albus-Luther CI et al. (1985) Skeletal muscle actin as tumormarker in the diagnosis of rhabdomyosarcoma in childhood. Am J Surg Pathol 9: 467–474
Jung C, Muller-Hocker J, Rauh G (1996) Relapsing poly (peri)chondritis diagnosed by biopsy during inflammatory free interval: destructive polychondritis versus fibrosing perichondritis. Eur J Med Res 25: 545–558

Jurga L, Wladimir A, Kulikova M et al. (1985) Non Hodgkin lymphoma of Walldeyer's ring. Neoplasma 32: 729–735

Kadori S, Limberg C (1985) Unfallbedingte Läsionen des N. Facialis in Abhängigkeit vom Ausmaß der Pyramiden-Pneumatisation. HNO 33: 554–558

Kahn LB (1976) Vagal body tumor (non-chromaffin-paraganglioma, chemodectoma, an carotid body like tumor) with cervical node metastasis and familial association: Ultrastructurell study an review. Cancer 38: 2367–2377

Kalter OPHMT (1986) Morphometry and squamous cell hyperplasia of the larynx. MD Thesis. Free University, Amsterdam, the Netherlands

Kanzaki J, Ouchi T (1983) Circulation immune complexes in steroid-responsive sensorineural hearing loss and the long-term observation. Acta Otolaryngol (Stockh) Suppl 393: 77–84

Kao GF, Graham JH, Hellwig EB (1982) Carcinoma cuniculatum (verrucous carcinoma of the skin). A clinicopathologic study of 46 cases with ultrastructurell observations. Cancer 49: 2395–2403

Karasen RM, Sutbeyaz Y, Gundogdu C, Aktan B (1998) Leiomyosarcoma of the auricle. Case report and literature review. J Laryngol Otol 112: 166–168

Karmody CS (1983) Viral labyrinthitis: early pathology in the human. Laryngoscope 93: 1527–1533

Karmody CS, Schuknecht HF (1966) Deafness in congenital syphilis. Arch Otolaryngol 83: 18–27

Kasahara K, Jamamuro T, Kasahara A (1979) Giant cell tumor of bone. Cytological studies. Br J Cancer 40: 201–209

Kaserbach HH, Meritt KK (1961) Capillary hemangioma with extensive purpura: Report of a case. Am J Dis Child 59: 1063–1072

Kataoka H, Takeda T, Nakatani H, Saito H (1995) Sensorineural hearing loss of suspected autoimmune etiology: a report of three cases. Auris-Nasus-Larynx 22: 53–58

Katchburian E (1973) Membrane-bound bodies as initiators of mineralization. J Anat 116: 285–302

Kau RJ (1990) Zur Drainage des Mittelohres. Z Laryngol Rhinol Otol 69: 35–40

Kau R, Arnold W (1996) Somatostatin receptor scintigraphy and therapy of neuroendocrine (APUD) tumors of the head and neck. Acta Otolaryngol (Stockh) 116: 345–349

Kau RJ, Arnold W, Wagner-Manslau C, Saumweber D (1994a) Diagnostik neuroendokriner Tumoren im Kopf-Halsbereich durch Rezeptorszintigraphie. ORL J Oto-rhino-lary 73: 21–26

Kau RJ, Wagner-Manslau C, Saumweber D, Arnold W (1994b) Nachweis von Somatostatinrezeptoren in Tumoren des Kopf-Hals-Bereiches und ihre klinische Bedeutung. Z Laryngol Rhinol Otol 73: 21–26

Kaye AM, Weismann Y, Harella A, Somjen D (1990) Hormonal stimulation of bone cell proliferation. J Steroid Biochem Mol 37(3): 431–435

Kelevin NV, Ruibina AD (1951) In: West LS (ed) The house fly: its natural history, medical importance and control. Comstock and Cornell University Press, New York

Keller PH (1955) Kleine Diagnostik und Therapie der Hautkrankheiten am Ohr. HNO (Berl) 4: 321–342

Kemink JL, Graham MD, McClatchy KD (1983) Hemangioma of the external auditory canal. Am J Otol 5: 125–126

Kennedy ICS, Fitzharris BM, Colls BM, Atkinson CH (1990) Carboplatin is ototoxic. Cancer Chemother Pharmacol 26: 232–234

Kerr DA (1951) Granuloma pyogenicum. Oral Surg Oral Med Oral Pathol 4: 158–171

Keutel J, Jörgensen G, Gabriel P (1971) Ein neues autosomal rezessiv vererbbares Syndrom. Dtsch Med Wochenschr 1676–1681

Khan AA, Marion M, Hinojosa R (1985) Temporal bonefractures: a histopathologic study. Otolaryngol Head Neck Surg 93: 177–186

Khetarpal U, Schuknecht HF (1990) In search of pathologic correlates for hearing loss and vertigo in Paget's disease. A clinical and histopathologic study of 26 temporal bones. Ann Otol Rhinol Laryngol (Suppl 115) 99: Part 2

Killeen RM, Davy CL, Bausermann SC (1988) Melanocytic Schwannoma. Cancer 62: 174–183

Kimura S (1983) Trichilemmal keratosis (horn). A light and electron microscopic study. J Cutan Pathol 10: 59–68

Kindblom L, Seidal T, Karlsson K (1982) Immunohistochemical localization of myoglobin in human muscle tissue and embryonal and alveolar rhabdomyosarcoma. Acta Pathol Microbiol Immunol (Scand) 90: 167–174

King GD, Salzman FA (1970) Keloid scars: analysis of 89 patients. Surg Clin North Am 50: 595–598

Kinsella JP, Grossman M, Black S (1986) Otomastoiditis caused by mycobacterium avium-intracellulare. Ped Infect Dis 5: 704–706

Kittel G (1966) Hörstörungen nach Elektrotraumen. Z Laryngol Rhinol 45: 684–693

Kleinsasser O, Friedmann G (1959) Über Neurinome des Nervus facialis. Zentralbl Neurochir 19: 49–62

Kleinsasser O, Scharfetter G (1957) Ceruminaldrüsenadenom mit Einbruch in Dura und Kleinhirn. Zentralbl Neurochir 17: 4–12

Kleinsasser O, Schulze W, Glanz H (1984) Plattenepithelkarzinome des Mittelohres nach Tympanoplastik. HNO Berlin 32: 612–662

Kley W (1968) Die Unfallchirurgie der Schädelbasis und der pneumatischen Räume. Arch Ohr-, Nas- Kehlk-Heilk 191: 1–216

Kobayashi K, Igarashi M, Ohashi K et al. (1986) Metastatic seminoma of the temporal bone. Arch Otolaryngol Head Neck Surg 112: 102–105

Koch A, Federspil P, Schätzle W (1985) Ertaubung nach einmaliger Cisplatin-Verabreichung – Untersuchungen zur Minderung der Ototoxizität des Cisplatins. Arch Otorhinolaryngol Suppl II: 151–153

Kodama H, Takezawa H, Susuki T et al. (1989) Carcinoid tumour of the middle ear. J Laryngol Otol 103: 86–91

Kohonen A, Tarkanen I (1969) Cochlear damage from ototoxic antibiotics by intratympanic application. Acta Otolaryngol (Stockh) 68: 90–97

Kohonen A (1965) The effect of some ototoxic drugs upon the pattern and innervation of cochlear sensory cells in the guinea pig. Acta Otolaryngol Suppl 208: 1–70

Kohut RI, Lindsay JR (1979) Necrotising (malignant) external otitis: Histopathology processes. Ann Otol Rhinol Laryngol 88: 714–720

Königsmark BW (1971) Hereditary congenital severe deafness syndromes. Ann Otol Rhinol Laryngol 80: 269–288

Königsmark BW, Gorlin RL (1976) Genetic and metabolic deafness. Saunders, Philadelphia

Konwaler BE, Keasbey L, Kaplan L (1955) Subcutaneous pseudosarcomatous fibromatosis (fasciitis): report of 8 cases. Am J Clin Pathol 25: 41–48

Kornblut AD, Wolff SM, Fauci AS (1982) Ear disease in patients with Wegener's granulomatosis. Laryngoscope 92: 713–717

Körner O (1904) Über Herpes zoster oticus. Münch Med Wochenschr 6

Kreichbergs A, Boquist L, Borsseb B, Larsson SSE (1982) Prognostic factors in chondrosarcoma. A comparativ study of cellular DNA-content and clinicopathologic features. Cancer 50: 577–583

Krouse JH, Nadol JB, Goodman ML (1990) Carcinoid tumors of the middle ear. Ann Otol Rhinol Laryngol 99: 547–552

Kudo M, Matsumoto M, Terao H (1987) Malignant nerve sheath tumour of acoustic nerve. Arch Pathol Lab Med 107: 293–297

Kühn AG, Kau RJ (1994) Das „Otophym". Otorhinolaryngol Nova 4: 9–11

Lambert PR, Brackmann DE (1984) Fibrous dysplasia of the temporal bone: The use of computerized tomography. Arch Otolaryngol Head Neck Surg 92: 461–467

Lambert PR, Palmer PE, Rubel EW (1986) The interaction of noise and aspirin in the chick basilar papilla. Arch Otolaryngol Head Neck Surg 112: 1043–1049

Lamm K, Lamm C, Lamm H, Heinrich A (1989) Simultane Laser-Doppler-Flowmetrie zur Bestimmung des kochleären Blutflusses, Sauerstoffpartialdruckmessung (1989) und Elektrocochleographie während Hämodilution. Arch Otorhinolaryngol Suppl II: 82–83

Lassmann H, Jurecka W, Lassmann G et al. (1977) Different types of benign nerve sheath tumours. Virchows Archiv A Pathol Anato 375: 197–210

Latif MA, Madders DJ, Barton RP, Shaw PA (1987) Carcinoid tumors of the middle ear associated with systemic symptoms. J Laryngol Otol 101: 480-486

Lattes R (1983) Tumors of the soft tissue. In: Atlas of tumor pathology. 2. Serie. vol 1. Armed Forces Institute Pathol, Washington

Lazar RH, Heffner DK, Hughes GB et al. (1986) Pseudocyst of the auricle: Review of 21 cases. Otolaryngol Head Neck Surg 94: 360-361

Ledham PB, Swash M (1972) Chondrosarcoma with subarachnoid dissemination. J Pathol 107: 59-61

Lehnhardt E (1965) Die Berufschäden des Ohres. Arch Otorhinolaryngol 185: 11-242

Lennert K, Mohri N (1978) Histopathology and diagnosis of non-Hodgkin-lymphomas. In: Lennert K, Mohri N (eds) Malignant lymphomas other than Hodgkin disease. Springer, Berlin

Lever WH, Schaumburg-Lever G (1983) Tumors and cysts of the epidermis. In: Lever WF, Schaumburg-Lever G (eds) Histopathology of the skin. Lippincott, Philadelphia

Levine A (1980) Histological diagnosis and prognosis of malignant melanoma. J Clin Pathol 33: 101-124

Levine N, Miller RC, Meyskens FL (1984) Oral isotretinoin therapy: Use in a patient with multiple cutaneous cell-carcinomas and kerato-acanthomas. Art Dermatol 120: 1215-1217

Levit SA (1969) Catechol secreting paraganglioma of the glomus jugulare region resembling pheochromocytoma. N Engl J Med 281: 805-811

Lewis RJ, Ketcham AS (1973) Maffucci-syndrome. Functional and neoplastic significance. Case report and review of the literatur. J Bone Joint Surg 55: 1465-1479

Lichtenstein L (1938) Polyostotic fibrous dysplasia. Arch Surg 36: 874-898

Lichtenstein L (1964) Histiocytosis X (eosinophilic granuloma of bone, Letterer-Siwe disease, and Schuller-Christian disease): further observation of pathological and clinical importance. J Bone Joint Surg 46: 79-90

Lichtenstein L (1964) Benign osteoblastoma. J Bone Joint Surg 46: 755-765

Liesegang P, Romalo G, Sudmann M, Wolf L, Schweikert H (1994) Human osteoblast-like cells contain specific saturable high affinity glucocorticoid androgen, estrogen and 1 alpha 25-dihydroxycholecalciferol receptors. G Androl 15: 194-199

Lim DJ (1986) Effect of noise and ototoxic drugs on the cochlea at the cellular level: a review. Am J Otolaryngol 7: 73-99

Lim D, Birck M (1971) Ultrastructural pathology of the middle ear mucosa in serous otitis media. Ann Otol Rhinol Laryngol 80: 838-853

Lim DJ, Hussl B (1970) Tympanic mucosa after tubal obstruction: An ultrastructural observation. Arch Otolaryngol 91: 585-593

Lim DJ, Viall J, Birck H, St Pierre R (1972) The morphological basis for understanding middle ear effusions. An electron microscopic, cytochemical and autoradiographic investigation. Laryngoscope 82: 1625-1642

Lim DJ, Bluestone CD, Saunders WH, Senturia BH (1976) International symposium on middle ear effusions. Recent advances in middle ear effusions. Ann Otol Rhinol Laryngol 85 (Suppl 25): 1-155

Lim JD, Robinson M, Saunders WH (1987) Morphologic and immunohistochemical observations of otosclerotic stapes. Am J Otolaryngol 8: 282-295

Lindsay JR (1942) Labyrinthine hydrops and Menière's disease. Arch Otolaryngol 35: 835-867

Lindsay JR (1944) Menière's disease. Histopathologic observation. Arch Otolaryngol 39: 313-325

Lindsay JR, Hemenway WG (1954) Inner ear pathology due to measles. Ann Otol Rhinol Laryngol 63: 754-771

Lindsay JR, Hemenway WG (1956) Postural vertigo due to unilateral sudden partial loss of vestibular function. Ann Otol Rhinol Laryngol (St Louis) 65: 692-706

Lindsay JR, Lehmann RH (1969) Histopathology of the temporal bone in advanced Paget's disease. Laryngoscope 79: 213-227

Lindsay JR, Suga F (1976) Sensorineural deafness due to osteitis fibrosa. Arch Otolaryngol 102: 37-42

Lindsay JR, Davey PR, Ward PH (1960) Ear pathology in deafness due to mumps. Ann Otol Rhinol Laryngol 69: 918-935

Linnoila RI, Lack EE, Steinberg SM et al. (1988) Decreased expression of neuropeptides in malignant paragangliomas: An immunohistochemical study. Hum Pathol 19: 41–50

Linnoila RI, Keiser HR, Steinberg SM et al. (1990) Histopathology of benigne versus malignant sympathoadrenal paragangliomas: Clinicopathologic study of 120 cases including unusual histologic features. Hum Pathol 21: 1168–1180

Linthicum FH, El-Rahman AGA (1987) Hydrops due to syphilitic endolymphatic duct obliterations. Laryngoscope 97: 568–574

Liu YS, Lim D, Lang RW, Birck HG (1975) Chronic middle ear effusion. Arch Otolaryngol 101: 278–286

Loebell H (1936) Zur Behandlung und Prognose der Schädelbasisfrakturen mit Ohrbeteiligung. Z Laryngol Rhinol 26: 117–142

Loebell H (1950) Die Wirkung elektrischer Ströme auf das Ohr. Arch Ohr-, Nas-Kehlk-Heilk 157: 78–92

Looser E (1906) Zur Kenntnis der Osteogenesis imperfecta congenita et tarda. Mitt Grenzgeb Med Chir 15: 161–178

Lopansri S, Mihm MG (1980) Pilomatrixoma carcinoma or calcifiying epitheliocarcinoma of Malherbe. Cancer 45: 2368–2373

Lowry PW, Jarvis WR, Oberle AD et al. (1988) Mycobacterium chelonae causing otitis media in an ear-nose-throat practice. N Engl J Med 319: 978–982

Lucente FE, Tobias GW, Parisier SC, Som PM (1978) Tuberculous otitis media. Laryngoscope 88: 1107–1115

Lund R (1922) La neuro-labyrinthite syphilitique. Acta Otolaryngol (Stockh) 3: 331–349

Lupovich P, Harkins M (1972) The pathophysiology of effusion in otitis media. Laryngoscope 82: 1647–1653

Luthra HS, Michet CJ (1984) Relapsing polychondritis. In: Klippel JH, Dieppe P (eds) Rheumatology. Mosby, London

Maass B, Baumgaertl H, Lübbers DM (1975) First local pO_2 and pH-measurement using newly developed needle electrodes for the study of the microcirculation of the internal ear. 12. Intern. Symposium „Biology of the Inner Ear". Bari

MacDonald DM, Sanderson KV (1974) Angioleiomyoma of the skin. Br J Dermatol 91: 161–168

MacDonald DM, Wilson-Jones E (1977) Pacinian neurofibroma. Histopathology 1: 247–255

MacKenzie DH (1964) Fibroma. A dangerous diagnoses: A revue of 205 cases of fibrosarcoma of soft tissues. Br J Surg 51: 607–612

MacKenzie DH (1966) Synovial sarcoma. A review of 58 cases. Cancer 19: 169–180

Magnus K (1977) Prognosis in malignant melanoma of the skin. Significance of stage of disease, anatomical site, sex, age and period of diagnosis. Cancer 40: 389–397

Mahajan SL, Ikeda Y, Myers TJ, Baldini MG (1981) Acute acoustic nerve palsy associated with vincristine therapy. Cancer 47: 2404–2406

Main TS, Shimada T, Lim D (1970) Experimental cholesterol granuloma. Arch Otolaryngol 91: 356–359

Mair IW, Roald B, Lilleas F, Olsholt R (1994) Cavernous hemangioma of the middle ear. Am J Otol 15: 254–256

Malherbe A, Chenantois J (1880) Note sur l'epitheliome calcifie des glands sebaces. Progr Med 8: 826–845

Manasse P (1901) Erkrankungen des Labyrinthes. Z Ohrenheilk 39: 7–65

Manasse P (1917) Handbuch der pathologischen Anatomie des menschlichen Ohres. Bergmann, Wiesbaden

Manci EA, Balch CM, Murat TM, Soon S-J (1981) Polypoid melanome, a virulent variant of the nodular growth pattern. Am J Clin Pathol 75: 810–815

Mandybur TI (1974) Melanotic nerve sheat tumours. J Neurosurg 41: 187–192

Marie B, Baylac F, Coffinet L, Simon C, Pealux A, Vignaud JM (1998) Lipoma of the internal auditory canal. Report of 2 cases simulating acustic neuroma. Ann Pathol 18: 52–54

Martin E (1951) Knochenbildung in der Ohrmuschel und ihre Entstehungsursache. Arch Ohr-, Nas- Kehlk-Heilk 160: 23–56

Martin RF, Mellnick PJ, Warner NE, Terry R, Bullock WK, Schwinn CP (1972) Chordoid sarcoma. Am J Clin Pathol 59: 623–635

Marx H (1947) Kurzes Handbuch der Ohrenheilkunde. Fischer, Jena
Matzker J (1964) Das „idiopathische Hämatotympanon". Z Laryngol 43: 532–546
Mawson SR, Brennard J (1969) Long term follow up of 129 glue ears. Proc R Soc Med 62: 463–519
Mawson SR, Fagan P (1972) Tympanic effusions in children. J Laryngol Otol 86: 105–172
Mayer O, Fraser JS (1936) Pathological changes in the ear in late congenital syphilis. J Laryngol Otol 51: 683–715
Mayer A z. Gottesberge, Mayer AM z. Gottesberge (1995) Der Dimorphismus des Cerumens, Fakten und Theorie. Laryngorhinootologie 74: 606–610
Mayorga MA (1997) The pathology of primary blast overexpressure injury. Toxicology 121: 17–28
McCabe BF (1979) Autoimmune sensorineural hearing loss. Ann Otol Rhinol Laryngol 88: 585–589
McCaffrey TV, McDonal TJ, Pacer GW et al. (1980) Otologic manifestation of Wegener's granulomatosis. Arch Otolaryngol Head Neck Surg 88: 586–593
McDonald T, Zincke H, Anderson C, Ott N (1978) Reversal of deafness after renal transplantation in Alport's syndrome. Laryngoscope 83: 38–42
McHugh HE (1959) The surgical treatment of facial paralysis and traumatic conductive deafness in fractures of the temporal bone. Ann Otol Rhinol Laryngol 68: 855–889
McKenna EL, Holmes WF, Harwick R (1989) Primary melanoma of the middle ear. Laryngoscope 94: 1459–1460
McKenna M, Adams J (1992) Immunohistochemical demonstration of measles fusion phosphor protein antigens in active otosclerosis. In: Veldman JE, Mogi G (eds) Proc Third Internat Acad Confer Immunobiol Otol Rhinol Laryngol. Kugler, Amsterdam, New York
McKenna MJ, Mills GB, Galey FR, Linthicum FH (1986) Filamentous structures morphologically similar to viral nucleocapsids in otosclerotic lesions in two patients. Am J Otolaryngol 7: 25–28
Meis JM, Enzinger FM (1991) Myolipoma of soft tissue. Am J Surg Pathol 15: 121–125
Meiteles LZ, Conley JJ (1993) Squamous cell carcinoma of the temporal bone arising 43 years after fenestration procedure. Am J Otol 14: 512–514
Menière P (1861) Maladie de l'oreille interne offrant les symptoms de la congestion cérébrale apoplectiforme. Gas Méd Paris Sér 3: 16–88
Mennenmeyer RP, Hammard SP, Tytus JS et al. (1979) Melanotic schwannomas: Clinical and ultrastructurell studies of 3 cases with evidence of intracellular melanin synthesis. Am J Surg Pathol 3: 3–10
Messerer O (1884) Experimentelle Untersuchungen über Schädelbrüche. Rieger, München
Meyer zum Gottesberge-Orsulakova A (1985) Pigment- and Ionentransport im Vestibularorgan. Laryngorhinootologie 64: 364–367
Meyerding HW, Broders AC, Haargrave RI (1936) Clinical aspects of fibrosarcoma of the soft tissues of the extremities: Surg Gynecol Obstet 62: 1010–1034
Meyers EM, Stool S (1969) The temporal bone in osteopetrosis. Arch Otolaryngol 89: 460–469
Michel RC, Woodward BH, Shelburne JD, Bossin EH (1978) Ceruminous gland adenocarcinoma: A light- and electronmicroscopic study. Cancer 41: 545–553
Miehlke A (1965) Facialislähmungen. In: Berendes J, Link R, Zöllner F (Hrsg) Hals-Nasen-Ohrenheilkunde, Bd III/1. Thieme, Stuttgart
Miehlke A, Partsch CJ (1973) Surgery of the facial nerve, 2nd edn. Urban & Schwarzenberg, München
Miettinen M, Lehto VP, Dahl D, Virtanen I (1983) Differential diagnosis of chordoma, chondroid and ependymal tumors as aided by anti-intermediate filament antibodys. Am J Pathol 112: 160–169
Mihm MC jr, Fitzpatrick DB, Lane-Brown MM, Raker JW, Malt RA, Kaiser JS (1973) Early detection of primary cutaneus malignant melanoma. N Engl J Med 289: 989–996
Mills BG, Singer FR, Weiner LP (1984) Evidence for both respiratory syncytial virus and measles virus antigens in the osteoclasts of patient with Paget's disease of bone. Clin Orthop Rel Res 183: 303–311

Mills SE, Fechner RE (1984) Middle ear adenoma: a cytologically uniform neoplasm, displaying a variety of architectural patterns. Am J Surg Pathol 8: 677–685
Milroy CM, Philps PD, Michaels L, Grant H (1989) Osteoma of the incus. J Otolaryngol (Toronto) 18: 226–228
Mirra JM, Gold R, Down J, Eckard JJ (1985) A new histologic approach to the differentiation of enchondroma and chondrosarcoma of the bones. A clinicopathologic analysis of 51 cases. Clin Orthop 201: 214–237
Moffat DA (1987) Ototoxicity. In: Kerr A, Booth JB (eds) Scott-Brown's otolaryngology, 5th edn, vol 3, Chapter 20. Butterworth, London
Mogi G (1976) Secretory IgA and antibody activities in middle ear effusions. Ann Otol Rhinol Laryngol 85 (Suppl 25): 97–102
Mogi G, Maeda S, Yoshida T (1973) Secretory immunoglobulin A (SIGA) in middle ear effusions. Observation of 160 specimens. Ann Otol Rhinol Laryngol 82: 302–310
Moore DM, Berke GS (1987) Synovial sarcoma of the head and neck. Arch Otolaryngol Head Neck Surg 113: 311–313
Morita M, Mori N, Takashima H, Miki H, Sakai SI (1994) Primary poorly differentiated adenocarcinoma of the middle ear. Auris Nasus Larynx 21: 59–63
Morrison AW (1967) Genetic factors in otosclerosis. Ann Royal Coll Surgeons Engl 41: 202–237
Moser F (1966) Unspezifische Entzündungen des äußeren Ohres. In: Berendes J, Link R, Zöllner F (Hrsg) Hals-Nasen-Ohren-Heilkunde, Bd III/2. Thieme, Stuttgart
Mosinski LC, Kleinschmidt-DeMasters BK (1985) Primary eosinophilic granuloma of frontal lobe. Diagnostic use of S 100 protein. Cancer 56: 284–288
Moskowitz RW, Katz D (1967) Chondrocalcinosis and chondrocalsynovitis (pseudogout syndrome). Analysis of 24 cases. Am J Med 43: 322–334
Mosmann TR, Coffman RL (1989) TH1 and TH2 cells: different patterns of lymphokine secretion lead to different functional properties. Ann Rev Immunol 7: 145–173
Müller AH, Edel P (1976) Röntgenologische Aspekte der Felsenbeinfrakturen mit Facialisparese. J Otorhinolaryngol (Suppl I) 38: 36–41
Münchheimer F (1897) Über extragenitale Syphilisinfektion. Arch Derm Syph (Berl) 40: 190–219
Münker G (1972) Beiträge zur Diagnose und Therapie kindlicher Schalleitungsschwerhörigkeiten. Z Laryngol Rhinol 51: 385–389
Münker G (1973) Tubal function in cleft palate patients. Proc 2nd Int Congr. Cleft Palate, Kopenhagen
Münker G (1976) Ergebnisse der Behandlung des sekretorischen Mittelohrkatarrhs durch Adenotomie und Paukenröhrchen – eine 10-Jahresübersicht. Kopf-Hals-Chirurgie Basel. Arch Ohr-, Nas- Kehlk-Heilk 213: 403–415
Murakami M, Ohtani T, Aikawa T et al. (1990) Temporal bone findings in two cases of head injury. J Laryngol Otol 104: 986–989
Murphy GF, Elder DE (1991) Basalcellcarcinoma. In: Murphey GF, Elder DE (eds) Non melanocytic tumors of the skin. Atlas of tumorpathology, Fasicle 1 Washington DC, 3rd series: Armed Forces Institute of Pathology
Murray AB, Anderson DO, Cambon KG et al. (1968) Part I. A survey of hearing loss in Vancouver school children. Can Med Ass J 98: 995–1001
Musta O, Chisiu NS, Tomescu E (1972) Transudate and secretions in serous otitis media. Differential immunochemical criteria. Otorhinolaryngol 17: 321–326
Musta O, Chisiu NS, Arbea D (1973) Cellules immunocompetentes dans les processus otiques froids (tympanosclerose, otite moyenne chronique). Acta Otorhinolaryngol Belg 27: 69–74
Mutimer K, Banis J, Upton J (1987) Microsurgical reattachment of totally amputed ears. Reconstr Plast Surg 79: 535–540
Myers EN, Bernstein JM (1965) Salicylate ototoxicity; a clinical and experimental study. Arch Otolaryngol
Myers EN, Bernstein JM, Fostiropolous G (1965) Salicylate ototoxicity. New Engl J Med 273: 587–590
Nadol JB, Arnold W (1987) Chapter 2, Ear. In: Arnold W, Laissue JA, Friedmann I, Naumann HH (eds) Diseases of the head and neck: an atlas of histopathology. Thieme, New York

Nager FR (1938) Über die Knochenpathologie der Labyrinthkapsel. Acta Otolaryngol (Stockh) 26: 127-137
Nager GT (1964) Meningiomas involving the temporal bone. Thomas, Springfield/III
Nager GF (1969a) Histopathology of otosclerosis. Arch Otolaryngol 89: 341-363
Nager GT (1969b) Acoustic neurinoma: pathology and differential diagnosis. Arch Otolaryngol 89: 252-279
Nager GT (1973) Paget's disease of the temporal bone. Ann Otol Rhinol Laryngol (Suppl 22) 84: -32
Nager GT (1985) Acoustic neurinomas. Acta Otolaryngol (Stockh) 99: 245-261
Nager GT (1988) Osteogenesis imperfecta of the temporal bone and its relation to otosclerosis. Ann Otol Rhinol Laryngol 97: 585-593
Nager GT, Vanderveen T (1976) Cholesterol granuloma involving the temporal bone. Ann Otol Rhinol Laryngol 85: 204-209
Nager GT, Kennedy DW, Kopstein E (1982) Fibrous dysplasia: a review of the disease and its manifestation in the temporal bone. Ann Otol Rhinol Laryngol 91: 5-52
Nakagawa T, Ymane H, Shibata S, Nakai Y (1997) Gentamycine ototoxicity and apoptosis of the vestibular hair cells of guinea pigs. Eur Arch Otorhinolaryngol 254: 9-14
Nakai Y, Konishi K, Chang KC et al. (1982) Ototoxicity of the anticancer drug cisplatin. Acta Otolaryngol (Stockh) 93: 227-232
Nascimento AG, Huvos AG, Marcove RC (1979) Primary malignant giant cell tumor of bone. A study 8 cases and review of the literatur. Cancer 44: 1393-1402
Naufal PM (1973) Primary sarcomas of the temporal bone. Arch Otolaryngol 98: 44-50
Naumann HH (1951) Ultraschall und Ohrregion. Arch Ohr-, Nas- Kehlk-Heilk 160: 240-242
Neitch SM, Sydnor JB, Schleupner CJ (1982) Mycobacterium fortuitum as a cause of mastoiditis and wound infection. Arch Otolaryngol 108: 11-14
Neuss O (1956) Spontanes Othämatom mit sekundärer Knochenbildung. Z Laryngol Rhinol 35: 542-551
Newton WA, Hamoudi AB (1973) Histiocytosis. A histologic classification with clinical correlation. Persp Pediatr Pathol 1: 251-283
Niedermeyer HP, Arnold W (1995) Otosclerosis: a measles virus associated inflammatory disease. Acta Otolaryngol (Stockh) 115: 300-303
Niedermeyer HP, Arnold W, Neubert WJ, Höfler H (1994) Evidence of measles virus RNA in otosclerotic tissue. ORL J Otorhinolaryngol 56: 130-132
Niedermeyer HP, Peris K, Höfler H (1996) Pilomatrix carcinoma with multiple visceral metastases. Report of a case. Cancer 77: 1311-1314
Niedermowe W (1953) Metastatisches Mittelohrkarzinom nach operiertem Mammakarzinom. Z Laryngol Rhinol 32: 609-615
Nomura Y (1970) Lipidosis of the basilar membrane. Acta Otolaryngol (Stockh) 69: 352-357
Nomura Y, Kirikae I (1968) Presbyacusis. A histological-histochemical study of the human cochlea. Acta Otolaryngol (Stockh) 66: 17-24
Novotny O (1948) Prostatakarzinom; Metastase im Schläfenbein. Monatsschr Ohrenheilk 83: 30-36
Nyrop M, Guldhammer-Skov B, Katholm M, Nielsen HW (1994) Carcinoid tumor of the middle ear. Ear Nose Throat J 73: 688-693
Ogilvie RF, Hall IS (1953) Observation on the pathology of otosclerosis. J Laryngol Otol 67: 497-535
Ogilvie RF, Hall IS (1962) On the etiology of otosclerosis. J Laryngol Otol 76: 841-865
Ogra PL, Bernstein JM, Yurchak AA (1974) Characteristics of secretory immune system in human middle ear: Implications in otitis media. J Immunol 112: 488-495
Ojala L (1953) Pathogenesis and histopathology of chronic adhesiv otitis. Arch Otolaryngol 57: 378-392
Olsen DJ, Helwig EB (1985) Angiolymphoid hyperplasia with eosinophilia: A clinico-pathologic study of 116 patients. J Am Acad Dermatopathol 12: 781-796
Oltersdorf U (1956) Zur Morphologie der sog. Chondrodermatitis nodularis chronica helicis. Arch Ohr-, Nas- Kehlk-Heilk 168: 333-364

O'Neill PB, Parker RA (1957) Ceruminous gland tumours ("ceruminomas") of external auditory meatus. J Laryngol 71: 824–833

Oppikofer E (1931) Die Hypernephrommetastasen in den oberen Luftwegen und im Gehörorgan. Arch Ohr-, Nas- Kehlk-Heilk 129: 271–296

Orwoll ES, Stribrska L, Ramsey EE, Keenan EJ (1991) Androgen receptors in osteoblast-like cell lines. Calcif Tissue Int 49: 183–187

Oyetunji NMA, Ladapo AA (1981) Burkitt lymphoma of the mastid termporal bone. J Laryngol Otol 95: 1063–1067

Paaske BP, Witten J, Schwer S et al. (1987) Results in treatment of carcinoma of the external auditory canal and middle ear. Cancer 59: 156–160

Pack GT, Conley J, Oropeza R (1970) Melanome of the external ear. Arch Otolaryngol 92: 106–113

Pahor AL (1976) Rhabdomyosarcoma of the middle ear and mastoid. J Laryngol Otol 90: 585–591

Paladugu RR, Winberg CD, Yonemoto RH (1983) Acral-lentiginous melanoma: A clinicopathologic study of 36 patients. Cancer 53: 161–168

Palanch JF, McDonald TJ, Weiland LH et al. (1982) Adenocarcinoma and adenoma of the middle ear. Laryngoscope 92: 47–54

Palmer RM, Lucas RB, Gusterson B (1985) Immunocytochemical identification of cell types in pleomorphic adenoma with particular reference to myoepithelial cells. Pathol 146: 213–220

Palva T, Palva A (1975) Mucosal histochemistry in secretory otitis. Ann Otol Rhinol Laryngol 84: 112–116

Palva T, Palva A, Karja J (1973) Tuberculous otitis media. J Laryngol Otol 87: 253–257

Palva T, Holopainen E, Karma P (1976) Protein and cellular pattern of glue ear secretions. Ann (Suppl 25) 85: 103–109

Paparella MM, El Fiky FM (1972) Ear involvment in malignant lymphoma. Ann Otol Rhinol Laryngol 81: 352–363

Paparella MM, Lim D (1967) Pathogenesis and pathology of the „idiopathic" blue ear drum. Arch Otolaryngol 85: 249–258

Paparella MM, Sugiura S (1967) The pathology of suppurative labyrinthitis. Ann Otol Rhinol Laryngol 76: 554–586

Paparella MM, Hiraide F, Juhn SK, Kaneko Y (1970a) Cellular events involved in middle ear fluid production. Ann Otol Rhinol Laryngol 79: 766–779

Paparella MM, Brady D, Hoel R (1970b) Sensorineural hearing loss in chronic otitis media and mastoiditis. Trans Am Acad Otol Ophtalmol 74: 108–115

Paradise JL, Bluestone CD, Felder H (1969) The unversality of otitis media in 50 infants with cleft palate. Pediatrics 44: 35–42

Park WW (1980) Histology of borderline cancer, with notes on prognosis. Springer, Berlin Heidelberg New York Tokyo

Pauler M, Schuknecht HF, White JA (1988) Atrophy of the stria vascularis as a cause of sensorineural hearing loss. Laryngoscope 98: 754–759

Pedersen U, Sogaard H, Elbrond O (1984) Histological investigation of skin biopsies in otosclerosis and osteogenesis imperfecta. Arch Otorhinolaryngol 240: 1–6

Per-Lee JH, Parsons RC (1969) Vasculitis presenting as otitis media. South Med J 62: 161–165

Perlman HB (1977) Some labyrinth capsule disease and inner ear deafness: In: Graham B (ed) Sensorineural hearing process and disorders. Little, Brown, Boston

Perzin KH, Gullane P, Conley J (1982) Adenoid cystic carcinoma of the external auditory canal. A clinicopathologic study of 16 cases. Cancer 50: 2873–2883

Peytz F, Soeborg-Ohlsen A (1961) Ceruminoma in the tympanic cavity. Acta Otolaryngol (Stockh) 53: 391–397

Picirillo JG, Parnes SM (1990) Pathologic quiz case II. Resident's page. Arch Otolaryngol Head Neck Surg 116: 360–363

Plantega JF (1983) Endolymphatischer Hydrops B K J Zietke Van Mènière. MD Thesis, Rodopi, Amsterdam

Polinsky MN, Brunberg JA, KcKeever PE, Sandler HM, Telian S, Ross D (1994) Aggressive middle ear tumors: a report of 2 cases with review of the literature. Neurosurg 35: 493–497

Pollak A (1983) Histopathologische Befunde eines außergewöhnlichen Falles von M. Menière. ORL J Otorhinolary (Bern) 7: 79–85
Price EB, Silliphant WM, Shuman R (1961) Nodular fasciitis. Am J Clin Pathol 35: 122–130
Pringle JS (1987) Pathology of bone tumors. In: Pringle JS (ed) Baillieres clinical oncology, vol 1. Baillieres, London
Pritchard DJ, Sim FH, Ivens JC et al. (1977) Fibrosarcoma of bone and soft tissues of the trunk and extremitis. Orthop Clin North Am 8: 869–881
Pritchard JJ (1952) A cytological and histochemical study of bone and cartilage formation in the rat. J Anat (London) 86: 259–275
Probert JC, Thompson RQ, Bagshaw MA (1974) Patterns of spread of distant metastases in head and neck cancer. Cancer 33: 127–133
Proppe A (1948) Primäraffekt der Ohrmuschel. Z Haut-Geschl-Kr 5: 524–543
Pulec JL (1969) Facial nerve tumours. Ann Otol Rhinol Otolaryngol 78: 962–968
Pulec JL (1977) Glandular tumours of the external auditory canal. Laryngoscope 87: 1601–1612
Pulec JL, Patterson MJ (1997) Vestibular nerve pathology in cases of intractable vertigo: an electron microscopic study. Am J Otol 18: 475–483
Quagliuolo V, Azzarelli A, Cerasoli S, Audisio RA (1988) Anusual types of chondrosarcoma arising in soft tissue and nonskeletal cartilage. Eur J Surg Oncol 14: 691–695
Quaranta A, Lozupone E, Resta L, Salonna J (1987) Histomorphological patterns in stapedial otosclerosis. In: Causse J, Martin A, Sala O (eds) Otosclerosis. CIC Edizioni Internationali, Roma
Quinn CM, Wright NA (1990) The clinical assessement of proliferation and growth in human tumours: Evaluation of Methods. J Pathol 160: 93–102
Quinn CM, Wright NA (1991) Authors reply (to Collan et al.) J Pathol 163: 362–364
Qunibi WY, Barri Y, Alfurayh O et al. (1993) Kaposi sarcomas in renal transplant recipients: A report of 26 cases from a single institution. Transplant Proc 25: 1402–1405
Rabinovitch AL, Anderson HC (1976) Biogenesis of matrix vesicles in cartilage growth plates. Fed Proc 35: 112–116
Rappaport H (1966) Tumors of the hematopoetic system. In: Atlas of tumor pathology, Sect. 111. Fasc. 8, Armed Forces Institute of Pathology, Washington
Raquet F, Rumpelt HJ, Welkoborsky HJ, Maurer J, Haibt G (1994) Adenomatous neoplasia of the middle ear. Laryngorhinootologie 73: 367–370
Rebel A, Basle M, Pouplard A et al. (1980) Viral antigens in osteoclasts from Paget's disease of bone. Lancet ii: 344–346
Reddel RR, Kefford RF, Grant JM et al. (1982) Ototoxicity in patients receiving cisplatin: importance of dose and method of drug administration. Cancer Treat Rep 66: 19–23
Reiner EE, Pulec JL (1969) Experimental production of serous otitis media. Ann Otol Rhinol Laryngol 78: 880–887
Ricci A, Cartpun RW, Zakowski MF (1988) Atypical fibroxanthoma: A study of 14 cases emphasizing the presence of Langerhans' histiocytes with implication for differential diagnosis by antibody panels. Am J Surg Pathol 12: 591–598
Richard RW, Coster RP (1952) Pacinian neurofibroma. Cancer 5: 297–305
Riecker OE (1944) Tierexperimentelle Untersuchungen über Veränderungen der Funktion und Struktur des Gehörorgans nach Unterdruckwirkung. Arch Ohr-, Nas- Kehlk-Heilk 154: 391–403
Riøbe A, Fernandez PL, Ostertrage H, Claros P, Bomy JA, Palazin A, Cardesa A (1979) Middle ear adenoma (MEA): A report of 2 cases, one with predominant "plasmacytoid" features. Histopathol 30: 259–364
Rizvi SS, Gibbin KP (1979) Effect of transverse temporal bone fracture on the fluid compartment of the inner ear. Ann Otol Rhinol Laryngol 88: 741–748
Roholl PJM, Jong ASH de, Ramarkers FCS (1986) Diagnostic markers in soft tissue tumours. In: van Oosterom AT, van Unnik JAM (eds) Management of soft tissue and bone sarcomas. Raven Press, New York
Rollin H (1940) Zur Kenntnis des Labyrinth-hydrops und des durch ihn bedingten Menière. Hals Nasen Ohrenarzt (Teil 1) 31: 73–109
Rosai J, Ackerman LR (1974) Intravenous atypical vascular proliferation: A cutaneous lesion simulating a malignant blood vessel tumor. Arch Dermatol 109: 714–717

Rosenhall U, Rubin W (1975) Degenerative changes in the human vestibular sensory epithelium. Acta Otolaryngol 79: 67–81
Rowe DW (1988) Osteogenesis imperfecta. In: Wyngaarden JB, Smith LJ jr (eds) Cecil textbook of medicin, vol 1, 18 edn. WB Saunders, Philadelphia
Rowlatt DC, Cruse JP, Jodges GM (1990) The neoplasm as tissue disorganization. A hypothesis of neoplasia. Cancer 3: 5–18
Rubenfeld S, Kaplan G, Holder AA (1962) Distant metastasies from head and neck cancer. Am J Radiol 87: 441–448
Ruck P, Pfisterer E-M, Kaiserling E (1990) Karzinoidtumor des Mittelohres, Morphologie, Immunhistochemie. Klinik und Differentialdiagnose. Laryngorhinootologie 69: 74–76
Ruckenstein MJ, Mount RJ, Harrison RV (1993) The MRL-Ipr/Ipr mouse: a potential model of autoimmune inner ear disease. Acta Otolaryngol (Stockh) 113: 160–165
Rudnick MD, Ginsberg IA, Huber PS (1980) Aminoglycoside ototoxicity following middle ear injection. Ann Otol Rhinol Laryngol Suppl 77 89: 1–28
Ruedi L (1965) Histopathologic confirmation of labyrinthine otosclerosis. Laryngoscope 75: 1582–1609
Ruedi L (1969) Otosclerotic lesions and cochlear degeneration. Arch Otolaryngol 89: 180–187
Russell BO, Cohen HJ, Enzinger FM et al. (1977) A clinical and pathological staging system for soft tissue sarcomas. Cancer 40: 1562–1570
Ryan JR, Baker LH, Benjamin RS (1982) The natural history of metastatic synovial sarcoma: experience of the Southwest Oncology group. Clin Orthop 164: 257–260
Rydholm A, Berg NO (1983) Size, site and clinical incidence of lipoma: Factors in differential diagnosis of lipoma and sarcoma: Acta Orthop Scand 54: 929–934
Sade J (1965) Serous otitis media and the lining of the middle ear. Proc R Soc Med 92: 368–379
Sade J (1966) Pathology and pathogenesis of serous otitis media. Arch Otolaryngol 84: 297–305
Sade J (1967) Ciliary activity and middle ear clearence. Arch Otolaryngol 86: 128–135
Sade J (1972) The mucosa in ear disease. Otolaryngol Clin North Am 5: 11–18
Sade J, Weinberg J (1969) Mucous production in the chronically infected middle ear. A histological and histochemical study. Ann Otol Rhinol Laryngol 78: 148–155
Safai B, Good RA (1977) Basal cell carcinoma with metastasis. Review of the literature. Arg Pathol Lab Med 101: 327–331
Sahin AA, Ro JY, Ordonez NG et al. (1991) Temporal bone involvement by prostatic adenocarcinoma: report of two cases and review of the literature. Head Neck Surg 13: 349–354
Said JW, Sassoon AF, Shintaku IP, Benks-Schlegel S (1984) Involucrin in squamous and basal-cell carcinoma of the skin. An immunohistochemical study. J Invest Dermatol 82: 449–452
Saito H, Baxter A (1972) Undiagnosed intratemporal facial nerve neurilemmomas. Arch Otolaryngol 95: 415–419
Saldana MJ, Salem JE, Travezan R (1973) High altitude hypoxia and chemodectomas. Hum Pathol 4: 251–263
Salpietro FM, Alafaci C, Napoli P, Cipri S, Tomasello F (1994) Cerebellopontine angle lipoma. Case report. J Neurosurg Sci 38: 55–58
Samuel J, Fernandes CM (1986) Tuberculous mastoiditis. Ann Otol Rhinol Laryngol 94: 1415–1421
Sandberg AA, Turc-Carel C (1987) Cytogenetics of solid tumors: Relation to diagnosis, classification and pathology. Cancer 59: 387–395
Sando I, Egami T (1977) Inner ear hemorrhage and endolymphatic hydrops in a leukemic patient with sudden hearing loss. Ann Otol Rhinol Laryngol 86: 518–524
Sando I, Baker B, Black FO, Hemenway WG (1972) Persistence of stapedial artery in trisomy 13–15 syndrome. Arch Otolaryngol 96: 441–447
Sando I, Harada P, Okano Y (1981) Temporal bone histopathology of necrotising external otitis. Ann Otol Rhinol Laryngol 90: 109–115
Sarmat BG, Laskin DM (1979) Tumors of the temporo-mandibular joint. In: Sarmat BG (ed) The temporo-mandibular joint. A biological basis for clinical practice, 3rd edn. Thomas, Springfield

Saxen A, Fieandt H von (1937) Pathologie und Klinik der Altersschwerhörigkeit. Acta Otolaryngol Suppl 23
Schajowitz F, Limos C (1970) Osteoidosteoma and osteoblastoma. Acta Orthop Scand 41: 272–291
Schaumann J (1916) Etude sur le pernio et ses rapports avec les sarcoides et au tuberculose. Ann Dermatol Syphilis 6: 357–384
Schell MJ, McHaney VA, Green AA et al. (1989) Hearing loss in children and young adults receiving cisplatin with or without prior cranial irridiation. J Clin Oncol 7: 754–760
Schrader M (1993) Otosklerose – eine Autoimmunerkrankung? HNO (Berlin) 41: 507–511
Schrader M, Poppendiek J (1985) Immunhistologische Untersuchungen zur Pathogenese der Otosklerose. Arch Otorhinolaryngol (Suppl 2) 168–175
Schrader M, Poppendiek J, Weber B (1990) Immunhistologic findings in otosclerosis. Ann Otol Rhinol Laryngol 99: 349–352
Schubert MM, Peterson DE, Meyers JD et al. (1986) Head and neck aspergillosis in patients undergoing bone marrow transplantation. Cancer 57: 1092–1096
Schuknecht HF (1955) Presbyacusis. Laryngoscope 65: 402–419
Schuknecht HF (1964a) The pathology of several disorders of the inner ear which cause vertigo. South Med J 57: 1161–1167
Schuknecht HF (1964b) Further observations on the pathology of presbyacusis. Arch Otolaryngol 80: 369–382
Schuknecht HF (1965) Sensorineural hearing process and disorders. Henry Ford Hospital International Symposium, Churchill Livingstone, London
Schuknecht HF (1969) Cupulolithiasis. Arch Otolaryngol 90: 765–778
Schuknecht HF (1974) The pathology of the ear. Harvard University Press, Boston
Schuknecht HF (1977) Pathology of Menière's disease as it relates to the sac and tack procedures. Ann Otol Rhinol Laryngol 86: 677–682
Schuknecht HF (1991) Ear pathology in autoimmune disease. Adv Otorhinolaryngol 46: 50–70
Schuknecht HF (1993) Patholgoy of the ear, 2nd edn. Lea & Febiger, Philadelphia
Schuknecht HF, Donovan ED (1986) The pathology of idiopathic sudden sensorineural hearing loss. Arch Otorhinolaryngol 243: 1–15
Schuknecht HF, Gulya AJ (1986) Anatomy of the temporal bone with surgical implications. Lea & Febiger, Philadelphia
Schuknecht HF, Igarashi M (1964) Pathology of slowly progressive sensorineural deafness. Transac Am Acad Ophthalmol Otolaryngol 68: 222–242
Schuknecht HF, Ishii T (1966) Hearing loss caused by atrophy of the vascular stria. Japan J Otol 69: 1825–1833
Schuknecht HF, Nadol JB (1994) Temporal bone pathology in a case of Cogan's syndrome. Laryngoscope 104: 1135–1142
Schuknecht HF, Richter E (1980) Apical lesions of the cochlea in idiopathic endolymphatic hydrops and other disorder: pathophysiological implications. ORL J Oto-rhino-lary Otorhinolaryngol Relat Spec 42: 46–76
Schuknecht HF, Neff WD, Perlman HB (1951) An experimental study of auditory damage following blows of the head. Ann Otol 60: 273–289
Schuknecht HF, Igonashi M, Chasin WD (1965) Inner ear hemorrhage in leukemia. A case report. Laryngoscope 75: 662–668
Schuknecht HF, Allam AF, Murakami Y (1968) Pathology of secondary malignant tumors of the temporal bone. Ann Otol Rhinol Laryngol 77: 5–22
Schulz A (1987) Primary bone tumors and tumorlike lesions of the jaws. In: Arnold W, Laissue J, Friedman I, Naumann H (eds) Diseases of the head and neck. An atlas of histopathology. Thieme, Stuttgart
Schulz A, Jund TG, Berghäuser K-H, Gerhon-Robeyp, Termine JD (1988) Immunohistochemical study of osteonectin in various type of osteosarcoma. Am J Pathol 132: 233–238
Schwartzmann JA, Pulec L, Linthicum FJ jr (1972) Uncommon granulomatous diseases of the ear. Differential diagnosis. Ann Otol Rhinol Laryngol 81: 389–394
Seedorff KS (1949) Osteogenesis imperfecta. A study of clinical features and heredity based on 55 Danish families (180 members). Thesis, University of Arhus

Seifer NK, Weaver GI, Holdworth GE jr (1970) Otosclerosis: a review. Acta Otolaryngol (Stockh) (Suppl 269)
Sehitoglo MA, Uneri C, Celykoya MM et al. (1990) Hemangiopericytoma as the cause of Collet-Sicard-Syndrom. ORL J Oto-rhino-lary 52: 133–136
Seifert G, Strobel W (1961) Über die chondrolytische Perichondritis ("Chondromalacie") vorwiegend der Luftwege. Frankfurt. Z Pathol 71: 95–112
Senturia BH (1970) Classification of middle ear effusions. Ann Otol Rhinol Laryngol 79: 358–370
Senturia BH, Carr CD, Rosenblut B (1962) Middle ear effusions produced experimentally in dogs. Acta Otolaryngol (Stockh) 54: 385–70
Senturia BH, Marcus MD, Lucente FE (1980) Diseases of the external ear, 2nd edn. Grune & Stratton, New York
Sercer A, Krmpotic J (1958) Über die Ursache der progressiven Altersschwerhörigkeit. Acta Otolaryngol (Stockh) Suppl 143: 5–28
Sergent IS, Christian C (1974) Necrotizing vasculitis after acute serous otitis media. Ann Intern Med 81: 195–199
Shambaugh GE jr (1978) Sensorineural deafness due to cochlear otosclerosis pathogenesis, clinical diagnosis and therapy. Otolaryngol Clin North Am 11: 263–270
Shanmugaratnam K, Barnes L, Cardesa A et al. (1991) Histological typing of tumors of the respiratory tract and ear, 2nd edn, WHO/Springer Verlag, Berlin
Shanon E, Samuel Y, Adler A et al. (1976) Malignant melanoma of the head and neck in children. Review of the literature and report of a case. Arch Otolaryngol 102: 244–247
Shelton C, Brackmann DE (1988) Actinomycosis otitis media. Otolaryngol Head Neck Surg 114: 88–89
Sheppard RD, Raine CS, Bornstein MB, Udem SA (1985) Measles virus matrix protein synthesized in an subacute sclerosing panencephalitis cell line. Science 222: 1219–1221
Shih L, Crabtree JA (1990) Carcinoma of the external auditory canal: An update. Laryngoscope 100: 1215–1218
Shockley WW, Stucker FJ (1987) Squamous cell carcinoma of the external ear: a review of 75 cases. Otolaryngol Head Neck Surg 97: 308–312
Shapiro DN, Parham DM, Douglass EC et al. (1991) Relationship of tumor-cell ploidy to histologic subtype and treatment outcome in children and adolescents with unresectable rhabdomyosarcoma. J Clin Oncol 9: 159–166
Silverman AR, Nieland ML (1985) Basal cell carcinoma. In: Barnes L (ed) Surgery pathology of the head and neck. Marcel Dekker, New York
Silverstein H, Griffin W jr, Balogh K jr (1967) Teratoma of the middle ear and mastoid process. Arch Otolaryngol 85: 243–248
Simha M, Doctor V, Dalal S et al. (1982) Postauricular fetal rhabdomyoma: Light and electronmicroscopic study. Hum Pathol 13: 673–676
Sims DG (1977) Histiocytosis X. Follow-up of 43 cases. Arch Dis Child 53: 443–440
Singh PK, Singh RK, Argabal et al. (1989) Fibrosarcoma of the middle ear. Ear Nose Throat J 68: 479–480
Sissons HA (1966) In: Wright G, Symmers WStC (eds) Systemic pathology, vol 2. Longmans, Edinburgh
Slootweg MC, Ederveen AG, Schot LP et al. (1992) Oestrogen and progesteron synergistically stimulate human and rat osteoblast proliferation. J Endocrinol 133: 5–8
Sloyer JL, Ploussard JH, Howie V (1976) Immunology and microbiology in acute otitis media. Ann Otol Rhinol Laryngol 85 (Suppl 25): 130–134
Soosay GN, Griffiths M, Papadaki L (1991) The differential diagnosis of epithelial type mesenthelioma from adenocarcinoma and reactive mesothelial proliferation. J Pathol 163: 299–305
Sooy CD (1987) Impact of AIDS on otolaryngology. In: Myers E, Bluestone C, Brackmann D, Krause C (eds) Adv Otolaryngol Head Neck Surg, vol 1. Year book medical publishers, Chicago
Spector GJ, Sobel S, Thawley SE et al. (1979) Glomus jugular tumors of the temporal bone: Pattern of invasion in the temporal bone. Laryngoscope 89: 1628–1639
Spoendlin H (1980) Akustisches Trauma. In: Berendes J, Link R, Zöllner F (Hrsg) HNO-Heilkunde in Praxis und Klinik, 2. Aufl, Bd VI, Kapitel 42. Thieme, Stuttgart

Stanley MW, Horwitz CA, Levinson RM, Sibley RK (1987) Carcinoid tumours of the middle ear. Am J Clin Pathol 87: 592–600
Stanley RJ, McCaffrey TV, Weiland LH (1988) Fungal mastoiditis in the immunocompromised host. Otolaryngol Head Neck Surg 114: 198–199
Steffen TN, House WF (1962) Salivary gland choristoma of the middle ear. Arch Otolaryngol 76: 74–75
Stell PM (1984) Carcinoma of the external auditory meatus and middle ear. Clin Otolaryngol 9: 281–299
Stell PM, McCormick MS (1985) Carcinoma of the external auditory meatus and middle ear. Prognostic factors and a suggested staging system. J Laryngol Otol 99: 847–850
Stennert E, Thumfart W (1988) Tumoren und Pseudotumoren des Felsenbeins und der angrenzenden Schädelbasis. Oto-chirurgisches Referat. Arch Otorhinolaryngol Suppl 1988/I: 167–342
Stewart RG, Patty GH, Hoistes DG (1988) Multiple Kerato-acanthomas involving the head and neck. Otolaryngol Head Neck Surg 99: 55–59
Stiller D, Katenkamp D (1973) Die noduläre Fasziitis. Zentralbl Chir 98: 885–888
Stiller D, Katenkamp D (1975) Cellular features in desmoid fibromatosis and well-differentiated fibrosarcomas: an electron microscopic study. Virchow's Archiv (Pathologische Anatomie) 396: 155–164
Stout AP (1935) The peripheral manifestation of specific nerve sheet tumor (Neurilemmoma). Am J Cancer 24: 751–768
Stout AP (1949) Hemangiopericytoma: A study of 25 new cases. Cancer 2: 1027–1036
Stout AP (1954) Juvenile fibromatosis. Cancer 7: 953–972
Stout AP (1961) The fibromatoses. Clin Orthop 19: 11–39
Strauss M, Towfighi J (1987) Modiolar microexostosis with neural impingement and hearing loss in guinea pigs. Am J Otolaryngol 8: 381–386
Strohm M (1986) Trauma of the middle ear. Clinical findings, postmortem observations and results of experimental studies. Adv Otorhinolaryngol 35: 1–254
Stupp H, Rauch S (1966) Über den Einfluß eines Diuretikums auf die Permeationsvorgänge, insbesondere den Anionentransport im Innenohr. Arch Klin Exp Ohren-Nasen-Kehlkopfheilk 186: 106–114
Summers RW, Marker L (1982) Ulcerative colitis and sensorineural hearing loss; is there a relationship? J Clin Gastroenterol 4: 251–252
Swain SL (1983) T-cells subsets and recognition of MHC class. Immunol Rev 74: 129–142
Sylven B, Hamberger CA (1950) Malignant melanoma of the external ear. Ann Otol Rhinol Laryngol 59: 611–613
Symmers WStC (1960) Generalized cytomegalic inclusion body disease. Cases include mastoiditis and Wegener's granulomatosis. J Clin Pathol 13: 1–21
Takahara P, Sandow I, Bluestone C, Myers EN (1986) Lymphoma invading in the anterior Eustachian tube. Temporal bone histopathology of functional tubal obstruction. Ann Otol Rhinol Laryngol 95: 101–105
Takigawa K (1971) Chondroma of the bones and the hand. J Bone Joint Surg 53: 1591–1600
Talmi YP, Saoov R, Dulitzky F et al. (1989) Teratoma of the mastoid region in a newborn. J Laryngol Otol 102: 1033–1035
Tan J, Mackenzie I, Duvall E (1984) Metastatic small cell carcinoma of the temporal bone. A case report. J Laryngol Otol 98: 1267–1271
Taylor GD, Martin HF (1961) Salivary gland tissue in the middle ear. Arch Otolaryngol 73: 651–653
Tetu B, Ordonetz NG, Ayala AG, Mackay B (1986) Chondrosarcoma with additional mesenchymal component (dedifferentiated chondrosarcoma) 2. An immunohistochemical and electronmicroscopic study. Cancer 58: 287–298
Thackray AC, Lucas RB (1974) Tumours of the major salivary glands. AFIP Fasc. 32 Washington
Tharpe AB, Pfeiffer JR (1969) Sarcoidosis and the acoustic nerve. Arch Otolaryngol 90: 360–366
Theissing G (1966) Spezifische Erkrankungen des Ohres. In: Berendes J, Link R, Zöllner F (Hrsg) Hals-Nasen-Ohrenheilkunde, Bd III/2. Thieme, Stuttgart

Theofilopoulos AN, Kofler R, Singer PA, Dixon FJ (1989) Molecular genetics of murine lupus models. Adv Immunol 46: 61–109
Tidwell TJ, Montaque ED (1975) Chemodectomas involving the temporal bone. Radiology 116: 147–149
Thielemann M (1928) Die Röntgentherapie in der Ohrenheilkunde mit besonderer Berücksichtigung der Röntgenschäden des Gehörorgans auf Grund experimenteller Untersuchungen an weißen Mäusen. Beitr Anat Ohr 27: 109–143
Tieri L, Pierro V, Marsella P, Vincentiis G, Bottero S, Bianchi PM (1994) A rare case of endotympanic hemangioma. Acta Otorhinolaryngol Ital 14: 457–462
Tisch M, Hehl K, Kraft K, Kunz U, Meyer H (1997) Chondroma of the petrous bone. A contribution to the differential skull based tumor diagnosis. Laryngorhinootology 76: 371–373
Tomiyama S, Harris JP (1986) The endolymphatic sac-its importance in inner ear immune response. Laryngoscope 96: 685–691
Tomiyama S, Harris JP (1987) The role of the endolymphatic sac in inner ear immunology. Acta Otolaryngol (Stockh) 103: 182–188
Tos M (1971) Goblet cells in the human fetal Eustachian tube. Arch Otolaryngol 93: 365–373
Tos M (1976) Pathologie und Pathogenese der chronischen sekretorischen Otitis im Kindesalter. HNO 24: 37–47
Tran Ba Huy P, Manuel C, Meulemanns A (1981) Pharmacokinetics of gentamicin in the perilymph and endolymph of the rat is determined by radioimmunoassay. J Infect Dis 143: 476–486
Tröltsch A von (1873) (1881) Lehrbuch der Ohrenheilkunde. Vogel, Leipzig
Tsuneyoshi M, Yokoyama K, Enjoji M (1983) Synovial sarcoma: A clinico-pathologic and ultrastructurell study of 42 cases. Acta Pathol Jpn 33: 23–36
Tucker WN (1965) Cancer of the middle ear: a review of 89 cases. Cancer 18: 642–650
Tuohimaa P (1978) Vestibular disturbances after acute mild head injury. Acta Otolaryngol Suppl (Stockh) 359: 1–67
Turgut M, Palaoglu S, Akpinar G, Aaglam S (1997) Giant schwannoma of the trigeminal nerve misdiagnosed as maxillary sinusitis. A case report. S Afr J Surg 35: 131–133
Uffenorde W (1925) Die Verletzungen des inneren Ohres. In: Katz, Blumenfeld (Hrsg) Handbuch der speziellen Chirurgie des Ohres, Bd II. Kabitzsch, Leipzig
Valenzuela R, Copperriderpa PA, Gogate P (1980) Relapsing polychondritis. Immunmicroscopic findings in cartilage of ear biopsy specimens. J Pathol 11: 19–22
Varela-Duran J, Dehner LP (1980) Postradiation osteosarcoma in childhood. A clinicopathologic study of 3 cases and review of literature. Am J Pediatr Hämatol Oncol 2: 263–271
Veltri RW, Sprinkle PM (1973) Serous otitis media, immunoglobulin and lysozyme levels in middle ear fluids and serum. Ann Otol Rhinol Laryngol 82: 297–301
Veltri RW, Wilson WR, Sprinkle PM, Rodman SM, Kavesh DA (1981) The implication of viruses in idiopathic sudden hearing loss: primary infection or reactivation of latent viruses? Otolaryngol Head Neck Surg 89: 137–141
Venkei T, Sugar J (1960) Precancerous and cancerous varieties of keratoacanthoma. Acta Union internat contra cancrum 16: 1654–1672
Vita VT de (1982) Local control: Regression and absence of disease progression. In: Hellman S, Rosenberg SA (eds) Principles and practice of oncology. Lippincott, Philadelphia
Vrolik W (1849) Tabulae ad illustrandum embryogenesis hominis et mammalium, tam naturalem quam abnormen. G.M.P. London Amsterdam [cf. Jaffe, H.L. (1972)]
Wackym PA, Glasscock ME, Linthicum FH (1988) Immunohistochemical localization of Na^+, K^+-ATPase in the human endolymphatic sac. Arch Otolaryngol 245: 221–223
Wagemann W (1957) Elektrische Schädigung des Ohres. Arch Ohr-, Nas- Kehlk-Heilk 170: 503–537
Wagemann W (1962) Otorhinologische Erscheinungen bei Luftdruckerkrankungen. Z Laryngol Rhinol 41: 777–792
Walsh TS, Tompkins VN (1956) Some observations in the strawberry nevus of infancy. Cancer 9: 869–882

Wanebo HJ, Fortner JG, Woodruff J, MacLean B, Binkowski E (1975) Selection of the optimum surgical treatment of stage 1 melanoma by depth of microinvasion. Use of combined microstage technique (Clark-Breslow). Am J Surg 182: 302–315

Wardrop PA, Pillsbury HC (1984) Mycobacterium avium acute mastoiditis. Arch Otolaryngol 110: 686–687

Warren WH, Caldarelli DD, Lee I et al. (1985) Neuroendocrine markers in paragangliomas of the head and neck. Ann Otol Rhinol Laryngol 94: 555–558

Watson TJ (1969) Identification and follow-up of children with exsudative otitis media. Proc Roy Soc Med 62: 455–456

Watson WL, McCarthy WD (1940) Blood and lymph vessel tumors. Surg Gynecol Obstet 71: 569–583

Wayoff M, Chobout JC, Raffoux C, Bertrand D (1979) Systeme HLA et otospongiose. J Franc d'Otorhinolaryngol 28: 299–301

Wayte DM, Hellwig EB (1968) Melanotic freckle of Hutchinson. Cancer 21: 893–911

Wazen J, Siverstein H, McDaniel A, Hays A (1987) Brain tissue heterotopia in the eighth cranial nerve. Otolaryngol Head Neck Surg 96: 373–378

Weber RS, Jenkins HA, Coker NJ (1984) Sensorineural hearing loss associated with ulcerative colitis. A case report. Arch Otolaryngol 110: 810–812

Weedon D, Kerr JFR (1975) Atypical fibroxanthoma of the skin: An electron microscopic study. Pathology 7: 173–177

Weidner N, Foucar E (1985) Adenosquamous carcinoma of the skin. A aggressiv mucin- and gland-forming squamous carcinoma. Arch Dermatol 121: 775–779

Weil A (1922) Pubertas praecox und Knochenbrüchigkeit. Klin Wochenschr 1: 2114–2115

Weiser G (1978) Zur Histogenese des Neurinoms. Elektronenoptische Untersuchung von 10 Fällen. Virchows Archiv A (Pathologische Anatomie) 378: 143–151

Weiss SW (1989) Vascular tumors: A didactic approach to diagnosis. Surg Pathol 2: 185–196

Weiss SW, Enzinger FM (1978) Malignant fibrous histiocytoma: an analysis of 200 cases. Cancer 41: 2250–2266

Weiss SW, Sobin L (1993) WHO-classification of soft tissue tumors. Springer, Berlin Heidelberg New York Tokyo

Weiss SW, Langloss JM, Enzinger FM (1983) Value of S-100 protein in the diagnosis of soft-tissue tumours with particular reference to benign and malignant Schwann cell tumours. Lab Invest 49: 299–308

Welling BD, McCabe BF (1987) American Burkitt-lymphoma of the mastoid. Laryngoscope 97: 1038–1042

Wersall J, Hawkisn JE jr (1962) The vestibular sensory epithelium in the cat labyrinth and their reaction in chronic streptomycin intoxication. Acta Otolaryngol 54: 1–23

West LS (1951) The housefly: its natural history, medical importance and control. Comstock and Cornell University Press, New York

Westernhagen B von, Schätzle W (1969) Einfluß ionisierender Strahlen auf Gehör- und Gleichgewichtsorgan. Arch Ohr-, Nas- Kehlk-Heilk 195: 109–154

Westmore GA, Pickard BH, Stern H (1979) Isolation of mumps virus from the inner ear after sudden deafness. Brit Med J 1: 14–15

Wetli CV, Pardo V, Millard M, Gerston K (1972) Tumours of ceruminous glands. Cancer 29: 1169–1178

White HR (1971) Survival in malignant schwanoma: An 18-year study. Cancer 27: 720–729

White W, Shiu MH, Rosenblum MK et al. (1990) Cellular schwannoma: A clinicopathologic study of 57 patients and 58 tumors. Cancer 66: 1266–1275

Wicke W (1974) Die Bedeutung der Pneumatisation für den Frakturverlauf und die Entstehung von Fazialisparesen bei Schläfenbeinbrüchen. Monatsschr Ohrenheilk 108: 425–428

Williams D, Jones-Williams, Williams JE (1969) Enzyme histochemistry of epitheloid cells in sarcoidosis and sarcoid-like granulomas. J Pathol 97: 705–709

Willis RA (1948) Pathology of tumors. Butterworth, London

Wilson GD, McNally NJ, Dische S (1988) Measurement of cell kinetics in human tumours in vivo using Bromdesoxyuridin and flow cytometry. Br J Cancer 58: 423–431

Wilson-Jones I (1976) Malignant vascular tumors. Clin Exp Dermatol 1: 287–298
Winther F (1970) X-ray irradiation of the inner ear of the guinea pig. An electron microscopic study of the degenerating outer hair cells of the organ of Corti. Acta Otolaryng (Stockh) 69: 61–68
Wolf M, Kronenberg I, Engelberg S, Leventon G (1987) Rapidly progressive hearing loss as a symptom of polyarteritis nodosa. Am J Otolaryngol 8: 105–108
Wright I (1977) A vascular necrosis of bone and its relation to fixation of an small joint: The pathology and aetiology of „otosclerosis". J Pathol 123: 5–25
Wright JLW, Etholm B (1973) Anomalies of the middle-ear muscles. J Laryngol Otol 87: 281–288
Wulfowitz BL, Schmaman A (1973) Giant cell lesions of the temporal bone. A case report. South African Med J 47: 1397–1399
Yamakawa K (1938) Über die pathologischen Veränderungen bei einem Menière-Kranken. J Otorhinolaryngol Soc Jpn 44: 2310–2312
Yee RD (1982) Atypical Cogan's syndrome: a case report. In: Honrubia V, Brazier M (eds) Nystagmus and vertigo: clinical approaches to the patient with dizziness. Academic Press, London
Yoo TJ, Tomoda K, Stuart JM, Kang AH, Townes AS (1983) Type II collagen-induced autoimmune otospongiosis: a preliminary report. Ann Otol Rhinol Laryngol 92: 103–108
Yoo TZ, Shea II, Floyd RA (1987) Enchondral cartilage rests collagen-induced autoimmunity. Ann J Otolaryngol 8: 317–324
Yoon TH, Paparella MM, Schachern PA (1989) Systemic vasculitis: a temporal bone histopathology study. Laryngoscope 99: 600–609
Young BR de, Wick MR, Fitzgibbon JF et al. (1993) CD31: An immunospecific marker for endothelial differentiation in human neoplasms. Appl Immunohistochem 1: 97–102
Youngs R, Hawke M, Kwok P (1988) Intradermal naevus of the ear canal. J Otolaryngol 17: 241–243
Zackheim HS, Lebo CF, Wasserstein P et al. (1983) Mycosis fungoides of the mastoid, middle ear and CNS. Literature review of mycosis fungoides of the CNS. Arch Dermatol 119: 311–318
Zajtchuk JT, Matz GJ, Lindsay JR (1972) Temporal bone pathology in herpes oticus. Ann Otol Rhinol Laryngol 81: 331–338
Zechner G (1965) Histomorphologische und histochemische Untersuchungen an der Paukenschleimhaut bei Otitis media chronica adhaesiva. Monatsschr Ohrenheilk 99: 53–65
Zechner G (1976) Reaktionsformen der Mittelohrschleimhaut. Acta Otolaryngol 81: 178–184
Zechner G (1966) Zur Pathophysiologie der Mittelohrschleimhaut. Monatsschr Ohrenheilk 100: 19–50
Zelik S, Aylon A, Deutsch E, Ariel I (1982) Giant cell tumor of the temporal bone. A case report. ORL J Oto-rhino-lary 44: 318–322
Zöllner F (1942) Anatomie, Physiologie und Klinik der Ohrtrompete und ihrer diagnostisch-therapeutischen Beziehungen zu allen Nachbarschaftserkrankungen. Springer, Berlin
Zöllner F (1963) Tympanosclerosis. Arch Otolaryngol 78: 152–164
Zöllner F (1955) Tympanosclerosis. J Laryngol 69: 637–652
Zöllner F (1966) Behandlungen der chronischen Mittelohrentzündung und ihrer Folgen. In: Berendes J, Link R, Zöllner F (Hrsg) Hals-Nasen-Ohrenheilkunde, Bd III/2. Thieme, Stuttgart

4. Kapitel
Larynx

A. BURKHARDT und E. MEYER-BREITING

1 Einführung

E. MEYER-BREITING und A. BURKHARDT

In der 1. Auflage des Bandes 4 aus dem Jahr 1969 waren unter topographisch-anatomischen Gesichtspunkten vier Organregionen – Nase und Nasennebenhöhlen, Kehlkopf und Luftröhre, Schilddrüse, Mediastinum – abgehandelt worden, wobei der Schwerpunkt der Darstellung das Mediastinum betraf. Das damals von K. KÖHN gestaltete Kapitel umfaßte sowohl den Kehlkopf als auch die Luftröhre. Die vorliegende Fassung, die weitgehend der Pathologie des Kehlkopfes gewidmet ist und die der Luftröhre nur marginal streift, lehnt sich zwar zu einem geringeren Teil an die frühere Auflage an, besonders da, wo die entsprechenden Aussagen nach wie vor Gültigkeit haben, wie z.B. die Anatomie, die Mißbildungen oder die spezifischen Entzündungen. Insgesamt handelt es sich um eine völlig überarbeitete und aktualisierte Abhandlung des Stoffgebietes unter Berücksichtigung sowohl moderner Untersuchungsmethoden als auch der neuen revidierten WHO-Tumorklassifikation. Speziell bei den Larynxtumoren sind zahlreiche Befunde berücksichtigt und ergänzt, die in der von E. MEYER-BREITING und A. BURKHARDT verfaßten Monographie „Tumours of the Larynx. Histopathology and Clinical Inferences" enthalten waren.

Das Ziel der Darstellung liegt in einer möglichst engen Verzahnung morphologischer und klinischer Gesichtspunkte. Ein eigenes Kapitel stellt die Besonderheiten der histologischen Aufarbeitung und Beurteilung der Larynxpathologie auf dem aktuellen Stand dar. Das Kapitel Traumen wurde durch die endolaryngealen Schäden, wie Intubationsschäden und mikrotraumatisch bedingte Veränderungen, ergänzt. Das umfangreiche Kapitel über die Laryngitis geht sehr detailliert auf die vielgestaltige Ätiologie der Entzündungsformen und ihr pathologisch-anatomisches Substrat ein. Im Hinblick auf das Larynxkarzinom wird eine eingehende Analyse der Karzinogenese und der prämalignen Veränderungen vorgenommen. Außerdem werden molekularbiologische und zytogenetische Aspekte der Prognose und des Tumor-Wirt-Verhaltens abgehandelt. Die durch die Struktur des Kehlkopfes mit knorpeligem Skelett und spärlicher Lymphgefäßversorgung vorgegebenen Ausbreitungswege des manifesten Karzinoms werden anhand von Studien an Großschnitten ausführlich dargestellt, da die lokale Tumorausbreitung im Kehlkopf mehr als in anderen Organen besondere klinisch-therapeutisch-operative Implikationen besitzt.

Insgesamt ist in allen Kapiteln neben einer reichhaltigen Bilddokumentation auch das umfangreiche aktuelle Schrifttum ausgewertet worden. Soweit es sich um eine Übernahme von Abbildungen aus der Monographie über die Larynxtumoren handelt, ist dies jeweils in der Legende vermerkt.

An dieser Stelle möchten die Autoren die Gelegenheit ergreifen, allen Mitarbeitern zu danken, die zum Gelingen dieses Kapitels beigetragen haben. Besonderer Dank gebührt den Kollegen der HNO-Universitätsklinik der Philipps-Universität Marburg, Herrn Oberarzt Dr. med. W. SCHULZE, Frau Dr. med. K. MALZAHN und Frau Dr. med. T.M. NICKOL. Die graphische Ausgestaltung besonders der Kap. 4.2 bis 4.5, 4.8 und 4.11 wurde von Herrn A. MÜLLER am Zentrum der Hals-Nasen-Ohrenheilkunde der J.W. Goethe-Universität Frankfurt am Main maßgeblich durchgeführt. Daß er sich trotz starker beruflicher Auslastung hierfür eingesetzt hat und sich bereitwillig immer wieder in neue, fremde Materien einarbeitete, soll hier ausdrücklich und dankend hervorgehoben werden.

2 Der normale Larynx

E. MEYER-BREITING

In diesem Kapitel sollen abrißartig die Grundzüge der Anatomie, Entwicklungsgeschichte und Physiologie abgehandelt werden, um den Leser ein Grundgerüst für das Verständnis der nachfolgenden Ausführungen zu bieten. Es erhebt nicht den Anspruch auf handbuchartigen Tiefgang. Diesbezüglich wird in Fußnoten auf weiterführende Literatur verwiesen.

2.1 Anatomie[1]

Als Anfangsteil der unteren Atemwege ist der röhrenförmig angelegte Kehlkopf mit seinem oberen Anteil schräg nach hinten oben in den Pharynx am Übergang von dessen mittleren (Meso- oder Oropharynx) zu seinem unteren Anteil (Hypopharynx) hineingeschoben. Hierdurch kommt es zu einer besonders engen Lagebeziehung des Kehlkopfes zu beiden Pharynxregionen, besonders aber zum Hypopharynx, dessen gesamte Vorderwand zugleich die Rückwand des Kehlkopfes bildet. Die Seitenteile des oberen Hypopharynxbereiches, die Sinus piriformes, reichen weit nach ventral in die Seitenwand des Kehlkopfgerüstes hinein und kommen hier zwischen Schildknorpel und Zungenbein einerseits und den hinteren Ringknorpelanteil und die Aryknorpel andererseits zu liegen. Die Plicae glossoepiglotticae laterales und die Epiglottis selbst bilden mit ihrem freien Anteil wiederum eine gemeinsame Trennwand zwischen Oropharynx einerseits und dem Kehlkopf und dem Hypopharynx andererseits.

---

[1] PERNKOPF (1952), LANZ u. WACHSMUTH (1955), BRAUS u. ELZE (1956), PAFF (1973), KRMPOTIC-NEMANIC et al. (1985), LEONHARDT (1987), BENNINGHOFF (1993), TILLMAN (1997).

Die enge Beziehung dieser drei Regionen zueinander erschwert gelegentlich die Zuordnung von ausgedehnteren Tumoren zur einen oder anderen Region.

2.1.1 Kehlkopfgerüst

Der Ringknorpel bildet die Basis des Kehlkopfgerüstes (Abb. 4.2.1). Er ist der Skeletteil, der das Lumen des Kehlkopfes von unten her annähernd kreisförmig umschließt und erhält. Der vordere und die beiden seitlichen Anteile besitzen eine weitgehend ringförmige Gestalt, während der hintere Anteil plattenartig bis in die Höhe der Stimmritze hinaufreicht. In diesem Abschnitt liegen seitlich die Flächen für die Cricoarytenoidgelenke.

Als größter Skelettanteil des Larynx besteht der Schildknorpel (Cartilago thyreoidea) aus zwei mächtigen Seitenplatten, deren freie hintere Ränder der Wirbelsäule gegenüber zu liegen kommen, und die nach oben und unten in zwei Hörnerpaare auslaufen, deren unteres Paar mit dem Ringknorpel ein gemeinsames Gelenk bildet. Das obere Hornpaar steht dagegen mit dem großen Horn des Zungenbeines beiderseits durch ein sehr straffes, partiell verknöchertes Band in unterschiedlicher Länge in Verbindung. In der Medianlinie sind die beiden seitlichen Platten, im oberen Teil etwas vorspringend, fest miteinander verbunden. Am oberen Rand des Schildknorpels befindet sich eine mehr oder minder ausgeprägte Einkerbung, die Incisura thyreoidea. Im Gegensatz zum Ringknorpel ist der Schildknorpel nur wenig an der Lumenbildung des Kehlkopfes beteiligt, wie auch die Operationsergebnisse verschiedener Techniken der vertikalen Kehlkopfteilresektion zeigen, bei denen Teile des Schildknorpels in voller vertikaler Ausdehnung entfernt werden können, ohne daß es postoperativ zu Lumenvereinigungen kommen muß.

Die paarig angelegten Stellknorpel (Cartilagenes arytaenoideae) entsprechen in ihrer Gestalt einer dreiseitigen Pyramide. Während die Basis gelenkig der Ringknorpelplatte aufsitzt, dient der ventralwärts gerichtete Processus vocalis dem Ansatz des Lig. vocale. Er besteht weitgehend aus elastischem Knorpel. Der nach lateral gerichtete Processus muscularis sowie die laterale Oberfläche des Aryknorpels dienen dem Ansatz einer Reihe von Muskeln, die von der Schildknorpelinnenseite und vom Ringknorpel zum Stellknorpel (Aryknorpel) ziehen. Der kranial ausgerichteten Spitze (Apex) sitzt, wie schon oben erwähnt, die Cartilago corniculata paarig zur Erhöhung der Larynxhinterwand auf.

Das Zungenbein (Os hyoideum) ist – einer Rah bei einem Segelschiff vergleichbar – ohne feste Verbindungen zur Schädelbasis oder zur Wirbelsäule zwischen zahlreichen Muskeln aufgespannt. Die suprahyoidale Muskulatur des Mundbodens einschließlich des M. stylohyoideus fängt das Zungenbein kranial auf, während die infrahyale Muskulatur dieses in Richtung Manubrium sterni und Schultergürtel fixiert. An diesem derart fixierten Zungenbein ist der Kehlkopf über den Schildknorpel mittels der schon oben erwähnten Ligamenta und Membrana thyreohyoidea aufgehängt. Bei rein endolaryngealen und Hypopharynxtumoren stellt der Zungenbeinoberrand normalerweise die oberste Resektionslinie bei der totalen Kehlkopfexstirpation (Laryngektomie) dar.

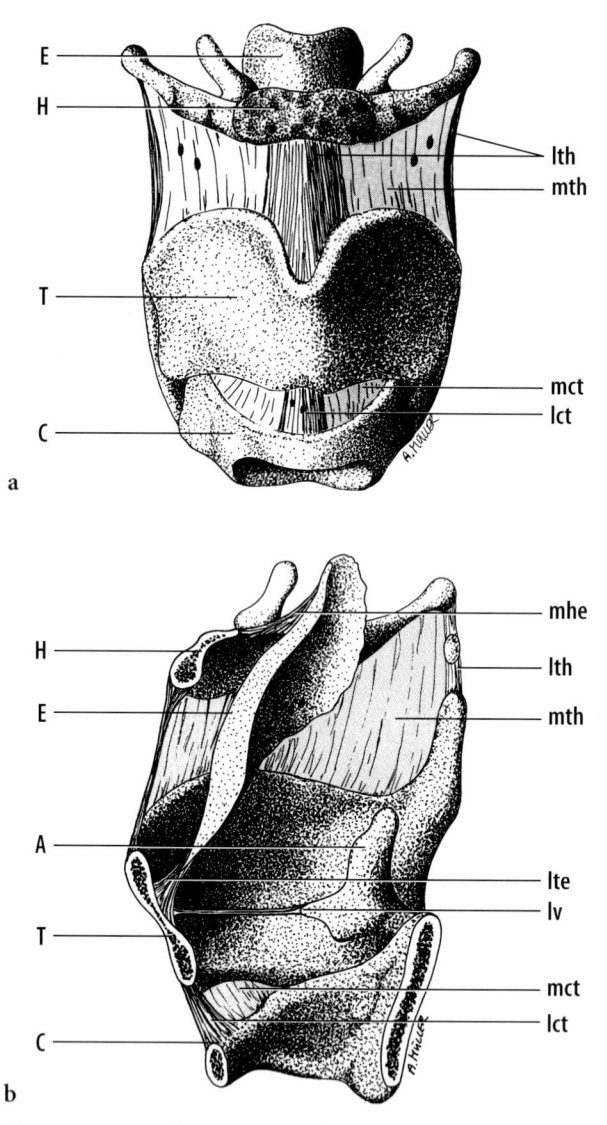

Abb. 4.2.1a, b. Larynxgerüst und Ligamente (**a** frontal, **b** endolaryngeal) *E* Cartilago epiglottica; *H* Os hyoideum; *A* Cartilago arytaenoidea; *T* Cartilago thyroidea; *C* Cartilago cricoidea mhe Membrana hyoepiglottica; *lth* Ligg. thyreohyoidea; *mth* Membrana thyreohyoidea; *lte* Lig. thyreoepiglotticum; *lv* Lig. vocale; *mct* Membrana cricothyreoidea; *lct* Lig. cricothyreoideum. (Aus Meyer-Breiting u. Burkhart 1988)

Die Cartilago epiglottidis versteift den Kehldeckel (Epiglottis) und damit die Vorderwand des supraglottischen Raumes (Abb. 4.2.1b). Sie ist mit ihrem federkielartig ausgezogenen, kaudalen Ende (Petiolus) im oberen Anteil der Schildknorpelinnenseite an der Medianlinie mittels des Lig. thyreoepiglotticum fixiert sowie durch mehrere Bänder und Membranen, die im einzelnen noch erörtert werden, im sogenannten Vestibulum laryngis locker in dorsokranieller Stellung aufgehängt. In Aspirationsstellung steht sie steiler und beim Schluckakt flacher, so daß sie auf die übrigen Bänder des Kehlkopfeinganges zu liegen kommt. Die Cartilago epiglottidis wird unterteilt in einen freien Teil, Pars libera, der die Ebene der Valleculae überragt, eine Pars fixa, die durch zahlreiche Perforationen siebartig durchlöchert erscheint und schließlich den schon erwähnten kaudalwärts befindlichen Petiolus.

2.1.2 Bänder und Membranen

Die schon erwähnte Membrana thyreohyoidea, mittels der der Kehlkopf am Zungenbein aufgehängt ist, besteht aus relativ dichten Fasermassen, die lediglich durch den Nervus laryngeus superior und die gleichnamigen Gefäße an umschriebenen Stellen paarig durchbrochen werden (Abb. 4.2.1). Verstärkt wird die Membran durch ein mehr elastisches Lig. thyreohyoideum mediale und zwei Ligg. thyreohyoidea lateralia. Von ähnlich fester Beschaffenheit ist das Lig. cricothyreoideum, das sich vom Unterrand des Schildknorpels auf den Oberrand des Ringknorpels ausspannt und nur an umschriebenen Stellen zum Teil durch paarige, gelegentlich auch unpaare Perforationen den Durchtritt gleichnamiger Gefäße und Nervenästchen ermöglicht. Nach laterodorsal setzt sich dieses Ligament in die zartere Membrana cricothyreoidea am Gerüst und nach innen in Verbindung mit dem Lig. vocale in den Conus elasticus fort.

Ein wesentlich zarteres Bindegewebshäutchen stellt die Membrana hyoepiglottica dar, die vom Kehldeckel zum Zungenbein zieht (LANZ u. WACHSMUTH 1955; BRAUS u. ELZE 1956; NORRIS et al. 1970; TUCKER 1974). NORRIS et al. (1970) und TUCKER (1971, 1974) unterteilen diese Membran in einen oberen medialen Teil mit mehr horizontal, und in ein laterales Lig. hyoepiglotticum mit mehr vertikal verlaufenden Fasern. An der Ausbildung des Kehlkopfschleimhautreliefs direkt beteiligt sind die strafferen Ligg. aryepiglottica und die gleichnamigen Muskeln, indem sie die Plica aryepiglottica ausmodellieren. Das Lig. aryepiglotticum setzt sich nach kaudal in die Membrana quadrangularis fort. Diese ist aus kollagenen, zugfesten und zum Teil auch elastischen Fasern aufgebaut und nicht so kräftig wie die Membranen des eigentlichen Kehlkopfgerüstes und auch nicht so geschlossen. Im Bereich der Taschenbänder fasert sich die Membrana quadrangularis in Richtung auf das Lig. ventriculare auf, das von der Innenseite des Schildknorpelwinkels oberhalb des Ansatzes des Lig. vocale entspringt und auf der ventrolateralen Fläche des Aryknorpels ansetzt. Zwischen den Bereich der Membrana quadrangularis und des sie beherbergenden Taschenbandes einerseits und den Schildknorpel andererseits schiebt sich der Morgagni-Ventrikel im vorderen Kehlkopfdrittel weit nach kranial vor. Der Membrana quadrangularis vergleichbar verläuft der Conus elasticus in spiegelbildlicher Richtung auf die Plicae vocales zu und verbindet sich hier mit den Ligamenta vocalia und den Processus vocales der Stellknorpel. Namhafte anatomische Lehrbücher und Nachschlagewerke beschreiben einen Übergang des Conus elasticus in die Tunica elastica trachealis. Nach OLOFSSON u. VAN NOSTRAND (1973), LUND (1974) und

TUCKER (1974) sowie nach eigenen Beobachtungen trifft dies nur für den geringeren Anteil seiner Fasermassen zu. Der Hauptteil zieht auf die Innenseite des Oberrandes des Ringknorpels, wie an zahlreichen späteren Abbildungen erkennbar sein wird. Im Bereich der Kehlkopfvorderwand geht der Conus elasticus auf die Innenseite der Membrana cricothyreoidea über und bildet mit ihr zusammen das Lig. cricothyreoideum. Lumenwärts wird dieser Abschnitt unmittelbar von einer relativ dünnen Schleimhaut überzogen, so daß hier eine sehr schmale Zone zwischen der endolaryngealen Schleimhautoberfläche und dem Kehlkopfäußeren besteht.

2.1.3 Muskulatur

Unter den Kehlkopfmuskeln (Abb. 4.2.2a) unterscheiden wir äußere und innere Kehlkopfmuskeln, wobei die innere Kehlkopfmuskulatur in die Gruppe der Sphinkteren und Dilatatoren unterteilt wird. Zu dieser Grundfunktion kam im Laufe der Stammesgeschichte die Phonation hinzu. Den genannten Aufgaben entsprechend handelt es sich bei dieser Muskulatur um besonders feine Fasern des Typs I und II (TEIG et al. 1978; RODENO et al. 1993), wobei der M. cricothyreoideus posterior etwas gröbere Fasern aufweist. Muskelspindeln als Spannungsrezeptoren sind nur bei den Antagonisten anzutreffen (WINCKLER 1982).

Die äußere Kehlkopfmuskulatur besteht lediglich aus dem M. cricoarytaenoideus, der von der Außenfläche der seitlichen Ringknorpelspange zum Unterrand des Schildknorpels zieht und hier durch eine Kippbewegung des Schildknorpels eine Anspannung der Stimmbandregion verursacht (AMIS et al. 1995). Der M. cricothyreoideus wird in eine Pars recta im vorderen und eine Pars obliqua im hinteren Anteil unterteilt. Unter den inneren Kehlkopfmuskeln gibt es nur einen Dilatator der Stimmritze, den M. cricoarytaenoideus posterior. Er entspringt annähernd von der gesamten Rückseite der Ringknorpelplatte und zieht zur dorsalen Fläche des Processus muscularis des Stellknorpels. Durch Zug bewegt sich der Processus muscularis nach hinten unten und der Processus vocalis nach aufwärts und außen. Hierdurch wird die bei Inspiration notwendige maximale Weite der Stimmritze erzielt (Abb. 4.2.3a).

Antagonistisch zum M. cricoarytaenoideus posterior wirken die Sphinkteren der inneren Kehlkopfmuskulatur (Abb. 4.2.2b). Sie sind besonders für die Stellung des Stimmbandes bei Phonation von Bedeutung. Der M. thyreoarytaenoideus medialis liegt lateral des Lig. vocale und spannt sich zwischen dem Processus vocalis und der ventralen Fläche des Stellknorpelkörpers einerseits und der Schildknorpelinnenseite vorn andererseits aus. Er dient der Aufrechterhaltung des Tonus der Stimmlippenregion und wird auch als M. vocalis bezeichnet. Der M. thyreoarytaenoideus lateralis zieht etwas mehr lateral vom Ursprung des M. vocalis von der Schildknorpelinnenseite zur Vorderseite des Processus muscularis und des benachbarten Anteiles der Vorderfläche des Stellknorpelkörpers. Er verursacht gemeinsam mit dem M. cricoarytaenoideus lateralis die Einwärtsdrehung des Processus vocalis und wirkt somit antagonistisch zum M. cricoarytaenoideus posterior. Die Anpassung dieser Muskeln würde aber zwischen

Muskulatur 553

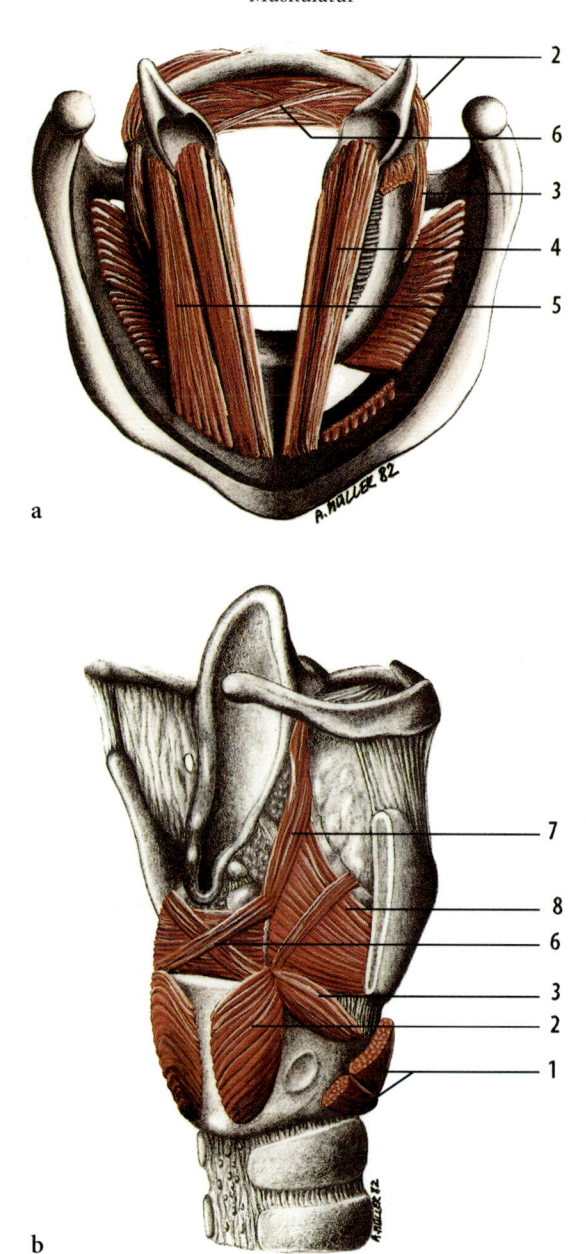

Abb. 4.2.2a, b. Larynxmuskulatur von kranial (**a**) und dorsolateral (**b**) gesehen: *1* Mm. cricothyreoidei; *2* M. cricoarytenodeus posterior; *3* M. cricoarytenoideus lateralis; *4* M. thyreoarytenoideus medialis (M. vocalis); *5* M. thyreoarytenoideus lateralis; *6* Mm. interarytenoidei; *7* M. aryepiglotticus; *8* M. thyreoepiglotticus. (Aus MEYER-BREITING u. BURKHART 1988)

dem Processus vocalis und der Kehlkopfhinterwand ein Dreieck (sog. Flüsterdreieck) freilassen, dessen Verschluß durch die Mm. interarytenoidei erfolgt. Diese dehnen sich mit einer Pars transversa und zwei sich überkreuzenden Partes obliquae von der einen Stellknorpelrückseite zur anderen aus und gewährleisten bei Anspannung sämtlicher Sphinkteren einen vollständigen Stimmritzenschluß.

2.1.4 Blutgefäße

Der Larynx wird durch vier Hauptgefäßstränge, die jeweils paarig angelegten Aa. laryngeae superiores und inferiores versorgt. Die A. laryngea superior zweigt aus der A. thyreoidea superior nur wenige Millimeter nach deren Abgang aus der A. carotis externa in mehr als 80% (TROTOUX et al. 1986; LANG et al. 1987) oder in ca. 7% auch direkt aus dieser ab (LANG et al. 1987). Sie verläuft annähernd horizontal zur Membrana thyreohyoidea, perforiert sie lateral und zieht unter der Schleimhaut des Sinus piriformis nach ventral und medial. LANG et al. (1987) beobachteten in 7% rechtsseitig und in 13% auf der linken Seite den Durchtritt in das Larynxinnere durch ein Foramen thyreoideum, offenbar eine Persistenz aus der Embryonalzeit (LEÓN et al. 1997). Ihre beiden Endäste R. cricoarytenoideus und R. ventricularis anastomosieren mit Ästen aus der A. laryngea inferior bzw. dem R. cricothyreoideus. Der R. cricothyreoideus entspringt weiter kaudal aus der A. thyreoidea superior, verläuft an der Außenseite des Larynx nach kaudal und ventral, perforiert das Lig. cricothyreoideum und versorgt den ventralen subglottischen Bereich. Die A. laryngea inferior zweigt aus der vom Truncus thyreocervicalis und der A. subclavia abstammenden A. thyreoidea inferior ab, bevor sich diese in der Kapsel der dorsalen Schilddrüsenanteile auffiedert. Sie zieht meist paarig an der Hinterwand der Trachea nach kranial, gibt Äste in den seitlichen und dorsalen subglottischen Bereich ab und kommuniziert konstant über ihren Endast im Bereich des Cricothyreoidgelenkes mit der A. laryngea superior (TROTOUX et al. 1986). Die venösen Abflüsse entsprechen weitgehend den arteriellen Zuflüssen.

2.1.5 Lymphgefäßsystem

Am Ende des vergangenen Jahrhunderts sowie zu Beginn dieses Jahrhunderts wurde ein Großteil der Erkenntnisse gewonnen, auf die wir uns heute noch bezüglich der Anatomie des Lymphgefäßsystems des Kehlkopfes stützen (POIRIER 1887; MOST 1899; CUNEO 1902; QUIRET 1906; BARTELS 1909). In späteren Jahrzehnten folgten nur noch vereinzelt Publikationen (ROUVIÈRE 1932; PRESSMAN et al. 1960; WELSH et al. 1961, 1983; WELSH 1964; BECK u. MANN 1980).

Da die Plattenepithelkarzinome des Kehlkopfes an der Schleimhaut selbst entstehen, ist die Lymphgefäßversorgung (Abb. 4.2.3–4.2.5) in diesem Bereich für deren Metastasierungsneigung von besonderem Interesse. In der supraglottischen Region ist das Netz der Lymphkapillaren besonders dicht und ihre

Lymphgefäßsystem

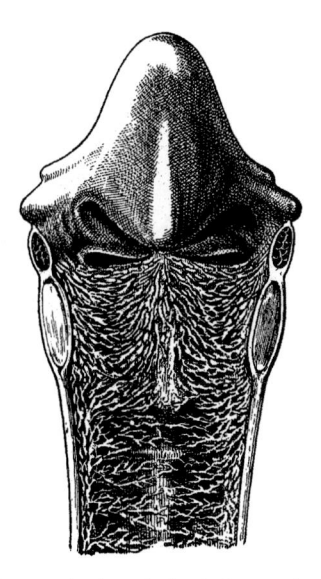

Abb. 4.2.3. Lymphkapillarnetz in der subglottischen Mukosa. (Nach BARTELS 1909)

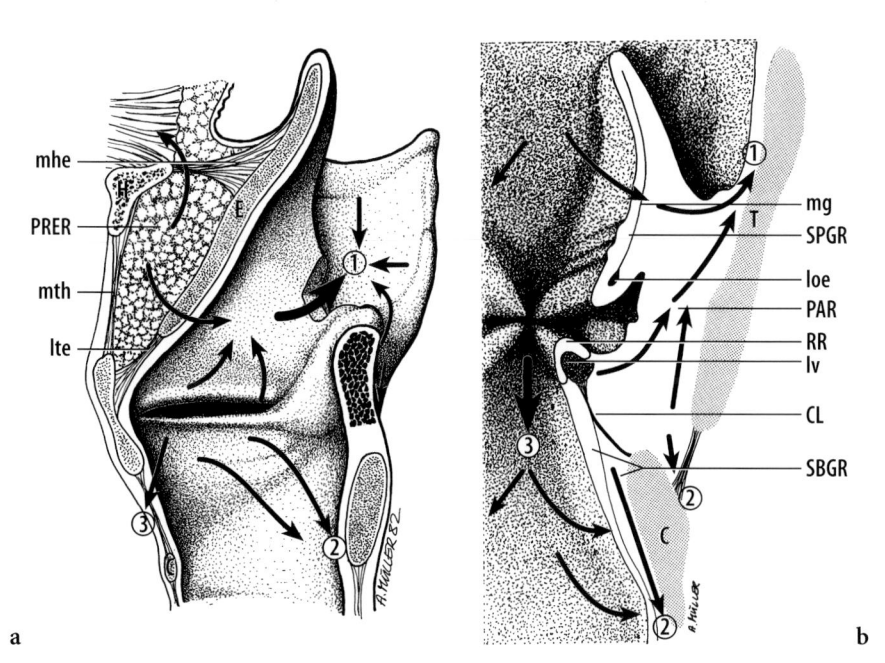

Abb. 4.2.4 a, b. Endolaryngeale Räume und Lymphdrainage: Die Lymphdrainage erfolgt in drei Hauptrichtungen: *1* obere, *2* untere und *3* vordere laryngeale Lymphgefäße. *SPGR* Supraglottischer Raum; *PAR* paraglottischer Raum; *RR* Reinke-Raum; *SBGR* subglottischer Raum; *PRER* präepiglottischer Raum; *mq* Membrana quadrangularis; *lve* Lig. ventriculare; *lv* Lig. vocale; *ce* Conus elasticus; *mhe* Membrana hyoepiglottica; *mth* Membrana thyreohyoidea; *lte* Lig. thyreoepiglotticum. (Aus MEYER-BREITING u. BURKHART 1988)

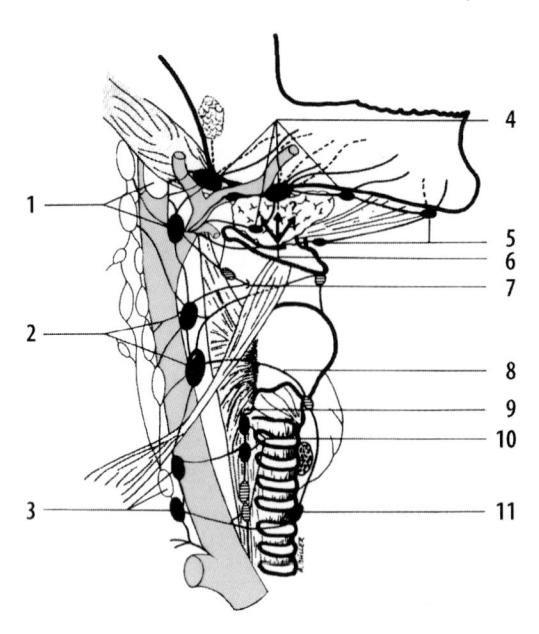

Abb. 4.2.5. Lymphdrainage außerhalb des Larynx. *1* obere juguläre Lymphknoten; *2* mittlere juguläre Lymphknoten; *3* untere juguläre Lymphknoten; *4* ln. submandibulares; *5* ln. submentales; *6* submandibulärer Lymphabfluß; *7* oberer laryngealer Lymphabfluß; *8* vorderer laryngealer Lymphabfluß; *9* unterer laryngealer Lymphabfluß; *10* paratracheale Lymphknoten; *11* suprasternale Lymphknoten

Lumina sind auffallend großkalibrig. Dies gilt besonders für die Schleimhaut des Morgagni-Ventrikels, der Taschenbänder und des freien Randes des Kehlkopfeinganges (POIRIER 1887a). Der Stimmlippenbereich weist eine Reihe von Besonderheiten auf. Er ist nur sehr spärlich mit feinen Lymphkapillaren und geringen Abflußmöglichkeiten ausgestattet. Von dem Stimmbandbereich der einen Seite läßt sich der der kontralateralen Seite ebensowenig füllen, wie es unmöglich ist, den Lymphbereich unterhalb der freien Stimmbandkante vom supraglottischen Bereich her und umgekehrt zu füllen. Das Kapillarnetz der Lymphgefäße ist zur Richtung der Stimmbänder längs angeordnet (POIRIER 1887b; MOST 1899; ROUVIÈRE 1932, 1938). Im subglottischen Raum (Abb. 4.2.4a) ist das Kapillarnetz des Lymphgefäßsystems aufgelockerter und die Gefäße selbst sind dünner als im supraglottischen Bereich (POIRIER 1887b). Nach MOST (1899) erfolgt der Lymphabfluß hier nach kaudal (Abb. 4.2.4b), wobei im Bereich der Hinterwand ein mehr horizontaler Verlauf der Gefäße besteht (PRESSMAN et al. 1960; BECK u. MANN 1980).

Die Lymphabflüsse aus dem Kehlkopf erfolgen in drei Richtungen (Abb. 4.2.5). Überwiegend erfolgt die Lymphdrainage entsprechend dem Gefäßverlauf der Vasa laryngea superiora nach krankial (POIRIER 1887b). Mit diesen Gefäßen zusammen zieht der Lymphgefäßstamm durch die Membrana thyreohyoidea und von hier aus in Richtung auf das Trigonum caroticum, wo sich die Vasa lymphatica laryngea superiora mit kranialen Ästen an den Lymphonoduli jugulares craniales vereinigen. Der zweite, größere Abfluß erfolgt dorsal im Bereich des subglottischen Raumes, wo die Lymphgefäße sich laterodorsal am Unterrand des Ringknorpels als Vasa lymphatica inferiora vereinigen und Anschluß an die paratrachealen Lymphknoten gewinnen. Von hier aus ziehen Gefäßverbindungen zur unteren jugulären Lymphknotengruppe und paratracheal in das Mediastinum hinab (POIRIER u. CHARPY 1901; ROUVIÈRE 1932, 1938). Der vordere Teil des subglottischen Raumes wird über mehrere kleine Lymphgefäßstämme, die das Lig. cricothyreoideum durchsetzen, nach ventral drainiert und gewinnt nach lateral Anschluß an die unteren jugulären Lymphknoten, unter Einbeziehung des nicht obligaten prälaryngealen Lymphknotens vor der Membrana cricothyreoidea. Dieser Lymphknoten wird im anglo-amerikanischen Schrifttum auch häufig als „delphian node" bezeichnet.

2.1.6 Nervale Versorgung, Paraganglien

Der Larynx wird durch zwei paarig angelegte Nerven versorgt, dem N. laryngeus superior und dem N. laryngeus inferior (recurrens). Sie führen nicht nur afferente und efferente Fasern für die Schleimhaut- und Muskelspindelsensibilität bzw. motorische Funktionen mit sich, sondern auch sympathische und parasympathische postganglionäre Fasern.

Der *N. laryngeus superior* zweigt vom N. vagus 36 mm unterhalb der Margo terminalis sigmoidea ab. Vor dieser Abzweigung bestehen in Schädelbasisnähe und im Foramen iugulare Anastomosen zwischen dem N. vagus und seinem oberen und unteren Ganglion einerseits und dem N. glossopharyngeus, dem N. accessorius sowie dem Ganglion sympathicum cervicale superius (LANG et al. 1987). Zirka 2 cm unterhalb seines Ursprungs zweigt sich der N. laryngeus sup. in einen R. internus und R. externus auf. Trotz dieser Aufteilung verläuft er nach kaudal in enger Verbindung mit dem Stamm des N. vagus, um dann in Höhe des Cornu maius des Os hyoideum nach ventromedial umzubiegen. Der R. internus tritt meist in Verbindung mit A. und V. laryngea superior durch die Membrana thyreohyoidea. Spätestens vor diesem Durchtritt biegt der *R. externus* nach kaudal ab und verläuft über dem Ansatz der Pars thyreoidea des M. constrictor pharyngis zu den Mm. cricothyreoidei, die er motorisch innerviert. Er gibt in diesem Verlauf ständig kleine Äste an den Plexus pharyngeus zur sensiblen und motorischen Versorgung des laterodorsalen Hypopharynxanteils ab. Der *R. internus* n. laryngei sup. zweigt sich unmittelbar nach Durchtritt durch die Membrana thyreohyoidea in einen aufsteigenden, horizontalen und einen absteigenden Teil auf. Er versorgt die Schleimhaut der Epiglottis, der Valleculae, des medialen Sinus piriformis und des supraglottischen Endolarynx einschließlich der Stimmlippen.

Auch der *N. laryngeus recurrens (inferior)* ist in seiner Abzweigung vom Stamm des N. vagus weit kranial angelegt und verläuft mit ihm bis in Höhe des unteren Halswirbelsäulendrittels gemeinsam. Er löst sich langsam aus diesem gemeinsamen Verlauf nach ventrolateral – rechts um die A. subclavia und links lateral des Lig. arteriosum um den Aortenbogen – nach ventromedial zur Ösophagotrachealfurche, in der er beiderseits aufsteigt und Äste an Ösophagus und Trachea abgibt (LANG et al. 1986). Im ösophagotrachealen Raum bestehen konstant Anastomosen zwischen beiden Nn. recurrentes (MAURIZI et al. 1993). In etwa 40% aller Fälle erfolgt die Aufteilung in einen horizontalen und aufsteigenden Ast schon unterhalb des Ringknorpels (NEMIROFF u. KATZ 1982). Er verläuft hinter dem Cricothyreoidgelenk und dem Lig. cricothyreoideum posterior, in etwa $^2/_3$ aller Fälle bedeckt vom M. constrictor pharyngis (WAFAE et al. 1991) und in 60% vom M. cricoarytenoideus posterior (REIDENBACH 1995). Hier trennen sich beide Endäste endgültig. Der aufsteigende, hintere Ast versorgt den M. cricoarytenoideus posterior und anastomosiert in einem Plexus im Interarytenoidbereich mit dem N. laryngeus superior (Ansa Galeni). Der nach ventral verlaufende Ast versorgt alle übrigen inneren Larynxmuskeln.

Schon im bzw. unterhalb des Foramen iugulare vergesellschaften sich parasympathische und sympathische Fasern aus dem Ganglion sup. et inf. n. vagi sowie dem Ganglion cervicale superius des Grenzstranges mit Fasern der künftigen Nn. laryngei. Die parasympathischen Fasern begleiten beide Nerven, während der N. recurrens sympathische Fasern aus dem Ganglion cervicale medium und dem Ganglion stellatum erhält (HISA 1982; SAITOU 1989). Funktionell steuern sie die Speicheldrüsen der Mukosa und die arterielle Versorgung des Larynx im Versorgungsgebiet der jeweiligen Nerven.

Beide Nn. laryngei sup. et inf. erhalten zusätzlich Fasern aus dem oberen Plexus cervicalis, die offenbar an der Innervation der Interarytaenoidmuskulatur und des hypopharyngealen Constrictor pharyngis beteiligt sind (SANDERS et al. 1993).

WATZKA fand 1963 im vorderen Anteil der Taschenbänder konstant ein paarig angelegtes nicht chromaffines Paraganglion, dem er den Namen Glomus laryngicum gab. Ein Jahr später beschrieb KLEINSASSER (1964) als erster ein paariges laryngeales Glomus, das in der Bucht zwischen Ringknorpel und Cornu inferius und oberhalb der Aufzweigung des N. recurrens dicht dem lateralen Rand des Ringknorpels anliegt. Er nannte es Glomus laryngicum inferius in Analogie zum bekannten Glomus laryngicum superius. Das obere besitzt Faserverbindungen zum N. laryngeus superior, das untere zum N. recurrens. In einer Randnotiz derselben Publikation erwähnt KLEINSASSER ein weiteres fakultatives, nichtchromaffines Paraganglion an der Vorderfläche des Lig. conicum, das er bei einem Neugeborenenkehlkopf feststellte. Da diese Paraganglia die gleiche Morphologie zeigen wie das Glomus caroticum, liegt die Vermutung nahe, daß es sich auch hier um Chemorezeptoren handelt.

2.1.7 Schleimhautrelief (Abb. 4.2.6 a, b)

Epilarynx. Der Larynx erscheint wie ein zweites Rohr, das in das erste, den Pharynx an seiner Grenze zwischen Oro- und Hypopharynx, in dorsokraniale Richtung hineingeschoben ist. Hierdurch wirkt der Larynxeingang wie ein Brunnenrand. Die Pars libera der Epiglottis bildet den ventralen Anteil. Ihre Form kann von der häufigeren breitflächigen Gestalt bis zu einem röhrenförmi-

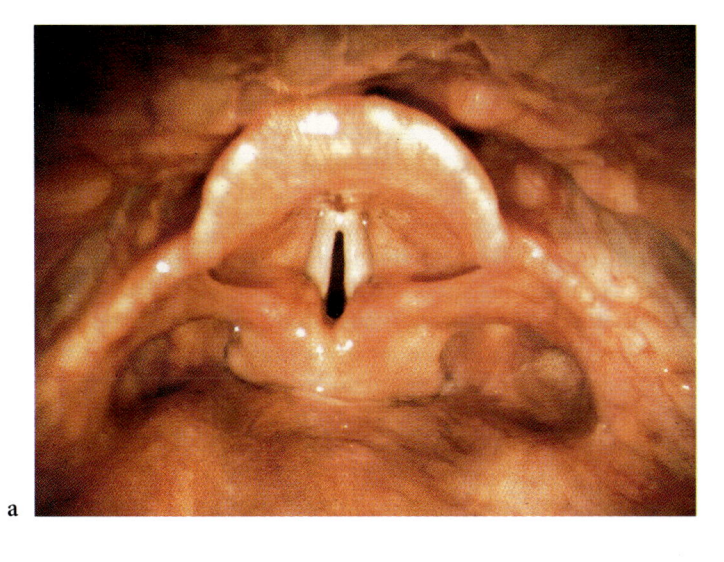

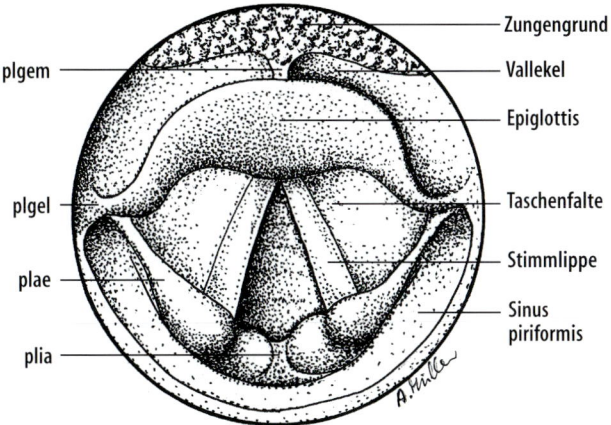

Abb. 4.2.6 a, b. Schleimhautrelief des Larynx: **a** nach typischem Spiegelbefund, **b** Mediosagittalschnitt mit Seitenansicht. *plgem* Plica glossoepiglottica mediana; *plgel* Plicae glossoepiglotticae laterales; *plae* Plicae aryepiglotticae; *plia* Plica interarytenoidea

gen Einrollen erheblich schwanken. Wie transnasale, flexible Endoskopien zeigen, ist ihre Stellung bei entspannter, normaler Atmung stärker nach hinten unten abgesenkt, als in den üblichen anatomischen Abbildungen dargestellt. Von den lateralen Rändern der Pars libera ziehen paarig die Plicae aryepiglotticae zu den dorsal, ebenfalls paarig angelegten Cartilagines corniculatae und cuneiformes. Die ersteren liegen mehr seitlich von der Spitze der Stellknorpel, während die zweiten den Stellknorpeln aufsitzen. Hierdurch entsteht auf jeder Seite eine doppelhöckerige Kontur, zwischen der sich die Interarytaenoidfalte ausspannt. Ihre Ausdehnung variiert je nach funktioneller Stellung der Stellknorpel. Die Plicae aryepiglotticae und die Plica interarytenoidea werden von gleichnamigen und entsprechend verlaufenden Muskeln unterstützt, wobei lediglich den zweitgenannten mit den Partes transversae und obliquae größere funktionelle Bedeutung zukommt. Der Larynxeingang wird durch drei Bänder im Pharynx verankert: Ventral durch die Plica glossoepiglottica mediana und die darunter liegende Membrana hyoepiglottica, die nach ventral zum Zungenbeinkörper ziehen, und lateral die Plicae glossoepiglotticae laterales, die vom freien Rand der Epiglottis in die Oropharynxseitenwand verlaufen.

Histologisch besteht der Schleimhautüberzug entsprechend der mechanischen Beanspruchung aus nicht verhornendem, mehrschichtigem Plattenepithel. Die Submukosa besteht, mit Ausnahme der erwähnten Muskeln und mukoseröser Drüsen besonders in der Plica interarytenoidea, aus spärlichem Fettgewebe. Nur an der laryngealen Epiglottisfläche besteht eine engere, bindegewebige Verbindung zwischen Schleimhaut und Kehlkopfgerüst.

Die *Supraglottis* im engeren Sinne setzt die besprochenen Strukturen nach kaudal fort. Ventral geht die Epiglottis in ihre pars fixa über. Besonders hier weist sie zahlreiche Fenestrierungen auf. Sie läuft kaudal in den sog. Petiolus aus, der im Schleimhautrelief am Ende der sich kaudal verjüngenden Epiglottisfläche als gelblich weiße Erhabenheit imponiert. Daß dieser nicht infolge des präepiglottischen Fettkörpers in das Kehlkopflumen prolabiert, wird durch seine Fixierung (Pl. thyreoepiglottica) an der Innenfläche des Schildknorpels verhindert. Unterhalb der Mm. aryepiglottici entfaltet sich zwischen dem Epiglottisrand und der ventralen Fläche der Stellknorpel die relativ zarte Membrana quadrangularis. Sie endet kaudal in den Taschenfalten. Das Relief der Taschenfalten entsteht durch die Anlage des Morgagni-Ventrikels, der sich im ausgewachsenen Kehlkopf nur in seinem vorderen Drittel sackförmig weiter nach kranial bis maximal in die Ebene des Schildknorpeloberrandes entfaltet. Der übrige Ventrikel dehnt sich horizontal aus.

Der Schleimhautüberzug geht nach kaudal zu den Taschenfalten hin in respiratorisches Epithel über, das auch den gesamten Morgagni-Ventrikel auskleidet. Während die Submukosa im Kehlkopfeingang sehr locker strukturiert und damit sehr anfällig ist für massive, lebensbedrohende Ödeme, zeichnet sie sich hier durch dichtere und enge bindegewebige Verbindungen zwischen Lamina propria einerseits und Epiglottisknorpel und Membrana quadrangularis andererseits aus. Diese offensichtliche Schutzfunktion vor Ödembildungen wird unterstützt durch die Ausbreitung der mukoserösen Drüsen über die Fenestrierungen der Epiglottis. Die Taschenfalten werden von einem zarten M. ventricularis in sagittaler Richtung durchzogen und tonisiert. Auch sie sind vor allem in ihrem unteren Anteil und zum Ventrikel hin von reichlich Drüsen durchsetzt, wobei der seröse Anteil etwas größer ist, als in der übrigen Supraglottis. Die Submukosa im oberen Ventrikelabschnitt wird häufig von lymphatischem Gewebe durchsetzt.

Der Boden des Ventrikels markiert zugleich den oberen Anteil der *Glottis* (Stimmlippen). Sie wird im wesentlichen von zwei Muskeln gebildet, die in ventrodorsaler Richtung von der Innenseite des Schildknorpels zum Proc. vocalis (M. thyreoarytaenoideus medialis = M. vocalis) bzw. zum Proc. muscularis (M. thyreoarytaenoideus lateralis) ziehen. Zur Oberfläche hin weist die Stimmlippenstruktur eine einzigartige Besonderheit auf, die sich von ihrer Funktion, der Stimmbildung, ableitet. Zunächst wird der M. vocalis vom elastischen Lig. vocale zum Lumen hin weitgehend abgedeckt. Dieses Band besitzt nur in seinem vordersten Anteil einen ovalären Querschnitt. Im Bereich der vorderen Kommissur, dem Zusammentreffen der Bänder, kreuzt sich ein Teil dieser Fasern vor der Insertion am Schildknorpel. Im Bereich des M. vocalis ist der Querschnitt des Lig. vocale sichelförmig, wobei die Bandstärke nach kaudal und besonders in den Ventrikelboden hinein abnimmt. Der gesamte, beschriebene Bereich bis einschließlich der medialen Fläche der Stellknorpel ist einerseits von nicht verhornendem, mehrschichtigem Plattenepithel bedeckt und besitzt keine Submukosa mit Drüsen, weshalb von manchen Autoren für diesen Bereich der Begriff Schleimhaut abgelehnt wird (BARGMANN 1977). Zwischen der Bandoberfläche und Lamina propria dieser Schleimhaut befindet sich ein spaltförmiger Raum, der sog. Reinke-Raum (REINKE 1897), der lateral im Ventrikelboden und nach subglottisch durch jeweils ein Band in Längsrichtung abgeschlossen wird. Der Raum selbst ist mit synoviaähnlicher Flüssigkeit gefüllt. Die Epithellage darüber schwimmt auf diesem Flüssigkeitskissen. Durch zahlreiche, überwiegend längs ausgerichtete, zarte Septen, die sich zwischen Epithel und Lig. vocale ausdehnen, werden zu ausgedehnte Bewegungen der Epithellage verhindert. An der vorderen Kommissur und den Proc. vocales liegt die Schleimhaut fest auf.

Diese Submukosa beginnt erst wieder in der *Subglottis*, unterhalb der unteren Begrenzung des Reinke-Raumes, der vorderen Kommissur und der Proc. vocales. Beim normalen Kehlkopf sollte hier das Plattenepithel wieder in das respiratorische Epithel übergehen. Die Schleimhaut wird von hier an durch das Bindegewebe der Tunica propria verstärkt. Ebenfalls von dieser Stelle, d.h. mit mehr oder minder fließendem Übergang vom Lig. vocale, zieht der Conus elasticus zum Oberrand des Ringknorpels. An der subglottischen Vorderwand geht er in das innere Perichondrium des Schildknorpels bzw. in das Lig. conicum der Membrana cricothyreoidea über. Der Raum zwischen der Tunica propria einerseits und den beschriebenen Bandmassen bzw. dem Ringknorpel selbst ist nur wenige Millimeter tief.

Der *Hypopharynx* beginnt unterhalb der Pl. glossoepiglotticae laterales und der Pl. aryepiglotticae. Er umgibt in seinem oberen Anteil den Larynx von dorsal her mit seinen seitlich gelegenen Sinus piriformes hufeisenförmig. Diese verjüngen sich nach kaudal bis vor die Krikothyreoidgelenke vollständig, so daß der untere Hypopharynx ca. 15–20 mm vor seinem Übergang in den Ösophagus nur noch einer abgeflachten Röhre entspricht. Von dorsal her wird die Hypopharynxhinterwand von Muskelfasern des Constrictor pharyngis umfaßt, die an den Seiten der einzelnen Kehlkopfgerüstbestandteile, Zungenbein, Schild- und Ringknorpel inserieren. Die Schleimhaut selbst besteht aus mehrschichtigem, nicht verhornenden Plattenepithel mit mukoserösem Drüsenbesatz. Ähnlich wie die Morgagni-Ventrikel findet man in den Sinus piriformes reguläres, lymphatisches Gewebe. Die Schleimhaut der Sinus piriformes liegt lateral der Innenseite der Schildknorpelflügel an. Medial befindet sie sich in Nachbarschaft zum paraglottischen Raum.

2.2 Entwicklungsgeschichte

Unsere Kenntnisse über die Entwicklung des embryonalen Larynx wurden durch Untersuchungen auf der Grundlage des Carnegie System of Staging ergänzt (TUCKER u. O'RAHILLY 1972; O'RAHILLY 1973; O'RAHILLY u. BOYDEN 1973; O'RAHILLY u. TUCKER 1973). Dieses System teilt die Entwicklung des menschlichen Embryo in 23 Stadien in Abhängigkeit vom Auftreten bestimmter, morphologischer Strukturen ein (Tabelle 4.2.1).

Erste Anhalte für die Entwicklung des späteren Kehlkopfes finden sich beim menschlichen Embryo in der 3. Woche. In diesem Zeitraum bildet sich eine

Tabelle 4.2.1. Wesentliche Stadien der Laryngotrachealentwicklung

Stadium (Carnegie-System)	Scheitel-Rumpf-Länge	Alter (nach Gestation)	Entwicklungsvorgang
9–10		18.–22. Tag	Entwicklung der Laryngotrachealrinne
11–12		24.–26. Tag	Tracheoösophageales Septum
13–14		28.–32. Tag	Epiglottiswulst und Arytenoidhöcker mit Coecum triangulare und Lamina epithelialis
15–16		33.–37. Tag	Anlage der Ventrikel in Form von Epithelansammlungen lateral der Lamina epithelialis
17		41. Tag	Ausbildung des Ventrikels; Epiglottiskonturen werden erkennbar. Mesenchymverdichtung im Bereich des künftigen Ringknorpels
18		44. Tag	Mesenchymverdichtungen als Anlage der Schildknorpelflügel und der Muskulatur erkennbar; Zungenbein knorpelig
19–20	18–20 mm	48.–51. Tag	Der Ventrikel wächst weiter aus. Epiglottiskontur wird konkav
21–22	22,5–29 mm	52.–56. Tag	Ringknorpelanlage als ventrale Spange erkennbar
23	27–32 mm	57. Tag	Larynxmuskulatur; Ventrikelbildung sehr gut erkennbar. Alle Kehlkopfstrukturen sind jetzt angelegt
	40–60 mm	3. Monat	Verschmelzen der 4. und 5. Kiemenbögen zu Schildknorpelplatten mit konsekutiver ventraler Vereinigung derselben
	60–80 mm	4. Monat	Entwicklung der Unterhörner des Schildknorpels und in deren Folge der Articulatio cricothyreoidea
	80–160 mm	5. Monat	Erst jetzt Ausbildung des elastischen Knorpels der Epiglottis

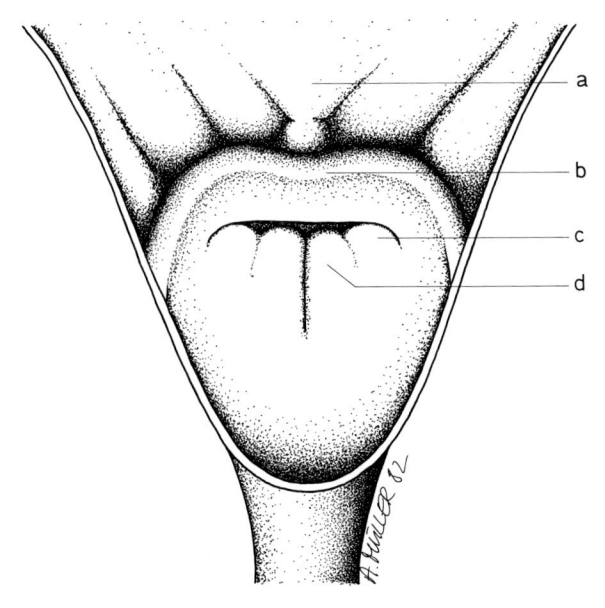

Abb. 4.2.7. Anlage des Larynx: Stadium 13–14 (28–32 Tage). *a* Zungengrund; *b* Epiglottiswulst; *c* Tuberculum cuneiforme; *d* Arytaenoidwulst. (Nach KALLIUS 1897)

Vertiefung an der ventralen Wand des Vorderdarmes, eines phylogenetischen Rumpforganes (Stadium 9–10: anzunehmendes Alter 18–22 Tage). Von dieser Vertiefung aus entwickelt sich nach kaudal ein Zellstrang, der sich paarig als Primäranlage der Lunge aufzweigt. Kranial schnürt sich dieser Bezirk relativ rasch als sog. Laryngotrachealrinne ab. An den Seiten des Vorderdarms entstehen entodermale Leisten, die sich kaudal zum tracheoösophagealen Septum vereinigen (Stadium 11–12: anzunehmendes Alter 24–26 Tage). Dieses vollzieht durch weiteres Auswachsen die Trennung von Respirations- und Digestivtrakt, während kaudal die Bronchialäste angelegt werden. Im Vorderdarmlumen bilden sich zwei halbkugelige, paarige Schleimhautauftreibungen, die Arytaenoidwülste (Abb. 4.2.7 d). Ihnen vorgelagert entwickelt sich der schmale, querverlaufende Epiglottiswulst (Abb. 4.2.7 b), der sich eng an die Zungenanlage (Abb. 4.2.7 a) anschließt (Stadium 13–14: anzunehmendes Alter 28–32 Tage). Zwischen diesen Wulstbildungen entsteht ein kleiner Blindsack, das Coecum triangulare, aus dem sich eine sagittal gestellte Lamina epithelialis nach kaudal absenkt. Während sich die Zunge mehr nach kranial entwickelt, schiebt sich die Epiglottis nach dorsal, wodurch die Valleculae und die zugehörigen Plicae glossoepiglotticae entstehen. Aus soliden Epithelsprossen entwickeln sich durch Lakunenbildung in der Tiefe der Larynxanlage die Ventrikel, die damit die Ausbildung der Taschenfalten und Stimmlippen ermöglichen (Stadium 15–18: anzunehmendes Alter 33–36 Tage). SANUDO u. DOMENECH-MATEU (1990) vertreten die Auffassung, daß sich der primordiale Larynx nicht einheitlich aus dem laryngotrachealen Sulcus entwickelt, sondern ergänzend und unabhängig von einem kaudal von ihm gelegenen primitiven pulmonären Sack, der für die Entwicklung des Bronchialbaumes, der Trachea und des infralaryngealen Bereiches verantwortlich ist. Erst in der 10.–11. Woche öffnet sich das eigentliche Kehlkopflumen. Die am Schleimhautrelief wesentlich beteiligten Knorpelelemente, die Epiglottis, die Processus vocales, die Aryknorpel, die Cartilagenes cuneiformes und corniculatae sind Sekundärbildungen des Schleimhautmesenchyms. Während sich die Schleimhaut aus dem Rumpforgan Vorderdarm entwickelt, stammen wesentliche Teile des Kehlkopfgerüsts vom Kiemenapparat und damit von der Kopfanlage ab. Im einzelnen entwickeln sich die Cornua minora aus dem zweiten und die Cornua maiora des Zungenbeines aus dem 3. Kiemenbogen. Demgegenüber wird der Schildknorpel vom 4. und 5. Kiemenbogen gebildet. Zunächst aber beginnt die Anlage von Epiglottis und Hyoid und kurz darauf die der Arytaenoid- und des Schildknorpels als mesenchymale Verdichtungen (Stadium 19–20: Scheitel-Rumpf-Länge 18–20 mm). Der Ringknorpel entwickelt sich in Form einer ventralen Spange in der 4. Woche (Stadium 21–22: Scheitel-Rumpf-Länge 22,5–29 mm). WUSTROW (1963) sieht in ihm einen modifizierten oberen Trachealring. Im Verlaufe des 2. Monats entwickeln sich das Zungenbein und die Anteile der Schildknorpelplatten (4. und 5. Kiemenbogen), die aber erst zwischen der 10. und 13. Woche zum eigentlichen Schildknorpel verschmelzen. Der zweite Kiemenbogen ist in der 6. Woche noch ein mächtiges, zusammenhängendes Gebilde, das von den kleinen Zungenbeinhörnern bis zum Processus styloideus an der Schädelbasis reicht. Zwischen den großen Hörnern kommt es vorübergehend zu einer Verbindung mit den Schildknorpelplatten, die später wieder gelöst wird und lediglich in Form des Lig. thyreohyoideum laterale erhalten bleibt. Bis Stadium 23 (Alter 8 Wochen; Scheitel-Rumpf-Länge 27–32 mm) kommt es zu weiteren Mesenchymverdichtungen als Anlage der wichtigsten inneren Larynxmuskeln, so daß zu diesem Zeitpunkt alle wesentlichen Strukturen des künftigen Larynx erkennbar sind (MUELLER et al. 1981), die Ausbildung der Ventrikel wird erkennbar, ist aber noch nicht abgeschlossen (MUELLER et al. 1985). Etwas später entwickelt sich schließlich um die 15. Woche die Articulatio cricothyreoidea mit dem Unterhorn des Schildknorpels (KALLIUS 1897; BRAUS u. ELZE 1956; WUSTROW 1963; AREY 1965; HAST 1972; O'RAHILLY 1973; STARCK 1975; TILLMANN u. WUSTROW 1982; ZAW-TUN u. BURDI 1985). Eine aus dem Branchialsystem abzuleitende glottisch-supraglottische Grenze gibt es nicht (HAST 1974).

2.3 Postnatale Veränderungen

Während in der Embryonalzeit Kehlkopf und Luftröhre noch unmittelbar in Höhe des 2. Halswirbels stehen, kommt es zu einem langsamen Deszensus, wodurch der Larynx beim Neugeborenen in Höhe des 4. und beim Erwachsenen in Höhe des 6.–7. Halswirbels zu liegen kommt. Von der Pubertät an entwickelt sich die Form des Schildknorpels bei beiden Geschlechtern unterschiedlich. Beim Mann stoßen die Schildknorpelplatten nahezu rechtwinklig aneinander, während sie bei der Frau etwas gerundeter und in einem Winkel von nicht weniger als 120 Grad aufeinanderstoßen.

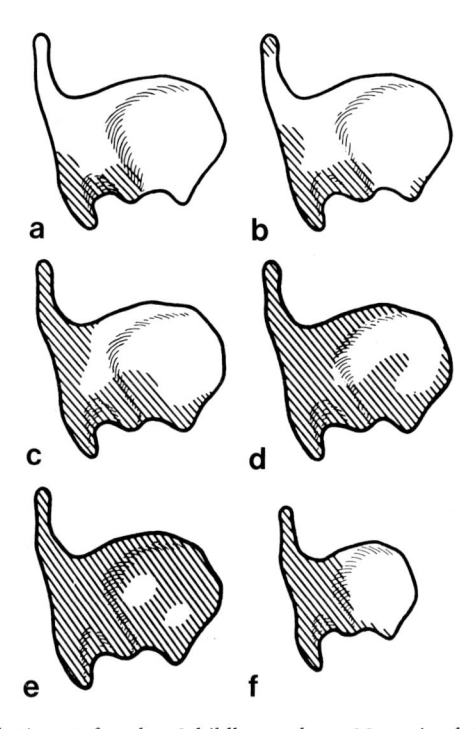

Abb. 4.2.8 a–f. Ossifikationsstufen des Schildknorpels: **a** Mann in der Pubertät: 5% verknöchert; **b** ca. 22 Jahre alter Mann: 12% verknöchert; **c** ca. 25 Jahre alter Mann: 25% verknöchert; **d** ca. 32 Jahre alter Mann: 75% verknöchert; **e** Mann älter als 50 Jahre: 95% verknöchert; **f** Frau in der Menopause: 12% verknöchert. (Nach CLEVITZ 1882; zit. nach LANZ u. WACHSMUTH 1955)

Die alters- und geschlechtsabhängige Verknöcherung der Kehlkopfknorpelanteile spielt für die Ausbreitung von Tumoren eine besondere Rolle (KIRCHNER 1969, 1977; OLOFSSON u. VAN NOSTRAND 1973; MEYER-BREITING u. SCHNEIDER 1981). Sie erfolgt vorzugsweise in Bereichen erhöhter Zugbeanspruchung (PAUWELS 1960; PESCH et al. 1980, 1981). Am Schildknorpel (Abb. 4.2.8) beginnen die Verknöcherungen im hinteren Anteil, beim Manne gelegentlich schon in der Pubertät am Cornu inferius. Von hier aus schreitet die Verknöcherung am Hinter- und Unterrand der Schildknorpelplatte nach kranial und ventral fort. Eine zweite Knochenkernbildung tritt bei Männern im ventralen Abschnitt des Schildknorpelunterrandes auf und konfluiert in der Regel im 25. Lebensjahr mit der erstgenannten Verknöcherungszone. Zwischen dem 30. und 40. Lebensjahr finden sich knorplige Anteile nur noch am vorderen Oberrand und im Zentrum der Schildknorpelplatten. Bei der Frau verläuft die Verknöcherung insofern etwas anders, als die zweite Knochenkernbildung am vorderen Schildknorpelunterrand nur selten isoliert beobachtet wird. Der Ringknorpel beginnt beim Mann im 20. Lebensjahr und bei der Frau im 22. Lebensjahr mit der Ausbildung von zwei Knochenkernen ober- und unterhalb der Articulatio cricoarytenoidea. Das Knochengewebe breitet sich von diesem Kern nach ventrokaudal und nach dorsomedial in die Ringknorpelplatte aus. Ein Geschlechtsunterschied besteht aber im wesentlichen in der Geschwindigkeit der Verknöcherung, die beim Manne frühestens in der Mitte des fünften, bei der Frau in der Mitte des achten Dezenniums abgeschlossen ist. An der Cartilago arytaenoidea beginnt die Verknöcherung in der Regel 3–5 Jahre später als in den beiden erstgenannten Knorpelteilen des Kehlkopfes. Auch hier entsteht der Knochenkern kaudal an der Basis im Bereich des Processus muscularis. Eine zweite Verknöcherungszone tritt im Bereich des Apex nach Abschluß der Verknöcherung der Basis auf. Bei der Frau beginnt sie etwas weiter ventral und schreitet deutlich langsamer als beim Manne fort. Da elastische Knorpelteile, wie z.B. der Processus vocalis, fast nie verknöchern, bleibt die vollkommene Verknöcherung des Aryknorpels aus. Entsprechendes gilt auch für die Epiglottis, bei der lediglich im hohen Alter ganz vereinzelt die Areale, die einer erhöhten Zugbeanspruchung ausgesetzt sind, primär verknöchern (CHIEVITZ 1882; SCHEIER 1902; LANZ u. WACHSMUTH 1955; KRMPOTIC-NEMANIC et al. 1985).

Auch im Bereich der Schleimhaut kommt es zu altersbedingten Veränderungen, die sich in erster Linie in der Ausdehnung des Plattenepithels auf Kosten des respiratorischen Epithels äußern. Mit dieser Ausdehnung geht eine fibröse Umwandlung der supra- und subglottischen Submukosa mit Elastikaschwund und Verlust der serösen Drüsenanteile einher. RODENO et al. (1993) wiesen morphometrisch eine altersabhängige Stärkeabnahme von Mukosa und Lamina propria im Stimmlippenbereich nach (Altersbereich: 46–87 Jahre; n = 43). Altersabhängige Veränderungen der Muskelfaserstärken werden lokalisationsabhängig unterschiedlich angegeben.

2.4 Physiologie

Dem Kehlkopf kommen drei wesentliche Funktionen zu: Bestandteil des Atemweges, die Sicherung des Atemweges beim Schluckakt und die Phonation. Mit der Entwicklung der Wirbeltiere zunächst zu vorübergehendem Landaufenthalt entsteht vom Pharynx ausgehend, zunächst in primitiver Form, die Lungenanlage und mit ihr das Problem der Abdichtung dieser Atemwege nicht nur bei der Nahrungsaufnahme sondern auch gegen Aspiration anderer Fremdkörper. Alle Funktionen sind sehr komplexer Natur, wobei der Larynx mit seiner eigenen Tätigkeit immer eine Teilaufgabe zu erfüllen hat.

2.4.1 Atmung

Der bescheidenste Anteil des Larynx betrifft seine Beteiligung am konvektiven Transport der Atemluft zu und von den Alveolen. Bei normaler Atmung verschiebt sich der Tonus des M. cricoarytaenoideus posterior und der übrigen, inneren Kehlkopfmuskeln (s. Kap. 4.2.1.3) zugunsten des erstgenannten, des Dilatators. Hieraus resultiert die Prälateralstellung der Stimmlippen (Abb. 4.2.9). Die tiefe Inspiration mit fast vollständiger Relaxierung der übrigen inneren

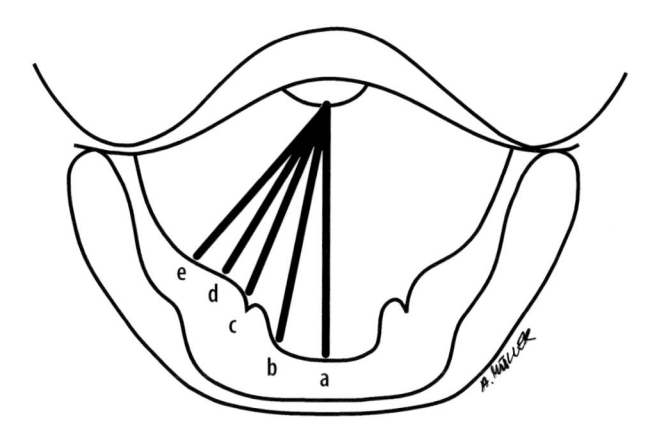

Abb. 4.2.9. Typische Stimmlippenstellungen: *a* Medianstellung (Phonation); *b* Paramedianstellung (Rekurrensparese); *c* Intermediärstellung (Vagusparese, sog. Kadaverstellung); *d* Prälateralstellung (normale Atmung); *e* Lateralstellung (tiefe Inspiration)

Muskulatur hat die Lateralstellung zur Folge. Von der äußeren, auf den Kehlkopf wirkenden supra- und infrahyalen Muskulatur sowie den Schlundhebern und -schnürern ist eine relative Tonusminderung zu erwarten.

2.4.2 Schluckakt[1]

Der Schluckakt verläuft in seinem ersten Teil willkürlich und in der Folge reflektorisch. Er ist wesentlich komplizierter und bindet den Larynx mehrfach simultan und konsekutiv ein. Um ein geordnetes Bild zu erhalten, empfiehlt sich nicht nur eine Einteilung in die bekannten Phasen (oral, pharyngeal und ösophageal) sondern eine weitere Unterteilung dieser Phasen:

Phase I (orale Phase)
a) Kontraktion der Pars pterygopharyngea des Constrictor pharyngis, sog. Passavant-Ringwulst, mit Abdichtung des Epipharynx gegen den den übrigen Pharynx.
b) Gleichzeitiges Anheben des Larynx durch die suprahyoidale Muskulatur und die Mm. thyreohyoidei bei gleichzeitiger Tonusminderung der infrahyalen Muskulatur. Folge: Der Larynx bewegt sich in Richtung Zungengrund, die Epiglottis wird auf den Larynxeingang gedrückt.
c) Stimmritzenschluß durch Anspannen aller Sphinkteren.
d) Breitflächiges Andrücken des Zungenkörpers gegen den Gaumen durch Anspannen der Mundbodenmuskulatur. Die Speise weicht in Richtung Pharynx aus.

---

[1] Braus u. Elze (1956), Davenport HW (1982), Granger et al. (1985), Leonhardt (1987).

e) Die an den Gaumen gedrückte Zunge wird jetzt durch den Zug der Mm. hyoglossi und Mm. styloglossi nach dorsal gezogen und schiebt dadurch die Speise am Isthmus faucium vorbei in den Pharynx.

Phase II (pharyngeale Phase). Sie erfolgt ebenso wie der weitere Ablauf des Schluckaktes reflektorisch.
a) Durch Kontraktion der Schlundheber wird der Pharynxschlauch verkürzt und über den Speisebrei gezogen.
b) Eine kraniokaudale Kontraktionswelle durch die einzelnen Abschnitte des Constrictor pharyngis befördert diesen Brei in den Ösophaguseingang.

Phase III (ösophageale Phase). Es folgt unmittelbar eine peristaltische, wellenförmige Fortbewegung von Speisebrei oder aber das Spritzen von Flüssigkeit in Richtung Cardia.

2.4.3 Phonation[1]

Die Stimmbildung erfolgt nicht durch die Schwingung der Stimmlippen. Bei jedem Ton oder Geräusch handelt es sich um fortgeleitete Druck- bzw. Dichteschwankungen der jeweiligen der Schallübertragung dienenden Medien – im Normalfall der Raumluft. Zur Stimmbildung schließt sich die Stimmritze mittels der als Sphinkter oben beschriebenen inneren Kehlkopfmuskeln. Durch eingeleitete Exspiration wird im darunter gelegenen Windkessel aus Subglottis, Tracheobronchealbaum und Lungen ein Druck aufgebaut. Ein rhythmisches, impulsartiges Öffnen der Stimmritze bewirkt die für die Tonbildung notwendigen Druckschwankungen der Luftsäule. Das Öffnen der Stimmritze wird bei Erreichen eines bestimmten, subglottischen Anblasedruckes durch Auseinanderdrängen der Stimmlippen verursacht. Der jetzt an dieser engsten Stelle auftretende Druckabfall läßt den myoelastischen Apparat wieder in die Ausgangslage des Glottisschlusses zurückschnellen, so daß sich der Vorgang wiederholen kann.

Die Stimmlippenschwingungen stehen für den passageren, rhythmischen Stimmritzenschluß, der wiederum die Druckschwankungen der sich pharynx- und mundhöhlenwärts bewegenden Luftsäule verursacht. Die Frequenz dieses Vorganges bestimmt die Tonlage der Stimmbildung. Frequenz und Lautstärke werden von drei aerodynamischen Parametern bestimmt, dem subglottischen Druck, der Luftströmungsrate und dem durch Muskulatur und elastischen Apparat aufgebauten bzw. aufbaubaren Stimmritzenwiderstand. Die oben beschriebenen, anatomischen Verhältnisse des Reinke-Raumes mit der auf dem Flüssigkeitspolster schwimmenden Epithellage unterstützen durch Falten-(Randkanten)bildung diese aerodynamischen Abläufe (HIRANO 1974). Pathologische Extremfälle wären die hypofunktionelle Dysphonie mit unvollständigem Stimmritzenschluß, z. B. während und nach akuter Laryngitis, oder die hyperkinetische Dysphonie bei erhöhter Stimmlippenspannung.

---

[1] SCHULTZ-COULON (1982).

2.4.4 Weitere, wichtige Funktionen[1]

Im Rahmen von zentralen, reflektorischen Einflüssen auf den Gastrointestinalbereich und die Atmung werden über Schutzreflexe Sphinkterfunktionen bei Husten, Niesen und Erbrechen oder Dilatationen des Larynx bei Atemnot, aber auch durch psychische Einflüsse mit reaktiver Aphonie ausgelöst (PAINTAL 1973; SANT AMBROGIO 1982; GRUNDY u. REID 1994).

2.5 Regionale und räumliche Gliederung

2.5.1 Bezirke und Grenzen

Den Empfehlungen von NORRIS et al. (1970) entsprechend, wird der gesamte Kehlkopfbereich bis heute mit geringen zwischenzeitlichen Veränderungen durch die World Health Organization (WHO) wie folgt begrenzt (Tabelle 4.2.2):

1. Durch die Vorderwand, bestehend aus der suprahyoidalen Epiglottis, den endolaryngealen Oberflächen der Membrana thyreohyoidea und des Schildknorpels sowie der vorderen Kommissur, der Membrana cricothyreoidea und der endolaryngealen Oberfläche des Ringknorpelringes.
2. Die dorsolateralen Begrenzungen schließen die aryepiglotischen Falten, die Aryregion, den Interarytaenoidspalt und die endolaryngeale Oberfläche der Lamina cricoidea ein.
3. Die obere Begrenzung umfaßt die freie Kante der Epiglottis und die aryepiglottischen Falten.
4. Die untere Begrenzung wird durch eine Horizontalebene in Höhe des Ringknorpelunterrandes gebildet.

2.5.2 Räumliche Gliederung

Pathohistologische Studien an Großserienschnitten des Kehlkopfes zeigten, daß die Plattenepithelkarzinome des Kehlkopfes in ihrer überwiegenden Mehrheit skelettmembranöse Strukturen bei ihrer Ausbreitung sehr lange respektieren (TUCKER 1963; OLOFSSON u. VAN NOSTRAND 1973; KIRCHNER 1977; MEYER-BREITING u. SCHNEIDER 1981). Es erscheint deshalb sinnvoll, das Gesamtorgan Kehlkopf in einzelne Räume zu untergliedern, die durch solche Strukturen mehr oder minder vollständig begrenzt werden.

Als *supraglottischer Raum* ist der Bereich zu verstehen, der sich von der supraglottischen Schleimhautoberfläche bis zum Unterrand der Taschenbänder und des Petiolus erstreckt und in der Tiefe durch die Membrana quadrangularis lateral und die laryngeale Fläche der Cartilago epiglottidis begrenzt wird. Eine membranöse Abgrenzung in der Kehlkopfhinterwand besteht nicht. Die Be-

---

[1] FISHMAN et al. (1986).

Tabelle 4.2.2. Tumorlokalisationsschlüssel (ICD-O) der Larynx- und larynxnahen Tumoren vor und nach 1990. (WAGNER 1979, 1991)

Region	Bezirk	Unterbezirk	1974	1990
Larynx			161	C32
	Supraglottis	*Epilarynx einschließlich Marginalzone*	161.1	C32.1
		a Linguale Epiglottisfläche	146.4	C10.1
		b Obere (suprahyoidale) laryngeale Epiglottisfläche einschließlich freien Epiglottisrand	161.1	C32.1
		c Aryepiglottische Falte	161.1	C32.1
		d Arytenoidbereich	161.1	C32.1
		Übrige Supraglottis		
		a Untere (infrahyoidale) Epiglottisfläche	161.1	C32.1
		b Taschenfalte	161.1	C32.1
		c Morgagni-Ventrikel	161.1	C32.1
	Glottis		161.0	C32.0
		a Stimmlippen		
		b Vordere Kommissur		
		c Hintere Kommissur (Hinterwand)		
	Subglottis		161.2	C32.2
Oropharynx	Zungengrund		141.0	C01.9
	Valleculae		146.3	C10.0
		[Linguale Epiglottisfläche]	146.4	C10.1
Hypopharynx	Postkrikoidbezirk		148.0	C13.0
	Aryepiglottische Falte			C13.1
	Sinus piriformes		148.1	C12.9
	Hinterwand		148.3	C13.2

zeichnung „supraglottischer Raum" ist nicht zu verwechseln mit dem klinischen Klassifikationsbegriff des „supraglottischen Bezirkes", wie er weiter unten noch erläutert wird.

Ventral des supraglottischen Raumes liegt der präepiglottische Raum zwischen Schildknorpel und Zungenbein sowie der dazugehörigen Membrana thyreohyoidea einerseits und der Epiglottis andererseits. Nach kranial wird dieser Raum durch die zarte Membrana hyoepiglottica und nach kaudal durch das schmale Lig. thyreoepiglotticum abgegrenzt. NORRIS et al. (1970) und TUCKER (1971, 1974, 1987) vertreten die Auffassung, daß laterale Anteile der Membrana hyoepiglottica mit ihrem mehr vertikalen Verlauf den präepiglottischen Raum nach dorsal abgrenzen. Wie die Beobachtungen von OLOFSSON u. VAN NOSTRAND (1973) sowie MAGUIRE u. DAYAL (1974) zeigten auch eigene

Untersuchungen eher einen kontinuierlichen Übergang des präepiglottischen Raumes lateral der Epiglottis in den dahinter gelegenen, sogenannten paraglottischen Raum. Eine echte membranöse oder bandartige Barriere lateral der Epiglottis konnten wir nicht feststellen. CLERF (1944) sah die hintere Grenze des präepiglottischen Raumes an der lateralen Seite der Membrana quadrangularis und faßte somit den präepiglottischen Raum unserer Definition mit dem supraglottischen Anteil des paraglottischen Raumes zusammen. MAGUIRE u. DAYAL (1974) forderten, um weitere Mißverständnisse zu vermeiden, diesen gesamten Raum als periepiglottischen Raum zu bezeichnen. Da sich der präepiglottische Raum aber als fest umschriebener Begriff durchgesetzt hat, erscheint die Umbenennung in periepiglottischen Raum unter Einbeziehung der Zone lateral der Membrana quadrangularis nicht als zwingend, zumal es sich bei der nicht klar definierbaren Grenze zwischen präepiglottischem und paraglottischem Raum um eine relativ schmale Zone lateral des Epiglottisrandes handelt.

Die Einbeziehung des *paraglottischen Raumes*, lateral der Membrana quadrangularis, in den präepiglottischen Raum erscheint auch aus anderen Gründen nicht zweckmäßig. Er gehört zu dem größten, zusammenhängenden, räumlichen Gebilde in der Tiefe der Kehlkopfweichteile, das ohne membranöse oder skelettartig trennende Teile von lateral der Membrana quadrangularis, den gesamten Morgagni-Ventrikel umgebend, nach kaudal erst seine Begrenzungen am Conus elasticus, dem Oberrand des Ringknorpelringes und dem Lig. cricothyreoideum findet.

Supraglottisch gewinnt der paraglottische Raum über die erwähnte Beziehung zum Spatium praepiglotticum Verbindung zum paraglottischen Raum der gegenüberliegenden Seite. Nach dorsokranial stößt er an die vordere Umschlagfalte und das mediale Schleimhautblatt des Sinus piriformis. In seinem dorsalen Anteil wird der paraglottische Raum nur unvollständig durch Teile des Kehlkopfgerüstes, wie die Cartilagenes arytaenoideae, corniculatae und cuneiformes, mit den dazugehörenden Bändern zur Kehlkopfrückwand und zur kontralateralen Seite abgetrennt. Hier befinden sich zahlreiche Muskel- und lockere Bindegewebsstrukturen, die einen Übertritt von Tumorausläufern in diese Zonen begünstigen.

Am weitesten kaudal liegt der *subglottische Raum*, der nach kranial durch die vordere Kommissur, die untere Begrenzung des Reinke-Raumes und den Stellknorpelunterrand, nach lateral durch den Conus elasticus und nach ventral durch das Lig. conicum begrenzt wird. Die dorsale Grenze stellt die Innenfläche der Lamina cricoidea dar. Er reicht bis zum Unterrand des Ringknorpels und geht hier kontinuierlich in den submukösen Bereich der Trachea über. Eine Rechts-links-Barriere besteht subglottisch nicht.

Von besonderer Bedeutung ist der kleinste der hier zu beschreibenden Räume zwischen Stimmlippenepithel und dem Lig. vocale, der sog. *Reinke-Raum*. Es handelt sich hierbei um einen nur schlecht lymphatisch drainierten Bereich mediokranial des Lig. vocale, der seine größte Ausdehnung in kraniokaudaler Richtung im mittleren Stimmlippendrittel besitzt (Abb. 4.2.10), während er sich zur vorderen Kommissur und zu den Processus vocales deutlich verschmälert (MEYER-BREITING u. POPESCU 1986).

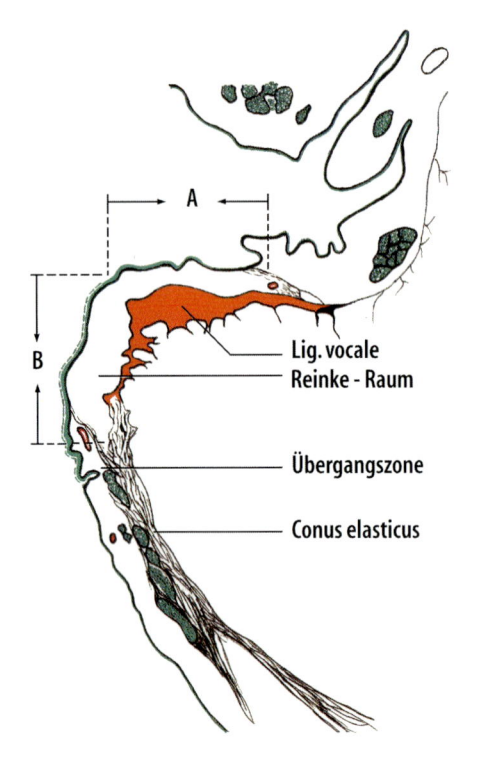

Abb. 4.2.10. Graphische Darstellung des Reinke-Raumes und der Stimmlippe nach einem Frontalschnitt durch das mittlere Stimmlippendrittel (52 Jahre alter Mann): Ausdehnung des Reinke-Raumes an dieser Stelle nach morphometrischen Untersuchungen (n = 225). *A* Ausdehnung am Ventrikelboden; *B* vertikale Ausdehnung von der freien Stimmlippenkante nach subglottisch. (Aus MEYER-BREITING u. BURKHART 1988)

Diesen Raumaufteilungen entsprechend besteht eine streng vertikale Trennung des Lymphabflußsystems des Kehlkopfes in eine linke und rechte Hälfte, wie sie immer wieder beschrieben und zuletzt von PRESSMAN et al. (1960) gefordert wurde, nicht. Sie stehen zudem in deutlichem Widerspruch zu unseren klinischen Erfahrungen der Möglichkeit kontralateraler Metastasierungen auch bei streng einseitigen Tumoren des supra- und subglottischen Raumes. Lediglich im Bereich der vorderen Stimmlippenkommissur besteht auf Grund der oben beschriebenen Besonderheiten des Reinke-Raumes eine solche Trennung. Die Untersuchungen von WELSH et al. (1961, 1964, 1983) und von BECK u. MANN (1980) zeigen, daß eine solche Trennung beider Systeme ansonsten nicht besteht. Im Bereich der Kehlkopfhinterwand, in der die Lymphkapillaren überwiegend horizontal in allen Bezirken angeordnet sind, kann dies von vornherein als nicht haltbar angenommen werden. Das gleiche gilt aber auch für den vorderen Anteil des supraglottischen und subglottischen Raumes, wo BECK u. MANN (1980) ebenfalls keine vertikalen Trennungen feststellen konnten. Lediglich durch den lymphatisch trägen Reinke-Raum und den Conus elasticus wird der supraglottisch-paraglottische Bereich vom subglottischen abgetrennt, aber – auf Grund der beschriebenen Verbindungen an der Larynxhinterwand – eben nur unvollständig.

3 Histologische Begutachtung und spezielle Untersuchungsmethoden

E. MEYER-BREITING und A. BURKHARDT

3.1 Herstellung von Kehlkopf-Großserienschnitten

Detaillierte Kenntnisse über die Ausbreitung endolaryngealer Tumoren sind von unschätzbarem Wert für ihre Diagnostik und in der Folge für die Planung therapeutischer Eingriffe. Sie lassen sich am besten durch komplette Organschnitte gewinnen, in denen das Verhalten der Tumoren zu den unterschiedlichen anatomischen Strukturen im Kehlkopf übersichtlich und genau erkennbar wird. Nach konservierend chirurgischem Eingriff kann bei präziser Angabe, wo und in welchem Ausmaß der Tumor die Schnittgrenzen erreicht oder überschritten hat, kehlkopferhaltend nachreseziert werden und es muß somit nicht zwangsläufig der Verlust des Larynx folgen.

Die histologische Aufarbeitung des Kehlkopfes in Großserienschnitten wird durch Gewebearten unterschiedlicher Festigkeit, besonders durch die altersabhängigen Verknöcherungen der knorpeligen Skelettanteile in diesem Organ, erheblich erschwert.

Als erster benutzte LEROUX-ROBERT (1936) Organschnitte zum Studium der Ausbreitung von Larynxkarzinomen. Diese Schnitte eigneten sich wegen ihrer Dicke nicht für die üblichen Färbetechniken. Die von KERNAN (1950) erstmalig angewandte Methode der Celloidineinbettung wurde von TUCKER (1961) aufgegriffen und verbessert. Sie wird zur Zeit in den Vereinigten Staaten am häufigsten angewendet. Ihre Nachteile bestehen in der sehr langen Aufarbeitungsdauer (bis zu 10 Monaten) und in der großen Schnittdicke von 25 µm, bei der der histologischen Beurteilung Grenzen gesetzt sind. Die Paraffineinbettung wurde von FLETCHER et al. (1954) erstmalig für Kehlkopfgroßserienschnitt-Untersuchungen verwendet. Unabhängig davon benutzten OLOFSSON u. VAN NOSTRAND (1973) eine von HYAMS am Armed Forces Institute of Pathology, Washington, D.C. angewandte, nicht publizierte Technik der Paraffineinbettung. Die von MCCOMB et al. (1967) beschriebene Entwässerung durch Tetrahydrofuranlösungen in unterschiedlichen Konzentrationen im Vakuum hat sich nicht bewährt. Wir bevorzugten die Methode von AMTHOR u. TOMASKOWITZ (1970). Das Hauptproblem bei der Aufarbeitung von Kehlkopfpräparaten mittels Organserienschnitten nach Paraffineinbettung besteht in ihrer Entkalkung. Das Kehlkopfgerüst ist bei komplett exstirpierten Kehlköpfen vollständig von Weichteilgewebe umgeben und benötigt bei Verwendung von schwachen und starken Säuren bis zu einer effektiven Entkalkung nach unserer Erfahrung soviel Zeit, daß inzwischen eine hochgradige Schädigung des Gewebes, besonders der Kernsubstanzen, eintritt. Von einigen Autoren wird deshalb der unfixierte oder meist formalinfixierte Larynx in einzelne Stücke zerlegt, um die Entkalkungszeiten zu verkürzen. KLEINSASSER (1967) und GLANZ (1984) teilen den exstirpierten Larynx in vertikale Sektoren (s. unten). MICHAELS u. GREGOR (1980) schneiden den Larynx vor der histologischen Aufarbeitung mit einer Fleischschneidemaschine in horizontale Scheiben von 4 mm Dicke. Beide Methoden sind zu empfehlen, wenn es darauf ankommt, histologische Befunde von klinischer Relevanz möglichst rasch zu erhalten. Nach CLAYDEN (1952), BRAIN (1966) und BANCROFT u. STEVENS (1977), sind Entkalkungsbeschleuniger wie Elektrolyse (RICHMAN et al. 1947) oder Ultraschall (THORPE et al. 1963) mit verschiedenen, schwer kalkulierbaren Risiken verbunden, wie z.B. hitzebedingte Strukturveränderungen. Aus diesem Grunde wenden wir sie in der Regel nicht an. Bei den Organschnitten war es nur unter Zugabe von 0,5%iger Chromsäure möglich, Kernsubstanzen bei längerer Entkalkung mit schwachen oder starken Säuren ausreichend zu schützen (Lösung nach PERENYI 1882).

HORMANN u. DONATH (1986) verwendeten zur Gewinnung von Großschnitten Acrylate als Einbettungsmittel und stellten Sägeschliffpräparate her. ECKEL et al. (1993) sowie SITTEL et al. (1996) beschreiben die Technik der Plastination als schonende und für die Großserienschnittaufarbeitung von Larynxpräparaten besonders geeignete Methode.

Tiefgefrorene Larynxpräparate werden in 4 mm dicke Scheiben geschnitten. Nach vorhergehender Entfettung und Entwässerung über Azeton und Dichlormethan erfolgt die eigentliche Plastination durch Imprägnierung mittels bestimmter Epoxidharzgemische. Auf diese Weise wird die Entkalkung überflüssig. Die Präparate werden mit einer Diamantbandsäge in 0,2-mm-Schnitten aufgearbeitet. Ein Ultrafeinschliffgerät (Diamantfräse) reduziert die Schnittdicke auf etwa 10 nm. Als Färbungen kommt eine Reihe verschiedener Plastinationsfarben in Frage, während die üblichen Färbungen erst nach Deplastination einsetzbar sind. Der wesentliche Vorteil liegt in der artefaktarmen und vor allem der schrumpfungsarmen Präparateverarbeitung innerhalb von 7–10 Tagen. Morphometrische Untersuchungsergebnisse werden präziser, da die unsichere Aufrechnung eines Schrumpfungsfaktors entfällt. Ein Nachteil ist der größere Materialverlust im Vergleich zur Paraffineinbettung. Falls nicht spezielle Fragestellungen eine möglichst lückenlose histologische Aufarbeitung des Gewebes erfordern, ist der Plastination der Vorzug zu geben. Sie dürfte sich wegen ihrer Artefaktarmut und weitgehend fehlenden Schrumpfungsneigung auch am besten zu der von MOSES et al. (1995) beschriebenen Methode der Computerunterstützten 3-D-Rekonstruktion eignen.

Bei uns kommt heute das folgende Verfahren zur Aufarbeitung von Teilresektaten und kompletten Larynxresektaten in Serienschnitten zur Anwendung (MEYER-BREITING u. WEITH (1982).

Die zur Untersuchung anstehenden Präparate werden von äußeren Gewebeteilen befreit, die für die Diagnostik unbedeutend sind. Häufig wird der Larynx nach Resektion von den Operateuren aus diagnostischen und Dokumentationsgründen dorsal gespalten. Um Verziehungen des Präparates während der Fixation und Entwässerung zu vermeiden, wird in diesen Fällen der Kehlkopf

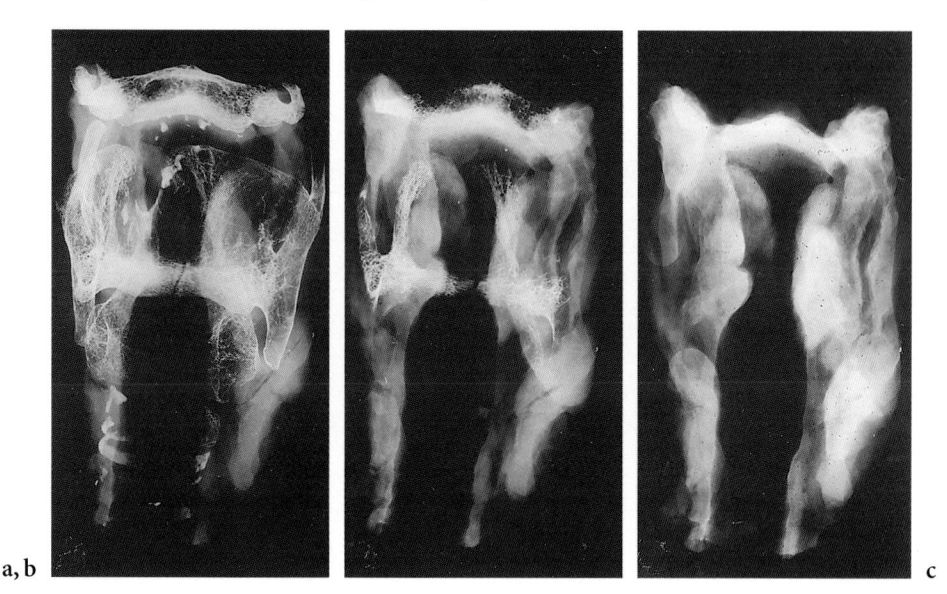

Abb. 4.3.1 a–c. Röntgenbilder verschiedener Stadien mit Entkalkung verschiedener Kehlkopfresektate **a** vor, **b** während (6. Tag), **c** nach Abschluß der Entkalkung (12. Tag). Beachte die Hauptzonen der Ossifikation (s. Kap. 4.2.3). (Aus MEYER-BREITING u. BURKHART 1988)

mit atraumatischem Nahtmaterial (Fadenstärke 2–0) wieder zusammengenäht. Während der Fixation und Entkalkung werden die Lösungen täglich gewechselt. Für die 4tägige Fixierung verwenden wir 4%iges Formalin.

Die Entkalkung wird mit folgender Lösung durchgeführt:

4 Teile 5%ige Salpetersäure
3 Teile absoluter Alkohol und
3 Teile 0,5%ige Chromsäure[1].

Im Vakuum dauert die Entkalkung durchschnittlich 12–14 Tage. In Abhängigkeit von der Präparatgröße sowie Alter und Geschlecht des jeweiligen Patienten können schon 2–3 Tage ausreichend sein. Um ausreichend Erfahrung zu sammeln, empfehlen wir am Anfang Röntgenkontrollen (Abb. 4.3.1). Nach erfolgter Entkalkung wird das Präparat 24 h lang gewässert, bevor die Dehydrierung beginnt.

Auch die Entwässerung wird im Vakuum durchgeführt. Die Tabelle 4.3.1 zeigt den Zeitplan der Dehydratation. Die Präparate müssen mindestens 24 h im Methylbenzoat inkubiert bleiben. Nach einer zweifachen Schwimmprobe werden sie dann zweimal eine Stunde lang in Benzol eingelegt, bevor die Paraplastinkubation beginnt. Bei dem Einbettungsbehältnis handelt es sich um eine

---

[1] Bei Chromsäure ist in besonderem Maße auf die Arbeitsschutzvorschriften zu achten. Die Lösung sollte schon in entsprechender Konzentration bezogen werden.

Tabelle 4.3.1. Zeitplan für die Dehydrierung von kompletten Kehlköpfen im Vakuum. (Aus MEYER-BREITING u. BURKHARDT 1988)

Tag	Lösung	Inkubationszeit (h)
1	70% Alkohol	2
	95% Alkohol	7
	95% Alkohol	7
	Absoluter Alkohol	8
2	Absoluter Alkohol	8
	Absoluter Alkohol	16
3	Methylbenzoat	24
	Benzol	1
	Benzol	1
	Paraplast	8
4	Paraplast	24
%	Einbettung	

handelsübliche Gefrierdose aus Plastik. Das Gefäß wird mit einem Paraplastvolumen aufgefüllt, welches der zweifachen Präparathöhe entsprechen sollte, um die folgende, beträchtliche zentrale Retraktion des Paraplastblockes auszugleichen. Das an den Rändern über das Präparat hinausreichende Paraplast wird entfernt und aus dem Boden des Blockes wird ein Paßstück für das Mikrotom geschnitten. Nach unserer Erfahrung hat bei Großserienschnitten ein manuell betriebenes Mikrotom mit Exzenterkurbel gegenüber einem Mikrotom mit automatischem Motorantrieb den Vorteil des besseren Schneidegefühls. Im allgemeinen sollten D-Messer mit einem Winkel von 5–7° benutzt werden. Eingerollte Schnitte werden in kaltem Wasser entfaltet, während das Straffziehen über den Objektträger im Wasserbad von 50°C erfolgt. Die in der Regel 10 × 6 cm großen Glasobjektträger wurden zuvor mit einer Albumin-Glyzerin-Mischung beschichtet. Anschließend werden die Schnitte in horizontaler Lage in einem Wärmeschrank bei 60°C getrocknet. Histologische Standardfärbungen, wie HE, PAS, Azan, Domagk ebenso wie Versilberungen können bei diesen Schnitten in üblicher Weise angewandt werden. Für die Färbungen verwenden wir Spezialküvetten der Größe 25 × 15 × 15 cm und speziell angefertigte Objektträgerbehälter. In der beschriebenen Weise können Schnitte bis zu einer Dicke von 5 µm erhalten werden. Die gesamte benötigte Zeit beträgt ungefähr 3½–4 Wochen, ist aber im Einzelfall von der Größe des zu verarbeitenden Präparates abhängig.

3.2 Histologische Auswertung

3.2.1 Wahl der Schnittebene

Bezüglich der Wahl der Schnittebene bei Kehlkopfpräparaten bieten sich im Grunde alle Körperebenen, die horizontale, die sagittale und die Frontalebene, an. Jede dieser Ebenen besitzt aber den Nachteil, daß in bestimmten Regionen des Präparates die Tumorausläufer quer getroffen werden und ihre Beziehung zum Tumorursprung schwer beurteilbar ist, d. h., daß in solchen Regionen die Tumorausbreitung nur durch Aneinanderreihen einer größeren Zahl von Schnitten richtig beurteilt werden kann. Stehen lediglich grundsätzliche Prinzipien der Tumorausbreitung zur Diskussion, so ist KLEINSASSERs Methode (1967), den Kehlkopf in einzelne Sektoren zu teilen, überzeugend. Wie im sagittalen und frontalen Schnitt stimmt die Ebene immer mit der Respirationsachse überein und zeigt übersichtlich die ventrale, laterale oder dorsale Ausbreitung des Tumors. Leider können durch diese Methode die äußeren Zonen des Kehlkopfes in ihrer Beziehung zur Schleimhautoberfläche – mit Gefahr des Orientierungsverlustes – nicht vollständig dargestellt werden. Wird auf die Auswertung der Larynxperipherie in gleicher Weise Wert gelegt, wie z.B. zur histologischen Beurteilung strahlen- oder chemotherapeutischer Effekte, so ist eine Technik erforderlich, durch die das gesamte Gewebsstück komplett aufgearbeitet werden kann.

Kehlkopfkarzinome breiten sich überwiegend in vertikaler Richtung aus. Die Region der Stimmlippen und der Taschenbänder ist in sagittaler Richtung angeordnet, so daß ein Tumor in diesem Bereich hauptsächlich lateral und weniger häufig zirkulär oder radiär angeordnet erscheint. Die sagittale Schnittebene kann lediglich an der vorderen Kommissur und an der Kehlkopfhinterwand die vollständige Tumorausbreitung von der Schleimhautoberfläche in die Tiefe darstellen, während die bedeutsamere, laterale Ausbreitung und deren Beziehung zur Schleimhautoberfläche nicht erkannt werden kann. Eine ähnliche Situation liegt im Falle der horizontalen Schnittechnik vor, die die vertikale Tumorausbreitung nicht zusammenhängend in einem Schnitt zeigen kann. Auf Grund dieser Überlegung entschieden wir uns für die frontale Schnittebene als Regelebene, die unter dem Begriff der „coronal section" v. a. in anglo-amerikanischen Arbeiten bevorzugt wird (TUCKER 1971). Sie bietet folgende Vorteile:

1. Der Larynx kann komplett und ohne Verlust von Material aufgearbeitet werden.
2. Die Schnittebene stimmt mit der Respirationsachse überein, in deren Richtung die Ausbreitungen von endolaryngealen Tumoren am häufigsten erfolgen.
3. Diese Schnittebene gibt einen guten Überblick über alle Larynxabschnitte und erlaubt einen Vergleich der befallenen und der nicht befallenen Seite.
4. Eigene Untersuchungsergebnisse können unmittelbar mit solchen von zahlreichen internationalen Autoren verglichen werden.

Die Abb. 4.3.2–4.3.5 zeigen vier typische frontale Schnittebenen zur anatomischen Orientierung. Für weitere detaillierte Studien am normalen Kehlkopf empfehlen wir den „Atlas of coronal section" von TUCKER (1971).

Für besondere Fragestellungen können sich andere Schnittebenen als zweckmäßiger erweisen, z.B. für die Überprüfung des Verhaltens der Karzinome an der glottischen und subglottischen Vorderwand. Für vergleichende Studien des Kehlkopfes mit der Computertomographie benutzen wir Horizontalschnitte in Anlehnung an die Schnittebenen dieser röntgendiagnostischen Methode (MEYER-BREITING et al. 1982).

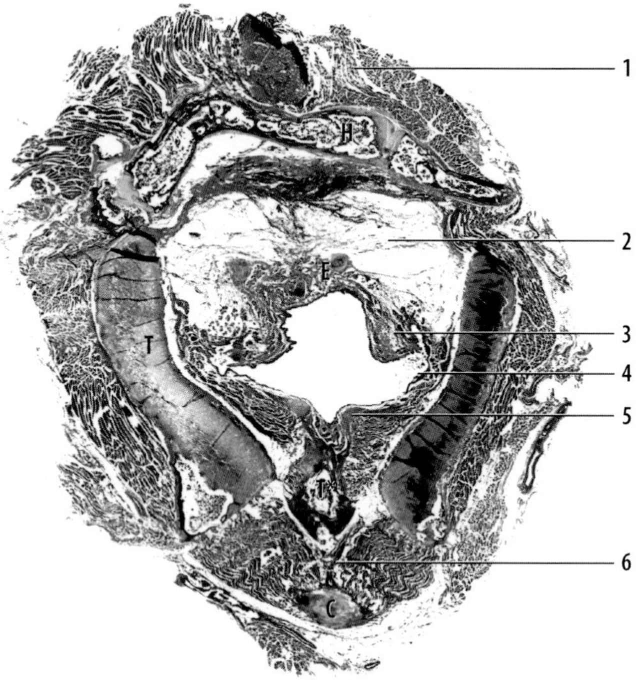
1
H
2
E
3
T
4
5
T
6
C

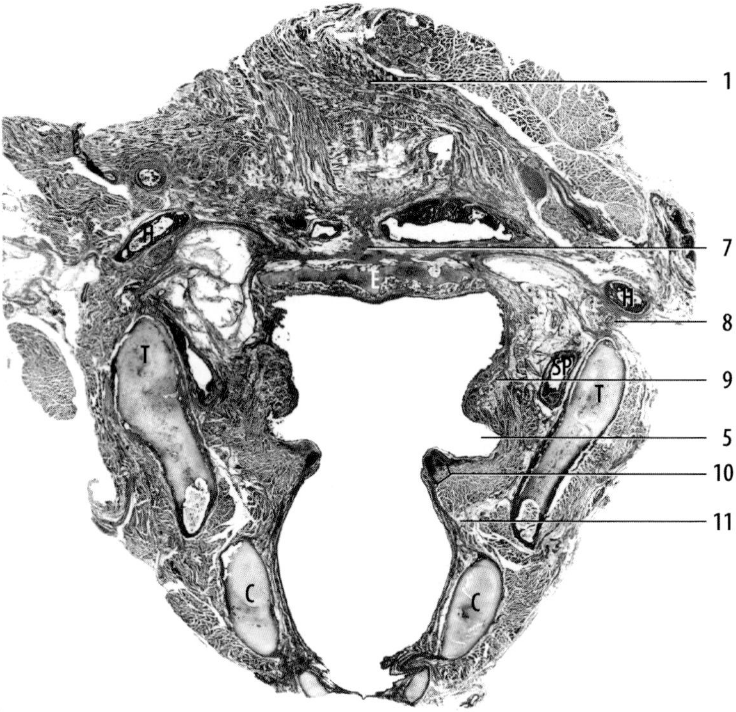
1
7
H
E
H
8
T
SP
9
T
5
10
11
C
C

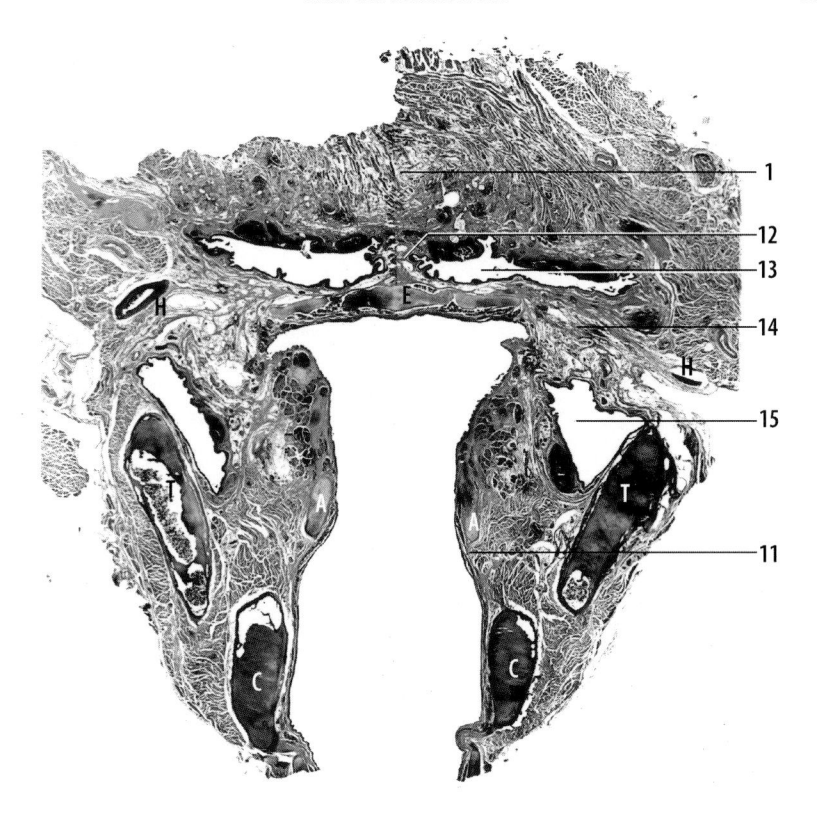

Abb. 4.3.4. Typischer Frontalschnitt durch die Processus vocales eines normalen Larynx. *1* Zungengrund; *11* Conus elasticus; *12* Plica glossoepiglottica mediana; *13* Vallecula; *14* Plica glossepiglottica lateralis; *15* Sinus piriformis; *H* Zungenbein; *E* Epiglottis; *T* Schildknorpel; *C* Ringknorpel; *A* Stellknorpel (Aus MEYER-BREITING u. BURKHARDT 1988)

Bezüglich der Aufarbeitung des Larynx bei forensischer Fragestellung sei auf MAXEINER u. DIETZ (1986) hingewiesen. Für gerichtsmedizinisch relevante Fälle von Strangulationen empfehlen die Autoren folgendes Vorgehen: Nach der üblichen Abtrennung von Zungenbein und der oberen Hörner des Schildknorpels wird der vollständige Larynx über Nacht in Formalin fixiert. Danach

◀ **Abb. 4.3.2** (*oben*). Typischer Frontralschnitt durch einen normalen Larynx unmittelbar hinter der vorderen Kommissur. *1* Zungengrund; *2* präepiglottischer Raum; *3* Taschenfalte; *4* Morgagni-Ventrikel; *5* Stimmlippe; *6* Lig. conicum; *H* Zungenbein; *E* Epiglottis; *T* Schildknorpel; *C* Ringknorpel. (Aus MEYER-BREITING u. BURKHART 1988)

Abb. 4.3.3 (*unten*). Typischer Frontalschnitt durch die Mitte der Stimmlippe eines normalen Kehlkopfes: *1* Zungengrund; *5* Morgagni-Ventrikel; *7* Lig. hypoepiglotticum; *8* Membrana thyrohyoidea; *9* Membrana quadrangularis; *10* Lig. vocale; *11* Conus elasticus; *Sp* Sinus piriformis; *H* Zungenbein; *E* Epiglottis; *T* Schildknorpel; *C* Ringknorpel. (Aus MEYER-BREITING u. BURKHART 1988)

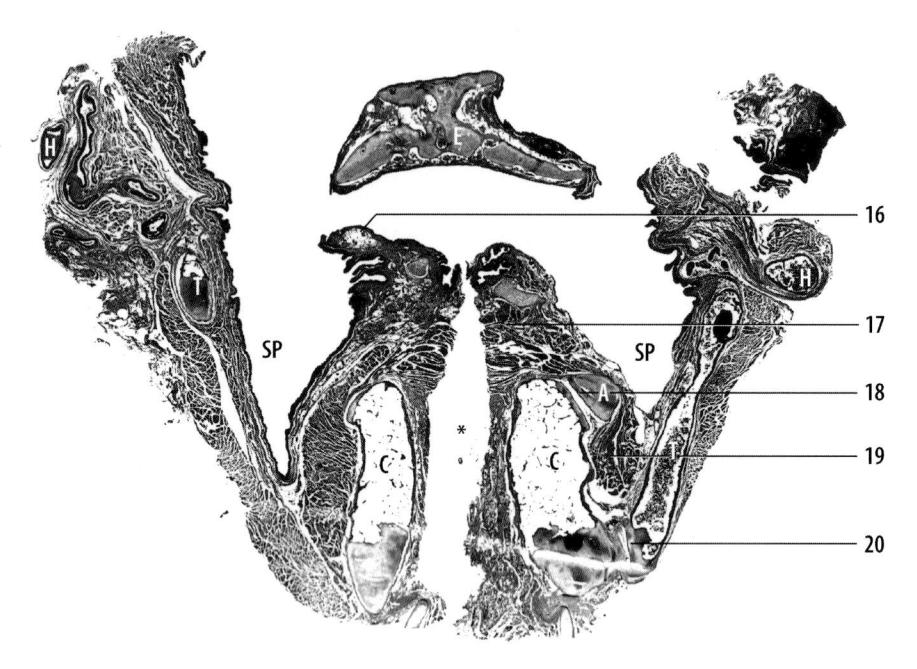

Abb. 4.3.5. Typischer Frontalschnitt durch die Hinterwand eines normalen Larynx. *16* Plica aryepiglottica; *17* Mm. interarytaenoidei; *18* Articulatio cricoarytenoidea; *19* M. cricoarytaenoideus lateralis; *20* Articulatio cricothyreoidea; *Sp* Sinus piriformis; *H* Zungenbein; *E* Epiglottis; *T* Schildknorpel; *A* Stellknorpel; *C* Ringknorpel; * Spalt besteht artefiziell infolge Durchtrennung der Larynxhinterwand. (Aus MEYER-BREITING u. BURKHART 1988)

besteht der erste Schritt der Aufarbeitung in der Ablösung der Schilddrüse und der infrahyalen Muskulatur (Rektusgruppe). Die Krikothyroidmuskeln, der Ösophagus und der Hypopharynx auf der Kehlkopfrückseite werden belassen. Nach Ablösung des Schildknorpels wird ein horizontaler Schnitt durch den Ringknorpel geführt. Mit der Halbierung des verbliebenen Larynx ist die grobe Präparation abgeschlossen. Als nächstes werden die Stellknorpel mittels Durchtrennung der Muskulatur freigelegt und die Krikoarytenoidgelenke eröffnet. In diesem Stadium werden alle Teile des Kehlkopfgerüstes und alle Gelenke geprüft. Alle Muskeln und die übrigen Weichteile sind sichtbar und stehen zur Gewebeentnahme für histologische Untersuchungen zur Verfügung.

3.2.2 Grading

Unter den konventionellen prognostischen Faktoren des laryngealen Plattenepithelkarzinoms, die u.a. Patientenfaktoren (Alter, Geschlecht, Ätiologie), Lokalisation und TNM-Stadium beinhalten, spielt das histologische Grading des Tumors eine besondere und offenbar von anderen Faktoren weitgehend unabhängige Rolle.

Die heute allgemein üblich gewordenen TNM-Klassifikation maligner Geschwülste birgt in sich die Gefahr, daß ihrem histologischen Verhalten nicht mehr oder nur unzureichend Bedeutung beigemessen wird (HARRISON 1979). Es entsteht allzu leicht der Eindruck, daß es sich bei dem Begriff des Plattenepithelkarzinoms, des mit Abstand häufigsten Karzinoms im Kehlkopfbereich, um eine Geschwulst von ein und derselben Verhaltensweise handelt. Schon HANSEMANN (1890) wies darauf hin, daß im Rahmen der Zytogenese von Karzinomzellen eine anaplastische Transformation dieser Zellen in unterschiedlichem Ausmaß stattfindet. Die Funktion und ihre morphologischen Kennzeichen nehmen ab, während die proliferative Kompetenz zunimmt.

BRODERS (1920, 1921, 1922) entwickelte dementsprechend eine Einteilung der Karzinome nach Differenzierungsgraden, die sich im Anteil der differenzierten Zellen am Gesamttumor orientiert (Abb. 4.3.6 a–d). Demnach entspricht:

Grad I   einem Anteil von mehr als 75% differenzierter Zellen
Grad II   von mehr als 50–75% differenzierter Zellen
Grad III von mehr als 25–50% differenzierter Zellen
Grad IV   weniger als 25% differenzierter Zellen.

Die Weltgesundheitsorganisation führte demgegenüber für die Karzinome dieser Regionen (Plattenepithel- und Adenokarzinome) 3 bzw. 4 Differenzierungsgrade mit differenzierteren, histologischen Kriterien auf (WAHI et al. 1971; SHANMUGARATNAM u. SOBIN 1991):

Grad G1 (gut differenziert): Zahlreiche Hornperlen; starke Keratinisierung mit Interzellularbrücken; weniger als 2 Mitosen im starken Vergrößerungsfeld; atypische Mitosen und mehrkernige Riesenzellen werden selten beobachtet; minimale Kerne- und Zellpolymorphie.
Grad G2 (mäßig differenziert): Hornperlen nicht häufig oder nicht vorhanden; weder die Keratinisierung von Einzelzellen noch die Anwesenheit von Interzellularbrücken ist auffällig; 2–4 Mitosen im starken Vergrößerungsfeld mit gelegentlichen atypischen Mitosen; mäßige Zell- und Kernpolymorphie; mehrkernige Riesenzellen selten.
Grad G3 (gering differenziert): Hornperlen sind selten zu beobachten; kaum Keratinisierung und keine Interzellularbrücken; mehr als 4 Mistosen im starken Vergrößerungsfeld mit zahlreichen atypischen Mitosen; auffallende Zell- und Kernpolymorphie; zahlreiche mehrkernige Riesenzellen.
Grad G4 (entdifferenziert): Für Plattenepithel- und Adenokarzinome kommt diese Bezeichnung per definitionem nicht in Frage, da auch nur ein geringer Anteil, der auf diese Tumorart hinweist, automatisch die Einstufung nach G3 erfordert.

Das WHO-Grading, das sich im europäischen Raum weitgehend durchgesetzt hat, ist bezüglich der Abgrenzung der einzelnen Grade voneinander nicht ganz so klar definiert, wie das Grading nach BRODERS, das in einen klareren, quantitativen Rahmen gestellt ist. Auf die Probleme bei der Bestimmung der Tumordifferenzierung wird weiter unten eingegangen werden (Kap. 4.12).

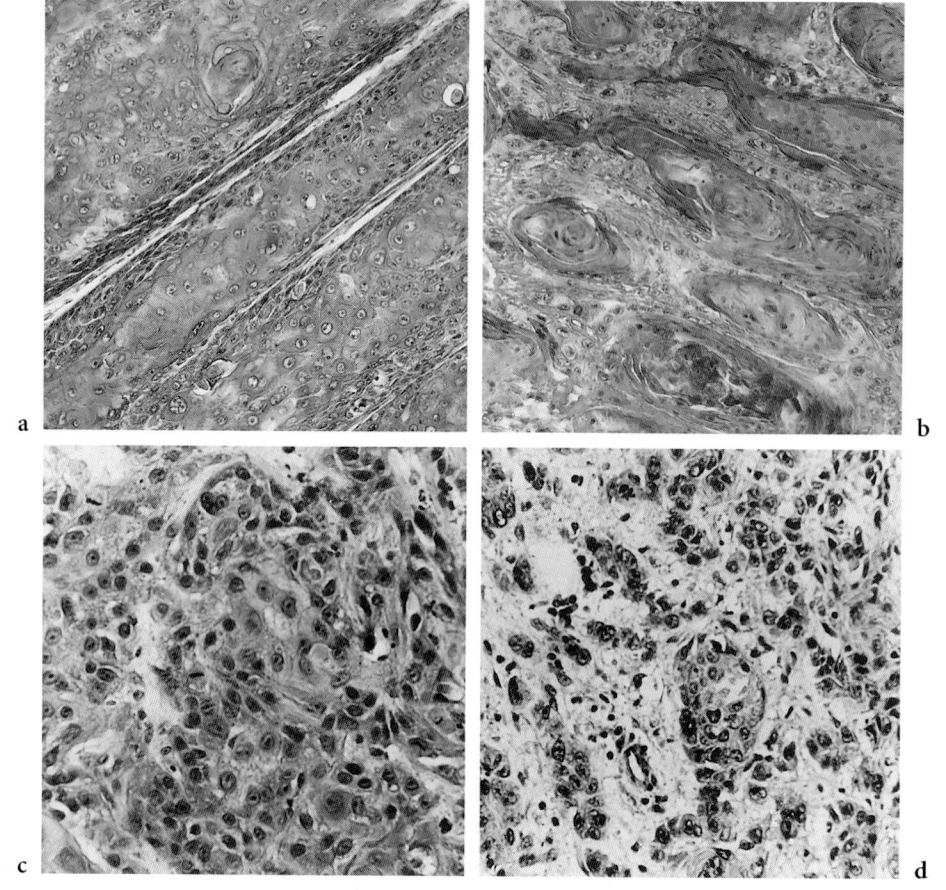

Abb. 4.3.6 a–d. Differenzierungsgrade eines Plattenepithelkarzinoms nach Broders. **a** Grad I: hochdifferenziert; **b** Grad II: gut differenziert; **c** Grad III: mäßig differenziert; **d** Grad IV: gering differenziert. (Aus Meyer-Breiting u. Burkhart 1988)

Diese ausschließlich auf die zelluläre Beschaffenheit eines Karzinoms ausgerichteten Kriterien lassen das Tumor-Wirt-Verhalten, d.h. Wachstumsform des Tumors, seine Fähigkeit zur Gefäß- und Nerveninfiltration (Abb. 4.3.7 a – d) und die zelluläre Reaktion des Wirtorganismus (Stromareaktion), außer acht. Deshalb wurden immer wieder Versuche unternommen, das Grading durch andere auf das Tumor-Wirt-Verhalten ausgerichtete Kriterien zu ersetzen oder zu ergänzen. McGavran et al. (1961) und Kashima (1976) unterteilten die Plattenepithelkarzinome nach einem mehr „pushing type" und einem „infiltrating type". Kashima (1976) nahm zusätzliche Unterteilungen dieser Gruppe in „pushing", „crumbling", „shattering", „splintering" und „infiltrating" vor. Diese Autoren sahen bei Karzinomen mit dissoziiert infiltrativem und destruierendem Wachstum eine hochsignifikant höhere Rate an Metastasen in die regionalen Lymphknoten als bei Karzinomen vom „pushing type".

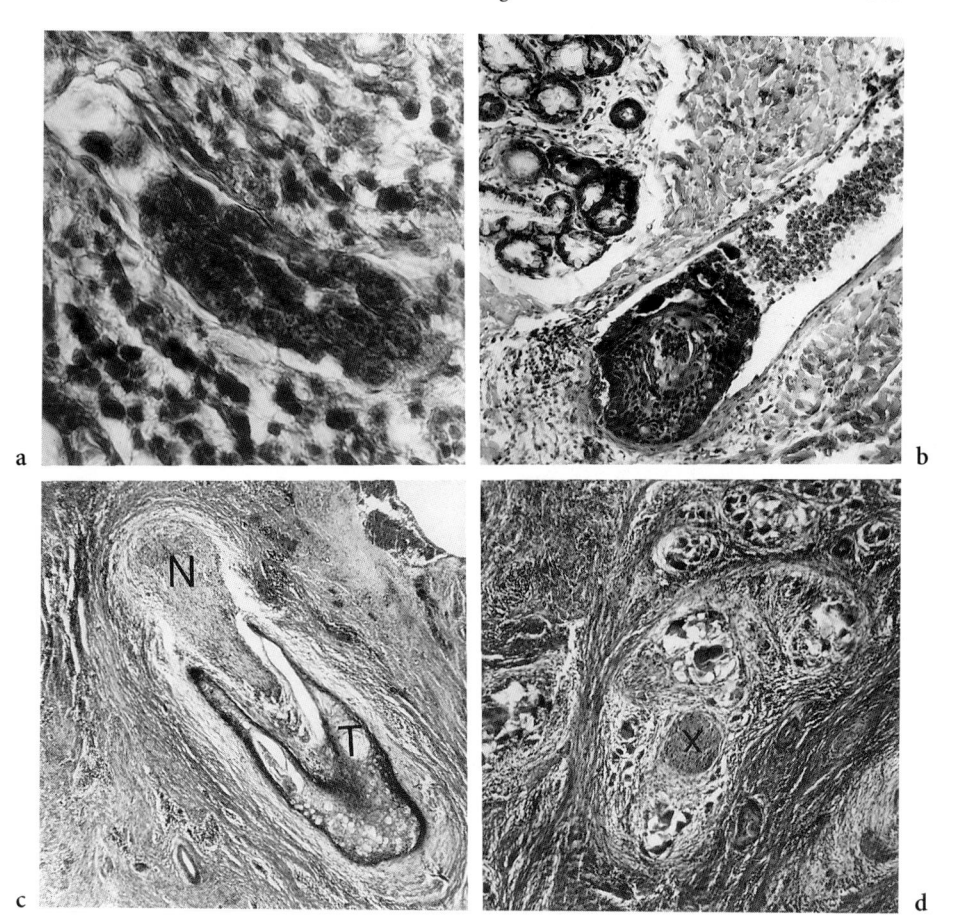

Abb. 4.3.7 a–d. Infiltration unterschiedlicher Formen von Bindegewebe. **a** Gruppen gering differenzierter Tumorzellen füllen eine Kapillare aus; **b** Infiltration einer Vene durch ein mäßig differenziertes Plattenepithelkarzinom; **c** partielle Umhüllung eines Nerven (*N*); durch Tumorgewebe (*T*), das das Perineurium infiltriert; **d** präoperativ bestrahltes Plattenepithelkarzinom mit annähernd vollständiger Zerstörung eines Nerven, von dem ein letzter Faszikel verblieb (*X*). Der Tumor zeigt innerhalb und außerhalb des Nerven strahlenbedingte Vakuolisierung und Nekrose. (Aus Meyer-Breiting u. Burkhart 1988)

Jakobsson et al. (1973) wählten für ihre Methode des Grading, neben vier auf den Tumor selbst bezogene Eigenschaften, 4 weitere Kriterien, die das Tumor-Wirt-Verhalten erfassen sollen:

1. Die Art der Infiltration, wie sie von McGavran et al. 1961 beschrieben worden war,
2. das Ausmaß der Invasion,
3. das Ausmaß der Infiltration in Gefäße und
4. die Fähigkeit des Wirtorganismus, auf den Tumor durch einen lymphoplasmazellulären und histiozytären Randwall zu reagieren.

Tabelle 4.3.2. JAKOBSSONs histologisches Malignitäts-Grading. (JAKOBSSON et al. 1973)

	Punktwertung			
	1	2	3	4
A. Tumorzellpopulation				
Struktur	Papilläre und solide Stränge	Strands	Kleine Stränge und Zellgruppen	Deutliche zelluläre Dissoziation
Differenzierung	Gut, gut keratinisiert	Mäßig, etwas Keratin	Gering, minimal Keratin	Gering ohne Keratin
Kernpolymorphie	Wenig vergrößerte Kerne	Mäßige Anzahl vergrößerte Kerne	Zahlreiche irreguläre vergrößerte Kerne	Anaplastische, unreife, vergrößerte Kerne
Mitosen	Vereinzelt	Mäßige Anzahl	Große Anzahl	Zahlreich
B. Tumor-Wirt-Verhalten				
Infiltrationsart	Gut definierte Grenze	Stränge, weniger gut markierte Grenze	Zellgruppen, keine definierte Grenze	Diffuses Wachstum
Stadium der Invasion	Möglich (einzelne Stränge)	Mikrokarzinom	Nodulär im Bindegewebe	Massiv
Vaskuläre Infiltration	Keine	Möglich	Wenige erkennbar	Zahlreich
Zelluläre (plasmo-lymphozytäre) Reaktion	Deutlich	Mäßig		Keine

Tabelle 4.3.3. Histologisches Grading zur Bestimmung eines Malignitätsindexes (Parameter und Punktwertesystem). (GLANZ 1984)

Parameter	Punkte	Grading
I. Differenzierung und Tumorpolymorphic	1	Auffällige Keratinisierung mit oder ohne Polymorphie
	2	Mäßige Keratinisierung mit oder ohne Polymorphie
	3	Geringe oder fehlende Keratinisierung mit oder ohne Polymorphie
II. Tumorstruktur und -grenze	1	Solide oder kompakte Zellformation mit gut abgegrenzten Rändern eines expansiv wachsenden Tumors
	2	Kleine Gruppen und Tumorzellstränge mit partiell schlecht abgegrenzten Rändern
	3	Dissoziation der Tumorzellen und diffuse Infiltration
III. Vaskuläre und perineurale Invasion	0	Keine Invasion
	1	Fragliche Invasion
	2	Gesicherte Invasion
IV. Zelluläre Reaktion des Wirtes	0	Deutlich
	1	Mäßig
	2	Gering oder fehlend
Maximale Gesamtpunktzahl	10	

Alle 8 Eigenschaften werden je nach Intensität mit einem Score zwischen 1 und 4 beurteilt und durch Addition ein Gesamtscore ermittelt (Tab. 4.3.2). Ein Score über 20 weist auf eine geringe Differenzierung und hohe Malignität.

LÖBE u. QUADE (1982) reduzierten diese Kriterien auf 3 Faktoren der Tumorzellpopulation (Differenzierungsgrad, Kernpolymorphie und Mitoserate) und die Stromareaktion. Wie bei JACOBSSON et al. (1973) wurden diese Kriterien mit einem Score zwischen 1 und 4 beurteilt und nach dem Gesamtscore die Malignität in 3 Graden festgelegt (4–8 = GI; 9–11 = GII; 12–16 = GIII). Auf der Basis eigener statistischer Auswertungen reduzierte GLANZ (1981, 1984) die Anzahl der zu beurteilenden Tumoreigenschaften auf 4 Parameter, wobei der Score für den Differenzierungsgrad und die Struktur der Tumorwirtgrenze stärker gewichtet wird als der Befall von Nerven und Gefäßen und der Grad der Rundzellinfiltration an der Tumorwirtgrenze (Tabelle 4.3.3).

BRYNE et al. (1995) konnten mit ihren Untersuchungen nachweisen, daß insbesondere das Grading an der invasiven Front von Plattenepithelkarzinomen eine direkte Relevanz für die Tumorprognose aufweist. In ihrem Gradingsystem verwendeten sie die Merkmale Invasionsmuster, Keratinisierungsgrad, Kernpolymorphie und Stromareaktion, wobei in einer multivarianten Analyse dem Invasionsmuster und dem Keratinisierungsgrad der größte prognostische Wert zukamen. Eine Unterscheidung in nur zwei Differenzierungsgrade, wie sie

WIERNIK et al. (1991) vornahmen, zeigte ebenfalls eine prognostische Signifikanz bei Plattenepithelkarzinomen des Larynx und des Hypopharynx. Besondere Betonung des architektonischen Wachstumsmusters der Karzinome findet die Unterscheidung in einen tief infiltrativen Typ und in ein superfiziell sich ausbreitendes Karzinom im Larynxbereich, welches CARBONE et al. (1992) betonen. Beim superfiziell sich ausbreitenden Karzinom handelt es sich um ein wenig bis mäßig differenziertes, infiltrierendes Plattenepithelkarzinom mit fast ausschließlichem, oberflächlichem Wachstumsmuster. Die tiefe Infiltration ist auf die Mukosa bzw. wenige glanduläre und/oder muskuläre laryngopharyngeale Strukturen begrenzt. Die Autoren sehen eine Beziehung zum superfiziellen ösophagealen Karzinom. In ihrer Untersuchungsserie von 61 primären Larynxkarzinomen zeigten 6 (9,8%) die Merkmale des superfiziell sich ausbreitenden Karzinoms. Zwei Fälle beschränkten sich vollständig auf die Mukosa. Ob es sich hier tatsächlich um eine besondere biologische Entität handelt, müssen weitere Untersuchungen klären.

Ein weiteres Problem des Grading besteht darin, daß die Gradierung, die an kleinen Biopsiepräparaten vorgenommen wird, nicht immer repräsentativ für den gesamten Tumor ist. Aufgrund der Untersuchungen von FIORELLA et al. (1992) an 267 Larynxkarzinomen, von denen Biopsie- und Resektionspräparate vorlagen, kann mit einem repräsentativem Grading in 77% der Fälle ausgegangen werden. In 7% wurde der Differenzierungsgrad zu hoch, in 16% aufgrund der Biopsie zu niedrig eingeschätzt.

Unabhängig von den genauen Modalitäten des Gradings haben zahlreiche Multivariantanalysen belegt, daß dem Grading eine entscheidende prognostische Bedeutung bei der Beurteilung von Karzinomen zukommt. So konnten in der Untersuchung von PERA et al. (1986) 5 Variablen mit prognostischer Signifikanz herausgearbeitet werden: (1) positive Lymphknoten, (2) T-Kategorie, (3) histologisches Grading, (4) Ulzeration, (5) Lokalisation. In der Untersuchung von RESTA et al. (1991) erwiesen sich Grading, Lokalisation und Ausdehnung auf extralaryngeale Strukturen als bedeutende, unabhängige Faktoren. KOWALSKI et al. (1991) arbeiteten an 278 konsekutiven Fällen von primären Larynxkarzinomen neben T-Stadium, Lokalisation, Tumorfreiheit der Resektionsränder und extranodalem Wachstum bei Lymphknotenmetastasen auch das histologische Grading als unabhängigen Risikofaktor heraus. ELÖ (1992) fand (unter Zuhilfenahme von histoautoradiographischen Untersuchungen), daß eine Beziehung zwischen dem Differenzierungsgrad, der proliferativen Aktivität und der Häufigkeit von Metastasen besteht. Gut differenzierte Tumoren mit geringer proliferativer Aktivität metastasierten seltener als Fälle von mäßig bis wenig differenzierten Tumoren mit hoher proliferativer Aktivität. Eine entscheidende Bedeutung des histologischen Gradings als Prognose- und Metastasenindikator wird auch durch die Untersuchungen von GEELEN et al. (1995) und KOWALSKI et al. (1995) belegt. Nach den Untersuchungen von STELL (1990) korreliert das histologische Grading nicht mit dem T-Stadium jedoch mit der Lokalisation insofern, als glottische Tumoren häufiger gut differenziert sind; im Hinblick auf die Überlebensrate war jedoch der N-Status der einzige signifikante prognostische Faktor in dieser Untersuchung. Auch in der Untersuchung von PRADIER et al. (1993) stellt die Lymphknotenmetastase den entscheidenden prognostischen Faktor dar, während das histologische Grading in dieser Untersuchung von untergeordneter Rolle war. Die Rolle von Lymphknotenmetastasen für die Prognose wird auch von anderen Autoren belegt (MAMELLE et al. 1994). Besondere Bedeutung kommt bei Lymphknotenmetastasen dem extrakapsulären Wachstum zu (HIRABAYASHI et al. 1991; KLEINSASSER 1992; BARONA DE GUZMANN et al. 1993).

In einer prospektiven Studie konnten SOLANO et al. (1997) belegen, daß das TN-Stadium einerseits, der „Glanz-Jacobsson Score" an den Tumorbiopsien andererseits unabhängige Prognoseindikatoren darstellen.

3.3 Spezielle Untersuchungsmethoden

Trotz einer gewissen Subjektivität bietet die histologische Untersuchung von Biopsiepräparaten immer noch die zuverlässigste Methode, um die Malignität oder das maligne Potential einer Läsion zu bestimmen. Zunächst einmal kann durch die histologische Untersuchung in der Regel mit Sicherheit festgestellt werden, ob bereits ein infiltratives Wachstum vorliegt, oder nicht. Zusätzlich konnten in den letzten Jahren verschiedene weitere zuverlässige und reproduzierbare Kritierien erarbeitet werden, um die Abweichung von mehrschichtigem Plattenepithel von der Norm zu beurteilen. Hierauf wird in Kap. 4.10.4 bei der Besprechung der sog. Dysplasiekriterien eingegangen.

Trotzdem ergeben sich bei der lichtmikroskopischen Beurteilung von Dysplasiegraden oder beim Gradieren etablierter Karzinome einige wenige falschpositive (Überschätzung des malignen Potentiales) und häufiger falsch-negative Resultate, d. h. eine Unterschätzung des malignen Potentiales. So konnte in oralen Läsionen festgestellt werden, daß bis zu 3% der Patienten mit Leukoplakien, die nur eine geringgradige Dysplasie aufwiesen, später ein Karzinom entwickelten (BURKHARDT u. MAERKER 1981). Es ist deshalb verständlich, daß in den

Tabelle 4.3.4. Vorwiegend morphologische Methoden bei der Auswertung von Dysplasien und Karzinomen

Elektronenmikroskopie – Transmission – Raster	Immunhistochemie – Oberflächenantigene – Intrazelluläre Komponenten – Basalmembranbestandteile – Extrazelluläre Matrix (ECM) – Stromareaktion
Exfoliativ-Zytologie	
Quantifizierung histologischer Parameter – Bildanalyse – Proliferationsstudie – Zytophotometrie (DNS-Histogramme)	Genanalyse – Chromosomale Aberration
Histochemie	In-situ-Hybridisierung (RNS, DNS) – Onkogene – Suppressorgene
Enzymhistochemie	– Virale Sequenzen

letzten Jahren alle Möglichkeiten moderner immunhistologischer, biochemischer und molekularbiologischer Methoden angewandt wurden, um zusätzlich zur lichtmikroskopischen Histologie weitere Kriterien zur zuverlässigeren Beurteilung des malignen Potentiales zu etablieren (BURKHARDT 1985; SCULLY u. BURKHARDT 1993; GALLO et al. 1997; BURKHARDT 1997). Im englischen Sprachraum werden diese Methoden auch als „advanced methods", d.h. fortgeschrittene Methoden bezeichnet. Einige dieser Techniken basieren immer noch im wesentlichen auf zytologischen oder histologischen Präparationen (Tabelle 4.3.4), während es sich bei anderen im wesentlichen um chemische oder funktionelle Analysen des Gewebes handelt (Tabelle 4.3.5). Für die Routine bereits wichtige, wenn auch nicht immer beweisende, Untersuchungen sind in Tabelle 4.3.6 aufgeführt.

Tabelle 4.3.5. Komplexe, funktionelle Methoden bei der Auswertung von Dysplasien und Karzinomen

---

Durchflußzytophotometrie

Immunstatus
– lokal
– systemisch

Biochemische Studien
– Gewebehomogenate
– Körperflüssigkeiten

Analyse zirkulierender Zell-/Tumorprodukte

Zellkultur-/in vivo Anzüchtung von Tumorgewebe

Experimentelle Modelle

Tabelle 4.3.6. In der Routinediagnostik bewährte Parameter zur Erstellung eines Risikoprofils hyperplastischer und dysplastischer Epithelläsionen

---

Glykogenverlust (PAS-Färbung)

Basalmembran (PAS-Färbung, Immunhistologie)

Stromareaktion (Quantität, Immunhistologische Analyse)

Proliferationsmarker (Immunhistologie)

DNS-Zytophotometrie (2 c Deviation)

Peptidasen (Kathepsin; Immunhistologie)

Junktionale Komplexe (Immunhistologie)

Oberflächenkohlehydrate (Immunhistologie)

Keratinmuster (Immunhistologie)

HPV-DNS-Nachweis (HPV 16, 18; In-situ-Hybridisierung)

Onkogen-/Tumorsuppressorgennachweis (In-situ-Hybridisierung, Immunhistologie)

3.3.1 Elektronenmikroskopie

Die Elektronenmikroskopie bietet Einblick in die ultrastrukturellen Einzelheiten der zellulären Differenzierung des epithelialen Gewebes. Sie zeigt außerdem virale und fungale Infektionen und läßt Korrelate immunologischer Phänomene erkennen.

Mit der Ultrastruktur der laryngealen, präkanzerösen Läsionen – mit und ohne Dysplasie – und Plattenepithelkarzinome, wie sie die Transmissionstechnik darstellt, befassen sich eine Reihe von Arbeiten (SUGAR u. FARAGO 1966; SCHENK u. KONRAD 1979; SCHENK 1980a, b; SCHENK 1981, 1983; KNOBBER 1994). Die Ergebnisse korrelieren gut mit den Beobachtungen an der oralen Leukoplakie – mit oder ohne Dysplasie – und dem oralen Plattenepithelkarzinom zusammengefaßt in Monographien bei BURKHARDT (1980) und BANOCZY (1982).

Ultrastrukturell ist die epitheliale Hyperplasie ohne Dysplasie durch einen höheren Grad der Differenzierung (Prosoplasie) oder „metaplastische Keratose" charakterisiert, die epidermale Strukturen nachahmt (Tabelle 4.3.7). Typisch sind die multilamellären Basalmembranen (Abb. 4.3.9a), eine erhöhte Tonofibrillenanzahl mit prämaturer Keratose und die Bildung von sog. „Keratin-Pools" infolge einer Verhornungsstörung der Keratinlamellen.

Läsionen mit Dysplasie und Karzinome zeigen gleichartige Merkmale in unterschiedlicher Abstufung (Tabelle 4.3.8). Die Kerne und Nukleolen sind vergrößert. Veränderungen der Zelloberfläche sind äußerst auffällig. Sie bestehen aus einer unzureichenden Basalmembranbildung, die zum Verlust der Lamina densa (Abb. 4.3.9b) und der Hemidesmosomen führt. Stattdessen finden sich zytoplasmatische Protrusionen und Pseudopodien (Abb. 4.3.9c), die sich in das Bindegewebe vorwölben, hierbei werden vermehrt Mikrofilamente (Aktin) gebildet (KNOBBER 1994). Dieser Vorgang wurde Mikroinvasion genannt. Die Anzahl der interzellulären Verbindung ist vermindert, was oft zu einer Erweiterung des Interzellularraumes führt. Das Fehlen und die strukturellen Veränderungen der Zellverbindungen und Desmosomen führen zu einer verminderten, interzellulären Kohäsion und/oder Kommunikation. Der Einbau von Tonofibrillen in die Desmosomen ist vermindert, was zu einem Verlust der dreidimensionalen Orientierung und Ausrichtung führt. Tonofibrillen verklumpen und bilden eine perinukleäre Ballung, die sich häufig als konzentrische Anordnung um

Tabelle 4.3.7. Ultrastrukturelle Merkmale von Epithelhyperplasien ohne Dysplasie

Kerne/Nukleolus – vergrößert, Zunahme Heterochromatin	Keratinbildung – strukturelle Unreife (filamentös) der Lamellen – unregelmäßige Abschilferung
Zellorganellen – vermehrt, aktiviert, Insertion in Desmosomen	Desmosomen/Zellmembran – vermehrt, flächenhaft – Apposition der Zelloberfläche
Tonofibrillen – vergröbert, vermehrt, verklumpt	Basalmembran – multilamellär

a

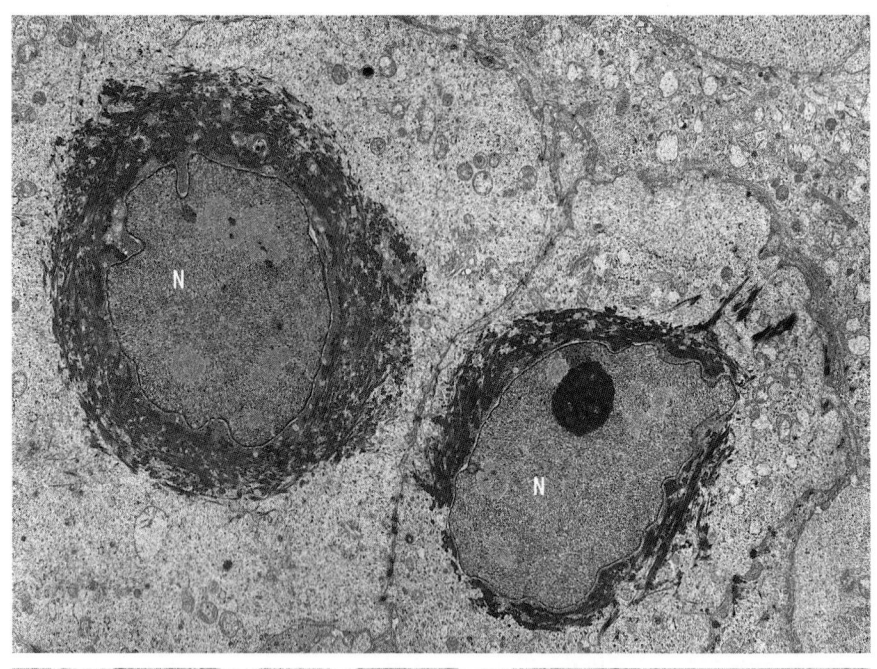

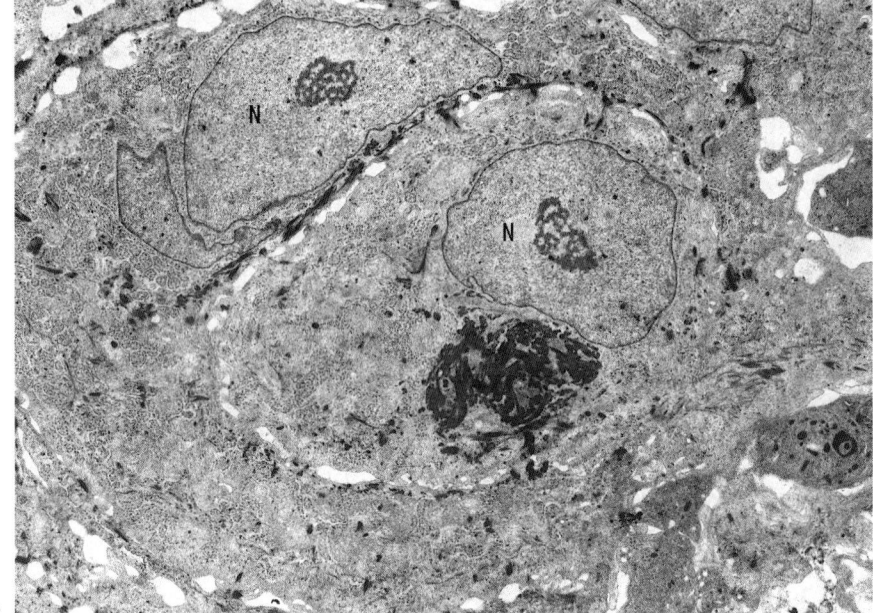

b

Tabelle 4.3.8. Ultrastrukturelle Merkmale von Dysplasie und von Karzinomen

Kerne/Nukleolus – vergrößert, multiple Nukleoli	Keratinbildung – dyskeratotische Nekrose – fibrilläre organoide Dyskeratose
Zellorganellen – Vermehrung von Polyribosomen – Reduktion höher organisierter Strukturen (Mitochondrien, Keratinosomen)	Desmosomen/Zellmembran – vermindert, unvollständig – Spongiose
Tonofibrillen – vermindert, verklumpt – mangelnde Insertion in Desmosomen – perinukleäre Spiralen	Basalmembran – verdünnt, lückenhaft – Zytoplasmaprotrusionen

den Zellkern herum findet (Abb. 4.3.8a, b). Als eine weitere Folge kann es zur dyskeratotischen Nekrose oder zur fibrillären Keratose kommen, deren lichtmikroskopisches Äquivalent die Dyskeratose darstellt. Ein Verlust oder Mangel der Basalmembranbarriere, die reduzierte Interzellulärhaftung, der durch das unkontrollierte Wachstum ausgeübte Druck und eine aktive Zellbewegung spielen eine Rolle beim invasiven Wachstum und finden in der Ultrastruktur ihr Korrelat.

Die Ergebnisse der Rasterelektronenmikroskopie zeigen ebenfalls Veränderungen der Zelloberfläche bei Dysplasie und Karzinom (LUNDGREN et al. 1983; HANSON u. BRUCHMÜLLER 1983). Normale Plattenepithelien und Epithelien mit einfacher Hyperplasie entsprechen in Größe und Gestalt polygonalen Zellen. Die Oberfläche ist bedeckt mit verzweigten „microridges" (Mikrokämmen). Bei der Dysplasie sind diese unregelmäßig angeordnet, was ein pflastersteinartiges Erscheinungsbild ergibt (LUNDGREN et al. 1983). Das Carcinoma in situ und die invasiven Karzinome liefern ein Bild hochgradiger Unordnung. Die Zellen wölben sich vor mit schlecht erkennbaren interzellulären Verbindungen. Die „microridges" sind auseinandergerissen und unregelmäßige „Microvilli" sowie tiefe Furchen sind erkennbar. Das sog. „Echelon-Phänomen" wird für Karzinome als typisch angesehen (HANSON u. BRUCHMÜLLER 1983).

◄ **Abb. 4.3.8a, b.** Elektronenmikroskopisches Erscheinungsbild von Plattenepithelkarzinomen. **a** Tumorzellen mit großen Kernen (N), einer davon mit einem großen dichten Nukleolus. Auffällige perinukleäre Spiralbildung von kondensierten und verklumpten Tonofibrillen. Das periphere Zytoplasma ist frei von Fibrillen und enthält nur wenige Organellen, darunter einzelne Mitochondrien und v. a. Polyribosomen. Die dicht aneinanderliegenden Zellmembranen zeigen nur einzelne kurze, rudimentäre, junktionale Komplexe ohne Insertion von Tonofibrillen × 5400. **b** Tumorzellen mit großen Kernen (M), die lockere, vergrößerte Nukleolen enthalten. Die Tonofibrillen bilden in diesen Zellen keine Spiralen, sondern sind unregelmäßig verklumpt als elektronendichte Masse nahe des Kernes. Wenige, rudimentäre Desmosomen mit einzelnen, kurzen Tonofilamentbündeln. Herdförmige Verbreiterung des Interzellularraumes. × 5800. (Aus MEYER-BREITING u. BURKHART 1988)

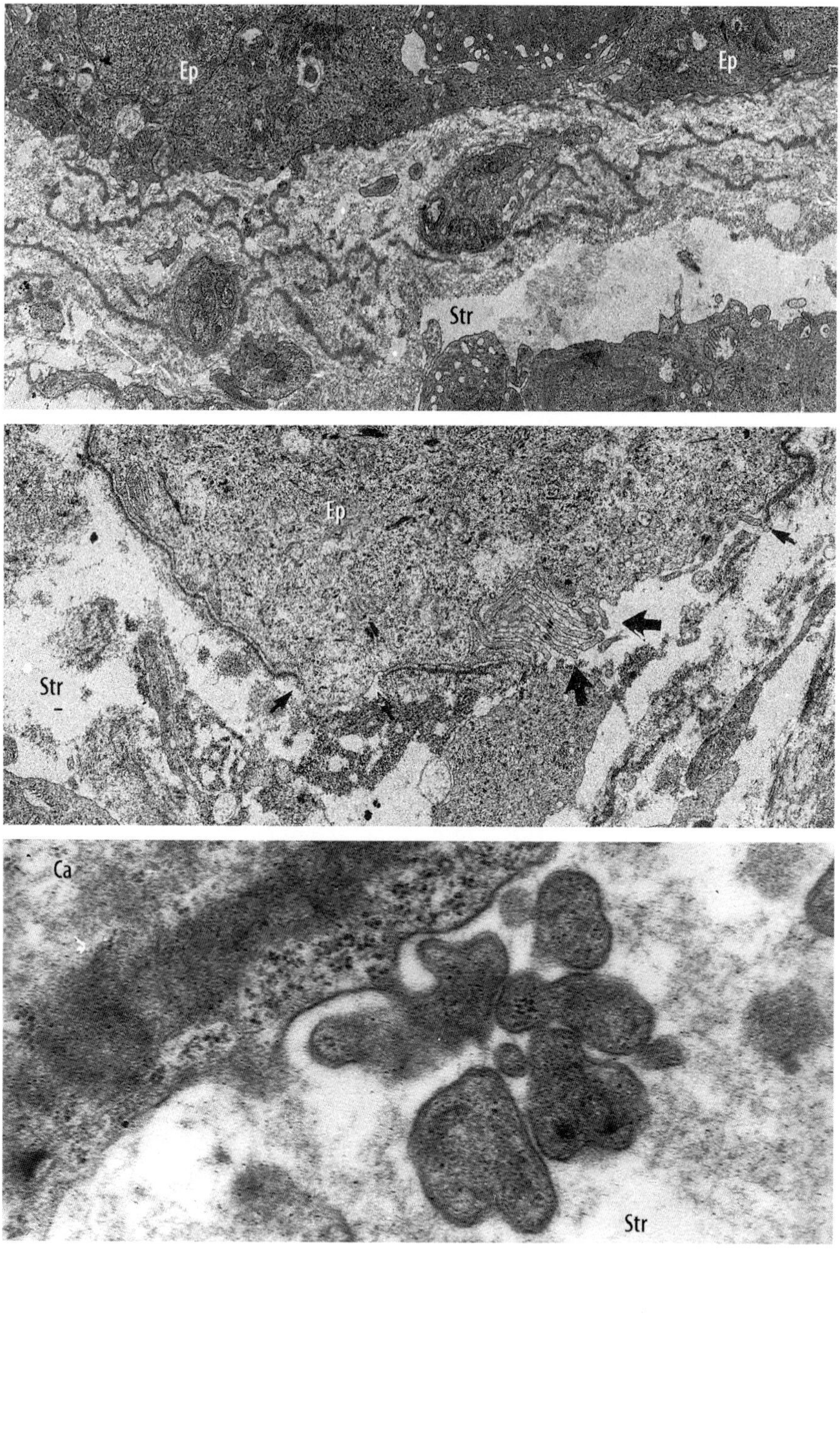

a

b

c

Die Elektronenmikroskopie spielt heute für die Beantwortung der hier zur Diskussion stehenden Fragen kaum eine Bedeutung, kann jedoch die zelluläre Enddifferenzieurng in den verschiedenen Graden der Dysplasie und Anaplasie sehr gut belegen, und so zum Verständnis der Biologie von Störungen der epithelialen Differenzierung bei Malignität beitragen.

3.3.2 Exfoliativ- und Aspirationszytologie

Ein Vorteil der zytologischen Untersuchung ist, daß hierbei Abstriche von größeren Schleimhautarealen vorgenommen werden können; sie eignen sich somit besonders zur Überwachung größerer, „tapetenartiger", großflächiger Schleimhautläsionen. Ein chirurgischer Eingriff ist nicht notwendig und es besteht die Möglichkeit zur unbegrenzten Wiederholung. Hinzu kommt, daß auch vorliegende Infektionen diagnostiziert werden können. Trotzdem erspart die zytologische Untersuchung in der Regel nicht die Biopsie bzw. bei großflächigen Läsionen das „stripping" mit anschließender histologischer Untersuchung und entsprechend sehr viel höherer Aussagekraft.

Grundsätzlich besteht auch im Larynxbereich die Möglichkeit einer zytologischen Abstrichuntersuchung. Deren Zuverlässigkeit kann durch eine stärkere begleitende Entzündung beeinträchtigt werden und ist abhängig von einer guten Entnahmetechnik (FRANZ u. NEUMANN 1978). Die zytologischen Abstrichpräparate werden in 5 Gruppen eingeteilt:

Gruppe I	keine Atypien
Gruppe II	von der Norm abweichende Zellbilder
Gruppe III	Dyskariosen, Kernatypien und Verhornungszeichen
Gruppe IV	auf Malignität verdächtige atypische Zellen
Gruppe V	hochgradig atypische Zellen.

SCHAUER et al. (1973) und HERRMANN et al. (1973) konnten bei einer parallelen Untersuchung von 300 bzw. 390 Fällen eine gute Korrelation von Histologie und Zytologie dokumentieren. LUNDGREN et al. (1981) geben anhand einer prospektiven Studie an 350 Fällen einen positiven zytologischen Befund bei 157 von 190 Läsionen mit Dysplasie, Carcinomata in situ und invasiven Karzinomen

◂ Abb. 4.3.9 a–c. Veränderungen der Basalmembranen bei epithelialer Dysplasie und bei Karzinomen. a Multilamelläre Basalmembran einer epithelialen Hyperplasie mit mäßiger Epitheldysplasie. Die dunklen Bande der Basalmembran unmittelbar an der Epithelunterseite (*Ep*) und im Stroma (*Str*) zeigen einen unregelmäßigen Verlauf. × 8750. b Basalzelle (*Ep*) einer epithelialen Hyperplasie mit deutlicher Epitheldysplasie. Es finden sich mehrere, deutlich erkennbare Lücken in der Basalmembran (zwischen den *kurzen Pfeilen*). In diesem Arealen erkennt man zytoplasmatische Vorwölbungen (*große Pfeile*) und feine tentakelartige Projektionen. × 10900. c Mikroinvasion einer Karzinomzelle (*Ca*). Eine Basalmembran ist nicht erkennbar, stattdessen bilden sich uregelmäßige Protrusionen in das Stroma (*Str*). Einzelne der Protrusionen lösen sich offensichtlich von der Zelle ab und gelangen in das Stroma. × 56600. (AUS MEYER-BREITING u. BURKHART 1988)

(d. h. 83%) und einen negativen Befund bei 134 von 160 benignen Veränderungen (d. h. 84%) an. Beide Arbeitsgruppen berichten zusätzlich über jeweils einen Fall, in dem die zytologische Untersuchung einen malignen Prozeß nachwies, der histologisch übersehen bzw. in der Biopsie nicht erfaßt wurde. Auch andere Autoren berichten über einen hohen Anteil von falsch-negativen Fällen (WHITACKER u. SIEGLER 1956; FRABLE u. FRABLE 1968; THOMSEN et al. 1975, 1976; FRÜHWALD 1979). WALORYSZAK u. MAKOWSKA (1994) geben eine falschnegative Rate von 9% an.

Wohl deshalb hat sich die konventionelle Exfoliativzytologie insgesamt – trotz immer wieder publizierter positiver Erfahrung mit der Methode (MEISTER 1992; BEHAM et al. 1997) – als diagnostische Methode im Larynx und Oralbereich nicht durchgesetzt. Letztlich hängt der Erfolg der Untersuchung im Larynx mehr als in anderen Organen von der Sorgfalt der Entnahme sowie der Erfahrung und Motivation des Zytologen ab (PLATH et al. 1992) und somit von der Kooperation von Kliniker und Pathologe bzw. Zytologe. Es erscheint jedoch möglich, daß eine zusätzliche Zytometrie („image cytometry"), genetische Untersuchung, der Mikronukleustest, die Silberfärbung der nukleären Organisatorregion (AgNOR) mit entsprechender quantitativer Auswertung, eine Keratinanalyse oder die Bestimmung der p53-Tumorsuppressorexpression der zytologischen Untersuchung verstärkte Bedeutung in der Zukunft verschaffen wird (BURGER et al. 1994; OGDEN et al. 1997). Durch Anwendung einer hochauflösenden Bildanalyse an intermediären Zellen der Schleimhaut aus der Umgebung von Karzinomen konnten BURGER et al. (1994) in 53% der Fälle eine korrekte Karzinomdiagnose stellen. Im Bereich der gynäkologischen Zytologie (Vorsorgeuntersuchung) hat sich eine Multiparameter-Bildanalyse mit Auswertung durch neuronale „Netzwerk-Computer" (PapNet) als vielversprechend erwiesen.

Ein Papilloma-Virus-Nachweis an Bürstenabstrichen scheint nach Untersuchungen von VOWLES et al. (1997) nicht die gewünschte Genauigkeit zu haben.

Im Gegensatz zur Exfoliativzytologie hat sich die Aspirationszytologie bei der Diagnose von soliden Tumoren der laryngealen Region bewährt.

3.3.3 Quantifizierung der Histopathologie

Die Quantifizierung der histologischen Parameter kann sich auf die verschiedensten Kriterien beziehen, insbesondere auf die Bestimmung des DNS-Gehaltes bzw. dessen Variation, die Kernfläche, Kernumfang und Kernform, AgNOR-Messung bzw. Auszählung, die Bestimmung von proliferations-assoziierten Markern, das Ausmaß der Vaskularisation im subepithelialen Gewebe bzw. im peritumoralen Gewebe nach Markierung der endothelialen Zellen durch das Faktor VIII-Protein bzw. CD34 und vieles andere mehr (Tabelle 4.3.9). Mit der heute fortgeschrittenen Computertechnologie werden diese Messungen in Zukunft erheblich an Bedeutung gewinnen und die traditionelle Dysplasiegradierung wesentlich ergänzen.

Insbesondere *proliferations-assoziierte Veränderungen*, können bereits heute zusätzliche harte Daten liefern, die mit dem Dysplasiegrad und auch der Prognose korrelieren. So müssen DNS-Histogramme heute als die wichtigste Ergänzung zur traditionellen lichtmikroskopischen Beurteilung gelten.

KRAMER und Mitarbeiter (1969, 1970 a, b, 1980) benutzten ein computergestütztes Analyseverfahren, um die histologischen Merkmale verschiedener Läsionen der oralen Schleimhaut auszuwerten. Hierbei sollten sich zwei Komponenten ergänzen: Die Fähigkeit des Pathologen, Gewebemerkmale zu identifizieren und die Möglichkeit des Computers, bestimmte Muster ohne Ermüdung wieder zu erkennen („pattern recognition", KRAMER 1969). Bei dieser Methode wird das Vorhandensein von auffälligen Mitosefiguren, Polaritätsstörungen der basalen Zellen, Hyperchromasie der Kerne, vergrößerten Nukleolen, zellulärer Polymorphie, intraepithelialer Verhornung sowie das Vorhandensein von „Russell-Bodies" subepithelial als Hinweis für das Vorliegen von Malignität gedeutet. Letztendlich ist jedoch der Wert einer derartigen Beurteilung davon abhängig, inwieweit der Pathologe dazu in der Lage ist, die o.g. Merkmale zu erkennen.

GRÖNTOFT et al. (1978) bestimmten die Kerngröße bei laryngealen Läsionen. Die mittlere Kernfläche betrug für normale epitheliale Zellen 48, für dysplastische 41 und für karzinomatöse 73 µm². Je höher der von den Zellen gezeigte Dysplasiegrad war, desto größer war die Variabilität in der Kerngröße. Hingegen unterschieden sich normale und verhornte Epithelien nicht in ihrer Größe. 3 Läsionen mit Hyperplasie zeigten nur leicht erhöhte Werte. Es wurde die Schlußfolgerung gezogen, daß weder Hyperplasie noch Keratose alleine als prämaligne angesehen werden sollte.

Anhand von 5 Kernparametern konnten OLDE-KALTER et al. (1986) 6 von 10 laryngealen Epithelhyperplasien mit unterschiedlichen Atypiegraden korrekt mit dem klinischen Verlauf korrelieren. Während eine Reihe von Kern-Zytoplasma-Parametern in laryngealen Läsionen unterschiedlicher Dysplasiegrade keine weitere sinnvolle Untergliederung gestattete, ermöglichte die Kernpolarität die Unterscheidung von geringgradigen und hochgradigen Dysplasien (STENERSEN et al. 1992) und konnte in der Studie von SAMPEDRO et al. (1994) zusammen mit der Kerndichte mit 82 % Spezifität die Progression in ein Karzinom vorhersagen.

Bei etablierten Karzinomen besteht eine Beziehung zwischen Kernfläche, Kernumfang und Kerndurchmesser, somit zwischen dem Kernvolumen bzw. der Kerngröße und der Prognose sowie Überlebensrate (RESTA et al. 1992; ZHENG

Tabelle 4.3.9. Möglichkeiten der Bildanalyse

DNS-Histogramme
Proliferationsmarker
AgNOR – Zahl/Fläche/Verteilung
Faktor VIII-Positivität (Vaskularisation)
Kern
– Größe   – Durchmesser
– Umfang   – Formfaktor
– Dichte   – Orientierung
Fraktale Dimension der Basalmembran
Multiparameter-Bildanalyse

et al. 1992; PANAYIOTIDES et al. 1993; SORENSEN et al. 1989). Allerdings konnten Kernfläche und Kernrundheit nicht Karzinome mit und ohne Metastasen separieren (DONAT et al. 1995). Der Vaskularisationsgrad von Larynxkarzinomen korreliert mit dem Mitoseindex, Kernpolymorphie, Lymphknotenstatus und Prognose (KLIJANIENKO et al. 1995; DENHART et al. 1997) und kann morphometrisch vermessen werden. Dabei sind der „vascular permeability factor" (VPF) und der „vascular endothelial growth factor" (VEGF) in hochgradigen Dysplasien und Karzinomen erhöht.

Viele, der durch diese Methode gemessenen Parameter werden relativ einfach durch das menschliche Auge bei der Routinediagnostik beurteilt, so die Kernvergrößerung und Hyperchromasie. Es erscheint jedoch möglich, daß in der Zukunft, insbesondere im Hinblick auf die enormen Fortschritte der Computertechnik auch in der Routinediagnostik, quantifizierende Meßverfahren eine wichtige Rolle spielen werden. Hierbei kann die Fähigkeit des Computers schnell und unbestechlich eine Reihe von Gewebeparametern zu quantifizieren, in Zukunft wahrscheinlich im Sinne einer Multiparameter-Bildanalyse (Multiparameter IA) eine wichtige Ergänzung der konventionellen Histologie darstellen. Aufgabe der Zukunft wird es sein, die aussagekräftigsten Parameter zu definieren. DREYER et al. (1995) konnten durch die Kombination der Messungen von DNS-Gehalt, Kernfläche und Variation der Kernfläche eine Objektivierung der Dysplasiegradierung und eine zuverlässige Erkennung von hochgradigen Dysplasien erreichen. MUNCK-WIKLAND et al. (1993) führten PCNA- und DNS-Bestimmungen gleichzeitig durch und konnten die Genauigkeit der Dysplasieklassifikation steigern.

3.3.4 Zelluläre Proliferation

Die Methodik von Proliferationsstudien sowie deren Grenzen einerseits, die Epithelkinetik und ihre Veränderung bei Hyperplasie und anderen, abnormalen Zuständen andererseits wurden ausführlich von HUME u. POTTEN (1979), SCRAGG, u. JOHNSON (1980, 1982), HUME (1981) und WARNAKULASURIYA u. JOHNSON (1996) untersucht. Viele Untersucher konnten zeigen, daß die zelluläre Kinetik bei Hyperplasie, Dysplasie und Karzinom verändert ist. Die zelluläre Proliferationsrate kann durch das Zählen von mitotischen Figuren entweder in konventionellen Gewebeschnitten (mitotischer Index), nach Mitosearrest in der Metaphase oder aber nach radioaktiver Markierung, besonders mit tritiiertem Thymidin sowie mit Hilfe von Bromodeoxyuridin-Markierung bestimmt werden (Tabelle 4.3.10).

Tabelle 4.3.10. Proliferations-assoziierte Zellparameter

Mitotischer Index (MI)	S-Phasen-Fraktion
K67/MIB 1-Index	Bromodeoxyuridin (BrdU)-Markierung
PCNA	3 H – Thymidin-Markierung
p120 Nukleäres Protein	Epidermaler Wachstumsfaktor-Rezeptor
AgNOR	Transferrin-Rezeptor

Die radioaktive Markierung, die als das zuverlässigste Verfahren angesehen wird, und die mitotische Arretierung sind verständlicherweise in ihrer Anwendung am Menschen eingeschränkt. Die Durchführung des Verfahrens an Biopsien in vitro besitzt eine fragliche biologische Bedeutung.

Weitere Methoden, um über die Proliferation von Geweben eine Aussage zu machen, sind die Bestimmung proliferations-assoziierte Kernantigene wie Ki 67 (MIB 1)-, PCNA („proliferating cell nuclear antigen"), p120 sowie die Bestimmung der S-Phasen-Fraktion (SPF). Schließlich spiegelt die Vermehrung von versilberbaren Kerngranula, sog. „nukleoläre Organisationsregionen (AGNORs), welche Proteine in Verbindung mit extraribosomaler RNA bei der Transkription von DNA-Sequenzen darstellt, eine erhöhte Proliferation wieder.

Mittels immunhistochemischer Verfahren [Immunfluoreszenz-Markierungsindex (ANIP (F)-LI)] können einzelsträngige Nukleinsäuren in den Kernen von Gewebsschnitten nachgewiesen werden. Hierdurch ist es möglich, DNA-replizierende Zellen zu erkennen. Erste Auswertungen von Karzinomen des Kopfes und des Halses, unter Einschluß von 6 Larynxkarzinomen (CINBERG et al. 1980, 1983) zeigten, daß der ANIP-Markierungsindex wertvoll für die Einschätzung des Wachstums von Larynxkarzinomen ist.

Aus verschiedenen Gründen haben Beurteilungen, die sich nur auf die mitotischen Indizes begründen, einen sehr eingeschränkten Aussagewert (BIESTERFELD 1997). So ist es beispielsweise schwierig „normale" Kontrollwerte zu erhalten; Tagesschwankungen müssen berücksichtigt werden. Der Ausgangspool ist unbekannt und nicht notwendigerweise identisch mit den Basalzellen. Die Dauer der Mitose und der Synthesephase ist häufig unbekannt, auch können noch nach Probenentnahme Mitosephasen weiterlaufen, was zu einer Unterschätzung der mitotischen Aktivität führen kann. Folglich ist ein erhöhter mitotischer Index nicht identisch mit einer gesteigerten Zellproduktion und eine Hyperplasie wie auch eine Dysplasie werden zusätzlich durch einen veränderten Zellverlust charakterisiert. Schließlich können vermehrte mitotische Figuren im Epithel auch im Rahmen einer Regeneration vorkommen, beispielsweise als Reaktion auf unterschiedliche Noxen, bei der Wundheilung, bei Entzündung und bei Hyperplasie. Auch können nichtepitheliale, interepitheliale Zellen zur Gesamtzahl der mitotischen Figuren beitragen, wenngleich dieser Anteil an der Gesamtzahl der Mitosen in den meisten Fällen sehr gering sein dürfte (BOS u. BURKHARDT 1981).

Eine erhöhte Proliferation ist somit kein Merkmal der Malignität, aber ein wichtiger Faktor, der zusammen mit der Pyknoserate das Wachstum von Tumoren bestimmt. Tumoren mit erhöhter Proliferation sind in der Regel aggressiver als solche, mit niedriger Proliferation (DE LELLIS 1995).

Aufgrund dieser Überlegungen liefert der mitotische Index allein nur eine eingeschränkte Information, die nur zusammen mit anderen Dysplasiekriterien, histologischen Merkmalen sowie der „Pyknose-Rate" berücksichtigt werden sollte.

Bei der Hyperplasie des oralen Epithels kann ein vermehrter mitotischer Index und erhöhter Markierungsindex sowie ein linearer Anstieg dieser Parameter bei vermehrter Dysplasie beobachtet werden (Übersicht: HILL 1980; SCRAGG u. JOHNSON 1982). Dieses ist assoziiert mit einem Auftreten von Mitose-

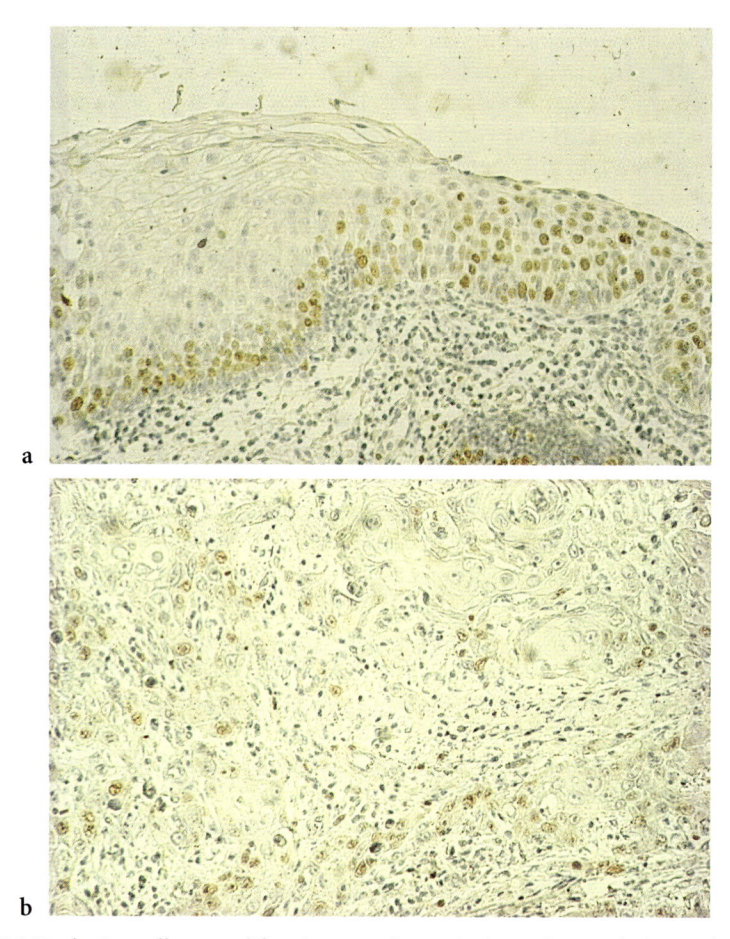

Abb. 4.3.10 a, b. Darstellung proliferationsassoziierter Antigene in Dysplasien und Karzinomen mit Hilfe des Antikörpers MIB1. **a** Auf der *linken Seite* des Bildes noch regulär geschichtetes, mehrschichtiges Plattenepithel mit leichter Hyperplasie. Markierte Zellen im Basal- und Parabasalzellbereich. Auf der *rechten Seite* des Bildes Epithel mit Aufhebung der Schichtung und deutlichen Dysplasien im Sinne eines Carcinoma in situ. Hier Markierung der Zellen im Bereich aller epithelialer Abschnitte. **b** Plattenepithelkarzinom mit Markierung der Mehrzahl der Zellkerne

figuren und markierten Zellen auch in den suprabasalen Schichten, was eine Vermehrung des proliferativen Pools anzeigt (Abb. 4.3.10)

Auch in laryngealen Läsionen hat die Anzahl, das Verteilungsmuster und die Lokalisation von proliferierenden Zellen diagnostische Bedeutung. So ist ihre Zahl im Basalzellbereich des Epithels beim Reinke-Ödem als Ausdruck der Brachytrophie vermindert, bei Epithelhyperplasien erhöht (Elö et al. 1993). Analog zu oralen Läsionen finden sich bei Dysplasien eine Verdoppelung des proliferativen Epithelkompartements und eine Verteilung auch suprabasal und im Stratum spinsoum (Elö et al. 1993)

Bei Larynxkarzinomen wurde eine Korrelation zwischen dem 3H-TdR-Markierungsindex und dem T-Stadium (BALZI et al. 1991), der Häufigkeit von Lymphknotenmetastasen (ELÖ 1983) sowie der Prognose (MATTURRI et al. 1997) beobachtet. Ein hoher Mitoseindex ist mit einer hohen Rezidivrate assoziiert (TOMASINO et al. 1995).

Der Ki 67-Index zeigte sich bei einer Reihe von Untersuchungen als Dysplasie-, Anaplasie- und Prognoseindikator (LORZ u. MEYER-BREITING 1988; WELKOBORSKY et al. 1995) ebenso wie PCNA (MUNCK-WIKLAND et al. 1993; PIGNATARO et al. 1995; TOMASINO et al. 1995), während andere Autoren dies nicht bestätigen konnten (ROLAND et al. 1994; RESNICK et al. 1995) bzw. auf eine starke Heterogenität hinweisen (LORZ u. MEYER-BREITING 1988).

3.3.5 DNS-Histogramme, Zytophotometrie

DNS-Histogramme durch zytophotometrische Messungen werden zuverlässig an Zellsuspensionen und zytologischen Abstrichen nach Feulgen-Färbung oder Fluorchromation (Zyto- oder Mikrofluorometrie) der nuklearen DNS durchgeführt. Mittels computerisierter Auswertung kann eine hohe Zellzahl gemessen werden („flow cytofluorometry"). DNA-Messungen an Gewebeschnitten, bei denen die Kerne unterschiedlicher Größen in verschiedenen Ebenen geschnitten sind, erfordern eine Korrektur der Messungen und besondere Erfahrung. Durch spezielle Techniken gelingt es, sowohl geeignetes Material von älterem paraffineingebettetem Material (STENERSEN et al. 1994), als auch von kleinen Biopsien zu gewinnen (STENERSEN et al. 1990).

Zwischen der Image-Zytometrie am Zellausstrich und der Flow-Zytometrie besteht eine hohe Konkordanz von 96% (GANDOUR-EDWARDS et al. 1994), so daß die Ergebnisse hier zusammen diskutiert werden können.

Das DNS-Ploidie-Muster besitzt Bedeutung für die Prognose einer Läsion: Eine geringgradige Diploidabweichung (2c Abweichungsfaktor – 2cDI) ist charakteristisch für Läsionen mit einem geringen Risiko zur malignen Entartung, eine hohe Diploidabweichung (aneuploide Werte, Dispersion) bedeuten Läsionen mit hohem Risiko und das Vorhandensein von hypertetraploiden Kernen (4,5 c „exceeding rate" – 4,5c ER) wird von einigen Autoren als „neoplastischer Marker" angesehen.

Bei präkanzerösen Läsionen kann durch DNA-Messung eine in der Regel sprunghafte Zunahme der Ploidie und Aneuploidie von der mäßiggradigen zur hochgradigen Dysplasie nachgewiesen werden (MUNCK-WIKLAND et al. 1991, 1997; ISPIZUA et al. 1994; DREYER et al. 1995). So konnte durch Bildanalyse bei geringer Dysplasie in 33% eine Aneuploidie, bei mittelgradiger in 78% und bei hochgradiger in bis zu 100% nachgewiesen werden (CRISSMAN u. ZARBO 1991). Die Läsionen mit abnormem DNS-Gehalt zeigen einen häufigen Übergang in ein Karzinom (BRACKO 1997).

GRÖNTOFT et al. (1978) beobachtete in einer Arbeit über normales, dysplastisches und karzinomatöses Larynxepithel eine höhere Variabilität des DNS-Gehaltes bei höheren Dysplasiegraden. Die A.U. („absorption units")-Werte betrugen für normale 69, für dysplastische 71 und für karzinomatöse Kerne 118. Untersuchungen von anderen Autoren bestätigten einen Zusammenhang zwischen dem vermehrten nukleären DNS-Gehalt zum Dysplasiegrad (GIARELLI et al. 1977; HELLQUIST u. OLOFFSON 1981). Die epitheliale Hyperplasie zeigte im Vergleich zum normalen Epithel keinen deutlichen Unterschied im nukleären DNS-Gehalt (HELLQUIST u. OLOFSSON 1981). Dieses bestätigt die bekannte Tatsache, daß eine Hyperplasie ohne Dysplasie keine prämaligne Läsion ist.

In einer Zell-DNA-Fluorometrie-Studie an hyperplastischen, dysplastischen und karzinomatösen Läsionen des Larynx konnten BJELKENKRANTZ et al. (1983) hypertetraploide Kerne weder in hyperplastischen noch in geringgradig dysplastischen Epithelien finden; der Nachweis gelang jedoch in 4 von 14 Präparaten mit mäßiggradiger Dysplasie, in 5 von 19 Präparaten mit schwerer Dysplasie und in 9 von 15 invasiven Karzinomen. Bei präkanzerösen Läsionen war das Vorhandensein von hypertetraploiden Kernen assoziiert mit einer erhöhten Rezidivneigung und schnelleren Progression, bei Karzinomen mit einer schlechteren Prognose.

Etablierte Larynxkarzinome besitzen eine hohe Heterogenität der DNS-Ploidie (EL NAGGAR et al. 1992), die mit Differenzierungsverlust zunimmt: G I 11,8%, G II 83,3%, G III 100% (STELL 1991, TSURUTA et al. 1991). Die Abweichung des DNS-Gehaltes korreliert mit dem Ausmaß der chromosomalen Aberrationen (HEMMER u. PRINZ 1997).

In einer Studie an 10 Schnittpräparaten normaler Schleimhaut, 44 Dysplasien und 38 Plattenepithelkarzinomen stellte sich die „5 C Exceeding-Rate" als sensitiver (74%) und spezifischer (100%) Parameter der Diskriminierung dar, der durch Multiparameteranalyse auf 84% Sensitivität gesteigert werden konnte (DREYER et al. 1997).

Bei Karzinomen ist erhöhter DNS-Gehalt und/oder Aneuploidie (erhöhter DNS-Index, 2 c „deviations index" etc.), ermittelt durch Bildanalyse, mit schlechterer Prognose (GUO et al. 1989; RUA et al. 1991; TRUELSON et al. 1992; WOLF et al. 1994; WELKOBORSKY et al. 1995; MATTURRI et al. 1997), fortgeschritteneren Stadien (GANDOUR-EDWARDS et al. 1994), höherer Chemotherapiesensitivität (GREGG et al. 1993), aggressiverem Verhalten, höherer Strahlenresistenz (WALTER et al. 1991; STERN et al. 1995) und häufigen Metastasen (WOLF et al. 1994) und höherer Rezidivhäufigkeit (MUNCK-WIKLAND et al. 1993; WESTERBECK et al. 1993) assoziiert. Diese Beziehungen scheinen bei oralen Karzinomen noch deutlicher als bei laryngealen Karzinomen zu sein (STELL 1991). Bei einigen Untersuchungen wurden auch keine signifikanten Unterschiede festgestellt (DE GUZMAN et al. 1993).

Bei der Anwendung derartiger Verfahren gibt es jedoch einen hohen Prozentsatz an falsch-negativen Fällen. In Arbeiten von HOLM und Mitarbeitern (HOLM et al. 1980; HOLM 1982) zeigten 24% der Karzinome uncharakteristische Veränderungen mit einem überwiegend diploiden Kernmuster.

Bei 15 von BJELKENKRANTZ et al. (1983) gemessenen invasiven Karzinomen war in 13 Fällen der typische DNA-Wert entweder diploid oder beinahe diploid. Bei 2 Fällen war der Tumor wahrscheinlich polyploid mit einem diploiden Höchstwert. Jedoch zeigten die nichtdiploiden Karzinome und diejenigen, bei denen mehr als 50% der Zellen DNA-Werte besaßen, die den typischen Diploidwert um 2 Standardabweichungen überschritten, fortgeschrittenere Karzinomstadien und hatten eine schlechtere Prognose als die überwiegend diploiden Karzinome (HOLM et al. 1980; HOLM 1982).

Bei üblicher sensibler Untersuchungstechnik besitzen 30–40% der Kopf-Hals-Karzinome diploide Stammlinien (STELL 1991; RUA et al. 1991; MAHMOOD et al. 1995) und würden als „falsch-negativ" bei entsprechenden Untersuchungen abschneiden. Diese zeigen deutlich höhere Überlebensraten (GUO et al. 1989; STELL 1991; HEMMER et al. 1997).

Die S-Phasen-Fraktion von präkanzerösen oralen Läsionen ist bei hochgradiger Dysplasie deutlich erhöht (SAITO et al. 1998). Eine erhöhte S-Phasenfraktion von Larynxkarzinomen ist mit kürzeren Rezidivintervallen, kürzerem Überleben und höherem Todesrisiko assoziiert (TOMASINO et al. 1995). Bei Karzinomen deutet eine niedrige S-Phasen-Fraktion auf einen langsam proliferierenden Tumor mit höherer Radiosensitivität (TENNVALL et al. 1993). Zahl und Größe von mit Versilberung darstellbaren sog. „nukleären Organisationsregionen" (AgNORs) sind Ausdruck einer erhöhten Zellproliferation und im allgemeinen eines Aktivierungsstadiums des Zellstoffwechsels, damit bei Tumoren eines höheren Malignitätsgrades. Deshalb kann die Auszählung und Morphometrie dieser Strukturen in bezug auf Anzahl, Größe, Verteilung und Struktur einen wichtigen Beitrag zur Einschätzung des malignen Potentials liefern.

Tatsächlich findet sich bei laryngealen Präkanzerosen eine Zunahme der AgNOR-Zahl und -Größe mit steigendem Dysplasiegrad (MAURI et al. 1990; MALUSARDI et al. 1992) und bei Karzinomen mit steigendem Anaplasiegrad (MALUSARDI et al. 1992; HIRSCH et al. 1992; NAKASHIMA et al. 1994). Dabei besteht keine offensichtliche Korrelation zum DNS-Index, PCNA- oder Ki67-Expression (CAPPIELLO et al. 1995). Die durchschnittliche Zahl von AgNOR's in Karzinomen beträgt pro Kern 4,3 ± 1,38 und variiert von 2,5–8,7 (NAKASHIMA et al. 1994; CAPPIELLO et al. 1995). Die Anzahl ist erhöht bei fortgeschritteneren T-Stadien des Tumors (NAKASHIMA et al. 1994), bei Vorliegen von Lymphknotenmetastasen (YAMAMOTO et al. 1997) und bei Tumoren von Patienten mit rasch progredienter Tumorerkrankung (BOCKMÜHL et al. 1992; XIE et al. 1997). Der AgNOR-Auswertung wird somit eine wertvolle und von anderen Parametern unabhängige prognostische Relevanz zuerkannt.

3.3.6 Histochemie, Enzymbestimmung und Enzymhistochemie

Die einfache Histochemie, beispielsweise die Anwendung verschiedener Färbereaktionen an Gewebeschnitten, ist ein Teil der Routinehistologie geworden. Die PAS-Färbung zeigt z. B. einen Verlust von Glykogen im Epithel prämaliger Läsionen, das Vorhandensein oder Fehlen der Basalmembran und die Besiedlung des Epithels mit Candida-Hyphen. Mit der Silberfärbung wird eine verdünnte oder fehlende Basalmembran dargestellt. Mit Kollagenfärbungen (Masson-Trichrome, van Giesson) ist ein Kollagenverlust (beispielsweise infolge erhöhter Kollagenaseaktivität, s. unten) in präkanzerösen und kanzerösen Läsionen erkennbar.

Enzymbestimmungen können sowohl an Gewebehomogenaten, durch die klassische Enzymhistochemie oder – heute vermehrt angewendet und unkomplizierter – durch die Immunhistologie erfolgen.

Protein-Tyrosin-Kinase (PTK) und Protein-Tyrosin-Phosphatase (PTP) spielen eine Rolle bei der Signalübertragung von Zellen und bei der Onkogenaktivierung. Ihre Aktivität ist in Larynxkarzinomen gegenüber Normalgewebe erhöht (VERSCHUUR et al. 1994). Die Tatsache, daß auch normales Gewebe von Karzinompatienten erhöhte Werte zeigen (VERSCHUUR et al. 1995) läßt dies als Test zur Abgrenzung von Risikogruppen geeignet erscheinen.

Die Gluthion-S-Transferase (GST) und ihre Isoenzyme spielen eine wesentliche Rolle bei der Entgiftung von Karzinogenen, u. a. des Zigarettenrauchs. GST-alpha, -mu und -pi finden sich in der normalen Larynxmukosa; in Dysplasien und Karzinomen sind GST-pi-Aktivitäten, v. a. in gut differenzierten Tumoren, erhöht, GST-alpha erniedrigt (TANITA 1992; MULDER et al. 1995; PAVELIC et al. 1997; LI et al. 1997). Die Aktivitäten von GST-pi-mu und -alpha sind in basalen, suprabasalen und oberflächlichen Anteilen der Schleimhaut in der Umgebung von Karzinomen erhöht und können ebenfalls eine Risikogruppe für die Entwicklung von Zweitkarzinomen identifizieren (BONGERS et al. 1995). GST-pi könnte dabei einen Risikofaktor für Karzinomrezidive darstellen und zur Einschätzung der Zytostatika- und Strahlenresistenz beitragen (MIURA et al. 1997); nach Radiatio findet sich ein Verlust von GST-pi (TANITA et al. 1993). Eine genetische Erniedrigung von GST-mu könnte zu Harnblasenkarzinomen und Larynxkarzinomen prädisponieren (LAFUENTE et al. 1993).

Ornithin-Dekarboxylase spielt bei der Synthese von Polyaminen und damit bei der Kanzerogenese eine Rolle. Ihre Aktivität ist in Karzinomzellen gegenüber der normalen Mukosa deutlich erhöht (WEISS et al. 1992).

Die traditionelle Enzymhistochemie kann einen Wechsel der metabolischen Aktivitäten von malignen und prämalignen Zellen im Vergleich zu Normalzellen nachweisen. Sowohl qualitative (Vorhandensein, erhöhte oder erniedrigte Enzymaktivitäten, Veränderungen im Isoenzymmuster) als auch quantitative Auswertungen sind möglich. Die Ergebnisse von hierzu relevanten Studien (hauptsächlich an der oralen Schleimhaut) wurden von JOHNSON et al. (1980) zusammengefaßt. Eine wesentliche metabolische Veränderung in vielen prämalignen und malignen Zellen ist der Wechsel von der aeroben Energiegewinnung (oxydative Phosphorylierung) zur überwiegend anaeroben Glykolyse.

Es liegen nur wenige Arbeiten vor, die sich mit der veränderten enzymatischen, metabolischen Aktivität in der Larynxschleimhaut befassen. Die Ergebnisse entsprechen denjenigen an anderen prämalignen und malignen epithelialen Läsionen. GOLABEK u. SZYSZKO (1984) zeigten eine Steigerung der gesamten Laktatdehydrogenase (LDH)-Aktivität und eine kathotische Veränderung des Isoenzym-Musters sowohl in den basalen als auch den parabasalen Zellen von Larynxkarzinomen. Auch in der angrenzenden Schleimhaut waren auffällige Veränderungen nachweisbar.

QUADE u. LÖBE (1984) versuchten ein Enzym-histochemisches Grading von 146 Larynx- und Pharynxkarzinomen durchzuführen. Es ergab sich eine verminderte Aktivität des Schlüsselenzyms des Trikarbonsäure (Krebs)-Zyklus, der

Succinat-Dehydrogenase (SDH). Es konnte jedoch keine Korrelation zur Überlebensrate der Patienten gezeigt werden. Auch die für oxidative Phosphorylierung wichtige NADH-Zytochrom-C-Reduktase zeigt eine nichthomogene Verteilung und keine Korrelation zur Überlebensrate.

Die Laktatdehydrogenase (LDH), ein wichtiges Enzym der Glykolyse (Emden-Meyerhof-Pathway) zeigt deutliche Unterschiede in ihrer Aktivität. Hierbei erscheint wichtig, daß eine geringe Aktivität statistisch signifikant mit einer mehr als 3-Jahres-Überlebensrate assoziiert war, im Gegensatz zu Patienten mit hohen Enzymaktivitäten.

Die Glukose-6-Phosphat-Dehydrogenase (G6PD), ein am Pentosephosphatweg der Glykolyse beteiligtes Enzym, zeigt beträchtliche Unterschiede in der Aktivität. Bei Patienten mit einer guten Prognose wurden statistisch signifikant niedrigere Aktivitäten im Tumorgewebe gemessen, als bei Patienten mit einer schlechten Prognose.

Wie zu vermuten war, zeigten sowohl LDH als auch G6PD höhere Aktivitäten in wenig differenzierten Karzinomen (Grad 3) als in Karzinomen des Grades 1 und 2. Für Patienten mit geringen Aktivitäten beider Enzyme lag die 3-Jahres-Überlebensrate über 90%. In der Gruppe mit hohen Enzymaktivitäten war sie geringer als 20%. Hingegen bestand bei 20% dieser Gruppe keine Korrelation zu den Aktivitäten dieser beiden Enzyme.

HEYDEN (1974) behauptet, mittels einer modifizierten G6PD-Nachweismethode in einer sauerstoffgesättigten Umgebung selektiv maligne, epitheliale Zellen zu erkennen. Er berichtet, daß diese metabolische „Atypie" der morphologischen Dysplasie bei der experimentellen oralen Karzinogenese vorausgeht. Hingegen waren spätere Arbeiten, die von anderen Untersuchern durchgeführt werden, weniger überzeugend (JOHNSON et al. 1980; EVANS et al. 1983).

Enzyme für den Glukosetransport durch die Zellmembran finden sich in der Basalzellschicht von normalen Plattenepithelien (GLUT 1), fehlen aber in Plattenepithelkarzinomen (VOLDSTEDLUND u. DABELSTEEN 1997).

Die invasive Eigenschaft von Tumorzellen korreliert meist mit einer gesteigerten Produktion von lysosomalen Enzymen, insbesondere von Proteinasen und Hydrolasen. Die Aktivität von saurer Phosphatase, normalerweise in der verhornten Schicht des Epithels gefunden (GARDNER 1965), ist häufig bei Karzinomzellen vermehrt (QUADE u. LÖBE 1983). Auch die alkalische Phosphatase ist in Larynxkarzinomzellen, Blutgefäßen und Stroma nachweisbar und tumorspezifisch (AL MUDAMGHA et al. 1997).

Die Familie der Matrix-Metallproteinase (MMPs, auch Kollagenasen oder Matrixine genannt) sind die Schlüsselenzyme bei der Matrixdegradation und werden durch Inhibitoren (TIMPs „tissue inhibitors of metalloproteinase") kontrolliert. Sie besitzen überlappende Aktivitäten und spielen bei der Wundheilung, aber auch Tumorinvasion eine Rolle.

Die Kollagenaseaktivität im Stroma von Karzinomen ist oft sehr ausgeprägt (ABRAMSON et al. 1975; LIOTTA et al. 1980, 1983). Möglicherweise liegt eine Korrelation mit einem vermehrten Kollagenverlust vor. Der Ursprung des Enzyms (Epithel und/oder Stromazellen?) ist noch unklar. Zum Teil ist die Enzymaktivität wohl aufgrund der Tumorzellnekrose erklärbar.

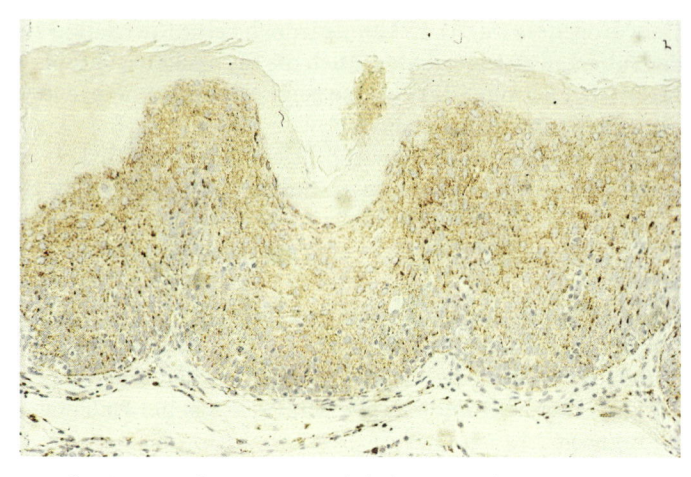

Abb. 4.3.11. Nachweis von Kathepsin D in epithelialen Hyperplasien. Man erkennt eine deutliche Expression von Kathepsin D im gesamten vitalen Epithelbereich, insbesondere im Stratum spinosum. Lediglich das Stratum corneum stellt sich als nicht markierte Lamelle dar

Matrix-Metalloproteinasen 2 und 9 (MMP2,9) sowie TIMP 2 finden sich im Stroma von Larynxkarzinomen, v. a. in Fibroblasten und Monozyten, variable in Tumorzellen (BURIAN et al. 1997). MMP2 und 9 sind in wenig differenzierten Karzinomen und solchen mit Lymphknotenmetastasen erhöht, so daß v.a. den MMP9 eine wichtige Rolle bei Invasionen und Metastasen und damit für die Bestimmung des metastatischen Potentials von Karzinomen zugesprochen wird (STEINHART u. DIETZ 1997).

In den letzten Jahren hat die Bestimmung der Produktion der Peptidase Kathepsin in prämalignen und malignen epithelialen Läsionen sowie deren Umgebung gezeigt, daß diese mit dem malignen Potential in einigen Geweben korreliert.

Bei Mammakarzinomen hat sich gezeigt, daß erhöhte Werte von Kathepsin D in den Stromazellen, aber nicht in den Tumorzellen mit aggressivem Tumorverhalten assoziiert sind (NADJI et al. 1996). Im Larynx findet sich Kathepsin D in normaler Schleimhaut (20,8 ± 2 pmol/mg Protein), vermehrt in Epithelhyperplasien und Dysplasien (Abb. 4.3.11) und deutlich erhöht in Karzinomen (33 ± 3,4 pmol/mg; FERRANDINA et al. 1992; SMID et al. 1997) und ist in diesen oft mit der Expression von Progesteronrezeptoren vergesellschaftet (MARSIGLIANTE et al. 1993, 1994). Eine sichere Korrelation dieser Beobachtung zu klinisch-pathologischen Parametern oder zur Überlebensrate der Karzinompatienten steht bisher aus (FERRANDINA et al. 1992; SMID et al. 1997), lediglich RUSSO et al. (1995) berichten über eine positive Beziehung zwischen einer hohen Tumor-/Mukosarate von Kathepsin B und der Rezidivrate von Karzinomen; möglicherweise ist eine Differenzierung in Tumorzellexpression und Stromaexpression auch hier nötig.

Obwohl die Anwendung von Enzymhistochemie für Routinezwecke wiederholt empfohlen wurde (HEYDEN et al. 1974; MAGNUSSON et al. 1974), haben diese

Verfahren bis auf wenige Ausnahmen noch keinen allgemein akzeptierten Platz in der Tumordiagnose erlangt. Insgesamt sind die Methoden der klassischen Enyzmhistochemie mit Nachweis der Enzymumsetzungsprodukte im Gewebe, die eine Vitalität auf zellulärer Ebene während der Reaktion voraussetzen, relativ subtil und schwierig, so daß heute im allgemeinen Enzyme durch immunhistologische Darstellungsmethoden oder durch Genbestimmung nachgewiesen werden.

3.3.7 Immunhistochemie

Die Immunhistologie hat in den vergangenen Jahren große diagnostische Bedeutung erlangt. Diese Entwicklung wurde möglich durch Verbesserungen von Methoden (Immunfluoreszenz, Immunperoxidase und Avidin-Biotin-Komplex-Verfahren) und die Anwendbarkeit bestimmter Antikörper auch an Paraffinschnitten von fixiertem Gewebe. Ebenso ist hier die Herstellung von hochspezifischen, insbesondere monoklonalen Antikörpern zu erwähnen. Es sollte jedoch berücksichtigt werden, daß immunhistochemische Ergebnisse mit Vorsicht zu betrachten sind, bis die Zuverlässigkeit eines gegebenen Testes wirklich gesichert ist.

Das Ziel der meisten Studien war es, Bestandteile Tumor-assoziierter Antigene nachzuweisen, mit anderen Worten einen möglichst spezifischen „Tumormarker" (Dysplasie-Anaplasie-Marker) zu finden.

Untersuchungen beschäftigen sich mit epithelialen Oberflächenantigenen, intrazellulären Produkten, Bestandteilen der Basalmembran und Veränderungen im angrenzenden Gewebe einschließlich der sog. Stromareaktion.

Auch hier befaßten sich die meisten Arbeiten nicht mit der Larynxschleimhaut, sondern mit anderen Geweben (Cervix uteri, Harnblase, Hautläsion, Mundschleimhaut; Übersicht und hierzu relevante Literatur: BURKHARDT 1985; SCULLY u. BURKHARDT 1993).

Epitheliale Oberflächenantigene (Tabelle 4.3.11), insbesondere die sog. Blutgruppenantigene, aber auch Oberflächendifferenzierungsprodukte, wie Komponenten der Zellkohäsion, insbesondere auch desmosomale Komponenten (Tabelle 4.3.12), gehen bei zunehmender Malignisierung der Epithelien verloren.

Die Histokompatibilitätsantigene der Zelloberfläche zeigen in der normalen Schleimhaut die Expression des HLA Klasse 1, aber nicht 2; ein Verlust der HLA

Tabelle 4.3.11. Histochemisch/immunhistochemisch darstellbare Zelloberflächenantigene

HLA-Antigene	Lectinbildung
Differenzierungsantigene	(VEA, BSA, PNA, SNA)
– L 1 (Calprotectin)	Thomsen-Friedenreich-Antigen
Epitheliales Membran-Antigen (EMA)	Rezeptoren (EGFR, Transferrin,
Blutgruppenantigene A-B-H, Vorläufer	TNFR, Hormone, Retinoidsäure-Rezeptor

Tabelle 4.3.12. Immunhistologisch darstellbare epitheliale Oberflächendifferenzierungsprodukte

Desmosomen – Desmoplakin – Desmoglein – Desmocollin – E 48	Zelluläre Adhäsionsmoleküle (CAM) bzw. Rezeptoren Substratadhäsionsmoleküle (SAM) bzw. Rezeptoren – CD 44
Hemidesmosomen – MoAB3A1	– Cadherine – Integrine
Interzellularsubstanz – Pemphigus-Antigen	

Klasse 1 findet sich in wenig differenzierten Karzinomen und entspricht der Aggressivität und damit verbundenen schlechten Prognose derselben; eine Expression der HLA Klasse 2 kann bei differenzierten Karzinomen beobachtet werden (ESTEBAN et al. 1989, 1990; LOPEZ-NEVOT et al. 1989; CONCHA et al. 1991). Oberflächliche Lektine spiegeln die Epithelmaturation wieder und Veränderungen treten frühzeitig in der Kanzerogenese auf. PNA wird in normalen Larynxepithelien und Dysplasien, jedoch in der Regel nicht von Karzinomen exprimiert, SNA dagegen nicht im normalen Epithel, aber in Dysplasien und Karzinomen (WANG 1995). Reife Blutgruppen-assoziierte Antigene (A, B) gehen im Rahmen der Kanzerogenese verloren, während kurzkettige Vorläufer Moleküle akkumulieren (STENERSEN u. DABELSTEEN 1992; YOKOTA et al. 1997), ein Befund, der bereits an der Mundschleimhaut erhoben wurde (DABELSTEEN et al. 1991). Diese Veränderungen finden sich allerdings auch bei Wundheilung und Entzündung. Analog gehen bei der Kanzerogenese weitere muzinartige epitheliale Glykoproteine verloren, so GP 230 (NIELSEN et al. 1997), Thrombomodulin (TM; TABATA et al. 1997), wobei der Verlust meist mit dem Dysplasiegrad und der Aggressivität sowie Metastasenneigung von Karzinomen einhergeht. Demgegenüber tritt das MN-Protein während der Kanzerogenese neu auf und korreliert ebenfalls mit dem Dysplasiegrad (COSTA 1996); ähnliche „Plattenepithelkarzinom-Antigene" – meist ohne genaue Typisierung, oft aus Zellkulturen gewonnen – sind das MAB 17,13 (RANKEN et al. 1987) und YM-AB (TAKAHASHI 1995), die v. a. bei der Differenzierung wenig differenzierter Plattenepithelkarzinome von Adenokarzinomen hilfreich sein können. Hierzu zählt auch das Epitheliale Membran-Antigen (EMA) früher CA 1, welches von der Mehrzahl von Plattenepithelkarzinomen exprimiert wird (NAKASHIMA et al. 1992a, b). Interessant ist die Expression der sekretorischen Komponente (SC), die normalerweise von Speicheldrüsen produziert wird, in 18–64% der Larynxkarzinome, am häufigsten in Karzinomen des Ventrikels (NAKASHIMA et al. 1992b).

Die Zelladhäsionsmoleküle („cellular adhesion molecules", CAM, u. a. Vinculin, α-Actinin, Cadherine, Catenin) und Substratadhäsionsmoleküle (SAM) wurden ebenfalls in zahlreichen Arbeiten untersucht. Integrine verbinden die extrazelluläre Matrix mit dem Zytoskelet und regulieren die epitheliale Zellwanderung bei Wundheilung. Sie werden in Dysplasien vermehrt suprabasal exprimiert (VAN WAES 1995) und insbesondere Veränderungen der α v Integrine bestimmen offenbar das Verhalten von Karzinomzellen mit, und α v β6 Integrin spielt eine Rolle bei der Tumorprogression (CORTESINA et al. 1995; JONES et al. 1997). E-Cadherin geht in wenig differenzierten Karzinomen verloren, und dieser Verlust ist mit erhöhtem invasivem Verhalten und Metastasierung verbunden (MATTIJSSEN et al. 1993).

CD44 Variante 6, ebenfalls ein Adhäsionsmolekül, soll mit Tumorprogression und Metastasierung verbunden sein. Es besteht eine verminderte Expression in schweren Epitheldysplasien und Plattenepithelkarzinomen, zunehmend mit der Anaplasie des Tumors (BAHAR et al. 1997), in Zellen der Tumorfront wird es allerdings wiederum vermehrt gefunden (OSTWALD et al. 1997). Demgegenüber stellten PIFFKO et al. (1996) keine diesbezüglichen Unterschiede zwischen normalem oralem Epithel, Dysplasien und Karzinomen fest.

SYNDECAN-1, ein weiteres Adhäsionsmolekül, ist assoziiert mit plattenepithelialer Differenzierung und ist in laryngealen Karzinomen deutlich reduziert, so daß es als Prognosefaktor weiter untersucht werden sollte (PULKKINEN et al. 1997).

Die mit den desmosomalen Zellverbindungen assoziierten Moleküle Desmoplakin, Desmoglein und Desmokollin sowie E 48 sind ebenfalls parallel zum bekannten Verlust an Desmosomen mit zunehmender Anaplasie und Metastasierung in Plattenepithelkarzinom vermindert.

Von den Membranrezeptoren verdienen die Retinoid-Säure-Rezeptoren und die Hormonrezeptoren – neben den bei den Onkogenen besprochenen Wachstumshormonrezeptoren – besondere Beachtung. Erstere sind vor allem im Mundschleimhautepithel untersucht, wo sich ein Verlust bei der Kanzerogenese findet (LOTAN 1997; MCGREGOR et al. 1997).

Androgen-, Östrogen- Progesteron- und Glukokortikoidrezeptoren werden variabel in normalen hyperplastischen und dysplastischen Epithelien der Larynxschleimhaut exprimiert (RESTA et al. 1997). In Dysplasien und Karzinomen ist sowohl ein Anstieg als auch ein Verlust möglich (MARSIGLIANTE et al. 1992; RESTA et al. 1994; MAIORANO et al. 1997).

Die Frage des Nutzens einer hormonalen Therapie ist bisher ungenügend untersucht. Auch die Expression von Tumor-Nekrose-Faktor-Rezeptoren bei laryngealen Plattenepithelkarzinomen könnte zu therapeutischen Überlegungen Anlaß geben (VON BIBERSTEIN et al. 1995).

Von den intrazellulären Zellprodukten (Tabelle 4.3.13) konnte die Keratinanalyse eine generelle Störung der Keratin-Subtypenexpression belegen, wobei

Tabelle 4.3.13. Intrazelluläre epitheliale Produkte und Komponenten

Keratin (Subtypen 1 bis 20)	Sekretorische Komponente
Aktin	Enzyme
Plattenepitheliale Differenzierungsprodukte	Tumornekrosefaktor
– Involukrin – Kornifin	Metallothionin (MT 1/2)
– Filaggrin – Thrombomodulin	Virus-kodierte Proteine

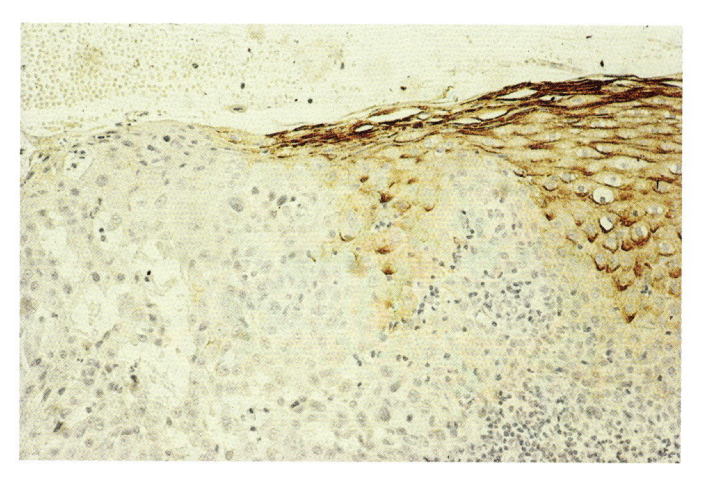

Abb. 4.3.12. Darstellung von Zytokeratin in einer epithelialen Dysplasie. Auf der *linken Seite* des Bildes erkennt man noch regelrecht geschichtetes Plattenepithel mit deutlicher Expression von Zytokeratin 13 in den suprabasalen Abschnitten des Epithels, insbesondere im Stratum spinosum. Auf der *rechten Seite* Epithelanteile mit weitgehender Aufhebung der Schichtung im Sinne eines Carcinoma in situ und Abbruch der Expression von Zytokeratin 13

ein Wechsel von hochmolekularen zu niedrigmolekularen einfachen Keratinen in dysplastischen Läsionen und Karzinomen gefunden wurde (Abb. 4.3.12; HELLQUIST u. OLOFSSON 1988; NISHIYA 1992; MALLOFRE et al. 1993). Normalerweise finden sich im Plattenepithel des Larynx basal CK 19, subrabasal CK 13, im Zylinderepithel CK 19 in allen Schichten und CK 8 suprabasal (MURAKAMI u. SAITO 1990; SAITO 1994). Ein klar definierbares Muster der Keratinalterationen, das diagnostische Bedeutung hätte, konnte aber bisher nicht dargelegt werden. Einige plattenepitheliale Differenzierungsmarker wie etwas Involukrin, Filaggrin, p68 und Cornifin zeigen ebenfalls eine gestörte Expression in Dysplasien und Karzinomen. (VIAC et al. 1989; FUJIMOTO et al. 1997), wobei bei einem Verlust mit zunehmender Malignisierung und Anaplasie eine inverse Korrelation zu Proliferationsmerkmalen besteht. p68, eine Serin-Theonin-Proteinkinase, ist bei Plattenepithelkarzinomen ebenfalls mit der Differenzierung assoziiert. Aufgrund immunhistologischer Befunde produzieren Plattenepithelkarzinomzellen im Kopf-Hals-Bereich auch den Tumornekrosefaktor α, was für einige systemische und lokale Nebenwirkungen verantwortlich sein dürfte (PARKS et al. 1994).

Schließlich können viral kodierte Produkte in Papillomavirus-assoziierten Läsionen nachgewiesen werden (vgl. Kap. 4.10.2.5).

Die Veränderungen der Basalmembranzone, insbesondere in bezug auf den Gehalt von Typ IV-Kollagen, Laminin und Fibronektin und der Gehalt an extrazellulärer Matrix (ECM, Kollagene, Prokollagene und Proteoglykane) können bei prämalignen Läsionen und Karzinomen sehr ausgeprägt sein, finden sich aber auch bei entzündlichen Läsionen im Rahmen der Wundheilung (Übersicht: NERLICH 1998). Zwar können hoch differenzierte Plattenepithelkarzinome lichtmikroskopisch intakte Basalmembranen aufweisen, subtile Untersuchungen belegen aber, daß auch diese Karzinome durchweg strukturelle Defekte in unterschiedlichem Ausmaß aufweisen. Basalmembranveränderungen korrelieren mit dem Dysplasie- und Anaplasiegrad und der Invasion (VISSER et al. 1986; ANTONELLI et al. 1991; HAGEDORN et al. 1994; NERLICH et al. 1994; NICOLAI et al. 1996). Der Verlust von Kollagen IV ist mit Differenzierungsverlust der Tumorzellen assoziiert, derjenige von Kollagen VII ist ein Hinweis auf früh-invasives Wachstum (HAGEDORN et al. 1988). Ein Verlust von Laminin ist mit schlechter Prognose und vermehrter Metastasenneigung belastet (SUZUKI 1995). Fibronektin, welches aus stromalen Fibroblasten stammt, wird offenbar auf Signale der Tumorzellen hin produziert und ist invers mit dem Differenzierungsgrad korreliert (MORO et al. 1992). Tiefgreifende Veränderungen der extrazellulären Matrix (ECM) in der Umgebung von Larynxkarzinomen konnten die Untersuchungen von JANEK et al. (1994) belegen. Sie fanden erhebliche Unterschiede zwischen Gewebe nahe und fern der Invasionsfront, wobei außer Fibronektin alle weiteren Proteine fern der Tumorfront akkumulierten und eine inverse Beziehung zwischen der Expression von ECM-Proteinen und der Infiltration durch Lymphozyten und Makrophagen bestand. Tenascin spielt eine Rolle während der embryonalen Entwicklung, bei Zellmigration und bei der Wundheilung. In oralen Plattenepithelkarzinomen zeigt die ECM einen hohen Gehalt an Tenascin (RAMOS et al. 1998).

Die lokale Stromareaktion hat zu vielen Spekulationen geführt, besonders hinsichtlich ihrer Rolle bei der immunologischen Abwehrreaktion gegen präkanzeröse und kanzeröse Läsionen. Zahlreiche Studien haben eine statistische Korrelation zwischen einer ausgedehnten Stromareaktion und einer günstigen Prognose bei Patienten mit verschiedenen Typen von malignen Tumoren gezeigt. Dies ist eine der Grundlagen, die zur Entwicklung des „immuno-surveillance-concepts" (Immunüberwachungskonzept) führte (UNDERWOOD 1974). Eine Kombination der immunhistochemischen Methoden mit der Elektronenmikroskopie ermöglichte es, die Einzelheiten der Veränderungen der zellulären Infiltrate im Epithel und Bindegewebe der oralen Läsionen zu untersuchen (BURKHARDT 1980, 1984). Die Ergebnisse können kurz folgenderweise zusammengefaßt werden:

Ein Gesamtanstieg der Zahl von immunkompetenten Zellen korreliert mit dem Dysplasiegrad und der Karzinomdifferenzierung. Lymphozyten, besonders T-Zellen erscheinen in den epithelialen/tumoralen Anteilen und im angrenzenden Stroma. IgG und/oder IgA produzierende Plasmazellen sind vermehrt im Bindegewebe anzutreffen. Ebenso, in bestimmten Fällen, „Russel-Bodies". Im epithelialen Anteil sind die typischen Langerhans-Zellen weniger zahlreich. Auch findet sich eine verminderte Ausbildung ihres komplexen, dentritischen Netzwerkes.

Ergebnisse von MÜNZEL u. MEISTER (1976) bestätigten, daß auch die epitheliale Hyperplasie und Dysplasie von laryngealen Läsionen mit einer Vermehrung von Entzündungszellen assoziiert ist. GRUNDMANN (1973) beobachtete Zeichen der Tumorregression und ein Fehlen von mitotischen Figuren in der Nachbarschaft eines dichten Entzündungszellinfiltrates.

Die Plasmazellen im Stroma von laryngealen Karzinomen enthalten hauptsächlich IgG und zu einem geringeren Grad IgA und IgM (DANIELSON u. FRANKLIN 1984; GALLINA et al. 1989). Hohe Plasmazellzahlen zeigen eine inverse Korrelation zur Metastasierungsneigung (FIORELLA et al. 1991). In hyperplastischen Epithelläsionen und -dysplasien überwiegen T-Lymphozyten mit einer Prädominanz von $CD4^+$ über $CD8^+$ Lymphozyten, allerdings ohne sichere Beziehung zum biologischen Verhalten (KAMBIC et al. 1994). Auch für Larynxkarzinome konnte nachgewiesen werden, daß eine starke Lymphozyteninfiltration in der Regel eine gute Prognose bedeutet (FERNANDEZ et al. 1993).

RABIN et al. (1984) konnten in einer Serie von Kopf- und Halskarzinomen einschließlich 5 Larynxkarzinomen zeigen, daß es sich bei der Mehrzahl der vorliegenden Lymphozyten um T-Zellen handelte, und nur sehr wenige B-Lymphozyten und natürliche Killerzellen vorkamen.

Hierbei kommt den $CD4^+$ Lymphozyten eine besondere Rolle zu (OKADA et al. 1997), potentiell zytotoxische Zellen ($CD8^+$, NK) sind nicht selten, aber nur gering oder gar nicht aktiviert (ZEROMSKI et al. 1993).

Die meisten Untersuchungen zeigen, daß auch die Zahl der immunkompetenten Langerhans-Zellen ($S100^+$, $CD1a^+$) in Larynxkarzinomen von prognostischer Bedeutung ist (GALLO et al. 1991; ZHANG 1992; NAKASHIMA et al. 1992a, b; VAN RENSBURG et al. 1993). Patienten mit hoher oder intermediärer Dichte von Langerhans-Zellen in den Karzinomen überlebten länger als solche mit geringer Dichte (61%, 62%, 0%), wobei ein meist vorhandenes dichtes lymphozytäres Infiltrat zusätzlich Bedeutung hatte (Studie an 88 Patienten, GALLO et al. 1991).

Makrophagen ($CD68^+$) sind im allgemeinen nur in geringer Zahl in Dysplasien und Karzinomen nachweisbar (KAMBIC et al. 1994); eine Beziehung zur Prognose ist im allgemeinen nicht gegeben, nur bei anaplastischen Karzinomen wiesen Karzinome mit späteren Rezidiven höhere Makrophagenzahlen auf (MORRA et al. 1991). Eosinophile Granulozyten gelten bei einer Reihe von malignen Neoplasien (u.a. Darmkarzinomen) als Hinweis auf eine gute Prognose, was THOMPSON et al. (1994) an 104 Patienten mit Larynxkarzinomen bestätigen konnte. In 73 Tumorbiopsien fand sich keine Eosinophilie, 25 der betroffenen Patienten starben innerhalb von 5 Jahren; von 31 Patienten mit Tumoreosinophilie starben nur 3 innerhalb von 5 Jahren. Demgegenüber fanden andere Autoren keine Beziehung zwischen Eosinophilie des Tumorinfiltrates und Metastasierung oder Prognose (FIORELLA et al. 1991; SASSLER et al. 1995).

Wie bei den meisten anderen malignen Tumoren ist eine Reaktion der lokalen Lymphknoten mit Stimulation der Keimzentren, Verbreiterung der parakortikalen Zone und Sinushistiozytose, selten epitheloidzellige Granulome, mit einer besseren Prognose assoziiert (POHRIS et al. 1987; PATT et al. 1993; STANKIEWICZ 1994).

Die selektive Darstellung einzelner Gewebekomponenten durch die Immunhistologie wird mit Sicherheit in der Zukunft v.a. bei Computer-assistierter Diagnostik eine große Rolle spielen.

3.3.8 Genanalyse

In den letzten Jahren hat die Genanalyse von präkanzerösen Läsionen und Karzinomen besonderes wissenschaftliches Interesse und auch Eingang in die diagnostischen Routineuntersuchungen gefunden. Mehr als 50% der Kopf-Halskarzinome haben einen abnormalen Karyotyp, und es finden sich häufig Chromosomenbrüche und Deletionen.

Diese können durch komperative Genom-Hybridisierung (CGH) nachgewiesen werden. Besonders häufig sind einige Chromosomen betroffen, die Onkogene oder Suppressorgene kodieren. Bei Larynxkarzinomen wurden preferentielle Veränderungen der Chromosome 3p, 3q, 8q, 9p, 9q, 11q, 13q, 16q, 17p, 17q, 18q, 19q, 19p festgestellt (ALLEGRA et al. 1992; WORSHAM et al. 1993; SEN 1993; SODER et al. 1995; KIARIS et al. 1995; AKERVALL et al. 1995). Teilweiser oder gänzlicher DNS-Verlust des Chromosom 3q fand sich in 97% (BOCKMÜHL et al. 1997), daneben sind vor allem eine Deletion von 9p und ein Verlust der Heterozygotie von 17q häufig (KIARIS et al. 1995). Aufgrund der Untersuchungen von AKERVALL et al. (1995) korreliert ein komplexer Karyotyp mit schlechter Prognose, v. a. wenn ein 11q13 Rearrangement vorhanden ist.

Telomerase hat die Aufgabe, die Mitosehäufigkeit der Zellen zu regulieren („Unsterblichkeitsenzym"). Erste Untersuchungen an premalignen und malignen Läsionen der Mundschleimhaut zeigen eine Telomeraseaktivität in normalem Plattenepithel sowie in 75% der Leukoplakien und Karzinome, wobei die Expression mit der Anaplasie zunahm (KANNAN et al. 1997).

Das Verhalten von prämalignen Zellen und von Krebszellen wird zumindest in einem erheblichen Ausmaß durch die Interaktion einer Reihe von genetisch kodierten Produkten, die das Tumorwachstum fördern (sog. Onkogene; Tabelle 4.3.14) oder unterdrücken (Tumorsuppressorgene oder Antionkogene; Tabelle 4.3.15) bestimmt. Ihre gegenseitige Wirkung in prämalignen Läsionen besitzt wahrscheinlich Bedeutung für das Eintreten einer malignen Transformation.

Der Nachweis von onkogenen/tumorsuppressorgenen Veränderungen kann durch molekulare, biochemiche Methoden an Gewebehomogenaten oder durch spezifische Färbereaktionen mittels In-situ-Hybridisierung am Gewebeschnitt durchgeführt werden. Beide Methoden weisen entweder die spezifischen DNA-/RNA-Sequenzen des Onkogens/Tumorsuppressorgens nach oder die Genpro-

Tabelle 4.3.14. Onkogene in epithelialen Dysplasien und Karzinomen

Epithelialer Wachstumsfaktor-Rezeptor (EGFR)

Wachstumsfaktor-verwandt
- erb B2/neu

TGF-verwandt

Guanisin Triphosphat-bindend (ras-Familie)

DNS-bindend (myc-Familie)

Proteinkinasen (Serin/Tyrosin)

Antiapoptotisch (bcl, Fas)

Tabelle 4.3.15. Tumorsuppressorgene in epithelialen Dysplasien und Karzinomen

p53 Mutante	DOC 1
HPV 16 E6/E2	MTS1/CDK41
nm 23-1/2	p16/CDKN 2
Rb	E-Cadherin

dukte, d. h. die kodierten Proteine, die überexprimiert werden. Da einzelstrangige Nukleinsäuren die Tendenz haben, mit entsprechenden komplementären Nukleotidsequenzen doppelstrangige Helices (Hybride) zu bilden, macht die Anwendung von markierten (radioaktive Isotopen, biotinylierte Sequenzen) Nukleinsäuren es möglich, spezifische DNA-/RNA-Sequenzen durch Hybridisierung in Gewebeschnitten nachzuweisen. Die Sensitivität kann an Homogenaten durch die Polymerase-Kettenreaktion (PCR) erheblich gesteigert werden. Eine In-situ-Lokalisation kann durch In-situ-Hybridisierung oder durch immunohistochemische Darstellung des genkodierten Proteins erreicht werden.

In-situ-Hybridisierung und Immunohistochemie haben den erheblichen Vorteil, daß das positive Signal im Gewebe lokalisiert und sogar spezifischen zellulären Organellen zugeordnet werden kann, wie etwa Kern-, Zytoplasma- oder Zellmembran. Allerdings ist die Sensitivität im Vergleich zu den biochemischen Methoden deutlich geringer, so daß in der Regel nicht zwischen Mutanten und nichtmutierten Proteinen unterschieden werden und die Hybridisation auch falsch-positive Ergebnisse durch das Vorkommen sog. repetitiver Nukleinsäuresequenzen geben kann. Darüber hinaus ist eine genauere Quantifizierung am Schnitt kaum möglich. Für praktische Zwecke wird deshalb eine positive histochemische Färbung durch Hybridisierung oder Immuntechniken in dem Sinne gewertet, daß eine Amplifikation bzw. Überexpression des untersuchten Gens vorliegt.

Leider gibt es bisher nur wenige zuverlässige Daten über die Genexpression in laryngealen Karzinomen, ebenso wie für Kopf-/Halskarzinome allgemein und insbesondere in bezug auf präkanzeröse Larynxläsionen. Hierbei ist es ein Mangel zahlreicher Studien, daß diese an Kollektiven von „Kopf- und Halskarzinomen" durchgeführt wurden, die sowohl orale, oropharyngeale als auch laryngeale Karzinome einschlossen. Da die onkogene Expression in gewissem Maße offenbar auch durch die Ätiologie des Krebes mitbedingt ist, welche wiederum in verschiedene Lokalisationen und in verschiedenen Populationen sich unterscheiden kann, kann den Ergebnissen derartiger Studien nur ein beschränkter Wert zugeschrieben werden.

Somit muß die Bedeutung dieser Faktoren für die diagnostische und prognostische Einschätzung von karzinomatösen und präkanzerösen laryngealen Läsionen im Moment noch als sehr beschränkt gelten. In jedem Falle scheint es von äußerster Wichtigkeit, zwischen Ergebnissen molekularbiologischer Studien und solchen durch In-situ-Hybridisierung einerseits und Resultaten an fortgeschrittenen und frühen Karzinomen bzw. präkanzerösen Läsionen andererseits zu unterscheiden.

Der epidermale Wachstumsfaktor-Rezeptor (EGFR) findet sich an zahlreichen Zell-Linien, insbesondere aber an proliferierenden epithelialen Zellen. Normalerweise wird er von Basalzellen des mehrschichtigen Plattenepithels der Haut und der Schleimhäute exprimiert. Bei Karzinomen kann eine Störung der parakrinen und autokrinen Wachstumskontrolle eine wichtige Rolle für die Progression spielen.

Eine Überexpression des EGF-Rezeptors findet sich mit steigender Dysplasie von laryngealen Läsionen und im Carcinoma in situ (MIYAGUCHI et al. 1991a; GALE et al. 1997), wobei eine Markierung von mehr als der Hälfte der Epithelschichten für maligne Progression spricht (UHLMAN et al. 1996). Eine Reihe von Studien an larnygealen Karzinomen bestätigen eine erhöhte EGFR-Expression in laryngealen Karzinomen (SCAMBIA et al. 1991; MIYAGUCHI et al. 1991b; DI MARCO et al. 1992; MAURIZI et al. 1992, 1997; OHI et al. 1993) und die Assoziation mit niedriger Tumordifferenzierung (SCAMBIA et al. 1991) und schlechter Tumorprognose (SCAMBIA et al. 1991; MAURIZI et al. 1992, 1997; ALMADORI et al. 1995; LEE et al. 1997).

SARANATH et al. (1992) beobachteten die Amplifikation und Überexpression des EGFR-Gens in 25% von 84 primären oropharyngealen Karzinomen, während RIKIMARU et al. (1992) in einer Untersuchung von 4 Fällen feststellten, daß die EGF-Bindungskapazität der Tumorzellen nicht immer parallel geht mit der Amplifikation des EGFR-Gens. CHRISTENSEN et al. (1992, 1993) fanden eine unregelmäßige Verteilung und ein unregelmäßiges Färbemuster sowie im allgemeinen eine stärkere Expression in wenig differenzierten Karzinomen mit Markierung aller Tumorzellen in 40 oralen und 15 laryngealen Plattenepithelkarzinomen. Demgegenüber konnten WEN et al. (1995) zwar eine deutliche Erhöhung des EGF-Rezeptors in Karzinomen gegenüber Dysplasien und normalem Gewebe nachweisen, diese korrelierte jedoch nicht mit dem Tumorverhalten.

Das Produkt des c-erbB2-Gens ist ein Membran-gebundenes, 185 kD schweres Rezeptorprotein mit Tyrosinkinaseaktivität, welches auch als p 185 bezeichnet wird. Es weist Aminosäuresequenzhomologien mit dem EGF-Rezeptor, welcher durch das c-erbB1-Gen kodifiziert wird, auf. C-erbB2 findet sich häufig amplifiziert oder überexprimiert in Adenokarzinomen, z.B. der Mamma, des Magens, der Nieren, der Ovarien und des Pankreas. Dem gegenüber ist die Expression von c-erbB2 in präkanzerösen laryngealen Läsionen und Karzinomen sehr inkonsistent und gehört im Gegensatz zum Mammakarzinom noch nicht zur Standarddiagnostik. Korrelationen zur Prognose müssen mit Vorsicht gezogen werden.

Eine Studie an 34 Larynxkarzinomen zeigte ein aggressiveres Tumorverhalten und eine hohe invasive Tendenz, insbesondere in bezug auf die Knorpelinvasion von denjenigen Karzinomen, die eine c-erbB-2 Überexpression aufwiesen (TANTAWY et al. 1997). „Keratinocyte growth factor receptor" (KGF-R), ein Subtyp der Fibroblastenwachstumsfaktoren, wird ebenfalls in Larynxkarzinomen gefunden (KNERER et al. 1997).

Guanosin-Triphosphat-bindende Onkogene werden durch die sog. ras-Gen-Familie auf Chromosom 11 repräsentiert (Harvay-ras, Kirsten-ras, N-ras), drei sehr nahe verwandten Genen, welche ein 21-kD-Protein (ras p21) kodifizieren, welches an der Innenseite der Zellmembran lokalisiert ist und GTPase-Aktivität aufweist. Das mutierte p21 bindet sich wahrscheinlich an GTP oder GDP und bewirkt so eine reduzierte enzymatische Degradation und verlängert damit das Signal für die Zellproliferation. ANDERSON et al. (1994) haben eine starke Assoziation zwischen HPV-Infektion und Aktivation des H-ras-Gen in verrukösen Karzinomen diskutiert. Einige Studien zeigten erhebliche geographische Unterschiede in bezug auf die Expression der ras-Gene in oralen Karzinomen, welche wiederum Unterschiede in der Ätiologie reflektieren dürften. RUMSBY et al. (1990), CHANG et al. (1991) and WARNAKULASURIYA et al. (1992) berichten, daß H-ras-Mutationen in oralen Plattenepithelkarzinomen unter der britischen weißen Bevölkerung selten sind, während SARANATH et al. (1992) eine N-ras-Amplifikation in 7 und K-ras-Amplifikation in 23 von 23 oralen Krebsen in Indien nachweisen konnten, welche mit Tabakkauen assoziiert waren, und in einer nachfolgenden Studie belegte derselbe Autor H-ras-Mutationen in 20 von 57 derartigen Tumoren in Indien. Mutationen der H-ras-Gene sind bei Rauchern sowohl im Larynxepithel als auch in Karzinomen nachweisbar (DOLCETTI et al. 1991; STERN et al. 1993). Das ras-Onkogen p21 findet sich in normaler Larynxmukosa und ist erhöht in Karzinomen, wobei über 70% der Zellen eine Überexpression aufweisen, allerdings ohne Relation zum Malignitätsgrad, Stadium oder Lokalisation (SCAMBIA et al. 1994; ALMADORI et al. 1995).

Die Gene der sog. „myc-Onkogen-Familie" (c-myc, l-myc und n-myc) kodieren ein nukleäres Protein von 62 kD und sind involviert bei der DNS-Bindung und Transkriptionsregulation, wodurch die Zellvermehrung aktiviert und Einflüsse auf die Differenzierung und Apoptose vermittelt werden. Die meisten Studien zeigten Beziehungen einer c-myc-Amplifikation oder Überexpression zu fortgeschrittenen Stadien oraler Karzinome und korrelierten diese mit Tumorprogression und schlechter Prognose. Auch für das c-myc-Onkogen sind weitere Studien notwendig, um eine sichere prognostische Relevanz für laryngeale Läsionen zu etablieren. FRACCHIOLLA et al. (1995) konnten nur in einem von 15 Larynxkarzinomen eine c-myc locus-Amplifikation nachweisen, während LIU et al. (1994) bei 22 Karzinomen eine Beziehung zum Tumorstadium beobachteten.

Cyclin-D1 weist ebenfalls eine DNA-Bindung mit Regulation des Zellzyklus auf und korreliert in seiner Expression mit der Epitheldysplasie und Aggressivität von Larynxkarzinomen (UHLMAN et al. 1996; FRACCHIOLLA et al. 1997; CAPACCIO et al. 1997). Bei Dysplasien ist eine Cylin-D 1-Expression ein Marker für maligne Progession (UHLMAN et al. 1996).

Unter den Proteinkinasen spielt vor allem die Protein-Tyrosin-Kinase eine wichtige Rolle und ist in Larynxkarzinomen in ihrer Aktivität deutlich erhöht (VERSCHUUR et al. 1993). Die RAF-Proteinkinase hat offenbar eine Funktion bei der Radioresistenz von Larynxkarzinomen (SOLDATENKOV et al. 1997). Andere Proteinkinasen abl, fes, mos u.a. spielen offenbar beim Larynxkarzinom keine große Rolle.

Von den verschiedenen Onkogenen ohne sicher bekannten Wirkungsmechanismus konnten das int-1, int-2, hst-1 und bcl-1 und bcl-2 vermehrt in Kopf- und Halskarzinomen nachgewiesen werden. Die bcl-1 und -2-Onkogene inhibieren die Apoptose (programmierten Zelltod) und können die terminale Differenzierung der epithelialen Zellen verzögern, was zur Hyperkeratose führt. Die bcl-Proteine sind membrangebunden an Kern und Mitochondrien und wirken über einen noch unbekannten Mechanismus, wobei eine Synergie mit p53 besteht.

Eine bcl-1-Amplifikation fand sich in 4 von 15 Larynxkarzinomen (FRACCHIOLLA et al. 1995). bcl-2 konnten MOCHON et al. (1997) in 40% der primären Larynxkarzinome und in 71% der Lymphknotenmetastasen nachweisen und dies vorwiegend bei mäßig bis wenig differenzierten Karzinomen; eine Beziehung zum klinischen Verlauf war jedoch nicht evident, sie sahen die bcl-2-Expression als spätes Ereignis bei der Tumorprogression an. DIETZ et al. (1997) fanden in ihrer Studie keine Beziehung zwischen bcl-2-Expression und Metastasierung. Demgegenüber fanden sich in der Studie von FRIEDMAN et al. (1997) an 33 Karzinomen der Kopf-Hals-Region eine bcl-2 Überexpression in frühen Läsionen und eine Korrelation zu einem schlechten klinischen Verlauf. HELLQUIST (1997) fand bei einfachen Epithelhyperplasien des Larynx höhere Werte von anti-apoptotischem bcl-2-Protein als in dysplastischen Läsionen oder Karzinomen. Der Fas-Rezeptor, welcher bei Bindung eine Apoptose induziert, wird in epithelialen Hyperplasien mit und ohne Dysplasie und in Karzinomen gefunden, ebenso wie das Fas-Protein in diesen Läsionen und Karzinomen, so daß eine Fas-regulierte, bzw. deregulierte Apoptose bei laryngealen Läsionen eine Rolle spielen dürfte (HELLQUIST 1997).

Die Metallothioningene (MT-1 und MT-2) kodieren zystenreiche Proteine, die Metalle binden können und können so offenbar apoptotische Transduktionssignale inhibieren. MT-Proteine werden in den Basal- und Parabasalzellen gefunden und ermöglichen den Erhalt der Teilungsfähigkeit in diesem Bereich, ebenso wie in den Zellen der invasiven proliferierenden Front von Karzinomen (HELLQUIST 1997). In Tumorarealen mit Maturation, insbesondere in Hornzellen, können sie nicht nachgewiesen werden.

Von den verschiedenen bekannten Tumorsuppressorgenen wurde das p53-Suppressorgen am intensivsten in verschiedenen Organen und laryngealen Läsionen untersucht. In prämalignen und malignen Geweben kommt eine Mutante des p53 vor, welche nicht zur Tumorsuppression befähigt ist und entsprechend in den Zellen akkumuliert. Das Problem ist bisher, daß die p53-Mutante nicht selektiv durch immunhistologische Methoden markiert werden kann und offenbar unter verschiedenen Bedingungen auch auf anderem Wege normale oder erhöhte Konzentrationen des Wildtyp p53 beobachtet werden (Übersicht: SLOOTWEG 1996).

Immunhistologisch findet sich ein recht gesetzmäßiger Anstieg der p53-Expression, welche in normalem Epithel schwach positiv in der Basalzellschicht gefunden wird, mit steigender Dysplasie in premalignen Larynxläsionen und steigender Anaplasie in Karzinomen, wobei p53 auch suprabasal bzw. diffus verteilt gefunden wird (Abb. 4.3.13). So konnten LAVIEILLE et al. (1995) in 9% der normalen Schleimhaut, in 37% der Epithelhyperplasien, in 68% der Dysplasien, 75% der Carcinomata in situ und 57% der Larynxkarzinome p53 immunhistologisch vermehrt nachweisen. BARBATIS et al. (1995) fanden in 30% der geringgradigen Epitheldysplasien, 60% der hochgradigen Dysplasien und 78% der

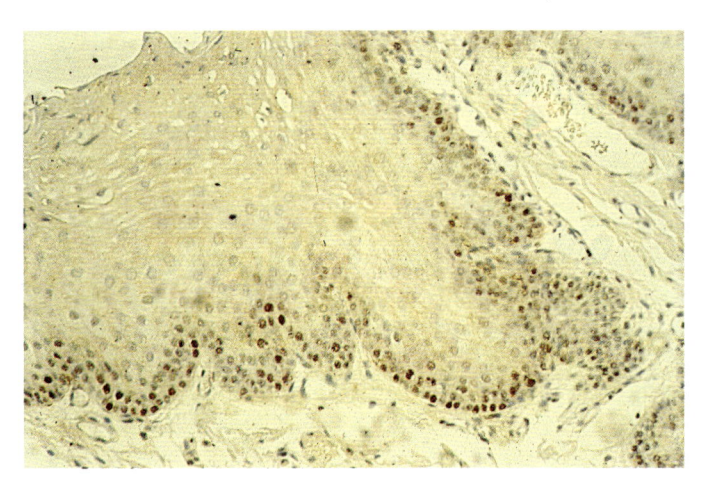

Abb. 4.3.13. p53-Expression in einer epithelialer Hyperplasie. Man erkennt die deutlich markierten Kerne im Bereich der Basal- und Parabasalzellschicht

Karzinome eine erhöhte p53-Expression. Lineare Expression von p53 Dysplasien gilt als Marker einer malignen Progression (UHLMAN et al. 1996). Eine Beziehung zum Tumorstadium besteht nicht (LAVIEILLE et al. 1995); die meisten Untersuchungen fanden keine Beziehung zur Prognose (PIFFKO u. BANKFALVI 1997; PORTUGAL et al. 1997). Zweittumoren traten in p53-positiver Schleimhaut nicht häufiger als in p53-negativem Epithel auf (OGDEN et al. 1997). Demgegenüber berichten HIRVIKOSKI et al. (1997), daß die immunhistologisch dargestellten Überexpressionen von p53 längeren rezidivfreien Verlauf und längere Überlebensrate bedeutet.

Zwischen p53-Expression und einer HPV-Infektion scheint eine inverse Korrelation zu bestehen (GORGOULIS et al. 1994), zum PCN-Nachweis eine direkte Korrelation (GORGOULIS et al. 1995). Die Bedeutung des immunhistologischen p53-Nachweises muß aber, wie oben ausgeführt, trotz regelhaftem Expressionsmuster offen bleiben, da dieses nicht mit der Mutation korreliert (GORGOULIS et al. 1995; SLOOTWEG 1996). Mehr als die Hälfte (62%) der Larynxkarzinome mit immunhistologischem p53-Nachweis, die BRADFORD et al. (1997) untersuchten, hatten keine erkennbare p53-Genmutation. Eine p53-Genmutation soll eine frühe Veränderung bei der laryngealen Karzinogenese, hervorgerufen durch genotoxische Wirkungen des Rauchens und Alkohols, darstellen (ZHANG et al. 1994; SCHOLNICK et al. 1994; SORENSEN et al. 1997; PORTUGAL et al. 1997). Sie ist mit verminderter Überlebensrate assoziiert (BRADFORD et al. 1997; GOLUSINSKI et al. 1997) und findet sich vor allem in T_3- und T_4-Karzinomen (GOLUSINKSI et al. 1997).

Neben p53-Alterationen können weitere Veränderungen von Tumorsuppressorgenen in Larynxkarzinomen gefunden werden, so eine hohe Rate von Allelverlust des Rb-Gens (SCHOLNICK et al. 1994), seltener des NME1-Gens (SCHOLNICK et al. 1994). Letzteres findet sich gleichhäufig alteriert in Primärtumoren und Metastasen, so daß es wahrscheinlich nicht bei der Metastasierung involviert ist (SCHOLNICK et al. 1994). Das MDM-2-Onkoprotein könnte bei Überexpression in frühen Phasen der laryngealen Kanzerogenese zur p53-Inaktivierung führen (PRUNERI et al. 1997). p16 MTS1/CDK41 ist in zahlreichen Larynxkarzinomen durch Mutation inaktiviert und könnte zusammen mit einer Cyclin D1-Deregulation bei fortgeschrittenen Larynxkarzinomen deren Progression begünstigen (JARES et al. 1997; PAPADIMITRAKOPOULOU et al. 1997).

3.3.9 Veränderung im Immunstatus

Eine Anzahl von systemischen immunologischen Veränderungen, vermehrte oder reduzierte Reaktivität und Dysfunktionen wurden bei Patienten mit „Kopf- und Hals"-Karzinomen bzw. Läsionen mit oder ohne Dysplasien beobachtet (Übersicht: CHRETIEN 1975; WANEBO 1979; BURKHARDT 1980; SCULLY 1982 a – c; 1983; Beobachtungen bei Patienten mit Larynxkarzinom: PAPENHAUSEN et al. 1979; TAYLOR u. SAFFORD 1982; MAKIMOTO et al. 1983; WATANABE et al. 1983; MORRA et al. 1984; CORTESINA et al. 1984; DAWSON et al. 1985; WALTER u. DANIELSON 1985; WUSTROW u. ZENNER 1985). Diese beinhaltet das humorale und zellvermittelnde spezifische Immunsystem wie auch assoziierte, nicht spezifische Abwehrmechanismen. Die meisten dieser, nach der Tumorentfernung persistierenden Veränderungen stellten sich als unspezifisch dar und besaßen keinerlei prognostische Bedeutung (BIER et al. 1983). Einige Veränderungen können infolge anderer Faktoren wie Alkoholismus (PALMER 1978; BIER et al. 1983) oder Rauchwirkung (CHRETIEN 1978) entstehen.

3.3.10 Analyse der Zellprodukte im zirkulierenden Blut

Eine ganze Reihe von Zellprodukten, besonders Komponenten der Zelloberfläche von malignen Zellen und am Nukleinsäure-Metabolismus beteiligte Enzyme, können gelöst oder anderweitig freigesetzt werden und dann im Blut zirkulieren. Besonders die Konzentrationen von β-2-Mikroglobulin (SCULLY 1981b), Aktivitäten der alkalischen Deoxyribonuklease (SCULLY 1982a) und der Thymidinkinase (SCULLY 1982b) und p53-Autoantikörper (FRIEDRICH et al. 1997; KAUR et al. 1997) sind häufig im Serum von Patienten mit dysplastischen Läsionen und Krebs erhöht. Auch die Spiegel des karzinoembryonalen Antigens (CEA) können im Serum von Patienten mit Krebs im Kopf- oder Halsbereich auffällig sein (SILVERMAN et al. 1976). Erhöhte CEA-Spiegel werden in einer Reihe von nichtneoplastischen Zuständen, bemerkenswerterweise bei starken Rauchern gefunden. Dieser Marker hat keinen echten Wert für die Primärdiagnose von laryngealem Krebs, da dieser sehr häufig mit Rauchen assoziiert ist. Jedoch kann eine Korrelation zwischen den CEA-Werten und dem posttherapeutischen Verlauf der Erkrankung klinisch interessant sein. Sogenannte Plattenepithelkarzinom-Antigene (s. oben) können auch systemisch ausgeschüttet und im Serum bestimmt werden und korrelieren mit der Tumorausdehnung (NAMYSLOWSKI et al. 1997).

Die Unterdrückung der oben erwähnten zellulären Immunreaktion bei Patienten mit Plattenepithelkarzinomen des Kopfes und Halses wurde auf erhöhte Spiegel der Serum-Glykoproteine (Haptoglobin, α1-Antitrypsin, α1-acid glycoprotein) zurückgeführt; ein Anstieg des Serumspiegels dieser Proteine scheint mit der Tumorausdehnung und dem klinischen Stadium zu korrelieren; die Spiegel bei geheilten Patienten liegen gewöhnlich etwas niedriger (WOLF et al. 1979) als bei Kontrollen.

Serumuntersuchungen spielen bereits heute bei der Beurteilung einer malignen Transformation bzw. bei der Rezidivkontrolle von etablierten, therapierten Karzinomen zur Erkennung von Rezidiven eine Rolle. Allerdings sind zahlreiche dieser Teste bisher von nicht genau definierter Zuverlässigkeit.

3.3.11 Untersuchung von lebendem Gewebe

Die In-vivo- und In-vitro-Untersuchung von lebendem Gewebe von prämalignen Läsionen oder Karzinomen kann wichtige Informationen über die Potentiale der untersuchten Läsionen geben. Transplantation von kleinen Gewebeproben in die athymische Maus, die einen weitgehenden Mangel des thymusabhängigen Immunsystems aufweist, ist ein Ansatz, in der die Reversibilität von oralen Leukoplakien geprüft werden (HOLMSTRUP et al. 1981) und der auch geeignet ist, Larynxtumoren in ihrem Wachstumverhalten zu untersuchen (ROBBINS et al. 1991).

Die angiogenetische Aktivität von Tumoren, d.h. ihre Kapazität eine Kapillarproliferation zu induzieren, ist eindeutig mit der Fähigkeit zu invasivem Wachstum und zur Metastasierung verbunden und kann durch Implantation von Tumorgewebe in die Kaninchen-Iris geprüft werden („rabbit iris assay"). Die angiogenetische Aktivität von Transitionalzellkarzinomen der Harnblase wurde von CHODAK et al. (1980) getestet. Über 95 % der malignen und prämalignen Proben stimulierten eine Kapillarproliferation, aber nur 10 % der normalen Mukosaimplantate hatten diesen Effekt.

Die invasive Kapazität eines Tumors kann in der humanen Amnionmembrankultur untersucht werden. FELIX et al. (1982) konnten an Plattenepithelkarzinomen der Zunge und des Larynx zeigen, daß sich die einzelnen Tumoren unterschiedlich verhielten. Eine Korrelation zwischen der natürlichen Aggressivität und dem Krankheitsverlauf beim Patienten konnte bislang noch nicht belegt werden.

Die Klonierungsfähigkeit „cloning efficiency" oder In-vitro-Stammzellassay von in weichen Agar kultivierten Karzinomen (oder Agarose- oder Methylzellulosekultur (HAMBURGER u. SALMON 1977), hängt vom Vorhandensein vitaler Stammzellen ab. Von 73 untersuchten Karzinomen zeigten 49 % klonales Wachstum mit einer „cloning efficiency" von 0,001 % bis 1,67 % (JOHNS u. MILLS 1983). Es bestand eine Korrelation zwischen hoher „cloning efficiency" mit fortgeschrittenen Krankheitsstadien und verminderter Überlebensrate.

Die Acrylhydrocarbon-Hydroxylase (AHH)-Induzierbarkeit kann an kultivierten Lymphozyten untersucht werden. AHH vermittelt die Aktivierung von polyzyklischen, aromatischen Kohlenwasserstoffen zu Epoxiden und ist so ein Aktivator von Karzinogenen. Eine hohe AHH-Induzierbarkeit ist bei Patienten mit Lungenkrebs und Larynxkrebs statistisch vermehrt zu finden. Patienten mit laryngealen Karzinomen neigen zu höheren Werten als Gesunde (WOLF et al. 1979). Wiederum findet sich eine Korrelation zur Rauchgewohnheit. Es ist unbekannt, ob diese Glykoproteine wie beim Gesunden in der Leber oder möglicherweise im Tumorgewebe synthetisiert werden.

Die Untersuchung vom lebenden Tumorgewebe in vitro scheint eine vielversprechende Methode zu sein, von der erwartet werden kann, daß sie in der Zukunft mehr Bedeutung erlangt. In derartigen Systemen kann auch die Sensibilität von Tumorzell-Linien gegenüber Zytostatika und Bestrahlung untersucht werden.

3.3.12 Experimentelle Modelle

Die experimentellen Modelle der Karzinogenese, die überwiegend an Hamstern, Mäusen und Ratten gewonnen wurden, haben beträchtlich zu unserem Verständnis der Pathogenese von Plattenepithelkarzinomen beigetragen (Übersicht: EVESON 1981). Die meisten dieser Arbeiten wurden an der Haut und Schleimhaut durchgeführt, nur wenige an der larygealen Mukosa. Es wurden eine Reihe von Einflußfaktoren auf die Karzinogenese identifiziert (Übersicht: SHKLAR et al. 1979; SHKLAR 1981). Vermutlich spielen die selben bei der Karzinogenese des Menschen eine Rolle wie auch bei der Karzinogenese im Larynx. Dieses kann zur Prävention durch Elimination von fördernden Faktoren oder gezielten Einsatz von Kanzerogenese verzögernden Faktoren bei der Behandlung führen (beispielsweise Retinoide bei präkanzerösen Läsionen). Aus diesen Arbeiten ergeben sich allerdings keine Konsequenzen für die Einschätzung von einzelnen Läsionen.

4 Mißbildungen

E. MEYER-BREITING

Mißbildungen können angeboren oder erworben sein. Zu den angeborenen Mißbildungen zählen die Aplasien, Hypoplasien, Überschuß- und Spaltbildungen sowie die Atresien. Stenosen sowie Laryngozelen und Zysten können angeboren oder infolge Trauma oder Infektion erworben sein.

Bei Aplasien, Atresien, Hypoplasien, Überschuß- und Spaltbildungen handelt es sich um Ereignisse, die häufig miteinander vergesellschaftet auftreten. Der Gedanke liegt nahe, daß hierbei der eine Vorgang zwangsläufig den anderen nach sich zieht, z.B. die Atresie die Spaltbildung oder umgekehrt. Andererseits treten viele dieser Mißbildungen in Kombination mit Fehlbildungen anderer auch entfernterer Organe auf, was wiederum auf eine simultane Entwicklung schließen läßt. Aus diesem Grunde ist die folgende Gliederung als Leitfaden gedacht, die Gliederungspunkte sind aber nicht immer als jeweils voneinander unabhängige Krankheitsbilder zu verstehen.

4.1 Störungen der Lumenbildung

Das Larynxlumen entwickelt sich aus drei verschiedenen Zonen: dem dreieckigen Blindsack mit Lamina epithelialis am Vorderdarm zwischen dem Epiglottiswulst und den Arytenoidwülsten, dem aus der Laryngotrachealrinne entstehenden infraglottischen Bereich und der primär pulmonalen Anlage unterhalb davon. Alle Lumina vereinigen sich schließlich. Der Übergang der Lumina entspricht dem späteren supraglottischen, glottisch-subglottischem bzw. dem subglottisch-trachealen Grenzbereich (ZAW-TUN u. BURDI 1985; SANUDO u. DOMENECH-MATEU 1990; HENICK 1993). Störungen dieser Entwicklung ziehen die meisten der unten beschriebenen Fehlentwicklungen nach sich.

4.1.1 Kongenitales Larynxdiaphragma

Die zweithäufigste Entwicklungsstörung liegt meist zwischen den Stimmlippen in unterschiedlicher Stärke von einem sehr zarten Segel bis zur massiven bindegewebigen Verwachsung (Übersicht bei COHEN 1985). Der Großteil dieser Diaphragmen persistiert zwischen den Stimmlippen. Sie beginnen an der vorderen Kommissur (Abb. 4.4.1) und dehnen sich in unterschiedlichem Ausmaß nach dorsal aus (ZURHELLE 1869; WEINGÄRTNER 1914; BECK und SCHNEIDER 1925; KOSCHIER 1951; MÖLLER 1953; HOLINGER et al. 1955; KLEINSASSER 1973). Der hintere Bereich von den medialen Stellknorpelflächen bis zur Hinterwand bleibt in der Regel frei. Zirkuläre Lochblendenstenosen sind eher ungewöhnlich (BERGENGRÜN 1896; KIAER 1908).

Ebenfalls außergewöhnlich sind die Schilderungen von BENJAMIN u. MAIR (1991) über eine interarytenoidale Segelbildung sowie von PRESCOTT (1995) über multiple Verwachsungen zwischen Epiglottis und Aryregion mit der Pharnyxhinterwand in Kombination mit einer Lungenfibrose. HUDSON (1951) berichtete über eine Diaphragmabildung zwischen den Taschenbändern.

4.1.2 Stenosen

Gegenüber den beschriebenen membranösen Diaphragmen handelt es sich bei den Stenosen um massivere Einengungen auf bis zu 1–2 cm Längsausdehnung. Derartige Stenosen kommen in der Regel subglottisch vor, weshalb auch der Begriff der kongenitalen, subglottischen Stenosen gebräuchlich ist. Im erstgenannten dürfte es sich, mit Ausnahme der vom Ringknorpel ausgehenden Cricoidstenosen (Abb. 4.4.2), um eine ähnliche Entwicklungsstörung wie bei der Diaphragmabildung handeln. Sie geht vom Weichteilgewebe medial des Conus elasticus aus und besteht aus Bindegewebe, z.T. auch aus überschießendem, mukösen Drüsengewebe (HOLINGER et al. 1995, 1976; McMILLAN u. DUVALL 1968; TUCKER et al. 1977; SELLARS 1980). Da sie sich mehr von lateral in das Lumen vorwölbt, entsteht der Eindruck von zwei subglottischen Stimmlippen (McMILLAN u. DUVALL 1968).

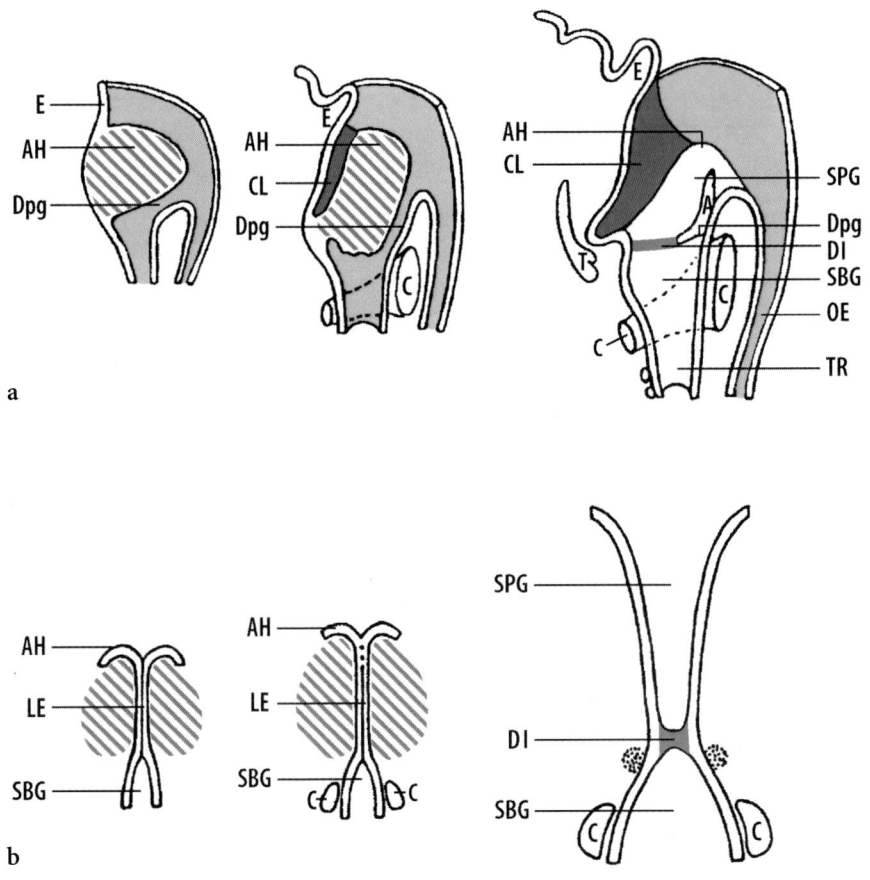

Abb. 4.4.1 a, b. Pathogenese der Larynxatresie und des Diaphragma laryngis. **a** Zwischen den Aryhöckern (*AH*) entwickelt sich durch Epitheleinwanderung in der Medio-Sagittanebene die Lamina epithelialis (*LE*). Sie dehnt sich im Normalfall von den Aryhöckern bis in den subglottischen Raum aus. Durch Auseinanderweichen der Gewebsmassen zu beiden Seiten der Lamina epithelialis entwickelt sich in der Folge das Larynxlumen vom supraglottischen Bezirk bis zu den Stimmlippen einschließlich. **b** Wird diese Entwicklung durch Fehlanlage der Lamina epithelialis in ihrer ganzen oder partiellen Ausdehnung gestört, kommt es im Maximalfall zur kompletten Atresie des Larynx in diesem Bereich oder aber im geringsten Fall zur Diaphragmabildung. *E* Epiglottis; *CL* Coecum laryngeale; *SPG* Supraglottis; *LE* Lamina epithelialis; *Dpg* Ductus pharyngoglotticus; *DI* Diaphragma laryngis; *OE* Ösophagus; *TR* Trachea.
(Aus Zaw-Tun 1988)

Yasutomo et al. (1993) berichten über zwei Fälle partieller Trisomie mit verkürztem Chromosom 5, bei denen neben Hypertelorismus, tief sitzenden Ohren, Arachnodaktylie, Hypotonie und zerebralen Fehlbildungen Larynxstenosen festgestellt wurden. Eine Rarität stellt eine kongenitale subglottische Larynxstenose bei 2 Brüdern mit einem Chondrodysplasiesyndrom (Keutel-Gabriel-Syndrom) dar (Buchsteiner et al. 1998).

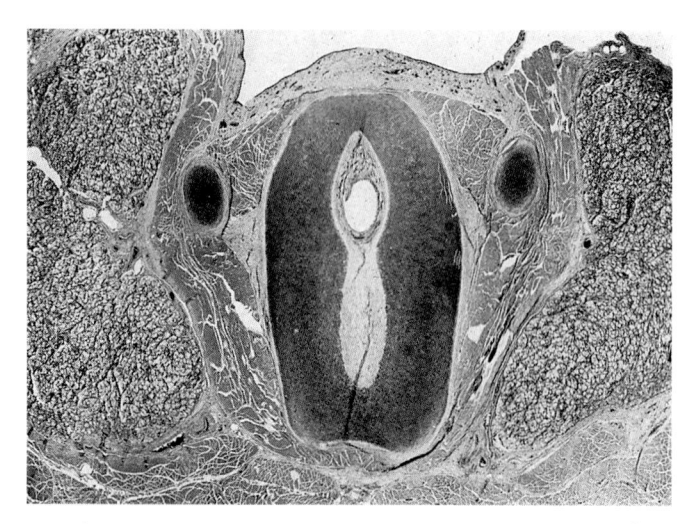

Abb. 4.4.2. Angeborene Stenose des Larynx am glottisch-subglottischen Übergang infolge unvollständiger Ausbildung der Lamina epithelialis in diesem Abschnitt. Das Restlumen entspricht dem Ductus pharyngoglotticus. HE, × 8. (Aus KÖHN 1969a)

4.1.3 Atresie

Bei den extrem seltenen Atresien handelt es um die fehlende Ausbildung des Kehlkopflumens mit Verschluß desselben in unterschiedlichem Ausmaß, häufig mit Deformierungen einzelner oder mehrerer Knorpel und mit Spalt- und Fistelbildungen kaudal dieser Atresien verbunden. Histologisch kann der atretische Bereich durch Bindegewebe, Muskulatur und/oder Knorpelmassen verlegt sein (SMITH u. BAIN 1965; PUVEENDRAN 1972; WOO u. KARMODY 1983; MILLER et al. 1984; WALTON et al. 1985; WIGGLESWORTH et al. 1987; HEDRICK et al. 1994).

Als Ursache kommt eine Dyskoordination epithelialer und mesenchymaler Proliferation, vermutlich in der 4. bis maximal 5. Embryonalwoche (Stadium 11–12) in Frage. Für die Atresien im supraglottisch-glottischen Bereich spielt die Entwicklung der für die Ausbildung des Vestibulum laryngis verantwortliche Lamina epithelialis und deren Anschluß an die Laryngotrachealrinne offenbar eine entscheidende Rolle. Demgegenüber sind die Atresien im subglottischen und Trachealbereich auf Störungen der Lumenbildung bzw. der Verbindung zwischen Laryngotrachealrinne und der unmittelbar darunter gelegenen, primär pulmonalen Anlage zurückzuführen. Das häufig zusätzliche Auftreten von laryngealen oder tracheoösophagealen Spalt- oder Fistelbildungen (CHILLA et al. 1979; TANG et al. 1996) hat möglicherweise seine Ursache darin, daß die Anlage des kranialen Lumens die Voraussetzung für den kompletten Verschluß der Laryngotrachealrinne ist. Allerdings sind mit Atresien auch häufig Mißbildungen in anderen Organen verbunden.

SMITH u. BAIN (1965) empfahlen nach Lage und Ausdehnung die Einteilung der Larynxatresien, ZAW-TUN (1988) ergänzend nach entwicklungsphysiologischen Aspekten:

	SMITH u. BAIN (1965)	ZAW-TUN (1988)
Typ 1	Komplette supra- und subglottische Atresie	Fehlendes Vestibulum und stenotische Infraglottis
Typ 2	Subglottische Atresie	Supraglottischer Verschluß mit Trennung eines primitiven Vestibulum von einer nicht stenotischen Infraglottis
Typ 3	Verschluß der Glottis	Subglottischer Verschluß bei freier Supraglottis

Klinisch galten derartige Veränderungen als mit dem Leben nicht vereinbar. Wie schon eingangs ausgeführt, ist die Voraussetzung für die Lebenserhaltung eine subtile pränatale Diagnostik (TANG et al. 1996) und in deren Folge eine sorgfältige Planung der weiteren, peri- und postnatal erforderlichen, diagnostischen und operativen Maßnahmen zur Sicherstellung von Atmung und Ernährung.

4.1.4 Kongenitale Larnygozelen

Bei Laryngozelen (Abb. 4.4.3) handelt es sich um luftgefüllte, hernienartige Ausstülpungen des Morgagni-Ventrikels oder seiner Anhangsgebilde. Je nach Ausdehnung unterschieden wir innere und äußere Laryngozelen, sowie Mischformen aus beiden. Sie kommen in der Mehrzahl unilateral, aber auch bilateral vor (BOETTE 1956; BUTLER 1950; SCHÄTZLE u. BAUMERT 1962). Als innere Laryngozelen (Abb. 4.4.4, 4.4.5, 4.4.8) fassen wir alle die Ausstülpungen des Morgagni-Ventrikels auf, die die obere oder hintere Begrenzung des Schildknorpels überschreiten (BIRT 1987). Sie dehnen sich im paraglottischen Raum nach kranial aus. Je nach Ausdehnung wölben sie die Region zwischen Taschenbändern und aryepiglottischen Falten vor und lassen unter Umständen den Sinus piriformis oder die Vallekel verstreichen. Äußere Laryngozelen schieben sich zusätzlich durch die Membrana thyreohyoidea oder schieben sie als Bruchsack vor sicher (ZANGE 1933). Sie erscheinen als prall-elastische Geschwülste im oberen Anteil des medialen Halsdreieckes (Abb. 4.4.6, 4.4.7). Der äußere Teil steht in ventilartiger Verbindung zum Ventrikel. Bei endolaryngealer Druckerhöhung bläht sich der äußere Teil auf, ohne daß die Luft zurückweichen kann, sondern resorbiert werden muß.

Die meisten Laryngozelen bleiben symptomlos. Wenn überhaupt, werden sie in der Regel erst im 6. Dezennium klinisch apparent. Von Laryngozelen bei Kleinkindern und Säuglingen berichteten u.a. MARX 1928, MYERSON 1933 und STRIFE et al. 1980.

In Abhängigkeit von Definition und Methode der Erfassung sind die Angaben über die Inzidenz sehr unterschiedlich. Die meisten Angaben stützen sich auf Untersuchungen an Kehlkopfpräparaten, die bei der operativen Behandlung von Larynxkarzinomen gewonnen wurden (STELL u. MARAN 1975; BIRT 1987). Auf Grund der bekannten gehäuften Koinzidenz von Laryngozele und Larynx-

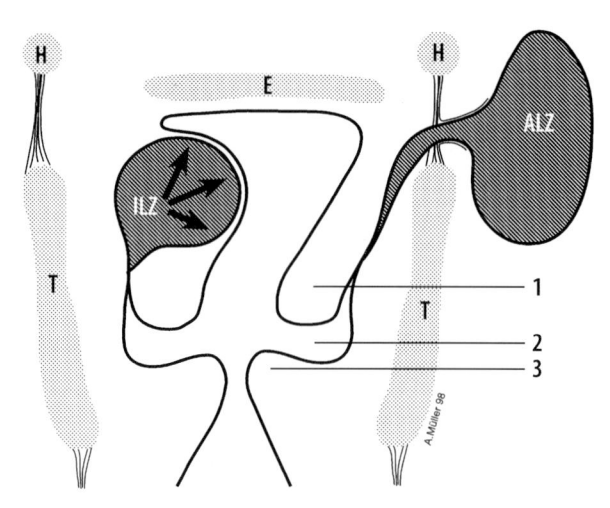

Abb. 4.4.3. Lokalisation und Ausdehnung innerer (*ILZ*) und äußerer (*ALZ*) Laryngozelen. *H* Zungenbein; *E* Epiglottis; *T* Schildknorpel; *1* Taschenfalte; *2* Ventrikel; *3* Stimmlippe

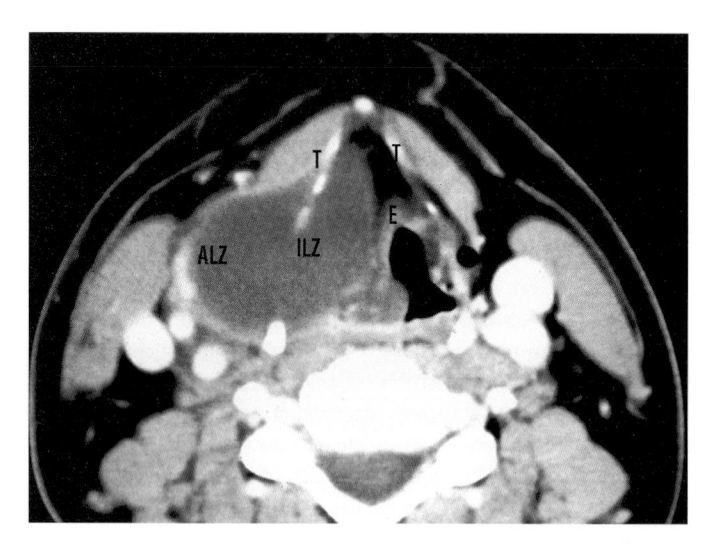

Abb. 4.4.4. Computertomographie einer kombinierten Laryngozele: *ALZ* Äußerer Laryngozelenanteil; *ILZ* Innerer Laryngozelenanteil; *C* Schildknorpel; *E* Epiglottis; 42jähriger Mann

Abb. 4.4.6 (*links*). Äußere Laryngozele in der Röntgendarstellung der Halsweichteile bei Trompeteblasen; 25jähriger Mann

Abb. 4.4.7 (*rechts*). Halsporträt des selben Patienten mit äußerer Laryngozele unmittelbar nach Trompeteblasen

Kongenitale Larnygozelen 625

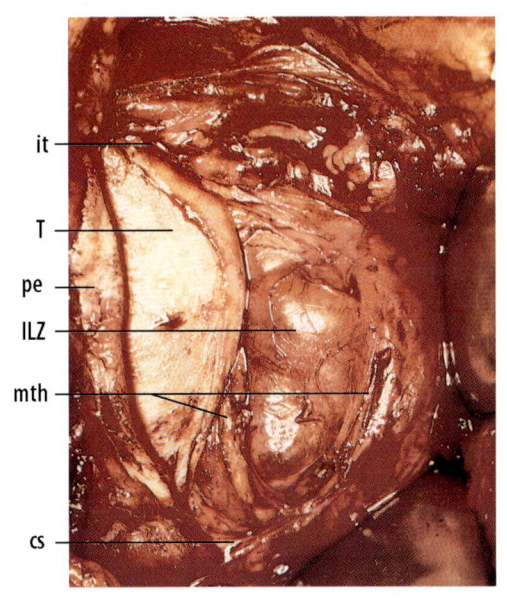

Abb. 4.4.5. Operationssitus einer inneren Laryngozele (*ILZ*) bei eröffneter Membrana thyreohyoidea (*mth*). *it* Inzisura thyreoidea; *T* Schildknorpel; *pe* Perichondrium externum des Schildknorpels; *cs* Cornu superius des Schildknorpels; 45jährige Frau

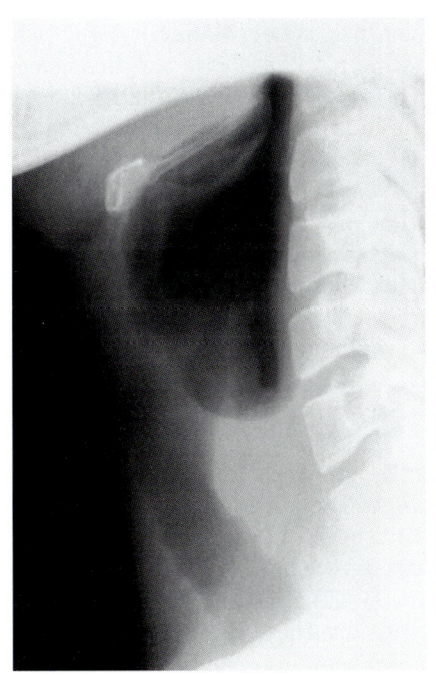

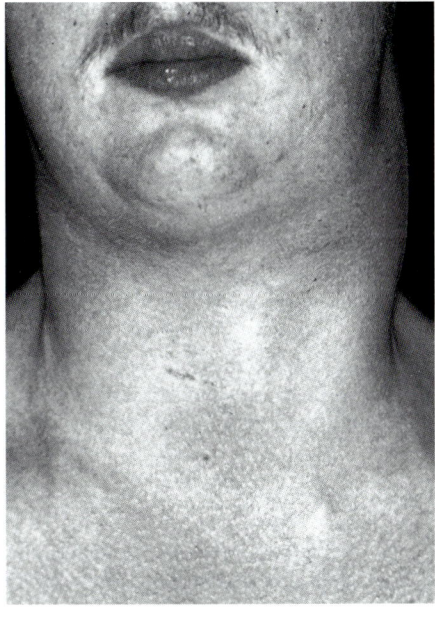

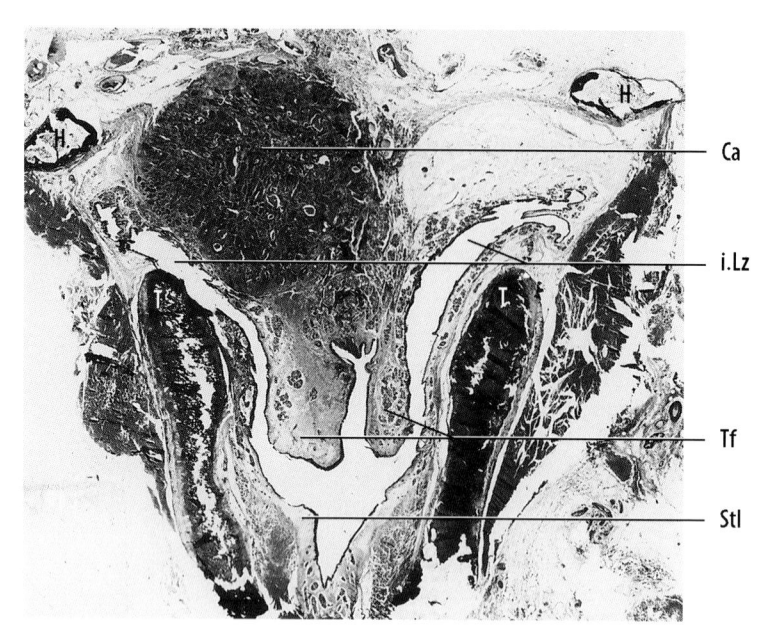

Abb. 4.4.8. Bilaterale innere Laryngozele mit Ausläufer eines Sinus-piriformis-Karzinoms im linken präepiglottischen Raum. *H* Zungenbein; *T* Schildknorpel; *i. LZ* innere Laryngozele; *Tf* Taschenfalte; *Stl* Stimmlippe; *Ca* Karzinom

karzinom sowie des mehr als zehnfachen der Inzidenz bei Männern lassen sich aus solchem Untersuchungsmaterial nur schwer Rückschlüsse auf die eigentliche Inzidenz ziehen. STELL u. MARAN (1975) stellten nur 130 beschriebene Fälle von Laryngozelen in der Literatur fest. In ihrer eigenen Untersuchung an 500 wegen Karzinom entfernten Larynges beobachteten sie nur 9 Fälle mit Laryngozelen. Demgegenüber fand BIRT (1987) bei vergleichbarer Methodik, aber weitergehender Definition (s. oben) schon die doppelte Anzahl. CLOSE et al. (1987) gelang es, eine Inzidenz von 12,5% bei systematischer Suche mittels Computertomographie und einer Mindestausdehnung von 5 mm oberhalb des Schildknorpeloberrandes festzustellen. Ihr Untersuchungskollektiv bestand aus 304 Patienten mit den unterschiedlichsten Erkrankungen im HNO-Bereich.

Histologisch werden Laryngozelen von zwei- bis mehrreihigem Flimmerepithel ausgekleidet und besitzen in der Nachbarschaft herdförmig lymphatisches Gewebe (Abb. 4.4.8).

Die meisten Laryngozelen sind primär dysgenetisch entstanden. Nach der Lumenbildung des Ventrikels in der 12.–14. Woche reicht er primär weit nach kranial (*Sacculus laryngis*), in 2–3% der Fälle bleibt die normale Involution in der Fetalzeit aus (MUNCK JENSEN u. SAMUELSEN 1964). Dieses Persistieren des embryonalen Sacculus wurde von VIRCHOW (1863) als „Laryngocele ventricularis" bezeichnet. Eine weitere Möglichkeit ist die These, daß vergleichbar der Hernienbildung primär nur die Anlage zur Laryngozele gegeben ist und erst entsprechende Belastungen, wie Instrumenteblasen, Pressen, Husten, Schreien und Singen, die eigentliche Zelenbildung auslöst (ZANGE 1933; CHESSEBEUF 1958; GOLLMITZ 1958; DE VINCENTIIS u. BISERNI 1979). Innere Laryngozelen können auch sekundär durch Ventilbildungen entstehen, wie z. B. durch entzündliche oder traumatische Narbenbildungen oder tumoröse Verlegungen. Das gehäufte, gemeinsame Auftreten von Karzinomen mit Laryngozelen (MARSCHIK 1927; MEDA 1952; SESTERHENN 1977; MICHAELS 1984; BIRT 1987; MURRAY et al. 1994; MATINO-SOLER et al. 1995) ist immer wieder Anlaß zur Diskussion, welches Krankheitsbild das andere hervorgerufen hat.

Klinisch sind Laryngozelen meist symptomarm. Erst bei größeren Ausdehnungen treten sie im Falle der *äußeren Laryngozele* durch Halsschwellungen in Erscheinung. Diese nehmen bei endolaryngealen Druckerhöhungen, wie z. B. bei Husten oder Blasmusik, an Ausdehnung zu. Sie können fast Faustgröße erreichen und ein- oder doppelseitig angelegt sein (SZABÒ 1943; BUTLER 1950; Abb. 4.4.7). Bei Kindern sind sie seltener (AVELLIS 1907; BECK u. SCHNEIDER 1925; SZABÒ 1943).

Innere Laryngozelen verursachen nach langer Symptomlosigkeit Heiserkeit, Fremdkörpergefühl beim Schlucken, Husten und u. U. auch Atemnot (MATINO-SOLER et al. 1995). Letzteres ist besonders bei Verschluß der inneren Laryngozele mit Muko- oder Pyozelenentwicklung (VON HIPPEL 1910; IWANOW 1926; ZÖLLNER 1932; VIDEBECK 1949; MEYER 1950; BACHMANN 1951; FREEMANN 1952; CHESSEN u. LUTER 1955; GREGOR et al. 1994) zu befürchten. Die Therapie der Wahl ist die operative Entfernung, je nach Ausgangssituation endolaryngeal oder von außen über die Membrana thyreohyoidea (Abb. 4.4.5).

4.1.5 Larynxzysten

Zysten stellen von Epithel ausgekleidete Hohlräume dar, die im Gegensatz zu den Laryngozelen keine Verbindung zum Ventrikel- bzw. Larynxlumen besitzen. Sie können dysgenetischer oder erworbener Natur sein. Beide sind von Zysten tumoröser Natur zu unterscheiden.

Die Genese der angeborenen Zysten der supraglottischen Seitenwand beruht in erster Linie auf der Entwicklung des MORGAGNI-Ventrikels. Von der Lamina epithelialis nach lateral ausgewanderte Epithelzellblasteme bilden eine unterschiedliche Zahl von epithelisierten Lakunen, die konfluieren und schließlich Anschluß an das aus der Lamina epithelialis entstehende Lumen finden. Bei den Zysten, die von respiratorischem Epithel ausgekleidet sind, handelt es sich um persistierende Lakunen. HOLINGER et al. (1978) deuten sie als Atresien des Sacculus und sprechen je nach Lage der Zyste und Größe des Sacculus von vorderen oder lateralen, sakkulären (kongenitalen) Zysten. Auch Entwicklungen aus der 3. und 4. Schlundtasche sind denkbar (DRABE 1953).

Sekundär entstandene Zysten entwickeln sich in der Regel auf der Basis von Narbenbildungen durch Traumata und Entzündungen in Form von Retentionszysten. Auch multiple Zysten (LELLI 1949; DHINGRA et al. 1995) sollen auf Grund von Entzündungen entstehen (LAFF 1933). Auch karzinomatöse Entartungen wurden beschrieben (NOVOTNY 1954).

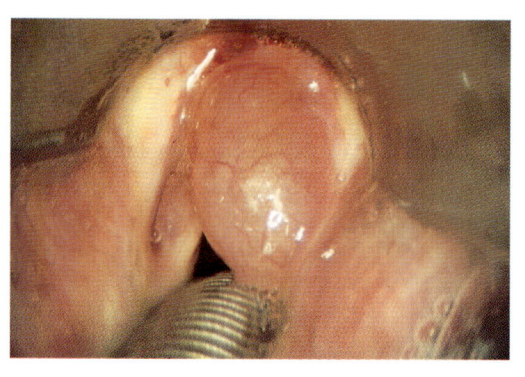

Abb. 4.4.9. Retentionszyste an der lingualen Epiglottisfläche nache der Plica glossoepiglottica lateralis im mikrolaryngoskopischen Bild

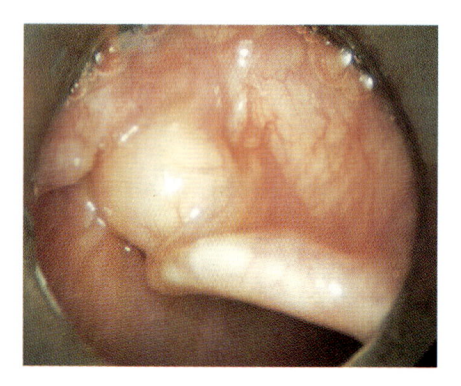

Abb. 4.4.10. Taschenfaltenzyste im mikrolaryngoskopischen Bild

Makroskopisch fallen die Zysten als meist gelbliche oder bläulich glasige, kugelige Vorwölbungen im supraglottischen Raum (Abb. 4.4.9, 4.4.10) oder an den Stimmlippen auf.

Histologisch entspricht die Auskleidung der Zystenwand dem jeweiligen Ursprung der Zyste und kann bei kongenitalen Zysten aus hochprismatischem Flimmerepithel (Abb. 4.4.11) bestehen. Die Auskleidung mit Onkozyten ist nicht ungewöhnlich (MICHAELS 1984; DHINGRA et al. 1995). MICHAELS (1984) sieht in ihnen eine Degenerativform infolge des inneren Zystendruckes. Wie die Laryngozelen werden auch die Zysten häufig von herdförmigen oder diffusen lymphozytären Infiltraten begleitet. Die Wand der Retentionszysten im Bereich des Larynxeinganges wird häufiger von Plattenepithel ausgekleidet (Abb. 4.4.12).

Klinisch äußern sich Zysten am Kehlkopfeingang meist durch Schluckbeschwerden und kloßige Sprache, im Taschenbandbereich bei entsprechender Größe durch Heiserkeit. Auch sie können sich wie die Laryngozelen durch Infektion zu lebensbedrohenden Pyomukozelen entwickeln (DE SANTO 1974). Therapie der Wahl ist die endolaryngeale Abtragung oder Masurpialisation.

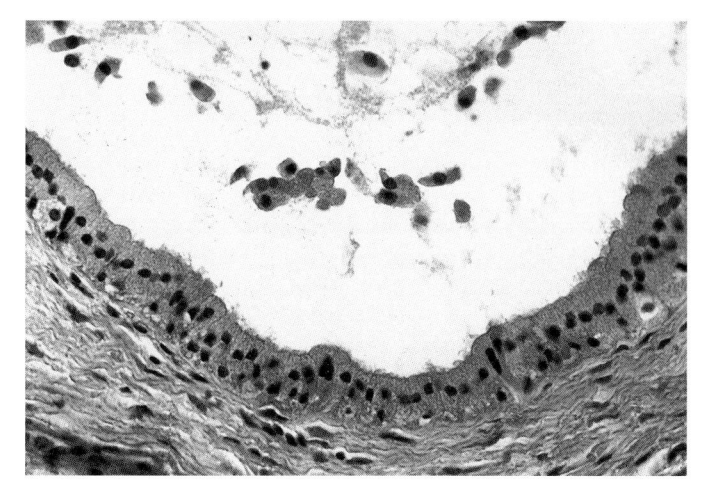

Abb. 4.4.11. Wandung einer Taschenbandzyste mit abgeschilferten Epithelien im Zystenlumen. HE, × 250

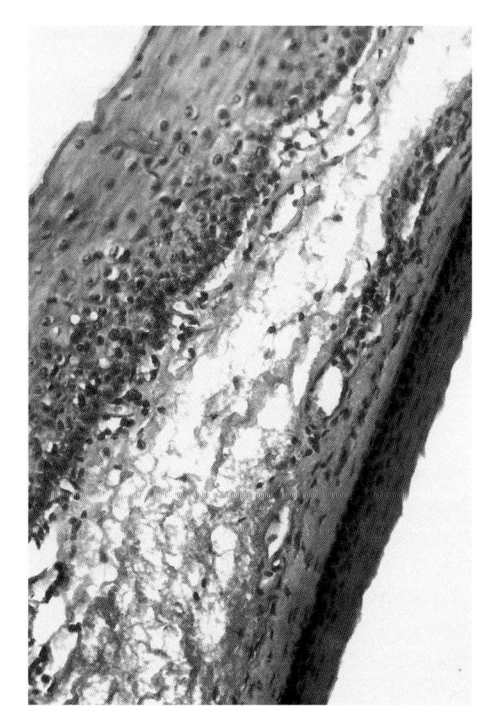

Abb. 4.4.12. Wandung einer Retentionszyste der Epiglottis (*rechts*). Das höhere mehrschichtige Plattenepithel (*links oben*) stellt das normale Plattenepithel der Epiglottis dar. HE, × 100

4.2 Gestörter Aufbau von Larynx und Trachea

4.2.1 Laryngomalazie

Die Laryngomalazie ist die häufigste Fehlbildung des Larynx. Da sie häufig bei Frühgeburten oder untergewichtigen Neugeborenen auftritt, ist sie eher als Entwicklungsverzögerung als als echte Mißbildung zu verstehen. Sie kann auch in Begleitung von Fehlbildungssyndromen auftreten, wie z.B. dem Freeman-Sheldon-Syndrom (GALLIANI u. MATT 1993), einer kraniokarpotarsalen Dysplasie.

Klinisch äußert sie sich in einem bedrohlich klingenden, z.T. lageabhängigen, inspiratorischen Stridor. Ursache hierfür scheint aber weniger ein zu schwacher Epiglottisknorpel oder Kehlkopfgerüst (COTTON u. RICHARDSON 1981) als eine unzureichende Aufhängung des Epilarynx (KELEMEN 1953) z.B. über die Plica glossoepiglottica lateralis zu sein. Für den Pathologen ist es bei dieser Erkrankung schwer, ein entsprechendes, morphologisches Substrat zu finden, zumal chirurgische Interventionen selten und Todesfälle ungewöhnlich sind. So berichten CHEN u. HOLINGER 1994 aus einer Sammlung von 119 Kehlköpfen, die am Children's Memorial Hospital in Chicago in den Jahren von 1975–1992 asserviert wurden, in 33 Fällen Anomalien des Larynx und davon nur in 2 Fällen Laryngomalazien.

Endoskopisch typisch ist die sog. Omega-Epiglottis, deren Randpartien mit der Plica aryepiglottica zusammen nach medial zu stehen kommen und bei Inspiration lumenwärts eingezogen werden. Je nach Lokalisation der eigentlichen Malazie und individueller Epiglottisform sind auch andere Deformierungen des Larynxeinganges möglich. In der Regel stabilisiert sich der Kehlkopfeingang bis spätestens in das 2. Lebensjahr. TEMPLER et al. (1981) berichten aber auch über den Fall eines 18jährigen, bei dem wegen persistierenden Stridors doch noch eine chirurgische Intervention erforderlich wurde.

4.2.2 Aplasien und Hypoplasien

Komplette Larynxaplasien beim Menschen sind nicht beschrieben worden. Berichte über *Aplasien* von Kehlkopfgerüstanteilen sind sehr selten und nur von der Epiglottis und den Stellknorpeln (SCHWARZ 1935) bekannt. CHEN u. HOLINGER in der o.g. Arbeit 1994 sowie BECK (1912) berichten jeweils von einem Fall mit Epiglottisaplasie. BUCHINO et al. (1982) und DOWNING (1992) schildern jeweils einen Fall von Tracheaaplasie, letzterer in Kombination mit einer Zwerchfellhernie.

Hypoplasien einzelner Kehlkopfgerüstanteile sind ebenfalls selten beobachtet worden, dies aber in Form des Fehlens von ganzen Teilen. Bekanntes Beispiel hierfür ist das schon im 19. Jahrhundert häufiger beschriebene Fehlen der Pars libera der *Epiglottis* (EBERT 1868; LUSCHKA 1871; DONALDSON 1886; KALLIUS 1897), oft im Zusammenhang mit Fehlentwicklungen wie z.B. dem Majewski- und dem Mohr-Syndrom (MACKENZIE 1862; CALMAN 1893; ROHRMANN 1932;

SCHWARZ 1935; SILENGO et al. 1987; KNAPP et al. 1990). Eine halbseitige Aplasie der Epiglottis wurde bisher nur von TOBECK (1949) beschrieben.

Auch am *Schildknorpel* sind Defektbildungen bekannt. Der Zusammenschluß beider Schildknorpelflügel erfolgt im 3. Fetalmonat. Sein Ausbleiben resultiert im vollständigen oder partiellen Fehlen des Mittelstückes (HENLE 1873; EPPINGER 1880; SEMON 1892; HUTTER 1908; HOLINGER et al. 1995; MONTGOMERY u. SMITH 1976; HEINEMANN u. PULT 1982; CHEN u. HOLINGER 1994). GORNY (1936) beschrieb einen verkümmerten linken Schildknorpelflügel. Das Fehlen von Schildknorpelhörnern ist in der Regel einseitig und links häufiger als rechts und die häufigste Hypoplasie am Kehlkopf überhaupt. Die von SCHULTZE (1890) angegebene Inzidenz von 3,2 % deckt sich mit eigenen intraoperativen und Röntgenbefunden. CHEN u. HOLINGER fanden unter 33 Kehlkopfanomalien 4 im Bereich des Schildknorpels.

Der *Ringknorpel* entwickelt sich zunächst in Form einer ventralen Spange, die sich erst im Embryonalalter von 9 Wochen dorsal im Bereich der Lamina cricoidea schließt. Störungen dieser Entwicklung führen zu okkulten Ringknorpelspalten, die bindegewebig überbrückt werden (EPPINGER 1880; SCHMIT 1893; TRUMPP 1909; STROEM u. TROELL 1939; WUSTROW 1963; CHEN u. HOLINGER 1994). Unter den Anomalien des Kehlkopfgerüstes überwiegen die des Ringknorpels alle anderen um ein mehrfaches (CHEN u. HOLINGER 1994). Weitergehende Hemmungen führen zu kompletten dorsalen Spaltbildungen des Ringknorpels und der Larynxhinterwand (s. u.).

Der besondere Fall einer halbseitigen Aplasie wurde von BELMONT et al. (1985) mitgeteilt. Bei diesem Patienten waren die Stimmlippe, das Taschenband und der Morgagni-Ventrikel nicht angelegt.

4.2.3 Spaltbildungen

Bei Spaltbildungen im Larynx handelt es sich um leichte mediosagittale Einkerbungen bis zur vollständigen Längsspaltung in der Vorder- oder Hinterwand des Larynx. Am bekanntesten und häufigsten ist die *Epiglottis bifida* (MANIFOLD 1851; HENKE 1899; SCHNEIDER 1912; CULP 1920; MONTREUIL 1949; HEALY et al. 1976), gefolgt von der Medianspaltung des Schildknorpels. Während die Spaltbildung des Schildknorpels als Hemmungsmißbildung aus seiner Entwicklung durchaus vorstellbar ist, gibt die der Epiglottis Rätsel auf. Da sie nach unserer Vorstellung (SOULIÉ u. BADIER 1907; TUCKER u. O'RAHILLY 1972; ZAW-TUN u. BURDI 1985) aus dem quergestellten, einheitlichen Hypopharynxwulst (Abb. 4.2.1) hervorgeht, käme eine Hemmungsmißbildung nicht in Frage (MONTREUIL 1949). Schon FRAZER (1910) vertrat demgegenüber die Auffassung, daß dieser Wulst eine doppelte Anlage habe. Klinisch kann die Epiglottis bifida durch Einziehung derselben zu kongenitalem Stridor durch Atemwegsverlegung führen.

Wenn auch extrem selten, so sind die *Spaltbildungen der Larynx- und Tracheahinterwand* klinisch bedeutender geworden. Infolge unzureichender diagnostischer Möglichkeiten wurden sie früher zu spät, häufig, wenn überhaupt, erst

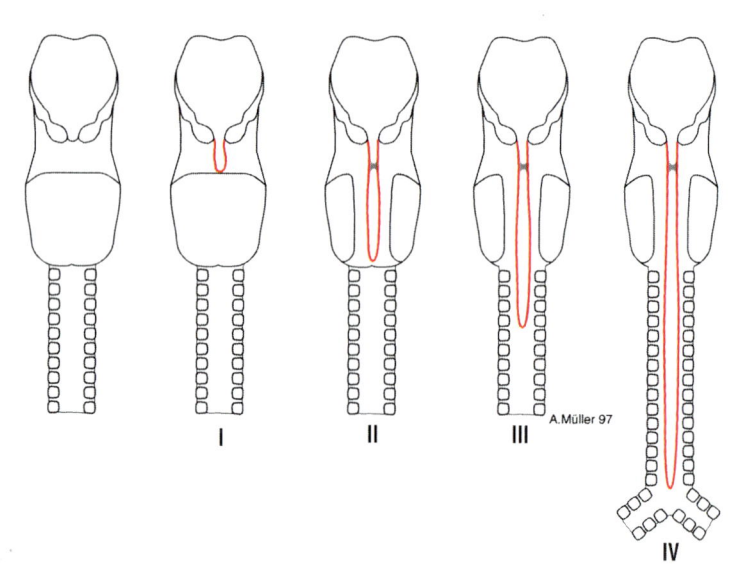

Abb. 4.4.13. Verschiedene Grade der laryngotrachealen Spaltbildung. *Grad I* Interarytaenoidspalt. *Grad II* Spalt reicht deutlich in die Lamina cricoidea hinein oder bis an ihr Ende. *Grad III* Spalt dehnt sich bis in die obere Trachea aus. *Grad IV* Spalt erreicht die Bifurkation. Der Querbalken bei den Graden III–IV weist auf die Möglichkeit der Kombination mit Atresien bzw. Diaphragmenbildung in diesem Abschnitt hin

postmortal erkannt und galten wegen ihrer Komplikationen, Bronchitis und Pneumonie als prognostisch infaust. Bildgebende Verfahren, wie Computertomographie, Kernspintomographie (CARPENTER u. MERTEN 1991) und vor allem die Ultraschalldiagnostik sind in der Hand des geübten Anwenders in der Lage, derartige Veränderungen schon pränatal darzustellen (GAREL et al. 1990; ISAACSON u. BIRNHOLZ 1991; WESTON et al. 1992; TANG et al. 1996). Dadurch besteht die Möglichkeit, peri- und postnatale, konservative und chirurgische Maßnahmen vorzubereiten, die solche Komplikationen verhindern. Entsprechendes Eingreifen kann das Langzeitüberleben erfolgreich sichern (SIMPSON et al. 1996). Die bildgebenden Verfahren und der Einsatz der Endoskopie in der Neonatologie haben zweifellos auch dazu geführt, daß sich in den letzten 15 Jahren die Fallberichte gegenüber früher häuften (SEMON 1892; JAHRSDÖRFER et al. 1967; COHEN 1975; PILLSBURY u. FISCHER 1977; BAEZA HERRERA et al. 1981; COHEN 1984; KAUTEN et al. 1984; HOLINGER et al. 1985; ERIKSEN et al. 1990; CHEN u. HOLINGER 1994; SIMPSON et al. 1996).

Die Art der Spaltbildung kann unterschiedliche Ausmaße annehmen (Abb. 4.4.13):

Typ I   Interarytenoidspalt
Typ II kompletter dorsaler Larynxspalt
Typ III Laryngotracheoösophagealspalt (obere Trachea)
Typ IV Larnygotracheoösophagealspalt (bis in untere Trachea).

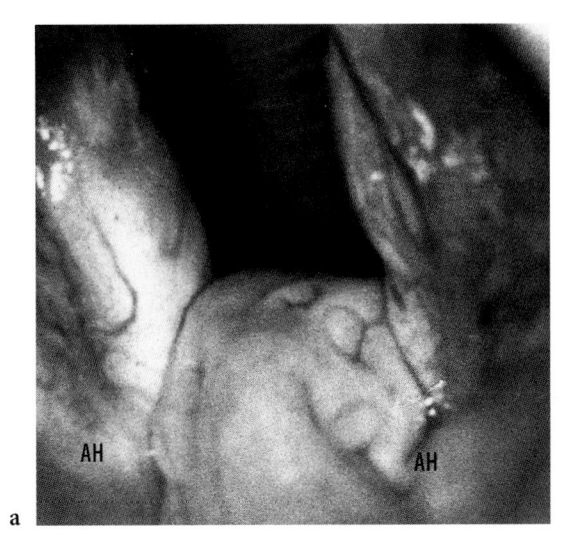

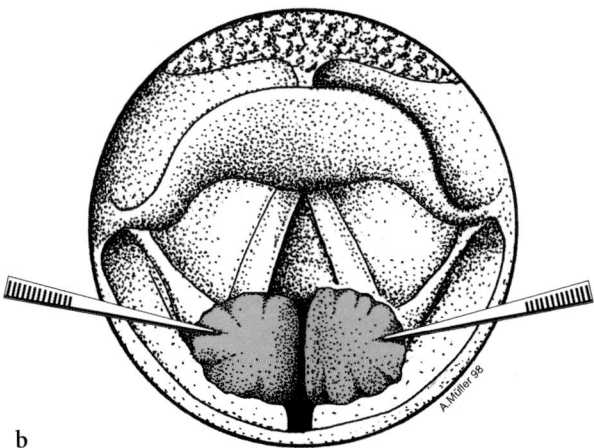

Abb. 4.4.14. a Endoskopisches Bild einer angeborenen laryngealen Spaltbildung Grad II bei einem erwachsenen Mann. *AH* Aryhöcker. **b** Das Schema erläutert die partielle Abdichtung der Spaltenbildung durch lefzenartige Schleimhautlappenbildung im Spaltbereich

Am häufigsten treten dorsale Spalt- oder Fistelbildungen in Kombination mit Atresien des Larynx und der Trachea auf (CHILLA et al. 1979; WOO u. KARMODY 1983; ZAW-TUN 1988; SCURRY et al. 1989), auf deren dysgenetischen Zusammenhang schon verwiesen wurde. SCHULZE u. KLEINSASSER schilderten 1984 den Fall eines 45jährigen Mannes, bei dem durch Zufall ein kompletter dorsaler Larynxspalt entdeckt wurde (Abb. 4.4.14, 4.4.15). Der Mann gab an, schon in frühester Kindheit unter rezidivierenden Pneumonien gelitten zu haben. Bei Nahrungsaufnahme wäre nie Husten ausgelöst worden. Offenbar verhinderten Prolapse der Hypopharynxschleimhaut in den Spalt eine permanente Aspira-

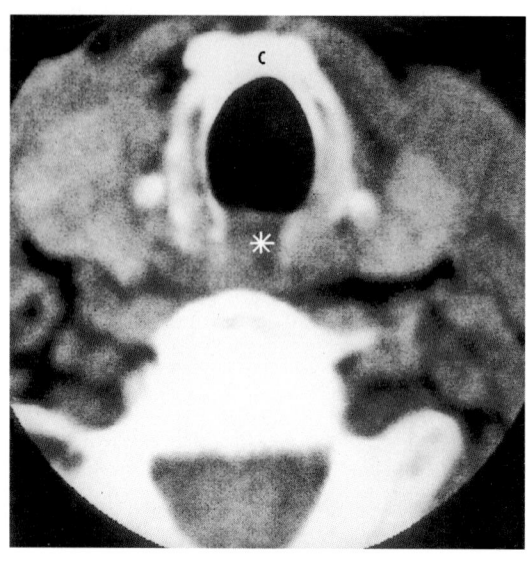

Abb. 4.4.15. Laryngeale Spaltbildung des Grades II in Höhe der Lamina cricoidea (*) in computertomographischer Darstellung (c)

tion. Des weiteren berichteten KAUTEN et al. (1984) über die Koinzidenz mit einem Ösophagusvertikel, COHEN 1984 mit einem Opitz-Frias(G)-Syndrom, und 1985 über zwei Fälle mit Hamartomen, sowie BRECHT u. JOHNSON 1985 über die Kombination mit mandibulärer Aplasie und Gaumenspalte. Im Regelfall gilt eine dorsale Spaltbildung wegen ständiger Aspiration ohne operative Korrektur als prognostisch sehr ungünstig. Im übrigen sei auf die folgenden Übersichtsarbeiten verwiesen: BLUMBERG et al. (1965), LIM et al. (1979), BAEZA HERRERA et al. (1981), KAUTEN et al. (1984), SMITH u. CATLIN (1984), ERIKSEN et al. (1990).

4.3 Überschußbildungen

4.3.1 Hyperplasien des Kehlkopfgerüstes

Am bekanntesten und häufigsten sind Überschußbildungen im Bereich der oberen Schildknorpelhörner, die gelegentlich sogar mit dem Ende des großen Horns des Zungenbeines ein gemeinsames Gelenk bilden können. Am Unterrand des Schildknorpels bestehen gelegentlich sowohl nach innen wie nach außen spornartige Auswüchse in der Medianlinie.

Ringknorpel (kongenitale Krikoidstenose): HARPMAN (1969), KLEINSASSER (1973), BERKOVITS et al. (1978), MORIMITUS et al. (1981), CHEN u. HOLINGER (1994).

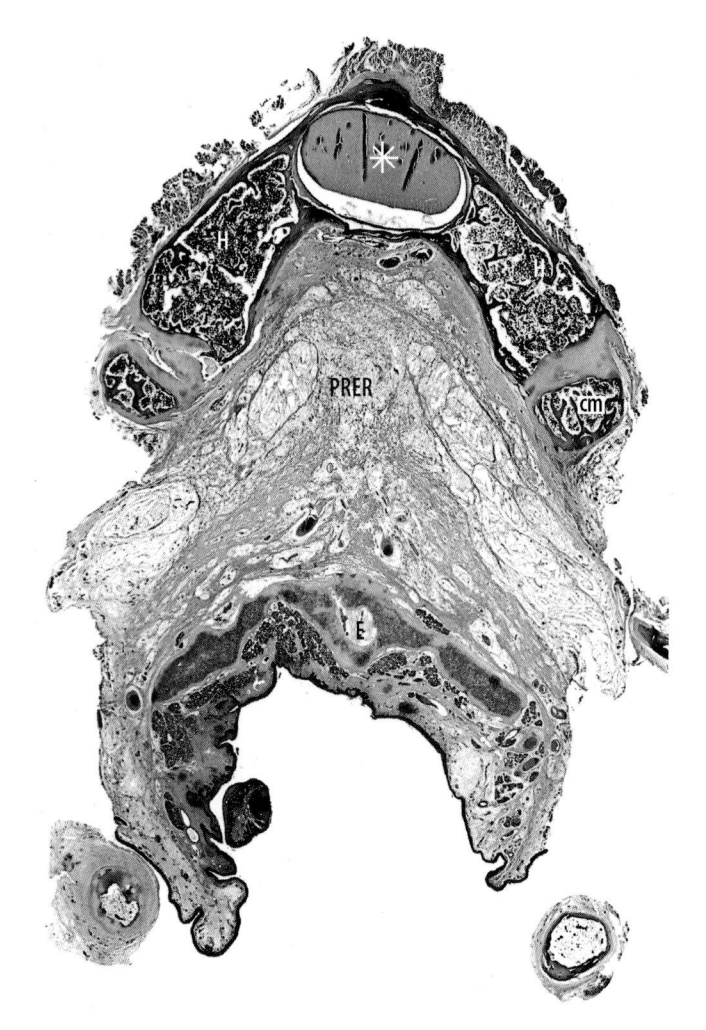

Abb. 4.4.16. Ektopische Kolloidzyste (*) im Corpus ossis hyoidei. *H* Zungenbein; *cm* cornu maius ossis hyoidei; *E* Epiglottis; *PRER* präepiglottischer Raum

4.4 Dystopien

4.4.1 Struma endolaryngealis

Ektopisches Schilddrüsengewebe wird in erster Linie im Verlauf des normalerweise obliterierten Ductus thyreoglossus, vom Zungengrund über das Corpus hyoideum (Abb. 4.4.16) bis zur prälaryngealen Wand, gefunden. Gelegentlich wird Schilddrüsengewebe subglottisch zwischen Ringknorpel und erstem Trachealring beobachtet. Am wahrscheinlichsten ist, daß es während der Embryonalentwicklung in diese Region, vom Ductus thyreoglossus ausgehend, gestreut wurde (FALK 1937; OLTERSDORF 1949; KLEIN 1967; RICHARDSON u. ASSOR 1971; MICHAELS 1984; OTTE u. KLEINSASSER 1984). Die Auffassung von RANDOLPH et al. (1963) und HAAS (1967), daß während der Verschmelzung beider primär paarig angelegter Schildknorpelflügel Schilddrüsengewebe abgeschnürt wird, trifft nur für wenige Fälle zu, bei denen Schilddrüsengewebe an der Larynxvorderwand in Höhe der Stimmlippen gefunden wurde. Von 130 Fällen in der Übersicht von STEINBERG (1969) waren lediglich 7 hier lokalisiert, während die meisten anderen mehr kaudal gefunden wurden. Endotracheale Dystopien von Schilddrüsengewebe in Höhe des ersten Trachealringes sind am häufigsten.

Histologisch wird ektopisches Schilddrüsengewebe normalerweise in der Submukosa in Nachbarschaft zu seromukösen Drüsen gefunden. Das Aussehen entspricht sowohl intralaryngotracheal als auch extralaryngeal dem normalen Schilddrüsengewebes mit kleinen Follikeln und unauffälligem Kolloid oder aber auch Kolloidstrumen. Maligne Veränderungen wurden beschrieben: extralaryngeal besonders im Umfeld des Zungenbeins, ansonsten endotracheal.

Dystopisches Nebenschilddrüsengewebe wurde von JOSEPH et al. (1982) im Sinus piriformis beobachtet.

Als Folge einer pathologischen Schilddrüsenvergrößerung oder nach Strumektomie kommt es auch bei endolaryngealem Schilddrüsengewebe zu Strumabildungen, was wiederum zum klinischen Bild einer Atemwegsverengung oder -verlegung führen kann. Dies wurde bisher nur bei Erwachsenen beobachtet.

4.4.2 Dystopische Magenschleimhaut

Im Rahmen einer Zusammenstellung über Dystopien von Magenschleimhautepithel berichteten WOLFF u. RANKOW (1980) unter anderen über Magenepithel in der Larynxschleimhaut.

4.4.3 Hamartome und Teratome

Auf die sehr seltenen Teratome (JOHNSON u. STRONG 1954; FLEISCHER 1956; FOURNIE et al. 1965; CHUMAKOV u. VOINOVA 1973; CANNON et al. 1987; AZIZKHAN et al. 1995) und die Hamartome im Kehlkopfbereich sei hier nur kurz hingewiesen. Teratome, d.h. tumorartige Fehlbildungen von unterschiedlich ausgereiftem Gewebe aller drei Keimblätter können bei Neugeborenen lebensbedrohende Atemwegsobstruktionen verursachen. Diese Tumoren treten bei Larynxbefall vorzugsweise im supraglottischen Bereich auf. Für sie gilt bezüglich der Notwendigkeit einer genauen pränatalen Diagnostik (AZIZKHAN et al. 1995) genau das gleiche wie für die lebensbedrohenden Atresien, Stenosen und Spaltbildungen.

Hamartome kommen in der Regel als polypenartige Gebilde am Larynxeingang oder in der supraglottischen Seitenwand vor (WILHELM et al. 1980; ZAPF et al. 1981; COHEN 1984; FINE et al. 1995). Wir selbst beobachteten einen

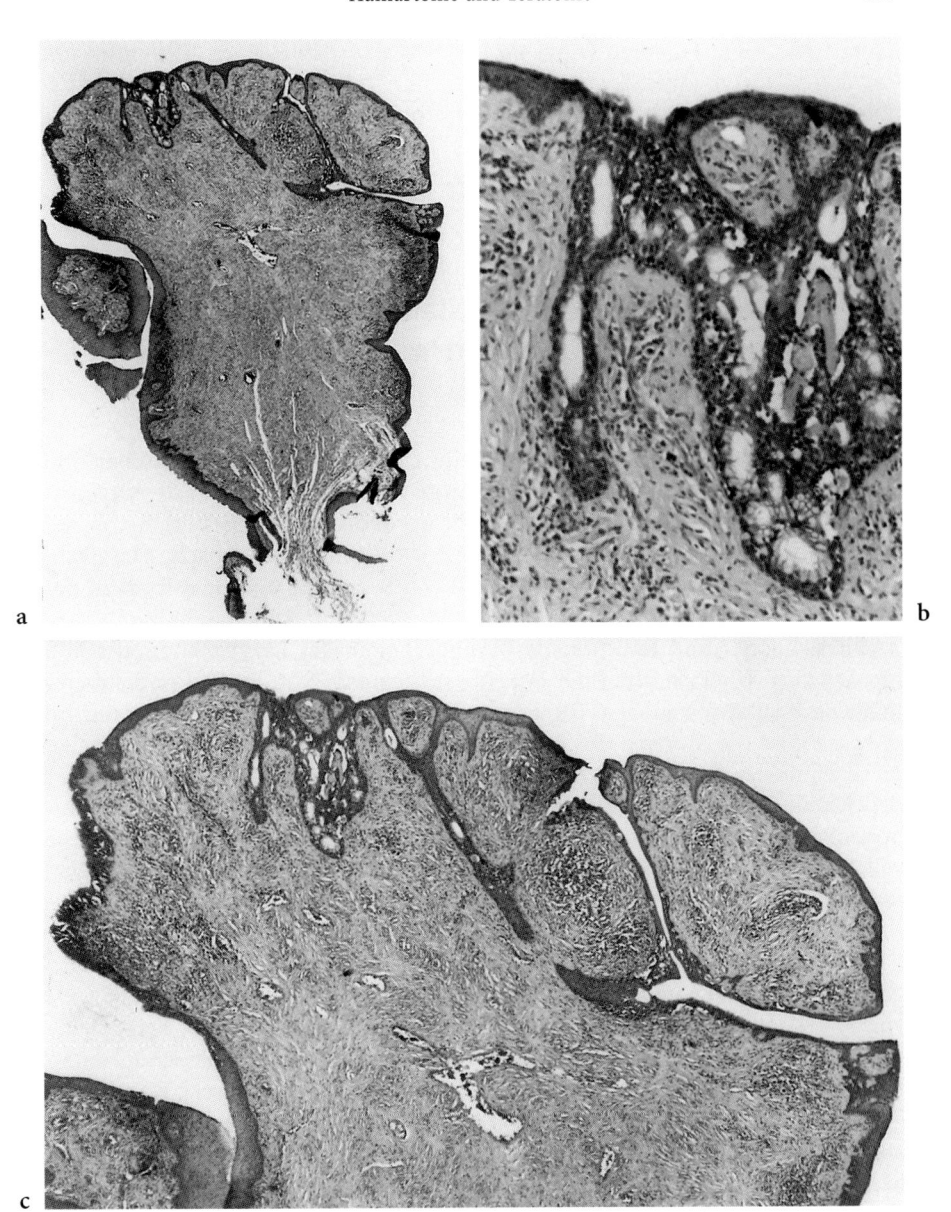

Abb. 4.4.17 a–c. Polypöses Hamartom der Subglottis bei einer 49jährigen Frau mit Cowden-Syndrom. **a** Polyp in der Übersicht: Zusammensetzung aus im wesentlichen faserigen Gewebe, das von Epithel überzogen wird. Dieses senkt sich an verschiedenen Stellen unter Bildung von Falten in die Tiefe. HE, × 10. **b** Das Epithel der Oberfläche besteht hauptsächlich aus Plattenepithel. Darunter dichtes Bindegewebe mit ektatischen Blutgefäßen. HE, × 35. **c** Die eingestülpten Epithellagen enthalten schleimbildende Zellen. HE, × 90

hamartomatösen Polypen (Abb. 4.4.17) bei einer 49jährigen Patientin mit Cowden-Syndrom (BURKHARDT u. MEYER-BREITING 1987). Dieses Krankheitsbild ist gekennzeichnet durch multiple fibromatöse, z. T. auch hamartomatöse Überschußbildungen (LLOYD u. DENNIS 1963). Hamartome müssen von gemischt zusammengesetzten, mesenchymalen Neoplasmen – Mesenchymomen – unterschieden werden.

5 Traumen und Besonderheiten reparativer Vorgänge im Larynx

E. MEYER-BREITING

Unter Trauma im weitesten Sinne ist eine Unterbrechung der physischen und physiologischen Kontinuität eines bestimmten oder mehrerer Teile des Organismus aufzufassen. Diese Unterbrechungen werden durch physikalische, in der Mehrzahl mechanische Kräfte, oder chemische Agentien verursacht. Das Trauma wird vor Ort durch ein Mißverhältnis von Belastung und Belastbarkeit des jeweiligen Gewebes ausgelöst.

Physikalische und funktionelle Besonderheiten des Larynx können schon für sich zum Überschreiten der Belastbarkeitsgrenze von Epithel und subepithelialen Strukturen führen. Die Folge sind Verletzungen, die teilweise nur im mikroskopischen Bereich liegen. Das Zusammenwirken an sich normaler, mesenchymaler Reparationsvorgänge und die physikalischen Besonderheiten der Atmung und Stimmbildung verursachen Krankheitsbilder wie Stimmlippenknötchen, Polypen und unspezifische Granulome. Aus diesem Grunde sollen diese Veränderungen hier ebenso abgehandelt werden wie die Folgen mangelhaft oder nicht versorgter Verletzungen.

Der Umstand, daß Verletzungen des Kehlkopfes und der Trachea glücklicherweise nicht so häufig sind (bei 30 000 Verletzten nur 0,36 % Halsverletzungen und nur 12 laryngotracheale Verletzungen nach GUSSACK et al. 1986; 2,3 % von 5591 Gerichtssektionen nach STIEBLER u. MAXEINER 1990), bringt eine weitgehende Vernachlässigung dieses Themas mit sich. Dies ist schon daran zu erkennen, daß es hierüber kaum umfassende und systematische Darstellungen gibt. Traumen des Larynx können aber trotz geringer Symptomatik und zunächst äußerlich und endoskopisch nicht gravierender Befunde lebensbedrohende oder funktionelle Folgen mit schwerwiegenden, psychischen und sozialen Konsequenzen haben. Erschwerend kommt hinzu, daß nur wenige Patienten sofort eine richtungsweisende Symptomatik bieten, sondern diese häufig erst in den Folgestunden entwickeln (O'KEEFFE u. MAW 1992; AYUSO et al. 1994). Die Komplikationsrate liegt bei 40 % (GUSSACK et al. 1986). Frühe Diagnostik und eine der Situation angemessene, rechtzeitige Versorgung können dies meistens verhindern (MATHISEN u. GRILLO 1987; CAMNITZ et al. 1987; GOLD et al. 1997).

Äußere Verletzungen werden durch mechanische Einwirkungen von außen verursacht. Unter diesen müssen die stumpfen Laryngotrachealtraumata von den penetrierenden mit Durchdringen der Haut und der zwischen ihr und dem

Larynx gelegenen Weichteilen unterschieden werden. Ihnen stehen die inneren physikalisch oder chemisch bedingten Verletzungen gegenüber, die durch Fremdkörper, Verätzungen, Hitze und chirurgische Eingriffe, aber auch durch den Patienten selbst verursacht werden können.

5.1 Penetrierende Verletzungen

Generell sind Penetrationsverletzungen am Larynx sehr selten. In Friedenszeiten überwiegen in Europa Schnitt- und Stichverletzungen, während die Schußverletzungen sowie Verletzungen durch Minen und Granaten nur bei kriegerischen Auseinandersetzungen deutlich zunehmen (DANIC et al. 1996; BANFIELD et al. 1995). Aber selbst unter den kriegsbedingten Verletzungen spielen die Penetrationsverletzungen am Larynx mit knapp 2,85‰ (DANIC et al. 1995) eine geringe Rolle. In den USA scheinen die Penetrationen infolge Schußverletzungen auch in Friedenszeiten zu überwiegen (EDWARDS et al. 1987; GREWAL et al. 1995).

Die häufigste Ursache für *Schnittverletzungen* sind Suizidversuche, meist im Zusammenhang mit einer Schizophrenie. Nicht selten sind hierbei mehrere querverlaufende Schnitte festzustellen (Abb. 4.5.1). In den Hals-Nasen-Ohrenkliniken der Universitäten Marburg und Frankfurt wurden in den letzten 15 Jahren 6 Schnittverletzungen am Larynx versorgt, wovon 4 in suizidaler Absicht, einer in krimineller Tötungsabsicht und ein weiterer im Zusammenhang mit einem Sturz durch eine Glastür erfolgten. Beim Erwachsenen bleiben bei diesen Schnittverletzungen meistens die knöchern-knorpeligen Gerüstanteile unversehrt, und das Messer rutscht in den Bereich der Thyreohyoidmembran, seltener der Krikothyreoidmembran, und wieder etwas häufiger durch die Trachea selbst. Messerstiche, meist kriminellen Hintergrundes, gleiten in den meisten Fällen am Larynxgerüst ab. Sie nehmen im Gegensatz zur Schnittverletzung einen vertikalen Verlauf und können gelegentlich auch die beiden genannten Membranen durchdringen (STANLEY et al. 1988). Die Angaben über pharyngo-

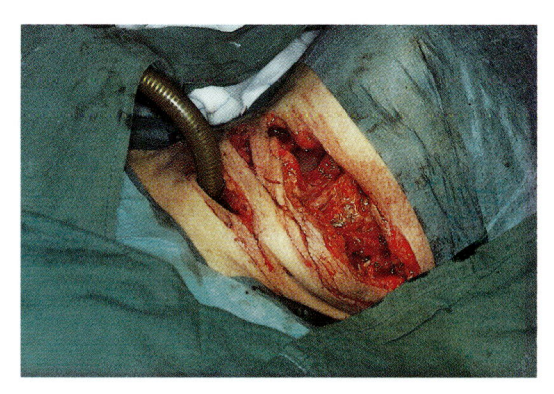

Abb. 4.5.1. Schnittverletzungen einer 45jährigen Frau, die sich in suizidaler Absicht sowohl die Supraglottis als auch die Trachea eröffnete

ösophageale Beteiligungen schwanken zwischen 19% (GREWAL et al. 1995) und 49% (MINARD et al. 1992).

Besonders im Zusammenhang mit Autounfällen kann es zu *Pfählungsverletzungen* durch spitz-stumpfe Gegenstände kommen. Im Gegensatz zu den Stich- und Schnittverletzungen, die normalerweise glatte, gut zu versorgende Wunden setzen, muß bei Pfählungsverletzungen mit Kombinationen von Penetration, Rupturen und Frakturen im Larynxbereich gerechnet werden (LAHOZ-ZAMARRO et al. 1990; DANIC et al. 1996). LAHOZ-ZAMARRO et al. (1990) berichten über den außergewöhnlichen Fall einer Pfählungsverletzung des Larynx durch ein Stierhorn.

Noch extremer als bei den Pfählungsverletzungen muß bei *Schuß- und Explosionsverletzungen* mit einer völligen Zertrümmerung der Larynxstrukturen gerechnet werden. Eine rasche Versorgung, in der Regel nach vorausgegangener Tracheotomie, ist meist lebensrettend (BUFFE et al. 1987). Der Wiederaufbau des Kehlkopfes kann bis zu einem halben Jahr in Anspruch nehmen. Eine Restitutio ad integrum ist in funktioneller Hinsicht besonders bezüglich der Stimmbildung auf Grund multipler, unregelmäßiger Narbenbildungen in der Regel nicht möglich (GREWALL et al. 1995; DANIC et al. 1996).

5.2 Stumpfe Traumen

Unter einem stumpfem Kehlkopftrauma versteht man eine Kehlkopfverletzung durch Gewalteinwirkung von außen, bei dem die den Kehlkopf bedeckenden Halsweichteile von dem mechanischen Agens zwar nicht durchdrungen wurden, der Kehlkopf aber dennoch zum Teil schwerste Verletzungen davongetragen hat. Wie die Abb. 4.5.2 darstellt, kommen hierfür einerseits direkte Krafteinwirkungen durch Stoß, Hieb und Sturz (Abb. 4.5.2 a), oder aber andererseits indirekte, infolge abrupter De- oder Akzelerationsbewegungen wie bei Verkehrs- (MARAN et al. 1981; EDWARDS et al. 1987; GUERTLER 1988) und Sportunfällen (HANFT et al. 1996) oder Stürzen (Abb. 4.5.2 b), in Betracht. Solche Gewalteinwirkungen verursachen Frakturen und Rupturen am Larynxgerüst oder die Kombination von beiden.

Stumpfe Laryngotrachealtraumen führen meist zu einer uncharakteristischen Symptomatik, die häufig mißdeutet wird und die eigentliche Gefahr übersehen läßt (MYER et al. 1987). Dies mag das folgende Ereignis verdeutlichen. MAXEINER (1984) berichtete über den Fall einer 86jährigen Frau, die Schläge mit einem eingegipsten Unterarm gegen den Hals und das Gesicht erlitten hatte. Sie wurde Tage später tot in sitzender Position aufgefunden. Ihren Tod hatten nicht die Mandibula- und Jochbeinverletzungen mit ausgedehntem Gesichts- und Halshämatom sondern ein massives, endolaryngeales, stenosierendes Hämatom verursacht. Stimmveränderungen, Dysphagie, Hämoptyse, auch in kleinsten Beimengungen von Blut zum Auswurf, ganz besonders aber Emphyseme in der Nachbarschaft des Laryngotrachealbereiches und beginnende stridoröse Atmung oder gar Atemnot sind wichtige Indizien (SMITH u. BRADLEY 1986; MACE 1986; ANGOOD et al. 1996). Ein weiteres wichtigs Symptom ist bei solchen Pa-

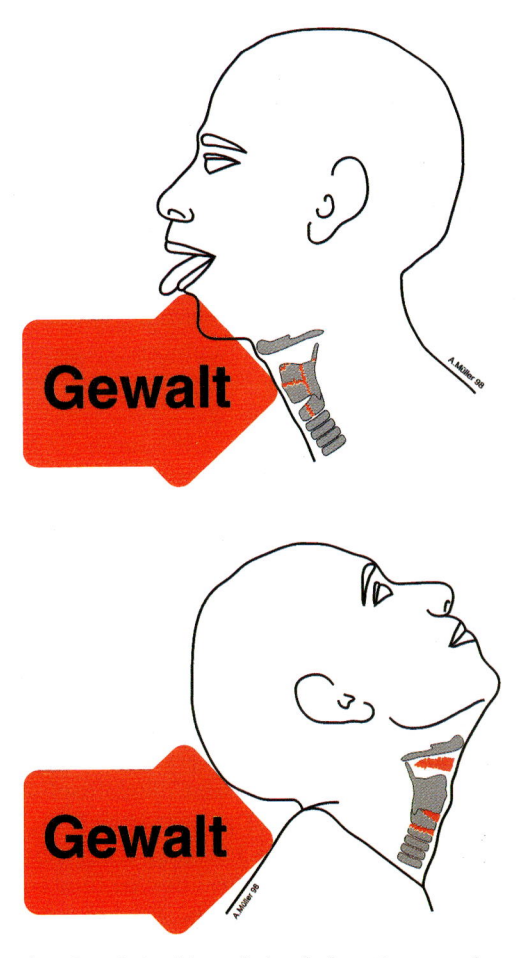

Abb. 4.5.2. Schema über Gewalteinwirkung bei gedeckten Larynxverletzungen (*rote Markierungen*). *Oben* Stoß und Aufprall ventral führen eher zu Frakturen des Kehlkopfgerüstes; *unten* Stoß und Aufprall dorsal verursachen eher Rupturen

tienten die Unfähigkeit, längere Zeit in Rückenlage zu verbringen (FUHRMAN et al. 1990). Alle genannten Symptome sind, besonders in Kombination, eine zwingende Indikation zur unverzüglichen, computertomographischen Abklärung (STANLEY 1984) und laryngologischen Exploration, wenn ein entsprechendes Unfallereignis vorausgegangen ist (SNOW 1984; MACE 1986; CAMNITZ et al. 1987; MYER et al. 1987; COURAUD et al. 1989; GANZEL u. MUMFORD 1989; SPENCER et al. 1991; DELAERE u. FEENSTRA 1995; FORD et al. 1995; GOLD et al. 1997). BENT et al. (1993) stellten bei 77 Patienten mit stumpfem Kehlkopftrauma fest, daß Patienten mit schweren Verletzungen, die innerhalb der ersten 48 Stunden versorgt wurden, bessere funktionelle Ergebnisse zeigten als die später versorgten. Da solche Verletzungen häufig im Zusammenhang mit schweren Polytraumen auftreten, stehen aber die Erhaltung vitaler Strukturen und Funktionen in den ersten Tagen im Vordergrund, so daß auch schwerwiegende Folgen in Kauf genommen werden müssen (BERTRAND et al. 1995).

5.2.1 Rupturen des Larynx

Isolierte Larynxrupturen entstehen eher durch indirekte Gewalteinwirkungen, wie peitschenhiebartige, abrupte Akzelerationsbewegungen (GUERTLER 1988; CLARK u. SPERRY 1992) nach ventral mit abrupter Deflektion der Halswirbelsäule oder direkte seitliche Gewalteinwirkungen mit Abscherverletzung im Larynxbereich (Abb. 4.5.2 a; 4.5.3). Die Rupturen erfolgen dann in Bereichen geringeren Widerstandes, wie den membranösen Strukturen des Larynxgerüstes und dem laryngotrachealen Übergang.

Die *supraglottische Ruptur* (Abb. 4.5.3a) zieht durch die Membrana thyreohyoidea, den präepiglottischen Raum und den unteren Anteil der Epiglottis in den Larynx. Das präepiglottische Fettpolster wird normalerweise durch die Verbindung Epiglottis, Lig. thyreoepiglotticum und Schildknorpel in einer stabilen Position gehalten. Die beschriebene Verletzung zerstört diesen Halt, und das präepiglottische Fett prolabiert in das supraglottische Lumen. Je nach Ausdehnung werden mit der Ruptur auch die Taschenfalten aus der Verbindung mit dem kaudalen Larynx gelöst. Typische Folge einer solchen supraglottischen Larynxruptur sind narbige Verwachsungen des Fettprolaps aus dem präepiglottischen Raum mit den abgerissenen Taschenfalten. Der entscheidende Schritt in der Wiederherstellung annähernd normaler Larynxverhältnisse muß die Stabilisierung des präepiglottischen Raumes über eine Epiglottisplastik sein (SCHULZE u. KLEINSASSER 1977; WENIG et al. 1990; DELAERE et al. 1991; DUDA et al. 1996).

Die *laryngotracheale Ruptur* (Abb. 4.5.3c und 4.5.4) besteht im partiellen oder ungünstigstenfalls im kompletten Abriß der Trachea vom Unterrand des Ringknorpels. Im letztgenannten Fall neigt die Trachea zur Retraktion in das Mediastinum. Bei Patienten mit schlankerem Hals wird die laryngotracheale Ruptur von außen erkennbar. In einem solchen Fall ist eine umgehende Halsrevision erforderlich. Eine blinde Intubation oder Koniotomie (Krikothyreotomie) sollten, wenn irgendwie möglich, unterbleiben, um eine noch partiell fixierte Trachea nicht entdültig zu lösen (KADISH et al. 1994). Steht keine laryngologisch-chirurgische Klinik unmittelbar zur Verfügung, so ist die bronchoskopisch kontrollierte Intubation (CICALA et al. 1991) und/oder die Tracheotomie die erste Maßnahme der Wahl (SCHULZE u. KLEINSASSER 1977, 1997; GUERTLER 1988; FUHRMAN et al. 1990; KADISH et al. 1994). Durch einen Kopf- und Halschirurgen, sofern unmittelbar verfügbar, sollte eine primäre End-zu-End-Anastomosierung angestrebt werden (FORD et al. 1995).

Die an sich bekanntere, *laryngotracheale Ruptur* ist zwar nicht so häufig wie die supraglottische, muß aber wegen einer beträchtlichen Mortalitätsrate als die gefährlichste Ruptur bei gedeckten Traumen des Halses angesehen werden (CICALA et al. 1991; FORD et al. 1995). Tödliche Zwischenfälle sind vermeidbar durch das frühestmögliche Hinzuziehen eines Laryngologen, Tracheotomie und Vermeidung von überstürzten Intubationsversuchen (KADISH et al. 1994). Die

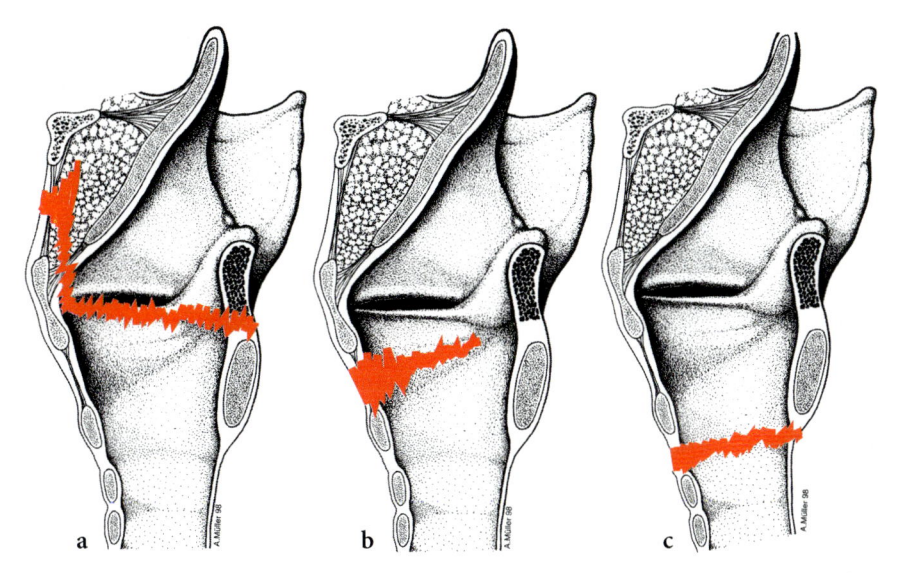

Abb. 4.5.3 a–c. Schema über typische Lokalisationen laryngotrachealer Rupturen. **a** supraglottische Ruptur; **b** subglottische Ruptur und **c** laryngotracheale Ruptur

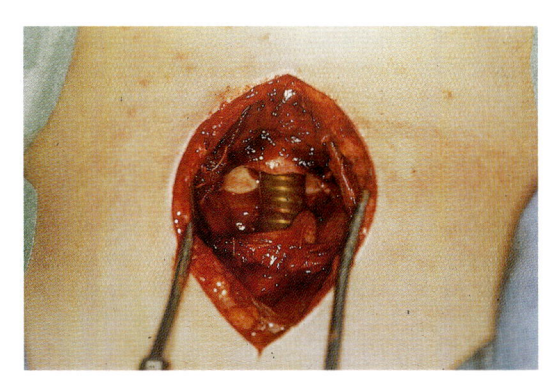

Abb. 4.5.4. Laryngotracheale Ruptur: Operationssitus. Der Beatmungstubus überbrückt die Rupturstelle, wobei oben freigelegte Teile des Ringknorpels und unten der Trachealstumpf zu erkennen sind

Krikothyreotomie ist allerdings nur bei Verdacht auf supraglottische Rupturen vertretbar. Mit beiderseitigen Rekurrensparesen ist bei laryngotrachealen Rupturen häufiger zu rechnen als mit einseitigen (COURAUD et al. 1989).

Subglottische Rupturen (Abb. 4.5.3b) sind selten und kommen fast nur im Zusammenhang mit Abrißfrakturen an den benachbarten Knorpelrändern vor (SCHULZE u. KLEINSASSER 1997; STANLEY u. COLMAN 1986; STACK u. RIDLEY 1994). SCHULZE u. KLEINSASSER (1977) schilderten den Fall einer jungen Frau, bei der nach stumpfem Kehlkopftrauma eine Tracheotomie, jedoch keine Larynxrevision erfolgte. Hier entwickelte sich im Bereich der Rupturstelle am

Lig. conicum eine breite, in das Larynxlumen hineinreichende totale narbige Obliteration des subglottischen Raumes. Die Ringknorpelspange war weit nach kaudal verlagert. POQUET et al. berichteten 1995 über einen weiteren seltenen Fall einer subglottischen Ruptur infolge Hängens.

Im Zusammenhang mit stumpfen Kehlkopftraumen muß gelegentlich mit isolierten *Luxationen oder Abrissen des Stellknorpels* gerechnet werden. Der Stellknorpel ist dabei häufig bis in Glottismitte hinein verschoben und hat seinen Kontakt zum Ringknorpel verloren (STANLEY u. COLMAN 1986; SCHULZE u. KLEINSASSER 1997). Nicht selten ist die betroffene Stimmlippe vom luxierten Aryknorpel partiell abgerissen. SCHULZE u. KLEINSASSER (1997) deuteten den Verletzungsmechanismus so, daß Schildknorpel mit Stimmlippe auf der einen Seite und Krikoid mit dem Stellknorpel auf der anderen Seite so abrupt und intensiv auseinandergezogen werden, daß der Stellknorpel einerseits aus seiner Verankerung herausspringen muß und die Stimmlippe andererseits ein- oder abreißt.

5.2.2 Frakturen des Larynx

Die Kehlkopfgerüstanteile Zungenbein-, Schildknorpel und Ringknorpel frakturieren nur bei direkter Gewalteinwirkung. Normalerweise ist der Kehlkopf durch den Unterkiefer geschützt, der reflektorisch bei erkennbarer Gefahr durch Kopfneigung vor den Hals gelegt wird. Nur abrupt eintretende, nicht erkennbare oder durch den Bedrohten nicht abwendbare Ereignisse führen zu Kehlkopffrakturen. Je nach Ursache der Gewalteinwirkung, Unfall oder in krimineller oder suizidaler Absicht erfolgen sie durch Schlag, Stoß oder Sturz (EDWARDS et al. 1987; GUERTLER 1988) oder durch Würgen, Hängen oder Strangulation (LINE et al. 1985). Verkehrsunfälle rangieren in der Häufigkeit vor Sport- und Hausunfällen (EDWARDS et al. 1987). Schild- und Ringknorpel frakturieren im Kindes- und Jugendalter wegen der hohen Elastizität des Knorpels sehr selten. Demgegenüber ist ein verknöchertes Larynxgerüst für derartige Verletzungsformen besonders anfällig.

Frakturen des Schildknorpels sind auf Grund seiner prominenten Lage bei weitem am häufigsten (COLOMBO u. MURRUNI 1989; GANZEL u. MUMFORD 1989). Je nach Richtung der Gewalteinwirkung, d.h. von ventral oder von schräg seitlich, und in Abhängigkeit von der Intensität der Gewalt kann der Schildknorpel einfach oder mehrfach frakturieren (Abb. 4.5.5a–c; 4.5.6). Die Sollbruchstellen verlaufen bevorzugt in einer Vertikallinie, und zwar ventral der Insertionsstele für die Musculi thyreohyoidei und sternothyreoidei, sowie in einer Horizontallinie unmittelbar oberhalb der Insertion der Bandmassen der vorderen Kommissur der Stimmbänder (LEE 1992). Beide Frakturlinien können auch schon bei diskretem Befund die Schleimhaut des Morgagni-Ventrikels eröffnen. Akut führen sie dadurch zu z.T. exorbitanten Emphysemen des Halses und stellen langfristig eine Infektionspforte für eine Perichondritis dar. Unmittelbar ventrale Gewalteinwirkungen führen häufiger zu Schildknorpelfrakturen (COLOMBO u. MURRUNI 1989) als die seitlichen, die eher Rupturen begünstigen. Bei entsprechender Gewalteinwirkung können die ventralen Anteile des Schild-

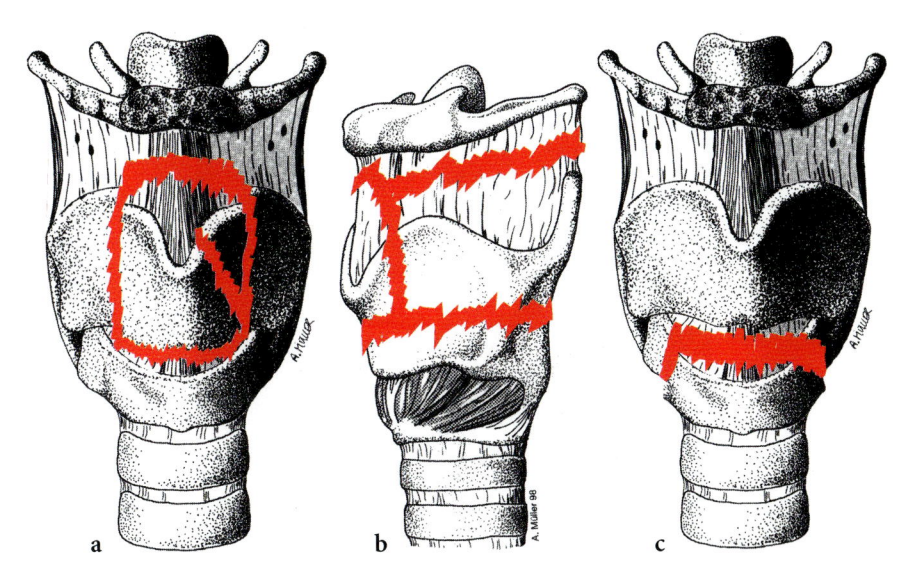

Abb. 4.5.5 a–c. Schema der wichtigsten Frakturlinien bei äußerem Kehlkopftrauma: **a** Schildknorpelfraktur bei frontaler Impression; **b** Schildknorpelfraktur kombiniert mit supraglottischer Ruptur, meist infolge Strangulation; **c** Ringknorpelfraktur mit subglottischer Ruptur

knorpels komplett mit der Aufhängung der Stimmlippen und des unteren Epiglottisendes in das Larynxlumen hineingepreßt werden (BENT u. PORUBSKY 1994). Die Intensität dieser Gewalt zieht häufig kleinere Frakturen im Bereich der Schildknorpelhinterkanten besonders an den unteren Hörnern sowie Stellknorpelluxationen nach sich. BENT u. PORUBSKY (1994) stellten unter 20 verschiedenen Schildknorpelfrakturen nur 4 schwere mit tiefer Impression fest. Des weiteren kann es durch Kompression des Nervus recurrens im Bereich des Krikothyreoidgelenkes zu vorübergehenden oder persistierenden Rekurrensparesen kommen.

Durch die prominente Vorlagerung des Schildknorpels als wichtigster schutzgebender Teil des Kehlkopfes wird der *Ringknorpel* nur selten isoliert frakturiert (Abb. 4.5.5c). Meistens erfolgt eine solche Verletzung im Rahmen von mehr schräg einwirkenden Scherverletzungen und ist dann in der Regel kombiniert mit einer Ruptur der Membrana cricothyreoidea (COURAUD et al. 1989) oder mit Frakturen der oberen Trachea (COLOMBO u. MURRUNI 1989). Frakturen im Bereich der Trachea sind ebenfalls selten und nur bei alten Patienten mit weitgehend verknöcherten Trachealknorpelspangen zu erwarten.

Das *Zungenbein* liegt relativ geschützt unterhalb des Unterkiefers und wird sehr selten unfallbedingt frakturiert. Alle Fälle von ungeklärten Larynxfrakturen mit Zungenbeinbeteiligung müssen deshalb als kriminellen Ursprungs verdächtigt werden (HASHIMOTO et al. 1992).

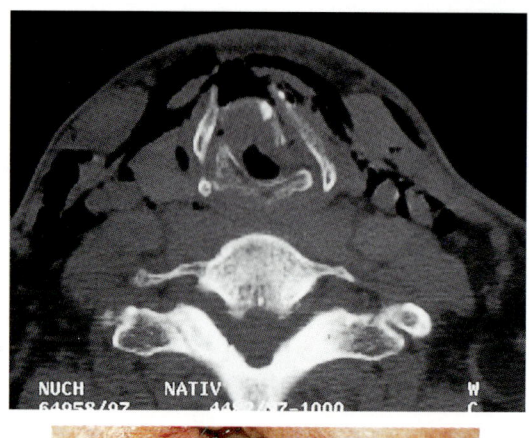

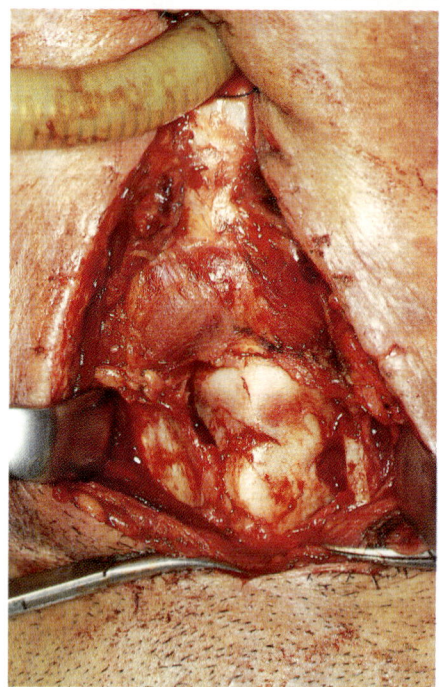

Abb. 4.5.6a, b. Typische Schildknorpelimpressionsfraktur bei einem 43jährigen Mann infolge eines Fahrradunfalles. **a** Computertomographie, Schnitt oberhalb der Stimmlippenebene, **b** intraoperativer Situs

5.2.3 Strangulationen

Zu Strangulationen im weiteren Sinne sind alle *konzentrischen Gewalteinwirkungen* auf die Halsweichteile aufzufassen, also Würgen, Erdrosseln, Erhängen, Garottieren und Unterarmwürgegriffe. Hinweise ergeben sich aus den jeweils typischen Würgemalen an der Halshaut (Abb. 4.5.7). Im Unterschied hierzu waren die in den vorausgegangenen Kapiteln aufgeführten Verletzungen durch linear gerichtete Kräfte verursacht. Mit dieser Gewalteinwirkung sind häufig Frakturen des Zungenbeins und des Schildknorpels verbunden. Die unmittelbare Lebensbedrohung besteht weniger in der Asphyxiegefahr als in der Wirkung auf die zum Schädel führenden Arterien bzw. den entsprechenden Venen (LINE et al. 1985; DENK u. MISSLIWETZ 1988), und u.U. wie bei bestimmten Unterarmwürgegriffen, auch auf die Vertebralarterien (DENK u. MISSLIWETZ 1988).

Typisches morphologisches Zeichen für den Zustand nach Würgen sind enorme, symmetrische, submuköse Einblutungen besonders am Conus elasticus in Nähe der Stellknorpel und der Mm. cricoarytaenoidei posteriores (MAXEINER 1989). Erdrosseln führt eher zu petechialen Blutungen. Hier besteht eher die Möglichkeit zu Luxationen der Krikoarytaenoidgelenke oder Frakturen, meist in Nähe der Krikothyreoidgelenke oder des Ringknorpels selbst (LINE et al. 1985; MAXEINER 1989). Da der Todeseintritt nicht immer simultan mit Gewalteinwirkung erfolgt, ergeben die zu beobachtenden Leukozyteninvasionen in diese Einblutungen Möglichkeiten zur Tatzeitbestimmung (MAXEINER 1987). Sie sind nach Auffassung von MAXEINER (1987) keine Zellreaktion im üblichen Sinne, sondern eine besondere vitale Reaktion bei natürlichem und unnatürlichem Tod.

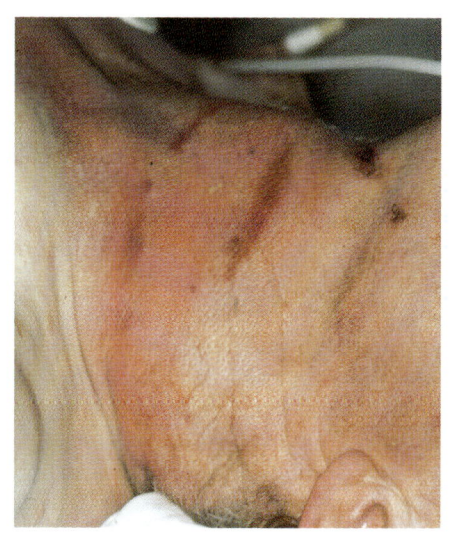

Abb. 4.5.7. Strangulationsmerkmale am Hals bei erwachsenem Mann mit gedeckter supraglottischer Ruptur

5.3 Endolaryngeale Traumen

Die in den vorhergehenden Kapiteln beschriebenen Verletzungen durch Einwirkungen von außen waren alle geeignet, Verletzungen der Schleimhaut oder aber zumindest submuköse Verletzungen nach sich zu ziehen. Dies trifft für die im folgenden zu besprechenden Verletzungsformen im besonderen Maße zu. Der Larynx weist von seiner Anatomie und seiner Physiologie eine Reihe von Besonderheiten auf, die ihn von anderen lumenbildenden Organen deutlich unterscheiden. Dies führt bei Verletzungen in der Folge zu Veränderungen, die in dieser Häufigkeit und Art an anderen Stellen des Organismus kaum zu finden sind. In diesem Kapitel soll zunächst auf die Verletzungsarten und im folgenden Kapitel 4.5.4 auf Verletzungen und die reparativen Veränderungen eingegangen werden, die durch die Funktion des Larynx und seine besonderen anatomischen Verhältnisse begünstigt werden.

Mechanisch bedingte endolaryngeale und endotracheale Schäden sind fast immer iatrogen infolge Intubation oder Endoskopie.

5.3.1 Intubationsschäden

Die bekanntesten, wenn auch nicht die häufigsten mechanisch bedingten Schäden im Larynx und in der Trachea sind durch das Einführen endotrachealer Tuben und ihre kurz- oder langfristige Lage verursacht. Die Verletzungshäufigkeit liegt nach einer Untersuchung von KAMBIC u. RADSEL (1978) bei 6,2%, von denen weniger als 1% bleibende Schäden behielten.

In der Regel sind es bestimmte Risikofaktoren von seiten des Patienten, die Verletzungen im Larynx im unmittelbaren Zusammenhang mit der *Durchführung der Intubation* begünstigen. Nach ROSE u. COHEN (1994) sind solche Risikofaktoren das männliche Geschlecht, Alter von 40–59 Jahren und Fettleibigkeit. Für zu erwartende Schwierigkeiten bei der Intubation sprechen verminderte Mundöffnung, verkürzter Kinn-Schildknorpelabstand, herabgesetzte Einsehbarkeit des Hypopharynx, verminderte Überstreckbarkeit des Halses und hoher (gotischer) Gaumen. In Einzelfällen können operations- und verletzungsbedingte Veränderungen im Larynx und der Trachea eine erschwerte Intubation und damit Verletzungen begünstigen. An den prominenten Stellen des endolaryngealen Schleimhautreliefs, vor allem an der Aryregion und den Stimmlippen, hier besonders in Nähe der vorderen Kommissur, kann es zu *Schleimhauterosionen* kommen (DONNELLY 1969; AROLA u. ANTTINEN 1979; BURNS et al. 1979). Diese heilen entweder spontan ab, oder führen zur Bildung von *Stimmlippenpolypen* (s. Kap. 4.5.4). Gerät das distale Tubusende auf den Aryhöcker, so rutscht es in der Regel beim Vorwärtsschieben entweder in Richtung Larynx oder Hypopharynx ab. In seltenen Fällen kann aber, bei Ausbleiben dieses Abrutschens, dieser Stellknorpel durch die angreifenden Kräfte in ventrokaudaler Richtung verschoben und gekippt und somit aus einer normalen gelenkigen Verbindung mit der Ringknorpelplatte gelöst werden. Dysphonie und Schmerzen bei Phonation sowie Schluckbeschwerden sollten in dieser

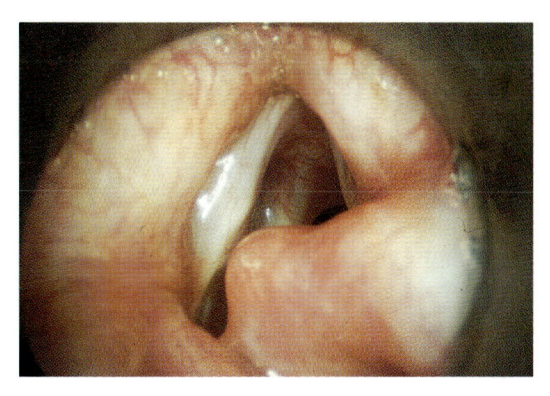

Abb. 4.5.8. Stellknorpelluxation rechts

Kombination an eine *Stellknorpelluxation* (Abb. 4.5.8) denken lassen. Dies gilt besonders für eine persistierende Heiserkeit und Schluckprobleme nach endotrachealen Intubationen. Eine frühzeitige Diagnose und Reposition des Stellknorpels kann eine dauerhafte Stimmstörung mit zum Teil beruflichen Folgen vermeiden helfen (STACK u. RIDLEY 1994; RIEGER et al. 1996). Bei Anwendung konventioneller Intubationstechnik ist normalerweise der linke Stellknorpel wesentlich häufiger betroffen als der rechte (RIEGER et al. 1996). Akute *Verletzungen der Krikothyreoidgelenke* stellen eine außerordentlich seltene Komplikation bei endotrachealer Intubation dar und sind nur bei unsachgemäß übertriebener Anwendung von Gewalt vorstellbar (STACK u. RIDLEY 1994; RIEGER et al. 1996).

Auch ein komplikationsfrei eingeführter Tubus kann durch seine *Lage* Schäden hervorrufen. Bei stärkerer Krümmung nach dorsal kann er durch Druck auf den Stellknorpel eine dorso-laterale Subluxation des Stellknorpels verursachen. Nach RIEGER et al. (1996) können systemische Erkrankungen, wie terminale Niereninsuffizienz, Malabsorptionssyndrom und Akromegalie über eine Bindegewebsdegeneration zu erhöhter Nachgiebigkeit der Krikoarytaenoidgelenke beitragen. Eine weitere Verletzung stellt die Erosion der Schleimhäute über die Processus vocales dar, in deren Folge sich sogenannte Intubationsgranulome entwickeln können (s. Kap. 4.5.4). Nicht selten wird der Tubus schon im subglottischen Raum, also innerhalb des Ringknorpelringes geblockt und führt hier schon nach 3 h zu zirkulären subglottischen Epitheldefekten, die aber in der Regel innerhalb von 30 Tagen ausheilen (GOULD u. YOUNG 1992). Diese Verletzungen werden bei *Langzeitintubation* und einer solchen Blockade des Tubus zu tiefer greifenden Ulzerationen subglottisch führen, die die gefürchteten subglottischen Stenosen nach sich ziehen können. Die meisten Veränderungen, vor allem in der Trachea, sind aber oberflächlich und heilen rasch ohne Folgen ab. Während der Langzeitintubation können regelmäßig unspezifische Veränderungen, wie Ödeme, Granulationsgewebe, Ulzerationen, Nekrosen und diskrete Schleimhauteinblutungen beobachtet werden (COLICE 1992; BENJAMIN 1993; SANTOS et al. 1994). Die häufigste Lokalisation für Schleimhautulzera im subglottischen Bereich ist die Innenauskleidung des Ringknorpels und zwar besonders im Bereich der Innenfläche der Lamina cricoidea, an der medialen Fläche der Stellknorpel und an der Vorderwand der Subglottis. Aufgrund einer sehr schmalen oder fehlenden Submucosa können diese Bereiche auftretenden Drucken nicht ausweichen (BURNS et al. 1979; DONNELLY 1969; DWYER et al. 1949). Ungewöhnlich ist die von SANTOS et al. (1994) herausgestrichene Stimmlippenmotilitätsstörung als Folge einer Langzeitintubation anzusehen, die von diesen Autoren auf die Größe der gewählten Tuben zurückgeführt wurde.

5.3.2 Schäden durch operative Eingriffe

Die meisten Schäden im Laryngotrachealbereich, die ärztlicherseits gesetzt werden, sind unumgehbar, weil ihre Vermeidung dem eigentlichen Ziel der Eingriffe, nämlich die Resektion pathologischer Veränderungen, oder aber im Falle der Koniotomie und Tracheotomie zur Sicherstellung eines freien Atemweges, entgegengesetzt sind.

Einfache Eingriffe wie Polypabtragungen, Entfernung gutartiger Geschwülste, Dekortikationen der Stimmlippen oder Arytaenoidektomien hinterlassen in der Regel mehr oder minder große Epitheldefekte, aus denen bei mechanischer Unruhe, stark wechselnden Druckverhältnissen und Infektionen Granulationen entstehen können. Ähnliches gilt für die große Zahl unterschiedlicher, kehlkopferhaltender Operationen von innen und außen (s. Kap. 4.11.3).

Bei der nur als Notmaßnahme gedachten *Koniotomie* wird das Ligamentum conicum in der Membrana cricothyreoidea gemeinsam mit der darüberliegenden Haut mittels Messer oder Trokar durchtrennt und eine Kanüle in diese Öffnung gelegt. Dieser Spalt ist naturgemäß selbst bei Männern sehr eng, so daß die Koniotomiekanüle einen ständigen Druck auf den bei Erwachsenen häufig schon verknöcherten Ringknorpel ausübt. Mit zunehmender Dauer dieser Koniotomie steigt zusätzlich die Infektionsgefahr. Die Folge kann eine Zerstörung des Ringknorpelringes und damit eine Steonsierung des subglottischen Lumens sein.

Entsprechendes gilt für eine *Tracheotomie*, die in unmittelbarer Nähe des Ringknorpels erfolgt. Die bedeutenderen Folgen der Tracheotomie sind aber Stenosen oberhalb, in Höhe oder unterhalb des Stoma. Um das Tracheostoma besteht, solange keine Epithelisierung des freigelegten Gewebes erfolgt ist, eine permanente Infektion, deren Ausdehnung von der Pflege des Tracheostoma, von der Größe des nichtepithelisierten Bereiches und nicht zuletzt auch von Taschenbildungen im umgebenden Gewebe abhängt. Ständiger Druck und Reibungen schlecht sitzender Trachealkanülen führen alleine oder in Verbindung mit Entzündungen einerseits zu Granulationen und andererseits zu Zerstörungen der benachbarten Knorpelspangen. Die supraorifiziellen Stenosen resultieren in erster Linie aus Granulationsgewebe, das sich bei persistierendem Reiz infolge ständiger Größenzunahme und durch den später einsetzenden Narbenzug zu einer lumenwärts gerichteten, stenosierenden Bindegewebsplatte entwickelt (VON ILBERG 1982).

Läsionen der Tracheahinterwand mit tiefgreifenden Ulzerationen und primärer oder sekundärer *Tracheoösophagealfistel*bildung wurden uns im 25-Jahre-Zeitraum dreimal zur Versorgung überwiesen. JACOBS et al. (1978) berichteten ebenfalls über zwei derartige Komplikationen. HARLEY (1972) gab ihre Häufigkeit mit 0,5 % bei 5772 Tracheotomien mit Beatmung an. Mangelnde operative Erfahrung einerseits und unübersichtliche anatomische Verhältnisse bei Traumen oder Tumoren andererseits begünstigen diese Komplikation als unmittelbare Operationsfolge. Langfristig entstehen sie durch schlecht sitzende Trachealkanülen, die durch ständige Reibung an der Tracheahinterwand eine immer tiefer reichende Ulzeration verursachen.

Allerdings lassen sich durch entsprechende Vorsorge und Planung Folgeschäden gering halten oder gänzlich vermeiden. Hierauf soll in Kapitel 4.5.4 genauer eingegangen werden.

5.3.3 Thermische Schäden

Von außen können Hitzeschäden am Larynx und Tracheobronchialraum nur durch hohe Hitzegrade bei schweren Bränden verursacht werden, indem die erhitzte Luft graduell je nach Hitzeintensität einerseits nur Schleimhaut oder aber auch die tiefer gelegenen Schichten zerstört und andererseits primär den supraglottischen und dann den subglottischen und schließlich den Trachealraum erreicht. So sind die Schäden im Larynx häufiger als in den abhängigen Teilen der Atemwege (MILLER et al. 1988; FLEXON et al. 1989). Da bei solch schwerwiegenden Ereignissen in der Regel andere zunächst lebenserhaltende und schließlich wiederherstellende Maßnahmen im Bereich der äußerlich erkennbaren Schäden im Vordergrund stehen, werden zunächst fast regelmäßig Möglichkeiten außer acht gelassen, die komplizierte Narben- und Stenosenbildungen im Larynx und Trachealbereich verhindern könnten (MILLER et al. 1988). BALOGH et al. (1987) beobachteten bei 13 Überlebenden mit schweren Brandverletzungen 5 Trachealstenosen, die die Autoren allerdings der Tracheotomie anlasteten.

Seit der CO_2- und der YAG-Laser Eingang in die Laryngotrachealchirurgie gefunden haben, häuften sich Berichte über endolaryngeale Schäden infolge übermäßiger Hitzeentwicklung. SATALOFF et al. (1992) beschreiben als typische Schäden narbige Synechien, besonders im Bereich der Stimmlippen. Wir selbst sahen an der Frankfurter Hals-Nasen-Ohren-Universitätsklinik immer wieder Kinder nach häufigen Larynxpapillomabtragungen mittels CO_2-Laser mit ausgedehnten Synechien im Stimmlippen- und Taschenbandbereich. In einem Fall eines dreijährigen Mädchens war es zu einer völligen Atresie des Larynxlumens von den Taschenfalten bis zum subglottischen Bezirk gekommen. Von besonderer Bedeutung sind Brände im Laryngo-Trachealbaum infolge von Entzündungen durch die Narkosegasmischungen bei Einsatz von CO_2- und YAG-Lasern. Mit solchen Entzündungen ist bei einem Anstieg der Sauerstoffkonzentration auf über 40 % zu rechnen. Von besonderer Gefahr sind dabei Entflammungen ungeeigneter Endotrachealtuben mit schwersten Verbrennungen, nicht nur der

Mukosa, sondern auch der darunterliegenden tieferen Strukturen. Solche Tubusbrände sind offenbar auch durch die Anwendung von Elektrokaustik auslösbar (LEW et al. 1991). Über eine Verbrennung an der Bifurkation der Trachea durch Stichflammenbildung bei einer Jet-Ventilation berichteten CANTARELLA et al. 1990. Auch sind Verbrühungen durch Inhalation von Dampf und heißen Gasen möglich (GOLDBERG et al. 1990; HATHAWAY et al. 1996). Sofern es sich um einfache Stichflammen handelt, überleben die betroffenen Patienten den Vorfall ohne Folgen (BINGHAM et al. 1990). Bei tiefer reichenden Schäden oder Schäden an den Stimmlippenkanten ist mit Veränderungen zu rechnen, wie sie bei allen derartigen endolaryngealen oder endotrachealen Schäden auftreten.

Während die vorgenannten Schäden im Rahmen von Inhalationen auftraten und vom Verteilungsmuster der Schäden den Tracheobronchialbaum eher erreichen können, sind Verbrühungen der Atemwege normalerweise nur im Bereich des Larynxeinganges, seltener aber in abhängigen Partien zu beobachten. Meistens handelt es sich um die versehentliche Einnahme sehr heißer Flüssigkeiten, wobei Kinder besonders gefährdet sind (JONES u. ROSENBERG 1995). Über endolaryngeale Verbrühungen berichteten in den letzten Jahren BRAHAMS (1989), GOLDBERG et al. (1990), SENTE u. RAKIC (1991) und FORD u. HORROCKS (1994). BRAHAMS (1989) berichtete über den seltenen Fall einer Aspiration kochend heißen Tees mit tödlichem Verlauf infolge respiratorischer Insuffizienz. Einen ähnlichen Verlauf schilderten MELLEN et al. (1995) bei einem schizophrenen Patienten, der heißen Kaffee aspiriert hatte. Die Häufung von Berichten über Verbrühungen vor allem im Pharynxbereich bestehen offenbar im verstärkten Einsatz der Mikrowelle zur Erhitzung von Getränken und Speisen (GOLDBERG et al. 1990; FORD u. HORROCKS 1994). Über den außergewöhnlichen Fall der Aspiration von geschmolzenem Metall berichteten GRIGOREW u. DIMITRIEWA 1984.

5.3.4 Verätzungen

Verätzungen entstehen im wesentlichen aus 4 verschiedenen Ursachen.
1. Aus Unkenntnis bei Kindern mit einer Gesamtbeteiligung an allen Verätzungen von gut zwei Dritteln,
2. versehentlicher Einnahme, meistens bei Erwachsenen, wenn die ätzenden Substanzen unsachgemäß abgefüllt waren, wie z. B. in Limonaden- oder Bierflaschen,
3. in suizidaler Absicht oder
4. die gewaltsame Verabreichung mit Verletzungs- und Tötungsabsicht (SELLARS und SPENCE 1987).

Aus diesem Rahmen fällt der von SNYDERMAN et al. (1991) berichtete Fall einer Verätzung durch Kokain-Crack. Reinigungsmittel standen dabei mit fast 60 %, und darunter wieder Soda, an der Spitze aller eingenommenen Substanzen (SELLARS u. SPENCE 1987; FERGUSON 1989). Naturgemäß ist der Digestivtrakt stärker und häufiger betroffen als der Larynx. So fanden SELLARS u. SPENCE (1987) bei 95 Patienten Verätzungen in 91 Fällen im Mund, 39 im Hypopharynx oder Ösophagus und 31 im Larynx. Je intensiver die Schäden im Digestivtrakt, um so wahrscheinlicher sind Schäden im Larynx und hier besonders im Kehlkopfeingang (MOULIN et al. 1985; VERGAUWEN et al. 1991). Folgen der Verätzungen sind primär Behinderungen des Schluckaktes durch Fixierung der Zunge, Hypopharynx- und Ösophagusstrikturen und Stenosen (SELLARS und SPENCE 1987; SCOTT et al. 1992). Der Prozentsatz von Ösophagusstenosen unterschiedlichen Ausmaßes ist mit über einem Drittel aller Fälle relativ hoch (SELLARS u. SPENCE 1987). SCOTT et al. (1992) sahen Veränderungen im Ösophagus in einem noch wesentlich höheren Prozentsatz. Die primär erkannten Symptome und Befunde sagen allerdings nichts über die Schwere der Verletzung aus (FERGUSON et al. 1989). So sahen SELLARS u. SPENCE (1987) zunächst frühe und schwere Ösophagusstrikturen bei 17 Patienten und bei weiteren 21 späte, ösophageale Strikturen. Die Bedeutung des Larynxbefalles liegt in den Verletzungen des Larynxeinganges mit inkomplettem Larynxschluß beim Schluckakt und der Aspirationsgefahr. Je nach Intensität der Verätzung von endolaryngeal oder aber auch von dorsal vom Hypopharynx her kann es zu Strikturen oder aber auch lähmungsbedingten Störungen der Stimmlippenfunktion kommen. Bei Einnahme von Schwefelsäure steht die Intoxikation mit hoher Mortalitätsrate trotz schwerster Verätzungen im Vordergrund. Schon 3,5–7,0 ml können tödlich sein (MILLS u. OKOYE 1987).

Als Sofortmaßnahmen werden einerseits frühe Endoskopien und eine prophylaktische Antibiotikatherapie empfohlen, andererseits sollten jegliche Spülungsversuche im Ösophagus- und Magenbereich und die Gabe von Kortikosteroiden vermieden werden (LE BON et al. 1990). Bei gezielter Kontrolle des Effektes von Kortisongaben ergab sich kein Einfluß auf die Entwicklung von Strikturen oder Stenosen (FERGUSON et al. 1989). In schweren Fällen kann die Resektion von Ösophagus und Hypopharynx und damit unter Umständen auch die Laryngektomie mit Kolonersatz und Magenhochzug erforderlich sein (VANKER 1987; LE BON et al. 1990; KHWA-OTSYULA et al. 1993; SHIKOWITZ et al. 1996). SHIKOWITZ et al. halten Stimmrehabilitationsversuche bei narbig strikturiertem Larynxeingang wegen der Aspirationsgefahr für problematisch.

5.3.5 Aspiration

Unter HNO-ärztlichen Notfällen mit Fremdkörpern ist zwar der Pharynx häufiger als der Laryngotrachealbereich betroffen (PEREZ-OBON et al. 1996). Die klinische Bedeutung aspirierter Fremdkörper ist aber ungleich größer. Dabei entscheiden das Alter des Patienten, Lokalisation und Lage und schließlich auch die Form und Konsistenz der Fremdkörper über den Grad der Gefährdung von Gesundheit und Leben (Tabelle 4.5.1).

Kinder unter 3 Jahren sind mit über 70% am häufigsten betroffen (LÜSCHER 1956; MCGUIRT et al. 1988; STEEN u. ZIMMERMANN 1990; VOSHAAR et al. 1993; HALVORSON et al. 1996; RIMELL et al. 1995). Das mittlere Alter liegt knapp über 2 Jahre (VANE et al. 1988), Jungen überwiegen (BANERJEE et al. 1988; VANE et al. 1988; PUHAKKA et al. 1989). Kinder im Alter über 5 Jahren aspirierten in 88% nicht eßbare Fremdkörper, dagegen im Alter unter 5 Jahren zu 78% Eßbares (DARROW und HOLINGER 1996; RIMELL et al. 1995), und hiervon in über 50% Erdnüsse (BANERJEE et al. 1988). Bei Erwachsenen sind Aspirationen von

Tabelle 4.5.1. Mitteilungen über Arten aspirierter Fremdkörper ohne Boluseffekt unter besonderer Berücksichtigung der letzten 15 Jahre. (Übersichten bei ALBRECHT 1928; DARROW u. HOLINGER 1996)

Fremdkörper	Berichte
Nahrungsmittel, Pflanzen	
Erdnuß als häufigster, aspirierter Fremdkörper	BANERJEE et al. (1988), MITTLEMAN (1984), DARROW u. HOLINGER (1996)
Speise	MOHAMED (1993), RIMELL et al. (1995)
Saatkörner	KOHL et al. (1989)
Geflügelwirbel	MAN et al. (1986)
Kaugummi	SIROKA u. KNOBEL (1991)
Körpereigene Fremdkörper	
Zähne, Gebißteile	ONG et al. (1988), BLASCHKE u. CHENG (1989), ABE et al. (1990)
Tonsillenteile	Eigene Beobachtung
Koagel	Eigene Beobachtung
Knochensequester	OGLE et al. (1992)
Fremdkörper unbelebten Ursprungs	
Glas	MAURRI u. PENOLAZZI (1989)
Talkum-Puder	STEELE (1990)
Antibiotikakapsel	ELDER (1991)
Münzen	RIMELL et al. (1995)
Nadel, Sicherheitsnadel	TAN et al. (1991), HUSSAIN et al. (1994), HAMMERLIN u. KAPADIA (1996)
Inhalatorkappen; Teile von Trachealkanülen	LI u. GUNDERSON (1991), BHATTACHARJEE (1994)
Lebende Fremdkörper	
Insekten	ALBRECHT (1928)
Ascariden[a]	ROBBINS (1932; zit. nach KÖHN 1969)
Blutegel	SABIROWA (1989), SOLOMON (1991)

[a] Ascariden gelangen nicht durch Aspiration sondern infolge ihres Lebenszyklus über die Alveolen in den Laryngotrachealbereich.

Fremdkörpern selten. In der Regel handelt es sich bei Patienten mit klarem Bewußtsein um Gegenstände wie Nadeln, Sicherheitsnadeln, Nägel, Reiszwecken, Gardinenröllchen und andere handwerkliche Kleinteile, die während der handwerklichen Tätigkeit zwischen den Lippen oder Zähnen gehalten und in Überraschungsmomenten versehentlich aspiriert werden. Bei sportlichen Aktivitäten im Freien mit forcierter Mundatmung können Insekten eingeatmet werden. SIROKA u. KNOBEL (1991) berichten über einen Fall von Kaugummi-Aspiration beim Sport. Ansonsten sind Aspirationen bei Erwachsenen eher bei stärker eingeschränkter Bewußtseinslage infolge schwerer Trunkenheit, komatöser

Zustände oder im Umfeld von Narkosen mit und ohne Eingriffe im Kopf- und Halsbereich zu erwarten. In diesen Fällen zählen aspirierte Zähne oder Gebißteile, Knochensplitter und Koagel zu den häufigsten Fremdkörpern (ONG et al. 1988; ABE et al. 1990; GRANSTROEM 1990). Über einen außergewöhnlichen Selbstmordfall berichteten MAURRI u. PENOLAZZI (1989), bei dem sich der verzweifelte, junge Mann mit einem Stück Holz ein Glas in den Larynxeingang gestoßen hatte. Unter ähnlichen Umständen nahm sich ein psychisch Kranker durch Inhalation von Talkum-Puder das Leben (STEELE 1990).

Die meisten Fremdkörper passieren den Larynx und gelangen in über 70% in den rechten Hauptbronchus und abhängige Lappenbronchien (LÜSCHER 1956). Je nach Form können sie hier so eingeklemmt sein, daß ein ventilartiger Mechanismus entsteht. Die inspirierte Luft wird zwar aufgenommen, kann aber anschließend nicht mehr entweichen. Die Folge ist eine zunehmende Überblähung der betroffenen Lunge mit Verdrängung des Mediastinum nach kontralateral mit Einengung der noch belüfteten, nicht betroffenen Lunge und drohender respiratorischer Insuffizienz. Besonders häufig werden diese Ventilmechanismen bei aspirierten Erdnußkernen beobachtet (Abb. 4.5.9).

Fremdkörper im Larynxbereich sind seltener aber ungleich gefährlicher. Verlegen sie auf Grund ihrer Größe den Larynxeingang bzw. die Supraglottis sprechen wir von einem *Bolus* (Tabelle 4.5.2), der in einem hohen Prozentsatz, mehr reflektorisch als durch Asphyxie, zum sogenannten Bolustod führt (BONTE u. JACOB 1990; THIELE u. HOFMANN 1991). THIELE u. HOFMANN (1991) konnten in 11 Obduktionen nach Bolustod keine Asphyxiezeichen feststellen. Bei den meisten betroffenen Erwachsenen handelt es sich um Ereignisse im Zustand hochgradiger Trunkenheit mit weichen Einzelstücken von Speise, besonders Fleisch, Fisch und Schinken (BONTE u. JACOB 1990). FERNANDO (1989) berichtet allerdings von einem Fall, bei dem der Betroffene den Versuch einen Poolball zu schlucken, mit dem Leben bezahlte. Ansonsten sind Bolustodesfälle mit nicht eßbaren Gegenständen eher für Kleinkinder typisch (MITTLEMAN 1984).

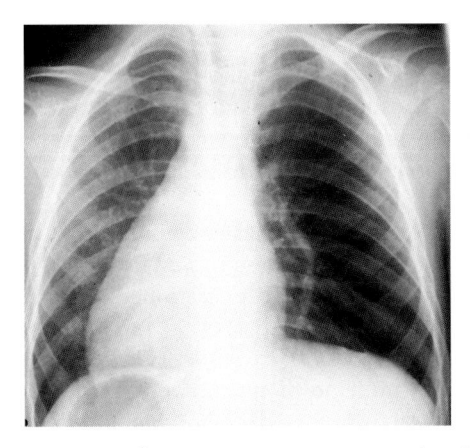

Abb. 4.5.9. Erdnußaspiration bei $2^1/_2$jährigem Jungen mit Ventilmechanismus im rechten Hauptbronchus: Überblähte rechte Lunge mit Mediastinalverdrängung nach kontralateral

Tabelle 4.5.2. Fremdkörper mit Boluseffekt nach Mitteilungen pathologischer und gerichtsmedizinischer Institute

Fremdkörper	Alter	Berichte
Fleisch	Erwachsene	BONTE u. JACOB (1990)
Fisch	Erwachsene	BONTE u. JACOB (1990)
Schinken	Erwachsene	BONTE u. JACOB (1990)
Poolball	Erwachsene	FERNANDO (1989)
Hot dog	Kinder	MITTLEMAN (1984)
Bonbon	Kinder	MITTLEMAN (1984)
Ballon	Kinder	MITTLEMAN (1984), RIMELL et al. (1995)
Spielzeugrassel	Kinder	MITTLEMAN (1984)
Taschentuchpapier	Kinder	MITTLEMAN (1984)

Die zweite Lokalisation ist der Bereich zwischen Stimmlippen und Taschenfalten. Hier können Fremdkörper sowohl bei der Inspiration wie auch bei Exspiration oder Husten, nach schon erfolgter Passage, eingeklemmt werden. Die Symptomatik ist häufig unklar oder irreführend (TAN et al. 1991; RUBIO-QUINONES et al. 1995; HALVORSON et al. 1996). Glatte und etwas größere Speiseteile können zur Asphyxie und Tode führen (LIMA 1989; KENT u. WATSON 1990). Aber auch Ballons sind als laryngeale Fremdkörper mit einer hohen Mortalitätsrate belastet (MITTLEMAN 1984; RIMELL et al. 1995). Über dramatische Vorfälle mit hier eingeklemmten Münzen und Knöpfen liegen ebenfalls Mitteilungen vor (WITHERS 1949; RIMELL et al. 1995). Kantige oder spitze, dreieckige und längliche Fremdkörper organischer und anorganischer Natur können sich hier festsetzen und auf Grund uncharakteristischer oder fehlender Symptomatik lange Zeit unentdeckt bleiben. Hierzu gehören besonders Nadeln und meist geöffnete Sicherheitsnadeln (HUSSAIN et al. 1994; HAMMERLIN u. KAPADIA 1996), aber auch Speiseteile wie Fischgräten und kleine Wirbelteile von Geflügel (MAN et al. 1986). Bei unentdeckt liegengebliebenen Fremdkörpern kommt es zur Bildung von entsprechendem Granulationsgewebe. ANSTEY et al. (1995) berichten über einen malignomverdächtigen Pseudotumor, der infolge chronischer Entzündungen bei Speisefremdkörper im Larynx entstanden war. Die dritte laryngeale Lokalisation ist der subglottische Bezirk, wo sich von der Größe eben noch durch die Stimmritze gelangte Fremdkörper wie Kugelventile verhalten und zu Lungenüberblähung mit respiratorischer Insuffizienz führen können.

In Klinik und Verlauf sind zwei Phasen zu unterscheiden. In der Akutphase kommt der Patient in klinische Betreuung, meistens weil das Aspirationsereignis bekannt ist. Unmittelbar auf die Aspiration folgt der Hustenanfall. Stridor, Dyspnoe, Sternumretraktion und Zyanose treten je nach Lage und Art des Fremdkörpers hinzu (ESCLAMADO u. RICHARDSON 1987; REILLY et al. 1996). Distal der Obstruktion sind Lungenödeme möglich, deren Pathogenese aber unklar ist (IZSAK 1987). Röntgendarstellungen des Thorax einschließlich Durchleuchtung helfen bei der Diagnostik von Aspirationen in 95% aller Fälle (ESCLAMADO u. RICHARDSON 1987; VANE et al. 1988). Allerdings sind Versuche, Fischgräten röntgenologisch nachzuweisen, wenig hilfreich (EVANS et al. 1992). Mittels Durchleuchtung ist das Mediastinalpendeln bei Ventilmechanismen durch Fremdkörper nachweisbar.

Ist das Aspirationsereignis nicht bekannt oder wird irrtümlicherweise von einer kompletten Entfernung oder einem spontanen Abhusten ausgegangen, ist in einer sog. chronischen Phase mit bronchopulmonalen Komplikationen zu rechnen (SOBOCZYNSKI et al. 1993: in 59,1%). Kurzfristige rezidivierende Bronchitiden mit teilweise asthmatoider Komponente und unerklärlichen Fieberschüben (MANTO et al. 1989; PUHKKA et al. 1989) sind häufig Anlaß zur überflüssigen Behandlung auf Asthma oder Pneumonien. Im Larynx kommt es zu chronisch granulierenden Entzündungen, u. U. mit Polypenbildungen. Gelegentlich können sogar Croup-artige Symptome auftreten (GOLDHAGEN 1983). Computertomographien in koronarer und axialer Schichtung werden bei Verdacht auf alte Fremdkörper im Larynx und Laryngopharynx empfohlen (SAMUEL 1990). Über Möglichkeit der Szintigraphie bei penetrierenden Fremdkörpern des Larynx und der Trachea berichten SILVER u. VAN NOSTRAND (1994).

5.4 Besonderheiten reparativer Vorgänge bei endolaryngealen Verletzungen

Verletzungen der Schleimhautoberfläche oder des darunterliegenden mesenchymalen Gewebes führen immer zu einer Proliferation des letzteren im Sinne von Abräum- und Reparationsvorgängen, in deren Verlauf es zur Ausbildung eines Granulationsgewebes und schließlich zu dessen Umbau in eine Narbe durch Reepithelisierung zum Schluß des Schleimhautdefektes kommt. Bei den zuvor besprochenen Verletzungsarten handelte es sich zum einen um grobmechanische Ursachen und zum anderen um Einwirkungen, die zu Nekrosen der Schleimhaut und der darunter liegenden Gewebe führen. Die grobmechanischen Einwirkungen sind überwiegend stumpfer Natur und führen durch Prellungen, Quetschungen und Zerreißungen zu Hämatomen und *Nekrosen*, die ebenso wie bei chemischen, Hitze-Kälte- oder Strahlenwirkung zunächst abgeräumt werden müssen, bevor die endgültige Wiederherstellung beginnen kann. Je länger diese Vorgänge andauern, umso eher kommen andere, unten beschriebene, komplizierende Faktoren zum Tragen.

Komplizierend wirken sich bei diesen Heilungsprozessen zunächst zwei *anatomische Besonderheiten* aus:

1. Die Verletzungen befinden sich in einer überwiegend röhrenförmigen Lichtung.
2. Die sanduhrartige Verjüngung des Larynxlumens bedingt je nach Stellung der Stimmlippen mehr oder minder große Druckunterschiede, die besonders an den engsten Stellen eine ständig schwankende Sogwirkung auf das in Reparation befindliche Gewebe ausüben.

Die Verletzung selbst erfolgt aber immer in einem Bereich, der auf Grund seiner Lage und Funktion nicht ruhig gestellt werden kann. Schluckakt, Atmung, Räuspern, Husten und Phonation lassen sich nur zum Teil oder überhaupt nicht unterbinden. Diese *mechanische Unruhe* kann immer wieder mehr oder minder große, frische Traumen im in Reparation befindlichen, mechanisch weniger beanspruchbaren Bereich verursachen.

Der kontinuierliche, reinigende Schleimtransport aus dem Tracheobronchialbereich erfolgt ebenso ungebrochen wie die Verwirbelung der Atemluft im ventralen Larynx, und beide ermöglichen so bei den offenen Verletzungen immer wiederkehrende *Mikroinfekte*. Zum reparationsbedingten Granulationsgewebe tritt in Einzelfällen die pyogene Granulation.

Schon das Zusammenwirken einzelner der genannten Faktoren trägt dazu bei, daß der Reparationsvorgang nicht zur Ruhe kommt und sich auf eine Gewebsschicht, die sich in Fibrosierung und Gefäßrückbildung infolge wiederkehrender Mikrotraumen oder Infekte befindet, eine Schicht mit frischem Granulationsgewebe und darüber eine ganz frische Fibrinschicht darüberlagert. Dieser Vorgang kann sich wiederholt ereignen, so daß es zu einem regelrechten appositionellen Bindegewebswachstum und damit zu endolaryngealen bzw. -trachealen Formveränderungen im Bereich der Verletzung kommt. Dies kann schon bei funktionell bedingten kleinen oder Mikrotraumen der Fall sein. Eine Übersicht über derartige Veränderungen gibt die Tabelle 4.5.3. Der Vollständigkeit halber soll erwähnt werden, daß entsprechende Läsionen auch durch Infektionen oder sogar bestimmte maligne Tumoren bedingt sein können.

5.4.1 Traumen und reparative Vorgänge ohne Epitheldefekt

5.4.1.1 *Stimmlippenknötchen*

Stimmlippenknötchen (Synonyme: Sängerknötchen, Schreiknötchen) entstehen in Form von umschriebenen, weißlichen bis rötlichen, meist kegelartigen Verdickungen der Schleimhaut. Sie liegen typischerweise am Übergang des vorderen zum mittleren Drittel des freien Stimmlippenrandes. Ihre Größe liegt im Mittel zwischen 1 und 1,5 mm und überschreitet einen Durchmesser von 2 mm praktisch nie (Abb. 4.5.10). Sie können einseitig oder bilateral auftreten. Die Ätiologie der Stimmlippenknötchen ist nach wie vor unklar. Allgemein wird ein unphysiologischer Gebrauch der Stimme, insbesondere in höheren Tonlagen durch Schreien oder ungeübtes Singen, angenommen. Schwingungen mit maximaler Amplitude sind mit entsprechend stärkster, mechanischer Belastung genau in diesem Bereich zu erwarten. Epidemiologisch überwiegt hier der Anteil an weiblichen Patienten, Kindern und Sängern (BÖHME u. ROSSE 1969). Führende Leitsymptome sind Heiserkeit und Stimmermüdung, die sich nach Stimmschonung oftmals bessern. Histologisch findet sich subepithelial eine anfangs ödematöse, zunehmend faserreiche, gelegentlich auch hyalin erscheinende Knötchenbildung (KÖHN 1969). Diese Veränderungen sind bei entsprechender Schonung der Stimme initial reversibel.

Tabelle 4.5.3. Endolaryngeale und endotracheale Formveränderungen traumatischer Genese

Vorausgegangenes Trauma	Pathologischer Befund
	Reparative Vorgänge ohne Epitheldefekt
Funktionelle Traumen	Stimmlippenknötchen (Schreiknötchen)
	Kontaktpachydermie
	Polypen
	Gallertpolyp
	Gefäßreicher Polyp
	Telangiektatischer Polyp
	Reparative Vorgänge nach Epitheldefekt
	Kontaktgranulom nach Kontaktulkus
Intubation	Intubationsgranulome
Operationen (diagnostische Eingriffe und Fremdkörperextraktionen, Stimmlippendekortikation oder -polypabtragungen; Tracheotomien, Koniotomien; konservierende Kehlkopfchirurgie bei Karzinom	Granulationspolypen
	Synechien
	Stenosen
Fremdkörper fremdkörperbedingte Verletzungen	Granulationspolypen
Penetrierende Verletzungen; stumpfes Kehlkopftrauma; Verätzungen, Verbrühungen und Verbrennungen	Granulationspolypen
	Synechien
	Stenosen

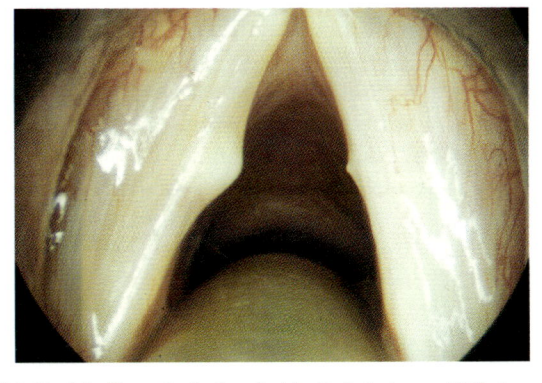

Abb. 4.5.10. Stimlippenknötchen beidseits bei einem 40jährigen Mann

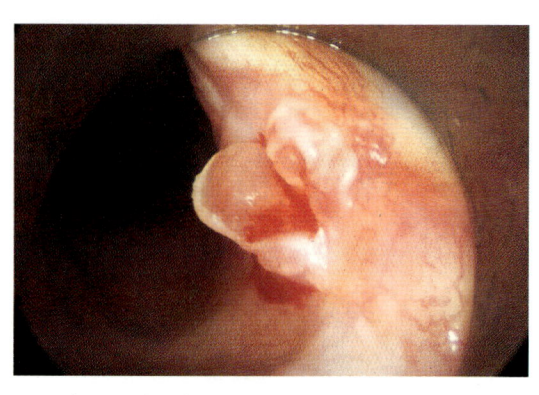

Abb. 4.5.11. Kontaktgranulom bei einem 72jährigen Mann mit Refluxösophagitis

Entsprechend sind Stimmschonung und eine phoniatrische Therapie die grundlegenden Behandlungsprinzipien. Bei ausbleibendem Erfolg können die Knötchen mikrochirurgisch oder, besonders schonend, laserchirurgisch abgetragen werden. Auch hier sollte begleitend eine phoniatrische Therapie durchgeführt werden, um einer Rezidivneigung entgegenzuwirken. Bei Kindern und professionellen Sängern wird eine Operationsindikation zurückhaltend gestellt (TUCKER 1993).

5.4.1.2 Kontaktpachydermie und Kontaktulkus

Bei den sog. Kontaktulzera handelt es sich primär um ringförmige Pachydermien, die häufig beidseitig gegenüberliegend am Übergang der medialen Stellknorpelfläche zum Processus vocalis entstehen (Abb. 4.5.11). Zentral befindet sich eine eher ausgedünnte Epithelschicht, so daß bei oberflächlicher Betrachtung das Bild einer Ulzeration entsteht. Dementsprechend ist es zutreffender, zunächst von einer Kontaktpachydermie zu sprechen. Allerdings kann sich im Bereich des atrophischeren Epithels eine Läsion bilden, die bei freiliegendem Knorpel dann zu Recht als Kontaktulkus bezeichnet werden kann. Das „Kontaktulkus" selbst wurde erstmals durch JACKSON (1928) definiert. Ätiologisch wird ein Zusammentreffen verschiedener Faktoren diskutiert. Hauptursache ist ein dysfunktioneller Stimmgebrauch im Sinne einer hyperkinetischen Stimmstörung (SHIN et al. 1994). Eine prädisponierende Persönlichkeitsstruktur verbunden mit bestimmten psychosozialen Faktoren sind die Gegenstände der psychosomatischen Entstehungshypothese (MANS et al. 1992; KIESE-HIMMEL u. KRUSE 1994). Im anglo-amerikanischen Raum wird ein weiterer ätiologischer Faktor, der gastroösophageale Reflux, mehr favorisiert. Kontaktpachydermien bzw. -ulzera findet man fast ausschließlich bei Männern im 5. und 6. Dezennium (mittleres Alter um 52 Jahre), selten sind Frauen betroffen, Kinder dagegen nie (MANS et al. 1992; KIESE-HIMMEL u. KRUSE 1994). Siehe auch Kontaktgranulome (Kap. 4.5.4.2.2).

5.4.1.3 Polypen

Stimmlippenpolypen gehören zu den häufigsten, gutartigen, hyperplastischen Läsionen des Larynx, sind jedoch von echten Neoplasien streng abzugrenzen. Die oberflächlich glatten Polypen finden sich überwiegend einseitig (80 %) bevorzugt an den vorderen Abschnitten der Stimmlippe und am stimmlippennahen Anteil der Subglottis. Anders als bei den Stimmlippenknötchen werden Männer, vorwiegend des mittleren Alters, zweimal häufiger betroffen (KAMBIC et al. 1981; KLEINSASSER 1982; KAMBIC u. GALE 1995). Obwohl fast immer eine unphysiologische Stimmbelastung nachgewiesen werden kann, ist die eigentliche Ätiologie auch hier ungeklärt. Exogene Noxen, wie inhalativchemische Reizstoffe, darunter auch Zigarettenrauch, verbunden mit bislang unklaren Faktoren individueller und lokaler Disposition sollen die Entstehung begünstigen (KÖHN 1969; KAMBIC et al. 1981; KLEINSASSER 1982). Die Art der mikroskopischen Veränderungen in Polypen unterschiedlichen Alters läßt auf einen primären mesenchymalen Reiz schließen, der mit oder ohne Gefäßreaktion einhergehen kann. Dementsprechend kann zwischen gallertigen und gefäßreichen Polypen unterschieden werden. *Gallertige Polypen* (Abb. 4.5.12) sind meist grau-glasig bis durchscheinend und schwanken in ihrer Größe von wenigen Millimetern bis zu 1 cm Durchmesser. Der Polyp kann an seiner Basis gestielt sein oder, besonders mit breiter Basis die gesamte Stimmlippenlänge einnehmen. Der Gallertpolyp wird an seiner Oberfläche von einem dünnen Plattenepithel überzogen. Das Stroma ist zellarm und besteht weitgehend aus einer kaum anfärbbaren, faserarmen Grundsubstanz. Der *gefäßreiche, telangiektatische Typ* erscheint eher opak und hyperämisch (Abb. 4.5.13; 4.5.14a–c). Eine dritte Form, der opal-weiße Stimmlippenpolyp stellt den fibrotisch umgebauten Endzustand der beiden ersten dar (Abb. 4.5.15). Der gefäßreiche Polyp zeigt eine wesentlich intensivere Reaktion des Gefäßbindegewebes mit einem zell- und gefäßreichen, eher aufgelockertem myxoiden Stroma (Abb. 4.5.14). Die Telangiektasien werden durch die an der freien Stimmlippenkante entstehenden Unterdrucke begünstigt. Der fibröse Typ besitzt ein zell- und gefäßarmes, aber

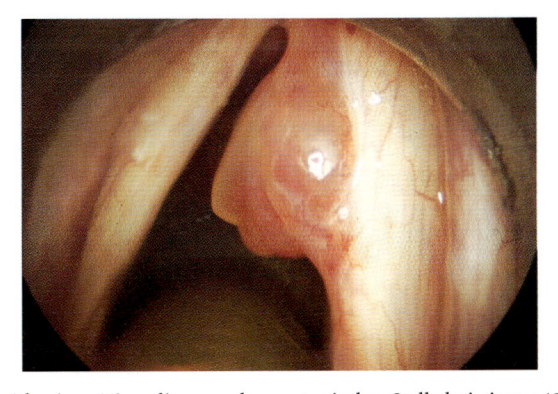

Abb. 4.5.12. Breitbasiger Stimmlippenpolyp an typischer Stelle bei einem 48jährigen Mann

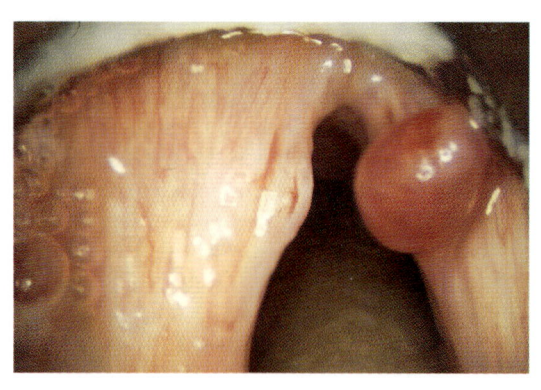

Abb. 4.5.13. Gefäßreicher Stimmlippenpolyp rechts und Traumatisierung der kontralateralen Stimmlippenregion mit beginnender Polypenbildung bei einem 50jährigen Mann

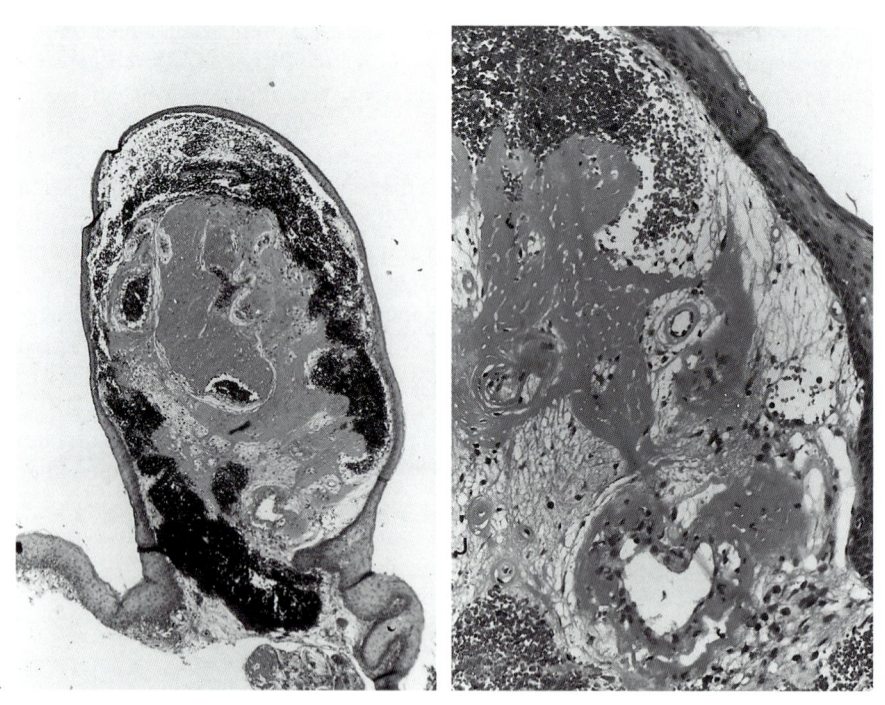

Abb. 4.5.14 a, b. Stimmlippenpolyp: 33jähriger Mann. **a** Polyp mit fibrinoidem Stroma und Hämorrhagien, überzogen von intaktem Plattenepithel HE, × 35. **b** In Nachbarschaft zum Epithel besteht myxoid aufgelockertes Stroma mit Ablagerung fibrinoider, hyaliner Massen. HE, × 90

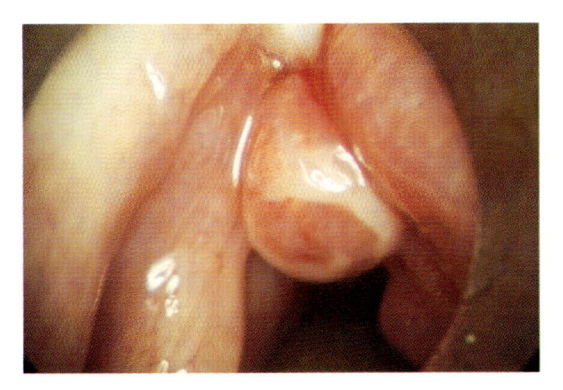

Abb. 4.5.15. Fibröser Stimmlippenpolyp. 47jähriger Mann

faserreiches Stroma. Seine Entstehung läßt sich eher aus einem Granulationspolypen mit sekundärer Epithelisierung erklären.

Pathogenetisch finden sich anfangs Mikrozirkulationsstörungen, die über eine erhöhte Gefäßpermeabilität ein subepitheliales Ödem bewirken (KAMBIC et al. 1981; WANG et al. 1995). Abhängig von Grad und Dauer der Permeabilitätsstörung entsteht ein mehr oder weniger protein- bzw. fibrinreiches oder ein hämorrhagisches Exsudat (Abb. 4.5.14). Nicht resorbierbare Exsudate werden als hyalines Präzipitat interstitiell abgelagert und durch ein gefäßreiches Organisationsgewebe fibrös umgewandelt (KLEINSASSER 1982).

Klinisch verursachen sie, abhängig von Größe und Sitz und bei langgestielten Polypen oft intermittierend, Heiserkeit, Räusperzwang, Aphonie oder ein Fremdkörpergefühl. Es sind sogar einzelen Fälle mit progredienter Dyspnoe, Stridor und drohendem Atemwegsverschluß beschrieben worden. Meistens handelt es sich um sehr große, oft von der glottisch-subglottischen Grenze ausgehende, oder nach subglottisch prolabierende Polypen (GILMAN et al. 1982; LARSEN et al. 1995; KEEN et al. 1986). Therapeutisch steht die operative Entfernung mittels Mikrochirurgie im Vordergrund. Der ursprünglichen Pathogenese entsprechend besteht eine hohe Rezidivneigung.

5.4.2 Irreguläre reparative Vorgänge nach Epitheldefekten

5.4.2.1 Unspezifische Granulome und Granulationspolypen

Ulzeröse Läsionen der Larynxschleimhaut führen über ein reaktiv entzündliches Granulationsgewebe sekundär oftmals zu polypös geformten, unspezifisch granulomatösen Gewebsvermehrungen. Sie entstehen häufig bilateral im posterioren Anteil des Larynx, bevorzugt im Bereich des Processus vocalis des Aryknorpels. Hier kommt es bei forcierter Phonation, aber auch beim Husten und Räuspern zu einem Aneinanderschlagen der Aryknorpel. Makroskopisch imponieren sie, sofern epithelbedeckt, oberflächlich glatt und glänzend, sonst feinhöckerig granuliert. Postoperative Granulome sind meist von grau-weißer

Färbung und breitbasig aufsitzend, die übrigen erscheinen eher grau-rot und polypös gestielt. Die Histologie der unspezifischen Granulome ist weitgehend einheitlich. Je nach Alter findet sich ein mehr frisches, gefäß- und zellreiches Granulationsgewebe oder aber im späteren Stadium strukturell verschiedene Schichten, die jeweils eine weitergehende Entwicklungsstufe zum faserreichen Bindegewebe (Narbe) hin aufweisen. Blutgefäße sprossen dabei von der Basis her ein und bilden ein radiäres subepitheliales Netz aus. Auch amyloide interstitielle Veränderungen können gelegentlich beobachtet werden. Subepithelial entsteht initial ein resorptives entzündliches Infiltrat, später überwiegen meist Lymphozyten und Plasmazellen. An der Oberfläche findet sich eine meist einschichtige, unvollständig geschlossene Epitheldecke. In den nicht epithelbedeckten Arealen liegen Fibrinnetze mit meist spärlicher Durchsetzung von Rundzellinfiltraten. In manchen Fällen kann das Epithel auch hyperplastisch oder hyperkeratotisch verändert sein (KAMBIC u. GALE 1995; MEYER-BREITING u. BURKHARDT 1988). Da die Stimmlippenschwingung nur unwesentlich beeinträchtigt ist, äußern die Patienten eher ein Fremdkörpergefühl als Heiserkeit mit Räusperzwang bis hin zu Schmerzempfinden bei der Phonation. Therapeutisch steht die Beseitigung der jeweils auslösenden ätiologischen Faktoren im Vordergrund. Eine mikro- oder laserchirurgische Abtragung der Granulome mit histologischer Sicherung und postoperative Stimmruhe ist zu empfehlen. Dennoch treten Rezidive relativ häufig auf. Die Diagnose kann mittels Mikrostroboskopie erfolgen (SIERON u. JOHANNSEN 1992).

Die einfachste und zugleich häufigste Form unspezifischer Granulome findet sich nach operativen Eingriffen an der Kehlkopfschleimhaut. Sie bilden sich bei entsprechender Stimmschonung in vielen Fällen spontan zurück.

5.4.2.2 Kontaktgranulom nach Kontaktulkus

Kontaktgranulome entwickeln sich sekundär auf dem Boden ulzeröser Epithelläsionen (Kontaktulkus), häufig beidseitig gegenüberliegend im medialen Bereich des Processus vocalis. Ätiologisch wird ein Zusammentreffen verschiedener Faktoren diskutiert. Einige Autoren nehmen ein eigenständiges Krankheitsbild, das hyperazide Granulom an (KAMBIC u. GALE 1995). Weitere prädisponierende Faktoren sind eine chronische Laryngitis und Zigarettenrauch (BECKMANN et al. 1982). Aktuelle soziodemographische Studien deutscher Autoren zeigen, daß das Kontaktgranulom nicht regelmäßig mit einer beruflichen Stimmbelastung einhergeht, wie bisher angenommen (MANS et al. 1992; KIESE-HIMMEL u. KRUSE 1994).

Entsprechend der individuell im Vordergrund stehenden Ätiologie gibt es spezielle therapeutische Ansätze, darunter Psychotherapie, eine Antirefluxtherapie, die sogar als Monotherapie gute Erfolge erzielt haben soll (MAIER et al. 1994), und Injektionen von Botulinus-Toxin Typ A bei überwiegend mechanischer Genese (NASRI et al. 1995).

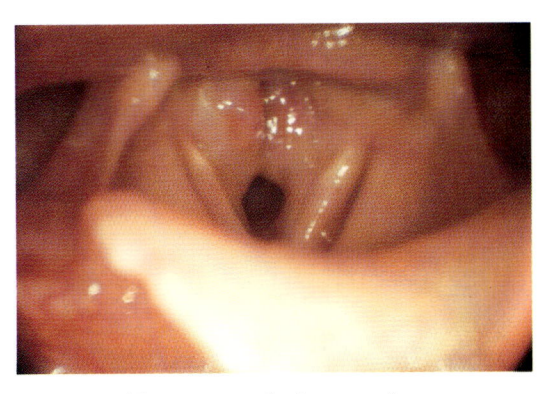

Abb. 4.5.16. Intubationsgranulome

5.4.2.3 Intubationsgranulome

Eine Sonderform mit definierter Ätiologie ist das Intubationsgranulom (Abb. 4.5.16). Hierbei ist weniger der Intubationsweg (nasal oder oral) oder das Trauma während der Intubation, sondern vielmehr die Lage des Tubus und dessen Druck auf die Schleimhaut des posterioren Larynx entscheidend (HOWLAND u. LEWIS 1956). Schleimhautschäden des Larynx nach Langzeitintubation und Bronchoskopien sind relativ häufig und führen teilweise zur Ausbildung von Granulomen (7%, COLICE 1992; 44%, SANTOS et al. 1994). Die Inzidenz liegt bei 0,1% aller Intubationen, wobei Frauen wesentlich häufiger betroffen sind, etwa im Verhältnis 7:1 (HOWLAND u. LEWIS 1956; BECKMANN et al. 1982). Selten treten sie bei Kindern oder nach Kurzzeitintubation auf. Bei Neugeborenen finden sich eher subglottische Schleimhautläsionen (GOULD u. YOUNG 1992). Ein verhältnismäßig großer Tubus, vorbestehende Entzündungen der Larynxschleimhaut, sowie eine überstreckte Kopfposition während der Intubation, wie sie beispielsweise in der Kopf- und Halschirurgie häufig vorkommt, scheinen prädisponierende Faktoren zu sein (HOWLAND u. LEWIS 1956; BENJAMIN et al. 1993; SANTOS et al. 1994). Oft manifestieren sie sich erst mehrere Wochen nach der Intubation (HOWLAND u. LEWIS 1956). Insgesamt weisen sie eine vergleichsweise hohe Spontanheilungsrate auf (WARD et al. 1980).

5.4.2.4 Traumatisch bedingte Synechien und Stenosen

Kleine, aber auch breitflächigere und weniger tief reichende Schleimhautdefekte mit Erhaltung der Membrana quadrangularis und des Conus elasticus und bindegewebiger Abdeckung der Knorpelstrukturen führen zur Ausbildung von Granulationsgewebe, das an ebenen Flächen nach seiner narbigen Umwandlung und Epithelisierung spontan abheilt und klinisch nicht weiter in Erscheinung tritt. In Bereichen, in denen solche Flächen in spitzem Winkel aufeinandertreffen, wie z.B. an der vorderen Kommissur der Stimmlippen- oder der Taschenfalten, kommt es infolge der Bewegungsunruhe des permanenten Öff-

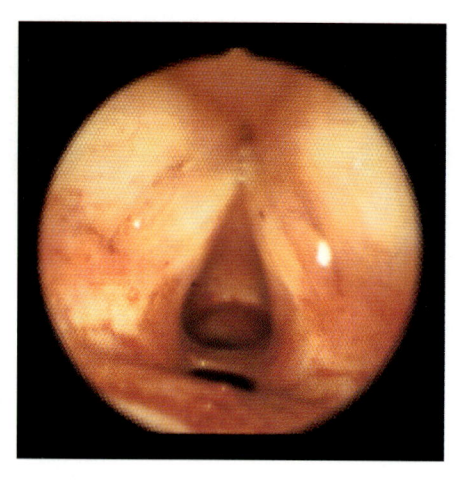

Abb. 4.5.17. Interarytaenoidsynchie: festgestellt bei 35jähriger Frau, $1/2$ Jahr nach Langzeitintubation

nens und Schließens zu wiederholten Mikrotraumen und überschießender Granulationsbildung, die sich besonders häufig zwischen den Stimmlippen zu einem Narbensegel umwandelt. Je nach Ausdehnung des Defektes nach dorsal kann sich diese Synechie bis zum sog. Diaphragma laryngis mit einer kleinen Restöffnung zwischen den Stellknorpeln entwickeln. Auch wenn dieser Narbenkomplex klein ist und sich auf die vordere Kommissur und ihre unmittelbare Umgebung beschränkt, verhindert er den kompletten Stimmritzenschluß und führt zur Dysphonie und herabgesetzten Belastbarkeit der Stimme. *Interarytaenoidsynechien* bilden sich entweder als Narbenlippe oder als bindegewebiger und epithelisierter Strang aus (Abb. 4.5.17). Letzterer entsteht durch Verwachsen übergroßer, bilateraler Kontakt- oder Intubationsgranulome zwischen beiden Stellknorpeln.

In Analogie zur Synechieentstehung bilden sich bei kreisrunden Lumina je nach Tiefe und Ausdehnung des Schleimhautdefektes semizirkuläre oder zirkuläre Granulationswälle aus. Diese wachsen, je nach der Intensität der Einwirkung der eingangs des Kapitels 4.5.4 beschriebenen Komplikationsfaktoren, immer weiter und können sich zu einem *Diaphragma* oder sogar zu einer *Lochblendenstenose* entwickeln (Abb. 4.5.18 a – c). ADRIAANSEN et al. (1986) beobachteten bei subglottischen Läsionen von jungen Kaninchen Reparationstendenzen mit ringförmiger Narben- und Knorpelneubildung. Begünstigt wird dieser Vorgang durch die später bei der Vernarbung einsetzende Kontraktion der frischen Kollagenfasern. Derartige Vorgänge sind bei Defekten infolge ulzerierender Entzündungen, wie z.B. Tuberkulose, Syphilis und Diphtherie, in vergleichbarer Weise möglich (s. Kap. 4.8.1.5 und 4.8.3). Bevorzugte Bereiche für derartige Stenosenentwicklungen sind der subglottische, vom Ringknorpel umgebene Abschnitt des Larynx und die Trachea nach Langzeitintubationen und unsachgemäß durchgeführten oder gewarteten Tracheotomien (VON ILBERG 1982; s. Kap. 4.5.3.2).

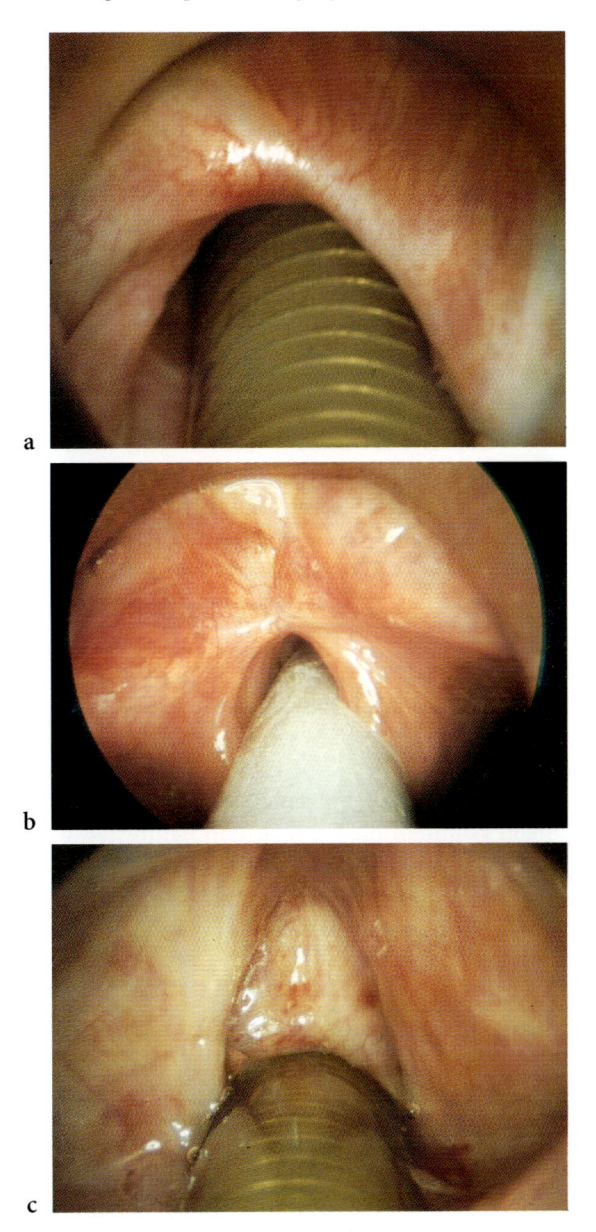

Abb. 4.5.18 a–c. Verschiedene Formen der Entwicklung von Larynxstenosen: **a** nach subglottischer Ruptur. 20jährige Frau; **b** nach Verätzung. 21jähriger Mann; **c** nach Langzeitbeatmung mit offenbar häufiger, subglottischer Tubusblockade. 27jähriger Mann

6 Veränderungen bei Allgemeinerkrankungen

A. BURKHARDT

Über Veränderungen der Larynxschleimhaut und des Stützgewebes bei Allgemeinerkrankungen ist – wohl aufgrund des Aufwandes bei der Augenscheinnahme – nur wenig bekannt. Dies steht im Gegensatz zur Mundschleimhaut, die geradezu als „Spiegel innerer Erkrankungen" gilt.

So beschränkt sich unsere Kenntnis über Larynxmanifestationen im wesentlichen auf solche Erkrankungen, die zu laryngealen Symptomen führen, v. a. Pseudotumoren, die frühzeitig eine Heiserkeit und Dyspnoe verursachen.

6.1 Metabolische Störungen

Der Kehlkopf ist kein Stoffwechselorgan im engeren Sinne, so daß Stoffwechselstörungen nur eine geringe Rolle spielen; meist im Sinne von Ablagerung bzw. Speicherung von Stoffen, die im Rahmen einer generalisierten metabolischen Störung – den klassischen Speicherkrankheiten – anfallen und zu Pseudotumoren führen können.

6.1.1 Amyloidose

Amyloidablagerungen treten im Kopf-Hals-Bereich oral, pharyngeal, in den Nasennebenhöhlen und laryngeal mit einem Anteil von ca. $^3/_4$ der Fälle auf. Amyloidablagerungen kommen im Kehlkopf am häufigsten primär und dann meist solitär ohne weitere Organmanifestation, seltener im Rahmen einer allgemeinen Amyloidose, vor (RAYMOND et al. 1992; POPELLA et al. 1997).

Entsprechend der Morphologie und Manifestation unterscheidet KOEHN (1969):

1. umschriebene Amyloidtumoren
2. diffuse subepitheliale Amyloidose
3. amyloid-degenerierte Stimmbandpolypen.

Amyloidtumoren des Larynx sind nicht ganz selten. YOSHIDA (1983) beobachtete 4 Amyloidtumoren unter 38 Patienten mit gutartigen, tumorösen Larynxläsionen. MÜLLER (1997) fand bei insgesamt 4396 Mikrolaryngoskopien unter 12 benignen Läsionen 3 Amyloidtumoren. Sie treten bevorzugt jenseits des 20. Lebensjahres auf, wobei das männliche Geschlecht häufiger betroffen ist. Sie entwickeln sich subepithelial meist im supraglottischen Raum an den Taschenbändern und an den Stimmbändern (POPELLA et al. 1997). Makroskopisch erscheinen sie gelb durch die Schleimhaut schimmernd und können über einen Zentimeter im Durchmesser erreichen und polypoid konfiguriert sein. Ab dieser Größe oder auch schon vorher kommt es zum Wachstumstop. Eine Obstruktion des Luftweges ist möglich, bei Exzision kommt es im allgemeinen nicht zu Rezidiven.

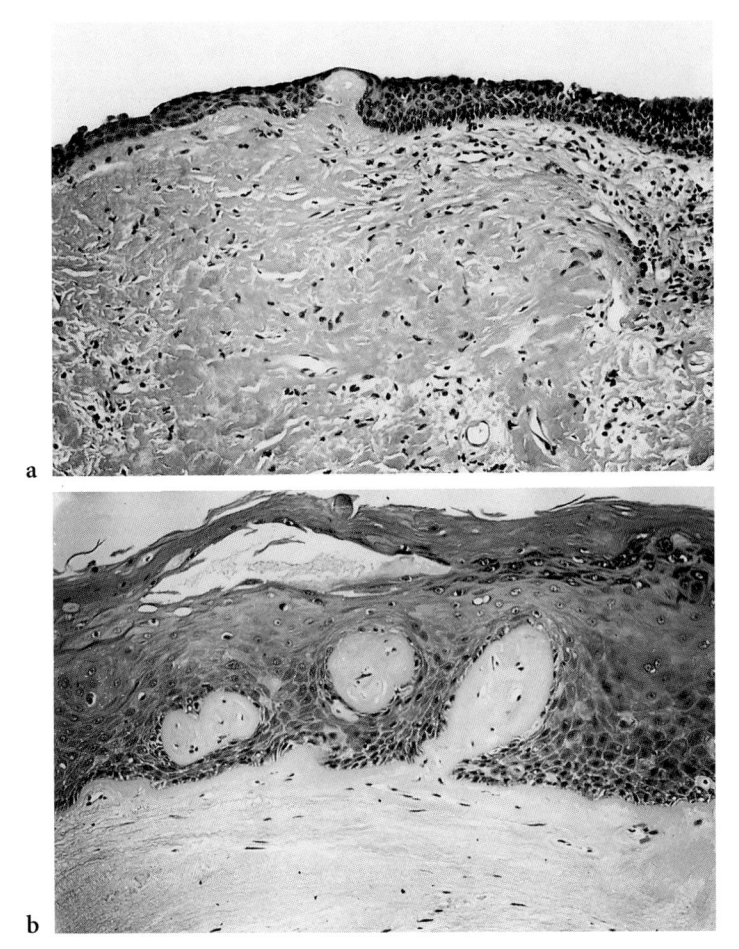

Abb. 4.6.1 a, b. Amyloidtumor einer 19 Jahre alten Frau mit Tumorbildung im supraglottischen Bereich. **a** Unter dem intakten, abgeflachten Oberflächenepithel finden sich homogene, diffuse Ablagerungen von hyalinem Material, die nur vereinzelt vitale Zellen enthalten. Spezialuntersuchungen auf Amyloid fielen positiv aus. Im *rechten unteren Bildrand* erkennt man eine beginnende Koazervation des Materials. HE, × 140. **b** Bei stärkerer Vergrößerung erkennt man an dieser Stelle leicht hyperplastisches, gering verhornendes, mehrschichtiges Plattenepithel an der Oberfläche. Darunter das hyaline Material, welches sich bis in die Bindegewebspapillen des Epithels fortsetzt. HE, × 450

Histologisch finden sich unter intaktem Epithel die homogen-hyalinen, blaß angefärbten Amyloidablagerungen ohne scharfe Abgrenzung oder Kapselbildung (Abb. 4.6.1) in Form feinster Kügelchen mit Tendenz zum Konfluieren in den Maschen des Bindegewebes, meist in unmittelbarer Nachbarschaft kleiner Gefäße und seromuköser Drüsen, die rarefiziert sein können. Gelegentlich werden diese Ablagerungen von Fremdkörpergranulationsgewebe mit Riesenzellen begleitet (Abb. 4.6.2), selten sind Verkalkungen. Da die typische

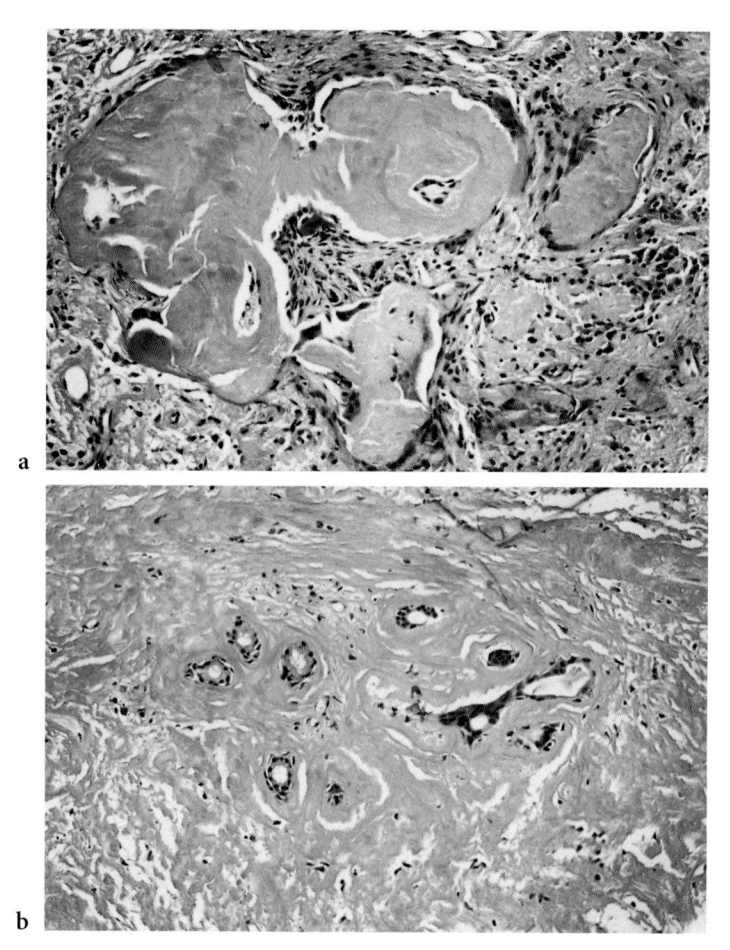

Abb. 4.6.2 a, b. Gleicher Fall wie Abb. 4.6.1. **a** Weiter in der Tiefe finden sich abgerundete, azelluläre und globuläre Ablagerungen des Amyloidmaterials. In der Umgebung Granulationsgewebe und herdförmige Fremdkörperreaktion. HE × 140. **b** Im Bereich einer kleineren Speicheldrüse erkennt man ausgedehnte Ablagerungen des hyalinen und z.T. fibrillären Materials, was zu einer weitgehenden Atrophie des Drüsengewebes mit Stehenbleiben nur einzelner Gangstrukturen geführt hat. HE × 140

Amyloidreaktion (Kongorot, Thioflavin-Fluoreszenz) bei den Amyloidtumoren häufig negativ ausfällt, bezweifelten verschiedene Autoren die Amyloidnatur dieser Pseudotumoren. MICHAELS (1984) diskutiert einen epithelialen Ursprung des tumorösen Amyloids.

Die Ätiologie lokaler Amyloidablagerungen ist bis heute ungeklärt und die Hypothesen rein spekulativ. Ein Plasmozytom als Ursache einer vermehrten Proteinsynthese sollte elektrophoretisch ausgeschlossen werden. Verschiedene Autoren weisen auf die Möglichkeit einer klinischen Fehldiagnose von Amyloidtumoren als Karzinom hin (FERRARA u. BOSCAINO 1995; BENNETT u. CHOWDHURY 1994). Selten wird ein Karzinom im Bereich einer lange bestehenden Amyloidablagerung beobachtet (NAVANI et al. 1995). Eine Assoziation von Amyloidablagerung und solitärem Schleimhautplasmozytom findet sich gelegentlich. FERRARA u. BOSCAINO (1995) beschreiben einen Fall mit IgA-Kappa-positiven Plasmazellen und Kappa-Ketten positivem Amyloid, den sie als solitäres Plasmozytom einordnen. Von den 5 Amyloid-Subgruppen wird im Larynxbereich am häufigsten das Lambda-Leichtketten-Amyloid (L-Amyloid) gefunden (BERG et al. 1993).

Diffuse Amyloidablagerungen in der Schleimhaut können sich sekundär bei chronischen Infektionen entwickeln.

Amyloid in Stimmbandpolypen – auch als Paramyloid bezeichnet – leitet sich eher von Fibrinablagerungen bei Umbaureaktion der Stimmbandpolypen ab und ist nicht als echter Amyloidtumor aufzufassen. Nähere Hinweise auf die Literatur finden sich bei LEROUX-ROBERT (1962) und MICHAELS u. HYAMS (1979).

6.1.2 Gicht

Gicht ist eine Störung des Purinstoffwechsels mit Hyperurikämie. Harnsäureablagerungen in Form von Gichttophi können den Charakter von Pseudotumoren annehmen. Sie wurden bei generalisierter Gicht bisher im Bereich der Stimmbänder, seltener der Subglottis und der Epiglottis sowie am Kehlkopfknorpel beobachtet (MARION et al. 1972). Klinisch besteht oft Karzinomverdacht (GUTTENPLAN et al. 1991). Der histologische Aufbau entspricht demjenigen der Tophi anderer Lokalisationen mit Kristallablagerungen und granulomatöser Riesenzellreaktion. Literaturhinweise finden sich bei KOEHN (1969). Bei Befall der Kehlkopfgelenke kommt es zur akuten Arthritis mit Heiserkeit und Schmerzen. Histologisch finden sich im Gelenk massive Uratablagerungen mit Knorpeldestruktion (GOODMAN et al. 1976).

6.1.3 Andere stoffwechselbedingte Läsionen

Selten ist eine *Melanose* der Larynxschleimhaut (DI GREGORIO u. DE GAETANI 1983; HAR-EL et al. 1990; s. Kap. 4.12.8.2), die selten mit Karzinomen assoziiert ist.

Im Alter tritt in der Kehlkopfmuskulatur vermehrt Lipofuszin auf (IMHOFER 1912). *Verkalkungen* und *Verknöcherungen* des knorpeligen Kehlkopfskelettes können bei generalisierten Kalziumstoffwechselstörungen und physiologisch im Alter beobachtet werden. Die *tumorale Kalzinose* ist im Larynx selten, wenn auch „formes frustes" häufiger ohne klinische Manifestation vorliegen dürften. Die orale tumorale Kalzinose ist oft mit Heiserkeit und Verdickung der Stimmlippen assoziiert, ohne daß grob nachweisbare Kalkablagerungen nachzuweisen wären (GAL et al. 1994).

Hormone. Da der Kehlkopf im weiteren Sinne als sekundäres Geschlechtsmerkmal gelten kann, können bei Störungen des Sexualhormonstoffwechsels Veränderungen beobachtet werden so Vergrößerung und frühzeitige Verknöcherungen bei gesteigerter Androgenproduktion (über Beziehungen zur Kanzerogenese, s. Kap. 4.4.19). Die Laryngopathia gravidarum wird bei etwa $^3/_4$ der Schwangeren beobachtet und besteht in einem Ödem und Quellung des Bindegewebes mit geringen, lymphozytären Infiltraten. Dies führt zu Heiserkeit und Dyspnoe (MÜLLER 1997). Bei Akromegalie kommt es zu abnormem Kehlkopfwachstum und Schleimhauthyperplasie. Bei Myxödem finden sich eine ödematöse Schwellung der Stimmbänder und eine „wachsartige" Verquellung der Kehlkopfmuskulatur, die zur Veränderung der Stimme führt.

Bei *Diabetes mellitus* beobachtet man Lipoidablagerungen (sog. Xanthome) der Kehlkopfschleimhaut sowie eine chronische „Laryngitis sicca". Selten kann eine einseitige Lähmung des Stimmbandes im Rahmen der diabetogenen Neuropathie auftreten (KABADI 1988).

Vitamin A beeinflußt allgemein das mehrschichtige Plattenepithel, Mangel führt zu Hyperkeratose und Reduktion der Replikation.

Bei *Vitamin-C-Mangel* (Skorbut) kommt es auch im Kehlkopf zu Blutungen und u. U. zu angiomatösen Pseudotumoren.

Bei *Urämie* entwickelt sich selten eine urämische pseudomembranöse Laryngitis.

Die Hyalinosis oder Lipoidosis cutis et mucosae (Lipoidproteinose, Urbach-Wiehte Syndrom, URBACH u. WIETHE 1929) ist eine autosomal-rezessive Erkrankung mit Ablagerung hyaliner Glykolipoproteine in Haut und Schleimhäuten. Die Kehlkopfveränderungen können den Hautmanifestationen vorangehen. Es treten gelbliche, gruppierte, höckerige bis knötchenförmige Pseudotumoren sowie wulstige Verdickung der Epiglottis, der aryepiglottischen Falte und subglottisch auf (FINE et al. 1962; GREVERS 1994; MÜLLER 1997). Die Infiltration der Stimmbänder führt zu Heiserkeit. Histologisch liegen unter dem intakten Epithel diffuse bis fokale, preferentiell perikapilläre Ablagerung eines eosinophilen hyalinen Materials. Dabei bestehen schüttere, entzündliche Infiltrate.

Beim Morbus Farber (Zeramidasemangel mit disseminierter Lipogranulomatose) beschreiben QUALMAN et al. (1987) Ablagerungen von Speichermaterial sowie histiozytäre Infiltrate periartikulär und laryngeal, die zu Heiserkeit führen.

Eine Xanthomatose oder das Auftreten umschriebener Fibroxanthome, d. h. von fibrohistiozytären Ansammlungen mit Lipoid- und Cholesterinspeicherung, können im Rahmen der meisten Lipidstoffwechselstörungen auftreten. Betroffen sind meist Haut- und Unterhaut, selten einmal der Larynx (Übersicht: RAUCHFUSS 1983).

6.2 Dermatologische Affektionen

Eine Mitreaktion der Larynxschleimhaut bei *dermatologischen Erkrankungen* steht eher im Hintergrund. Dies hängt möglicherweise damit zusammen, daß die äußere Haut ektodermalen Ursprungs ist, während Teile der Mundschleimhaut und die Larynxschleimhaut sich vom Endoderm ableiten. Auch in der Mundschleimhaut ist es so, daß im allgemeinen die stärkste Manifestation von dermatologischen Affektionen in den ektodermalen Abschnitten, insbesondere im Bereich der Wangensaumlinie beobachtet werden. Nur ausgesprochen selten liegt die primäre Manifestation einer Hautkrankheit im Bereich der Larynxschleimhaut.

Während der Lichen planus sich bei bis zu 70 % der betroffenen Patienten auch im Mundhöhlenbereich manifestiert, sind uns keine Mitteilungen über eine Manifestation in der Larynxschleimhaut bekannt. Da es sich beim Lichen um eine immunologisch vermittelte Autoaggression gegen Basalzellen handelt, muß man hieraus schließen, daß die Antigenitität der endodermalen Plattenepithelien von derjenigen der ektodermalen differiert.

Unter den dermatologischen Erkrankungen ist es insbesondere die Epidermolysis bullosa, der Pemphigus vulgaris und das Schleimhautpemphigoid, welches zu laryngealen Läsionen führen.

Bei der *Epidermolysis bullosa hereditaria* handelt es sich um eine vererbte Krankheit des äußeren Integuments mit lokalisierter oder generalisierter Blasenbildung, welche mit und ohne Narbenbildung ausheilen und plattenepitheliale Schleimhäute, wie Mundschleimhaut, Ösophagus und Larynx, mitbefallen kann. Betroffen sind 1 Neugeborenes unter 40 000 Lebendgeburten. Nach dem Vererbungsmuster unterscheidet man autosomal-dominante, autosomal-rezessive und x-chromosomal rezessive Typen. Die Blasenbildungen treten jeweils nach geringen äußeren Traumen auf. Nach der Lokalisation der Blasenbildung unterscheidet man 3 Typen: „simplex" mit Lyse oberhalb der Basalmembran, „dystroph" mit Lyse unterhalb der Basalmembran und „junktional" mit Lyse im Bereich der Lamina lucida. Die Subtypisierung wird durch elektronenmikroskopische Untersuchungen oder Immunfluoreszenz-mikroskopische Markierungen an induzierten Blasen der Haut vorgenommen. Insgesamt wurden mehr als 18 verschiedene Typen der Epidermolysis bullosa beschrieben. Die Prognose der verschiedenen Subtypen zeigt erhebliche Unterschiede, vom frühen Tod, im allgemeinen als Folge einer Sepsis, bis zu Langzeitüberlebenden ohne Wachstumsretardierung und ohne stärkere, dystrophe Vernarbung. Die Epidermolysis bullosa gravis bzw. letalis ist durch einen besonders schweren Verlauf mit Tod, im allgemeinen in den ersten zwei Lebensjahren, gekennzeichnet.

Ein laryngotrachealer Befall mit klinischen Symptomen ist bei Epidermolysis bullosa insgesamt selten, aber schwerwiegend. Die Symptome reichen von Heiserkeit über Atemschwierigkeiten bis hin zur akuten laryngealen Obstruktion mit Todesfolge. So beschreiben DAVIES u. ATHERTON (1987) den Fall eines 29 Monate alt gewordenen Jungen, der seit frühester Kindheit heiser war und an einer akuten laryngealen Obstruktion verstarb. Bei der Autopsie fand sich ein Ersatz der laryngealen Epithelauskleidung durch ödematöses Granulationsgewebe, daneben bestanden zystische Erweiterungen der Gänge der seromukösen Drüsen. GLOSSOP et al. (1984) beobachteten ebenfalls einen tödlich verlaufenden Fall einer Epidermolysis bullosa letalis bei einem 29 Monate alt gewordenen Jungen, bei dem ein zunehmender Stridor und schließlich Atemversagen nach 10 Tagen eintraten. Auch hier fand sich eine erhebliche Entzündung im Schleimhautbereich des Larynx mit zystischer Schwellung der seromukösen Drüsen und subtotaler Einengung des supraglottischen Luftweges. Wegen der ständig drohenden Gefahr der Atemwegsobstruktion wird deshalb eine großzügige Indikationsstellung zur Tracheotomie bei derartigen Patienten gefordert (GONZALEZ u. ROTH 1989).

Ein Larynxbefall bei *Epidermolysis bullosa simplex* scheint nur selten zu klinischen Symptomen zu führen, weshalb detaillierte Fallbeschreibungen in der Literatur fehlen. BUCHBINDER et al. (1986) weisen auf eine starke Heiserkeit bei Patienten mit einer Epidermolysis bullosa simplex vom Dowling-Neara-Typ hin. LYOS et al. (1994) beschreiben bei einem Patienten mit diesem Typ der Epidermolysis bullosa ein Erythem des supraglottischen Larynx und eine Ulzeration im Bereich der linken aryepiglottischen Falte mit Auflagerung von Exsudat. Bei diesen Patienten bestand ein hörbarer Stridor. Im Zuge der weiteren konservativen Behandlung bildeten sich die laryngealen Veränderungen in diesem Fall zurück.

Am häufigsten wird in der Literatur über einen laryngealen oder laryngotrachealen Befall beim *junktionalen Typ* der Epidermolysis bullosa berichtet (KENNA et al. 1986; NEGRE et al. 1990; BERSON et al. 1992; LYOS et al. 1994). Aus der älteren Literatur zitieren BERSON et al. (1992) 6 Fälle mit diesem Subtyp. Das Alter der Patienten reichte von 2 Monaten bis 25 Jahre, wobei die laryngealen Symptome im allgemeinen bereits in früher Kindheit vorhanden waren. Diese reichen von Heiserkeit über Stridor zu akutem respiratorischem Distreß, Hämoptyse und Würgen. Die Schwere des laryngealen Befalls ist im allgemeinen bei denjenigen Patienten, welche bereits in früher Kindheit entsprechende Symptome entwickeln, ausgeprägter. Eine prophylaktische Anlage eines Tracheostoma wird in diesen Fällen empfohlen.

Der endoskopische Befund wird von BERSON et al. (1992) in einem Fall beschrieben. Die Epiglottis eines 30 Monate alten Jungen zeigte eine Verkleinerung und Vernarbung, der supraglottische Raum war deutlich verengt. Die Taschenbänder waren verdickt, die Stimmbänder dagegen normal. Herdförmig fanden sich Schleimhautablösungen. Histologisch werden – wie bei den oben beschriebenen Fällen – eine epitheliale Denudation, Ödem, Ulzeration, Zysten, Blasen, Narben und die Entwicklung sog. netzartiger Stenosen beschrieben.

Bei dem Fall eines 11 Monate alten Jungen beschreiben KENNA et al. (1986) endoskopisch eine Ulzeration der gesamten Supraglottis, inklusive der Epiglottis und des Arytenoids sowie Blasenbildungen im Bereich des posterioren Cricoids. Eine Biopsie vom rechten Arytenoid zeigte epitheliale Spongiose, Vesikelbildung und Ablösung des Epithels vom Bindegewebe. Auch in diesem Fall war eine Tracheotomie erforderlich, wobei bei einer nur eine Woche später durchgeführten Laryngoskopie sich ein „normaler Befund" im Larynx zeigte.

LYOS et al. (1994) stellten 4 Fallbeschreibungen von Patienten mit junktionaler Epidermolysis bullosa zusammen. Sie bestätigen die Bildung von Blasen mit umgebendem Erythem und Ödem in der akuten Phase, wobei die histologischen Befunde denjenigen der kutanen Läsionen gleichen. Nach Ruptur kommt es zur sekundären Infektion, Ulzeration und Exsudatbildung. Hieran schließt sich die Bildung von Granulationsgewebe, Fibroblastenproliferate und Narbenbildung an. Auch in ihren Fällen fanden sich typische, zystische Erweiterungen der submukösen Drüsen.

Auch die Epidermolysis bullosa atrophicans generalisation mitis gehört zum junktionalen Typ der Epidermolysis bullosa und kann mit Larynxbeteiligung einhergehen. PALLER et al. (1986) beobachteten einen Larynxbefall bei 2 von 4 Patienten mit dieser Unterform der Epidermolysis bullosa, wobei es sich offensichtlich entsprechend der gutartigeren Variante der Epidermolyse auch im Larynxbereich um weniger schwere Veränderungen handelte.

Eine besondere Form der junktionalen Epidermolysis bullosa bei 3 Kindern beschreiben PHILIPS et al. (1994). Hierbei handelte es sich um ein autosomalrezessiv vererbtes Krankheitsmuster. Die 3 beschriebenen Kinder entwickelten in früher Kindheit laryngeale Symptome, chronische Hautulzerationen, Schmelzhypoplasie sowie Konjunktivalbefall mit möglicher Erblindung. Erstes Symptom des Larynxbefalls war wiederum Heiserkeit, wobei sich u. U. erhebliche Luftswegsobstruktionen durch große supraglottische und glottische Knoten bis polypoide Massen ausbilden können. Histologisch findet sich eine akute und chronische Entzündung mit Granulationsgewebe ohne Granulome i. e. S. sowie ausgedehnte, ulzeröse Läsionen. Bei allen 3 beschriebenen Kindern war eine dauerhafte Tracheostomie nötig.

Über eine Larynxbeteiligung bei der *dystrophen Form* der Epidermolysis bullosa berichteten zuerst WIELAND u. THAESLER (1955), die bei einem 20jährigen Mann ein grau-gelb belegtes Ulkus am Boden und an der laryngealen Wand des rechten Sinus piriformis beobachteten, die zu Schluckbeschwerden führten. Bei einem 7jährigen Mädchen, welches NEGRE et al. (1990) beschreiben, war die Anlage eines dauernden Tracheostomas nötig. Demgegenüber beobachteten GRIFFIN u. MAYOU (1993) bei 44 Patienten mit einer Epidermolysis bullosa vom dystrophen Typ, welche innerhalb von 10 Jahren von ihnen im Rahmen einer Anästhesie intubiert wurden, keinmal das Auftreten laryngealer Blasen, bei 2 Patienten entwickelten sich orale und pharyngeale Blasen. Bei 31 der Patienten bestand eine Ösophagusstriktur. Bei 10 Patienten war die Intubation schwierig.

Die *Epidermolysis bullosa acquisita* manifestiert sich im Erwachsenenalter ohne ersichtliche hereditäre Komponente und wird offensichtlich durch Autoantikörper gegen die Basalmembranzone der Haut hervorgerufen. Bei den meisten Patienten finden sich zirkulierende IgG-Autoantikörper. Die Erkrankung ist somit nahe mit dem bullösen Pemphigoid verwandt. Die Blasen liegen unter der Epidermis und sind rein histopathologisch von denjenigen beim bullösen Pemphigoid nicht zu unterscheiden. Auch hier finden sich Immunglobulinablagerungen entlang der Basalmembranzone zwischen Epidermis und Dermis.

HESTER et al. (1995) beschreiben erstmals einen Larynxbefall bei Epidermolysis bullosa acquisita. Es handelte sich um einen 32 Jahre alten Mann mit Blasenbildungen urethral, oral, konjunktival und ösophageal. Der Patient wies eine Dyspnoe auf und einen hörbaren Ruhestridor. Laryngoskopisch fand sich eine deformierte Epiglottis und Narbengewebe hinter den aryepiglottischen Falten. Die Epiglottis war ödematös aufgetrieben und zeigte eine leicht verletzliche Schleimhaut. Etwa 1,5 cm oberhalb der Stimmbänder fand sich eine supraglottische Stenose bis auf ein 3 mm messendes Restlumen. Die Stimmbänder waren unauffällig. Die supraglottische Striktur wurde in der Folge durch Ballonkatheter dilatiert. Eine histologische Untersuchung der laryngealen Läsionen wurde nicht durchgeführt.

Die Differentialdiagnose der Epidermolysis bullosa umfaßt gesamthaft das bullöse Pemphigoid, den Pemphigus vulgaris, den systemischen Lupus erythematodes, Porphyria cutanea tarda, die Wegener-Granulomatose, das Behcet Syndrom, die rezidivierende Polychondritis und die Amyloidose (HESTER et al. 1995).

Beim *Pemphigus vulgaris* handelt es sich um eine bullöse Dermatose mit suprabasaler Akantholyse durch Autoantikörper gegen Interzellularsubstanz des Epithels, insbesondere gegen Desmosomen. Die Erkrankung findet sich bei etwa 1-2 Personen unter 100 000 Einwohnern, bei Männern und Frauen gleich häufig. Das Manifestationsalter ist gewöhnlich zwischen 40 und 60 Jahren. An der Haut bilden sich bei geringer mechanischer Irritation Blasen, die sich nach Ruptur infizieren können. Klinisch kann die Diagnose durch Nachweis von zirkulierendem IgG-Antikörper bestätigt werden. Die Mundschleimhaut ist in über 90 % der Patienten befallen, wobei sich die Erkrankung in etwa 50 % in der Mundschleimhaut erstmanifestiert.

Von den 4 Haupttypen des Pemphigus ist es insbesondere der Pemphigus vulgaris, welcher Schleimhäute und Larynx befällt. Ein Befall des Larynx ist im allgemeinen kombiniert mit Befall von Ösophagus, Pharynx, Nase sowie Neben- und Mundhöhle.

Ein erster Fallbericht über das Auftreten eines Pemphigus im Kehlkopfbereich stammt von STEINER (1913), der von einer 54jährigen Frau berichtet, die über den Auswurf von größeren, weißlichen Häutchen beim Husten klagte Laryngoskopisch beobachtete er kleine Bläschen an der laryngealen Fläche der Epiglottis sowie konfluierende Ulzerationen mit Epithelfetzen.

Die weiteren, in der Literatur zusammengetragenen Fallbeschreibungen zeigen, daß auch die Larynxschleimhaut initial im Rahmen des Pemphigus vulgaris, oft Jahre vor einer Manifestation im Hautbereich befallen werden kann (SCHNURBUSCH 1955; OBREGON 1957; BARNES et al. 1987; FRANGOGIANNIS et al. 1995). Initiales Symptom ist im allgemeinen Heiserkeit, gefolgt von Dyspnoe, Dysphagie, Otalgie und produktivem Husten.

Nicht selten werden kleine Schleimhautteile ausgehustet. In der Laryngoskopie findet man abwechselnd Blasen mit seröser Flüssigkeit und denudierte Schleimhautareale von intensiv roter Farbe. Prädilektionsstellen für Blasenbildungen sind der obere Epiglottisrand, der Übergang zu den aryepiglottischen Falten sowie seltener die Stimmbänder selber. Bei längerem Verlauf kommt es zu deformierender Schrumpfung der Epiglottis. Die Blasen platzen im Larynxbereich im allgemeinen nach 2-3 h. Gelegentlich finden sich bis 2 mm große, flache, hämorrhagische Erosionen, die auch plaqueartig weißlich belegt sein können. Bei Verwachsungen der Stimmbänder tritt in einigen Fällen Atemnot ein.

Ein Larynxbefall wurde auch im Rahmen eines sog. infantilen Pemphigus vulgaris bei einem 6jährigen, japanischen Mädchen beschrieben (SHODA et al. 1991).

Gelegentlich kann ein Pemphigus durch Medikamente ausgelöst werden. In Frage kommen hier Penizilline, Rifampine, Zephalosporine, Enalapril, Phenobarbital, Phosphamide, Heroin, Pentachlorophenol, Optalidon, Nifedipin und Glibenclamid (FRANGOGIANNIS et al. 1995). Symptome und klinischer Verlauf bei Larynxbefall gleichen denjenigen bei idiopatischen Pemphigus vulgaris.

Histologisch ist die Basalzellschicht intakt und bedeckt die Basalmembran wie eine einreihige Epithelschicht. Oberhalb der Basalzellen (suprabasal) findet sich eine Akantholyse (Auflösung der Desmosomen der Stachelzellenschicht) mit Ausbildung von Spalten und Blasen, oder es fehlen die gesamten oberen Epithelschichten nach Platzen der Blase. In den erhaltenen Blasen liegen freie, abgerundete Stachelzellen ohne desmosomale Verbindung, die sog. „Tsanck-Zellen". Diese lassen auch eine zytologische Diagnose am Abstrich von frisch eröffneten Blasen zu. Solange keine Ulzeration erfolgt, sind nur einzelne Entzündungszellen im Stratum proprium vorhanden.

Durch Immunfluoreszenz- oder Immunperoxydasetechnik können Autoantikörper (IgG) gegen Interzellularsubstanz sowie Komplement (C3) an der Oberfläche der Stachelzellen nachgewiesen werden. Es finden sich typische, netzförmige Markierungen, auch im Bereich der nicht destruierten Schleimhaut.

Die Differentialdiagnose des Pemphigus vulgaris im Kehlkopfbereich umfaßt infektiöse Erkrankungen, wie die Diphtherie, Soor und den Herpes larynges sowie früher die sekundäre Lues. Daneben kann ein Erythema exsudativum multiforme (s. unten) gelegentlich ähnliche Veränderungen verursachen.

Das *benigne Schleimhautpemphigoid* geht mit subepithelialen Blasenbildungen einher, welche durch Autoantikörper gegen Strukturelemente der Basalmembranzone hervorgerufen werden. Durch Antibasalmembranantikörper (Anti-BM-AK) kommt es zur Zerstörung der Lamina densa der Basalmembran und Ablösung des sonst intakten und nicht alterierten Epithels. Diese chronische Krankheit ist selten und gehört zusammen mit den die Haut befallenden, bullösen und seborrhoischen Formen zur Gruppe der Pemphigoide. Frauen sind etwas häufiger betroffen als Männer, das Alter der Manifestation liegt zwischen 40 und 70 Jahren. Außer der Mundhöhle sind es vor allen Dingen die Konjunktiven, der Ösophagus und die Haut, welche betroffen sind. Der Befall der Augen kann in seltenen Fällen zu konjunktivalen Verwachsungen und zur Erblindung führen. In der Mundhöhle, welche in 80–90% betroffen ist, finden sich kleine stabile Blasen oder aber größere Schleimhautareale sind betroffen, wobei sich unter Umständen ganze Epithelhäute ablösen können. Das subepitheliale Bindegewebe liegt dann frei.

Ein Befall der Larynxschleimhaut ist seltener als die Beteiligung der Mundschleimhaut, wobei die Epiglottis am häufigsten betroffen ist. Es folgen aryepiglottische Falten, Taschenbänder und Stimmbänder (HOMMERICH et al. 1985). Symptome sind vor allen Dingen Heiserkeit, seltener entwickeln sich laryngeale Stenosen (HARDY et al. 1971; MILLS et al. 1983), welche zu einer Dauertracheostomie zwingen.

Klinisch finden sich multiple große, pralle Blasen, – oder aber nach Platzen der Blasen – Erosionen und Ulzerationen mit plaqueartigen Fibrinbelägen (HOMMERICH et al. 1985; WARREN u. LESHER 1993; MILLS et al. 1983).

Histologisch ist das gesamte intakte Epithel aufgrund der Zerstörung der Basalmembran von der bindegewebigen Unterlage abgelöst. Subepithelial finden sich einzelne Lymphozyten, v.a. perivaskulär. Eine Akantholyse fehlt. Narbenbildungen sind möglich. Immunhistologisch lassen sich lineare Ablagerungen von IgG und IgA im Bereich der Basalmembranzone nachweisen.

Die Differentialdiagnose des benignen Schleimhautpemphigoids umfaßt insbesondere den Pemphigus vulgaris sowie die dort genannten, ähnlichen blasenbildenen Erkrankungen.

Das *Erythema multiforme* ist eine akute Dermatitis, die sich oft als dramatische Reaktion auf verschiedene Reize (Arzneimittel, Virusinfektionen, idiopathisch) ausbildet und die Schleimhäute, insbesondere die Mundschleimhaut mitbefallen kann. Im allgemeinen kommt es zunächst zu einem Prodromalstadium mit Fieber und Symptomen einer Atemwegsinfektion. Bei den Patienten finden sich zirkulierende Immunkomplexe, die sich in Gefäßwänden und subepithelial ablagern und zu einer leukoklasischen Vaskulitis und subepithelialer Blasenbildung führen.

An der Haut treten oft symmetrische Eytheme, an der Schleimhaut Flecken und Blasen sowie schließlich Ulzera auf. Bei ausgedehntem Schleimhautbefall spricht man auch von Stevens-Johnson-Syndrom, welches mit ausgedehnteren Ulkusbildungen einhergeht. Bei dieser Manifestation bestehen wiederum Beziehungen zur Schleimhautaphthose. KOCH u. MCDONALD (1989) beschreiben den Fall einer 36 Jahre alten Frau, bei der der supraglottische Larynx im Rahmen eines Stevens-Johnson-Syndroms mitbefallen war. Die diffuse Schwellung der supraglottischen Gewebe mit Erythem, jedoch ohne bullöse Läsionen führte zur akuten Atemwegsobstruktion und erforderte die Intubationsbeatmung.

Histologisch findet sich im Bereich der Schleimhaut eine spongiöse Auflockerung des Epithels, u.U. mit Epithelnekrosen sowie subepithelialer Blasenbildung. Das subepitheliale Bindegewebe zeigt ein erhebliches Ödem mit leukoklasischer Vaskulitis.

6.3 Sonstige Erkrankungen

Für die wichtige Funktion des Larynx beim Schlucken und bei der Sprachbildung, dem Öffnen und Schließen der Stimmbänder, ist ein komplexes Zusammenspiel von Nerven und Muskeln erforderlich.

Eine Stimmbandlähmung kann durch Infiltration im Rahmen eines malignen Tumors (24,5%), Operationstrauma nach Schilddrüsenoperationen (20,5%), idiopathisch (13%), entzündlich v.a. bei Tuberkulose und rheumatoider Arthritis (13%), nicht-operationsbedingten Trauma (11%) oder im Rahmen einer neurologischen Störung (7%) erfolgen (MICHAELS 1984). Bei letzterem kommen zerebrovaskuläre Erkrankungen, multiple Sklerose, Syringomyelie und Kopftraumen in Betracht. Beim Shy-Drager-Syndrom, eine Multisystemdegeneration mit Entwicklung eines akinetisch-rigiden Parkinsonismus, beobachtet man einen Stridor aufgrund einer bilateralen Abduktorlähmung (WILLIAMS et al. 1979).

Andere generelle *neuromuskuläre Affektionen* und Myopathien manifestieren sich nicht preferentiell im Kehlkopfbereich, so daß sie nur gering diagnostische Bedeutung haben. Bei neurologischen Erkrankungen stehen im Larynxbereich Bewegungsstörungen im Vordergrund, die zu Dysphonie und Sprachinstabilität sowie Schluckbeschwerden u.U. zur Aspiration führen. Dies beobachtet man u.a. beim Myoklonus zerebellären Ursprungs, bei dem unkontrollierte rhythmische oder irreguläre Kontraktionen einer oder mehrerer Muskeln auftreten (WOISARD et al. 1997).

Die morphologischen Nerven- und Muskelveränderungen im Larynxbereich entsprechen den bekannten Befunden der jeweiligen Krankheit. Myopathische Muskelveränderungen finden sich allerdings häufig auch in Larynxpräparaten von klinisch unauffälligen Patienten.

Auf die Infiltration im Rahmen von *generalisierten Neoplasien* wird an anderer Stelle eingegangen (s. Kap. 4.12.9). Ulzeröse Schleimhautläsionen und Schleimhautnekrosen können bei Leukämien auch ohne eigentliche neoplastische Infiltration vorkommen, ferner bei Agranulozytose und Panmyelophthise. Häufigste Lokalisationen sind Epiglottis und Stimmbänder.

Im Rahmen einer *rheumatoiden Arthritis* werden nicht selten die cricoarytenoiden und cricothyreoiden Gelenke befallen. In der akuten Phase mit Synovitis treten Schmerzen auf, in der chronischen Phase mit Gelenkzerstörung und Ankylose kommt es zu Stridor und Atemwegsobstruktion, die eine Tracheostomie nötig machen können.

Daneben kann die Larynxfunktion auch durch die begleitende Polymyositis und neurogene Muskelatrophie durch Nervenkompression im Rahmen der Gewebeschwellung beeinträchtigt werden. Typisch sind Stridor und Dyspnoe, die differentialdiagnostisch immer auch an eine rheumatoide Arthritis denken lassen. Die cricoarytenoide Arthritis kann das erste Symptom einer juvenilen chronischen Arthritis ein. BERTOLANI et al. (1997) beschreiben einen solchen Befall des Larynx bei einem 14 Monate alten Mädchen, bei der laryngoskopisch ein Erythem und Schwellung des arytenoiden Knorpels beidseits auffällig war, daneben bestanden eine Adduktion und Immobilität des linken und eine herabgesetzte Beweglichkeit des rechten Stimmbandes.

Rheumatoide Knoten (Noduli rheumatici) kommen im Kehlkopfberich häufiger vor. Hauptlokalisation sind subhyoid und postcricoid (BRIDGER et al. 1980).

7 Kreislaufstörungen

A. BURKHARDT

Kreislaufstörungen im Larynxbereich können sich als Anämie, Hyperämie, Blutungen oder Ödem manifestieren. Die entsprechenden klinischen und histopathologischen Bilder sind seit langer Zeit bekannt, und es liegen hierzu klassische Beschreibungen vor. Während die meisten hierunter fallenden Veränderungen keine nenneswerte klinische Bedeutung haben, kommt dem akuten Larynxödem und seinen Ursachen eine erhebliche klinische Relevanz zu, da es hierbei zum akuten Erstickungstod kommen kann.

Zusammenstellungen der überwiegend älteren Literatur zum Thema Kreislaufstörungen des Larynx finden sich insbesondere bei KOEHN (1969) und sollen an dieser Stelle nicht noch einmal zitiert werden.

7.1 Anämie und Hyperämie

Der Larynx ist bei allgemeiner *Anämie* mitbetroffen und zeigt eine Blässe der Schleimhaut. Infarkte bzw. Infarzierungen sind aufgrund der guten Blutversorgung der Schleimhaut nicht bekannt, lediglich bei lokalen Kompressionen, etwa durch Tumoren, kann es zu umschriebenen, auch vaskulär bedingten, Schleimhaut- und Knorpelnekrosen kommen.

Bei den *Hyperämien* unterscheiden wir eine passive Hyperämie, die sich bei allgemeiner Stauung durch Herz- oder Lungenerkrankungen einstellt, von einer aktiv/funktionellen Hyperämie, der eine größere klinische Bedeutung zukommt. Bei letzterer handelt es sich um Hyperämien nach Stimmüberlastung bei Reden, Schreien und Singen, thermische Hyperämien nach Einatmen von heißem Dampf, Ruß oder Staub sowie die sog. „vasodilatatorische Schwellung" bei Schwangeren.

Die passive Hyperämie zeigt i.allg. eine blau-rötliche Schleimhaut, die aktive Hyperämie eine flammend rötliche Verfärbung. Bei längerer Hyperämie und Stauung kann es zu Phlebektasien und Blutungen kommen. Im allg. geht eine länger bestehende Hyperämie mit einem Ödem einher (s. Kap. 4.7.3).

7.2 Blutungen

Schleimhautblutungen, die bei großer Ausdehnung mit Nekrosen einhergehen können, finden sich insbesondere nach Traumen (s. Kap. 4.5). Postmortal konstatierte Schleimhautblutungen weisen auf einen Erstickungstod hin (sog. Suffokationsblutungen).

Eine Reihe von Kreislauf- und Allgemeinerkrankungen, die auch an anderen Organen zu Blutungen führen können, gehen außerdem mit Schleimhautblutungen im Larynxbereich einher, so alle Formen von Gerinnungsstörungen (Hämophilie, Thrombopenie), Intoxikationen (Phosphor, Pilze, Quecksilber) Vitamin-C-Avitaminose (Skorbut) sowie Infektionskrankheiten mit stark hämorrhagischer Komponente wie Grippe, Scharlach, Typhus und gelegentlich Tuberkulose. Blutungen treten außerdem häufig in Tumoren, insbesondere bei polypösen Tumoren mit partieller Infarzierung auf. Auch plötzliche Drucksteigerungen im venösen System, z.B. bei Erbrechen und Husten können zu Schleimhautblutungen im Larynxbereich führen.

Eine Besonderheit stellen intralaryngeale Varizen dar, die sich insbesondere an der lateralen Larynxwand ausbilden können und sich häufig bis in die Trachea hinein ausdehnen. Sie führen zu sog. habituellen laryngealen und trachealen Blutungen.

7.3 Ödeme

Wie bereits bei den Hyperämien erwähnt, führen länger bestehende Stauungen und Hyperämien zu einem Schleimhautödem. Zugrunde liegen systemische Ursachen, insbesondere der generelle Hydrops bei kardialen und renalen Erkrankungen, bei Leberzirrhose, bei Myxödem, venösem Abflußhindernis und dem Larynxödem bei Schwangerschaft. Als venöse Abflußhindernisse kommen insbesondere eine Thrombose der Vena cava superior sowie eine Gefäßkompression bei Struma in Frage.

Die systemisch bedingten Larynxödeme sind im allgemeinen nicht so stark ausgeprägt und führen nur selten zu ernsteren klinischen Symptomen.

Demgegenüber sind die aufgrund lokaler Ursachen entstehenden Larynxödeme von erheblicher klinischer Bedeutung, da sie im Extremfall zum Erstickungstod führen können. Man muß hierbei die nichtentzündlichen und die entzündlichen Ursachen unterscheiden; bei letzteren stellt das Ödem das Frühstadium der Entzündung im Sinne der sogenannten serösen Entzündung dar. Nichtentzündliche Ursachen sind mechanisch-traumatisch (Operation, Tumoren, Intubationsversuche, Zustand nach Intubation, Verletzungen durch spitze Fremdkörper, Einatmung von ätzenden Gasen, Rauch, Dampf sowie Verbrühung und Verätzung). Unter den entzündlichen Ödemursachen finden sich infektiöse Erkrankungen wie Scharlach, Diphtherie, Thyphus und Grippe sowie die Angina Ludovicii. Letztere sowie eine Reihe von entzündlichen Prozessen in der Umgebung des Larynx können über eine Pharyngitis, Tonsillitis, Parotitis sowie Wirbelsäulenosteomyelitis zu einer Halsphlegmone mit Übergreifen auf den Larynx und Perichondritis führen. Vor der eigentlichen entzündlichen Gewebeeinschmelzung kommt es u. U. zu einem akuten entzündlichen Ödem, welches lebensbedrohlich sein kann.

Makroskopisch-klinisch manifestiert sich das akute Larynxödem durch eine seröse Auflagerung und Volumenzunahme des Bindegewebes, welche eine sulzige, gelbliche, pralle Schwellung hervorruft. Die postmortale Diagnose eines Larynxödems kann sehr schwierig sein. Da sich das Ödem nach Todeseintritt zurückbildet, findet sich dann lediglich eine faltig-runzelige Schleimhaut als Hinweis auf das vorher bestehende Larynxödem.

Das akute, lebensbedrohliche Ödem im Larynxbereich wird häufig auch mit dem Begriff „Glottisödem" charakterisiert. Tatsächlich findet sich bei diesen Fällen jedoch kein nennenswertes Ödem der Stimmbänder und auch nicht des subglottischen Raumes, vielmehr sind die aryepiglottische Falte, die Epiglottis und die Taschenbänder betroffen. Die korrektere Bezeichnung wäre deshalb „akute Epiglottitis". Die präferenzielle Ausbildung des Ödems ist durch die entsprechenden präexistenten anatomischen Räume (s. Kap. 2.1) vorbestimmt. Regelmäßig sind es die aryepiglottischen Falten, die das sog. akute Glottisödem einleiten und den Larynxeingang u. U. mit Berührung in der Mittellinie obstruieren und zum Erstickungstod führen können. Eine später auftretende starke Schwellung der Taschenbänder blockiert den Tracheaeingang.

Klinisch manifestiert sich das akute Larynxödem zunächst durch Schmerzen, Fremdkörpergefühl und schließlich inspiratorische sowie nachfolgend exspiratorische Dyspnoe, Stridor und Luftnot.

Histologisch findet sich eine extreme Ausweitung der bindegewebigen Räume mit vor allen Dingen interzellulärem, eiweißhaltigem Exsudat sowie auch einer Schwellung der Zellen. Es kommt zur Gefäßkompression. Bei den entzündlich bedingten Ödemen können sich frühzeitig Entzündungszellen in den Gefäßen und um die Gefäße ansammeln.

Eine besondere Rolle im Larynxbereich spielen die sog. *angioneurotischen Ödeme*, welche sich offenbar aufgrund einer allergischen Hypersensitivtät ausbilden können. Ursächlich komen toxische Faktoren, Nahrungsbestandteile, Medikamente (insbesondere Antibiotika, so Penizillin) sowie Insektenstiche und Würmer in Betracht.

Eine besondere Form ist das sog. „Quincke Ödem", welches über Jahre rezidivierend auftritt und außerdem mit Gesichts- (Augen, Lider, Lippen) und Weichteilschwellungen (Genitale, oberer Respirationstrakt, Intestinaltrakt) einhergeht, welche 2–3 Tage anhalten. Pathogenetisch liegt dem Quincke-Ödem im allgemeinen ein kongenitaler Defekt des C1-Inhibitors (Esterasehemmer im Komplementsystem) zugrunde. Die periodisch hierdurch auftretende C1-Aktivierung führt zur Freisetzung von Kininen und Steigerung der Gefäßpermeabilität mit Ödembildung.

Neben den Formen aufgrund von ACE-Inhibitoren-Mangel werden hereditäre Formen und erworbene Formen des angioneurotischen Ödems unterschieden. Diese kann man durch quantitative und qualitative Messungen des C1-Inhibitors voneinander trennen. Die Langzeittherapie erfolgt antifibrinolytisch und durch Androgengaben (GABORIAU u. SOLOMON 1997).

Auch das angioneurotische Ödem kann zur laryngealen Obstruktion und zum Erstickungstod führen. Maßnahmen beim akuten Auftreten beschränken sich im wesentlichen auf den Erhalt bzw. die Herstellung des Luftweges, Epinephrine, Steroide und Antihistamine haben sich nicht als wirksam erwiesen (GABORIAU u. SOLOMON 1997).

In diese Gruppe gehört auch die durch körperliche Anstrengung hervorgerufene Anaphylaxie und Urtikaria, die offensichtlich durch eine akute Mastzellendegranulation mit Freisetzung von Histaminen und anderen Entzündungsmediatoren hervorgerufen wird. An der Haut kommt es zu Erythem, Pruritus und Urtikaria. Diese können von einem akuten Larynxödem, Bronchospasmus und Hypertension begleitet werden (NICHOLS 1992).

Besondere klinische Bedeutung besitzt das Postextubationslarynxödem. Ho LI et al. (1996) untersuchten 77 Patienten, bei denen länger als 24 h eine tracheale Intubation bestand. Bei 22 % der Patienten fand sich ein Postextubationsstridor, wobei dies häufiger bei Frauen (39 %) als bei Männern (17 %) beobachtet wurde. Einmal war eine Reintubation erforderlich. Hydrokortisongabe beeinflußte das Auftreten des Postextubationsödems nicht nennenswert.

8 Laryngitis

E. Meyer-Breiting

Unter Entzündungen versteht man die Gesamtheit der Reaktionen des Organismus in einem lokal definierten Bereich, der durch lokale Einwirkung unterschiedlicher Agentien beschädigt wird. An dieser entzündlichen Reaktion sind in erster Linie die peripheren Blutgefäße, korpuskuläre Blutbestandteile und Bestandteile des lokalen Mesenchyms beteiligt. Entzündungen im Larynx können nach unterschiedlichsten Gesichtspunkten eingeteilt werden, so nach dem zeitlichen Ablauf des Entzündungsgeschehens in akut und chronisch mit den Unterformen perakut, subakut und subchronisch. Nach der im klinischen Bild vorherrschenden Exsudationsform werden katarrhalisch-seröse, fibrinöse, eitrige und hämorrhagische Entzündungen unterschieden. Nach dem histopathologischen Bild unterscheiden wir zwischen exsudativen, unspezifisch proliferativen und den spezifisch proliferativen Entzündungen (näheres bei Cottier 1980).

Laryngitiden werden am häufigsten durch belebte Erreger, Viren und Bakterien (Tabelle 4.8.1) ausgelöst. In seltenen Fällen können auch bei veränderter Abwehrlage Pilzinfektionen eine Rolle spielen. Nicht selten werden die viralen und bakteriellen Infektionen von benachbarten Bereichen des Respirationstraktes auf den Larynx sekundär übertragen, am häufigsten absteigend von einer

Tabelle 4.8.1. Gängige Erreger von infektionsbedingten Laryngitiden und jüngere Publikationen

Erreger	Publikationen
Viren	
Parainfluenza-Viren Typ 3	Suwanjutha et al. (1990), Weissenbacher et al. (1990)
Influenzaviren	Suwanjutha et al. (1990), Weissenbacher et al. (1990)
Respiratory syncytial virus	Suwanjutha et al. (1990), Weissenbacher et al. (1990), Esteban et al. (1996)
Adenoviren	Suwanjutha et al. (1990), Weissenbacher et al. (1990), Esteban et al. (1996)
Mycoplasma pneumoniae	Suwanjutha et al. (1990), Weissenbacher et al. (1990), Esteban et al. (1996)
Chlamydia trachomatis	Suwanjutha et al. (1990)
Chlamydia pneumoniae	Falck et al. (1992), Hashiguchi et al. (1992)
Bakterien	
Bordetella pertussis	Weissenbacher et al. (1990)
Haemophilus influenzae B	Weissenbacher et al. (1990)
Streptococcus pneumoniae	Weissenbacher et al. (1990)
Moraxella catarrhalis	Hol et al. (1996), Chen et al. (1996)
Branhamella (Neisseria) catarrhalis	Schreiner et al. (1984)

Rhinopharyngitis, aber auch aufsteigend von einer Bronchitis. Heiße, kalte und besonders trockene Atemluft ist geeignet, Entzündungsreaktionen im Kehlkopf auszulösen. So klagen häufig Patienten bei Beginn der Heizungsperiode, oder solche, die beruflich ständig in klimatisierten Räumen arbeiten, über eine erhöhte Anfälligkeit für Entzündungen der Kehlkopfschleimhaut. Dies gilt aber besonders für Arbeitsplätze, in denen zusätzlich die Atemluft mit den unterschiedlichsten Staubarten wie Metall (AMBROSCH u. ZSCHIESCHE 1992; ALTUNKOVA et al. 1996), Stein (MACIEJEWSKA u. BIELICHOWSKA-CYBULA 1991), Holz u. ä. oder aber Rauch (DUCLOS et al. 1990), Gas und chemische Dämpfe (SALA et al. 1996) versetzt ist. Der Zusammenhang der Inzidenz von Laryngotracheitiden mit Luftverschmutzung, insbesondere in Abhängigkeit vom Schwefeldioxidgehalt, ist inzwischen durch zahlreiche Studien belegt. Das Rauchen spielt bei der Ätiologie von Laryngitiden eine herausragende Rolle. Abgesehen von der Diskussion um den Zusammenhang vom Rauchen und Kehlkopfkrebs sind die pathohistologischen Unterschiede bei der Raucher- und Nichtraucherschleimhaut im Larynx unbestreitbar und seit Jahrzehnten bekannt (MYERSON 1950; WALLNER 1954; WYNDER et al. 1976). Auch funktionelle Extrembelastungen, wie bei Marktschreiern, können entzündungsähnliche Veränderungen im Kehlkopf hervorrufen. In der klinischen Praxis ist auffallend, daß bei weitem nicht jeder Patient in gleicher Weise unter entsprechenden Expositionen zu Laryngitiden neigt. Nicht selten sind mehrere der genannten Faktoren an der Entstehung von Laryngitiden gemeinsam beteiligt. Zudem gibt es offensichtlich regionale Unterschiede, teils klimatischer, teils umweltbedingter Natur. So geben eigene Patienten im Frankfurter Raum mit bekannter Anfälligkeit für Laryngitiden an, bei Aufenthalten an der See oder in tropischen Gebieten beschwerdefrei zu sein.

8.1 Akute Laryngitis

Die akute Laryngitis ist in der Regel kein auf den Larynx beschränktes Krankheitsbild, sondern tritt im Zusammenhang mit entsprechenden Veränderungen im übrigen Respirationstrakt auf. Nur bei ganz bestimmten, vor allem den obstruktiven Laryngitisformen konzentriert sich das Krankheitsgeschehen weitgehend auf den Larynx. Auch wenn bei Kindern gerade die akuten, obstruktiven Laryngitisformen häufig ein dramatischeres, klinisches Bild bieten, so stimmen sie doch ätiologisch und pathologisch-anatomisch mit denen der Erwachsenen überein. Aus diesem Grunde sollen sie im folgenden nicht gesondert, sondern das Besondere bei Kindern im entsprechenden Kapitel abgehandelt werden. Die akute Laryngitis stellt nicht von vornherein ein zeitlich in sich geschlossenes Krankheitsbild dar, sondern ist, in Abhängigkeit von den einwirkenden Noxen und den lokal erfolgten, pathologisch-anatomischen Veränderungen, häufig Ausgangspunkt für eine spätere chronische Laryngitis mit all ihren Varianten.

Bei der akuten Laryngitis kann nach dem klinischen Bild zwischen den generalisierten, nicht obstruktiven Formen der katarrhalischen Laryngitis und der akuten Laryngotracheobronchitis einerseits und den obstruktiven Formen der akuten supraglottischen Laryngitis (Epiglottitis), der Laryngitis subglottica und den ulzeromembranösen Laryngitiden andererseits unterschieden werden. Im weitesten Sinne sind die allergischen Entzündungen diesen in Mukosa und Submukosa ablaufenden Entzündungen zuzurechnen. Ihnen stehen die in der Tiefe des Larynx ablaufenden phlegmonösen, gangräneszierenden und abszedierenden Entzündungen sowie die Perichondritis gegenüber.

8.1.1 Katarrhalische Laryngitis acuta

Ätiologie. Die akute katarrhalische Laryngitis tritt sehr selten als auf den Larynx beschränktes Krankheitsbild auf, sondern ist in der Regel mit einer akuten Infektion der oberen Atemwege verknüpft. Diese Infektionen beginnen in der Regel im Nasen- und Pharynxbereich und steigen langsam im Respirationstrakt ab. Weniger häufig ist der umgekehrte Weg, von einer akuten Bronchitis aufsteigend. In der Regel sind Viren die primären Infektionsauslöser, in erster Linie Rhinoviren, Adenoviren, das Grippevirus A und B und Parainfluenzaviren sowie das dem letzgenannten verwandte Respiratorische synzytiale (RS-) Virus (TANZI et al. 1981; SUWANJUTHA et al. 1990; WEISSENBACHER et al. 1990; ESTEBAN et al. 1996). Die Virusinfektion wird fast immer innerhalb von 2–3 Tagen durch eine bakterielle Superinfektion abgelöst, wobei β-hämolysierende Streptokokken, vor allem der Gruppe A, Haemophilus influenzae und etwas seltener Streptococcus pneumoniae (SCHALEN et al. 1980; DONNELLY et al. 1990; WEISSENBACHER et al. 1990) sowie Staphylokokken bei Tracheitiden (JONES et al. 1979; LISTON et al. 1983) die Hauptauslöser sind. Seltenere Erreger sind Bordetella pertussis, Moraxella bzw. Branhamella catarrhalis (ZILISTEANU et al. 1976; SCHALEN et al. 1980; DORAISINGHAM u. LING 1981; LUNDBERG 1984; SCHREINER 1984; WEISSENBACHER et al. 1990; HOL et al. 1996; CHEN et al. 1996) sowie bestimmte Zwischenformen wie Mycoplasma pneumoniae (SUWANJUTHA et al. 1990; WEISSENBAHCER et al. 1990; ESTEBAN et al. 1996), Chlamydia trachomatis (SUWANJUTHA et al. 1990) und pneumoniae (FALCK et al. 1992; HASHIGUCHI et al. 1992). Auch bei der Borreliose werden Laryngotracheitiden beobachtet (WEBER et al. 1983). Die Bedeutung der letztgenannten Erreger liegt in der häufig erschwerten Therapierbarkeit der durch sie ausgelösten Infektionen, die nicht selten mit schweren Krankheitsbildern, Komplikationen und Übergängen in chronische Verläufe verbunden sind. Verschiedene, virusbedingte Kinderkrankheiten, wie Masern, Windpocken, aber auch Scharlach können eine katarrhalische Laryngitis als Begleiterkrankung nach sich ziehen, aber auch in schwerere Laryngitisformen übergehen (s. unten). Bei nosokomialen Infektionen im Zusammenhang mit Immunsuppression oder -defektsyndromen (LAING et al. 1995) treten neben den genannten Erregern verstärkt Pilzarten und parasitäre Einzeller als Erreger in den Vordergrund (s. unten). Da die akute, katarrhalische Laryngitis in der Regel mit einer Beteiligung der Trachea verbunden ist, sollte besser von einer Laryngotracheitis gesprochen werden.

Die akute Laryngotracheitis ist nach der akuten Rhinitis häufigste Infektionskrankheit der oberen Atemwege und tritt in den Übergangszeiten

Herbst und Frühjahr am häufigsten auf. Über epidemisches Auftreten der akuten Laryngotracheitis wurde in der Vergangenheit immer wieder berichtet (JACKSON u. JACKSON 1942; DAVISON 1948; GARSON 1950; EVERETT 1951; DORAISINGHAM u. LING 1981). Angaben über bevorzugte Infektionen bestimmter Altersgruppen sind außerordentlich widersprüchlich. Während BECKMANN (1982) eine Bevorzugung der Erwachsenen und hier des männlichen Geschlechtes sieht, geben andere den Anteil der Erkrankung bei Kindern zwischen 50 und 85% an (EMERY 1952; TURNER 1954; EILERTSEN 1950). Übereinstimmung besteht darin, daß Jungen 2- bis 3mal häufiger erkranken als Mädchen (GRÖHN 1947; DAVISON 1948; NEIGER 1959; KINNMAN 1975).

Ein gastroösophagealer Reflux (CLARK u. HORWITZ 1996) kann ebenfalls zu akuten Laryngitiden führen. In einem solchen Fall ist besonders der hintere Larynxanteil, d.h. Ary- und Interarytenoidregion sowie die abhängige endolaryngeale Rückwand betroffen. In der Regel löst der gastroösophageale Reflux eher chronische Verlaufsformen aus.

Makroskopisch fällt anfänglich eine Trockenheit und vermehrte Gefäßzeichnung der Schleimhaut auf, der relativ rasch eine allgemeine ödematöse Schleimhautschwellung im Larynx- und Tracheabereich folgt. Wie im Kapitel 4.2 ausgeführt, ist die Larynxschleimhaut mit ihrer Tunica propria bzw. Lamina propria nur an bestimmten Stellen mit einer festen anatomischen Unterlage dicht verbunden: der laryngealen Epiglottisfläche, den medialen Flächen der Stellknorpel, der vorderen Kommissur der Stimmlippen und der subglottischen Vorder- und Hinterwand. Alle anderen Bereiche, besonders aber der gesamte Kehlkopfeingang, die Ventrikelschleimhaut und die Schleimhaut, die den Conus elasticus bedeckt, besitzen diese enge Verbindung nicht und neigen deshalb im Infektionsfall zu unterschiedlich intensiven Ödemen mit zum Teil ballonartiger Auftreibung. Im Bereich des Morgagni-Ventrikels kann die Schleimhautschwellung solche Ausmaße annehmen, daß sie als rötlich-glasiger Schleimhautprolaps zwischen Taschenfalten und Stimmlippen hervortritt (GRAHE 1932; zit. nach KÖHN 1969). Nach der schon oben erwähnten kurzen Trockenheitsperiode folgt der typisch katarrhalische Befund einer relativ flüssigen Exsudation, der später eine muköse Sekretion folgt. Submuköse Blutungen, in der Regel petechial seltener als Suffusion (Abb. 4.8.1), werden in der Regel bei Virusinfekten, gelegentlich aber auch bei bakteriellen Infektionen, am ehesten infolge von Streptokokken gesehen. Histologisch beginnt die Entzündung mit ödematöser Auflockerung der Schleimhäute und der Submukosa mit unterschiedlich ausgeprägter Infiltration durch Granulozyten, Lymphozyten und Plasmazellen. Nach HEYMANN (1889) und KANTHACK (1889) überwiegen bei den einfachen katarrhalischen Entzündungen Rundzellinfiltrate, die sich um Gefäße und Drüsen der Schleimhaut gruppieren. Das respiratorische Epithel verliert vorübergehend seinen hochprismatischen Charakter, so daß eine einreihige, mehr kubische Zellage erhalten bleibt, die stellenweise erosionsartig unterbrochen wird. Bei Kleinkindern muß generell mit einem schwerwiegenderen Verlauf von Laryngitiden gerechnet werden. Dabei spielen die anatomischen Größenverhältnisse sicherlich die größte Rolle. Die lichte Weite des Trachealrohres beim Neugeborenen ist zwischen 3,5–5,5 mm groß und wächst beim Kleinkind auf eine maximale

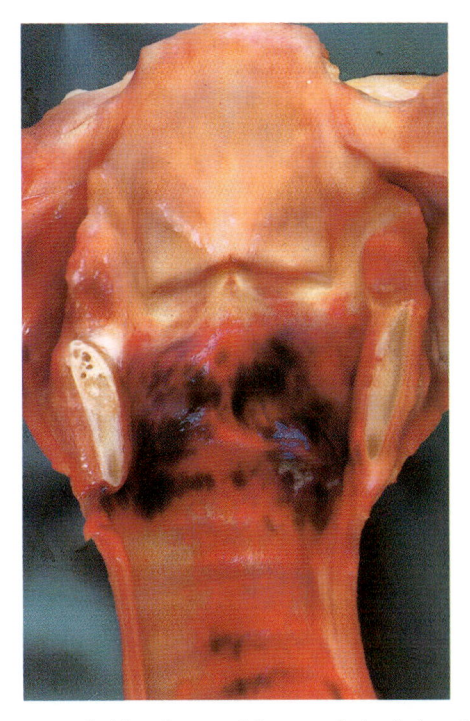

Abb. 4.8.1. Akute Laryngotracheitis mit ausgedehnten subglottischen Suffusionen. Sektionspräparat

lichte Weite bis zu 7 mm im Alter von 3 Jahren an, gegenüber einer lichten Weite von 15–20 mm bei Erwachsenen. Da sich die entzündlichen Schwellungen der kindlichen Schleimhaut in ihrem Ausmaß von dem der Erwachsenen kaum nennenswert unterscheiden dürften, ist die Folge eine wesentlich raschere Lumeneinengung als bei Erwachsenen. Die Abnahme der lichten Weite führt andererseits zu einer Zunahme des Strömungswiderstandes in der vierten Potenz (BIESALSKY 1956).

Folgen der akuten Laryngitis sind häufig Stimmstörungen, einerseits durch die entzündungsbedingten Veränderungen und andererseits durch eine Tonusminderung. Schwerwiegendere Komplikationen sind bei akuter katarrhalischer Laryngitis selten. LINDNER (1988) berichtete über Fälle mit Übergang in parapharyngeale Infektionen.

8.1.2 Akute stenosierende (obstruktive) Laryngotracheitis

Pathologisch-anatomisch ist die stenosierende Laryngotracheitis im wesentlichen auf den Bereich unterhalb der Stimmlippen beschränkt. Synonyme sind Pseudocroup(-krupp) und Laryngitis subglottica sowie Grippekrupp. Nach KÖHN (1969) wurde der Begriff „Croup" mit der Bedeutung „Einschnürung" aus dem Schottischen von FRANCIS HOME (1765; zit. nach KÖHN 1969b) in die wissenschaftliche Medizin eingeführt. Als echten Krupp versteht man bis heute die echte Kehlkopfdiphtherie. Im folgenden wollen wir der ursprünglichen und internationalen Schreibweise folgen. Während der Ausdruck Pseudocroup ursprünglich nur für die membranös-ulzerösen Laryngitiden nicht diphtherischen Ursprunges angewandt werden sollte, wird heute dieser Ausdruck für alle mit bellendem Husten einhergehenden Laryngotracheitiden verwendet (BAKER 1979; BAUGH u. GILMORE 1986; DEEB u. EINHORN 1990). Dieser stakkatoartige, bellende Husten verdankt seinen Klang entweder den nach subglottisch und in die Trachea herabhängenden Fibrinmembranen oder aber bei der akuten stenosierenden Laryngotracheitis der ödematösen, stark aufgequollenen, weit in das Lumen hineinreichenden subglottischen Schleimhaut medial des Conus elasticus. Abgesehen von der besonderen Lokalisation besteht zwischen der einfachen akuten Laryngotracheitis und der stenosierenden Laryngotracheitis weder pathologisch-anatomisch noch ätiologisch ein Unterschied.

Zirka 15% aller Infektionen der unteren Atemwege gehen mit einem Croup-Syndrom einher (DENNY et al. 1983). Sie tritt insbesondere aufgrund der bedrohlichen, klinischen Symptomatik bei Kindern im Alter von 6 Monaten bis 3 Jahren mit einem Gipfel im zweiten Lebensjahr besonders häufig auf, kann aber in allen anderen Altersgruppen (DEEB u. EINHORN 1990), dann allerdings mit Abnahme der Atemnotsymptomatik beobachtet werden. Jungen werden knapp 1,5mal häufiger betroffen als Mädchen (DENNY et al. 1983). Kinder im Alter unter 6 Monaten werden nicht betroffen. Im Gegensatz zur Epiglottitis besteht ein deutlicher saisonaler Gipfel im späten Herbst und frühen Winter (MURPHY et al. 1980; DENNY et al. 1983; COHEN u. DUNT 1988). Kinder mit einmaliger Erkrankung hatten ausschließlich einen Herbstgipfel (COHEN u. DUNT 1988). SCHWEIZER et al. (1988) stellten einen zweiten Gipfel vom Januar bis März fest. Sie sahen einen besonderen Zusammenhang zwischen fallenden Temperaturen und trockner Luft. FIELDER (1989) konnte allerdings in einer 5-Jahres-Studie bei 447 Patienten mit akuter obstruktiver Laryngotracheitis keinen Zusammenhang zwischen Luftdruck und relativer Luftfeuchtigkeit und Erkrankungsinzidenz feststellen.

Ätiologisch können kurzfristige Infektrezidive oder -persistenz auch in Verbindung mit Epidemien (GONZALEZ DE DIOS et al. 1990) auf der einen Seite, allergische Reaktionen zum anderen (CERNELC u. POVHE 1983; LAUFER 1987; VON MUTIUS et al. 1989) und die Einwirkung von Luftverschmutzung (MIETENS et al. 1984; BEDNARIKOVA et al. 1990; ZACH 1990) eine Rolle spielen. Die akute, stenosierende Laryngotracheitis kann durch einen dieser Faktoren oder durch Wechselwirkung von zwei oder allen drei ausgelöst werden (ZACH et al. 1980). COHEN u. DUNT (1988) konnten in einer Studie an 75 Kindern mit rezidivierendem und 45 mit nichtrezidivierenden obstruktiven Laryngotracheitiden nachweisen, daß bei der ersten Gruppe Asthma, asthmatoide Bronchitis oder eine familiäre Anamnese mit obstruktiver Laryngotracheitis bestand. Eine signifikant höhere Inzidenz an rezidivierender akuter obstruktiver Laryngotracheitis besteht bei Kindern aus Familien mit allergischer Vorbelastung (HIDE u. GUYER 1985). WELLIVER et al. (1985), PEARLMAN (1989) und ZIELNIK-JURKIEWICZ

(1996) sahen bei Patienten mit rezidivierenden, obstruktiven Laryngotracheitiden unter anderem eine erhöhte, Parainfluenza-spezifische IgE-Antikörper-Produktion und interpretierten ihre Befunde als Suppressordefekt in der Immunreaktion. Dies deckt sich mit beobachtetem, relativ niedrigen IgA-Serumtiter bei Kindern mit rezidivierender, obstruktiver Laryngotracheitis (Pseudocroup) (ZACH 1984). Auch mechanische Reize wie Intubationen oder Traumen können bei Kindern besonders im Alter unter 4 Jahren einen Pseudocroup mit subglottischer Ödembildung auslösen (KOKA et al. 1977; PECHTER u. LESAVOY 1985). GURWITZ et al. (1980) wiesen bei Kindern mit akuter, obstruktiver Laryngotracheitis durch Provokation mit Methacholin in 35% eine erhöhte bronchiale Reagibilität nach. Zwischen Pseudocroup-Inzidenz und erhöhtem Körpergewicht besteht keine Korrelation (CHMIELIK et al. 1997).

An Erregern spielen Parainfluenzaviren mit 74%, allen voran der Typ 1 mit 65%, die dominierende Rolle (MURPHY et al. 1980; DENNY et al. 1983; KNOTT et al. 1994). Weitere Erreger von zahlenmäßiger Bedeutung sind das Respiratorisch Synzytiale Virus (RSV) im Alter unter 5 Jahren, und Influenzaviren der Typen A und B und Mycoplasma pneumoniae im Alter von über 6 Jahren. Bakterien spielen meist im Rahmen der Superinfektion eine bedeutsamere Rolle. Parvovirus B19 verursacht meist einen Infekt des gesamten unteren Respirationstraktes, kann aber auch eine akute subglottische Laryngitis mit Pseudocroup verursachen (WIERSBITZKY et al. 1991). DUDLEY (1991) wies auf die Möglichkeit primärer Infektionen durch Branhamella (Neisseria) catarrhalis hin.

Unter den umweltbedingten, schädigenden Stoffen sind Schwefeldioxid und die verschiedenen Stickstoffoxide die bedeutendsten (WEMMER 1984; MÜHLING et al. 1984; HAHN et al. 1987; SEVERIEN u. MIETENS 1987; WICHMANN et al. 1989; BEDNARIKOVA et al. 1990). REBMANN et al. (1988) und VON MUTIUS et al. (1989) konnten einen solchen Zusammenhang in eigenen Studien nicht nachvollziehen. Der Versuch eines Nachweises eines Zusammenhanges zwischen passivem Rauchen und Entwicklung einer akuten, obstruktiven Laryngotracheitis (Pseudocroup) schlug bisher fehl (SALZMAN et al. 1987).

Im Vergleich zur einfachen, akuten Laryngotracheitis liegt hier offenbar schon eine Veränderung der subglottischen und Trachealschleimhaut, besonders aber ihrer Submukosa mit myxoider Auflockerung vor. Im Falle eines erneuten Reizes schwellen diese besonders im Bereich des Conus elasticus an und wölben sich in das subglottische Lumen hinein. Bei Erwachsenen müssen paradoxe, spastische Kontraktionen bei Inspiration (sog. spastischer Croup nach COLLETT et al. 1983), die ebenfalls zum Stridor und zur Atemnot führen, von der obstruktiven Laryngotracheitis getrennt werden.

Der Verlauf der Erkrankung wird entscheidend vom Zustand des Patienten und vom Zeitpunkt bestimmt, zu dem die Therapie beginnt. Die heftigen Diskussionen in den 70er und 80er Jahren, ob Tracheotomie oder Intubation, ob Kortison- oder Epinephrintherapie sind nach zahlreichen klinischen Studien, die im folgenden erwähnt werden, einer nüchterneren Betrachtung gewichen.

Die Sicherung der Atemwege steht im Vordergrund. Sie kann in allen leichteren Fällen mit intramuskulären Kortisonapplikationen in ausreichender Dosierung erreicht werden (SUPER et al. 1989; KAIRYS et al. 1989; FREEZER et al.

1990; DAWSON et al. 1991) und sogar eine Hospitalisierung vermeiden (CRUZ et al. 1995). In allen schwereren Fällen ist mit wenigen Ausnahmen die Intubation die Methode der Wahl zur Freihaltung der Atemwege (BOBIN et al. 1983; DAWSON et al. 1991; McENIERY et al. 1991). Nach McENIERY et al. (1991) können in 87% dieser Fälle später Extubationen ohne weitere Maßnahmen erfolgen. Tracheotomien sind entweder bei schwerwiegender subglottischer Verengung und intubationsbedingtem Trauma (McENIERY et al. 1991) oder schon bestehender subglottischer Stenose (PHILLIPS u. SANSOME 1990) erforderlich. McENIERY et al. (1991) empfehlen eine selektive Tracheotomie nach entsprechender endoskopischer Kontrolle.[1]

Kortisonapplikationen, besonders von Dexamethason, helfen signifikant, die Intubationdauer zu verkürzen (SUPER et al. 1989; KAIRYS et al. 1989; FREEZER et al. 1990; DAWSON et al. 1991). Die Dosierungen liegen je nach Schweregrad zwischen 0,5–1,5 mg/kg KG. Die Auffassung, Dexamethason nur in Extremsituationen zu geben (POSTMA et al. 1984; SKOLNIK 1989), findet heute nur noch wenig Unterstützung. Insbesondere die Hoffnung auf den ersatzweisen Einsatz von Vasokonstriktoren, wie hauptsächlich racemisches Epinephrin [ZACH et al. 1981; POSTMA et al. 1984; SKOLNIK 1989 (Doppelblindstudie)] oder Oxymetazolin (POSTMA et al. 1987), hat sich nicht erfüllt. Da sie nur kurzfristig wirken, ist eine solche Behandlung nur unter klinischen Bedingungen möglich (PINEDA-CELIS et al. 1978) und erreicht bei weitem nicht den Effekt von Dexamethason (KUUSELA u. VESIKARI 1988). Kortisoninhalationen für milde Fälle werden von KAROLINY et al. (1990) empfohlen.

Als Komplikationen im Rahmen schwerer Fälle von obstruktiver Laryngotracheitis werden Magenulzera (DAWSON et al. 1991), Lungenödeme (SCHERER et al. 1988) und subglottische und Trachealstenosen mitgeteilt. Sie können intubationsbedingt (2,4% aller intubierten Fälle: McENIERY et al. 1991) oder tracheotomiebedingt sein (PRESCOTT u. VANLIERDE 1990). Todesfälle durch Herz-Kreislauf-Versagen haben in den vergangenen 10 Jahren gegenüber früher deutlich abgenommen (0,2%: McENIERY et al. 1991).

8.1.3 Akute supraglottische Laryngitis (Epiglottitis)

Im Gegensatz zur vorgenannten Erkrankung ist die akute Epiglottitis eine Erkrankung sui generis und galt noch vor 30 Jahren als seltene, wenn nicht sogar unbekannte Erkrankung. Sie wurde in den letzten 40 Jahren zunächst bei Kindern, später auch immer häufiger bei Erwachsenen registriert: (1 Fall/Jahr bei KANDER u. RICHARDS 1977, 4,5 Fälle/Jahr bei ANDREASSEN et al. 1984 und 7 Fälle/Jahr bei MAYO SMITH et al. 1986), was BECKMANN (1982) zu der Annahme veranlaßte, daß es sich hierbei um eine scheinbare Zunahme handelt, da das

---

[1] Die von PRESCOTT u. VALIERDE (1990) mitgeteilten Komplikationen bei Tracheotomien sind größtenteils durch operativ-technische Verbesserungen und entsprechende Tracheostomapflege zu vermeiden.

Krankheitsbild früher als solches nicht registriert wurde. Eine wirkliche Zunahme stellten SLY et al. (1984) in einer Vergleichsstudie in Melbourne fest. CARENFELT u. SOBIN (1989) stellten in einer 12-Jahres-Studie eine Inzidenz von 13,8/100000 bei Kindern und von 3,9/100000 bei Erwachsenen fest, wobei sie zwei Gipfel beobachteten, einen bei den Kindern unterhalb von 2 Jahren und einen bei jungen Erwachsenen im Alter zwischen 15 und 29 Jahren. MURRAGE et al. (1988) faßten diese Gipfel etwas weiter: 0–8 Jahre und 20–40 Jahre. KUCERA et al. lagen 1996 mit ihrer Inzidenz von 4,94/100000 bei Kindern und von 2,08/100000 bei Erwachsenen deutlich niedriger.

Die akute Epiglottitis wird als eine weitgehend auf die Supraglottis beschränkte, akute Entzündung mit dramatisch schnellem Verlauf definiert, muß aber besonders bei Infektion mit dem wichtigsten Erreger als systemisch angesehen werden. Dies ist Hämophilus influenzae Typ B sowohl bei Kindern (BRANEFORS-HELANDER u. JEPPSON 1975; MICHAELS u. NORDEN 1977; BRIGGS u. ALTENAU 1980; TROLLFORS et al. 1990) als auch bei Erwachsenen (KHILANANI u. KHATIB 1984; TVETERAS u. KRISTENSEN 1987; CARENFELT 1989; TROLLFORS et al. 1990).[1] Der Infektionsweg erfolgt inner- und außerfamiliär (TEJANI et al. 1977). Als weitere, mögliche Erreger der kindlichen Epiglottis wurden Haemophilus Typ A (BRIGGS u. ALTENAU 1980); Haemophilus parainfluenzae (BRIGGS u. ALTENAU 1980; GUILLOT et al. 1983; DUDLEY 1987), β-hämolysierende Streptokokken der Gruppen A (LACROIX et al. 1986) und C (SCHWARTZ et al. 1982) mitgeteilt. Einzelberichte über sehr seltene Erreger liegen vor über Streptococcus sanguis (IRVINE u. SOLOMONS 1990). Bei Erwachsenen spielen andere Keime als die Hämophilusarten eine etwas größere Rolle, wie β-hämolysierende Streptokokken (TVETERAS u. KRISTENSEN 1987; CARENFELT 1989), Streptococcus viridans, Stapylococcus aureus und Streptococcus pneumoniae (KESSLER et al. 1980; LEDERMAN et al. 1982; ROSE et al. 1982; SHALIT et al. 1982; KHILANANI u. KHATIB 1984; CARENFELT 1989; SHEIKH u. MOSTOW 1989). Letztere werden häufig im Zusammenhang mit Immunsuppression beobachtet. Vereinzelt wurden als Erreger der Erwachsenen-Epiglottitis beschrieben: Klebsiella pneumoniae (BERTHIAUME u. PIEN 1982), Bacteroides melanogenicus (DEVITA u. WAGNER 1986), Serratia marcescens (BOWER u. SUEN 1996), Pasteurella multocida (JOHNSON u. RUMANS 1977), Vibrio vulnificus (MEHTAR et al. 1988), Herpes simplex (D'ANGELO et al. 1990). Bei Kindern und Erwachsenen wurden Epiglottitiden als nosokomiale Infektionen (LEDERMAN et al. 1982; ROTHSTEIN et al. 1989) und im Zusammenhang mit immunsuprimierender einschließlich Kortisontherapie (SHALIT et al. 1982; ISENBERG et al. 1984; COLMAN 1986) oder als Begleitaffektion

---

[1] Da der kulturelle Nachweis von Haemophilus influenzae infolge langsamem Wachstums (vorzugsweise auf Schokoladen-Agar) schwierig ist, und Überwucherungen und Unterdrückung vor allem durch Staphylococcus aureus möglich sind, mißlingt der Nachweis häufig oder es werden fälschlicherweise überwuchernde Kontaminationskeime als Erreger angesehen. Aus diesem Grunde sind andere Keimarten, die aus Abstrichen der oberen Atemwege gewonnen wurden, mit Zurückhaltung zu werten. Beweisender sind Nachweise über Blutkulturen (BOTTENFIELD et al. 1980); oder entsprechende Titeranstiege im Serum (BRANEFORS-HELANDER u. JEPPSON 1975; GESLIN et al. 1983; SLY et al. 1988).

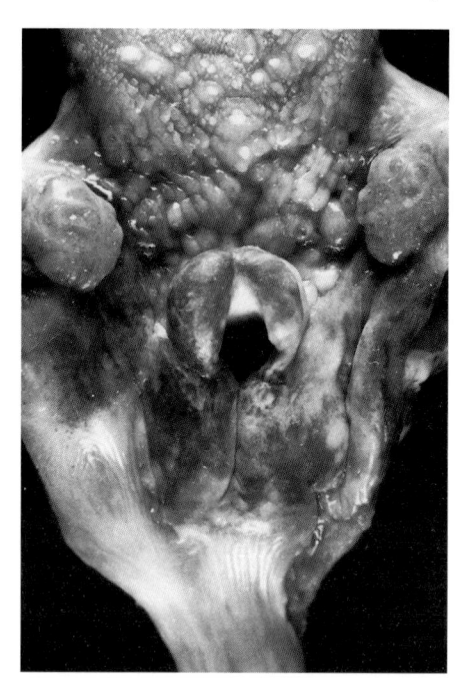

Abb. 4.8.2. Akute Epiglottis. Sektionspräparat

bei M. Crohn (WILDER et al. 1980) beschrieben. Von einer Epiglottitis bei einem Kind mit bekanntem Asthma berichteten MARCUS u. SEMEL (1988). Ein hereditäres angioneurotisches Ödem kann primär als Epiglottitis fehlgedeutet werden (SMALL u. FRENKIEL 1983). Bei einem M. Kawasaki wurde eine Epiglottitis in Kombination mit einer Uvulitis beobachtet (KAZI et al. 1992).

Makroskopisch besteht eine wulstartige, ödematöse Auftreibung des gesamten Larynxeinganges, besonders aber der lingualen Epiglottisfläche, wobei das Ödem gegenüber den übrigen Entzündungscharakteristika weit im Vordergrund steht (Abb. 4.8.2). Die Folge ist, daß die entzündliche Rötung vor allem im Gegensatz zum Epiglottisabszeß einer blassen, extensiven Schwellung weichen kann (WURTELE 1984). Die Entzündungsreaktion erfaßt nicht selten auch oberflächlich kaudal den subglottischen Bereich (SHACKELFORD et al. 1978) oder kranial besonders bei Erwachsenen die Uvula (RAPKIN 1980; WESTERMAN u. HUTTON 1986; SCHWARTZ 1986; KAZI et al. 1992) und in der Tiefe den paraglottischen Raum (HEALY et al. 1985). Übergänge in Epiglottisabszesse sind möglich (MULLER u. FLIEGEL 1985).

Klinisch entwickelt sich aus plötzlichem Temperaturanstieg hohes Fieber, begleitet von schwerem Krankheitsgefühl, inspiratorischem Stridor und klößiger Sprache infolge des Kehlkopfeingangsödemes. Bei Kindern besonders in den ersten beiden Lebensjahren beherrscht die Atemnotsymptomatik das klinische Bild (KUCERA et al. 1996). Bei älteren Kindern (LOSEK et al. 1990) und noch ausgeprägter bei Erwachsenen stehen obligatorisch schwerste Halsschmerzen im

Vordergrund, gefolgt von Fieber, Dyspnoe und Dysphagie in jeweils über $^3/_4$ aller Fälle (KHILANANI u. KHATIB 1984; TVETERAS u. KRISTENSEN 1987; KUCERA et al. 1996; DEEB 1997). Die Kombination schwerster Halsschmerzen mit Dysphagie bei Erwachsenen sollte den Verdacht auf eine akute Epiglottitis wecken (SHIH et al. 1988). Besonders die Infektion mit Hämophilus influenzae führt innerhalb weniger Stunden zu einem schweren toxischen Krankheitsbild, das in früheren Jahrzehnten aufgrund seines geringen Bekanntheitsgrades eine hohe Mortalitätsrate aufwies (ZWAHLEN u. REGAMEY 1978: 27% MAYO SMITH et al. 1986: 7,1%).

Diagnostisch sind neben vorsichtiger, möglichst flexibler Endoskopie bildgebende Verfahren zu bevorzugen, um größere Irritationen und Atemstillstände besonders der kleinen Patienten zu vermeiden (BAINES et al. 1985; ROTHROCK et al. 1990).

Die Infektion mit diesem Erreger muß grundsätzlich als systemische Erkrankung angesehen werden. Bakteriämien sind in 25% (CARENFELT 1989), bis über 70% (BOTTENFIELD et al. 1980; KHILANANI u. KHATIB 1984) aller Hämophilusinfektionen nachweisbar, verbunden mit der Gefahr von Begleitinfektionen, wie Meningitis (MOLTENI 1976; MICHAELS u. NORDEN 1977; GUILLOT et al. 1983; FRIEDMAN et al. 1985; FOWERAKER et al. 1989; TROLLFORS et al. 1990), Pneumonien (GUILLOT et al. 1983; ALLEN u. FAULKS 1983), Mediastinitis (CHONG et al. 1990), Infektarthrose (GUILLOT et al. 1983; DYAS u. GEORGE 1986) und Osteomyelitis (DYAS u. GEORGE 1986). In der Blutkultur ist ein Bakteriennachweis möglich. Aufgrund der toxischen Begleiterscheinungen der Hämophilusinfektionen besteht besonders bei Kindern, aber auch bei Patienten im höheren Alter hochgradige Gefahr des Atem- und Kreislaufversagens (WARNER u. FINLAY 1985). Lungenödeme als Begleiterscheinung werden häufig beschrieben (TRAVIS et al. 1977; SOLIMAN u. RICHER 1978; RIVERS 1979; LEE et al. 1985; LEKE et al. 1989). FRIEDMAN et al. schlugen 1989 eine Klassifikation der Erwachsenenepiglottitis als Hilfestellung für angemessene, therapeutische Interventionen vor. Rezidivierende Epiglottitiden sind bei Erwachsenen beobachtet worden (BLOME u. SMALL 1985; GUSS u. JACKSON 1987; WILSON et al. 1989a).

Therapeutisch steht bei Verdacht auf Epiglottitis das Freihalten der Atemwege an erster Stelle (DEEB 1987). TÖLLNER et al. berichteten noch 1984, daß von 44 Kindern mit Epiglottitis vier ihre Klinik nur tot infolge Asphyxie erreichten. Die Ursache lag in Fehldiagnosen.

In den 70er und 80er Jahren fand eine intensive, kontroverse Diskussion über den Stellenwert von Tracheotomie und Intubation statt (CANTRELL et al. 1978; COHEN u. CHAI 1978; FADEN 1979; CARTER u. BENJAMIN 1983; KINNEFORS u. OLOFSSON 1983; DITIRRO et al. 1984). Im wesentlichen dürfte die transnasale Intubation (ROTHSTEIN u. LISTER 1983; GERBER u. PFENNINGER 1986; VERNON u. SARNAIK 1986; SENDI u. CRYSDALE 1987; BUTT et al. 1988) heute unter zwei Voraussetzungen das Mittel der Wahl sein:

1. ausreichend übersichtliche pharyngeale Verhältnisse (CANTRELL et al. 1978) und
2. entsprechende klinische Ausstattung für Patienten mit Dauerintubation.

Die Intubationdauer überschreitet nur in wenigen Fällen 48 h (GONZALEZ et al. 1986; BUTT et al. 1988).

Angesichts sich schon Anfang der 80er Jahre häufender Berichte über Resistenzen des Haemophilus influenzae auf Ampizillin (GORSE et al. 1982; FEDER 1983; WESTERMAN et al. 1984; PAUL et al. 1988), ist dieses Antibiotikum nicht mehr unumstritten. Aus Sicherheitsgründen sollten von Anfang an Zephalosporine der 3. Generation eingesetzt werden (PAUL et al. 1988). Chloramphenicol wird von zahlreichen Autoren vorgeschlagen (FEDER 1983; ROTHSTEIN u. LISTER 1983).

Nach Untersuchungen von PELTOLA et al. (1983) könnte durch Impfung in 90 % aller Fälle eine Epiglottitis durch Haemophilus influenzae B vermieden werden.

8.1.4 Laryngitis typhosa

Im Rahmen einer Typhusinfektion kann sich in 10 % (HAJEK 1932) bis 26 % (DUPUY 1903) eine Art Laryngitis sicca mit oberflächlichen Stimmlippenerosionen entwickeln, denen am 12. bis 14. Tag nach Erkrankungsbeginn besonders im supraglottischen Bereich (EPPINGER 1880; KAUFMANN 1907; BINGOLD 1952) und in der Trachea (FLATAU 1895) die typischen markigen Schwellungen von ortsständigen Lymphfollikeln mit anschließender Geschwürsbildung folgen. Typisch sind für die Laryngitis typhosa Erosionen am Epiglottisrand, die später Defekte hinterlassen. An der Rückseite der Lamina cricoidea entwickeln sich bei besonders schweren Verläufen tiefer greifende Geschwüre. Sowohl von den spezifischen typhösen, wie auch den unspezifischen Geschwüren entwickeln sich nicht selten tiefer greifende Phlegmonen und Abszedierungen, die ihrerseits wieder Perichondritiden auslösen können (DUPUY 1903; JACKSON u. JACKSON 1942/1947; BECKMANN 1982). Offenbar durch die Möglichkeiten der Antibiotikatherapie in der zweiten Hälfte unseres Jahrhunderts sind sowohl die typischen typhösen laryngealen Geschwüre wie auch die beschriebenen Komplikationen selten geworden (BECKMANN 1982). In den letzten 15 Jahren liegt lediglich ein Bericht von COOKE et al. (1985) über eine Salmonellose vor, die im Gegensatz zum oben genannten subglottisch und tracheal in Form eines Pseudocroup klinisch in Erscheinung trat.

8.1.5 Akute ulzerös-membranöse Laryngitis

Im Grunde genommen handelt sich hierbei nicht um eine einheitliche Gruppe, sondern zum Teil auch um verschärfte Entzündungsformen anderer Infektionskrankheiten im Larynx. Gemeinsam ist das typische Charakteristikum der Ausbildung fibrinöser Auflagerungen über tiefer greifende Defekte in der Schleimhaut. Typisch ist diese Entzündungsform für die Diphtherie und die Laryngitis ulceromembranosa (PLAUT-VINCENTI), die bei allgemeinen Infektionskrankheiten, wie Grippe, Masern, Pocken, Scharlach, Typhus und sogar Varizellen auftreten.

8.1.5.1 Larynxdiphtherie

Infolge systematischer Durchimpfung im Säuglings- und Kleinkindalter traten in der zweiten Hälfte dieses Jahrhunderts nur noch vereinzelt Fälle von Larynxdiphtherie auf. Die letzten Diptherieepidemien wurden in den Jahren 1945–1947 beobachtet (MASING u. KAESS 1956). Die danach aufgetretenen Einzelfälle verliefen aber in der Regel schwerer und mit hoher Mortalitätsrate. Hauptsächlich werden Kinder im Alter zwischen 2 und 5 Jahren betroffen. Allerdings können auch Erwachsene erkranken. Es besteht eine hohe Kontagiosität bis in das Stadium der Rekonvaleszenz hinein.

Die ersten klinischen Symptome treten 2–7 Tage nach Inkubation auf und betreffen primär den Pharynx. Nur bei Bestehen einer schweren Rachendiphtherie kann diese auch in den Larynx absteigen. In den letzten Jahrzehnten des vergangenen und den ersten dieses Jahrhunderts standen die Erstickungsanfälle als Komplikation der Diphtherie klinisch deutlich im Vordergrund, während sie in den 30er und 40er Jahren weitestgehend den kardialen und zentralnervösen Komplikationen wichen (DE RUDDER 1934; BAMBERGER u. LACHTROP 1936; HOTTINGER 1952; KÖHN u. JANSEN 1957). Die Ursache liegt offenbar in einem Zurückdrängen des Stammes Mitis des Corynebacterium diphtheriae zugunsten von Gravis und Intermedius. Bei ALBRECHT (1948) betrug die Kehlkopfbeteiligung bei Diphtherie in Jena 1936 2,26 und 1944 2,91%. So liegt die Hauptgefahr der Diphtherie weniger im respiratorischen Versagen, als in der akuten toxischen Myokarditis, die in der 2. Erkrankungswoche auftritt. In etwa 20% aller Fälle bestehen Gaumensegellähmungen, die sich zu weiteren Lähmungen bis zur generalisierten Paralyse in der 4. Woche ausdehnen können. Der Stamm Mitis ist vor allem für die lokalen Veränderungen im Sinne der vom Pharynx absteigenden Infektion und Weiterentwicklung zur laryngotrachealen Diphtherie verantwortlich. Die toxische Myokarditis und periphere Neuritis sind bei ihm nur in Ausnahmefällen zu beobachten. Die diphtherische Laryngotracheitis kann in zweierlei Hinsicht diagnostische Probleme bieten: 1. tritt sie nicht selten erst nach Verschwinden der pharyngealen Veränderungen auf und 2. kann sie für sich isoliert als primäre Larynxdiphtherie auftreten (JACKSON u. JACKSON 1959).

Makroskopisch führen die Eigenschaften des Exotoxins, wie schon oben erwähnt, zu einer Hemmung der lokalen Abwehr und ermöglichen hiermit tiefgreifende Schleimhautdefekte, bevorzugt in Bereichen, die von Plattenepithel überzogen sind. Infolge massiver fibrinöser Exsudation kommt es zur Ausbildung typischer grau-weißer, nicht wegwischbarer, sog. Pseudomembranen, die, wenn sie abgehustet werden oder aktiv abgelöst werden, Blutungen auslösen. Bevorzugte Areale sind die Stimmlippen und die Kehlkopfhinterwand. Von hier aus können diese Fibrinausschwitzungen bei exzessiver Ausdehnung lappenartig bis tief in die Trachea hineinhängen und letztlich die gefürchteten Erstickungsanfälle auslösen (Abb. 4.8.3).

Histologisch erkennt man besonders in dem plattenepithelüberzogenen Areal einen Verlust des Epithels mit tief in die Submukosa hineinreichenden Exulzerationen (Abb. 4.8.4 a, b), die von den beschriebenen Pseudomembranen

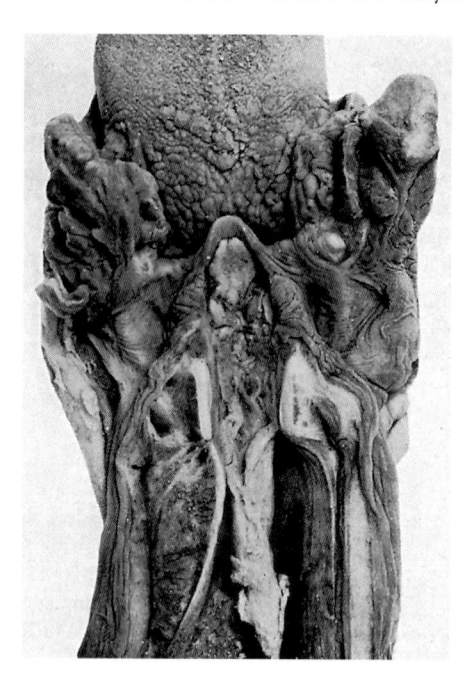

Abb. 4.8.3. Kehlkopfdiphtherie mit weit in die Trachea herabhängenden Membranen. Sektionspräparat eines 3jährigen Mädchens. (Aus KÖHN 1969b)

bedeckt werden. In den tiefen und mittleren Abschnitten dieses Fibrinnetzes liegen Kerntrümmer und Leukozyten, während sich an der Oberfläche rasen- oder haufenförmige Bakterienansammlungen befinden. Im Bereich des respiratorischen Epithels kommt es auffälligerweise seltener zu Erosionen und Exulzerationen, die Pseudomembranen liegen hier in der Regel nur locker auf.

Die Seltenheit der Erkrankung, die am ehesten noch in den osteuropäischen Ländern beobachtet wird, führt auf Grund mangelnder Erfahrung bei laryngealer Beteiligung leicht zu Fehldiagnosen (POKROWSKII et al. 1985; GARLICKI et al. 1996).

8.1.5.2 Laryngitis ulceromembranosa (Plaut-Vincenti)

Im Rahmen einer Angina Plaut-Vincenti, und nur dann kann es bei hochgradig inektabwehrgeschwächten Personen, besonders alten Leuten, in seltenen Fällen zu einer Ausbreitung dieses Infektes auf den Kehlkopf kommen. Makroskopisch erkennt man scharf begrenzte, weit in die Tiefe reichende Ulzera mit schmierigen, meist nicht zusammenhängenden, lokal begrenzten Belägen, die bei weitem nicht die Ausmaße der diphtherischen Pseudomembranen erreichen. Die Ulzerationen treten hier bevorzugt an Stellen mit lymphatischem Gewebe auf, d.h. im Bereich der laryngealen Epiglottisfläche, Taschenfalten- und der Stellknorpelregion.

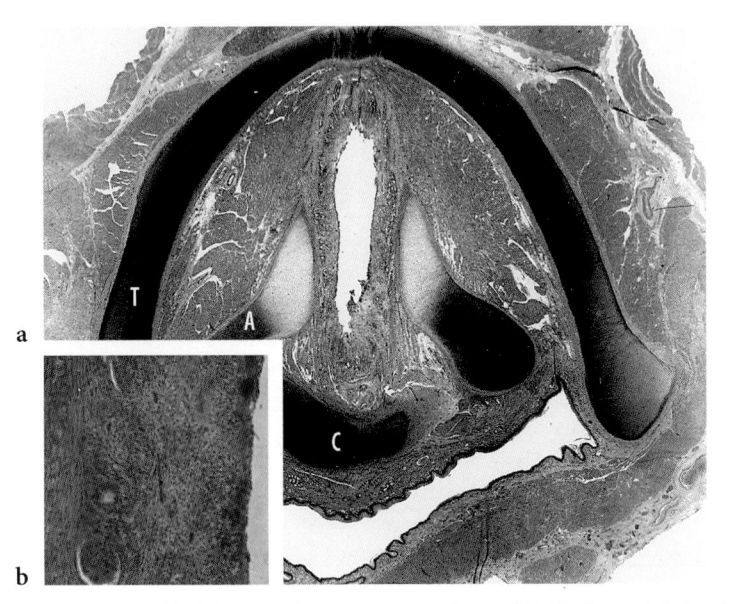

Abb. 4.8.4a, b. Kehlkopfdiphtherie. Sektionspräparat eines Kleinkindes. **a** Schnitt durch die Stimmlippenebene. Der gesamte, plattenepitheliale Bereich ist zerstört und durch eine hohe Fibrinschicht ersetzt. **b** Ausschnitt in Höhe des Proc. vocalis links. Die Fibrinschicht ist im tieferen Bereich durch granulozytäre Infiltration und an der Oberfläche von Rasen sekundär angesiedelter Bakterien begleitet. *T* Cartilago thyreoidea; *C* Cartilago cricoidea; *A* Cartilago arytaenoidea

Ätiologisch werden die aus entsprechenden Abstrichen fast immer nachweisbaren Spirillen und fusiformen Stäbchen als Ursache angeschuldigt.

Klinisch ergibt sich der Verdacht aus der Kombination von Angina Plaut-Vincenti, einer auftretenden Dysphonie und verstärkten Hustenneigung. Da es sich um Patienten in stark reduziertem Allgemeinzustand handelt, sollte neben dessen Verbesserung eine Antibiotikabehandlung mit einfachem Penizillin durchgeführt werden.

8.1.5.3 Andere, nicht diphtherische membranöse Laryngitiden

Auch andere Infektionskrankheiten, besonders aber Grippe, Masern (LABAY et al. 1985; ROUSSEL 1986), Pocken, Varizellen, Infektiöse Mononukleose (BIEM et al. 1989; DI GIROLAMO et al. 1996), Thyphus und Paratyphus (COOKE et al. 1985) sowie Scharlach, hämolysierende Streptokokken, Staphylokokken (HENRY et al. 1983; LABAY-MATIAS et al. 1984; CHENAUD et al. 1986) und Pseudomonas aeruginosa, bei Kindern auch Haemophilus influenzae, sind in der Lage, pseudomembranös-fibrinöse Laryngotracheitiden zu verursachen (Übersicht bei GALLAGHER u. MYER 1991). Die virusbedingten ulzerierenden Laryngotracheitiden sind häufig mit tiefer gelegenen Hämorrhagien verbunden (Abb. 4.8.1; Abb. 4.8.5). Bei Bakteriennachweis aus subglottischen und Trachealabstrichen

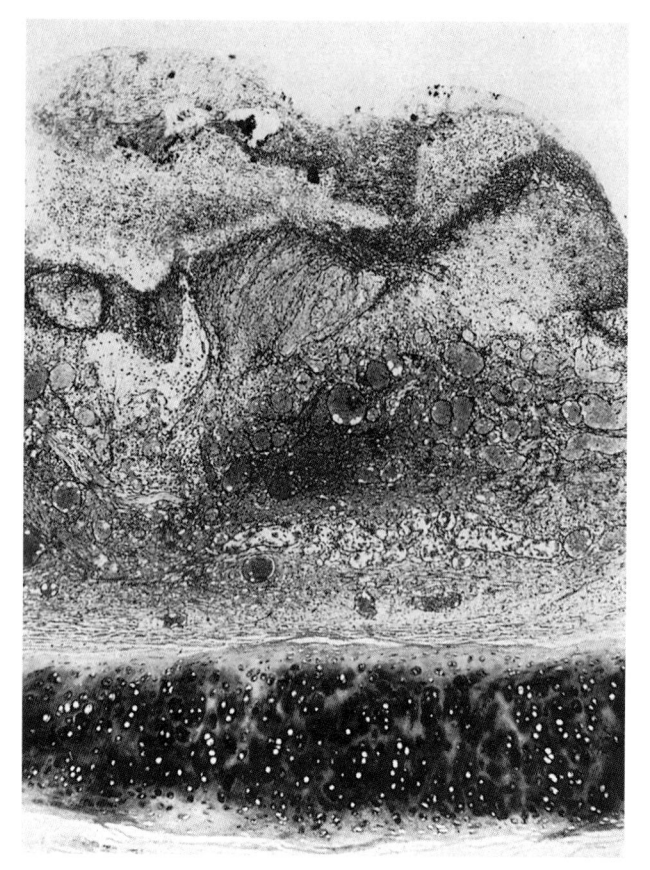

Abb. 4.8.5. Akute hämorrhagische, ulzerös-pseudomembranöse (Grippe-)Tracheitis mit hochgradigem Ödem und phlegmonöser Entzündung auch der tieferen Wandschichten. 23jährige Frau. HE, × 50. (Aus Köhn 1969b)

muß primär an eine bakterielle Superinfektion oder Kontamination gedacht werden (Labay-Matias et al. 1984).

Die Laryngotracheobronchitis fibrinosa (maligna gripposa peracuta) muß eher als Komplikation einer Laryngotracheitis in Zusammenhang mit den oben erwähnten Infektionskrankheiten, insbesondere den Grippeepidemien, denn als eigenständiges Krankheitsbild gesehen werden.

Pathologisch-anatomisch bestehen neben den üblichen entzündlichen Veränderungen einer Laryngotracheitis, besonders in den plattenepithelüberzogenen Arealen des Kehlkopfes, Epitheldefekte und zum Teil tiefgreifende Ulzerationen, aus denen heraus sich die Pseudomembranen bilden. Hieraus können innerhalb kurzer Zeit harte Borken bis zu röhrenförmigen Ausgüssen entstehen.

Die Folge dieser Veränderung ist ein sich rasch entwickelnder in- und expiratorischer Stridor und Atemnot. Die meisten Patienten zeigen klinisch zusätzlich Fieber und schweres Krankheitsgefühl. Anamnestisch werden als Vorläufer

Infektionen der oberen Atemwege angegeben. Besonders bei Kleinkindern kann die Atemnotentwicklung so rasch erfolgen, daß letale Ausgänge auf den Transportweg berichtet wurden. Die Diagnose ist radiologisch und/oder endoskopisch zu sichern (HAN et al. 1979; GALLAGHER u. MYER 1991).

Die Notfalltherapie der Wahl kann in solchen Fällen nur die sofortige Tracheotomie sein (GALLAGHER u. MYER 1991), allenfalls ist noch eine Nottracheoskopie mit dem Ziel der Membran- und Borkenbeseitigung vertretbar.

Im Rahmen der Maserninfektion erkrankt in der Regel nicht nur die Mundhöhle, sondern der gesamte Respirationstrakt im katarrhalischen Stadium. In dieser Phase kann sich ähnlich wie in der Mundhöhle auch im Kehlkopf- und Trachealbereich das typische Enanthem bilden, begleitet von Hustenreiz und einer gelegentlich belegten Stimme. Im Exanthemstadium können die Schwellungen im Larynx besonders subglottisch zunehmen, im Sinne der stenosierenden Laryngotracheitis, und inspiratorischen Stridor auslösen. Ulzerationen können auch hier wiederum zu den oben beschriebenen Membranbildungen führen, langfristig aber auch tiefergreifende Entzündungen nach sich ziehen.

Die Begleitlaryngitis bei Scharlach verläuft in der Regel komplikationslos. Nur in sehr seltenen Fällen können sich bei septischem Verlauf im Kehlkopf zunächst Ulzera, unter Umständen mit Pseudomembranbildungen, entwickeln, denen im weiteren Verlauf Phlegmone und unter Umständen sogar eine Perichondritis folgen kann.

Die bekannten Exantheme bei Varizellen und Pocken werden in der Regel auch von Papeln und Bläschenbildungen an der Mundschleimhaut begleitet. In seltenen Fällen können diese Effloreszenzen auch im Bereich der Kehlkopfschleimhaut angetroffen werden. Während bei den Pocken die Veränderungen in der Regel folgenlos ausheilen, kann es bei den Varizellen auch ohne Larynxenanthem zu tiefer greifenden phlegmonösen Laryngitiden kommen.

Entgegen der auffälligen klinischen Symptomatik im katarrhalischen und konvulsiven Stadium des Keuchhustens finden sich im Larynx keine nennenswerten pathologisch-anatomische Veränderungen. Die erkennbare Hyperämie und die umschriebenen submukösen Einblutungen sind eher Folge des Hustens, während der hochgradige inspiratorische Stridor auf den zentral bedingten Glottisspasmus zurückzuführen ist.

8.1.6 Tiefer greifende Laryngitis

Tiefer greifende Entzündungen im Larynx, wie Abszesse, Phlegmonen, Nekrosen und Perichondritiden, sind in der Regel Folge von Verletzungen, die eine entsprechende Eintrittspforte für Infektionen darstellen, seltener Komplikationen von Infekten der oberen Atemwege. Die Art und Lokalisation der Verletzung und die infizierende Keimart bestimmen letztlich, welche der genannten Entzündungsformen sich entwickelt. Je nachdem wie locker die Verbindungen der Mukosa und Submukosa zum tiefer gelegenen Stützgewebe sind, entwickeln sich im Zusammenhang mit diesen Entzündungen seröse und serofibrinöse Exsudationen. Diese können vor allem im Larynxeingang, mit Ausnahme der laryngealen Epiglottisfläche, und subglottisch als Ödeme extreme Ausmaße mit entsprechenden Atembehinderungen nach sich ziehen. Die klinische Bedeutung dieser Ödeme besteht vor allem in ihrer raschen Entwicklung. Larynxödeme stellen aber kein eigenes Krankheitsbild sondern die Begleiterscheinung anderer pathologischer Vorgänge dar. Das auf die Stimmlippen begrenzte Reinke-Ödem hat mit dieser Art von Ödemen nichts zu tun.

8.1.6.1 Larynxabszeß

Larynxabszesse dürften in der Regel aus tiefer gehenden Verletzungen der Schleimhaut um den Kehlkopfeingang herum entstehen. Dementsprechend sind sie auf diesen Bereich beschränkt und treten nur extrem selten im Larynxinneren auf. Die typische Lokalisation ist die linguale Epiglottisfläche, wo sie als umschriebene hochrote Vorwölbung mit entsprechendem Kollateralödem die Epiglottis nach dorsokadual verdrängen und somit den endoskopischen Blick in den Larynx verlegen. Bei stärkerer Einschmelzung nimmt die kugelige Schwellung an umschriebener Stelle eine mehr gelbliche Verfärbung ein. Spontanperforationen sind häufig, sollten aber nicht abgewartet werden. Erreger sind in der Regel Staphylococcus aureus und seltener Staphylococcus epidermitis und β-hämolysierende Streptokokken der Gruppe B (HEENEMAN u. WARD 1977; RIDGEWAY et al. 1984).

8.1.6.2 Larynxphlegmone

Wie der Larynxabszeß tritt auch die Phlegmone vorzugsweise primär um den Kehlkopfeingang herum auf. Auch hier ist wieder der bevorzugte Ausgangspunkt die linguale Epiglottisfläche. Im Gegensatz zum Abszeß breitet sich die Infektion von hier aus in alle Richtungen weiter aus, d. h. im einzelnen über den präepiglottischen Raum zu den tiefer gelegenen Larynxstrukturen, über den Kehlkopfeingang in den supraglottischen und nach ventral in Richtung auf den Zungengrund und Mundboden. Umgekehrt können von einer Mundbodenphlegmone aus Phlegmonen des Kehlkopfes ausgelöst werden. Dem anfänglichen Ödem weicht rasch eine starre, derbe Auftreibung der gesamten Schleimhautareale. Gefürchtet ist der Durchtritt der Phlegmone in den Parapharyngealbereich, von wo aus sich über Senkungsabszedierung die Infektion bis in das Mediastinum ausbreiten kann (SHIOTA et al. 1989).

Klinisch beginnen Kehlkopfphlegmone und Abszeß mit Schluckbeschwerden, in die Ohren ausstrahlende Schmerzen und initialem Schüttelfrost. Im Gegensatz zum Kehlkopfabszeß ist die Phlegmone wegen ihrer endolaryngealen infiltrativen Ausbreitung nicht selten mit Stimmstörungen verbunden. Je nach Ausdehnung entwickelt sich bei ihr später auch je nach Schwellungszustand eine Dyspnoe. Im Falle von Epiglottisphlegmonen und Abszessen ist ein typisches klinisches Zeichen die kloßige Sprache. Der Grund für den unterschiedlichen Verlauf bei der Erkrankung liegt in erster Linie im Erregerspektrum. Bei der Phlegmone dürfte es sich in der Regel um Streptokokkenarten, Bakteriodesarten

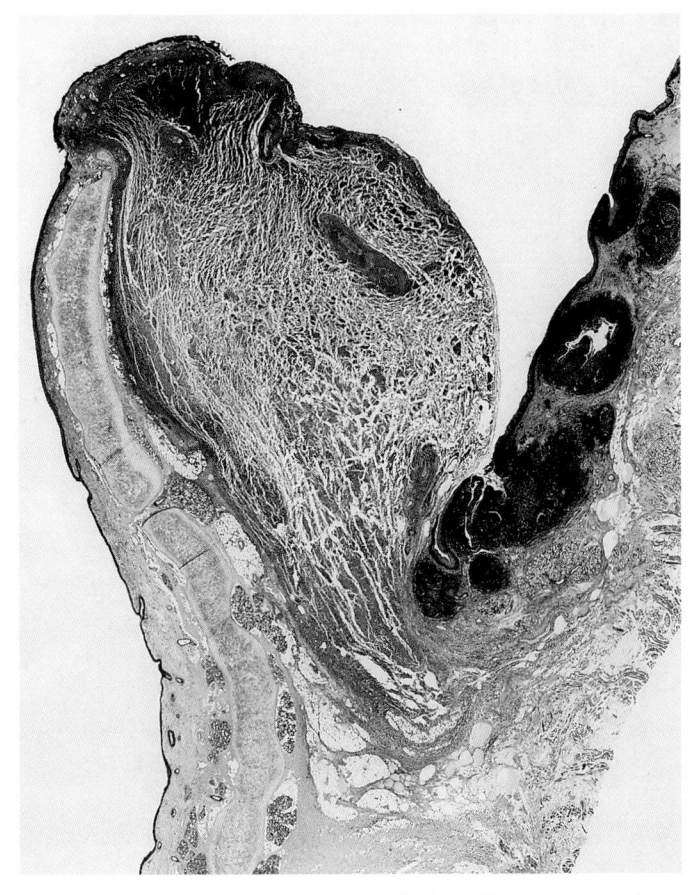

Abb. 4.8.6. Plegmone an der lingualen Epiglottisfläche. Sektionspräparat eines Mannes

und in seltenen Fällen auch einmal um Pseudomonas aeruginosa handeln. SHIOTA et al. (1989) beschrieben den Fall einer Candida-Phlegmone bei einer Patientin mit langjährigem Diabetes mellitus.

Mikroskopisch findet sich ein diffuses, leukozytenreiches Exsudat von der Schleimhaut über die Submukosa und die Muskulatur, oft bis an das Kehlkopfskelett reichend. Die Gefäße sind dilatiert und gestaut, und stellenweise sind Thrombosen erkennbar (Abb. 4.8.6).

Gangräneszierende Entzündungen sind im wesentlichen den phlegmonösen Erkrankungen gleichzusetzen. Ihre Besonderheit besteht aber in der infektionsbedingten, weitflächigen Nekrotisierung des befallenen Gewebes (Abb. 4.8.7). Auch diese Verlaufsform ist an die Infektion mit ganz bestimmten Erregern geknüpft, in erster Linie anaerobe Streptokokken und Bakteroidesarten. Auch gramnegative Keimarten, besonders Pseudomonas aeruginosa, können bei entsprechend schlechter Abwehrlage gangräneszierende Entzündungen nach sich ziehen.

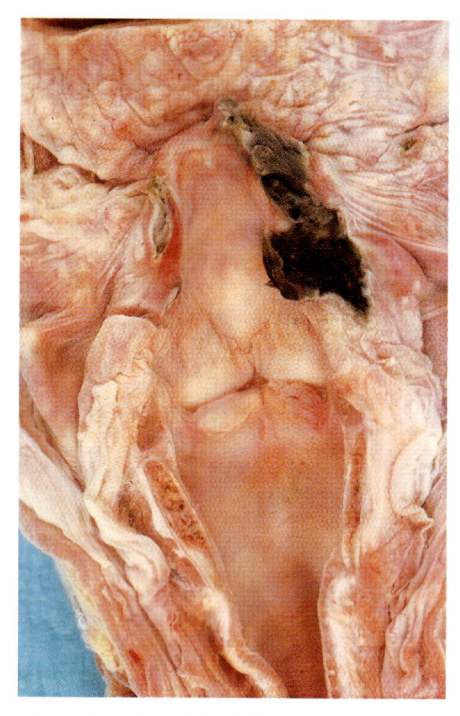

Abb. 4.8.7. Perakute gangräneszierende Epiglottis bei einem 70jährigen Mann. Sektionspräparat

8.1.7 Entzündungen des Kehlkopf- und Luftröhrengerüstes

8.1.7.1 Larynxperichondritis

Da das Larynxgerüst in der Tiefe des Gewebes geschützt liegt, sind Entzündungen dieses Bereiches im Grunde nur als sekundäre Folge anderer Erkrankungen oder Verletzungen vorstellbar. Die früher postulierte primäre Form (HAJEK 1932; RUEDI 1956), bei der man eine hämatogene Affektion des Perichondriums durch akute Infektionskrankheiten angenommen hat, wie Grippe, Pocken, Typhus und Fleckfieber, sind auch in der vorantibiotischen Ära pathogenetisch kaum vorstellbar. Wie schon oben beschrieben, gibt es bei diesen Erkrankungen ebenso wie bei Masern und Scharlach, aber auch bei spezifischen Erkrankungen, wie der Tuberkulose und der Lues, Ulzerationen, über die von der Schleimhautoberfläche Mischinfektionen phlegmonös in die Tiefe vordringen und das Kehlkopfgerüst erreichen. Die bekannteste Infektionskrankheit, die den Perichondritiden früher vorausging, war die Virusgrippe (THOST 1928; MAYER 1932; HÜTTEROTH 1941). Tief infiltrierende und zerfallende Kehlkopfkarzinome können ebenfalls den Weg für Infektionen in die Tiefe freilegen. Eine weitere Möglichkeit der Schaffung von Infektionspforten zum Larynxgerüst sind die offenen und gedeckten Verletzungen des Kehlkopfes von außen, wobei besonders die laryngotrachealen Rupturen und Frakturen in diesem Punkt leicht unterschieden werden können. Auch chirurgische Eingriffe, vor allem am Kehlkopf mit Teilresektion oder aber kehlkopferweiternde Eingriffe von außen, können unter Umständen solche Infektionspforten schaffen. Auch eine übermäßig lange Blockade eines Beatmungstubus im Ringknorpelbereich kann die Innenauskleidung des Ringknorpels so weitgehend zerstören, daß eine unmittelbare Entzündung des Perichondriums und des Ringknorpels ermöglicht wird. Von besonderer Bedeutung ist der Begriff der Perichondritis radiotherapeutica, der impliziert, daß eine von Tumorinfiltration unabhängige, durch Bestrahlung erfolgte Nekrose im Bereich des Kehlkopfgerüstes eingetreten ist. Da nicht sein kann, was nicht sein darf, wurde vor allem von Vertretern der Radiotherapie bei frühen Kehlkopfkarzinomen der Zusammenhang einer Perichondritis mit Bestrahlung bestritten (ALBRECHT 1951; VOGEL u. BOGASCH 1955). So wurde zur Trennung von Strahlenperichondritis und tumorbedingter Perichondritis als Differenzierungsmerkmal angeführt, daß eine Strahlenperichondritis im allgemeinen erst nach einem Jahr und später klinisch apparent werden dürfte, die Tumorperichondritis aber schon bald nach Beginn der Bestrahlung. Eine solche Differenzierung erscheint mir außerordentlich konstruiert und steht auch im Widerspruch mit zahlreichen histologischen Untersuchungsbefunden nach vorbestrahlten Kehlköpfen, bei denen durchaus ohne benachbarte Anwesenheit von Tumorinfiltraten entzündliche Reaktionen am Perichondrium von Schild-, Ring- und Stellknorpel beobachtet werden konnten (MEYER-BREITING u. BURKHARDT 1988). Auch die Untersuchungen von VOGEL u. BOGASCH (1955) bestätigen letztendlich diese Annahme. Ein besonderes und seltenes Krankheitsbild stellt die rezidivierende Polychondritis dar, bei der in mehr als der Hälfte aller Fälle Knorpel des Respirationstraktes, besonders des Larynx mitbefallen werden (DAHLQUIST et al. 1983, LAMBERTS et al. 1989). Die Ätiologie ist unbekannt.

Pathologisch-anatomisch unterscheidet man die eitrige von der sklerosierenden Perichondritis. Die eitrige Perichondritis wird durch Infektionserreger ausgelöst und führt zu einer Rundzellinfiltration und Auftreibung des Perichondriums (Abb. 4.8.8). Die darunter befindliche, häufig sehr dünne Kortikalis des verknöcherten Knorpels wird in der Folge zerstört und das darunter liegende Knochenmark ebenfalls infiltriert. Knorpelstrukturen fallen dieser Zerstörung verzögert anheim. Am häufigsten werden die Stellknorpel, gefolgt vom Ring- und Schildknorpel, zerstört, während die elastischen Knorpelstrukturen meistens erhalten bleiben (HINSBERG 1928; HART u. MAYER 1928; HAJEK 1932; WALDAPFEL 1938). Als Sequester werden in der Regel die kompakteren Knochenareale an den Ober- und Unterrändern von Schild- und Ringknorpel sowie noch erhaltene Knorpelbereiche abgestoßen. Die den befallenen Knorpelarealen benachbarten Schleimhautareale sind infolge der entzündlichen Infiltrationen zunächst ödematös und später durch Leukozyteninfiltrate derb verdickt und entsprechend entzündlich gerötet.

Das klinische Beschwerdebild gleicht der der Kehlkopfphlegmone oder des Kehlkopfabszesses mit Schmerzen beim Schlucken und der Stimmbildung sowie je nach Lokalisation der Infiltration, Dysphonie oder Atemnot und Druckempfindlichkeit der befallenen Kehlkopfbestandteile.

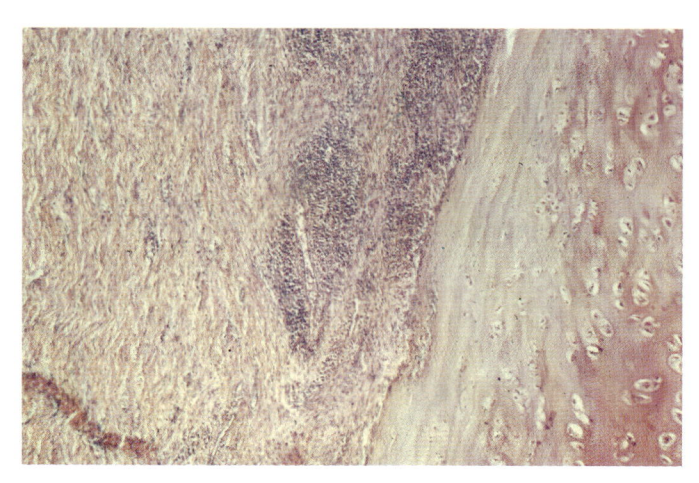

Abb. 4.8.8. Perichondritis an der Innenseite des Schildknorpels bei Zustand nach zwei Wochen zurückliegender, präoperativer Bestrahlung mit 30 Gy bei einem 56jährigen Mann. Der eigentliche Tumor lag deutlich außerhalb dieses Bezirkes. HE, × 25

Trotz der Möglichkeiten der heutigen Antibiotikatherapie muß die Larynxperichondritis als zumindest funktionell prognostisch ungünstig eingestuft werden. Selbst wenn es gelingt, sie zum Stillstand zu bringen, bleiben in vielen Fällen Ankylosierungen der Krikoarytaenoidgelenke mit entsprechenden Stimm- und Atemproblemen, oder aber im Ringknorpelbereich Larynxstenosen zurück. Diese Veränderungen lassen sich nur teilweise durch operative Maßnahmen korrigieren und auch dann erst, wenn die Perichondritis sicher ausgeheilt ist.

8.1.7.2 Arthritis der Cricoarytaenoidgelenke

Arthritiden sind im Bereich des Kehlkopfes sehr selten und praktisch nur auf die Cricoarytaenoidgelenke beschränkt. Wie schon im vorhergehenden Kapitel erwähnt, können Perichondritiden, die im Stellknorpelbereich am häufigsten auftreten, eine solche Arthritis und spätere Ankylosierung nach sich ziehen. Klinisch ist die Arthritis der Cricoarytaenoidgelenke von der Perichondritis in diesem Bereich nicht zu unterscheiden, es sei denn, die anamestischen Daten sprechen von sich aus für das letztere. Von der Ätiologie her ist die primär chronische Polyarthritis die häufigste Ursache, wobei der Prozeß ein- sowie auch beiderseits auftreten kann. Über Arthritiden des Cricoarytaenoidgelenkes im Anschluß an akute oder chronische Laryngitiden berichten DE VIDO u. ANCETTI (1952), RUEDI (1956) und MONTGOMERY et al. (1956). Über eine gonorrhoische Arthritis der Cricoarytaenoidgelenke berichteten CLAUS (1910) und RHODIN (1922). HÖRBST (1936) beobachtete bei systematischer, histologischer Untersuchung von Cricoarytaenoidgelenken auch Befunde wie bei der Arthrosis deformans.

Klinisch ist die Arthritis nur schwer von einer Perichondritis im Bereich der Stellknorpel zu unterscheiden. Eine weitere Unterscheidungsschwierigkeit ergibt sich auch bei der Differenzierung zwischen Rekurrensparese und der Arthritis im Stadium zwischen 2 Entzündungsschüben. BECKMANN (1982) empfiehlt, auf das kompensatorische Vorbeischieben des nicht fixierten Aryknorpels am fixierten zu achten. Dies könne bei einer rheumatischen Arthritis nicht erfolgen. Weiter sollte auch an die an sich sehr seltene Gicht im Larynxbereich gedacht werden (s. auch Kap. 4.6.1.2).

8.1.8 Allergische Laryngitis

Allergische Entzündungen treten im Larynx wesentlich seltener als im übrigen Respirationstrakt auf. Sie werden klinisch beobachtet, 1. als Begleitreaktion bei Asthma bronchiale, 2. durch Insektenstiche, 3. Arzneimittel- oder Nahrungsmittelüberempfindlichkeit und 4. als angioneurotisches Larynxödem. In allen Fällen treten massive ödematöse Schwellungen im Bereich des Larynxeinganges auf, die zu lebensgefährlichen Situationen infolge Verlegung des Atemweges führen können.

Eine allergische Diathese kann auch ohne die oben genannten lokalen Reaktionen eine Hyperreagibilität der Larynxschleimhaut gegenüber anderen schädigenden Faktoren mit sich bringen (HOCEVAR-BOLTEZAR et al. 1997), wie dies auch schon bei der obstruktiven Laryngotracheitis schon erwähnt wurde (HIDE u. GUYER 1985; WELLIVER et al. 1985; PEARLMAN 1989; ASLANIAN 1995a; ZIELNIK-JURKIEWICZ 1996).

Eine Sonderstellung nimmt das sog. angioneurotische Larynxödem oder auch Quincke-Ödem ein, bei dem in kurzer Zeit aus völligem Wohlbefinden heraus ödematöse Schwellungen im Gesicht, Gaumen und Rachen auftreten und auch auf den Larynxeingang übergreifen können. Weiter sind auch Ödeme im Bereich von Lippe, Zunge und Uvula zu sehen. Laryngoskopisch ist dieses Ödem gelblich-weiß und klar abgrenzbar. Erscheinungsbilder, die einer Epiglottitis gleichen, sind möglich (SMALL u. FRENKIEL 1983). Es kann, wie auch die Urtikaria, deren Auslöser ebensowenig bekannt ist, über Jahrzehnte andauern, ohne daß jemals ein Allergen gefunden worden wäre. VIDAL et al. berichteten 1995 allerdings über einen Fall eines Angioödems im Zusammenhang mit einer Therapie mit Ciprofloxacin. Ansonsten werden bei diesen Patienten auch psychosomatische Hintergründe diskutiert, da es sich in der Regel um labilere Menschen handelt, bei denen die Veränderung vor allem im Zusammenhang mit Aufregung und Angstzuständen beobachtet werden. Familiäre Dispositionen werden angenommen (BEICKERT 1960; SMALL u. FRENKIEL 1983).

8.2 Chronische Laryngitis

Chronische Laryngitiden entstehen aus den unterschiedlichsten Gründen, wobei im einfachsten und häufigsten Falle eine akute Laryngitis nicht ausheilt und fortbesteht. Dabei muß nicht unbedingt das auslösende Moment für die ursprünglich akute Laryngitis der eigentliche Grund für das Fortbestehen sein. Unter den infektiösen Gründen spielen Infekte im Bereich der übrigen Atemwege, wie chronische Sinusitiden oder chronische Bronchitiden eine Rolle (STELL u. MCLOUGHLIN 1976). Eine wesentlich größere Bedeutung haben aber gerade bei den chronischen Verläufen der Laryngitis die abakteriellen Ursachen, im einfachsten Falle eine behinderte Nasen- und damit forcierte Mundatmung mit ständiger Austrocknung des Rachens und des Larynxbereiches, aber auch sonst können heiße und trockene Luftverhältnisse eine solche chronische Entzündung weiter unterhalten. Hinzu kommen die schon oben erwähnten Noxen, wie Metall-, Stein- und Holzstäube sowie chemische Dämpfe, oder leicht flüchtige Kohlenwasserstoffe, insbesondere halogenierte aliphatische und aromatische Kohlenwasserstoffe. Ein unbestrittener Spitzenreiter unter den Verursachern und Unterhaltern einer chronischen Laryngitis ist aber das Rauchen. Wie schon WALLNER (1954) mit seiner Bezeichnung "Smoker's Larynx" den Zustand eines durch Rauchen veränderten Larynx bezeichnete. Einen besonderen Faktor stellt allerdings der Umstand dar, daß Männer bei weitem häufiger von chronischen Laryngitiden betroffen sind als Frauen. Dies kann nicht alleine auf ungünstigere berufliche Einflüsse (NESSEL 1965), denen das männliche Geschlecht ausgesetzt sein soll, zurückgeführt werden. Unter solchen Umständen müßten alle Büroarbeiter und -arbeiterinnen das gleiche Risiko zur chronischen Laryngitis aufweisen. Dies ist aber bekanntermaßen genausowenig der Fall, wie das erhöhte Risiko der Männer, an Kehlkopfkrebs zu erkranken. Auf die Gefahr, daß akutentzündliche Kehlkopferkrankungen bei unverminderter Stimmanwendung besonders leicht in ein chronisches Stadium übergehen können, weist BECKMANN hin (1982).

Unter dem Begriff der chronischen Laryngitis werden im allgemeinen zahlreiche Veränderungen im Kehlkopf zusammengefaßt, die aber ätiologisch und morphologisch eigenständige Krankheitsbilder darstellen, so haben z.B. Stimmlippenpolypen und Schreiknötchen, Kontakt- und Interarytaenoidpachydermien sowie spezifische Entzündungen mit der eigentlichen chronischen Laryngitis nichts zu tun. In Anlehnung an KLEINSASSER (1991) werden sie in eigenen Kapiteln abgehandelt. Wechselwirkungen zwischen traumatischen Ereignissen und akuten, meist aber eher chronischen Entzündungen können lokale Reaktionen wie Kontakt- und Intubationsgranulome, Pachydermien, Sängerknötchen oder Polypenbildungen begünstigen. Da das traumatische Ereignis bei diesen Krankheitsbildern als das richtungsgebende anzunehmen ist, wurden sie im Kapitel Traumen abgehandelt. Hierzu gehören die physikalischen Schädigungen, wie Verbrennungen und Verbrühungen, Verätzungen und die funktionell mechanischen Schäden, die unter Umständen auch besondere Formen der chronischen Entzündung hervorrufen können.

Wir unterscheiden die einfache chronische Laryngitis, die chronisch hyperplastische Laryngitis und die atrophische Laryngitis sowie die Sonderform der chronischen Laryngitis posterior (sog. Refluxlaryngitis).

8.2.1 Einfache chronische Laryngitis

Diese Frühform der chronischen Laryngitis wird häufig auch als chronisch katarrhalische Laryngitis bezeichnet. Der Ausdruck katarrhalisch scheint hier aber fehl am Platz, weil mit dem Begriff des Katarrhs eine intensive seröse Sekretion im Frühstadium von Schleimhautinfektionen gemeint ist (καταρεῖν: herabfließen). Und genau diese Eigenschaft besitzt die chronische Laryngitis nicht, die sich klinisch eher durch Trockenheit, oder allenfalls durch zähe Sekretion, d. h. eine überwiegend muköse Sekretion auszeichnet.

Eine einfache, chronische Laryngitis wird weniger durch Persistenz eines lokalen laryngealen Infektes, sondern wesentlich häufiger durch Infekte der oberen und unteren Atemwege, wie z. B. Sinusitiden oder Bronchitiden unterhalten (STELL u. MCLOUGHLIN 1976), kann im übrigen aber auch in Begleitung von allgemeinen Erkrankungen wie Diabetes, Niereninsuffizienz und Anämie auftreten. Die Geschlechter sind zu gleichen Teilen betroffen.

Makroskopisch ist in sämtlichen Schleimhautarealen des Larynx eine Verdickung und diffuse Rötung zu beobachten. Der gesamte Schleimhautüberzug bewegt sich nicht so flexibel wie im Normalzustand. Die Stimmlippen haben ihren Glanz verloren, und die Elfenbeinfarbe ist einem hellen grau-rot gewichen. Die in sagittaler Ausdehnung ausgerichteten Stimmlippengefäße erscheinen gegenüber dem Normalbefund deutlich erweitert. Stroboskopisch geht in unterschiedlichem Umfang die Randkantenverschiebung verloren.

Mikroskopisch besteht zwar eine Kongestion einzelner Gefäße, aber keine diffuse intensivere Kapillarisierung wie bei der akuten Laryngitis. Die lymphoplasmazelluläre Rundzellinfiltration und Auflockerung in Mukosa und Submukosa nimmt zu. Die Infiltrationen können über die Submukosa bis in die inneren Kehlkopfmuskeln reichen. Im respiratorischen Epithel kommt es zu einem Zurückdrängen der serösen Drüsenanteile und einer Zunahme des mukösen Anteiles und der Becherzellen. Die Drüsenzellen weisen ein stärker gekörntes Zytoplasma auf. In vielen Fällen erkennt man eine deutlich verbreiterte Basalmembran.

Per definitionem müßten die rezidivierenden, obstruktivem Laryngotracheitiden (Kap. 4.8.1.3) und die allergischen Laryngitiden (Kap. 4.8.1.8) zur einfachen, chronischen Laryngitis hinzugezählt werden, da auch hier eine Reversibilität der Gewebsveränderungen gegeben ist.

Nach längerem Verlauf dieser einfachen Laryngitis und Weiterbestehen der schädigenden Einflüsse geht die einfache chronische Laryngitis je nach schädigendem Agens in eine chronisch hyperplastische, oder aber in eine atrophische Laryngitis über. Das sog. Reinke-Ödem stellt eine besondere Reaktion des Stimmlippenbereiches auf bestimmte chronische Schädigungen dar.

8.2.2 Chronisch hyperplastische Laryngitis

Bleiben die Bedingungen, die einzeln, häufig aber auch in Kombination, zur chronischen Laryngitis geführt haben und damit auch die laryngitischen

Beschwerden über viele Monate bestehen, so kommt es zu Veränderungen in der Epithelauskleidung des Larynx und der submukösen Bindegewebsstrukturen. Die subepitheliale, ödematöse Auflockerung geht zurück zugunsten einer vermehrten Fasereinlagerung subepithelial und in der Submukosa. Diese Veränderungen sind in der Regel im supraglottischen Bereich am ausgeprägtesten. Hinzu kommt eine Plattenepithelmetaplasie des respiratorischen Epithels im supra- und im subglottischen Bereich (s. auch Kap. 4.10.2.7). Neben der permanenten, subepithelialen Anwesenheit chronisch entzündlicher, unspezifischer Infiltrate findet eine Einwanderung von Lymphozyten in das Epithel statt (Shtil et al. 1990). Dabei erfolgt die Verteilung der Lymphozyten nicht homogen, sondern im Zusammenhang anderer Veränderungen und Bedingungen, im einzelnen die Art und Unversehrtheit des Epithels, der Zustand der Basalmembran und der Grad der Vaskularisierung und die Fibrosierung der Submukosa (Krivonos u. Shtil 1990). Das Plattenepithel beginnt, vor allem im Stimmlippenbereich, aber auch an den Taschenfalten, sich mehr oder minder gleichmäßig zu verdicken und entwickelt schließlich, entweder zusammenhängend, oder aber fleckförmig Tendenzen zur Verhornung. Diese Überschußbildungen können in den unterschiedlichsten Formationen an der Stimmlippenoberfläche bestehen, von der einfachen Epithelhyperplasie mit oder ohne Hyperkeratose (Abb. 4.8.9) bis zur verrukösen Akanthose. Nichts zu tun haben diese Veränderungen mit funktionell bedingten Pachydermien, z. B. durch unphysiologischen Stimmgebrauch. Sie werden im Kapitel 4.5.4 abgehandelt. Besonders an der Übergangszone zwischen Plattenepithel und respiratorischem Epithel sind präkanzeröse Veränderungen besonders häufig zu beobachten (Görtchen et al. 1986; Stosiek et al. 1986).

Mikroskopisch dehnt sich das Plattenepithel auf Kosten des respiratorischen Flimmerepithels mit Ausnahme der Schleimhaut des Morgagni-Ventrikels weiter aus. Deutliche Hyperplasie des Plattenepithels mit der Tendenz zur Verhornung besteht vor allem im Bereich der Stimmlippen. Diese Veränderungen dehnen sich bis in die Ausführungsgänge der Drüsen aus. In frühen Stadien ist die Submukosa noch durch ein Ödem aufgelockert, dem später eine zunehmende

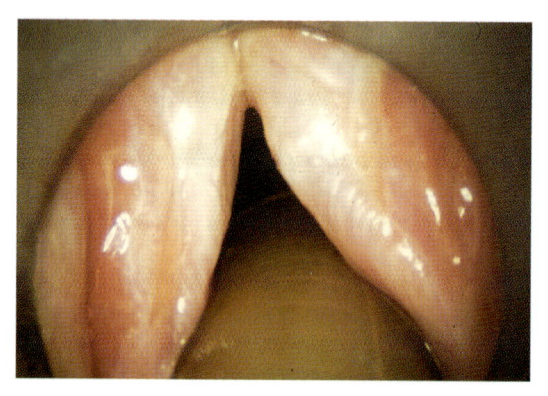

Abb. 4.8.9. Chronische hyperplastische Laryngitis. Endoskopischer Befund

Fibrosierung folgt. Die einfache hyperplastische Laryngitis (Grad I) weist eine reguläre Schichtung des Plattenepithels ohne nennenswerte Zell- und Kernatypien oder Differenzierungsstörungen auf. Treten jedoch zusätzliche Zell- und Kernatypien in geringerer Zahl und vereinzelte Schichtanomalien auf, so handelt es sich um eine chronisch hyperplastische Laryngitis der Verdachtsgruppe II. KAMBIC u. LENART (1971) definierten die atypische Hyperplasie als zusätzliche, eigene Entität zwischen Grad II und III (VODOVNIK et al. 1997). In Abhängigkeit des Grades von der einfachen hyperplastischen Laryngitis bis zum Grad III (zur „atypischen Hyperplasie") fanden FERLUGA et al. (1997) eine Zunahme der mittleren Dichte von Langhans-Zellen und T-Lymphozyten.

Die Veränderungen sind an den Stimmlippen am ausgeprägtesten, gefolgt von der Interarytaenoidregion, den Taschenfalten, der unteren laryngealen Epiglottisfläche und dem oberen Anteil des subglottischen Raumes.

Makroskopisch erkennt man bevorzugt im Stimmlippenbereich beiderseits eine entzündliche Rötung und Schwellung des Epithels mit Ausbildung grauweißlicher, unscharf begrenzter Epithelverdickung, in deren Bereich aufgrund mangelhafter Transparenz die Kapillarzeichnung nachläßt oder ganz verlorengeht.

Ätiologisch spielen von den eingangs erwähnten Faktoren offenbar diejenigen eine Rolle, die als Fremdstoffe eher einen toxischen und mutagenen Einfluß auf die Schleimhaut haben. Der Tabakabusus, vor allem in Kombination mit Alkoholmißbrauch, spielt die bei weitem wichtigste Rolle. Die Bedeutung aller anderer, diskutierter Noxen ist wegen des mitgeteilten jeweils hohen Anteils von Rauchern schwer abschätzbar. Im einzelnen liegen folgende Berichte vor:

Anorganische Substanzen:	Asbest (PARNES u. SHERMAN 1991)
	Metalle: Chrom und Nickel
	(AMBROSCH u. ZSCHIESCHE 1992;
	ALTUNKOWA et al. 1996)
	Zement (MACIEJEWSKA u.
	BIELICHOWSKA-CYBULA 1991)
	Mangansalze (TALAKIN et al. 1990)
	Kobaltsalze (TALAKIN et al. 1991)
	Übersicht bei ZIEM u. McTAMNEY (1997).
Organische Substanzen:	Formaldehyd (ROTO u. SALA 1996)
	Holzstaub (KOWALSKA et al. 1990: keine Allergien).

Bei Hyperreagibilität oder Allergie auf organische Substanzen stellten SALA et al. (1996) in 13 von 20 Fällen erhöhte IgE-Werte fest.

Die chronisch hyperplastische Laryngitis muß zu den fakultativen Präkanzerosen gerechnet werden und bedarf einer dringenden Überwachung. Chronisch hyperplastische Laryngitiden der Grade I und II lassen sich makroskopisch und in der Mikrolaryngoskopie nicht nicht immer vom Grad III unterscheiden. Da in ihnen an irgendeiner Stelle eine weitergehende Veränderung in Richtung Grad III, d.h. Carcinoma in situ, oder sogar eine frühinvasive Infiltraton erfolgen kann, ist zur genaueren Diagnostik im Zweifelsfall eine Dekortikation der Stimmlippen mit sorgfältiger histologischer Serienuntersuchung erforderlich (KLEINSASSER 1991). Auf die Problematik der Präkanzerosen und des Überganges von chronisch entzündlicher Epithelhyperplasie zum Carcinoma in situ soll im Kapitel 4.10 näher eingegangen werden.

8.2.3 Atrophische Laryngitis

Bei der atrophischen Laryngitis spielen ätiologisch bestimmte Einflüsse eine entscheidende Rolle. Hierzu gehört in erster Linie die chronische Inhalation heißer Luft oder Dämpfe. Auch eine behinderte Nasenatmung kann durch ständiges Mundatmen zu einer atrophischen Laryngitis führen. Des weiteren ist eine atrophische Laryngitis die normale Folge einer Belastung der Larynxschleimhaut mit ionisierenden Strahlen. Auch Schwangerschaftstoxikosen (Laryngopathia gravidarum) können eine chronische atrophische Laryngitis (Laryngitis sicca) nach sich ziehen (KECHT u. SCHÖN 1935; KECHT 1951; MIEHLKE 1956).

Makroskopisch fällt eine trockene, d.h. nicht glänzende, rosarote, glatte Schleimhautoberfläche mit Neigung zur Borkenbildung auf. Der Morgagni-Ventrikel erscheint erweitert bei schmalen, relativ atonischen Stimmlippen. Aufgrund der Trockenheit besteht die Neigung zu Erosionen und Exulzerationen in den mechanisch stärker beanspruchten Arealen. Histologisch besteht eine fortschreitende Plattenepithelmetaplasie und der Verlust der serösen Anteile der Schleimdrüsen sowie die Rückbildung der Lymphfollikel im Vordergrund. Das Endstadium der atrophischen Laryngitis stellt die Laryngitis ozaenata dar, die allerdings ein extrem seltenes Krankheitsbild ist und fast immer mit einer Ozaena der Nase verknüpft ist.

Wie die Ozaena der Nase so kann man auch die sehr seltene Ozaena laryngotrachealis als eine Art Endstadium der chronisch atrophischen Laryngotracheitis auffassen (KUTTNER 1895; REYNIER 1947; VIGI 1932; TERRACOL 1953). Die Ozaena laryngotrachealis kommt praktisch immer mit der Ozaena der Nase vergesellschaftet vor. Offenbar handelt es sich um ein Absteigen der hierfür spezifischen gramnegativen Keimflora, wobei es sogar zu einem Befall des Bronchialbereiches kommen kann (VIGI 1932).

8.2.4 Chronische Laryngitis posterior (Refluxlaryngitis)

KAMBIC u. RADSEL (1984) wiesen schon sehr früh auf den ätiologischen Zusammenhang zwischen gastroösophagealem Reflux und einem auf den dorsalen Bereich des Larynx beschränkten Entzündungsprozeß hin. In über 95% der Patienten mit solchen Entzündungen bestanden zugleich Hiatushernien oder eine Überproduktion von Magensekret. Seither wurde immer häufiger, z.T. auch mit systematischen Studien über die Möglichkeit einer Beeinträchtigung des Larynx und der unteren Atemwege durch Hyperazidität des Magens und gastroösophagealen Reflux berichtet und diskutiert. Die Inzidenz wird unterschiedlich angegeben (17,5% aller hyperaziden Patienten: WILSON et al. 1989b; 10% JAUMA et al. 1992).

Je höher die Magensäure im Ösophagus steigen kann, umso höher das Risiko einer Laryngitis posterior (SHAKER et al. 1995). Nächtliches, hochreichendes Sodbrennen korreliert besonders häufig mit Veränderungen im Larynx (JACOB et al. 1991). Männer sind um ein Mehrfaches häufiger betroffen als Frauen. Auch bei Kindern werden Laryngitiden im Zusammenhang mit gastroösophagealem Reflux beschrieben. Hier stehen aber bronchopulmonale Begleiterkrankungen stärker im Vordergrund (COPOVA et al. 1991). In Analogie zum gastroösophagealen Reflux beschreiben LAMBECK u. HACKI (1997) einen Fall von Laryngitis posterior bei einer 29jährigen Bulimie-Patientin.

Makroskopisch bestehen entzündliche Veränderungen an der Larynxhinterwand und den medialen Stellknorpelflächen. KAMBIC u. RADSEL (1984) unterscheiden zwei Phasen: eine hyperplastische Frühphase und eine atrophische Spätphase. In der hyperplastischen Frühphase überwiegen Erythem und chronisch granulierende Schleimhautentzündungen. Diese Veränderungen im Larynx korrelieren mit denen im hyperaziden Ösophagus. Aber nicht jeder hyperazide Ösophagus weist pathologisch-anatomische Veränderung auf (WILSON et al. 1989b). Begleitende Komplikationen sind Ulzera und Granulome. Auch Kontaktulzera und -granulome werden inzwischen auf den gastroösophagealen Reflux zurückgeführt. KOUFMAN (1991) fand besonders häufig abnormale pH-Werte im Ösophagus bei Larynxkarzinomen (71%), Trachealstenosen (78%) und der Laryngitis posterior (60%).

An Beschwerden stehen die Kombination von Sodbrennen oder brennende Mißempfindung im unteren Rachenbereich, Globusgefühl einerseits und Husten und Heiserkeit (WILSON et al. 1989b; KOUFMAN 1991; HANSON et al. 1997) andererseits im Vordergrund. Letztere können auch ohne ösophagitische Beschwerden vorliegen (KAHRILAS 1996).

Die konservative Therapie besteht in der Applikation antisekretorischer Substanzen, wie z. B. Omeprazol (BOUGH et al. 1995; JASPERSEN et al. 1996), oder einem chirurgischen Vorgehen als Antirefluxmaßnahme wie die Fundoplicatio (HANSON et al. 1995).

8.3 Spezifische Formen der Laryngitis

Die im folgenden abgehandelten Erkrankungen des Larynx haben zwar in unseren Breiten klinisch an Bedeutung verloren, sind aber keineswegs überwunden. Granulomatöse und z. T. auch exulzerierende Veränderungen im Larynx, die auf herkömmliche Therapie nicht ansprechen, sind bei fehlender, traumatischer Anamnese primär karzinomverdächtig. Obwohl Befunde und Verlauf typisch, wird bei uns nur selten an eine spezifische Entzündung wie Tuberkulose, Lues oder bestimmte Pilzerkrankungen gedacht (BRASS u. WHITE 1991), im Gegensatz zu Ländern mit stärkerer Verbreitung dieser Erkrankungen, wo sie an erster Stelle differentialdiagnostischer Überlegungen stehen (MANNI 1982; AUREGAN et al. 1995). Auf Grund des immer mehr zunehmenden Welttourismus werden wir in den weniger oder nicht betroffenen Ländern immer häufiger mit Krankheitsbildern konfrontiert, die als endemisch in bestimmten Regionen dieser Welt galten. Auf Grund dessen scheint es gerechtfertigt, diesen Erkrankungen stärkere Aufmerksamkeit zu widmen als in der Vergangenheit üblich.

8.3.1 Tuberkulose

Dank der tuberkulostatischen Therapie, erweiterter chirurgischer Möglichkeiten und verbesserter sozialer Verhältnisse spielte die Tuberkulose im Vergleich zu den ersten sechs Jahrzehnten dieses Jahrhunderts in den entwickelten Ländern bis in die 80er Jahre klinisch eine unbedeutende Rolle. Auf Grund der geringen Inzidenz war nicht nur die Zahl der Publikationen, sondern auch die Zahl der mitgeteilten Erkrankungsfälle eingeschränkt (TRAVIS et al. 1976; BAILEY u. WINDLE-TAYLOR 1981; TSUDA et al. 1983; GERTLER u. RAMAGES 1985; SMALLMAN et al. 1987; KANDILOROS et al. 1997). Erst im letzten Jahrzehnt gewann die Tuberkulose neues Interesse. Hierfür gibt es fünf wesentliche Gründe:

1. Die meisten jüngeren und Ärzte im mittleren Alter beziehen bei typischen und unklaren Larynxbefunden die Tuberkulose nicht in ihre differentialdiagnostischen Überlegungen mit ein. Die Folge waren z.T. spektakuläre Fehlentscheidungen und -behandlungen (COULDERY 1990; KANDILOROS et al. 1997).
2. Die Erkrankung hat ihr klassisches Verhalten geändert: bevorzugtes Auftreten im fortgeschrittenen Alter und als nosokomiale Erkrankung (SCULLY et al. 1983; KANDILOROS et al. 1997).
3. Veränderte Immunitätslage bei bestimmten Patientengruppen wie durch AIDS oder ähnliche immunsuppressive Erkrankungen, immunsuppressive oder zytostatische Therapie (SMALL et al. 1991; SINGH et al. 1996; KANDILOROS et al. 1997).
4. Veränderungen der Sozialstruktur mit Zunahme des Bevölkerungsanteiles, der unter die Armutsgrenze sinkt (SPENCE et al. 1993). Weltweite Wanderungsbewegungen aus sozial schwachen Gebieten mit schlechtem oder fehlendem, öffentlichem Gesundheitswesen und entsprechender Prophylaxe führen auch bei uns zu vermehrter Konfrontation mit einer Erkrankung, die beherrscht zu sein schien (GODLEE 1993; NAKAJIMA 1993).
5. Die Zunahme Tuberkulostatika-resistenter Mykobakterienstämme sind ein weiterer Grund zur Sorge.

Die Tuberkulose kann deshalb keineswegs als überwunden angesehen werden, insbesondere dann, wenn sich die sozialen Rahmenbedingungen zu ihren Gunsten zu verändern drohen. Aus dieser Aktualität heraus scheint es uns angebracht, dieses Thema annähernd in der von KÖHN (1969b) geübten Ausführlichkeit abzuhandeln. Da auf Grund der hohen Inzidenzrate in der ersten Jahrhunderthälfte die wissenschaftliche Auseinandersetzung mit dieser Erkrankung wesentlich intensiver war, haben wir uns an seine ausführlichen Literaturrecherchen aus diesem Zeitraum angelehnt und durch aktuelle Besonderheiten ergänzt.

Die Tuberkulose ist eine akute und chronische Infektionskrankheit, die seit vielen Jahrtausenden bekannt ist. Sie wird durch verschiedene Typen des *Mykobakterium tuberculosis* verursacht. Die wichtigsten Stämme sind *hominis, bovis* und *avium*. Während der letztgenannte kaum eine entscheidende Rolle spielt, begegnet man dem Typ *bovis* vermehrt bei den Halslymphknotentuberkulosen, während der Typ *hominis* im wesentlich für die Lungen- und damit auch für die Kehlkopftuberkulose verantwortlich ist.

Um die Larynxtuberkulose selbst in den pathogenetischen Ablauf einer Tuberkulose richtig einzuordnen, seien hier einige grundsätzliche Erläuterungen am Beispiel der Lungentuberkulose, die ja, wie schon gesagt, mit der Kehlkopftuberkulose eng verbunden ist, erlaubt. Die Infektion durch Mykobakterium tuberculosis erfolgt zunächst im wesentlichen an den Schleimhäuten und am häufigsten im Bereich der Lunge. Sie kann die verschiedensten Verlaufsformen annehmen, die vom Ort der Primärinfektion, von der Infektionsdosis und im weiteren Verlauf von der Art und dem Umfang der hämatogenen Streuung sowie der Immunitätslage des Patienten abhängen. Die alte Ranke-3-Stadieneinteilung (I = tuberkulöser Primärkomplex = Primärinfekt + regionäre Lymphadenitis tuberculosa; II Stadium der hämatogenen Streuung und III Stadium der Organtuberkulose) findet heute kaum mehr Anwendung, da sie den komplexeren Abläufen der Tuberkulose mit ihrem engen Schema kaum gerecht werden kann. Der tuberkulöse Primärherd zeigt zunächst nicht mehr als eine unspezifische Entzündung. Erst ca. 3–6 Wochen später hat sich die Immunitätslage des Patienten so verändert, daß jetzt das typische Bild der spezifischen, tuberkulösen Entzündung vorliegt mit Verkäsung, einem Gürtel von epitheloidzelligem Granulationsgewebe und Epitheloidzelltuberkeln, begleitet von einem lymphozytären Randsaum und von Langerhans-Riesenzellen. Von Primärkavernen spricht man, wenn es zu einem Einbruch der Käsemassen mit Höhlenbildung am Ort des Primärherdes gekommen ist. Die relativ seltenen lymphonodulären Kavernen sind dementsprechend Höhlenbildungen im Bereich der Lymphknotenverkäsungen. Die Tuberkulose wird von diesen Orten auf verschiedene Wege weiter verstreut. Die häufigste hiervon ist die hämatogene Aussaat über einen Quellherd, bei dem es sich häufig um den tuberkulösen Primärherd selbst handelt. Bei noch nicht nennenswert geänderter Immunitätslage vermehren sich hier die Keime in der Inkubationsperiode relativ rasch und kommen von hier aus auf dem Lymphweg in die Blutbahn. Neben dieser Frühstreuung (Simultanstreuung, Primosekundärstreuung oder Juxtaprimärstreuung) kann es bei veränderter Immunitätslage zur Sukzedanstreuung kommen. Die Streuung erfolgt dann entweder aus den granulomatösen (produktiven) Knötchen oder aus den Verkäsungen (exsudativen Knötchen). Mit dem massiven Übertritt von Tuberkelbazillen in die Blutbahn, z. B. durch Einbruch Erreger-angereicherter nekrotischer Massen in größere Lungenvenen, kommt es zur simultanen Entwicklung zahlreicher Tuberkel in den verschiedensten Organen und Geweben des Organismus. In einem solchen Fall spricht man von einer akuten Miliartuberkulose. Mit der miliaren Aussaat werden wiederholt Erreger in geringerer Anzahl in die Blutbahn gestreut. Bei längerem Anhalten dieses Prozesses entwickelt sich die chronische Miliartuberkulose. Als Organtuberkulose bezeichnet man einen langdauernden tuberkulösen Prozeß mit einer bestimmten Restaktivität und weitgehender Beschränkung auf das befallene Organ. Mit dem Einbruch von Käsemassen in einen Bronchus und der damit entstandenen Kaverne entleeren sich permanent erregerhaltige Massen in den Bronchus, den sog. Drainagebronchus. Von hier aus kommt es zu einer fortschreitenden intrakanalikulären Ausbreitung der Erreger, in der Regel von kranial nach kaudal und damit zur Lungenphthise oder Schwindsucht.

Die Larynxtuberkulose ist in der Regel eine sekundäre Begleiterkrankung zur Lungentuberkulose. Das gleiche gilt für die Beziehung des Lupus laryngis zum Haut-, Nasen- oder Rachenlupus. Ihr Anteil bei bestehenden Lungentuberkulosen schwankt in den Literaturangaben erheblich, dennoch ist ein deutlicher Rückgang dieses Anteils vom Ende des vergangenen Jahrhunderts bis Mitte diesen Jahrhunderts festzustellen (Tabelle 4.8.2). Berichte über primäre Kehlkopftuberkulosen hielten kritischen Überprüfungen nicht stand (CHARLIER

Tabelle 4.8.2. Anteil der Kehlkopftuberkulose bei bestehender Lungentuberkulose im Verlaufe der letzten 100 Jahre

Zeit	Land	Larynxbeteiligung	Autoren
1898	Deutschland	30,0%	Schech (1898)
1914	USA	25,6%	Dworetzky u. Risch (1941)
1920	Deutschland	11,0%	Wodak (1920/1921)
1922	Deutschland	15,0%	Ballin (1922)
1928	Deutschland	20,0%	Meyer E (1928)
1934	USA	14,6%	Dworetzky u. Risch (1941)
1939	Deutschland	2% bis 3%	Rickmann (1939)
1941	USA	3,6%	Dworetzky u. Risch (1941)
1943	Deutschland	10,0%	Arold (1943)
1947	Philadelphia	15,0%	Lederer (1947)[a]
1949	USA	11,0%	Looper (1949)
1949	Berlin-Spandau	14% bis 17%	Hille (1949)
1949	USA	22,0%	Auerbach (1949)
1949	Frankreich	7% bis 10%	Soulas u. Mounier-Kuhn (1949)
1951	Großbritannien	2,5%	Ormerod (1951)
1953	Deutschland	5,9%	Arold (1953)
1982	Tansania	27,0%	Manni (1982)
1995	Madagaskar	7,9%	Auregan et al. (1995)

[a] Berichte im jeweiligen Zeitraum über extrem hohe Anteile wurden nicht berücksichtigt.

1938; Randerath 1939; Bettington 1952). Voraussetzung für das Bestehen einer primären Larynxtuberkulose wäre der Nachweis eines echten Primärkomplexes, d.h. Primäraffekt in der Larynxschleimhaut mit Befall eines abhängigen Lymphknotens.

Eine Larynxtuberkulose kann in jeder Altersstufe auftreten, am häufigsten wurde sie früher von der 3. bis zur 5. Dekade beobachtet (Hille 1949; Bettington 1952), was heute noch für Entwicklungsländer mit schlechter Sozialstruktur gilt (Nakajima 1993). Auf niedrigem Inzidenzniveau besteht in den höher entwickelten Ländern mit guter öffentlicher Gesundheitsvorsorge eine Verschiebung in die höheren Altersgruppen (Levenson et al. 1984; Kandiloros et al. 1997). Das männliche Geschlecht erkrankt zweimal häufiger an Larynxtuberkulose als Frauen (Wodak 1921; Dickmann 1939; Rickmann 1939; Bettington 1952). Nur Hille (1949) stellte im Nachkriegs-Berlin eine Annäherung des Frauenanteils an den der Männer fest. Für diesen Unterschied wird die intensivere exogene Belastung des männlichen Kehlkopfs verantwortlich gemacht und keine besondere Affinität der Tuberkulose zum männlichen Kehlkopf gesehen (Lederer 1947; Hille 1949). Kindliche Kehlköpfe werden bei bestehender Lungentuberkulose wesentlich seltener betroffen als die von Erwachsenen (Beckmann 1982). Jüngere Berichte über kindliche Larynxtuberkulosen liegen von CASTANEDA-NARVAEZ et al. (1986), DU PLESSIS u. HUSSEY (1987), FEARON (1987), ELIAS-JOHNS et al. (1988) und JOHNSON et al. (1993).

Wie schon oben ausgeführt, ist bis heute eine primäre Tuberkulose des Larynx, also ein echter tuberkulöser Primärkomplex, der vor Änderung der Immunitätslage entstehen muß, noch nicht beschrieben worden (HAJEK 1932; RANDERATH 1939). Bei isoliertem Kehlkopfbefall wird deshalb empfohlen, von einer „chronisch isolierten Kehlkopftuberkulose" zu sprechen (DWORETZKY 1935; RANDERATH 1939; RUEDI 1956). Somit kämen für die Entstehung der laryngealen Tuberkulose folgende, pathogenetischen Zeitabläufe in Frage:
Die Inokulation des Kehlkopfes im Zusammenhang

1. mit der Entstehung des Primärkomplexes
2. mit chronischen Tuberkulosen und schließlich
3. als Manifestation einer Organtuberkulose.

Wie schon erwähnt, steht die Kehlkopftuberkulose in engem Zusammenhang mit der Lungentuberkulose. Die drei wichtigen Infektionswege der chronischen Tuberkulose sind bronchogen („sputugen", intrakanalikulär), hämatogen und lymphogen. Für die Infektion des Kehlkopfes selbst kommen von den drei genannten nur der intrakanalikuläre und der hämatogene in Frage.

Der lymphogene Infektionsweg ist schon aus den anatomischen Besonderheiten der Lymphversorgung des inneren Kehlkopfbereiches schwer vorstellbar, da es hier keine zuführende Lymphgefäße gibt (s. Kap. 4.2.1.5). Diese Auffassung wurde schon seit den 20er Jahren vertreten (ESCH 1927; FEGIZ 1935; KNAPP 1938; RANDERATH 1939; JANSSEN 1942; ESCHWEILER 1938, 1949; PIECHAUD u. NAPÉE 1951). Tierexperimentell schlug der Versuch, eine lymphogene Aussaat in Richtung Kehlkopf zu simulieren, fehl (SAMMARTANO 1924). Daß in dem engmaschigen und weitlumigen Netz des Kehlkopfes selbst lymphogene Verbreitung möglich ist, kann nachvollzogen werden.

Die *bronchogene (intrakanalikuläre) Ausbreitungsform*, bei der über den Auswurf Erreger mit der Kehlkopfschleimhaut in Kontakt geraten und sie infizieren können, ist die zweifellos am leichtesten vorstellbare und wurde von zahlreichen Autoren zum Teil vehement als wesentlicher Ausbreitungsweg verteidigt (FRAENKEL 1886; LAKE 1895; KRIEG 1898; MEYER 1909; WODAK 1920/21; IMHOFER 1925; MANASSE 1927; ESCH 1927; BERENDES 1933; ULRICI 1933; MENZEL 1934; RANDERATH 1939; DICKMANN 1939; JANSSEN 1942; ESCHWEILER 1949; PIECHAUD u. NAPÉE 1951). Trotz dieser überwältigenden Auffassung und trotz des tierexperimentellen Nachweises (ALBRECHT 1908) bleibt eine Frage im wesentlichen offen: Auf welche Weise kommt der Tuberkelbazillus durch die Schleimhaut in die Submukosa, wo sich die Tuberkel als erstes manifestieren? Die meisten Autoren neigen zu der Auffassung, daß eine Vorschädigung des Kehlkopfepithels eine solche Inokulation begünstigen müsse, so eine chronische Laryngitis (LAKE 1895; KRIEG 1898; MANASSE 1927; BLEGVAD u. WÜRTZEN 1928; BLUMENFELD 1928; WODAK 1920/21). Als weitere Schädigungsmöglichkeiten werden die Epithelschädigung durch Hustenstöße und die im Auswurf vorhandenen Toxine diskutiert (HILLE 1949; PIECHAUD u. NAPÉE 1951). Für diese Inokulationstheorien spricht auch das bevorzugte Auftreten der Kehlkopftuberkulose bei Erwachsenen, insbesondere bei Männern und die Seltenheit dieser Erkrankung bei Kindern. Da aber schon FRAENKEL (1886) zeigen konnte, daß der Tuberkelbazillus in der Lage ist, eine gesunde, mit Plattenepithel überzogene Pharynxschleimhaut zu durchdringen, muß dies für die gesunde Kehlkopfschleimhaut in gleicher Weise gelten. Für die ersten Veränderungen bei dieser Ausbreitungsform gibt es als typische Prädilektionsstellen die Stimmlippenmitte und die Processus vocales, die Morgagni-Ventrikel, den subglottischen Abhang und den Interarytaenoidbereich.

Für den *hämatogenen Formenkreis* sprechen alle die Fälle, bei denen die Larynxtuberkulose bei geschlossener Lungentuberkulose oder Miliartuberkulose oder in einem späteren Stadium über eine entferntere Organtuberkulose entstanden sein muß. Während SAFRANEK (1930) die hämatogen entstandenen Kehlkopftuberkulosen auf 20%, WESSELY (193) auf 11% und TRAVIS et al. (1976) auf 15% veranschlagten, halten GRAVESEN u. GODBEY (1927), DOBROMYLSKI (1933), KNAPP (1938), SPIRA (1938), AROLD (1953) und RUEDI (1956) diesen Infektionsweg für grundsätzlich bedeutsamer als früher eingeschätzt.

Vermutlich auf Grund der höheren Virulenz der hämatogen gestreuten Tuberkelbakterien verlaufen die hämatogen entstandenen Kehlkopftuberkulosen rascher als die kanalikulär entstandenen. Zudem sind nicht selten im Zusammenhang mit der hämatogen entstandenen Kehlkopftuberkulose weitere Streuungen, vor allem wiederum in die Lunge, in Hirnanteile und in die Haut zu beobachten. Sogar tuberkulöse Mastoiditen wurden im Zusammenhang mit miliarer Streuung und Laryngitis tuberculosa beschrieben (BRYAN u. LANCKEN 1989; MUKERJEE 1989). Die Prädilektionsstellen für die hämatogene Streuung sind in der Regel das Gebiet des Kehlkopfeinganges, Epiglottis, aryepiglottische Falte und Aryknorpel.

8.3.1.1 Pathologische Anatomie

Die ersten subepithelialen und submukösen Infiltrate bilden Tuberkel, die die verdickte Schleimhaut leicht höckrig verändert erscheinen lassen. Daß die ersten Veränderungen dabei den Morgagni-Ventrikel bevorzugen (DUPONT 1950), hat möglicherweise zwei Gründe. Zum einen stellt dieser Bereich eine relativ ruhigere Zone mit schlechterer Selbstreinigung dar, und zum anderen findet sich hier auch ein rascher Anschluß an vorhandenes lymphatisches Gewebe. Die Folge ist, daß nicht selten eine Kehlkopftuberkulose sich als erstes durch einen ödematös entzündlichen Prolaps des Morgagni-Ventrikels (Abb. 4.8.10) bemerkbar macht. Weiterhin ist auffallend, daß besonders mechanisch beanspruchte Bereiche, die typisch für die Entstehung von Stimmlippenknötchen, Polypen oder aber von Granulomen sind (s. auch Kap. 4.5.4), frühzeitig befallen werden und als erstes Symptom Stimmstörungen auslösen. Auch hier ist der Befund häufig asymmetrisch. Die sich hier entwickelnden Tuberkel beginnen zu konfluieren, schließlich die Schleimhaut zu penetrieren und zu zerstören. Die bisher beschriebenen Veränderungen sind die, die zusammen mit den schon selteneren fortgeschritteneren, produktiven Formen heute das klinische Bild der Kehlkopftuberkulose in unseren Breiten bestimmen.

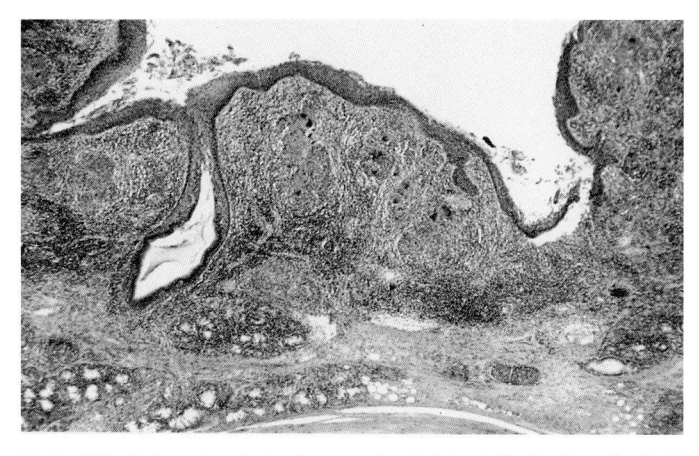

Abb. 4.8.10. Tuberkel am Rande der laryngealen Epiglottisfläche (Pars fixa). HE, × 25

Mit dem Beginn der Oberflächendestruktion geht die infiltrierend granulierende Form in die heute bei uns sehr selten gewordene, ulzerogranulomatöse Form über. Je nach Immunitätslage können im ungünstigeren Fall exsudativ verkäsende Formen vorliegen oder in günstigerem Fall eine rein produktive Kehlkopftuberkulose. Die Trennung in infiltrierende und ulzerierende Tuberkulose, wie von RANDERATH (1939) und KÖHN (1969b) vorgeschlagen, wird den eigentlichen Sachverhalten insofern nicht gerecht, als die eine Form fließend in die andere übergeht. In dieser Übergangsphase bestehen in der klinischen Konsequenz noch keine Unterschiede. Diese entstehen erst, wenn die ulzerierende Kehlkopftuberkulose so weit fortgeschritten ist, daß irreversible Destruktionen am Skelett und an der Muskulatur des Kehlkopfes entstanden sind. Die Gliederung von RUEDI (1956) in eine akute, miliarulzerierende und eine nichtakut infiltrativ ulzerierende Tuberkulose scheint diesen Vorgängen angemessener zu sein. Da diese Verlaufsformen Ausdruck eines sehr variablen, von verschiedenen Faktoren in die eine oder andere Richtung zu bewegenden Vorganges sind, möchten wir dieses Krankheitsbild zunächst als einheitliches infiltrativ ulzerierendes weiter beschreiben und es von zwei Formen der Kehlkopftuberkulose, den Tuberkulomen und dem Lupus laryngis abgrenzen. Mit dem Fortschreiten des oben beschriebenen Bildes entwickelt sich das Vollbild der chronisch ulzerierenden Larynxtuberkulose mit irreversiblen Destruktionen funktionstragender Elemente.

Makroskopisch reicht dieses Entwicklungsstadium von kleinen, linsengroßen Geschwüren bis zu tiefreichenden Ulzera, die je nach Lokalisation das Kehlkopfskelett früher oder später erreichen und über eine tuberkulöse Perichondritis zu zerstören beginnen. Die Abb. 4.8.11 zeigt eine solche Prädilektionsstelle an der Larynxhinterwand in Höhe der Stellknorpel. Weitergehende Zerstörungen können auch an der Epiglottis beobachtet werden (Abb. 4.8.12) in deren Verlauf die Patienten diese sogar in Stücken abhusten. Auf Grund dessen entsteht nach Abheilung bei solchen Patienten nicht selten das Bild einer Epiglottektomie

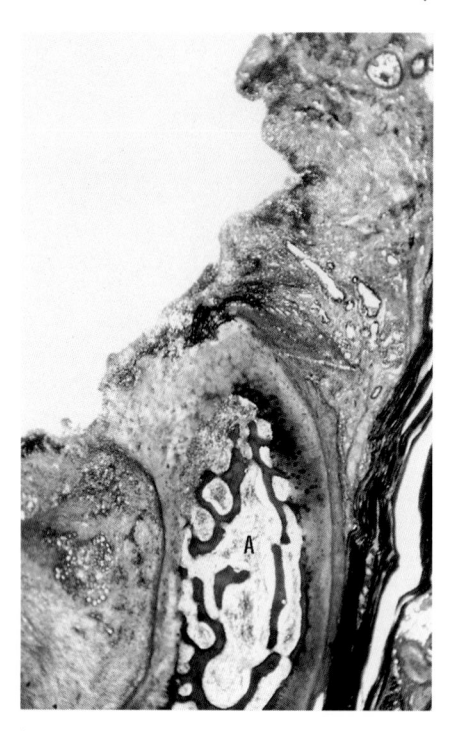

Abb. 4.8.11. Infiltrativ-ulzerierende Kehlkopftuberkulose an der Larynxhinterwand. Neben zahlreichen, submukösen Tuberkeln besteht eine Exulzeration mit Freilegung und partieller Zerstörung des Stellknorpels. A Aryknorpel. HE, × 25

oder supraglottischen Teilresektion. Das Verhalten der Larynxtuberkulose hat sich aber in unseren Breiten dahingehend verändert, daß Ulzerationen oder gar Perichondritiden eher seltener geworden sind (KANDILOROS et al. 1997).

Histologisch bietet sich das typische Bild der chronischen Tuberkulose, bei der neben produktiven Prozessen ohne Therapie auch immer exsudative, verkäsende Areale zu finden sind. In der Ära vor den Tuberkulostatika waren einschmelzende Verkäsungen am Kehlkopf die Regel und sehr ausgedehnt (HÜBSCHMANN 1929). Da die Ulzera sekundär aus einem subepithelialen bzw. submukösen Prozeß heraus entstanden sind, reichen die tuberkulösen Infiltrate und Zerstörungen unter dem Epithel weiter. Auf diese Weise sind die Ränder der tuberkulösen Ulzera häufig wegen des noch erhaltenen Epithels ausgefranst und erscheinen unterhöhlt. Diese Unterhöhlungen, wie auch der Boden der Geschwüre, bestehen aus zahlreichen, dicht nebeneinander liegenden Tuberkeln, die im Geschwürsgrund von Detritus belegt sind. Wie schon bei der infiltrativen akuten Form werden diese Veränderungen von einem ausgedehnten Kollateralödem begleitet. Wie schon erwähnt, liegt der entscheidende Umbruch in der Destruktion funktionstragender Elemente des Kehlkopfes, d. h. vor allem wegen seiner Prädilektionsstellen erreicht er schnell wichtige Teile des Bewegungsapparates, besonders der Sphinktergruppe. Die Folgen sind eine Reduktion und

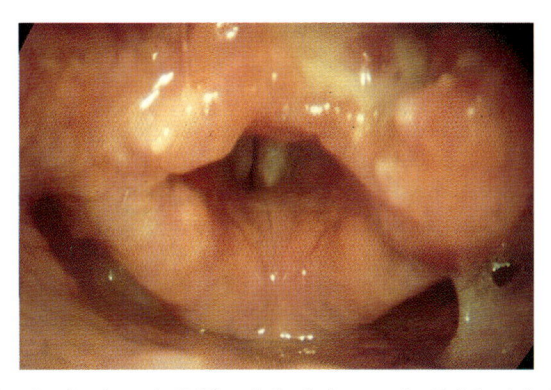

Abb. 4.8.12. Infiltrativ-ulzerierende Kehlkopftuberkulose an der Epiglottis bei einer 28jährigen Patientin mit Miliartuberkulose

Verschwielung der Muskulatur (RICKMANN 1939; ESCHWEILER 1949; AROLD 1959). Die tuberkulöse Perichondritis wird bezüglich des Stellknorpels und der Lamina cricoidea durch fortschreitende Ulzeration per continuitatem ausgelöst. Andererseits können auch tuberkulöse Perichondritiden lymphogen entstehen. Gleichgültig, ob lymphogen oder per continuitatem, führen bei erwachsenen, meist weitgehend verknöchertem Kehlkopfgerüstanteilen tuberkulöse Osteomyelitiden zu Sequesterierung, Fistelbildung und Entwicklung von kalten Abszessen. Von hier aus werden wiederum benachbarte, bisher in den Prozeß noch nicht eingebundene Strukturen erfaßt. Der weitgehend vom tuberkulösen Geschehen isolierte M. cricoarytaenoideus posterior kann über eine Osteomyelitis tuberculosa der Lamina cricoidea schließlich doch in den tuberkulösen Prozeß mit einbezogen werden. Wie bei allen chronischen Entzündungen kommt es bei der Larynxtuberkulose zu einer weitgehenden Plattenepithelmetaplasie in der Umgebung der oben beschriebenen, tuberkulösen Veränderungen, die bis zu Pachydermien und Hyperkeratosen unterschiedlicher Ausprägung gehen können.

Klinisch herrschen heute in der Symptomatik die chronisch persistierende Heiserkeit und gelegentlich Fremdkörpergefühl vor. Häufig sind diese Symptome die einzigen und führen wegen der Veränderungen im Kehlkopf unter der Verdachtsdiagnose Larynxkarzinom (BAILEY u. WINDLE-TAYLOR 1981; SMALLMAN et al. 1987; VANDEVELDE et al. 1989; DELAP et al. 1997; KANDILOROS et al. 1997) oder chronische Laryngitis (BAILEY u. WINDLE-TAYLOR 1981; SMALLMAN et al. 1987; KANDILOROS et al. 1997) zu entsprechenden, weiteren diagnostischen Schritten. In den meisten Fällen weisen dann tuberkuloseverdächtige Röntgenaufnahmen des Thorax erstmals auf die Spur der Lungentuberkulose (GERTLER u. RAMAGES 1985; SMALLMAN et al. 1987; JOHNSON et al. 1993). Spätestens die Histologie entnommener Kehlkopfproben führt dann aber zur richtigen Diagnose. Exemplarisch ist der Fall einer uns im Frühjahr 1997 wegen Verdacht auf Epiglottiskarzinom zugewiesenen 28jährigen Patientin (Abb. 4.8.12), bei der neben teils infiltrierenden, teils ulzerierenden Veränderungen an der Pars libera der Epiglottis eine miliare pulmonale Dissemination vorlag.

In Analogie zur Diskussion um den Zusammenhang zwischen Lungenkrebs und alter abgeheilter Lungentuberkulose wurden immer wieder auch Zusammenhänge zwischen dem Auftreten von Kehlkopfkarzinomen und abgeheilter Kehlkopftuberkulose diskutiert (PORTMANN et al. 1954; AROLD 1959). Berichte über die Koinzidenz von Karzinom und Tuberkulose im Kehlkopf liegen auch aus den letzten beiden Jahrzehnten vor (ARZAMASTSEV 1985; CVETNIC u. GROZDEK 1986). Der Nachweis eines Zusammenhanges ist bei der geringen Zahl von Mitteilungen fast unmöglich, zumal manche epidemiologischen Risikofaktoren für beide Erkrankungen zutreffen.

8.3.1.2 Das Tuberkulom

Als Tuberkulome werden Veränderungen bezeichnet, die der Larynxschleimhaut gestielt oder breitbasig aufsitzen und entweder granulomatöse, sog. Granulotuberkulom (MANASSE 1927) oder aber wahrscheinlich in einem späteren Entwicklungsstadium mehr fibromartige Strukturierung sog. Fibrotuberkulom (PORTMANN 1920) aufweisen. In der Regel handelt es sich hierbei um eine granulomatös produktive Form der tuberkulösen Entzündung. Makroskopisch sind sie entweder glatt oder höckrig, werden entweder als isolierter Befund ohne jegliche weitere tuberkulöse Beteiligung des Larynx gefunden oder entstehen an den Rändern chronisch ulzerativer, tuberkulöser Veränderungen. Typisch ist das langsame Wachstum. Berichte liegen vor den AVELLIS (1891), TRAUTMANN (1902), ZIEGELMAN (1932), GIANNI (1933), COPPO (1935), TRETJAKOVA (1950), GERTLER u. RAMAGES (1985), CASTANEDA-NARVAREZ et al. (1986) und DELAP et al. (1997).

8.3.1.3 Lupus laryngis

Auch wenn es sich prinzipiell beim Lupus laryngis des Kehlkopfes um eine Art Schleimhauttuberkulose handelt, so gibt es doch eine Reihe von Besonderheiten im klinischen Bild und Verlauf, die es rechtfertigen, diese Erkrankung gesondert zu bezeichnen und abzuhandeln.

Im Gegensatz zur bisher besprochenen Tuberkulose tritt der Lupus vorzugsweise in der Haut, gefolgt vom Schleimhautlupus der Nase und des Rachenraumes auf. Der Kehlkopf ist deutlich seltener betroffen und meistens in Abhängigkeit vom Schleimhautlupus des Nasenrachenbereiches (Tabelle 4.8.3). Ein primärer Kehlkopflupus stellt eine große Ausnahme dar (AROLD 1959). Obwohl auf Grund der in der Regel bestehenden Verknüpfung von nasopharyngealem Lupus und Kehlkopflupus die Vorstellung von einer Infektion auf dem Inokulationsweg am Larynx stattfinden könnte, ist auffällig, daß in der Regel nur der Kehlkopfeingang, Epiglottis, aryepiglottische Falte und Aryregion betroffen werden und hier eine gewisse Analogie zur hämatogenen Entstehung der Kehlkopftuberkulose besteht (BRÜGGEMANN u. AROLD 1934).

Tabelle 4.8.3. Anteil der Lupus laryngis bei bestehendem Lupus der Haut bzw. des Nasopharyngealbereiches[a]

Zeit	Lupusfälle gesamt	Larynxbeteiligung	Autoren
1900	Keine Angabe	10,0 %	MYGIND (1900)
1929	Keine Angabe	6,0 %	SAFRANEK (1930)
1938	259	6,5 %	WALDECKER (1938)
1939	823	11,0 %	EBSKOV (zit. nach RANDERATH 1939)
1959	Keine Angabe	15,0 %	AROLD (1959)

[a] Berichte im jeweiligen Zeitraum über auffallend hohe Anteile wurden nicht berücksichtigt.

Ein erster wesentlicher Unterschied zur normalen Kehlkopftuberkulose ist die dreimal häufigere Erkrankung der Frauen (NOWACK 1934, zit. nach KÖHN 1969). Die spezielle Lokalisation in der Haut und im oberen Respirationstrakt legten die Vermutung nahe, daß gewebliche Besonderheiten für diese Art der Manifestation der Tuberkulose verantwortlich sind, u.a. wurde auch eine vegetativ nervöse Grundkonstitution diskutiert (KALKOFF u. JANKE 1958). Alles in allem dürfte es sich nach heutiger Auffassung um eine hämatogen entstandene Tuberkulose bei guter Abwehrlage handeln. Bei Verschlechterung dieser Abwehrlage ist sie aber in der Lage, jederzeit in eine chronisch ulzerierende Schleimhauttuberkulose überzugehen (LÜTGERATH 1940; EICKHOFF 1949).

Makroskopisch beginnt der Lupus in der Regel am Glottisrand mit der Bildung kleiner rötlicher Knötchen, die sich langsam und gleichmäßig verdicken und zu einer unregelmäßigen höckerigen Oberfläche führen. In der Folge kommt es zu Ulzerationen mit unterschiedlich weitgehender Destruktion der Epiglottis. Die Ulzerationen neigen schließlich zu intensiver Vernarbung und nicht selten zur Spontanheilung. Finden diese Ulzerationen im Bereich der Aryknorpel und der Interarytaenoidregion statt, so können sie zu hochgradig stenosierenden Narben führen (GERBER 1914; LÜTGERATH 1940; BRÜGGEMANN u. AROLD 1934; EICKHOFF 1949; RUEDI 1956). Dies gilt besonders für schwerere, rezidivierende Verlaufsformen (RAZ et al. 1992).

Mikroskopisch weist die Lupusveränderung kein intensives Kollateralödem, sondern ein diffuses gefäßreiches Granulationsgewebe auf, in das Epitheloidzellknötchen und Riesenzellen locker verteilt sind. Verkäsungen sind kaum zu beobachten (AROLD 1939, 1959; GANS u. STEIGLEDER 1957).

8.3.2 Lepra laryngis

Die Lepra wird an dieser Stelle erwähnt, da sie durch einen der Tuberkulose verwandten Erreger, des *Mykobacterium leprae* verursacht wird (säurefestes ca. 0,2 × 3 μ großes Bakterium). Seine Besonderheit liegt darin, daß es sich bei kühleren Temperaturen als Körpertemperatur teilt, woraus sich sein bevorzugter Befall von Haut- und Nasenschleimhaut erklärt. Zu einer Infektion bedarf es eines intimen und lang andauernden Kontaktes. Die Hauptinfektionsquelle ist die bakterienreiche Nasenschleimhaut von Leprapatienten. Hauptinfektionsgebiete sind die Tropen und Subtropen sowie Korea, China und Zentralmexiko. Das Leiden tritt innerhalb von Familien gehäuft auf, wofür einerseits der enge Kontakt verantwortlich gemacht wird, andererseits sind aber auch Einschränkungen der Funktionstüchtigkeit des T-Lymphozytensystems auf familiärer Basis zu diskutieren. Die Lepra ist eine ausschließliche Erkrankung des Menschen. Bei weitgehend fehlender zellgebundener Immunität entwickelt sich das typische Bild der Lepra lepromatosa mit erythematösen Makulae, Papeln und Knötchen und diffusen Infiltrationen, bei denen mikroskopisch zunächst auffällige Anhäufungen von Makrophagen und eine relative Lymphozytenarmut auffällt. Das Epithel ist selbst nicht infiltriert, wird aber durch Zerstörung der ernährenden Unterlage atrophisch mit der Tendenz zu Ulzerationen. Die Makrophagen zeigen nach einem gewissen Verlauf der Erkrankung ein feinblasiges bis schaumiges Aussehen mit phagozytierten Leprabakterien, die sich durch die Virchow-Färbung als intrazellulär gelegene säurefeste Stäbchen nachweisen lassen. Die derart veränderten Makrophagen zeigen auch lipide Einschlüsse und werden Virchow-Leprazellen genannt. Bei vorhandener zellgebundener Immunität entwickelt sich die Lepra in ihrer tuberkuloiden Variante mit granulomatöser Reaktion und Bildung von Epitheloidzellen. Dabei treten auch Riesenzellen vom Langerhans-Typ auf. Da keine Verkäsungen vorliegen, ähnelt der Befund dem Boeck-Sarkoid. Das Granulationsgewebe gruppiert sich, wie auch die Virchow-Zellen, bevorzugt um das periphere Nervengewebe, das auf diesem Wege zerstört wird. Im Kehlkopf ist fast ausschließlich diese Form der Lepra zu beobachten (HART u. MAYER 1928). Der Anteil des leprösen Kehlkopfbefalls bei in der Regel vorliegender lepröser Veränderung der Nasenschleimhäute schwankt zwischen 10% (HAJEK 1932) über 24% (MCCORMICK 1957) und 36,6% (SONI 1992) bis 65% (BELOVIDOW 1931). Entsprechend dem eingangs Gesagten werden vorzugsweise die prominenten Anteile des Kehlkopfes betroffen, die dem kälteren Luftstrom mehr ausgesetzt sind. Am häufigsten trifft dies für die Pars libera der Epiglottis zu, die tumorartig unregelmäßig höckrig aufgetrieben wird, während der Bereich der Pars fixa seine normale Form beibehält. Auf diese Weise wird die Epiglottis gleichzeitig omegaartig verformt, während der Übergang von der Pars libera zur Pars fixa taillenartig eingeschnürt erscheint. An den Stimmlippen geht die Verschieblichkeit der Epithellage zunächst verloren, später werden die Stimmlippen durch Fortschreiten des Prozesses in Richtung auf die Muskulatur klobig verdickt und immobil. In seltenen Fällen können auch an der Bifurkation der Trachea Leprome entstehen (PAWLOW 1929; GENTINETTA 1948). Als Folgezustand abgeheilter Leprome bleiben Strikturen und strahlenförmige Narben (BERGENGRÜN 1898; HART u. MAYER 1928; VON SOKOLOWSKI 1928; HAJEK 1932; VAN BANG 1961; BECKMANN 1982).

8.3.3 Sarkoidose (Morbus Boeck)

Die Sarkoidose (M. BOECK) ist eine Krankheit unbekannter Ätiologie, bei der auf Grund der Ähnlichkeit mit anderen spezifischen Infektionskrankheiten bis heute am ehesten an eine infektiöse Ätiologie gedacht wird. Fest steht, daß auf Grund des chronischen und wiederholten Auftretens von Epitheloidzelltuberkeln ein Bild entsteht, als wenn die Makrophagen des befallenen Organismus mit einem schwer abbaubaren Agens sich auseinanderzusetzen hätten. Neben den Versuchen von Keimisolationen, speziell in Richtung auf Mykobakterien, wurde auch daran gedacht, daß es sich hierbei gar nicht um eine einheitliche, durch einen ganz bestimmten Erreger hervorgerufene Infektionskrankheit handelt, sondern ganz allgemein um eine gestörte Reaktion des Wirtsorganismus gegenüber ganz unterschiedlichen Agenzien.

Auffallend ist, daß es lokale und rassenmäßige Unterschiede gibt. In den nordischen Ländern Europas, speziell in Skandinavien, scheint die Boeck-Krankheit häufiger zu sein als im Süden Europas. Die Inzidenz ist bei Frauen doppelt so hoch wie bei Männern. Über eine kindliche Larynxsarkoidose berichteten LEAHY et al. (1985). Die meisten Patienten erkranken in der 3. und 4. Lebensdekade. Typisch für die Sarkoidose ist das Auftreten von epitheloidzelligen Granulomen, die den tuberkulösen Tuberkeln sehr ähnlich sehen. Allerdings sind die Epitheloidzellen deutlich größer und die begleitenden Riesenzellen entsprechen nur teilweise dem Langerhans-Typ, z. T. entsprechen sie eher Fremdkörperriesenzellen, in denen teilweise sog. Asteroidkörper erkennbar sind. Ein peripherer Lymphozytensaum, wie bei Tuberkeln, ist entweder nur spärlich ausgebildet oder fehlt überhaupt.

Im Bereich der oberen Atemwege tritt der M. Boeck im Bereich der Nasenschleimhaut häufiger auf. Im Kehlkopf und der Trachea ist er eher eine Rarität. BOECK selbst berichtete 1904 (zit. nach KÖHN 1969b) als einer der ersten über die Affektion des Kehlkopfes durch diese Krankheit. Spätere Mitteilungen stammten von BARLEY (1940), GRAVESEN (1940), HAMANN (1942), POE u. SEAGER (1950), COSTA u. DEL MAGRO (1953), DEVINE (1965) und BOWER et al. (1980). In der Aufstellung von GRAVESEN (1940) lagen bei 112 Fällen von Sarkoidose 39mal Beteiligungen der Schleimhäute vor, davon war die Nase 37mal, Kehlkopf und Luftröhre nur 6mal beteiligt.

Sie kann im Larynx entweder begleitend zu einer bekannten Sarkoidose oder als erste klinische Manifestation einer generalisierten Erkrankung auftreten oder die einzige Lokalisation bleiben. Je nach Lokalisation äußert sie sich durch Schluckbeschwerden, Heiserkeit, Husten und möglicherweise in Folge einer Obstruktion in Dyspnoe.

Makroskopisch stehen Schleimhautveränderungen wie punktförmige Knötchenbildungen, begleitet von Rötung und ödematöser Aufquellung im Vordergrund (COSTA u. DEL MAGRO 1953). Die Epiglottis wird zwar am häufigsten betroffen, alle anderen Larynxbezirke können aber ebenfalls befallen sein. Die Sarkoidose kann unter Umständen pseudotumorartige Veränderungen im Larynx hervorrufen. Ein solcher Fall wurde von NICKOL (1961) beschrieben mit Lokalisation an den aryepiglottischen Falten in Form von bohnengroßen Geschwülsten. Einen ähnlichen Fall beobachteten wir an der Frankfurter Universitäts-Hals-Nasen-Ohren-Klinik 1970 bei einer 42jährigen Patientin, bei der der vordere rechte Taschenbandanteil fast haselnußgroß gelblich durch die Schleimhaut durchschimmernd imponierte und von fester Konsistenz war. Wie bei NICKOL wurde auch hier die Diagnose auf Boeck-Sarkoid erst durch die Histologie gestellt. Bei unserer Patientin wurde in der in den folgenden 3 Monaten erfolgten Nachbehandlung, trotz intensiver mehrfacher Durchuntersuchungen keine weiteren Manifestationen von Sarkoidose gefunden. Bei Abheilung werden die Sarkoidoseveränderungen fibrotisch umgebaut.

8.3.4 Lues (Syphilis)

Lues ist eine chronische Infektionskrankheit, die normalerweise durch Geschlechtsverkehr übertragen wird. Sie kann erworben oder angeboren sein. Der Erreger der Lues, *Treponema pallidum*, ist ein korkenzieherartig gewundenes Bakterium mit einer Länge von 6–15 µm und einer relativ konstanten Stärke von 0,2 µm. Lediglich die Enden verjüngen sich etwas. Die Anzahl der Windungen schwankt in Abhängigkeit von der Länge zwischen 6–14. Treponema pallidum weist einen vom gramnegativen und grampositiven Keimspektrum etwas abweichenden Aufbau auf, und zwar aus einer inneren dreischichtigen Membran, die das Zytoplasma unmittelbar umgibt, und der äußeren Zellmembran. Zwischen beiden Membranen verlaufen, von den Enden kommend, jeweils drei Fibrillen mit kontraktilen Bestandteilen, die den Treponemen die typisch schraubende Bewegung ermöglichen. Mit Färbemethoden ist Treponema pallidum nur sehr schwer nachzuweisen. Mit der Romanowski-Giemsa-Färbung gelingt der Nachweis noch am besten. Die mikroskopische Darstellung von lebenden Spirochäten im Dunkelfeld ist der sicherste Weg. Eine weitere Möglichkeit besteht in der indirekten Darstellung durch Aussparungen im Tuschepräparat. Da eine In-vitro-Züchtung nicht möglich ist, werden Kaninchen als Träger von Stämmen mit Treponema pallidum verwendet.

Wie schon o. g. ist die Lues eine chronische, generalisierte Infektionskrankheit, die in drei Stadien abläuft. Im Primärstadium erfolgt am Ort der Infektion die Entwicklung des luischen Primäraffektes, der als sog. Ulcus durum in Erscheinung tritt. Die Kombination dieses Primäraffektes mit der Lymphadenitis des abhängigen Lymphknoten bezeichnet man als Primärkomplex. Zum Zeitpunkt der Entwicklung der Lymphadenitis kann aber schon, ähnlich wie beim tuberkulösen Primäraffekt, eine generalisierte Streuung der Treponemen erfolgt sein, ein Vorgang, der eigentlich das Sekundärstadium kennzeichnet. Im Rahmen dieser Generalisation treten an multiplen Stellen des Organismus Läsionen an Haut und Schleimhäuten und begleitenden Lymphadenitiden auf. Während an der Haut Roseola und Papeln die typischeren Effloreszenzen sind, sind es an den Schleimhäuten die Condylomata lata und die sog. „Plaques muqueuses". Bei unbehandelten Fällen kommt es nach einer langjährigen Phase scheinbarer Ruhe ohne auffällige Symptomatik, der Lues latens, zum Tertiärstadium, genauer zu den tertiärluischen Organmanifestationen. In der Mehrzahl handelt es sich dabei um kleinherdige, luische Veränderungen, die fast alle Strukturen des menschlichen Organismus mit z. T. buntem, klinischen Bild, das andere Erkrankungen z. T. täuschend vorgaukelt, erfassen können. Die klinische Redensart „Lues macht alles" hat hier ihre eigentliche und mahnende Bedeutung. Stirbt der Fötus infolge Lues-Infektion durch die Mutter ab, spricht man von pränataler Lues. Überlebt der

Fötus eine syphilitische Infektion während der Schwangerschaft, kann hieraus ein unterschiedlicher Grad an Immunität entstehen. Die Lues connata zeigt sich dann entweder bei Geburt und in den ersten 2 Jahren in einer frühmanifesten Form mit mukokutanen Veränderungen und schweren Erkrankungen des Stützapparates und innerer Organe, oder der späten Lues connata bei unbehandelt gebliebenen Kindern, zu deren Erscheinungsbild u. a. die Hutchinson-Trias (Keratitis parenchymatosa, Tonnenzähne und labyrinthäre Taubheit) gehören.

8.3.4.1 Die erworbene Lues

Die klinische Bedeutung der Lues der oberen Atemwege lag im wesentlichen im 19. und Anfang des 20. Jahrhunderts vor Beginn der Chemotherapie. NABARRO (1954) stellte seit 1916 eine kontinuierliche Abnahme der Syphilis in diesem Bereich fest, während der Larynx Ende des 19. Jahrhunderts zwischen 2,7% und 10% an der Infektion mitbeteiligt war. Auf Grund der Seltenheit der Erkrankung liegen aus den letzten Jahrzehnten nur wenige Mitteilungen vor (PACE u. CSONKA 1988). Deshalb sei auf ältere Übersichten verwiesen (HOFER 1928; HART u. MAYER 1928; HAJEK 1932; KÖHN 1969b).

Eine primäre und sekundäre Lues tritt im Larynx außerordentlich selten auf und setzt ihre Veränderungen hauptsächlich supraglottisch. Makro- und mikroskopisch unterscheiden sich ihre typischen Schleimhäutveränderungen, d.h. Erosionen und Ulzera oder Papeln und Condylomata lata nicht von denen anderer Regionen. Ein syphilitischer Primäraffekt mit erhabenem, gerötetem und zentral belegtem Ulkus war schon zur Blütezeit der Lues eine außerordentliche Rarität. Die sekundäre Lues wurde vorzugsweise am freien Epiglottisrand und den Stimmlippen beobachtet und soll in der Regel narbenlos abheilen (HAJEK 1932; RUEDI 1956).

Klinisch sind Bilder der tertiären Lues die bedeutendsten Veränderungen im Larynx. Sie treten 3–30 Jahre nach unbehandelter Lues auf und befallen im Larynx vorzugsweise die Epiglottis und die Stimmlippen. Entweder liegt die Veränderung als typische „Gumma" in Form einer pseudotumorösen Veränderung vor oder es besteht eine diffuse Infiltration von gummiartiger Konsistenz und opakem Erscheinungsbild. Gummata neigen zum Zerfall mit Bildung tiefer Ulzera. Durch diesen Zerfall können Teile der Muskulatur und des Kehlkopfgerüstes miterfaßt werden (Abb. 4.8.13a). Bei Abheilung solch tiefreichender Geschwürsbildungen kommt es zur Ausbildung von strickleiterartigen Narbensträngen oder sogar zu narbigen Stenosen (Abb. 4.8.13b).

Histologisch zeigt das befallene Gewebe unregelmäßige Herde mit verkäsenden Nekrosen, die von Proliferationen des Gefäßbindegewebes umgeben sind. Dies setzt sich aus Infiltraten von Lymphozyten, Plasmazellen, Makrophagen und gelegentlich auch vielkernigen Riesenzellen zusammen. Die frisch gebildeten Kapillaren neigen dazu, in die verkästen Zentren einzusprossen. Häufig kann man endarteriitische Veränderungen an den kleinen, peripheren Arterien erkennen (HERZOG u. CONRAD 1955).

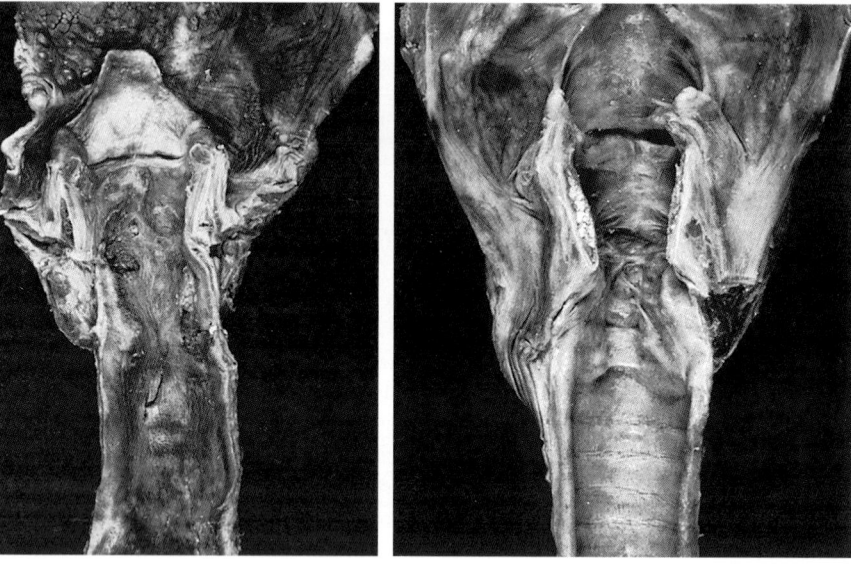

Abb. 4.8.13 a, b. Laryngotracheitis syphilitica. Sammlungspräparat. a Gummen, Geschwüre und ausgedehnte Vernarbung der Kehlkopf- und Trachealschleimhaut. b Typische Strickleiternarben mit Stenosen am laryngo-trachealen Übergang. (Aus KÖHN 1969b)

8.3.4.2 Die konnatale Lues

In der frühmanifesten Phase der angeborenen Lues können Schleimhautmanifestationen am Larynx festgestellt werden. Sie sind meist mit einer luetischen Rhinitis verknüpft. Verlauf und Art der Veränderungen der konnatalen Lues können mit denen der erworbenen Lues im Sekundär- und vor allem im Tertiärstadium verglichen werden. Die Spätform der Lues connata zeigt nur sehr selten laryngeale Veränderungen (NABARRO 1954).

Dank der Penizillintherapie, der Behandlung der Wahl, sind ausgeprägte Sekundär- und besonders Tertiärstadien selten gewordene Krankheitsbilder. Einmal aufgetreten, heilen ihre Veränderungen narbig ab und hinterlassen das Bild einer chronisch hyperplastischen Laryngitis mit irreversiblen Stimmstörungen. In der Vorantibiotikaära führten sie nicht selten zu ausgedehnten Larynx- oder Trachealstenosen (BECKMANN 1982).

8.3.5 Sklerom

Das Rhinosklerom tritt vorzugsweise in Ländern des Nahen Ostens, in Osteuropa und in Lateinamerika (HOLINGER et al. 1977; ABOU-SEIF et al. 1991) auf. Es wird durch *Klebsiella rhinoscleromatis* und gelegentlich durch *Klebsiella pneumoniae Typ C* verursacht, gramnegative, plumpe Stäbchen mit Polysaccharidkapsel, die Träger zahlreicher, typenspezifischer Antigene ist. Bei Zweifelsfällen infolge fehlenden, kulturellen Erregernachweises ist der Nachweis (Peroxidase-Antiperoxidase) des Kapselantigens III hilfreich (MEYER et al. 1983). Biochemisch ist ihr Verhalten mit Ausnahme der negativen Indolreaktion mit der von E. coli identisch.

Primär wird die Nase betroffen und in deren Folge kann es zur Affektion des Larynx und der Trachea kommen, wobei die Sekundärbeteiligungen häufiger sind als in der Vergangenheit angenommen (ABOU-SEIF et al. 1991: 13,5 %; SONI 1994: 40 %; AMOILS u. SHINDO 1996: 59 % aller Skleromfälle). In weniger als 5 % aller Skleromfälle liegt ein solitäres Larynxsklerom vor (VIEL et al. 1953). Das Sklerom kann aber auch solitär im Larynx auftreten (JAY et al. 1985; AGARWAL et al. 1981). Frauen sind häufiger betroffen. Über dramatische Entwicklungen während der Schwangerschaft berichten ARMSTRONG et al. (1995).

Der Larynxbefall kann diffus oder lokalisiert erfolgen. Bevorzugte Lokalisation ist die Subglottis und die Trachea, gefolgt vom Larynxeingang. Die Läsionen treten als konzentrische Einengungen, im floriden Stadium mit unregelmäßiger, granulomatös-entzündlicher Oberfläche oder später als atrophisch-narbige Veränderungen in Erscheinung. Kryptenähnliche Veränderungen in der Trachea gelten als pathognomonisch.

Histologisch handelt es sich um einen chronisch progressiven, granulomatösen Prozeß mit nodulärer Struktur ohne Ulzerationstendenz. Typisch sind die sog. Mikulicz-Zellen, große, runde Histiozyten mit exzentrischem Kern. Das Zytoplasma weist Vakuolen auf, die kurze Stäbchen des Erregers enthalten.

Klinisch stehen bei sehr langsamem Verlauf mit partiellen oder vollständigen Spontanremissionen je nach Lokalisation Schluckbeschwerden oder eine langsam zunehmende Dyspnoe bis zur Asphyxie im Vordergrund.

Therapeutisch ist eine langfristige gezielte Antibiotikatheapie ausreichend. In vielen Fällen sind aber ergänzende Maßnahmen zur Behebung entstandener Stenosen erforderlich, was bis zu Teil- oder Totalresektionen im Laryngotrachealbereich führen kann (TAHA et al. 1981; RIFAI 1989; SONI 1997). Ältere Literaturhinweise sind bei HAJEK (1932), KÖHN (1969b) sowie CHÜDEN et al. (1970) zu finden.

8.3.6 Seltene Zoonosen im Laryngotrachealbereich

Die bekannteren, bakteriellen, seuchenartigen Zoonosen aus der Vielzahl wie Milzbrand, Rotz und Maltafieber sind geeignet, chronische Laryngotracheitiden zu verursachen. Sie sind aber wohl außerordentlich selten, da entsprechende Literaturhinweise in den vergangenen 30 Jahren fehlen.

Milzbrand. Der Erreger ist *Bacillus anthracis*, ein aerob und fakultativ anaerob lebender Keim mit der Neigung, vor allem in unbelebter Natur (z. B. Erde) mittelständige Sporen mit mehr als 10jähriger Überlebensdauer zu bilden. Primär infektionsgefährdet sind vor allem die pflanzenfressenden Haustiere in der Weidewirtschaft. Erst über sie oder ihre Produkte (z. B. Felle) kommt es zur Infektion beim Menschen. Diese erfolgt am häufigsten über die Haut (Pustula maligna) oder aber über Inspiration in der Lunge, seltener gastrointestinal. Typisch sind an den Schleimhäuten hämorrhagische Entzündungen mit ausgeprägten Ödemen.

Rotz. Diese Erkrankung betrifft in erster Linie Pferde und Esel und wird durch *Pseudomonas mallei (Mallomyces mallei, bacillus mallei, Actinobacillus mallei)* verursacht. Die bei diesen Tieren auftretende Schleimhautentzündung besteht in der Bildung eines Primärherdes und in seiner Folge der Entwicklung von Streuherden. Diese entwickeln sich zu granulozytenreichen Knötchen mit leicht hämorrhagischen Randsäumen und Tendenz zu raschem ulzerösen Zerfall. Nach KÖHN (1969b) berichteten EPPINGER (1880) und SEIFERT (1928) über entsprechenden Luftröhrenbefall beim Menschen.

Maltafieber. *Brucella melitensis* ist der Erreger dieser weitverbreiteten Zoonose, die in erster Linie Ziegen betrifft. Sie wird am ehesten über deren Milch übertragen. Dementsprechend sind Metzger, Landwirte, Molkereiarbeiter und Veterinärmediziner am meisten gefährdet. Morphologisch sind kleine Granulome mit reichlich Histiozyten makrophagozytärer Natur typisch. Gelegentlich können mehrkernige Riesenzellen vom Langerhans-Typ mit lymphoplasmazellulärer Begleitreaktion vorkommen. Üblicherweise ist der Respirationstrakt von dieser Erkrankung selten betroffen. Dennoch liegen Berichte über Kehlkopfbruzellosen vor (MICHLIN 1950; AUBRY et al. 1968).

8.3.7 Aktinomykose

Die Aktinomykose wird durch *Actinomyces israelii*, weniger häufig durch *A. naeslundii* verursacht. Actinomyces-Arten sind mikrobiologisch unter die höheren Bakterien einzuordnen. Es handelt sich um unterschiedlich lange, leicht gebogene gramlabile, eher grampositive Keime. Ihr Vorkommen ist ubiquitär. Die Infektion erfolgt am ehesten über Verletzungen der Schleimhaut der Mundhöhle, wo sie Bestandteil der normalen Flora sein können. Der vorzugsweise anaerob gedeihende Keim ist bei der Kultur unter entsprechenden Bedingungen zu züchten.

Die Aktinomykose entsteht im Larynx in der Regel als Sekundärinfektion (BRANDENBURG et al. 1978; SHAHEEN u. ELLIS 1983) und ist außerordentlich selten. TSUJI et al. (1991) beschreiben jedoch den Fall eines wegen Karzinom bestrahlten Larynx, in dem sich 8 Jahre später eine Strahlenpilzinfektion entwickelte. Ein weiterer Fallbericht mit Literaturübersicht liegt von NELSON u. TYBOR (1992) vor.

Makroskopisch ist der Larynxeingang durch Granulome mit grauen und gelben Flecken oder Einschlüssen („Schwefelkörnchen") verändert. Mikroskopisch entsprechen diese Läsionen chronisch abszedierenden Vorgängen, die von Granulationswällen umgeben werden. Die dünnflüssigen, eitrigen Einschmelzungen neigen zur Entleerung über die Haut- oder Schleimhautoberfläche und zur Fistelbildung.

8.4 Mykosen

Erkrankungen durch Pilze erhielten in den letzten zwei Jahrzehnten zunehmende Bedeutung. Während früher schon veränderte Stoffwechsellagen und Kachexie die sog. opportunistischen Erkrankungen wie Candidiasis, Aspergillose und Mukormykosen begünstigten, kamen inzwischen Erkrankungen und Therapieformen mit suppressiver Beeinflussung der Immunitätslage von bestimmten Patienten hinzu. Aus der Zunahme der Zahl der Publikationen über Infektionen mit den bei uns weitgehend unbekannten, obligat pathogenen Pilzarten, wie z.B. Histoplasmose oder Blastomykose, und ersten Fallberichten in Europa muß offenbar mit weiterer Ausbreitung und Zunahme der Inzidenz solcher Erkrankungen gerechnet werden. Mit Ausnahme der Dermatophytosen, die für den Respirationstrakt unbedeutend sind, erfolgen Pilzinfektionen praktisch nie von Mensch zu Mensch. Entweder sind sie als sog. opportunistische Erreger ohnehin in den Schleimhäuten gegenwärtig wie Candida albicans, Aspergillusarten oder Mukor, oder sie existieren in der unbelebten und belebten Umwelt und lösen die Infektion meist obligat über Verletzung (Mikrotraumen) oder Inhalation aus.

Die *Fungi imperfecti* (Deuteromyzeten) stellen im wesentlichen die für uns pathogenen Keime. In vivo erfolgt die Vermehrung entweder durch Sprossung (Hefeform, Sporenbildung) oder Längenwachstum mit Kernvermehrung und Septierung (Hyphenwachstum). Der mikroskopische Nachweis von Pilzen erfolgt am zweckmäßigsten durch PAS-, Silber-Methenamin- und Gridley-Färbung. Behelfsmäßig kann der Nachweis durch Gramfärbung oder Aufhellung mit Kaliumhydroxid versucht werden. Zur genaueren Typenbestimmung ist die kulturelle Züchtung unumgänglich.

In Anlehnung an DROUHET u. DUPONT (1982) halten wir aus biologischen und pathophysiologischen Gründen die folgende Einteilung der hier in Frage kommenden Mykosen für sinnvoll:

1. Mykosen, die durch weltweit verbreitete, opportunistische Pilze verursacht werden, wie Candidiasis, Kryptokokkose, Aspergillose oder Mukormykose.
2. Mykosen, die durch obligat humanpathogene Pilze, verursacht werden, die überwiegend dimorph wachsen und auf bestimmten Erdteilen oder Regionen beschränkt vorkommen, wie Histoplasmose, die nord- und südamerikanische Blastomykose, die Kokzidioidomykose, die Sporotrichose und die Rhinosporidiose.

8.4.1 Opportunistische Mykosen

Von allen Mykosen spielen die opportunistischen Pilzerkrankungen in Europa die bei weitem bedeutendere Rolle. Die Erreger sind durch Inhalation und Nahrungsaufnahme immer wieder oder sogar permanent auf den Schleimhäuten der oberen Atem- und Speisewege nachweisbar, ohne daß ihre Anwesenheit pathognomonisch ist. Pathologische Relevanz erhalten diese Erreger erst durch die deutliche Herabsetzung des Allgemeinzustandes, durch endokrine Störungen (häufig bei langjährigem, insulinpflichtigen Diabetes mellitus), bei

Beeinträchtungen des Immunsystems durch Agranulozytose, Immundefektzustände, immunsuppressive Behandlung und Zytostatikatherapie und schließlich durch Störungen des biologischen Gleichgewichtes infolge Antibiotikatherapie. Opportunistische Mykosen sind die Candidiasis, die Aspergillose, die Mukormykose und die Kryptokokkose.

8.4.1.1 Candidiasis

Der wichtigste Erreger der Candidiasis (Moniliasis) ist *Candida albicans*, während andere Candidaarten nur eine sehr untergeordnete Rolle spielen. Im Gegensatz zu den Aspergillusarten und ganz besonders zu den meisten pathogenen, saprophytären Erregern wächst und vermehrt sich Candida albicans im Wirtsorganismus überwiegend durch Sprossung, die sich z. T. in der sog. Pseudomyzelbildung äußert. Erst bei tieferer Infiltration kommt es auch zu echter Myzelienbildung.

In der Regel entsteht die Candidiasis des Larynx in Begleitung eines Befalls des Oro- und Hypopharynx sowie des Ösophagus (DUDLEY et al. 1980; KOBAYASHI et al. 1980). Diabetiker und Patienten unter Antibiotikatherapie sind am häufigsten betroffen. BURTON et al. (1992) beschrieben eine Laryngotracheobronchitis durch Candida bei kombinierter Steroid- und Antibiotikabehandlung. Eine Ausdehnung in die unteren Atemwege wird besonders bei Kindern, aber auch bei Erwachsenen mit herabgesetzter zellgebundener Immunität beobachtet (LAWSON et al. 1980; MURPHY et al. 1984).

Endoskopisch erkennt man hauptsächlich am Larynxeingang und im Hypopharynx milchig weiße, teils fleckförmige, teils membranöse Ablagerungen auf fleckförmigen Erosionen (Abb. 4.8.14). Die Ablagerungen sind zumindest anfänglich leicht abziehbar. Gelegentlich können die Veränderungen aber auch denen einer akuten Epiglottitis entsprechen (HABERMAN et al. 1983; BYE et al. 1987; COLE et al. 1987; WALSH u. GRAY 1987; TODD 1988). Mikroskopisch sieht man bei *oberflächlicher Candidiasis* Pseudomyzelien geflechtartig verwoben mit

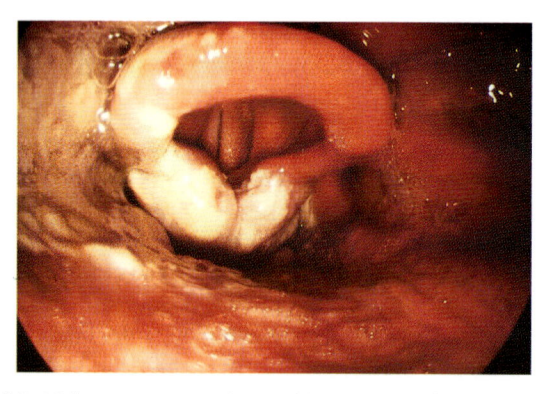

Abb. 4.8.14. Candida-Mykose am Larynxeingang hinten mit Ausdehnung in den Hypopharynx. Endoskopischer Befund

der Tendenz stellenweise in das Epithel ein- oder auch durchzuwachsen. Subepithelial besteht ein entzündliches Infiltrat aus neutrophilen und eosinophilen Granulozyten, das in der Folge durch ein dichteres lymphozytäres Infiltrat, begleitet von Histiozyten und Plasmazellen, abgelöst wird. Bei *infiltrierender Candidiasis* wird das Epithel durch die jetzt senkrecht in die Tiefe dringenden Pseudomyzelien zerstört, die auch die subepithelialen Strukturen durchdringen. Die entzündlichen Infiltrate wechseln in Dichte und Zusammensetzung.

Klinisch äußert sich die Candidiasis des Larynx je nach Schweregrad durch Schluckbeschwerden, Heiserkeit und in schweren Fällen in Hämoptysis (KOBAYASHI et al. 1980). Entsprechend der Intensität der Erkrankung wird neben Reduzierung der begünstigenden Faktoren die lokale und/oder systemische Anwendung von Diflucan oder Amphotericin B erforderlich sein.

8.4.1.2 Aspergillose

Die Aspergillose gilt als die „tiefe Mykose" schlechthin. Unter den zahlreichen Aspergillusarten ist der *Aspergillus fumigatus* der wichtigste Erreger bei Aspergillusinfektionen, gefolgt von den Arten *flavus, niger* und *nidulans*. Im Vordergrund stehen Erkrankungen der Ohren, der Nasennebenhöhlen, des Ösophagus und des Bronchopulmonalbereiches. Aber auch isolierte Larynxaspergillosen wurden beschrieben (RAO 1969; FERLITO 1974; KHEIR et al. 1983).

Der Aspergillus bildet in vivo sich Y-förmig, gleichmäßig aufzweigende Hyphen, die ohne Rücksicht auf präformierte Spalten in die Tiefe dringen und Granulationen, Abszedierungen und bei Gefäßinvasionen Thrombosen und dementsprechend Infarkte und Nekrosen auslösen. Makroskopisch imponieren die Veränderungen im Larynx meist als hyperplastische und entzündliche Reaktion, die offenbar meist im Bereich der Stimmlippen (RAO 1969; FERLITO 1974; KHEIR et al. 1983) seltener supraglottisch (BOLIVAR et al. 1983) anzutreffen ist. KUO et al. (1996) beschrieben den Fall einer Patientin mit T-Zell-Lymphom, die unter Chemotherapie eine Laryngotracheobronchitis entwickelte. Die Aspergillose kann bei Übergang in eine chronisch granulierende Entzündung, da häufig einseitig, ein Karzinom vortäuschen. Der Nachweis ist nur histologisch sinnvoll.

8.4.1.3 Mukormykose

Die Mukormykose gehört zu den Phykomykosen, die ansonsten in den Tropen von Bedeutung sind. Erreger sind Schimmelpilzarten der Familie der *Mucoraceae*, insbesondere der Arten *Mukor, Rhizopus* und *Absidia*. Sie bilden Hyphen, die nur wenig und manchmal nur angedeutet septiert sind und in ihrer Stärke deutlich schwanken. Sie kommen ubiquitär besonders im Boden, Humus, Mist, Kompost und Heu vor.

Die Infektion kommt meist über die oberen Speisewege zustande, ist aber außerordentlich selten. Meist ist eine extreme azidotische Stoffwechsellage und eine kleine Verletzung im Oropharynx oder in der Mundhöhle (Zahnextraktion!) der Ausgangspunkt der Erkrankung. Aber auch weitergehende Beeinträchtigungen des Immunsystems können die Infektion begünstigen. Noch mehr als die Aspergillusarten haben die Mucoraceae eine auffallende Affinität zum Gefäßsystem mit rasch einsetzenden Thrombosierungen und metastatischem Verschleppen in alle anderen Körperregionen.

Im Larynx ist diese Erkrankung weitestgehend unbekannt. ANAND et al. (1978) schilderten einen solchen Fall, der makroskopisch in der Gestalt eines weichen, rosigen, ovalären Polypen an der freien Stimmlippenkante imponierte. Weiter berichteten SCHWARTZ et al. (1982) über einen jungen, insulinpflichtigen Diabetiker, der wegen einer entzündlichen Stenose im subglottischen und oberen Trachealbereich behandelt werden mußte. Mikroskopisch handelt es sich um Granulationen, die zentral zu eitrigen Einschmelzungen neigen.

8.4.1.4 Kryptokokkose (Torulose)

Der Erreger dieser opportunistischen Pilzerkrankung ist *Cryptococcus neoformans* (Synonym: *Torulopsis neoformans, Torula histolytica*), der ebenfalls ubiquitär, allerdings bevorzugt im Vogelmist anzutreffen ist. Auch er ist nur unter schweren Beeinträchtigungen, besonders der zellgebundenen Immunabwehr, pathogen (ISAACSON u. FRABLE 1996).

Die Primärinfektion erfolgt in der Regel inhalativ und führt zur bronchopulmonalen Infektion. Infolge von Generalisationen sind aber Meningoenzephalitiden oder basale Meningitiden am meisten gefürchtet. Berichte über einen Larynxbefall sind selten (REESE u. CONCLASURE 1975; BROWNING et al. 1992; FRISCH u. GNEPP 1995; ISAACSON u. FRABLE 1996).

Makroskopisch handelt es sich entweder um Ulzera im Larynx und der Trachea (REESE u. CONCLASURE 1975) oder um kleine fleischig rosige Geschwülste, die zu Verwechslungen mit einem Kaposi-Sarkom Anlaß geben können (BROWNING et al. 1992). Typisch ist, daß sich aus den Läsionen fadenziehender Schleim abstreifen läßt. Mikroskopisch erkennt man in den Granulationen reichlich Makrophagen mit Phagozytose der Keime ohne epitheloidzellige Strukturierung. Die möglicherweise vorhandenen Riesenzellen entsprechen nicht dem Langerhans-Typ. Rundzellinfiltrate sind, wenn überhaupt, nur in Gestalt von Lymphozyten anzutreffen.

8.4.2 Erkrankungen durch pathogene, saprophytäre Pilzarten

Die Erreger der folgenden Erkrankungen sind grundsätzlich als humanpathogen anzusehen. Ihr biologisches Verhalten ist durch einen sog. Dimorphismus relativ streng vorgegeben; d. h. in der normalen Umwelt entwickeln sich diese Keime durch Hyphenbildung, während sie im Organismus nur durch Sprossung (Hefeform) weiterwachsen.

8.4.2.1 Histoplasmose

Histoplasma capsulatum ist ein obligat pathogener Saprophyt, der besonders in Vogel- und Fledermausexkrementen vorkommt und in der Umwelt strikt in Hyphen wächst. Sein Verbreitungsgebiet sind große Täler in Zentral- und Südamerika, in Afrika und Südostasien, sowie endemisch der Mittlere Westen der USA. Erste Beobachtungen liegen auch aus Europa vor. Teils handelt es sich um importierte Fälle (DUPONT u. DROUHET 1982; FERNANDES-LIESA et al. 1995) teils um autochthones Vorkommen (CONFALONIERI et al. 1994). Im Rahmen der Zunahme immunsuppressiver Therapieformen rechnen GERBER et al. (1995) mit weiterer Zunahme und Verbreitung.

Die Infektion erfolgt aerogen und mit primärem Lungenbefall. Der Verlauf ist, vergleichbar der Tuberkulose, von der körpereigenen Abwehrlage abhängig. Bei progressiver pulmonaler Histoplasmose kommt es zur Dissemination und in deren Folge u. a. auch zum Larynxbefall (CALCATERRA 1970; ZAIN u. LING 1988). Aber auch primärer Larynxbefall wurde beschrieben (WHITERS et al. 1977; DEBRIE et al. 1981; DONEGAN u. WOOD 1984; SATALOFF et al. 1993; FERNANDEZ-LIESA et al. 1995).

Endoskopisch bestehen entweder lokalisiert entzündliche Ödeme und Rötungen oder der Larynx ist generalisiert befallen. Bevorzugte Stellen sind die im Atemstrom prominenteren Anteile, wie Epiglottis, Taschenfalten und Stimmlippen. Da Wachstum und Vermehrung im Organismus durch Sprossung erfolgt, erkennt man bei fehlender, zellgebundener Immunität histologisch intrazellulär in großen Makrophagen kleine Sproßpilze. Bei vorhandener, zellgebundener Immunität kommt es zu Granulationen mit epitheloidzelliger Struktur und Langerhans-Zellen und der Tendenz zur Verkäsung und Ulzeration, so daß die Larynxschleimhaut lokal oder disseminiert mit kleinen Granulomen und granulomatösen Ulzera durchsetzt wird. Diese Veränderungen können leicht ein Karzinom (DONEGAN u. WOOD 1984) oder eine Papillomatose (SATALOFF et al. 1993) vortäuschen.

8.4.2.2 Blastomykose (Nordamerikanische Blastomykose)

Der Erreger der Blastomykose ist *Blastomyces dermatitidis* (Synonym: *Zymonema dermatitidis*), einem ebenfalls dimorphen Keim. Am sichersten ist sein Nachweis in der Kultur, wo er ebenso wie in der freien Natur, vermutlich im Boden, in Hyphen wächst. Er kommt in Nordamerika, vor allem im Mississippi- und Ohiobecken vor. Landarbeiter sind besonders gefährdet. Auch Blastomyces ist ein obligat humanpathogener Saprophyt.

Die Infektion erfolgt durch Inhalation oder durch Hautinfektion. Je nach Verlauf unterscheidet man generalisierte oder pulmonale Formen. Eine Blastomykose im Larynx ist sehr selten (BENNET 1964; MCCUNE 1980; BOOKOUT et al. 1983; DUMICH u. NEEL 1983; PAYNE u. KOOPMANN 1984). Dem Larynxbefall geht wahrscheinlich zunächst die Lungenblastomykose, eine eitrige Bronchopneumonie voraus, zu der es in der Regel bei Expositon gegenüber großer Keimzahl oder verminderter Abwehrlage kommt.

Makroskopisch handelt es sich im Larynx um granulomatöse, später papulöse Schleimhautveränderungen, am ehesten an den Stimmlippen. Ähnlich der Tuberkulose besteht eine Tendenz zur multiplen Mikroabzeßbildung und zur Ulzeration. Auch diese Befunde können frühe oder fortgeschrittenere Karzinome vortäuschen (BENNETT 1964; McCUNE 1980; DUMICH u. McNEEL 1983; PAYNE u. KOOPMANN 1984), zumal sie mit dysplastischen Epithelhyperplasien und Plattenepithelmetaplasien einhergehen. Die Mikroabszesse zeigen epitheloidzellige Strukturen um die Eiterherde. Die Keime sind hier als Sproßpilze, einzelne oder in Gruppen zusammengelagerte, 8–20 µm große, dickwandige (Doppelkontur) Kugeln, erkennbar. Die Eiterherde können auch innerhalb der Epithelhyperplasien liegen. Sie zeigen im übrigen teils neutrophile, teils lymphoplasmazelluläre Begleitinfiltrationen mit Riesenzellen. Nach Abheilen verbleiben Narben mit unterschiedlicher Funktionseinschränkung.

8.4.2.3 Parakokzidioidomykose (Südamerikanische Blastomykose)

Der Erreger *Paracoccidioides brasiliensis (Blastomyces brasiliensis) wächst ebenfalls* dimorph, in der Umwelt mit Hyphenbildung und im infizierten Organismus in Hefeform. Es handelt sich um 10–60 µm große, dickwandige Zellen mit multilateraler, z. T. rosettenartiger Sprossbildung, die im histologischen Bild typisch ist.

Die Erkrankung tritt in Südamerika, besonders in Brasilien, Ecuador und Venezuela auf. Entsprechend dem Vorkommen der Hyphen im Boden und auf Pflanzen sind in erster Linie, wie bei der nordamerikanischen Form, Landarbeiter betroffen. Es besteht bei diesem Bevölkerungsteil ein hoher Durchseuchungsgrad, ohne daß die Erkrankung in ihren schweren pulmonalen oder disseminierten Formen jemals zum Ausbruch kommt.

Auch die Pathogenese und Morphologie der entzündlichen Veränderungen sind mit Mikroabszedierungen und Ulzerationen denen der nordamerikanischen Blastomykose vergleichbar. Die primäre Infektion erfolgt in der Wangenschleimhaut, im Oropharynx und in der Lunge. Es muß von einer hohen sekundären Larynxbeteiligung in etwa der Hälfte aller klinisch relevanten Fällen ausgegangen werden (HOFFARTH et al. 1973; RESTREPO et al. 1976). Aber auch solitärer Larynxbefall wird beschrieben (NEGRONI et al. 1977, 1987).

8.4.2.4 Kokzidioidomykose

Auch der Erreger der Kokzidioidomykose, *Coccidioides immitis* wächst im Freien als Myzel, wo sie nach einem gewissen Alterungsprozeß in den Hyphen Arthrosporen bilden. Diese sind außerordentlich fragil und werden über die Luft verbreitet. Im Gewebe entstehen aus ihnen Sphaerulae, in denen zahlreiche Endosporen (Größe 2 mµ) gebildet werden. Das so entstandene Sporangium (Durchmesser ca. 30–60 mµ) platzt im reifen Zustand und gibt die Endosporen zur Reinfektion frei.

Der Keim kommt endemisch in wüstenähnlichen Gebieten, wie z.B. südwestlichen Küstenregionen der USA, Mexiko und Argentinien vor und ist hochgradig kontagiös. Die Infektion mit diesem obligat humanpathogenen Saprophyten erfolgt in der Regel durch Inspiration der durch den Wind verbreiteten Arthrosporen. Eine perkutane Infektion durch Verletzung ist ebenfalls möglich.

Makroskopisch entstehen granulomatöse Schleimhautveränderungen ähnlich der Tuberkulose oder einem frühen Karzinom (WARD et al. 1977). Mikroskopisch finden sich bei der in der Regel pulmonalen Primäraffektion granulozytäre Entzündungsreaktionen mit fibrinös-eitriger Exsudation. Mit Einsetzen der zellgebundenen Immunreaktion entstehen morphologische Veränderungen mit Epitheloidzellstruktur und Langerhans-Zellen sowie stellenweise eitrige Exsudationen, die offenbar mit der Freisetzung neuer Endosporen korrelieren.

Lebensbedrohend sind Fälle mit Larynxbefall, der meistens erst durch atembehindernde Granulationen klinisch apparent wird (WART et al. 1977; FRIEDMANN 1980).

8.4.2.5 Sporotrichose

Sporothrix schenckii ist ebenfalls ein dimorpher Keim, der in der Regel durch Hautläsionen in den Organismus gelangt und sich meist lymphogen ausbreitet. Wegen dieses Infektionsweges und, da Disseminationen eher selten sind, ist ein Larynxbefall außerordentlich ungewöhnlich und, wenn überhaupt, nur über eine entsprechende Lungenerkrankung zu verstehen. Wegen des Wachstum des Pilzes auf Pflanzen ist die Sporotrichose normalerweise eine Erkrankung der Gärtner.

Im Larynx ist uns nur ein Fall bekannt (LYONS 1966, zit. nach MICHAELS 1984), bei dem granulierende und ulzerierende Veränderungen am Zungengrund, der Epiglottis und den Stimmlippen beobachtet wurden. Mikroskopisch bestehen um Nekrosen oder Abszesse epitheloidzellige Strukturen mit mehrkernigen Riesenzellen.

8.4.2.6 Rhinosporidiose

Die Rhinosporidiose ist eine Erkrankung, die in Sri Lanka, Südindien und in Zentral- und Südamerika vorkommt. Die Infektion entsteht durch Waschen und Baden in freien Gewässern, die mit dem Erreger, *Rhinosporidium seeberi* verseucht sind. In der Morphologie und im Wachstum besteht Verwandtschaft zu Coccidioides immitis, da Rhinosporidium ebenfalls im Gewebe sehr große Sporangien (bis zu 0,3 mm) mit Endosporen bildet (GORI u. SCASSO 1994).

Primär erfolgt der Befall von Nase und Nasopharynx. Disseminationen sind eher ungewöhnlich, daher ist der Larynx selten und nur sekundär betroffen (PILLAI 1974; CHITRAVEL et al. 1981; GORI u. SCASSO 1994; BANERJEE et al. 1996; ADIGA et al. 1997). Makroskopisch bestehen die Veränderungen meist in Granulationspolypen an den prominenteren Stellen des Schleimhautreliefs des Larynx oder aber in tumorverdächtigen Granulomen. Histologisch imponiert vor allem

das Erscheinungsbild der in allen Größen variierenden Sporangien. Diese wurden im Gewebe durch unspezifisches Granulationsgewebe begleitet.
Klinisch ist die Erkrankung durch hohe Rezidivneigung gekennzeichnet.

8.5 Besondere virusbedingte Entzündungen

Auf wichtige morphologische Veränderungen bei Virusinfektionen wurde schon im Kapitel über die akuten Laryngitiden, besonders aber unter dem Kapitel über ulzeromembranöse Laryngitiden (Kap. 8.1.5.2) eingegangen. Im folgenden sollen nur chronische Krankheitsbilder mit besonderer Morphologie und Verlauf erörtert werden.

Unter den Larynxinfektionen durch *Herpes-simplex*-Viren (HSV) sind drei Aspekte von besonderem Interesse:

1. Akute bis perakute Verläufe
2. Chronisch granulierende Prozesse
3. Kanzerogenese auf der Basis von HSV-Infektionen.

Bei den akuten bis perakuten, dramatischen Verläufen von HSV-Infektionen bei Neugeborenen (CONTENCIN et al. 1985; AUJARD et al. 1986; ROBIN et al. 1988; NADEL et al. 1992) und Kleinkindern (ASLANIAN 1995b; NYQUIST et al. 1994) steht die rasche Atemwegsobstruktion im Vordergrund dieser lebensbedrohenden Erkrankung. Ursache ist entweder eine reduzierte Abwehrlage durch Leukämien oder AIDS (LARZUL et al. 1978) oder aber es handelt sich um eine Superinfektion bei einer akuten Laryngotracheitis (HARRIS et al. 1987) bzw. einer schweren Allgemeininfektion.

Dermatologische chronische Entzündungen durch Herpes-simplex-Viren sind bekannt. Über chronische Formen der Schleimhäute, insbesondere des Larynx, wurde bisher wenig berichtet. Von Knötchenbildungen über tiefere Ulzerationen mit gelblichem Grund und granulierendem Randwall finden sich entsprechende Veränderungen an der Epiglottis, an der Postkrikoidregion und an den Stimmlippen. Das Nebeneinander überschießender Granulationstätigkeit und Ulzeration läßt schnell den Verdacht auf ein Karzinom aufkommen.

Mikroskopisch weisen die erhaltenen Epithellagen im Umfeld des Ulkus deutliche Dysplasien des Plattenepithels mit Akantholysen und Parakeratosen auf. Im ödematösen Bindegewebe des Ulkusgrundes besteht eine lymphohistiozytäre Rundzellinfiltration, stellenweie von neutrophilen und eosinophilen Granulozyten begleitet (KARNAUCHOW u. KAUL 1988). Vor allem die z. T. erheblichen Kernveränderungen, nicht nur in der Basal- und Parabasalzellschicht, können zur Fehldiagnose Karzinom führen (SCHWENZFEIER u. FECHNER 1976; KARNAUCHOW u. KAUL 1988; FERRANDIS-PEREPEREZ et al. 1997). Differentialdiagnostisch sind ansonsten verschiedene Pemphigusformen, das Erythema multiforme, der Lichen und eine Zosterinfektion in Betracht zu ziehen.

Schon in den 70er Jahren wurde neben den Karzinomen der Portio und der Cervix uteri auch für Karzinome des Kopf- und Halsbereiches, besonders aber des Larynx ein Zusammenhang zwischen Karzinogenese und HSV-Infektion gesehen. Zwischen der Existenz dieser Tumoren und ihrer Größe einerseits und der In-vitro-Lymphozyten-Reagibilität zu Phytohämagglutinin (PHA) und Serum-Komplementbindung von Antikörpern gegen HSV-induziertes, tumorassoziiertes Antigen (TAA) andererseits wurden Korrelationen nachgewiesen (HOLLINSHEAD et al. 1975; SHEININ 1975; SILVERMAN et al. 1976). Hierauf soll im Kapitel 4.10.5 näher eingegangen werden.

Zoster-Laryngitiden treten im Rahmen schwerer Krankheitsbilder des Zoster auf, und zwar, wenn überhaupt, bei Immunschwäche und AIDS (COREY u. SELIGMAN 1991). Die morphologischen Veränderungen sind neben der üblichen Bläschenbildung und gelegentlichen, mehr oberflächlichen Exulzerationen weniger bedeutsam als die Nervenlähmungen, die häufig begleitend auftreten (PAHOR 1979; MESOLELLA et al. 1993; NISHIZAKI et al. 1997) und nicht nur den N. vagus, sondern auch andere Hirnnerven mit einbeziehen können. Da lokale Veränderungen nur sehr kurz klinisch apparent sein können, dürften manche, „idiopathische" Rekurrensparesen hier ihre Ursache haben (PAHOR 1979).

Auch Infektionen mit dem *Zytomegalie-Virus* treten im Larynx im Rahmen einer schweren Allgemeininfektion bei deutlich verminderter Abwehrlage wie z.B. Gammaglobulinämie, AIDS und Immunsuppression nach Transplantation auf (CALICO et al. 1985; SIEGEL et al. 1992; LOPEZ-AMADO et al. 1996). Im Grunde sind Zytomegalie-Laryngitiden sehr selten. Makroskopisch findet man Veränderungen vorzugsweise glottisch-subglottisch. Zunächst besteht ein entzündliches Ödem, dem dann u.U. die Nekrose und Exulzeration folgt. Histologisch findet man neben Rundzellinfiltration mit Lymphozyten und Makrophagen auch Riesenzellen mit den typischen, eosinophilen intranukleären und intrazellulären Einschlußkörpern. Die Immunperoxidasereaktion dient als Erregernachweis.

HIV-Infektionen spielen erst spät und in zweierlei Hinsicht eine Rolle für Erkrankungen des Larynx, einerseits als Begünstigung für opportunistische, nosokomiale Infektionskrankheiten und andererseits im Vollbild des AIDS durch das Auftreten des Kaposi-Sarkoms. Auf das erstgenannte wurde an verschieden Stellen weiter schon verwiesen. Das Kaposi-Sarkom wird im Kapitel 4.12.5.6 näher besprochen.

8.6 Parasiten

Bei der *Trichinose* kommt es durch Genuß von infiziertem rohen Schweinefleisch zur intestinalen Phase der Infektion durch Trichinella spiralis, relativ kleinen Nematoden. Ihr folgt durch generalisiertes Ausschwemmen der Trichinenlarven die extraintestinale Phase, in der vorzugsweise die Muskulatur, aber auch Gehirn und andere parenchymatöse Organe befallen werden können. Beobachtungen über den Befall des Larynx sind selten (NATARO 1965; KEAN 1966; JOSEPHSON et al. 1989; SIMASKOS et al. 1992).

Endoskopisch ist der Larynx nur auffällig durch entzündliches Begleitödem und Schwellung in der Umgebung von befallener Muskulatur, am ehesten im Bereich der Mm. thyreoarytenoidei und den Stimmlippen. Herdförmige gra-

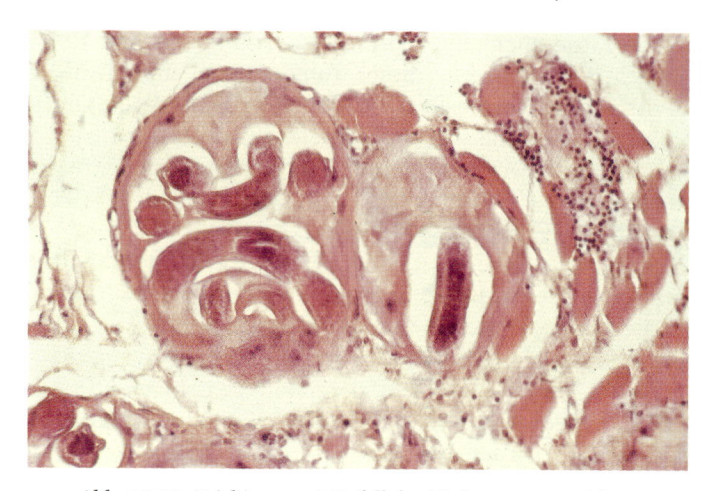

Abb. 4.8.15. Trichinose mit Befall des M. thyreoarytenoideus

nulomatöse Veränderungen können aber auch ein Karzinom vortäuschen (JOSEPHSON et al. 1989). Im histologischen Präparat erkennt man je nach Alter der Infektion unterschiedliche Beispiele. In der frühen Phase sieht man neben intensiver Vaskularisation und Ödembildung in den Muskelzellen längs ausgerichtete Larven, während die Umgebung eine herdförmige Infiltration durch eosinophile und neutrophile Granulozyten, begleitet von Lympho- und Histiozyten aufweist. In der Folge kommt es entweder mit spiraliger Formation der Larven zur Abkapselung (Abb. 4.8.15), in den meisten Fällen aber zu einem Absterben derselben, was wiederum von heftigen, entzündlichen Reaktionen begleitet wird.

Auf Grund von Beobachtungen über die Koinzidenz von Trichinenbefall des Larynx und Kehlkopfkarzinom liegen Überlegungen über einen ursächlichen Zusammenhang nahe (KEAN 1966; SIMASKOS et al. 1992).

Askariden treten im Larynx nur im Rahmen der pulmonotrachealen Wanderung, einer bestimmten Phase des Lebenszyklus dieser Nematoden, auf. Sie gelangen über den Larynx wieder in die Speisewege oder werden gelegentlich abgehustet. Auf Grund der verbesserten hygienischen Situation sind seit Jahrzehnten diese „Fremdkörper" eher in südlichen und tropischen Gebieten anzutreffen (JAFFÉ 1963; DASTUR et al. 1974; ODUNTAN 1974; PEREZ-LORIA u. SANCHEZ-ELIAS 1991).

Blutegel gelangen als Fremdkörper beim Baden in entsprechenden tropischen Gewässern in den Larynx (JAFFÉ 1963) und können hier Blutungen und Entzündungen auslösen (s. auch Kap. 4.5).

Abschließend sei noch eine parasitologische Erkrankung durch ein Protozoon, *Toxoplasma gondii*, erwähnt, über die LI et al. (1996) berichteten, und bei der Nase und Kehlkopf befallen waren.

9 Benigne epitheliale Tumoren

A. BURKHARDT

9.1 Einteilung, Häufigkeit

Wie in anderen Organsystemen unterscheidet man im Larynx gutartige epitheliale Tumoren, wie die Papillome und Adenome von gutartigen, mesenchymalen Tumoren, wie Fibromen, Lipomen und neurogenen Tumoren.

Unter 722 Fällen von benignen Läsionen des Larynx, die NEW u. ERICH (1938) an der Mayo-Clinic sahen, befanden sich neben nichtneoplastischen Läsionen 592 Papillome, 26 Hämangiome, 26 Chondrome, 1 Neurofibrom, 1 Adenom und 53 verschiedene mesenchymale Tumoren. In einer Zusammenstellung von 205 gutartigen Neoplasien des Larynx in einem Beobachtungszeitraum von 20 Jahren fand FRIEDMANN (1976) 170 Papillome, 16 Adenome, 3 Chondrome und 16 weitere verschiedene mesenchymale Tumoren. YOSHIDA et al. (1983) registrierten bei 38 Patienten mit benignen Tumoren 24 Papillome und 14 mesenchymale Tumoren. JONES et al. (1984) beobachteten unter 269 Tumoren, 227 Papillome, 15 onkozytäre Tumoren, 1 pleomorphes Adenom und 26 mesenchymale Tumoren. In 45 Jahren konnten NAROZNY et al. (1995), 291 Patienten mit benignen Larynxtumoren behandeln, von denen 95,2% Papillome waren.

Es muß heute noch als umstritten gelten, ob neben den Papillomen und Adenomen auch ein „benignes Keratom" als weitere benigne epitheliale Tumorentität gelten kann. KIMMICH u. KLEINSASSER (1993) beschrieben 61 Patienten mit derartigen 2–3 mm messenden, umschriebenen Epithelhyperplasien mit Hyperkeratose am Stimmband, die rezidivieren könnten, aber nicht maligne entarten. Bisher wurden diese Tumoren wohl überwiegend als umschriebene Leukoplakien oder Dysplasien eingeordnet.

Beim Verruca-vulgaris-Befall des Larynx handelt es sich um eine HPV-induzierte Läsion, die von FECHNER u. MILLS (1982) beschrieben wurde. Sie muß von Papillomen und verrukösem Karzinom abgegrenzt werden (s. Kap. 4.11.3.1) und wird hier nicht weiter diskutiert.

9.1.1 Allgemeine klinische Aspekte

Die Symptome benigner Tumoren sind relativ gleichartig und hängen weniger vom histologischen Typ als von dem Ausgangsort und der Größe der Läsion ab. Konservative Exzision ist in den meisten Fällen eine ausreichende Behandlung. Bei kleinen oberflächlichen Tumoren dürfte die endolaryngeale Abtragung über Mikrolaryngoskopie genügen, während bei größeren und tiefer gelegenen Tumoren, je nach Sitz der Geschwulst, die Entfernung über Pharyngotomie oder Thyreotomie zweckmäßiger ist. In Einzelfällen kann eine partielle oder totale Laryngektomie erforderlich werden. Die Strahlentherapie ist auf Grund des Risikos der Entstehung radiogener Tumoren zu unterlassen. Bei Behandlung von virusinduzierten Läsionen muß daran gedacht werden, daß diese potentiell infektiös sind und eine iatrogene Übertragung z. B. auch durch Laser-Evaporat möglich ist (KASHIMA et al. 1991).

9.2 Papillome und Papillomatose

Papillome sind benigne exophytische Tumoren mit einer blumenkohlartigen Oberfläche. Sie können entweder der Oberfläche breitbasig, warzenartig aufsitzen oder polypös mit einem Stiel gestaltet sein und über die Schleimhautoberfläche herausragen. Die Papillomatose ist eine Transformation größerer Gebiete der Schleimhaut. Am häufigsten kommen Papillome und Papillomatosen am Stimmband vor.

Nach dem klinischen Verhalten müssen wir juvenile (juvenile-onset) und adulte (adult-onset) Papillome unterscheiden, die jeweils als solitäre oder multiple Formen (Papillomatose) vorkommen. Letztere Form ist besonders bei den juvenilen Papillomen häufig (THOST 1929; BJÖRK u. WEBER 1956; WINSTON u. EPSTEIN 1958; DEKELBOUM 1965; PREIBISCH-EFFENBERGER 1970a; KLEINSASSER et al. 1973; LINDENBERG et al. 1986; KAMBIC u. GALE 1995).

Eine laryngeale Papillomatose mit einem kongenitalen Netz wurde im Rahmen des Costello-Syndroms beschrieben (SAY et al. 1993).

Die unten zitierten Analysen haben ergeben, daß juvenile Papillome in der Regel durch die Papillomaviren (HPV) der Typen 6 und 11 hervorgerufen werden, somit verwandt mit den genitalen Kondylomen (RUBBEN et al. 1994) sind und möglicherweise eine Geburtskanalinfektion darstellen (ISONO et al. 1990). Aber auch in einem Teil der adulten Larynxpapillome konnten HPV-DNS-Sequenzen nachgewiesen werden, so daß einige Autoren darin eine nosologische Entität sehen (LINDENBERG u. JOHANSEN 1990; KAMBIC u. GALE 1995). Die gelegentliche spontane Regression der juvenilen Papillome in der Pubertät und das häufigere Vorkommen von Dysplasien und maligner Transformation bei der adulten Form sowie die noch unklare Bedeutung des HPV-DNS-Nachweises in laryngealen Läsionen (s. Kap. 4.10) läßt jedoch weiterhin die konventionelle Einteilung als sinnvoll erscheinen.

9.2.1 Juvenile Papillome

Juvenile oder jugendliche Papillome (Abb. 4.9.1) treten bevorzugt bei Kleinkindern und in der 2. Lebensdekade auf. Ihr Neuauftreten nimmt mit zunehmendem Alter ab, in der Pubertät können sie sich spontan zurückbilden. Eine Geschlechtsbevorzugung gibt es nicht (BJÖRK u. WEBER 1956).

Eine Persistenz über das 16. Lebensjahr hinaus ist gewöhnlich mit einer schlechten Prognose assoziiert. Die echten Stimmbänder, die falschen Stimmbänder und die vordere Kommissur sind die häufigsten Lokalisationen, jedoch ist die Beteiligung vieler Regionen und größerer Gebiete die Regel. Hauptsymptome sind Heiserkeit und Atemwegsobstruktion. Gewöhnlich erfolgt nach Entfernung schnell ein Rezidiv.

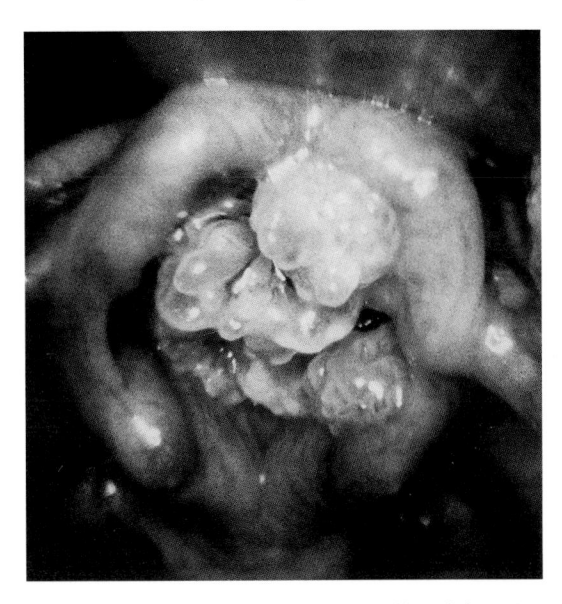

Abb. 4.9.1. Laryngoskopisches Bild eines „juvenilen Papilloms" bei einem $2^1/_2$ Jahre alten Jungen. In die Glottis und Supraglottis sich vorwölbender multikokulärer, blumenkohlartiger Tumor mit fast vollständiger Atemwegsobstruktion. (Aus MEYER-BREITING u. BURKHARDT 1988)

Makroskopisch erscheinen sie mehr zotten- bis warzenartig und weisen eine rötlich-graue Farbe auf. Mikroskopisch findet sich eine typische Falten- und Kryptenbildung. Die schmalen Bindegewebspapillen enthalten ein lockeres, gefäßreiches Stroma, meist ohne dichtere entzündliche Infiltration (Abb. 4.9.2a). Der Epithelüberzug besteht aus leicht hyperplastischem Plattenepithel, in der Regel ohne Hyperkeratose (Abb. 4.9.2b). Mitosefiguren können in der Basalzellschicht vorkommen. Die Basalmembran ist intakt. Häufiger erkennt man Veränderungen der Stachelzellen im Sinne von sog. Koilozyten, d.h. hyperchromatische Zellkerne mit perinukleären Vakuolen, wie sie für virale Läsionen im Bereich der Cervix uteri charakteristisch sind (in ca. 90% der Fälle, KAMBIC u. GALE 1995).

NIKOLAIDIS et al. (1985) unterscheiden drei histologische Papillomtypen: papillär, akanthotisch und angiokeratotisch. Das akanthotische Erscheinungsbild und zelluläre Atypien waren mit einer schlechteren Prognose assoziiert (häufige Rezidive); der angiokeratotische Typ und Papillome mit entzündlicher Veränderung hatten eine relativ bessere Prognose.

Juvenile Papillome treten im Kehlkopf selbst, aber auch in anderen Regionen des Respirationstraktes – insbesondere Trachea und Bronchien – multilokulär auf (SHILOVTSEVA 1969; SMITH u. GOODING 1974). DWORACEK (1955) gab in seiner Sammelstudie ein multilokuläres Auftreten in über 80% aller beobachteten Fälle an. Dieses multilokuläre Auftreten wird begünstigt durch die Möglichkeit der Übertragung der juvenilen Papillome von Ort zu Ort (ULLMANN 1923). Die Übertragbarkeit ist eine häufige klinische Beobachtung und stellt eines der

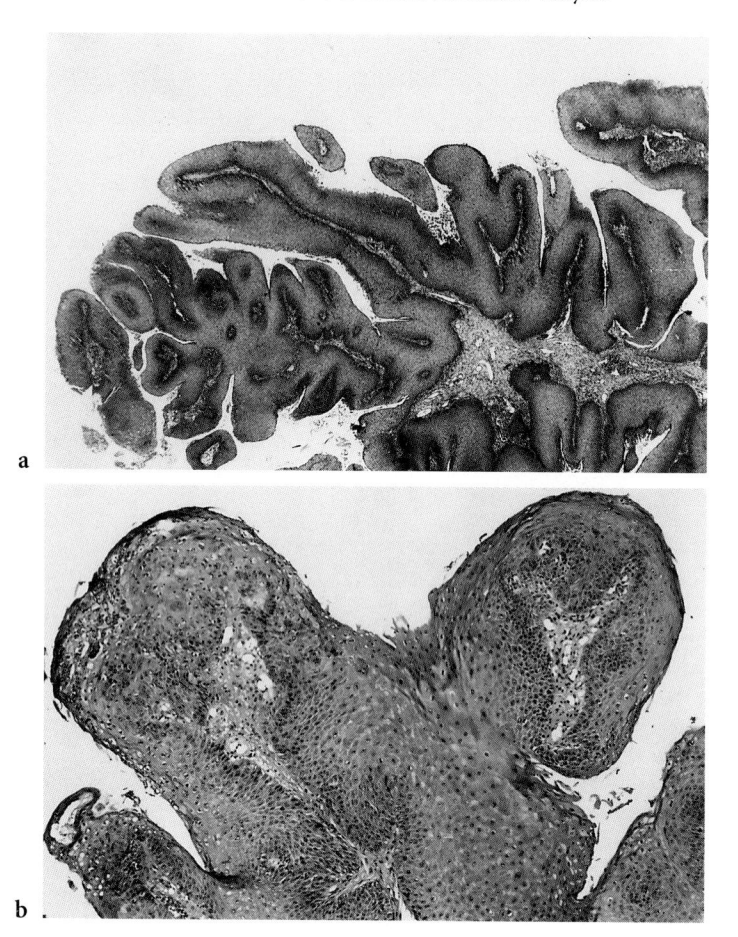

Abb. 4.9.2 a, b. Juveniles Papillom bei einem 7 Jahre alten Jungen mit multiplen Läsionen in der Glottis und Supraglottis. **a** Bei niedriger Vergrößerung sieht man mutliple, sich verzweigende, fingerartige mit Plattenepithel bedeckte Bindegewebspapillen. HE, × 20. **b** Das regelrecht geschichtete Plattenepithel ist nur mäßig verdickt und zeigt eine geringgradige Parakeratose und eine nur spärliche Vakuolenbildung („Koilozytose"). Es liegt keine epitheliale Dysplasie vor. *Links*: Infiltration der oberen Epithelschichten durch Entzündungszellen. HE, × 60. (Aus Meyer-Breiting u. Burkhardt 1988)

Hauptprobleme bei der Behandlung der juvenilen Larynxpapillome dar. Auf Grund ihrer Übertragbarkeit – auch von Mensch zu Mensch (Dahmann 1929; Jakobi 1955) – wurde schon früh an eine infektiöse Pathogenese dieser Geschwülste gedacht. Daß der elektronenmikroskopische Virusnachweis durch Meesen u. Schulz (1957) inzwischen von zahlreichen Autoren nachvollzogen wurde (Dmochowski et al. 1964; Boyle et al. 1971, 1973; Lundquist et al. 1975; Arnold 1976, 1977, 1979; Spoendlin u. Kistler 1978; Quick et al. 1978), bestätigte diese Annahme. Im Gegensatz zu den virusbedingten Warzen der Haut gelingt der morphologische Virusnachweis bei den juvenilen Papillomen

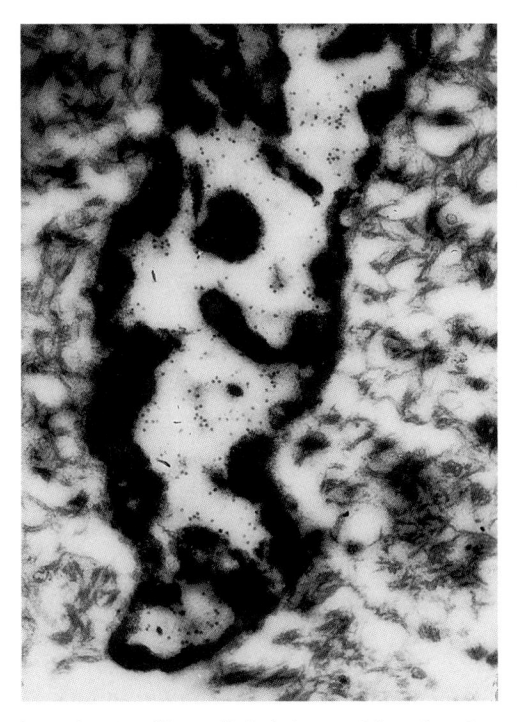

Abb. 4.9.3. Ultrastruktur einer Papillomzelle bei einem 5 Jahre alten Jungen mit rezidivierender juveniler Larynx-Papillomatose. Randständig verdrängtes Chromatin mit multiplen, umgebenden Papilloma-Virus-Partikeln. × 27 000. (Aus Meyer-Breiting u. Burkhardt 1988)

allerdings nur selten (Svoboda et al. 1963; Arnold 1976; Spoendlin u. Kistler 1978). Spoendlin u. Kistler (1978) konnten nur in einem von 10 Fällen komplette Viruspartikel nachweisen. Diese liegen in den Zellkernen (Abb. 4.9.3), sind icosahedral aufgebaut, mit einem Durchmesser von ungefähr 56 mu und zeigen häufig einen kristallartigen Gitteraufbau (Boyle et al. 1973). Morphologisch entsprechen sie der Papova-Virusgruppe (Boyle et al. 1973; Arnold 1976, 1979; Glissmann et al. 1977; Liebermann et al. 1978). Viren aus dieser Gruppe können beim Menschen die Verruca vulgaris, Condylomata acuminata und andere Läsionen verursachen. Mittels immunhistologischer Verfahren wurde eine Verwandtschaft zwischen dem Condylomata-acuminata-Antigen (Falser u. Spoendlin 1978) und dem gemeinsamen humanen Papillomavirus (HPV)-Kapselantigen juveniler larnygealer Papillome nachgewiesen (Braun et al. 1982). Während Lack et al. (1980) einen positiven Kapsidantigen-Nachweis in mehr als der Hälfte der Fälle beobachten konnten, fanden Braun et al. (1982) einen positiven Nachweis nur in 7 von 15 Fällen und Mounts et al. (1982) in 2 von 12 Fällen. Hinzukommt, daß nicht nur wenig Antigen-positives Gewebe vorhanden ist, sondern daß sich nur wenige Antigen-positive Zellen in oberflächlicher Lage des Epithels befinden, was für eine weitgehend latente oder stille, nicht produktive HPV-Infektion mit nur geringer Replikationsrate und somit geringer Kapsid- und Virusbildung spricht. Hingegen konnte mit der Hybridisierung das Vorhandensein von Papilloma-Virus-Genomen in allen von MOUNTS et al. (1982) und HEIMBERG et al. (1983) untersuchten Fällen nachgewiesen werden. Das Virus bestand aus 4 verschiedenen Subtypen von HPV 6. Das Vorhandensein von HPV-DNS konnte nicht nur im Tumor selbst, sondern auch in der normal erscheinenden Mukosa in der Nachbarschaft des Tumors sowie in der Schleimhaut von Patienten während der Remission (STEINBERG et al. 1983) nachgewiesen werden.

CORBITT et al. (1988) konnten bei 8 Patienten 4mal HPV 6 und 3mal HPV 11 nachweisen; LEVI et al. (1989) weisen in 44% von 13 juvenilen Papillomen Kapsidantigen und in 77% HPV Typen 6 und 11 nach, GALE et al. (1994) in 28 von 29 Papillomen HPV Typen 6 und 11, dabei keinmal die HPV-Risiko-Typen 16, 18, 31, 33 und 51. ARNDT et al. (1997) fanden in allen 17 untersuchten juvenilen Papillomen HPV-Typen 6 und 11, aber niemals die Risikotypen 16, 18 und 33. Anscheinend besteht ein Zusammenhang zwischen mütterlicher Condyloma acuminatum-Infektion und dem Auftreten von laryngealen juvenilen Papillomen der Kinder (ISONO 1990). QUICK et al. (1980) berichteten, daß von 49 Patienten mit laryngealen Papillomen 31 Mütter genitale Condylomata in der Vorgeschichte aufwiesen. In 21 der Fälle war der condylomatöse Prozeß während Schwangerschaft und Geburt aktiv. Es wird vermutet, daß die kindliche Infektion während der Perinatalperiode, wahrscheinlich während der Geburtskanalpassage stattfindet. In Fällen von mütterlichen floriden Condylomata acuminata kann eine Kaiserschnittentbindung indiziert sein. Eine vertikale Transmission von Papillomaviren von infizierten Müttern auf Neugeborene wird auch durch die Studie von PURANEN et al. (1996) nahegelegt. Sie fanden unter 98 Kindern von 530 Frauen mit genitalen Kondylomen bei 31 (31,6%) Papillomaviren im Mundhöhlenabstrich. In 16 Fällen fand sich derselbe Subtyp bei Kind und Mutter zum Zeitpunkt der Geburt oder wenige Monate davor oder danach.

Die „Warren Bell"-Geschichte (LE JEUNE 1941) ist ein typisches und tragisches Beispiel eines Schicksals von Patienten mit juvenilen Papillomen. Dieser Junge litt ab einem Alter von $2^1/_2$ Jahren an rezidivierender laryngealer Papillomatose. Nach 97 Operationen und Strahlentherapie verstarb er im Alter von 21 Jahren aufgrund einer malignen Transformation.

Aufgrund ihrer hohen Rezidivrate bereiten die juvenilen Papillome erhebliche therapeutische Probleme. Dies spiegelt sich in der großen Zahl von Versuchen wieder, immer neue Technologien für die Behandlung dieser Krankheit nutzbar zu machen. Dennoch haben sich nur wenige Methoden bewährt. Die älteste, nämlich die *chirurgische Abtragung* (HARMER 1903; BLUMENFELD 1927; THOST 1929), hat durch die Einführung der Mikrochirurgie des Larynx kaum an Bedeutung verloren (BOYLE u. MCCOY 1970; BENJAMIN 1973; WOLTERS 1984). Eine sinnvolle Ergänzung ist seit den 20er Jahren die Elektrokoagulation, die KLEINSASSER (1968) in Form der *Saugkoagulation* verfeinerte. Seit Mitte der 70er Jahre fand die *Lasertherapie* Eingang in die Mikrochirurgie des Larynx. Besonders der CO_2-Laser, weniger der energiereichere Neodym:Yag-Laser, wurden zur Therapie der juvenilen Papillome eingesetzt (ANDREWS u. MOSS 1974;

HOLINGER u. ANDREWS 1974; LYONS et al. 1978; MIEHLKE et al. 1980; STEINER et al. 1980; Übersicht: ROBBINS u. WOODSON 1984). Es bleibt abzuwarten, ob die Vorteile dieser teuren Technologie wirklich so groß sind, daß sie sich auf Dauer behaupten wird. Unter den chemotherapeutischen Mitteln hat sich bis heute auch nach unserer Auffassung nur das mitosehemmende *Podophyllin* bewährt (HOLLINGSWORTH et al. 1950; DECHER 1961; FABRITIUS 1967; DEDO u. JACKLER 1982). Es wird seit 1950 zur Oberflächenbehandlung der Papillome eingesetzt (HOLLINGSWORTH et al. 1950).

Die Kryotherapie (MIEHLKE et al. 1979) scheint uns aufgrund ihrer schwer abschätzbaren Spätwirkung auf die zu schonenden Larynxstrukturen kein geeignetes Mittel zur Behandlung der juvenilen Papillome zu sein. Die Ultraschallbehandlung, die nach vorheriger Papillomabtragung die Rezidive vermeiden sollte (BIRCK u. MANHART 1963; ARSLAN u. RICCI 1966; DOMINOK u. KEMMER 1966; JENKINS 1967; PREIBISCH-EFFENBERGER 1970b; WEHMER 1970; RICCI 1974; WHITE et al. 1974; CANCURA 1977), wurde seit längerer Zeit nicht mehr erwähnt. Die Radiotherapie des juvenilen Papilloms kann zur malignen Entartung führen (WALSH u. BEAMER 1950; KLEINSASSER 1958; VLODYKA 1962; RABBETT 1965; HOLINGER et al. 1968; MAIER 1968; GROSS u. CROCKER 1970; DUFF 1971; KLEINSASSER u. OLIVERA 1973). Nach Untersuchungen von LINDENBERG u. ELBROND (1991) an 113 Patienten in 30 Jahren besteht bei Bestrahlung ein 16fach erhöhtes Risiko der malignen Entartung. Ihre Anwendung ist deshalb nicht nur obsolet, sondern ein Kunstfehler. Lokale oder systemische Behandlungen mit Antibiotika (HOLINGER et al. 1950; SILVERBLATT 1958; BABLIK 1959), Hormonen (BROYLES 1940; ZALIN 1948; ARNVIG 1959) und zytotoxischen Medikamten (GAILLARD et al. 1973; SAKURAI et al. 1975; MORGON et al. 1976; MEHTA u. HEROLD 1980) waren Episoden.

Interferon-Behandlung kann einen günstigen Effekt (LENARCIC-CEPELJA u. KRAJINA 1904; GOEBEL et al. 1981; HAGLUND et al. 1981; GOEPFERT et al. 1982; MCCABE u. CLARK 1983) auf laryngeale Papillome haben. Unsere eigene Erfahrung mit 6 Kindern, die im Zeitraum von 1982–1984 mit Interferon behandelt wurden, zeigte, daß es nach Therapiebeendigung häufig zu Rezidiven kommt. Gleiche Erfahrung machten IKENBERG et al. (1985).

Maligne Entartungen von multiplen juvenilen Papillomen ohne radiogenen Einfluß sind sehr selten. Von 13 Mitteilungen hielten nur 5 einer kritischen Überprüfung stand (BARTH 1898; JUSTUS et al. 1970; TOSO 1971; ZEHNDER u. LYONS 1975; BRACH et al. 1978; KLEINSASSER u. GLANZ 1979). Neuere Beobachtungen liegen von SHAPIRO et al. (1976), BEWTRA et al. (1982), SCHNADIG et al. (1986), KOSSAK u. GLOWCZEWSKA (1991) und TOUSSAINT et al. (1993, 2 Fälle) vor. Die Entartung trat immer nach langfristiger Behandlung frühestens im 12. und spätestens im 64. Lebensjahr auf. Die Hälfte dieser Patienten waren Raucher, so daß hier eine spontane Kanzerisierung zumindest fraglich ist. Dysplasien waren häufig aber nicht immer Indikatoren für den ungünstigen Verlauf der Erkrankung.

Eine maligne Entartung ist offenbar auch bei Infektionen durch die sonst als harmlos geltenden HPV-Typen 6 und 11 möglich, die dann in Papillomen und Karzinomen gefunden wird. (ZAROD et al. 1988; LINDENBERG et al. 1989;

GUILLON et al. 1991). Die Subtypen 6a und 6c lagen in den Fällen von LIM u. CHANG (1987) und DI LORENZO et al. (1992) vor, letzterer Typ wird für eine fulminante Papillomatose verantwortlich gemacht (KASHIMA u. LEVENTHAL 1993). DOYLE et al. (1994) berichteten, daß bei einem Papillom mit primärer HPV 6/11 Infektion im Karzinom zusätzlich HPV 16-DNS nachweisbar war. Bei einem 50 Jahre alten Patienten, den SCHICK et al. (1997) beobachteten, bestand seit früher Jugend eine Papillomatose mit HPV 6/11 Infektion, die im Erwachsenenalter maligne entartete.

9.2.2 Adulte Papillome

Die adulten Papillome (Erwachsenenpapillome oder Alterspapillome) stellen den häufigsten gutartigen Kehlkopftumor im Erwachsenenalter dar, wobei Männer im Gegensatz zum juvenilen Papillom bevorzugt befallen werden (Männer:Frauen etwa 60:40). Die Tumoren treten meist solitär und selten in Form von Papillomatosen auf (STATHEROU 1957). Rezidive nach operativer Entfernung sind seltener. Heiserkeit ist das häufigste Symptom, eine Atemwegsobstruktion ist ungewöhnlich. Die häufigsten Lokalisationen sind die Stimmlippen, der Ventrikelboden und der supraglottische Raum.

Histologisch weisen diese Tumoren eine gröbere Oberflächengliederung als die juvenilen Papillome auf. Das Stroma ist faserreicher und gefäßärmer, oft chronisch entzündet, und das Plattenepithel deutlich hyperplastischer als bei den juvenilen Papillomen (Abb. 4.9.4), mit einer stärkeren Neigung zur Dysplasie (KAMBIC u. GALE 1995) und Hyperkeratose (Abb. 4.9.5). Die Dysplasiehäufigkeit wird mit 20–35% angegeben (OEKEN u. BERENDT 1994), Koilozyten kommen in 66% vor (OEKEN u. BERENDT 1994; KAMBIC u. GALE 1995). Obwohl die Papillome nach der WHO-Definition (SHANMUGARATNAM u. SOBIN 1978)

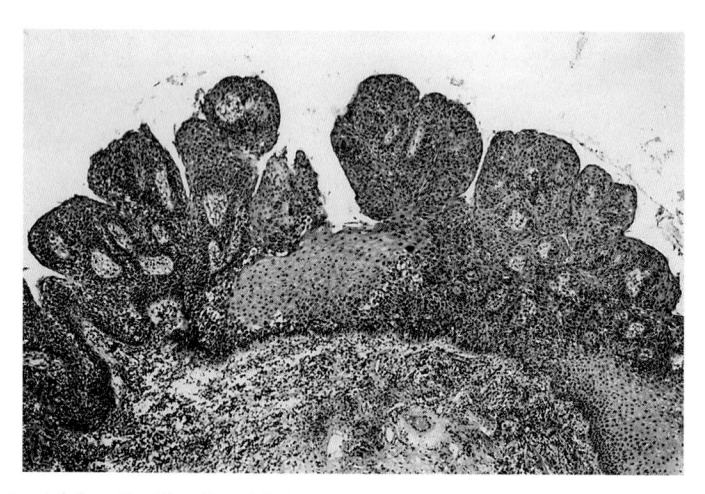

Abb. 4.9.4. „Adultes Papillom": 55jähriger Mann, Supraglottis. Unregelmäßige, papillomatöse Vorwölbung des Epithels und entzündliche Infiltration des epithelialen Gewebes. HE, × 45. (Aus MEYER-BREITING u. BURKHARDT 1988)

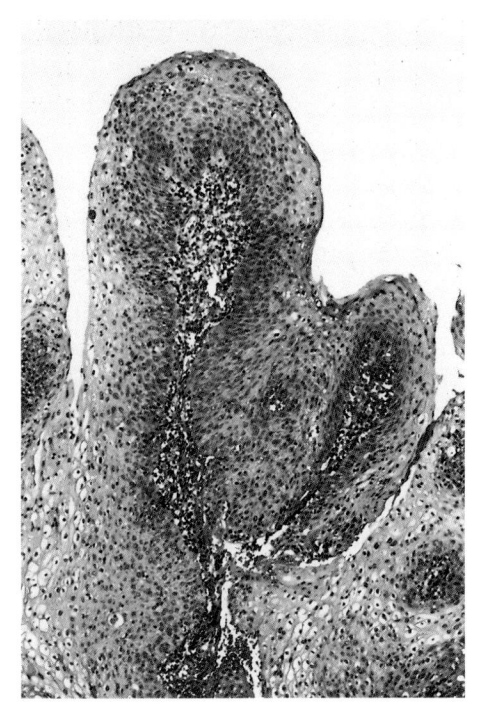

Abb. 4.9.5. „Adultes Papillom" (Fall wie bei Abb. 4.9.4). Die starke Vergrößerung zeigt eine Störung der Schichtung mit Vermehrung von Zellen des Basalzelltyps und Kerngrößenvariationen (mäßiggradige Dysplasie) HE, × 90. (Aus MEYER-BREITING u. BURKHARDT 1988)

zu den benignen Tumoren gehören, stellt nach den Erfahrungen zahlreicher Autoren die maligne Entartung von Erwachsenenpapillomen keine Seltenheit dar (SPEISER 1932; COHEN 1933; CUNNING 1950; MATSCHNIG 1954; DWORACEK 1955; BJÖRK u. TEIR 1957; KLEINSASSER 1958, 1963; JACKSON u. JACKSON 1959; ABOULKER et al. 1966b; FRIEDBERG et al. 1971; KLEINSASSER et al. 1973; VON ALBERTINI u. ROULET 1974). Dabei finden sich in der Literatur sehr divergente Angaben zur Rate der Malignisierung, die im allgemeinen mit 2–3% angegeben wird. KAMBIC u. GALE (1995) konnten bei 228 Papillomen nur 1mal eine Karzinomentwicklung sehen, LIE et al. (1994) in 3 von 17 Patienten, während KOSSAK u. GLOWSZEWSKA (1991) eine Malignitätsrate von 70,5% angeben. Im allgemeinen liegen Risikofaktoren (Rauchen, Alkohol) und/oder eine vorangegangene Bestrahlung bei den Patienten mit maligner Transformation vor, selten kann diese aber auch bei Patienten ohne Risikofaktor beobachtet werden (HASAN et al. 1995).

Schnelles Wachstum, häufige Rezidive, Obstruktion und Larynxödem sind Zeichen der Malignisierung (SINGH u. RAMSAROOP 1994). Nach eigener Erfahrung sollte jeder papillomatöse Tumor bei Erwachsenen als potentiell maligne angesehen werden. Oberflächliche Probeexzisionen geben oft einen falschen Eindruck von der eigentlichen Dignität des Tumors. In fast allen Fällen eines papillären Plattenepithelkarzinoms brachten erst tiefer ins Gewebe reichende Probeexzisionen die endgültige Malignitätsdiagnose. Aus dieser Sicht kann die Vermutung geäußert werden, daß manches Papillom mit angeblich späterer maligner Entartung in Wirklichkeit von vornherein ein papilläres Plattenepithelkarzinom gewesen ist.

Im Gegensatz zu den juvenilen Papillomen wurde bei dieser Tumorart bisher keine Übertragbarkeit festgestellt (Björk u. Weber 1956). Eine virale Ätiologie wurde deshalb zunächst abgelehnt. Vielmehr wurden für ihre Entstehung immer wieder Noxen, besonders das Rauchen, oder aber starke mechanische Belastungen verantwortlich gemacht. Untersuchungen von Mounts et al. (1982) konnten jedoch auch in adulten Papillomen Hinweise auf eine virale Ätiologie feststellen. In 2 von 8 Fällen fand sich eine positive Reaktion auf HPV-Kapsidantigen-Antikörper. Das Vorhandensein von Papilloma-Virus-Genomen wurde von diesen Autoren in allen 8 Fällen nachgewiesen; dieses läßt eine virale Ätiologie auch der adulten Papillome vermuten. Hingegen konnten Braun et al. (1982) keine Papillomakapsid-Antigene in den Präparaten von 6 Patienten mit adulten Papillomen nachweisen. Die Angaben in der Literatur zur Häufigkeit von HVP-DNS in adulten Papillomen sind widersprüchlich. Mittels Hybridisierung konnten folgende Werte ermittelt werden: je 2 Papillome negativ (Lindenberg et al. 1989; Yao 1992), 33% HPV-DNS positive Papillome (6 Fälle, Levi et al. 1989), 86% HPV 6/11-positive multiple adulte Papillome und 85% HPV 6/11-positive solitäre adulte Papillome (keinmal HPV 16, 18, 31, 33, 51; Gale et al. 1994) sowie 100% HPV 6/11 und 22% HPV 16, 18 und 33 in 27 Papillomen (Arndt et al. 1997).

100% HPV 6/11-DNS-positive Papillome (Multhaupt et al. 1994). Crissman et al. (1988) berichten von 2 solitären Papillomen mit HPV 6/11-Nachweis, dagegen in 6 malignen papillären Neoplasien keinmal positiver HVP-Nachweis. In der Serie von 20 adulten Larynxpapillomen fanden Tsutsumi et al. (1989) in den solitären Tumoren keinmal HPV-DNS, in den multiplen in 100% HPV, Typ 11. Mit der sensitiven PCR-Reaktion konnte HPV-DNS in allen untersuchten Fällen von Corbitt et al. (1988; 6 Fälle, HPV 6), Levi et al. (1989; 6 Fälle), Johnson et al. (1991; 2 Fälle) und Yao (1992; 2 Fälle) nachgewieen werden. Die Assoziation von HPV-Typ 6 mit Karzinomen auf dem Boden von Papillomen beschrieben Kashima et al. (1988) und Corbitt et al. (1988). Popper et al. (1992) geben eine Beziehung zu HPV-Typen 16/18 sowie 31, 33 und 35 an. Pou et al. (1995) wiesen mit der PCR-Methode in 21 von 29 Fällen HPV-Typen 6, 11 und in 3 Fällen die Typen 11 und 16 nach (daneben eine Koinfektion mit Herpesviren in 50% und Ebstein-Barr-Viren in 12,5%). Auch in einem Papillom mit schwerer Dysplasie bei einer 58 Jahre alten Frau konnten Lin et al. (1997) HPV-Typen 11 und 16 nachweisen.

Möglicherweise kommen bei Erwachsenen 2 Papillomarten vor: Ein gewöhnlich keine epithelialen Dysplasien zeigendes, nichtkeratotisches, viral bedingtes Papillom, welches beim Erwachsenen das Gegenstück des juvenilen Papillom darstellt und das akanthotische und hyperkeratotische Papillom mit Dysplasie (Kleinsasser et al. 1973; Johnson et al. 1981).

9.3 Adenome

Adenome im Larynxbereich leiten sich von den hier vorhandenen seromukösen Drüsen ab und sind mit den entsprechenden Tumoren im Speicheldrüsenbereich identisch. Sie werden deshalb teilweise, wenn auch nicht ganz korrekt, als „Speicheldrüsentumoren" bzw. „salivary gland neoplasms" zusammengefaßt (EL-JABBOUR et al. 1993).

Reine Adenomformen tubulärer, azinärer oder papillärer Struktur treten im Kehlkopf extrem selten auf. In Gesellschaft mit follikulärer lymphatischer Hyperplasie beobachteten BARBACCIA et al. (1956) ein Adenolymphom im Stimmlippenbereich, ebenso wie EVANS et al. (1989). Wenngleich auch selten, treten die meisten Adenome im Kehlkopf mit zystischen Erweiterungen als sog. Zystadenome auf (WESSELY 1938; FIGI et al. 1994). Papilläre Zystadenome mit Falten- und Zottenbildungen – meist innerhalb der Zysten – wurden von RANGER u. THACKRAY (1953), ARCIDIACONO u. MEO (1958), DONALD u. KRAUSE (1973) und im eigenen Material beobachtet (Abb. 4.9.7).

Als ausgesprochene Raritäten wurden pleomorphe Adenome im Kehlkopf – meist subglottisch – beschrieben, von 22 Fällen der Weltliteratur sehen ZAKZOUK (1985), MCMILLAN u. FECHNER (1986) 7 als gesicherte benigne pleomorphe Adenome an. Das Alter dieser Patienten liegt zwischen 15 und 70 Jahren, und alle Tumoren sind in der supraglottischen Region lokalisiert. MCMILLAN u. FECHNER (1986) weisen auf die Gefahr hin, daß eine beim pleomorphen Adenom anzutreffende, pseudoepitheliomatöse Hyperplasie oder squamöse Metaplasie als Plattenepithelkarzinom fehlinterpretiert werden kann.

Fallberichte von Adenomen des Kehlkopfes liegen vor von FLEISCHER (1956), GIGNOUX et al. (1963), BEHRENDT (1965), TERRACOL (1965), ABOULKER u. DEMALDENT (1966), JOKINEN et al. (1974), BETKOWSKI et al. (1978), GAILLARD et al. (1978), SKABANIA u. SZLEZAK (1978), SOM et al. (1979), ROZHINSKAIA u. CHARTORIZHSKAIA (1980), YOSHIDA et al. (1983). Selten kommen auch Myoepitheliome im Larynx vor (EL-JABBOUR et al. 1993).

9.3.1 Oxyphilzelliges Adenom (Onkozytom)

Das onkozytäre Adenom bzw. onkozytäre Zystadenom (NOHTERI 1946; SOM u. PEIMER 1949; HEINZ 1951; VOSTEEN 1954; COHEN u. BATSAKIS 1968; GALLAGHER u. PUZON 1969; WEIDAUER 1972; JOHNS et al. 1973; SASAKI u. HOLMES 1976; STEINER u. PESCH 1976; OLIVEIRA et al. 1977; BELL et al. 1978; FERLITO u. RECHER 1981; LINDENBERGER 1982; LUNDGREN et al. 1982) kann ebenso wie die übrigen Adenome Zystenbildungen (HOLM-JENSEN et al. 1977) und folliculäres, lymphatisches Begleitgewebe enthalten (FERLITO u. RECHER 1981).

Auch papilläre Zystadenome können mit onkozytärem Bild auftreten (KROE et al. 1967; ECKEDAHL u. SCHNÜRER 1969; BARTON 1972; DONALD u. KRAUSE 1973). Selten ist ein multiples Auftreten als onkozytäre, papilläre Zystadenomatose (YAMASE u. PUTMAN 1979; LE JENNE et al. 1980; FERLITO u. RECHER 1981).

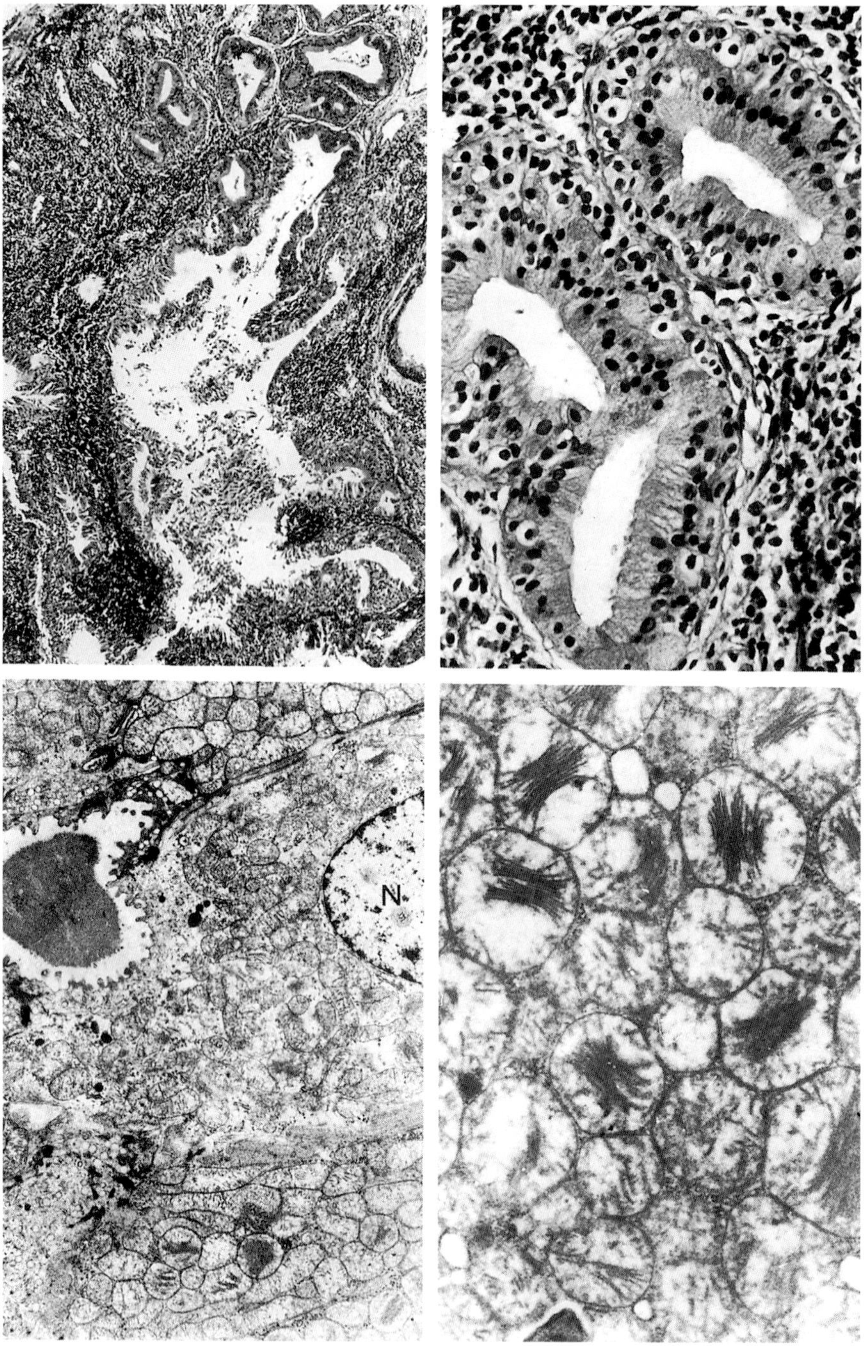

a b c d

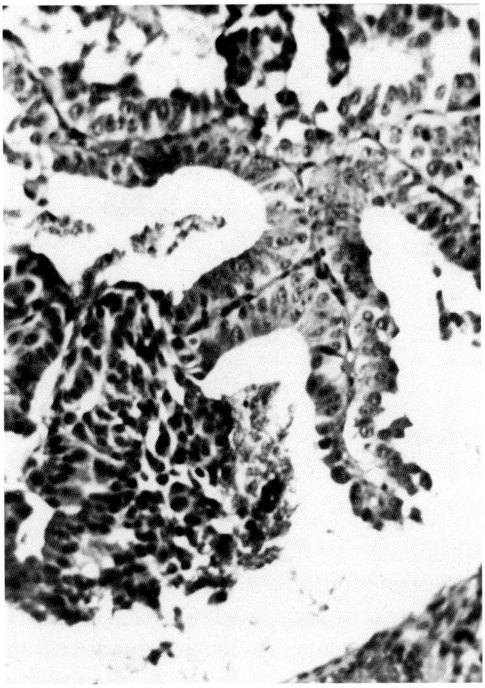

Oxyphilzelliges Adenom (Onkozytom)

Abb. 4.9.7. Papilläres Zystadenom: 38jähriger Mann, Plica vestibularis. Zystische Hohlräume mit papillären Epithelabfaltungen. HE, × 500. (Aus MEYER-BREITING u. BURKHARDT 1988)

Die Besonderheit ist der zelluläre Aufbau aus sog. *Onkozyten*, d.h. großen, „geschwollenen" Zellen, die Verbände von hochprismatischem Zylinderepithel bilden und in der Regel mittelständige, kleine, oväläre, etwas hyperchromatische Kerne aufweisen (Abb. 4.9.6a–d). Der reichliche Zytoplasmaanteil ist aufgelockert und mit zahlreichen feinen eosinophilen Granula durchsetzt, die ultrastrukturell vergrößerten und vermehrten Mitochondrien entsprechen. Nach NOHTERI (1946) leiten sich diese Zellen vermutlich vom Epithel des Ausführungsganges von sero-mukösen Drüsen ab. Onkozyten kommen auch in nor-

◄ **Abb. 4.9.6a–d.** Onkozytäre Läsionen und Onkozytom. **a** Warthin' Tumor (Zystadenolymphom) der lateralen Supraglottis. Umgeben vom lymphatischen Gewebe zeigt das Epithel ein tubulopapillärzystisches Bild. HE, × 25. **b** Die Epithelzellen sind fein granuliert und oxyphil. Dieses Erscheinungsbild kann mit einem Onkozytom verwechselt werden. Typischerweise sind die Zellen eines Warthin' Tumors zweireihig angeordnet: Die inneren Zellen sind rund bis polygonal, die äußeren sind säulenartig, besitzen jedoch keine Zilien. HE, × 250. **c** Elektronenmikroskopisches Bild eines Onkozytoms. 3 Zellen zeigen eine azinäre Anordnung. *Links:* In einem schmalen Lumen sind proteinhaltige Substanzen enthalten *(dunkel)*. Die Zellen zeigen Mikrovilli an der lumenwärtigen Oberfläche. *Rechts:* Der Nukleus *(N)* eines Onkozyten. Das Zytoplasma enthält reichlich Mitochondrien. × 8500. **d** Starke Vergrößerung des Zytoplasmas: Dicht gepackte Mitochondrien. Die Kondensation der Cristae mitochondriales ist ein Fixationsartefakt (menschliches Material). × 48000. (Aus MEYER-BREITING u. BURKHARDT 1988)

malen Drüsen und in nicht-neoplastischen Veränderungen, z.B. Zysten des Larynx vor. Insgesamt finden sich onkozytäre Läsionen in 0,5–1% aller laryngealen Präparate (LUNDGREN et al. 19829).

Die Adenome kommen bevorzugt bei älteren Patienten im supraglottischen Raum, seltener in der subglottischen Region vor. Lediglich NACLERIO (1980) berichtet über ein Adenom im glottischen Bereich. Hauptsymptom dieser, wie der meisten benignen Kehlkopf-Tumoren, ist Heiserkeit. Über die maligne Entartung eines Kehlkopfadenoms berichteten ARCIDIACONO u. MEO (1958).

10 Karzinogenese: Prämaligne Veränderungen

A. BURKHARDT

10.1 Häufigkeit, Alter und Geschlechtsverteilung

Der Kehlkopfkrebs war in früheren Jahrhunderten praktisch unbekannt. Erst Ende des vorigen Jahrhunderts trat er in das Bewußtsein der Bevölkerung unter anderem durch die tödliche und geschichtlich folgenschwere Erkrankung des deutschen Kaisers Friedrich III. und fand damit auch die Beachtung der Wissenschaft. Proportional zum Anstieg der Neuerkrankungen an Karzinomen im Bereich der Atemwege nahm in den letzten Jahrzehnten auch die Häufigkeit von malignen Geschwülsten des Kehlkopfes in den meisten Ländern zu. In den Jahren 1947 bis 1984 stieg in den Vereinigten Staaten von Amerika die Häufigkeit bei Männern von 5,6 auf 9,0 pro 100 000 Einwohner, bei Frauen von 0,5 auf 1,5 (DERIENZO et al. 1991). Die Gesamtmortalitätsrate beträgt etwa 2,5 per 100 000 Personen-Jahren, der Anteil an der Gesamtzahl von Krebsneuerkrankungen in den Vereinigten Staaten 1,5% und an der Mortalität 0,9% (MCMICHAEL 1978; STEINER 1984; Übersichtsarbeit KLEINSASSER 1983). Eine größere Gemeinschaftsstudie in den skandinavischen Ländern für den Zeitraum 1943/58–1980 zeigte nur für Finnland einen Rückgang des Lungen- und Larynxkrebses – möglicherweise bedingt durch eine striktere Haltung gegenüber Tabakabusus –, nicht aber für Dänemark, Schweden, Norwegen und Island (HAKULINEN et al. 1986). Aufgrund von prospektiven epidemiologischen Studien geht man davon aus, daß in Italien das Risiko an einem Larynx- und Lungenkarzinom zu sterben, mit den Geburtsjahrgängen um 1930 sein Maximum erreichte und danach (d.h. nach 2010) zurückgehen wird (FERRARIO et al. 1992; BERRINO u. CROSIGNANI 1992); auch hierfür wird als Grund der Wandel in den Rauchgewohnheiten angegeben.

Über eine rassische Prädilektion beim Kehlkopfkrebs ist wenig bekannt. SANI et al. (1992) geben für Malaysia eine Präponderanz bei Chinesen an. Bei Einwanderern aus Indien nach Großbritannien wurde bei ethnischen männlichen Indern eine höhere Larynxkrebs-Inzidenz beobachtet als bei Einheimischen oder bei Einwanderern britischer Ethnik aus Indien (SWERDLOW et al. 1995); solche Unterschiede dürften aber eher auf rassenspezifischen Angewohnheiten und Risikofaktoren beruhen. Für Larynxkarzinome (und

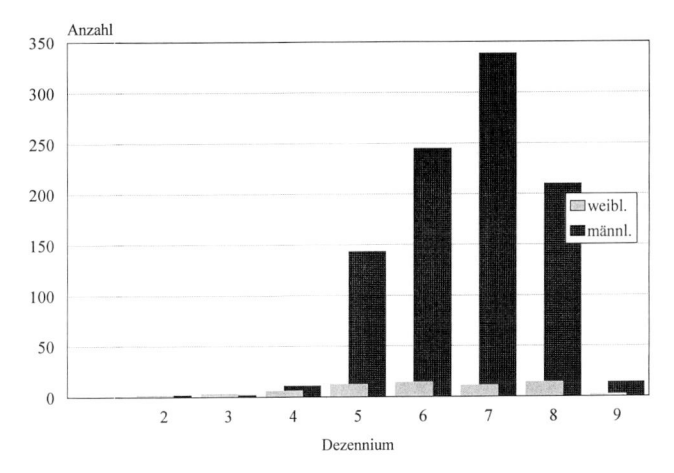

Abb. 4.10.1. Alter und Geschlechtsverteilung von 531 Patienten mit Larynxkarzinomen der HNO-Abteilung der Frankfurter Universität. (Aus MEYER-BREITING u. BURKHARDT 1988)

Gallenblasenkarzinome) wird als Besonderheit das Fehlen eines Ost-West-Unterschiedes angegeben (KODAMA u. KODAMA 1994).

Wie bei den Malignomen der Atemwege allgemein, überwiegen auch bei den Präkanzerosen und Karzinomen des Kehlkopfes ältere Individuen mit einem Maximum in der 7. Dekade; Männer werden sehr viel häufiger betroffen als Frauen (Abb. 4.10.1). Diese Geschlechtsprädisposition gilt auch für Karzinome im Bereich des Hypopharynx und des kehlkopfnahen Oropharynx, d.h. die sog. äußeren Kehlkopfkarzinome. In den Vereinigten Staaten von Amerika traten nur 13% (DEVESA u. SILVERMAN 1978), in Schweden 9,7% (OLOFSSON u. VAN NOSTRAND 1973) in Deutschland zwischen 4 und 8%, in der ehemaligen Deutschen Demokratischen Republik 8,1% (SCHWAB u. ZUM WINKEL 1975; BOHNDORF u. HÖCKER 1976) und in der Schweiz 7,6% (in den Jahren 1979–1981; Bundesamt für Statistik 1984), in Malaysia 13% (SANI et al. 1992) der Larynxgeschwülste bei Frauen auf. Bei Männern überwiegt das Karzinom der Glottis, bei Frauen dasjenige der Supraglottis relativ (KOKOSKA et al. 1995).

In den letzten Jahren konnte allerdings ein Rückgang des Überwiegens des männlichen Geschlechts beim Larynxkarzinom verzeichnet werden (RAMADAN et al. 1982). WYNDER et al. (1976) konnten von 1956–1976 eine Veränderung des Verhältnisses von Männern zu Frauen von ursprünglich 14,9:1 auf 4,6:1, DERIENZO et al. (1991) in der Zeit von 1959–1988 eine Veränderung von 5,6:1 auf 4,5:1 beobachten. Beide Autorengruppen führen dies auf eine Zunahme des Zigarettenrauchens bei Frauen zurück. DEITMER (1983) behandelte unter den 71 Frauen mit Kehlkopfkarzinomen zwei Frauentypen: ältere, rauchende Frauen und jüngere, nichtrauchende Frauen mit Zeichen von Virilismus. KAMBIC et al. (1984) berichten, daß im ehemaligen Jugoslawien, wo es in bezug auf die Lebensbedingungen, Arbeit und Rauchgewohnheiten praktisch keinen Unterschied zwischen Männern und Frauen gab, trotzdem eine deutliche Prädominanz des Larynxkrebses bei Männern besteht.

Wahrscheinlich werden durch die unterschiedlichen exogenen Belastungen die erheblichen geographischen Unterschiede in der Häufigkeit des Kehlkopfkrebses (Übersicht: KLEINSASSER 1983) mitbestimmt. So wird in der Schweiz dieser Krebs sehr viel häufiger im Westen und Süden und in größeren Städten beobachtet (Bundesamt für Statistik 1984). FLANDERS et al. (1984) berichten, daß in den Jahren 1950-1969 die Larynxkarzinommortalitätsrate für weiße Männer im Kreis Richmonds (Georgia/USA) im Vergleich zu den entsprechenden Zahlen für die gesamten Vereinigten Staaten fast das Doppelte betrug.

10.2 Risikofaktoren für Präkanzerosen und Karzinome im Larynxbereich

10.2.1 Endogene und hormonale Faktoren

Larynxkarzinome kommen selten im Rahmen von genetisch determinierten Neoplasie-Syndromen vor, so im Rahmen des SBLA Syndroms (Sarkom, Mammakarzinom, Hirntumoren, Leukämie, Lymphom und adrenokortikales Karzinom; LYNCH et al. 1990) und des Lynch-Syndroms II (Kolonkarzinom, Endometriumkarzinom, Ovarialkarzinom; LYNCH et al. 1988).

Wie bei den meisten Neoplasien kann beim Kehlkopfkarzinom eine genetische (familiäre) Prädisposition beobachtet werden. Dies erklärt sich möglicherweise durch Besonderheiten des Stoffwechsels, wie z.B.: metabolischer Polymorphismus mit interindividuellen Unterschieden bei spezifischen Zytochromen, Azetyltransferasen, Sulfotransferasen und Glutathione S-Transferasen. Karzinogen-DNS-Addukte können im Gewebe bestimmt werden, und bei Larynxkarzinompatienten spielen offensichtlich hierbei spezifische aromatische Amine, heterozyklische Amine und polyzyklische aromatische Kohlenwasserstoffe eine Rolle (KADERLIK u. KADLUBAR 1995; TRIZNA et al. 1995; SPITZ 1995). Weiterhin findet man eine statistisch erhöhte Acrylhydrocarbon-Hydroxylase (AHH)-Induzierbarkeit bei Patienten mit Karzinomen des Larynx, der Lunge oder der Mundhöhle (TRELL et al. 1981; ANDREASSON et al. 1982; WU 1991). Dieses kann in Lymphozytenkulturen nachgewiesen werden. AHH vermittelt die Aktivierung von polyzyklischen aromatischen Kohlenwasserstoffen zu Epoxiden und ist somit ein Aktivator von Karzinogenen. Mittels des AHH-Testes können möglicherweise Risikopatienten identifiziert werden.

Offenbar spielen nicht nur unterschiedliche Lebensweisen von Mann und Frau, sondern auch direkte hormonale Faktoren bei der Leukoplakie- und Karzinomentwicklung im Larynx einen Rolle. In diesem Sinne muß man den Larynx im weiteren Sinne auch als sekundäres Geschlechtsmerkmal, d.h. als hormonal abhängiges Gewebe betrachten (ECKEL et al. 1997; REMENAR et al. 1997). So korreliert das Ausmaß von Plattenepithelmetaplasien mit der Größe des Larynx und der Weite des Stimmspaltes, welche beide hormonabhängig und bei Männeren stärker ausgeprägt sind (SCOTT 1976). Von 44 Frauen mit Larynxkrebs waren 12 im Klimakterium, 25 im Senium und nur 7 in der Fertilitätsphase; nach der Menopause fanden sich häufiger glottische Karzinome (KLEEMANN et al. 1992). LOEWIT et al. (1979) konnten bei 15 Patienten mit Karzinomen des Larynx im Vergleich zu einer Kontrollgruppe eine signifikant höhere Testosteron- und Östrogenausscheidung nachweisen. Serum-Testosteron-Spiegel sind bei Larynxkrebspatienten deutlich erhöht, sowohl bei Männeren als auch bei Frauen (KAMBIC et al. 1984; HAIDOUTOVA et al. 1985), wobei sich diese Erhöhung bei Patienten mit manifestem Karzinom, nicht aber bei Patienten mit epithelialer Hyperplasie und präkanzerösen Läsionen findet (KAMBIC et al. 1984). Eine Behandlung letzterer Patientengruppe mit dem Testosteronantagonisten Cyproteronacetat ergab z. T. eine Heilung oder Besserung des Befundes (HUSSL et al. 1978). Die Hormonrezeptoren von Larynxkarzinomen sind sowohl für die Prognose als auch Therapie von Bedeutung (REMENAR et al. 1997). Eine Laryngozele kann assoziiert mit Larynxkarzinomen vorkommen (Übersichtsarbeit: KLEINSASSER 1983; BRUGEL et al. 1991). CELIN et al. (1991) geben die Häufigkeit mit 4,9–28,8% in der Literatur an. Der ursächliche Zusammenhang (chronische Irritation, gestörte Larynx-„clearance"?) aber ist unbekannt.

Neuerdings wird dem gastro-oesophago-laryngealen Reflux eine Rolle für die Entstehung von Erythemen, einer chronischen Laryngitis, Ulzera und sogenannten Kontaktgranulomen zugeschrieben (MIKO 1989). In diesem Zusammenhang muß auch eine Förderung der Kanzerogenese diskutiert werden (OLSON 1991).

10.2.2 Exogene Faktoren: Tabak und Alkohol

In einer Fall-Kontroll-Studie stellten SOKIC et al. (1995) folgende signifikanten Assoziationen bei Larynxkrebspatienten fest: ungünstige Arbeitsbedingungen länger als 10 Jahre, Alkoholismus länger als 5 Jahre, Zigarettenrauchen länger als 10 Jahre, Tonsillektomie, häufiger und anhaltender Husten vor der Erkrankung. SOKIC et al. (1994) konnten in einer ähnlichen Studie 7 Risikofaktoren herausarbeiten: Rauchen, überwiegend Dosenernährung, Exposition von Metallstaub, Aufenthalt in geschlossenen Räumen, Heiserkeit, Halslymphknotenschwellung. Bezüglich der überragenden Rolle des Tabakabusus (v. a. Zigaretten, weniger Pfeife oder Zigarren) und Alkoholkonsums für die Entstehung von Präkanzerosen und Karzinomen im Larynxbereich besteht in allen Ländern und bei den meisten Autoren Übereinstimmung, wobei nach diesen Angaben 85–90% aller Larynxkarzinome bei Rauchern auftreten (MCMICHAEL 1978; HERITY et al. 1982; STEINER 1984; HOJSLET et al. 1989; GRASL et al. 1990; NEUWIRTH-RIEDL et al. 1990; CHOI u. KAHYO 1991; ZATONSKI et al. 1991; BENHAMOU et al. 1992; BERRINO u. CROSIGNANI 1992; CHYOU et al. 1992; ESPINOSA et al. 1992; FREUDENHEIM et al. 1992; LOPEZ-ABENTE et al. 1992; MAIER et al. 1992a, b; MUSCAT u. WYNDER 1992; ZHENG et al. 1992; DEVINCENTIIS et al. 1993; HEDBERG et al. 1994; PARKIN et al. 1994; TAVANI et al. 1994; GUO et al. 1995; TISCH u. MAIER 1997). Auch biochemische Untersuchungen von DEGAWA et al. (1994) konnten belegen, daß die meisten DNS-Addukte im Larynx sich von metabolischen Aktivierungen von polyzyklischen aromatischen Kohlenwasserstoffen im Zigarettenrauch ableiten.

STELL (1972) fand unter 190 Patienten mit einem Larynxkarzinom im Vergleich zur Kontrollgruppe statistisch hoch signifikant weniger Nichtraucher und vermehrt starke Raucher. Bei 50 Karzinompatienten, die PESCH u. STEINER (1979) beobachteten, waren 48% der Patienten Männer und 47% Raucher. BURCH et al. (1981) fanden bei einer Studie von 204 Personen, welche mit 204 Kontrollen verglichen wurden, eine starke Assoziation der Erkrankung zum männlichen Geschlecht sowie mit Tabak- und Alkoholabusus. Das Risiko, an einem Larynxkarzinom zu erkranken, lag bei Zigarettenrauchern um das 6,1fache höher als bei Normalpersonen, bei Zigarren- und Zigarillorauchern um 2,9, bei Pfeifenrauchern um 1,6 und bei Alkoholikern um 5,2. ROTHMAN et al. (1980) geben für starke Raucher ein 30fach höheres Risiko gegenüber Nichtrauchern an.

MÜLLER u. KROHN (1980) konnten bei einer Studie von 148 Autopsien hochgradige Dysplasien und Carcinomata in situ in 47,2% der schweren Raucher, in 22,9% der mittelschweren Raucher, in 12,5% der leichten Raucher und in 4,2% der Nichtraucher beobachten. Bei Ex-Rauchern näherte sich das Vorkommen wiederum demjenigen bei leichten Rauchern (12,5%). Umgekehrt fanden sie bei schweren Rauchern nur in 30,6% der Fälle ein normales Epithel, bei Nichtrauchern in 83,3%. Eine Studie von AUERBACH et al. (1970) an Autopsiefällen konnte bei 644 Zigarettenrauchern in 99% Epitheldysplasien und in fast 16% ein Carcinoma in situ belegen. Bei 88 Nichtrauchern fanden sie lediglich in 4% Epitheldysplasien. 116 Ex-Raucher zeigten in 25% Dysplasien und keinmal ein Carcinoma in situ. Die Autoren schließen daraus, daß Epitheldysplasien in hohem Maße von den Rauchgewohnheiten des Patienten abhängig und grundsätzlich reversibel sind. Ebenso kommen DUCHON et al. (1972) anhand der Beobachtung von 135 Patienten mit Stimmbandpräkanzerosen, welche sie über 5 Jahre beobachteten, zu dem Schluß, daß Rauchen Präkanzerosen des Stimmbandes ungünstig, d.h. im Sinne einer Progression, beeinflußt, während bei Aufgabe des Rauchens ein Rückgang bzw. ein Stillstand der Läsion möglich ist.

Eine prospektive Studie durch SCHOTTENFELD et al. (1974) an 733 Patienten, welche an einem Larynxkarzinom erkrankt waren, zeigte, daß das Risiko, ein zweites Karzinom zu entwickeln, signifikant erhöht war bei Patienten, welche vor der Entwicklung des ersten Karzinoms eine intensive Exposition von Tabak und Alkohol aufwiesen. Dabei fand sich allerdings in den ersten 5 Jahren durch veränderte Trink- und Rauchgewohnheiten keine Beeinflussung des Verlaufes.

Eine epidemiologische Studie von GRAHAM et al. (1981) an 374 Larynxkrebspatienten und 381 Kontrollpersonen ergab ebenfalls ein hohes Risiko assoziiert mit Rauchen und Alkoholkonsum. MCCOY et al. (1980) weisen auf die Rolle von Tabakrauch und Alkoholabusus hin und vermuten bei Alkoholabusus einen sekundären Mangel an verschiedenen wichtigen Nahrungsstoffen oder auch die Einwirkung auf entgiftende Enzymsysteme. Beim Alkoholkonsum besteht eine Korrelation zwischen Einnahmemenge (nicht aber von Einnahmedauer) und Larynxkarzinogenese (LOPEZ-ABENTE et al. 1992). Statistisch gesehen besteht nur ein mäßiggradiger Zusammenhang zwischen Alkohol und Tabak hinsichtlich eines erhöhten Risikos der Larynxkarzinomentstehung. Tatsächlich aber ist bei Exposition gegenüber diesen 2 Faktoren das Risiko um mehr als 50%

erhöht, als die einfache Addition der beiden Effekte ergeben würde (FLANDERS u. ROTHMAN 1982; HERITY et al. 1982; BROWNSON u. CHANG 1987; CHOI u. KAHYO 1991; MAIER et al. 1992b).

Eine Studie von 466 Patienten mit Larynxkarzinomen, die BRUGERE et al. (1986) durchführten, zeigte, daß Alkohol- und Tabakabusus von Krebspatienten signifikant mit der Krebslokalisation variiert. Während nur 0,4% der Patienten mit supraglottischen Karzinomen Nichtraucher waren und 4% Nichtalkoholiker, waren 3,7% der Patienten mit glottischen Karzinomen Nichtraucher und 12,8% Nichtalkoholiker. Dies wird als Hinweis dafür gewertet, daß beide Risikofaktoren bei der supraglottischen Karzinogenese eine akzentuierte Rolle spielen (MUSCAT u. WYNDER 1992).

10.2.3 Arbeitsbedingte Faktoren: Inhalationsnoxen

Die Untersuchungen von PESCH et al. (1978) und von PESCH u. STEINER (1979) konnten zeigen, daß die Topographie der Kehlkopfkarzinome in gewissem Grad von der Intensität abhängt, in der die Schleimhaut bei der Inspiration und Exspiration mit exogenen Noxen – vor allen Dingen Rauch – in Berührung kommt. Bedingt durch Luftturbulenzen bei der Inspiration kommt es zum Kontakt mit und zur Ablagerung von inhalierten Substanzen ganz überwiegend im vorderen Bereich der Stimmbänder, die durch den anatomischen Bau des Larynx eine Enge darstellen und somit einen Siebmechanismus bzw. „Rauchfang" für die inspirierte Luft darstellen. Entsprechend finden sich 80% der Karzinome im Bereich der vorderen Glottis, während sich im Bereich der hinteren Kommissur selten Karzinome finden. Die Subglottis wird durch den beschriebenen Siebmechanismus geschützt und zeigt nur sehr selten eine Karzinomentstehung. Es ist deshalb nicht verwunderlich, daß neben Tabakrauch auch andere exogene inhalierte Noxen bei der Kanzerogenese im Kehlkopfbereich eine Rolle spielen, wobei neben der direkten Mitwirkung bei der Kanzerogenese auch eine „Promotorfunktion" über eine chronische Laryngitis in Betracht kommt.

FLANDERS et al. (1984) fanden in einer Fallkontrollstudie, daß Bürokräfte und Verkaufspersonal ein geringes Kehlkopfkrebsrisiko aufweisen, während Landwirte, in der Textilindustrie beschäftigte Arbeiter, die Textilfasern trennten, filterten oder trockneten sowie das Maschinenwartungspersonal hohen, arbeitsbedingten Risikofaktoren für das Larynxkarzinom ausgesetzt waren. Auch eine Studie über Präkanzerosen des Larynx zeigte als wichtigsten Risikofaktor die berufliche Exposition, wobei „blue collar workers" gegenüber „white collar workers" ein relatives Risiko von 11,04, nach Berücksichtigung der Rauchgewohnheit von 10,02 besaßen (GRASL et al. 1990). Eine Studie an 1119 Männern mit Larynxtumoren in Deutschland zeigte im Vergleich zu Patienten mit Magenkarzinomen eine Prävalenz von Larynxkarzinomen bei Stahlarbeitern, Gießereiarbeitern, Glas-, Porzellan-, Quarz- und Chemiearbeitern und Kraftwagenfahrern (RUDOLPH et al. 1991). Eine finnische Studie an 12693 Arbeitern ergab eine leicht erhöhte Inzidenz für Larynxkrebs bei Werftarbeitern aber nicht bei Werkstattarbeitern oder Schweißern (TOLA et al. 1988). Eine Fall-kontrollierte

Studie an 235 Larynxkrebspatienten in den USA ergab nach Korrektur der Rauch- und Alkoholgewohnheiten ein deutlich erhöhtes Larynxkarzinomrisiko für Anstreicher, Mechaniker, Bauarbeiter, Metallarbeiter und Arbeiter in der Plastik-verarbeitenden Industrie (WORTLEY et al. 1992), wobei aber außer für extreme Formaldehydexposition keine Beziehung zur Exposition von Asbest, Nickel, Dieselauspuff, oder Schleifölen hergestellt werden konnte.

Demgemäß wurde in einer dänischen Fallkontrollstudie ein hoher Risikoanteil bei angelernten und ungelernten Arbeitern, Arbeitern mit Staubexposition, Fahrern und in der Zementindustrie sowie bei den im Hafendienst Tätigen gefunden (OLSEN u. SABROE 1984). Andere Risikogruppen sind Arbeiter bei der Eisenbahn und in der Holzindustrie, Metallarbeiter, Schweißgas-exponierte Arbeitskräfte, Schleifer und Automechaniker (FLANDERS u. ROTHMAN 1982; OLSEN et al. 1984). Für die Gummiindustrie mit Exposition gegenüber Naphtylamin, Asbest, Vulkanisiergas und Nitrosaminen liegen widersprüchliche Angaben in der Literatur vor, da meist eine Korrektur im Hinblick auf Alkohol und Rauchgewohnheiten fehlt (TISCH et al. 1995). In einer Fallkontrollstudie in Deutschland (AHRENS et al. 1991) waren Lager-, Transport-, Textil- und Lederarbeiter signifikant häufiger betroffen. Verstädterung ist im allgemeinen mit einem höheren Risiko verbunden, an einem Larynxkarzinom zu versterben (RAMADAN et al. 1982; Übersicht: KLEINSASSER 1983).

Besonders Asbest, Nickel, Chrom, Holz-, Kohle- und Zementstaub sowie Schwefelsäure und organische Chemikalien wurden als schädliche, inhalative Agentien diskutiert (Überblick ROTHMAN et al. 1980; OLSEN u. SABROE 1984; SOSKOLONE et al. 1984).

In einer Fallkontrollstudie an 200 Patienten in Deutschland waren Exposition gegenüber Holzstaub, organischen Chemikalien, Kohle-Teer-Produkten und Zementstaub mit einem deutlich erhöhten Risiko, an Larynxkarzinom zu erkranken, verbunden (MAIER et al. 1991). Zement- und Kohle-Teer-Exposition waren vorwiegend mit supraglottischen Karzinomen, Holstaub (Kiefernholz) mit glottischen Karzinomen assoziiert (MAIER et al. 1992a). Eine ähnliche Studie, ebenfalls in Deutschland an 100 Patienten, stellte kein erhöhtes Risiko für Asbest-, Teer- und Schweißgas-Exposition, jedoch für Dieselöl, Mineralöl, Tabak- und Alkoholabusus fest (AHRENS et al. 1991). MUSCAT u. WYNDER (1992) geben ein signifikant erhöhtes Risiko für Dieseldämpfe und ein erhöhtes, wenn auch nicht signifikantes Risiko für Gummiarbeiter, Holzstaubexposition, Bauarbeiter und Mechaniker an.

Asbestexposition in der Elektrizitäts- und Gasindustrie führt zu einem deutlich erhöhten Pleura- und Bronchialkarzinomrisiko aber nur gering erhöhtem Risiko bezüglich des Larynxkarzinoms (IMBERNON et al. 1995). FISCHBEIN et al. (1991) beschreiben einen Patienten mit Larynxkarzinom und peritonealem Mesotheliom, der als Isolierer arbeitete.

LIDELL et al. (1994, 1997) fanden in einer Kohortenstudie an 11 000 Chrysotil-Minenarbeitern mit einer Exposition unter 300 mpcf.y kein erhöhtes Larynxkrebsrisiko, wohl aber einen deutlichen Einfluß von Zigarettenrauchen auf eine häufigere Krebsentwicklung. In der Umgebung einer Asbest-verarbeitenden Industrie geben SARIC u. VUJOVIC (1994) eine doppelt hohe Kehlkopfkarzinomrate an als im übrigen Kroatien, ZHENG et al. (1992) berichten über ein vermehrtes Auftreten bei Asbestexposition in Shanghai. MUSCAT u. WYNDER (1992) konnten in einer Studie an 194 Patienten mit Kehlkopfkrebs eine gering erhöhte Assoziation von glottischen – nicht aber von supraglottischen Karzinomen – mit Asbestexposition nachweisen. Bei kritischer Analyse der Erhebungen zur Rolle des Asbest ergibt sich, daß meist die Rolle von Rauchen und Alkohol nicht genügend berücksichtigt wurde (CHAN u. GEE 1988; SOSKOLNE et al. 1992). Bisher gilt ein Larynxkarzinom nach Asbestexposition nicht a priori als Berufskrankheit (DEITMER 1992; KRAUS et al. 1995). Bei Arbeitern in der Nickelindustrie in Neukaledonien wurde ein vermehrtes Auftreten von Kehlkopfkarzinomen, nicht aber von anderen Krebsarten, beobachtet (GOLDBERG et al. 1994).

POLLAN u. LOPEZ-ABENTE (1995) beobachteten in Spanien ein erheblich erhöhtes Vorkommen von Kehlkopfkarzinomen bei Arbeitern in der Holzverarbeitung, besonders in der Möbelfabrikation – ob aber Holzstaub oder andere bei der Holzverarbeitung verwendete Stoffe hierfür verantwortlich sind, bleibt offen. Unter Berücksichtigung der übrigen Risikofaktoren fanden VAUGHAN u. DAVIS (1991) bei Arbeitern in der Holz-verarbeitenden Industrie zwar ein leicht vermehrtes Auftreten von sinonasalen und nasopharyngealen Karzinomen, nicht aber von Kehlkopfkarzinomen. Entsprechend den widersprüchlichen Studien gilt auch das Larynxkarzinom bei Holzarbeitern nicht als Berufskrankheit (DEITMER 1995).

Dieselauspuffgasen konnten bei objektiver Auswertung der tatsächlichen Exposition und nicht der Patientenangaben keine Beziehung zum Kehlkopfkrebs nachgewiesen werden (MUSCAT u. WYNDER 1995). Automobilarbeiter werden verschiedenen Maschinenölen und ihren Dämpfen ausgesetzt, die das Kehlkopfkarzinomrisiko verdoppeln sollen, besonders bei Gebrauch von Ölen mit Zusatz von Schwefel, bei dessen Einsatz polyzyklische Kohlenwasserstoffe entstehen (EISEN et al. 1994). Die Rolle von „Ölnebel" in verschiedenen Industrien ist noch ungenügend geklärt (KARUBE et al. 1995). Lokal injiziertes Paraffin als gewebeaufbauende Maßnahme konnte in einzelnen Fallberichten zur Karzinomentstehung nach vielen Jahren führen (MAIER u. BECK 1992). Anwohner von Raffinerien der petrochemischen Industrie zeigten kein erhöhtes Krebsrisiko (WONG u. FOLIART 1993; SANS et al. 1995); ebensowenig wie Anwohner von Verbrennungsanlagen für Öl und Lösungsmittel (ELLIOTT et al. 1992). Fallbeschreibungen von Larynxkarzinomen bei Asphaltarbeitern mit Teerexposition bleiben Einzelbeobachtungen (DIETZ u. MAIER 1992). Demgegenüber ist das Einatmen von Schwefelsäuredämpfen bei Batteriearbeitern und in der Isopropylalkoholverarbeitung mit erhöhtem Kehlkopfkrebsraten assoziiert (SOSKOLNE et al. 1992; WONG u. FOLIART 1993; HOUGHTON u. WHITE 1994).

Für die erhöhte Rate von Kehlkopfkrebsen bei Köchen, vor allem unter 50 Jahren, die unabhängig von Rauch- und Trinkgewohnheiten in der Schweiz registriert wurde (FOPPA u. MINDER 1992), werden beim Kochvorgang freigesetzte Karzinogene diskutiert. Mehr als 40jähriges Leben in Räumen und Küchen mit Öl-, Kohle-, Gas- oder Holz-gefeuerten Öfen bzw. Herden erhöht ebenfalls das Kehlkopfkrebsrisiko (DIETZ et al. 1995).

Neben Bronchialkarzinomen sind auch Larynxkarzinome bei Uran-Bergwerksarbeitern erhöht, offenbar durch Inhalation von Radon (TIRMACHE 1995). Strahlen als mögliche Ursache des Larynxkarzinoms werden später diskutiert werden (Kap. 4.13).

10.2.4 Ernährungsfaktoren

Es ist gut bekannt, daß eine sideropenische Dysphagie (Plummer-Vinson- oder Kelly-Patterson-Syndrom) bei Eisenmangel mit Karzinomen in der postkrikoidalen Region assoziiert ist (Übersicht: KLEINSASSER 1983). GRAHAM et al. (1981) fanden, daß das Risiko der Larynxkarzinomentstehung sich bei Vitamin-A- und C-armer Ernährung verdoppelte.

Niedrige Magnesiumkonzentrationen in Erythrozyten und im Serum fanden sich bei Patienten mit Larynxkarzinomen, während im karzinomatösen Gewebe höhere Konzentrationen als im Normalgewebe vorhanden waren (SZMEJA u. KONCZEWSKA 1986). Es wird diskutiert, ob Magnesiummangel zur Karzinogenese im Larynxbereich beiträgt.

Selen-Konzentrationen scheinen erst im Verlauf eines fortgeschrittenen Krebsleidens erniedrigt zu sein und keine kausale Rolle für die Kanzerogenese zu spielen (LAJTMAN et al. 1994). Unterschiedliche Aufnahme von Gemüse und Früchten wird für den Nord/Süd-Gradienten beim Kehlkopfkrebs in Italien als Ursache angegeben (BERRINO u. CROSIGNANI 1992; ZANETTI 1992), ebenso wie für geographische Variationen in China (GUO et al. 1995; ZHENG et al. 1992).

Fall-kontrollierte Studien belegen die Rolle der ungenügenden bzw. falschen Ernährung in Polen (ZATONSKI et al. 1991) und den USA (FREUDENHEIM et al. 1992), wobei die Gesamtkalorien, Protein und Retinol mit erhöhtem Risiko belastet waren, während Vitamin C, E, Kohlenhydrate und Fasergehalt der Nahrung keinen Einfluß hatten (FREUDENHEIM et al. 1992). Niedrige β-Karotinaufnahme wird ebenfalls als Risikofaktor genannt (TAVANI et al. 1994). Weitere Kehlkopfkrebsbegünstigende Nahrungsfaktoren sind Genuß von Nahrungsmitteln mit hohem Nitrosodimethylamin-Gehalt (ROGERS et al. 1995) und von gepökeltem Fleisch (DESSTEFANI et al. 1995).

10.2.5 Papillome, Papillomatosen und virale Infektionen

Die mögliche Rolle der Humanen Papilloma-Viren (HPV) bei der Entstehung von Plattenepithelkarzinomen der Haut und Schleimhäute hat in den letzten Jahren erhebliches Interesse gefunden. Die HPV-Viren, von denen inzwischen über 70 Subtpyen beschrieben wurden, verursachen zunächst einmal eine Reihe von als benigne geltenden Läsionen des mehrschichtigen Plattenepithels – an der Haut die Verruca vulgaris (HPV Typ 2), genital die Condylomata acuminata (HPV Typ 6 und 11, selten 10), oral die fokale orale Hyperplasie (HPV Typ 13) und in der Larynxschleimhaut die juvenilen Papillome (HPV Typ 6 und 11). Unter bestimmten Umständen entwickeln sich jedoch aus diesen Tumoren Karzinome, wobei dann häufiger bestimmte HPV-Subtypen (mit)involviert sind, die auch als Risikotypen bezeichnet werden. Hierbei handelt es sich vor allem um HPV-Typen 16 und 18, sowie einige 30iger und 50iger Typen, letztere vor allem bei immunsupprimierten Individuen. Das E 6-Protein der HPV-Typen 16 und 18 kann offensichtlich das Tumorsuppressorgen p53, das E 2-Protein, das Rb-Suppressorgen inaktivieren, wodurch die Zellproliferation dereguliert wird (LI et al. 1994; SALAM et al. 1995a), wobei die Expression des PCNA („proliferating cell nuclear antigen") induziert wird (DEMETER et al. 1994). Darüberhinaus ist offenbar ein Synergismus mit weiteren Karzinogenen, insbesondere den klassischen Karzinogenen wie Tabakrauch für die Realisation eines malignen Tumors nötig, die möglicherweise die Integration des HPV-DNS in das Genom ermöglicht (ARNDT et al. 1994). HPV 16 kann in der Zellkultur die Lebensdauer der Kulturzellen verlängern (IWATAKE 1994), aber auch der Nicht-Risiko-HPV-Typ 11 ist in der Zellkultur onkogen (MCGLENNEN et al. 1992).

Bei der Entstehung des Karzinoms der Cervix uteri ist die Mitwirkung des Papillomavirus, vor allem der Subtypen 16 und 18 inzwischen gut gesichert (Übersicht: ZUR HAUSEN 1978, 1991; BERGERON et al. 1992), im oralen und laryngealen Bereich hingegen im Hinblick auf ihre Bedeutung noch umstritten (BURKHARDT 1985; SCULLY u. BURKHARDT 1993).

Die juvenilen und ein Teil der adulten Papillome der Kehlkopfschleimhaut sind mit den genitalen Kondylomen verwandt und durch die HPV-Typen 6 und 11 hervorgerufen (GALE et al. 1994; CORBITT et al. 1988; TSUTSUMI et al. 1989; CRISSMAN et al. 1988). Sie werden von der WHO als gutartige Tumoren eingestuft und gehören nicht zu den eigentlichen Präkanzerosen („precancerous lesions"). Eine maligne Transformation von Papillomen – seltener der juvenilen, häufiger der adulten – wird jedoch gelegentlich beobachtet (FRIEDMANN 1976; NEUMANN u. KOPP 1980).

Die meisten multipel auftretenden sog. juvenilen Papillome neigen spontan nur sehr selten zur malignen Entartung (KLEINSASSER u. GLANZ 1979; BEWTRA et al. 1982). Die Häufigkeit von malignen Neoplasien ist höher in Fällen mit schweren, seit langer Zeit bestehenden, diffusen, papillomatösen Gewächsen, die auch Trachea, Bronchien und Bronchiolen miteinschließen, als bei denen, die sich nur auf den Larynx und die Trachea beschränken. Eine offensichtliche maligne Transformation findet man gewöhnlich bei jenen Läsionen, die bereits in den chirurgisch entnommenen Gewebsproben eine Dysplasie zeigten. Aber auch bei Patienten mit vielen Rezidiven in der Vorgeschichte, mit nur lokaler „invasiver Papillomatose ohne deutliche Dysplasie", kommt ein Übergang in ein dissoziiert-infiltrierendes Wachstum vor (FECHNER et al. 1974).

Verschiedene Autoren beobachteten eine Papillom-Karzinom-Sequenz, wobei in beiden das HPV-Virus Typ 6 oder 11 nachweisbar war (ZAROD et al. 1988; LINDEBERG et al. 1989; CORBITT et al. 1988; GUILLOU et al. 1991). DOYLE et al. (1994) beschreiben demgegenüber in einem Fall das vermehrte Auftreten von HPV Typ 16 mit zunehmender Malignisierung.

Epitheldysplasien (s. Kap. 4.10.4) sind in juvenilen Papillomen selten und nur bei rezidivierten Fällen stärker ausgeprägt (QUICK et al. 1979; NEUMANN u. KOPP 1980; BJELKENKRANTZ et al. 1983). NEUMANN u. KOPP (1980) beobachteten bei einem von 19 Patienten, BJELKENKRANTZ et al. (1983) bei einem von

23 Patienten eine hochgradige Epitheldysplasie. Epitheldysplasien, ein lokaldestruierendes Wachstum und eine maligne Transformation werden häufiger nach vorangegangener Radiatio beobachtet (s. Kap. 4.13).

Auch bei einem Teil der adulten Papillome mit und ohne Dysplasie kann eine HPV-Infektion, ebenfalls meist durch HPV Typen 6 und 11, nachgewiesen werden, häufiger in multiplen Papillomatosen (bis zu 100%, Tsutsumi et al. 1989) als in soliätren Tumoren (je nach Untersuchungen ebenfalls 0–100%; Tsutsumi et al. 1989; Gale et al. 1994; Corbitt et al. 1988).

Gelegentlich werden aber auch andere Subtypen – vor allem HPV 16 und 18 – beobachtet (Multhaupt et al. 1994; Pou et al. 1995; Yao 1992). Auch hier wurden Papillom-Karzinom-Sequenzen mit HPV 6-Nachweis in Papillomen, Karzinomen und normaler Schleimhaut beschrieben (Kashima et al. 1988). Dillorenzo et al. (1992) fanden den Nachweis des HPV-Typ 6a in einem Larynxpapillom und einen Lungenkarzinom desselben Patienten. Lim u. Chang (1987) korrelieren den Subtyp HPV 6c mit besonders fulminantem Verlauf. Pou et al. (1995) konnten in 3 auf dem Boden von adulten Papillomen entstandenen Karzinomen je einmal HPV 11 und HPV 16 nachweisen. Bei bronchialen Papillomen beschreiben Popper et al. (1992) die Assoziation der malignen Transformation mit den Typen HPV 16, 18, seltener HPV Typ 31/33/35.

Die adulten Papillome können eine starke Verhornung aufweisen und somit als Leukoplakie oder verruköse „Keratose" imponieren (Kleinsasser 1963a; Neumann u. Kopp 1980). Sie zeigen nicht selten eine maligne Transformation, und derartige papillomatöse Veränderungen finden sich oft in der Umgebung manifester Karzinome. Dabei liegen nicht selten histologische Veränderungen vor, die an HPV-Läsionen denken lassen, wie akanthotische, flache Läsionen mit Koilozytose, endophytisches Wachstum oder papillomatöse Formen (Syrjänen u. Syrjänen 1981). Eine Koilozytose beobachteten Oeken u. Berendt (1994) in 66% der adulten Papillome, eine Dysplasie in 20–25%. Eine Epitheldysplasie ist bei adulten Papillomen sehr viel häufiger als beim juvenilen Papillom. Übergänge zur sog. floriden Papillomatose, zum verrukösen Karzinom bzw. zur verrukösen Akanthose und zum „invasiven" Papillom sind fließend (Fechner 1974). Johnson et al. (1981) unterscheiden Papillome mit und ohne Dysplasie, wobei sie in Läsionen ohne Dysplasie ein Äquivalent des juvenilen Papilloms, in solchen mit Dysplasien eine Präkanzerose sehen. Pesch u. Steiner (1979) fanden eine Epitheldysplasie unterschiedlicher Grade in 87% der adulten Papillome, in 1% ein Carcinoma in situ. Neumann u. Kopp (1980) beobachteten eine hochgradige Dysplasie in 9,5% und ein Carcinoma in situ in 4,5% von 22 Fällen. Nach Kleinsasser (1958) ist ein Entartungsrisiko besonders bei über 50jährigen Patienten mit Epitheldysplasie gegeben (in seiner Zusammenstellung in 50% der Fälle).

Hieraus ergibt sich die Notwendigkeit, den Dysplasiegrad papillomatöser Läsionen zu bestimmen. Grundsätzlich müssen Papillome mit hochgradiger Epitheldysplasie oder Carcinoma in situ als Präkanzerosen angesehen werden.

Während die ätiologische Rolle des HPV-Virus bei einem Teil der Papillome kaum umstritten ist, ist diese bei den eigentlichen Präkanzerosen, den Leukoplakien und Erythroplakien, weniger klar. Zunächst kann HPV-DNS mit der empfindlichen PCR-Methode in 19% von Proben normaler Larynxschleimhaut gefunden werden, was an eine latente Infektion denken läßt (RIHKANEN et al. 1994). In Epithelhyperplasien mit und ohne Dysplasie fanden GALLO et al. (1994) keinmal HPV-DNS, FOURET et al. (1995a) in 10,5% der Hyperplasien ohne Dysplasie, in 9,4% der Hyperplasien mit Dysplasie und in 11,4% der Karzinome. Schließlich konnten LINDEBERG u. KROGDAHL (1997) in 30 laryngealen Dysplasien nur einmal HPV-Sequenzen nachweisen. Dabei ist die HPV-Expression oft mit dem p53-Nachweis assoziiert, gelegentlich aber sind beide negativ (FOURET et al. 1995b). Die Typen HPV 6/11 fanden sich in 63% und die Typen HPV 16, 18 und 33 in 36% von 11 laryngealen Leukoplakien (ARNDT et al. 1997). Letztere waren mit einer Dysplasie assoziiert. Zur Frage des Vorliegens einer HPV-Infektion von Larynxkarzinomen findet man in der Literatur sehr unterschiedliche Angaben, die z.T. auch methodenbedingt und schwer überprüfbar sind. Mit der Hybridisierung konnten McCULLOUGH u. McNICOL (1991) HPV-Typ 16 in einem Larynxkarzinom nachweisen, ARNDT et al. (1992) HPV 16/18 in 44% von 27 Larynxkarzinomen, YAO (1992) HPV 16 in 68,8% der Karzinome, und CUI et al. (1994) fanden in 37 Larynxkarzinomen in 86% HPV 11, in 81% HPV 16 und in 81% HPV 11 und 16. Inzwischen liegen auch zahlreiche Angaben über die HPV-Häufigkeit in Karzinomen vor, die mit der PCR-Methode erbracht wurden, die allerdings eine weite Spanne beinhalten: 4% HPV 18 DNA in 28 Karzinomen (OGURA et al. 1991), 8% HPV-DNA in 40 Karzinomen (BRANDWEIN et al. 1993), 13,2% HPV 16/18 in 121 Karzinomen (OGURA et al. 1993), 11% HPV 16 in 28 Karzinomen (OGURA et al. 1991), 20% HPV 16 in 5 Karzinomen (YAO 1992), 22,2% HPV 6, 16, 11 in 42 Karzinomen (SALAM et al. 1995), 24% HPV 16/18 in 45 Karzinomen (SHIDARA et al. 1994), 25% HPV 16/18 in 41 Karzinomen (SUZUKI et al. 1994), 40% HPV in 10 Karzinomen (KIYABU et al. 1989), 46% HPV in 78 Karzinomen (CLAYMAN et al. 1994), 54% HPV 16 in 48 Karzinomen, 69% HPV in 132 Karzinomen (ARNDT et al. 1993) und schließlich 75% HPV in 16 Larynxkarzinomen (MORGAN et al. 1991). VAN-RENSBURG et al. (1993) belegten in einem Larynxkarzinom das Vorkommen von HPV 7.

Interessant sind die Angaben von ARNDT et al. (1994), die HPV-16-DNS in 63,4% der supraglottischen, aber nur in 10,2% der glottischen Karzinome nachweisen konnten. Viele Autoren geben für HPV-positive Karzinome eine schlechtere Prognose an (CLAYMAN et al. 1994; ARNDT et al. 1994; BRANDWEIN et al. 1993). ARNDT et al. (1993) sehen eine Steigerung des Risikos bei Tabak- und Alkoholabusus. Im angrenzenden Gewebe konnten MORGAN et al. (1991) HPV 6 und 11, nicht aber in den Karzinomen, die HPV 16 und 33 enthielten, finden. SALAM et al. (1995) fanden keine HPV-DNA in normaler Mukosa. Einige Autoren halten einen Synergismus von HPV-Infektion und Onkogenen, wie z.B. dem ras-Onkogen für möglich, wenn auch selten (SHIDARA et al. 1994; ANWAR et al. 1993), oder mit dem p53 Suppressorgen (SUZUKI et al. 1994).

KIYABU et al. (1989) wiesen in 70% der anogenitalen, aber nur in 40% der laryngealen Karzinome HPV-DNS nach. Nach SALAM et al. (1995) enthalten Larynxkarzinome bei Frauen häufiger HPV-DNS (50%) als bei Männern (8%).

Beim verrukösen Karzinom (s. Kap. 4.11.3.1), einem Karzinom, welches aufgrund seiner warzigen Wuchsform durchaus viraler Genese sein könnte, gehen die Angaben der Literatur bezüglich der HPV-Infektion ebenfalls weit auseinander – von 0 % HPV-DNS bei 7 (MULTHAUPT et al. 1994), bzw. 11 verrukösen Karzinomen (JOHNSON et al. 1991), 45 % HPV-DNS (Typ 16/18) in 29 Karzinomen (FLISS et al. 1994), 85 %. HPV-DNA in 20 Karzinomen (KASPERBAUER et al. 1993) bis zu 100 % in 3 verrukösen Karzinomen (PEREZ-AYALA et al. 1990). Die Fülle der stark divergierenden Angaben macht es schwieriger, die tatsächliche Rolle des HPV-Virus bei der Kanzerogenese abzuschätzen. Es dürfte nicht umstritten sein, daß HPV-DNS bei der Entstehung von Larynxkarzinomen instrumental sein kann. So weiß man seit langem, daß juvenile, Virus-induzierte Papillome maligne entarten können. Für eine Rolle von HPV spricht z. B. auch die Tatsache, daß Zervixkarzinome und Larynxkarzinome bei Frauen häufiger miteinander assoziiert sind (SPITZ et al. 1992), abre auch Einzelbeobachtungen wie diejenigen eines Larynxkarzinoms bei einem Kind von 12 Jahren ohne Papillomatose oder vorheriger Bestrahlung, in dem HPV-DNS Typ 18 und 33 nachgewiesen werden konnten (SIMON et al. 1994). Es bleibt aber offen, ob wirklich in der Regel gutartig erscheinende HPV-Veränderungen der malignen Transformation beim Larynxkarzinom vorausgehen und ob das HPV hierfür verantwortlich sein könnte (SYRJÄNEN et al. 1982).

Somit bleiben viele Fragen unbeantwortet (BURKHARDT 1985). HPV-Antigene wurden auch in normaler Schleimhaut und in einer Reihe von gutartigen Läsionen nachgewiesen. Es ist zu berücksichtigen, daß die HPV-Infektion des Plattenepithels ein häufiges transitorisches Phänomen sein könnte, welches bei Zelldifferenzierung, wie z. B. der häufig bei prämalignen Läsionen und auch in Karzinomnähe auffindbaren Verhornung, gesteigert ist. Ein veränderter immunologischer Status bei Patienten mit prämalignen und malignen Läsionen kann auch von Bedeutung sein.

Orale HPV-Infektionen sind häufig bei immunsupprimierten Patienten im Stadium des AIDS-related complex (GREENSPAN et al. 1984). Möglicherweise besitzen die viralen Infektionen einen „Mitfahrerstatus" wie es etwa Candida albicans bei der oralen Leukoplakie und auch bei hyperkeratotischen Läsionen im Larynx zugeschrieben wird. Obwohl das onkogenetische Potential der HPV bei Tieren und experimentellen Läsionen unumstritten ist, ist die ätiologische Bedeutung des HPV beim Larynxkarzinom des Menschen somit noch nicht bewiesen.

Schließlich müsssen methodische Probleme angesprochen werden; gerade die ungeheuer empfindliche Methode der Polymerase-Ketten-Reaktion (PCR), die den Nachweis einzelner DNS-Molekül-Sequenzen erlaubt, ist naturgemäß auch sehr störanfällig auf feinste Verunreinigungen. In der Regel werden die genannten Untersuchungen an in Paraffin eingeblocktem Material durchgeführt. Dies ist aber meist mit vielen anderen Proben (Hautbiopsien mit Warzen, Zervixbiopsien etc.) prozessiert worden. Übertragungen von kleinsten Gewebefragmenten hierbei, z. B. auch über das Mikrotommesser, sind leicht denkbar.

Nicht nur HPV, sondern auch *Herpes-Viren* können offenbar bei der Karzinomentstehung im Larynx eine Rolle spielen und bei einigen der Larynxkarzinomen besteht eine Verwandtschaft zu Karzinomen des Nasopharynx, die vom lymphoepithelialen Gewebe abstammen (s. Kap. 4.11.3.5) und durch Epstein-

Barr-Viren induziert sind. Mit dem immunhistochemischen Epstein-Barr-Virus (EBV) Kernantigennachweis und der In-situ-Hybridisierung der EBV-DNS konnten BRICKACEK et al. (1983) eine Assoziation zwischen EBV und supraglottischem Larynxkarzinom bei 3 von 5 Patienten nachweisen. Dieser Befund konnte mit der die sehr empfindlichen PCR-Methode durch KIARIS et al. (1995) bestätigt werden, die in 9 von 27 Larynxkarzinomen (d. h. 33 %) das EBV-Genom nachweisen konnten; dabei fand sich das Virus in 4 Fällen auch in der angrenzenden normalen Mukosa. POU et al. (1995) fanden in adulten Papillomen neben HPV in 50% auch Herpes-simplex-Virus DNS, in 12,5% EBV, aber keinmal Zytomegalieviren. Die Dimensionierung der Rolle von HPV bei der laryngealen Kanzerogenese bleibt somit weiteren Untersuchungen vorbehalten.

10.2.6 Chronische Laryngitis

Eine chronische Entzündung, die durch exogene Noxen, gastro-oesophagallaryngealen Reflux und Sprachfehlbelastungen bedingt sein kann, stellt für sich alleine keine Präkanzerose im engeren Sinne dar. Der hierdurch bedingte Defekt der epithelialen Barrierefunktion bewirkt jedoch eine gesteigerte Einwirkung von Karzinogenen (z. B. beim Rauchen), und die erhöhte Regeneration, Hyperplasie und Metaplasie des Epithels ermöglicht eine sog. hyperplasiogene Geschwulstentstehung. Möglicherweise spielt auch eine Reduktion der Dichte von Becherzellen bei chronischer Laryngitis mit Veränderungen der „clearance" des Larynx eine Rolle (NIELSEN u. BAK-PEDERSEN 1984a, b). Somit muß die chronische Laryngitis als Wegbereiter („promotor") für die Entstehung von Präkanzerosen und Karzinomen und im weitesten Sinne als Risikoerkrankung („precancerous condition") für eine Karzinomentwicklung gelten (GABRIEL u. JONES 1960; SUGAR 1970; GLANZ u. KLEINSASSER 1976; SHAW 1977).

FURFARO u. BARICALLA (1971) fanden in der Literatur Angaben über das Bestehen einer Laryngitis vor einer Karzinomerkrankung, welche zwischen 3,7 und 24% schwankten. Sie selber konnten bei 115 Krebspatienten diese histologisch in 19,1% und anamnestisch in 35,7% belegen. SUGAR (1970) sieht zwischen der chronischen hypertrophen Laryngitis und der Keratose bzw. Leukoplakie fließende Übergänge. Unter 839 Patienten mit chronischer Laryngitis, die KAMBIC u. GALE (1995) beobachteten, wiesen 9,8% verschiedene Dysplasiegrade auf (atypische Hyperplasie), 14 Patienten entwickelten später ein Karzinom.

Auf dem Boden einer chronischen Kehlkopftuberkulose können ebenfalls Kehlkopfkarzinome entstehen. In der älteren Literatur wird ein Zusammentreffen in bis zu 4% angegeben (KÖHN 1969).

Als sog. „Smokers larynx" werden die Kombinationen von chronischer Laryngitis, Stimmbandpolypen, Leukoplakie und gegebenenfalls Kehlkopfkrebs bezeichnet (s. Kap. 4.10.2.2). In neuerer Zeit wird auch verstärkt auf die Rolle des gastroösophagealen Refluxes und eine hierdurch verursachte Infektion mit Helicobacter pylori für die Entwicklung einer chronischen Laryngitis und von Präkanzerosen hingewiesen (BECK et al. 1997; BORKOWSKI et al. 1997).

10.2.7 Plattenepithelmetaplasie

Die Karzinome im Bereich des Larynx sind ganz überwiegend Plattenepithelkarzinome, meist verhornende Plattenepithelkarzinome (SUGAR 1970: 92%; PESCH u. STEINER 1979: 98%; im eigenen Untersuchungsgut 97%). Diese Karzinome entstehen im allgemeinen im Bereich von Haut oder Schleimhaut mit einer plattenepithelialen Bedeckung. Es wird angenommen, daß Plattenepithelkarzinome, welche an normalerweise nicht plattenepithelial bedeckten Oberflächen bestehen, sich aus undifferenzierten Basalzellen im Rahmen einer Epithelhyperplasie, meist jedoch aus zuvor transformiertem Epithel, d.h. einer Plattenepithelmetaplasie entwickeln. Im Bereich des Larynx findet sich mehrschichtiges Plattenepithel primär nur im Bereich der Stimmbänder und des Kehlkopfeinganges (Abb. 4.10.2); der Rest wird durch respiratorisches Epithel – vorwiegend mehrreihiges Zylinderepithel mit schleimbildenden Becherzellen – bedeckt. Mit zunehmendem Alter nehmen Areale mit plattenepithelialer Bedeckung im Kehlkopf zu, wobei vor allem die Taschenbänder und der supraglottische Raum betroffen sind (GIARELLI et al. 1977). SCOTT (1976) fand bei einer histologischen Studie an 111 unausgewählten Kehlköpfen im Bereich der Taschenbänder vor dem 38. Lebensjahr kein Plattenepithel, im höheren Alter dagegen in 57% eine Plattenepithelmetaplasie, wobei diese bei Männern sowohl häufiger als auch großflächiger ausgeprägt war. Mit zunehmendem Alter und auch in Abhängigkeit von exogenen Noxen sowie einer häufig hiermit assoziierten Entzündung kann es zu einer weitergreifenden Plattenepithelmetaplasie im subglottischen Bereich kommen (GLANZ u. KLEINSASSER 1976; PESCH u.

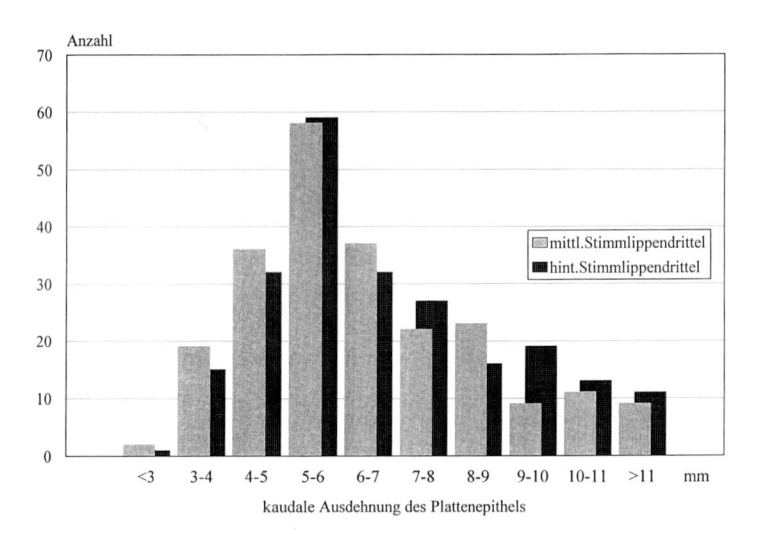

Abb. 4.10.2. Vertikale Ausdehnung des Plattenepithels in der Subglottis im mittleren (*schwarz*) und hinteren (*schraffiert*) Drittel der Plica focalis: Morphometrische Analyse von 225 Hemilaryngen (Demographie der Patienten s. Abb. 4.10.1). (Aus MEYER-BREITING u. BURKHARDT 1988)

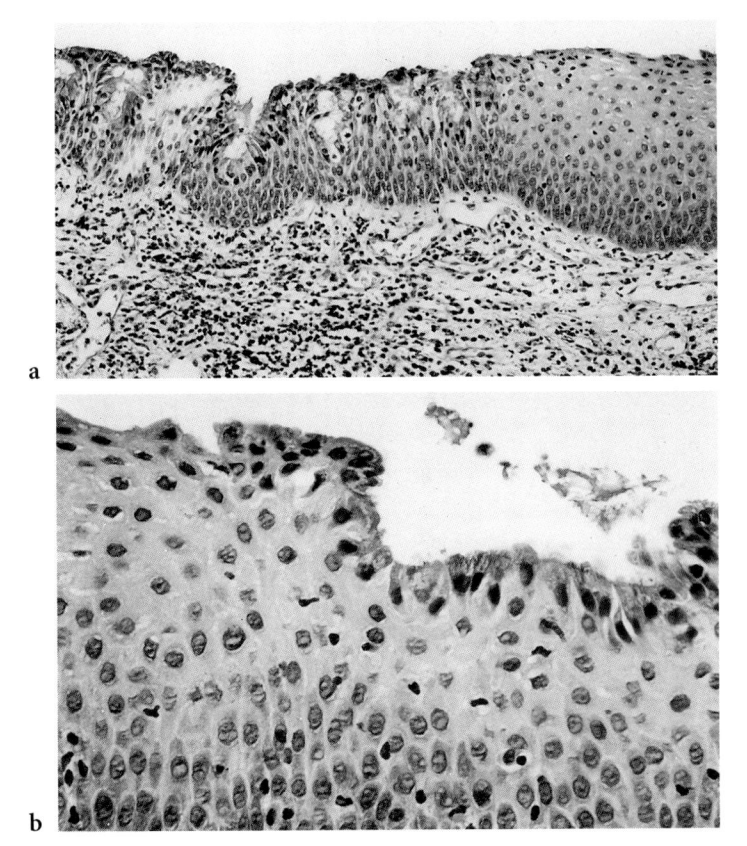

Abb. 4.10.3 a, b. Plattenepithelmetaplasie im supraglottischen Bereich: 65jähriger Mann. **a** Das mehrschichtige, zylindrische, zilientragende Epithel *links* wird graduell durch geschichtetes Plattenepithel ersetzt. Es besteht eine deutliche, chronische Entzündung. HE, × 140. **b** Das Plattenepithel einer frischen Metaplasie ist zuoberst immer noch mit schleimbildenden, zilientragendem Zylinderepithel bedeckt. HE, × 350. (Aus MEYER-BREITING u. BURKHARDT 1988)

STEINER 1979). PESCH u. STEINER (1979) konnten Metaplasien und Hyperkeratosen bei 508 Fällen in 81% an der Glottis und in 19% an den Taschenbändern, jedoch keinmal im subglottischen Bereich feststellen, eine Verteilung, die mit derjenigen des Karzinoms übereinstimmt. STELL et al. (1980) konnten demgegenüber auch im subglottischen Bereich kleinste Inseln von Plattenepithel nachweisen. Entsprechend korreliert das Ausmaß der Metaplasie mit dem supraglottischen Karzinom (LU 1992).

Zahlreiche Beobachtungen haben gezeigt, daß die Kehlkopfkarzinome im Bereich der Stimmlippen, d.h. im Bereich präexistenten Plattenepithels am häufigsten vorkommen und daß sie in den übrigen Bereichen des Larynx mit einer chronischen Entzündung, Plattenepithelmetaplasien (Abb. 4.10.3) und Dysplasien (s. unten) vergesellschaftet sind (GLANZ u. KLEINSASSER 1976; GIARELLI et al. 1977; PESCH et al. 1978; PESCH u. STEINER 1979; ARNHOLD-

SCHNEIDER u. SCHALL 1990; OGAWA 1995; LU 1992). In den Arealen außerhalb der Stimmlippen muß somit eine Plattenepithelmetaplasie als Vorbedingung für die Entstehung eines Plattenepithelkarzinoms angesehen werden (KLEINSASSER 1963 b; GIARELLI et al. 1977).

10.3 Multitope (multizentrische) Tumorentstehung: „Feldkanzerisierung"

Es entspricht einer alltäglichen Erfahrung, die man beim Studium von Karzinomen der Schleimhäute machen kann, daß sich im allgemeinen in der Umgebung Epithelveränderungen finden, die für sich alleine genommen einer Präkanzerose entsprechen würden. Nicht selten beobachtet man sogar an mehreren Stellen weitere invasive Karzinomherde. Dieses wurde zuerst von PETERSEN (1901) anhand von Wachsplattenmodellen von Karzinomen und ihrer Umgebung nachgewiesen. ZUPPINGER (1938) schloß aus der Tatsache, daß Zweittumoren häufiger als statistisch zu erwarten gewesen wäre, bei Patienten mit Mund-, Pharynx- und Ösophaguskarzinomen auftraten, auf eine „Krebsdisposition", bzw. das Vorhandensein einer bisher nicht nachweisbaren Präkanzerose. Diese Beobachtungen führten zur Prägung des Begriffes der Feldkanzerisierung („field cancerization", „condemned mucosa") durch SLAUGHTER et al. (1953) aufgrund von Untersuchungen an Karzinomen der Mundschleimhaut. Sie konnten bei 11,2% der Fälle andere, separate Karzinomherde nachweisen. Diese Beobachtungen haben schon frühzeitig zu der Annahme geführt, daß es sich bei der Krebsentstehung im Plattenepithel nicht um einen streng lokalisierten Prozeß (unitope oder unizentrische Krebsentstehung) handeln muß, sondern daß aufgrund gleicher endogener und vor allem Dingen auch exogener Faktoren ganze Schleimhautareale einer synchronen oder auch metachronen Kanzerisierung unterliegen können.

Auch im Larynxbereich sind so gut wie immer Plattenepithelmetaplasien im supraglottischen Bereich, Plattenepithelhyperplasien mit unterschiedlichen Graden der Epitheldysplasie, Carcinomata in situ sowie auch multiple mikroinvasive Karzinome mit manifesten Karzinomen assoziiert (KLEINSASSER u. HECK 1959; KLEINSASSER 1963b; ROBBETT 1972; GRUNDMANN 1973; BAUER 1976; GLANZ u. KLEINSASSER 1976; PESCH et al. 1976; GIARELLI et al. 1977; PESCH u. STEINER 1979). LUNDGREN u. OLOFSSON (1987) geben die Häufigkeit von separaten, metachronen Karzinomen bei Plattenepithelhyperplasien mit und ohne Dysplasie mit 12,9% an.

Nach unserem heutigen Wissen entsteht auch im Bereich des Larynx ein Teil der Karzinome primär multitop (multizentrisch) (ROBBETT 1962). So beschreibt FERLITO (1980) 5 Fälle mit Doppelkarzinomen unterschiedlicher Histologie im Kehlkopf- und Hypopharynxbereich. KRESPI et al. (1983) berichten über einen Patienten mit 4 getrennten, simultan aufgetretenen Karzinomen im pharyngolaryngealen Bereich, CROCE et al. (1994) über einen Patienten mit einem verrukösen Karzinom der Epiglottis und einem Plattenepithelkarzinom des rechten Stimmbandes.

Dieses weithin akzeptierte Konzept der multitopen Tumorentstehung ist durch neuere molekularbiologische Befunde in Frage gestellt. Durch Karyotypisierung und Fluoreszenz- in situ-Hybridisierung konnten nämlich bei zwei simultan entstandenen, 6 cm weit auseinanderliegenden Plattenepithelkarzinomen (Mundboden und Sinus piriformis) und ihren Rezidiven ein hypertetraploider Karyotyp monoklonalen Ursprungs nachgewiesen werden (WORSHAM et al. 1995). Alle 4 Tumoren hatten das gleiche Y-Rearrangement mit Verlust von Yq (DY21) und Retention von Yccn (DY23). Hieraus ergibt sich die Frage, ob maligne Zellen unter Umständen weite Strecken im Epithelverband wandern können, oder Implantationsmetastasen setzen können. Diese Frage ist weder für Plattenepithelkarzinome der Mundhöhle noch des Larynx geklärt.

Aber nicht nur die Schleimhaut eines Organes, sondern ganzer Organsysteme können im Rahmen einer multitopen Kanzerisierung befallen sein. Das Auftreten von mehr als einem Karzinom wurde von WALLACE (1957) bei etwa 5% von 3006 Patienten belegt und ist in den letzten Jahren offenbar häufiger geworden. Bei 1231 Patienten (LAMBRECHT et al. 1983) bzw. 645 Patienten (BLACK et al. 1983) mit Tumoren des oberen Respirationstraktes wurde in zwei separaten Studien ein Zweittumor in 8,9% der Fälle beobachtet. Das Krebsregister des Waadtlandes (Schweiz) gibt bei 34615 Krebspatienten zwischen 1974 und 1989 das Auftreten eines metachromen Zweitkarzinoms mit 6,3% an, wobei dies besonders häufig bei Karzinomen der Mundhöhle, des Ösophagus, der Lunge und des Kehlkopfes beobachtet wurde (LEVI et al. 1993). Die standardisierte Häufigkeitsratio war nach Kehlkopfkarzinomen 30; mit exzessiver Häufung von Mundhöhle, Pharynx, Ösophagus- und Lungenkarzinom (LEVI et al. 1993). Patienten mit supraglottischen Karzinomen sind häufiger als solche mit glottischen und Männer häufiger als Frauen von Zweitkarzinomen betroffen (DEVRIES 1992). Von 218 Patienten mit Glottistumor entwickelten 41 in 24–120 Monaten ein Zweitkarzinom, 6 hatten synchrone, 35 metachrone maligne Neoplasien (ROBERTS et al. 1991). MARTIN et al. (1979) beobachteten unter 496 Patienten mit Kehlkopfkarzinomen bei 45 (d.h. in ca. 10%) gleichzeitig oder später einen weiteren malignen Tumor anderer Lokalisation. Dies ist häufiger, als statistisch zu erwarten wäre.

WAGENFELD et al. (1980) konnten bei 740 Fällen von Glottiskarzinomen 48mal (d.h. in 6,5%) das Auftreten eines Zweittumors im Respirationstrakt nachweisen, was bei einer entsprechenden Normalbevölkerung nur 14mal zu erwarten gewesen wäre. Sie kalkulieren das Risiko Überlebender, nach behandeltem Glottiskarzinom innerhalb von 10 Jahren an einem zweiten Tumor im Bereich des Respirationstraktes zu erkranken, mit 12%. Hierzu gehören auch die Beobachtungen von BROWN (1978), der bei 1600 bestrahlten Larynxkarzinomfällen in einem Beobachtungszeitraum von 16 Jahren in 3,8% Zweittumoren beobachten konnte. Diese lagen nur in zwei Fällen im Bereich des bestrahlten Areals; am häufigsten fanden sich die Zweittumoren im Bereich der Lunge sowie an zweiter Stelle im Bereich des Kopfes und des Halses.

In einer Serie von 1389 Patienten mit Larynxkarzinomen beobachteten MIYAHARA et al. (1985) in 138 Fällen (9,94%) multiple Primärtumoren sowie Dreifachkarzinome bei 9 Patienten und Vierfachkarzinomen bei 2 Patienten.

MURATA et al. (1994) beschrieben einen Patienten mit Vierfachkarzinom (Larynx, Magen, Kolon und Haut).

Im eigenen Beobachtungsgut von 600 Kehlkopfkarzinompatienten der Jahre 1966–1976 (Nachbeobachtungszeit bis 1982) traten 11 Zweittumoren (6 Bronchialkarzinome, 5 Kehlkopfkarzinome) auf. Umgekehrt war 2 Kehlkopfkarzinomen jeweils ein Hypopharynxkarzinom vorangegangen. Auf die Entstehung radiogener Zweittumoren im Randbereich des Bestrahlungsfeldes wird an anderer Stelle eingegangen (s. Kap. 4.13).

Larynxkarzinome sind besonders häufig assoziiert mit Bronchuskarzinomen (CAHAN 1955; THOMA 1974; SAKULA 1974; GOLDSHER et al. 1977; MARTIN et al. 1979; LAMPRECHT et al. 1983; BLACK et al. 1983; CHRISTENSEN et al. 1987; JONES et al. 1995). Die betroffenen Patienten sind gewöhnlich schwere Raucher, so daß wahrscheinlich dieselbe eoxgene Noxe das gesamte respiratorische Epithel beeinflußt und zusammen mit endogenen Faktoren zur Entwicklung eines Karzinoms führt (HIYAMA et al. 1992; DEVRIES 1992; TESHIMA et al. 1992).

Neben Zweittumoren im oberen Örodigestivtrakt können bei Larynxkarzinomen auch Tumoren anderer Organe gehäuft beobachtet werden. WENIG u. ABRAMSON (1983) weisen auf eine Häufung von Prostatakarzinomen hin.

Diese Tatsachen sind insofern von praktischer Bedeutung, als eine Erfassung von Patienten mit Präkanzerosen sowie von Karzinompatienten nach Therapie die Absonderung einer Risikogruppe ermöglicht. Hierdurch ergibt sich die Notwendigkeit und Möglichkeit der gezielten Vorsorge, Nachsorge und gegebenenfalls Therapie (STEINER 1984; MIYAHARA et al. 1985; LUNDGREN u. OLOFSSON 1987).

Dies bedeutet auch, daß bei jedem Patienten, bei dem ein Kehlkopfkarzinom diagnostiziert wurde, durch klinische Untersuchungen (Panendoskopie) Tumoren anderer Organe gesucht und diese Patienten über Jahre kontrolliert werden müssen.

10.4. Präkanzerosen

Präkanzerosen sind definiert als morphologisch verändertes Gewebe, in dem sich Krebs häufiger entwickelt als im normal erscheinenden Vergleichsgewebe (WHO 1978). Die Definition und Nomenklatur klinischer Krankheitsbilder und histologischer Veränderungen, welche in den Kreis der Präkanzerosen gehören, macht jedoch erhebliche Schwierigkeiten und hat zu einer immer noch beträchtlichen Sprachverwirrung beigetragen, dieses inbesonere durch die unkritische Vermischung von klinischen und histologischen Begriffen, wie dies z.B. mit den Begriffen der Pachydermie, Leukoplakie und der Keratose der Fall ist (MILLER 1976; KAMBIC 1978; CRISSMAN 1979, 1982; GOODMAN 1984).

Es herrscht heute allgemeine Übereinstimmung, daß gerade auf dem Gebiet der Präkanzerosen eine saubere Definition von Begriffen und eine strikte Trennung klinischer, d.h. im allgemeinen makroskopisch-beschreibender Krankheitsbezeichnungen und histologischer oder auch zytologischer diagnostischer Begriffe notwendig ist (KLEINSASSER 1963b; MILLER 1976; NEUMANN u. FRANZ

1977; FRANZ u. NEUMANN 1978; BURKHARDT 1980, 1985; AXELL 1984; AXELL et al. 1994). Klinischer Befund und histologisch-zytologische Beurteilung sollten kritisch gewertet werden und zusammen zur nosologischen und diagnostischen Einordnung des Einzelfalles beitragen und damit Grundlage für das therapeutische Vorgehen bilden.

Da sich das Kehlkopfkarzinom aus mehrschichtigem Plattenepithel (primär oder metaplastisch entstanden) entwickelt, ist es selbstverständlich, daß sich bei der Kanzerogenese zwischen der Kehlkopfschleimhaut und anderen Organen mit plattenepithelialer Bedeckung Parallelen finden. Die Präkanzerosen von plattenepithelbedeckten Schleimhäuten wurden vor allen Dingen im Bereich der Portio vaginalis uteri und der Mundhöhle sowohl in bezug auf ihr klinischmakroskopisches Erscheinungsbild, als auch in bezug auf histologische, zytologische, immunhistologische und ultrastrukturelle Veränderungen intensiv untersucht (BURGHARDT 1972; PINDBORG 1980; BURKHARDT 1980, 1985, 1996; BURKHARDT u. MAERKER 1981; SCULLY u. BURKHARDT 1993). Die Ergebnisse haben, insbesondere im Bereich der Gynäkologie, bereits zu deutlichen Fortschritten in der Früherkennung und Behandlung von Präkanzerosen und Karzinomfrühstadien geführt.

Eine Übertragung der hierbei gewonnenen Erkenntnisse auf die Verhältnisse im Bereich der Larynxschleimhaut erscheint deshalb wünschenswert, wobei eine für alle Gebiete einheitliche Nomenklatur zur Verständigung unerläßlich ist. Diese schließt selbstverständlich die Berücksichtigung lokaler Gegebenheiten nicht aus.

10.4.1 Makroskopisch-klinische Aspekte: Leukoplakie/Erythroplakie

Präkanzeröse Schleimhautveränderungen im Larynx wurden von Rudolf VIRCHOW (1887) zunächst als „Pachydermia diffusa" oder „Pachydermia verrucosa" bezeichnet, womit die hautartigen Verdickungen charakterisiert werden sollten. Für die Mundschleimhaut prägte Ernst SCHWIMMER (1877) den noch heute gebräuchlichen Begriff der „Leukoplakie", Louis QUEYRAT (1911) die Bezeichnung „Erythroplasie und Erythroplakie" für genitale rötliche Schleimhautläsionen.

Es gibt weder in der Larynxschleimhaut noch im Bereich anderer Schleimhäute absolut typische klinisch-makroskopische Veränderungen, durch die sich Präkanzerosen zu erkennen geben (KLEINSASSER 1959; MILLER 1976). Der primär erhobene klinische Befund sollte deshalb in jedem Falle lediglich deskriptiv formuliert werden, wobei besonders darauf geachtet werden muß, daß sich in diese Begriffe keine histologischen Kriterien einschleichen (vgl. BAUER 1976; MILLER 1976). Aus diesem Grunde sind die leider häufig verwendeten Begriffe „Keratose", „keratotische Läsionen", „Epithelhyperplasie", „Carcinoma in situ", „Dysplasie" und auch „Pachydermie" als klinische Diagnosen abzulehnen. Ein Teil dieser Begriffe geht noch auf die Faszination zurück, welche die häufig vorhandene Hyperkeratose dieser Läsionen auf die frühen Beschreiber ausübte. Heute wissen wir, daß gerade diese Veränderung – die im übrigen nur histologisch erkennbar ist – für sich alleine genommen keine prognostische Bedeutung hat.

Ebenso sind histologische Diagnosen, die sich am makroskopischen Bild orientieren, wie etwa der Begriff Leukoplakie, für sich alleine nicht sinnvoll (MILLER 1976).

Präkanzeröse Veränderungen von Schleimhäuten mit mehrschichtigem Plattenepithel können im allgemeinen unter drei verschiedenen makroskopischen Aspekten erkennbar werden: als weiße Schleimhautveränderung, als rote Schleimhautveränderung und als eine Mischung zwischen weißen und roten Arealen. Weiße Schleimhautveränderungen werden als Leukoplakie (Abb. 4.10.4a, b) bezeichnet, die definiert ist als weißer, nicht abwischbarer Fleck der Schleimhaut, welcher keiner anderen Krankheit zuzuordnen ist (WHO 1978). Weiterhin ist die Leukoplakie in eine homogene und eine nicht homogene Form einteilbar (nodulär, verrukös; AXELL et al. 1984).

Rötliche Schleimhautveränderungen werden als Erythroplakie bezeichnet und entsprechend als roter, nicht abwischbarer Fleck der Schleimhaut definiert, welcher keiner anderen Krankheit zuzuordnen ist. Mischformen von weißen und roten Schleimhautveränderungen werden als Erythroleukoplakie, gefleckte Leukoplakie oder gefleckte Erythroleukoplakie (Abb. 4.10.4c) bezeichnet. Diese rein deskriptiven klinischen Begriffe werden ohne weiteres auch im Bereich der Larynxschleimhaut angewandt (LANIADO et al. 1981; HELLQUIST et al. 1982; GILLIS et al. 1983), wobei allerdings die makroskopisch erfaßbaren Veränderungen häufig, auch bedingt durch die sehr subtile Mikrolaryngoskopie, im Larynxbereich vielgestaltiger sind. Sie können und müssen deshalb entsprechend weiter beschreibend ergänzt werden, z.B. durch Attribute wie: scharf begrenzt, plan, zottig, warzenartig, verdickt, verdünnt, glatt, feinhöckerig, glasig, feingranulär, polypös, papillomatös, verrukös, rasenförmig, erosiv und ähnliches (KLEINSASSER 1963b; MILLER 1976; NEUMANN u. FRANZ 1977; HELLQUIST et al. 1981). Es handelt sich somit um rein klinisch-deskriptive Begriffe, welche die Notwendigkeit einer Exzision signalisieren (PESCH u. STEINER 1979). Es wird auch über die Anwendung einer Vitalfärbung der Schleimhaut mit Toluidinblau berichtet, die zumindest in nicht stark verhornenden Arealen Hinweise auf präkanzeröse Abschnitte geben kann (SZMEIJA et al. 1986).

Für die Larynxschleimhaut gilt, ebenso wie für andere Schleimhautareale, daß nichthomogene Leukoplakien und die selteneren roten und/oder granulierten Schleimhautläsionen, d.h. Erythroplakien und Erythroleukoplakien im allgemeinen mit einer schlechten Prognose, d.h. einer gesteigerten Epitheldysplasie und einer erhöhten Tendenz zu invasivem Wachstum einhergehen (BOSSART 1977; SHAW 1977; KLEINSASSER 1983; BOUQUOT u. GNEPP 1991). Demgegenüber sehen HELLQUIST et al. (1981) keinen Unterschied im Verhalten von Leukoplakie und Erythroplakie. ROBBETT (1972) schreibt den umschriebenen leukoplakischen Veränderungen – die nach seiner Meinung ohne äußere Noxe entstehen – ein höheres malignes Potential zu als diffusen Formen, die er auf äußere Noxen zurückführt.

Leukoplakien im Kehlkopf wiesen in den USA eine jährliche Inzidenz von 5,8 pro 100000 Personen-Jahre auf, wobei von 1935–1984 eine 3fache Zunahme

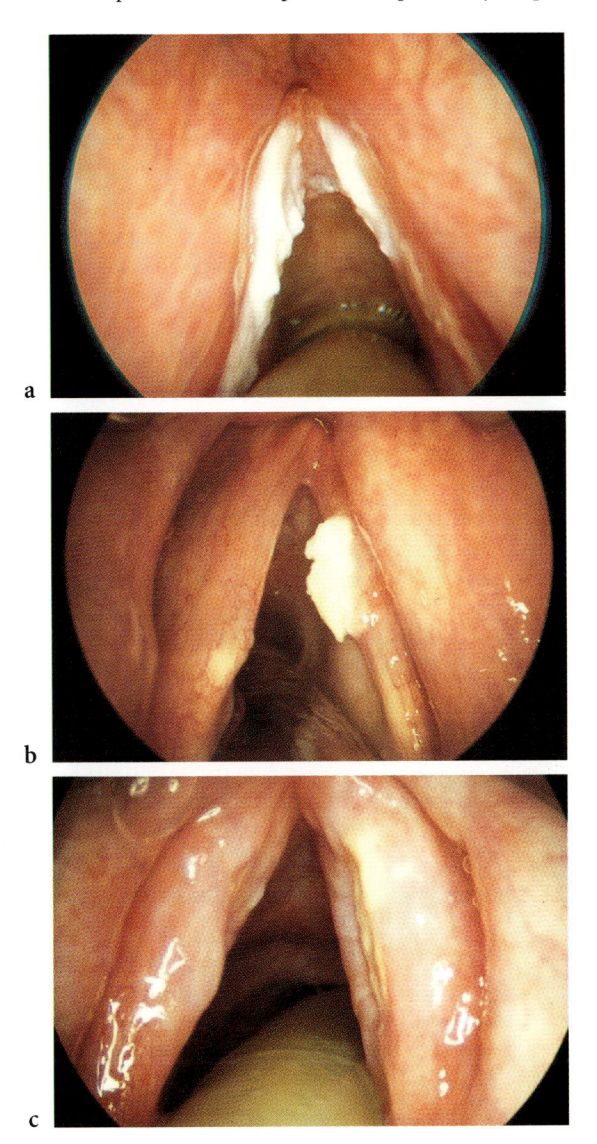

Abb. 4.10.4 a–c. Klinisches Bild einer Leukoplakie und Erythroplakie des Larynx. **a** Homogene Leukoplakie der Stimmbänder: 59jähriger Mann. Ausgedehnte, scharf abgegrenzte Läsion mit nur geringer, wellenähnlicher Oberfläche des bedeckenden Epithels. **b** Nichthomogene, verrukös bis noduläre Leukoplakie der Glottisregion: 51 Jahre alter Mann. Die Läsion ist nicht scharf abgegrenzt und ragt wie eine Warze in das Lumen. **c** Erythroleukoplakie in der Region der Glottis: 79jähriger Mann. Ausgeprägte teils weißliche, leicht erhabene, überwiegend rötliche und schleimhautatrophische Veränderungen. (Aus MEYER-BREITING u. BURKHARDT 1988)

verzeichnet wurde (BOUQUOT et al. 1991). 81% der Patienten sind Männer mit durchschnittlichem Alter von 50 Jahren, wobei 84% Raucher und 35% Alkoholiker sind (BOUQUOT u. GNEPP 1991).

Der Altersgipfel von Leukoplakien liegt je nach Autor in der 5., 6. und 7. Dekade (LIAPIS u. PAPACHARALAMPOUS 1969; HENRY 1979); sie entwickeln sich vor allen Dingen an den Stimmbändern und führen meist zur Heiserkeit. FURFARO u. BARICALA (1971) stellten die Angaben der Literatur über die Häufigkeit einer malignen Entartung von Leukoplakien des Kehlkopfes zusammen. Bei insgesamt 488 Fällen wurde eine maligne Entartung in 3,5% (17 Fälle) angegeben, wobei die Zahlen zwischen 0 und 27,6% schwankten. QUANTE et al. (1976) stellte Angaben der Literatur mit Schwankungen zwischen 3 und 40%, BOUQUOT u. GNEPP (1991) von 1-40% zusammen. QUANTE et al. (1976) beobachtete bei 319 Leukoplakiepatienten in mindestens 3% eine Karzinoentstehung, bei weiteren 7% mit Karzinoentstehung vermutet er eine primäre Fehldiagnose, d.h., das Bestehen eines Karzinoms bereits bei der ersten Diagnostik. Unter Berücksichtigung des histologischen Befundes kann man etwa in 10% der Leukoplakien verschiedener Organlokalisationen eine hochgradige Epitheldysplasie oder ein Carcinoma in situ nachweisen und muß diese als Präkanzerosen im engeren Sinne ansehen (BURKHARDT 1980); der Prozentsatz dürfte im Kehlkopfbereich etwas höher, d.h. zwischen 10 und 20% liegen (GIARELLI et al. 1977; CRISSMAN 1982; HELLQUIST et al. 1982).

Hinsichtlich präkanzeröser Läsionen vertraten AXELL et al. (1984) den Standpunkt, daß eine vollständige Beschreibung dieser Läsionen ätiologische, klinische, topographische und histologische Eigenschaften umfaßt. Zweifelsohne ist die Exzision und histologische Untersuchung der wichtigste Schritt.

10.4.2 Histologische Beurteilung und Dysplasieklassifikation

Die histologische Untersuchung von Biopsiepräparaten oder Exzisaten stellt, trotz einer gewissen subjektiven Streubreite, heute immer noch die zuverlässigste Methode zur Bestimmung der biologischen Dignität und Potenz einer suspekten Gewebsveränderung dar. Insbesondere für das mehrschichtige Plattenepithel konnten in den letzten Jahren gut reproduzierbare Kriterien für die Beurteilung einer Abweichung von der Norm herausgearbeitet werden. Zunächst einmal gibt die histologische Untersuchung jedoch darüber Aufschluß, ob eine noch nicht infiltrierend wachsende Läsion oder bereits ein invasives Karzinom vorliegt.

Erhebliche Differenzen bestehen jedoch bei der Nomenklatur der benignen oder präkanzerösen Veränderungen. KLEINSASSER (1963a) teilte die Veränderungen in drei Gruppen

1. Einfache Plattenepithelhyperplasie
2. Plattenepithelhyperplasie mit vereinzelten örtlichen Zellatypien (sog. Verdachtsfälle) und
3. präkanzeröses Epithel,

wobei er hierunter zum einen unruhiges Epithel und das sog. Carcinoma in situ zusammenfaßte, da sie sich nach seinen Untersuchungen biologisch gleichartig verhielten. Bei einer retrospektiven Studie konnt er dabei feststellen, daß von 70 Patienten der Gruppe I sechs im Verlauf von 6 Jahren ein Karzinom entwickelten, von 11 Patienten der Gruppe II ein Patient ein Karzinom entwickelte (KLEINSASSER 1963b). Die Gruppe I und II faßte er somit als fakultative Präkanzerosen auf, wobei es sich nach seinen Beobachtungen im allgemeinen um reversible Gewebsveränderungen handelt. Eindrucksvoll ist, daß von 20 Patienten der Gruppe III (die man heute als hochgradige Epitheldysplasie oder Carcinoma in situ bezeichnen würde), welche nicht oder nach heutigen Maßstäben ungenügend behandelt wurden, 18 ein Karzinom entwickelten.

KAMBIC (1977, 1978; KAMBIC u. LENART 1971, KAMBIC u. GALE 1995) teilt Schleimhautveränderungen, die er unter den Oberbegriff der „hyperplastischen Abberation" zusammenfaßt, in vier Gruppen:

1. Hyperplasia simplex
2. Hyperplasia abnormalis
3. Hyperplasia atypica und
3. Karzinom mit der Untergruppe Carcinoma in situ.

Die Gruppen 1 und 2 hält er für prinzipiell reversibel, die Gruppe 3 sieht er als Präkanzerose an, wobei er den Übergang in ein Karzinom mit ca. 25 % angibt.

Man ist heute bestrebt, die vielfältigen Begriffe, die zur histologischen Charakterisierung der malignen Potenz von Präkanzerosen entwickelt wurden, durch eine für alle Organsysteme einheitlichen Nomenklatur zu ersetzen (GRUNDMANN 1976). Für präkanzeröse Veränderungen anderer Organe – Cervix uteri, Kolon, ableitende Harnwege, Ösophagus, orale Mukosa – hat sich hierfür heute auf Grund einer Empfehlung der WHO (1978) der von KROMPECHER (1924 für „ortsfremde Differenzierung") geprägte Begriff der Dysplasie weitgehend durchgesetzt. Für die Klassifizierung der Larynxschleimhautveränderungen wird er ebenfalls empfohlen und gebraucht (GRUNDMANN 1973; PESCH u. STEINER 1979; MÜLLER u. KROHN 1980; LANIADO et al. 1981; HELLQUIST et al. 1982; MICHAELS 1982, 1984; GILLIS et al. 1983).

Der Begriff Dysplasie wurde insofern kritisiert, da er (a) auch dazu verwendet wird, bestimmte Mißbildungen zu beschreiben und (b) zumindest einige der „präkanzerösen Dysplasien" in Wirklichkeit richtige Neoplasien darstellen (Koss 1979; RYWLIN 1984). Hingegen sind andere Begriffe wie Atypie, Heterologie oder Dyskeratose, epitheliale Proliferation, Keratose (cf. HYAMS 1976; CRISSMAN 1982; GOODMAN 1984) oder Vorschläge wie „intraepitheliale Neoplasie", „plattenepitheliale intraepitheliale Neoplasie" (SIN), „laryngeale intraepitheliale Neoplasie" (LIN, CORTESINA u. GERVASIO 1997) oder „atypische In-situ-Proliferation" (cf. RYWLIN 1984) weder überzeugender noch logischer. Auch ist der Zahlengebrauch (I–III oder I–IV) nicht befriedigend, da verschiedene Systeme für verschiedene Organe benutzt und das jeweils angewandte System für jeden einzelnen Fall genannt werden sollte. Die Dysplasie hingegen ist ein eindeutiger Begriff, der im Kontext der epithelialen Läsionen nicht zu Mißverständnissen führen kann. Daher wird aus semantischen Überlegungen vorgeschlagen, den Begriff Dysplasie in seiner jetzigen konventionellen Bedeutung weiterhin zu gebrauchen. Von der WHO (SHANMUGARATNAM u. SOBIN 1978) wird die Epitheldysplasie bei „tumor-like-lesions" unter den epithelialen Anomalien eingeordnet.

Die Dysplasie bezeichnet eine Abweichung von der normalen histologischen Struktur und der zytologischen Differenzierung. Der Dysplasiegrad ist ein Maß für das maligne Potential der Läsion. Obwohl hiermit eine absolut sichere Prognostizierung einer Läsion im Individualfall nicht möglich ist (FRIEDMANN 1976; KOSS 1978), da von einem statischen Momentbild auf einen dynamischen Prozeß zurückgeschlossen wird, gibt es doch bis heute kein anderes Kriterium, mit dem das biologische Verhalten für den Einzelfall sicherer prognostiziert werden kann.

Eine Zusammenfassung von anderen angewandten Methoden, um das maligne Potential von Schleimhautläsionen zu bestimmen, findet sich in Kapitel 3.3.

AUERBACH et al. (1970) konnten bei der histologischen Untersuchung der Larynxschleimhaut von 942 Autopsien zeigen, daß die Epitheldysplasien in Bezug auf die Alters- und Geschlechtsverteilung, Risikofaktoren sowie topographische Ausbreitung mit den Verhältnissen bei invasiven Larynxkarzinomen korrelieren. So fanden sich Epitheldysplasien am häufigsten an der Stimmlippe (15,6%), seltener an den Taschenbändern (10%) und noch seltener im supraglottischen Raum (7,5%) oder subglottisch (2%).

Klinisch-pathologische Studien haben eindeutig ergeben, daß die mittelgradige und vor allem die hochgradige Epitheldysplasie und das Carcinoma in situ mit einem erhöhten Karzinomrisiko belastet sind. Derartige Untersuchungen wurden vor allem an der Mundschleimhaut (MINCER et al. 1972; BANCOCZY 1977; PINDBORG et al. 1977; BURKHARDT u. MAERKER 1978, 1981; SILVERMAN et al. 1984), aber auch an der Kehlkopfschleimhaut durchgeführt (KLEINSASSER 1963b; LIAPSIS u. PAPACHARALAMPOUS 1969; CRISSMAN 1979; HELLQUIST et al. 1982).

10.4.3 Kriterien der Epithelhyperplasie und Epitheldysplasie

Zur Definition der Dysplasiekriterien gibt es sowohl für andere Organregionen (Übersicht: BURKHART 1980) als auch für die Larynxschleimhaut zahlreiche Angaben (KLEINSASSER 1959, 1963a, b; TRENTINI et al. 1973; FECHNER 1974; FRIEDMANN 1976; SCOTT 1976; KAMBIC 1977; PESCH et al. 1978; PESCH u. STEINER 1979; HELLQUIST et al. 1981, 1982; CRISSMAN 1979, 1982; MICHAELS 1984; BLACKWELL et al. 1995a, b).

Zunächst ist es wichtig, Veränderungen, welche keine direkte Bedeutung für die Dysplasiebewertung haben, abzugrenzen (Tabelle 4.10.1). Hierzu gehören entzündliche Veränderungen, die zu einer Auflockerung des Epithelverbandes und auch zu einer Basalmembranzerstörung führen können, die häufig den Leukoplakien zugrundeliegende Epithelhyperplasie sowie die den Erythroplakien zugrundeliegende Epithelatrophie.

Am häufigsten findet sich eine Epithelhyperplasie (Abb. 4.10.5) (z.T. fälschlich synonym auch als „Keratose" bezeichnet), die als Einzelmerkmale

Tabelle 4.10.1. Histologische und zytologische Merkmale der Epithelhyperplasie und Dysplasie

Merkmale der Epithelhyperplasie	Merkmale der Epitheldysplasie
Hyperkeratose – Orthokeratose – Parakeratose Akanthose Epitheliales Ödem und Spongiose (Leuködem)	Tropfenförmige Reteleisten Basalzellhyperplasie Verlust der Basalzellpolarität Kernpolymorphie Vermehrte Mitosefiguren Dyskeratose (intraepitheliale Verhornung) Störung oder Verlust der Epithelschichtung Verminderung der zellulären Kohäsion

eine Akanthose (Verbreiterung der Stachelzellschicht), eine Hyperkeratose (als Orthokeratose oder Parakeratose), eine Spongiose (Auflockerung des Stachelzellverbandes) und ein Leuködem (unregelmäßige Abschilferung der Keratinlamellen mit Einlagerung von Flüssigkeit zwischen die Hornlamellen; sog. Keratinpools) aufweisen kann. Verschiedene Autoren haben im Zusammenhang mit Veränderungen der Larynxschleimhaut den Begriff der Hyperkeratose verworfen, da in diesem Bereich nach den Prinzipien der klassischen Histologie normalerweise ein „unverhorntes" mehrschichtiges Plattenepithel vorliege. Histochemische, immunhistochemische und ultrastrukturelle Untersuchungen konnten jedoch zeigen, daß auch in diesen vermeintlich unverhornten Epithelien normalerweise eine, wenn auch geringe (Zyto)-Keratinbildung vorliegt (BURKHARDT 1980). Wenn diese im Bereich der Larynxschleimhaut lichtmikroskopisch erkennbar wird, so ist man berechtigt, von einer Hyperkeratose – Hyperparakeratose mit erhaltenen Zellkernen, Hyperorthokeratose mit Stratum granulosum und Kernverlust – zu sprechen.

Es ist wichtig, festzuhalten, daß weder die Epithelhyperplasie noch die Hyperkeratose Veränderungen sind, die – für sich allein genommen – eine Epithelentartung, d.h. die mögliche maligne Transformation oder aber eine bessere Prognose signalisieren (KAMBIC 1977, 1978; BLACKWELL et al. 1995a, b; KAMBIC u. GALE 1986).

Das weite Spektrum der zellulären und geweblichen Veränderungen, die auf epitheliale Dysplasien hinweisen, wird vom Pathologen aufgrund seiner Erfahrung erfaßt, ohne daß hierfür eine komplexe Analyse nötig wäre (MICHAELS 1984).

Die zahlreichen Merkmale der Dysplasie können auf acht wesentliche Kriterien reduziert werden (Tabelle 4.10.1):

Zwei Veränderungen im Bereich der Basalzellen (Vermehrung von Zellen des Basalzelltyps und Verlust der Polarität), zwei zytologische Veränderungen (Kernpolymorphie und vermehrte Mitosefiguren, häufig oberhalb der Basalzellschicht) sowie zwei Kriterien, die für das mehrschichtige Plattenepithel charakteristisch sind, nämlich die Ausbildung von intraepithelialen Verhornungen (Dyskeratosen) und eine Störung der Epithelarchitektur, d.h. der Epithelschichtung. Außerdem zeigt das Epithel bei Epitheldysplasie im allgemeinen weitere

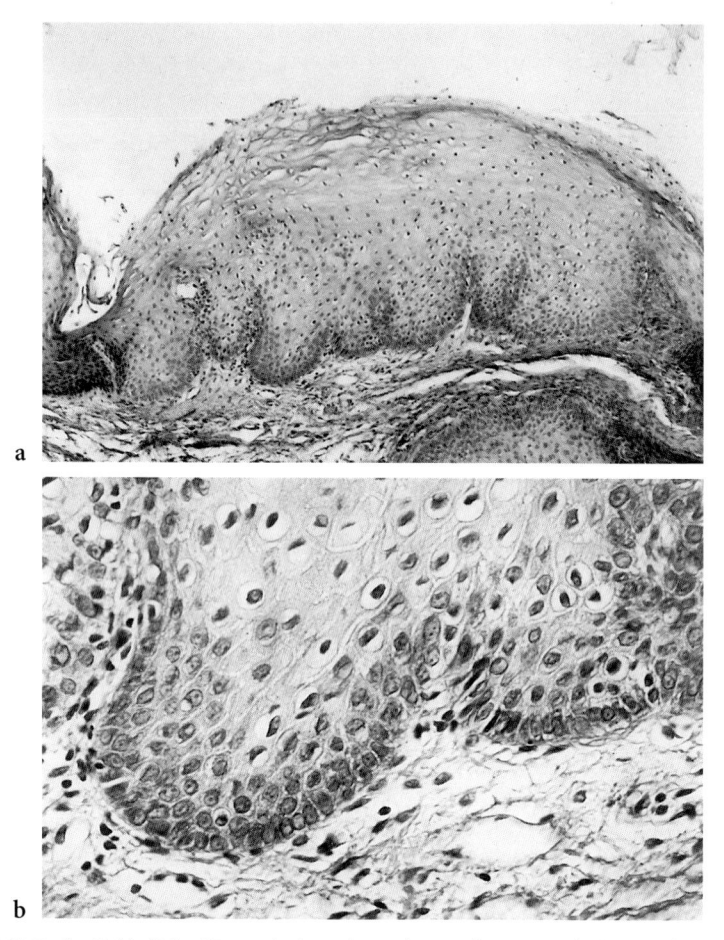

Abb. 4.10.5a, b. Epitheliale Hyperplasie mit geringgradiger Dysplasie: 58jähriger Mann, Glottis. **a** Das Epithel zeigt eine deutliche Verdickung mit zentraler Hyperparakeratose. Leichte Vermehrung der Reteleisten an der epithelialen-mesenchymalen Grenzfläche. Die Schichtung ist erhalten. Im subepithelialen Gewebe finden sich nur wenige Entzündungszellen. HE, × 90. **b** Die Basalzellschicht ist gut abgegrenzt und geringgradig verbreitert. Keine auffälligen Kerngrößenvariationen oder Hyperchromasien. Mitosefiguren finden sich in diesem Ausschnitt bei starker Vergrößerung nicht. HE, × 350. (Aus MEYER-BREITING u. BURKHARDT 1988)

assoziierte Veränderungen. Während das mehrschichtige Plattenepithel der Larynxschleimhaut (primär oder sekundär als Plattenepithelmetaplasie) plan ist und eine glatte, bzw. leicht gewellte epithelial-mesenchymale Grenzfläche aufweist, finden wir bei Epithelhyperplasien und vor allem bei Dysplasien entweder eine vermehrte Ausbildung von Reteleisten, d.h. ein endophytisches Wachstum häufig mit tropfenförmigen Retevorwölbungen, oder aber ein papillomatös-exophytisches Wachstum, welches klinisch den warzigen (verrukösen Aspekt) ausmacht. Auch die zelluläre Kohäsion kann vermindert sein, was durch die Dehiszenz des Epithelverbandes (Spongiose) erkennbar ist.

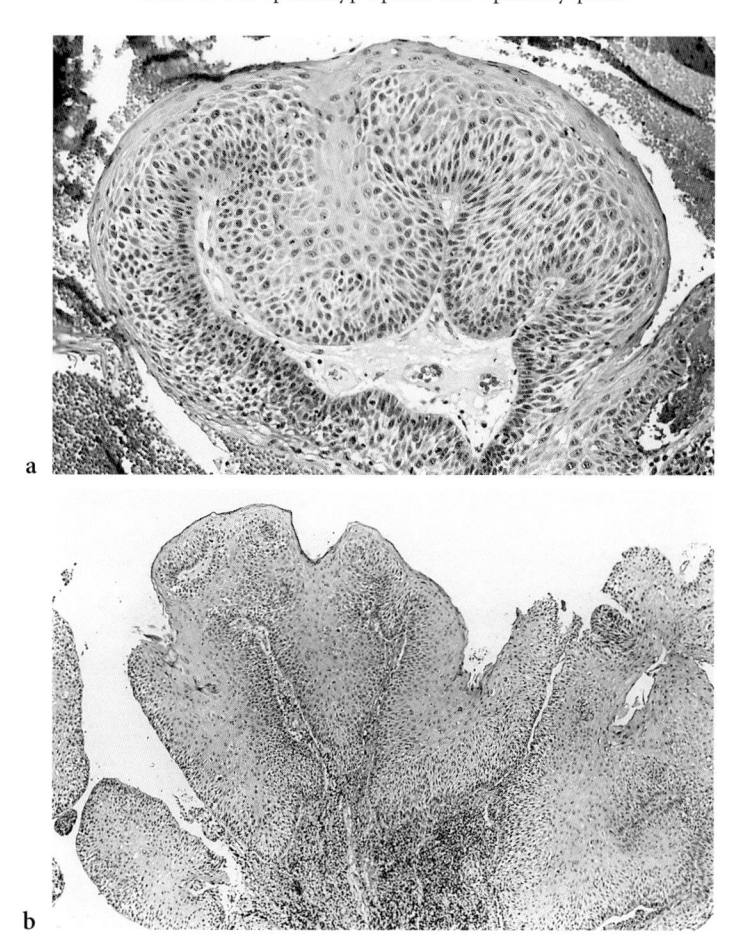

Abb. 4.10.6 a, b. Papillomatöse exophytische epitheliale Hyperplasie: 90jähriger Mann, Glottis. **a** Ausgeprägte Vorwölbung des verdickten und parakeratotischen Epithels mit geringer Dysplasie, HE, × 140. **b** Papillomatöses, deutlich verdicktes Epithel mit Störung der Schichtung, Kernpolymorphien, gelegentlichen Dyskeratosen und deutlicher Entzündung (mäßiggradige Dysplasie). Die Abgrenzung von sog. „Erwachsenenpapillom" mit Dysplasie ist bei derartigen Fällen häufig willkürlich. HE, × 60. (Aus MEYER-BREITING u. BURKHARDT 1988)

Makroskopisch verruköse oder papilläre Schleimhautverdickungen, bei denen sich histologisch eine papillomatös-exophytische Epithelhyperplasie (Abb. 4.10.6) meist mit Hyperkeratose findet, zeigen fließende Übergänge zu den Papillomen der Erwachsenen (s. Kap. 9.2.2; KLEINSASSER 1963c; GRUNDMANN 1973; NEUMANN u. KOPP 1980), der verrukösen Akanthose bzw. Hyperplasie (GLANZ u. KLEINSASSER 1978; SHEAR u. PINDBORG 1980) und dem verrukösen Karzinom (s. Kap. 44). Auch bei Papillomen muß deshalb heute eine Beurteilung des Dysplasiegrades gefordert werden (s. Kap. 10.4.3.1).

Zusammen mit dysplastischen Epithelveränderungen werden außerdem Veränderungen im subepithelialen Bindegewebe gefunden, die unter dem Begriff der Stromareaktion zusammengefaßt werden. Hierzu gehören einerseits Alterationen der Basalmembran und der Bindegewebssubstanzen, insbesondere eine Zunahme von Proteoglykanen, sowie die vermehrte Ablagerung von immaturen Kollagenfasern (Retikulinfasern) und elastischen Fasern (TRENTINI et al. 1973), andererseits eine entzündliche Stromainfiltration (GRUNDMANN 1973; MÜNZEL u. MEISTER 1976). Die Tatsache, daß es sich bei den Zellen des entzündlichen Infiltrates überwiegend um immunkompetente Zellen (insbesondere Lymphozyten) handelt, haben zu der heute gut begründeten Ansicht geführt, daß es sich hierbei um den morphologischen Ausdruck einer immunologischen Reaktion des Körpers auf ein beginnendes malignes Neoplasma

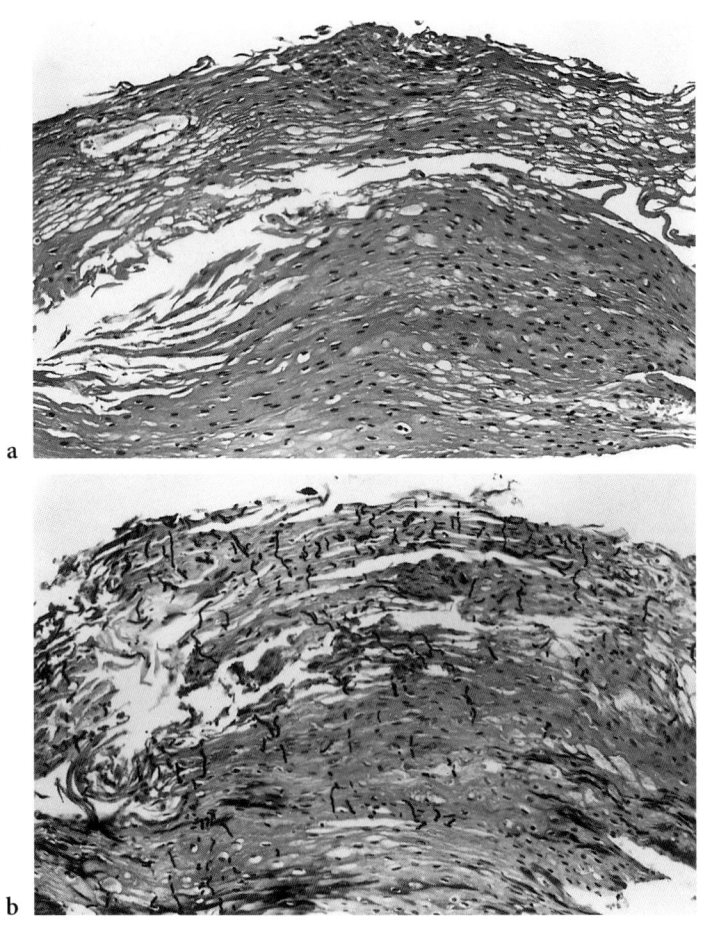

Abb. 4.10.7 a, b. Hyperplastisches Epithel mit Candida-Besiedlung. 64jähriger Mann, Supraglottis. **a** Obere Schicht von hyperplastischem Epithel mit beträchtlicher Hyperparakeratose (Keratinlamellen mit Kernresten), bei Hämatoxylin-Eosin-Färbung erkennt man kein Pilzwachstum. HE, × 150. **b** Mit der PAS-Färbung können viele Pilzhyphen nachgewiesen werden, die senkrecht in die Hornlamellen wachsen. Dieses Wachstum ist typisch für Candida-Arten. PAS, × 140. (Aus MEYER-BREITING u. BURKHARDT 1988)

handelt („immunosurveillance"; Übersicht: BURKHARDT 1980). Eine derartige immunologische Reaktion darf im weitesten Sinne als grundsätzlicher Indikator für eine maligne Potenz der Läsion gewertet werden (GRUNDMANN 1973).

Eine Pilzbesiedlung der Oberfläche von hyperkeratotischen Läsionen findet sich in der Mundhöhle häufig bei höheren Dysplasiegraden (BURKHARDT 1980). Dies kann auch bei Leukoplakien im Larynx – wenn auch sehr viel seltener – beobachtet werden (Abb. 4.10.7). In jedem Falle präsentieren sich diese Veränderungen klinisch als hochgradig malignitätsverdächtig, wobei eine Neigung zum „Wandern" und Rezidive nach Exzision typisch sind.

Gelegentlich beobachtet man auch Kernveränderungen – vergrößerte gelappte Kerne mit Kerneinschlußkörper, Doppelkernigkeit, Vakuolisation – in laryngealen Leukoplakien, die an eine virale Infektion denken lassen (Abb. 4.10.8). Mögliche virale Faktoren bei der Entstehung von Präkanzerosen und Karzinomen sind oben diskutiert.

10.4.3.1 Dysplasiegrade

Aufgrund der Kombination und Ausprägung der genannten Dysplasiekriterien hat es sich eingebürgert, drei Dysplasiegrade zu unterscheiden: geringgradig (leicht), mittelgradig (mäßig) und hochgradig (schwer) bzw. LIN I, II, III (Abb. 4.10.5, 4.10.9, 4.10.10; TRENTINI et al. 1973; FRIEDMANN 1976; MILLER 1976; BAUER 1976; WHO 1978; PESCH u. STEINER 1979; BURKHARDT 1980; CRISSMAN 1979, 1982; HELLQUIST et al. 1982; RESTA et al. 1992; FRIEDMANN u. FERLITO 1993).

Zusätzlich kann das Carcinoma in situ durch den totalen Verlust der Schichtung abgegrenzt werden (s. Kap. 10.4.3.2). Einige Autoren fassen die schwere Dysplasie und das Carcinoma in situ in einer Gruppe zusammen.

Morphometrische Analysen von laryngealen Läsionen mit Dysplasien, die OLDE KALTER et al. (1985) durchführten, bestätigen den Wert einer Unterscheidung von mehr als 2 Graden der Dysplasie, d.h. eine Unterteilung in 3 Gruppen nach KLEINSASSER (1963b). Durch diese Methode konnten aufgrund quantitativer Parameter die Gruppen 1 und 2 und 1 und 3 ohne Probleme unterschieden werden, während die Gruppen 2 und 3 in Cluster unterteilt werden, die nicht identisch sind mit denjenigen durch konventionelle Histologie. Dabei konnte die Analyse der morphometrischen Parameter diejenigen Läsionen von Patienten mit günstigem und diejenigen mit ungünstigem klinischen Verlauf trennen (OLDE KALTER et al. 1986).

Einen Hinweis für die Bewertung der Dysplasiekriterien bei dieser Einteilung ergibt die Tabelle 4.10.2. Dabei ist berücksichtigt, daß die Dignität der einzelnen Veränderungen sicherlich nicht gleich ist. So kann die Basalzellhyperplasie noch Zeichen einer harmlosen, verstärkten Regeneration des Epithels sein, während Dyskeratosen und Störungen der Epithelschichtung stärker im Sinne einer Präkanzerose zu werten sind. In einer quantitativen Auswertung konnten STENERSEN et al. (1992) nachweisen, daß der Verlust der Kernpolarität eine Unterscheidung von mäßiggradiger und hochgradiger Dysplasie hoch-

Tabelle 4.10.2. Kriterien zur Klassifikation des Dysplasiegrades und des Carcinoma in situ

Grad	Merkmale
Geringgradig	Basalzellhyperplasie
	Störung der Basalzellpolarität
Mittelgradig	Basalzellhyperplasie
	Verlust der Basalzellpolarität
	Mäßige Kernpolymorphie
	Leicht vermehrte Mitosefiguren
	Einzelne Dyskeratosen
Hochgradig	Basalzellhyperplasie und tropfenförmige Reteleisten
	Verlust der Basalzellpolarität
	Verminderung der zellulären Kohäsion
	Deutliche Kernpolymorphie
	Vermehrung der Mitosefiguren, auch suprabasal
	Zahlreiche Dyskeratosen
	Störung der Epithelschichtung
Carcinoma in situ	Merkmale der hochgradigen Dysplasie
	Verlust der Epithelschichtung
	Kein invasives Wachstum

signifikant zuläßt. In einer systematischen Auswertung von 125 Larynxbiopsien konnten BLACKWELL et al. (1995a, b) 5 Kriterien identifizieren, die besonders häufig mit maligner Transformation assoziiert waren: mitotische Aktivität, abnorme Mitosefiguren, Stromareaktion, Reifungsgrad und Kernpolymorphie. Da sich im allgemeinen höher zu bewertende Dysplasiekriterien nicht ohne das Vorhandensein von harmloseren Veränderungen finden, ist eine zeitliche Sequenz – Basalzellhyperplasie – Verlust der Polarität der Basalzellen – Zellpolymorphie – erhöhte Mitoseraten – Dyskeratosen – Störung der Epithelschichtung – wahrscheinlich. Dies kann auch bei der experimentellen Kanzerogenese nachgewiesen werden (GRUNDMANN 1973; BURKHARDT 1980), wo man als erstes eine Basallzellhyperplasie, d.h. eine Verbreiterung der Proliferationszone, danach Kern- und Zellatypien und schließlich invasive Karzinome beobachtet. Auch GIARELLI et al. (1977) sehen am Anfang der Kanzerogenese eine Hyperplasie der Basalzellen bzw. von undifferenzierten Vorläuferzellen, nachfolgend eine Epithelmetaplasie, eine Akanthose und Hyperkeratose, zu der sich dann eine Dysplasie unterschiedlicher Schweregrade gesellt, die in ein Carcinoma in situ, ein mikroinvasives Karzinom und schließlich in ein breitinvasives Karzinom übergehen kann. Das im Vergleich zu Karzinomen durchschnittlich 10 Jahre frühere Auftreten von Dysplasien könnte ebenfalls für eine Entstehung der Karzinome über Dysplasien sprechen (BOUQUOT et al. 1991; DEVINCENTIIS et al. 1993; BOUQUOT u. GNEPP 1991). Ähnliche Sequenzen werden auch von anderen Autoren (TRENTINI et al. 1973; FRIEDMANN 1976; HENRY 1979) vermutet, wobei jedoch betont wird, daß auch eine Kanzerisierung von normalem Epithel auf direktem Wege sowie eine Karzinomentwicklung aus einer Epitheldysplasie ohne Carcinoma in situ-Stadium möglich ist. Auch andere Autoren

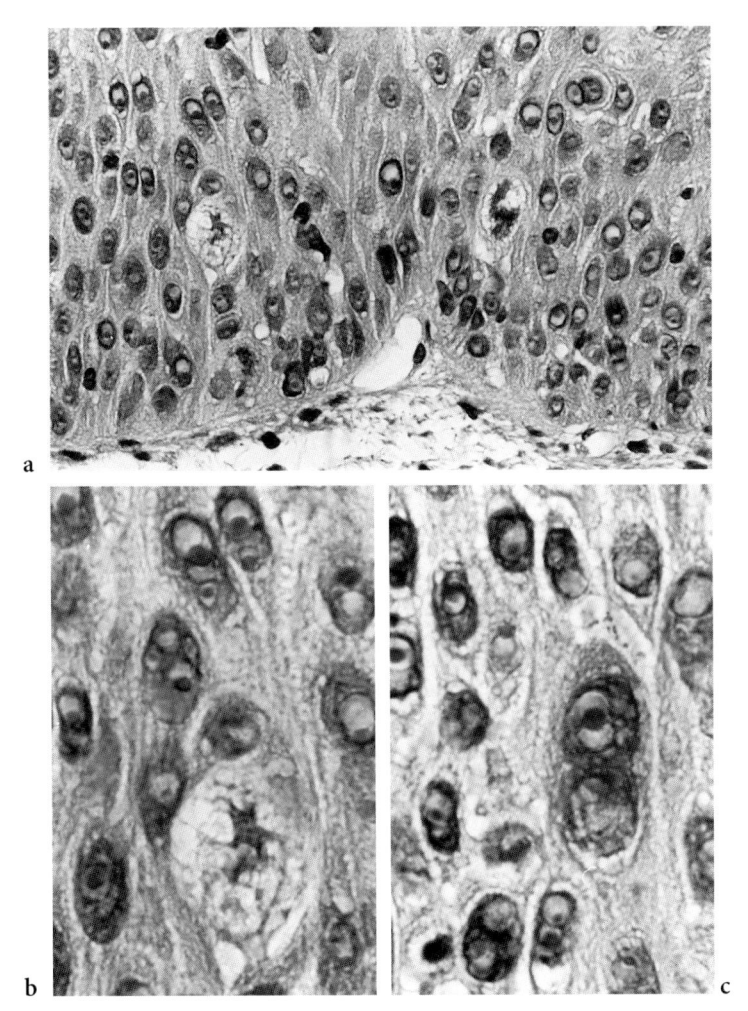

Abb. 4.10.8 a–c. Hyperplastisches Epithel mit Anhalt für eine virale Infektion. 45jährige Frau mit chronischer Laryngitis und weißem, verdicktem linken Stimmband. **a** Im basalen Anteil des Epithels zahlreiche Kerneinschlüsse und 2 suprabasale atypische mitotische Figuren („mitosoide Figuren"). HE, × 500. **b** Stärkere Vergrößerung der atypischen, mitotischen Figuren. HE, × 1100. **c** Binukleärer „Virozyt" mit deutlich erkennbaren Einschlußkörpern. HE, × 1100.
(Aus MEYER-BREITING u. BURKHARDT 1988)

betonen, daß eine Kanzerogenese im anscheinend „normalen" Epithel möglich ist und daß andererseits Epitheldysplasien nicht zu einer malignen Entartung führen müssen (KLEINSASSER 1963 c; 1983; KAMBIC 1978; FERLITO et al. 1981 b).

Neuere Untersuchungen konnten die Bedeutung der Dysplasiegraduierung auch für den Larynxbereich belegen. Bei Anwendung eines dem in diesem Buch vorgeschlagenen ähnlichen Klassifikationssystems fand CRISSMAN (1979) eine geringe Dysplasie in 55%, eine mäßiggradige Dysplasie in 28% und eine

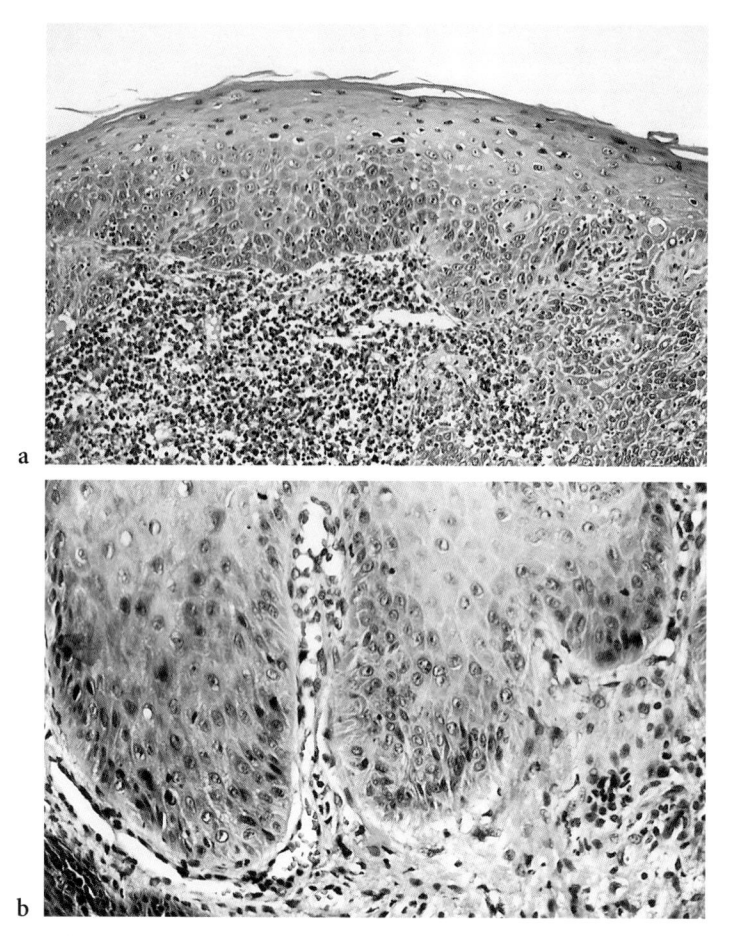

Abb. 4.10.9 a, b. Epitheliale Hyperplasie mit mäßiggradiger Dysplasie: 76jähriger Mann, Glottis. **a** Geringgradig verdicktes Plattenepithel mit Hyperparakeratose. Die Schichtung des unteren Anteils des Epithels ist nicht klar erkennbar. Die Kerne zeigen eine Polymorphie. *Links* eine einzelne Dyskeratose. Deutliche entzündliche Infiltration des subepithelialen Gewebes. HE, × 140. **b** Die basale Zellschicht ist nicht klar abgrenzbar und enthält Kerne unterschiedlicher Größe und Gestalt. HE, × 220. (Aus Meyer-Breiting u. Burkhardt 1988)

schwere Dysplasie in 16% von 92 Fällen. Während der 5jährigen Verlaufsperiode entwickelten 3 Karzinom (3,3%) – alle stammten aus der Gruppe mit schwerer Dysplasie – ein Karzinom. Laniado et al. (1981) konnten eine Verteilung von 48% geringgradiger, 37% mäßiggradiger und 14% hochgradiger Dysplasie bei 66 Patienten mit Leukoplakien des Kehlkopfes feststellen.

Die eindrucksvollsten Daten hinsichtlich Bedeutung der Dysplasie-Stadieneinteilung wurden durch Hellquist et al. (1982) dargestellt. Von 161 Patienten zeigten 61% eine geringe Dysplasie, 15% eine mäßiggradige Dysplasie und 24% eine schwere Dysplasie mit Carcinoma in situ. In der Gruppe mit der geringen Dysplasie entwickelten 2 Patienten (2%), in der Gruppe mit der mäßiggradigen

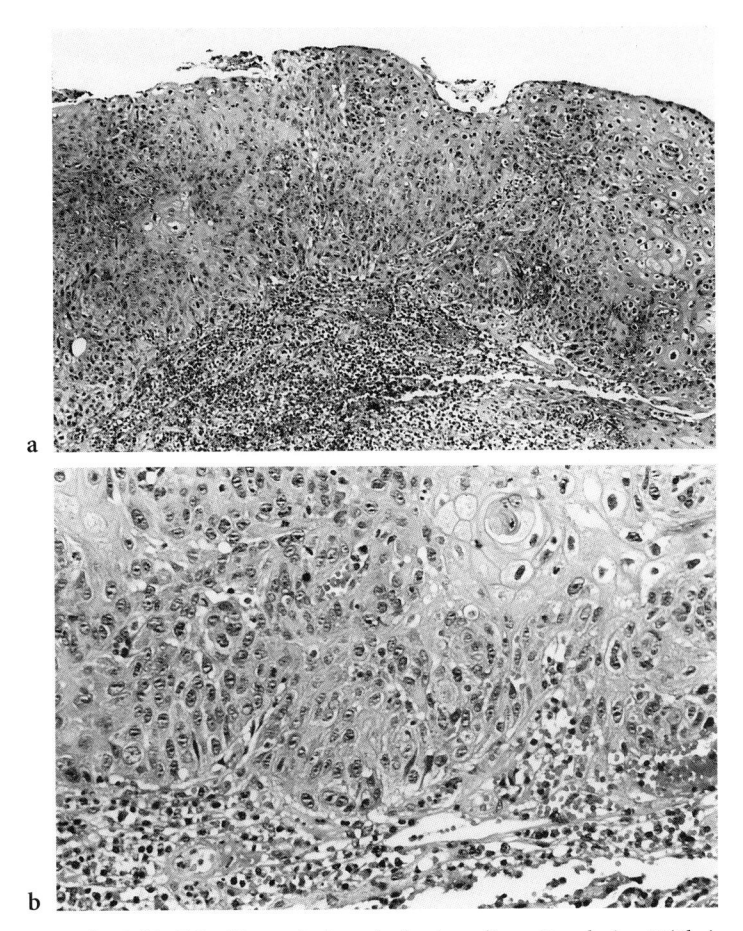

Abb. 4.10.10 a, b. Epitheliale Hyperplasie mit hochgradiger Dysplasie: 54jähriger Mann, Supraglottis. **a** Verdicktes Epithel mit weitgehend aufgehobener Schichtung, aber noch angedeuteter Reifung zur Oberfläche. Deutliche Entzündungsinfiltrate. HE, × 90. **b** Eine Basalzellschicht ist nicht erkennbar, aber die Basalmembran ist intakt. Kernpolymorphien und Dyskeratosen mit Bildung einer kleinen „Hornperle". HE, × 220. (Aus MEYER-BREITING u. BURKHARDT 1988)

Dysplasie 3 Patienten (12,5%) und in der Gruppe mit der schweren Dysplasie ein Carcinoma in situ 9 Patienten (23%) in dem bis 13 Jahre langen Beobachtungszeitraum ein Karzinom. Von 170 Patienten mit hyperplastischen Epithelläsionen der Larynxschleimhaut, die HOJSLET et al. (1989) untersuchten, entwickelten 7,8% mit geringer Dysplasie eine hochgradige Dysplasie, 55 von 65 Patienten mit mäßiggradiger Dysplasie eine hochgradige Dysplasie oder ein Karzinom. Unter 200 Patienten, die OLDE KALTER et al. zwischen 1963 und 1981 mit durchschnittlich 8,4 Jahren nachbeobachteten, entwickelten 2 von 38 mit geringer Dysplasie, 17 von 62 mit mäßiggradiger Dysplasie und 1 von 6 unbehandelten Patienten mit hochgradiger Dysplasie ein Karzinom. Bei einer Nachbeobachtungszeit von 5-25 Jahren konnten SLLAMNIKU et al. (1989) bei 921 Patienten in der Gruppe der geringgradigen Dysplasie (604 Patienten) in 3% bei derjenigen mit mäßiggradiger Dysplasie (23 Patienten) in 7,4% und bei derjenigen mit hochgradiger Dysplasie (90 Patienten) in 17,4% eine maligne Transformation beobachten.

Von 11 Patienten mit geringgradiger Dysplasie die IWENS et al. (1991) zusammenstellten, entwickelte keiner ein Karzinom. Unter 7 Patienten mit mäßiggradiger Dysplasie wurden 1 Karzinom und unter 8 Patienten mit hochgradiger Dysplasie 2 Karzinome beobachtet.

In einer weiteren Studie an 248 Patienten betrug die maligne Transformationsrate bei Patienten ohne Dysplasie 8,7%, bei solchen mit Dysplasie 31% (CUCHI et al. 1994).

In der Serie von BLACKWELL et al. (1995 a, b) war die maligne Transformation folgendermaßen verteilt: ohne Dysplasie 0 von 6 Patienten, geringgradige Dysplasie 3 von 26 Patienten, mäßiggradige Dysplasie 5 von 15, hochgradige Dysplasie 4 von 9 und Carcinoma in situ 1 von 9 Patienten. Leukoplakien ohne Dysplasie stellten nur in 2,2%, solche mit Dysplasie in 25% einen Karzinomvorläufer in der Serie von 115 Biopsien, die GALLO et al. (1994) nachbeobachteten.

10.4.3.2 Carcinoma in situ: Mikroinvasives Karzinom

Als Carcinoma in situ sind Veränderungen definiert, welche eine maximale Ausprägung der im vorangegangenen genannten Dysplasiekriterien in Kombination mit einer erheblichen Störung oder vollständigen Aufhebung der Epithelschichtung, jedoch noch kein invasives Wachstum (Abb. 4.10.11; 4.10.12) zeigen (BRODERS 1932; ALTMAN et al. 1952; STOUT 1953; FISHER u. MILLER 1958; KLEINSASSER 1963c; KRAMER 1973; FECHNER 1974; ACKERMANN u. MCGAVRAN 1958; PESCH u. STEINER 1979; BURKHARDT 1980; BURKHARDT u. MAERKER 1981; HELLQUIST et al. 1982; GOODMAN 1984).

Entsprechend charakterisieren FRIEDMANN (1976) und auch FISHER (1976) das Carcinoma in situ als eine Veränderung, bei der das Plattenepithel in seiner gesamten Breite durch Zellen vom Typ der Karzinomzellen ersetzt worden ist. Mitosen finden sich dabei auch in den oberen Epithellagen, und es ist keine oder nur eine geringe Reifung des Epithels, d.h. lamelläre Keratose nachweisbar (KLEINSASSER u. HECK 1959; HYAMS 1976; MCNELIS 1974; KAMBIC 1977). Eine geringe Abflachung der obersten Zell-Lagen (Abb. 4.10.11) darf jedoch noch vorhanden sein (FISHER 1976; MICHAELS 1984).

Veränderungen, die einem Carcinoma in situ entsprechen, wurden früher auch als Morbus Bowen bezeichnet (KLEINSASSER 1963c; GRUNDMANN 1973).

Verschiedene Autoren (FISHER u. MILLER 1958; SEIFERTH u. GLANZ 1971; FERLITO et al. 1981; KLEINSASSER 1983) unterscheiden eine unreife, anaplastische, basozelluläre Form (Abb. 4.10.12), eine mittelreife Form und eine reife Form (Stachelzelltyp) des Carcinoma in situ. Letztere, d.h. die schwere keratinisierende Dysplasie ist häufiger als das klassische Carcinoma in situ und ebenso wie dieses als intraepitheliale Neoplasie mit mindestens gleichhoher

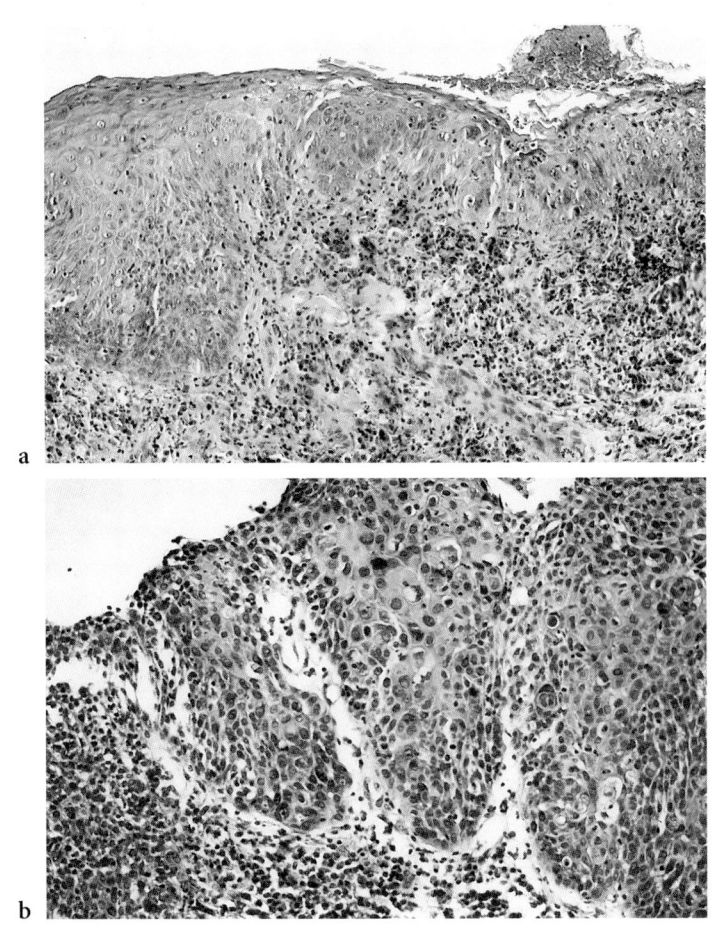

Abb. 4.10.11 a, b. Carcinoma in situ. 69jähriger Mann, Glottis. **a** *Links* findet sich hyperplastisches Epithel mit Hyperkeratose. Zentral eine epitheliale Atrophie mit Verlust der Schichtung und schwerer Dysplasie. Dichte, entzündliche Infiltration, kein invasives Wachstum. HE, × 140. **b** Atrophisches Epithel ohne erkennbare Schichtung oder Reifung. Deutliche Kerngrößenvariationen. *Links* ist das atrophe Epithel erodiert. Invasives Wachstum liegt nicht vor. HE, × 220. (Aus MEYER-BREITING u. BURKHARDT 1988)

maligner Transformation anzusehen (BLACKWELL et al. 1995a, b; CRISSMAN u. ZARBO 1989).

Als wichtigstes diagnostische Kriterium für ein noch nicht erfolgtes invasives Wachstum wird in diesem Zusammenhang eine erhaltene Basalmembran gefordert. Der praktische Wert der lichtmikroskopischen Beurteilung der Basalmembran ist jedoch umstritten und kann nicht als absolut sicher angesehen werden (KLEINSASSER 1959; GRUNDMANN 1973; McNELIS 1974; KAMBIC 1977; PESCH u. STEINER 1979). PESCH u. STEINER (1979) geben an, daß in ihrem Material in etwa 10 % der Fälle mit hochgradiger Epitheldysplasie und Carcinoma in situ eine Stromainvasion nicht absolut sicher ausgeschlossen werden

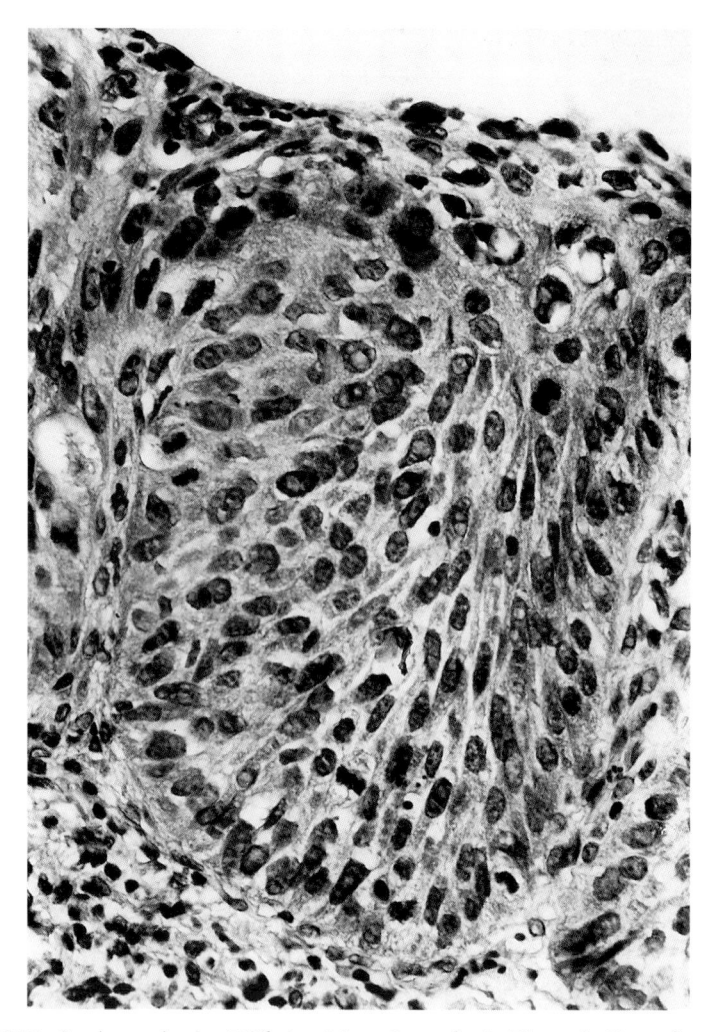

Abb. 4.10.12. Carcinoma in situ. 56jähriger Mann, Supraglottis. Die starke Vergrößerung zeigt, daß die ursprüngliche Epitheldecke durch kleine bis mittelgroße Zellen mit hyperchromatischen Kernen ersetzt ist; zahlreiche mitotische Figuren. Im oberen Bereich geringgradige Abflachung der Zellen als einziges Reifungszeichen. HE, × 350. (Aus MEYER-BREITING u. BURKHARDT 1988)

konnte. Außerdem ist eine Ausdehnung auf in der Tiefe gelegene Drüsen möglich (STOUT 1953; KLEINSASSER 1983; MICHAELS 1984).

Klinisch ist das Erscheinungsbild des Carcinoma in situ uncharakteristisch, es kann sowohl unter einer leukoplakischen als auch unter einer erythroplakischen Schleimhautveränderung vorliegen (FISHER u. MILLER 1958). Häufig finden sich außerdem feinhöckerige Schleimhautverdickungen, papillomatöse und verruköse Schleimhautveränderungen, Erosionen sowie eine leicht verletzliche Schleimhaut (KLEINSASSER u. HECK 1959; SEIFERTH u. GLANZ 1971; MILLER 1976).

Carcinoma in situ werden am häufigsten im Bereich des Stimmbandes beobachtet, wobei hier wahrscheinlich die frühzeitig auftretenden Symptome und damit die frühe Diagnose eine Rolle spielen. In anderen Lokalisationen werden die Läsionen wahrscheinlich später entdeckt, wenn bereits eine Invasion vorliegt.

Einige Autoen betrachten das Carcinoma in situ noch als Präkanzerose und zumindest potentiell reversibel, während andere Autoren im Carcinoma in situ bereits ein echtes Karzinom bzw. das früheste Stadium eines Karzinoms sehen (ALTMANN et al. 1952; SEIFERTH u. GLANZ 1971; FRIEDMANN 1976; BOSSART 1977).

Die Diagnose eines Carcinoma in situ kann ausschließlich histologisch gestellt werden (GABRIEL u. JONES 1976). Es handelt sich dabei um einen inzwischen weltweit akzeptierten Begriff (MILLER 1976), dessen histologische Definition bzw. Erkennung relativ einfach ist. Entgegen der Annahme von GABRIEL u. JONES (1976) findet sich bei der Diagnose des Carcinoma in situ relativ weite Übereinstimmung unter verschiedenen Pathologen. Das Carcinoma in situ ist leichter abzugrenzen als die einzelnen Dysplasiegrade untereinander (HELLQUIST et al. 1981) oder auch die hochgradige Dysplasie von einem ausgereiften Karzinom (FRIEDMANN 1976). Nach wie vor muß der Vorteil des Carcinoma in situ-Begriffes darin gesehen werden, daß „aus dem Chaos genetisch und prognostisch unklarer Epithelveränderungen ... ein histologisch gut abgrenzbares Krankheitsbild herausgehoben wurde, von dem man weiß, daß es in enger Beziehung zur Entwicklung eines invasiven Karzinoms steht" (KLEINSASSER u. HECK 1959).

Die rein theoretische Kritik von RYWLIN (1984) am Begriff des Carcinoma in situ insofern, als ein Neoplasma in situ per definitionem nicht diagnostizierbar sei, da die Merkmale der malignen Zelle – nämlich ihre Fähigkeit, invasiv zu wachsen und zu metastasieren – zu diesem Zeitpunkt nicht erkennbar seien, überzeugt bei der weiten Verbreitung und der hohen praktischen Bedeutung dieses Begriffes nicht. Letztlich sind die meisten histopathologischen Diagnosen Interpretationen, wobei aufgrund der Erfahrung (auch von Experimenten) von einem statischen Bild auf mögliche dynamische Vorgänge geschlossen wird. Es handelt sich natürlich auch hier nur um eine „forcast on a statical basis", wie bei Dysplasien.

Die enge Beziehung des Carcinoma in situ zum invasiven Karzinom wird durch zahlreiche klinisch-pathologische Studien unterstrichen. Dies gilt zum einen für die Geschlechts- und Altersverteilung (ALTMANN et al. 1952), aber auch für die Lokalisation. PESCH u. STEINER (1979) konnten bei 83 Fällen eine lokalisatorische Verteilung nachweisen, die derjenigen von T1/T2-Karzinomen entsprach (Glottis 88 % der Carcinomata in situ, 78 % der Karzinome, subglottisch weder Carcinomata in situ noch Karzinome). Auch AUERBACH et al. (1980) stellten bei 542 Autopsien in 11,8 % ein Carcinoma in situ im Glottisbereich und in 4,8 % im Taschenbandbereich, jedoch keinmal subglottisch fest.

FISCHER u. MILLER (1958) konnten bei 10 von 48 Carcinomata in situ die Entwicklung eines invasiven Karzinoms beobachten, SEIFERTH u. GLANZ (1971) geben eine Entartungsrate von 64,9 % bei 34 Fällen mit Carcinomata in situ, welche kaum bzw. unzureichend behandelt wurden, an. GRUNDMANN (1973) hält 25% der Carcinomata in situ noch für „reversibel" (wobei es sich im Grunde genommen um eine „Rejektion" handeln müßte), 25% für persistierend, während 50% sich in ein invasives Karzinom umwandeln sollen.

Ein weiterer Beleg für den Zusammenhang zwischen Carcinoma in situ und invasivem Karzinom stellt die fast täglich gemachte und von zahlreichen Autoren berichtete Beobachtung dar, daß sich in der Peripherie invasiv wachsender Karzinome häufig größere Areale von Veränderungen im Sinne eines Carcinoma in situ und auch Epitheldysplasien finden (ROBBETT 1972; GRUNDMANN 1973; BAUER 1976; FRIEDMANN 1976; GLANZ u. KLEINSASSER 1976; MICHAELS 1984). KLEINSASSER u. HECK (1959) bezeichnen das Carcinoma in situ deswegen als „Vorläufer, Ausläufer und Mitläufer eines Krebses" und somit als Warnsignal. Für den Pathologen bedeutet dies, daß er mit der Diagnose „Carcinoma in situ" an kleinen Exzisaten ausgesprochen zurückhaltend sein und stets den Kliniker auf die Möglichkeit hinweisen sollte, daß es sich um ein an anderer Stelle invasiv-wachsendes Karzinom handeln könnte (FERLITO 1976; FERLITO et al. 1981b). Nach der Beobachtung von BAUER (1976) findet sich eine Assoziation eines Carcinoma in situ mit 76% der wenig verhornenden Karzinome, während diese Assoziation nur bei 26% der verhornenden Karzinome gegeben ist. Dies ist ein Hinweis dafür, daß das klassische, d.h. unreife Carcinoma in situ möglicherweise das Vorstadium der wenig differenzierten Plattenepithelkarzinome ist, während differenzierte Formen und die hochgradige Epitheldysplasie mit erhaltener Epithelausreifung das Vorstadium der differenzierten verhornenden Plattenepithelkarzinome darstellt. Eine Reihe von Autoren halten die hochgradige Epitheldysplasie für gleichwertig mit dem klassischen Carcinoma in situ (HELLQUIST et al. 1981; GOODMAN 1984; MICHAELS 1984) oder unter Umständen sogar für bösartiger (HELLQUIST et al. 1982). CRISSMAN u. FU (1986) weisen darauf hin, daß das klassische Carcinoma in situ ohne epitheliale Reifung, wie wir es besonders von der Cervix uteri kennen, in Larynxbiopsiepräparaten selten beobachtet wird. Auf der Basis von DNS-Histogrammen an 6 ausgedehnten prämalignen Veränderungen der Larynxmukosa betonen sie, daß Keratinisierung eine häufige Reaktion auf Noxen darstellt, jedoch die Diagnose einer intraepithelialen neoplastischen Transformation nicht ausschließt, da aneuploide DNS-Werte auch in diesen Läsionen gefunden wurden.

10.5 Differentialdiagnose und therapeutische Aspekte bei Dysplasie und Carcinoma in situ

Die histologische Befunderhebung liefert im Verhältnis zu anderen biologischen oder klinischen Untersuchungen relativ „harte" Daten. Jedoch muß vor einer Überbewertung von negativen Befunden an kleinen Biopsiepräparaten gewarnt werden. Während die Malignitätsdiagnose häufig auch an kleinsten Gewebsstücken gestellt werden kann, muß bei „negativem" Befund stets daran gedacht werden, daß die Biopsie möglicherweise nicht die Läsion getroffen hat bzw. die Gewebsveränderungen nicht für die Läsion repräsentativ sind. Der

Pathologe sollte stets auf diese Möglichkeit hinweisen. Dieses gilt besonders, wenn sich hochgradige Epitheldysplasien oder Veränderungen im Sinne eines Carcinoma in situ finden. Der Kliniker andererseits sollte bei Diskrepanz zwischen klinischem Befund oder Verlauf und histologischer Beurteilung nicht zögern, durch erneute Biopsie eine Abklärung zu erzwingen.

Wie folgenschwer derartige Mißverständnisse zwischen Kliniker und Pathologen sein können, ergibt sich aus dem berühmten Beispiel des an Kehlkopfkrebs im Alter von 57 Jahren gestorbenen Deutschen Kaiser Friedrich III, der langjähriger Pfeifenraucher war. Obwohl seitdem fast 100 Jahre vergangen sind, hat der Fall nichts an Aktualität eingebüßt. Bekanntlich wurde die operative Behandlung des Kehlkopfkrebses durch den berühmten Laryngologen Morel MACKENZIE verzögert, da Rudolf VIRCHOW in drei, in zeitlichen Abständen entnommenen Gewebsstücken kein malignes neoplastisches Gewebe feststellen konnte. Seine Diagnosen lauteten: Pachydermie – irritativer Prozeß. Er betonte jedoch in jedem Fall, daß es sich lediglich um oberflächliche Gewebsanteile handelte. Die Malignitätsdiagnose wurde schließlich an ausgehusteten Gewebebrocken gestellt. Es ist heute unter Historikern unbestritten, daß eine rechtzeitige Diagnose den Verlauf der Geschichte geändert hätte (ausführliche Darstellung der Krankengeschichte bei LINK u. PASCHER 1969 und MICHAELS 1984).

Als therapeutische Grundsätze bei Dysplasien und Carcinoma in situ der Larynxschleimhaut gelten die Beseitigung aller möglichen Irritationen (Ausschaltung bekannter Risikofaktoren, insbesondere Tabakabusus und Alkohol sowie Vermeidung von sprachlichen Belastungen), ferner, wenn möglich, die radikale chirurgische Entfernung des befallenen Schleimhautareals durch Exzision oder Schleimhaut-„Stripping" mit oder ohne Lasereinsatz (FERLITO et al. 1981; HELLQUIST et al. 1981, 1982; GILLIS et al. 1983; ROTHFIELD et al. 1991; LUBSEN u. OLDE-KALTER 1992; BLACKWELL et al. 1995a, b).

Dies kann als „Phonomikrooperativer" Eingriff mit anschließender Stufenschnitt-Aufarbeitung des gesamten Schleimhautareals erfolgen (ZEITELS 1995). Bei Patienten mit gering- und mäßiggradiger Dysplasie ist eine anschließende Kontrolle ausreichend. Trotz der guten klinischen Ergebnisse (SMITT u. GOFFINET 1994; OLDE-KALTER et al. 1987) kommt eine Bestrahlung nur in Ausnahmefällen in Frage (STENERSEN et al. 1991), z. B. bei multifokalen und ausgedehnten und rekurrierenden Läsionen sowie bei Patienten über 60 Jahren (MCNELIS 1974). Es gibt eine Reihe von Gründen, mit der Bestrahlung von Läsionen, die noch nicht invasiv sind, sehr zurückhaltend zu sein. Der wichtigste Grund ist die Schwierigkeit, Rezidive oder eine maligne Transformation in einem bestrahlten Larynx zu erkennen; daneben muß auch bedacht werden, daß durch die Bestrahlung eine maligne Transformation an anderer Stelle gefördert werden kann (radiogene Kanzerogenese). Der Einsatz von synthetischen Retinoiden (d.h. Vitamin-A-Derivaten) bei Dysplasien muß weiter untersucht werden (PRADES et al. 1987; ISSING et al. 1997). Auf Grund der Möglichkeit einer synchronen, auch metachronen oder multitopen Krebsentstehung besteht außerdem die Notwendigkeit einer lebenslangen, sorgfältigen Nachsorge bei Patienten mit mittel- und hochgradigen Dysplasien, Carcinoma in situ und auch bei Karzinompatienten nach erfolgreicher Behandlung. Diese Therapie bietet sich vor allem für ältere Patienten mit hohem Narkoserisiko an. Vollständige Remissionen von Leukoplakien wurden in 15 von 20 Patienten und Teilremissionen in den übrigen 5 Patienten beobachtet. 3 Rezidive traten innerhalb von 18 Monaten auf (ISSING et al. 1997).

11 Karzinome

E. MEYER-BREITING

11.1 Definitionen und allgemeine Statistik

11.1.1 Regionen, Bezirke und Unterbezirke

Die anatomischen Regionen, Bezirke und Unterbezirke sind nach der internationalen Klassifikation der Krankheiten für die Onkologie (ICD 9 und ICD 10) von der World Health Organization erstmals 1974 und in Anpassung an den ICD 10 neu definiert worden (WHO 1976; WAGNER 1979, 1991). Die Kodierungen für die Kehlkopftumoren und kehlkopfnahen Tumoren entsprechen den jeweiligen ICD-Topographienummern. Sie sind in der Tabelle 4.11.1 dargestellt.

Leider gibt es innerhalb der endolaryngealen Bezirke bis heute keine exakten Abgrenzungen. Diese sollten als Etagen mit horizontal durchgezogenen Ebenen gedacht werden (Abb. 4.11.1a; 4.11.2), wobei die Abgrenzung des glottischen Bezirkes gegenüber den Nachbarbezirken das eigentliche Problem darstellt. TUCKER (1974) beschreibt ihn als den verschließbaren Anteil der Rima glottidis einschließlich der sich gegenseitig bei Phonation bedeckenden Schleimhaut, während schon der laterale Teil des Ventrikelbodens dem supraglottischen Raum zuzuordnen sei. OLOFSSON u. VAN NOSTRAND (1973) neigen entsprechend den Regeln der UICC dazu, den gesamten Ventrikelboden dem glottischen Bezirk zuzuordnen. Sie wollten hiermit zum Ausdruck bringen, daß es sich bei den transglottischen Karzinomen, die über den Ventrikelboden nach kranial in den supraglottischen Bezirk reichen, um primär glottische Karzinome handelt. Die von TUCKER (1974) vorgeschlagene Definition des glottischen Bezirkes ist am sinnvollsten, da dieser Bereich weitgehend dem über dem Reinke-Raum liegenden Schleimhautareal entspricht. Wird dieser Bereich überschritten, so bestehen bereits pathophysiologisch andere Lymphabflußbedingungen, und damit ändert sich auch zwangsläufig die Prognose dieser Geschwülste. Der Reinke-Raum besitzt aber keine gleichmäßig streifenförmige, sondern eine mehr spindelförmige Ausdehnung, die für den Diagnostiker nur schwer erfaßbar ist. Nach internationalen Klassifikationsregeln (AJC 1972, 1977, 1983, 1992; UICC 1972, 1978, 1986, 1992), ist der subglottische Bezirk nach kranial durch die Ebene begrenzt, die horizontal durch die Schleimhautgrenze zwischen Glottis und Subglottis verläuft. Dabei ist zu bemerken, daß diese Grenze bis heute nicht exakt definiert wird und der Abstand von Autor zu Autor zwischen 5 und 10 mm kaudal der freien Stimmlippenkante schwanken kann. Berücksichtigen wir den Lymphabfluß, so müßte diese Linie dort verlaufen, wo ein glottisches Karzinom

Tabelle 4.11.1. Tumorlokalisationsschlüssel (ICD-O) der Larynx- und larynxnahen Tumoren vor und nach 1990. (WAGNER 1979, 1991)

Region	Bezirk	Unterbezirk	1974	1990
Larynx			161	C32
	Supraglottis	*Epilarynx einschließlich Marginalzone*	161.1	C32.1
		a Linguale Epiglottisfläche	146.4	C10.1
		b Obere (suprahyoidale) laryngeale Epiglottisfläche einschließlich freien Epiglottisrand		
		c Aryepiglottische Falte		
		d Arytenoidbereich		
		Übrige Supraglottis		
		a Untere (infrahyoidale) Epiglottisfläche		
		b Taschenfalte		
		c Morgagni-Ventrikel		
	Glottis		161.0	C32.0
		a Stimmlippen		
		b Vordere Kommissur		
		c Hintere Kommissur (Hinterwand)		
	Subglottis		161.2	C32.2
	[Larynxknorpel]			C32.3
	Mehrere Bezirke		161.8	C32.8
	Ohne nähere Angaben		161.9	C32.9
Oropharynx	Zungengrund		141.0	C01.9
	Valleculae		146.3	C10.0
		[Linguale Epiglottisfläche]	146.4	C10.1
Hypopharynx	Postkrikoidbezirk		148.0	C13.0
	Aryepiglottische Falte			C13.1
	Sinus piriformes		148.1	C12.9
	Hinterwand		148.3	C13.2

eben in den Lymphabflußbereich des subglottischen Raumes geraten kann (s. Kap. 4.3.2). Weiter ist bei der regionalen Gliederung durch das AJC und die UICC zu berücksichtigen, daß der subglottische Bezirk ohnehin aus zwei lymphatisch unterschiedlich versorgten Räumen besteht. Der gesamte Bereich medial des Conus elasticus und innerhalb des Ringknorpels wird zum überwiegenden Teil nach kaudal in die paratrachealen Lymphknoten und bei einem kleineren Teil nach ventral über die Membrana cricothyreoidea drainiert. Demgegenüber gehört der Weichteilbezirk lateral des Conus elasticus zum paraglottischen Raum, dessen Lymphdrainage überwiegend kranialwärts erfolgt.

Es entspricht zwar allgemeinem Usus, an der Schleimhautoberfläche den glottischen Bezirk vom Ventrikelboden einschließlich bis zum Übergang des Plattenepithels in das respiratorische Epithel am subglottischen Abhang, also in der Regel maximal 10 mm unterhalb der freien Stimmlippenkante anzunehmen. Dieser anatomisch begründbare Abstand ist aber nach eigenen Messungen

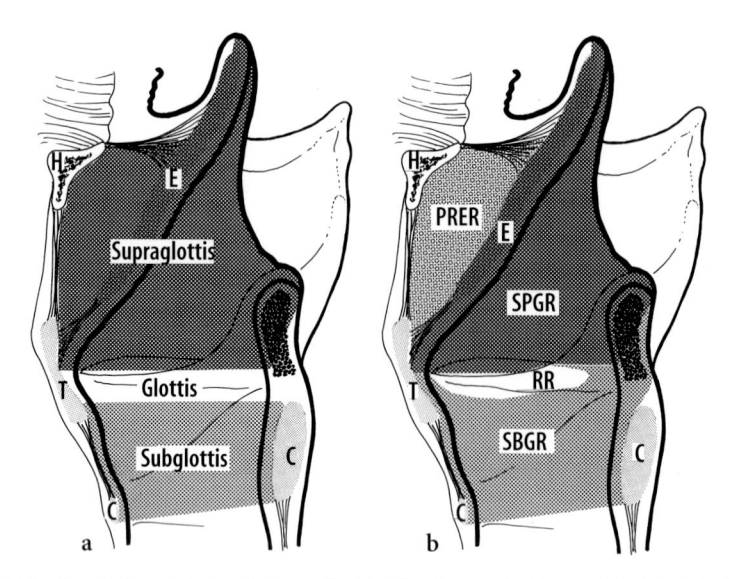

Abb. 4.11.1 a, b. Regionale (**a**) und räumliche (**b**) Gliederung des Larynx. Mediosagittalschnitte. *T* cartilago thyroidea; *C* Cartilago cricoidea; *E* Cartilago epiglottica; *H* os hyoideum; *PRER* präepiglottischer Raum; *SPGR* supraglottischer Raum; *RR* Reinke-Raum; *SBGR* subglottischer Raum. (Aus MEYER-BREITING u. BURKHARDT 1988)

geringer und schwankt von ventral nach dorsal (MEYER-BREITING u. POPESCU 1986). Eine regionale Gliederung zur Klassifikation von malignen Tumoren sollte, soweit möglich, auf prognostisch relevanten Fakten und Strukturen basieren. Diese sind durch den Reinke-Raum und die benachbarten Strukturen der Bandmassen an der vorderen Kommissur und dem Processus vocalis gegeben, in deutlichem Gegensatz zu den oben beschriebenen Verhältnissen der angrenzenden supra- und subglottischen Bezirke. In der sog. hinteren Kommissur, besser Hinterwand, fließen deren Lymphkapillarnetze zusammen. Auf Grund dessen herrschen hier von der übrigen Glottis völlig abweichende Bedingungen für die Ausbreitung und Prognose von Karzinomen. Deshalb sollte dieser Bereich nicht dem glottischen Bezirk zugeordnet werden (Näheres s. Kap. 4.11.2.7).

Für die lymphogene Ausbreitung werden die in Kap. 4.2 erwähnten Lymphknotengruppen nach internationaler Übereinkunft, wie in Tabelle 4.11.2 dargestellt, kodiert. Bedauerlicherweise wurde für die dem Mediastinalbereich eng verbundenen paratrachealen Lymphknoten kein gesonderter Level 5 eingeräumt, der sich nach unseren eigenen Erkenntnissen vom Level 4 im prognostisch ungünstigen Sinn abhebt. Das AJCC (1992) verfügt über eine etwas differenzierte Gliederung.

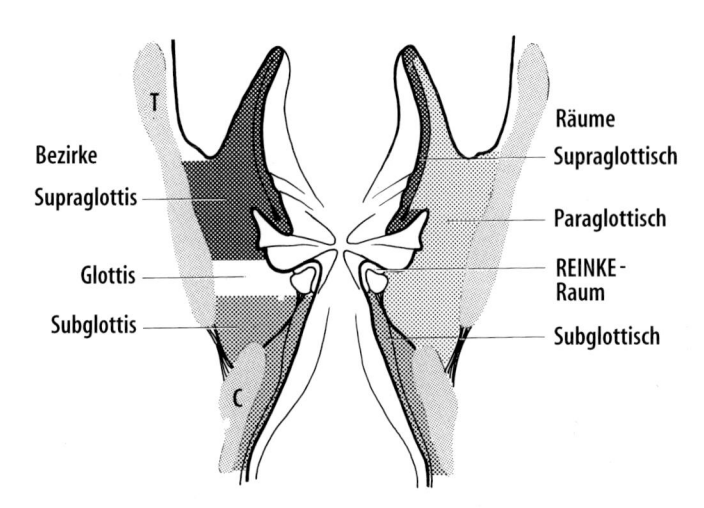

Abb. 4.11.2. Regionale und räumliche Gliederung des Larynx. Frontalschnitt mit ventralem Schleimhautrelief. *Links*: Untergliederung entsprechend ICD-O. *Rechts*: Räumliche Unterteilung auf anatomischer Grundlage (s. Kap. 4.2.5 und Abb. 4.2.4). T Schildknorpel; C Ringknorpel. (Aus MEYER-BREITING u. BURKHARDT 1988)

Tabelle 4.11.2. Gliederung der Lymphknotenmetastasierung nach Levels und die jeweils davon betroffenen Lymphknotengruppen mit ICD-10-Schlüssel

Level	Definition	Lymphknotengruppen	ICD 10
I	Submandibulär	Ln. submandibulares, Ln. submentales	C77.03
II	Oberhalb der Incisura thyreoidea	Ln. cervicales anteriores superiores	C77.04
		Ln. cervicales superficiales superiores	C77.05
		Ln. retropharyngeales superiores	C77.08
III	Unterhalb der Incisura thyreoidea	Ln. cervicales anteriores inferiores	C77.04
		Ln. cervicales superficiales inferiores	C77.05
		Ln. retropharyngeales inferiores	C77.08
IV	Supraklavikulär und laterales Halsdreieck	Ln. supraclaviculares	C77.07
		Ln. cervicales laterales profundi	C77.06
		Ln. paratracheales	C77.12

11.1.2 Inzidenz

Aus der SEER-Studie („surveillance, epidemiology, and end results program") des National Cancer Institute, Bethesda, Maryland spielt der obere Aerodigestivtrakt mit einer Beteiligung von 5,6% aller malignen Prozesse (PERCY et al. 1995) nur eine kleinere Rolle (Tabelle 4.11.3). Innerhalb dieser Gruppe liegt der Larynx bezüglich des Karzinombefalls deutlich an der Spitze, gefolgt von der Mundhöhle (Tabelle 4.11.4).

Eine Übersicht über 1464, in den Jahren 1962 bis 1992 in der Frankfurter Hals-Nasen-Ohren-Klinik behandelte, maligne Geschwülste des Larynx zeigen

Tabelle 4.11.3. Inzidenz maligner Tumoren in verschiedenen Körperregionen bzw. Organen basierend auf den SEER-Daten (Surveillance, Epidemiology, and End Results Program des National Cancer Institute, Bethesda, Maryland) von 1973–1987. (Percy et al. 1995)

Bereich	Anzahl	Anteil (%)
Gastrointestinal	231 684	24,9
Brust	157 546	16,9
Lunge	150 884	16,2
Männl. Genitalorgane	112 295	12,1
Weibl. Genitalorgane	89 943	9,7
Niere und ableitende Harnwege	75 000	8,1
Oberer Aerodigestivbereich	52 228	5,6
Haut	30 519	3,3
ZNS und Auge	17 500	1,9
Sonstige Sarkome	10 696	1,1
Knochen	2 627	0,3
Gesamt	930 922	

Tabelle 4.11.4. Inzidenz maligner Tumoren im Kopf- und Halsbereich basierend auf den SEER-Daten (Surveillance, Epidemiology, and End Results Program des National Cancer Institute, Bethesda, Maryland) von 1973 bis 1987. (Muir u. Weiland 1995)

Bereich	Anzahl	Anteil (%)
Larynx	14 484	27,7
Zunge	6 745	12,9
Gaumen und übrige Mundhöhle	5 915	11,3
Lippen	5 425	10,4
Oropharynx	4 346	8,3
Mundboden	4 092	7,8
Hypopharynx	3 432	6,6
Große Speicheldrüsen	2 913	5,6
Epipharynx	1 908	3,7
Nase, Nasennebenhöhlen, Mittelohr	1 887	3,6
Andere	1 081	2,1
Gesamt	52 228	

mit 1394 Plattenepithelkarzinomen unter Einbeziehung der sogenannten Karzinosarkome (Spindelzellkarzinome) und verrukösen Karzinome einen Anteil von gut 95%, während alle anderen Arten von bösartigen Geschwülsten sehr selten zu beobachten waren (Tabelle 4.11.5).

Die Alters- und Geschlechtsverteilung wurde im Kapitel 4.10.1 erörtert. Unter den Larynxkarzinomen war der glottische Bezirk mit einem Anteil von 66,3% am häufigsten befallen, gefolgt von der supraglottischen mit 32,9%. Die meisten Autoren geben den Stimmlippenbezirk als Ursprungsort von malignen Neubildungen mit etwa 60% an. Angaben über den Anteil des darüber liegenden supraglottischen Kehlkopfbereiches schwanken zwischen 35 und 45%

Tabelle 4.11.5. Typisierung und Häufigkeit von Primärtumoren des Larynx und Hypopharynx in der Hals-Nasen-Ohren-Universitätsklinik Frankfurt am Main (1962–1992). (Aus MEYER-BREITING 1996)

Histologischer Typ	Anzahl	Anteil (%)
Carcinoma in situ	46	3,14
Plattenepithelkarzinome (G1–G3)	1219	83,27
Undifferenzierte Karzinome (G4)	42	2,87
Verruköse und Papilläre Karzinome	121	8,27
Spindelkarzinome	8	0,55
Lymphoepitheliale Karzinome	2	0,14
Adenokarzinome	8	0,55
Mukoepidermoidkarzinome	1	0,07
Adenoidzystische Karzinome	4	0,27
Sarkome	9	0,61
Maligne Lymphome	3	0,20
M. Hodgkin	1	0,07
Gesamt	1464	

(PIETRANTONI et al. 1961; MARTENSSON et al. 1967; LOTT et al. 1972; BOHNDORF u. HÖCKER 1976; SCHWAB u. ZUM WINKEL 1975; FUJII et al. 1997). Höhere Anteile für den supraglottischen Bezirk als Ursprungsort für maligne Kehlkopfgeschwülste geben PIETRANTONI et al. (1961), TASKINEN (1969) und MERINO et al. (1994) an, letzterer mit einem sehr hohen Anteil von mäßigen bis ausgeprägten Trinkern (60%). GLANZ (1984) fand demgegenüber unter 189 Larynxkarzinomen nur 23,8% supraglottische Karzinome. Der subglottische Bezirk spielt als primärer Entstehungsort eine unbedeutende Rolle. Die höheren Zahlen für diesen Bezirk in anderen Statistiken sind am ehesten dadurch erklärbar, daß glottische Karzinome mit vorzugsweiser subglottischer Ausdehnung häufiger als subglottische Karzinome gewertet wurden. Der Anteil liegt aber in der Regel unter 5% (McCOMB et al. 1967; BOHNDORF u. HÖCKER 1976; SCHWAB u. ZUM WINKEL 1975).

Unter den larynxnahen Karzinomen, bei denen ebenfalls das Plattenepithelkarzinom überwiegt, wird der Sinus piriformis am häufigsten betroffen; dabei schwanken die Angaben zwischen 50 und 85 %. Der Rest verteilt sich auf den Postcricoidbezirk und die Hypopharynxhinterwand zu gleichen Teilen (McCOMB et al. 1967; TASKINEN 1969; JOERGENSEN u. SELL 1971; BRYCE (1972). Nach BRYCE (1972) kommen auf 100 Neuerkrankungen im Kehlkopfinneren 30 Fälle von Hypopharnyxkarzinomen. Im Zeitraum von 1966–1992 wurden an der Frankfurter Universitätsklinik 162 Hypopharynxkarzinome behandelt, wovon 130 (80%) sicher vom Sinus piriformis ausgingen. 12 waren überwiegend an der Hinterwand und 12 eher am Postcricoidbezirk lokalisiert. 6 Hypopharynxkarzinome waren keinem Bezirk eindeutig zuzuordnen, und bei zwei weiteren war die Bestimmung nicht möglich.

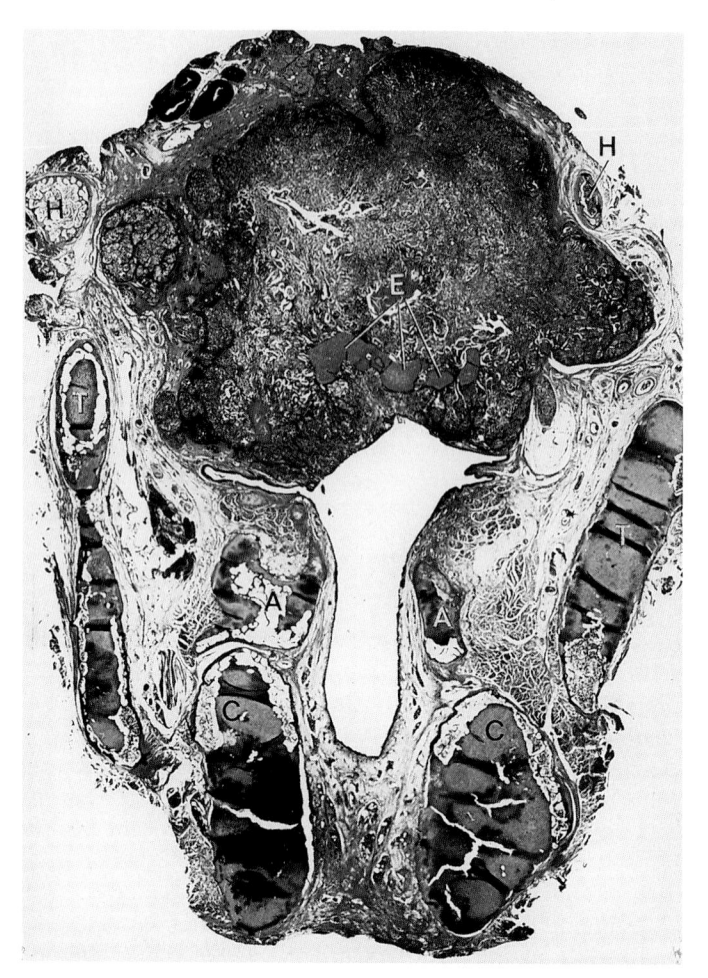

Abb. 4.11.3. Riesiges, supraglottisches Plattenepithelkarzinom – expansiver Typ, 52 Jahre alter Mann. Der Tumor bleibt innerhalb der Larynxgrenzen. Membranen werden nicht infiltriert. *T* Schildknorpel; *C* Ringknorpel; *E* Epiglottisknorpel; *H* Zungenbein; *A* Stellknorpel. (Aus MEYER-BREITING u. BURKHARDT 1988)

11.2 Plattenepithelkarzinom

Der überwiegende Teil aller Plattenepithelkarzinome des Kehlkopfes ist gut bis hoch differenziert (McGAVRAN et al. 1961; MEYER-BREITING 1981a; OLOFSSON u. VAN NOSTRAND 1973). Die Befunde von McGAVRAN et al. (1961), KASHIMA (1976) und MEYER-BREITING (1981a) zeigen, daß diese Tumoren in Abhängigkeit von Differenzierungsgrad und bestimmten Wachstumseigenschaften die verschiedenen Gewebearten graduell abgestuft respektieren. Drüsen- und Muskelstrukturen sowie lockeres Bindegewebe dienen geradezu als Leitschienen für Plattenepithelkarzinome, auch für den expansiven („pushing") Typ, während Knochen, Knorpel, Membranen und Bänder sowie Gefäße und

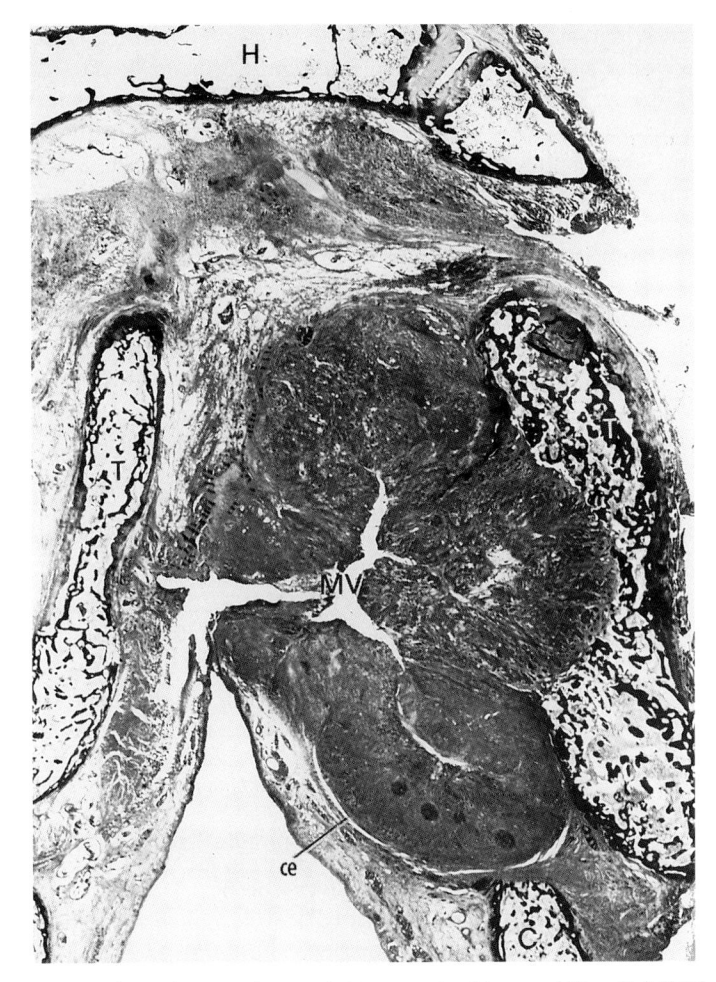

Abb. 4.11.4. Supraglottisches Karzinom mit Ursprung im Morgagni-Ventrikel (*MV*). 42 Jahre alter Mann. Dieser Ursprungstyp ist sehr selten. Das Karzinom wurde erst zwei Jahre nach „neck dissection" derselben Seite wegen Lymphknotenmetastasierung bei unbekanntem Primärtumor entdeckt. Es füllt den gesamten paraglottischen Raum ohne Penetration des Conus elasticus (*ce*) aus. H Zungenbein. (Aus MEYER-BREITING u. BURKHARDT 1988)

Nerven den Tumoren jeweils größere Widerstände entgegensetzen. Tumoren gewaltiger Ausdehnung, wie sie die Abb. 4.11.3 und 4.11.4 zeigen, respektieren einerseits Strukturen wie die Membrana thyreohyoidea oder den Conus elasticus, infiltrieren aber den Schildknorpel (Abb. 4.11.4). Nur etwa $1/3$ von 180 Larynxkarzinomen, bei denen eine totale Laryngektomie erforderlich war, zeigten Infiltrationen von Membranen, Blutgefäßen und/oder peripheren Nerven. Deshalb kommt den oben (Kap. 4.2 und 4.11.1) beschriebenen anatomischen Verhältnissen des Kehlkopfes eine bedeutende Rolle für die Ausbreitung der Kehlkopfkarzinome in Abhängigkeit vom Ursprungsort zu. Jeder Tumor wird sich zuerst bevorzugt in seinem Ursprungsraum ausbreiten und schließlich, je nach Widerstandsfähigkeit der begrenzenden Membranen oder Skelettteile, früher oder später durchbrechen und damit in benachbarte Räume eindringen. In diesen kann er sich wiederum frei entfalten, bis er erneut an Grenzen stößt, die seine weitere Ausbreitung mehr oder minder zeitlich begrenzt behindern. Daraus kann aber nicht der Schluß gezogen werden, daß sich ein Tumor in einem früher befallenen Nachbarraum auch schneller entwickelt als in einem später erreichten. Gelangt z.B. ein Karzinom, das sich über den paraglottischen Raum nach kaudal mühsam einen Weg durch den M. thyreoarytenoideus lateralis sucht, in das präepiglottische Gebiet, so kann es sich auf Grund der hier vorhandenen lockeren Bindegewebsverhältnisse schneller ausdehnen, als im früher schon erreichten paraglottischen Raum. Unterschiedliche nutritive Verhältnisse und eine intensivere Abtrennung von anderen Räumen durch Bindegewebs- oder Knorpelknochenmassen setzen dem Tumorwachstum im früher erreichten Raum unter Umständen einen größeren Widerstand entgegen als in einem weiter entfernten Bezirk, in dem sich der Tumor auf Grund günstigerer Verhältnisse explosionsartig weiter zu entfalten vermag. Eine solche Entwicklung ist aber auch durch Veränderungen der inneren Tumorstruktur, d.h. Abgleiten in ein mehr anaplastisches Wachstum an bestimmter Stelle möglich. Die Lymphgefäße gewinnen nur dann Bedeutung für die Ausbreitung des Tumors, wenn dieser in das Gefäßsystem selbst einbricht. Entwicklungen einer solchen Tragweite waren aber nur in einem geringeren Prozentsatz unseres Untersuchungsgutes zu beobachten. Die Ausbreitungstendenz der Tumoren in Abhängigkeit von ihrem Ursprungsort soll an den hier beschriebenen Kriterien orientiert im folgenden erörtert werden.

11.2.1 Ursprung und Ausbreitung des supraglottischen Karzinoms

Wie schon beschrieben, ist der supraglottische Bezirk am kompliziertesten aufgebaut. Bei der Einteilung in Ursprungsbezirke haben HOMMERICH et al. (1971) und TUCKER (1974) die supraglottischen Tumoren nach dem Ursprungsort in mediale bzw. mittelständige und laterale bzw. randständige Prozesse eingeteilt, während KLEINSASSER (1967) und HOFFMANN (1968) eine Einteilung in sechs Bezirke vorgenommen haben. MEYER-BREITING u. VON ILBERG (1979) wählten einen Mittelweg und teilten ein in:

1. ventrale Karzinome (Epiglottiskarzinome)
2. ventrolaterale Karzinome (sog. Winkelkarzinome nach KLEINSASSER 1967)
3. laterale Karzinome (Taschenband, aryepiglottische Falte, Morgagni-Ventrikel)
4. Karzinome der Hinterwand (Arybereich und Interarytenoidfalte).

Es zeigte sich, daß diese Einteilung einerseits klinisch gut erfaßbar ist und sich andererseits aus einer solchen Aufgliederung unterschiedliche Entwicklungen im Krankheitsverlauf, besonders im Hinblick auf die Metastasierungstendenz, ableiten lassen (MEYER-BREITING u. VON ILBERG 1979).

Die *ventralen Karzinome* des supraglottischen Raumes (Abb. 4.11.5–4.11.7) entstehen auf der laryngealen Fläche der Epiglottis. Von der Pars fixa der Epiglottis hinab bis zum Petiolus besitzen diese Karzinome die Möglichkeit,

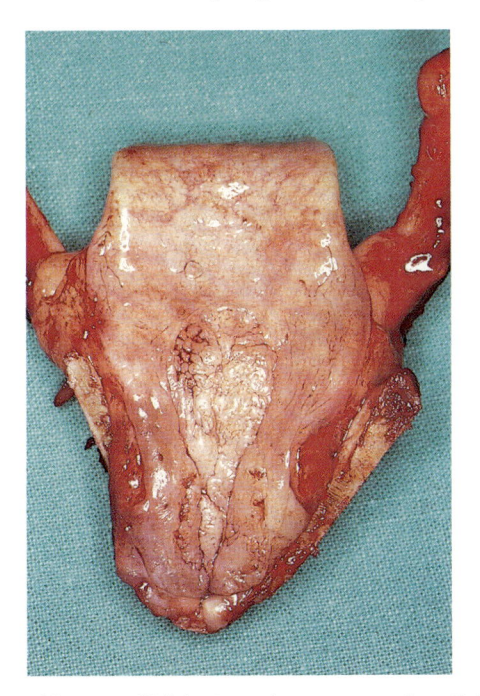

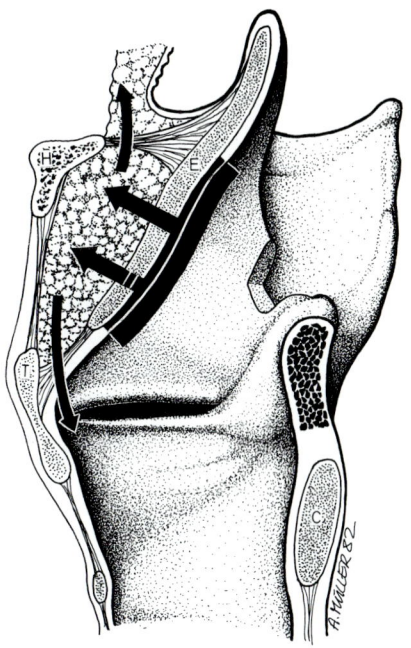

Abb. 4.11.5 (*links*). Operationspräparat eines Epiglottiskarzinoms: Horizontale Kehlkopfteilresektion nach ALONSO

Abb. 4.11.6 (*rechts*). Ausbreitungsrichtungen ventraler, supraglottischer (Epiglottis-)Karzinome (Mediosagittalschnitt). Die meisten supraglottischen Karzinome entstehen an der laryngealen Epiglottisfläche oder in ihrer unmittelbaren Nachbarschaft. Am häufigsten dringen sie in den präepiglottischen Raum ein, entweder über die Epiglottisfenster oder durch Umwachsen oder Destruktion der Epiglottisränder. *T* Schildknorpel; *C* Ringknorpel; *E* Epiglottisknorpel; *H* Zungenbein. (Aus MEYER-BREITING u. BURKHARDT 1988)

ohne Knorpeldestruktion, durch präformierte Logen des Epiglottisknorpels in den präepiglottischen Raum vorzudringen (Abb. 4.11.8a). Ansonsten gelangen sie entweder durch Umwachsen der seitlichen Epiglottisränder (Abb. 4.11.8) oder aber durch Destruktion der Epiglottis (Abb. 4.11.8b, d) in diesen diagnostisch nur schwer erfaßbaren Bereich (OGURA 1955; BOCCA 1968; HOFFMANN 1968; KIRCHNER 1969; OLOFSSON u. VAN NOSTRAND 1973; MEYER-BREITING 1981 a). Die Häufigkeit, mit der ventrale Karzinome in den präepiglottischen Raum eindringen, liegt bei mehr als 80% (KIRCHNER 1969; OLOFSSON u. VAN NOSTRAND 1973; WEEDE 1974; KIRCHNER u. OWEN 1977; MEYER-BREITING 1981 a). Die Inzidenz des Befalls der Valleculae und des Zungengrundes, wie sie von WEEDE (1974) mit 9 bzw. 7 von 20 Fällen angegeben wird, erscheint vergleichsweise sehr hoch. Möglicherweise wurde hier der eine oder andere als oropharyngeal interpetierbare Tumor in diese Serie mit einbezogen. Diese Ausbreitungsmöglichkeit muß bei der Therapie insofern berücksichtigt werden, als die Epiglottiskarzinome hierdurch Anschluß an das Lymphabflußsystem des Zungengrundes und der lateralen Oropharynxwand erhalten.

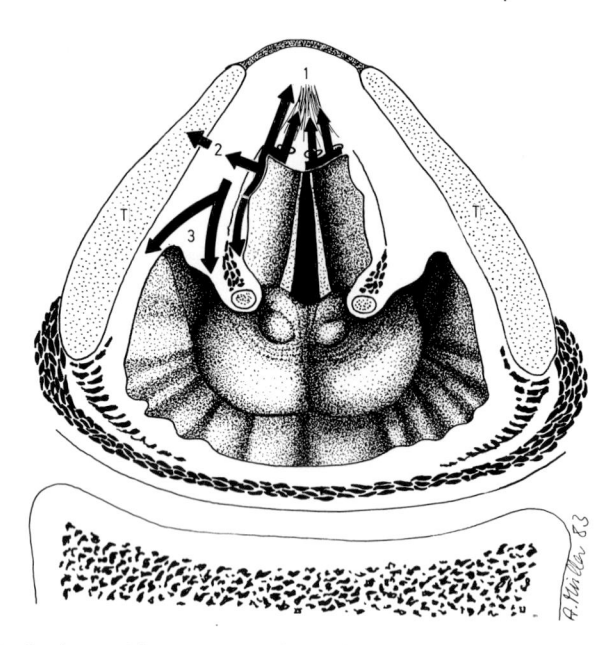

Abb. 4.11.7. Ausbreitungsrichtungen ventraler und ventrolateraler supraglottischer Karzinome. Horizontalschnitt durch den Larynx mit Blick auf das untere Larynx- und Hypopharynxrelief. Die Ausbreitung geht vorzugsweise in eine prä- (*1*) und eine paraglottische (*2*) Richtung. Der dritte Weg zur Larynxhinterwand bzw. Sinus piriformis (*3*) wird öfter bei den lateral supraglottischen Karzinomen gesehen. (Aus MEYER-BREITING u. BURKHARDT 1988)

Epiglottiskarzinome erreichen den glottischen Bezirk in knapp einem Viertel aller Fälle (KIRCHNER 1969; WEEDE 1974; MEYER-BREITING 1981a). Es handelt sich hierbei vorzugsweise um Karzinome, die in der Petiolusregion ihren Ursprung nahmen. Von hieraus tendieren sie dazu, meist über die vordere Kommissur an der Schleimhautoberfläche nach kaudal abzusteigen. Dies schließt aber nicht aus, daß ein solcher Tumor zusätzlich über den paraglottischen Raum lateral in die vorderen Anteile des glottisch-subglottischen Bereiches absteigen kann. Die Angaben über den Befall des Kehlkopfgerüstes durch ventrale Karzinome schwanken zwischen 15 und 50% (KIRCHNER 1969; OLOFSSON u. VAN NOSTRAND 1973; MEYER-BREITING 1981a). Der Einbruch in das Kehlkopfgerüst geschieht meist am Übergang vom Schildknorpeloberrand zur Membrana thyreohyoidea, weniger häufig am Übergang dieser Membran zum Zungenbein (Tabelle 4.11.6) und noch seltener durch die Membran selbst.

Die lateral supraglottischen Karzinome (Abb. 4.11.9; 4.11.10) befinden sich überwiegend im Bereich der Membrana quadrangularis (Abb. 4.11.10) und des Morgagni-Ventrikels (Abb. 4.11.4). Wie MCGAVRAN et al. (19619 und KIRCHNER (1969) feststellten, verharren diese Karzinome meist in einem oberflächlichen Wachstum, das KLEINSASSER (1967) und HOFFMANN (1968) mit tapetenartigem Wachstum umschrieben haben. Ihnen liegt eine allgemein dysplastische Veränderung der gesamten supraglottischen und Hypopharynxschleimhaut und

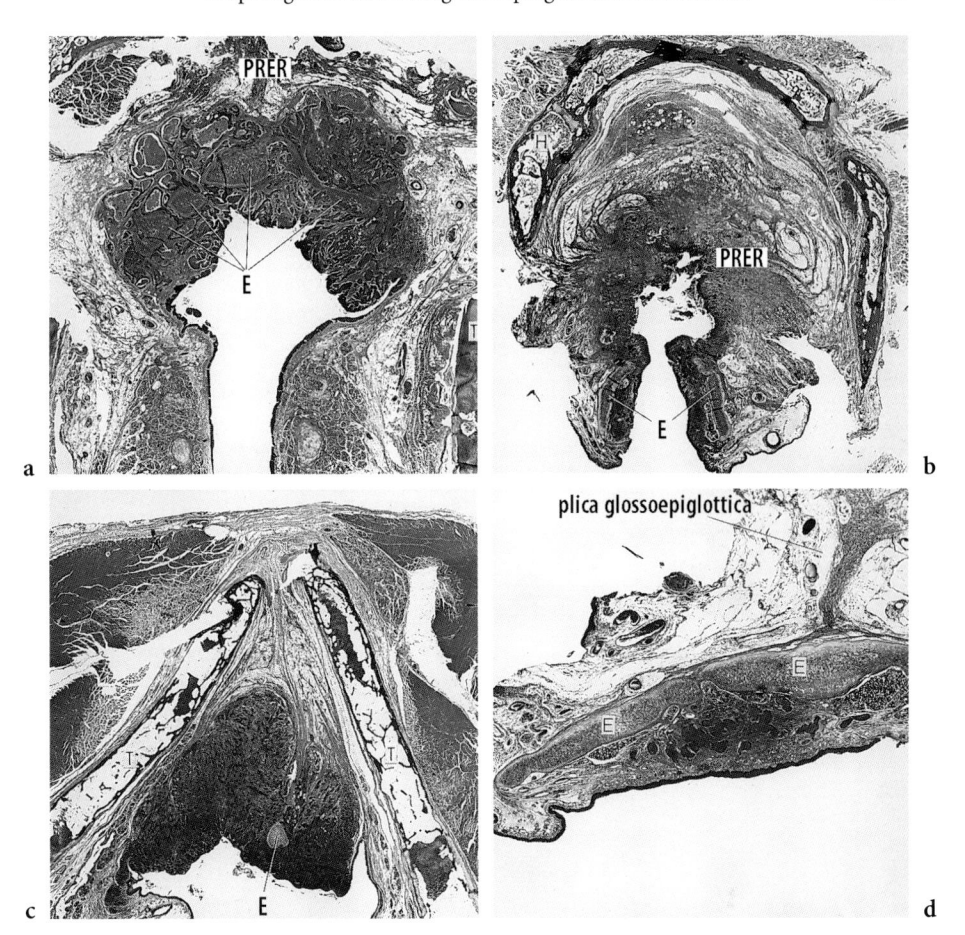

Abb. 4.11.8 a–d. Ventrale supraglottische (Epiglottis-)Karzinome. **a** Dieses papilläre Karzinom befällt den präepiglottischen Raum (*PRER*) mittels Durchbruch durch die Fenster des Epiglottisknorpels. Frontalschnitt HE, × 1,5. **b** Zentrale Destruktion und tiefe Ulzeration der supraglottischen Vorderwand durch ein tief in den präepiglottischen Raum infiltrierendes Karzinom. Horizontalschnitt. HE, × 1,5. **c, d** Dieses mehr im unteren Epiglottisteil (Petiolus) Karzinom umwächst die Knorpelanteile. Der präepiglottische Raum wird durch mehr expansives Wachstum befallen. Allerdings infiltriert dasselbe Karzinom weiter kranial die Submukosa ohne jegliche, äußere, klinische Zeichen (**d**). Horizontalschnitte. *T* Schildknorpel; *C* Ringknorpel; *E* Epiglottisknorpel; *H* Zungenbein. HE, × 1,5. (Aus MEYER-BREITING u. BURKHARDT 1988)

meist auch der glottischen und subglottischen Schleimhaut zu Grunde. Fleckförmig sind dabei alle Abstufungen von Dysplasien bis zum Frühkarzinom über diese Bezirke verteilt. Der pathogenetische Mechanismus läuft dabei unaufhaltsam in Richtung auf eine Ausdehnung und ein Konfluieren dieser karzinomatösen Veränderungen ab (HOFFMANN 1968). Aus diesem Entwicklungsmodus lassen sich Beobachtungen von ROSEMANN (1963), HOFFMANN (1968) und MEYER-BREITING (1981a) erklären, die in ein und demselben Kehlkopf multizentrische Carcinomata in situ und frühinvasive Karzinome sowie zwei Kar-

Tabelle 4.11.6. Hauptursprungszonen fortgeschrittener, supraglottischer Karzinome und ihre jeweilige Tendenz zum Larynxgerüstbefall bzw. Durchbruch. (Mod. nach MEYER-BREITING (1987)

Abschnitt am Larynxgerüst	Supraglottischer Ursprung		Gesamt n = 56	
	Ventrolateral n = 33	Lateral n = 23	Befall	Penetration
Zungenbein	1	–	1	1
Membrana thyreohyoidea	–	–	–	–
Schildknorpeloberrand	5	1	6	5
Schildknorpelzentrum	1	1	2	1
Schildknorpelunterrand	2	2	4	3
Membrana cricothyreoidea	1	–	1	1
Ringknorpelring	–	–	–	–
Ringknorpelplatte	1	–	1	–
Gesamt	11	4	15	11
Befall	33,33%	17,39%	26,79%	
Durchbruch	21,21%	17,39%		17,86%

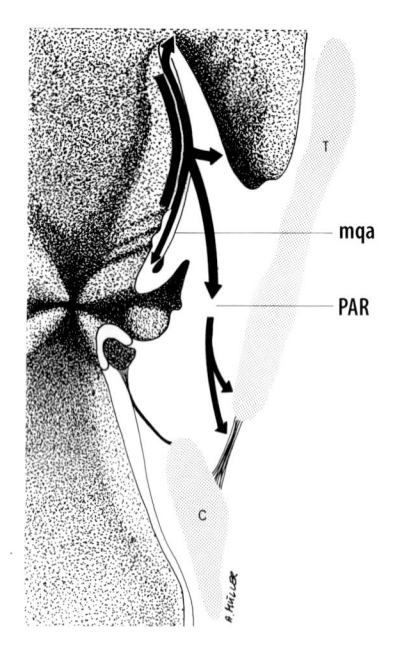

Abb. 4.11.9. Ausbreitungsrichtungen lateraler, supraglottischer Karzinome. Im Frühstadium verweilt der Tumor innerhalb der durch die Quadrangularmembran (*mqa*) vorgegebenen Grenzen. Es kann aber auch schnell in den darunter gelegenen paraglottischen Raum (*PAR*) vordringen. Von hier aus dehnt es sich horizontal in Richtung Sinus piriformis und/oder nach kaudal in den glottischen oder subglottischen Teil des paraglottischen Raumes aus. Schema eines Frontalschnittes mit ventralem Schleimhautrelief. (Aus MEYER-BREITING u. BURKHARDT 1988)

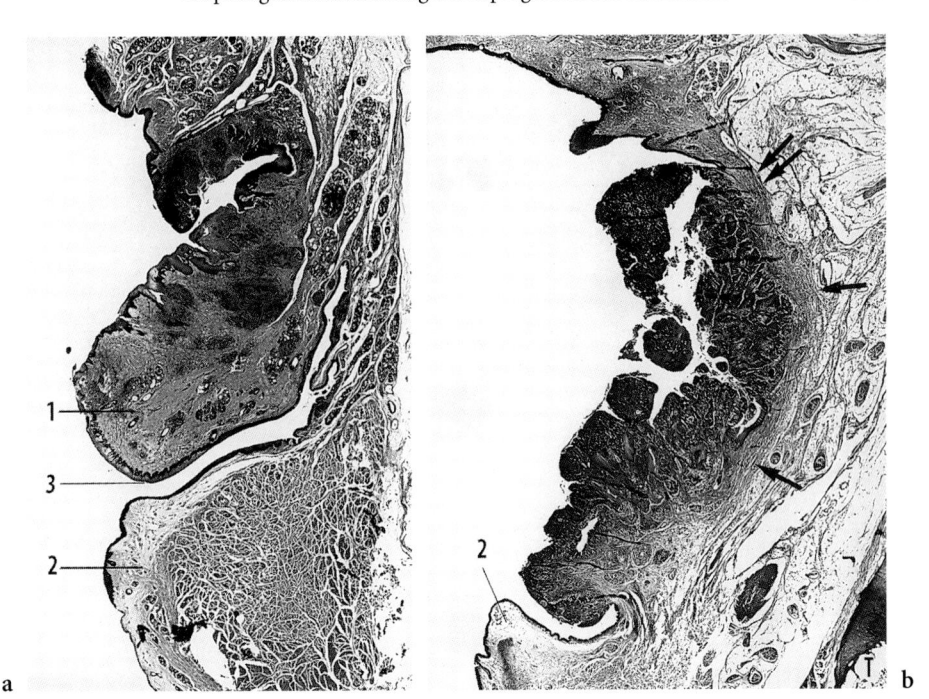

Abb. 4.11.10 a, b. Frühes laterales supraglottisches Karzinom. **a** Kleines Karzinom der Taschenfalte (pT1), das mittels konservierender Chirurgie entfernt wurde. Der Tumor neigt zur Ulzeration und Infiltration. 53 Jahre alter Mann. Frontalschnitt. HE, × 1,5. **b** Mehr oberflächliches Wachstum eines papillären Karzinoms, offensichtlich durch die Quadrangularmembran (*Pfeile*) in der Ausbreitung eingeschränkt. HE, × 1,5. *1* Taschenfalte; *2* Stimmlippe; *3* Morgagni-Ventrikel; *T* Schildknorpel. (Aus MEYER-BREITING u. BURKHARDT 1988)

zinome an verschiedenen Stellen beobachten konnten (Abb. 4.11.11). Gut die Hälfte aller lateralen Karzinome, die zur Behandlung kommen, sind aber schon in ein ausgedehnteres Tiefenwachstum übergegangen, haben die Membrana quadrangularis penetriert und dehnen sich hauptsächlich lateral über den paraglottischen Raum auf die glottischen und subglottischen Bezirke aus (Abb. 4.11.12). Die aryepiglottische Falte wird fast immer, wenn sie nicht selbst Ausgangsort des Tumors ist, submukös infiltriert. KIRCHNER (1969) und OLOFSSON u. VAN NOSTRAND (1973) weisen auf den häufigen Befall des Stellknorpelbereichs und der Kehlkopfhinterwand durch Tumoren in der supraglottischen Seitenwand hin. Hierdurch wird eine Ausdehnung des Tumors nach kaudal in die Larynxhinterwand und eine Infiltration des Oberrandes der Lamina cricoidea begünstigt (Abb. 4.11.12 f). Diese Karzinome dringen aber bei Vorliegen der Tiefeninfiltration ebenso häufig in den präepiglottischen Raum vor, wie sie nach kaudal in den Nachbarbezirk absteigen können. Die Nähe des Sinus piriformis ermöglicht ein rasches, zum Teil auch submuköses Übergreifen auf diese extralaryngeale Region, was besonders häufig bei Karzinomen der aryepiglottischen Falte erfolgt.

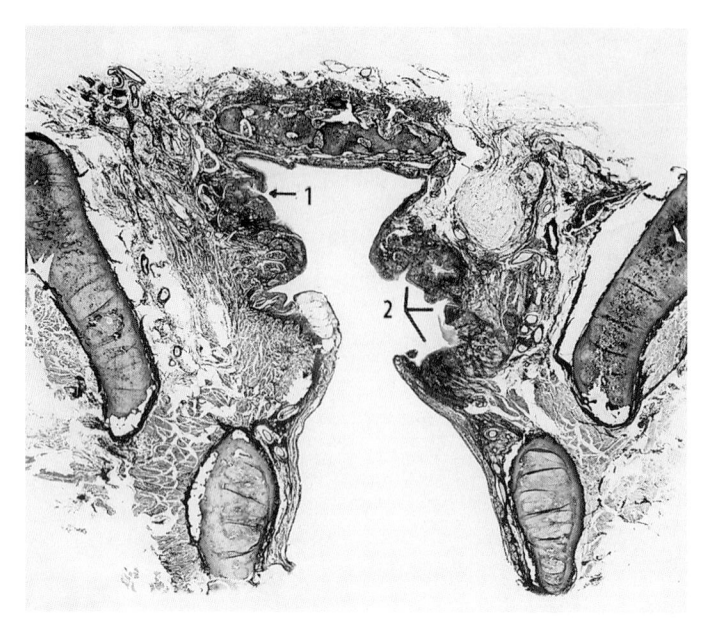

Abb. 4.11.11. Multilokuläre, supraglottische Karzinome. Zwei isolierte, frühe Karzinome entstehen an verschiedenen, supraglottischen Unterbezirken dieses Larynx. Eines an der linken Seitenwand nahe der Epiglottis (*1*), das andere erscheint als transglottischer Tumor an der rechten Seite (*2*). Die gesamte supraglottische Schleimhaut zeigt eine Plattenepithelmetaplasie mit zahlreichen Feldern unterschiedlichen Dysplasiegrades. HE, × 2. (Aus MEYER-BREITING u. BURKHARDT 1988)

Ventrolaterale, supraglottische Karzinome, sog. Winkelkarzinome (Abb. 4.11.13; 4.11.14) wurden in dieser Form bisher lediglich von KLEINSASSER (1967) und HOFFMANN (1968) genauer beschrieben und abgehandelt. Ihre Untersuchungen zeigen ebenso wie die eigenen (MEYER-BREITING 1981a), daß der präepiglottische Raum überwiegend lateral der Epiglottis erreicht wird, wobei diese relativ lange Zeit intakt bleibt. Mit 70% erfolgt der Befall des

Abb. 4.11.12a–f. Fortgeschrittenes, supraglottisches Karzinom laterodorsalen Ursprungs. ▶
a Dieser Tumor zeigt an seinem Ursprungsort ein papillär exophytisches Wachstum; in der Tiefe erkennt man eine überraschende, paraglottische Ausdehnung. Der subglottische Teil des paraglottischen Raumes ist vom hier infiltrativ wachsenden Tumor völlig ausgefüllt. Frontalschnitt. HE, × 1,5. **b, c** Horizontalschnitte ein und desselben Tumors. Der Tumor hat einen Großteil des supraglottisch paraglottischen Raums auf der rechten Seite befallen. Er infiltriert die Taschenfalte (x) und wächst über den paraglottischen Raum in kaudaler Richtung. **d** Kleine, periphere Infiltration des unteren, paraglottischen Raums in Nähe des Schildknorpels auf der rechten Seite. Der Ursprung dieses Tumors war supraglottisch lateral. **e** Lateral supraglottisches Karzinom mit Wachstum in Richtung Sinus piriformis. Horizontalschnitt. **f** Supraglottische Karzinome der Hinterwand sind sehr selten. Dieser Tumor zerstört die Interarytenoidmuskulatur und reicht in die hypopharyngeale Submukosa. Horizontalschnitt. *T* Schildknorpel; *C* Ringknorpel; *E* Epiglottisknorpel; *PAR* paraglottischer Raum; *tu* Tumor. HE, × 1,5. (Aus MEYER-BREITING u. BURKHARDT 1988)

807

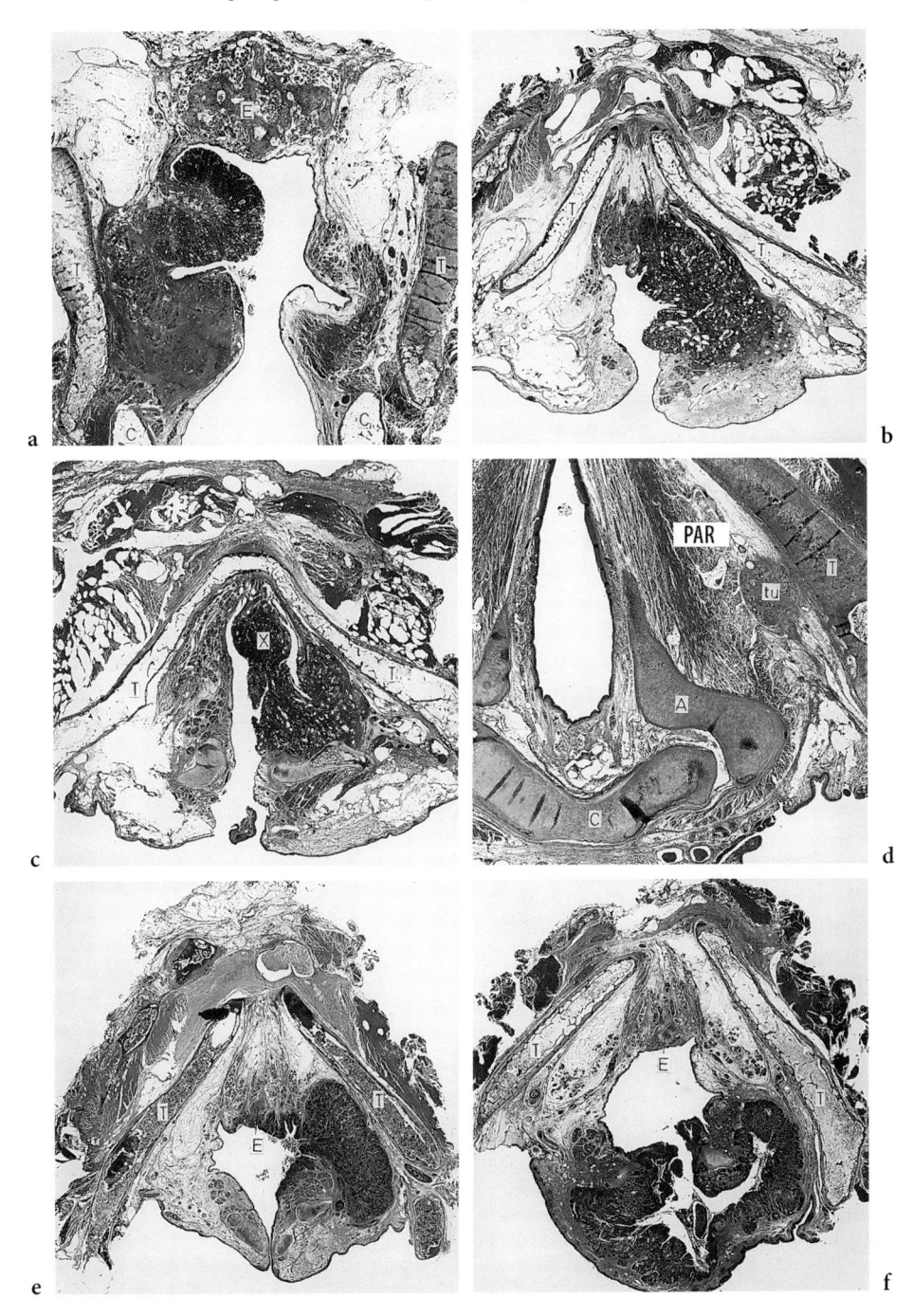

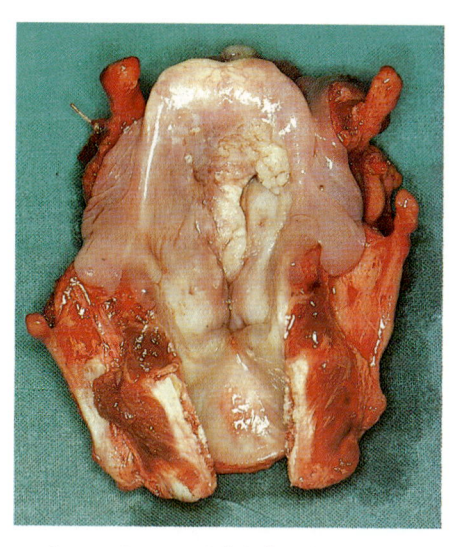

Abb. 4.11.13. Operationspräparat eines sog. Winkelkarzinoms: Laryngektomiepräparat dorsal gespalten. Zerstörung des rechten Anteils der Pars fixa der Epiglottis und des rechten vorderen Taschenfaltenanteils durch den Tumor und Eindringen in den präepiglottischen Anteil

präepiglottischen Raumes durch die Winkelkarzinome ähnlich häufig wie durch die ventralen Karzinome. Durch den Befall der Valleculae und der Plica glossoepiglottica lateralis (Abb. 4.11.14a) wird dabei häufig die Grenze des Larynx überschritten (HOFFMANN 1968; MEYER-BREITING 1981a). Aus ihrer besonderen Lage an der Grenze zwischen präepiglottischem und paraglottischem Raum resultiert ihre Ausdehnung sowohl nach ventral als auch nach kaudal. Fünfzehn von 43 vergleichbaren Fällen aus dem Untersuchungsgut von HOFFMANN (1968) und MEYER-BREITING (1981a) erreichten die glottische Ebene und stiegen darüber hinaus nach subglottisch weiter ab. Eine submuköse Infiltration in Richtung auf die Kehlkopfhinterwand, vergleichbar der der lateralen Tumoren, ist nur bei sehr ausgedehnten Prozessen zu erwarten. Das

Abb. 4.11.14a–f. Sogenannte „Winkelkarzinome" entstehen zwischen Taschenfalte und aryepiglottischer Falte einerseits und der Epiglottis andererseits. **a** Hier breitet sich ein kleines, aber infiltratives Karzinom in die Plica glossoepiglottica lateralis (*plglel*). Der rechte Rand des Epiglottisknorpels ist destruiert. Frontalschnitt. **b** Dieses große „Winkelkarzinom" hat weniger Neigung zur Infiltration oder Destruktion. Frontalschnitt. **c–e** Horizontalschnitte ein und desselben Karzinoms, das seine größte Ausdehnung in einer Ebene durch die Thyreohyoidmembran hat. Es entstand im Winkel zwischen der Pars fixa der Epiglottis und der supraglottischen Seitenwand und infiltriert den prä- und den paraglottischen Raum. Ohne entsprechende klinische Zeichen reicht der Tumor in den präepiglottischen Raum über die Ebene des Zungenbeins (x). **f** Winkelkarzinom des oberen, supraglottischen Bereiches im Horizontalschnitt. Der linke Teil des Epiglottisknorpels ist zerstört. Der Tumor reicht sowohl in den prä- wie auch den paraglottischen Raum. *T* Schildknorpel; *E* Epiglottisknorpel; *H* Zungenbein; *PAR* paraglottischer Raum; *PRER* präepiglottischer Raum. (Aus MEYER-BREITING u. BURKHARDT 1988)

809

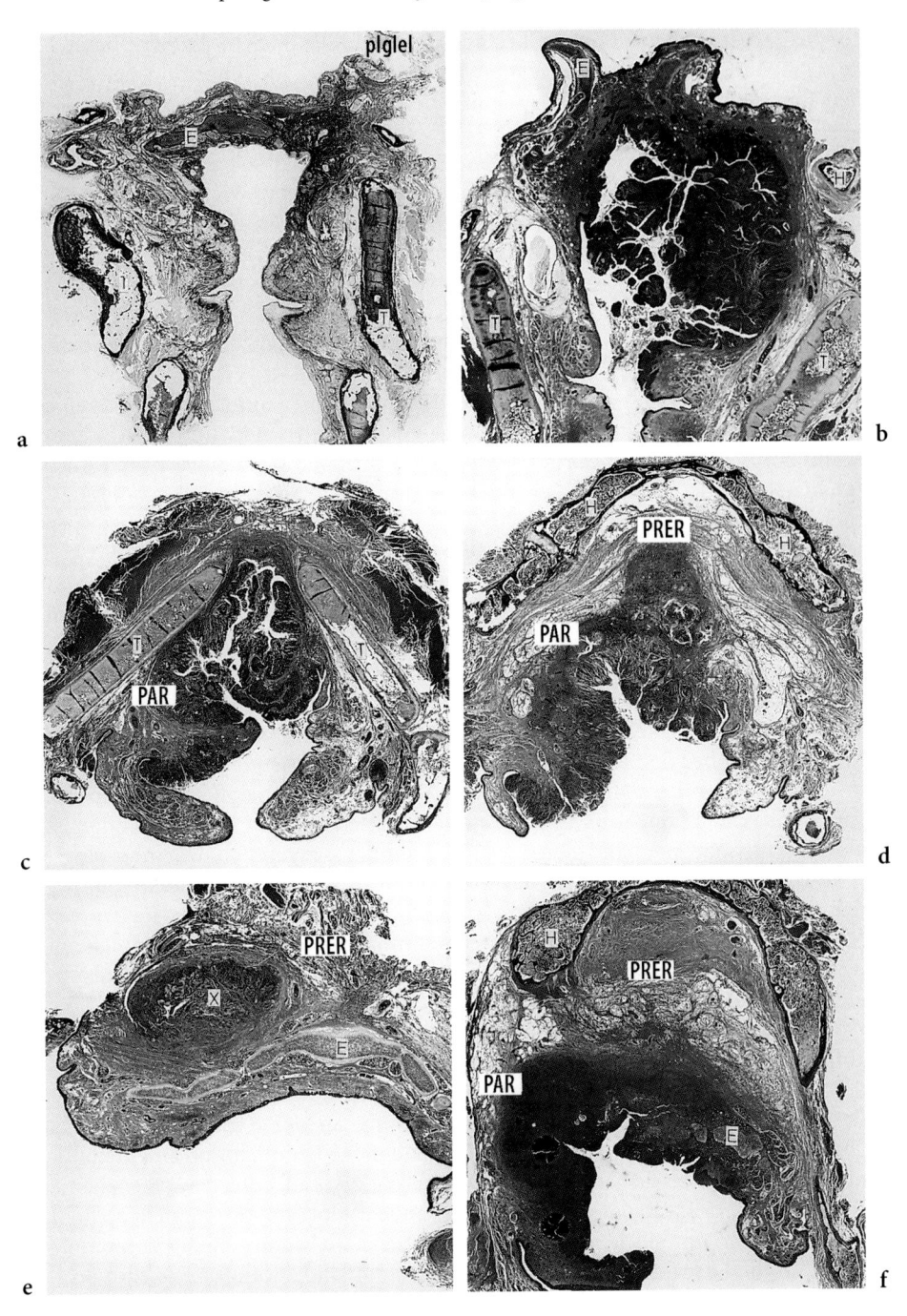

Larynxgerüst wird von diesen Karzinomen besonders im Schildknorpelbereich am Ober- und bei paraglottisch kaudaler Ausdehnung am Unterrand, gelegentlich aber auch in der Schildknorpelmitte befallen (Abb. 4.11.4).

In ca. 2–3% aller Fälle nehmen supraglottische Karzinome ihren Ausgang von der Kehlkopfhinterwand (HOFFMANN 1968; MEYER-BREITING (1981a). Ähnlich den lateralen Karzinomen tendieren sie zu subepithelialer Ausdehnung nach ventral und nach dorsokaudal, wo sie Anschluß an das untere Lymphabflußsystem des Kehlkopfes gewinnen können (Abb. 4.11.14f).

11.2.2 Die glottisch-supraglottische Grenze

OGURA (1955, 1958) und BOCCA (1968, 1975) machten immer wieder auf eine embryologisch bedingte Grenze zwischen supraglottischen und glottischem Raum aufmerksam. Diese Grenze würde ein Absteigen supraglottischer Tumoren in den glottischen Raum weitgehend verhindern. Zahlreiche histopathologische Untersuchungen zeigen aber, daß es eine solche Linie nicht gibt (SZLESAK 1966; GÜNNEL u. BAERTHOLD 1967; HOFFMANN 1968; HOMMERICH et al. 1971; KIRCHNER u. SOM 1971; OLOFSSON, u. VAN NOSTRAND 1973; MEYER-BREITING u. VON ILBERG 1979; MEYER-BREITING 1981a). Tumoren des supraglottischen Raumes wandern bei allen genannten primären Lokalisationen, allerdings in unterschiedlicher Häufigkeit, nach kaudal, und zwar im einzelnen: bei lateralen und mediolateralen Prozessen über den paraglottischen Raum, bei Hinterwandprozessen über die Kehlkopfhinterwand und bei ventralen und ventrolateralen Karzinomen über den Petiolus und die vordere Kommissur. Bemerkenswert ist in diesem Zusammenhang der Hinweis von HAST (1974), daß, auch wenn der supraglottische Bereich aus anderen embryologischen Elementen entstanden ist als der glottische, niemand genau festlegen kann, wo eigentlich die embryologische Grenze zwischen beiden Bezirken verläuft. Ein embryologischer Bezug der horizontalen Kehlkopfteilresektion erscheint von hier aus eher fragwürdig (s. Kap. 4.2.2). Grundsätzlich muß nach unseren Beobachtungen mit einem Absteigen supraglottischer Karzinome nach kaudal in die glottischen und subglottischen Bezirke in gut $1/4$ bis $1/3$ aller Fälle gerechnet werden. Auch die Argumentation, daß die Lymphe aus dem paraglottischen Raum kranialwärts abfließt (PRESSMAN et al. 1960g, ist nicht zwangsläufig ein Beweis gegen die Ausdehnung eines supraglottischen Tumors nach kaudal. Wenn man von den besonderen Verhältnissen der Lymphgefäßanordnung an der Kehlkopfhinterwand absieht, so ist kaum vorstellbar, daß der gemächliche Lymphabfluß einem kontinuierlichen Tumorwachstum einen echten Widerstand entgegensetzen kann. Denn dieses erfolgt in der Regel teils verdrängend und vorwärtsschiebend, teils aktiv infiltrierend. Ein Lymphstrom kommt deshalb, wenn z. B. die Tumorausläufer an die laterale Wand des Ventrikels gelangt sind, zwangsläufig zum Stillstand und zur Umkehr, wie dies in experimentellen Versuchen nachgewiesen werden konnte (WELSH et al. 1961).

11.2.3 Ursprung und Ausdehnung glottischer und subglottischer Karzinome

Wie schon erwähnt, entsteht der überwiegende Teil endolaryngealer Karzinome im Bereich der Stimmbänder. Ihre Ausbreitung erfolgt im wesentlichen in zwei Ebenen, horizontal und vertikal, wobei die erstere wohl mehr der ursprünglichen Ausdehnung eines glottischen Karzinoms im Frühstadium und die vertikale Ausdehnung im späteren Verlauf erfolgt. Dennoch können durch ungünstige Lokalisation schon im Frühstadium klinische Probleme entstehen. Dies trifft für die vordere Kommissur und den Processus vocalis sowie die Kehlkopfhinterwand zu. Der Gesamtbereich, d. h. die vordere Kommissur, die Stimmlippe und die Kehlkopfhinterwand zwischen den Stellknorpelkörpern werden nach den Regeln der UICC (1979, 1992) als glottischer Bezirk zusammengefaßt. Auf Grund seiner Sonderstellung in Bezug auf Lymphgefäße bietet der Stimmlippenbereich den Karzinomen erst spät weitergehende Ausbreitungsmöglichkeiten. Begünstigend wirkt hier aber auch, daß eine frühzeitige Symptomatik in Form der Heiserkeit die Patienten wesentlich früher dazu bewegt, sich in ärztliche Behandlung zu begeben, als dies beim Befall anderer Kehlkopfbezirken der Fall ist. Unter 503 glottischen Karzinomen, die in den Jahren von 1966–1982 in die Frankfurter Hals-Nasen-Ohren-Universitätsklinik zur Behandlung kamen, handelte es sich in 32 Fällen um ein Carcinoma in situ, in 247 Fällen um einen T1- und in 134 Fällen um ein T2-Karzinom. Gelangt ein solches Karzinom aber in den Nachbarbezirk, wird die Prognose derjenigen der supraglottischen und subglottischen Karzinome vergleichbar schlecht. Je nach Ausdehnung und primärem Entstehungsort kann sich die Tumorausdehnung im fortgeschrittenen Stadium entweder nur auf einen oder auch auf mehrere der Nachbarbezirke erstrecken.

Die vordere Kommissur ist bei fortgeschrittenen Stimmlippenkarzinomen (Abb. 4.11.15–4.11.17) mit ca. 70% der am häufigsten befallene Bezirk (OLOFSSON u. VAN NOSTRAND 1973; MEYER-BREITING 1981a). Sie ist damit schon zahlenmäßig die bedeutendste der vier Problembereiche (vordere Kommissur, Hinterwand, Ventrikel und Subglottis). Eine besondere Bedeutung kommt ihr dadurch zu, daß mit ihrem Befall das Karzinom in der Regel einen deutlich ungünstigeren Verlauf nimmt. Dies wird in erster Linie durch die höhere Durchbruchsrate solcher Tumoren nach prälaryngeal erklärt (BROYLES 1943; KIRCHNER 1970; OLOFSSON et al. 1972; TUCKER 1973; BRIDGER 1974). Nach unserer Auffassung kommt ihr selbst aber nur eine Verteilerfunktion zu. In diesem Bereich führen die besonderen anatomischen Verhältnisse, d. h. eine dichte bindegewebige Unterlage zwischen der Schleimhaut der vorderen Kommissur und dem Schildknorpel weniger zur Tumorinvasion (KIRCHNER u. FISCHER 1975) und somit auch nicht der Umstand, daß hier Fasern der sog. vorderen Kommissursehne („anterior commissure tendon" nach BROYLES 1943) in den Schildknorpel einstrahlen. Wie schon oben erwähnt, verschmälert sich der lymphatisch träge Reinke-Raum im Bereich der vorderen Kommissur und endet hier. So reichen hier supraglottischer und subglottischer Raum, die beide über keine Mittellinientrennung ihrer Lymphsysteme verfügen, auf einen Abstand

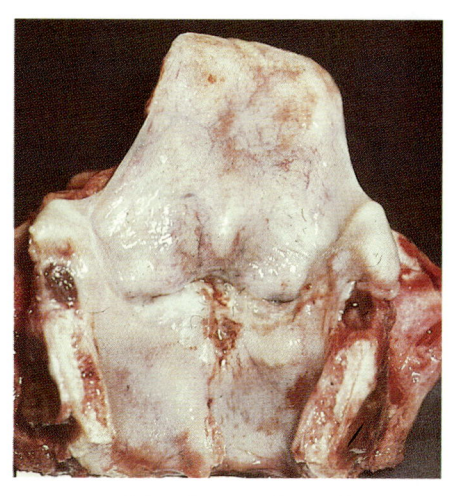

Abb. 4.11.15. Operationspräparat mit Karzinom an der vorderen Kommissur. Laryngektomiepräparat dorsal gespalten. Befall der Stimmlippe rechts und der vorderen Kommissur durch das Karzinom und weitere Ausbreitung an der subglottischen Vorderwand nach kaudal

von 2,5 – 4 mm aneinander heran (Abb. 4.11.17b). Dadurch wird erklärbar, warum gerade hier die glottischen Karzinome relativ leicht Anschluß an die beiden genannten Nachbarräume gewinnen und leichter zu einer fächerförmigen Ausbreitung nach allen Seiten neigen. Wie KIRCHNER u. FISCHER (1975) ausdrücklich hervorheben und unsere Untersuchungen bestätigen (MEYER-BREITING u. SCHNEIDER 1981), erfolgt die Invasion des Schildknorpels bei diesen Prozessen fast immer über die Ausdehnung nach subglottisch. Daß dies besonders früh erfolgt, erklären BRIDGER u. NASSAR (1972) mit der Tendenz der Plattenepithelkarzinome, muköse Drüsen als Leitschienen zu verwenden. Diese finden sich besonders zahlreich unterhalb und oberhalb der vorderen Kommissur, wo sie sich besonders subglottisch in Richtung auf das Lig. cricothyreoideum und das untere Schildknorpeldrittel submukös aufzeigen. Die Vorstellung, daß die Drüsen Leitschienen für die Ausbildung von Plattenepithelkarzinomen bilden, bedarf einer differenzierteren Betrachtungsweise. Die Drüsen liegen, ebenso wie im Bereich der Epiglottis, in Bindegewebslogen, die die Drüsenentfaltung ebenso wie auch die Ausdehnung eines Tumors ermöglichen. Einen solchen Weg bevorzugen besonders Karzinome mit einem mehr vorwärtsschiebenden und weniger infiltrativem Wachstum (MEYER-BREITING u. SCHNEIDER 1981). Eine Besonderheit stellen karzinomatöse Veränderungen der Schleimhautoberfläche dar, die bis weit in die Drüsenausführungsgänge erfolgen können. Eine Karzinomentwicklung von hier aus über den abhängigen Drüsenbaum in die Tiefe konnten wir nicht beobachten.

Von den meisten Autoren wird für Durchbrüche nach prälaryngeal unterhalb der vorderen Kommissur die besondere Durchlässigkeit der Membrana cricothyreoidea verantwortlich gemacht (BROYLES 1943; TUCKER 1971; OLOFSSON u. VAN NOSTRAND 1973; TUCKER 1973). Wenn es sich nicht um eine lymphogene

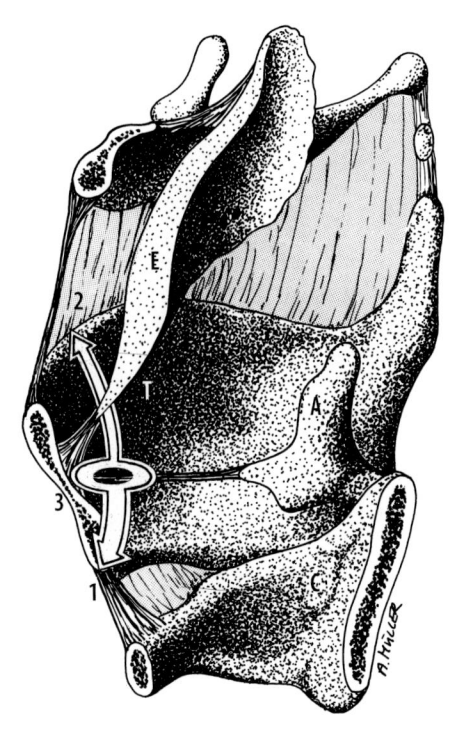

Abb. 4.11.16. Karzinome nahe der vorderen Kommissur breiten sich sehr häufig zur subglottischen Vorderwand aus. Von hier aus neigen sie zum Durchbruch am Schildknorpelunterrand und gelegentlich durch die Cricothyroidmembran (*1*). Weniger häufig entwickeln sich diese Tumoren in supraglottische Richtung. Unter Umwachsen des Lig. thyreoepiglotticum dringen sie dann in den präepiglottischen Raum ein (*2*). Sehr selten erfolgt ein Karzinomdurchbruch direkt von der vorderen Kommissur durch den Schildknorpel (*3*). *T* Schildknorpel; *C* Ringknorpel; *E* Epiglottisknorpel; *A* Aryknorpel. (Aus MEYER-BREITING u. BURKHARDT 1988)

Ausbreitung oder ein wenig differenziertes Plattenepithelkarzinom mit Lymphangiosis carcinomatosa handelt, stellt die Krikothyreoidmembran auch im Bereich des Lig. cricothyreoideum nach unseren Beobachtungen eine solche Barriere dar. Lediglich die präformierten Öffnungen für den Durchtritt verschiedener Leitungsbahnen durch die Cricotyhreoidmembran bieten die Möglichkeit für den Durchbruch. Die eigentliche Penetration erfolgt in der Regel am Übergang des Schildknorpelunterrandes zur Cricothyreoidmembran (Tabelle 4.11.7). Ähnlich wie bei den hier geschilderten Fällen stellten auch OLOFSSON u. VAN NOSTRAND (1973) und GREGOR u. HAMMOND (1987) fest, daß der überwiegende Teil der Durchbrüche durch die Membrana cricothyreoidea mit einer Penetration des Schildknorpelunterrandes verbunden war. Der Locus minoris resistentiae ist der verknöcherte Unterrand des Schildknorpels (Abb. 4.11.16, 4.11.17, 4.11.18). Am Ansatz des Lig. cricothyreoideum besteht nur ein geringer Abstand zur subglottischen Schleimhautoberfläche und keine Bindegewebsloge, wie im seitlichen Kehlkopfbereich zwischen Conus elasticus und Schildknorpel,

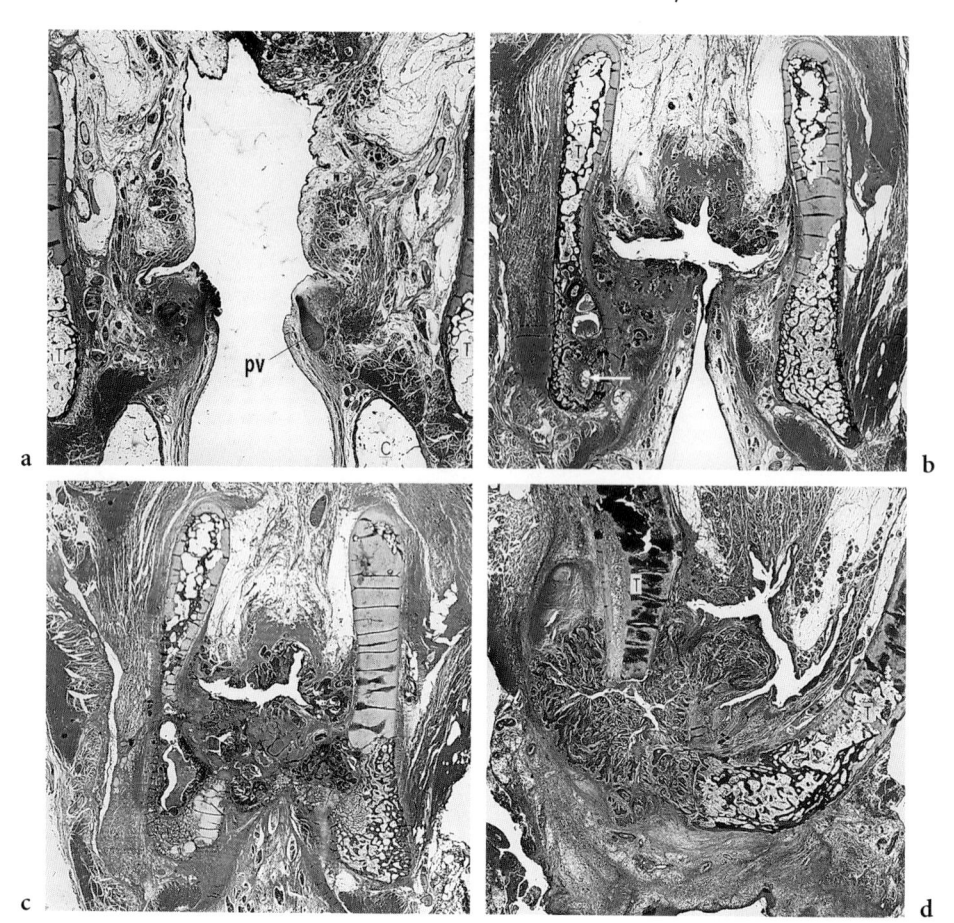

Abb. 4.11.17 a–d. Glottische Karzinome an der vorderen Kommissur. **a–c** Drei Frontalschnitte ein und desselben glottischen Karzinoms mit Ausdehnung vom Processus vocalis (**a**) zur Vorderwand (**c**). Vor der vorderen Kommissur (**b**) breitet sich das Karzinom nicht nur in subglottische Richtung lateral des Conus elasticus, sondern auch zirkulär zur Supraglottis (*2a*) und zum kontralateralen Teil der glottischen und supraglottischen Region (*2b*) aus. Das Karzinom befällt im unteren Teil den Schildknorpel (*Pfeile*). **d** Anderes glottisches Karzinom mit Ausdehnung in die subglottische Vorderwand mit Durchbruch durch den unteren vorderen Anteil des Schildknorpels und Befall der prälaryngealen Strukturen. *T* Schildknorpel; *C* Ringknorpel; *PRER* präepiglottischer Raum; *pv* Processus vocalis. (Aus MEYER-BREITING u. BURKHARDT 1988)

in der ein Tumor größere Entfaltungsmöglichkeiten besitzt. Die schon erwähnten Bindegewebslogen des subglottischen Raumes an der Kehlkopfvorderwand ermöglichen eine rasche Ausbreitung der Karzinomausläufer unmittelbar an den Schildknorpel heran. Der Eindruck, daß es sich um einen Durchbruch durch die Cricothyreoidmembran handelt, entsteht in der Regel sekundär.

Deshalb ist nicht so sehr der Befall der vorderen Kommissur als der der subglottischen Vorderwand das entscheidende Kriterium für die Tendenz zum

Tabelle 4.11.7. Hauptursprungszonen fortgeschrittener, glottischer Karzinome und ihre jeweilige Tendenz zum Larynxgerüstbefall bzw. Durchbruch. (Mod. nach MEYER-BREITING 1987)

Abschnitt am Larynxgerüst	Glottischer Ursprung		Gesamt n = 62	
	Ventrolateral n = 29	Laterodorsal n = 33	Befall	Penetration
Membrana thyreohyoidea	–	2	2	–
Schildknorpeloberrand	–	–	–	–
Schildknorpelzentrum	–	–	–	–
Schildknorpelunterrand	13	9	22	18
Membrana cricothyreoidea	1	2	3	3
Ringknorpelring	1	2	3	0
Ringknorpelplatte	1	5	6	6
Gesamt	16	20	36	27
Befall	55,17%	60,61%	58,06%	
Durchbruch %	41,38%	45,45%		43,55%

Tabelle 4.11.8. Die häufigsten Durchbruchstellen von Plattenepithelkarzinomen am Schildknorpelunterrand und an der Cricothyreoidmembran in Relation zu Lokalisation und Ausbreitung

Durchbruchstelle	Ausbreitungstyp		
	Subglottisch ventral	Subglottisch lateral	Paraglottisch
Frontal	10	4	1
Frontolateral	3	2	2
Lateral	1	–	2

Durchbruch eines Tumors nach prälaryngeal, sofern er subglottischen oder glottischen Ursprungs ist. Über die Hälfte aller fortgeschrittenen, glottischen Karzinome zeigt die Tendenz zum Gerüstbefall bzw. zur Penetration des Kehlkopfgerüstes (Tabelle 4.11.7). Tumoren mit einer primär vertikalen sub- oder paraglottischen Ausdehnung (Abb. 4.11.21; 4.11.22), die sich auf die subglottische Vorderwand ausdehnen, brechen ebenso häufig durch diesen Bereich nach prälaryngeal vor wie Karzinome, die primär von der vorderen Kommissur ausgegangen waren, nämlich in mehr als $^1/_3$ dieser Fälle (Tabelle 4.11.8). Die lateralen Prozesse mit überwiegend vertikaler Ausdehnung brechen bei Befall des paraglottischen Raumes bevorzugt lateral am Schildknorpelunterrand nach prälaryngeal durch (Abb. 4.11.22b) – allerdings weniger häufig als bei einem Befall der subglottischen Vorderwand.

Die Kehlkopfhinterwand mit der medialen Stellknorpeloberfläche (Abb. 4.11.19a, b) und der Hinterwand, häufig auch als hintere Kommissur bezeichnet,

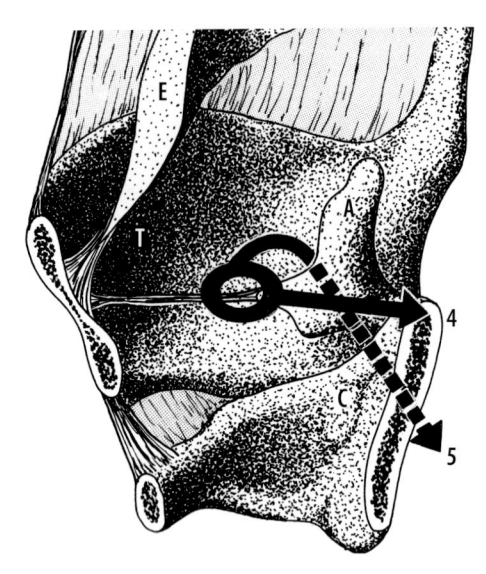

Abb. 4.11.18. Karzinome, die am Processus vocalis entstehen, können sich einerseits medial in Richtung auf die Kehlkopfhinterwand (*4*), oder in laterodorsale Richtung unter Umwachsung oder Zerstörung des Stellknorpels (*5*) ausbreiten. *T* Schildknorpel; *C* Ringknorpel; *E* Epiglottisknorpel; *A* Stellknorpel. (Aus MEYER-BREITING u. BURKHARDT 1988)

gilt als seltenere Primärlokalisation, obwohl gerade der Bereich hinter dem Morgagni-Ventrikel eine Zone mit besonderer Neigung zur Ausbildung von Plattenepitheldysplasien und nachfolgender Karzinombildung darstellt. TUCKER (1963), KIRCHNER (1969), BRIDGER u. NASSAR (1972) und OLOFSSON u. VAN NOSTRAND (1973) beschreiben keine Karzinome mit primärem Ursprung im Bereich der glottischen Hinterwand. Letztere stellten lediglich ein Übergreifen auf diese Zone bei 4 Karzinomen mit mehr primär vertikaler, supra- und subglottischer Ausdehnung fest. In unserer Untersuchung fortgeschrittener Larynxkarzinome gingen 4 von 62 subglottisch-glottischen Karzinomen primär von diesem Unterbezirk aus, weitere 23 mit überwiegend vertikaler Ausdehnung griffen auf ihn über. In einem Viertel dieser Fälle waren die Tumorausläufer zwischen und unter die Interarytenoidmuskulatur auf die Rückseite des Kehlkopfes an den Oberrand der Lamina cricoidea gelangt und infiltrierten in 22% aller Fälle den Oberrand der Ringknorpelplatte (Abb. 4.11.19c). TUCKER (1963) und MEYER-BREITING (1981a) weisen auf die Gefahr hin, daß in diesem Bereich Tumorausläufer bei chirurgischen Eingriffen belassen werden können. Eine ähnliche Situation kann sich dann ergeben, wenn bei der Ausdehnung der Tumoren auf die Hinterwand das Karzinom nach lateral um den Aryknorpel herumgewachsen ist und sich im hinteren Anteil des paraglottischen Raumes bis auf die Cricothyreoidgelenke hin ausdehnt, wo Ausläufer in die submukösen Anteile des unteren Sinus-piriformis-Abschnittes gelangen können (Abb. 4.11.19d). Die Ausbreitung an der Kehlkopfhinterwand bedingt grundsätzlich einen bevorzugten Anschluß der Karzinome an die Vasa lymphatica laryngica inferiora.

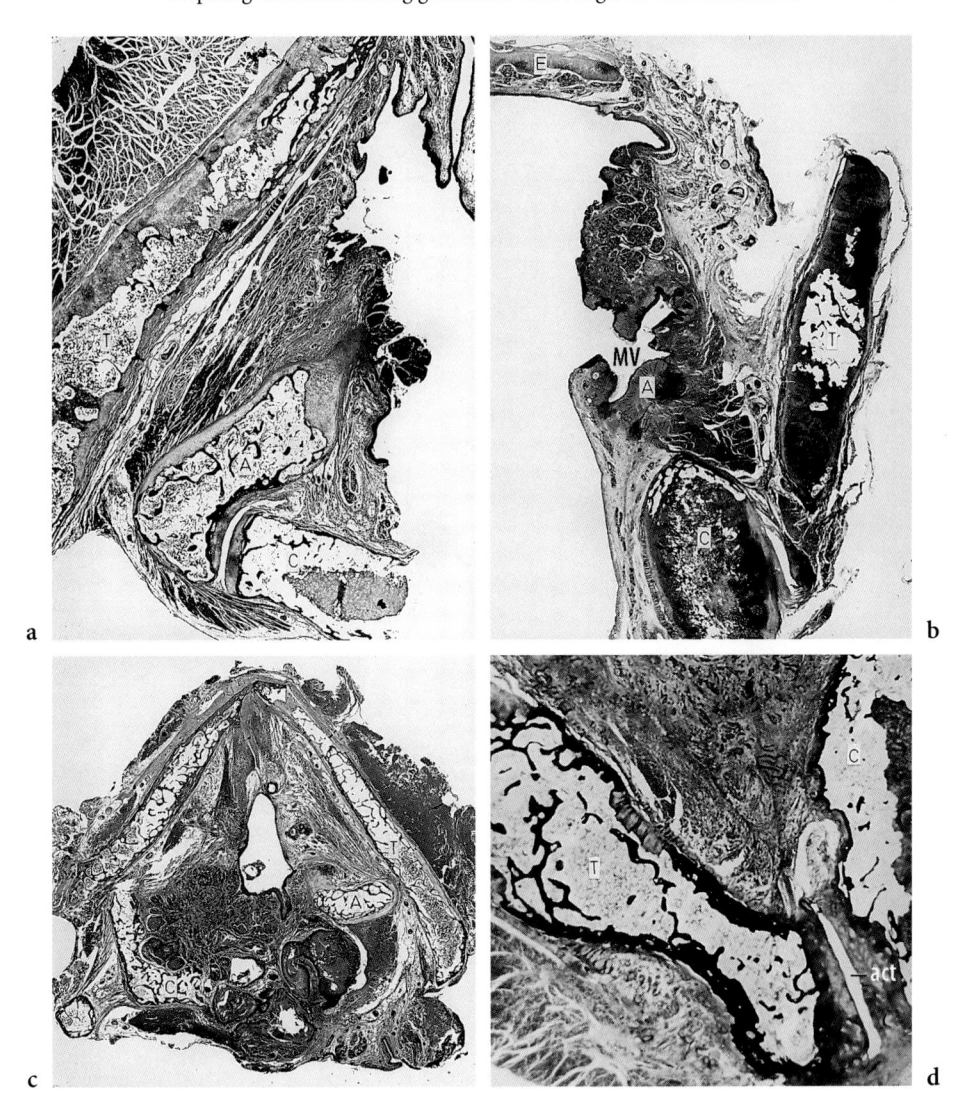

Abb. 4.11.19 a–d. Glottische Karzinome an der Hinterwand. **a** Oberflächliches Karzinom am Processus vocalis. Horizontalschnitt. HE × 20. **b** Destruktion des Stellknorpels (*A*) durch ein Plattenepithelkarzinom. **c** Infiltration der Larynxhinterwand mit kompletter Destruktion des linken Stellknorpels und Eindringen in die Lamina cricoidea. Der Tumor reicht bis in die postkrikoidale Mukosa. **d** Multiple kleine Zellgrüppchen eines mäßig differenzierten Plattenepithelkarzionoms nahe des Cricothyreoidgelenkes (*act*). Der Tumor war glottischen Ursprungs und infiltrierte in dieser Ebene den paraglottischen Raum vollständig. *T* Schildknorpel; *C* Ringknorpel; *E* Epiglottisknorpel; *A* Stellknorpel; *MV* Morgagni-Ventrikel. (Aus MEYER-BREITING u. BURKHARDT 1988)

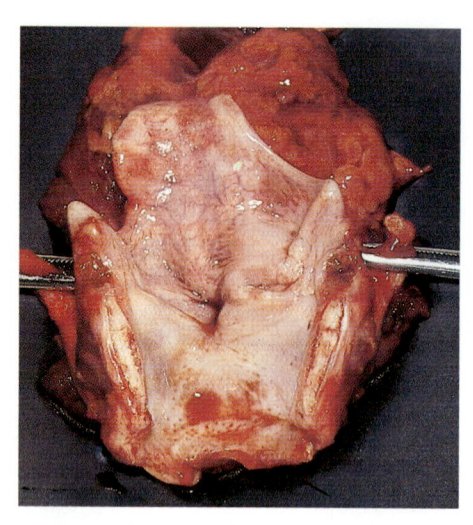

Abb. 4.11.20. Operationspräparat eines transglottischen Karzinoms: Laryngektomiepräparat dorsal gespalten. Auftreibung des rechten Taschenfaltenbereiches

Stimmlippenkarzinome mit mehr lateraler Primärlokalisation neigen zu einer vertikalen Ausdehnung nach kranial oder kaudal (Abb. 4.11.20–4.11.22). Je nach dem, ob sie die freie Stimmlippenkante in Richtung auf den Morgagni-Ventrikel oder aber über die untere Grenze des Reinke-Raumes nach subglottisch verlassen, entwickeln sie sich nach dem Oberflächenbild mehr nach supra- oder nach subglottisch. Die laterale Ausdehnung am Ventrikelboden entlang erfolgt aber nur zum Teil im Sinne des sog. transglottischen Wachstums (MCGAVRAN et al. 1961; KIRCHNER 1969; MENDONCA u. BRYCE 1973; KIRCHNER et al. 1974) an der lateralen Ventrikelwand nach kranial (Abb. 4.11.21; 4.11.22a, b). Die Möglichkeit solcher Geschwülste, sich auch lateral des Conus elasticus in die subglottische Ebene zu entwickeln, kann durch eine solche Definition verschleiert werden. TUCKER (1974) und MEYER-BREITING (1981a) halten es für zweckmäßiger, in einem solchen Falle von einer paraglottischen Ausdehnung zu sprechen, da man sich hiermit nicht von vornherein auf eine bestimmte Wachstumsrichtung festlegt. Nach MEYER-BREITING (1981a) zeigt $1/3$ aller T3- und T4-Karzinome glottischen Ursprungs eine paraglottische Ausdehnung, die zur Hälfte wiederum mit einer kaudalen Ausdehnung in den subglottischen Bezirk lateral des Conus elasticus verbunden ist. Somit muß in der Hälfte aller Fälle mit einem Oberflächenbild einer transglottischen Ausdehnung auch gleichzeitig mit einer Tumorinfiltration in Richtung auf den Schildknorpelunterrand und die Membrana cricothyreoidea gerechnet werden, mit der Möglichkeit eines Befalls oder einer Penetration des Tumors in diesem Abschnitt (Abb. 4.11.22b). NORRIS et al. (1970) und KIRCHNER et al. (1974) empfahlen, Karzinome, die sich von der Stimmlippenkante nach lateral entwickeln, als glottische Karzinome mit supraglottischer Ausdehnung zu bezeichnen.

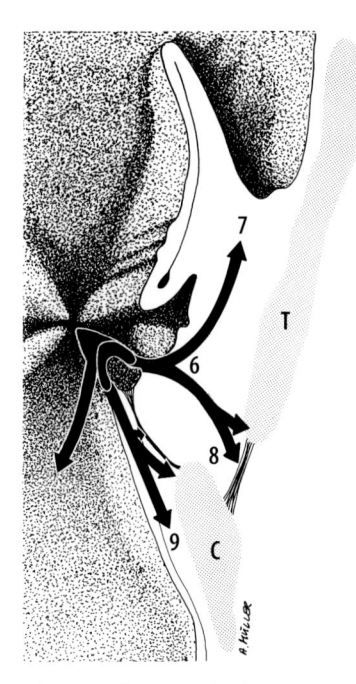

Abb. 4.11.21. Frontalschnitt des Hemilarynx mit einem ventralen Schleimhautrelief. Lateral gelegene glottische Karzinome breiten sich in zwei vertikale Hauptrichtungen aus. Der eine Weg führt über den Ventrikelboden (6). Hierher kann er sich entwickelt haben oder aber, was wahrscheinlicher ist, er hatte hier im Ventrikel seinen Ursprung (7). Dieser Typ wird auch als transglottisches Karzinom bezeichnet und sollte besser den supraglottischen Karzinomen zugeordnet werden. Eine im allgemeinen unterschätzte Ausbreitung reicht vom Ventrikelboden in den unteren Anteil des paraglottischen Raumes (8). Allerdings dehnen sich die meisten glottischen Karzinome eher in subglottischer Richtung medial des Conus elasticus aus (9) und befallen teilweise die subglottische Vorderwand. *T* Schildknorpel; *C* Ringknorpel. (Aus MEYER-BREITING u. BURKHARDT 1988)

Glottische Karzinome mit subglottischer Ausdehnung (Abb. 4.11.23; 4.11.24a) sind nach OLOFSSON u. VAN NOSTRAND (1973), LUND (1974) und MEYER-BREITING (1981a) glottische Karzinome, die sich auf den Schleimhautbereich unterhalb des Lig. vocale ausgedehnt haben. Sie heben sich von den transglottischen insofern ab, als hier der Lymphabfluß hauptsächlich in Richtung auf die Vasa lymphatica inferiora und in die Paratrachealregion beginnt (PRESSMAN et al. 1960; WELSH 1964; BECK u. MANN 1980). OLOFSSON u. VAN NOSTRAND (1973) und MEYER-BREITING (1981a) fanden übereinstimmend eine besonders häufige Ausdehnung glottischer Karzinome in den subglottischen Raum. Wie schon oben erwähnt, wirkt der Conus elasticus als außerordentlich stabile Barriere gegen die Ausbreitung von Plattenepithelkarzinomen. Medial des Conus elasticus wachsende Karzinome mit subglottischer Ausdehnung infiltrieren den Schildknorpelunterrand besonders an der Vorderwand und greifen häufig auf die gegenüberliegende Seite über. Der Conus elasticus verhindert oder verzögert zumindest einen solchen frühen Durch-

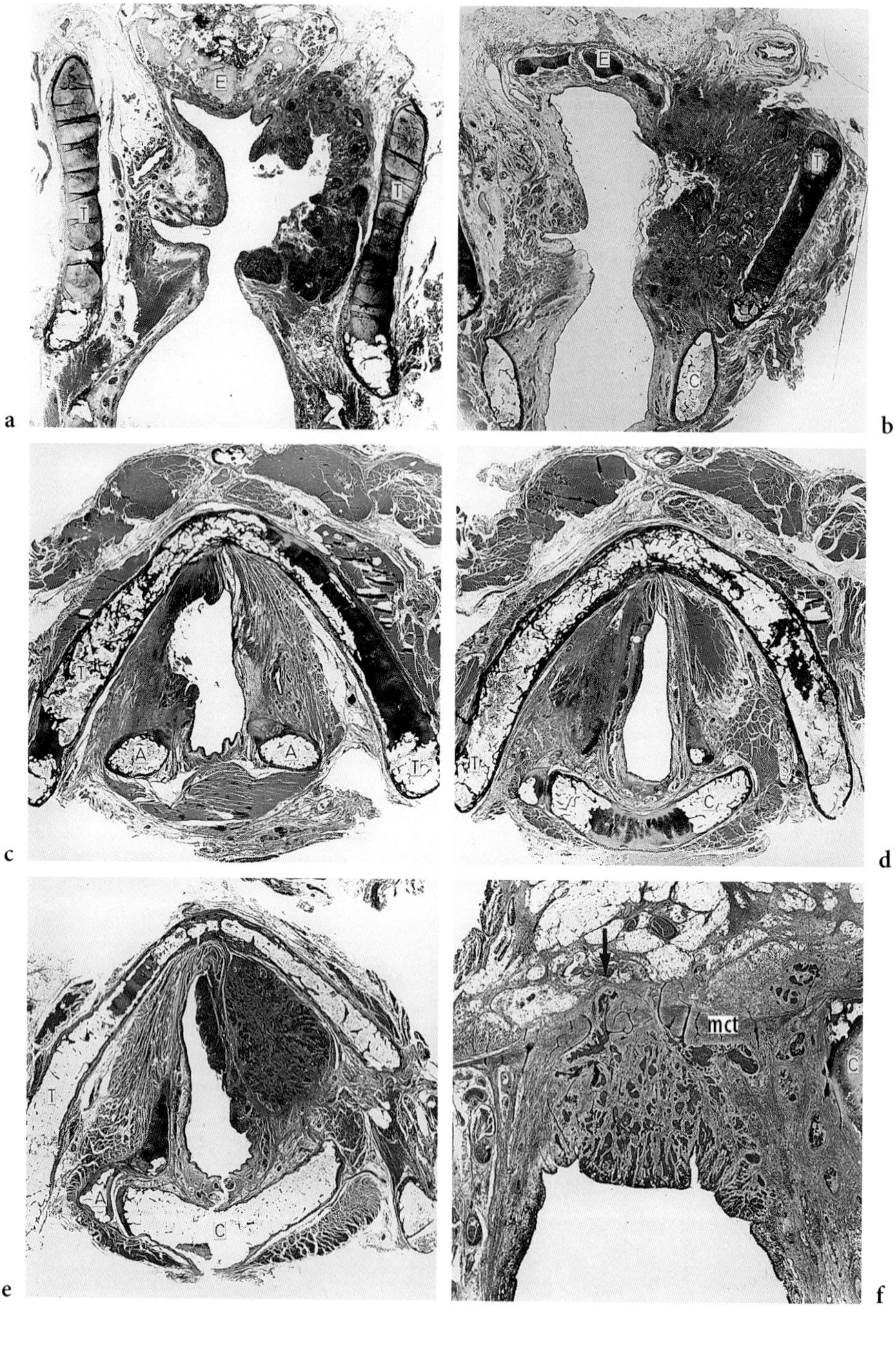
E
T
T
T
a
E
T
C
b
T
A
A
T
c
T
C
d
T
A
C
e
mct
C
f

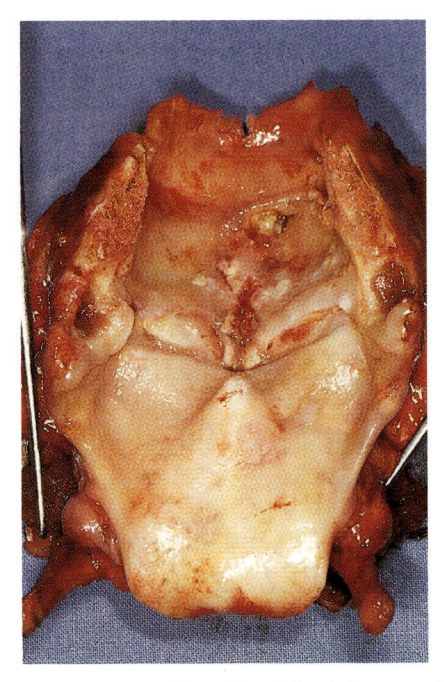

Abb. 4.11.23. Operationspräparat eines glottisch-subglottischen Karzinoms: Laryngektomiepräparat dorsal gespalten

bruch über den paraglottischen Raum nach lateral (TUCKER 1963; OLOFSSON u. VAN NOSTRAND 1973; FLEISCHER 1977; MEYER-BREITING 1981a). Innerhalb des Conus elasticus scheint der Abschnitt unmittelbar unter dem Lig. vocale (Abb. 4.11.24a) einen *Locus minoris resistentiae* darzustellen (MEYER-BREITING 1981a; GLANZ 1984). Die Lymphknotenmetastasierung nimmt ihren Weg ent-

◀ **Abb. 4.11.22a–f.** Lateral gelegene glottische Karzinome. **a, b** Sogenannte transglottische Karzinome, die sich über dem Morgagni-Ventrikel ausdehnen. Der linke Tumor zeigt ein mehr expansives Wachstum, während der rechte den paraglottischen Raum diffus mit einer sehr unregelmäßigen Tumor-Wirt-Grenze infiltriert. In beiden Fällen muß das Verhältnis zwischen Befall der Glottis und der Supraglottis Anlaß für uns sein, diesen Typ von Tumor eigentlich als supraglottische Karzinome zu definieren. Frontalschnitte. HE × 1,5. **c, d** Glottische Karzinome mit Ursprung von der freien Stimmlippenkante und dem Ventrikelboden (c). Der Tumor infiltriert den unteren Teil des paraglottischen Raumes (d). Horizontalschnitte durch den Ventrikelboden und 4 mm darunter. **e** Weiter fortgeschrittenes glottisches Karzinom mit der gleichen Ausdehnung. Beachte die scharfe Trennung des subglottischen vom paraglottischen Raum durch den Conus elasticus. Horizontalschnitt (5 mm unterhalb der freien Stimmlippenkante). **f** Befall der subglottischen Vorderwand. Das Karzinom infiltriert diesen Bereich ohne erkennbare Mittellinientrennung und dringt durch die Cricothyreoidmembran (*mct*) durch eine präformierte Perforation für Gefäße und Nerven (*Pfeil*). Horizontalschnitt, HE × 20 TCEAMV. *T* Schildknorpel; *C* Ringknorpel; *E* Epiglottisknorpel; *A* Stellknorpel. (Aus MEYER-BREITING u. BURKHARDT 1988)

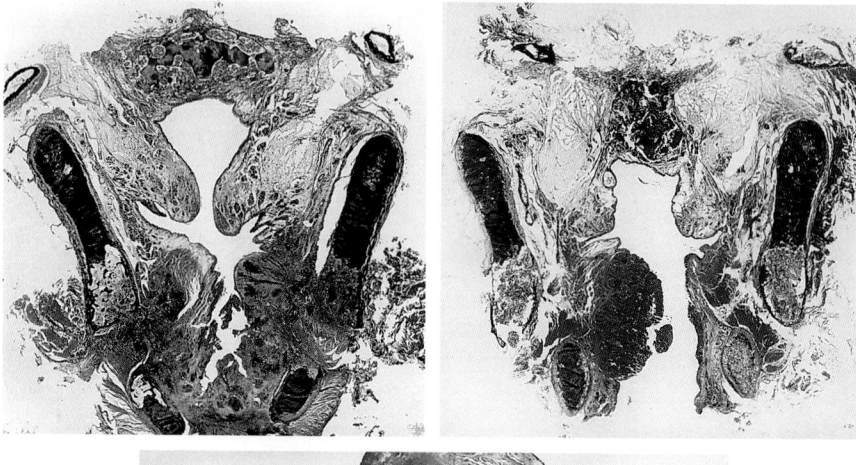

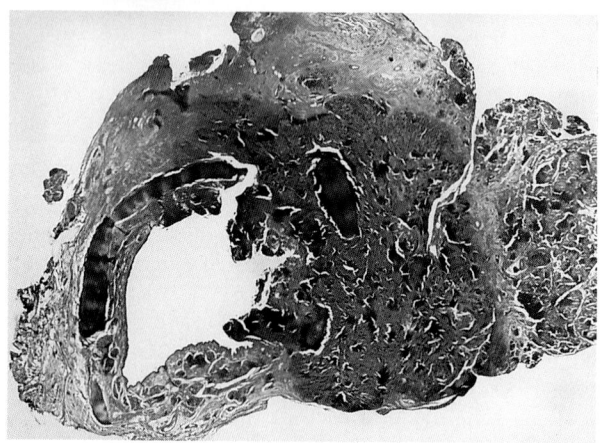

Abb. 4.11.24a–c. Subglottische und Trachealkarzinome. Isolierte subglottische Karzinome sind selten. **a** Sie neigen zu einem frühzeitigen Befall des Ringknorpels und zur Penetration des Conus elasticus. Von hier aus findet eine rasche Infiltration des unteren paraglottischen Raumes und des Schildknorpels statt. **b** Gering differenziertes Karzinom mit einsetzendem Durchbruch durch den Conus elasticus in seinem unteren Anteil. **c** Karzinome des unteren subglottischen Anteils und der Trachea bleiben klinisch lange Zeit unentdeckt und machen sich erst durch Dyspnoe und Haemoptoe bemerkbar. In diesem Stadium hat der Tumor in der Regel den Ringknorpel und die Trachealringe durchbrochen und die Schilddrüse infiltriert. Horizontalschnitt durch den zweiten Trachealring, HE × 2. (Aus MEYER-BREITING u. BURKHARDT 1988)

weder paratracheal über die Vasa lymphatica laryngica inferiora oder wesentlich seltener nach prälaryngeal.

Primäre, subglottische Karzinome sind außerordentlich selten (KIRCHNER 1969; OLOFSSON u. VAN NOSTRAND 1973; FLEISCHER 1977; MEYER-BREITING u. VON ILBERG 1979). Ihr Verhalten ist dem der glottischen Karzinome mit subglottischer Ausdehnung gleichzusetzen (Abb. 4.11.24b).

11.2.4 Ursprung und Ausbreitung larynxnaher Pharynxkarzinome

Die Karzinome des Hypopharynxbereiches und des unteren Oropharynx, d.h. der lingualen Epiglottisfläche, der Valleculae, des Zungengrundes und der unteren Oropharnyxseitenwand sollen hier unter dem Begriff der äußeren Kehlkopfkarzinome in die Untersuchung mit einbezogen werden, da ihre Ausbreitung von der Morphologie des Kehlkopfes und seiner Umgebung entscheidend mitbeeinflußt wird und sich die Chirurgie dieser Karzinome an dieser orientieren muß.

Plattenepithelkarzinome der Valleculae und des Zungengrundes sind von der klinischen und histologischen Diagnostik her nicht immer als solche zu erkennen. Die Neigung, sie auch als ursprüngliche supraglottische Tumoren zu interpretieren, die sekundär über den präepiglottischen Raum und die Valleculae in den Zungengrund eingedrungen sind, ist verständlich. In der Regel bilden solche Tumoren ausgedehnte Ulzera am Übergang des unteren Zungengrundareales zu den Valleculae und infiltrieren diese unterschiedlich tief. Bei der Infiltration des Zungengrundes ist zu beachten, daß die Ausläufer der Tumoren lateral des eigentlichen Zungenkörpers, in Fortsetzung der Plica glossoepiglottica lateralis, wesentlich tiefer reichen können als in der Zungengrundmuskulatur selbst. Besonders im Hinblick auf die häufig schonende Resektionsweise, wegen der in diesem Abschnitt verlaufenden Nervi hypoglossi und Aa. linguales muß hier nach chirurgischer Resektion mit dem Belassen von Tumorausläufern gerechnet werden. Die lymphogene Metastasierung erfolgt in der Regel über die laterale obere Larynxwand und den Mundboden.

Unter den Hypopharynxkarzinomen (Abb. 4.11.25) überwiegen die des Sinus piriformis zahlenmäßig bei weitem (HARRISON 1972; OLOFSSON u. VAN NOSTRAND 1973; KIRCHNER 1975b). Reine Postkrikoidkarzinome und Karzinome der Hypopharynxhinterwand spielen demgegenüber nur eine untergeordnete Rolle. Die Sinus-piriformis-Karzinome (Abb. 4.11.26; 4.11.27) besitzen eine besonders enge Beziehung zum eigentlichen Kehlkopf, was sich in einem frühen Übergreifen auf endolaryngeale Strukturen bemerkbar macht. Drei Hauptausbreitungsrichtungen sind von Bedeutung: Einerseits dringen die Tumoren nach medial in die supraglottische Seiten- und Hinterwand ein, andererseits können sie paraglottisch nach ventral bis tief in den präepiglottischen Raum infiltrieren (Abb. 4.11.27b, c). Als dritten Weg nehmen diese in der Regel zum submukösen Wachstum neigenden Tumoren die dorsokaudale Richtung auf das Cricothyreoidgelenk und die Kehlkopfhinterwand und gelangen von hier aus in den Ösophaguseingang (Abb. 4.11.28a).

Die Einbrüche der Hypopharynxkarzinome in das Kehlkopfgerüst erfolgen variabler als bei den endolaryngealen Karzinomen. Am häufigsten sind Einbrüche an den Schildknorpelflügeln, seltener an den Stellknorpeln und der Lamina cricoidea zu beobachten (KIRCHNER 1975b; MEYER-BREITING 1981a). Häufig wird auch über Stimmlippenfixierungen durch Sinus-piriformis-Karzinome berichtet (OGURA 1955; OLOFSSON u. VAN NOSTRAND 1973; KIRCHNER 1975b). KIRCHNER (1975b) gab als Ursache für die Stimmlippenfixierung Infiltrationen in der Umgebung der Aryknorpel sowie der Cricoarytenoid- und

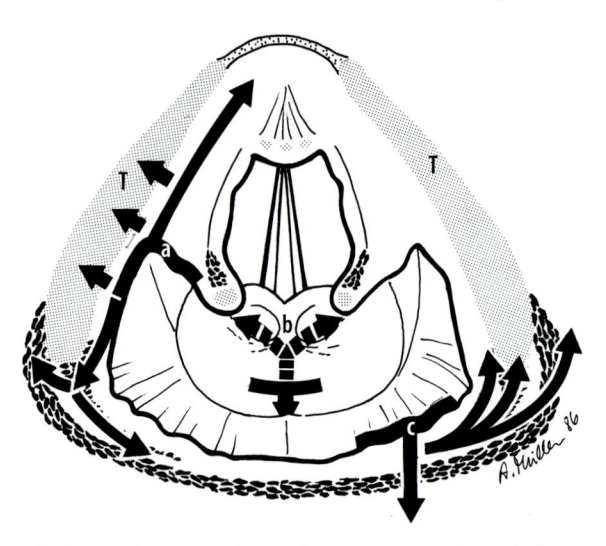

Abb. 4.11.25. Ausbreitung der Hypopharynxkarzinome. Horizontalschnitt mit kaudalem Schleimhautrelief. Karzinome des Sinus piriformis können sich in drei Richtungen ausdehnen: *a* nach ventral in den paraglottischen Raum; nach dorsal bis zur Hinterkante des Schildknorpels und der Hypopharynxhinterwand und nach kaudal zur Postkrikoidregion und zum Oesophagus. *b* Postkrikoidkarzinome dehnen sich in Richtung auf beide Sinus piriformes und nach kaudal in Richtung auf den Oesophagus aus. *c* Die Hinterwandprozesse breiten sich oft in Richtung auf die Sinus piriformes oder nach kranial oder kaudal aus. Die Wirbelsäule wird unter Durchbruch durch das Ligamentum longitudinale anterius gelegentlich befallen. *T* Schildknorpel. (Aus MEYER-BREITING u. BURKHARDT 1988)

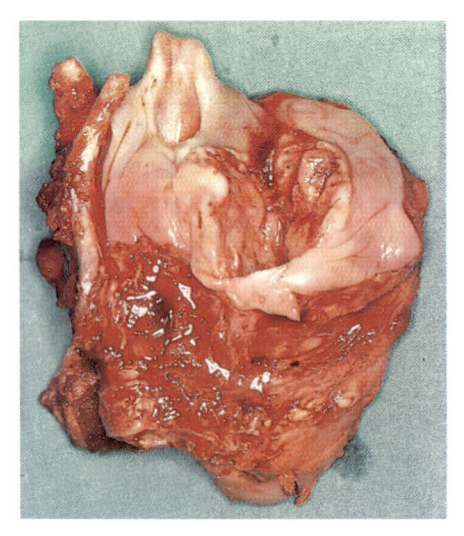

Abb. 4.11.26. Operationspräparat eines Sinus-piriformis-Karzinoms: Laryngektomiepräparat. Ausfüllung des gesamten Sinus piriformis rechts durch das Karzizom. Penetration des Schildknorpels und Mitresektion des rechten Schilddrüsenlappens wegen Tumorinfiltration

a b

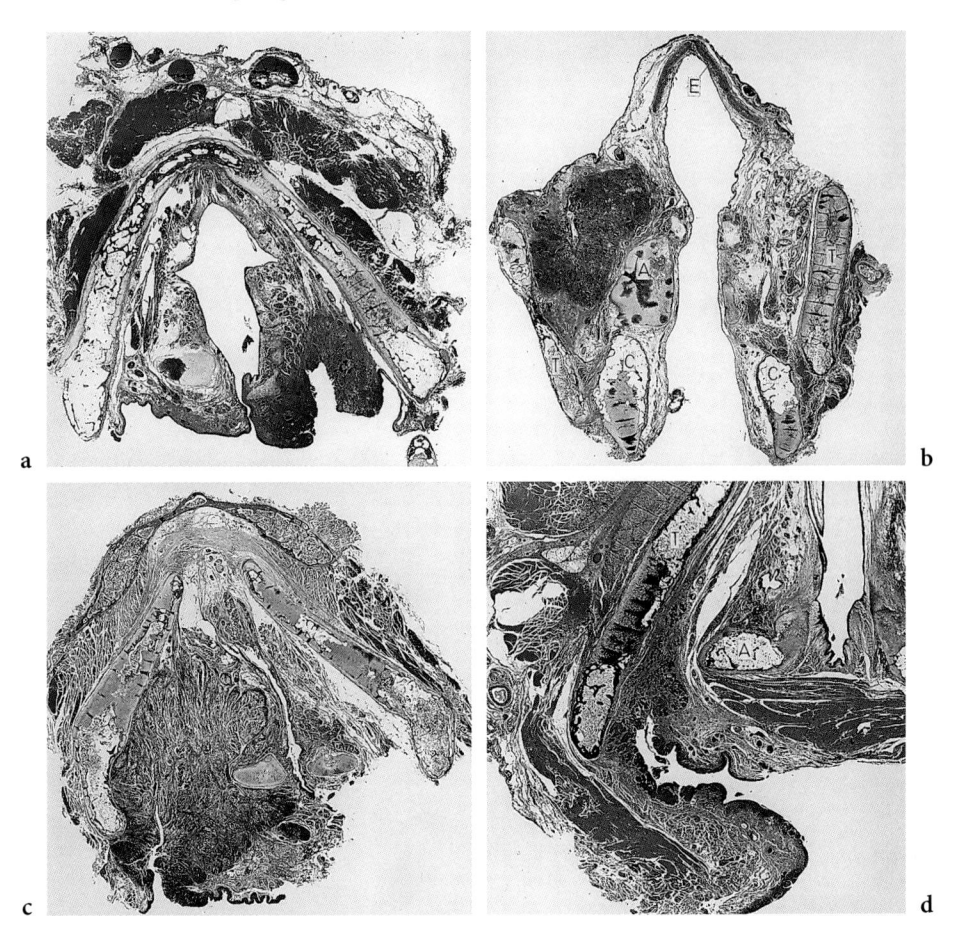

c d

Abb. 4.11.27a-d. Der Sinus piriformis ist die häufigste Lokalisation der Hypopharynxkarzinome. **a** Meist sind beide Teile lateral und medial karzinomatös verändert. Horizontalschnitt HE × 2. **b** Von hier aus infiltrieren zahlreiche Karzinome den paraglottischen Raum und reichen von hier aus in den präepiglottischen Raum hinein. Frontalschnitt durch die Processus vocales. HE × 1,5. **c** Sinus piriformis-Karzinom, das fast den gesamten paraglottischen Raum der gleichen Seite ausfüllt. Die endolaryngealen Weichteilgewebe sind fast zur Lumenobturation nach medial verdrängt (Horizontalschnitt in Höhe der Incisura thyreohyoidea. **d** Manche Hypopharynxkarzinome gehen gemeinsam vom Sinus piriformis und der Hinterwand aus. Dieses frühe Karzinom zeigt deutlich die übliche Ausbreitung dieses Typs: Nach ventral und an die Hinterkante des Schildknorpels. *E* Epiglottisknorpel; *A* Stellknorpel; *T* Schildknorpel; *C* Ringknorpel. (Aus MEYER-BREITING u. BURKHARDT 1988)

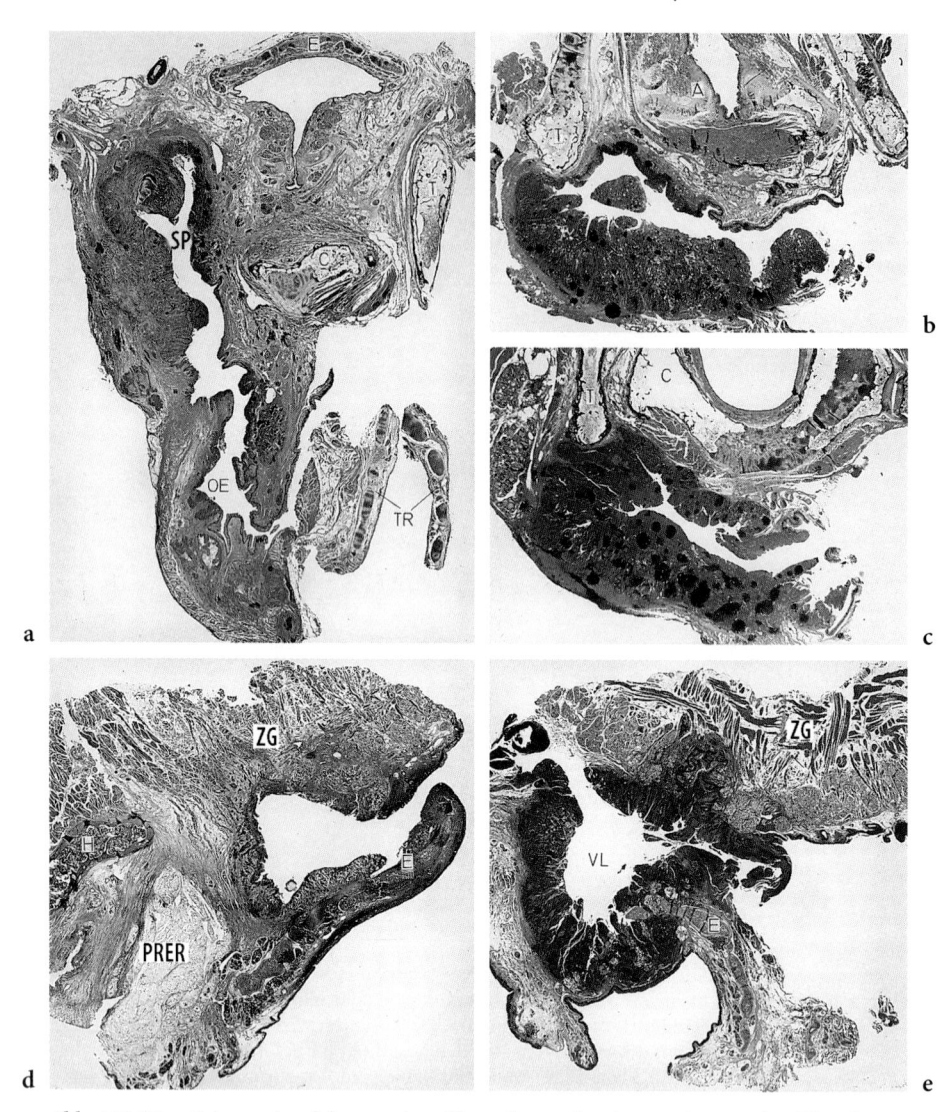

Abb. 4.11.28. a Extreme Ausdehnung eines Hypopharynxkarzinoms, das von der Plica glossoepiglottica lateralis über den Sinus piriformis links bis in 4–5 cm in den Ösophagus hineinreicht. Dieser Tumor befiel zusätzlich die Schilddrüse und den Schild- und Ringknorpel (auf dieser Abbildung nicht zu erkennen). Frontalschnitt durch die Larynxhinterwand (postkrikoidal), HE × 1,5. **b, c** Karzinom der Hypopharynxhinterwand. Horizontalschnitte durch den Interarytaenoidmuskel und das Zentrum der Lamina cricoidea. **d, e** Larynxnahe Oropharynxkarzinome. **d** Karzinom des Zungengrundes (*ZG*), der Vallekel und der lingualen Epiglottisfläche. Der Tumor hat den präepiglottischen Raum nicht befallen. Mediosagittalschnitt, HE × 1,5. **e** Mehr lateral gelegenes Vallekelkarzinom. *A* Stellknorpel; *E* Epiglottis; *C* Ringknorpel; *T* Schildknorpel; *SP* Sinus piriformis; *OE* Ösophagus; *TR* Trachea; *H* Zungenbein; *ZG* Zungengrund; *PRER* präepiglottischer Raum; *VL* Vallekel. (Aus MEYER-BREITING u. BURKHARDT 1988)

Interarytenoidmuskulatur an. Als weitere Ursache werden auch infiltrationsbedingte Paresen des N. recurrens diskutiert (OLOFSSON u. VAN NOSTRAND 1973; KIRCHNER u. OWEN 1977). Der Befall der Schilddrüse durch Hypopharynxkarzinome wird in der Literatur häufig beschrieben (OGURA 1955; HARRISON 1972; OLOFSSON u. VAN NOSTRAND 1973).

Karzinome des Postkrikoidbezirkes (Abb. 4.11.28 b, c) gewinnen relativ rasch Anschluß an beide paraglottische Räume und dehnen sich gleichzeitig nach kaudal in Richtung auf den Ösophaguseingang aus. Karzinome, die primär von der Hypopharynxhinterwand ausgehen, neigen bei horizontaler Ausbreitung nicht nur zur Ausdehnung auf das laterale Schleimhautblatt des Sinus piriformis, sondern zu einem Umwachsen des Schildknorpelhinterrandes und einem frühzeitigen Eindringen in prälaryngeale Regionen. Bei kaudaler Ausrichtung umwachsen sie nicht selten den Ösophaguseingang zirkulär. Karzinome der Hypopharynxhinterwand sind in ihrer lokalen und regionären Ausbreitung nur schwer abschätzbar und haben eine außerordentlich schlechte Prognose (MEYER-BREITING 1981a; GANZER et al. 1982). Gut 80% solcher Patienten erkranken schon innerhalb des ersten posttherapeutischen Jahres an einem lokalen Rezidiv, Lymphknotenbefall und/oder einer Fernmetastasierung. Nur selten überlebt ein solcher Patient 3 Jahre. Auffallend ist die Häufigkeit, mit der Zweitkarzinome im Zusammenhang mit Plattenepithelkarzinomen des Hypopharynx beobachtet werden können. Sie finden sich entweder im kontralateralen Sinus piriformis, im supraglottischen Bereich oder aber in den tiefer gelegenen Ösophagusabschnitten. Meist handelt es sich dabei um frühinvasive Karzinome bzw. Carcinomata in situ. Unabhängig davon sind bei den meisten Patienten Dysplasien unterschiedlichen Schweregrades in allen Abschnitten der oberen Speisewege zu beobachten (s. Kap. 4.10.4).

Unter den Oropharynxkarzinomen sind nur die kaudalen Zungengrundkarzinome und die Karzinome in den Vallekeln als larynxnah zu bezeichnen und hier erwähnenswert (Abb. 4.11.28 d, e). Aus wenig plausiblen Gründen wurde die linguale Epiglottisfläche mit der Revision der ICD-O (WHO 1990) dem Larynx zugeschlagen, obwohl sowohl vom Lymphabfluß als auch von der Lagebeziehung dieser Bereich früher mit Recht dem Oropharynx zugeordnet war. Probleme bereiten größere Karzinome an dieser Stelle, wenn sie in den präepiglottischen Raum eingebrochen sind und von hier aus die supraglottische Oberfläche erreicht haben. Die Zuordnung zum Oropharynx oder der Supraglottis kann fehlerhaft oder unmöglich sein. Karzinome dieser Unterbezirke metastasieren schnell und häufig bi- oder kontralateral.

11.2.5 Lymphogene Metastasierung von Larynx- und larynxnahen Karzinomen

Wie in Kapitel 4.2.1.5 ausgeführt, wird der Kehlkopf in drei Hauptrichtungen von Lymphgefäßen drainiert. Die Reinke-Räume beider Stimmlippen besitzen offensichtlich nur mäßige Abflüsse. Ein Karzinom der Stimmlippenoberfläche bekommt erst spät Anschluß an die benachbarten Lymphabflußsysteme, wobei

Tabelle 4.11.9. Regionäre Lymphknotenmetastasierung supraglottischer Karzinome: Beziehung zwischen primärem Sitz und der Häufigkeit ipsilateraler, kontralateraler und bilateraler Metastasierung auf histologischer Grundlage

Sitze des Primärtumors	n	Ipsilateral		Kontra- und bilateral		Total	
		n	%	n	%	n	%
Ventrolateral	57	12	21	15	26	27	47,4
Ventral	31	9	29	5	16	14	45,2
Lateral	55	15	27	6	11	21	38,2
Dorsal	6	–	0	1	17	1	16,7
Gesamt	149	36	24	27	18	63	42,3

aber jedes der drei genannten Abflußsystem in Frage kommen kann. Die Einteilung in Lymphabflußsysteme ist aber nicht als starr und unumstößlich aufzufassen, sondern eher fließend. Die submukösen Räume weisen ein Lymphgefäßgeflecht auf, das in bescheidenen Rahmen Verbindung zu den Nachbarräumen aufrechterhält. So bestehen einerseits netzförmige Verbindungen zwischen dem sub- und paraglottischen Raum sowie der Kehlkopfhinterwand und andererseits am Übergang der Vasa laryngica lymphatica superiora zum submandibulären Lymphgefäßsystem. Die sogenannten Lymphströme sind nur schwach und jederzeit durch lokale Veränderungen umkehrbar (WELSH et al. 1961).

Bei supraglottischen Karzinomen werden prätherapeutisch in der Regel in etwa 30–40% aller Fälle Lymphknoten getastet. Bei diesen klinisch erfaßten Lymphknotenschwellungen handelt es sich aber erfahrungsgemäß in 20–25% der Fälle um unspezifische Lymphadenitiden, größtenteils als unspezifische Entzündungsreaktion auf das Tumorgeschehen. In einem ähnlich hohen Prozentsatz werden aber schon erfolgte und später histologisch nachgewiesene Lymphknotenmetastasierungen nicht erkannt (MEYER-BREITING u. VON ILBERG 1979). Bei ca. 18% aller Patienten mit supraglottischen Karzinomen ist mit einer beiderseitigen Metastasierung, besonders bei ventraler und ventrolateraler Lokalisation, zu rechnen (Tabelle 4.11.9). Dabei müssen Lymphknotenmetastasen nicht nur im Bereich des Gefäßbandes, sondern können auch in allen drei submandibulären Lymphknotengruppen erwartet werden (MEYER-BREITING u. VON ILBERG 1979).

Glottische Karzinome metastasieren relativ selten, was aber in erster Linie durch den hohen Anteil frühzeitig erkannter Stimmlippenkarzinome bedingt wird. Unter 247 an der Frankfurter Universitäts-Hals-Nasen-Ohrenklinik diagnostizierten glottischen pT1-Tumoren fand sich keine einzige Lymphknotenmetastase. Von pT2-Tumoren konnten in 6 Fällen Lymphknotenmetastasierungen nachgewiesen werden. Erst bei Karzinomen mit einer Tiefeninfiltration im paraglottischen und subglottischen Raum waren in ca. $1/4$ aller Fälle befallene Lymphknoten histologisch nachweisbar. Hiervon traten die meisten am oberen Gefäßbanddrittel, d.h. in der oberen jugulären Lymphknotengruppe auf (Level

II der UICC und des AJCC). Mit dem Befall des paraglottischen Raumes muß aber auch bei primär glottischen Karzinomen mit einer submandibulären lymphogenen Aussaat gerechnet werden (MEYER-BREITING 1981 a). Bei subglottischer Ausdehnung oder primär subglottischer Lokalisation von Karzinomen erfolgt die Metastasierung vorzugsweise über die Vasa lymphatica laryngica inferiora in die paratrachealen Lymphknoten, die sich der klinischen Palpation in der Regel entziehen. Nach FLEISCHER (1977) ist bei einer subglottischen Ausdehnung von mehr als 20 mm in ca. 30–40% mit einer solchen Metastasierung zu rechnen. Lymphknotenmetastasierungen über den ventralen Lymphabfluß in die untere juguläre Lymphknotengruppe sind seltener. Der häufig beschriebene, prälaryngeale Lymphknoten – „Delphian node" – ist nach ROUVIÈRE (1932) nur fakultativ ausgebildet und darf deshalb nicht als obligat primäre Station der Vasa lymphytica laryngica anteriora aufgefaßt werden. Das Fehlen eines befallenen Lymphknoten an dieser Stelle bedeutet nicht, daß über diese Lymphgefäße keine Aussaat erfolgt ist. Im übrigen ist es durchaus möglich, einen prälaryngealen Karzinomdurchbruch als Befall dieses Lymphknotens fehlzudeuten. Die Aussaat in die untere juguläre Lymphknotengruppe erfolgt im übrigen häufiger über die paratrachealen Lymphknoten.

Tiefe Oropharynxkarzinome metastasieren im wesentlichen entlang denselben Lymphabflußsystemen wie die supraglottischen Karzinome. Lediglich im Bereich der lateralen Oropharynxwand ist die Ausbreitung, die die Prognose der Erkrankung erheblich mitbestimmt, schwer abschätzbar.

Während sich bei den endolaryngealen Karzinomen die Aussaat im allgemeinen auf ein bis zwei Ausbreitungswege konzentriert, muß bei den Hypopharynxkarzinomen mit einer weitgefächerten zentrifugalen Ausbreitung gerechnet werden. Einerseits gewinnen die Karzinome über den paraglottischen Raum Anschluß an die Vasa lymphatica laryngica superiora, andererseits über die Kehlkopfhinterwand an die Vasa lymphatica laryngica inferiora und im Bereich der lateralen Pharynxwand nach kranial zur Schädelbasis und nach kaudal in das Mediastinum sowie über die Plicae glossoepiglotticae laterales in das Mundbodengebiet nach submandibulär. Entsprechend weit verstreut sind Lymphknotenmetastasen bei Karzinomen dieser Primärlokalisation zu finden. Vergleichbar den supraglottischen Karzinomen muß hier vor allem auf die hohe Neigung zu bilateraler Metastasierung hingewiesen werden (GANZER et al. 1982). Auch bei kleinen Hypopharynxtumoren treten schon früh Lymphknotenmetastasen auf. Die Häufigkeit der Metastasierung wird zwischen 60 und 70% angegeben (JÖRGENSEN u. SELL 1971; HARRISON 1972; OLOFSSON u. VAN NOSTRAND 1973; KIRCHNER 1975b; GANZER et al. 1982).

11.2.6 Fernmetastasierung

Fernmetastasierungen durch Plattenepithelkarzinome des Kehlkopfes erfolgen selten und meist nur im Zusammenhang mit einer schon erfolgten lymphogenen Aussaat. An der Frankfurter Universitäts-HNO-Klinik wurden nur in etwa 2,5% bei Plattenepithelkarzinome des Larynx Fernmetastasen beobachtet und zwar primär ausschließlich in der Lunge. Andere Körperregionen, wie der Abdominalbereich oder das Skelett, wurden erst sekundär befallen. Ähnliches gilt auch für die kaudalen Oropharynxkarzinome. Bei den Hypopharynxkarzinomen konnten wir auch primäre Fernmetastasen im Bereich der Wirbelsäule und der Schädelbasis sowie im Endokranium beobachten. Diese Lokalisationen standen in einem auffallenden Zusammenhang mit der Primärlokalisation des Tumors an der Hypopharynxhinterwand.

11.2.7 TNM-Klassifikation der Larynx-, Hypopharynx- und kaudalen Oropharynxkarzinome

Mitte der 40er Jahre entwickelte der Franzose DENOIX (1944) die Prinzipien des TNM-Systems zur Klassifikation maligner Tumoren. Das „Sub-Committee on the registration of cases of cancer as well as their statistical presentation" der „World Health Organization" schlug erstmals eine international verbindliche Definition der lokalen Ausdehnung maligner Tumoren zur Registrierung und statistischen Erfassung von Krebserkrankungen vor. 1958 veröffentlichte die „Union Internationale Contre le Cancer" (UICC) erste Empfehlungen für die klinische Stadieneinteilung des Kehlkopfkarzinoms (UICC 1958). Die Klassifikation der Kehlkopfkarzinome wurde 1972 neu festgesetzt und 1978 bestätigt, während bei den Oro- und Hypopharynxkarzinomen 1978 eine neue Klassifikation eingeführt wurde (UICC 1972, 1974, 1978, 1979). Die TNM-Klassifikation des „American Joint Committee on Cancer" wich früher in Einzelheiten geringfügig von der der UICC ab (AJCC 1972, 1977, 1983). Seit 1987 sind beide Klassifikationen praktisch identisch (AJCC 1992; UICC 1992).

11.2.7.1 Prätherapeutische TNM-Klassifikation

Die TNM-Klassifikation zur Beschreibung anatomischer Ausdehnungen von Karzinomen beruht auf der klinischen Feststellung von:

T – Ausdehnung des Primärtumors
N – Zustand der regionären Lymphknoten
M – Fehlen oder Anwesenheit von Fernmetastasen.

Der jeweilige Status wird durch Hinzufügen von Zahlen zu diesen drei Komponenten beschrieben.

Primär war beabsichtigt, den prätherapeutischen Befund mit der eigentlichen TNM-Klassifikation festzulegen. Diese Befunderhebung basiert auf klinischen, endoskopischen und radiologischen Befunden im Kopf- und Halsbereich. Die Erfahrung zeigte aber, daß zwischen der prätherapeutischen Klassifikation dem eigentlichen, histologisch nachweisbaren Ausmaß der Tumorausdehnung, je nach den technischen Möglichkeiten und der jeweiligen Lokalisation des Tumors, erhebliche Diskrepanzen auftreten konnten. So sind für die T3- und T4-Klassifikation des Larynxkarzinoms bedeutsame Befunde klinisch nur durch weitergehende, bildgebende Verfahren erfaßbar, im einzelnen die Computertomographie (CT: MEYER-BREITING et al. 1982; GERRITSEN et al. 1986; QUERIN et al. 1986; HAELS et al. 1986; ASPESTRAND et al. 1990; STEINKAMP et al. 1992a; ZBAEREN et al. 1996), die Magnetresonanztomographie (MRT, MIR: HAELS et al.

1986; CASTELIJNS et al. 1987; KARIM et al. 1990; VOGL et al. 1990; STEINKAMP et al. 1992b; ZBAEREN et al. 1996), die Sonographie (B-Scan) für den Lymphknotenstatus (HAELS et al. 1986; STEINKAMP et al. 1992a, b) und schließlich die Positronenemissionstomographie (PET) besonders für die Klärung der Fernmetastasierung. Trotzdem ist jede dieser Methoden für sich auch mit Unsicherheiten versehen (MEYER-BREITING et al. 1982; STEINKAMP et al. 1992a). Um für entsprechende Untersuchungen objektivere Daten zur Verfügung zu haben, wurde für die postoperative, histopathologische Klassifikation die sog. pTNM-Klassifikation eingeführt, die durch die histopathologische Untersuchung von Resektionspräparaten erfolgen soll. Die Klassifikationsprinzipien müssen dabei allerdings den prätherapeutischen Klassifikationsregeln entsprechen. Im folgenden werden die Prinzipien der T-Klassifikation der uns hier interessierenden Tumorlokalisationen dargestellt. Die Abweichungen des AJCC werden ergänzend erwähnt. Bezüglich der regionalen Gliederung und ihrer Grenzen (WHO 1979, 1990) sei auf Kapitel 4.11.1 verwiesen.

Tabelle 4.11.10 zeigt die derzeit gültige Regeln der T-Klassifikation des *Larynx* der UICC (1992). Die des AJCC (1992) stimmen seit 1987 mit den Regeln der UICC überein. Ein wesentlicher Fortschritt ist der Wegfall der Untergliederung in T1a und T1b bei supraglottischen Karzinomen, die Einbeziehung des Larynxgerüstes in das Organ Larynx und der Bewertung der Tiefeninfiltration durch bildgebende Verfahren mehr Raum zu geben, auch wenn die gewählten Formulierungen etwas eingeschränkt sind. So erfolgt der Durchbruch nach prälaryngeal sicher nicht nur am Ring- oder Schildknorpel (s. oben). Der paraglottische Raum als wichtigste Zone der Tiefeninfiltration wird überhaupt nicht erwähnt. Für den *Hypopharynx* gelten folgende Klassifikationsregeln:

Tx Minimalerfordernisse zur Bestimmung des Primärtumors sind nicht gegeben
T0 Kein Hinweis auf Primärtumor
Tis Carcinoma in situ
T1 Tumor auf einen Unterbezirk des Hypopharynx begrenzt
T2 Tumor infiltriert mehr als einen Unterbezirk des Hypopharynx oder einen benachbarten Bezirk, ohne Fixation des Hemilarynx
T3 Tumor infiltriert mehr als einen Unterbezirk des Hypopharynx oder einen benachbarten Bezirk mit Fixation des Hemilarynx
T4 Tumor infiltriert Nachbarstrukturen wie Knorpel oder Weichteile des Halses.

Die T-Klassifikation des Hypopharynxkarzinoms tritt in ihrer prognostischen Bedeutung weit hinter die der N-Klassifikation zurück. Auch Versuche auf der Basis metrischer Parameter änderten nichts daran, daß es keine T-Kategorien bezogene Abstufung in der Überlebenserwartung gab (MEYER-BREITING et al. 1993).

Während sich die Klassifikation für die Larynx- und Hypopharynxtumoren an deren regionaler Ausdehnung orientiert, sind bei den *Oropharynx*karzinomen der Kategorien T1- bis T3 die an der Oberfläche erkennbaren Tumorgrößen maßgeblich. Hier gelten folgende Regeln:

Tabelle 4.11.10. Definition der T-Klassifikation der Larynxkarzinome (UICC 1992)

TX	Minimalerfordernisse zur Bestimmung des Primärtumors sind nicht gegeben		
T0	Kein Hinweis auf Primärtumor		
	Supraglottis	*Glottis*	*Subglottis*
Tis	Carcinoma in situ	Carcinoma in situ	Carcinoma in situ
T1	Tumor auf einen Unterbezirk begrenzt, mit normaler Stimmlippenbeweglichkeit	Tumor auf Stimmlippe(n) begrenzt, mit normaler Stimmlippenbeweglichkeit	Tumor auf die Subglottis begrenzt
T1a		Tumor auf eine Stimmlippe begrenzt	
T1b		Tumor erfaßt beide Stimmlippen	
T2	Tumor infiltriert mehr als einen Unterbezirk der Supraglottis oder Glottis, mit normaler Stimmlippenbeweglichkeit	Tumor breitet sich auf Supra- und/oder Subglottis aus und/oder Tumor mit eingeschränkter Stimmlippenbeweglichkeit	Tumor breitet sich auf eine oder beide Stimmlippen aus, diese mit normaler oder eingeschränkter Beweglichkeit
T3	Tumor auf den Larynx begrenzt, mit Stimmlippenfixation, und/oder Tumor mit Infiltration des Postkrikoidbezirkes, der medialen Wand des Sinus piriformis oder des präepiglottischen Gewebes (entspricht anderen Zeichen der Tiefeninfiltration)	Tumor auf den Larynx begrenzt, mit Fixierung einer oder beider Stimmlippen	Tumor auf den Larynx begrenzt mit Fixierung einer oder beider Stimmlippen
T4	Tumor infiltriert durch den Schildknorpel und/oder breitet sich auf andere Gewebe außerhalb des Larynx aus, z. B. Oropharynx oder Weichteile des Halses	Tumor infiltriert durch den Schildknorpel und/oder breitet sich auf andere Gewebe außerhalb des Larynx aus, z. B. Oropharynx oder Weichteile des Halses	Tumor infiltriert durch den Ring- oder Schildknorpel und/oder breitet sich auf andere Gewebe außerhalb des Larynx aus, z. B. Trachea oder Weichteile des Halses

Tx Minimalerfordernisse zur Bestimmung des Primärtumors sind nicht gegeben
T0 Kein Hinweis auf Primärtumor
Tis Carcinoma in situ
T1 Tumor 2 cm oder weniger in größter Ausdehnung
T2 Tumor mehr als 2 cm, aber nicht mehr als 4 cm in größter Ausdehnung
T3 Tumor mehr als 4 cm in größter Ausdehnung
T4 Tumor infiltriert Nachbarstrukturen, wie z. B. Knochenspongiosa, Weichteile des Halses oder Außen-(Skelett)-muskel der Zunge.

Als regionäre Lymphknoten für Tumoren im gesamten Kopf- und Halsbereich werden die zervikalen Lymphknoten angesehen. Ihre Klassifikation erfolgt deshalb für alle Ursprungsgebiete im Kopf- und Halsbereich einheitlich. Im einzelnen bedeuten:

Nx Regionäre Lymphknoten können nicht beurteilt werden
N0 Keine regionären Lymphknotenmetastasen
N1 Metastase in solitärem, ipsilateralen Lymphknoten, 3 cm oder weniger in größter Ausdehnung
N2 Metastase(n) in solitärem, ipsilateralen Lymphknoten, mehr als 3 cm, aber weniger als 6 cm in größter Ausdehnung, oder in multiplen, ipsilateralen Lymphknoten, keine mehr als 6 cm in größter Ausdehnung, oder in bilateralen oder kontralateralen Lymphknoten, keine mehr als 6 cm in größter Ausdehnung
  N2a Metastase in solitärem, ipsilateralen Lymphknoten, mehr als 3 cm, aber weniger als 6 cm in größter Ausdehnung
  N2b Metastasen in multiplen, ipsilateralen Lymphknoten, keine mehr als 6 cm in größter Ausdehnung
  N2c Metastasen in bilateralen oder kontralateralen Lymphknoten, keine mehr als 6 cm in größter Ausdehnung
N3 Metastase(n) in Lymphknoten, mehr als 6 cm in größter Ausdehnung.

Für die Fernmetastase gilt:

Mx Fernmetastasen können nicht beurteilt werden
M0 Keine Fernmetastasen
M1 Fernmetastasen.

Die Kategorie M1 kann mit den folgenden Ergänzungen spezifiziert werden:

PUL	Lunge	MAR	Knochenmark	OSS	Knochen
PLE	Pleura	HEP	Leber	SKI	Haut
BRA	Gehirn	EYE	Auge	LYM	Lymphknoten
OTH	Andere				

11.2.7.2 pTNM-Klassifikation

NORRIS et al. (1970) prägten mit ihren klinischen und pathohistologischen Vergleichsuntersuchungen das seit 1972 für das AJC und die UICC gleichermaßen gültige System der T-Klassifikation entscheidend. Die pTNM-Klassifikation soll die posttherapeutische Kontrolle der prätherapeutisch erhobenen TNM-Klassifikation ermöglichen und klinischen Studien einen zweiten, objektiveren Parameter bieten. Dies ist nur möglich, wenn die Kriterien für beide Klassifikationen völlig identisch sind, sich aber zumindest nicht widersprechen. Leider hat die UICC bis heute für den Larynx lediglich gefordert, daß die Regeln für die pTNM-Klassifikation denen der TNM-Klassifikation entsprechen, aber keine detaillierteren Regeln aufgestellt.

Für T1 und T2 gilt eine Oberflächenausdehnung ohne funktionell (Stimmlippenfixierung) oder optisch (z.B. Auftreibung der Vallekel oder der aryepiglottischen Falten) erkennbare Tiefeninfiltration. Das Ausmaß der Oberflächenausdehnung sollte sich bei T2 auf die gesamte endolaryngeale Schleimhaut beziehen. Der Unterschied zwischen T1 und T2 liegt weniger in der Tiefen- als auch in der Oberflächenausdehnung. Das gilt besonders für die supra- und subglottischen Bezirke. Das Durchdringen des Conus elasticus und der damit verbundene Befall des paraglottischen Raumes verändert die Prognose einer solchen Erkrankung entscheidend (Abb. 4.11.29). Bei T3 liegen klinisch ein oder mehrere Zeichen der Tiefeninfiltration vor, wobei der Tumor die Larynxgrenzen nicht überschritten haben soll.[1] In Anlehnung an NORRIS et al. (1970) und in weitestgehender Übereinstimmung mit dem AJCC (1992) und der UICC (1992) führten wir deshalb die pT-Klassifikation, wie in Tabelle 4.11.11 dargestellt durch, was zwangsläufig ohne funktionelle Kriterien wie die Stimmlippenmotilität erfolgen mußte. Mit der seit 1987 gültigen Fassung der TNM-Klassifikation hat sich durch sie eine bessere Korrelierung klinischer und pathohistologischer Zuordnungen der fortgeschrittenen Karzinome ergeben. Durch die neue Definition von T4 ist eine deutlichere Trennung in der Überlebenserwartung von Patienten mit T3- bzw. T4-Tumoren im Vergleich zu früheren Klassifikationen festzustellen. Generell war der Anteil der jeweiligen pT-Klassifikation an diesen tumorbedingt Verstorbenen umso geringer, je niedriger die Klassifikation war (Abb. 4.11.30; 4.11.31). Diese auf rein morphologische Kriterien beschränkte pT-Klassifikation scheint aber bis heute bei pT1 bis pT3 eine präzisere Trennschärfe zu besitzen als die klinische T-Klassifikation. Die Ursache liegt darin, daß die entsprechenden klinischen T-Kategorien maßgeblich durch das funktionelle Kriterium der Stimmlippenmotilität bestimmt werden. In Übereinstimmung mit GLANZ (1984) und

---

[1] Diese Grenzen liegen nach dem revidierten Tumorlokalisationsschlüssel ICD-O (WHO 1990; WAGNER 1991) sagittal und frontal außerhalb des Kehlkopfgerüstes (s. Kap. 4.2.4 und 4.11.1). Ein Befall dieses Gerüstes oder seiner inneren Perichondria kennzeichnet nach der seit 1987 geltenden Definition damit nicht mehr den T4-Tumor („infiltriert durch den Schildknorpel").

Tabelle 4.11.11. Empfehlung für eine pathohistologische pT-Klassifikation der Larynxkarzinome zur Sicherung einer möglichst weitgehenden Übereinstimmung mit der gültigen, klinischen T-Klassifikation

	Supraglottis	Glottis	Subglottis
pTX	Minimalerfordernisse zur Bestimmung des Primärtumors sind nicht gegeben		
pT0	Kein Hinweis auf Primärtumor		
pTis	Carcinoma in situ	Carcinoma in situ	Carcinoma in situ
pT1	Tumor auf Oberfläche eines Unterbezirkes beschränkt	Tumor auf Oberfläche des Bezirkes beschränkt	Tumor auf Oberfläche des Bezirkes beschränkt
pT1a		Tumor auf die Oberfläche einer Stimmlippe beschränkt	
pT1b		Tumor erfaßt Oberfläche beider Stimmlippen oder kreuzt die vordere Kommissur oder Hinterwand des Bezirkes	
pT2	Tumor mit Oberflächewachstum erfaßt zwei Unterbezirke und/oder die Glottis	Tumor mit Oberflächenwachstum und Ausdehnung auf die Supra- und/oder Subglottis	Tumor mit Oberflächenwachstum dehnt sich auf eine oder beide Stimmlippen aus
pT3	Tumor auf den Larynx beschränkt mit Befall des präepiglottischen oder paraglottischen Raumes	Tumor auf den Larynx beschränkt mit Befall des paraglottischen Raumes	Tumor auf den Larynx beschränkt mit Befall des paraglottischen Raumes
pT4	Tumor penetriert das Larynxgerüst und/oder Ausdehnung auf Oropharynx, Hypopharynx oder Trachea	Tumor penetriert das Larynxgerüst und/oder Ausdehnung auf Oropharynx, Hypopharynx oder Trachea	Tumor penetriert das Larynxgerüst und/oder Ausdehnung auf Oropharynx, Hypopharynx oder Trachea

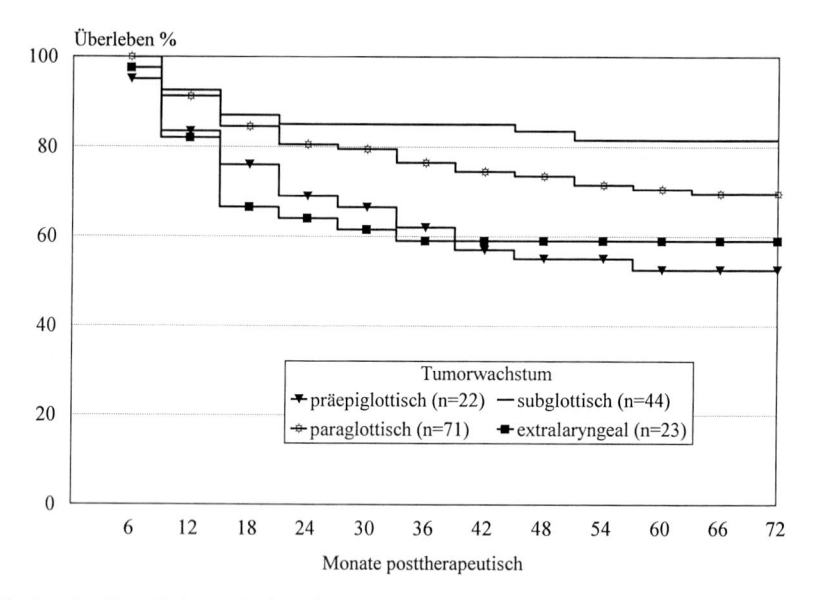

Abb. 4.11.29. Korrelation zwischen dem Karzinombefall der verschiedenen endo- und extralaryngealen Räume und tumorabhängiger Sterberate (HNO-Klinik, Universität Frankfurt). (Aus MEYER-BREITING u. BURKHARDT 1988)

KLEINSASSER (1992) sollte dieses Kriterium aus drei Gründen fallengelassen werden:

1. Die für T2 formulierte Motilitätseinschränkung erstreckt sich über ein viel zu weites Spannungsfeld von der stroboskopisch erfaßbaren Veränderung an der Oberfläche ohne Infiltration bis zu weit in den paraglottischen Raum reichenden Infiltration.
2. Die bei T2 formulierte Motilitätseinschränkung und für T3 geforderte Fixation wird bei Umwachsen des Stellknorpels im hinteren Bereich des Larynx wesentlich schneller eintreten, als, wenn überhaupt, bei Prozessen an der vorderen Kommissur (RUCCI et al. 1996). Bevor ein solcher Tumor die Stimmlippe fixiert, hat er meist das Larynxgerüst nach ventral durchbrochen.
3. Für die meßbare und exakt beschreibbare Morphologie ist die Stimmlippenfunktion ein zu weiches Kriterium, als daß auf dieser Basis zwei vergleichbare T-Klassifikationen, prä- und posttherapeutisch bestehen könnten.

GLANZ (1984) unternahm den Versuch, für die T-Kategorien der glottischen Karzinome die Grenzen auf der Basis eigener Untersuchungen jeweils neu zu definieren, um ein von der klinischen T- zur pathohistologischen pT-Klassifikation und umgekehrt übertragbares System zu erhalten.[1] Ihr System hebt sich in

---

[1] Leider wurde dabei eine durchaus sinnvolle Beschränkung auf den anatomischen Bereich der Stimmlippe zugunsten einer Zone von 15 mm ober- und unterhalb der freien Stimmlippenkante geopfert, der schon weit im lymphatischen Abflußbereich von Supraglottis und Subglottis liegt.

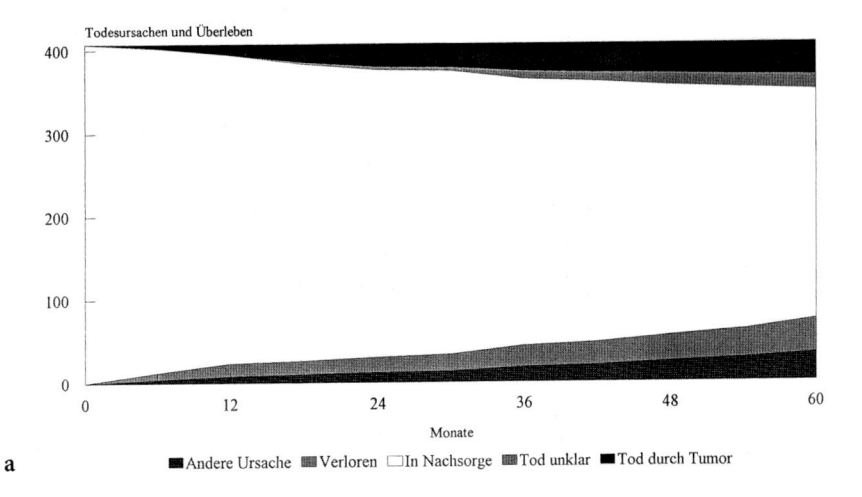

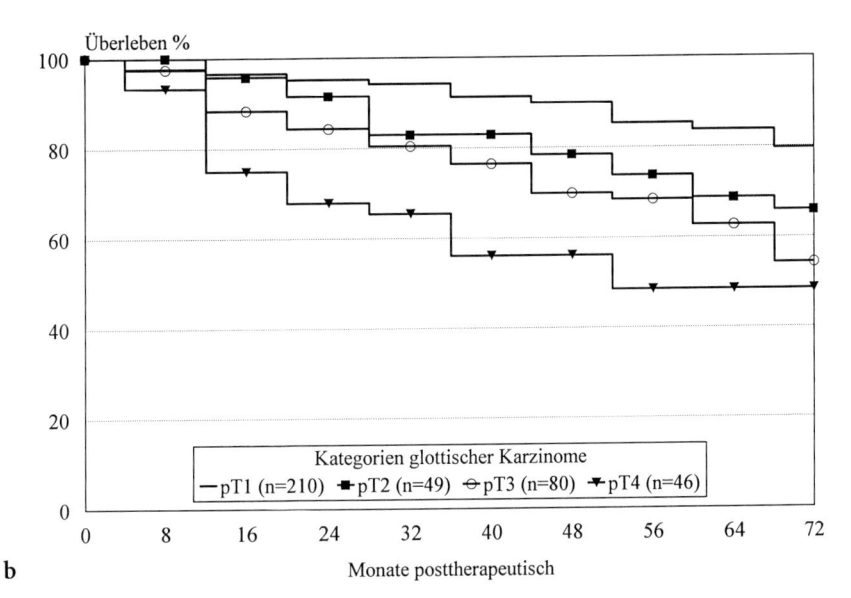

Abb. 4.11.30 a, b. 5-Jahres-Überlebenserwartungen von Patienten (n 407) mit glottischen Karzinomen gruppiert nach pT-Kategorien (UICC 1992; HNO-Klinik, Universität Frankfurt). **a** Gesamtübersicht über den posttherapeutischen Verlauf. **b** Überlebensdaten operierter Patienten ohne Vorbestrahlung und unter Ausschluß der Carcinomata in situ

sehr vielen Punkten von dem der UICC und des AJCC ab und kann nicht unmittelbar zu Vergleichsuntersuchungen herangezogen werden, wahrscheinlich ein wesentlicher Grund, warum es bis heute keine größere Verbreitung gefunden hat. MOLINARI (1990) unternahm einen weiteren Versuch der Verbesserung, ohne das Wesentliche der gültigen Klassifikation zu verändern. Auch diese Empfehlung stößt aber auf Grund ihrer Komplexität auf Akzeptanzprobleme.

a Todesursachen und Überleben

■ Andere Ursache ■ Verloren □ In Nachsorge ■ Tod unklar ■ Tod durch Tumor

b Überleben %

Kategorien supraglottischer Karzinome
■ pT1 (n=12) — pT2 (n= 8) ⊖ pT3 (n=57) ▼ pT4 (n=62)

Monate posttherapeutisch

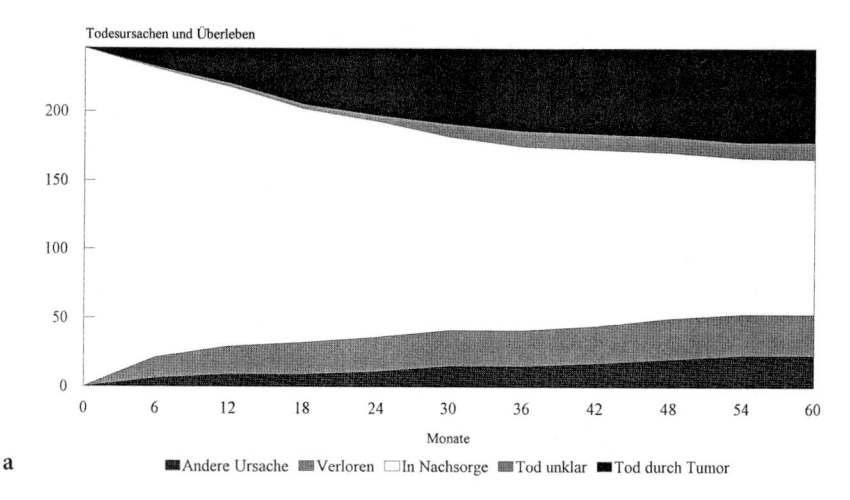

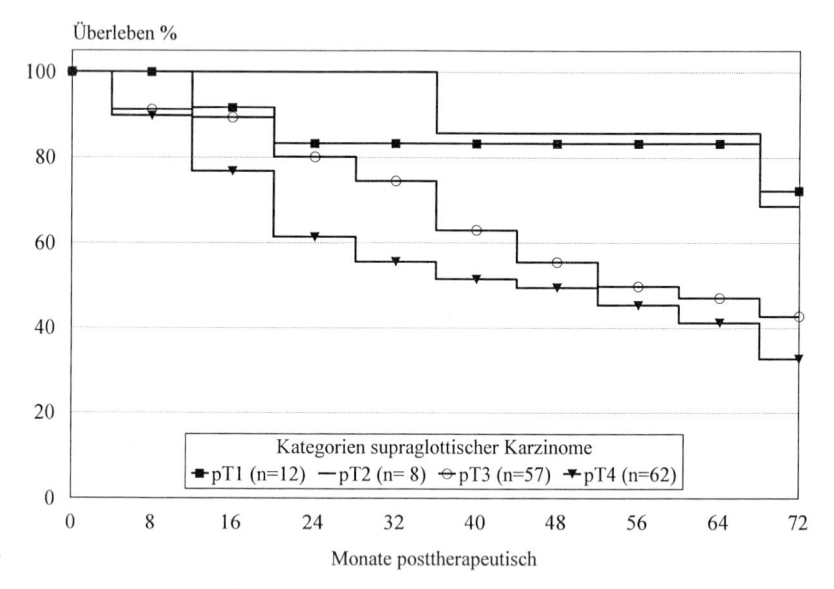

Abb. 4.11.31 a, b. 5-Jahres-Überlebenserwartungen von Patienten (*n* 246) mit glottischen Karzinomen gruppiert nach pT-Kategorien (UICC 1992; HNO-Klinik, Universität Frankfurt). **a** Gesamtübersicht über den posttherapeutischen Verlauf. **b** Überlebensdaten operierter Patienten ohne Vorbestrahlung und unter Ausschluß der Carcinomata in situ

Ein weiteres, verbliebenes Problem der derzeit gültigen TNM-Klassifikation liegt in der immer noch fehlenden Definition einer eindeutigen *glottisch-subglottischen Grenze*. Nach unserer Auffassung sollte die Ausdehnung des Reinke-Raumes zusammen mit den Bandmassen der Lgg. vocalia und dem Processus vocalis den glottischen Bezirk kennzeichnen. Sein Verlassen bedeutet mit dem Erreichen anderer Lymphabflußverhältnisse eine Verschlechterung der Prognose. Die meisten Reinke-Räume enden aber in ihrer größten, kraniokaudalen

Ausdehnung am mittleren Stimmlippendrittel 6,5 mm kaudal der freien Stimmlippenkante. Sehr selten werden 8 mm überschritten (MEYER-BREITING u. POPESCU 1986: Werte mit Schrumpfungsfaktor 1,33). Da sich dieser Bereich nach ventral und dorsal auf 2,5–4 mm verjüngt, muß er spindel- und nicht bandförmig gesehen werden (Abb. 4.11.1 b).

Entsprechende klinische Untersuchungen ergaben inzwischen, daß sich der prognostische Aussagewert der T-Klassifikation der Larynxkarzinome bei der Abgrenzung T3 zu T4 verbessert hat (CANO et al. 1993). Von T1–T3 blieb die prognostische Relevanz dürftig (REID et al. 1991; ZAMORA et al. 1993). Dementsprechend werden immer wieder Änderungsvorschläge mit substantieller Kritik vorgetragen (MOORE et al. 1986; MOLINARI 1990; WOLFENSBERGER 1992; PICCIRILLO et al. 1994; NICOLAI et al. 1997; PAMEIJER et al. 1997), die im wesentlichen das schon oben Gesagte bestätigen.

Bei der prognostischen Aussagekraft der N-Klassifikation wird eine deutliche Verbesserung gegenüber den Klassifikationen vor 1987 gesehen (ZAMORA et al. 1993). Ihr wird offenbar z. Z. eine größere prognostische Bedeutung als der T-Klassifikation beigemessen (LEVENDAG et al. 1990; REID et al. 1991). Verbesserungsvorschläge haben die ergänzende Berücksichtigung des Kapseldurchbruches bei N3 (BARONA DE GUZMAN et al. 1993; BRASILINO DE CARVALHO 1998) oder eine weitere Verfeinerung von N1 (VARGHESE et al. 1993) zum Inhalt.

11.2.8 Histologie des Plattenepithelkarzinoms

Die Plattenepithelkarzinome des Kehlkopfes unterscheiden sich in ihrem histologischen Aufbau nicht von denjenigen anderer Organregionen. Es ist jedoch bekannt, daß gerade beim Plattenepithelkarzinom weniger der Tumortyp als solcher, als vielmehr die lokalen Ausbreitungsmöglichkeiten, die Tumordifferenzierung und Abwehrreaktion des Körpers (sog. Stromareaktion) eine wesentliche Rolle für den Verlauf der Erkrankung spielen. So verhalten sich im allgemeinen Plattenepithelkarzinome der äußeren Haut prognostisch wesentlich günstiger als solche der Schleimhäute, wie z.B. das Zervixkarzinom, das Mundhöhlenkarzinom oder auch das Kehlkopfkarzinom.

Der klinisch tätige Arzt kann den Malignitätsgrad und damit die Prognose einer bösartigen Geschwulst lediglich aus seinen klinischen Befunden und dem späteren Krankheitsverlauf abschätzen. Begriffe, wie Abgrenzbarkeit und Wachstumsgeschwindigkeit des Tumors sowie seine Tendenz zu Befall oder Zerstörung von Nachbarstrukturen und schließlich die Anzeichen einer lymphogenen oder hämatogenen Aussaat stellen nur vage Parameter zur Erfassung von Progredienz und Prognose einer solchen Erkrankung dar. Sie spielen im übrigen meist erst eine Rolle in einem fortgeschrittenen Stadium, in dem sich die Aussichten auf Heilung ohnehin verschlechtert haben. Zum Beispiel kann anhand eines dringenden, klinischen Verdachtes auf Lymphknotenmetastasierung angenommen werden, daß es sich um eine aggressivere Geschwulst handelt und sich bei dieser Ausgangssituation die Aussichten auf Heilung gegenüber metastasenfreien Patienten halbiert haben (COATES et al. 1976; MEYER-

Breiting u. von Ilberg 1979; Ganzer et al. 1981, 1982). Demnach wird beim Kehlkopf- und Pharynxkarzinom die Prognose entscheidend von der Tendenz zur lymphogenen Metastasierung bestimmt. Diese hängt nicht allein von der Tumorausdehnung bzw. Größe oder seiner Lokalisation ab. Zudem haben die Richtung der Ausbreitung und der Sitz der Lymphknotenmetastasen aller Plattenepithelkarzinome des Kopf- und Halsbereiches unabhängig von deren Größe und Anzahl eine signifikant prognostische Bedeutung (Jones et al. 1994). Je höher die betroffene Levelziffer (Tabelle 4.11.2) des Lymphknotenbefalls ist, umso schlechter sind die Überlebenserwartungen.

Die meisten Publikationen über Behandlungsergebnisse von Kehlkopfkarzinomen geben nur Hinweise auf die bisher erörterten, prognoserelevanten Zusammenhänge. Methoden, die inneren Faktoren eines Tumors mit seinem klinischen Verlauf in Beziehung zu setzen und daraus therapeutische Konsequenzen abzuleiten, wurden selten systematisch, und wenn, dann nur halbherzig, mit weltweiter Verbreitung unternommen.[1] Es ist aber allgemeine klinische Erfahrung, daß auch relativ kleine Tumoren unter Umständen in der Lage sind, schon früh Metastasen zu setzen, während andere, exzessiv große Tumoren ohne jeglichen Nachweis von Lymphknotenmetastasen bleiben. Zwangsläufig richtet sich hier die Frage an den Pathologen, wieweit er in der Lage ist, anhand des histologischen Bildes einen Malignitätsgrad zu bestimmen und damit einen Hinweis auf die Prognose der Erkrankung geben zu können. Die üblichen histologischen Kriterien der Malignität wie Zell- und Kernatypien, quantitativ und qualitativ abnorme Mitosetätigkeit und das Übergreifen einer Geschwulst auf das Nachbargewebe (von Alvertini u. Roulet 1974; Park 1980) würden sich am ehesten für histologische Gradeinteilung der Geschwulstmalignität anbieten.

11.2.8.1 Differenzierungsgrad (Grading)

Hansemann (1890) legte die Basis für die heute weit verbreitete Methode, Plattenepithelkarzinome nach ihrem Differenzierungsgrad zu unterteilen und damit Rückschlüsse auf den Grad ihrer Malignität zu ermöglichen. Er wies darauf hin, daß im Rahmen der Entstehung von Karzinomzellen eine anaplastische Transformation dieser Zellen stattfindet. Die Funktion und ihre morphologischen Kennzeichen nehmen ab, während das Bild des Proliferativen zunimmt. Es ist zweifellos das Verdienst von Broders (1920), der diese in Vergessenheit geratenen Überlegungen neu aufgegriffen hat. Nachdem er sein Grading (Abb. 4.3.6) zunächst beim Plattenepithelkarzinom der Lippen und der Haut mit Erfolg eingesetzt hatte (1920, 1921), übertrug er dieses System in der Folgezeit auch auf andere epitheliale Malignome. Die Schwierigkeiten einer solchen Gradeinteilung beginnen aber schon damit, daß ein numerisches Auszählen differenzierter und undifferenzierter Zellen in der Routineuntersuchung nicht praktikabel ist. Demzufolge bleibt es der Schätzung des Untersuchers überlassen, wel-

---

[1] Lediglich das Grading von Broders (1920) und die verbesserten Folgeformen des WHO-Grading fanden größere Verbreitung und Anwendung.

chen Differenzierungsgrad er dem jeweiligen Karzinom beimißt. Gerade hierin liegt aber eine gewisse Schwäche dieses Systems, die bei der Gradeinteilung der WHO noch stärker zum Ausdruck kommen muß (Kap. 3.2.2).

Die histologische Malignitätsbewertung eines Tumors kann sich vor Therapiebeginn in der Regel nur auf Probeentnahmen oder Punktionen aus Geschwülsten stützen. Bei größeren Tumoren kann jedoch das morphologische Bild von Abschnitt zu Abschnitt erheblich schwanken (Tabelle 4.11.12). Aus diesem Grunde kann einen Probeexzision, besonders wenn sie von der Oberfläche entnommen wurde, nicht mit ausreichender Sicherheit Angaben über den Differenzierungsgrad ermöglichen. Wie schon erwähnt, bestehen besonders in fortgeschrittenen Karzinomen an verschiedenen Stellen abweichende Differenzierungsgrade. Die Folge ist, daß das histologische Bild einer Probeentnahme und der daraus resultierende Malignitätsgrad einer Geschwulst dem Aspekt eines Zimmers gleicht, wie es sich dem Betrachter durch ein mehr oder weniger großes Schlüsselloch darstellt. In einer Gegenüberstellung des Grading in Probeexzisionen und den Resektaten fortgeschrittener Larynxkarzinome mit dem massenmäßig überwiegenden Differenzierungsgrad (Tabelle 4.11.13) ergibt sich

Tabelle 4.11.12. Häufigkeit der Abweichungen zum quantitativ überwiegenden Differenzierungsgrad (BRODERS 1921) in 142 resezierten, fortgeschrittenen Plattenepithelkarzinomen des Larynx. (Hauptbefunde mit *Fettdruck* und *schraffiert*)

Differenzierungsgrad	I	II	III	IV
I (n = 15)	**15**	9	2	1
II (n = 87)	15	**87**	35	2
III (n = 31)	–	20	**31**	11
IV (n = 9)	–	1	7	**9**

Tabelle 4.11.13. Differenzierungsgrade (BRODERS 1921) in Probeexzisionen fortgeschrittener Plattenepithelkarzinome des Larynx und der nach Serienschnitten quantitativ überwiegende Differenzierungsgrad in den entsprechenden Resektaten (n = 106)

Differenzierungsgrad der Probeexzision		Quantitativ überwiegender Differenzierungsgrad in den entsprechenden Resektaten			
Grade	n	I	II	III	IV
I	11	**5**	5	1	–
II	57	3	**48**	5	1
III	31	3	8	**18**	5
IV	6	–	1	2	**3**

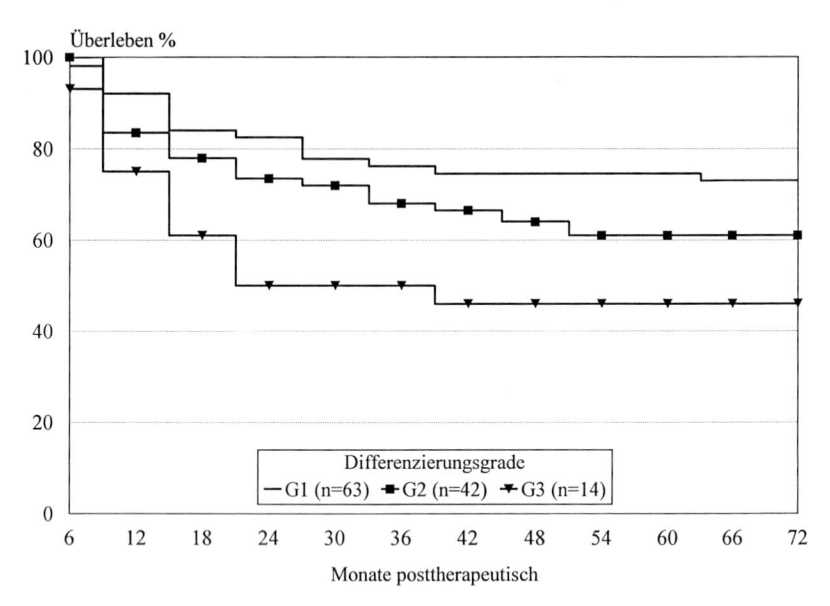

Abb. 4.11.32. Korrelation zwischen Differenzierungsgrad und tumorabhängiger Sterberate (HNO-Klinik, Universität Frankfurt). (Aus MEYER-BREITING u. BURKHARDT 1988)

eine Übereinstimmung von knapp 70%. BRODERS (1940) schlug in diesem Zusammenhang vor, bei verschiedenen, in ein und demselben Tumor festgestellten Differenzierungsgraden dem niedrigsten bei der Festlegung der Differenzierung eines Tumors den Vorzug zu geben. Diese sinkt auf fast die Hälfte, wenn der maßgebliche geringste im Resektat feststellbare Differenzierungsgrad gegenübergestellt wird (MEYER-BREITING 1981b). EDMUNDSON (1948) empfahl sinngemäß, aus einem Tumor mehrere Stellen zu untersuchen und den Differenzierungsgrad entsprechend der Empfehlung von BRODERS (1940) zu bestimmen. Schlüsselt man die Differenzierungsgrade in den o.g. Resektaten auf, wie sie von EDMUNDSON (1948) und BRODERS (1940) vorgeschlagen wurde, so ergibt sich eine regelmäßige Abstufung des tumorabhängigen Sterberisikos je nach Differenzierungsgrad (Abb. 4.11.32). Da aber - wie schon ausgeführt - Probeexzisionen nur mäßige Trefferquoten zwischen 54 und 70% erzielen, liegt hier das eigentliche Problem, das auch alle anderen, im folgenden noch zu besprechenden Methoden betreffen muß, die auf die Verwertung solcher Probeentnahmen angewiesen sind.

Obwohl immer wieder von Übereinstimmungen zwischen Differenzierungsgrad und Metastasierungstendenz von Plattenepithelkarzinomen berichtet wurde (BRODERS 1940; MCGAVRAN et al. 1961; MEYER-BREITING u. VON ILBERG 1979; PERA et al. 1986; GIANNINI et al. 1991; WIERNIK et al. 1991; ROLAND et al. 1992), ist nicht zu übersehen, daß auch gut differenzierte Karzinome Metastasen bilden können, während andererseits deutlich entdifferenzierte Plattenepithelkarzinome nicht unbedingt zu einer frühen Metastasierung neigen müssen (MCGAVRAN et al. 1961; MEYER-BREITING 1981a). FRANZEN et al. (1987) und

WELKOBORSKY et al. (1995) konnten keine Korrelation zwischen Grading und Prognose bei Plattenepithelkarzinomen des Larynx feststellen. Deshalb ist es naheliegend, daß nach zusätzlichen Kriterien einer Malignitätsbewertung gesucht wurde. Als eines der wesentlichen Maliginitätskriterien gilt, daß die Zahl der Mitosefiguren erheblich ansteigt und daß ihre Gestalt gehäuft von der Norm abweicht. Man versuchte daher, die Zahl der Mitosen (N_M) zu Gesamtzellzahl (N) als Mitoseindex (MI = N_M/N) und die Zahl der pathologischen Mitosen zur Zahl der Mitosen in Relation zu setzen. Mit Recht wird jedoch darauf hingewiesen, daß eine quantitative Beurteilung der Mitosetätigkeit allenfalls als Hilfsmittel bei der Festlegung des Malignitätsgrades angesehen werden kann, sich jedoch als alleiniges Kriterium nicht eignet (BRODERS 1925, 1932a). Dies gilt umso mehr, als durch entzündliche oder reparative Vorgänge gesteigert Mitosen oder -atypien auftreten können (PARK 1980). Auf die Proliferationskinetik maligner Tumoren, deren Daten im Rahmen von Routineuntersuchungen kaum zur Malignitätsbewertung herangezogen werden können, soll später in einem anderen Zusammenhang eingegangen werden (Kap. 4.11.4.1).

11.2.8.2 Das Tumor-Wirt-Verhalten

Das dritte, wichtige herausragende histologische Kriterium einer bösartigen Geschwulst ist deren Verhalten gegenüber dem Wirtsgewebe und die Fähigkeit des Wirtes, hierauf zu reagieren. Ebenso wie die Beurteilung von Qualität und Quantität der Mitosetätigkeit eines zu beurteilenden Tumors findet auch das Tumor-Wirt-Verhalten in der Malignitätsbewertung von BRODERS keinen Eingang. Es ist deshalb sicher kein Zufall, daß es gerade BRODERS war (1932b), der den Begriff „carcinoma in situ" definierte. Das entscheidende Merkmal eines Karzinoms, nämlich das Eindringen seiner malignen Zellen in das Wirt-Gewebe ist hierdurch ebenso wenig wie auch die Differenzierungsgrade erfaßt. Dennoch lassen sich nach Auffassung von MCGAVRAN et al. (1961) und KASHIMA (1976) Beziehungen zwischen dem Verhalten der Tumoren an der Tumor-Wirt-Grenze und der Tendenz zur Lymphknotenmetastasierung und damit zu ihrer Prognose herstellen. Um frühinvasive und fortgeschrittene Karzinome in gleicher Weise beurteilen zu können, läge es nahe, das Ausmaß des Verlustes an Basalmembranstrukturen als zusätzliches Kriterium zu gewinnen, wie dies von JAKOBSSON et al. (1973) versucht wurde. HAMPERL (1967) vertrat demgegenüber die Auffassung, daß die An- oder die Abwesenheit von Basalmembranen keinen Einfluß auf die Diagnose und Prognose haben. Von größerer Bedeutung dürfte die Wachstumsformation selbst sein, wie sie von MCGAVRAN et al. (1961) sowie von KASHIMA (1976) morphologisch detaillierter beschrieben und von RESTA et al. (1991), TRUELSON et al. 1992; BRYNE et al. (1995) und MAGNANO et al. (1997) bestätigt wird. Auch das Ausmaß des lympho-plasma-histiozytären Randwalls um den Tumor kann als prognostisches Kriterium herangezogen werden (JAKOBSSON et al. 1973; LÖBE u. QUADE 1982; GIANNINI et al. 1991).

Nach Auffassung von GLANZ (1981) und MEYER-BREITING (1981b) ist das System von JAKOBSSON et al. (1973) zu kompliziert (Kap. 4.3.2.2), zumal sich

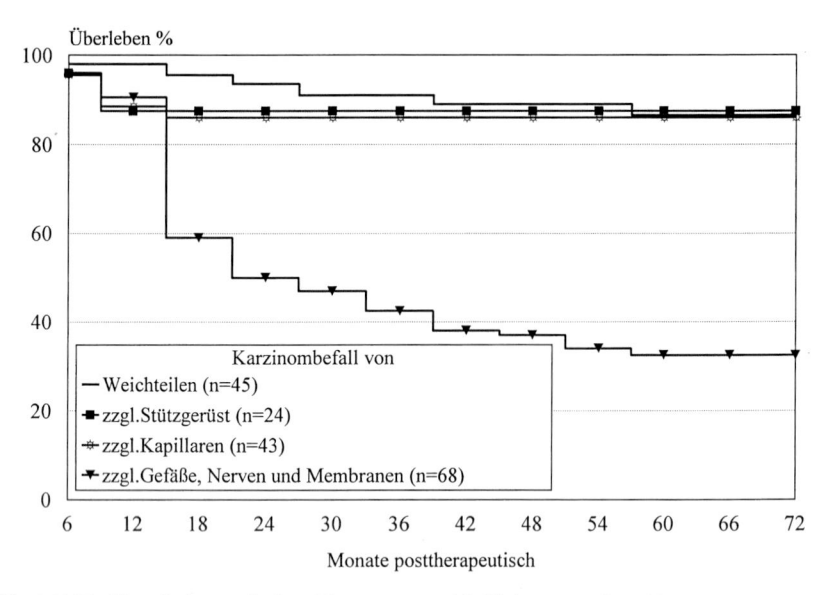

Abb. 4.11.33. Korrelation zwischen Typen unterschiedlicher Gewebsinfiltration und tumorabhängiger Sterberate. Typ 1 infiltriert ausschließlich Weichteilgewebe, Muskeln und Drüsen, Typ 2 infiltriert zusätzlich Knorpel- und Knochengewebe, Typ 3 wird in Kapillaren nachgewiesen und Typ 4 infiltriert und penetriert Membranen, größere Gefäße und Nerven, wie in Abb. 4.3.7a–d dargestellt (HNO-Klinik, Universität Frankfurt). (Aus MEYER-BREITING u. BURKHARDT 1988)

bestimmte der angewandten Kriterien auf ein und denselben Grundmodus zurückführen lassen. MEYER-BREITING (1981b) vertritt die Auffassung, daß ein bestimmtes biochemisches Verhalten der Tumoren gegenüber dem Bindegewebe sowohl die Art der Infiltration wie auch die Häufigkeit des Befalls von Gefäß- und Nervenstrukturen (Abb. 4.3.7) bestimmt. Er beobachtete, daß bei Karzinomen mit histologisch eindeutig nachweisbaren Einbrüchen in Gefäße, Nerven oder straff-bindegewebige Strukturen, wie Membranen, z. B. den Conus elasticus, die tumorabhängige Sterberate von Patienten mit anderen Karzinomen um das Fünffache überstieg (Abb. 4.11.33). Diese Fähigkeit ist bei Plattenepithelkarzinomen von G1 bis G3, allerdings in jeweils zunehmenden Ausmaß, vorhanden. MAGNANO et al. (1997) bestätigen dies anhand einer umfangreicheren multivariaten Studie. Das Ausmaß der Koinzidenz vom Befall straffbindegewebiger Strukturen und ungünstiger Prognose der Tumorerkrankung übertrifft die Treffsicherheit des WHO-Gradings und die von MCGAVRAN et al. (1961) und RESTA et al. (1991) beschriebene Koinzidenz von Metastasierung und infiltrativem Wachstum. Die von KASHIMA (1976) vorgenommene, weitergehende Unterteilung der Wachstumstypen birgt ebenso wie die sehr detaillierte Methode von JACOBSSON et al. (1973) die Gefahr in sich, daß an die Person der Untersucher gebundene Schwankungen noch stärker zum Tragen kommen können, als dies beim Grading nach BRODERS möglich ist. Die letztgenannten Autoren fanden zwar eine hohe Koinzidenz zwischen den von ihnen ermittelten

Malignitätsgraden und der Rezidivneigung nach Bestrahlung von Kehlkopfkarzinomen. Ihr Versuch, das DNS-Verteilungsmuster als zusätzliches Kriterium einzuführen (HOLM et al. 1980), spricht jedoch eher dafür, daß diese Methode keinen perfekten Endstand erreicht hat.

Demgegenüber sind im Grading nach GLANZ (1981, 1984) voneinander abhängige Parameter eliminiert und die wichtigen Kriterien auf das wesentliche beschränkt. Allerdings müßte nach den o.g. Beobachtungen der Infiltration straff-bindegewebiger Strukturen ein höherer Stellenwert zukommen. Dennoch halten wir es für die bisher zweckmäßigste und als Standard am besten nachvollziehbare Methode zur Erfassung des Malignitätsgrades eines Karzinoms. Der prognostische Wert dieses Gradings ist belegt (GLANZ u. EICHHORN 1985; SOLANO et al. 1997).

Alle Methoden des Gradings sind mit dem Makel des Subjektiven und damit des nur eingeschränkt Vergleichbaren behaftet. So ist es naheliegend, meßbare *quantitative Untersuchungen* zur Malignitätsbewertung zu finden. Neben der Erfassung des Mitoseindex (MI) und des Nuclear Density Index (NI) (SORENSEN et al. 1989) ist die Erfassung des *DNS-Verteilungsmuster* die älteste quantitative Methode der Malignitätsbewertung bei Larynxkarzinomen (GANZER 1972; CINBERG et al. 1980; GANZER et al. 1980; HOLM et al. 1980). Sie brachte in dieser Form bedingt durch Fremdeinflüsse nichtmaligner Zellen (z.B. „entzündliche Stromareaktion": s. Kap. 4.10) bisher keinen Fortschritt (FRANZEN et al. 1987). GANZER (1972) schloß hieraus, daß sich aus den DNS-Histogrammen weder ein unmittelbarer Hinweis auf den Malignitätsgrad einer Geschwulst entnehmen läßt, noch Beziehungen zum klinischen Verhalten herzustellen sind. Allerdings entwickelte BOECKING einen Algorithmus, der die o.g. Fremdeinflüsse eliminieren soll, und erzielte hiermit eine deutlich verbesserte Trennschärfe zwischen gutartigen und malignen Prozessen (BOECKING et al. 1985) und zwischen zwei Gruppen von Larynxkarzinomen mit unterschiedlicher Prognose (BOECKING et al. 1985). Bemerkenswert ist in diesem Zusammenhang, daß 4 Fälle mit mäßiger Dysplasie, aber pathologischem DNS-Malignitätsgrad später Karzinome entwickelten (BOECKING et al. 1985). WELKOBORSKY et al. (1995) bestätigten die prognostische Wertigkeit des DNS-Malignitätsgrading. Die Methode der In-vivo-Inkorporation von Bromodeoxyuridin (CORVO et al. 1993; BENAZZO et al. 1995) wendet das Interesse erneut auf die DNS-Parameter, neben dem DNS-Verteilungsmuster und Markierungsindex auf die *DNS-Synthese-Zeit* (TS) und die *potentielle Tumorverdopplungszeit* (Tpot). Besonders die letztere scheint einen prognostischen Aussagewert zu haben (CORVO et al. 1993; BENAZZO et al. 1995). TENNVALL et al. (1993) schließen aus einer umfangreichen Studie, daß der Nachweis einer niedrigen S-Phase-Fraktion ein wichtiges Indiz auf langsames Tumorwachstum darstellt.

Monoklonale proliferationsassoziierte Antikörper. GERDES et al. beschrieben 1982 den Antikörper Ki67 gegen ein Antigen, das nur in proliferierenden Zellen in allen Phasen des Zellzyklus exprimiert wird, aber nicht in der Ruhephase G_0 (GERDES et al. 1984). Heute ist Ki67 der meist verwendete, proliferationsassoziierte, monoklonale Antikörper, der bei Untersuchungen nahezu aller Tumorarten mit Fragestellungen zur Prognose und Tumoraggressivität und Vergleich mit anderen Proliferationsmarkern eingesetzt wird. Für Plattenepithelkarzinome im Kopf-Hals-Bereich lagen bis Ende der achziger Jahre nur vereinzelt Untersuchungen vor (LÖRZ u. MEYER-BREITING 1988; MEVIO et al. 1988; KEARSLEY et al. 1990).

Trotz der erheblichen Bedeutung von Ki67 waren Struktur und Funktion des Antigens bisher weitgehend unbekannt. Erste Untersuchungen wiesen auf eine Lokalisation hauptsächlich in den Nukleoli hin (GUILLAUD et al. 1989; VERHEIJEN et al. 1989a). GERDES et al. (1991) konnten schließlich zeigen, daß es sich bei dem Antigen um ein Nicht-Histon-Protein handelt, das sich aus Polypeptidketten mit einem Molekulargewicht von 345 und 395 kd zusammensetzt. Daraus konnte geschlossen werden, daß das Antigen sich von Cyclin, c-myc und anderen proliferationsassozierten Onkogenprodukten unterscheidet (MÖLLING 1985) und nicht mit einer Topoisomerase Typ II identisch ist, wie von VERHEIJEN et al. (1989b) vermutet wurde. Untersuchungen zeigten inzwischen, daß das entsprechende Gen auf dem Chromosom 10 lokalisiert ist (ZUTTER et al. 1990; FONATSCH et al. 1991).

Mit dem MIB-1 steht uns seit Anfang der 90er Jahre ein verbesserter, proliferationsassozierter, monoklonaler Antikörper zur Verfügung, der auf das Ki67-Antigen anspricht (GERDES 1990; GERDES et al. 1992; ATTORETTI et al. 1993). MIB-1 ist in Gefrierschnitten von frisch tiefgefrorenen Biopsaten sowie in routinemäßig Formalin-fixierten und Paraffin-eingebetteten Geweben einsetzbar. Untersuchungen an Plattenepithelkarzinomen aus dem Kopf-Hals-Bereich liegen inzwischen mit methodisch guten Erfahrungen vor (HAKE et al. 1995; ROLAND et al. 1996; URANO et al. 1996; HIRVIKOSKI et al. 1997).

Verschiedene Untersuchungen ergaben eine Korrelation zwischen Ki67-MI und H_3-TdR-MI und BrdU-MI sowie dem Mitoseindex (SASAKI et al. 1988; SILVESTRINI et al. 1988; KAMEL et al. 1989; ISOLA et al. 1990). Andere Autoren sahen weniger gute Übereinstimmungen (KOHSUKE et al. 1988; KUTE u. QUARDI 1991). Die an sich gute Korrelation mit Befunden der Flußzytometrie ist aber bei aneuploiden und diploiden Tumoren nicht einheitlich (ISOLA et al. 1990). Nach SAHIN et al. (1991) kann auch der Anteil der Zellen in der S-Phase die Korrelation zwischen Flußzytometrie und dem Ki67-MI beeinflussen. Im übrigen leidet die Trennschärfe, wie schon oben erwähnt, unter Fremdeinflüssen, bes. bei entzündlichem Gewebe, aber bei höherem Bindegewebsanteil oder Nekrosen.

Die relativ gute Übereinstimmung mit anderen Untersuchungstechniken und die einfache Methodik lassen also die Bestimmung von Ki67 als ein geeignetes Verfahren erscheinen, um das Wachstumsverhalten maligner Tumoren zu bestimmen. Das Verteilungsmuster von Ki67 in den von uns untersuchten Geweben (Plattenepithel, Tonsille, Plattenepithelkarzinome) entspricht den theoretischen Erwartungen (LÖRZ u. MEYER-BREITING 1988).

Für Plattenepithelkarzinome (und Plattenepithel) können einige Besonderheiten festgestellt werden: Die immunhistochemische Darstellung proliferierender Zellen mit dem monoklonalen Antikörper Ki67 zeigt eine Markierung über dem Zellkern. GERDES et al. (1983) haben allerdings schon frühzeitig darauf hingewiesen, daß Plattenepithel eine zusätzliche Markierung über dem Zytoplasma aufweist. Die Beobachtung konnten von den Autoren nur bei diesem Gewebetyp gemacht werden. Die vorliegenden Untersuchungen bestätigen diese Befunde. Darüberhinaus weisen auch Plattenepithelkarzinome aus dem Kopf-Hals-Bereich dieses Markierungsmuster auf. Andere Untersucher, die sich in diesem Zusammenhang mit Plattenepithelkarzinomen befaßten (MEVIO et al. 1988; KEARSLEY et al. 1990), gingen auf dieses Phänomen nicht ein. SAHIN et al. (1991) untersuchten unter anderem auch einige Kopf-Hals-Tumoren. Sie fanden zwar, daß in zentralen, verhornenden Partien der Tumoren keine Ki67-Markierung zu finden war, eine Mitreaktion des Zytoplasmas erwähnen sie ebenfalls nicht. BROWN et al. (1988) untersuchten mit dem Antikörper Ki67 Zervixkarzinome. 4 Plattenepithelkarzinome, bei denen sie eine Mitreaktion des Zytoplasmas fanden, schlossen die Autoren aus der Untersuchung aus. Eine Untersuchung von LICHT et al. (1992) an Zellkulturen 6 verschiedener menschlicher Tumorzelllinien ergab auch eine Expression von Ki67 über Zellkern und -zytoplasma. Die Autoren sehen jedoch als Ursache hierfür Membrandefekte bei der Fixierung, eine unspezifische Kreuzreaktion erwähnen sie nicht. HAMPER et al. (1986) fanden im Normalgewebe von Speicheldrüsen und Mundschleimhaut, in der spindelzelligen Komponente von pleomorphen Adenomen und in einem Mundschleimhautkarzinom eine Zytoplasmareaktion. Sie diskutieren eine Beziehung zu myoepithelial-basaler Differenzierung.

Der Ki67-MI der untersuchten Plattenepithelkarzinome lag zwischen 0,08% und 64,6%, im Mittel bei 13,1%. Ähnliche Werte wurden bei anderen Tumoren gefunden (LELLE 1989; KEARSLEY et al. 1990). Mit abnehmendem Differenzierungsgrad wurde vermehrt ein höherer Ki67-MI gefunden, das Verteilungsmuster wurde zunehmend als homogen beurteilt. Diese Befunde gaben auch KEARSLEY et al. (1990) an. Statistisch signifikante Unterschiede zwischen dem Ki67-MI vorbehandelter und nicht vorbehandelter Tumoren bestanden nicht.

Erst seit etwa 10 Jahren stehen uns proliferations-assoziierte paraffingängige monoklonale Antikörper zur Verfügung. Diese Antikörper sind gegen verschiedene Epitope des „*proliferating cell nuclear antigen*" (PCNA) – ein Hilfprotein der DNA Polymerase delta – gerichtet (OGATA et al. 1987; WASEEM u. LANE 1990). PCNA wird auf komplexe Weise reguliert. Die Abwesenheit von PCNAmRNA in ruhenden Zellen ist mit der Anwesenheit des Introns 4 verbunden. Die Entfernung des Introns führt zur Anhäufung von PCNAmRNA in der Zelle. PCNAmRNA und Proteinsynthese werden durch Wachstumsfaktoren stimuliert (Literatur bei BASERGA 1991).

Gegen PCNA gerichtete Antikörper haben große Vorteile, denn es entfallen organisatorische Probleme beim Einfrieren von Nativmaterial. Man kann darüber hinaus auf routinemäßig eingebettetes Material zurückgreifen und somit auch größere Serien untersuchen. Hierbei ist allerdings zu bedenken, daß Art und Dauer der Fixation den PCNA-MI erheblich beeinflussen (HALL et al. 1990; GOLICK u. RICE 1992), möglicherweise existieren zwei auf organische Lösungsmittel unterschiedlich reagierenden Subpopulationen von PCNA (BRAVO u. McDONALD-BRAVO 1987). Unsere eigenen Untersuchungen zeigen ebenfalls den Einfluß der Fixationsdauer auf das Markierungsverhalten. ROWLANDS et al.

(1991) empfehlen Fixationsmethoden auf Alkoholbasis, besonders für prospektive Studien zur Beurteilung proliferierender Zellen.

Mit dem Antikörper PC10 fanden wir eine PCNA-Markierung über dem Zellkern, gelegentlich eine Färbung über dem Zytoplasma. Ob es sich hierbei um Abbauprodukte oder eine zytoplasmatische Synthese handelt, ist unklar. Im normalen Plattenepithel konnte eine Markierung der Basal- und Parabasalzellen beobachtet werden, im Tumorgewebe lag eine mehr heterogene Verteilung teilweise unter Betonung der Invasionsfront vor. Zu ähnlichen Ergebnissen kommen auch TSUJI et al. (1992). Eine erhöhte Expression von PCNA im Tumor benachbarten Normalgewebe, wie von HALL et al. (1990) für einige Tumoren beschrieben, konnte nicht beobachtet werden. Der PCNA-MI der untersuchten Tumoren lag zwischen 1,2% und 48,5%, im Mittel bei 17,5%. Diese Werte entsprechen in etwa den Befunden mit dem Antikörper Ki67. Insgesamt bestand sowohl für das Verteilungsmuster als auch für den Markierungsindex eine gute Korrelation zwischen Ki67 und PCNA. Dies wird auch von anderen Autoren beschrieben (MAO-DE et al. 1990; DALLENBACH et al. 1991; KAMEL et al. 1991; SCOTT et al. 1991). Größere Differenzen gab es nur in wenigen Ausnahmen und lassen sich einerseits durch die bei fortgeschrittenen Plattenepithelkarzinomen innere Variabilität und andererseits technisch bedingt erklären, wie z. B. die lange Halbwertszeit von PCNA (20 h) (SCOTT et al. 1991; DALLENBACH et al. 1991).

Die Frage nach der Korrelation mit den Befunden anderer Methoden wie Autoradiographie, Flußzytometrie und BrdU-Einbau wird nicht einheitlich beantwortet (GARCIA et al. 1989; BATTERSBY u. ANDERSON 1990; COLTREARA u. GOWN 1991). Eine Untersuchung von SCOTT et al. (1991) vergleicht am In-vivo-Modell die monoklonalen Antikörper Ki67 und Pc10 (PCNA) mit autoradiographischen Untersuchungen und konnte zeigen, daß die autoradiographisch ermittelte Wachstumsfraktion mit dem Ki67 MI gut übereinstimmt. Ki67 weist allerdings einen konstanten, gering höheren Wert auf. Die Werte für PCNA schwanken stärker. PCNA zeigt aber generell bei allen Tumoren deutlich höhere Werte. Als mögliche Ursache wird die lange Halbwertszeit von PCNA diskutiert (BRAVO u. MCDONALD-BRAVO 1987). SCOTT et al. (1991) ziehen den Schluß, daß immunhistochemische ermittelte MI kritisch und vorsichtig interpretiert werden sollten.

Die immunhistochemische Darstellung des *Transferrinrezeptor (Trf R)* soll mit der Zellproliferation einiger maligner Tumoren korrelieren (LARRICK u. CRESSWELL 1979; SHINDELMAN et al. 1981; TROWBRIDGE u. OMARY 1981) und als Hilfsmittel zur Beurteilung der Prognose bei Mammakarzinomen dienen (FAULK et al. 1980). Die von uns untersuchten Plattenepithelkarzinome zeigen ein relativ homogenes Verteilungsmuster des Trf R mit geringen inter- und intratumorösen Unterschieden. Dies wird von anderen Untersuchern bestätigt (KEARSLEY et al. 1990). Ein geeigneter, proliferationsassoziierter und prognoserelevanter Marker steht hiermit nicht zur Verfügung. Auch bei anderen Tumoren wurden ähnliche Befunde beschrieben (GATTER et al. 1983; HABESHAW et al. 1983; LLOYD et al. 1984; SCIOT et al. 1988). Bezüglich des „epidermal growth factor" (EGF) und seines Rezeptor (EGF-R), deren vermehrter Expression eine prognostische Aussage nachgesagt wird, sei auf das folgende Kapitel verwiesen.

11.2.8.3 Onkogenese und tumoröse Infiltration

Zytogenetische Aspekte. Schon aus den vorausgegangenen Ausführungen ließ sich ersehen, daß mit dem Begriff Plattenepithelkarzinom lediglich eine begriffliche Hülle geschaffen ist, mit der Karzinome umschrieben werden, die sich je nach Lokalisation, Größe, innere Struktur und ihrem Verhalten an der Grenze im Wirtsgewebe zum Teil deutlich voneinander unterscheiden. Daß diese Unterschiede etwas mit Erfolg und Mißerfolg unserer ausgefeilten Behandlungsmethoden zu tun haben, ist uns zwar bewußt, aber die tieferen Ursachen kristallisieren sich erst seit den letzten beiden Jahrzehnten durch Fortschritte in der Humangenetik, der Molekularbiologie und nicht zuletzt der Immunhistochemie heraus. Es würde den Rahmen dieses Buches bei weitem sprengen, würde hier auf die Vielzahl verschiedenster, molekularbiologischer Ansätze und die damit

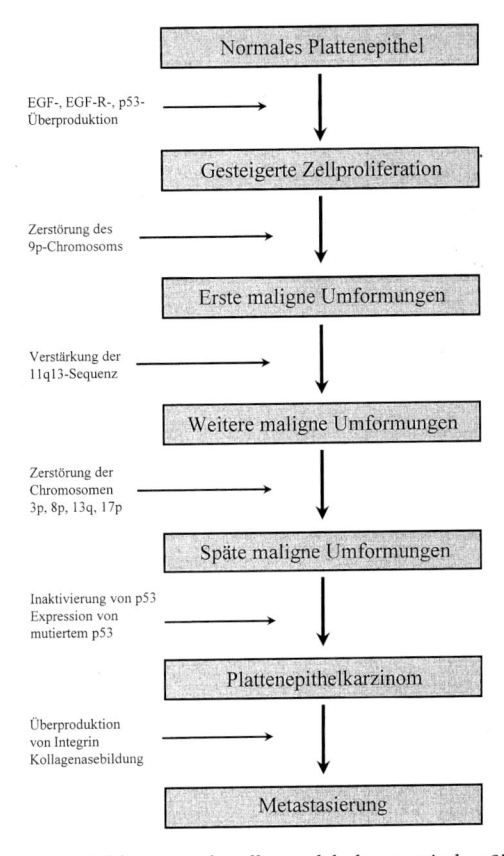

```
EGF-, EGF-R-, p53-          →    Normales Plattenepithel
Überproduktion                            ↓
                                 Gesteigerte Zellproliferation
Zerstörung des              →             ↓
9p-Chromosoms
                                 Erste maligne Umformungen
Verstärkung der             →             ↓
11q13-Sequenz
                                 Weitere maligne Umformungen
Zerstörung der              →             ↓
Chromosomen
3p, 8p, 13q, 17p
                                 Späte maligne Umformungen
Inaktivierung von p53       →             ↓
Expression von
mutiertem p53
                                 Plattenepithelkarzinom
Überproduktion              →             ↓
von Integrin
Kollagenasebildung
                                 Metastasierung
```

Abb. 4.11.34. Karzinomentwicklung aus aktueller, molekulargenetischer Sicht. Das Schema soll die zahlreichen Stufen verdeutlichen, die die Zellen durchlaufen, indem sie in jeder Stufe erneut genetisch veränderte Zellklone entwickeln, bis hin zum Karzinomzellklon. (Nach FEARON u. VOGELSTEIN 1990). Dieser mutiert infolge der inzwischen eingetretenen, genetischen Labilität weiter nicht nur zu metastasierenden, sondern auch strahlen- und chemotherapieresistenten Klonen

zusammenhängende Literatur im Detail eingegangen werden. Bezüglich technischer Einzelheiten, insbesondere der Immunhistochemie, sei auf das Kap. 4.3.3.7 verwiesen. Im folgenden wird ein Abriß gegeben werden, aus dem der aktuelle Wissensstand und Entwicklungen erkennbar werden sollen.

Ein Tumor entsteht nach unserer heutigen Vorstellung durch lebensfähige Veränderungen des Genoms einer normalen Zelle. Diese Onkogenese versetzt die transformierte Zelle in die Lage, sich über ihre Umgebung durch intensivere Proliferation als ihre Nachbarzellen durchzusetzen. In Folge der Destabilisierung des Genoms solcher Zellen besteht eine verstärkte Mutationsneigung, wobei die meisten dieser Mutanten infolge gestörten Stoffwechsels, selbstinduzierten Zelluntergangs (Apoptose) und schließlich durch die Abwehrmechanismen des Wirtsorganismus untergehen. Die Zellen, die bezüglich dieser 3 Faktoren stabil genug sind, setzen sich durch und bilden neue Populationen (Klone), die sich ihrerseits mit den gleichen Selektionsmechanismen weiterentwickeln und immer mehr Eigenschaften hinzugewinnen, die dem Wirtsorganismus zunehmend die Möglichkeit der Kontrolle des Wachstums dieser Zellen erschweren (Nowell 1976). Der entscheidende Schritt zur Onkogenese liegt in einem unumkehrbaren, aber lebensfähigen Schaden der Desoxyribonucleinsäure, der vorzugsweise in der Phase der Zellreduplikation, d.h. im Zellzyklus stattfindet. Ursachen hierfür können chemischer, viraler oder strahlenbedingter Natur sein. Diesem klassischen Onkogenesemodell steht ein zweites ergänzend oder alternativ gegenüber, bei dem Onkogene einerseits und Tumor-Supressor-Gene andererseits das Zellwachstum kontrollieren. Werden die Tumor-Supressor-Gene blockiert oder so verändert, daß fehlerhafte Proteine gebildet werden, fällt ihre wachstumshemmende Wirkung weg und es kommt zum unkontrollierten Tumorwachstum (Weinberg 1989). Hiermit hat sich der Tumor allerdings nicht ein für allemal gegenüber dem Wirtsorganismus durchgesetzt, sondern muß mehrere Kaskaden der Wechselwirkung von Aktivierung und Unterdrückung von unterschiedlichen Onkogenen bzw. Wachstumsstimulatoren durchstehen. Diese Wechselwirkungen beruhen einerseits auf der Zerstörung oder Blockierung bestimmter Chromosomenabschnitte und der Verstärkung von wachstumsstimulierenden Genen andererseits. So kommt es letztlich zur Ausbildung des malignen Tumors, der als solcher durch weitere Mutationen immer wieder neue Klongenerationen mit zunehmend aggressiven Wachstumseigenschaften entstehen läßt, die mehr und mehr die Fähigkeit zum infiltrativ destruierenden Wachstum und zur Metastasierung annehmen.

Zytogenetische Analysen versetzen uns in die Lage, spezifische Chromosomensequenzen darzustellen und Veränderungen im Sinne von Verschiebungen, Zerstörungen, Brüchen oder Verstärkungen zu bestimmen. So sind offenbar ganz bestimmte Bezirke (z.B. 8p, 10p, 13p, 15p, 22p und 18q) besonders anfällig für Zerstörungen (Hauser-Urfer u. Stauffer 1985; Cowan 1992; Jin et al. 1993), andere für Chromosomenbrüche und wieder andere (7p) für Verdoppelungen (Cowan 1992). In Plattenepithelkarzinom-Zellinien stellten sich die Chromosome 1, 3, 5, 8, 14 und 15 als am häufigsten betroffen heraus (Cowan 1992; Jin et al. 1993). Onkologisch bedeutsamer sind weitergehende Untersuchungen über subchromosomale Veränderungen und ihre Beziehungen zur

Karzinogenese bzw. zur Karzinomproliferation und -prognose (MAESTRO et al. 1993; FIELD 1992; LI et al. 1994).

Der *Zellzyklus* wird z.b. von verschiedenen Proteinen im hemmenden oder stimulierenden Sinne gesteuert. Die Cyclin-dependent Kinase 4 (CdK-4) setzt die Zellen in die Lage, in den Zyklus einzutreten (SERRANO et al. 1993), wobei es sich vor allem um den Übergang von der G1 zur S-Phase handelt. Das Protein p16, das zum Bereich 9p21-22 gehört, hemmt diese CdK-4. Ein Fehlen dieses Proteins oder aber eine Fehlbildung würde ein ungehindertes Eintreten von Zellen in den Zellzyklus begünstigen. Gerade der subchromosomale Bereich 9p21-22 ist aber besonders bei Kopf- und Halskarzinomen häufig zerstört (VAN DER RIET et al. 1994; PAPADIMITRAKOPOULOU et al. 1997; LYDIATT et al. 1998). Andererseits wird die CdK-4 durch ein weiteres Protein aktiviert, das sogenannte PRAD-1, oder auch Cyclin D1, dessen Bildung an den Chromosomenbereich 11q13 gebunden ist. An diesen Bereich ist auch die Bildung verschiedener Protoonkogene, wie BCL-1, HSTF-1 und INT-2 gebunden (SCHUURING et al. 1992). WILLIAMS et al. (1993) konnten bei 36% in 85 Tumorproben in 2- bis 10facher Verstärkung der 11q13-Region feststellen. Diese stimmte mit der Primärlokalisation Hypopharynx und deutlich geringerer Differenzierung überein.

Das *p53*-Gen ist am kurzen Arm des Chromosoms 17 lokalisiert und produziert im gesamten Körper das p53-Protein. Seine wesentliche Aufgabe ist der Schutz der Zellen vor DNS-Schäden, z.B. durch Karzinogene oder Bestrahlung. Dabei wird der Zellzyklus gestoppt, um eine DNS-Wiederherstellung zu ermöglichen oder, falls der Schaden irreparabel ist, die Apoptose der Zelle einzuleiten (KASTAN et al. 1991; YIN et al. 1992). Auffallend ist, daß in Vorstufen des Plattenepithelkarzinoms und in seinen Frühformen eine Überexpression von regulärem p53, besonders bei Rauchern, beobachtet wird (FIELD et al. 1991). Ähnlich wie das 9p für das p16-Protein ist das p53-Gen bei Plattenepithelkarzinomen besonders anfällig für Mutationen, die vorzugsweise in ganz bestimmten Sequenzen der DNS auftreten. Hierdurch kommt es zur Produktion eines funktionsunfähigen p53-Proteins, das seinerseits besonders häufig und dann auch reichlich in weniger differenzierten und stark proliferierenden Plattenepithelkarzinomen vorgefunden wird. Infolgedessen wird ein solches Protein seiner eigentlichen Kontrollfunktion nicht mehr gerecht und Zellen mit DNS-Schäden, sofern lebensfähig, können ungehindert weiter proliferieren (LIVINGSTONE et al. 1992). Möglicherweise verdrängt dieses veränderte p53-Protein sogar das reguläre durch kompetitive Hemmung vom Rezeptor. Schäden an der DNS werden nicht repariert. Hierin liegt unter Umständen auch der Grund für das Versagen von Strahlen- und Chemotherapie (LOWE et al. 1993). Die von manchen Arbeitsgruppen postulierte, prognostische Relevanz des Nachweises gesteigerter p53-Expression (HIRVIKOSKI et al. 1997) kommt beiden Formen des p53-Proteins nur mit gewisser Einschränkung zu:

1. Als regulär aus vom intakten Gen exprimiertes, normales („wild-type") p53-Protein, das als Reaktion auf DNS-Schäden gesteigert in Präkanzerosen, Carcinomata in situ und frühen, meist gut differenzierten Karzinomen nachgewiesen werden kann. In dieser Form kann es als Warnsignal für anhaltende

Kernschädigungen zu einem therapeutisch günstigen Zeitpunkt aufgefaßt werden.
2. Die zweite, vom mutierten Gen exprimierte, pathologische Form des p53-Proteins ist eher in fortgeschrittenen, stark proliferierenden Plattenepithelkarzinomen anzutreffen und diesem Zusammenhang eher ein prognostisch ungünstiges Zeichen (BOYLE et al. 1993; GOLUSINSKI et al. 1997).

Während das p53 neben der *Tumorsuppressor*funktion auch eine reparative Aufgabe wahrnimmt, gibt es andere Gene, die spezifisch die Entwicklung bestimmter Tumoren zu unterbinden scheinen. Typisch dafür ist das *RB1*, das die Entwicklung des Retinoblastoms verhindert bzw. im Falle seiner Beschädigung ermöglicht (FRIEND et al. 1986; 1988). Nach GOODRICH et al. (1991) wirkt es offenbar über die G1-Phase des Zellzyklus. Nach CAVENEE et al. (1983) ist es an den Bereich 13q14 gebunden. GOODRICH et al. (1991) stellten bei über der Hälfte von Patienten mit Plattenepithelkarzinomen einen Markierungsverlust am langen Arm des Chromosoms 13 fest, aber nur in knapp $1/5$ dieser Fälle war dies mit einer Verminderung des Rb-Proteins verbunden. Hieraus schlossen sie, daß im Bereich 13q14 zumindest noch ein Tumorsuppressorgen existieren muß, das bei Plattenepithelkarzinomen eine bedeutendere Rolle spielen muß. Ein weiteres Tumorsuppressorgen ist das *DCC*, das an das Chromosom 18 gebunden ist und das gleichnamige Zelloberflächenprotein bildet (FEARON et al. 1990). Das DCC findet sich in allen normalen Geweben und fehlt bei kolorektalen Karzinomen generell und bei einem Teil von Plattenepithelkarzinomen (FEARON et al. 1990; KIKUCHI-YANOSHITA et al. 1992).

Wachstumsfaktoren („growth factors") sind Polypeptide, die sich mit Rezeptoren an der Zelloberfläche binden und einen Wachstumsstimulus zum Zellkern auslösen. Bei Plattenepithelkarzinomen ist es vor allem der *„epidermal growth factor" (EGF)* und sein *Rezeptor EGF-R*. Er löst über seinen Rezeptor eine Aktivierung von Kinasen, Änderung des Phosphorinisotol- und Kalziumgehaltes sowie Aktivierung von c-myc- und c-fos-Onkogenen (CARPENTER u. COHEN 1990) aus. Bei der Entwicklung des Plattenepithelkarzinoms im Kopf- und Halsbereich spielt ein weiteres Protein, das an EGF-R gebunden werden kann, eine Rolle, der sog. *TGF-α („transforming growth factor-α")*. Die über EGF und seinen Rezeptor bisher gewonnenen Daten wirken widersprüchlich. So wird die Bedeutung der Amplifikation des EGF-R-Gens uneinheitlich bewertet (EISBRUCH et al. 1987; ISHITOYA et al. 1989; WEICHSELBAUM et al. 1989; FURATA et al. 1992). Aus einer Amplifikation des EGF-R-Gens resultiert nicht zwangsläufig eine phänotypisch nachweisbare Expression des EGF-R (HANDT et al. 1991). Sie werden in der normalen Schleimhaut fast grundsätzlich gefunden. Eine Überexpression von EGF-R und TGF-α wird bei Tumoren in 60% bzw. 35% gesehen (SAUTER et al. 1992). In einer Studie über 103 Larynxkarzinome fanden GRANDIS u. TWEARDY (1993) eine gesteigerte EGF-R und TGF-α-Expression besonders bei gering differenzierten Plattenepithelkarzinomen. Patienten mit einer gesteigerten EGF-R-Expression in diesen Tumoren hatten eine fast 25% geringere 2-Jahres-Überlebensrate als solche ohne EGF-R-Veränderungen. Ähnliches berichten REICHERT et al. (1990), die bei Plattenepithelkarzinomen der Mundhöhle mit abnehmender Differenzierung eine zunehmende Markierungsintensität des EGF-R beschreiben. Die meisten Autoren stehen aber der prognostischen Aussagekraft der Überexpression von EGF-R bzw. TGF-α zurückhaltend gegenüber. Auch in unserer Arbeitsgruppe konnte eine Prognoserelevanz der Intensität der EGF-Markierung nicht festgestellt werden (LÖRZ 1992).[1] Die von uns gefundene, homogen verteilte Überexpression des EGF-R in Plattenepithelkarzinomen stimmt mit den Ergebnissen anderer Untersucher überein (OZANNE et al. 1986; BERGLER et al. 1989; KEARSLEY et al. 1990; MIYAGUCHI et al. 1990). Von einigen Autoren wird allerdings ein heterogenes Verteilungsmuster beschrieben (PARTRIDGE et al. 1988). KUTE u. QUARDI (1991) fanden bei der Zellinie des A431-Plattenepithelkarzinoms eine vom Zellzyklus unabhängige Überexpression des EGF-R. Retinoide haben möglicherweise einen normalisierenden Einfluß auf die durch EGF-R und TGF-α gesteigerte Gen-Transskriptionsrate (GRANDIS et al. 1996). Der Mechanismus ist noch unklar.

Das *c-erbB-2* ist ebenfalls ein Oberflächenrezeptor und mit dem EGF-R verwand. Eine Überexpression ist bei Mamma- und Ovarialkarzinomen mit schlechter Prognose beschrieben worden. ASAMOTO et al. (1990) fanden bei Blasenkarzinomen diesen Wachstumsfaktor in 60% der gering differenzierten Transitional-Zell-Karzinome und bei allen Adenokarzinomen (2/2), aber in keinem der Plattenepithelkarzinome. Allerdings beobachteten CRAVEN et al. (1992) bei Plattenepithelkarzinomen des Kopf- und Halsbereiches fast in der Hälfte der Fälle eine Expression von c-erB-2. Diese zeigte allerdings keinen Bezug zur Proliferationsaktivität. Weitere bei Plattenepithelkarzinomen in Untersuchung befindliche Wachstumfaktoren sind die Fibroblastenfaktoren *FGF-1* und FGF-2 (MYOKEN et al. 1994) und Rezeptoren für *Interleukin-4* (IL-4), die ebenfalls in entsprechenden Zellinien von Plattenepithelkarzinomen nachgewiesen wurden (MYERS et al. 1996).

Bei *Protoonkogenen* handelt es sich um reguläre Gene, die an der Zellproliferation beteiligt sind. Bis heute wurden eine große Anzahl solcher Protoonkogene isoliert. Im Falle von Mutationen oder Überexpression können sie die Entwicklung von Tumoren auslösen. Die ältesten und am intensivsten erforschten gehören zur *ras-Familie*. Aus den Kodes der H-*ras* und K-*ras*-Gene wird das p21-Protein gebildet, das für die Bindung und Hydrolysierung von GDP und GTP verantwortlich ist. Mit dieser Funktion stellt es ein weiteres Zahnrad im Getriebe des Zellwachstums dar (BARBACID 1987). Punktmutationen an den ras-Genen führen in erster Linie zur Verminderung der GTPase-Aktivität. Gleichzeitig kommt es zu einem Anstieg der neoplastischen Zellveränderungen. Beim Kolonkarzinom und seinen Vorstufen sind gehäufte *ras*-Mutationen schon länger bekannt und gelten als Früherkennungszeichen (SPANDIDOS et al. 1985). Bei den Plattenepithelkarzinomen sind die bisherigen Untersuchungsergebnisse

---

[1] Der von uns verwendete Antikörper (WATERFIELD et al. 1982) erkennt eine antigene Determinante, die im extrazellulären Polypeptidanteil des Rezeptors gelegen ist und nicht im Kohlehydratanteil. Hiermit sind Kreuzreaktionen mit Blutgruppenantigenen, die bei gegen EGF-R gerichtete Antikörper beschrieben wurden (GOOI et al. 1985), ausgeschlossen.

eher dahingehend zu interpretieren, daß *ras*-Mutationen hier eher Seltenheitswert haben (RATHCKE et al. 1996). Auffallend ist, daß fernöstliche Arbeitsgruppen eher solche Befunde erheben (INAGAKI et al. 1994; KUO et al. 1994; YANG 1993). YANG (1993) wies p21-Mutationen bei 6 von 20 Larynxkarzinomen nach, bei denen zusätzlich ohne Ausnahme G > T-Mutationen gefunden werden konnten. Auf Grund gleichzeitiger Übereinstimmung mit hohem Malignitätsgrad sind dieser p21- und G > T-Mutationen, wenn überhaupt erfolgt, Ausdruck des fortgeschrittenen Stadiums bei Plattenepithelkarzinomen. Einen interessanten Hinweis geben allerdings KUO et al. (1994), die in Betelnuß-bedingten Mundhöhlenkarzinomen *ras*-Mutationen nachweisen konnten. ANWAR et al. (1993) sahen *ras*-Mutationen im Zusammenhang mit HPV-16-positiven Larynxkarzinomen, ANDERSON et al. (1994) bei Mundhöhlenkarzinomen.

Eine weitere Protoonkogengruppe stellen die *c-myc-Gene* dar, die wie die *ras*-Familie schon Untersuchungsgegenstand bei zahlreichen Tumorarten war. Auf seiner Kodierung basierend, wird ein nukleäres Protein für die DNS-Bindung gebildet. Während es offenbar häufig verstärkt bei malignen Prozessen des hämopoetischen Systems nachgewiesen wird, sind die bisherigen Untersuchungsergebnisse bei Plattenepithelkarzinomen des Kopf- und Halsbereiches eher dürftig (MERRIT et al. 1990; RIVIERE et al. 1990; FIELD 1992; INAGAKI et al. 1994). LIU et al. (1994) sahen einen signifikanten Anstieg der c-myc-Verstärkung bei Plattenepithelkarzinomen des Larynx, auffallenderweise eher bei den Stadien III und IV, also auch hier wieder im fortgeschrittenen Stadium der Tumorgenese.

Unter den immunhistochemisch interessanten Onkogenen ist seit dem Nachweis von DNS-Sequenzen des *Human Papilloma Virus (HPV)* bei Zervix- und Portiokarzinomen das Interesse am Nachweis in Plattenepithelkarzinomen des Kopf- und Halsbereiches geweckt worden. Die Annahme, einen solchen Nachweis vor allem bei verrukösen und papillären Karzinomen führen zu können, erfüllte sich allerdings nicht (s. Kap. 4.11.3.1). In Plattenepithelkarzinomen werden am ehesten die HPV 16- und/oder 18-DNS (ARNDT et al. 1992; POPPER et al. 1994; CEROVAC et al. 1996) nachgewiesen, während die HPV 6- und 11-DNS für Papillome typischer sind (POPPER et al. 1994). HPV 16- und 18-Sequenzen in Papillomen sind als Hinweis für einen mögliche Kanzerogenese zu verstehen (POPPER et al. 1994). Die Angaben über die Häufigkeit des Nachweises bei Plattenepithelkarzinomen, insbesondere bei verschiedenen Differenzierungsgrade, sind widersprüchlich und schwanken zwischen 33% (CEROVAC et al. 1996) und 65,5% (ARNDT et al. 1992) bzw. bei G2 27% (CEROVAC et al. 1996) und 65,9% (ARNDT et al. 1992). Im Zusammenhang mit HPV-16-Nachweis in Genomen von Plattenepithelkarzinomen wird über *ras*-Mutationen (ANWAR et al. 1993; ANDERSON et al. 1994) und über Zerstörung des p53-Gens (FIELD 1992; BRACHMANN et al. 1992) berichtet. Hierfür werden die viralen Genprodukte E6 und E7 verantwortlich gemacht, die nicht nur mit p53 sondern auch mit Rb interagieren sollen. Duch Blockierung dieser E6- und E7-Proteine ist es STEELE et al. (1993) gelungen, in vitro das Wachstum von HPV-18-positiven Plattenepithelkarzinomen zu hemmen.

Gegenüber den bekannten Zusammenhängen zwischen lymphoepithelialen Karzinomen des Nasopharynx und *EBV (Epstein-Barr-Virus)* sind Berichte über EBV-Nachweise in Plattenepithelkarzinomen sehr selten und eher zweifelhaft.

Basalmembran und extrazelluläre Matrix. Wie schon oben erwähnt, ändert sich die Prognose von Plattenepithelkarzinomen entscheidend, wenn der Tumor beginnt, infiltrativ, fingerförmig aufgefiedert bis hin zur fischzugartigen Migration einzelner Tumorzellgruppen, in die Tiefe des Wirtgewebes vorzudringen und dabei straff bindegewebige Strukturen wie Membranen, Gefäßwände und Epineuria zu destruieren (McGavran et al. 1961; Meyer-Breiting 1981b; Resta et al. 1991; Magnano et al. 1997). Diese Tumorinvasion läßt sich in drei molekularbiologisch unterschiedliche Schritte unterteilen (Stetler-Stevenson et al. 1993):

1. Befall der Basalmembran durch die Tumorzellen
2. Proteolyse der extrazellulären Matrix und
3. Migration der Tumorzellen.

Die *Basalmembranen* von Epithelien sind in erster Linie durch die Kollagentypen IV (Liotta et al. 1980, 1983; Carter et al. 1985; Oguro 1991) und VII (Wetzels et al. 1992), Laminin (Oguro 1991; Wetzels et al. 1992) und Heparansulfat-Proteoglykane aufgebaut (Oguro 1991). Zwar gilt der Verlust dieser Strukturen als wesentliches Zeichen der Frühinvasion, er ist aber keineswegs pathognomonisch. So stimmen im Gegensatz zu anderen malignen Tumoren Basalmembranverluste mit dem Grad der Invasion nicht zwangsläufig überein (Visser et al. 1986; Sakr et al. 1987). Außerdem werden solche Basalmembranverluste auch in regulärem Epithel vor allem bei entzündlichen Vorgängen beobachtet. Jedenfalls scheint die Nachweisintensität von Kollagen IV in der Basalmembran mit der Zunahme der Tumorgröße und dem Auftreten von Lymphknotenmetastasen im Kopf- und Halsbereich nachzulassen (Hirota et al. 1990).

Integrine sind Zelladhäsionsmoleküle, die die Verbindung von Zellen zu extrazellulären Strukturen, in der Regel zum Stütz- und Bindegewebe ermöglichen. Van Waes u. Carey (1992) isolierten ein vom Tumor exprimiertes Antigen, das sog. A9, bei dem sich in der Folge herausstellte, daß es mit dem *Integrin* $\alpha 6\beta 4$ identisch ist. Dieses Integrin ist spezifisch für die Bindung an Laminin. Eine Steigerung der Antigenexpression korreliert mit der Tendenz zur frühen Rezidiventwicklung und zur Metastasierung.

E-Cadherin ist ein weiteres Rezeptormolekül an der Zelloberfläche. Ein erhöhter Nachweis in Plattenepithelkarzinomen ist möglicherweise Ausdruck einer günstigeren Prognose (Mattijssen et al. 1993). *Fibronectin* (FN) ist bei Plattenepithelkarzinomen an der Basalseite und der Zelloberfläche der Tumorzellen und im Tumorstroma zu finden (Ohhasi et al. 1986; Moro et al. 1992), wobei die synthetisierende FNmRNS in Fibroblasten des Stroma um ein Vielfaches mehr exprimiert wird als in normalen Kontrollepithelien und diese Aktivität reziprok zum Differenzierungsgrad abnimmt, d.h. G1-Karzinome weisen die höchste FNmRNS-Expression auf.

Die Struktur der *extrazellulären Matrix* und das Verhalten der Karzinome ihr gegenüber wurde lange gegenüber den Untersuchungen an der Basalmembran vernachlässigt, als wenn mit dem Durchbruch des Tumors durch die Basalmembran sein infiltratives Wachstum schon erklärt wäre und somit jetzt ungehindert vonstatten gehen könnte. Dies trifft in vielerlei Hinsicht nicht zu. Zunächst ist der Verlust der Basalmembran, wie schon oben erwähnt, bei Plattenepithelkarzinomen keine conditio sine qua non für ein infiltratives Wachstum. Zum anderen sehen wir ja gerade in den Unterschieden des Wachstums der Plattenepithelkarzinome im befallenen Wirtsgewebe, daß in der Auseinandersetzung mit der extrazellulären Matrix prognostisch entscheidende Vorgänge ablaufen müssen. Somit muß dem Verhalten der Karzinome gegenüber Bestandteilen der extrazellulären Matrix, wie z.B. dem Kollagen I und besonders dem Kollagen III mehr Aufmerksamkeit geschenkt werden. FISSELER-ECKHOFF et al. (1990) stellten bei Lungenkarzinomen neben gesteigerter Neoangiogenese eine Neosynthese von Kollagen III und Laminin fest, wobei Laminin unmittelbar um die Tumorzellen, das Kollagen besonders um die Tumorzellgruppen herum gelagert war. Die Autoren gehen von einer Bildung durch die Tumorzellen selbst aus. Bei der Invasion von Gefäßen durch Magen- und Lungenkarzinome sah KUBOCHI (1990) eine hohe Kollagenase-IV-Aktivität, während Kollagenase-I-Aktivitäten in der Invasionsfront von Magenkarzinomen stattfanden. Plattenepithelkarzinome zeigten generell eine höhere Kollagenase-I-Aktivität, während bei Adenokarzinomen dies mehr für die Kollagenase IV zutraf. MÖSCHL et al. (1981) konnten an Adenokarzinomen des Kolon und MEYER-BREITING (1983) an Plattenepithelkarzinomen gesteigerte Kollagenaseaktivitäten gegenüber Typ III nachweisen, letzterer ausschließlich bei Karzinomen, aber nicht in allen, die histologisch in den gleichen Gewebsproben infiltratives Wachstum in straff bindegewebigen Strukturen zeigten. Karzinome ohne dieses Verhalten zeigten keine kollagenolytischen Aktivitäten. Lange blieb unklar, ob die Kollagenasen durch die Tumorzellen selbst gebildet werden oder ob sie Zellen im Stroma, wie z.B. Mastzellen zur Kollagenasebildung anregen. Diese Frage konnte durch den Nachweis entsprechender kodierter mRNS in Tumorzellen geklärt werden. POLETTE et al. (1991) fanden in 23 von 26 Plattenepithelkarzinomen derartig kodierte mRNS. mRNS für Stromelysin, das die Autoren vor allem im Umfeld von zerstörten Basalmembranabschnitten fanden, konnten sie sowohl in Tumor- als auch in Stromazellen nachweisen.

Kathepsin-B kann neben einer granulären, perinukleären Anordnung (lysosomal) auch außen an der Zelloberfläche nachgewiesen werden (ERDEL et al. 1990). Hierin wird die Möglichkeit der Einbindung von Kathepsin-B in proteolytische Abbauprozessen der extrazellulären Matrix gesehen.

Eine besondere Rolle bei der Stimulation proteolytischer Aktivitäten von Tumorzellen scheint der *Plasminogen-Plasmin-Komplex* zu spielen. NIEDBALA et al. (1990) fanden bei A431-Plattenepithelkarzinomzellen verstärkte Proteolysen in der extrazellulären Matrix infolge einer Aktivierung dieses Komplexes durch den Urokinase-Typ-Plasminogen-Aktivator (uPA), der seinerseits durch EGF stimuliert wird. NIEDBALA u. SARTORELLI (1990) sehen in der Blockade des uPA einen bedeutenden therapeutischen Ansatz zur Hemmung und Unterbindung der Tumorinvasion.

Neoangiogenese. Das Wachstum solider Tumoren, somit auch das von Plattenepithelkarzinomen, ist ab einer bestimmten Größe von einer nutritiv ausreichenden Blutversorgung abhängig. Um eine entsprechende *Angiogenese* in Gang zu setzen, bildet der Tumor bestimmte Wachstumsfaktoren, die Proliferation, Ausbreitung und Differenzierung von Endothelzellen anregen. Auch bei der Intensität der Angiogenese scheint das p53-Protein in der regulären Form einen hemmenden und in der mutierten Form einen, wenn auch indirekten, steigernden Einfluß zu haben (VERMEULEN et al. 1996). Zur Bewertung der Angiogenese werden unterschiedliche Methoden angegeben: am häufigsten die Endotheldarstellung mit Faktor-VIII-Antikörpern (MIKAMI et al. 1993; ALBO et al. 1994; CARLSON 1994; GLEICH et al. 1996, 1997), die Messung von Verteilung und Intensität des „basic fibroblast growth factor" (bFGF) und seiner Rezeptoren (DELLACONO et al. 1997) oder des „vascular endothelial growth factor" (VEGF) durch andere Arbeitsgruppen (BENEFIELD et al. 1996; DENHART et al. 1997; EISMA et al. 1997). Das Interleukin 8 (IL-8) ist ein Zytokin, das möglicherweise auch die Angiogenese bei Tumoren stimuliert (RICHARDS et al. 1997). GALLO et al. (1998) sehen auch in der Anwesenheit von Stickoxid (NO) ein angiogenetisches Stimulans.

Bei einigen Tumoren, wie z. B. Mammakarzinomen (FOLKMAN 1994) ergaben Untersuchungen, daß bei Bewertung der tumorbedingten Angiogenese eine intensive Neoangiogenese mit der Aggressivität der Karzinome korreliert. Bei kolorektalen Karzinomen und malignen Melanomen scheint dies nicht zuzutreffen. In vitro gelang es PETRUZZELLI et al. (1993) durch Implantate auf Chorion-Allantois-Membranen eine Angiogenese zu induzieren, die bei Plattenepithelkarzinomen deutlich intensiver ausfiel als bei normalem Epithel. Die meisten Arbeitsgruppen konnten bei ihren klinisch-histologischen Untersuchungen vergleichbare Beobachtungen machen. Umstritten bleibt allerdings die Aussage, daß mit einer intensiven Neoangiogenese eine höhere Tumoraggressivität und schlechte Prognose verbunden ist (MIKAMI et al. 1993, 1996; ALBO et al. 1994; CARLSON 1994; BEATRICE et al. 1996; DELLACONO et al. 1997; EISMA et al. 1997) oder ob sich hieraus keine derartigen Schlüsse ziehen lassen (LEEDY et al. 1994; CARRAU et al. 1995; GLEICH et al. 1996, 1997; HEGDE et al. 1998). BEATRICE et al. (1996) ermittelten eine Mikrogefäßzahl (MC) pro mm^2 von 120, unterhalb derer die Prognose günstiger und darüber schlechter einzuschätzen sei. Der wesentliche Zweck der Beschäftigung mit der Angiogenese dürfte aber wohl eher in therapeutischen Möglichkeiten liegen. Erste Versuche mit Retinoiden (TUROLA et al. 1995; LINGEN et al. 1996) und Interferon-α (LINGEN et al. 1996) haben diese Erwartungen aber noch nicht erfüllt. Weitere Untersuchungen sind im Gange und noch erforderlich, um unser Verständnis über die Wechselwirkungen zwischen Tumor und Angiogenese zu komplettieren und daraus therapeutische Ansätze zu finden.

11.3 Seltene Karzinomformen

11.3.1 Das sogenannte verruköse Karzinom

Das verruköse Karzinom wurde als eigenständiger Tumor erstmalig von ACKERMAN (1948) beschrieben und wird auch als Ackerman-Tumor bezeichnet. Dieser berichtete über 31 derartige Tumoren, die in der Mundhöhle entstanden waren. Es handelte sich um ältere Patienten mit schlechter oraler Hygiene und schlechtsitzenden Zahnprothesen, bei denen häufig ein Kautabakabusus bestand.

In der Folgezeit wurden diese Tumoren auch in anderen plattenepithelial bedeckten Organen beschrieben, so im Genito-Analbereich, Nase, Pharynx, Oesophagus und Mittelohr. Nach der Mundhöhle (McDONALD et al. 1982: 283 Fallbeschreibungen) ist der Kehlkopf die häufigste Lokalisation (KLEINSASSER 1983: 150 Fallbeschreibungen). Fallberichte liegen inzwischen so zahlreich (seit 1980 über 70 Publikationen) vor, daß hier auf die Aufführung einer entsprechend umfangreichen Literaturliste verzichtet wird.

Die Häufigkeit unter den malignen Kehlkopftumoren wird sehr unterschiedlich zwischen 1% und 11,2% angegeben (Tabelle 4.11.14). Der hohe Anteil, den FISHER (1976) an einem Kollektiv von 276 malignen Tumoren angibt, enthält auch 5 Fälle mit Metastasen, die per definitionem nicht mehr dazugezählt werden dürften.

Auch im Kehlkopf kommt das verruköse Karzinom wie andere Plattenepithelkarzinome überwiegend bei älteren Patienten (5.–6. Dekade) vor. Auffallend ist das Verhältnis der Erkrankungshäufigkeit zwischen Männern und Frauen, bei denen die Männer mit einem Verhältnis von ca. 3:1 immer noch häufiger betroffen werden, aber der Anteil der Frauen doch größer ist als beim normalen Plattenepithelkarzinom. Die Symptome gleichen denen anderer Karzinome, das Wachstum ist jedoch langsamer, Metastasen fehlen. Die bevorzugte Lokalisation der verrukösen Karzinome liegt im oberen Kehlkopfbereich. Dennoch können solche Prozesse auch vom Ventrikelboden und von der Stimmlippenregion ausgehen (LONGARELA-HERRERO et al. 1995; LOPEZ-AMADO et al. 1997). Unbehandelt kann der Tumor eher zum Tod durch respiratorische Obstruktion führen (HYAMS 1976).

Klinisch-makroskopisch finden sich meist ausgedehnte, oft multifokale warzige Tumoren mit grau-weißer, tief eingekerbter Oberfläche und leichter Verletzlichkeit. Differentialdiagnostisch müssen hyperplatische exophytisch-papillomatöse Leukoplakien und Papillome abgegrenzt werden.

Der Versuch des Nachweises von Papillomavirus (HPV)-Antigenen fiel bisher zwiespältig aus. Bei Abwesenheit von Kapsidantigenen kommen als tumorassoziiert die HPV-DNA-Subtypen (Sequenzen) 6 und 11, 16 und 18 sowie 31, 33 und 35 in Frage. Die bei der gutartigen Larynxpapillomatose fast regelmäßig nachzuweisenden HPV-Subtypen 6 und 11 sind beim verrukösen Karzinom nur sporadisch oder überhaupt nicht nachzuweisen (MULTHAUPT et al. 1994; KASPERBAUER et al. 1993; FLISS et al. 1994). Im Gegensatz hierzu findet man von den onkogenen HPV-Subtypen besonders die Sequenz 16 in etwa 40% der Plattenepithelkarzinome (KIYABU et al. 1989; WATTS et al. 1991), aber gut die

Tabelle 4.11.14. Anteil der verrukösen Karzinome an der Gesamtzahl von Larynxkarzinomen (Gesamtzahl in den aufgeführten Studien > 300)

Autoren	Anteil an Larynxkarzinomen (%)
SLLAMNIKU et al. (1989)	1,0
O'SULLIVAN et al. (1995)	1,1
EDSTRÖM et al. (1987)	1,8
LOPEZ-AMADO et al. (1997)	1,9
FERLITO (1985)	3,82
FISHER (1976)	11,2

Hälfte weniger bei verrukösen Karzinomen (KIYABU et al. 1989; FLISS et al. 1994) oder garnicht (KASPERBAUER et al. 1993). PEREZ-AYALA et al. (1990) sahen HPV-16-DNA-Sequenzen am häufigsten bei gering differenzierten Karzinomen.

Histologisch ist der Tumor durch folgende Merkmale gekennzeichnet (Abb. 4.11.35; 4.11.36):

1. Die Tumoroberfläche ist warzenartig vorgewölbt und zeigt tiefe Einfaltungen des Epithels.
2. Der Tumor besteht aus einem außergewöhnlich gut differenzierten verhornenden Plattenepithel mit nur wenigen Mitosefiguren und ohne nennenswerte Zellatypien.
3. Basal findet sich eine Begrenzung durch eine gut ausgebildete Basalmembran. Die bis weit in die Tiefe der keulenförmigen Epithelzapfen hineinreichenden Einfaltungen enthalten ausgeprägte Keratinpfröpfe.
4. Die Tumorinfiltration findet in einer breiten Basis mit mehr verdrängendem Charakter gegen das Stroma statt, das eine intensive entzündliche Reaktion aufweist.
5. Das übliche dissoziiert-infiltrative Wachstum von Plattenepithelkarzinomen soll definitionsgemäß fehlen.
6. Lymphknoten oder Fernmetastasen sollen ebenfalls nicht vorhanden sein.

Eine Koilozytose korreliert im allgemeinen mit der Anwesenheit von HPV-Viren. Der Nachweis von HPV-Viren der Typen 16, 18 und 30 kann bei bestehenden verrukösem Karzinom gesehen werden (VESELY et al. 1989).

Die verrukösen Karzinome werden allgemein als gering abweichend von differenzierten Plattenepithelkarzinomen mit geringem Malignitätsgrad und fehlender Metastasierung angesehen. In letzter Zeit ist jedoch der karzinomatöse, d. h. echt maligne Charakter dieser Veränderungen angezweifelt worden. So unterscheiden SHEAR u. PINDBORG (1980) bei Läsionen der Mundschleimhaut eine einfache verruköse Hyperplasie (über dem Niveau der übrigen Schleimhaut gelegen) von dem eigentlichen verrukösen Karzinom. SLOOTWEG u. MÜLLER (1983) halten eine Unterscheidung allerdings nicht in jedem Falle für möglich. GLANZ u. KLEINSASSER (1978) die 6 verruköse Karzinome im Kehlkopfbereich beobachteten, von denen nur eins eindeutig invasiv wuchs, nehmen deshalb an, daß es sich in den meisten solcher beschriebener Fälle nicht um ein Karzinom

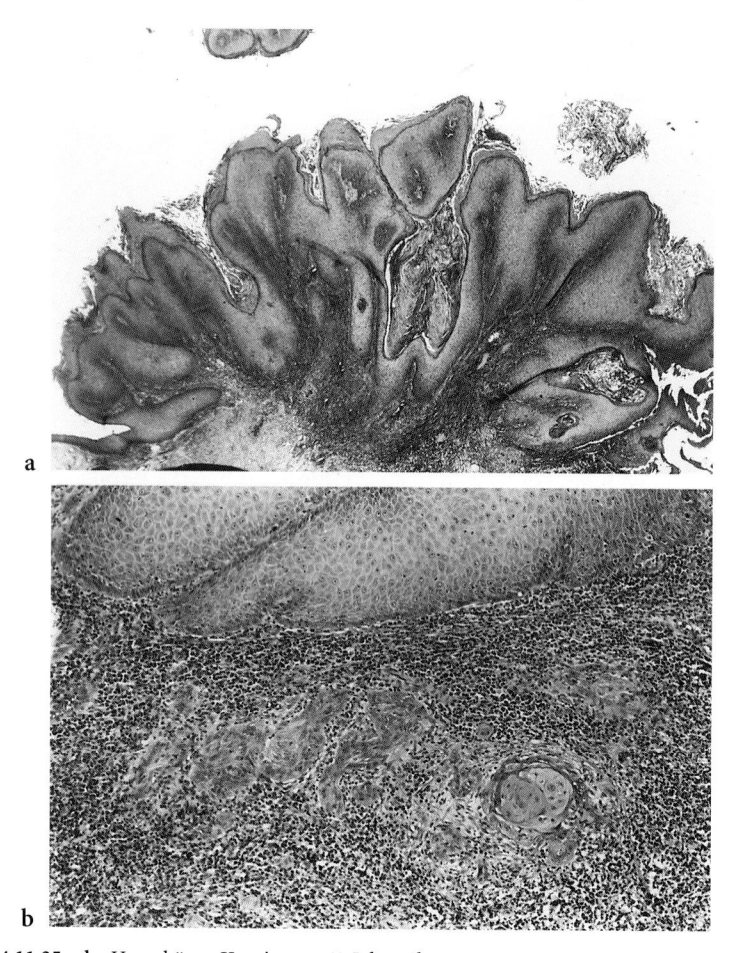

Abb. 4.11.35 a, b. Verruköses Karzinom: 68 Jahre alter Mann mit einem Tumor an der linken Stimmlippe. **a** Übersicht über einen warzenartigen Tumor mit typischer papillomatöser hyperkeratotischer Oberfläche. Es gibt plumpe, epitheliale Vorwölbungen in die Tiefe mit Keratinherden. Intensive entzündliche Infiltration. HE, × 20. **b** Vergrößerung des epithelial-mesenchymalen Übergangs desselben Tumors. Unmittelbar benachbart zu einer gut abgegrenzten, plumpen epithelialen Formation erkennt man ungleichförmiges, dissoziertes, invasives Wachstum mit Hornperlen auf der rechten Seite. HE, × 100. (Aus MEYER-BREITING u. BURKHARDT 1988)

Abb. 4.11.36 a–c. Verruköses Karzinom. 64 Jahre alter Mann mit einem Tumor auf der laryngealen Epiglottisfläche. **a** Das hyperplastische Epithel auf der *rechten* und *linken* Seite geht in der *Mitte* abrupt in einen papillomatösen Tumor über. Das plumpe Epithel wächst in einer breiten, vorwärtsschiebenden Front und hat partiell den Epiglottisknorpel zerstört. HE, × 20. **b** Das papillomatöse Epithel an der Spitze ist gut differenziert und weist eine gleichmäßige Schichtung ohne bemerkenswerte Dysplasien auf. Eine Biopsie aus diesem Bereich wird für die Veränderung nicht repräsentativ sein und zu einer Unterschätzung des Prozesses führen. HE, × 35. **c** Das Tumorgewebe in der Tiefe ist weniger gut differenziert; allerdings ist auch hier kein dissoziiertes, invasives Wachstum erkennbar. Es gibt eine intensive, entzündliche Reaktion und der angrenzende Knorpel zeigt Zeichen der Auflösung. HE, × 60. (Aus MEYER-BREITING u. BURKHARDT 1988)

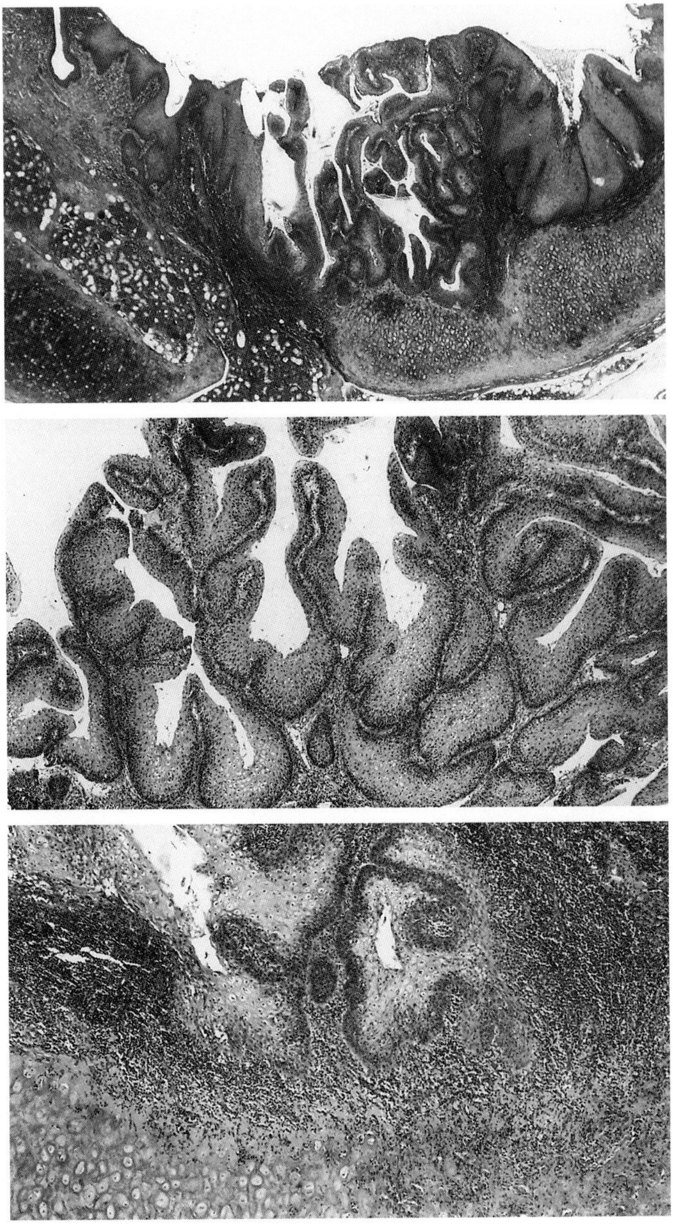

a b c

handelt. Sie sprechen von verruköser Akanthose als fakultativer Präkanzerose. Eine entsprechende Auffassung vertritt MEYER-BREITING (1981a), der im Fall des Nachweises einer Infiltration (Abb. 4.11.35) solche Karzinome als papillär wachsende Plattenepithelkarzinome ansieht. Die Bezeichnung Karzinom für eine Läsion, die laut überwiegender Definition nicht invasiv wachsen soll (ACKERMANN 1948), ist schon vom Standpunkt der allgemeinen Pathologie her unbefriedigend. Ein invasives Wachstum gehört ja gerade zu den Kriterien der Malignität. Allerdings drücken sich viele Autoren bezüglich der Invasivität unklar aus, z.B. „only superficial invasive" (SHAFER et al. 1983), „free groups of invasive cells are unusual" (PRIOLEAU et al. 1980), andere beschreiben eine perineurale Ausbreitung (MOHS u. SAHL 1979). Auch wird auf eine „Koexistenz von Feldern geringer differenzierter Plattenepithelkarzinome mit verrukösen Veränderungen" hingewiesen (GOETHALS et al. 1963; KRAUS u. PEREZ-MESA 1966; JACOBSON u. SHEAR 1972; BATSAKIS et al. 1982; MEDINA et al. 1984), die in etwa 20% bestehen soll (MEDINA et al. 1984). Umgekehrt sieht FISHER (1976) in etwa der Hälfte der Grad 1-Plattenepithelkarzinome „features of verrucous carcinoma" und entsprechend eine Grauzone zwischen typischem, verrukösen Karzinom und gut differenziertem Plattenepithelkarzinom (s. auch FONTS et al. 1969; MICHAELS 1984). Es wird deshalb die Forderung erhoben, jedes verruköse Karzinom systematisch nach mikroskopischen Herden eines invasiven Karzinoms zu durchsuchen (MEDINA et al. 1984). Nach eigener Erfahrung finden sich derartige Herde in mehr als der Hälfte der Fälle, was unseres Erachtens eine Einordnung als gut differenziertes, papillär wachsendes Plattenepithelkarzinom rechtfertigt (BURKHARDT u. MEYER-BREITING 1988).

Aufgrund dieser Überlegungen könnte der Begriff des verrukösen Karzinoms auch fallengelassen werden (FRIEDMAN 1976; MICHAELS 1984; GLANZ u. KLEINSASSER 1987). Die unterschiedlichen Angaben über die Häufigkeit von verrukösen Karzinomen innerhalb der Gesamtzahl von malignen Tumoren des Kehlkopfes sind unseres Erachtens Ausdruck der allgemeinen Unsicherheit in der Definition dieses Tumortyps. So wird von vielen Autoren auch ausdrücklich betont, es handle sich beim verrukösen Karzinom weder um eine klinische noch um eine histologische Diagnose, sondern um einen Krankheitsbegriff („distinct clinico-pathologic entity"), der nur nach Synthese von Klinik und Histologie verwandt werden sollte (KRAUS u. PEREZ-MESA 1966; BILLER u. BERGMANN 1976; FISHER 1976; BAK u. ERDÖS 1975; FERLITO u. RECHER 1980; MCDONALD et al. 1982). Die Besonderheit dieses Krankheitsbildes ist, daß es klinisch maligne aussieht, aber histologisch benigne zu sein scheint (FERLITO u. RECHER 1980). Verruköse bzw. papilläre Plattenepithelkarzinome können dementsprechend für den Kliniker und Pathologen erhebliche diagnostische Probleme aufwerfen. Werden die Probeexzisionen nicht aus dem Grund des Tumors entnommen, so wird der Pathologe in der Regel immer wieder nur die Diagnose „Papillomatose des Kehlkopfes" stellen können. Nach unserer Erfahrung bringen erst Probeexzisionen aus dem Tumorgrund die weiterführende Malignitätsdiagnose und dies in der Mehrzahl aller erwachsenen Patienten, die mit der primären histologischen Diagnose „verruköse Akanthose" oder „Papillomatose des Kehlkopfes" in unsere Behandlung kamen. Bei der Differentialdiagnose zwischen derartigen Läsionen und Plattenepithelpapillomatosen könnte u. U. die Bestimmung der mittleren Zellschicht weiterhelfen, die nach MICHAELS (1984) und COOPER et al. (1992) beim verrukösen Karzinom fast doppelt so breit ist. FECHNER u. MILLS (1982) weisen auch bei Verruca vulgaris auf die Gefahr der Fehldiagnose und überzogener chirurgischer Behandlung hin, die infolge allzu leicht gestellter Diagnose „Verruköses Karzinom" entstehen kann.

Bezüglich der Therapie gehen die Meinungen auseinander. Überwiegend wird die radikale lokale Tumorentfernung ohne Lymphknotenausräumung gefordert (FISHER 1976; FERLITO u. RECHER 1980; MAW et al. 1982; SLLAMNIKU et al. 1989; HAGEN et al. 1993; THARP u. SHIDNIA 1995). Auf Grund der Eigenschaften des verrukösen Karzinoms sollte auch das chirurgische Vorgehen möglichst schonend erfolgen (GLANZ u. KLEINSASSER 1987; LUNDGREN et al. 1986; MILFORD u. O'FLYNN 1991; MAURIZI et al. 1996). Die Strahlentherapie dürfte wegen des langsamen Wachstums weniger effektiv sein. Vor einer Strahlentherapie wird wegen einer möglichen Malignitätssteigerung bis hin zur Anaplasie gewarnt (SMITH et al. 1985; EDSTRÖM et al. 1987; LONGARELA-HERRERO et al. 1995). Eine derartige Entdifferenzierung kann jedoch auch spontan auftreten (THARP u. SHIDNIA 1995). Metastasierungen konnten wir in unserer Klinik bei über 20 verrukösen Plattenepithelkarzinomen nur in einem einzigen Falle feststellen. Hier war es aber in der Tiefe zu einer anaplastischen Transformation gekommen, wie in Großserienschnitten zu erkennen war. Bei Berichten über Lymphknotenmetastasen bei verrukösen Karzinomen (SCHRADER et al. 1987) handelt es sich nach unserer Auffassung um Fehleinschätzungen, was durch immunhistologische Parameter klärbar wäre.

Von AIRD et al. wurde 1954 an der Fußsohle ein weiterer Typ des Plattenepithelkarzinoms beschrieben und als Carcinoma cuniculatum (Cuniculus = „rabbit burrow") bezeichnet. Hierbei handelt es sich, wie beim verrukösen Karzinom um einen mehr verdrängend endophytisch wachsenden Tumor mit papillomatöser Oberfläche und tiefen gangartigen, keratingefüllten Krypten- und Sinusbildungen in der Tiefe (BURKHARDT 1986). Histologisch wird dies leicht mit einer pseudoepitheliomatösen Epithelhyperplasie verwechselt. Auch dieser Prozeß erinnert an virale Läsionen (MCKEE et al. 1981), der Nachweis von Papilloma (HPV)-Antigenen ist jedoch, wie beim verrukösen Karzinom, in der Regel negativ (KAO et al. 1982). Derartige Plattenepithelkarzinome wurden inzwischen auch in anderen Körperregionen und in der Mundhöhle beobachtet, eine Beschreibung im Kehlkopf unter diesem Namen liegt bisher nicht vor. Mehrere Fälle von als „verruköse Karzinome" bezeichneten Läsionen erfüllen jedoch die Kriterien des Carcinoma cuniculatum.

Entsprechend der Ähnlichkeit mit dem verrukösen Karzinom wird das Carcinoma cuniculatum heute von den meisten Autoren als Sonderform dieses Tumors ausgefaßt („inverted verrucous carcinoma": BROWNSTEIN u. SHAPIRO 1976; SEEHAFER et al. 1979; HEADINGTON 1978; PRIOLEAU et al. 1980; REICH 1982; KAO et al. 1982; RATZENHOFER 1982).

11.3.2 Spindelzelliges Karzinom und Karzinosarkom

Diese wahrscheinlich heterogene Gruppe von Neoplasmen wurde unter zahlreichen Namen, unter anderem auch als Pseudosarkom und sarkomatoides Karzinom beschrieben. Sie wurde im Uterus, Mamma, Harnblase, Magen, Ösophagus, Mundhöhle und Pharynx beobachtet. In bis zu 1% aller malignen Tumoren können derartige Tumoren mit spindelzelligem Anteil auch im Kehlkopf auftreten (BURKHARDT u. MEYER-BREITING 1988).

Dieser Tumortyp tritt im Durchschnitt bei etwas älteren Patienten als die üblichen Plattenepithelkarzinome auf, genauer im Alter zwischen 48 und 87 Jahren mit einem Gipfel im Alter von 68 Jahren (HYAMS 1976). Männer werden bevorzugt. Seine Hauptlokalisation im Kehlkopf ist bis zu 80% im Bereich der Stimmlippen. Ein Auftreten nach vorangegangener Bestrahlung ist häufiger (vgl. Kap. 4.13; KLEINSASSER u. GLANZ 1978; LASSER et al. 1979), gelegentlich werden solche Bilder auch nach Zytostatikatherapie gesehen (BURKHARDT 1980). Die Prognose dieses Tumors hängt weitgehend von der Tiefe der Invasion ab (LEVENTON u. EVANS 1981). Während einige Autoren diesen Neoplasmen generell eine bessere Prognose zumessen als gewöhnlichen Plattenepithelkarzinomen, entspricht diese nach neueren Mitteilungen derjenigen von gering differenzierten Plattenepithelkarzinomen (HYAMS 1976; HERNANDEZ-MADORRAN et al. 1991). Die Therapie unterscheidet sich somit nicht von derjenigen des Plattenepithelkarzinoms und ist primär chirurgisch (GIORDANO et al. 1983).

Makroskopisch zeigt der Tumor in etwa $2/3$ der Fälle eine polypös-exophytische, leicht fragile Wucherung, in $1/3$ ein primär infiltratives Wachstum. Auf die Gefahr der makroskopischen Fehleinschätzung als Kontaktgranulom verweisen WENIG u. HEFFNER (1990).

Histologisch ist der Tumor meist biphasisch aufgebaut (Abb. 4.11.37), aber auch monophasische Tumoren mit ausschließlich spindelzelligem Anteil werden beschrieben (SLOOTWEG et al. 1989). In den Randpartien des Tumors sind in den meisten Fällen die üblichen morphologischen Charakteristika eines Plattenepithelkarzinoms zwischen gut und gering differenziert zu erkennen. Dieser Anteil kann jedoch sehr unauffällig sein, gelegentlich finden sich nur Veränderungen im Sinne eines Carcinoma in situ. Zum Zentrum des Tumors hin wird die Epitheloberfläche mehrfach partiell oder über das gesamte Zentrum hin ulzeriert, wobei zahlreiche, spindelzellige, gelegentlich auch große anaplastisch veränderte Zellen, überwiegend vereinzelt-disseminiert, gelegentlich auch in kleinen Grüppchen verteilt, zu finden sind. In der Tiefe liegen dann überwiegend Tumoranteile, die lichtmikroskopisch nicht von einem spindelzelligen Sarkom (Fibrosarkom, malignes fibröses Histiozytom, Leiomyosarkom, Rhabdomyosarkom, seltener auch Myxoliposarkom) unterschieden werden können. Diese Anteile sind sehr zellreich, weisen zahlreiche Mitosefiguren auf und enthalten z.T. mehrkernige Riesenzellen. Um die Zellen läßt sich ein dichtes Retikulin- und Kollagenfasernetz nachweisen, chondroide und osteoide Herde werden gelegentlich beobachtet (LASSER et al. 1979; LAMBERT et al. 1980). Seltener erinnert dieses Gewebe auch an atypisches Granulationsgewebe.

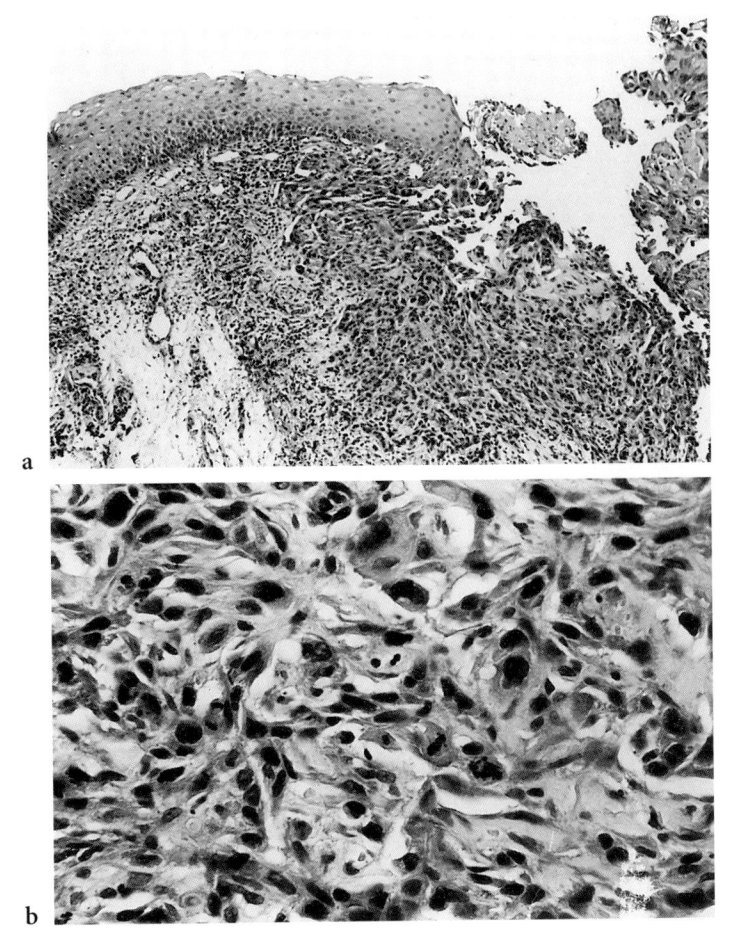

Abb. 4.11.37 a, b. Spindelzellkarzinom: 45 Jahre alter Mann, epiglottische Falte. **a** Das bedeckende Epithel ist auf der rechten Seite zerstört. Hier kann ein invasiver, dissoziiert wachsender Spindelzelltumor erkannt werden. HE, × 90. **b** Die Zellen sind hochgradig pleomorph mit einem Vorherrschen der spindelförmigen Typen. Atypische Mitosefiguren sind erkennbar, einen zusammenhängenden Epithelverband sieht man nicht. HE, × 350. (Aus MEYER-BREITING u. BURKHARDT 1988)

Gelegentlich findet sich eine Übergangszone zwischen plattenepithelialem Anteil und spindelzelligem Anteil, wo sich Plattenepithelstränge zwischen locker verteilte, spindelförmige Zellen hineinschieben („streaming in", Abb. 4.11.37; 4.11.38).

Das infiltrative Wachstum des Tumors kann sowohl durch solide Karzinomverbände, als auch durch diffus-disseminierte Einwanderung lose verteilter spindelzelliger Elemente erfolgen. Metastatische Potenz haben sowohl der eindeutig epitheliale, als auch der spindelzellige Anteil des Tumors (KÜPPER u. BLESSING 1974; RANDALL et al. 1975; LEVENTON u. EVANS 1981). Metastasen mit dem Bild eines schlichten Plattenepithelkarzinoms sind häufiger.

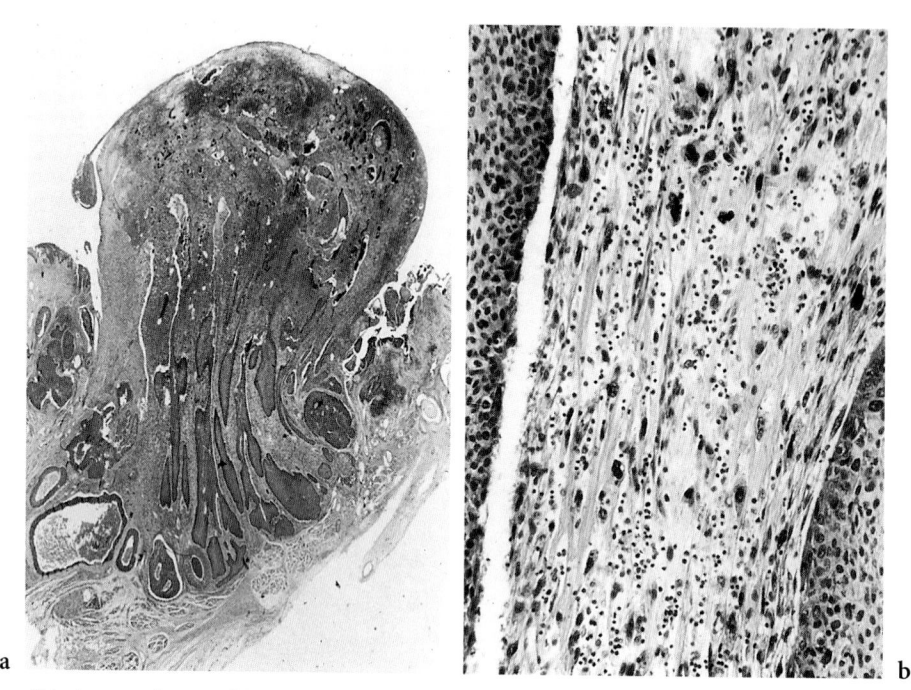

Abb. 4.11.38 a, b. Spindelzellkarzinom (sog. Karzinosarkom): 47 Jahre alter Mann, Stimmlippe. **a** Polypöser Tumor mit breitflächiger Epithelerosion. Plumpe, in die Tiefe wachsende Epithelformationen sind zu erkennen. HE, × 25. **b** Zwischen den epithelialen Tumorkomponenten mit deutlicher interzellulärer Kohärenz hat sich spindelzelliges Gewebe mit reichlich Zellatypien und Mitosefiguren entwickelt. HE, × 350. (Aus Meyer-Breiting u. Burkhardt 1988)

Die histologische Differentialdiagnose umfaßt neben den oben genannten Sarkomen auch benigne Stimmlippenpolypen mit atypischem Granulationsgewebe (Randall et al. 1975). Bei spindelzelligen Sarkomen sollte lichtmikroskopisch, u. U. auch in Serienschnitten nach epithelialen Komponenten gesucht werden, um ein spindelzelliges Karzinom sicher auszuschließen (Leventon u. Evans 1981). Immunhistologisch lassen sich in $2/3$ bis $3/4$ aller Fälle in den Spindelzellen Vimentinfilamente und Keratin nachweisen (Zarbo et al. 1986; Meijer et al. 1988; Slootweg et al. 1989; Lewis et al. 1997; Olsen et al. 1997). Über 80% der Spindelzellkarzinome weisen nichtdiploide DNA auf (Olsen et al. 1997).

Die zahlreichen Bezeichnungen für diese Art von Tumoren spiegelt die Unsicherheit in ihrer Zurodnung wieder. Es wurden folgende Auffassungen vertreten:

1. Die spindelzellige Komponente entspricht lediglich einer atypischen Stromareaktion (Pseudosarkom).
2. Es handelt sich um einen Kollisionstumor (echtes Karzinosarkom).
3. Von einer differenzierten pluripotenten Zelle differenzieren plattenepitheliale und sarkomatöse Tumorelemente (Karzinosarkom).

4. Es findet eine mesenchymale Metaplasie der malignen epithelialen Zellen statt (Karzinosarkom).
5. Es kommt im reaktiv entstandenem Stroma, vielleicht durch Einflüsse der epithelialen Komponente, zu einer malignen Transformation (Karzinosarkom).
6. Beide Komponenten sind epithelialer Natur (spindelzelliges Karzinom).

Heute wird die Auffassung vertreten, daß es sich wahrscheinlich um eine heterogene Tumorgruppe handelt und verschiedene Arten der Histogenese möglich sind (LASSER et al. 1979; FECHNER 1984). Auch die Anwendung von fortgeschrittenen Methoden führte zu uneinheitlichen Befunden. Elektronenmikroskopisch konnten an den spindelzelligen Elementen in einigen Tumoren Merkmale der Fibroblasten und Myofibroblasten nachgewiesen werden (LASSER et al. 1979), in den meisten Tumoren aber Strukturelemente des epithelialen Gewebes, nämlich primitive Desmosomen und Tonofilamente (LICHTIGER et al. 1970; LASSER et al. 1979; BURKHARDT 1980; KATHOLM et al. 1984). Ebenso fällt einigen Tumoren der immunhistologische Zytokeratin- und Präkeratinnachweis in den spindelzelligen Elementen positiv, in anderen Tumoren negativ aus. In der Mehrzahl der Fälle handelt es sich offenbar um ein Karzinom mit ausgeprägter spindelzelliger Komponente, d. h. um ein spindelzelliges Karzinom (RANDALL et al. 1975; KLEINSASSER u. GLANZ 1978; BURKHARDT 1980; KLEINSASSER 1983; KATHOLM 1984; MICHAELS 1984).

Es kann angenommen werden, daß es sich um ein Plattenepithelkarzinom mit einer mangelhaften, interzellulären Kohärenz handelt. Da diese Tumoren in erster Linie an mechanisch beanspruchten Stellen zu beobachten sind, an denen auch Granulations- und Kehlkopfpolypen entstehen, ist die mangelhafte Kohärenz und das Aufbrechen der Plattenepitheloberfläche vielleicht Mitursache dieses eigentümlichen morphologischen Bildes. Die polypöse Wachstumsform wäre somit möglicherweise durch funktionell regionale Besonderheiten mitverursacht. Hierfür könnten auch Parallelen in der Gefäßarchitektur von Granulationspolypen und von der Oberfläche spindelzelliger Karzinome sprechen.

Ausführliche Literaturangaben finden sich bei KLEINSASSER u. GLANZ (1978). Weitere Mitteilungen erschienen von KAHLER (1908), ULLMANN (1920), GRIEPENTROG (1955), WALTER (1962), VERHEST u. JORTAY (1968), MINCKLER et al. (1970), GALLE et al. (1971), KÜPPER u. BLESSING (1974), RANDALL et al. (1975), SCHMIDT-BÄUMLER u. RUPP (1975), RICHARDSON et al. (1978), RATZENHOFER (1978), LASSER et al. (1979), SRINIVASAN u. TALVALKAR (1979), LAMBERT et al. (1980), LAGACE et al. (1981), LEUSZLER et al. (1981), LEVENTON u. EVANS (1981), DESHOTELS et al. (1982), WOODS et al. (1982), ALGUACIL-GARCIA et al. (1984), KATHOLM et al. (1984), GRICOUROFF et al. (1985), HELLQUIST u. OLOFSSON (1989) und CASSIDY et al. (1994).

11.3.3 Echtes Karzinosarkom

Allerdings können in sehr seltenen Fällen diese Tumoren echte Karzinosarkome sein. So wird heute die Möglichkeit der Transfektion von der Karzinom- zur Stromazelle diskutiert, d. h. der Übertragung genetischen Materials einschließlich der Onkogene (s. oben Interpretation 5). So sollten in jedem Einzelfall moderne Methoden der Zelltypisierung (Kap. 4.3.4) zur Definition dieser Tumoren eingesetzt werden, wie schon im vorhergehenden Kapitel erwähnt. Weitere Beispiele werden in Kapitel 4.12 gegeben. KLIJANIENKO et al. (1992) berichten über den Fall eines solchen Karzinosarkoms des Larynx und Hypopharynx u.a. mit Plattenepithelkarzinom- und Chondrosarkomanteilen. Immunhistochemisch wurde im Karzinom Keratin, jedoch kein S-100-Protein nachgewiesen, während es sich im Sarkom umgekehrt verhielt.

11.3.4 Transitionalzell-Karzinom

Diese Geschwulstform wurde erstmalig 1927 von QUICK u. CUTLER beschrieben. Sie soll von den Übergängen des Plattenepithels zum prismatischen bzw. respiratorischen Epithel im Bereich der Tonsille, des Zungengrundes, des Nasopharynx, des Larynx und der Ausführungsgänge von Schleimdrüsen ausgehen (VON ALBERTINI u. ROULET 1974). Dieser vertritt im Gegensatz zu EWING (1928) die Auffassung, daß es sich hierbei nicht um einen einheitlichen Geschwulsttyp, sondern um verschiedenartige maligne Geschwülste handelt, die eine hohe Strahlensensibilität als gemeinsame Eigenschaft besitzen. FERLITO (1986) setzt diese Karzinome mit den undifferenzierten Karzinomen gleich.

11.3.5 Lymphoepitheliales Karzinom

Diese im selben Zeitraum Anfang der 20er Jahre von SCHMINCKE (1921) und RÉGAUD (1921) beschriebene Karzinomart soll sich aus Überresten von Kiemenbögen bzw. Kiemenfurchen entwickeln. Sie geht vom lymphoepithelialen Gewebe des lymphatischen Rachenringes aus. Da derartige Verbindungen von Schleimhaut und lymphatischem Gewebe auch im Sinus piriformis und im Morgagni-Ventrikel vorkommen, ist das Auftreten solcher Karzinome in diesem Bereich grundsätzlich möglich.

Betroffen sind in erster Linie ältere Patienten (im Mittel 62 Jahre nach der unten zitierten Literatur), meist Männer. Im Gegensatz zum Schmincke-Karzinom des Epipharynx gelingt der immunhistologische Nachweis von Epstein-Barr-Virus-Antigenen fast nie (MACMILLAN et al. 1996; FERLITO et al. 1997). MACMILLIAN et al. (1996) konnten aber in allen 8 von ihnen untersuchten Fällen Veränderungen in der p53-Expression feststellen.

Morphologisch handelt es sich in der Regel um relativ anaplastische Karzinome, deren Zellkomplexe im lymphatischen Gewebe mehr oder minder lose verteilt erscheinen. Im Larynx und Hypopharynx werden in solchen Karzinomen Herde plattenepithelialer Ausdifferenzierung beschrieben (MACMILLAN et al. 1996). Die lymphatische Komponente besitzt keinen eigentlichen Malignitätscharakter, so daß die Auffassung berechtigt ist, diesen Karzinomtyp als anaplastisches Karzinom aufzufassen, der in einem lymphoepithelialen Gewebsareal entstanden bzw. von Lymphozyten und Plasmazellen durchsetzt ist.

Die Besonderheit dieser Karzinome besteht in ihrer frühen Metastasierung in die regionären Lymphbahnen (MACMILLAN et al. 1996: 88%), ohne daß der Tumor, besonders im Sinus piriformis oder im Morgagni-Ventrikel, klinisch apparent sein muß. Wie das Transitional-Zell-Karzinom, ist das lymphoepitheliale Karzinom hoch strahlensensibel. Deshalb ist trotz der frühen Metastasierung eine 5-Jahres-Überlebenserwartung von 65–70% über alle Stadien bei entsprechender Therapie realistisch (MACMILLAN et al. 1996; FERLITO et al. 1997).

Berichte über lymphoepitheliale Karzinome finden sich bei DOCKERTY et al. (1968), FERLITO (1986), MICHEAU et al. (1979), TOKER u. PETERSON (1978), MACMILLAN et al. (1996) und FERLITO et al. (1997). Auch in der eigenen Klinik beobachteten wir ein lymphoepitheliales Karzinom des Sinus piriformis.

11.3.6 Adenokarzinom

Maligne Geschwülste der serösen und mukösen Drüsen kommen im Kehlkopf äußerst selten vor – unter 1% der malignen Tumoren (FERLITO 1986; KLEINSASSER 1987; BURKHARDT u. MEYER-BREITING 1988). Grundsätzlich können alle bekannten Formen der Speicheldrüsentumoren im Kehlkopfbereich vorkommen. Adenokarzinome und adenoidzystische Karzinome sind am häufigsten, wovon die letztgenannten überwiegen. Sie sollen nach Bestrahlung häufiger vorkommen (SQUIRES et al. 1981).

Bei reinem Adenokarzinomen muß aber grundsätzlich abgeklärt werden, ob hier eine Fernmetastase eines anders lokalisierten Primärtumors (HOMMERICH 1985) oder allenfalls eine Penetration eines Schilddrüsenkarzinoms in das Kehlkopfinnere vorliegt.

Morphologisch sind die Adenokarzinome im Larynx durch folgende Eigenschaften gekennzeichnet:

1. Makroskopisch imponieren diese Tumoren durch Vorwölbung einer meist intakten, glatten Oberfläche.
2. Die Veränderungen reichen von gut differenzierten, papillären, duktulären oder glandulären Strukturen zu soliden und kribriformen Zellformationen (Abb. 4.11.39).
3. Zytologisch finden sich kubische oder polygonale Zellen mit variablem Grad von Pleomorphie.

Neben den gut differenzierten Adenokarzinomen werden auch primär anaplastische Riesenzelladenokarzinome des Larynx beobachtet (FERLITO 1986). An histologischen Typen werden neben gering differenzierten Formen Azinuszellkarzinome (FERLITO 1980), papilläre (MERTENS et al. 1986) und mukoide Adenokarzinome (TSANG et al. 1991) genannt. Die Abgrenzung von Schilddrüsenkarzinomen, die in den Larynx eingebrochen sind, ist durch immunhistologische Untersuchungen (Thyreoglobulinnachweis) möglich.

Das Alter der betroffenen Patienten unterscheidet sich nicht von denjenigen der Patienten mit Plattenepithelkarzinomen des Kehlkopfes. Es findet sich ebenfalls eine Bevorzugung der Männer (TOOMEY 1967; CADY et al. 1968). Die

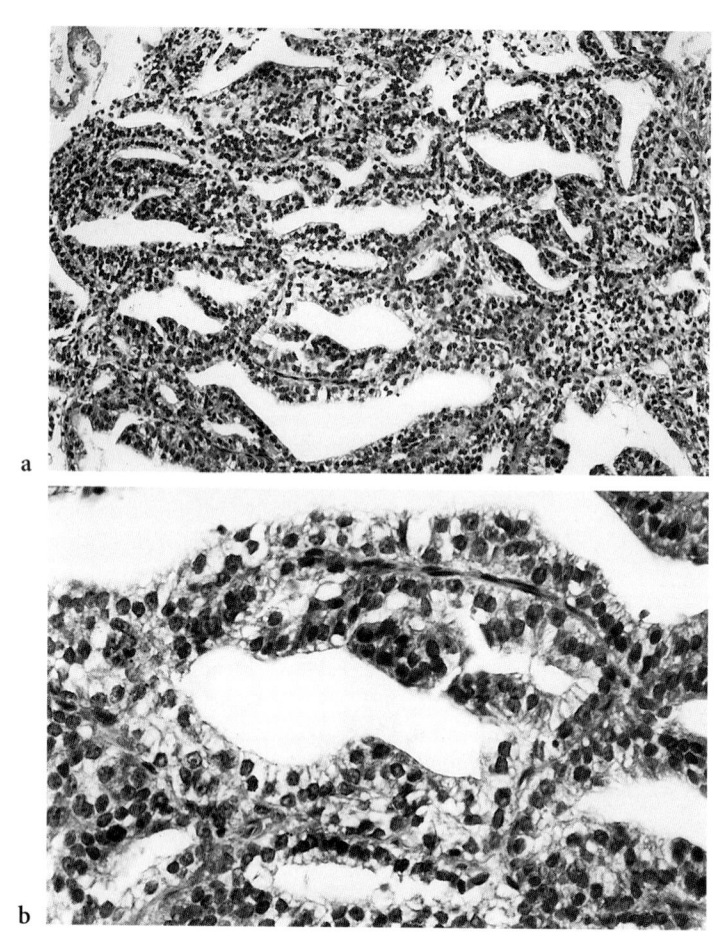

Abb. 4.11.39 a, b. Adenokarzinom. 73 Jahre alte Frau, aryepiglottische Falte. **a** Tubulärer, partiell zystischer Tumor. HE, × 140. **b** Tubuläre und kribriforme Formation meist zylindrischer Tumorzellen. Immunhistologischer Test auf Thyroglobulin war negativ. HE, × 350. (Aus MEYER-BREITING u. BURKHARDT 1988)

Häufigkeit dieser Karzinome wird mit 0,1 bis 1% aller Karzinome des Kehlkopfes angegeben. Sie machen etwa $^2/_3$ der drüsigen Kehlkopfkarzinome aus (FECHNER 1976). Hauptlokalisation ist die supraglottische Region, besonders der Ventrikel des Taschenbandes. Aber auch über Fälle von Adenokarzinomen an der Stimmlippe wird berichtet (MERTENS et al. 1986; HABERMAN u. HABERMAN 1992).

Die meisten Adenokarzinome metastasieren früh in die reginären Lymphknoten. CADY et al. (1968) berichteten, daß bei der Hälfte der Patienten mit klinischer N0-Klassifikation postoperativ histologisch regionale Metastasen nachgewiesen werden konnten. Fernmetastasierungen sind der wichtigste Grund für das Versagen der Therapie, die in chirurgischem Vorgehen oder in radiochirurgischer Kombinationstherapie besteht (SESSIONS et al. 1975; COHEN et al. 1985; BLOOM et al. 1987). Eine Chemotherapie ist bis heute nicht geeignet.

Die Prognose dieser Patienten ist in der Regel ungünstig, da sich neben der regionalen Metastasierung sehr früh eine Fernmetastasierung entwickelt, die nach CADY et al. (1968) innerhalb von 2 Jahren auftritt. Weitere Mitteilungen finden sich bei WHICKER et al. (1974), FECHNER (1976), CRISSMAN u. ROSENBLATT (1978), MALLONEE (1979), FERLITO (1980) und CAVERSACCIO et al. (1995). RASINGER u. ULRICH (1983) berichteten über das Auftreten eines Adenokarzinoms an derselben Stelle, an der 2 Jahre zuvor ein gering differenziertes Plattenepithelkarzinom erfolgreich bestrahlt wurde.

11.3.7 Adenoid-zystisches Karzinom

Adenoidzystische Karzinome treten im Kehlkopf noch etwas seltener als reine Adenokarzinome auf (FERLITO 1986: < 0,1%; LAM u. YUEN 1996: 0,2%; STILLWAGON et al. 1985: 0,25%; SERAFINI et al. 1991: 0,6%; LI 1988; 0,7%). In unseren, eigenen Beobachtungen überwiegen allerdings die adenoidzystischen Karzinome. OLOFSSON u. VAN NOSTRAND (1977) sowie FLEISCHER et al. (1978) stellten 60 Fälle aus der Weltliteratur zusammen und fügten 4 bzw. 5 eigene hinzu. Zwischenzeitlich kommen noch gut weitere 50 Fälle nach eigenen Recherchen hinzu.[1]

Histogenetische stammen die adenoidzystischen Karzinome (Synonym: Zylindrom) von seromukösen Drüsen ab (TEWFIK et al. 1983). Morphologisch sind sie recht typisch aufgebaut und gekennzeichnet durch

1. das Fehlen einer Kapsel,
2. trabekuläre, tubuläre, selten auch solide, gut abgegrenzte Zellformationen, die hyaline, zellfreie Räume unterschiedlicher Dicke umgeben (Abb. 4.11.40). Der Tumor besitzt dadurch ein kribriformes Aussehen. Das Stroma kann leicht myxoid strukturiert sein.
3. relativ uniforme, kleine Zellen, deren schmales Zytoplasma basophil ist und die kleine, dunkle Kerne, gelegentlich mit blasigem Nukleus aufweisen können. Sie erinnern an Basalzellen der Haut und Schleimhäute und leiten sich wahrscheinlich von den Myoepithelzellen ab.

Patienten mit adenoidzystischen Karzinomen des Kehlkopfes sind in der Regel jünger als die mit Plattenepithelkarzinomen. Nach FECHNER (1976) reicht ihr Alter von 30.–70. Lebensjahr, Frauen werden im allgemeinen eher betroffen als Männer. Die häufigste Lokalisation ist die subglottische Region, gefolgt von der Supraglottis. Von den 64 von OLOFSSON u. VAN NOSTRAND (1977) zusammengestellten Fällen waren 27 subglottisch, 16 supraglottisch und nur

---

[1] Allerdings sind jetzt mehr Publikationen aus den ehemaligen Ostblockstaaten, dem Fernen Osten und Afrika zu verzeichnen, während Berichte aus Westeuropa und Nordamerika mehr auf Ausgefallenes sowie Therapie und Diagnostik konzentriert sind.

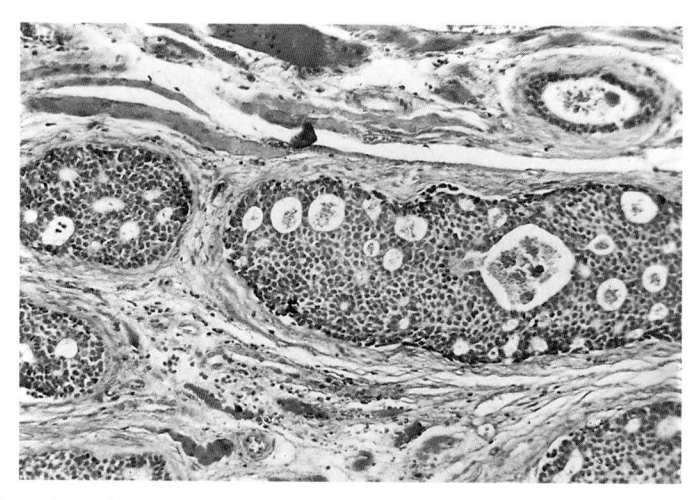

Abb. 4.11.40. Adenoidzystisches Karzinom. 42 Jahre alter Mann, submuköser subglottischer Tumor. Gut abgegrenzte, solide Tumorformationen aus kleinen, relativ uniformen Zellen. Die Ausläufer enthalten typische runde („zylindrische") Räume unterschiedlicher Größe. HE, × 140. (Aus MEYER-BREITING u. BURKHARDT 1988)

3 glottisch gelegen. Der Rest war so ausgedehnt, daß mehrere Regionen befallen waren. Bevorzugte supraglottische Lokalisationen sind die Taschenfalten und die Epiglottis (FLEISCHER et al. 1978). DE KERVILER et al. (1995) beschrieben die ungewöhnliche Lokalisation der aryepiglottischen Falte. Im Vergleich zur sonstigen verschwindend geringen Karzinominzidenz, wird das adenoidzystische Karzinom in der Trachea relativ häufig beschrieben, entweder solitär (PEARSON et al. 1974; TAKAHASHI et al. 1990; ANDOU et al. 1993; BITIUTSKII et al. 1991; GIEREK et al. 1994) oder subglottisch und tracheal (ZALEWSKI et al. 1986; OLOVIANNIKOV et al. 1988).

Mit Lymphknotenmetastasierungen ist nur selten zu rechnen (FERLITO u. CARUSO 1983), weshalb die „neck dissection" in den meisten dieser Fälle als überzogen gilt (FERLITO et al. 1990). Vielmehr neigen diese Tumoren zu perineuralem Wachstum und zu Gefäßeinbrüchen, die wiederum eine hämatogene Metastasierung begünstigen. Probleme bestehen deshalb in der lokalen Abgrenzbarkeit und Beherrschbarkeit dieser Karzinome und in ihrer Fernmetastasierungstendenz (FERLITO u. CARUSO 1983; DONOVAN u. CONLEY 1983). Örtliche Rezidive können vielleicht auch auf Grund der langsamen Entwicklung dieser Tumoren, häufig erst 5 Jahre und später, nach der ersten Therapie auftreten. Wie die adenoidzystischen Karzinome anderer Kopf- und Halslokalisationen neigt ein hoher Prozentsatz dieser Patienten zu Ortsrezidiven, die immer wieder Nachresektionen erfordern, bis die Patienten schließlich doch ihrem Grundleiden erliegen. Verläufe bis zu 16 Jahren sind bei diesem Tumor nicht ungewöhnlich. Adenoidzystische Karzinome gelten im allgemeinen als strahlenresistent. Es wird deshalb ein sehr radikales chirurgisches Vorgehen empfohlen (FLEISCHER et al. 1978; COHEN et al. 1985; NASCIMENTO et al. 1986; SERAFINI et al. 1991).

11.3.8 Mukoepidermoidkarzinom und verwandte Karzinome

Dieser Karzinomtyp wird im Kehlkopf sehr selten beobachtet (CADY et al. 1968; GERUGHTY et al. 1969; THOMAS 1971; MEYER-BREITING u. ROSEMANN 1977). DAMIANI et al. (1981) fanden in der Literatur 32 Fallbeschreibungen von mukoepidermoid-adenosquamösen Karzinomen des Larynx und Hypopharynx und fügten aus dem Tumorregister des Armed Forces Institute of Pathology, Washington D.C., 21 Fälle aus den Jahren 1945–1979 hinzu. Das histologische Bild des Mukoepidermoidkarzinoms bietet auf Grund seiner Zusammensetzung aus soliden, epidermoiden, glandulären und duktulären Anteilen eine außerordentliche Variabilität (Abb. 4.11.41). Die Kennzeichen des Mukoepidermoidkarzinoms sind im wesentlichen:

1. Die zellulären Anteile des Tumors bestehen aus basaloiden Zellen, reiferen Plattenepithelien, Intermediärzellen und schleimsezernierenden Zellen.
2. Diese überwiegend soliden oder epidermoiden Zellformationen enthalten herdförmig schleimbildende Zellen oder schleimgefüllte Mikrozysten.

Eine Schleimfärbung (PAS, Alzianblau) ist für die histologische Diagnose sehr hilfreich. Elektronenoptische Untersuchungen weisen auf eine Entstehung aus den Ausführungsgängen submuköser seromuköser Drüsen hin (Ho et al. 1984). Bei Auftreten echter glandulärer Strukturen spricht man von adenosquamösen Karzinomen, die z.B. in der Lunge häufiger vorkommen. Außerdem wird eine glykogenreiche, klarzellige Variante des Tumors unterschieden (SEO et al. 1980), die von Metastasen eines Nierenzellkarzinoms abgegrenzt werden muß (Schleimfärbungen).

Das Alter der Patienten ist ebenfalls geringer als bei den Plattenepithelkarzinomen des Kehlkopfes (25–76 Jahre); bevorzugt wird eindeutig das männliche

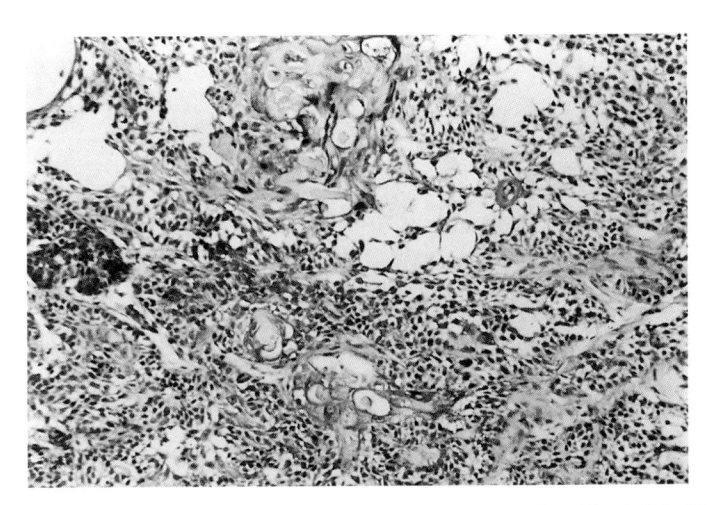

Abb. 4.11.41. Mukoepidermoidkarzinom: 63 Jahre alter Mann, Taschenfalte. Solider Tumor mit epidermoiden, teilweise keratinisierten Arealen und zystischen Formationen mit Schleimbildung. HE, × 120. (Aus MEYER-BREITING u. BURKHARDT 1988)

Geschlecht (FERLITO et al. 1981; TOM et al. 1981; DAMIANI et al. 1981), nur ausnahmsweise wird auch die Stimmlippe befallen (GATTI u. ERKMAN-BALIS 1980). Da Drüsen in allen Larynxregionen existieren, können Mukoepidermoidkarzinome in jedem Bereich entstehen. In dem von uns beobachteten Fall eines 65jährigen Mannes lag ein Mukoepidermoidkarzinom supraglottisch unter der Schleimhaut des Taschenbandes. Die Therapie der Wahl ist die chirurgische Entfernung. Mukoepidermoidkarzinome gelten als strahlenresistent. Die von DAMIANI et al. (1981) ermittelte 5-Jahres-Gesamtüberlebensrate der berichteten Fälle betrug 77%. Die gut differenzierten Mukoepidermoidkarzinome hatten höhere Überlebensraten als die adenosquamösen und gering differenzierten Mukoepidermoidkarzinome. Allerdings ist eine solche Beurteilung auf Grund der inneren, ausgeprägten Formvariabilität schwierig (BINDER et al. 1980).

Neben den beschriebenen Karzinomarten können – allerdings sehr selten – auch andere maligne epitheliale Tumoren im Larynxbereich vorkommen. Hierzu gehören, wie erwähnt, die seltenen Speicheldrüsentumoren, u. a. Azinuszellkarzinome und Speichelgangskarzinome (CRISSMAN u. ROSENBLATT 1978; FERLITO et al. 1981; SQUIRES et al. 1981), Karzinome aus maligner Transformation pleomorpher Adenome (MILFORD et al. 1989) und Klarzellkarzinome (PESAVENTO et al. 1980; SEO et al. 1980; DALLA PALMA u. BLANDAMURA 1989). Letztere sollen von seromukösen Drüsen entstammen und eine Variante des Mukoepidermoidkarzinoms darstellen (SEO et al. 1980). Ihr Verhalten gilt als besonders aggressiv.

11.3.9 Karzinoid

Auch neuroendokrine Tumoren können im Larynxbereich auftreten. Nach morphologischen, besonders aber nach molekularbiologischen Gesichtspunkten sind zunächst zwei Gruppen, die Karzinoide und die neurokrinen klein- und großzelligen Karzinome, auf die im Folgekapitel eingegangen wird, zu unterscheiden.

Zwar sind alle Karzinoide potentiell maligne, es kann aber durchaus zwischen dem gutartigeren, „typischen Karzinoid" und dem prognostisch ungünstigeren „atypischen Karzinoid" unterschieden werden. Beide treten vorzugsweise im Gastrointestinal- und Urogenitalbereich sowie der Lunge auf. Im Larynx sind sie außerordentlich selten. Hier überwiegt das atypische Karzinoid bei weitem.

Betroffen sind ältere Patienten (mittleres Alter > 65 Jahre) ohne Geschlechtspräferenz. Die Hauptlokalisation ist die Supraglottis mit über 85% (SNYDERMAN et al. 1986), wovon der Morgagni-Ventrikel (SNYDERMAN et al. 1986: 25%) und die Arytaenoidregion (LACCOURREYE et al. 1991a; 28,6%) am häufigsten befallen werden. Klinisch wird das Karzinoid-Syndrom infolge Kalzitoninproduktion oder Neuralgien durch Serotoninausschüttung bei den Larynxkarzinoiden nur selten erwähnt (CURRAN et al. 1997).

Makroskopisch werden sie als rötliche, weiche und elastische Tumoren beschrieben, die an der Schleimhautoberfläche vorgewölbt, polypös aber auch exulzerierend gesehen werden können. Histologisch bestehen Nester, Stränge oder Trabekel aus gleichförmigen, epithelialen Zellen mit argentaffinen Granula im Zytoplasma, die elektronenoptisch als neuroendokrin identifiziert werden können. Grimelius-Färbung, Alzianblau und Schiff-Reaktion färben diese Granula an. Über ein typisches Karzinoid im Larynx berichteten BLOK et al. (1985) und WELKOBORSKY et al. (1988).

Das atypische Karzinoid nähert sich nach zellulärem Aufbau, seinem Wachstum und seiner Metastasierungstendenz den Eigenschaften eines Karzinoms. Das Zellbild wird etwas vielfältiger aber nicht ungeordnet, wobei sich nach DOGLIONI et al. (1993) drei Zelltypen unterscheiden lassen

1. in Bündeln angeordnete, fusiforme kleine bis mittelgroße Zellen mit spärlichem Zytoplasmasaum
2. in azinoiden Grüppchen zusammenliegende, kubische Zellen und schließlich
3. trabekulär, gelegentlich auch azinös angeordnete, etwas größere Zellen mit umfangreicherem, eosinophilen Zytoplasma und größeren Kernen. Sie geben dem Tumor ein onkozytoides Erscheinungsbild (STANLEY et al. 1986; SCHMIDT et al. 1994).

Die Metastasierung erfolgt in der Regel in die regionären Lymphknoten. Leider setzt in vielen Fällen aber auch die Fernmetastasierung relativ früh ein (NONOMURA 1983) und ist der wichtigste Grund für tödliche Verläufe.

Verwechslungen mit undifferenzierten und kleinzelligen Karzinomen waren bis 1985 sehr häufig, ca. in der Hälfte aller publizieren Fälle (BLOK et al. 1985). Auch mit medullärem Schilddrüsenkarzinom verwandte Bilder (Kalzitonin!) wurden beschrieben (WOODRUFF u. SENIE 1991; EL-NAGGAR et al. 1991; MORALES et al. 1996). Klarheit ist häufig nur elektronenoptisch und immunhistologisch zu erzielen (GRIPP et al. 1995). Immunhistochemisch sind bei den Karzinoiden auf Grund ihrer neurokrinen Eigenschaften positive Ergebnisse auf Chromogranin A, neuronspezifische Enolase und Neurofilamentprotein zu erwarten, des weiteren vor allem bei der maligneren Form auf CAM 5.2 (MCCLUGGAGE et al. 1997), Zytokeratine vor allem paranukleär (HÖFLER et al. 1986; KIMURA et al. 1989; DIELER u. DÄMMRICH 1995) und Kalzitonin (SMETS et al. 1990; WOODRUFF u. SENIE 1991; MCCLUGGAGE et al. 1997). Wenn überhaupt, bestehen nur sehr schwache Reaktionen auf Vimentin (BARBARESCHI et al. 1989; KIMURA et al. 1989). Expressionen der p53-Mutante fehlen normalerweise beim typischen Karzinoid und wurden beim atypischen Karzinoid möglicherweise infolge falscher Zuordnung beschrieben (s. Folgekapitel). WANG et al. (1995) halten sie aber bei neuroendokrinen Tumoren für unbedeutend. Entsprechend der epithelialen Natur dieser Tumoren lassen sich S-100 und LCA nicht nachweisen. KAU u. ARNOLD (1996) beschreiben den Nachweis von Somatostatinrezeptoren als pathognomisch für Tumoren des neuroendokrinen Systems. Eine Abgrenzung gegenüber den Paragangliomen ist durch deren Fehler typischer, epithelialer Marker gegeben.

Die Therapie der Wahl ist das chirurgische Vorgehen mit obligater „neck dissection" (MOISA u. SILVER 1991). Die bis 1997 in der Literatur beschriebenen Fälle laryngealer Karzinoidtumoren übersteigen die Zahl von 100 und zeigen mit wenigen Ausnahmen ein malignes Verhalten. Größere Übersichten geben u.a. BLOK et al. (1985), BAUGH et al. (1987), LACCOURREYE et al. (1991b), WOODRUFF u. SENIE (1991). Eine diagnostische Verwechslung mit entdifferenziertem Karzinom führt leicht zur Bestrahlung eines strahlenresistenten Tumors und damit zu Zeitverlust und fatalem Ausgang.

11.3.10 Neuroendokrines Karzinom

Die bekannteste Variante ist das kleinzellige Karzinom (Synonym: Haferzellkarzinom, „oat cell carcinoma"), das in der Lunge etwa $^{1}/_{4}$ aller Karzinome ausmacht. Im Larynx ist die wirkliche Zahl solcher Karzinome in der Literatur nur schwer auszumachen. Zu groß dürfte besonders in der Vergangenheit die Dunkelziffer über als entdifferenzierte fehldiagnostizierte Karzinome sein. Andererseits besteht auch bei Kenntnis der neuroendokrinen Natur der Tumoren ein großer Nomenklaturwirrwarr, durch das leicht falsche Zuordnungen der hier abzuhandelnden Gruppe zu der der Karzinoide und umgekehrt erfolgen können. So ist in der Vergangenheit mit dem morphologischen Begriff groß- oder mittelzelliges, neuroendokrines Karzinom automatisch an ein atypisches Karzinoid gedacht worden, obwohl sie durchaus unterschiedliche, biologische Eigenschaften besitzen, die entweder mit denen der Karzinoide oder aber mit denen der kleinzelligen Karzinome übereinstimmen. Sie wurden ihnen nur deshalb nicht zugeordnet, weil sie von der Morpholoie her nicht kleinzellig waren und sich ihr eigenständiger, biologischer Charakter erst langsam immunhistochemisch herauskristallisiert hat.

Im Larynx kommt das kleinzellige, neuroendokrine Karzinom noch seltener vor als das Karzinoid (MIREJOVSKY u. HROBON 1975; MYEROWITZ et al. 1978; FERLITO 1986; LO RE et al. 1994; OVERHOLT et al. 1995; WOODRUFF u. SENIE 1991). MYEROWITZ et al. (1978) konnten 5 Fälle von kleinzelligen Karzinomen im Larynxbereich aus der früheren Literatur zusammenstellen.

Morphologisch besteht das kleinzelligen Karzinom aus kleinen runden oder haferzellförmigen malignen Zellen geringer Differenzierung, die neben soliden Komplexen die Neigung zur tubulären Formation aufweisen. Wie beim Karzinoid bestehen auch hier im Zytoplasma argyrophile, neurosekretorische Granula.

Immunhistochemisch (Tabelle 4.11.15) weist diese Gruppe wie die Karzinoid positive Reaktionen auf Zytokeratine (MILROY et al. 1991; COOK et al. 1993; GOOGE et al. 1988), neuronspezifische Enolase und Chromogranin auf. Im Gegensatz zu denen besteht aber hier als Ausdruck intensiver Proliferation ein hoher Markierungsindex mit Ki67 (RUSCH et al. 1996) bzw. PCNA (KIMURA u. NAGUR 1993), und abnormes p53 (RONCALLI et al. 1992; BRAMBILLA et al. 1996; PRZYGODZKI et al. 1996; RUSCH et al. 1996). Während bei Karzinoiden Rb normal angefärbt wird, fehlt es bei den kleinzelligen Karzinomen.

Diese Kriterien treffen auch für eine Gruppe von gut bis mäßig differenzierten, mittel- bis großzelligen, neuroendokrinen Karzinomen zu (RONCALLI et al. 1992; BRAMBILLA et al. 1996; PRZYGODZKI et al. 1996; RUSCH et al. 1996), die

Tabelle 4.11.15. Immunhistochemisches Spektrum neuroendokriner und anderer histologisch ähnlicher Tumoren

	p53 Mutation	Zytokeratin-Antigene		Neuronspezifische Enolase	Neurofilamentprotein	Chromogranin A	LCA	Somatostatinrezeptor	S-100
		18, 19	20						
Plattenepithelkarzinom gering differenziert	+	+	∅	∅	∅	∅	∅	∅	∅
Typisches Karzinoid	∅	+	k.A.	+	∅	+	∅	+	∅
Atypisches Karzinoid	(+)[a]	+	k.A.	+	∅	+	∅	+	∅
Kleinzelliges neuroendokrines Karzinom (Haferzellkarzinom)	+	+[b]	∅	+	∅[c]	+	∅	(+)[a]	∅
Großzelliges neuroendokrines Karzinom	+	+	k.A.	+	∅	+	∅	(+)[a]	∅
Merkelzellkarzinom	(+)[d]	+	+	+	+	(+)	∅	+	∅
Malignes Lymphom	+[e]	∅	∅	∅	∅	∅	+	+	∅

[a] Mitteilungen sehr widersprüchlich.
[b] >75%, diffus perinukleär.
[c] Vereinzelt auch Mitteilungen über positive Anfärbungen.
[d] <50%.
[e] Nur bei maligneren Formen.

unter das atypische Karzinoid eingereiht wurden. Da diese Karzinome in ihrer Aggressivität und ihrer Prognose mit dem kleinzelligen Karzinom wesentlich mehr übereinstimmen, werden sie hier als morphologische Variante mit abgehandelt.

Wahrscheinlich proliferationsbedingt sprechen diese Tumoren auf Bestrahlung und Chemotherapie besser an. Angesichts der relativ frühen, häufig systemischen Streuung ist bei den neuroendokrinen Karzinomen eine adjuvante Kombinationstherapie angezeigt, wobei sich die Kombinationen nach der Ausgangssituation richten müssen.

Erwartungsgemäß wird übereinstimmend von einem besonders aggressiven Verhalten des Tumors berichtet. Eine kombinierte Strahlen- und Chemotherapie wird wie beim kleinzelligen Bronchialkarzinom empfohlen.

11.3.11 Merkelzellkarzinom

Die Erstbeschreibung dieses ungewöhnlichen Tumors erfolgte durch TOKER (1972). Er tritt typischerweise im Alter von mehr als 65 Jahren auf, aber auch im frühen Lebensalter wurden Fälle beschrieben, häufig im Zusammenhang mit kongenitalen, ektodermalen Dysplasien. Weltweit scheint es bevorzugte Regionen für das Auftreten des Tumors, wie den Kaukasus und Polynesien, zu geben. Eine geschlechtliche Prädominanz wurde nicht beobachtet.

In der Hälfte aller Fälle war das Merkelzellkarzinom in der Haut des Kopf- und Halsbereiches lokalisiert, 40 % in der Haut der Extremitäten und 10 % in der des Rumpfes und in den Schleimhäuten. Der Tumor liegt knotig in der Subkutis bzw. in der Submukosa oder in der darunter liegenden Muskulatur und wird meist von der Epidermis bzw. dem Schleimhautepithel bedeckt. In Larynx und Trachea ist uns bis heute kein Fall bekannt.

Histologisch werden drei Typen unterschieden. Der klassische, trabekuläre Typ besteht aus untereinander verbundenen Trabekeln, die durch bindegewebige Streifen getrennt werden. Gelegentlich entsteht durch ringförmiges Wachstum ein pseudoglanduläres Bild. Häufiger ist der Intermediärzelltyp, der durch große, solide Gruppen von Zellen mittlerer Größe gekennzeichnet ist, die peripher wieder die Tendenz zu trabekulärer Ausrichtung zeigen. Am wenigsten häufig ist der kleinzellige Typ, der das Gewebe in Streifen von kleinen, malignen Zellen durchsetzt. Während die ersten beiden Formen lichtmikroskopisch noch den Verdacht auf Merkelzellkarzinom nahelegen können, ist der letztgenannte am wenigsten von anderen kleinzelligen, malignen Prozessen zu differenzieren. Zudem sind Keratinbildung und herdförmige, plattenepitheliale Ausdifferenzierung möglich.

Übliche Färbemethoden helfen nicht in der Abgrenzung gegenüber anderen kleinzelligen Tumoren. Die Diagnose muß deshalb elektronenmikroskopisch oder immunhistologisch (Tabelle 4.11.15) gesichert werden, letzteres besonders durch den gemeinsamen Nachweis von niedermolekularen Zytokeratinantigenen (CK 8, 18, 19, 20), Neurofilamentprotein und neuronspezifischer Enolase (HÖFLER et al. 1986; LANZAFAME et al. 1990; SHAH et al. 1993; CHAN et al. 1997) sowie der negative Versuch des S-100-, LCA- und Vimentinachweises. Chromogranin A ist nur in einem ganz geringen Zellanteil nachzuweisen (VAN MUIJEN et al. 1985; LANZAFAME et al. 1990).

11.3.12 Mehrfachtumoren und Metastasen

Seltene Karzinomarten und Sarkome im Larynx sind grundsätzlich verdächtig darauf, daß die Primärlokalisation an einer anderen Stelle des Organismus liegt. Andererseits können zwei bestimmte Ausgangssituationen, die später erörtert werden sollen, zur Folge haben, daß an zwei, drei oder mehr Stellen im Körper maligne Tumoren entstehen, die irrtümlicherweise als Metastasen eingestuft werden.

Die Sicherstellung der Diagnose Metastase gegenüber Mehrfachtumor gelingt durch die Immunhistochemie mit den für das Ausgangsgewebe typischen Antigenen, z.B. „pulmonary surfactant" Apoprotein (OGATA et al. 1993) oder Prostata-spezifische Antigene (PARK u. PARK 1993). Das maligne Melanom gilt als häufigster in den Larynx metastasierender Tumor, gefolgt vom Nierenkarzinom, besonders dem Hypernephrom (BATSAKIS et al. 1985; FERLITO et al. 1988). Aus einer Übersicht von BATSAKIS et al. (1985) geht die Supraglottis als bevorzugter Bezirk für Metastasen hervor. Diese Darstellungen entsprechen nicht ganz unseren, etwas jüngeren Erhebungen (Tabelle 4.11.16), die jetzt den Eindruck des Dominierens der Prostata- und Kolonkarzinome vermitteln. Möglicherweise liegt dies an der Zurückhaltung mit Publikationen über inzwischen Bekannteres.

Als Ursache für das Auftreten eines oder mehrerer Karzinome in einem örtlich und funktionell zusammenhängenden Bereich kommt am ehesten die kontinuierliche Einwirkung eines oder mehrerer Karzinogene auf diesen Bereich in Frage. Dies gilt besonders für den Respirationstrakt (CUI et al. 1986; TRAKHTENBERG et al. 1986; YELLIN et al. 1986; McGARRY u. MACKENZIE 1990; CROCE et al. 1993; RINALDO et al. 1996). Aber Mehrfachtumoren im übrigen oberen Aerodigestivtrakt sind nicht ungewöhnlich (HAYASHI et al. 1996; HSIEH et al. 1997).

In einer multizentrischen Studie fanden DAY et al. (1994) bei 1090 Patienten mit Mundhöhlenkarzinomen eine 10%ige Inzidenz an Zweittumoren, zu fast 70% im oberen Aerodigestivtrakt und der Lunge. MIYAHARA et al. (1985) gaben bei ähnlicher Gesamtinzidenz von Zweitkarzinomen bei malignen Kopf- und Halstumoren eine besonders hohe Rate bei Oropharynxkarzinomen mit 30%, gefolgt von den Larynxkarzinomen, die in 14% Zweitkarzinome an anderen Stellen des Aerodigestivtraktes, aber auch des Urogenitalbereiches aufwiesen. Meist handelt es sich dann um histologisch gleichartige oder verwandte Tumoren. Aber auch histologisch divergierende Karzinomtypen werden besonders dann beschrieben, wenn drei oder mehr Tumoren mit unabhängiger Entstehung beobachtet werden (STAREN u. ROBERTS 1985; CRAIG u. TRIEDMAN 1986; DAY et al. 1994). OBERMYER u. RAMADAN (1994) schilderten aber auch den ungewöhnlichen Fall des simultanen Auftretens eines Plattenepithelkarzinoms und

Tabelle 4.11.16. Metastasen in den Larynx. Übersicht über Mitteilungen der letzten 15 Jahre

Primär-lokalisation	Histologischer Typ	Zahl	Larynxbezirk	Autoren
Lunge	Adenokarzinom papillär	1	Glottisch	OGATA et al. (1993)
Magen	Adenokarzinom	1	Supraglottisch	PARDAL-REFOYO et al. (1995)
Leber	Hepatozelluläres Karzinom	1	Subglottisch	NAMBU et al. (1990)
Kolon	Adenokarzinom	5	Keine Angabe	ABEMAYOR et al. (1983), CAVICCHI et al. (1990), KRUG-ZAGAJEWSKA u. WIERBICKA (1995), NICOLAI et al. (1996)
Prostata	Adenokarzinom	6	1 glottisch, 1 subglottisch	WENIG u. ABRAMSON (1983), COAKLEY u. RANSON (1984), PARK u. PARK (1993)
Mamma	Adenokarzinom	2	Keine Angabe	ABEMAYOR et al. (1983), WANAMAKER et al. (1993)
Ovar	Adenokarzinom	1	Subglottisch	OEKEN et al. (1996)
?	Adenokarzinom	1	Supraglottisch	YEATMAN et al. (1986)
Haut	Melanom	1	Keine Angabe	NICOLAI et al. (1996)
Haut	Retikulohistiozytom	1	Keine Angabe	OLIVER et al. (1990)

eines Adenokarzinoms im Larynx. In den meisten Fällen mit Zweittumor in der Lunge wird diese metachron betroffen (TRAKHTENBERG et al. 1986: 31/43 Fälle). Das Auftreten eines Karzinoms im Larynx nach primärer Entstehung eines Bronchialkarzinoms (McGARRY u. MACKENZIE 1990) ist seltener. Jede isoliert auftretende, opake Lungenveränderung sollte bei bestehenden Kopf- und Halskarzinomen als primäres Lungenkarzinom aufgefaßt werden (MASSARD et al. 1996). Die chirurgische Behandlung eines solchen Lungenbefundes ist gerechtfertigt (CROCE et al. 1993; MASSARD et al. 1996).

Eine weitere Gruppe von malignen Mehrfachtumoren wären diejenigen, die an den unterschiedlichsten Organen auftreten, bei denen der o.g. Zusammenhang nicht gegeben oder sehr unwahrscheinlich ist (Tabelle 4.11.17). Die Ursache hierfür wäre eine so nachhaltige Störung des Immunsystems, daß sich in verschiedenen Organen histologisch ganz unterschiedliche maligne Tumoren, eventuell sogar simultan, entwickeln und durchsetzen. Einen Hinweis hierfür kann man auch der Mitteilung von IMAMURA et al. (1993) entnehmen, die über das Auftreten von multiplen Karzinomen, u.a. auch im Larynx, im Zusammenhang mit malignen Prozessen des hämopoetischen Systems berichten. In diese Gruppe sind wohl auch die von MATTAVELLI et al. (1991) beschriebenen Fälle von Karzinomen des oberen Aerodigestivtraktes und dem Nachweis von Lymph-

Tabelle 4.11.17. Fallberichte über Mehrfachtumoren bei bestehendem Larynxkarzinom. Übersicht über Mitteilungen der letzten 15 Jahre. Zweifachtumoren, besonders Larynx und Lunge sind hier nicht berücksichtigt (s. Text)

Autoren	Lokalisationen in anderen Organen			
	Oberer Aerodigestivtrakt	Haut und Anhang	Intestinal	Urogenital
Angulo et al. (1996)				Harnblase
Bumpers et al. (1994)	Lunge	Mamma	Kolon	
Martin-Granizo et al. (1997)	2mal Mundhöhle			2mal urogenital
Murata et al. (1994)		Haut	Magen Kolon	
Hori et al. (1985)				Harnblase Penis
Gomez-Roman u. Val-Bernal (1996)	Lunge			Harnblase
Sigaran et al. (1995)			Magen	

knotenmetastasen eines papillären Schilddrüsenkarzinoms einzuordnen. Allerdings muß auch berücksichtigt werden, daß bestimmte Karzinogene im gesamten Körper die Entstehung maligner Tumoren begünstigen können, wie bei der Mitteilung von Murata et al. (1994) angenommen werden muß.

11.4 Therapieeffekte auf das Tumorgewebe

11.4.1 Veränderungen am Tumorgewebe durch Bestrahlung

11.4.1.1 Zur Biologie bestrahlter Tumoren

Um das Verständnis der weiter unten zu erläuternden morphologischen Veränderungen bei Plattenepithelkarzinomen zu erleichtern, seien hier zunächst einige Erläuterungen vorausgeschickt.

Der genaue Ort in der Zelle, an dem die Strahlenwirkung den Zelltod auslöst, ist bis heute nicht gesichert. Am naheliegendsten sind Schäden im Zellkern, genauer an der Desoxyribonukleinsäure (DNS), von der man weiß, daß schon geringste molekulare Veränderungen zu Mutationen und zum Zelltod führen können (Streffer 1969; Altmann et al. 1970). Untersuchungen von Howard u. Pelc (1953) zeigten, daß alle Zellen einen Generationszyklus (Abb. 4.11.42) mit unterschiedlich langen Phasen durchlaufen, die zum Teil für die Synthese von erheblicher Bedeutung sind (Abb. 4.11.43). Im einzelnen handelt es sich bei proliferierenden Zellen der Reihenfolge nach um

1. T_1-Phase: Wachstumsphase („presynthetic gap") der Zelle,
2. S-Phase: Phase der DNS-Synthese,
3. G_2-Phase: Phase der Mitosevorbereitung,
4. M-Phase: Mitosephase,
5. G_0-Phase: Arbeitsphase oder Ruhephase.

In der Wachstumsphase können Zellen solange zeitlich verharren, daß der Eindruck entsteht, sie seien aus dem Proliferationsprozeß ausgeschieden. Bei bestimmten Gewebearten, wie

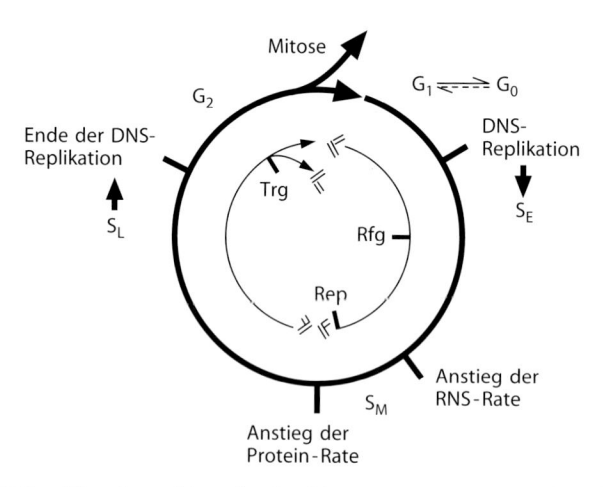

Abb. 4.11.42. Zellproliferationszyklus (nach HOWARD u. PELC 1953). Chromosomenentwicklung: *Rfg* Reifung; *Rep* Reproduktion; *Trg* Trennung. (Aus MEYER-BREITING u. BURKHARDT 1988)

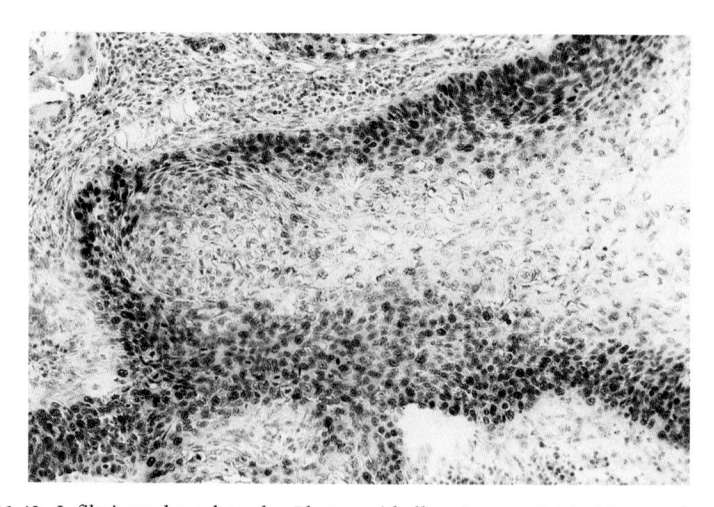

Abb. 4.11.43. Infiltrierend wachsendes Plattenepithelkarzinom mit Markierung durch proliferationsassoziierten Antikörper (Ki67). Nur ein schmaler Saum von Zellen ist rötlich gefärbt (schwarz) und kennzeichnet hiermit die proliferierende, d.h. die Wachstumsfraktion des Tumors. Diese Zellen umgeben meist die anderen, nicht proliferierenden, farblosen Zellen, die durch einen höheren Grad der Plattenepithelausdifferenzierung charakterisiert sind. (Aus LÖRZ u. MEYER-BREITING 1987).

z. B. dem Plattenepithel, handelt es sich zum Teil um sog. Endzellen mit besonderer Funktion in einem nicht mehr proliferationsfähigem Zustand. Andere Zellen befinden sich in einem Ruhezustand, aus dem sie für die Proliferation wieder mobilisierbar sind. Solche Zellen werden als in der G_0-Phase befindlich bezeichnet: Bestimmungen der Zellzykluszeiten lassen sich durch verschiedene Methoden durchführen, die im einzelnen von SCHULTZE (1968) näher angegeben worden sind. Die Dauer der S-, G_2- und die M-Phase gilt als relativ konstant (TUBIANA 1970). Die Dauer der G_1-Phase bzw. das Verharren von Zellen in der G_0-Phase beruht unter physiologischen Bedingungen, d. h. bei nicht neoplastischen Zellen, in erster Linie darauf, wie schnell das Absterben von Zellen durch eine rasche Neubildung kompensiert werden muß. Für das Volumen einer bestimmten Gewebsart sind in erster Linie zwei Größen bestimmend: die „growth fraction" und der Zellverlust. Das Tumorgewebe richtet sich bezüglich der Größe der „growth fraction" nicht mehr nach dem funktionellen Bedarf und ist in der Regel größer als der Zellverlust. Das Verhältnis von „growth fraction" und Zellverlust ist allerdings nicht konstant, sondern einer Reihe von anderen Faktoren unterworfen, die teilweise mit der Entwicklung des Tumors selbst zusammenhängen (TUBIANA 1970). STEEL (1968) und DENEKAMP (1970) zeigten, daß mit der Zunahme des Tumorzellverlustes die Verdoppelungszeit des Tumorvolumens verlängert wird. Hohe Verlustraten sind besonders bei Karzinomen beobachtet worden (FOWLER et al. 1971). Die Abb. 4.11.44 zeigt ein gut differenziertes, infiltrierend wachsendes Plattenepithelkarzinom, das durch den proliferationsassoziierten Antikörper Ki67 markiert wurde. Lediglich eine schmale Schicht von Zellen ist (schwarz = rot) markiert im Sinne der Darstellung der „growth-fraction". Meist umgeben sie die anderen, nicht proliferativen (farblosen) Zellen, die für die höhere Ausdifferenzierung des Plattenepithels stehen (LÖRZ u. MEYER-BREITING 1988).

Neben dem Ausmaß der Differenzierung der Karzinome beeinflussen auch nutritive Faktoren, besonders die Sauerstoffversorgung des Tumors, dessen Zellverlustrate. HERMENS u. BARENDSEN (1969) und SHIRAKAWA et al. (1970) konnten eine Abnahme des Markierungsindex von der Tumorperipherie zum Zentrum als Zeichen einer abnehmenden Proliferationstendenz nachweisen. Das heißt, daß bei mangelhafter, nutritiver Situation immer mehr Zellen der „growth fraction" entzogen und in die sog. G_0-Phase übergeführt werden. Sinkt der Sauerstoffpartialdruck im Tumorzentrum weiter ab, so droht der Zelltod. Umgekehrt können bei Verbesserung der nutritiven Situation die sogenannten G_0-Zellen wieder in eine proliferative G_1-Phase übergeführt werden. Hieraus ist auch die Beobachtung von HOLTHUSEN (1921) und die von GRAY et al. (1953) direkt nachgewiesene Sauerstoffabhängigkeit der Strahlenreagibilität maligner Tumoren zu erklären. Auf die Bedeutung des Reoxygenierungsphänomens (THOMLINSON 1968) und auf die wechselnde Strahlenreagibilität von Tumoren sei hier nur am Rande hingewiesen.

Wenn wir von der Regel nach BERGONIÉ u. TRIBONDEAU (1906) ausgehen, muß die Proliferation und der Generationszyklus einer Tumorzelle für die Strahlenwirkung von besonderer Bedeutung sein. Nach SINCLAIR (1968) und THOMPSON u. SUIT (1969) ist die Strahlenwirkung am stärksten, wenn synchronisierte Zellen in der G_2- und der späten S-Phase bestrahlt werden. Auch wenn die Zellen in den beiden anderen Phasen bestrahlt werden, kommt es zu einer Verzögerung der S- und der G_2-Phase, also der Zeiträume, in denen die Verdoppelung der DNS-Helix und die Vorbereitung der Mitose stattfinden (ALTMAN et al. 1970). In der Regel sind die Zellen in der G_1-Phase weitgehend strahlenresistent. Am Übergang der G_1-Phase zur S-Phase nimmt die Strahlenempfindlichkeit ständig zu, um gegen Ende der S-Phase wieder abzunehmen. Während der G_2-Phase steigert sich die Strahlenempfindlichkeit erneut, um ihren höchsten Grad dann schließlich in der Mitose zu erreichen. Zellen in der G_0-Phase werden als besonders strahlenresistent eingeschätzt. Sie müssen aber im Grunde genommen als Zellen mit einer besonders langen Wachstumsphase aufgefaßt werden, die der G_1-Phase entspricht. Die bisher bekannten Daten über die Strahlenempfindlichkeit von Zellen in der G_0/G_1-Phase sind derart uneinheitlich (STREFFER 1980), daß in diesem Zusammenhang hierauf nicht weiter eingegangen werden soll.

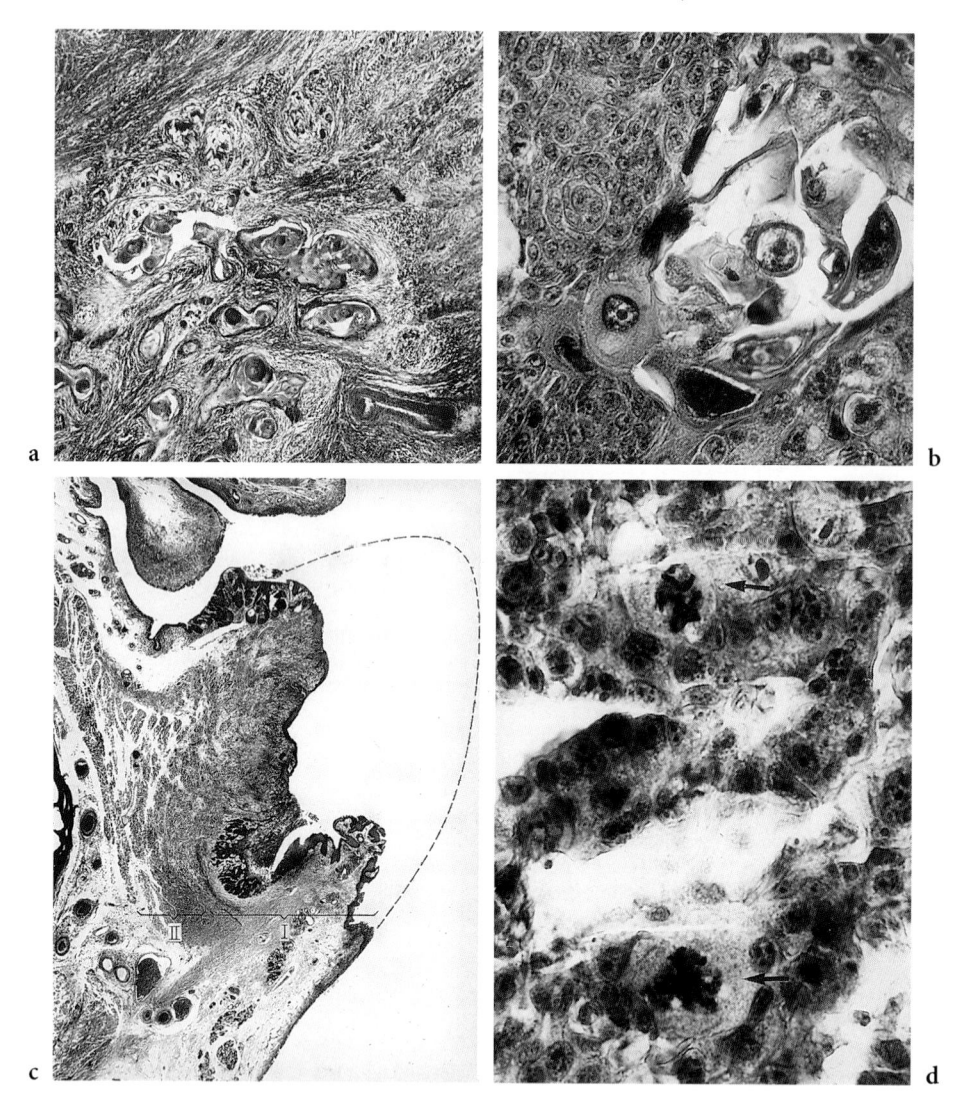

Abb. 4.11.44 a–d. Histomorphologische Veränderungen in präoperativ bestrahlten (30 Gy) Plattenepithelkarzinomen des Larynx. **a** Periphere Ausläufer eines gut differenzierten Karzinoms. In diesen Ausläufern werden die zentralen, differenzierteren Zellen zuerst vernichtet. Sie zeigen Schwellung, Hyalinisierung, eosinophile Nekrosen und verstärkte Keratinisierung. HE, × 125. **b** Bestrahlungsbedingte, zelluläre Veränderung in einem gering differenzierten Plattenepithelkarzinom. Vergrößerte Zellen mit Zytoplasma und Kernen, die das 3- bis 6fache ihres Normalvolumens erreichen, finden sich zahlreich. Manche Kerne verlieren ihre scharfe Begrenzung zum Zytoplasma mit einsetzender Karyolyse. Strukturelle Veränderungen von Chromatin sind in den Kernen solcher Zellen zu sehen: Eine amorphe Masse von Chromatin verklumpt schließlich. HE, × 500. **c** Übersicht über ein präoperativ bestrahltes Karzinom (30 Gy). Der Bezirk I zeigt innerhalb der *gestrichelten Linien* die früher anzunehmende Form der glottischen Region, die jetzt durch das Karzinom und die Bestrahlung zerstört ist. In diesem Bereich können Tumorresiduen gefunden werden. **d** Im Bezirk II besteht Granulationsgewebe mit Fremdkörperriesenzellen (*Pfeil*) und Ansammlung nekrotischer Zellen. Frontalschnitt im vorderen Stimmlippendrittel. HE, × 10. (Aus MEYER-BREITING u. BURKHARDT 1988)

11.4.1.2 Histologische Veränderungen bei bestrahlten Karzinomen

Veränderungen durch Bestrahlungen finden einerseits an der Einzelzelle, andererseits aber auch in bestimmten Mustern am Gesamttumor statt; dabei besteht eine Abhängigkeit des Strahlenerfolges von der nutritiven Situation der Tumoren.

Soweit es sich um weniger differenzierte Karzinome handelt, findet sich sowohl bei den in soliden Formationen, Zapfen und Strängen wachsenden sowie bei locker disseminiert in Lymphspalten verteilten Ausläuferkomplexen fleckförmig diffus verteilt eine Volumenzunahme von Zellen, die Zytoplasma und Kern auf das 3- bis 6fache ihres ursprünglichen Volumens anschwellen läßt (Abb. 4.11.45b). Der Kern verliert im weiteren Verlauf seine klare Abgrenzung gegenüber dem Zytoplasma bis hin zur Kariolyse. Weiter beobachtet man in den Kernen solcher Zellen eine ungewöhnliche Strukturveränderung des Chromatins, das schließlich zu einer unförmigen Chromatinmasse verklumpt. Bei Kernteilungsfiguren zeigen die Chromosomen häufig abgeschnürte Chromatinbröckelchen, die nur durch schmale Brücken miteinander verbunden sind oder aber isoliert im Kernplasma liegen. Die Kernteilungsfiguren bei Riesenkernen sind häufig mehrstrahlig oder verklumpt (Abb. 4.11.45b, d). Immer sind in den Kernen unterschiedlich große Vakuolen zu beobachten. Die Zytoplasmagrenzen werden im Rahmen der Schwellung immer undeutlicher bis hin zur Zytolyse. Das Zytoplasma verliert im Rahmen dieser Veränderungen seine innere Strukturierung und wird zunehmend eosin anfärbbar.

Bei den höher differenzierten Karzinomen findet man eher ein Überwiegen von zytoplasmatischen Veränderungen in Richtung auf eine strukturlose Hyalinisation, der dann ohne fließende Übergänge, wie bei der trüben Schwellung, abrupt der Zellzerfall und schließlich die eosinophil anfärbbare Nekrose folgt (Abb. 4.11.45a). Hierbei handelt es sich im wesentlichen um eine Devitalisierung des Tumors (HALL u. FRIEDMAN 1948; GLÜCKSMANN u. CHERRY 1959; MICHAELS 1975). Dieser Vorgang, der sich gelegentlich auch als eine, offenbar durch Bestrahlung forcierte Verhornung spontan in gut differenzierten Plattenepithelkarzinomen abspielt, wird auch als „radiation keratogenesis" bezeichnet (CROSSLAND 1962). Es dürfte jedoch schwierig sein, im Einzelfall zu unterscheiden, wieweit solche Alterationen durch die Bestrahlung oder andere Ursachen ausgelöst wurden.

Bei einer derartig gesteigerten Keratinisierung von Tumorzellverbänden kommt es in der Regel zu einer starken Fremdkörperreaktion mit Auftreten zahlreicher mehrkerniger Riesenzellen (GLÜCKSMANN u. CHERRY 1959; GOLDMAN et al. 1969; BURKHARDT et al. 1976; BURKHARDT u. GEBBERS 1977). Als nicht strahlenbedingt müssen Veränderungen gewertet werden, die durch die Eigenheit bösartiger epithelialer Tumoren bedingt sind. Zellen von Karzinomausläufern in der Tiefe können bei differenzierteren Tumoren zum Teil die reguläre Entwicklung zur Zelle des Muttergewebes durchmachen. Dementsprechend stirbt ein Teil der Zellen innerhalb der Ausläufer ab. Diese inversionsbedingten, regressiven Veränderungen lassen sich aber leicht an ihrer zentralen Lage erkennen. Entscheidend ist in solchen Fällen, ob die Tumormatrix, aus der der Tumor seine Regenerations- und Weiterentwicklungsfähigkeit erhält, ebenfalls entsprechende Veränderungen aufweist.

Die höher differenzierten, jedoch nicht die papillären Plattenepithelkarzinome zeigen am ehesten ein Strahlenreaktionsmuster, bei dem in der äußersten Tumorperipherie konzentrische Areale unterschiedlich alten Granulationsgewebes zu finden sind. Im Zentrum solcher Zonen finden sich meist noch eosinophile Zelltrümmer und Hornlamellen (Abb. 4.11.45c). Bei manchen solchen Tumoren ist ein hoher Anteil an vielkernigen Riesenzellen im Stroma vorzufinden, deren Kerne in der Regel teils zentral, teils exzentrisch in einem etwas ausgefransten Zytoplasmakörper zusammengeballt zu erkennen sind. Zum eigentlichen Tumorzentrum bzw. der Tumorbasis hin sind schließlich in zunehmendem Maß die oben beschriebenen zytologischen Veränderungen zu beobachten. Generell scheint die Zahl der Kernatypien und die Mitosetätigkeit geringer als bei nicht bestrahlten Karzinomen gleicher Differenzierung zu sein. Völlig anders reagieren die wenig oder nicht differenzierten Plattenepithelkarzinome, bei denen sich fleckförmig diffuse Herde der beschriebenen Kern- und Zytoplasmaveränderungen finden. Ein typisches Strahlenreaktionsmuster, wie vorher beschrieben, ist praktisch nie zu beobachten. Bei locker infiltrativ wachsenden, etwas besser differenzierteren Karzinomen fällt auf, daß bis in die Tumorperipherie hinein keine vollständige Eliminierung der Tumorausläufer erfolgt. Diese zeigen eine epidermoide Schichtung, die jedoch nur selten zur Verhornung ausreift. In ihnen überwiegen deutlich die Zellen der Basal-, Parabasal- und kleinen Intermediärzellschicht. Sie zeigen nur geringe Veränderungen auf die Bestrahlung. Der vorherrschende Zelltyp besteht aus mittelgroßen Zellen mit großen, intensiv anfärbbaren Kernen. Dies ist insofern bemerkenswert, als auch bei Karzinomen mit einem soliden Wachstum ein schmaler Saum von kleinen, zytoplasmaarmen Zellen mit intensiv anfärbbaren Kernen dem Stroma zugewandt, persistiert, während das gesamte Zentrum innerhalb des Tumorzapfens zugrunde geht. Besonders auffallend ist, daß diese Zelltypen häufig bei Karzinomen überwiegen, die ohne Heilungserfolg mit 60 Gy primär bestrahlt worden waren.

Die Beurteilbarkeit strahlentherapeutischer Effekte durch histomorphologische Untersuchungen ist begrenzt. Mittels der Autoradiographie ließen sich im Gegensatz zur normalen Histologie vitale und devitalisierte Zellen eher voneinander trennen. Die meisten autoradiographischen Untersuchungen beschränken sich aber auf kleine Gewebsstücke oder Zellsuspensionen, die kaum repräsentativ für einen Gesamttumor sein können. Nach ersten gescheiterten Experimenten gaben OLOFSSON u. VAN NOSTRAND (1973) ihre Versuche auf, das Gesamtorgan Kehlkopf autoradiographisch zu untersuchen. Auch eigene Ansätze zu solchen Untersuchungen scheiterten an technischen Schwierigkeiten. Eine morphometrische Bestimmung und Gegenüberstellung erhaltener und untergegangener Tumorareale ist aus zwei Gründen wenig sinnvoll. Einerseits ist das technische Problem einer möglichst exakten Darstellung devitalisierter und vitaler Tumorzellareale in einem großen Gewebsstück, wie dem Kehlkopf, nicht gelöst. Zum zweiten bleibt es außerordentlich spekulativ, welcher Bereich innerhalb eines resorptiven Granulationsgewebes ursprünglich echtes Tumor-

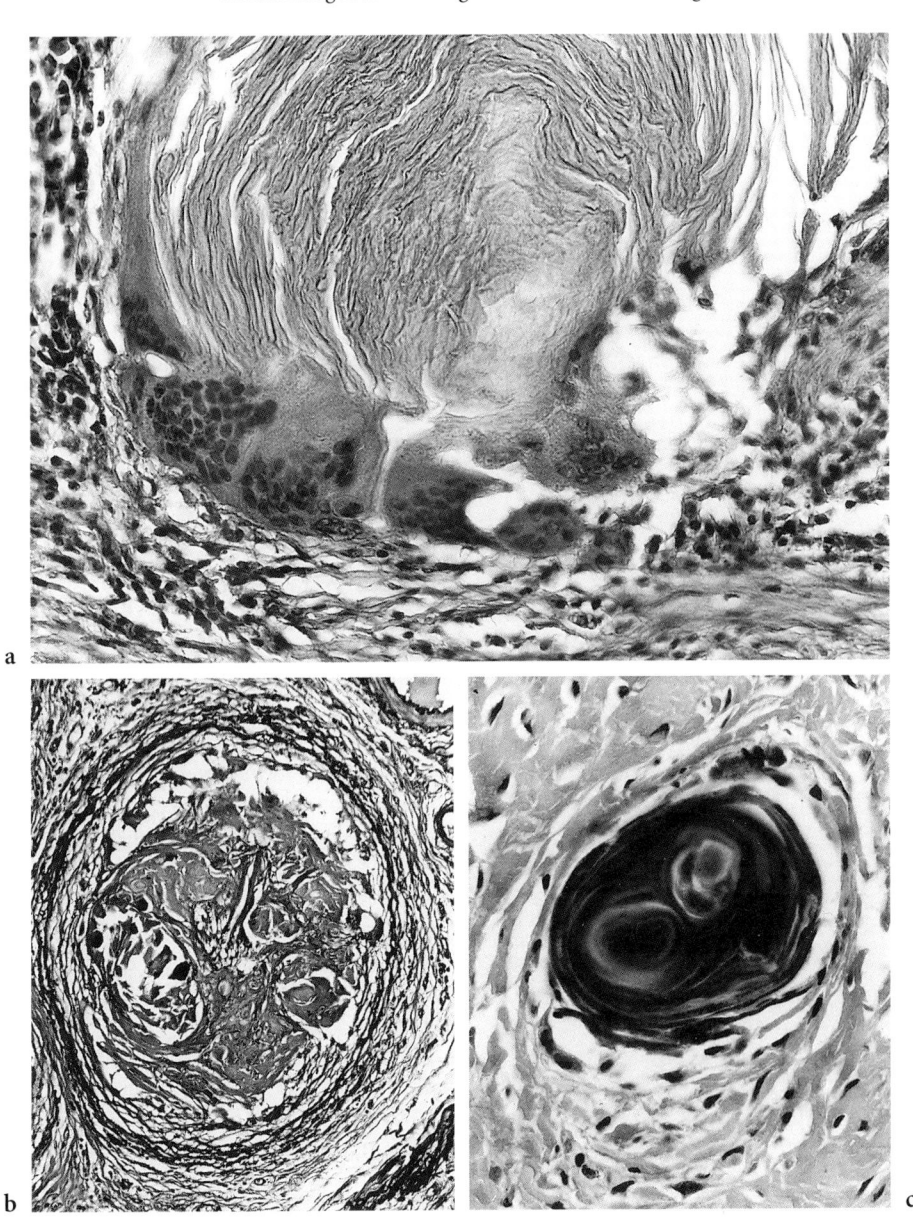

Abb. 4.11.45 a–c. Morphologische Veränderungen eines Plattenepithelkarzinoms nach Bleomycintherapie. **a** Devitalisierte Tumorzone mit keratinisierter Zyste mit dichtgepackten Hornlamellen und Bildung von Fremdkörperriesenzellen an ihrem Rande. Behandlung mit 250 mg Bleomycin. × 600. **b** Vollständig keratinisiertes, ehemaliges Tumorzellnest mit zentral dichtgepackten Hornlamellen, ein paar Riesenzellen und konzentrischer Fibrose des umgebenden Bindegewebes. Behandlung mit 450 mg Bleomycin. Van Gieson, × 120. **c** Keratinperlen als Residuum eines ehemaligen Tumorzellnestes. Behandlung mit 435 mg Belomycin. Keratinfärbung, × 480. (Aus MEYER-BREITING u. BURKHARDT 1988)

areal und welcher Bereich Stroma mit lymphoplasmazellulärer Abwehrreaktion des Wirtsorganismus war. Aus diesem Grunde müssen Mitteilungen über morphometrische Untersuchungen (SCHUMANN et al. 1980) mit entsprechender Zurückhaltung gewertet werden.

11.4.1.3 Pathohistologische Aspekte der radiochirurgischen Kombinationstherapie

Bei der radiochirurgischen Kombinationstherapie besteht bis heute keine einheitliche Auffassung über deren Organisation. Die besten Voraussetzungen für die radiotherapeutische Wirkung auf den Tumor sind geringe Tumorgrößen einerseits und unversehrtes Stroma mit optimalen, nutritiven Bedingungen andererseits, um die Fraktion der G_0-Zellen möglichst klein zu halten. Da sich die Frage der radiochirurgischen Kombinationstherapie nur bei fortgeschritteneren Larynxkarzinomen stellt, sind beide Bedingungen weder prä- noch postoperativ zusammen zu erreichen. Präoperativ sind zwar, zumindest an der Peripherie, die Stromaverhältnisse günstiger, weshalb vor allem in den 70er und der ersten Hälfte der 80er Jahre von einer Reihe von Radiologen und Laryngologen die präoperative Bestrahlung favorisiert wurde. Der theoretische Ansatz war die Vorstellung, daß der Tumor besonders an seiner Peripherie zurückgebildet und lymphogen in die Umgebung gestreute Tumorzellen abgetötet würden (LEICHER 1963; VOSTEEN u. FRANKE 1965; POWERS u. PALMER 1968; KROKOWSKI 1971; MEYER-BREITING u. BURKHARDT 1988). Als Nebeneffekt erwartete man durch Verödung der Lymphbahnen eine Verminderung operativ bedingter Streuung von Tumorzellen. Dem steht bei großen Tumoren eine anzunehmende, größere, strahlenresistentere G_0-Zellfraktion gegenüber, während die postoperative Bestrahlung nur noch verbliebene Tumorausläufer oder prä- und intraoperativ besonders lymphogen verschleppte Tumorzellen erreichen soll, d.h. bezüglich der noch verbliebenen Tumorgesamtmasse ein verschwindender und eigentlich zu beherrschender Anteil. Auf Grund der zu erwartenden Wundheilungsstörungen wird üblicherweise aber mit der postoperativen Bestrahlung – in der Regel mindestens 4 Wochen – gewartet. Im Rahmen normaler Reparationsvorgänge erfolgt aber in diesem postoperativen Intervall eine intensive Gefäßrückbildung und Vernarbung des Gewebes (COTTIER 1980). Hiermit verschlechtert sich die nutritive Situation verbliebener Tumorzellen, und damit wiederum die Aussicht auf eine möglichst effektive Strahlentherapie.

Morphologische Untersuchungen präoperativ bestrahlter Karzinome bieten uns eine, wenn auch eingeschränkte Möglichkeit, zusammen mit einer gründlichen Nachsorgestatistik zu überprüfen, wieweit diese theoretischen Denkmodelle in unserer klinischen Praxis zu verwirklichen sind. Zu den histologischen Veränderungen in präoperativ bestrahlten Karzinomen muß festgestellt werden, daß die wichtigste Prämisse für die präoperative Bestrahlung, die primäre Zerstörung der Tumorperipherie, in keiner histomorphologischen Untersuchung in klinisch relevantem Umfang nachgewiesen werden konnte. Dies gilt sowohl für die hochdosierte präoperative Bestrahlung mit 50–55 Gy

(BRYCE u. RIDER 1971; GOLDMAN et al. 1972; OLOFSSON u. VAN NOSTRAND 1973) und damit selbstverständlich auch für die niedrig dosierte mit 30 Gy (SKOLNIK et al. 1970; MEYER-BREITING 1981 a).

Verständlicher Wunsch eines onkologisch tätigen Arztes ist es, daß der Pathologe erkennen möge, ob ein Malignom voraussichtlich auf eine Bestrahlung ansprechen wird oder nicht. Die Regel von BERGONIÉ u. TRIBONDEAU (1906), daß Tumoren mit geringer Differenzierung eine höher Strahlensensibilität aufweisen, wäre in der Lage, diese Frage teilweise vorab zu beantworten. OLOFSSON u. VAN NOSTRAND (1973) konnten aber dementsprechende Abhängigkeiten zwischen Strahlenreagibilität und *Differenzierungsgrad* der Plattenepithelkarzinome nicht feststellen, was auch eigenen Beobachtungen entspricht (MEYER-BREITING 1981 a). Nach ersten eigenen Studien bei glottischen und supraglottischen Karzinomen (MEYER-BREITING 1977) schienen sich aber doch gewisse morphologische Anhaltspunkte zu ergeben, nachdem Plattenepithelkarzinome ihrem *Wachstumsverhalten* entsprechend unterschiedlich auf die Bestrahlung ansprechen können. Allgemein bekannt ist die geringe Strahlenreagibilität *papillärer und verruköser Plattenepithelkarzinome* (ACKERMANN 1948; KRAUS u. PEREZ-MESA 1966; ELLIOT et al. 1973; BILLER u. BERGMAN 1976; RYAN et al. 1977; MEYER-BREITING u. BURKHARDT 1988). Nur wenige Autoren vertreten eine gegenteilige Auffassung (RIDER 1976; SCHWADE et al. 1976). Da diese Karzinome einen hohen Differenzierungsgrad und eine geringe Proliferationstendenz aufweisen, würde hier noch eine Beziehung zur Regel von BERGONIÉ u. TRIBONDEAU erkennbar sein.[1]

Die Vorstellung, daß Karzinome entsprechend dem Grad ihrer peripheren Aufgliederung, allerdings in Kombination mit einem gefäßreichen Stroma, eine höhere Strahlenvulnerabilität in der Peripherie aufweisen, liegt nahe. Trotzdem trifft dies für einen beträchtlichen Teil der Plattenepithelkarzinome im Larynx nicht zu (MEYER-BREITING 1981). Folglich müssen zusätzliche innere Faktoren eine beeinflussende Rolle spielen.

Nach HANSEMANN (1890) nimmt die Proliferationstätigkeit einer epithelialen malignen Geschwulst mit dem Abnehmen der relativen Zahl differenzierterer Zellen zu. Damit müßte nach BERGONIÉ u. TRIBONDEAU eine nahezu entdifferenziertes Plattenepithelkarzinom besser auf die Bestrahlung ansprechen als ein hochdifferenziertes. Das morphologische Bild bestrahlter, gut differenzierter Plattenepithelkarzinome scheint dem mit ausgedehntesten Tumorregressionen zu widersprechen. Wie aus der Abb. 4.11.45a erkennbar, gehen in den Tumorausläufern dieses Differenzierungsgrades zunächst die zentralen, differenzierteren Zellen im Sinne der oben beschriebenen Hyalinisation und verstärkten Verhornung zu Grunde. Übrig bleibt einen schmaler Saum kleiner Zellen mit verschobener Kernplasmarelation und Hyperchromasie der Kerne. Hierbei handelt es sich um die eigentliche, für die Tumorregeneration wichtige Zellmatrix,

---

[1] Berichte über anaplastische Transformationen solcher Karzinome unter der Bestrahlung (KRAUS u. PEREZ-MESA 1966; FONTS et al. 1969; BILLER u. BERGMAN (1976) sind unseres Erachtens nach mit Zurückhaltung zu werten, da auch bei nichtbestrahlten Karzinomen dieses Wachstumstyps vereinzelt Areale mit solcher Transformation zu beobachten sind.

während die erstgenannten die ohnehin zum Absterben bestimmten Endzellen des Plattenepithels darstellen, die unter der Bestrahlung beschleunigt untergehen. Der dem Stroma zugewandte Zellsaum zeigt z.T. seine strahlenbedingten Schäden erst später. Bei bestrahlten, gut differenzierten Plattenepithelkarzinomen sind häufig Riesenzellen zu beobachten, bei denen es sich weniger um Letalformen bestrahlter Tumorzellen (LELBACH 1955), als um Fremdkörperriesenzellen (GOLDMAN et al. 1972) handelt. BURKHARDT et al. (1976) und BURKHARDT u. GEBBERS (1977) konnten sowohl enzymhistochemisch als auch ultrastrukturell ihre Entstehung aus Monozyten und einkernigen Makrophagen und ihre funktionelle Spezialisierung zum Abbau von Keratinlamellen nachweisen, während sich elektronenoptisch keine Strukturen wie Desmosomen, Tonofilamene oder andere Zwischenzellverbindungen feststellen ließen. Bei den weniger differenzierten Plattenepithelkarzinomen können nur selten derartige Riesenzellen beobachtet werden.

Das Verhalten der *gut differenzierter Plattenepithelkarzinome mit kompaktem Wachstum* ist sehr uneinheitlich. In der Regel handelt es sich um zur Zeit der Diagnosestellung sehr weit fortgeschrittene Plattenepithelkarzinome, die einen oder zwei der oben genannten endolaryngealen Räume vollständig ausfüllen und an skelettmembranöse Grenzen stoßen. Ihre heterogen, mehr unregelmäßige, diffuse Strahlenreaktion liegt einerseits in der Tendenz zur Selbststrangulation durch die engen Manschetten des Kehlkopfgerüstes. Andererseits bestehen in Abhängigkeit von der Tumorgröße nebeneinander unterschiedliche Differenzierungsgrade und Wachstumsformationen mit dementsprechend untereinander abweichender Strahlenreagibilität. Entsprechendes gilt auch für die gering differenzierten und anaplastischen Karzinome, wenn sie bei ihrer endolaryngealen Ausdehnung eine Größenordnung erreicht haben, bei der der Tumor auf Grund ungünstigerer, nutritiver Situation gezwungen ist, seine „growth fraction" solange klein zu halten, bis er durch günstigere Bedingungen in der Lage ist, wieder stärker zu proliferieren. Dies kann z.B. durch Durchbruch des Tumors nach prälaryngeal und Anschluß an bessere Gefäßversorgung ermöglicht werden. Da aber auch gering differenzierte Karzinome mit aufgelockerter Infiltration so uneinheitlich reagieren, müssen noch andere Faktoren ihre Strahlenvulnerabilität beeinflussen. Entsprechende Beobachtungen machten HUDSON u. CAVANAUGH (1965) bei Bestrahlungen mit 55 Gy und MEYER-BREITING (1981a), der bei allen mit mit 30 Gy bestrahlten, wenig differenzierten Plattenepithelkarzinomen ein fleckförmig diffuses Strahlenreaktionsmuster feststellte, gleichgültig, ob es sich um solide oder aufgelockert infiltrierend wachsende Karzinome mit Lymphangiosis carcinomatosa handelte.

Regionen verminderter Strahlenwirkung. Über die Hälfte der Plattenepithelkarzinome, die nach prälaryngeal vorgedrungen waren, zeigen zwar endolaryngeal eine gute Strahlenwirkung, prälaryngeal jedoch nur wenig oder überhaupt keine Veränderung (SOM u. SILVER 1968; KIRCHNER 1970; OLOFSSON et al. 1972; BRIDGER 1974). Strahlentechnisch bedingte, „kalte Zonen" (INCH u. MCCREDIE 1963) sind hierfür eine plausible Erklärung. Mit verbesserten, computertomographisch gestützten Planungstechniken dürften diese Probleme heute überwunden sein.

Bei der Bewertung der *Strahleneinwirkung auf Lymphknotenmetastasen* setzen leider zahlreiche Autoren klinisch palpable Lymphknoten einem histologisch gesicherten Lymphknotenbefall gleich. Da aber unspezifische Lymphadenitiden als Reaktion auf die Anwesenheit eines verhornten Plattenepithelkarzinoms normal sind, ist mit Diskrepanzen zwischen klinischem und postoperativem Befund zu rechnen.[1] Die Feststellungen über radiotherapeutische Erfolge in der älteren Literatur ohne Kontrolle durch Sonographie oder Computertomographie (CATLIN u. STRONG 1967; GOLDMAN et al. 1969; GOLDMAN u. ROFFMAN 1975; SCHNEIDER et al. 1975; WANG et al. 1975) sind deshalb mit großer Zurückhaltung zu werten. Der Umstand, daß ein klinisch palpabler Lymphknoten nach der Operationshistologie keine Metastasen zeigte, ist nicht zwangsläufig ein Beweis für die Wirkung der präoperativen Bestrahlung, sondern kann ebenso dafür sprechen, daß eine unspezifische Lymphadenitis der oben beschriebenen Form vorlag. Zumindest bei der niedrig dosierten, präoperativen Bestrahlung bis 30 Gy kann man mit Sicherheit Reste solcher Metastasen oder indirekte Anzeichen im Sinne des oben beschriebenen, resorptiven Granulationsgewebes erkennen. Nach diesen Befunden konnten wir nur in seltenen Einzelfällen ausgedehnte, regressive Veränderungen in vorbestrahlten Lymphknoten feststellen, aber in keinem Falle eine komplette Eliminierung des Tumors (MEYER-BREITING 1981a). HUDSON u. CAVANAUGH (1965) fanden nach einer Vorbestrahlung von 55 Gy in 13 von 18 untersuchten Blöcken noch vital erscheinende Tumorausläufer in den Lymphknoten. Nach diesen Beobachtungen und Untersuchungsbefunden unserer eigenen Klinik erscheint uns die präoperative Bestrahlung mit 30 Gy bei dringendem Verdacht auf Karzinombefall der regionalen Lymphknoten kein geeignetes Mittel zur Erhöhung der Radikalität radiochirurgischen Vorgehens zu sein.

11.4.2 Veränderungen nach Zytostatika-Behandlung

Die Wirkung herkömmlicher Zytostatika zeigt sich histologisch insbesondere durch destruktive Veränderungen und Anaplasie des Tumors. HAYES et al. (1964) konnten nach intraarterieller Methotrexatperfusion von Plattenepithelkarzinomen histologisch drei Stadien der Tumordestruktion unterscheiden:

1. Lyse der interzellulären Brücken und zytoplasmatische Vakuolisation
2. Kernschwellung, Kernpyknose und Kernvakuolen
3. Koagulationsnekrose mit nur wenigen vitalen Tumorrestzellen.

---

[1] Histologische Untersuchungen zeigen in vor- und unbestrahlten Neck-dissection-Blöcken ohne bildgebende Verfahren annähernd gleiche Fehlerraten von 20–25% mit falsch-negativer und falsch-positiver klinischer Lymphknotenbewertung (COATES et al. 1976; MEYER-BREITING u. VON ILBERG 1979).

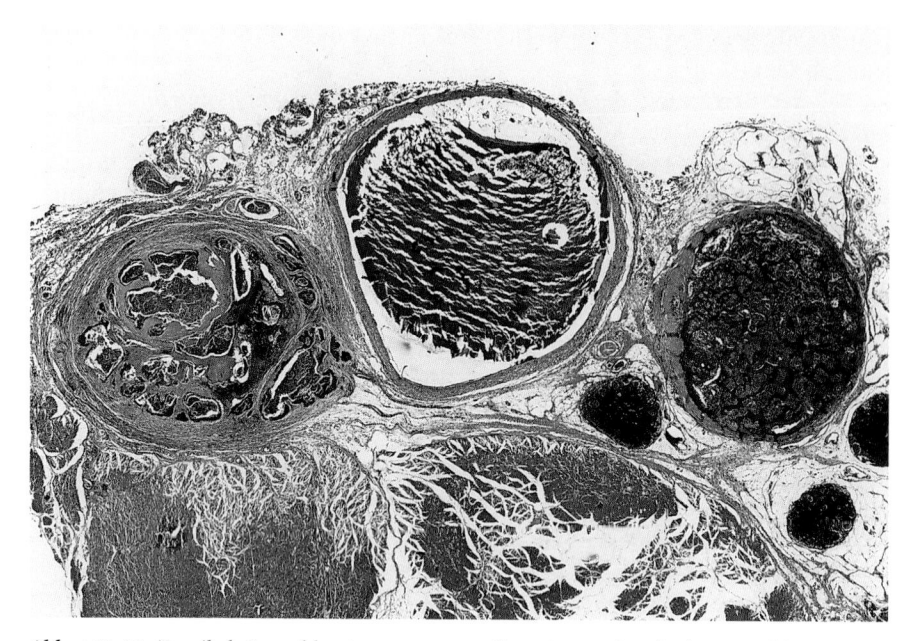

Abb. 4.11.46. Zervikale Lymphknotenmetastasen, die präoperativ mit einer Kombination von Cisplatin, Bleomycin und Methotrexat behandelt wurde. In Nachbarschaft zur V. iugularis interna erkennt man zwei Lymphknoten, beide von einem gering differenzierten Plattenepithelkarzinom befallen. Der eine zeigt eine bemerkenswerte Tumorrückbildung (*links*), während beim anderen (*rechts*) keine überzeugenden Veränderungen gefunden werden können. Horizontalschnitt durch einen Neck dissection-Block. HE, × 5. (Aus MEYER-BREITING u. BURKHARDT 1988)

GARAS et al. (1975) fanden ebenfalls ganz überwiegend eine Zelldegeneration nach Methotrexatperfusion mit Kariolyse, ödematöser Schwellung und Vakuolisation des Zytoplasmas.

Die herkömmliche Zytostatikatherapie birgt offenbar das Risiko einer Beeinflussung des Tumors im Sinne einer zunehmenden Anaplasie (SHKLAR et al. 1966). Darüberhinaus konnte ein kokarzinogener Einfluß bei einigen dieser Substanzen nachgewiesen werden, wie z.B. bei Methotrexat (SHKLAR et al. 1966; SHKLAR u. SONIS 1975). Dieser Effekt könnte besonders bei der multitopen Disposition des Epithels zur Karzinomentwicklung für die Entstehung von Rezidiven bzw. Zweittumoren eine Rolle spielen.

Demgegenüber finden sich bei Einsatz des Zytostatikums Bleomycin histologische Veränderungen, welche denjenigen entsprechen, die man nach Bestrahlung hochdifferenzierter Karzinome findet. Es handelt sich hierbei um die Devitalisierung durch eine vermehrte Differenzierung, d.h. eine vermehrte Verhornung (BURKHARDT u. HÖLTJE 1975, BURKHARDT et al. 1976; BETTINGER et al. 1988). Einfache Tumornekrosen spielen demgegenüber bei dieser Therapie eine geringe Rolle. Nach Bleomycintherapie findet sich in der Folge eine starke Stromareaktion mit Auftreten von massenhaft mehrkernigen Riesenzellen, die in ihrem Ausmaß die Veränderungen nach Strahlentherapie übertrifft. Dies wird offenbar begünstigt durch die mangelnde immunsuppressive Wirkung des Bleomycins im Vergleich zu anderen Zytostatika oder einer Strahlentherapie.

Plattenepithelkarzinome nach Bleomycinmonotherapie zeigen durchweg höhere Differenzierungsgrade als vor Therapiebeginn und eine Zunahme der zellulären Stromareaktion (BURKHARDT 1980). Während nach Bestrahlung eine deutliche Abnahme der zellulären Stromareaktion mit Verminderung der IgA und IgG-enthaltenden Plasmazellen auffällt, konnte nach Bleomycintherapie keine signifikante Veränderung der immunglobulin-produzierenden Plasmazellen oder der synthetisierten Ig-Klassen nachgewiesen werden (LÖNING u. BURKHARDT 1979).

Seit Anfang der 80er Jahre fand das Cisplatin Eingang in die Behandlung der Kopf- und Halstumoren, meist in Kombination mit Bleomycin. Histologisch sind die durch Cisplatin hervorgerufenen Veränderungen denen bei Methothrexatbehandlung beschriebenen vergleichbar. Eine gesteigerte Keratinisation wie bei Bleomycin ist nicht erkennbar.

Die Chemotherapie der Plattenepithelkarzinome des Kopf- und Halsbereiches erfolgt heute nur noch als Kombinationstherapie, vorzugsweise mit Bleomycin und Cisplatin. Ihr Einsatz reicht von der präoperativen Behandlung bis zur alleinigen oder radiochemotherapeutischen Kombinationstherapie nicht operabler Geschwülste. Die schon bei der präoperativen Bestrahlung häufig geäußerte Erwartung, einen nicht operablen Tumor durch die Chemotherapie operabel machen zu können, unterliegt den gleichen Fehlvorstellungen vom einheitlichen Charakter der Plattenepithelkarzinome. In Wirklichkeit müssen wir damit rechnen, daß, je größer ein Tumor ist, umso mehr wird er Anteile unterschiedlicher Struktur und Verhaltensweisen besitzen. Dementsprechend kann er in Teilen gut, in anderen Teilen wiederum gar nicht auf diese Therapie ansprechen. Abbildung 4.11.46 zeigt eine mit Bleomycin und Cisplatin präoperativ behandelte Metastasierung in den jugulären Lymphknoten mit deutlich erkennbarer unterschiedlicher Reaktion.

Bei unseren Untersuchungen mit Ki67 zeigte die Hälfte der nicht vorbehandelten Tumoren eine mäßige oder starke Zytoplasmareaktion, während vorbehandelte Tumore mit fast 90% eine signifikant stärkere Zytoplasmareaktion aufwiesen. Eine nähere Charakterisierung der Zytoplasmareaktion unvorbehandelter Tumoren ergab allerdings keine verwertbaren Ergebnisse. Möglicherweise handelt es sich um eine unspezifische Reaktion, z.B. mit Veränderungen am Zytoskelett und/oder den Zytokeratinen. Die verstärkte Reaktion nach vorausgegangener Chemotherapie, aus der ja teilweise eine vermehrte Keratinisierung (Bleomycin) resultiert, stützt diese Vermutung. Die Vorbehandlung der Tumoren (Chemotherapie) führt offenbar zunächst zu keiner erkennbaren Reduktion der proliferativen Aktivität. Es ist zu berücksichtigen, daß die Ergebnisse der induktiven Chemotherapie mit Cisplatin und Bleomycin kontrovers diskutiert werden (HONG et al. 1979; PEPPARD et al. 1980; SHAW et al. 1984; SCHRÖDER et al. 1986). BETTINGER et al. (1991) konnten bei 46 fortgeschrittenen Plattenepithelkarzinomen aus dem Kopf-Hals-Bereich nach Chemotherapie mit Cisplatin und Bleomycin auch bei klinisch kompletter Remission im Tumorresektat in allen Fällen noch proliferierende Tumorzellen nachweisen.

12 Nicht-epitheliale Tumoren

A. BURKHARDT

12.1 Histogenese

Die Einteilung der Neoplasien beruht auf ihrem histologischen und zytologischen Bild, d.h. auf ihrer Morphologie. Diese wird durch die histogenetische Abstammung der Neoplasie bestimmt. Ein fundamentaler Unterschied besteht dabei einerseits zwischen den Tumoren, die sich von der inneren oder äußeren Oberfläche des Körpers ableiten, deren maligne Formen als Karzinome bezeichnet werden, und andererseits den Tumoren, die sich von den dazwischen gelegenen Geweben ableiten. Dieses Zwischengewebe wird als Mesenchym bezeichnet. Es ist charakterisiert durch die Bildung von verschiedenen Interzellularsubstanzen, die den jeweiligen Geweben ihre besonderen Eigenschaften als Füll-, Binde- und Stützgewebe verleihen. Grundsätzlich kann man Weichgewebe und Gewebe mit Hartsubstanzbildung unterscheiden. Von allen mesenchymalen Gewebedifferenzierungen kennen wir Neoplasmen, die hiervon abgeleitet werden. Auch hierbei hat sich eine grobe Einteilung in sog. Weichteiltumoren und in Tumoren mit Hartgewebsbildungen bewährt. Die große Vielfältigkeit der mesenchymalen Gewebedifferenzierungen bedingt, daß gerade das Gebiet der mesenchymalen Tumoren sehr vielfältig und z.T. diagnostisch schwierig ist. Dies umsomehr, als diese Tumoren insgesamt relativ selten sind und der einzelne Pathologe dadurch am eigenen Material nur begrenzte Erfahrungen sammeln kann. Neben den im engeren Sinne mesenchymalen Tumoren werden in diesem Kapitel auch die im Larynxbereich vorkommenden peripheren, neurogenen Tumoren, die sich von der Neuralleiste und dem sog. Ektomesenchym ableiten, sowie die neuroektodermalen Tumoren im engeren Sinne, insbesondere das maligne Melanom sowie die generalisierten, hämatogenen und lymphogenen Neoplasien abgehandelt (SHANMUGARATNAM 1991).

12.2 Allgemeine Grundsätze der Diagnostik

Gerade bei der Diagnostik maligner mesenchymaler Tumoren ist eine enge Zusammenarbeit zwischen Kliniker und diagnostisch tätigem Pathologen unbedingt erforderlich. Genaue Kenntnis der Lokalisation, der klinischen Vorgeschichte und des Operationssitus, insbesondere die Beziehungen zu umliegenden Strukturen wie Nerven, Knorpel und Knochen, können wichtige Hinweise für die korrekte Diagnose ergeben; dies auch bei der Abgrenzung reaktiver, sog. pseudosarkomatöser Prozesse. Grundlage jeder Therapie von malignen, mesenchymalen Tumoren ist die histologische Diagnose. Deshalb sollten keine therapeutischen Maßnahmen eingeleitet werden, bevor die histologische Diagnose mit genügender Sicherheit erstellt wurde.

Grundlage einer gesicherten histologischen Diagnose wiederum ist ausreichendes Biopsiematerial, an dem auch Zusatzuntersuchungen, insbesondere immunhistologische, durchgeführt werden können. Gegebenenfalls sollte Material nativ und für elektronenmikroskopische Untersuchungen asserviert werden. Bei der Tragweite der betreffenden diagnostischen und therapeutischen Entscheidungen empfiehlt es sich, bei den insgesamt seltenen malignen mesenchymalen Tumoren ein klinisch-pathologisches Konsil herbeizuführen. Seltene Fälle, bei denen Kliniker oder Pathologen nicht über genügend Erfahrungen verfügen, sollten gegebenenfalls einem Referenz-Zentrum zur Beurteilung zugesandt werden.

12.3 Histologische und zytologische Diagnostik

Die diagnostische Einordnung von mesenchymalen Neoplasien beruht, soweit möglich, auf der Bestimmung des sog. Muttergewebes, von dem sich das Tumorgewebe mit der größten Wahrscheinlichkeit ableitet. Hierbei stützt man sich, entsprechend dem Konzept der „Zellularpathologie" von Rudolph VIRCHOW, zunächst auf die histologische und zytologische Ähnlichkeit von Tumorgewebe und vermutetem Muttergewebe. Die klinischen Erfahrungen zeigen, daß diesem Einteilungsprinzip nicht nur theoretischer Wert zukommt, sondern auf diese Weise auch die bisher gewichtigsten Aussagen zur biologischen Dignität möglich sind. Die histologische Artdiagnose eines Tumors hat somit unmittelbare klinische Relevanz für die Bestimmung der Prognose und die Auswahl der Therapie.

Während ein Großteil der mesenchymalen Tumoren allein aufgrund des histologischen Erscheinungsbildes bereits sicher klassifiziert werden kann, ist dies bei einer Reihe von Tumoren, insbesondere bei wenig differenzierten malignen Tumoren, oft nicht möglich. Hier muß der Pathologe entsprechende Zusatzuntersuchungen durchführen, um zur Diagnose zu gelangen. Die meisten dieser Zusatzuntersuchungen basieren auf dem Nachweis verschiedener Zellprodukte. Dabei geht man davon aus, daß die meisten Bestandteile des normalen Gewebes auch in entsprechenden, hiervon abgeleiteten Tumoren gebildet werden und deshalb ein Rückschluß auf die Abstammung des Tumors bei entsprechendem Nachweis möglich ist.

Zu diesen Untersuchungen gehört eine Reihe von empirischen *histologischen Färbemethoden*, durch die ein ähnliches färberisches Verhalten von Tumor und Muttergewebe nachgewiesen werden kann. In der praktischen Diagnostik der mesenchymalen Tumoren spielen hier insbesondere die Faserfärbungen zum Nachweis faserbildender Tumoren und die Fettfärbung zur Darstellung lipomatöser Tumoren eine Rolle.

Mit Hilfe *enzymhistochemischer Methoden* können gewebespezifische Enzyme in Tumoren dargestellt werden. In der Diagnostik spielen heute insbesondere die Darstellung der alkalischen Phosphataseaktivität (positiv in Ewing-Sarkomen, angiogenen und osteogenen Tumoren), der Chloroazetatesterase-Aktivität (myelogene Infiltrate) und der Dopaoxydase-Aktivität (malignes Melanom) eine Rolle.

Durch die *Elektronenmikroskopie* können spezifische Zellelemente ultrastrukturell dargestellt werden und so zur Tumorartdiagnostik beitragen. Hierzu gehören die Birbeck-Granula (Langerhans-Zellen), Paladekörper (endotheliale Tumoren), Melanosomen (maligne Melanome), Myofilamente (myogene Tumoren), Lysosomen (histiozytäre Tumoren), Pseudopodien der Zellmembran (histiozytäre Tumoren) und Lipoidvakuolen (lipomatöse Tumoren).

Die *Immunhistologie* hat in den letzten Jahren in der Tumordiagnostik eine hervorragende Rolle eingenommen (BURKHARDT 1985; SCULLY u. BURKHARDT 1993). Zwar konnte ein eigentlicher „Tumormarker" bisher nicht gefunden werden; wir verfügen jedoch heute über eine ganze Palette von Zellprodukten – im Zellkern, im Zytoplasma, an der Zellmembran und extrazellulär –, die sich immunhistologisch mit hoher Spezifität nachweisen lassen und Rückschlüsse auf die Zelldifferenzierung und damit auf das Muttergewebe eines Tumors zulassen. In bezug auf die mesenchymalen Tumoren ist es wichtig, daß diese, bis auf wenige Ausnahmen, bei der Darstellung von Zytokeratinen negativ reagieren, während der Vimentinnachweis im allgemeinen positiv ausfällt. Für die weitere Klassifizierung steht heute eine ganze Reihe von polyklonalen

Tabelle 4.12.1. In der Diagnostik bewährte immunhistologische Untersuchungen bei der Klassifizierung von mesenchymalen Neoplasmen. (In Anlehnung an ein Schema von Professor Dr. Th. SCHAFFNER/Bern)

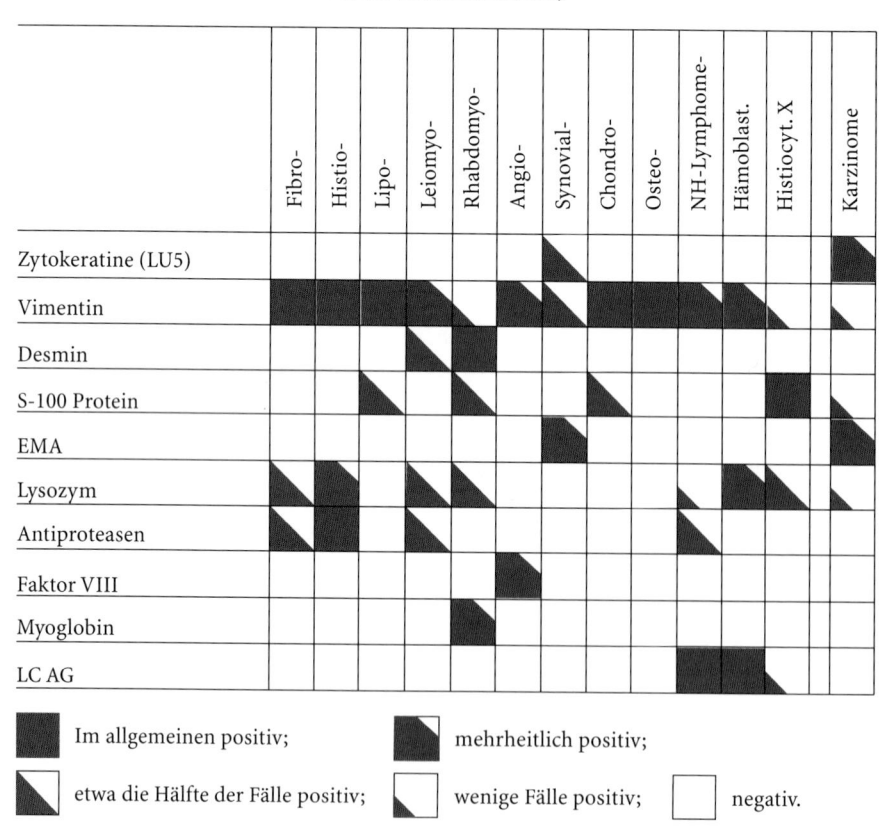

	Fibro-	Histio-	Lipo-	Leiomyo-	Rhabdomyo-	Angio-	Synovial-	Chondro-	Osteo-	NH-Lymphome-	Hämoblast.	Histiocyt. X	Karzinome
Zytokeratine (LU5)							◼						◼
Vimentin	◼	◼	◼	◼	◼	◼	◼	◼	◼	◼	◼	◼	
Desmin				◼	◼								
S-100 Protein					◼			◼				◼	
EMA							◼						
Lysozym		◼								◼	◼	◼	
Antiproteasen		◼											
Faktor VIII						◼							
Myoglobin					◼								
LC AG										◼	◼		

◼ Im allgemeinen positiv; ◼ mehrheitlich positiv; ◼ etwa die Hälfte der Fälle positiv; ◼ wenige Fälle positiv; ☐ negativ.

und monoklonalen Antikörpern zur Verfügung, von denen eine Auswahl der diagnostisch bewährten in Tabelle 4.12.1 zusammengestellt ist.

Der Einfluß der Immunhistologie auf die Tumordiagnostik kann kaum unterschätzt werden. So hat der konsequente Einsatz immunhistologischer Methoden z.B. zu einer deutlichen Abnahme der Diagnose von Fibrosarkomen geführt, die sich besonders im Kopf- und Halsbereich mit Hilfe dieser Methode teilweise als spindelzellige Karzinome erwiesen. Andererseits kann häufiger eine gemischte Differenzierung im Sinne von Mesenchymomen nachgewiesen werden. Es muß jedoch mit Nachdruck auch auf die Grenze und Fehlermöglichkeiten immunhistologischer Untersuchungsmethoden hingewiesen werden. Zum einen muß die Spezifität der Untersuchung immer wieder durch Positiv- und Negativkontrollen geprüft werden. Auf der anderen Seite muß damit gerechnet werden, daß insbesondere neoplastische Zellen auch Antigene exprimieren können, die in dem entsprechenden Muttergewebe nicht vorhanden sind. Eine Abgrenzung reaktiver Läsionen von neoplastischen Tumoren ist durch die Anwendung der Immunhistologie generell nicht möglich. Die Immunhistologie kann somit nur adjuvant bei der Diagnostik berücksichtigt werden. Grundlage der Diagnose ist und bleibt die saubere histologische Aufarbeitung und Beurteilung.

Die diagnostische Zytologie spielt heute aufgrund der Möglichkeit von *Feinnadelpunktionen* eine zunehmende Rolle in der Tumordiagnostik insgesamt. Bei den mesenchymalen Tumoren beschränkt sich ihr Einsatz im wesentlichen allerdings auf die Diagnostik „weicher", d.h. faserarmer Neoplasmen. Diese Methode ist insbesondere bei der Diagnostik maligner Lymphome, myxoider Tumoren (u.a. neurogener Tumoren) und epitheloider Sarkome wertvoll.

12.4 Bestimmung des Malignitätsgrades

Nach Ausschluß eines reaktiven Prozesses und der Artdiagnose des Tumors ist die wichtigste Entscheidung, die der diagnostisch tätige Pathologe zu treffen hat, ob es sich um ein benignes oder malignes Neoplasma handelt. Dies ist aufgrund der in der Allgemeinen Pathologie bekannten Kriterien von Benignität und Malignität meist möglich, wenn auch die Entscheidung bei Grenzfällen gelegentlich erhebliche Schwierigkeiten macht.

Die Kliniker, insbesondere die Onkologen, erwarten heute bei einer Malignitätsdiagnose eine Festlegung des Malignitätsgrades, ein „Grading" (vgl. Kap. 4.3.2.2). Die Gradierung der malignen mesenchymalen Tumoren spielt eine wichtige Rolle nicht nur für das weitere operative Vorgehen, sondern insbesondere auch für die Festlegung und Planung einer zytostatischen Therapie oder Bestrahlung.

Nach der UICC wird der histologische Differenzierungsgrad mit G angegeben, wobei G 1 geringgradige Malignität, G 2 mittlere Malignität und G 3 hohe Malignität bedeuten. Dieses Grading wurde von BRODERS (1920) zunächst für maligne epitheliale Tumoren entwickelt und hat sich hierbei als relativ zuverlässiger Indikator der biologischen Wertigkeit erwiesen (BURKHARDT 1980).

Bei Karzinomen korreliert nämlich eine zunehmende Anaplasie des Tumors im allgemeinen mit einer höheren Aggressivität und einem malignerem Verhalten. Eine derartige direkte Korrelation besteht bei malignen mesenchymalen Tumoren nur in beschränktem Ausmaß; somit wirft eine Gradierung hier besondere Probleme auf. Deshalb müssen eine ganze Reihe von Tumorcharakteristika berücksichtigt werden, wie dies etwa bei der relativ verbreiteten Gradierung nach HAIDU (1979) der Fall ist (Tabelle 4.12.2). Bei dem „biologischen Grading", das von COSTA et al. (1984) vorgeschlagen wurde, kommt neben den histologisch für den Malignitätsgrad relevanten Kriterien noch das bekannte biologische Verhalten des zur Diskussion stehenden malignen mesenchymalen Tumors zum Tragen. So wird ein Dermatofibrosarkom, vollkommen unabhängig vom

Tabelle 4.12.2. Maligne mesenchymale Tumoren, gradiert. (Nach HAIDU 1979)

Geringer Malignitätsgrad	Hoher Malignitätsgrad
Ausgereift	Unreif
Geringe Zelldichte	Hohe Zelldichte
Mitosefiguren selten	Mitosefiguren häufig
(< 5/10 HPF)	(> 5/10 HPF)
Stromareich	Stromaarm
Wenig Nekrosen	Ausgedehnte Nekrosen

Tabelle 4.12.3. Maligne mesenchymale Tumoren, gradiert. (Nach COSTA et al. (1984)

	Grad		
	1	2	3
Fibrosarkom	–	×	×
Malignes fibröses Histiozytom	–	×	×
Dermatofibrosarkom	×	–	–
Differenziertes Liposarkom	×	–	×
Myxoides Liposarkom	×	–	–
Rundzelliges Liposarkom	–	×	×
Pleomorphes Liposarkom	–	–	×
Leiomyosarkom	×	×	×
Rhabdomyosarkom			
– embryonal	–	–	×
– pleomorph	–	–	×
Angiosarkom	–	×	×
Malignes Hämangioperizytom	×	×	×
Kaposi-Sarkom	–	×	×
Maligner Granularzelltumor	–	×	×
Synovialsarkom	–	–	×
Epitheloides Sarkom	–	×	×
Klarzellen Sarkom	–	×	×
Alveoläres Weichteilsarkom	–	–	×

histologischen Bild, immer als Grad 1 eingestuft, während Rhabdomyosarkome unabhängig vom histologischen Bild stets als Grad 3 eingeordnet werden müssen (Tabelle 4.12.3).

Grad 1 bezeichnet dabei Tumoren, welche selten zu Rezidiven neigen, wenn sie vollständig entfernt wurden, und die praktisch kein metastatisches Potential besitzen. Histologisch zeigen diese Tumoren im allgemeinen keine Nekrosezeonen. Tumoren vom Grad 2 zeigen Rezidive, die jedoch im allgemeinen frühestens 2 Jahre nach Entfernung des Primärtumors auftreten; histologisch finden sich höchstens minimale Nekrosezonen. Tumoren des Grades 3 weisen ein aggressives Wachstum mit Rezidiven innerhalb der ersten Jahre auf, histologisch sind sie meist durch ausgedehnte Nekrosen gekennzeichnet.

12.5 Mesenchymale Tumoren im Larynxbereich

Mesenchymale Tumoren machen etwa 2% aller Larynxtumoren aus.

Gutartige mesenchymale Tumoren im Larynxbereich sind selten, unter 722 benignen Tumoren sahen NEW u. ERICH (1938) an der Mayo-Klinik 26 Hämangiome, 26 Chondrome und 1 Neurofibrom; YOSHIDA et al. (1983) unter 38 Tumoren, 2 Hämangiome, 2 Chondrome, 1 Neurofibrom, 1 pleomorphes Adenom, 4 Amyloidtumoren und ein eosinophiles Granulom; JONES et al. (1984) unter 269 Tumoren, 7 Granularzelltumoren, 5 Hämangiome, 3 Lymphangiome, je 2 Paraganglione, Neurilemmome und Neurofibrome sowie je ein Lipom, Chondrom, Rhabdomyom, fibröses Histiozytom und eine Fibromatose.

Die Tumoren wachsen im allgemeinen langsam und führen zu schmerzlosen Vorwölbungen der Schleimhaut. Dabei kann es zu einer oberflächlichen Ulzeration kommen. Abgegrenzt werden müssen reaktive Läsionen, wie Granulome und Polypen. Therapeutisch ist bei benignen mesenchymalen Tumoren und auch bei reaktiven Läsionen eine lokale Exzision auseichend.

Maligne, mesenchymale Tumoren, d.h. Sarkome werden im Kehlkopf außerdentlich selten beobachtet (KRATZ u. RITTERHOFFER 1961; FRIEDMANN 1976; KRAJINA 1976; DRAETTA et al. 1980; GORENSTEIN et al. 1980; WILHELM et al. 1980). Die Angaben schwanken zwischen 0,2% (unter 4818 malignen Larynxtumoren, HACIHANEFIOGLU u. ÖZTÜRK 1983), 0,32% (KRAJINA 1976) und ca. 1% (FRIEDMANN 1976; MEYER-BREITING u. ROSEMANN 1977). Die häufigste Sarkomform ist nach älteren Statistiken das Fibrosarkom (KRATZ u. RITTERHOFFER 1961), ihre Häufigkeit wurde jedoch sicher durch ungenügende diagnostische Möglichkeiten überschätzt (FERLITO et al. 1983; MICHAELS 1984). In der umfangreichen Sammelstatistik von KRAJINA (1976) findet sich neben dieser Sarkomart (3 Fälle unter 6067 Neoplasmen) ein höherer Prozentsatz nicht näher spezifizierter, meist spindelzelliger Sarkome aufgeführt, die vielleicht mit modernen diagnostischen Methoden (u. a. Immunhistochemie) näher charakterisierbar wären.

Die Häufigkeit der einzelnen Sarkomarten wird durch die neueren Statistiken von GORENSTEIN et al. (1980) und FERLITO et al. (1983) recht gut wiedergegeben. Erstere diagnostizierten während eines Beobachtungszeitraumes von 25 Jahren unter etwa 3100 malignen Kehlkopftumoren 17 Sarkome, davon 7 Chondrosarkome, 6 Fibrosarkome, 3 Rhabdomyosarkome und 1 Osteosarkom, FERLITO et al. (1983) in 17 Jahren unter 2874 Tumoren 25 Sarkome – 8 maligne Lymphome und Plasmazytome, 7 fibröse Histiozytome, 3 Chondrosarkome, 2 Hämangioperizytome und je ein Angiosarkom, Leiomyosarkom, Liposarkom, Rhabdomyosarkom und Synovialsarkom. Aus älteren Publikationen ist der Anteil von Rhabdomyosarkomen nur schwer zu entnehmen, da genauere Erfahrungen über die Diagnostik dieser sehr formenreichen Geschwulst erst relativ jung sind. Die eine oder andere als spindelzelliges und unreifzelliges Fibrosarkom angegebene Geschwulst, besonders bei kleinen Kindern, war wahrscheinlich nach heutiger Kenntnis ein embryonales Rhabdomyosarkom. CACHINO u. SCHWAAB (1978) berichten sogar über ein Vorherrschen der Rhabdomyosarkome unter den Sarkomen des Kopf- und Halsbereiches bei Kindern. Aus diesem Grunde ist die Forderung von FRIEDMANN (1976) zu unterstützen, bei der Sarkomdiagnostik alle uns zur Verfügung stehenden Mittel der histologischen Diagnostik einschließlich der Immunhistologie und Elektronenmikroskopie zu nützen, um für Vergleichsstatistiken bei diesen Tumoren zu einheitlichen und vergleichbaren Aussagen zu kommen.

Bei spindelzelligen Tumoren sollte im übrigen stets an die Möglichkeit gedacht werden, daß ein spindelzelliges Karzinom (OPHIR et al. 1987; CASSID et al. 1994; vgl. Kap. 4.11.3.2) vorliegen könnte oder auch ein entzündlicher, myofibroblastischer Tumor (WENIG et al. 1995). MICHAELS (1984) betont, daß eine „gestielte Läsion von malignem fibroblastischen Aussehen, die im Bereich des vorderen Stimmbandes lokalisiert ist, am ehesten ein spindelzelliges Karzinom ist", wobei auch eine herdförmige Osteoidbildung vorhanden sein kann. Bei zweifelhaften Fällen hat sich die Einsendung von Präparaten oder besser von zusätzlichem Material an Pathologische Institute bewährt, die auf diesem Gebiet Erfahrung haben.

12.5.1 Fibrom, aggressive Fibromatose, Myxom, Histiozytom

ROHN et al. (1994) behandelten unter 189 Patienten mit laryngealen Neoplasmen 3 Patienten (1,6%) mit fibrösen Tumoren. Einfache *Fibrome* werden in der WHO-Klassifikation der Larynxtumoren (SHANMUGARATNAM u. SOBIN 1978, 1991) nicht aufgeführt. Nach KÖHN (1969) sollen die Fibrome jedoch die häufigste gutartige mesenchymale Geschwulst des Kehlkopfes darstellen. Ältere Literaturangaben müssen mit Vorsicht gewertet werden, da hier häufig pseudotumoröse Veränderungen im Kehlkopf als Fibrome gewertet wurden. Zudem ist nicht auszuschließen, daß viele als Fibrome deklarierte gutartige Tumoren des Kehlkopfes in Wirklichkeit fibröse Polypen oder neurogene Tumoren, d. h. besonders Neurofibrome (FEYRTER 1948; OFFENHAMMER 1955; BARNES u. FERLITO 1993) sind. Die Zahl der echten Fibrome, die im Kehlkopf beobachtet wurden, dürfte dementsprechend geringer ausfallen, als dies besonders durch die ältere Literatur erscheinen mag. Die Tendenz, fibroblastische Läsionen heute als

Histiozytome zu bezeichnen, ist wohl dafür verantwortlich, daß MICHAELS (1984) fibroblastische Tumoren im Kehlkopf als ungewöhnlich bezeichnet. Man unterscheidet das häufigere Fibroma molle vom Fibroma durum. Das Fibroma molle ist relativ zellreich und weist ungeformtes Bindegewebe auf. Meist submukös, im supraglottischen Raum entstehend, kann es gelegentlich gestielte Polypen bilden. Es tritt in jedem Alter, am häufigsten in der Kindheit, auf. Über ein kongenitales, subglottisches Fibrom berichteten TSUI u. LORÉ (1976). Das zellärmere und faserreiche Fibroma durum entsteht in der Tiefe in Nachbarschaft des Kehlkopfgerüstes. Besondere Varianten des Fibroms stellen das Fibroma teleangiectaticum (GILBERT et al. 1953; MERZ u. GRAF 1958) und das Fibroma gigantocellulare oder der Riesenzelltumor bzw. das Riesenzellgranulom des Kehlkopfes dar. Sie werden aber nach der WHO-Klassifikation den Knorpel- und Knochentumoren zugeordnet und sollen dort abgehandelt werden.

Auch diffuse aggressive Wucherungen von Fasergewebe kommen im Kehlkopf allerdings selten und meist bei Kindern vor, so *Fibromatosen* bzw. Desmoidtumoren (aggressive Fibrome) (BARNES u. FERLITO 1993) und die noduläre Fasziitis, welche wahrscheinlich reaktiver Natur ist (JONES et al. 1984). MACKINTOSH et al. (1985) berichten über den Fall eines 14 Monate alten Kindes, bei dem die kongenitale, solitäre Fibromatose des Larynx mit fibrosarkomatösen Veränderungen eine totale Laryngektomie erforderlich machte. Vier Fälle von Larynxfibromatosen bei Erwachsenen wurden beschrieben (DE ROSA et al. 1989).

Grundsätzlich muß an dieser Stelle auf die Verwandtschaft von Histiozyten und Fibrozyten hingewiesen werden. Aus diesem Grund wird neuerdings auch häufig bei Tumoren der hier beschriebenen Art von Histiozytomen gesprochen (JONES et al. 1984). Bei fibrösen Histiozytomen kann die Abgrenzung zwischen benignen und malignen Formen gelegentlich schwierig sein (FERLITO 1978a; BIRD u. BRYCE 1980; HAMOIR et al. 1993; BENNETT u. MCFARLANE 1993). Sie kommen vor allen bei Kindern (WETMORE 1987; BARNES u. FERLITO 1993), selten bei Erwachsenen vor (VAN LAER et al. 1996; JORDAN u. SOAMES 1989). Bei Rezidiven wurde eine zunehmende Malignisierung beobachtet (JORDAN u. SOAMES 1989).

Das sog. *Myxom*, das im Kehlkopf von URFER (1947), ROMUALDI u. CORTESI (1947), MATZKER (1963), CHEN u. BALLECER (1986), SENA et al. (1991) und HADLEY et al. (1994) beobachtet wurde, weist histologisch ein faserarmes, mit gallertiger Interzellularsubstanz angereichertes Stroma auf. Die Zellen bilden durch sternförmige, schmale Ausläufer eine netzförmige Struktur. MATZKER (1963) sowie HADLEY et al. (1994) weisen auf die Gefahr der Verwechslung mit ödematös aufgequollenen pseudomyxomatösen Polypen hin. Auch ein ödematös aufgetriebenes Fibroma molle kann unter Umständen ein Myxom vortäuschen. SENA et al. (1991) weisen auf Neigung zu Rezidiven hin und empfehlen eine Exzision mit Randsaum von normalem Gewebe.

12.5.2 Mesenchymom, Fibrosarkom und malignes, fibröses Histiozytom

Erste Hinweise auf Fibrosarkome im Kehlkopf und oberen Trachealbereich finden sich bei KAHLER (1908). BATSAKIS u. FOX (1970) geben die Häufigkeit des Fibrosarkoms mit 1 bis 2% aller malignen Geschwülste des Kehlkopfes an, wobei es sich nach KRATZ u RITTERHOFFER (1961) um einen Anteil von mehr als 50% aller Sarkome des Kehlkopfes handelt. Aufgrund der Ergebnisse, die die modernen Untersuchungsmethoden erbrachten, muß man diesen Zahlen allerdings skeptisch gegenüberstehen (FERLITO et al. 1983). Im Untersuchungsgut der Frankfurter Hals-Nasen-Ohren-Universitätsklinik fanden wir unter 850 malignen Geschwülsten des Kehlkopfes nur ein einziges, gut differenziertes Fibrosarkom gegenüber acht weiteren mesenchymalen malignen Geschwülsten. Nach den unten genannten Publikationen können Patienten jeder Altersgruppe von Fibrosarkomen betroffen sein. Eine Geschlechtsdisposition ist nicht sicher ersichtlich, in den meisten Fallzusammenstellungen überwiegen Männer.

Am häufigsten werden Fibrosarkome des Kehlkopfes im Stimmlippenbereich und in der supraglottischen Region angetroffen, gelegentlich auch am Übergang zur Trachea, wie z.B. in dem von uns beobachteten Fall eines 11jährigen Mädchens.

Makroskopisch zeigt das Fibrosarkom des Larynx häufig eine polypöse Gestalt. Bei tiefergelegenem Ursprung wölbt sich die Schleimhautoberfläche breitbasig in das Lumen vor.

Histologisch leiten sich diese Tumoren von den Fibroblasten ab und sind den Fibromen ähnlich, weisen jedoch Zellatypien und Mitosefiguren auf. Im allgemeinen wird in gut und schlecht differenzierte Fibrosarkome je nach Anteil faserbildender und/oder anaplastischer zellulärer Elemente eingeteilt (BATSAKIS u. FOX 1970). PERILLI u. BAGNARIOL (1969) nahmen demgegenüber eine Einteilung in vier Differenzierungsgrade vor.

Die häufigeren, differenzierten Fibrosarkome metastasieren kaum, neigen aber zu lokalen Rezidiven (40%, GORENSTEIN et al. 1980), während schlecht differenzierte Tumoren zu Fernmetastasen – vor allem in die Lunge – neigen (ca. 25%). Entsprechend wird bei ersteren die partielle Laryngektomie (wenn möglich), bei letzteren die radikale Laryngektomie empfohlen.

Neuere Fallberichte von Fibrosarkomen des Larynx liegen vor von PERILLI u. BAGNARIOL (1969), FRIEDMANN (1976), KRAJINA (1976), DONALDSON (1978), DRAETTA et al. (1980) und GORENSTEIN et al. (1980).

FERLITO (1978, FERLITO et al. 1983a, b) wies darauf hin, daß unter der Bezeichnung Fibrosarkom zum Teil auch sog. *maligne fibröse Histozytome* und auch Xanthome subsummiert werden. FICHERA (1995) beschreibt einen Fall eines malignen, fibrösen Histiozytoms, der in zwei vorgängigen Biopsien als Fibrosarkom interpretiert wurde.

In neueren Arbeiten wird die Bezeichnung fibröses Histiozytom für die Tumoren des fibrohistiozytären Spektrums mit Wirbelbildungen der faserbildenden Spindelzellen und Riesenzellen vermehrt angewandt, wobei fibröse, pleomorphe, riesenzellige, angiomatoide, myxoide und xanthomatöse Formen unterschieden werden. Ein geschichtetes Wachstumsmuster der Spindelzellen ist charakteristisch für diese Neoplasie. Ein polypöses Wachstum im Bereich der Stimmlippen ist möglich (ROSSI et al. 1992), auch ältere Patienten sind betroffen (MASUDA et al. 1989). BARNES u. FERLITO (1993) konnten aus der Literatur und dem eigenen Patientengut 34 Fälle zusammenstellen. Von 17 Fällen fanden sich der pleomorphe Subtyp bei 6 Patienten, der fibröse und der riesenzellige bei je 4 Patienten (FERLITO et al. 1983a,b). Die Tumoren neigen zu Rezidiven und auch – je nach Anaplasie – zu Metastasen (4 Fälle). Neuere Fallberichte stammen von RAMADAS et al. (1984), GODOY et al. (1986), WEBER et al. (1992) und KUWABARA et al. (1994), SCOTT u. CARTER (1995). WEBER et al. (1992) konnten bei 8 malignen fibrösen Histiozytomen – hierunter 3 laryngeale Tumoren – in 40% Metastasen beobachtet und empfehlen einen Verzicht auf die Laryngektomie nur in Ausnahmefällen. Auch andere Autoren weisen auf die Häufigkeit von Rezidiven und Metastasen hin (TORT et al. 1992; DE ROSA et al. 1990; BERNALDEZ et al. 1991).

12.5.3 Lipom, Lipomatose und Liposarkom

Die älteste Beschreibung eines Kehlkopflipoms dürfte von MEYJERS (1905) stammen, der einen besonders großen Tumor dieser Art im Kehlkopf eines 8jährigen Jungen beobachtete. In der Literatur finden sich weitere zahlreiche Hinweise auf das Vorkommen von Lipomen im Kehlkopf, am häufigsten an der Epiglottis oder den aryepiglottischen Falten, die meist mit lappiger Struktur sowohl polypenartig bis tischtennisballgroß in das Kehlkopflumen ragten oder die Schleimhaut breitflächig vorwölbten. Die Computertomographie kann bereits Hinweise auf die Diagnose geben (SOM et al. 1986; SCHRADER 1988). Zur Diagnose ist meist eine tiefe Biopsie nötig (REID et al. 1987). Histologisch findet sich ausgereiftes Fettgewebe mit zarten Gefäßen und schmalen bindegewebigen Septen. Ein spindelzelliges Lipom der Taschenbänder beschrieben NONAKA et al. (1993), myxoide Lipome ROZAS-ARISTY et al. (1991) sowie DANIILIDIS u. MEGAS 1991. Neuere Mitteilungen über Larynxlipome finden sich bei CANNAV (1970), RUDERT (1971), DI BARTOLOMEO u. OLSEN (1973), KONOVALOV (1977), MAREEV u. SHKABROV (1980), O'CALLAGHAN et al. (1981), JONES et al. (1984) und WENIG (1995b). Letztere beobachteten 2 supraglottische Lipome und 1 Lipom des Sinus piriformis, bei einem Fall trat ein Rezidiv auf. Larynxlipome treten in Verbindung mit diffusen Lipomatosen auf (MOULONGUET u. HAMEL 1976; LAFAYE et al. 1978; TRIZNA et al. 1991). Im Larynxbereich wurden auch infiltrierende intramuskuläre Lipome beschrieben (DESCHLER et al. 1993; CAUCHOIS et al. 1995). Ein Hibernom, d.h. ein Tumor des multivakuolären Fettgewebes wurde von SELLARI-FRANCESCHINI et al. (1993) beobachtet. HUIZINGA (1962), KAPUR (1968), CHIZH et al. (1980) und HAMMERMANN et al. (1997) berichteten über maligne Entartungen von Rezidivlipomen bzw. der Entartung eines Fibrolipoms in ein Liposarkom. Die Unterscheidung des Lipoms von hochdifferenzierten Liposarkomen ist schwierig.

Über *Liposarkome* im Larynxbereich liegen Einzelbeobachtungen vor (VELEK 1976; TOBEY et al. 1979; OTTE u. KLEINSASSER 1981; GAYNOR et al. 1984); STEIGER et al. (1992) stellten 20 Fälle der Literatur zusammen, WENIG et al.

(1990) berichteten über 10 Fälle, WENIG u. HEFFNER (1995) über weitere 8 Fälle. Das Alter der Patienten reichte von 25–81 Jahren, Männer waren deutlich häufiger befallen. Der supraglottische Bereich ist bevorzugt. Bis auf ein pleomorphes Liposarkom waren alle Tumoren dieser Serie gut differenziert (Grad 1), Rezidive waren häufig, aber keinmal traten Metastasen auf. Liposarkome können multipel auftreten. Die Prognose hängt vom histologischen Typ und vom Differenzierungsgrad ab. Lokale Exzision und eventuell postoperative Bestrahlung werden empfohlen.

12.5.4 Leiomyom und Leiomyosarkom

Die in der glatten Muskulatur entstandenen *Leiomyome* setzen sich im jüngeren Stadium aus Zellen zusammen, die den glatten Muskelzellen – mit typischen zigarrenförmigen elongierten Kernen – gleichen. Erst ältere bzw. größere Myome weisen einen verstärkten bindegewebigen Umbau mit Atrophie der eigentlichen Myomzellen auf. Die Differenzierung derartiger Myome von Fibromen kann schwierig sein. Im Kehlkopf stellen sie eine extreme Rarität dar. KLEINSASSER u. GLANZ (1979) geben an, in der Literatur 15 gesicherte Fälle von einfachen Leiomyomen des Larynx, daneben drei Angioleiomyome, gefunden zu haben. Seither fanden sich nur wenige Berichte, so von EBERT u. SCHOLZ (1979), MATSUMOTO et al. (1981), NUUITINEN u. SYRJÄNEN (1983), IQBAL et al. (1986), EVANS et al. (1990) und MCKIERNAN u. WATTERS (1995). Betroffen ist das mittlere Lebensalter ohne Geschlechtsbevorzugung. Ältere Literatur findet sich bei GUERRIER (1960). Nur 4 Tumore waren subglottisch gelegen (KAYA et al. 1990). Ein Fall eines sog. Leiomyoblastom oder „bizarren" Leiomyoms, die im Uterus gut bekannt sind, und trotz erheblicher zellulärer Atypien sich benigne verhalten, wurde von MORI et al. (1992) beschrieben. EGGSTON u. WOLF (1947) erwähnten erstmals 2 Fälle des außerordentlich seltenen Leiomyosarkoms in endolaryngealer Primärlokalisation. Weitere Berichte stammen von KAWABE u. KONDO (1967), WOLFOWITZ u. SCHMAMANN (1973), MCKIERNAN u. WATTERS (1995), CARLES et al. (1992), DI LUZIO et al. (1988), BERTHEAU et al. (1991), ROWE-JONES et al. (1994), SELLARI-FRANCESCHINI et al. (1994); letztere stellten 20 Fälle der Literatur zusammen.

Das histologische Bild entspricht Leiomyomen, jedoch finden sich Zellatypien und Mitosefiguren. KLEINSASSER u. GLANZ (1979) sowie ROWE-JONES et al. (1994) und SELLAR et al. (1994) weisen auf die Schwierigkeiten bei der histologischen Differentialdiagnose zwischen Leiomyosarkomen und Fibrosarkomen hin; MCKIERNAN u. WATTERS (1995) auf diejenige bei der Abgrenzung des spindelzelligen Karzinoms, weshalb eine immunhistologische Differenzierung nötig ist.

12.5.5 Rhabdomyom und Rhabdomyosarkom

In der älteren Literatur wurden Myoblastenmyome, Rhabdomyome und Granularzelltumoren wegen ihres gemeinsamen groß- und granularzelligen

Charakters nicht streng getrennt. Tumoren dieser Gruppe wurden zuerst von ABRIKOSSOFF (1926) beschrieben. Eine lichtmikroskopisch erkennbare Querstreifung in den zytoplasmareichen Zellen gilt als Hinweis auf eine Abstammung von Muskulatur. Sie ist allerdings nicht immer nachweisbar. Von den echten Rhabdomyomen trennt man heute die mit der neutralen Bezeichnung „Granularzelltumoren" belegten Tumoren ab, deren Herkunft offensichtlich neurogen ist. Die Differentialdiagnose gelingt mit Hilfe der Elektronenmikroskopie (BATTIFORA et al. 1969) und v. a. noch eleganter durch immunhistochemische Untersuchungen praktisch immer. Das adulte Rhabdomyom ist im Larynxbereich deutlich häufiger als der fetale Typ (WOOD et al. 1993).

Die echten adulten Rhabdomyome sind benigne Tumoren, die aus polygonalen, oft vakuolisierten (glykogenhaltigen) Zellen mit feingranulärem eosinophilem Zytoplasma, z. T. mit Querstreifung, aufgebaut sind. Rhabdomyome kommen selten im Myokard vor und werden hier z. t. nicht als Neoplasmen, sondern als dysontogenetische Fehlbildung betrachtet. In allen übrigen Organen sind sie eine ausgesprochene Rarität, wobei die obere Halsregion und Zunge, sowie der Pharynx und Larynx am häufigsten betroffen sind. 1964 stellten MORAN u. ENTERLINE einen eigenen Fall und 11 Fallbeschreibungen von sicheren Rhabdomyomen zusammen. Im Jahre 1995 konnten JOHANSEN u. ILLUM 23 Fälle der Literatur dokumentieren, 15 adulte, 4 fetal-myxoide und 4 fetal-zelluläre Typen. KLEINSASSER u. GLANZ (1979) sahen nur bei acht in der Literatur beschriebenen Fällen von Kehlkopfrhabdomyomen als sicher erwiesen an, daß es sich tatsächlich um von der quergestreiften Muskulatur ausgehende Tumoren handelte. Betroffen sind vorwiegend ältere Personen, Männer häufiger als Frauen; ein multiples Auftreten ist nicht ungewöhnlich (GARDNER u. CORIO 1983a; SELME et al. 1994; ROBERTS et al. 1994). Symptome sind Heiserkeit, Stridor, Dysphagie und akute Atemwegsverlegung. Nach lokaler Exzision kommt es in der Regel nicht zu Rezidiven. Ein Rezidiv eines laryngealen Rhabdomyoms wurde allerdings nach 12 Jahren von HAMPER et al. (1989) beschrieben.

Makroskopisch handelt es sich um breitbasig-polypöse Vorwölbungen mit glatter Oberfläche, die Schnittfläche ist fleischig-braun. Histologisch (Abb. 4.12.1a-b) sind die Tumoren scharf abgegrenzt, haben aber keine oder nur eine dünne bindegewebige Kapsel. Die Tumorzellen sind groß (20-30 µ), rund bis polygonal und enthalten reichlich fein bis grob granuläres, z. T. auch fibrilläres, deutlich eosinophiles und PAS-positives Zytoplasma mit herdförmig nachweisbarer Querstreifung. Vakuolen mit Glykogen und kristalline Einschlüsse sind häufig. Meist finden sich mehrere kleine, exzentrisch gelegene Kerne. Mitosefiguren fehlen. Das interstitielle Bindegewebe ist spärlich.

Ultrastrukturell (Abb. 4.12.2a) finden sich unregelmäßig angeordnete Filamente vom Myosintyp und vom Aktintyp, Z-Bandmaterial, z. T. dichte Fibrillenbündel mit unvollständigen und sehr breiten Z-Bändern, zahlreiche Mitochondrien, freie Ribosomen und rauhes endoplasmatisches Retikulum (BATTIFORA et al. 1969; SCHLOSNAGLE et al. 1983; HELLIWELL et al. 1988; HAMPER et al. 1989). Die Zellen bilden - ebenso wie normale Muskelfasern - an der Oberfläche eine basale Lamina aus.

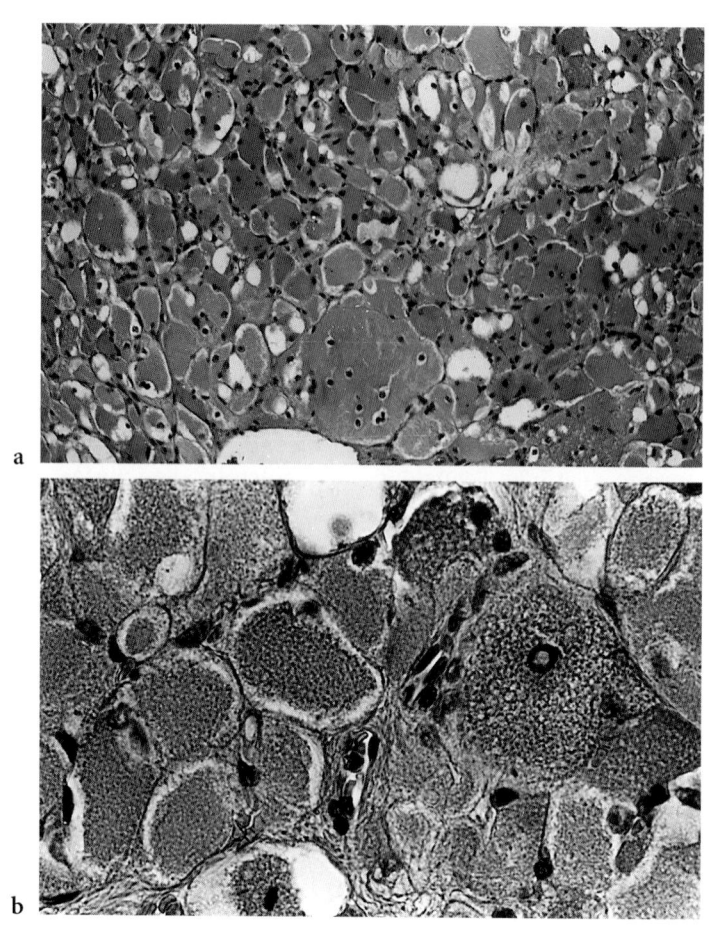

Abb. 4.12.1 a, b. Rhabdomyom: 64jähriger Mann mit 2 getrennten tumorösen Läsionen im Bereich der rechten Plica aryepiglottica und im Sinus piriformis. **a** Bei schwacher Vergrößerung können die großen runden bis polygonalen Tumorzellen mit auffälligen Größenunterschieden und meist multiplen Kernen gesehen werden HE, × 140. **b** Bei starker Vergrößerung ist die Granulierung des reichlichen Zytoplasmas der Tumorzellen deutlich erkennbar. Gelegentlich ist eine schwache Querstreifung sichtbar. HE, × 560. (Aus MEYER-BREITING u. BURKHARDT 1988)

Immunhistologisch ist die stark positive Reaktion mit Myoglobin- Aktin- und Desminantikörpern für eine myogene Abkunft beweisend (Abb. 4.12.2 b); HELLIWELL et al. 1988; HAMPER et al. 1989).

Differentialdiagnostisch muß das Rhabdomyom vom Granularzelltumor (Abrikossoff-Tumor), von Onkozytomen, von mesenchymalen Hamartomen bzw. Mesenchymomen mit myogener Komponente und vom Rhabdomyosarkom abgegrenzt werden. Eine Entartung des Rhabdomyoms in ein Rhabdomyosarkom wurde bisher niemals beobachtet. Neuere Berichte über Rhabdomyome im Larynxbereich finden sich neben den bereits genannten Autoren bei FERLITO

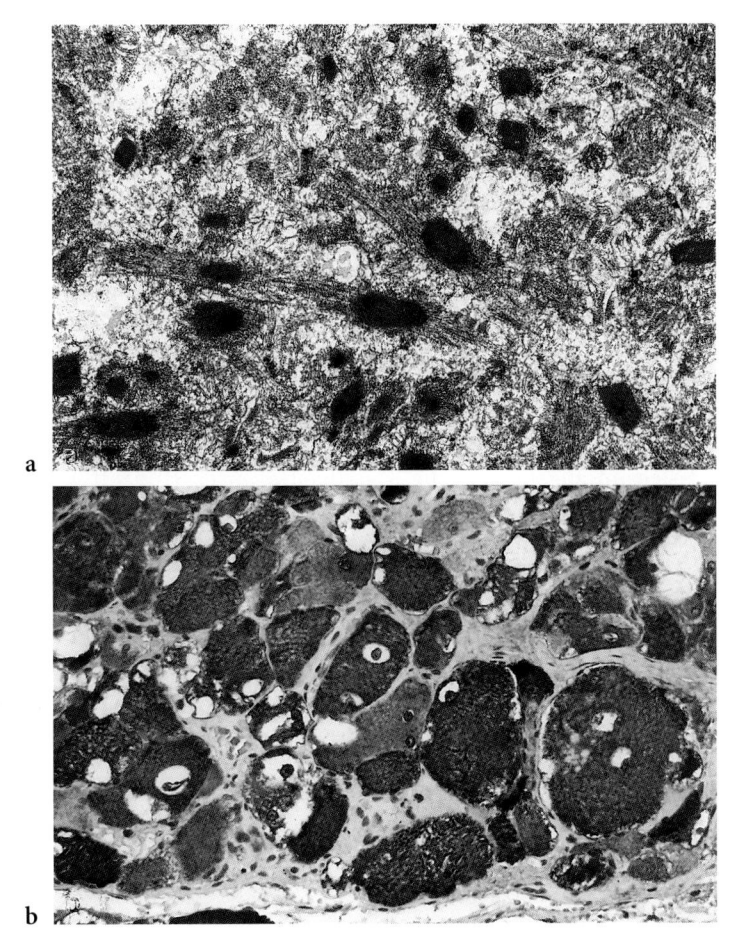

Abb. 4.12.2 a, b. Rhabdomyom: selber Fall wie in Abb. 4.12.1. **a** Elektronenmikroskopisches Bild des Zytoplasmas mit reichlich vorhandem, mehr oder weniger regelrechtem filamentösem System (Myosin- und Aktinmuster). Deutlich hypertrophe elektronendichte für kontraktile Elemente typische Z-Banden. × 25000. **b** Immunhistologischer Nachweis von Myoglobin. Das Zytoplasma der meisten Tumorzellen zeigt eine stark positive Reaktion (im Originalschnitt braun). PAP, × 200. (Aus MEYER-BREITING u. BURKHARDT 1988)

u. FRUGONI (1975), BAGBY et al. (1976), WINTHER (1976), BOEDTS u. MESTDAGH (1979), MODLIN (1982) und JONES et al. (1984).

Als extrem seltener Tumor, der vorwiegend im Vulvo-Vaginalbereich beobachtet wird, muß das fetale Rhabdomyom mit seinen Untertypen, den myxoiden und zellreichen Rhabdomyomen, genannt werden. Von beiden Typen liegen Fallbeobachtungen im oralen Bereich (GARDNER u. CORIO 1983b) und auch im Kehlkopf vor (GRANICH et al. 1983). Beide Tumoren sind sehr viel zellreicher als das oben beschriebene „adulte" Rhabdomyom und enthalten elongierte spindelige Zellen meist ohne Querstreifung. Bei der myxoiden Variante ist der Tumor myxoid aufgelockert. Vor allem bei der zellreichen Variante findet sich eine Zellpolymorphie, so daß die Abgrenzung von Sarkomen schwierig sein kann. Klinisch sollen sich die fetalen Rhabdomyome nicht anders als die adulten verhalten (GRANICH et al. 1983).

Die meisten Mitteilungen über *Rhabdomyosarkome* im Kehlkopf erfolgten wohl aufgrund besserer diagnostischer Möglichkeiten und Kenntnisse erst in den letzten Jahrzehnten, besonders häufig aber in den letzten Jahren (FRUGONI u. FERLITO 1976; MEYER-BREITING u. ROSEMANN 1977; IWASAWA et al. 1978; WINTHER u. LORENTZEN 1978; FRANZ 1979; KLEINSASSER u. GLANZ 1979; BATSAKIS et al. 1980; DEGROOT et al. 1980; GORENSTEIN et al. 1980; WILHELM et al. 1980; ABRAMOWSKY u. WITT 1983; DIEHN et al. 1984). DIEHN et al. (1984) fanden 28 Fallbeschreibungen in der Literatur und fügten 6 weitere Beobachtungen hinzu.

Bei der histologischen Einteilung dieses morphologisch sehr variablen Tumors hat sich im allgemeinen die Klassifikation nach HORN u. ENTERLEIN (1958) durchgesetzt, die in embryonale, botryoide pleomorphe und alveoläre Rhabdomyosarkome einteilt, wobei die letzteren als Untertypen des embryonalen Typs betrachtet werden müssen. FRIEDMAN (1976) empfiehlt demgegenüber die Einteilung von ASHTON u. MORGAN (1965) in embryonale Rhabdomyosarkome mit und ohne Querstreifung sowie alveoläre Rhabdomyosarkome. Während der pleomorphe Typ häufiger bei Erwachsenen beobachtet wird (KLEINSASSER u. GLANZ 1979), treten die embryonalen Formen des Rhabdomyosarkoms vor allem bei Kindern auf. Nach DITO u. BATSAKIS (1962) waren unter 170 Patienten mit Rhabdomyosarkom im Kopf- und Halsbereich 80% unter 12 Jahren. Der immunhistologische Myoglobinnachweis in pleomorphen Tumoren gilt als Hinweis für eine rhabdomyosarkomatöse Natur. Bis 1979 waren nur 4 Fälle der besonders seltenen Form des pleomorphen (adulten) Rhabdomyosarkoms im Larynxbereich beschrieben (FRANZ 1979), dem noch ein weiteres von WILHELM et al. (1980) und DODD et al. (1987) hinzuzufügen wäre, letzterer Fall bei einem Kind.

Im Kehlkopf treten die embryonalen Rhabdomyosarkome wie in anderen Schleimhautarealen nicht selten mit polypenartiger Vorwölbung in die Kehlkopflichtung als sog. botryoider Typ auf. Bei oberflächlicher Betrachtungsweise können diese Tumoren leicht mit Granulationspolypen verwechselt werden. Erst bei genauerer Betrachtung erkennt man, daß dieser Polyp von spindelförmigen Zellen mit pleomorphen, zum Teil bizarren Kernen durchsetzt ist. Während der überwiegende Teil eine mehr myxomatöse Anordnung aufweist, findet sich zur Schleimhaut hin eine Verdichtung der zellulären Elemente (Abb. 4.12.3a) BALAZS u. EGERSZEGI (1989) beschrieben ein laryngeales, botryoides Rhabdomyosarkom bei einen Erwachsenen. Diesem Subtyp wird ein leicht geringerer Malignitätsgrad zugesprochen, als den übrigen.

Das alveoläre Rhabdomyosarkom bietet auf Grund seines überwiegenden Anteils an kleinzelligen, zytoplasmaarmen Elementen die Möglichkeit zur Verwechslung mit malignen Lymphomen. Lediglich die alveoläre Strukturierung und die in meist geringer Zahl erkennbaren großen Zellen mit einem mächtigen, eosinophilen Zytoplasmaleib und gelegentlich nachweisbarer Querstreifung

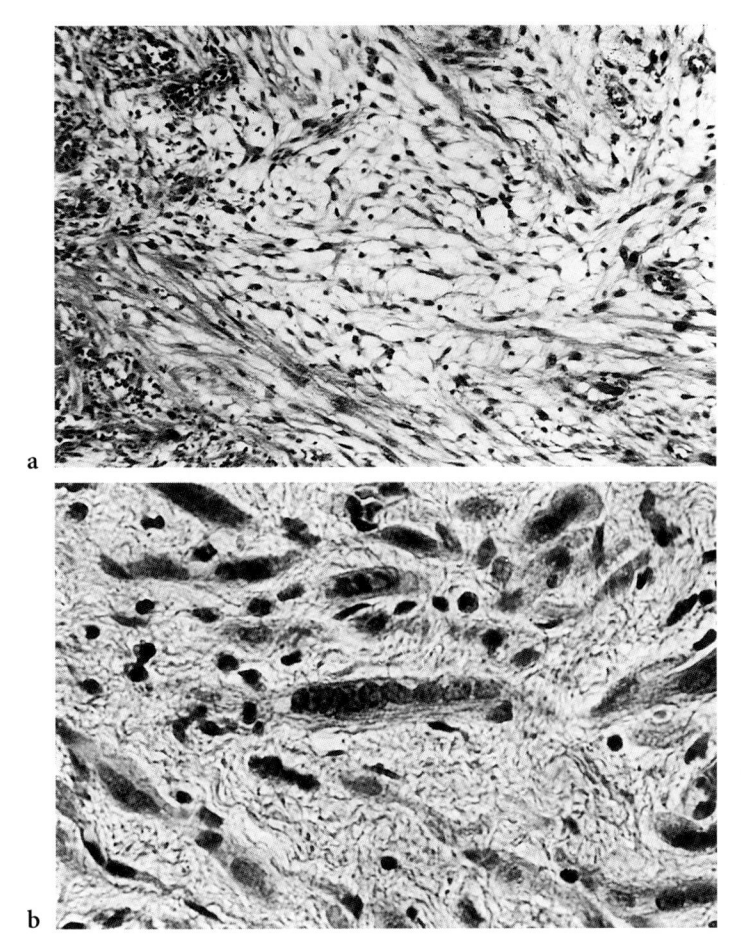

Abb. 4.12.3 a, b. Rhabdomyosarkom: 11jähriger Junge, polypöser Tumor des Stimmbandes. **a** Locker strukturiertes Gewebe des Spindelzelltumors. HE, × 60. **b** Bei starker Vergrößerung zeigen die verstreuten Tumorzellen deutliche Kernpolymorphien und ein länglich ausgezogenes Zytoplasma. Gelegentlich ist eine Querstreifung erkennbar. HE, × 600. (Aus MEYER-BREITING u. BURKHARDT 1988)

weisen auf die eigentliche Herkunft. Das Querstreifungsphänomen kann besonders gut nach der PTAH-Färbung beurteilt werden.

Rhabdomyosarkome sind generell hochmaligne Tumoren mit sowohl lokaler Rezidivneigung als auch frühzeitiger lympho- und hämatogener Metastasierung. Neben chirurgischer Behandlung sprechen sie auch auf kombinierte Chemotherapie an. Nach Berichten von TAN et al. (1975) ist sie der chirurgischen und radiochirurgischen Kombinationstherapie überlegen.

12.5.6 Hämangiom, Lymphangiom, Perizytom, Angiosarkom und Kaposi-Sarkom

Tumoren der Gefäße treten im Larynx offenbar häufiger auf, als dies in der Vergangenheit angenommen wurde, da sich die Mitteilungen über diese Erkrankungen gerade in den letzten Jahren mehrten. Endotheliome sind neoplastische Proliferationen endothelialer Zellen. Dieser Tumor kann sich benigne oder maligne verhalten. Die histologische Unterscheidung ist schwierig. Anscheinend wurden nur 2 Fälle von benignen Endotheliomen berichtet (NAKASHIMA u. WATANABE 1985).

Hämangiome treten im Larynx in kavernöser und kapillärer Form auf. Bei Erwachsenen wird in der Regel das kavernöse (Abb. 4.12.4), bei Neugeborenen und Kindern das kapilläre Hämangiom häufiger beobachtet. Letzteres muß vom teleangiektatischen Granulom (pyogenen Granulom) unterschieden werden. Nach den inzwischen zahlreicher vorliegenden Berichten über kindliche Hämangiome ist die Subglottis die bei weitem häufigste Lokalisation. Mädchen scheinen öfters betroffen zu sein (SHORP 1939; BRIDGER et al. 1970; MINNIGERODE 1970; TOMAS 1971; YEE u. HELPER 1973; HOLBOROW u. MOTT 1974; JARVEY u. LEVINE 1974; BENJAMIN 1978; DILLARD 1979; BECK et al. 1980;

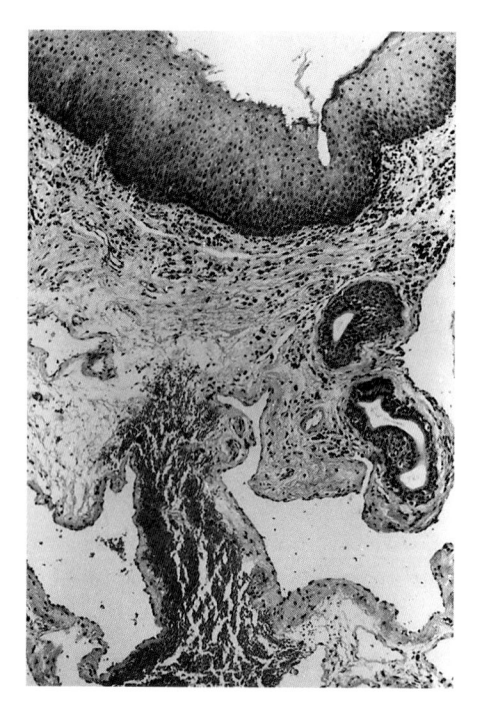

Abb. 4.12.4. Kavernöses Hämangiom: 18jährige Frau, Supraglottis. *Oben:* Das Oberflächenepithel und Ausführungsgang einer exkretorischen Drüse. *Unten:* Kavernöse Räume, ausgekleidet durch ein flaches Endothel; frische Hämorrhagie im umgebenden Bindegewebe. HE, × 90. (Aus MEYER-BREITING u. BURKHARDT 1988)

HEALY et al. 1980; EVANS 1981; JOKINEN 1981; CREPEAU u. POLIQUIN 1981; KVETON u. PILLSBURY 1982; YOSHIDA 1983; JONES et al. 1984; TRIGLIA et al. 1993). Zusammenstellungen älterer Literatur finden sich bei FERGUSON (1944) und KÖHN (1969). Hämangiome bei Erwachsenen sind seltener und treten eher im Larynxeingang und in den Sinus piriformes auf. Von 19 Publikationen verschiedener Autoren im Zeitraum 1978–1982 berichteten nur fünf über Hämangiome bei Erwachsenen (MUELFAY et al. 1978; GORDON 1979; KIMMELMANN et al. 1979; VLASIUK 1979; RAIZ u. KRAVETS 1980). Weitere Mitteilungen liegen von MOUNIER-KUHN et al. (1964), SIMON (1968), BRIDGER et al. (1970) und NARDI u. ROSIGNOLI (1973) vor.

Makroskopisch sind diese Hämangiome meist als breitbasig aufsitzende, schleimhautüberzogene, blau-rote Beete oder Erhabenheiten, seltener als gestielt aufsitzende Polypen, mit glatter oder feinhöckriger Oberfläche zu beobachten. Die Diagnose kann auf Grund dieser typischen Veränderungen makroskopisch erfolgen, Probeentnahmen sind nicht indiziert. SIMON (1968) wies auf die Gefahr tödlicher Blutungen durch die Biopsie anhand einer eigenen Fallschilderung hin.

Ähnlich wie die Papillome bieten die Hämangiome therapeutische Probleme, selten ist eine spontane Regression. Eine vollständige Entfernung von Hämangiomen ist anzustreben. Bei kleinen Hämangiomen kann dies durch den endolaryngealen Zugang erfolgen. Neben der herkömmlichen chirurgischen Ausräumung (ZÖLLNER 1963) wird auch die Abtragung mittels Laser (SIMPSON et al. 1979; MIELKE et al. 1979; HEALY et al. 1980; STEINER 1984) oder die Kryotherapie (SCHLECHTER u. BILLER 1972; FEBLOT u. DALGROFF 1976; KÄRJÄ et al. 1979; JOKINEN et al. 1981) empfohlen. Eine Verminderung des Blutungsrisikos durch Laserabtragung konnten die Autoren nicht feststellen, was durch MIELKE et al. (1979) eingeschränkt eingeräumt wird. Der Vorteil fast völliger Blutungsfreiheit wird bei der Kryotherapie nach unserer, auf nur wenige Fälle gestützten Erfahrung durch den Nachteil aufgehoben, daß je schonender der Eingriff durchgeführt wird, desto häufiger sind Wiederholungen des Eingriffes erforderlich, und je erfolgreicher der Eingriff bezüglich der Tumorentfernung ist, umso schwerwiegender sind die Spätfolgen an der normalen Larynxstruktur. Große und subglottische Hämangiome sollten besser über Laryngofissur oder Pharyngotomie nach vorausgegangener Tracheotomie entfernt werden. Aufgrund des Risikos schwer beherrschbarer Blutungen sollte die Entfernung grundsätzlich in Intubationsnarkose erfolgen. Weitere mitgeteilte Therapieformen wie Steroide (COHEN u. WANG 1972; SCHLECHTER u. BILLER 1972; OVERCASH u. PUTNEY 1973; ZOHAIR et al. 1991; TRIGLIA et al. 1993) und Strahlentherapie (TEFFT 1966; BOURNE u. TAYLOR 1972; FEUERSTEIN 1973) scheinen uns im Hinblick auf die Folgen von außerordentlich zweifelhatem Wert zu sein.

Eine Kombintion von angiomatöser Veränderung und Proliferation glatter Muskulatur – das *Angioleiomyom* – wurde auch im Kehlkopf beobachtet (NEIVERT u. ROYER 1946; QUESADA et al. 1978; KLEINSASSER u. GLANZ 1979; SHIBATA u. KOMUNE 1980; NUUITINEN u. SYRJÄNEN 1983). Die Tumoren sind gut abgrenzbar, meist erhaben und wurden an den Taschenfalten und Stimmlippen beobachtet. Mirkoskopisch erkennt man in der Übersicht das typische

Bild eines Gefäßtumors. Bei stärkerer Vergrößerung finden sich in den verdickten Gefäßwänden eine Proliferation von glatten Muskelfasern und Leiomyozyten. Ein interzellulärer Faserreichtum wird beschrieben.

Hämangioperizytome, die sich von den Perizyten der Gefäße ableiten, wurden bisher ebenfalls in nur 6 Fällen dokumentiert (PESAVENTO u. FERLITO 1982; SCHWARTZ u. DONOVAN 1987; EY u. GUASTELLA 1988). Sie können offenbar lokal destruierend wachsen. Da ihre Dignität nur schwer abschätzbar ist, muß ihre Entfernung radikal erfolgen (EY u. GUASTELLA 1988).

Lymphangiome treten bedeutend seltener auf als die Hämangiome. Auch bei ihnen gibt es kavernöse und kapilläre Formen. MATZKER (1963) gibt an, insgesamt 7 Fälle in der Weltliteratur gefunden zu haben. Die Lymphangiome wurden vorzugsweise im 1. und 2. Dezennium und am Larynxeingang beobachtet (KRAMER u. YANKAUER 1924; CORDRAY 1951; JAFFE 1973; RUBEN et al. 1975), oft sind sie angeboren und können Teil von großen, zystischen Hygromen des Halses sein. Dann bilden sich zystische Tumoren, die zu progressiver Atemnot führen (CLAROS et al. 1985).

Auch über *Angiosarkome* des Kehlkopfes liegen nur spärliche Mitteilungen vor (MEYER-BREITING u. ROSEMANN 1977).

Hämangioendotheliosarkome (maligne Hämangioendotheliome) sind meist zystisch, stark hämorrhagisch und häufig auch polypös. Die Endothelien weisen bei diesem Tumor die malignen Kennzeichen auf. Bei dem von uns beobachteten 65jährigen Mann mit Tumorbildung im Morgagni-Ventrikel und Übergreifen auf den Sinus piriformis, zeigte sich teils eine intensive Kapillarsprossung, teils die Ausbildung unterschiedlich großer lakunärer Räume, an deren Ufer die sonst zytoplasmareichen Endothelien kleinzellig und zytoplasmaarm wurden und nicht nur einschichtig, sondern auch in Haufen mit mangelhafter Kohärenz angeordnet waren und in großer Zahl in die Lumina der Lakunen abtropften. Immunhistochemisch kann der Nachweis von Faktor VIII assoziiertem Antigen helfen, diesen Tumor von anderen pleomorphen Sarkomen abzugrenzen. Neben der Endothelproliferation werden bei dieser Tumorart nicht selten auch blutbildende Elemente und ihre Vorstufen gefunden. Angiosarkome metastasieren sehr früh hämatogen und besitzen eine besonders ungünstige Prognose. Bei kompakten Wuchsformen kann sich die Differentialdiagnose eines spindelzelligen Karzinoms stellen, die durch Keratinnachweis einerseits, Faktor VIII-assoziiertes Protein und CD 34 andererseits möglich ist (SCIOT et al. 1995).

Hämangioperizytome bestehen aus normalen Blutgefäßen umgeben von spindel- bis rundzelligen malignen Elementen, die von Perizyten abgeleitet werden. Ein solcher Tumor wurde von FERLITO (1978b) bei einem 50jährigen Mann im vorderen Bereich des Stimmbandes beobachtet. DICTOR et al. (1992) berichten über ein primäres thyreoidales Hämangioperizytom, das in einer laryngealen Metastase das Bild einer Myofibromatose bot. Spezifische, immunhistologische Marker für Perizytome gibt es leider nicht und diese Tumoreinheit ist in letzter Zeit in Frage gestellt worden.

MURRAY u. LOTHE beschrieben 1962 eine Sonderform des Hämangiosarkoms im Kehlkopf, das *Kaposi-Sarkom*. Dieser Tumortyp wird nach neueren Befunden durch das Herpes-Virus Typ VIII verursacht, ein Subtyp der einen hohen

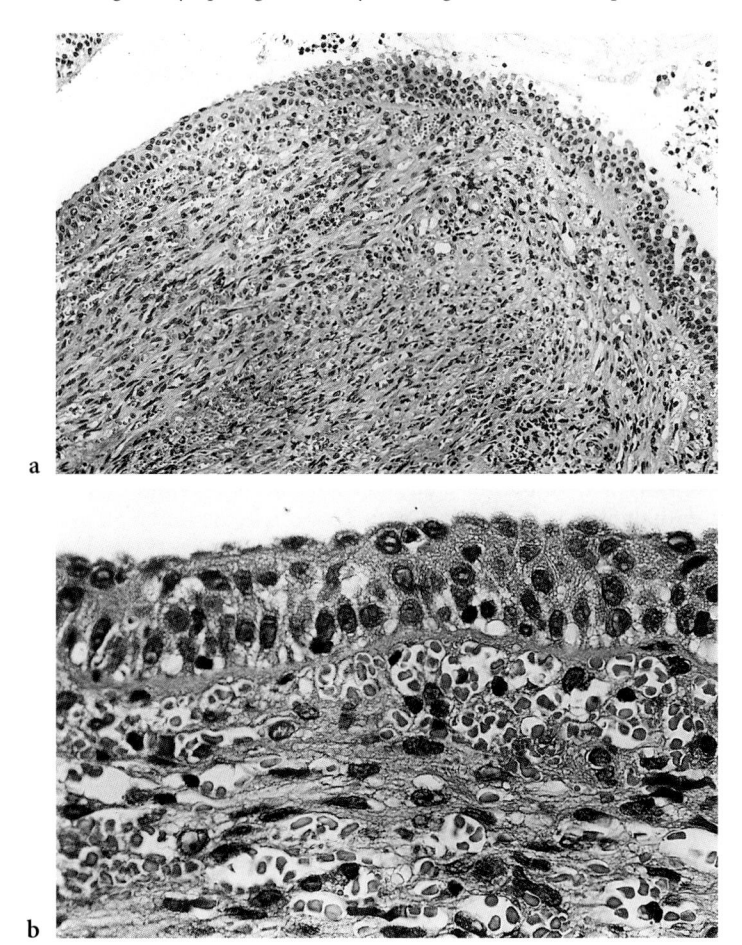

Abb. 4.12.5 a, b. Kaposisarkom: 54jähriger Mann mit AIDS („acquired immune deficiency syndrome"). Multiple bläulich-rote tumoröse Läsionen in der Trachea und Subglottis. **a** Atypisches Spindelzellgewebe führt zur Vorwölbung des intakten Epithels. Die zahlreich vorhandenen Spalten enthalten Erythrozyten. HE, × 150. **b** Die Spindelzellen zeigen Kernatypien. Zwischen diesen befinden sich Areale ohne deutlich erkennbare, endotheliale Auskleidung, die mit Erythrozyten gefüllt sind. Die meisten Spindelzellen zeigen eine positive Reaktion auf Faktor VIII-assoziiertes Antigen. HE, × 350. (Aus MEYER-BREITING u. BURKHARDT 1988)

Grad an Homologie zum Epstein-Barr-Virus aufweist. Er tritt vorwiegend an der Haut auf und wird in den letzten Jahren häufiger bei immunsuprimierten Patienten, unter anderem bei sog. AIDS („acquired immuno deficiency syndrom") beobachtet. Ein laryngealer Befall ist fast immer mit Befall der Haut und anderen Schleimhautarealen kombiniert. Es liegen inzwischen weitere Beobachtungen mit laryngealen Kaposi-Sarkomen vor (COYAS et al. 1983; GRIDELLI et al. 1990). Mit einem häufigeren Auftreten ist zu rechnen.

Histologisch handelt es sich beim Kaposi-Sarkom (Abb. 4.12.5a–b) um die Proliferation von Spindelzellen und Endothelien. Neben angioblastischen

Zonen mit endothelausgekleideten Hohlräumen bestehen Areale mit gebündelten Spindelzellen. Rundzellinfiltrate und zahlreiche Mikrohämorrhagien sind typische Begleiterscheinungen.

12.5.7 Sonstige Tumoren der Weichteile

Neben den im einzelnen besprochenen nichtepithelialen Tumortypen können selbstverständlich auch andere maligne mesenchymale Neoplasmen im Larynxbereich vorkommen. Es handelt sich aber durchweg um absolute Raritäten, die oft nur in Einzelpublikationen beschrieben sind. Bezüglich der Einzelheiten dieser Tumoren wird auf die Spezialpublikationen hingewiesen.

Ein malignes, laryngeales *Blastom* wurde bei einem 65 Jahre alten Patienten von EBLE et al. (1985) beschrieben und entspricht den pulmonalen Blastomen. Es ist aus unreifem Gewebe mit charakteristischen blastomatösen Strukturen aufgebaut, enthält aber im Gegensatz zum Teratom keine reifen Strukturen. Ein unreifes Teratom des Larynx wurde von CANNON et al. (1987) beschrieben. Auf Teratome, Hamartome, tumorartige Fehlbildungen, wie Zysten und Laryngozelen sowie hamartomatöse Polypen im Rahmen des Cowden-Syndroms wird in Kapitel 4.4.4.3 eingegangen.

Ein *malignes Mesenchymom*, d.h. ein Tumor mit mehr als einer malignen mesenchymalen Komponente, führte bei einem 85 Jahre alten Mann durch Lungenmetastasen zum Tode (KAWASHIMA et al. 1990).

Über *alveoläre Weichteilsarkome* im Larynxbereich liegen nur vereinzelte Berichte vor (MICHAELS 1984). Es muß vom Paragangliom, Melanom, atypischen Granularzelltumoren und Metastasen groß- und granularzelliger Karzinome (Schilddrüse, Niere) abgegrenzt werden.

Der Fall eines fraglichen extraskelettalen *Ewing-Sarkoms* im Larynx eines Neugeborenen wurde von ABRAMOWSKY u. WITT (1983) beschrieben.

Das maligne *Synovialom*, das sich normalerweise in Gelenknähe von der Membrana synovialis oder den Schleimbeuteln ableitet, wird gelegentlich im Larynx und angrenzenden Hypopharynx beobachtet (GATTI et al. 1975; MILLER et al. 1975; WILHELM et al. 1980; GEACHAN et al. 1983; KLEINSASSER 1983; MOHR u. PIRSIG 1984; DANNINGER et al. 1994). Dieser meist biphasisch aus spindeligen Zellen und epithelartig ausgekleideten Spalträumen aufgebaute Tumor muß vor allen Dingen vom Fibrosarkom abgegrenzt werden (FERLITO et al. 1983a; KLEINSASSER 1983). Da die epitheloide Komponente Zytokeratin exprimieren kann, ist in einigen, v.a. monophasischen Tumoren auch die Differentialdiagnose zu Karzinomen schwierig.

12.5.7.1 Solitäres Plasmoyztom

Solitäre Plasmozytome treten im Kopf-Hals-Bereich und dabei relativ häufig im Kehlkopf auf (TESEI et al. 1995). Von 22 Fällen, die TESEI et al. (1995) zusammenstellten, waren 4 in Nasopharynx, 4 in Oropharynx, 5 nasosinusal, 3 oral und 2 laryngeal lokalisiert; der Rest zeigte multiple Manifestationen. Wir beobachteten von 1962 bis heute 4 solitäre Plasmozytome im Kehlkopf. MANIGLIA u. XUE (1983) fanden 1979 in der Literatur beschriebene Fälle und fügten 3 hinzu. ZBÄREN u. BURKHARDT (1990) stellten 73 gut dokumentierte Fälle zusammen. Die bevorzugte Lokalisation war der supraglottische Bereich.

Meistens treten sie bei älteren Patienten als rötliche Erhabenheit der Schleimhaut oder in Form von Polypen auf. Dabei besteht Husten, Heiserkeit und gelegentlich Dysphagie (ZBÄREN u. BURKHARDT 1990). Histologisch finden sich dichte Ansammlungen von Plasmazellen, meist von unauffälligem Aussehen; immunhistologisch kann Monoklonalität nachgewiesen werden. Amyloidablagerungen werden gelegentlich beobachtet. Es stellt sich die Differentialdiagnose zum Plasmazellgranulom (ZBÄREN u. BURKHARDT 1990; SATOMI et al. 1991), welches u.U. auf Steroide oder antibiotische Therapie anspricht (ALBIZZATI et al. 1988; FONSECA u. SUAREZ 1995). Dabei kann es zu plötzlichen Todesfällen durch Asphyxie kommen.

Grundsätzlich muß durch entsprechende klinische Diagnostik abgeklärt werden, wie weit andere Körperregionen ebenfalls betroffen sind. Eine Paraproteinämie fehlt beim solitären Plasmozytom.

Das lokalisierte, auf den Kehlkopf beschränkte Plasmozytom gilt im Grunde als gutartig. KOST (1990) gibt allerdings in 25% einen Lymphknotenbefall an, was allerdings die Prognose nicht verändern soll; eine systemische Dissemination wird in 17–35% der Fälle beobachtet und ist mit schlechter Prognose behaftet. Eine solche Dissemination oder auch eine Infiltration des Larynx im Rahmen eines generalisierten Plasmozytoms (multiples Myeolom) muß durch klinisch-hämatologische Untersuchungen über einen längeren Zeitraum ausgeschlossen werden. Die Entwicklung eines multiplen Myeloms wurde auch nach Intervallen von 3–6 Jahren beobachtet (TESEI et al. 1995). Eine chirurgische Ausräumung ist in Fällen, die funktionelle Störungen nicht erwarten lassen, das Mittel der Wahl. Ansonsten muß eine Radiotherapie erwogen werden.

12.6 Tumoren des Knorpel- und Knochengewebes

12.6.1 Chondrom und Chondrosarkom

Chondrome treten im Kehlkopf nicht ganz selten auf. SINGH et al. (1980) stellten aus der Weltliteratur 77 Fälle chondromatöser Tumoren zusammen und fügten 2 eigene Beobachtungen hinzu. Chondrome imponieren als harte, häufig kugelige, eine glatte Schleimhautoberfläche vor sich herschiebende, aber auch gleichzeitig nach innen wachsende Geschwülste, die am häufigsten im subglottischen Bereich vom Ringknorpel (70%) ausgehen. Meist messen sie nicht mehr als 2 cm im Durchmesser, größere Tumoren sind auf Malignität verdächtig (Chrondrosarkom; DEVANEY et al. 1995). Zweithäufigste Ursprungslokalisation ist der Schildknorpel (20%), während die übrigen Kehlkopfgerüstanteile – arytenoid und Epiglottis – nur eine untergeordnete Rolle spielen.

Histologisch können alle Knorpelformen nachgeahmt werden, in der Regel herrscht aber die hyaline Form vor (Abb. 4.12.6). Die Chondrome können ver-

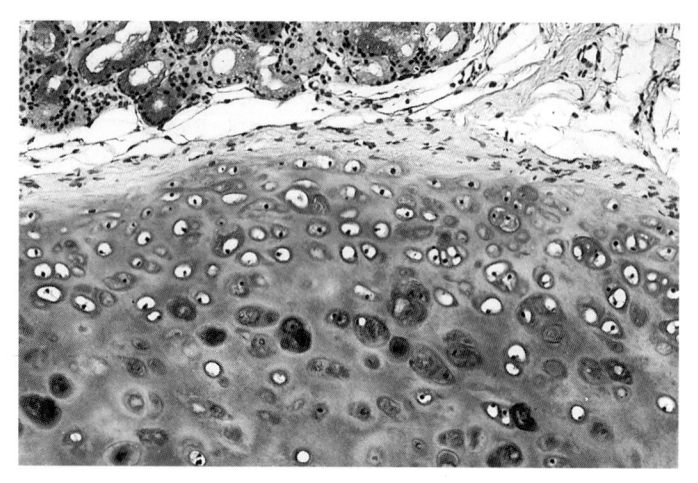

Abb. 4.12.6. Chondrom: 53jähriger Mann, Cartilago cricoidea. Der Tumor ist scharf abgegrenzt und aus hyalinen Knorpel aufgebaut. Der einzige Unterschied zu normalen Knorpel ist eine leicht erhöhte Zelldichte und das gelegentliche Vorhandensein von 2 Chondrozyten in den Knorpelhöhlen. Keine Kernpolymorphie. PAS, × 140. (Aus MEYER-BREITING u. BURKHARDT 1988)

kalken, verknöchern, myxomatöse Areale aufweisen oder aber Lakunen, bzw. Höhlen bilden. Ähnlich wie wir selbst beobachteten MAYOUX et al. (1955), LEROUX-ROBERT (1956) und REINHARD (1960), PUTNEY u. MORAU (19649, HYAMS u. RABUZZI (1970), MITSCHKE (1975), SINGH et al. (1980) Chondrome mit sarkomatösen Entartungen. Auffallend war in dem von uns beobachteten Tumor das Nebeneinander von gut differenzierten und von entarteten Arealen. Als Merkmale der Chondrosarkome gegenüber den Chondromen gelten: *Erhöhter Zellanteil, Kernvergrößerungen und Polymorphie, Mitosefiguren und Mehrkernigkeit.*

Nach ESCHER et al. (1984) findet sich eine kleinknotige Struktur meistens bei benignen Tumoren, während das Vorhandensein von Spindelzellanteilen und einer perivaskulären Lymphozyteninfiltration mit Malignität assoziiert ist.

Auch relativ ruhig aussehende chondromatöse Tumoren können jedoch lokal Zellatypien aufweisen (Abb. 4.12.7 a, b), aggressives Verhalten zeigen und zu Rezidiven neigen. Sie müssen zum Teil als „low grade" Chondrosarkome eingestuft werden. Unter 33 chondromatösen Tumoren wurden von NEEL u. UNNI (1982) 2 benigne Chondrome, 21 Chondrosarkome Grad I und 10 Chondrosarkome diagnostiziert. BATSAKIS (1979) und DEVANEY et al. (1995) empfehlen deshalb chondromatöse Tumoren generell mit entsprechendem Respekt zu behandeln. MICHAELS (1984) verzichtet auf eine Einteilung von Knorpeltumoren in benigne oder maligne.

Chondrome können in jedem Alter – auch bei Kindern –, besonders aber bei älteren Menschen (4.–6. Dekade) auftreten. Männer sind viermal häufiger betroffen als Frauen. Über ein kongenitales Chondrom berichten ADLER et al. (1985). Chondrome wachsen langsam. Dyspnoe, Heiserkeit und Veränderungen der Sprache sind typische Symptome (NELL u. UNNI 1982). Eine asthmaartige

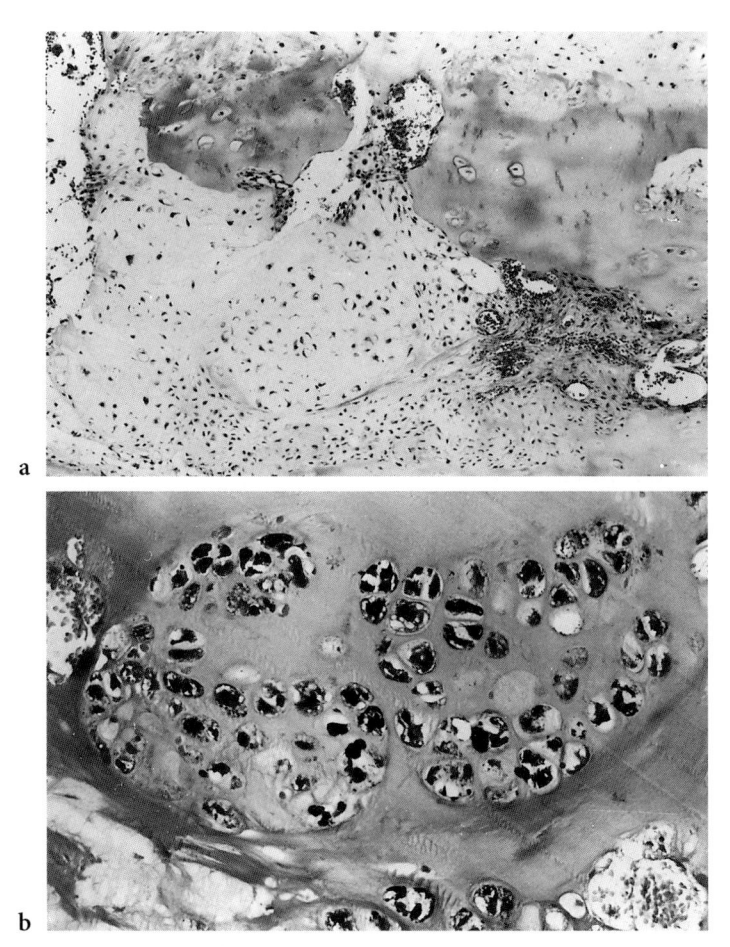

Abb. 4.12.7 a, b. Chondromatöser Tumor mit zellulärer Atypie: 64jähriger Mann, Cartilago cricoidea. **a** Unregelmäßiger Tumoraufbau mit Regionen unterschiedlicher Zelldichte und Gefäßversorgung. HE, × 90. **b** Die starke Vergrößerung zeigt ein Gebiet mit ausgeprägter Zelldichte, deutlichen Kernatypien und Hyperchromasie. In zelldichten Arealen finden sich mehr als 2 Zellen in einer Knorpelhöhle. PAS, × 220. (Aus MEYER-BREITING u. BURKHARDT 1988)

Symptomatik wurde von EPPER u. MAURER (1980) beschrieben. Mitteilungen über Chondrome des Kehlkopfes sind inzwischen so zahlreich, daß hier auf entsprechende Übersichtsarbeiten jüngeren Datums hingewiesen werden soll (SINGH et al. 1980; EPPER u. MAURER 1980; STEURER et al. 1993; DEVANEY et al. 1995; CHIU u. RASGON 1996). Ältere Literaturhinweise finden sich bei KÖHN (1969).

Auf das Vorkommen von Chondrosarkomen im Kehlkopf wies als einer der ersten NEW (1935) hin. Zwei Jahre später berichteten AUBRY u. LEROUX-ROBERT (1937) ebenfalls über *Chondrosarkome* im Kehlkopf. Ihnen folgten weitere, zunächst vereinzelte, später häufigere, insgesamt ca. 200 Beschreibungen (BOUGH et al. 1995). Neuere Berichte finden sich bei GORENSTEIN et al. (1980), MOHR u. HUSSAIN (1981), FISH et al. (1982), NEEL u. UNNI (1982), LEONETTI et al. (1987), KAMBIC et al. (1989), HAKKY et al. (1989), JACOBS et al. (1989), NICOLAI et al. (1990), BRANDWEIN et al. (1992), MORAN et al. (1993), NAKAYAMA et al. (1993), BOUGH et al. (1995). FERLITO u. CARUSO (1984) sammelten in der Literatur 149 Fälle von Patienten mit einem Chondrosarkom des Larynx, denen sie 3 weitere, selbst beobachtete Fälle hinzufügten. In einem Zeitraum von 1962 bis 1981 beobachteten wir im eigenen Untersuchungsgut von über 850 Kehlkopfmalignomen ein Chondrosarkom.

Der häufigste Entstehungsort von Chondrosarkomen ist der dorsale Anteil des Ringknorpels. Von hier aus können sie den Ösophaguseingang erfassen und klinisch gelegentlich Schluckbeschwerden vor einer Atemnot verursachen. Bei anderen Patienten steht die idiopathische Stimmbandlähmung am Anfang (LEONETTI et al. 1987). Ältere Patienten und Männer sind häufiger betroffen. Das Tumorwachstum ist langsam. Das Röntgenbild ist relativ typisch und zeigt rundliche, unterschiedliche strahlendichte Tumoren mit Kalkeinlagerungen.

Makroskopisch wölben diese sehr derben, oft knolligen Tumoren die meist intakte Schleimhaut in das Lumen des Kehlkopfes vor. Das Computertomogramm gibt gute Hinweise auf die Ausdehnung des Tumors (TIMON et al. 1992).

Histologisch findet sich unterschiedlich gut ausgebildetes, lobuliertes, meist hyalines, z.T. myxoides Knorpelgewebe mit dünnen bindegewebigen Septen: Man kann zwischen gut und wenig gut differenzierten Formen unterscheiden. HUIZENGA u. BALOGH (1970) fanden im eigenen Untersuchungsgut ein Verhältnis 3:1 der differenzierten Chondrosarkome zu den undifferenzierten. Von 31 Fällen von Chondrosarkomen teilen NEEL u. UNNI (1982) 21 Fälle als Grad I, 10 Fälle als II ein. Die histologischen Charakteristika für Chondrosarkome wurden von LICHTENSTEIN u. JAFFE (1943) definiert. Nach eigener Erfahrung bergen die differenzierten Chondrosarkome die Gefahr in sich, gelegentlich als Chondrome – besonders bei unzureichendem Biopsiematerial – fehlgedeutet zu werden (vgl. auch ERIKSEN et al. 1986; KOKA et al. 1995). Photometrische Untersuchungen, insbesondere die Messung des DNA-Gehaltes und in geringem Maße auch der Kerngrößen, können bei der Differentialdiagnose hilfreich sein (HELLQUIST et al. 1979). Zellulär fallen die plumpen, meist dunklen, chromatinreichen Kerne auf. Die häufig unregelmäßig großen Zellen können Doppelkerne aufweisen. Riesenzellen sind keine Seltenheit (Abb. 4.12.8a, b). Eine prominente fibrosarkomatöse oder myxoide Differenzierung („chondrosarcoma with aditional malignant mesenchymal component, CAMMC") gilt als schlechtes prognostisches Zeichen (HAKKY et al. 1989; BRANDWEIN et al. 1992; MORAN et al. 1993). Die Differentialdiagnose des Chondrosarkoms beinhaltet das chondroblastische und das myxoide Osteosarkom sowie in Fällen von reichlich vorhandenen Spindelzellen auch das Spindelzellsarkom.

Differenzierte Chondrosarkome können entdifferenzieren (NAKAYAMA et al. 1993). Während die differenzierten Formen zwar zu lokalen Rezidiven (ca. 65 %, BATSAKIS u. RAYMOND 1988) neigen, aber selten metastasieren, kommen bei weniger differenzierten Tumoren – insgesamt in ca. 8,5 % der Fälle (NICOLI et al. 1990) – hämatogene Metastasen vor allem in der Lunge vor. Dieser letzt-

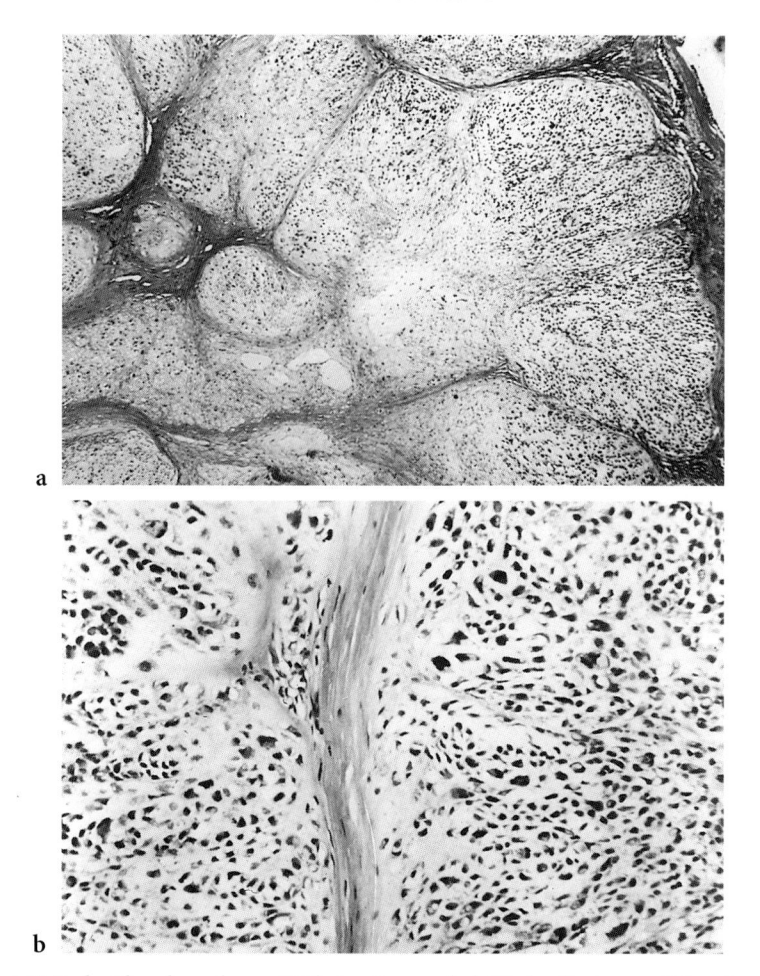

Abb. 4.12.8a, b. Chondrosarkom: 55jährige Frau, subglottische Region. **a** Gelappter Tumor mit Knorpelbildung und besonders in der Peripherie hoher Zelldichte. HE, × 25. **b** Die hohe Zelldichte mit Kernpolymorphie ist bei starker Vergrößerung erkennbar. HE, × 220. (Aus MEYER-BREITING u. BURKHARDT 1988)

genannte Subtyp verhält sich nicht weniger maligne, als wenn dieser Tumor im Skelettknochen entsteht (ESCHER et al. 1984). Entsprechend richtet sich das operative Vorgehen nach dem Differenzierungsgrad.

12.6.2 Osteom und Osteosarkom

Dem unterschiedlichen Aufbau von kompakten und spongiösen Knochen entsprechend, gibt es bei *Osteomen* zwei histoarchitektonische Formen, das Osteoma eburneum und das Osteoma spongiosum. Im Kehlkopf sind Osteome so extrem selten, daß wir bis heute nur 2 Fälle in der Weltliteratur registriert fanden (GERASCHENKO 1957; TSYBYRNE u. BOGDANSKAIA 1979). Exostosen kommen im Kehlkopf wesentlich häufiger vor, sind aber nicht als Tumoren sondern als Fehl- oder Überschußbildungen zu interpretieren (VON ALBERTINI 1974). Ossifikationen anderer Tumoren werden gelegentlich beobachtet, wie das von GESCHICKTER u. COPELAND (1936) beschriebene Fibroma ossificans. Auch das Chondrom kann Ossifikationen aufweisen (HOPMANN 1935; LESIONE 1965).

Osteosarkome sind im Larynxbereich extrem selten (MORLEY et al. 1973; DAHM et al. 1978; GORENSTEIN et al. 1980; REMAGEN et al. 1983) und können nach Bestrahlung auftreten (SHEEN et al. 1997; s. Kap. 4.13). REMAGEN et al. (1983) konnten 5 Fallbeschreibungen in der Literatur finden und eine eigene Beobachtung hinzufügen. FERLITO (1993) stellte 13 Fälle der Weltliteratur zusammen. Betroffen waren überwiegend ältere Männer. Es handelt sich in der Regel um aus Spindelzellen aufgebaute zellreiche Neoplasmen mit netzartiger Osteoidbildung; Riesenzellen und Knorpelbildung sind häufig. HAAR et al. (1978) berichten über ein ausgeprägt chondroblastisches Osteosarkom des Larynx. Die Differentialdiagnose ist in erster Linie gegenüber dem Chondrosarkom, einer Myositis ossificans und dem spindelzelligen Sarkom mit Osteoidbildung zu stellen, entscheidend ist der Nachweis von Osteoidbildung.

12.6.3 Riesenzelltumor

Die Riesenzelltumoren (Osteoklastome) kommen am häufigsten im Bereich des verknöcherten Kehlkopfgerüstes, vermutlich ausgehend vom Periost, vor. Sie werden deshalb nach der WHO-Klassifikation der Gruppe der Tumoren des Knorpel- und Knochengewebes zugeordnet. Sie zeigen dabei keine einheitliche Struktur. Vor allem wechselt das Verhältnis der Zell- und der Faseranteile. Ihr Verhalten ist im allgemeinen benigne mit Rezidivneigung. Sehr selten sind aggressive Verläufe anzutreffen. Obwohl das Riesenzellfibrom immer wieder von verschiedenen Autoren, u.a. BÜNGELER (1957) als reaktive Gewebswucherung gedeutet wurde, wird es von den meisten anderen Autoren als Tumor aufgefaßt (s. KÖHN 1969). Riesenzelltumoren im Kehlkopf wurden von WAGEMANN (1952), PERRINO (1958), KÖHN (1969), RUDERT (1971), HALL-JONES (1972), GOTO u. NAKASHIMA (1973), KOTARBA u. NIEZABITOWSKI (1974), RIBARI et al. (1975), KUBO et al. (1976), MOUBAYED u. WIEBRINGHAUS (1977), BADET et al. (1992) und MARTIN et al. (1994) beschrieben. Letztere stellten 11 Fälle der Literatur ohne Rezidive zusammen, während KLEINSASSER (1983) histologisch gutartige und aggressive Formen unterscheidet und im Kehlkopf eher ein aggressives Verhalten postuliert.

Differentialdiagnostisch muß an ein riesenzellreiches fibröses Histiozytom und das in dieser Lokalisation extrem seltene reparative Riesenzellgranulom (THOMAS et al. 1995) gedacht werden.

12.7 Neurogene Tumoren

Im peripheren Nervensystem entstehen Neoplasmen überwiegend aus dem sogenannten neuronalen Stützgewebe (perineurale Zellen oder Schwann-Zellen). Es stammt aus der Neuralleiste und kann durch induktive Einflüsse fibrogene, die Neuronen-stützende, oder melanozytische Funktionen exprimieren.

Nach FEYRTER (1948, 1951) werden gutartige Tumoren des Nervensystems in fusiforme, multiforme, mikrozytäre, retikuläre und granuläre Neurome eingeteilt. Auch sie stellen im Kehlkopf sehr seltene Geschwülste dar. CUMMINGS et al. zählten bis 1969/77 und SCHAEFFER et al. (1986) 115 Fälle in der Weltliteratur beschriebene Fälle ohne Rücksicht auf die einzelnen Unterarten. Betroffen sind alle Altersgruppen, wobei der jüngste Patient 3 Monate (CUMMINGS et al. 1969) und der älteste 80 Jahre alt war (MATZKER 1963). Ein signifikanter Geschlechtsunterschied ist aus der Literatur nicht erkennbar.

Bei der Differentialdiagnostik aller neurogenen Tumoren gilt, daß im Zweifelsfall ein immunhistologischer S-100-Protein-Nachweis für einen neurogenen Ursprung spricht, wenn dies auch nicht absolut spezifisch ist.

12.7.1 Neurinom, Neurilemmom (Schwannom) und Neurofibrom

Die fusiformen und multiformen Neurome entsprechen dem heute gebräuchlicheren Ausdruck des *Neurinoms* und überwiegen zahlenmäßig bei weitem. Nach VON ALBERTINI u. ROULET (1974) gehen sie aus dem Neurilemm hervor, weshalb auch der Begriff *Schwannom* bzw. *Neurilemmom* gebraucht wird. Histologisch ist die wirbel- und zopfartige Anordnung der fusiformen Zellen und des begleitenden Stroma ebenso typisch wie die sog. Palisadenstellung der Kerne. Zwei architektonische Typen können unterschieden werden: Antoni A (kompakt mit vertikalen Palisaden) und Antoni B (locker-myxomatös). Außerdem werden zellreiche, zystische und hyalinisierte Tumoren unterschieden. Eine Kapsel fehlt in der Regel. Makroskopisch wölben diese häufig submukös entstehenden Tumoren eine meist unversehrte glatte Schleimhautoberfläche in das Kehlkopflumen vor. Die bevorzugte Lokalisation im Kehlkopf stellt die supraglottische, posteriore Region – v. a. an der aryepiglottischen Falte – dar (STANLEY et al. 1987). Zwei Fälle von Neurinomen der Stimmlippe wurden beobachtet (BONKOWSKY u. HAMANN 1988).

NANSON (1978) konnte 86 Fälle von laryngealen Neurinomen in der Weltliteratur zusammenstellen. Hinweise auf Neurinome des Kehlkopfes finden sich u. a. bei ABOULKER et al. (1966a), THOMAS u. REES (1969), WHITTAM u. MORRIS (1970), NAEIM u. WAISMAN (1973), MICHAELS (1975), PALVA et al. (1975), GAILLARD et al. (1978), NANSON (1978), MÜNZEL u. KASTENDIEK (1978), FLEURY et al. (1979), MATIC et al. (1979), MOSTOWSKI (1979), GOODER u. FARRINGTON (1980), NATALI et al. (1980), JAMAL (1994), MARTIN et al. (1995), INGELS et al. (1996). Über den Fall einer malignen Entartung berichtet ZAKRZEWSKI (1977). Die maligne Form ist im allgemeinen nicht kapselbegrenzt und kann einen gewissen Grad an Kernpolymorphie aufweisen.

Überwiegt der faserige Anteil, so spricht man von *Neurofibromen*, die nach VON ALBERTINI (1974) aus dem Endoneurium hervorgehen. Makroskopisch treten sie, die Schleimhaut vorwölbend, bevorzugt supraglottisch auf. Histologisch unterscheidet man einfache, zellreiche und plexiforme Neurofibrome. Der plexiforme Typ ist besonders unscharf begrenzt und oft schwer zu entfernen (SIDMAN et al. 1987). MATZKER (1963) fand in 8 von 17 publizierten Fällen eine Neurofibromatose im Sinne des M. Recklinghausen. Bei den seither mitgeteilten Fällen von endolaryngealen Neurofibromen handelte es sich überwiegend um die laryngeale Beteiligung einer generalisierten Neurofibromatose (MORI u. TORTORA 1966; SMOLER et al. 1966; JAFEK u. STERN 1973; MAISEL u. OGURA 1974; PERRIN et al. 1975; COHEN et al. 1978b; ALTMEYER u. MERKEL 1981; HIPPEL u. CHMIELEWSKI 1989; WILLCOX et al. 1993; CZINGER u. FEKETE-SZABO 1994; MASIP et al. 1996). YURICH u. BEEKHUIS (1960), SUPANCE et al. (1980) berichteten über eine regionale endolaryngeale Neurofibromatose. Über eine offenbar angeborene laryngeale Neurofibromatose berichteten O'CONNOR u. FREELAND (1980).

Lediglich BERGER (1967) sowie TSUKERBERG u. ZAKHAROV (1971), MEVIO et al. (1990), KOC et al. (1996) berichteten über solitäre Neurofibrome des Larynx. Der Fall eines Neugeborenen mit subglottischem Neurofibrom, den FUKUDA et al. (1987) beschreiben, darf sowohl vom Alter als auch von der Lokalisation als ungewöhnlich gelten.

Die granulären Neurome weisen morphologisch eine so enge Verwandschaft zu den oben erwähnten Myoblastenmyomen bzw. Granularzelltumoren auf, daß die Differenzierung schwierig sein kann.

12.7.2 Granularzelltumor

Granularzelltumoren sind benigne Tumoren, die aus großen Zellen mit reichlich fein-granulärem Zytoplasma aufgebaut sind. Die Auffassung von FEYRTER (1952) und OFFENHAMMER (1955), daß das Myoblastenmyom ABRIKOSSOFFS in Wirklichkeit ein granulärer, neurogener Tumor (granuläres Neurom) sei, beruht auf der Ähnlichkeit der „Myomzellen" mit den neurogenen, granulären Tumoren. Aus diesem Grunde sollte der Begriff des Myoblastenmyoms bzw. des Rhabdomyoms nur den Tumoren vorbehalten bleiben, bei denen die oben genannten Kriterien – Querstreifung, Myosin- und Aktinfilament, positiver Myoglobinnachweis – erfüllt sind.

Die Granularzelltumoren treten bevorzugt im Mundhöhlenbereich und subkutan auf, etwa 10% kommen im Kehlkopf vor. NOLTE u. KLEINSASSER (1982) fanden in der Literatur 151 Fälle von Granularzelltumoren im Larynxbereich dokumentiert und beschreiben 4 eigene Fälle. Der Tumor tritt am häufigsten im hinteren Drittel des Stimmlippenbereichs, gelegentlich in der supraglottischen Region, auf. Bei Kindern wurde auch eine subglottische Lokalisation beobachtet (GARUD et al. 1984; HAR-EL et al. 1985). Betroffen werden Patienten im jüngeren bis mittleren Alter mit Bevorzugung des 3. Dezennium. Die Bevorzugung eines Geschlechtes ist nicht offenkundig; einige Autoren geben eine Bevorzugung des

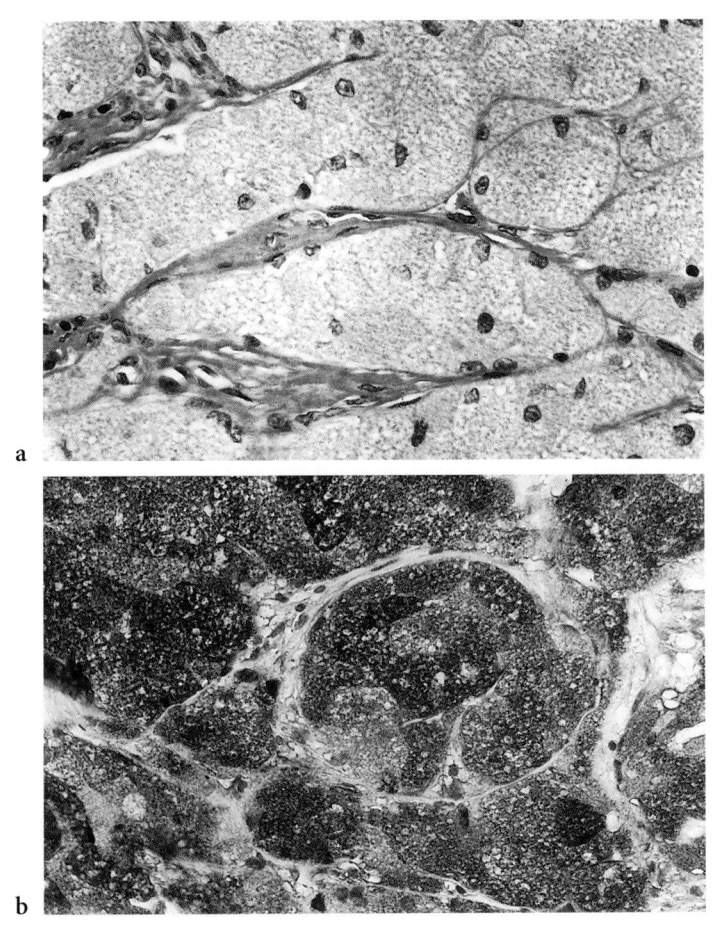

Abb. 4.12.9 a, b. Granularzelltumor: 23jährige Frau, Supraglottis. **a** Große Tumorzellen mit reichlichem, granulärem Zytoplasma und multiplen Nukleoli besitzen eine Ähnlichkeit mit Zellen des Rhabdomyoms. HE, × 350. **b** Immunhistologischer Nachweis des S-100-Proteins. Positive Zytoplasmareaktion (im Original braun). PAP, × 350. (Aus MEYER-BREITING u. BURKHARDT 1988)

weiblichen Geschlechtes und von Farbigen an (HAMID u. ALSHAIKHLY 1993). Gelegentlich können Granularzelltumoren multipel auftreten (MOSCOVIC u. AZAR 1967). So berichten MAJMUDAR et al. (1981, 1990) über 2 Patientinnen mit zahlreichen Tumoren im laryngealen und trachealen Bereich sowie im Bereich der Zunge, Vulva, Brustwand, Bronchien und Lunge.

Makroskopisch imponieren diese Tumoren entweder als gestielte Polypen oder als breitbasig aufsitzende, die Schleimhaut vorwölbende Geschwülste. Die Oberfläche zeigt in 64% eine Epithelhyperplasie, in 50% eine sog. pseudo-epitheliomatöse Hyperplasie (COMPAGNO et al. 1975; AGARWAL et al. 1979; ROBB u. GIRLING 1989; CREE et al. 1990). Diese verursacht gelegentlich diagnostische Schwierigkeiten bezüglich der Abgrenzung zum Karzinom.

Histologisch sind die Zellen den Rhabdomyomzellen ähnlich, jedoch etwas kleiner, häufig elongiert und zipfelig ausgezogen, dabei schwächer eosinophil (Abb. 4.12.9a), aber auch PAS-positiv. Sie besitzen in der Regel nur einen, leicht exzentrisch gelegenen Kern. Mitotische Figuren können nicht beobachtet werden. Differentialdiagnostisch müssen das Rhabdomyom, Paragangliome und histiozytäre Läsionen ausgeschlossen werden. Elektronenmikroskopisch finden sich keine kontraktilen Elemente, sondern osmiophile membranbegrenzte Granula, wahrscheinlich Lysosomen (BATTIFORA et al. 1969). Immunhistochemisch fallen die Reaktionen für neuronenspezifische Enolase und S-100-Protein positiv aus (Abb. 4.12.9b).

Obwohl Granularzelltumoren im allgemeinen ebenfalls keine Kapsel besitzen, sind sie so gut wie immer gutartig, so daß eine einfache chirurgische Entfernung genügt. Auf die Möglichkeit einer malignen Entartung wurde von BUSANNY-CASPARI u. HAMMAR (1958) hingewiesen. Wegen der morphologischen Variabilität des Aufbaus von Rhabdomyosarkomen sind die in der Literatur beschriebenen Fälle maligner Entartung von Granularzelltumoren (CADOTTE 1974) mit Vorsicht zu werten. BRANDWEIN et al. (1990) berichten über einen atypischen laryngealen Granularzelltumor bei einem 36jährigen Mann mit erheblicher Zellpolymorphie und pagetoidem Wachstum im bedeckenden Epithel, jedoch ohne Metastasen.

Jüngere Literaturhinweise auf das Vorkommen von Granularzelltumoren im Kehlkopf finden sich außer bei den schon oben erwähnten Autoren bei HELIDONIS et al. (1978), KENEFICK (1978), FRADIS et al. (1980), GAMMELGARD u. JUUL (1980), MCSWAIN et al. (1980), WEISMAN (1980), NEVILLE u. MCCONNEL (1981), SHEVCHENKO et al. (1981), TOMECKOVA et al. (1981), IVATURY et al. (1982), MODLIN (1982), ROBB u. GIRLING (1989), GARIN et al. (1992). Granularzelltumoren bei Kindern beschrieben GOLDOFSKY et al. (1988), WIGHT et al. (1989), TORSIGLIERI et al. (1991), CONLEY et al. (1992), LAZAR et al. (1992), HAMID u. ALSHAIKHLY (1993) und LAWSON et al. (1995). Hinweise auf ältere Literatur gibt KÖHN (1969).

12.7.3 Ganglioneurom

Ganglioneurome (Synonyme: Gangliozytome, Gangliogliome) setzen sich aus Nervenfasern und reifen Ganglienzellen zusammen und bilden einen Grenzfall zu hamartomatösen Geschwülsten. Sie sind eine extreme Rarität im Larynx und nach unserer Kenntnis nur dreimal in der Weltliteratur beschrieben (SPIESS 1930; MATZKER 1963; ZAGARSKIKH 1971). Die Patienten waren im Alter von 1, 14 und 31 Jahren. In den beiden ersten Fällen war der Tumor in der lateralen Wand des Kehlkopfeinganges, im letztgenannten Fall in der Subglottis lokalisiert.

Makroskopisch wurde die intakte Schleimhaut vorgewölbt. Der Tumor besteht aus multiplen Knötchen. Mikroskopisch setzt er sich aus Bändern von Schwann-Zellen zusammen. Die groben Fasern sind denen des Neurofibroms ähnlich. Die unregelmäßig verteilten Ganglienzellen sind entweder als Zellhaufen oder einzeln anzutreffen. Sie können multinukleär mit deutlichen Nukleoli sein. Das reichlich vorhandene Zytoplasma der größeren Zellen enthält häufig

Nissl-Schollen. Gewöhnlicherweise kommen keine Satellitenzellen vor, sie können aber in mehr oder weniger typischer Anordnung erscheinen. Das Ganglioneuroblastom ist durch relative reife Ganglienzellen gekennzeichnet. Es besitzt weniger Fasern und zeigt auffällige Vakuolen. Gelegentlich fehlt bei den unreifen Typen das faserartige Aussehen. Das von SPIESS (1930) beschriebene „Gangliom" stellt möglicherweise ein derartiges Ganglioneuroblastom dar. Da Ganglien neurogene Tumoren enthalten oder aber durch sie infiltriert werden können, besteht die Gefahr der Mißdeutung solcher Tumoren als Ganglioneurome. Angaben über das Auftreten von Ganglioneuromen sollte deshalb mit entsprechender Vorsicht begegnet werden (HARKIN u. REED 1969).

12.7.4 Malignes Schwannom

Neurofibrosarkome werden im Larynxbereich vereinzelt beschrieben (GORENSTEIN et al. 1980) und müssen von banalen Fibrosarkomen abgegrenzt werden. Nukleäres Palisadenphänomen und häufige Mitosefiguren sind typisch. Differentialdiagnostisch hilft die S-100-Darstellung.

12.8 Neuroektodermale Tumoren

12.8.1 Paragangliom (Chemodektom)

Unter den Paragangliomen unterscheiden wir die nicht-chromaffinen Paragangliome, Glomustumoren oder Chemodektome und chromaffinen Paragangliome oder Phäochromozytome. Als neuroektodermale Tumoren sind sie mit den Karzinoidtumoren (s. Kap. 4.11.3.9) und den kleinzelligen Karzinomen verwandt (GOOGE et al. 1988). Der negative Zytokeratinnachweis läßt jedoch eine Abtrennung von den Keratin-positiven, schon immer als epithelial eingestuften Neoplasmen rechtfertigen. Im Kehlkopf treten sie außerordentlich selten auf und leiten sich von den Paraganglien des Larynx ab. KLEINSASSER beschrieb 1964 erstmalig einen paarigen, laryngealen Glomus zwischen Ringknorpel und dem 1. Trachealring. Er nannte ihn den unteren laryngealen Glomus, um ihn von dem bereits bekannten, oberen laryngealen Glomus im vorderen Teil des falschen Stimmbandes abzugrenzen. ZAK u. LAWSON (1982) konnten aus der Literatur 33 Fälle bis 1979, KONOWITZ et al. (1988) 61 Fälle bis 1988 zusammenstellen. Beschreibungen finden sich u.a. bei ANI et al. (1979), GALLIVAN et al. (1979), CLARK-NETO (1980), GEHANNO et al. (1980), JUSTRABO et al. (1980), TRIANTALFILIDI u. NASYROV (1980), SCHAEFER et al. (1980), HORDIJK et al. (1981), LEES et al. (1981), LINDELL et al. (1981), THOMAS u. BERNARDINO (1981), WETMORE et al. (1981), JONES et al. (1984), HANNA u. ALI (1986), CROWTHER u. COMAN (1987), GOOGE et al. (1988), SMITH et al. (1988), BROWNLEE u. SHOCKLEY (1992), FRIEDMANN et al. (1995; 8 Fälle) und FERLITO et al. (1995).

Betroffen waren Patienten im Alter von 14–67 Jahren, das mittlere Alter betrug 65 Jahre. Ein Geschlechtsunterschied ist aus der Literatur nicht zu entnehmen. Die Tumoren liegen im allgemeinen supraglottisch, meist im Bereich der oberen laryngealen Paraganglien. Sie sind bei Diagnosestellung meist noch klein, da sie frühzeitig intensive Schmerzen bereiten können (MICHAELS 1975; HANNA u. ALI 1986). Die reichliche Vaskularisation der Tumoren läßt eine angiographische Darstellung der Ausdehnung zu (KONOWITZ et al. 1988).

Histologisch weisen die Paragangliome eine alveoläre Grundstruktur auf, d.h. die Tumoren setzen sich aus unterschiedlich großen „Zellballen" zusammen, die durch ein feines Fasernetz zusammengehalten werden und in einem gut vaskularisierten Stroma liegen. Gelegentlich werden PAS-positives Material enthaltende, azinäre Strukturen gebildet, welche irrtümlicherweise zur Diagnose Adenokarzinom führen können (SPAGNOLO u. PARADINAS 1985). Die Zahl der primären Fehldiagnosen liegt hoch (30%). Im allgemeinen weisen die runden bis polygonalen Parenchymzellen ein relativ monomorphes Bild auf, gelegentlich sieht man auch erhebliche Kernformen und -größenschwankungen. Das Zytoplasma erscheint meist aufgelockert und kann eosinophile Granula aufweisen. Im Zytoplasma finden sich mit Hilfe der Elektronenmikroskopie dicht gelagerte Sekretionsgranula. Immunhistologisch wird die Diagnose durch Darstellung von Chromogranin, Synaptophysin und Neuronen-spezifische Enolase untermauert; S-100-Protein findet sich in den sog. Stützzellen (sustentakuläre Elemente).

Das biologische Verhalten der Paragangliome läßt sich nicht vom histologischen Bild ableiten. Im allgemeinen verhalten sie sich benigne, es kann jedoch zu Rezidiven und Metastasierungen kommen (MICHAELS 1975; HOHBACH u. MOOTS 1978; WETMORE et al. 1981; FISHBEIN et al. 1979; HANNA u. ALI 1986; SMITH et al. 1988; FOGUE-CALVO et al. 1988). JONES et al. (1984) geben ein malignes Verhalten bei etwa einem Drittel der Fälle an. EL SILIMY u. HARVY (1992) unterscheiden deshalb Typ 1 und Typ 2 (potentiell maligne) unter den laryngealen Paragangliomen.

12.8.2 Melanose, Pigmentnaevus

Im Rahmen der embryonalen Wanderung von der Neuralleiste vorwiegend in die Haut, aber auch in Schleimhäute mit mehrschichtigem Plattenepithel gelangen die pigmentbildenden Melanozyten bzw. Melanoblasten auch in den Larynx. Melanozyten in der Larynxschleimhaut wurden u.a. von GOLDMAN et al. (1972) beschrieben, die sie mit der Fontana-Silberfärbung darstellten. Deren Ergebnisse wurden aber inzwischen in Zweifel gezogen. MICHAELS (1984) verdeutlichte, daß die dentritischen Langerhans-Zellen Ähnlichkeit mit den Melanozyten aufweisen. Man darf annehmen, daß das Vorkommen echter Melanozyten im Larynx zumindest selten ist.

Selten kann eine Melanozytenvermehrung zum Bild der Melanose führen, von der DI GREGORIO u. DE GAETANI (1983) 9 Fälle von GONZALEZ-VELA et al. (1997) 4 Fälle beschrieben. Diese findet sich vorwiegend bei Männern, meist Rauchern, in der 6.–8. Dekade, die mit Heiserkeit zum Arzt kommen (HAREL et al. 1990; GONZALEZ-VELA et al. 1997). Sie gilt als möglicher Vorläufer des malignen Melanoms (GONZALEZ-VELA et al. 1997).

Histologisch besteht im Bereich des Epithels basal eine vermehrte Ablagerung von Melanin, welches von den Melanozyten mittels Zytokrinie an die Epithelzellen abgegeben wird. Intralaryngeale Pigmentnaevi als gutartige Tumoren der Melanozyten (SCHIMPF et al. 1969; SEALS et al. 1986) sind im Larynxbereich selten. Auch die Lentigo (Melanoplakie) des Larynx gilt als extreme Rarität (GOLDMAN et al. 1972; TRAVIS u. SUTHERLAND 1980).

12.8.3 Malignes Melanom

Primäre maligne Melanome im Bereich von Schleimhäuten und insbesondere im Larynxbereich gelten als extrem selten. In jedem Falle ist zu fordern, daß kein anderer Tumor – vor allem an der Haut – als Primärtumor gefunden wird. Trotzdem stellt sich in jedem Fall die Frage, ob ein im Hautbereich gelegener Primärtumor sich möglicherweise spontan zurückgebildet hat, was von einigen Autoren für möglich gehalten wird.

KIM u. PARK (1982) stellten 27 Fälle der Weltliteratur zusammen, bei denen es sich wahrscheinlich um primäre maligne Melanome des Larynx handelt. Hiervon akzeptierten REUTER u. WOODRUFF (1986) 22 Fälle als echte Melanome des Larynx. WENIG (1993) konnte 44 Fälle aus der Literatur sammeln, was etwa 0,09% der Larynxtumoren ausmachen würde. Weitere Fallbeschreibungen finden sich bei REUTER u. WOODRUFF (1986) und WENIG (1995a).

Betroffen waren Patienten über 50 Jahre, Männer häufiger als Frauen (ca. 2:1). Die Lokalisation war überwiegend supraglottisch, die Symptome Heiserkeit, Hämoptyse und Dysphagie. Die Tumoren imponierten meist als nodulär bis polypoid (Abb. 4.12.10a, b), nur zum Teil waren sie dunkel-braun/schwarz gefärbt. Lymphknotenmetastasen im Halsbereich fehlten im allgemeinen bei der Erstdiagnose.

Histologisch wurde bisher nur der noduläre Typ des Melanoms beschrieben, etwa die Hälfte der Fälle waren amelanotisch. Junktionale Veränderungen an der epithelial-mesenchymalen Grenzfläche gelten als Hinweis darauf, daß ein Primärtumor vorliegt (LORENTZ 1979). Die Differentialdiagnose umfaßt undifferenzierte Karzinome, neuroendokrine Karzinome, Paragangliome, Plasmazytome, Lymphome und spindelzellige Sarkome. Immunhistologisch findet sich bei Melanomen in der Regel eine positive Reaktion für S-100-Protein und das Melanom Antigen HMB 45. Letzteres gilt, wenn positiv, als spezifisch. Die Zytokeratinreaktion fällt negativ aus.

Die Prognose ist extrem schlecht, es kann schnell zu ausgedehnter Fernmetastasierung kommen. Die Überlebenszeit liegen bei wenigen Monaten, höchstens Jahren. Laryngektomie und „neck dissection" werden als Therapie empfohlen (WENIG 1995a).

Die Autoren konnten bei einem 55 Jahre alten Patienten einen – zunächst nicht einzuordnenden – sicher malignen Tumor im Bereich der aryepiglottischen Falte beobachten. Der Tumor wurde chirurgisch entfernt. Bei dem Patienten trat 4 Jahre später ein lokales Rezidiv auf. Nach weiteren 14 Monaten (nach Hemilaryngektomie und Bestrahlung) traten Metastasen in den Hals-

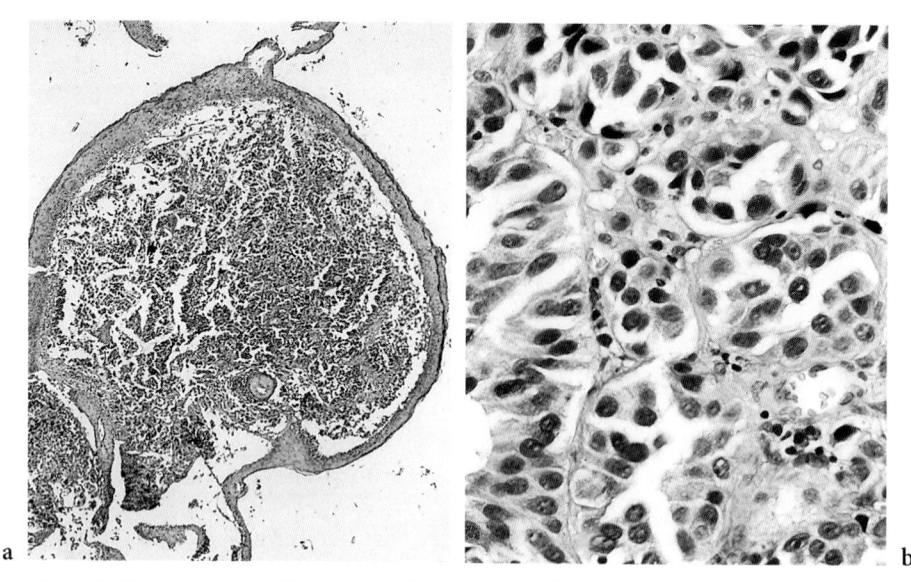

Abb. 4.12.10 a, b. Malignes Melanom: 55jähriger Mann, Plica aryepiglottica. **a** Polypöser zellulärer Tumor, der von intaktem Epithel bedeckt ist. HE, × 35. **b** Die Tumorzellen zeigen für melanozytische Tumoren typische „Nester", aber keine epitheliale Kohäsion. Deutliche Kernpolymorphie der runden bis spindeligen Tumorzellen. HE, × 350. (Aus MEYER-BREITING u. BURKHARDT 1988)

lymphknoten auf. Die histologische Untersuchung ergab jetzt ein eindeutiges malignes Melanom; die Fontana-Masson-Färbung und der immunhistologische Nachweis von S-100-Protein waren positiv. Ein konkurrierender Primärtumor konnte während des gesamten Zeitraumes nicht festgestellt werden.

Metastasen *von* malignen Melanomen anderer Primärlokalisation kommen im Kehlkopf ebenfalls selten vor, unter den Metastasen sind sie jedoch die häufigsten Tumoren. FERLITO u. CARUSO (1984) dokumentierten unter 81 metastatischen Tumoren im Kehlkopf, die in der Literatur beschrieben wurden, 23 maligne Melanome (28%). Es waren ausschließlich Metastasen in die Weichteile, auch hierbei waren Männer häufiger als Frauen betroffen.

12.9 Generalisierte Hämoblastome (Leukämien, maligne Lymphome)

Das hämatopoetische Mark in den verknöcherten Arealen der Kehlkopfknorpel kann grundsätzlich bei allen Knochenmarkerkrankungen mit involviert sein und mitreagieren. Extrem selten und als Signum mali ominis zu werten sind im Larynx Schleimhautinfiltrate bei akuten und chronischen myeloischen Leukämien, Gelegentlich findet sich ein granulozytisches Sarkom oder ein Mastzellsarkom (HORNY 1994). Die Infiltrate, die knötchenförmig oder

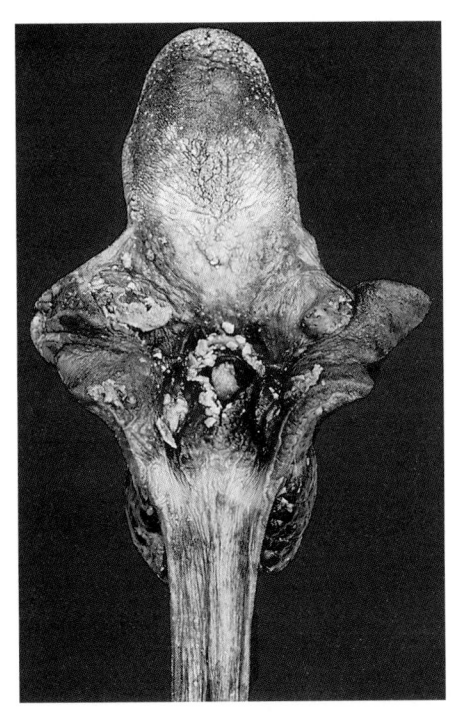

Abb. 4.12.11. Multiple Infiltrate einer Promyelozytenleukämie im Pharynxbereich mit Übergreifgen auf die Epiglottis und die Larynxschleimhaut. Die flachknotigen Infiltrate sind ulzeriert und mit Detritus und Fibrin bedeckt. Obduktionspräparat eines 43 Jahre alte gewordenen Mannes

diffus sind, finden sich auf der Unterfläche der Epiglottis, an den aryepiglottischen Falten, den Taschenbändern, aber nur ausnahmsweise an den Stimmbändern (Abb. 4.12.11). Es können Lumeneinengungen und Dyspnoe als Folge auftreten. Da sich im Kehlkopfbereich, besonders im Sinus piriformis und im Morgagni-Ventrikel lymphatisches Gewebe findet, welches analog dem Mukosaassoziierten lymphatischen Gewebe gilt und auch als LALT (Larynxassoziiertes lymphatisches Gewebe) bezeichnet wird (KRACKE et al. 1997), ist hier auch die Möglichkeit zur Entstehung von malignen Lymphomen gegeben. Sowohl ein primäres Auftreten eines malignen Lymphoms im Kehlkopf, als auch eine Organbeteiligung bei generalisierten Lymphomen ist jedoch ausgesprochen selten (0,1% der malignen Kehlkopftumoren; HACIHANEFIOGLU u. ÖZTÜRK 1983), so daß auf die diffizile Problematik der Lymphomklassifikation in diesem Zusammenhang nicht eingegangen werden muß (s. hierzu LENNERT u. STEIN 1981; HARRIS 1995). Streng unterschieden werden müssen primärer und sekundärer Befall des Larynx bei malignen Lymphomen. Jedes maligne Lymphom muß histologisch von den seltenen sog. Pseudolymphomen abgegrenzt werden (SWERDLOW et al. 1984). Bei unklarer Zuordnung sind immunhistochemische Untersuchungen und Bestimmung der Klonalität erforderlich. Die Behandlung der lymphoretikulären Neoplasien gehört in die Hand des internistischen Onkologen.

Die häufigste Manifestation generalisierter Neoplasmen im Larynx sind das extramedulläre Plasmozytom und Non-Hodgkin-Lymphome (HORNY 1994). Infiltrate im Rahmen eines extramedullären Plasmozytoms (multiples Myelom) finden sich meist am Taschenband, an der Epiglottis und an den aryepiglottischen Falten, aber nur selten an den Plicae vocales. Sie können als Schleimhautpolypen imponieren und müssen durch klinisch-hämatologische Untersuchungen von dem solitären, polypösen Plasmozytom des Larynx (s. Kap. 4.12.5.7.1) abgegrenzt werden. Selten sind medulläre multiple Myelome, die sich im verknöcherten, markhaltigen Kehlkopfknorpel etablieren (JONES et al. 1987).

12.9.1 Non-Hodgkin-Lymphome

Über maligne Non-Hodgkin-Lymphome offenbar hohen Malignitätsgrades, die im Kehlkopf beobachtet wurden, berichtete KRAJINA (1976). SWERDLOW et al. (1984) stellten 18 Fälle von laryngealen Non-Hodgkin Lymphomen (17 aus der Literatur und ein eigener Fall) zusammen. Die Patienten waren zwischen 14 und 81 Jahre alt, Frauen etwa doppelt so häufig wie Männer betroffen. Nur 5 Fälle konnten als geringgradig maligne eingestuft werden, der Rest war hochgradig maligne. Eine weitere nachträgliche Klassifikation ist meist ohne immunhistologische Untersuchungen nicht möglich. MICHAELS (1984) berichtet über ein laryngeales Burkitt-Lymphom bei einem 9jährigen Jungen.

Nach einer Übersicht von HORNY (1994) sind 65 Fälle von Non-Hodgkin-Lymphom-Manifestationen im Larynxbereich publiziert; Sie finden sich präferentiell supraglottisch, bei älteren Patienten meist im Stadium I E und II E und neigen zu Rezidiven und Generalisation. Nach HORNY (1994) und HORNY u. KAISERLING (1995) handelt es sich überwiegend um B-Zell-Lymphome hohen Malignitätsgrades, zentroblastisch oder immunoblastisch nach der Kiel-Klassifikation, die als MALT (Mukosa-assoziierte) Lymphome eingeordnet werden müssen. So beschreiben HISASHI et al. (1994) einen 60 Jahre alten Mann mit einem MALT-Lymphom im Bereich beider Stimmlippen, bei gleichzeitigem Plattenepithelkarzinom.

MORGAN et al. (1989) stellten 4 Fälle von Larynxlymphomen zusammen, die MALT-Lymphomen entsprachen und sich dementsprechend durch die Tendenz zu längerem Persistieren am Entstehungsort, Dissemination in andere extranodale Gewebe und gutes Ansprechen auf Radiotherapie auszeichneten.

Von 3 Non-Hodgkin-Lymphomen des Larynx, die KATO et al. (1997) beschrieben, waren zwei niedrig-maligne B-Zell-Lymphome – je eine extranodales Marginalzonen-B-Zell-Lymphom und ein peripheres T-Zell-Lymphom.

Als extreme Seltenheit beschrieben HOOD et al. (1979) den Erstbefall des Larynx bei Mycosis fungoides bei einer 80jährigen Frau, bei der erst 3 Jahre später ein ausgedehnter Hautbefall auftrat. Ein ähnlicher Fall wird von KLEINSASSER (1983) beschrieben. Ein sekundärer Befall des Larynx ereignet sich häufiger, ist aber auch selten (FERLITO u. RECHER 1986).

Sogenannte Retothelsarkome oder Retikulosarkome wurden im Kehlkopf von GRIMAUD u. WERNER (1954), NORRIS u. PEALE (1961), KRAJINA (1976), WATANABE et al. (1978) und DRAETTA et al. (1980) beobachtet und beschrieben. Auch im eigenen Untersuchungsgut von 850 bösartigen Geschwülsten des Larynx fanden sich 2 seinerzeit als Retothelsarkome eingestufte Fälle. Offenbar sind meist Patienten im höheren Lebensalter betroffen. Soweit diese Tumoren nur regional auftreten, scheint die Prognose unter Strahlentherapie relativ günstig zu sein. Bei Fernmetastasierung oder Generalisierung des Leidens ist sie allerdings infaust.

Nach neuerer Auffassung gehört der größte Teil der früher als Retikulosarkome bezeichneten Geschwülste zur immunoblastischen Gruppe der malignen Lymphome. Eine Unterscheidung der letztgenannten Gruppe von malignen Lymphomen von den echten histiozytären malignen Neoplasien ist nur immunhistologisch möglich (Immungloblinnachweis; histiozytäre „Marker" wie Lysozym, α_1-Antitrypsin, S-100-Protein etc.).

Einen Fall einer polymorphen Retikulose, bei der es sich um ein T-Zell-Lymphom handelte, beschreiben NAKASHIMA et al. (1989).

12.9.2 Hodgkin-Lymphome

MEYER-BREITING (1975) fand seit der Erstbeschreibung der Lymphogranulomatose in der Literatur nur 7 Fälle eines Morbus Hodgkin im Kehlkopf und fügte eine eigene Beobachtung hinzu. Nur in 2 Fällen handelt es sich um eine Erkrankung, die primär vom Kehlkopf ausging. In 4 Fällen lag eine gleichzeitige Beteiligung von Kehlkopf- und Halslymphknoten vor. In der Regel wird eine oberflächliche Auftreibung der Larynxweichteile beschrieben, die die Patienten schließlich wegen Heiserkeit und Atemnot in ärztliche Betreuung brachte.

Häufiger ist ein direktes Übergreifen des Prozesses von den Halslymphknoten auf den Larynx von außen.

13 Sogenannte radiogene Tumoren

A. BURKHARDT

Es ist heute unbestritten, daß die Bestrahlung von lebendem Gewebe, auch die therapeutische Strahlenanwendung, maligne Tumoren induzieren kann. Im Gewebe werden grundsätzlich drei Arten der Strahlenschäden unterschieden (GÖSSNER 1972):

1. Strahlendystrophie (Degeneration, Nekrose)
2. Dysplasie
3. Neoplasie.

Alle drei genannten Veränderungen machen die Beurteilung von Biopsiepräparaten oder Exzisaten im vorbestrahlten Gewebe ausgesprochen schwierig.

Je nach Strahlendosis findet sich eine mehr oder weniger stark ausgeprägte Epithelmetaplasie der Larynxschleimhautareale, die normalerweise von respiratorischem Epithel bedeckt werden. Im Bereich von präexistentem Plattenepithel findet sich eine Epithelhyperplasie und verstärkte Verhornungsneigung. Beide gehen mit Epitheldysplasien unterschiedlichen Ausmaßes einher. Aber auch das subepitheliale Bindegewebe zeigt unter Umständen erhebliche Zellatypien und häufig entzündliche Veränderungen. Zellatypien der Bindegewebszellen können vor allen Dingen in kleinen Biopsiepräparaten oft nur schwer von malignen mesenchymalen Tumoren einerseits und von stark dissoziert wachsenden Karzinomausläufern andererseits unterschieden werden.

Einen frühen Bericht über das Auftreten eines Larynxkarzinoms nach Bestrahlung gab VON EICKEN (1934). Maligne Neoplasmen können von der Larynxschleimhaut, von den Weichteilgeweben des Kehlkopfes (GAHLIB et al. 1969; BAKER u. WEISSMANN 1971; LAWSON u. SOM 1975; GLANZ u. KLEINSASSER 1976; TAYLOR 1977; DONALDSON 1978) und von dem umliegenden Gewebe wie der bedeckenden Haut (ARGIRIS et al. 1995) ausgehen. Der Beweis, ob es sich um ein Tumorrezidiv, eine spontane Tumorneuerkrankung oder aber um einen sog. radiogenen Tumor handelt, ist meist nicht möglich. Dies ist zum einen dadurch bedingt, daß im allgemeinen die Risikofaktoren, welche primär zu einer Karzinomerkrankung führten, weiterwirkten, zum anderen dadurch, daß beim Karzinompatienten häufig die Neigung ausgedehnterer Schleimhautareale zur malignen Entartung besteht (sog. multitope oder multizentrische Tumorentstehung oder „Feldkanzerisierung", vgl. Kap. 4.10.3) und somit auch bei nicht strahlenbehandelten Patienten Karzinomerkrankungen sowohl im selben als auch in verwandten Organen gehäuft beobachtet werden.

Histologisch handelt es sich bei den radiogenen Zweittumoren im Kehlkopfbereich in der ganz überwiegenden Zahl der Fälle um Plattenepithelkarzinome. Von den echten radiogenen Zweittumoren unterscheiden muß man eine Wandlung des histologischen Bildes von Plattenepithelkarzinomen, wie man sie nach Bestrahlung beobachten kann (vgl. Kap. 4.11.2). Gelegentlich wird die Wandlung eines verhornenden Plattenepithelkarzinoms in ein spindelzelliges Karzinom (sog. Karzinosarkom, s. Kap. 4.11.3.2) beobachtet, wie die Autoren dies bei einem 51 Jahre alten Patienten feststellen konnten, bei welchem nach Bestrahlung eines mäßig differenzierten, verhornenden Plattenepithelkarzinoms mit 64,6 Gy nach einem Jahr ein Rezidiv durch ein polymorphzelliges, spindelzelliges Karzinom beobachtet wurde.

Relativ eindeutig liegen die Verhältnisse, wenn die Strahlenbehandlung primär wegen einer nicht neoplastischen oder benignen Erkrankung durchgeführt wurde. Im Kehlkopf handelt es sich dabei besonders um eine Strahlentherapie wegen Thyreotoxikose, tuberkulöser Lymphadenitis, Lupus vulgaris, Thymushyperplasie sowie juveniler Larynxpapillomatose. Eine Strahlenbehandlung dieser Krankheitsbilder wird heute im allgemeinen wegen des Risikos einer Tumorinduktion abgelehnt. GOOLDEN berichtete erstmals 1951 und ausführlich 1957 über die Entstehung maligner Tumoren im Laryngopharyngealbereich nach Strahlenbehandlung einer Thyreotoxikose und tuberkulöser Lymphadenitis. Er konnte 24 Fälle aus der Literatur und 18 eigene Beobachtungen zusammenstellen, in denen nach einem Intervall zwischen 10 und 35 Jahren (Durchschnitt: 25 Jahre) nach Strahlentherapie eine maligne Geschwulst im Laryngopharyngealbereich auftrat, hiervon 5mal ein eindeutig im Larynxbereich lokalisiertes Karzinom. Bei den malignen Tumoren handelt es sich ganz überwiegend um Plattenepithelkarzinome, zweimal um ein Fibrosarkom. Die Patienten waren mit 40–50 Jahren durchwegs jünger als der Durchschnitt der Karzinompatienten mit Tumoren im Laryngopharyngealbereich. Ein großer Teil der Patienten waren in dieser Mitteilung Frauen, was allerdings durch das häufigere Auftreten der Thyreotoxikose bei Frauen erklärt werden kann.

GOOLDEN (1951, 1957) stellte daraufhin für die Anerkennung eines Zusammenhanges zwischen Strahlentherapie und Tumorentstehung folgende Kriterien auf:

1. Auftreten nach der Strahlenbehandlung einer primär benignen Läsion
2. Ein langes Latenzintervall zwischen Strahlenbehandlung und Tumorerkrankung
3. Entstehung des Tumors im Bereich der höchsten Strahlendosis, erkennbar durch deutliche radiogene Hautveränderungen in diesem Bereich (Hyperpigmentation, Atrophie oder Nekrose)
4. Histologische Sicherung des malignen Tumors, d.h. vor allen Dingen Differenzierung zwischen radiogener Nekrose und einem malignen Tumor
5. Ungewöhnliche Merkmale der Tumorerkrankung bezüglich Geschlecht, Alter, Lokalisation oder Histologie.

Eine spontane maligne Transformation juveniler Papillome des Kehlkopfes ist extrem selten; fast immer ist eine Bestrahlung vorausgegangen (WALSH u. BEAMER 1950; KLEINSASSER 1958; GALLOWAY et al. 1960; KLEINSASSER u. GLANZ 1979a; s. Kap. 4.2.2). In der Serie der Mayo-Klinik betrug die Häufigkeit von Karzinomen nach Bestrahlung von juvenilen Papillomen 14% (MAJORS et al. 1964). Sie treten zwischen 3 und 44 Jahren nach Bestrahlung, im Durchschnitt nach 20 Jahren auf.

Sehr viel komplizierter liegen die Verhältnisse bei dem Auftreten eines Zweittumors nach vorheriger Strahlenbehandlung eines malignen Tumors. Hier wurde gefordert, daß sich die beiden Tumoren eindeutig histologisch unterscheiden müßten, um einen Zusammenhang zwischen der Bestrahlung und der Entstehung des Zweittumors anzuerkennen. Diese Forderung wäre z.B. bei Fällen mit Entwicklung eines malignen mesenchymalen Tumors erfüllt und auch bei einem Patienten, über den RASINGER u. ULRICH (1983) berichteten. Bei ihm trat nach Bestrahlung (25 Gy) eines wenig differenzierten Plattenepithelkarzinoms 2 Jahre später ein differenziertes Adenokarzinom auf. COACKLEY (1985) beobachtete ein primäres Haferzellkarzinom des Larynx 11 Jahre nach der erfolgreichen Radiotherapie (Kobalt) wegen eines Plattenepithelkarzinoms des Stimmbandes. AMENDOLA et al. (1985) berichten über das Auftreten eines Plattenepithelkarzinoms im Larynx einer 20jährigen Nichtraucherin, 3 Jahre, nachdem sie eine Strahlen- und Chemotherapie wegen eines Rhabdomyosarkoms der Nasennebenhöhlen erhalten hatte. Zwei, wegen Morbus Hodgkin mit Strahlentherapie behandelte Patienten entwickelten 12 bzw. 22 Jahre später ein

Plattenepithelkarzinom der Zunge (WALLNER et al. 1985). Daher kann eine strahlenbedingte Ätiologie als wahrscheinlich angenommen werden, wenn die Tumormanifestation beim betroffenen Patienten ungewöhnlich ist, oder ein, für das betroffene Organ ungewöhnlicher Tumor vorliegt (GOOLDENS oben erwähnter Punkt 5).

Bereits die Beobachtungen von GOOLDEN (1951, 1957) sowie zahlreiche Beobachtungen an verschiedenen Organsystemen haben jedoch gezeigt, daß es sich bei den radiogenen Tumoren im allgemeinen histologisch um die gleichen oder ähnliche Tumorarten handelt, welche in den entsprechenden Organsystemen auch spontan entstehen. So entwickeln sich im Knochen mit Vorliebe Osteosarkome, im Larynxbereich Plattenepithelkarzinome, welche in dieser Region ja auch spontan die weitaus häufigsten Tumoren sind. Einige Autoren sehen ein Zweitkarzinom dann für gesichert an, wenn dieses nicht in der Tiefe gelegen ist, sondern Beziehung zum Oberflächenepithel hat. Diese Verbindung kann aber auch sekundär entstehen.

Es kann also im Einzelfall niemals der absolute Beweis angetreten werden, ob es sich um ein radiogenes Zweitkarzinom oder aber um ein metachron-spontan entstandenes Karzinom handelt. BAKER u. WEISSMANN (1971) konnten an einem größeren Patientengut beobachten, daß einfache Tumorrezidive – bzw. Residualtumoren – im allgemeinen innerhalb der ersten Jahre nach Behandlung auftreten. Bei 7 Patienten beobachteten sie jedoch zwei Tumoren, welche 5–25 Jahre nach Strahlenbehandlung entstanden. Sie geben an, daß in all diesen Fällen der Tumor ein neuer Tumor zu sein schien. Dabei merkten sie allerdings an, daß zumindest bei einem Patienten, welcher nach der Bestrahlung weiter rauchte, ein Fortbestehen von Risikofaktoren bestand. Sie legen, ebenso wie andere Autoren (GLANZ u. KLEINSASSER 1976; LUND et al. 1982) relativ willkürlich ein tumorfreies Intervall von 5 Jahren nach der Bestrahlung des Ersttumors fest, um den Zweittumor als radiogen anzuerkennen.

Andererseits beobachteten wir in der Frankfurter Universitätsklinik zwischen 1975 und 1985 nach operativer Behandlung 3 Fälle von Spätrezidiven zwischen 6 und 9 Jahren ohne jegliche Bestrahlung. Dieses beweist, daß es sich entweder um ein spätes Zweitkarzinom, oder aber um ein metachrom, spontan entstandenes Karzinom handelt.

Wenn zwar nicht im Einzelfall möglich, so können trotzdem statistisch eindeutige Zusammenhänge zwischen Bestrahlung und der Entstehung von Zweittumoren nachgewiesen werden. So stellte VAN DISHOECK (1968) fest, daß 8% der Patienten mit Karzinomen im Kopf- und Halsbereich 15–20 Jahre vorher wegen verschiedener Leiden bestrahlt wurden. In neuerer Zeit haben sich GLANZ u. KLEINSASSER (1976) ausgiebig mit dem Problem der Spätrezidive von Larynxkarzinomen beschäftigt, hier findet sich auch eine ausführliche Literaturübersicht zu diesem Thema. Bei 1086 Patienten mit Kehlkopfkarzinom beobachten sie in einem Zeitraum von 23 Jahren 32 Fälle mit solchen spätauftretenden Zweitkarzinomen, welche 5–18 Jahre (Durchschnitt 9,9 Jahre) nach Behandlung auftraten. Dabei wurden diese 3mal nach ausschließlich chirurgischer Behandlung und 29mal nach Operation mit Nachbestrahlung oder nach alleiniger Strahlenbehandlung beobachtet. GLANZ u. KLEINSASSER schließen hieraus, daß diese Tumoren mit hoher Wahrscheinlichkeit auf die Bestrahlung zurückzuführen sind, wobei nach ihren Erhebungen die Wahrscheinlichkeit, an einem neuen Karzinom zu erkranken, mit jedem Jahr steigt. Sie ziehen ebenso wie BAKER u. WEISSMANN (1971) daraus die Konsequenz, daß bei jüngeren Patienten auf eine Strahlenbehandlung verzichtet werden sollte. Ähnliche Zahlen wie von GLANZ u. KLEINSASSER (1976) werden von LAWSON u. SOM (1975), die eine Häufigkeit von 5,6% angeben und über 18 derartige Fälle innerhalb von 5–21 Jahren nach Behandlung berichten, sowie von LUND et al. (1982) angegeben. Letztere fanden unter 266 Patienten nach Bestrahlung eines Larynxkarzinoms bei 10 Patienten (3,7%) nach 5–17 Jahren (Durchschnitt: 11,8 Jahre) ein zweites Karzinom. Alle lagen im Bestrahlungsfeld, 5 im Areal der maximalen Dosis (100%), 3 peripher im Feldrand (50–80% der Dosis). Auch LUND et al. (1982) halten eine ätiologische Rolle der Bestrahlung für sehr wahrscheinlich. Im Widerspruch zu diesen Beobachtungen stehen die Erhebungen von KOGELNIK (1977), der 1057 Karzinompatienten, die teils nur bestrahlt (720 Fälle), teils nur chirurgisch behandelt (337 Fälle) wurden, verfolgte. Alle hatten ein rezidivfreies Intervall von 5 Jahren. Zwischen 8 und 25 Jahren nach Behandlungsende entwickelten 78 (10,8%) bestrahlte Patienten und 36 (10,6%) operierte Patienten einen Zweittumor verschiedener Lokalisation. Bei 39 (5,4%) bestrahlten Patienten lag er im Bestrahlungsfeld, bei 20 (5,9%) chirurgisch behandelten in unmittelbarer Umgebung des Operationsfeldes. Aus diesen Zahlen ergibt sich statistisch kein relevanter Unterschied zwischen den zwei Behandlungsgruppen. Zweittumoren in der Umgebung des Primärtumors waren innerhalb der ersten 5 Jahre sogar häufiger bei operierten Patienten als bei bestrahlten – möglicherweise wurden präkanzeröse Schleimhautfelder durch die Bestrahlung mit ausgeschaltet.

Da zumindest bei frühen Stimmbandkarzinomen durch Radiotherapie und Operation vergleichbare Heilungsraten erzielt werden können, muß in jedem Einzelfall die Relation von Verstümmelung und Lebensqualität zur Therapiesicherheit und Überlebenschance abgewogen werden (VON DEN BOGART et al. 1983). Bei jüngeren Patienten wird ein Gesichtspunkt hierbei auch das Risiko radiogener Zweittumoren sein.

Gelegentlich finden sich im Kehlkopf auch mesenchymale maligne Tumoren als radiogene Zweittumoren. MARK et al. (1994) untersuchten die Vorgeschichte von 1089 Sarkom-Patienten und konnten bei 37 Fällen eine vorangegangene Bestrahlung – auch wegen Larynxkarzinom – belegen. Die Strahlendosis lag zwischen 3000 und 12440 Gy, die durchschnittliche Latenzzeit 12 Jahre. Sie geben entsprechend die Häufigkeit von Sarkomen post irradiationem mit 0,03–0,8% an. GLAUBIGER et al. (1991) beschreiben 4 Sarkome nach Bestrahlung im Kopf-Halsbereich. DONALDSON (1978) konnte bei einem 68jährigen Mann 11 Jahre nach Bestrahlung (56 Gy), ebenso wie NAGERIS et al. (1994) in einem Falle nach Bestrahlung ein Fibrosarkom des Larynx beobachten. GAHLIB et al. (1969) und GLAUBIGER et al. (1991) sahen nach Bestrahlung je ein Chondrosarkom des Larynx. ARGIRIS et al. (1995) sahen ein Dermatofibrosarkom der Haut nach Bestrahlung eines Stimmbandkarzinoms. Das sehr seltene Osteosarkom des Larynx, welches nach Bestrahlung im Alter von 24 Jahren wegen

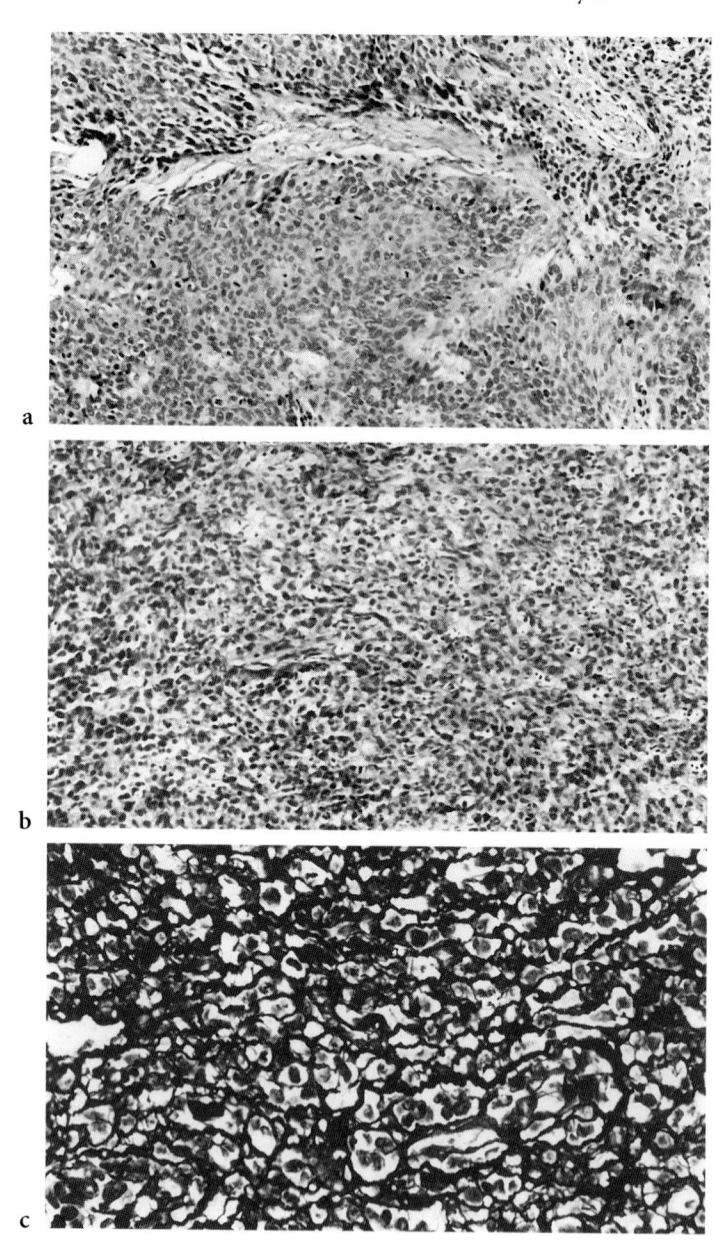

Abb. 4.13.1 a–c. Radiogener Tumor: 46jähriger Mann, Glottis. **a** Mäßig differenziertes Plattenepithelkarzinom mit nur geringer Verhornung und hoher Mitosenzahl vor der Bestrahlung. HE, × 140. **b** Pleomorphes und spindelzelliges Tumorgewebe ohne epidermoide Schichtung oder Verhornung, 1½ Jahre nach Bestrahlung (54, 25 Gy) HE, × 140. **c** Dichte Retikulinfasernetze um die Tumorzellen, die nicht mit einem epithelialen Tumor vereinbar sind. Silberfärbung, × 350. (Aus MEYER-BREITING u. BURKHARDT 1988)

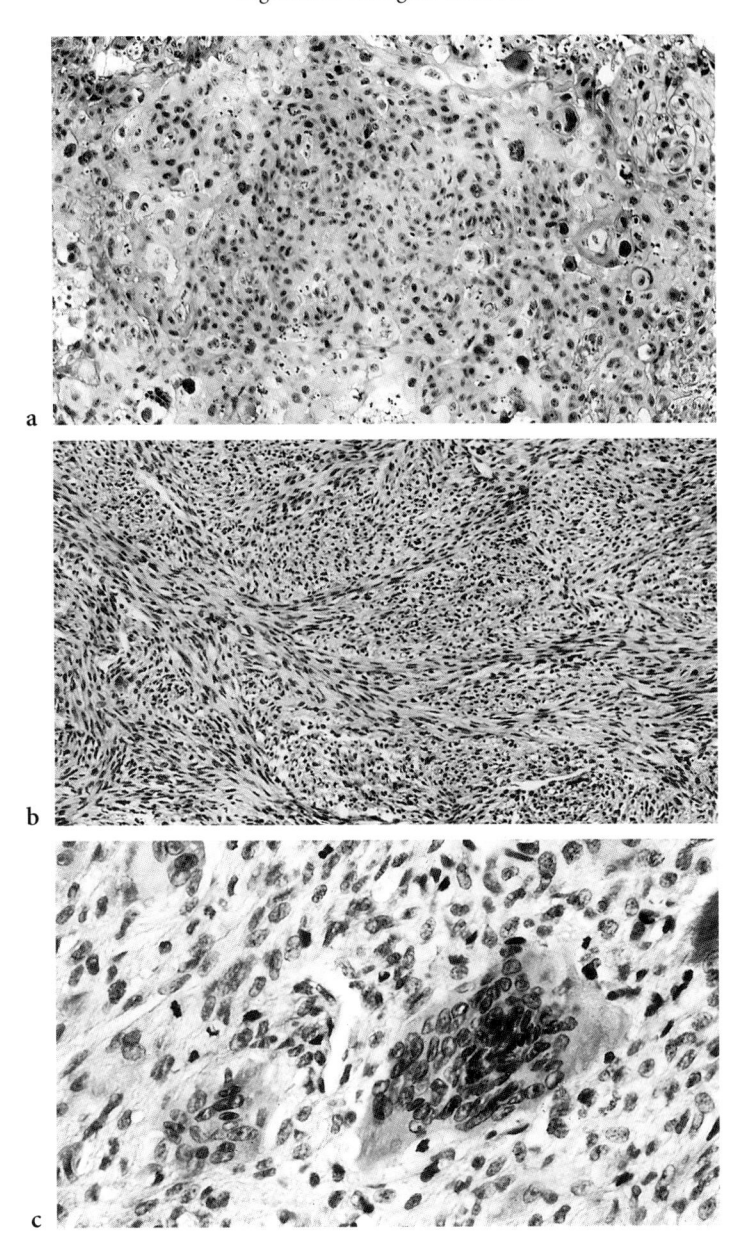

Abb. 4.13.2a–c. Radiogener Tumor: 64jähriger Mann, Glottis. **a** Wenig differenziertes Plattenepithelkarzinom mit fokaler Verhornung vor der Bestrahlung. HE, × 140. **b** Spindelzelltumor mit Bildung von verflochtenen Bündeln, $2^1/_2$ Jahre nach der Bestrahlung (65,8 Gy), HE, × 110. **c** Tumoranteil mit Bildung multinukleärer Riesenzellen. Beachte die hohe Zahl der Mitosen. HE, × 350. (Aus MEYER-BREITING u. BURKHARDT 1988)

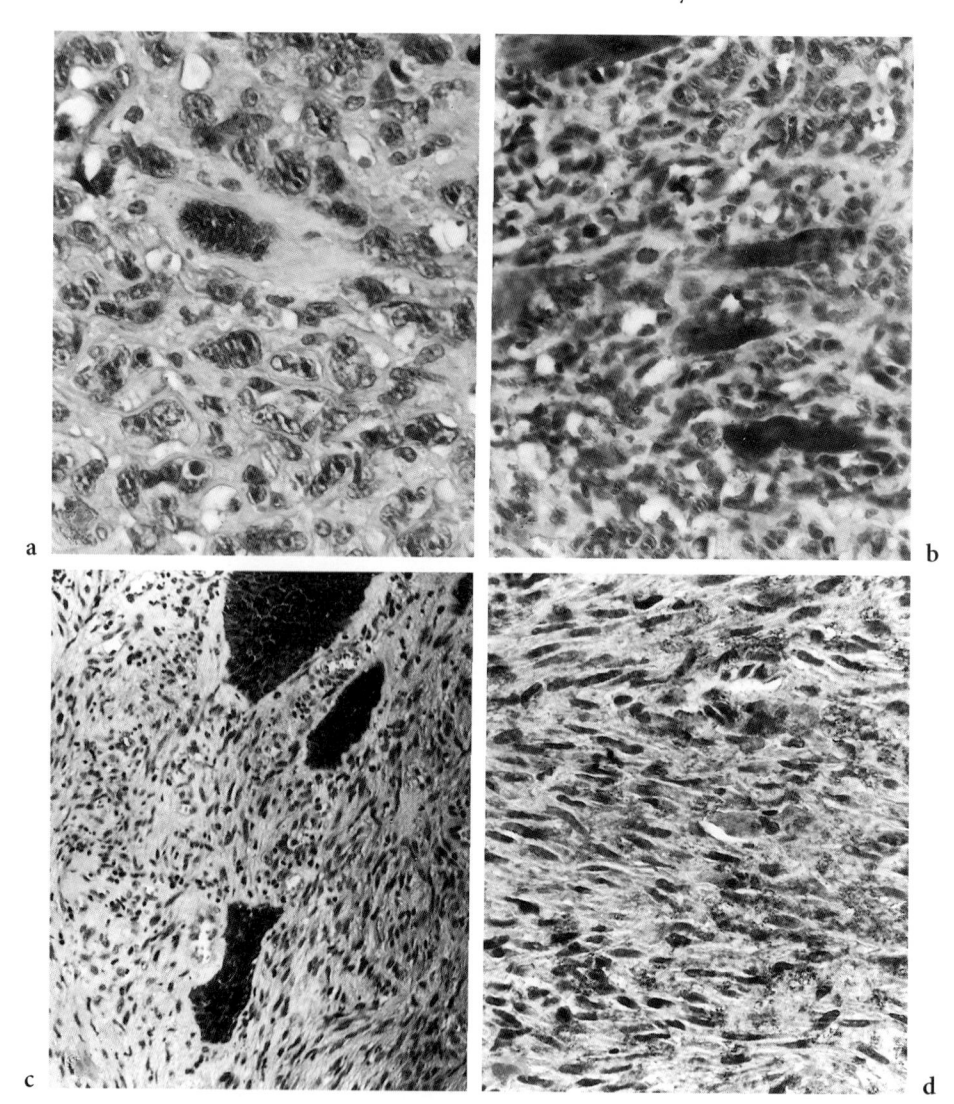

Abb. 4.13.3a–d. Immunhistologische Befunde eines radiogenen Tumors. **a, b** Fall wie in Abb. 4.13.1. **a** Tumorgewebe mit hochgradig pleomorphen Zellen. Keine Reaktion auf Zytokeratin. × 350. **b** Nachweis von Myoglobin in vom Tumor infiltrierten Sekelttmuskelfasern (braun im Originalschnitt; PAP-Verfahren). Die Tumorzellen zeigen keine Reaktion. × 220. **c, d** Fall wie in Abb. 4.13.2. **c** Positive Reaktion mit Zytokeratin-Antikörpern in dem durch den Tumor infiltrierten Epithel (braun im Originalschnitt; PAP-Verfahren). Keine Reaktion der Tumorzellen. × 140. **d** Nachweis von Desmin: Es findet sich ein schwaches granuläres Reaktionsprodukt im Zytoplasma der Tumorzellen (braun im Originalschnitt; PAP-Verfahren) × 350. (Aus MEYER-BREITING u. BURKHARDT 1988)

eines nasopharyngealen Karzinoms entstand, führte bei einem 56jährigen Mann zum Tode (SHEEN 1997). Die Verfasser diagnostizierten in 2 Fällen (einem 46jährigen und einem 64jährigen Mann, beide Klassifikation T2 N0), bei denen jeweils primär ein wenig differenziertes bis mäßig verhornendes Plattenepithelkarzinom vorlag, $1\,^1/_2$ bzw. $2\,^1/_2$ Jahre nach der Bestrahlung (54,5 bzw. 65,8 Gy) ein faserreiches, spindelzelliges, z.T. polymorphes Sarkom, welches in einem Fall riesenzellige Areale aufwies (Abb. 4.13.1 a – c; 4.13.2 a – c).

Die immunhistologische Untersuchung (Abb. 4.13.3 a – d) konnte in beiden Fällen ein Karzinomrezidiv durch ein spindelzelliges Plattenepithelkarzinom ausschließen (Keratin- und Präkeratinnachweis negativ) und ein Leiomyosarkom mit hoher Wahrscheinlichkeit belegen – die Reaktion auf Desmin war positiv, der Nachweis von Myoglobin und S-100-Protein negativ.

Wenn auch aufgrund des relativ kurzen Zeitabstandes zwischen Bestrahlung und Zweittumorentstehung in diesen Fällen Zweifel daran bestehen können, ob es sich wirklich um radiogene Tumoren handelt, so läßt die unterschiedliche Histogenese von Erst- und Zweittumor es doch möglich erscheinen, daß es sich in beiden geschilderten Fällen um radiogene Tumoren handelt, dies umso mehr, als derartige maligne mesenchymale Tumoren im Larynxbereich ausgesprochen selten sind (vgl. Kap. 4.12).

14 Destruierende Läsionen mit umstrittener Ätiologie

A. BURKHARDT

Bei den sog. Granulomatosen liegen destruierende Läsionen mit Nekroseherden, reichlich Granulationsgewebe, Granulomen, Vaskulitis und wechselndem Lymphozytenreichtum vor. Bei einem Teil dieser Granulomatosen handelt es sich offensichtlich um immunologisch vermittelte entzündliche Prozesse, bei anderen ist die Ätiologie und damit die reaktive Natur der Läsionen noch nicht endgültig belegt. Einige Erkrankungen, die früher unter dem Begriff der Granulomatose subsummiert wurden, wie etwa das sog. letale Mittelliniengranulom erscheinen aufgrund neuerer wissenschaftlicher Ergebnisse eher zu den malignen Neoplasien, d.h. malignen Lymphomen, zu zählen.

14.1 Wegener-Granulomatose

Es handelt sich hierbei um einen systemischen, fortschreitenden, ulzerösnekrotisiernden und granulomatösen Prozeß unbekannter Ursache, der vorwiegend den Nasenbereich, die Mundhöhle, den Respirationstrakt, v.a. die Lunge und die Nieren befällt, dabei Weichteile und Hartgewebe zerstört und mit einer disseminierten nekrotisierenden Vaskulitis einhergeht.

Selten sind lokalisierte Formen, die z.B. nur die Lunge befallen. Von einigen Autoren wird in solchen Fällen eine Nierenbiopsie mit Nachweis einer Glomerulonephritis für die definitive Diagnose gefordert (MICHAELS 1984).

Die Ätiologie dieser von WEGENER 1939 beschriebenen Erkrankung ist unbekannt. Man vermutet eine immunologisch vermittelte Entzündungsreaktion mit Beziehungen zur Panarteriitis nodosa. Betroffen sind jüngere bis mittelalte Erwachsene, Männer etwa gleich häufig wie Frauen. Die Erkrankung beginnt im allgemeinen im Kopf-/Halsbereich (ca. 90%) und zeigt im Verlauf eine Lungen- und Nierenbeteiligung. Frühsymptome sind purulente Rhinorhoe, nasale Obstruktion, Kieferhöhlensymptomatik, Nasenblutung, Ohrtubenfunktionsstörungen, Otitis und Exophthalmus. Selten führt eine therapieresistente ulzeröse Stomatitis oder Gingivitis, gelegentlich eine hyperplastische und granulomatöse Gingivitis zum Arzt. Bei Lungenbefall treten chronischer Husten, Hämoptoe und Pleuritis auf. Der Nierenbefall mit Glomerulonephritis verursacht eine Hämaturie. Im allgemeinen schreitet die Erkrankung unaufhaltsam, im raschen Verlauf fort und führt zum Tode in der Kachexie, durch Infektion, Blutung oder Nierenversagen. Differentialdiagnostisch müssen maligne Neoplasmen ausgeschlossen werden.

Histologisch entsprechen kleine Läsionen den „allergischen Granulomen": Es finden sich zentrale fibrinoide Nekrosen mit umgebenden palisadenartig angeordneten Epitheloidzellen, Riesenzellen und Lymphozyten. Größere Läsionen enthalten ausgedehnte Nekrosen mit Granulomen im Randbereich sowie eine auffällige, nekrotisierende Vaskulitis, welche Arteriolen und Venolen der Umgebung befällt und zu Gefäßverschlüssen führt. Diese sind phänomenologisch ähnlich wie bei der Panarteriitis nodosa. Die histologische Differentialdiagnose umfaßt die Tuberkulose, Infarkte, infektiöse Ulzera (Noma), letales Mittelliniengranulom, maligne Lymphome, Lymphogranulomatose, Mycosis fungoides, Syphillis, Histoplasmose, Blastomykose, Aktinomykose, Lepra, Tularämie und Sarkoidose.

Bei der Therapie ist eine kurzfristige Besserung, selten Heilung, bei Kortikosteroid – und/oder Zytostatikatherapie möglich.

Ein klinisch relevanter Larynxbefall im Rahmen eines Morbus Wegener ist sicher selten. MÜLLER (1997) berichtet über einen solchen Fall unter 4396 Patienten, bei denen eine Mikrolaryngoskopie durchgeführt wurde. Unter 3000 benignen Larynxläsionen des bioptischen Untersuchungsgutes von FRIEDMANN (1973) befanden sich 8 Fälle mit Wegener-Granulomatose. In der Serie von DEVANEY et al. (1990) konnte bei 70 Patienten mit Morbus Wegener, bei denen insgesamt 126 Biopsien untersucht wurden, 17mal ein Larynxbefall festgestellt werden. Eine Literaturübersicht von WAXMAN u. BOSE (1986) ergab bei 214 Patienten mit Morbus Wegener einen Larynxbefall in 8,5% der Fälle; zu diesem Zeitpunkt fanden sie in der Literatur 16 gut dokumentierte Fallbeschreibungen hierzu. Das Alter der Patienten reicht von 14 Jahren bis 64 Jahren, Frauen sind etwas häufiger betroffen als Männer.

Die Symptome des laryngealen Wegener-Befalls bestehen in einer progressiven Dyspnoe, inspiratorischem Stridor, bellendem Husten bei subglottischer Stenose, Heiserkeit und Stimmveränderungen sowie Halsschmerzen, Gewichtsverlust und Haemoptyse (SCULLY et al. 1979; WAXMAN u. BOSE 1986; HELLMANN et al. 1987; DUDLER et al. 1990; BOHLMAN et al. 1984; MÜLLER 1997). Hinzu treten u. U. die Zeichen der generalisierten Vaskulitis in Form von Purpura und migratorischer Arthralgie. Die Laborbefunde sind zum einen unspezifisch und äußern sich in erhöhter Senkung, Leukozytose, Anämie und Thrombozytose (LE-THI-HUONG 1988), dabei finden sich im allgemeinen im Serum keine Immunkomplexe. Relativ charakteristisch, aber nicht diagnostisch ist der Nachweis von Antizytoplasmatischen Antikörpern (ANCA) gegen neutrophile Granulozyten (MÜLLER 1997; DUDLER et al. 1990; DEVANEY et al. 1990). Dieser Nachweis besitzt eine Spezifität von 85–98%; ein positiver Nachweis wird jedoch auch bei Polyarthritis und Glomerunephritis außerhalb des Morbus Wegener gefunden. Eine Eosinophilie des Blutbildes besteht im allgemeinen nicht. Hilfreich bei der Diagnose kann zum einen die Nierenbiopsie mit Nachweis einer Glomerulonephritis, zum anderen die Hautbiopsie mit Nachweis einer Vaskulitis und IgG-, IgM- und IgA- sowie C 3-Ablagerungen in kleinen Gefäßen sein. Dieser Befund wird in etwa der Hälfte der Patienten mit Larynxbefall im Rahmen eines Morbus Wegener gefunden.

Die klinische Manifestation am Larynx selber wird beherrscht von einer vorwiegend subglottischen, oft kaudal auf die Trachea, rostral auf die Stimmbänder übergreifenden Stenose. Laryngoskopisch erkennt man die subglottische Schwellung mit Luftwegobstruktion, wobei die Stimmbänder erythematös, ödematös und leicht verletzlich sind (SCULLY et al. 1979; HESTER et al. 1995). Subglottisch finden sich Auflagerungen von nekrotischem Material und tumorartige Massen, die leicht bluten. Tomographisch stellt sich eine meist symmetrische Weichteilschwellung im Bereich der Stimmbänder und der aryepiglottischen Falten mit bis fast vollständiger Luftwegsobstruktion dar. Die Luftwegsobstruktion kann eine Tracheotomie nötig machen (MÜLLER 1997; BROWN u. WOOLNER 1960).

Der histologische Befund, welcher an dem aus dem Larynx entnommenem Gewebe erhoben wird, ist oft nicht diagnostisch beweisend, so daß der Kliniker auch bei negativer Histologie den Verdacht auf Morbus Wegener nicht ohne weiteres fallen lassen darf (STEIN et al. 1986). Die Befundtrias, Granulome, Nekrosen und Vaskulitis findet sich nur in 16% der Fälle; Vaskulitis und Granulome in 21% der Fälle, Nekrosen alleine in 20% der Fälle; der Rest der Fälle weist uncharakteristische Veränderungen auf (DEVANEY et al. 1990). Bei Vorliegen der genannten Trias sind die Veränderungen als diagnostisch bei nur zwei dieser Kriterien als wahrscheinlich und bei einem Kriterium als möglich zu betrachten. Das Fehlen aller drei Kriterien stellt einen unspezifischen Befund dar (DEVANEY et al. 1990), insbesondere fehlt im Larynxbereich oft die charakteristische Vaskulitis (MICHAELS 1984). Die Nekrosen weisen unregelmäßige, „geographische" Grenzen auf; im Randbereich finden sich Mikroabszesse und paldisadierende Histiozyten (Abb. 4.14.1 a). Im erhaltenen Gewebe besteht eine Vaskulitis mit fibrinoiden Gefäßwandnekrosen, in kleinen Arterien und Venen mit Narben und Fibrose der Gefäßwände. Granulome, die sich oft destruierend ausbreiten, sind meist nicht kompakt, sondern locker aufgebaut und gehen unscharf in Granulationsgewebe und chronisch-entzündliche Infiltrate, ödematöses Gewebe und Fibrose über. Riesenzellen sind nur vereinzelt zu finden (ca. 23%, Abb. 4.14.1 b); demgegenüber besteht eine Eosinophilie des entzündlichen Infiltrates in etwa 68% der Fälle (DEVANEY et al. 1990; SCULLY et al. 1979).

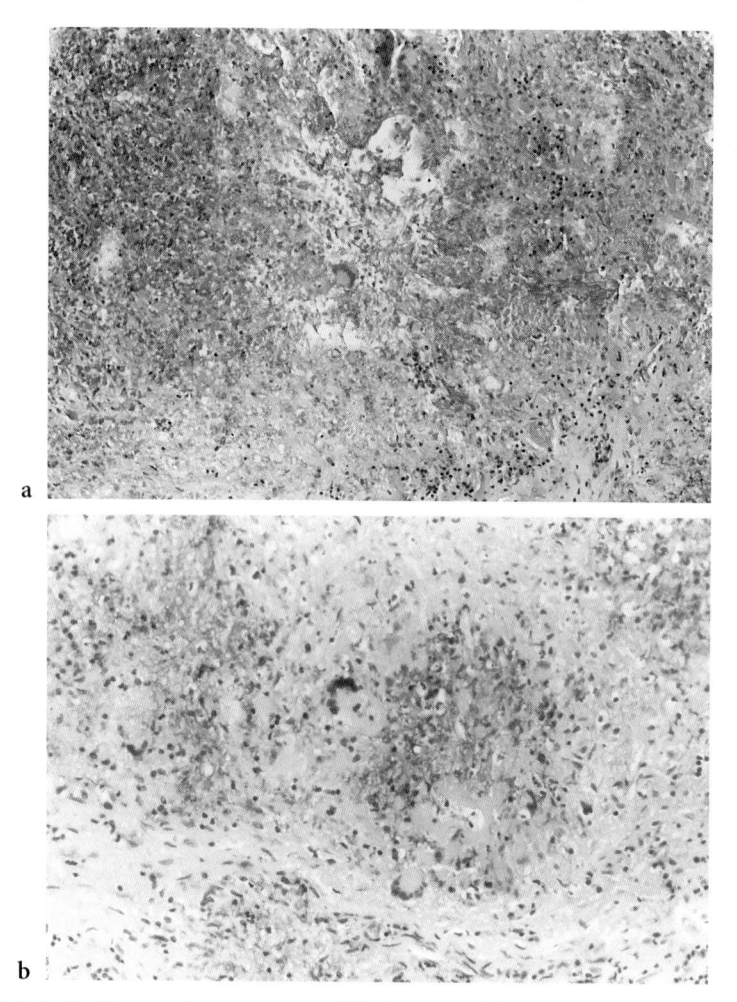

Abb. 4.14.1 a, b. Wegener-Granulomatose. 47jähriger männlicher Patient mit Befall des Mastoids und Laryns. **a** Unregelmäßige Nekrosezone mit einer zentral gelegenen, mehrkernigen Riesenzelle und schütteren, lymphozytären Infiltraten in der Umgebung sowie kleinere Ansammlungen von Histiozyten. HE, × 120. **b** Kleines Granulom mit zentraler Nekrose, angedeutet palisadenförmigem histiozytärem Randsaum sowie mehrkernigen Riesenzellen und narbigem Mantel. HE, × 190. (Aus MEIER-BREITING u. BURKHARDT 1988)

Die histologische Differentialdiagnose im Kehlkopfbereich umfaßt insbesondere infektiös-granulomatöse Läsionen, wie etwa einen Pilzbefall (Blastomykose, Histoplasmose, Sporotrichose sowie Mykobakterien, insbesondere eine Tuberkulose). Bei Morbus Wegener bestehen im allgemeinen keine palpablen Halslymphknoten und keine Erosion der Haut, die bei diesen Infektionskrankheiten meistens vorliegen.

Weiterhin stellt sich die Differentialdiagnose zur Panarteriitis nodosa, die im Gegensatz zum Morbus Wegener meist mittelgroße Gefäße betrifft. Im übrigen ist der Befall an den Gefäßen sehr ähnlich, ein Larynxbefal bei Panarteriitis nodosa aber sehr selten. Die Henoch-Schönlein-Purpura, die ebenfalls ein ähnliches Bild bietet, soll den Larynx niemals befallen, während das ebenfalls ähnliche Goodpasture-Syndrom, bei dem sich Antibasalmembran-Antikörper finden, nur selten im Larynx beobachtet wird. Auch das Mittelliniengranulom, welches im Nasen- und Nasennebenhöhlenbereich eine wichtige Differentialdiagnose darstellt, kommt bei Larynxbefall nicht in Betracht.

Die lymphoide Granulomatose, die allergische Angiitis und Granulomatose (Churg-Strauß) sowie das Sarkoid mit dichteren, kompakten Granulomen und ohne Nekrose sowie Fremdkörperreaktionen müssen weiterhin ausgeschlossen werden, letztere durch Polarisation oder andere geeignete Nachweismethoden für Fremdkörper z. B. Oelgranulome.

Vom klinischen Verlauf her unterscheiden WAXMAN u. BOSE (1986) zwei verschiedene Typen des Larynxbefall bei Morbus Wegener: zum einen eine Frühmanifestation („early onset"), die sich in etwa 25 % der Fälle findet und bei der bis zu einem Monat vor jeder anderen Manifestation des Morbus Wegener ein Larynxbefall auftrat. Diese Fälle zeigten im allgemeinen einen schweren Verlauf, der eine Tracheostomie erforderte. Zum anderen wird eine Spätmanifestation („late onset") unterschieden, bei der 3–12 Jahre nach klinischer Diagnose des Morbus Wegener u. a. auch eine Larynxmanifestation auftrat; diese Gruppe macht etwa 75 % der Patienten mit Larynxbefall aus. In dieser Gruppe ist die Prognose etwas günstiger anzusetzen. Insgesamt sollen allerdings unter den larygealen Stenosen durch Traumata oder systemische Erkrankungen diejenigen mit subglottischer Stenose bei Morbus Wegener eine besonders schlechte Prognose aufweisen, was STELL et al. (1985) bei einem Kollektiv von 82 derartigen Patienten nachwiesen. So verlief auch der im Fallbericht des New England Journal of Medicine vorgestellte Fall eines 50 Jahre alten Mannes mit einer Spätmanifestation eines Morbus Wegener relativ foudroyant mit Nierenversagen und Tod einen Monat nach Diagnosestellung (SCULLY et al. 1979). Wenige Fälle sind in der Literatur dokumentiert, bei denen offensichtlich ein nachgewiesen absolut isolierter Befall des Larynx vorlag. Hier ist zum einen der Fall, über den KURITA u. HIRANO (1983) berichteten, zu nennen. Ein 52 Jahr alt gewordener Mann verstarb 4 Jahre und 8 Monate nach Diagnose eines isolierten Larynxbefalls durch Morbus Wegener an Pneumonie, der isolierte Befall des Larynx wurde durch Autopsie gesichert. Ein anderer Fall ist derjenige, den HELLMANN et al. (1987) beschreiben. Ein 26jähriger Mann mit diffuser posteriorer subglottischer Stenose durch schwammig erythematöse, z. T. ulzerierte Falten, konnte nach entsprechender Behandlung ohne weitere Krankheitssymptome entlassen werden.

14.2 Langerhans-Zellgranulomatose (Histiocytosis X)

Bei der Langerhans-Zellgranulomatose handelt es sich um eine Proliferation von Zelelementen, die immunhistologisch und ultrastrukturell den dentritischen Langerhans-Zellen entsprechen und die zur Destruktion von Knochen und Weichteilen führen kann. Sie ist unifokal oder multifokal ausgeprägt.

Dieses Krankheitsbild wurde unter den klinischen Erscheinungsformen der Hand-Schüller-Christian-Krankheit und der Abt-Letterer-Siwe-Erkrankung beschrieben und wegen der meist starken eosinophilen Komponente auch als eosinophiles Granulom bezeichnet. LICHTENSTEIN (1953) prägte die auch heute noch viel verwendete Bezeichnung der Histiocytosis X. Seit der eindeutigen Identifizierung der proliferierenden Zellrasse als Langerhans-Zellen werden die Läsionen auch als Langerhans-Zellhistiozytose (LADISCH et al. 1997) oder Langerhans-Zellgranulomatose (LIEBERMAN u. JONES 1997) bezeichnet. Da die histiozytäre Natur der dentritischen Langerhans-Zellen nicht sicher etabliert ist, erscheint die letztgenannte Bezeichnung nämlich als „Langerhans-Zellgranulomatose" gerechtfertigt.

Diese proliferativen Läsionen von Langerhans-Zellen werden von einigen Autoren als neoplastisch, von anderen als nichtneoplastisch, u. U. als reaktiv nach Infektionen angesehen. Insbesondere die unifokale Form hat im allgemeinen einen benignen Verlauf, während die multifokale Form, die dem früheren Krankheitsbild der Hand-Schüller-Christian-Krankheit entspricht, eine schlechtere Prognose hat. Die Abt-Letterer-Siwe-Erkrankung ist die akute, schnell fortschreitende Form der Langerhans-Zellgranulomatose, die meist mit generalisiertem Organbefall zum Tode führt.

Obwohl die Langerhans-Zellen eine regelmäßige Komponente von mehrschichtigen Plattenepithelien, insbesondere der Epidermis darstellen, ist die häufigste Lokalisation der Langerhans-Zellgranulomatose in den Knochen. Am häufigsten ist der Schädel, danach Femur, Rippen und Kiefer betroffen. Ein Befall der Weichteile findet sich in der Lunge, seltener in Lymphknoten, Haut und Schleimhäuten. Bei unifokaler Form ist ein Weichteilbefall in 9% der Fälle gegeben, bei der multifokalen Form in 14% (LIEBERMAN et al. 1996).

Betroffen sind Patienten vom 1. Lebensjahr an bis in das hohe Alter. Die häufigste Manifestation findet sich in den ersten 15 Lebensjahren, so daß das mediane Lebensalter bei Erkrankungsbeginn 11 Jahre beträgt. Männliche Patienten sind etwas häufiger befallen, als weibliche (60–70%).

Veränderungen im Bereich der Mundhöhle und insbesondere der Zähne sind häufig erste Symptome dieser Erkrankung. Sie können andere ulzeröse und nekrotisierende Veränderungen des Zahnfleisches und apikale entzündliche Läsionen imitieren und zu vorzeitiger Eruption oder Lockerung von Zähnen führen. Bei Knochenbefall ist der Oberkiefer häufiger als der Unterkiefer betroffen.

Ein Befall der Larynxschleimhaut oder des Larynxskelettes ist ausgesprochen selten. YOSHIDA et al. (1983) konnten unter 38 Patienten mit benignen Larynxläsionen einen Patienten mit eosinophilem Granulom, d.h. eine Langerhans-Zellgranulomatose beobachten. Ein Mitbefall der Larynxschleimhaut im Rahmen der Hand-Schüller-Christian-Erkrankung wird in der älteren Literatur angegeben (KOEHN 1969). BOUYSSOU-GAUTHIER et al. (1996) beschreiben einen 68 Jahre alten Mann mit nodulären Eruptionen der Haut und der Larynxschleimhaut im Rahmen einer multizentrischen Histiozytose, der an einem Nierenversagen unbekannter Ursache verstarb.

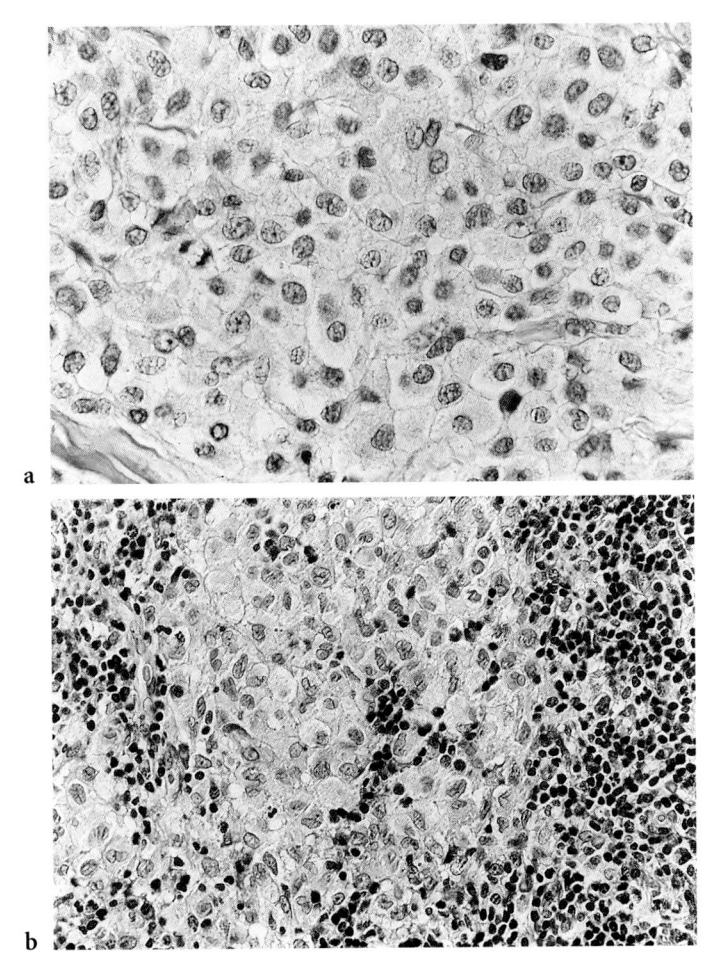

Abb. 4.14.2 a, b. Langerhans Zellgranulomatose. 19jähriger männlicher Patient mit Larynxbefall. **a** Fast reine Zellpopulation aus Langerhans-Zellen. Die Zellen besitzen reichlich Zytoplasma und sind polygonal konfiguriert. Die Kerne sind rund/oval mit kleinen Einkerbungen und z.T. deutlichen Nukleolen. Die deutlich erkennbare Mitosefigur zeigt die proliferative Aktivität des Prozesses. HE, × 350. **b** Anderer Ausschnitt des selben Tumors mit den großen, blassen Langerhans-Zellelementen, die hier dichter von Granulozyten und Lymphozyten durchsetzt werden, wobei eosinophile Granulozyten vorherrschen. Dieses ist das Bild des sog. eosinophilen Granuloms. HE, × 350. (Aus MEIER-BREITING u. BURKHARDT 1988)

Makroskopisch finden sich weiche, knotige, unscharf begrenzte Infiltrate der Schleimhaut von bräunlich-gelber Färbung, welche Einblutungen aufweisen können.

Histologisch liegt ein granulationsgewebsartiges Bild vor, in dem relativ große, zytoplasmareiche eosinophile Zellen, die an Histiozyten erinnern, dominieren (Abb. 4.14.2 a). Die Kerne sind oval, eingekerbt und z.T. gelappt und mäßig chromatinreich. Herdförmig finden sich Nekrosen, insbesondere bei

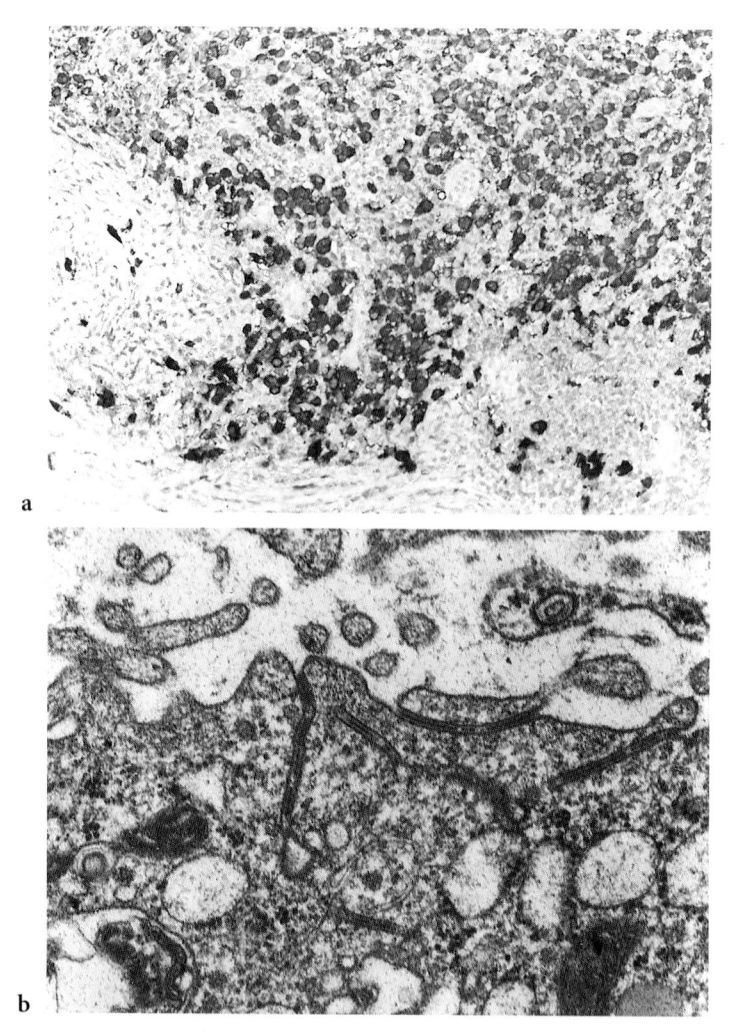

Abb. 4.14.3 a, b. Diagnosesicherung bei Langerhans Zellgranulomatose. **a** Immunhistologische Darstellung des S-100 Proteins markiert die Langerhans-Zellen in eindrucksvoller Weise. HE, × 300. **b** Elektronenmikroskopische Darstellung der Birbeck-Granula an der Zelloberfläche einer Langerhans-Zelle. Man erkennt die zahlreichen tentakelartigen Zytoplasmaprotrusionen und die Einfaltungen der Zellwand mit Ausbildung von multilamellären Granula. In der Tiefe Mitochondrien und sekundär Lysosomen. Elektronenmikroskopische Aufnahme × 12000.
(Aus MEIER-BREITING u. BURKHARDT 1988)

rasch proliferierenden Läsionen, bei älteren Herden kommt es zur Fibrose. Neben einkernigen Formen kommen selten auch mehrkernige Riesenzellen vor. Daneben finden sich Lymphozyten, Plasmazellen und in wechselnder Menge eosinophile Granulozyten, die durch ihr Dominieren dieser Unterform den Namen des eosinophilen Granuloms eingebracht haben (Abb. 4.14.2b). Die proliferierten Langerhans-Zellen dürfen nicht mit Plasmazellen verwechselt werden, wodurch sich Fehldiagnosen als Plasmazellgranulome, Granulationsgewebe oder Osteomyelitis ergeben.

Wichtig ist deshalb die weitere Charakterisierung der Zellen durch die Immunhistologie, wobei die Positivität bei Überschichtung mit Antikörpern gegen S-100-Protein und CD 1a wegweisend sind (Abb. 4.14.3a). Bei der Diagnostik spielt auch die Elektronenmikroskopie, die die charakteristischen Birbeck-Granula nachweisen kann, immer noch eine gewisse Rolle (Abb. 4.14.3b).

Bei unifokalen Läsionen empfiehlt sich eine konservative chirurgische Exzision in Verbindung mit Steroid- und Zytostatikatherapie sowie evtl. eine Radiation. Bei multifokaler Langerhans-Zellgranulomatose ist die Zytostatika- und Steroidbehandlung z.T. sehr erfolgreich und kann zu Heilungen führen.

Ob das benigne, juvenile Xanthogranulom des Larynx in die Gruppe der Langerhans-Zellgranulomatose bzw. Histiocytosis X gezählt werden darf, muß fraglich erscheinen. BENJAMIN et al. (1995) beschreiben diese selbstlimitierende, normolipämische Erkrankung mit kutanen, orbitalen und gelegentlich laryngealen Läsionen und ordnen sie unter die proliferativen Erkrankungen des Monozyten/Makrophagen- und dentritischen Systems ein. Diese muß aber wohl eher unter den Stoffwechselerkrankungen im Sinne der Lipoidosis mucosae eingeordnet werden (s. Kap. 4.6.1.3).

15 Tumorähnliche Läsionen

A. BURKHARDT

Bei den *tumorähnlichen Läsionen* bzw. Pseudotumoren handelt es sich meist um tumoröse Gewebeneubildungen, die als überschießende Reaktion auf eine Irritation entstehen. Es sind keine echten Neoplasien, obwohl sie unter Umständen ein gewisses Maß an Unabhängigkeit von der auslösenden Ursache aufweisen können. Im allgemeinen bilden sie sich jedoch nach Ausschaltung der entzündlichen oder mechanisch-funktionellen Ursachen zurück. Pseudotumoren weisen im Frühstadium die gleiche Symptomatik auf wie echte Geschwülste. Ihre Kenntnis ist deshalb von erheblicher praktischer Bedeutung für jeden chirurgisch oder onkologisch tätigen Arzt. Therapeutisch reicht im allgemeinen eine einfache chirurgische Abtragung und Entfernung der auslösenden Ursache aus, d.h. Beseitigung einer mechanischen Irritation oder Behandlung einer Infektion. Die wichtigsten tumorähnlichen Läsionen im Bereich des Larynx sind in der Tabelle 4.15.1 mit Verweis auf die relevanten Kapitel zusammengestellt. Am häufigsten sind die Stimmbandpolypen und Kontaktgranulome.

Die klinisch als Tumoren imponierenden Läsionen können in der Regel durch die histologische Untersuchung geklärt werden, wodurch häufig auch eine Klärung der Ätiologie möglichst ist (Erreger, Amyloidnachweis etc.; MANOHAR et al. 1997; HOUGHTON et al. 1997).

Anders als bei den tumorähnlichen Läsionen, die im allgemeinen durch die Histologie geklärt werden, stellen die pseudomalignen histologischen Veränderungen für den Pathologen erhebliche diagnostische Anforderungen und sind

Tabelle 4.15.1. Tumorähnliche und pseudomaligne Läsionen des Larynx

Entzündlich-reaktiv	Polypen Stimmlippenknötchen Kontakthyperplasie/granulom Intubationsgranulome Noduläre Fasciitis Myositis Hypertrophe Narbe/Keloid Narbenneurome Pseudoepitheliomatöse Hyperplasie Nekrotisierende Sialometaplasie	s. Kap. 4.5.4
Entzündlich-granulomatös	Teleangiektatisches Granulom Sarkoidose Rheumatoide Granulome Lipogranulome Wegener-Granulomatose	s. Kap. 4.8.2; 4.8.3 s. Kap. 4.14.1
Infektiös	Tuberkulöser Pseudotumor Sklerom Mykosen (Histoplasmose/Blastomykose)	s. Kap. 4.8.3; 4.8.4
Metabolisch	Amyloidtumor Gichttophi Xanthome bei Lipo-Proteinose	s. Kap. 4.6.1
Zysten	Zysten angeboren Retentionzysten Laryngozelen	s. Kap. 4.4.1.4 4.4.1.5
Andere	Onkozytäre Hyperplasie Endolaryngeale Struma Solitäre Plasmozytome Plasmazellgranulome Pseudolymphome Hamartome Heterotopien	s. Kap. 4.9.3.1 4.4.4.1 4.12.5.7.1 4.12.5.7.1 4.12.9 4.4.4.3 4.4.4.2

potentiell für den Patienten mit der Fehldiagnose von malignen Tumoren belastet. Während sich die pseudoepitheliomatöse Epithelhyperplasie und die nekrotisierende Sialometaplasie im Bereich der Larynxschleimhaut manifestiert, treten die mesenchymalen pseudotumorösen Läsionen eher in den Halsweichteilen auf und können dann sekundär von außen auf den Larynx übergreifen.

Bei der *pseudoepitheliomatösen Epithelhyperplasie* handelt es sich um eine überschießende, exophytische oder endophytische reaktive Proliferation des Epithels, die aufgrund des histologischen Bildes als Karzinom fehlinterpretiert werden kann.

Diese Veränderung findet sich im Randbereich von ulzerösen Läsionen, Kontaktgranulomen, teleangiektatischen Granulomen, infektiösen Prozessen, in

Stimmbandpolypen und über gutartigen Tumoren, besonders häufig beim Granularzelltumor. Im Gegensatz zum Karzinom ist das Epithel gut differenziert, Mitosefiguren sind selten, und die Zellkomplexe zeigen eine Kontinuität mit dem Oberflächenepithel, was allerdings meist nur durch Stufenschnitte nachgewiesen werden kann. Diese Veränderung findet sich in allen Lebensaltern und bei beiden Geschlechtern.

Die *nekrotisierende Sialometaplasie* tritt im Bereich von kleinen mukösen Drüsen der Schleimhaut bei nekrotisierenden Veränderungen, z. B. bei Ischämie oder Traumen, auf und findet sich vor allem in der Mundhöhle am Gaumen, selten im Larynx.

Es kommt, ausgehend von den größeren und kleineren Ausführungsgängen regeneratorisch zur Plattenepithelmetaplasien, z. T. mit Epitheldysplasie. Das Bild kann leicht mit einem Plattenepithelkarzinom verwechselt werden. Der erhaltene lobuläre Aufbau der Veränderung ist ein Hinweis auf den harmlosen Charakter.

Die *noduläre Fasciitis*, ein reaktiv-proliferativer Prozeß von Fibroblasten unbekannter Ursache, kommt als subkutaner/submuköser und als intramuskulärer bzw. faszialer Typ vor. Patienten aller Lebensalter, Männer gleichhäufig wie Frauen, sind betroffen. Häufigste Lokalisation ist die obere Extremität, ca. 20 % kommen jedoch im Kopf-Hals-Bereich vor. Es handelt sich um bis zu 3 cm groß werdende, relativ schnell wachsende und gelegentlich schmerzhafte Knoten. Histologisch finden sich unscharf begrenzte Wucherungen von plumpen, unreif erscheinenden Fibroblasten mit pleomorphen, hyperchromatischen Kernen. Mitosefiguren können reichlich vorhanden sein. Die Zellen sind in kurzen, z. T. storiformen Bündeln wirbelig angeordnet. Zwischen den Fibroblasten und Fasern finden sich Spalträume, Erythrozytenextravasate, Grundsubstanzablagerungen und unterschiedlich viele Lymphozyten und Makrophagen.

Die Läsion wird leicht als spindelzelliges Sarkom, insbesondere Fibrosarkom, fehldiagnostiziert. Dabei neigt sie zur spontanen Regression und therapeutisch ist eine lokale Exzision ausreichend.

Bei der *hypertrophen Narbe* findet sich eine verstärkte Fibroblastenproliferation und Ausbildung von wirbelartigen Kollagenfaserbündeln, meist entsteht sie bei verstärkter mechanischer Belastung während der Wundheilung. Eine besondere Form ist das Keloid.

Im Bereich von Traumen und Operationsnarben treten Narbenneurome auf. Klinisch handelt es sich meist um multiple kleine derbe Knoten unter der Schleimhaut oder in den Weichteilen. Diese bereiten spontan Schmerzen oder sind deutlich berührungs- und druckempfindlich. Begleitend können Sensibilitätsstörungen und Parästhesien auftreten. Histologisch finden sich in wirren Knäueln Axone und Schwann'sche Zellen sowie Narbengewebe. Die Läsion muß vom Neurinom, allenfalls vom malignen Schwannom abgegrenzt werden.

Ein vorwiegend histiozytärer Pseudotumor ist das Xanthogranulom. Fettgewebsnekrosen, Lipogranulome und die zervikale Lipomatose täuschen lipomatöse Neoplasmen vor.

Von den rhabdomyomatösen Neoplasmen müssen als reaktive Läsionen die proliferative Myositis, die Myositis ossificans, die im Halsbereich insbesondere am Musculus sternocleidomastoideus nicht selten ist, und die Polymyositis abgegrenzt werden.

Reaktive hämangiomatöse Läsionen sind das teleangiektatische Granulom (pyogenes Granulom), welches aufgrund seines schnellen Wachstums, seiner weichen Konsistenz und der Blutungsneigung klinisch häufig Malignitätsverdacht erweckt und histologisch endotheliale Zelltypien aufweisen kann, die fälschlich an ein Angiosarkom oder Kaposi-Sarkom denken lassen.

Pseudotumorale Läsionen des lymphatischen Gewebes sind die Pseudolymphome, lymphoepitheliale Läsionen und die angiolymphoide Hyperplasie.

Literatur

1 Einführung

Köhn K (1969) Kehlkopf und Luftröhre. In: Doerr W, Seifert G, Uehlinger E (Hrsg) Spezielle pathologische Anatomie. Bd 4. Springer, Berlin Heidelberg New York, S 145–320

Meyer-Breiting W, Burkhardt A (1988) Tumours of the larynx. Histopathology and clinical inferences. Springer, Berlin Heidelberg New York, pp 1–221

2 Der normale Larynx

Amis TC, Brancatisano A, Tully A (1995) Thyroid cartilage movements during breathing. J Appl Physiol 78: 441–448

Arey LB (1965) Developmental anatomy, 7th edn. Saunders, Philadelphia

Bargmann W (1977) Histologie und Mikroskopische Anatomie des Menschen, 7. Aufl. Thieme, Stuttgart

Bartels P (1909) Das Lymphgefäßsystem. Fischer, Jena

Beck C, Mann W (1980) The inner laryngeal lymphatics. A lymphangioscopical and electron microscopical study. Acta Otolaryngol (Stockh) 89: 265–270

Benninghoff A (1993) Makroskopische Anatomie, Embryologie und Histologie des Menschen, Bd. 2, 15. Aufl. Urban & Schwarzenberg, München

Braus H, Elze C (1956) Anatomie des Menschen, Bd. II: Eingeweide (einschließlich periphere Leitungsbahnen I). Springer, Berlin Göttingen Heidelberg

Chievitz JH (1882) Untersuchungen über die Verknöcherung der menschlichen Kehlkopfknorpel. Arch Anat Phy 1882: 303–349

Clerf LH (1944) The pre-epiglottic space – its relation to carcinoma of the epiglottis. Trans Am Acad Ophth Otol 48: 127–131

Cuneo B (1902) De l'envahissement du système lymphatique dans le cancer du larynx. Gazette des Hôpitaux 75: 1385–1391

Davenport HW (1982) Physiology of the digestive tract, 5th edn. Year Book, Chicago

Fishman JL, Cherniak NS, Widdicomb JG, Geiger SR (1986) Handbook of physiology, section III: the respiratory system. Am Phys Soc, Bethesda

Granger DN, Barrowman JA, Kvietys PR (1985) Clinical gastrointestinal physiology. Saunders, Philadelphia

Grundy D, Reid K (1994) The physiology of nausea and vomiting. In: Johnson LR (ed) Physiology of the gastrointestinal tract, 3rd edn. Raven, New York

Hast MH (1972) Early development of the human laryngeal muscles. Ann Otol Rhinol Laryngol 81: 524–530

Hast MH (1974) Applied embryology of the larynx. Can J Otolaryngol 3: 412–415

Hirano M (1974) Morphological structure of the vocal cord as a vibrator and its variation. Folia phoniatr (Basel) 26: 89–94

Hisa Y (1982) Fluorescence histochemical studies on the noradrenergic innervation of the canine larynx. Acta Anat 113: 15-25

Kallius E (1897) Beiträge zur Entwicklungsgeschichte des Kehlkopfes. Anat Hefte 9: 301-363

Kirchner JA (1969) One hundred laryngeal cancers studied by serial section. Ann Otol Rhinol Laryngol 78: 689-709

Kirchner JA (1977) Two hundred laryngeal cancers. Patterns of growth and spread as seen in serial section. Laryngoscope 87: 474-482

Kleinsasser O (1964) Das Glomus laryngicum inferius. Ein bisher unbekanntes, nicht chromaffines Paraganglion vom Bau der sogenannten Carotisdrüse im menschlichen Kehlkopf. Arch Otorhinolaryngol 184: 214-224

Krmpotic-Nemanic J, Draf W, Helms J (1985) Chirurgische Anatomie des Kopf-Hals-Bereiches. Springer, Berlin Heidelberg New York Tokyo

Lang J, Fischer K, Nachbaur S, Meuer HW (1986) Über den Verlauf und die Zweige des N. laryngeus recurrens, der A. thyreoidea inferior und der A. laryngea inferior. Gegenbaurs Morphol Jahrb 132: 617-643

Lang J, Nachbaur S, Fischer K, Vogel E (1987) Über den Nervus laryngeus superior und die Arteria laryngea superior. Acta Anat 130: 309-318

Lanz T, Wachsmuth W (1955) Praktische Anatomie, Bd I,2: Hals. Springer, Berlin Göttingen Heidelberg

León X, Maranillo E, Mirapeix RM, Quer M, Sañudo JR (1997) Foramen thyreoideum: a comparative study in embryos, fetuses, and adults. Laryngoscope 107: 1146-1150

Leonhardt H (1987) Rauber A, Kopsch F (Begr) Anatomie des Menschen. Lehrbuch und Atlas, Bd II, Innere Organe. Thieme, Stuttgart

Lund WS (1974) Classification of subglottic tumors and discussion of their growth and spread. Can J Otolaryngol 3: 469-471

Maguire A, Dayal VS (1974) Supraglottic anatomy - the pre- or the periepiglottic space. Can J Otolaryngol 3: 432-439

Maurizi M, Rocco A, Pellini R (1993) L'ansa anastomica tra i nervi ricorrenti: una realta anatomica. (Anastomose zwischen den Nn. recurrentes: Eine anatomische Realität) Acta Otorhinolaryngol Ital 13: 445-453

Meyer-Breiting E, Burkhardt A (1988) Tumours of the larynx, Histopathology and clinical inference. Springer, Berlin Heidelberg New York

Meyer-Breiting E, Schneider B (1981) Plattenepithelkarzinome an der vorderen Kommissur und Penetration des Kehlkopfgerüstes. Laryngol Rhinol Otol 60: 89-95

Meyer-Breiting E, Popescu G (1986) Zur Definition der Glottischen Region. Arch Otorhinolaryngol Suppl 1986/II: 150-152

Most A (1899) Über die Lymphgefäße und Lymphdrüsen des Kehlkopfes. Anat Anz 15: 387-393

Mueller F, O'Rahilly R, Tucker JA (19881) The human larynx at the end of the embryonic period proper. I. The laryngeal and infrahyoid muscles and their innervation. Acta Otolaryngol (Stockh) 91: 323-336

Mueller F, O'Rahilly R, Tucker JA (19885) The human larynx at the end of the embryonic period proper. 2. The laryngeal cavity and the innervation of its lining. Ann Otol Rhinol Laryngol 94: 607-617

Nemiroff PM, Katz AD (1982) Extralaryngeal divisions of the recurrent laryngeal nerve. Surgical and clinical significance. Am J Surg 144: 446-449

Norris CM, Tucker GF, Burns KF, Pitser WF (1970) A correlation of clinical staging, pathological findings and five year end results in surgical treated cancer of the larynx. Ann Otol Rhinol Laryngol 79: 1033-1048

O'Rahilly R (1973) Developmental stages in human embryos, including a survey of the Carnegie Collection. Part A: Embryos in the first three weeks (stages 1 to 9). Carnegie Institution of Washington, Washington DC

O'Rahilly R, Boyden EA (1973) The timing and sequence of events in the development of the human respiratory system during the embryonic period proper. Z Anat Entwickl Gesch 141: 237-250

O'Rahilly R, Tucker JA (1973) The early development of the larynx in stages human embryos. Part I: Embryos of the first five weeks (to stage 15). Ann Otol Rhinol Laryngol 82: 1-27

Olofsson H, Nostrand AWP van (1973) Growth and spread of laryngeal carcinoma with reflections on the effect of preoperative irradiation. Acta Otolaryngol (Stockh) Suppl 308: 1–84
Paff AGE (1973) Anatomy of the head and neck. Saunders, Philadelphia
Paintal AS (1973) Vagal sensory receptors and their reflex effects. Physiol Rev 53: 159–227
Pauwels F (1960) Eine neue Theorie über den Einfluß mechanischer Reize auf die Differenzierung der Stützgewebe. 10. Beitrag zur funktionellen Anatomie und kausalen Morphologie des Stützapparates. Z Anat Entwickl Gesch 121: 478–515
Pernkopf E (1952) Topographische Anatomie des Menschen, III. Band: Der Hals. Urban & Schwarzenberg, Wien
Pesch HJ, Bogenberger TH, Rudolf L, Thull R (1980) Das Ossifikationsprinzip der Trachealknorpel. Röntgenologisch-morphometrische und experimentelle Untersuchungen. Arch Otorhinolaryngol 227: 457–458
Poirier P (1887a) Lymphatiques du larynx. Progrès Med 15: 340
Poirier P (1887b) Vaisseaux lymphatiques du larynx. Vaisseaux lymphatiques de la sous-glottique; Ganglion prelaryngé. Progrès Med 15: 373–375
Pressman JJ, Simon MB, Monell C (1960) Anatomical studies related to the dissemination of cancer of the larynx. Trans Am Acad Ophthalmol Otolaryngol 64: 628–638
Quiret H (1906) Sur les lymphatiques de la région sous-glottique du larynx. Ann Anat Pathol Anat Norm Méd Chir 3: 289–290
Reidenbach MM (1995) Topographical relations between the posterior cricothyroid ligament and the inferior laryngeal nerve. Clin Anat 8: 327–333
Reinke F (1897) Über die funktionelle Struktur der menschlichen Stimmlippe mit besonderer Berücksichtigung des elastischen Gewebes. Anat Hefte 9: 103–115
Rodeno MT, Sanchez-Fernandez JM, Rivera-Pomar JM (1993) Histochemical and morphometrical aging changes in human vocal cord muscles. Acta Otolaryngol (Stockh) 113: 445–449
Rouvière H (1932) Anatomie des lymphatiques de l'homme. Masson & Cie, Paris
Rouvière H (1938) Anatomy of the human lymphatic system. Edwards Brothers, Ann Arbor
Saitou T (1989) Sympathicus-Innervation im Katzenkehlkopf (Jap). Nippon J Gakkai Kaiho 92: 1220–1231
Sanders I, Wu BL, Mu L, Li Y, Biller HF (1993) The innervation of the human larynx. Arch Otolaryngol Head Neck Surg 119: 934–939
Sant Ambrogio G (1982) Information arising from the tracheobronchial tree of mammals. Physiol Rev 62: 531–569
Sanudo JR, Domenech-Mateu JM (1990) The laryngeal primordium and epithelial lamina. A new interpretation. J Anat 171: 207–222
Scheier M (1901) Über die Ossifikation des Kehlkopfes. Arch Mikrosk Anat 59: 220–258
Schultz-Coulon H-J (1982) Physiologie und Untersuchungsmethoden des Kehlkopfes. In: Berendes J, Link R, Zöllner F (Hrsg): Hals-Nasen-Ohrenheilkunde in Praxis und Klinik. Thieme, Stuttgart New York
Starck D (1975) Embryologie, 3. Aufl. Thieme, Stuttgart New York
Teig E, Dahl HA, Thorkelsen H (1978) Actomyosin ATPase activity of human langeal muscles. Acta Otolaryngol (Stockh) 85: 272–281
Tillmann B (1997) Farbatlas der Anatomie. Zahnmedizin – Humanmedizin. Kopf – Hals – Rumpf. Thieme, Stuttgart New York
Tillmann B, Wustrow D (1982) Kehlkopf. In: Berendes J, Link R, Zöllner F (Hrsg) Hals-Nasen-Ohrenheilkunde in Praxis und Klinik, 2. Aufl., Bd. 4/1. Thieme, Stuttgart New York
Trotoux J, Germain MA, Bruneau X (1986) La vascularisation du larynx. Revision des données anatomiques classiques à partir d'une étude anatomique de 100 sujets. Ann Oto-laryngol Chir Cerv-Fac 103: 389–397
Tucker GF (1963) Some clinical inferences from the study of serial laryngeal sections. Laryngoscope 73: 728–748
Tucker GF (1971) Human larynx coronal section atlas. Armed Forces Institute of Pathology, Washington DC
Tucker GF (1974) The anatomy of laryngeal cancer. Can J Otolaryngol 3: 417–427
Tucker GF (1987) The larynx. Thieme, New York

Tucker JA, O'Rahilly R (1972) Observations on the embryology of the human larynx. Ann Otol Rhinol Laryngol 81: 520-523
Wafae N, Vieira MC, Vorobieff A (1991) The recurrent laryngeal nerve in relation to the inferior constrictor muscle of the pharynx. Laryngoscope 101: 1091-1093
Wagner G (1979) Tumor-Lokalisationsschlüssel. ICD-O (International Classification of Diseases for Oncology), 1. Aufl. Springer, Berlin Heidelberg New York
Wagner G (1991) Tumor-Lokalisationsschlüssel. ICD-O (International Classification of Diseases for Oncology), 4. Aufl. Springer, Berlin Heidelberg New York
Watzka M (1963) Über Paraganglien in der Plica ventricularis des menschlichen Kehlkopfes. Dtsch Med Forsch 1: 19-20
Welsh LW (1964) The normal human laryngeal lymphatics. Ann Otol Rhinol Laryngol 73: 569-582
Welsh LW, Welsh JJ, Behlke FM (1961) Surgical alterations of the laryngeal lymphatics. Ann Otol Rhinol Laryngol 70: 52-63
Welsh LW, Welsh JJ, Rizzo TA jr (1983) Laryngeal spaces and lymphatics: current anatomic concepts. Ann Otol Rhinol Laryngol Suppl 105: 19-31
Winckler G (1982) Particularités de l'innervation de certains muscles dans le domaine otorhino-laryngologique. Arch Anat Histol Embryol 65: 49-56
Wustrow F (1963) Kehlkopf, vergleichende Anatomie und Entwicklungsgeschichte Mißbildungen, Anomalien und Varianten. In: Berendes J, Link R, Zöllner F (Hrsg) Handbuch der Hals-Nasen-Ohrenheilkunde, Bd II, 1. Thieme, Stuttgart
Zaw-Tun HA, Burdi AR (1985) Reexamination of the origin and early development of the human larynx. Acta Anat 122: 163-184

3 Histologische Begutachtung und spezielle Untersuchungsmethoden

Abramson M, Huang CC, Schilling RW, Salome RG (1975) Collagenase activity in epidermoid carcinoma of the oral cavity and larynx. Ann Otol Rhinol Laryngol 84: 158-163
Akervall JA, Jin Y, Wennerberg JP, Zatterstrom UK, Kjellen E, Mertens F et al. (1995) Chromosomal abnormalities involving 11q13 are associated with poor prognosis in patients with squamous cell carcinoma of the head and neck. Cancer 76: 853-859
Allegra E, Garozzo A, Grillo A, Catalano GB (1992) Cytogenetic alterations in laryngeal carcinomas. Arch Otolaryngol Head Neck Surg 118: 1320-1322
Almadori G, Cadoni G, Maurizi M, Ottaviani F, Paludetti G, Cattani P, Scambia G (1995) Oncogenes and cancer of the larynx. EGFR, p21 and HPV-DNA infections. Acta Otorhinolaryngol Ital 15: 1-22
Al Mudamgha ZA, Rassam MB, Al Salihi AR, Al Sammeraie FT (1997) Alkaline phosphatase of cancerous larynx tissue in comparison with the placental enzyme. Biochemical and histochemical studies. Acta Oncol 36: 213-218
Amthor M, Tomaskowitz H (1970) Ein Verfahren zur Herstellung histologischer Organschnitte. Z Wissensch Mikr 70: 130-134
Anderson JA, Irish JC, McLachlin CM, Ngan BY (1994) H-ras oncogene mutation and human papillomavirus infection in oral carcinomas. Arch Otolaryngol Head Neck Surg 120: 755-760
Andreasson L, Björlin G, Korsgaard R, Mattiasson I, Trell E, Trell L (1982) Leucoplakia of the oral cavity and the arylhydrocarbon-hydrolase inducibility. Postgrad Med J 58: 138-141
Antonelli AR, Nicolai P, Cappiello J, Peretti G, Molinari-Tosatti MP, Rosa D et al. (1991) Basement membrane components in normal, dysplastic, neoplastic laryngeal tissue and metastatic lymph nodes. Acta Otolaryngol Stockh 111: 437-443
Bahar R, Kunishi M, Kayada Y, Yoshiga K (1997) CD 44 variant 6 (CD44v6) expression as a progression marker in benign, premalignant and malignant oral epithelial tissues. Int J Oral Maxillofac Surg 26: 443-446
Baker JR (1961) Principles of biological microtechnique. Methuen, London
Balzi M, Ninu BM, Becciolini A, Scubia E, Boanini P, Gallina E et al. (1991) Labeling index in squamous cell carcinoma of the larynx. Head Neck 13: 344-348
Bancroft JD, Stevens A (1977) Theory and practice of histological techniques. Churchill Livingston, Edinburgh London New York

Banoczy J (1982) Oral leukoplakia. Akademiai Kiad'o, Budapest
Barbatis C, Loukas L, Grigoriou M, Nikolaou I, Tsikou-Papafragou A, Marsan N et al. (1995) p53 overexpression in laryngeal squamous cell carcinoma and dysplasia. J Clin Pathol Clin Mol Pathol 48: 194–197
Barona-de-Guzman R, Martorell MA, Basterra J, Armengot M, Alvarez-Valdes R, Garin L (1993) Prognostic value of histopathological parameters in 51 supraglottic squamous cell carcinomas. Laryngoscope 103: 538–540
Beham A, Regauer S, Friedrich G, Beham-Schmid C (1997) Value of exfoliative cytology in differential diagnosis of epithelial hyperplastic lesions of the larynx. Acta Otolaryngol Suppl 527: 92–94
Biberstein SE von, Spiro JD, Lindquist R, Kreutzer DL (1995) Enhanced tumor cell expression of tumor necrosis factor receptors in head and neck squamous cell carcinoma. Am J Surg 170: 416–422
Bichler E, Mikuz G, Zingerle N (1985) A comment on laryngeal cytology. Arch Otorhinolaryngol 241: 209–211
Bier J, Nicklisch U, Platz H (1983) The doubtful relevance of nonspecific immune reactivity in patients with squamous cell carcinoma of the head and neck. Cancer 52: 1165–1172
Biesterfeld S (1997) Methodologic aspects of a standardized evaluation of mitotic activity in tumor tissues. Pathologe 18: 439–444
Bjelkenkrantz K, Olofsson J, Stal O, Gröntoft O (1983) Juvenile laryngeal papilloma: histologic and photometric evaluation of atypia. Laryngoscope 83: 468–474
Bockmühl U, Bockmühl F, Dimmer V, Kunze KD (1992) Nucleolar organizer regions (AgNORs) as a factor for predicting laryngeal carcinoma? Laryngorhinootologie 71: 137–141
Bockmühl U, Petersen I, Schwendel A, Dietel M (1997) Detection of novel DNA copy number changes in head and neck squamous cell carcinomas by comparative genomic hybridization. In: Kleinsasser O, Glanz H, Oloffson J (eds) Advances in Laryngology in Europe. Elsevier, Amsterdam Lausanne New York Oxford Shannon Tokyo, pp 208–214
Bongers V, Shnow GB, Vries N de, Cattan AR, Hall AG, van der Wall I, Braakhuis BJ (1995) Second primary head and neck squamous cell carcinoma predicted by the glutathione S-transferase expression in healthy tissue in the direct vicinity of the first tumor. Lab Invest 73: 503–510
Bos I, Burkhardt A (1981) Epithelial and interepithelial mitoses of the oral mucosa. Light and electron microscopic study in mice after exposure to different antigens. J Invest Dermatol 76: 63–67
Bracko M (1997) Evaluation of DNA content in epithelial hyperplastic lesions of the larynx. Acta Otolaryngol Suppl Stockh 527: 62–65
Bradford Cr, Zhu S, Poore J, Fisher SG, Beals TF, Thoraval D et al. (1997) p53 mutation as a prognostic marker in advanced laryngeal carcinoma. Department of Veterans Affairs Laryngeal Cancer Cooperative Study Group. Arch Otolaryngol Head Neck Surg 123: 605–609
Brain EB (1966) The preparation of decalcified sections. Charles C Thomas, Springfield III
Broders AC (1920) Squamous-cell epithelioma of the lip. JAMA 74: 656–664
Broders AC (1921) Squamous-cell epithelioma of skin: A study of 256 cases. Ann Surg 73: 141–160
Broders AC (1922) Epithelioma of the genitourinary organs: Ann Surg 75: 574–604
Bryne M, Jenssen N, Boysen M (1995) Histological grading in the deep invasive front of T1 and T2 glottic squamous cell carcinomas has high prognostic value. Virchows Arch 427: 277–281
Burger G, Aubele M, Clasen B, Jutting U, Gais P, Rodenacker K (1994) Malignancy associated changes in squamous epithelium of the head and neck region. Anal Cell Pathol 7: 181–193
Burian M, Quint CH, Neuchrist C (1997) Distribution of metalloproteinases MMP 2 und MMP 9 in laryngeal cancers. In: Kleinsasser O, Glanz H, Oloffson J (eds) Advances in Laryngology in Europe. Elsevier, Amsterdam Lausanne New York Oxford Shannon Tokyo, pp 168–171
Burkhardt A (1980) Der Mundhöhlenkrebs und seine Vorstadien. Ultrastrukturelle und immunpathologische Aspekte. Fischer, Stuttgart New York
Burkhardt A (1984) Advanced methods in the evaluation of premalignant lesions and carcinomas of the oral mucosa. J Oral Pathol 14: 751–778
Burkhardt A (1985) Prämaligne Veränderungen der Mundschleimhaut. Vorschläge einer internationalen Expertenkommission zur Nomenklatur. Pathologe 6: 126–132

Burkhardt A (1997) Morphological assessment of malignant potential of epithelial hyperplastic lesions. Acta Otolaryngol Suppl 527: 12–16

Burkhardt A, Maerker R (1981) The diagnosis and classification of leukoplakias, precancerous conditions and carcinomas. A colour atlas of oral cancers. Wolfe Medical Publications Ltd, London

Calderon-Solt L, Solt DB (1985) Gamma-glutamyl transpeptidase in precancerous lesions and carcinomas of oral, pharyngeal, and laryngeal mucosa. Cancer 56: 138–143

Cappaccio P, Pruneri G, Carboni N, Pagliari V, Buffa R, Neri A et al. (1997) Cyclin D1 protein expression is related to clinical progression in laryngeal squamous cell carcinomas. J Laryngol Otol 111: 622–626

Cappiello J, Nicolai P, Antonelli AR, Facchetti F, Cadei M, Cornacchiari A, Grigolato PG (1995) DNA index, cellular proliferative activity and nucleolar organizer regions in cancers of the larynx. Eur Arch Oto Rhino Laryngol 252: 353–358

Carbone A, Volpe R, Barzan L (1992) Superficial extending (SEC) of the larynx and hypopharynx. Pathol Res Pract 188: 729–735

Chang SE, Bhatia P, Johnson NW (1991) Ras mutations in United Kingdom examples of oral malignancies are infrequent. Int J Cancer 48: 409–412

Chodak GW, Haudenschild C, Gittes RF, Folkman J (1980) Angiogenic activity as a marker of neoplastic and preneoplastic lesions of the human bladder. Ann Surg 192: 762–771

Chretien PB (1975) Unique immunobiological aspects of head and neck squamous carcinoma. Can J Otolaryngol 4: 225–235

Chretien PB (1978) The effects of smoking on immuno-competence. Laryngoscope 88 (Suppl 8): 11–13

Christensen ME, Therkildsen MH, Hansen BL, Hansen GN, Bretlau P (1992) Immunohistochemical detection of epidermal growth factor receptor in laryngeal squamous cell carcinomas. Acta Otolaryngol 112: 734–738

Christensen ME, Therkildsen MH, Poulsen SS, Bretlau P (1993) Transforming growth factor alpha and epidermal growth factor in laryngeal carcinomas demonstrated by immunohistochemistry. Acta Otolaryngol 113: 563–567

Cinberg JZ, Chang TH, Bases R, Molnar J (1980) The percentage of cells in DNA synthesis in epidermoid carcinomas of the head and neck: a preliminary report. Laryngoscope 90: 920–923

Cinberg JC, Chang TH, Hebbar DP, Bases R, Vogl SE (1983) An application of immunocytology to the analysis of the cell kinetics of upper respiratory and digestive tract squamous carcinoma. Cancer 51: 1843–1846

Clayden EC (1952) A discussion on the preparation of bone sections by the paraffin wax method with special reference to the control of decalcification. J Med Lab Technol 10: 103–123

Concha A, Esteban F, Cabrera T, Ruiz-Cabello F, Garrido F (1991) Tumor aggressiveness and MHC class I and II antigens in laryngeal and breast cancer. Semin Cancer Biol 2: 47–54

Cortesina G, Sartoris A, Di Fortunato V, Cavallo GP, Morra B, Bussi M et al. (1984) Natural killer-mediated cytotoxicity in patients with laryngeal carcinoma. Ann Otol Rhinol Laryngol 93: 189–191

Cortesina G, Sacchi M, Bussi M, Panizzut B, Ferro S, Carlevato MT, Marchisio PC (1995) Integrin expression in head and neck cancers. Acta Otolaryngol 115: 328–330

Costa MJ (1996) MN and Ki67 (MIB 1) in uterine cervix carcinoma: novel biomarkers with divergent utility. Human Pathol 27: 217–219

Crissman JD, Fu YS (1986) Intraepithelial neoplasia of the larynx. A clinicopathologic study of six cases with DNA analysis. Arch Otolaryngol 112: 522–528

Crissman JD, Zarbo RJ (1991) Quantitation of DNA ploidy in squamous intraepithelial neoplasia of the laryngeal glottis. Arch Otolaryngol Head Neck Surg 117: 182–188

Dabelsteen E, Clausen H, Mandel U (1991) Aberrant glycosylation in oral malignant and premalignant lesions. Oral Pathol Med 20: 361–368

Danielson JR, Franklin WA (1984) Characterization of antibody-forming cells adjacent to laryngeal carcinoma. Arch Otolaryngol 110: 327–328

Dawson DE, Everts ECE, Vetto RM, Burger DR (1985) Assessment of immunocompetent cells in patients with head and neck squamous cell carcinoma. Ann Otol Rhinol Laryngol 94: 342–345

DeLellis RA (1995) Does the evaluation of proliferative activity predict malignancy of prognosis in endocrine tumors? Hum Pathol 26: 131–133

Denaro A, Caruso R, Rossi M, D'Arrigo C, Malaponte G, Mazzarino MC, Cutrona D (1985) Circulating immunocomplexes and laryngeal carcinoma. Arch Otolaryngol 111: 595–597

Denhart BC, Guidi AJ, Tognazzi K, Dvorak HF, Brown LF (1997) Vascular permeability factor/vascular endothelial growth factor and its receptors in oral and laryngeal squamous cell carcinoma and dysplasia. Lab Invest 77: 659–664

Dietz L, Steinhart H, Kleinsasser O (1997) Apoptosis and proliferation in squamous cell carcinoma of the larynx. In: Kleinsasser O, Glanz H, Oloffson J (eds) Advances in Laryngology in Europe. Elsevier, Amsterdam Lausanne New York Oxford Shannon Tokyo, pp 192–195

Dolcetti R, Pelucci S, Maestro R, Rizzo S, Pastore A, Boiocchi M (1991) Proto-oncogene allelic variations in human squamous cell carcinomas of the larynx. Eur Arch Otorhinolaryngol 248: 279–285

Donat TL, Sakr W, Pienta KJ (1995) Nuclear morphometry for predicting cervical metastatic potential in laryngeal squamous cell carcinoma. Int J Oncol 7: 673–677

Dreyer T, Popella C, Hinrichs B, Bohle RM, Pohlmann U, Schulz A, Glanz H (1995) Grading of precancerous laryngeal lesions by multiparameter image analysis at separate epithelial layers. J Pathol 177: 385–393

Dreyer T, Strassburg T, Hinrichs B, Pabst W, Wagner Y et al. (1997) Image analysis for a better distinction between benign laryngeal mucosa and carcinomas. In: Kleinsasser O, Glanz H, Oloffson J (eds) Advances in laryngology in Europe. Elsevier, Amsterdam Lausanne New York Oxford Shanon Tokyo, pp 99–102

Eckel HE, Sittel C, Walger M, Sprinzl GM, Koebke J (1993) Plastination: a new approach to morphological research and instruction with excised larynges. Ann Otol Rhinol Laryngol 102: 660–665

El-Naggar AK, Lopez-Varela V, Luna MA, Weber R, Batsakis JG (1992) Intratumoral DNA content heterogeneity in laryngeal squamous cell carcinoma. Arch Otolaryngol Head Neck Surg 118: 169–173

Elö J (1983) Die Bedeutung des Malignitätsgrades und der Proliferationsaktivität des Larynxkarzinoms für regionäre Lymphknotenmetastasen. Laryngol Rhinol Otol 62: 244–245

Elö J (1992) Relationship between "dynamic histology" and metastases of laryngeal tumors. Acta Otolaryngol Stockh 112: 383–386

Esteban F, Concha A, Huelin C, Perez-Ayala M, Pedrinaci S, Ruiz-Cabello F, Garrido F (1989) Histocompatibility antigens in primary and metastatic squamous cell carcinoma of the larynx. Int J Cancer 43: 436–442

Esteban F, Concha A, Delgado M, Perez-Ayala M, Ruiz-Cabello F, Garrido F (1990) Lack of MHC class I antigens and tumour aggressiveness of the squamous cell carcinoma of the larynx. Br J Cancer 62: 1047–1051

Evans AW, Johnson NW, Butcher RG (1983) A quantitative histochemical study of glucose-6-phosphate dehydrogenase activity in premalignant and malignant lesions of human oral mucosa. Histochem J 15: 483–489

Eveson JW (1981) Animal models of intra-oral chemical carcinogenesis: a review. J Oral Pathol 10: 129–146

Felix H, Tchao R, Schleich A, Hoffmann V (1982) Interactions of tumor cells with human amnion membrane: a model for studying tumor invasion in vitro. Scan Electron Microsc 2: 741–749

Fernandez-Nogueras-Jimenez FJ, Sanchez-Cantalejo E, Esquivias-Lopez-Cuervo JJ (1993) Prognostic value of the degree of differentation and the peri-tumor lymphoid infiltration in epidermoid carcinoma of the larynx. Acta Otorhinolaringol Esp 44: 1–5

Ferrandina G, Scambia G, Benedetti-Panici P, Almadori G, Paludetti G, Cadoni G et al. (1992) Cathepsin D in primary squamous laryngeal tumors: correlation with clinico-pathological parameters and receptor status. Cancer Lett 67: 133–138

Fiorella R, Assennato G, DiNicola V, Troia M, Colucci GA, Resta L (1991) Multivariate analysis of metastasis risk in laryngeal carcinoma. II. Immune response. Boll Soc Ital Biol Sper 67: 199–205

Fiorella R, Di Nicola V, Resta L (1992) The reliability of biopsy determined grading in laryngeal squamous cell carcinoma. Acta Otolaryngol Ital 12: 119–125

Fletcher GH, Old JW, Loquvam GS (1954) A topographic approach to the roentgenologic and pathologic examination of the laryngopharyngeal tumours. Radiology 63: 361–380

Frable WJ, Frable MA (1968) Cytologic diagnosis of carcinoma of the larynx by direct smear. Acta Cytol (Baltimore) 12: 318–324

Fracchiolla NS, Pignataro L, Capaccio P, Trecca D, Boletini A, Ottaviani et al. (1995) Multiple genetic lesions in laryngeal squamous cell carcinomas. Cancer 75: 1292–1301

Fracchiolla NS, Pruneri G, Pignataro L, Carboni N, Capaccio P, Boletini A et al. (1997) Molecular and immunohistochemical analysis of the bcl-1/cyclin D1 gene in laryngeal squamous cell carcinoma: correlation of protein expression with lymph node metastases and advanced clinical stage. Cancer 79: 1114–21

Franklin CD, Gohari K, Smith CJ, White FH (1980) Quantitative evaluation of normal hyperplastic, and premalignant epithelium by stereological methods. In: Mackenzie IC, Dabelstein E, Squier CA (eds) Oral premalignancy. University of Iowa Press, p 243

Franz B, Neumann OG (1978) Leukoplakien des Kehlkopfes. Histologisch-zytologische Klassifizierung. Laryngol Rhinol Otol 57: 428–433

Friedman M, Grey P, Venkatesan TK, Bloch I, Chawla P, Calderelli P et al. (1997) Prognostic significance of Bcl-2 expression in localized squamous cell carcinoma of the head and neck. Ann Otol Rhinol Laryngol 106: 445–450

Friedrich RE, Bartel-Friedrich S, Plambeck K, Bahlo M, Klapdor R (1977) p53 auto-antibodies in the sera of patients with oral squamous cell carcinoma. Anticancer Res 17: 3183–3184

Frühwald H (1979) Zum Wert der Larynxzytologie als Screening-Untersuchung. Laryngol Rhinol Otol 58: 698–699

Fujimoto W, Nakanishi G, Arata J, Jetten AM (1997) Differential expression of human cornifin alpha and beta in squamous differentiating epithelial tissues and several skin lesions. J Invest Dermatol 108: 200–204

Gale N, Zidar N, Kambic V, Poljak M, Cor A (1997) Epidermal growth factor receptor, c-erbB-2 and p53 overexpressions in epithelial hyperplastic lesions of the larynx. Acta Otolaryngol 527: 105–110

Gallina E, Gallo O, Galeotti T, Bottai GV, Passaleva A (1989) Immunoglubin-forming cells in the inflammatory infiltrate of squamous cell carcinoma of the larynx. Perspect Ent Immunol 3: 190–198

Gallo O, Libonati GA, Gallina E, Fini-Storchi O, Gainnini A, Urso C, Bondi R (1991) Langerhans cells related to prognosis in patients with laryngeal carcinoma. Arch Otolaryngol Head Neck Surg 117: 1007–1010

Gallo O, Franchi A, Chiarelli I, Porfirio B, Grande A, Simonetti L et al. (1997) Potential biomarkers in predicting progression of epithelial hyperplastic lesions of the larynx. Acta Otolaryngol Suppl 527: 30–38

Gandour-Edwards RF, Donald PJ, Yu TL, Howard RR, Teplitz RL (1994) DNA content of head and neck squamous carcinoma by flow and image cytometry. Arch Otolaryngol Head Neck Surg 120: 294–297

Gardner AF (1965) The use of acid phosphatase localization as a differential staining technique for keratin. Oral Surg Oral Med Oral Pathol 20: 218–225

Geelen CP, Hordijk GJ, Ravasz LA, Terhaard CH (1995) Degree of tumour differentiation as a factor in advanced laryngeal carcinoma. Acta Otorhinolaryngol Belg 49: 1–4

Giarelli L, Silvester F, Antonutto G, Stanta G (1977) Observation of the pathologist on precancerous lesions of the larynx. Integrated with histological data and quantitative analysis of nuclear DNA-content. Acta Otolaryngol 344: 7–18

Gierek T, Lisiewicz J, Moszczynski P, Pilch J, Namyslowski G (1985) Enzymatic deficiencies of the immune system cells in patients with cancer of the larynx and other malignancies. Auris Nasus Larynx (Tokio) 12: 47–51

Glanz HK (1981) Die prognostische Bedeutung des histologischen Grading von Stimmlippenkarzinomen. Arch Otorhinolaryngol 231: 745–746

Glanz HK (1984) Carcinoma of the larynx; growth, p-classification and grading of squamous cell carcinoma of the vocal cords. Adv Otorhinolaryngol 32: 1–123

Golabek W, Szyszko J (1984) Lactate dehydrogenase activity in laryngeal carcinoma and surrounding mucosa. Clin Otolaryngol 9: 9–13

Goldman JL, Cheren RV, Zak FG, Gunsberg MJ (1966) Histopathology of larynges and radical neck specimens. Ann Otol Rhinol Laryngol 75: 313–335

Golusinski W, Oloffson J, Szmeja Z, Szyfter K, Szyfter W, Biszysko W, Hemminki K (1997) Alteration of p53 gene structure and function in laryngeal squamous cell cancer. Eur Arch Otorhinolaryngol 1: 133–137

Gorgoulis V, Rassidakis G, Kameris A, Giatromanolaki A, Barbatis C, Kittas C (1994) Expression of p53 protein in laryngeal squamous cell carcinoma and dysplasia possible correlation with human papillomavirus infection and clinicopathological findings. Virchows Arch 425: 481–489

Gorgoulis V, Zoumpourlis V, Rassidakis G, Kameris A, Barbatis C, Spandidos DA, Kittas C (1995) Molecular analysis of p53 gene in larygeal premalignant and malignant lesions p53 protein immunohistochemical expression is positively related to proliferating cell nuclear antigen labelling index. Virchows Arch 426: 339–344

Gregg CM, Beals TE, McClatchy KM, Fisher SG, Wolf GT (1993) DNA content and tumor response to induction chemotherapy in patients with advanced laryngeal squamous cell carcinoma. Otolaryngol Head Neck Surg 108: 731–737

Gröntoft O, Hellquist A, Olofsson J, Nordström L (1978) The DNA content and nuclear size in normal, dysplastic and carcinomatous laryngeal epithelium. Acta Otolaryngol (Stockh) 86: 473–479

Grundmann E (1973) Die Bedeutung der präkanzerösen Zell- und Gewebsveränderungen in Experiment und Klinik. Arch Otorhinolaryngol 205: 55–67

Guo YC, DeSanto L, Osetinsky GV (1989) Prognostic implications of nuclear DNA content in head and neck cancer. Otolaryngol Head Neck Surg 100: 95–98

Guzman RB de, Martorell MA, Basterra J, Armengot M, Montoro A, Montoro J (1993) Analysis of DNA content in supraglottic epidermoid carcinoma. Otolaryngol Head Neck Surg 108: 706–710

Hagedorn H, Schreiner M, Wiest I, Tübel J, Schleicher ED, Nerlich A (1988) Detective basement membrane in laryngeal carcinomas with heterogeneous loss of distinct components. Hum Pathol 29: 447–454

Hagedorn H, Schreiner M, Wiest I, Nerlich A (1994) Immunohistochemical analysis of the basement membrane expression in laryngeal carcinoma. Laryngorhinootologie 73: 637–641

Hamburger AW, Salmon SE (1977) Primary bioassay of human tumor stem cells. Science 197: 461–463

Hansemann D (1890) Über asymmetrische Zellteilung in Epithelkrebsen und deren biologische Bedeutung. Virchows Arch (A) 119: 299–326

Hanson J, Bruchmüller W (1983) Rasterelektronenmikroskopische Schleimhautstudien an Larynx-Präkanzerosen. HNO 31: 359–365

Harabuchi Y, Yamanaka N, Kataura A (1985) Identification of lymphocyte subsets and natural killer cells in head and neck cancers. Arch Otorhinolaryngol 242: 89–97

Harrison DFN (1979) Intrinsic weakness of the TNM system for classification of laryngeal cancer. ORL J Otorhinolaryngol Relat Spec 41: 241–251

Hellquist HB (1997) Apoptosis in epithelial hyperplastic laryngeal lesions. Acta Otolaryngol 527: 25–29

Hellquist HB, Olofsson J (1981) Photometric evaluation of laryngeal epithelium exhibiting hyperplasia, keratosis and moderate dysplasia. Acta Otolaryngol (Stockh) 92: 157–165

Hellquist HB, Olofsson J (1988) Expression of low molecular weight cytokeratin proteins in laryngeal dysplasia. APMIS 96: 971–978

Hemmer J, Prinz W (1997) Comparison of DNA flow cytometry and fluorescence in situ hybridization with a set of 10 chromosome-specific DNA probes in four head and neck carcinomas. Cancer Genet Cytogenet 97: 35–38

Hemmer J, Thein T, Van Heerden WF (1997) The value of DNA flow cytometry in predicting the development of lymph node metastasis and survival in patients with locally recurrent oral squamous cell carcinoma. Cancer 79: 2309–2313

Herrmann JF, Schauer A, Finsterer H (1973) Zur Erkennung präneoplastischer Veränderungen am Larynx. (Recognising premalignant changes in the larynx). Laryngol Rhinol Otol 52: 655–660

Heyden G (1974) Histochemical investigation of malignant cells. Histochemistry 39: 327–334
Heyden G, Arwill T, Högberg M (1974) A new routine in histopathology. Br J Dermatol 90: 579–582
Hill MW (1980) Cell kinetics in premalignancy. In: Mackenzie IC, Dabelstein E, Squier CA (eds) Oral premalignancy. University of Iowa, Iowa Press, pp 191–212
Hirabayashi H, Koshii K, Uno K, Ohgaki H, Nakasone Y et al. (1991) Extracapsular spread of squamous cell carcinoma in neck lymph nodes as prognostic factor of laryngeal cancer. Laryngoscope 101: 502–506
Hirsch SM, DuCanto J, Caldarelli DD, Hutchinson JC jr, Coon JS (1992) Nucleolar organizer regions in squamous cell carcinoma of the head and neck. Laryngoscope 102: 39–44
Hirvikoski P, Kumpulainen E, Virtaniemi J, Johansson R, Haapasalo H, Marin S et al. (1997) p53 expression and cell proliferation as prognostic factors in laryngeal squamous cell carcinoma. J Clin Oncol 15: 3111–3120
Hörmann K, Donath K (1986) Mechanismen der Tumorinvasion in das Kehlkopfgerüst. Eine Studie an nicht entkalkten Dünnschliffen. Laryngol Rhinol Otol 65: 297–302
Holinger LD, Miller AW (1982) A specimen mount for small laryngeal biopsies. Laryngoscope 92: 524–526
Holm LE (1982) Cellular DNA amounts of squamous cell carcinomas of the head and neck region in relation to prognosis. Laryngoscope 92: 1064–1069
Holm LE, Jakobsson P, Killander D, Silfverswärd C, Wersäll J (1980) DNA and its synthesis in individual tumor cells from human upper respiratory tract squamous cell carcinomas. Laryngoscope 90: 1209–1212
Holmstrup P, Dabelsteen E, Roed-Petersen B (1981) Oral leukoplakia transplanted to nude mice. Scand J Dent Res 89: 275–282
Hume WJ (1981) A theoretical consideration of some biological parameters involved in cell kinetic investigations of oral leukoplakia and abnormal states in stratified squamous epithelium. J Oral Pathol 10: 375–385
Hume WJ, Potten CS (1979) Advances in epithelial kinetics: an oral view. J Oral Pathol 8: 3–22
Ispizua A, Baroja A, de la Hoz C (1994) Correlation of DNA content of laryngeal epithelial lesions to degree of malignancy. J Clin Oncol 12: 1600–1606
Jakobsson PA, Eneroth CM, Killander D et al. (1973) Histological classification and grading of malignancy in cancer of the larynx. Acta Radiol Oncol 12: 1–8
Janek R, Kruk-Zagajewska A, Zeromski J (1994) Extracellular matrix proteins expression and incidence of tumor infiltrating cells in laryngeal carcinoma. Pol J Pathol 45: 179–186
Jares P, Fernandez PL, Nadal A, Cazorla M, Hernandez L, Pinyol M et al. (1997) p16MTS1/CDK41 mutations and concomitant loss of heterozygosity at 9p21-23 are frequent events in squamous cell carcinoma of the larynx. Oncogene 15: 1445–1453
Johns ME, Mills SE (1983) Cloning efficiency. A possible prognostic indicator in squamous cell carcinoma of the head and neck. Cancer 52: 1401–1404
Johnson NW, Evans AW, Morgan PR, Butcher RG (1980) Biochemical and histochemical changes in oral premalignancy. In: Mackenzie IC, Dabelstein E, Squier CA (eds) Oral premalignancy. University of Iowa, Iowa Press, pp 312–334
Jones J, Watt FM, Speight PM (1997) Changes in the expression of α_v integrins in oral squamous cell carcinomas. J Oral Pathol Med 26: 63–68
Kambic V, Gale N, Fischinger J (1994) Local immune response in hyperplastic lesions of the larynx. ORL J Otorhinolaryngol Relat Spec 56: 217–223
Kannan S, Tahara H, Yokozaki H, Mathew B, Nalinakumari KR, Nair MK, Tahara E (1997) Telomerase activity in premalignant and malignant lesions of human oral mucosa. Cancer Epidemiol Biomarkers Prev 6: 413–420
Kashima HK (1976) The characteristics of laryngeal cancer correlating with cervical lymph node metastasis. In: Alberti PW, Bryce DP (eds) Centennial Conference on Laryngeal Cancer. Appleton-Century-Crofts, New York, pp 855–864
Kaur J, Srivastava A, Ralhan R (1997) Serum p53 antibodies in patients with oral lesions: correlation with p53/HSP70 complexes. Int J Cancer 74: 609–613
Kernan JD (1950) The pathology of carcinoma of the larynx studied in serial sections. Trans Am Acad Ophthalmol Otolaryngol 55: 10–21

Kiaris H, Spanakis N, Ergazaki M, Sourvinos G, Spandidos DA (1995) Loss of heterozygosity at 9p and human laryngeal tumors. Cancer Lett 97: 129–134

Kleinsasser O (1967) Wachstumsformen der Kehlkopfeingangscarcinome und Indikation zur Teilresektion. Wiss Z Karl-Marx-Univ (Lpz.) 16: 723–725

Kleinsasser O (1991) Mikrolaryngoskopie und endolaryngeale Mikrochirurgie, 3. Aufl. Schattauer, Stuttgart

Kleinsasser O (1992) Revision of classification of laryngeal cancer, is it long overdue? (Proposals for an improved TN-Classification. J Laryngol Otol 106: 197–204

Klijanienko J, El-Naggar K, Braud F de, Rodriguez-Peralto L, Rodriguez R, Itzhaki M et al. (1995) Tumor vascularization, mitotic index, histopathologic grade, and DNA ploidy in the assessment of 114 head and neck, squamous cell carcinomas. Cancer 75: 1649–1656

Knerer B, Martinek H, Formanek M, Schickinger B, Temmel A, Kornfehl J (1997) Expression of KGF- and KGF-receptor subtypes in squamous cell carcinomas of the head and neck. In: Kleinsasser O, Glanz H, Oloffson J (eds) Advances in Laryngology in Europe. Elsevier, Amsterdam Lausanne New York Oxford Shannon Tokyo, pp 227–231

Knobber D (1994) The basement membrane in diseases of the vocal cords: electron microscopy and immunomorphologic. Laryngorhinootologie 73: 642–646

Kowalski LP, Franco EL, De-Andrade-Sobinho J (1991) Prognostic factors in laryngeal cancer patients submitted to surgical treatment. J Surg Oncol 48: 87–95

Kowalski LP, Franco EL, De-Andrade-Sobinho J (1995) Factors influencing regional lymph node metastasis from laryngeal carcinoma. Ann Otol, Rhinol Laryngol 104: 442–447

Kramer IRH (1969) Precancerous conditions of the oral mucosa. Ann R Coll Surg Engl 45: 340–356

Kramer IRH (1980) Oral leukoplakia. J R Soc Med 73: 765–767

Kramer IRH, Lucas RB, El-Labban N, Lister L (1970a) A computer-aided study on the tissue changes in oral keratoses and lichen planus and an analysis of case groupings by subjective and objective criteria. Br J Cancer 24: 407–424

Kramer IRH, Lucas RB, El-Labban N, Lister L (1970b) The use of discriminant analysis for examining the histological features of oral keratoses and lichen planus. Br J Cancer 24: 673–683

Kushner J, Bradley G, Jordan RC (1997) Patterns of p53 and Ki67 protein expression in epithelial dysplasia from the floor of the mouth. J Pathol 183: 418–423

Lafuente A, Pujol F, Carretero P, Villa JP, Cuchi A (1993) Human glutathione S-transferase mu (GST mu) deficiency as a marker for the susceptibility to bladder and larynx cancer among smokers. Cancer Lett 68: 49–54

Lavieille JP, Brambilla E, Riva-Lavieille C, Reyt E, Charachon R, Brambilla C (1995) Immunohistochemical detection of p53 protein in prenoplastic lesions and squamous cell carcinoma of the head and neck. Acta Otolaryngol 115: 334–339

Lee CS, Redshaw A, Boag G (1997) Epidermal growth factor receptor immunoreactivity in human laryngeal squamous cell carcinoma. Pathology 29: 251–254

Leroux-Robert J (1936) Les épithéliomas intralaryngés. Formes anatomo-cliniques. Voies d'extension. Thèse pour le doctorat en médicine. Gaston Doin & Cie, Paris

Li TJ, Hirayama Y, Kitano M (1997) Glutathione S-transferase pi-class as a tumour marker in lingual preneoplastic and neoplastic lesions of rats and humans. Virchows Arch 431: 37–43

Liotta LA, Tryggvason K, Garbisa S, Hart I, Foltz CM, Shafie S (1980) Metastatic potential correlates with enzymatic degradation on basement membrane collagen. Nature 284: 67–68

Liotta LA, Rao CN, Barsky SH (1983) Tumor invasion and the extracellular matrix. Lab Invest 49: 636–649

Liu S, Lin D, Hong B, Huang G (1994) Amplification of C-myc oncogene in squamous cell carcinoma of the larynx. Hua Si I Ko Ta Hsueh Pao 25: 41–44

Löbe L-P, Quade R (1982) Histopathologisches Grading von Karzinomen des HNO-Gebietes. Laryngol Rhinol Otol 61: 171–173

Lopez-Nevot MA, Esteban F, Ferron A, Gutierrez J, Oliva MR, Romero C et al. (1989) HLA class I gene expression on human primary tumours and autologous metastases: Demonstration of selective losses of HLA antigens on colorectal, gastric and laryngeal carcinomas. Br J Cancer 59: 221–226

Lorz M, Meyer-Breiting E (1988) Determination of cell proliferation using monoclonal antibodies. Studies of 21 squamous cell carcinomas of the head and neck area. Laryngol Rhinol Otol 67: 539–542

Lotan R (1997) Roles of retinoids and their nuclear receptors in the development and prevention of upper aerodigestive tract cancers. Environ Health Perspect 4: 985–988

Lundgren J, Olofsson J, Hellquist HB, Straudh HJ (1981) Exfoliative cytology in laryngology: Comparison of cytologic and histologic diagnoses in 350 microlaryngoscopic examinations – a prospective study. Cancer 47: 1336–1343

Lundgren J, Olofsson J, Hellquist H, Gröntoft L (1983) Scanning electron microscopy of vocal cord hyperplasia, keratosis, papillomatosis, dysplasia and carcinoma. Acta Otolaryngol (Stockh) 96: 315–327

Magnusson BC, Heyden G, Svensson SE (1974) Histochemical observations on 5′-nucleotidase activity in squamous cell carcinomas of the rat. Histochemistry 42: 1–8

Mahmood JU, Suzuki K, Nomura T, Shingaki S, Nakajima T (1995) The implication of DNA content and S-phase fraction in oral carcinomas with and without metastasis. J Oral Maxillofac Surg 24: 427–432

Maiorano E, Botticella MA, Marzullo A, Resta L (1997) Expression of ER-D5 in laryngeal carcinoma and premalignant epithelium. Acta Otolaryngol Suppl 527: 95–99

Makimoto K, Tamada A, Kishimoto S, Kanoh N, Hoshino T (1983) Observations on immunologic parameters in laryngeal cancer patients. Arch Otorhinolaryngol 238: 241–250

Mallofre C, Cardesa A, Campo E, Condom E, Palacin A, Garin-Chesa P, Traserra J (1993) Expression of cytokeratins in squamous cell carcinomas of the larynx: Immunohistochemical analysis and correlation with prognostic factors. Pathol Res Pract 189: 275–282

Malusardi G, Oldini C, Leopardi I (1992) The quantitative study of nucleolar organizers (AgNOR) in the diagnosis of laryngeal dysplasias and in the assessment of the prognosis in invasive carcinoma. Acta Otorhinolaryngol Ital 12: 3–12

Mamelle G, Pampurik J, Luboinski B, Lancar R, Lusinchi A, Bosq J (1994) Lymph node prognostic factors in head and neck squamous cell carcinomas. Am J Surg 168: 494–498

DiMarco E, Albanese E, Benso S, Beatrice F, Canceddda R, Toma S (1992) Expression of epidermal growth factor receptor and transforming growth factor alpha in human larynx carcinoma. Cancer Lett 65: 189–199

Marsigliante S, Leo G, Resta L, Storelli C (1992) Steroid receptor status in malignant and non-malignant larynx. Ann Oncol 3: 387–392

Marsigliante S, Resta L, Leo G, Mazzotta D, d'Amore R, Biscozzo L, Storelli C (1993) Expression of cathepsin D in malignant and in the corresponding non-malignant node-negative laryngeal. Cancer Lett 68: 135–142

Marsigliante S, Biscozzo L, Resta L, Leo G, Mottaghi A, Maiorano E et al. (1994) Immunohistochemical and immunoradiometric evaluations of total cathepsin D in human larynx. Eur J Cancer Part B Oral Oncol 30: 51–55

Mattijssen V, Peters HM, Schalkwijk L, Mann JJ, T'Hof Grootenboer B van, Mulder PH de, Ruiter DJ (1993) E-cadherin expression in head and neck squamous cell carcinoma is associated with clinical outcome. Int J Cancer 55: 580–585

Mattox DE, Hoff DD von (1980) In vitro stem cell assay in head and neck squamous carcinoma. Am J Surg 140: 527–530

Matturri L, Biondo B, Tymplenizza P, Ottaviani A, Lavezzi AM (1997) DNA content and thymidine labeling index correlate with prognosis in squamous cell carcinoma of the larynx. Cancer Detect Prev 21: 319–325

Mauri FA, Ferrero S, Barbareschi M, Scampini S, Muscara M, Motta M, Pignataro L (1990) AgNOR distribution in normal and dysplastic laryngeal mucosa and in laryngeal epidermoid carcinomas. Pathologica 82: 493–497

Maurizi M, Scambia G, Benedetti-Panici P, Ferrandina G, Almadori G, Paludetti G et al. (1992) EGF receptor expression in primary laryngeal cancer: correlation with clinico-pathological features and prognostic significance. Int J Cancer 52: 862–866

Maurizi M, Cadoni G, Galli J, Ottaviani F, Paludetti G, Almadori G (1997) Prognostic significance of EGFR, cyclin D1 gene and cathepsin D in primary laryngeal squamous cell carcinoma (SCC). In: Kleinsasser O, Glanz H, Oloffson J (eds) Advances in Laryngology in Europe. Elsevier, Amsterdam Lausanne New York Oxford Shannon Tokyo, pp 186–191

Maxeiner H, Dietz W (1986) Anleitung für eine vollständige Kehlkopfpräparation. Z Rechtsmedizin J Legal Med 96: 11–16

McComb WS, Fletcher GH, Galager HS, Healy JE, Lehmann OH (1967) Larynx. In: McComb WS, Fletcher GH (eds) Cancer of the head and neck. Williams u. Wilkins, Baltimore

McGavran MH, Bauer WC, Ogura JH (1961) The incidence of cervical lymph node metastases from epidermoid carcinoma of the larynx and their relationship to certain characteristics of the primary tumor. Cancer 14: 55–66

McGregor F, Wagner E, Felix D, Soutar D, Parkinson K, Harrison PR (1997) Inappropriate retinoic acid receptor-beta expression in oral dysplasias: correlation with acquisition of the immortal phenotype. Cancer Res 57: 3886–3889

Meister EF (1992) Cytodiagnosis in chronic laryngitis. Laryngorhinootologie 71: 198–203

Meyer-Breiting E, Burkhardt A (1988) Tumours of the larynx, Histopathology and clinical inference. Springer, Berlin Heidelberg New York

Meyer-Breiting E, Halbsguth A, Opritoiu G (1982) Die Bedeutung der Computertomographie für Diagnostik und Therapieplanung fortgeschrittener Kehlkopfkarzinome. Arch Otorhinolaryngol 235: 689–693

Meyer-Breiting E, Weith E (1982) A whole-organ serial-sectioning technique for histologique examination of laryngeal specimen. Arch Otorhinolaryngol 237: 7–15

Michaels L, Gregor RT (1980) Examination of the larynx in the histopathology laboratory. J Clin Pathol 33: 705–710

Mittermayer C, Härle F, Hagedorn M (1981) Versuche einer Objektivierung und Validierung der oralen Leukoplakie. In: Peters J, Müller R (eds) Präkanzerosen und Papillomatosen der Haut. Springer, Berlin Heidelberg New York

Miyaguchi M, Oloffson J, Hellquist HB (1991a) Expression of epidermal growth factor receptor in glottic carcinoma and its relation to recurrence after radiotherapy. Clin Otolaryngol 16: 466–469

Miyaguchi M, Oloffson J, Hellquist HB (1991b) Immunohistochemical study of epidermal growth factor receptor in severe dysplasia and carcinoma in situ of the vocal cords. Acta Otolaryngol 111: 149–152

Miura K, Suzuki S, Tanita J, Shinkawa H, Satoh K, Tsuchida A (1997) Correlated expression of glutathione S-transferase-pi and -Jun or other oncogene products in human squamous cell carcinomas of the head and neck: relevance to relapse after radiation therapy. Jpn J Cancer Res 88: 143–151

Mochon A, Esteban F, Concha A, Ciges M (1997) Expression of proto-oncogene bsl-2 in squamous cell carcinoma of the larynx. Acta Otorhinolaringol Esp 48: 15–20

Moro L, Colombi M, Molinari-Tosatti MP, Barlati S (1992) Study of fibronectin mRNA in human laryngeal and ectocervical carcinomas by in situ hybridization and image analysis. Int J Cancer 51: 692–697

Morra B, Beatrice F, Brussi M, Poggio E, Sartoris A, Cavallo GP et al. (1984) Evaluation of blocking mechanisms against immunological responses in patients with laryngeal carcinoma. Laryngoscope 94: 825–828

Morra B, Ferrero V, Bussi M, Pacchioni D, Cerrato M, Bussolati G (1991) Peri and intramural macrophage infiltration in laryngeal carcinoma. An immunohistochemical study. Acta Otolaryngol 11: 444–448

Moses RL, Flint PW, Paik CH, Zinreich SJ, Cummings CW (1995) Three-dimensional reconstruction of the feline larynx with serial histologic sections. Laryngoscope 105: 164–168

Mudamgha ZA, Rassam MB, al Salihi AR, al Sammeraie FT (1997) Alkaline phosphatase of cancerous larynx tissue in comparison with the placental enzyme. Biochemical and histochemical studies. Acta Oncol 36: 213–218

Münzel M, Meister P (1976) Subepitheliale Veränderungen bei der einfachen leukoplakischen Hyperplasie der Kehlkopfschleimhaut. Laryngol Rhinol Otol 55: 96–99

Mulder TP, Manni JJ, Roelofs HM, Peters WH, Wiersma A (1995) Glutathione S-transferases and glutathione in human head and neck cancer. Carcinogenesis 16: 619–624

Munck-Wikland E, Kuylenstierna R, Lindholm J, Auer G (1991) Image cytometry DNA analysis of dysplastic squamous epithelial lesions in the larynx. Anticancer Res 11: 597–600

Munck-Wikland E, Fernberg JO, Kuylenstierna R, Lindholm J, Auer G (1993) Proliferating cell nuclear antigen (PCNA) expression and nuclear DNA content in predicting recurrence after radiotherapy of early glottic cancer. Eur J Cancer B Oral Oncol 29 b: 75–79

Munck-Wikland E, Kuylenstierna R, Lindholm J, Auer G (1997) p53 immunostaining and image cytometry DNA analysis in precancerous and cancerous squamous epithelial lesions of the larynx. Head Neck 19: 107–115

Murakami Y, Saito Y (1990) Immunhistochemical interpretation of early epithelial disorders of pyriform sinus. Ann Otol Rhinol Laryngol 99: 782–788

Nadji M, Fresno M, Nassiri M, Conner G, Herrero A, Morales ZR (1996) Cathepsin D in host stromal cells, but not in tumor cells, is associated with aggressive behavior in node-negative breast cancer. Hum Pathol 27: 890–895

Nakashima T, Yano G, Hayashi I, Katsuta Y (1992a) Epithelial membrane antigen and S-100 protein-labeled cells in primary and metastatic laryngeal carcinomas. Head Neck 14: 445–451

Nakashima T, Nomura Y, Matsumara Y, Hayashi I (1992b) Expression of epithelial membrane antigen and secretory component in carcinomas of the laryngeal ventricle, epiglottis and vocal cord. Acta Otolaryngol 112: 890–898

Nakashima T, Yano G, Masuda A, Uemura T, Morita M (1994) Argyrophilic nucleolar organizer regions as a prognostic indicator of laryngeal carcinomas. Eur Arch Otorhinolaryngol 251: 76–79

Namyslowski G, Klimala J, Kokocinska D, Misiolek M (1997) Squamous cell carcinoma antigen levels in patients with different stages of laryngeal cancer. Eur Arch Otorhinolaryngol 1: 154–156

Nerlich A (1995) Morphologie von Basalmembran- und assoziierten Matrixproteinen in normalem und pathologischem Gewebe. Veröff Pathol, Bd 145. Fischer, Stuttgart New York

Nerlich A, Schreiner M, Hagedorn H, Wiest I, Schleicher E (1994) Significance of the basement membrane for growth of tumors-immunohistochemical aspects with special reference to tumors of the head/neck area. Laryngorhinootologie 73: 631–636

Neuchrist C, Quint CH, Pammer A, Burian M (1997) Immunohistochemical detection of vascular endothelial growth factor (VEGF) in squamous cell carcinomas of the larynx. In: Kleinsasser O, Glanz H, Oloffson J (eds) Advances in Laryngology in Europe. Elsevier, Amsterdam Lausanne New York Oxford Shannon Tokyo, pp 152–157

Nicolai P, Cappiello J, Peretti G, Antonelli AR, Parolini S, Rosa D et al. (1990) Distribution of laminin, type IV collagen and fibronectin in normal, dysplastic and neoplastic laryngeal tissue. Acta Otorhinolaryngol Ital 10: 139–149

Nielsen PA, Mandel U, Therkildsen MH, Ravn V, David L, Reis CA et al. (1997) Loss of a novel mucin-like epithelial glycoprotein in oral and cervical squamous cell carcinomas. Cancer Res 57: 634–640

Nishiya M (1992) Immunohistochemical study of dysplasia in squamous cell carcinoma of the larynx. Nippon Jibiinkoka Gakkai Kaiho 92: 78–87

Ogden GR, Chisholm DM, Morris AM, Stevenson JH (1997) Overexpression of p53 in normal oral mucosa of oral cancer patients does not necessarily predict further malignant disease. J Pathol 182: 180–184

Ohi K, Suzuki M, Koike S, Satake J, Matsu-Ura K, Takasaka T (1993) Expression of epidermal growth factor in squamous cell carcinoma of the head and neck. Nippon Jibiinkoka Gakkai Kaiho 96: 2039–2043

O'Malley BW jr, Cope KA, Johnson CS, Schwartz MR (1997) A new immunocompetent murine model for oral cancer. Arch Otolaryngol Head Neck Surg 123: 20–24

Okada K, Yasumura S, Muller-Fleckenstein I, Fleckenstein B, Talib S, Koldovsky U, Whiteside TL (1997) Interactions between autologous $CD4^+$ and $CD8^+$ T lymphocytes and human squamous cell carcinoma of the head and neck. Cell Immunol 177: 35–48

Olde-Kalter P, Lubsen H, Delemarre JFM, Alons CL, Veldhuizen RW, Meyer CJLM, Snow GB (1985) Quantitative morphometry of squamous cell hyperplasia of the larynx. J Clin Pathol 38: 489–495

Olde-Kalter P, Delemarre JFM, Alons CL (1986) The prognostic significance of morphometry for squamous cell hyperplasia of the laryngeal epithelium. Acta Otolaryngol 102: 124–130

Olofsson H, Nostrand AWP van (1973) Growth and spread of laryngeal carcinoma with reflections on the effect of preoperative irradiation. Acta Otolaryngol (Stockh) Suppl 308: 1–84

Ostwald J, Pracht O, Rhode E, Kramp B (1997) Are the products of CD44 exons v5 and v6 markers for metastasis of laryngeal carcinomas? Laryngorhinootologie 76: 295–299

Palmer DL (1978) Alcohol consumption and cellular immunocompetence. Laryngoscope 88 (Suppl 8): 13–17

Panayiotides J, Protopapa E, Delides GS (1993) Nuclear morphometry as a prognostic factor in laryngeal squamous cell carcinomas. Preliminary study. Zentralbl Pathol 139: 221–224

Papadimitrakopoulou V, Izzo J, Lippman SM, Lee JS, Fan YH, Clayman G et al. (1997) Frequent inactivation of p16INK4a in oral premalignant lesions. Oncogene 14: 1799–1803

Papenhausen PR, Kukwa A, Croft CB, Borowiecki B, Silver C, Emeson EE (1979) Cellular immunity in patients with epidermoid cancer of the head and neck. Laryngoscope 89: 538–549

Park WW (1980) The histology of borderline cancer with notes on prognosi. Springer, Berlin Heidelberg New York

Parks RR, Yan SD, Huang CC (1994) Tumor necrosis factor – alpha production in human head and neck squamous cell carcinoma. Laryngoscope 104: 860–864

Patt BS, Close LG, Vuitch F (1993) Prognostic significance of sinus histiocytosis in metastatic laryngeal cancer. Laryngoscope 103: 498–502

Pavelic ZP, Wang X, Li Y, Gleich L, Gluckman JL, Stambrook PJ (1997) Overexpression of glutathione S-transferase pi messenger RNA and its relationship to gene amplification in head and neck squamous cell carcinoma. Eur Arch Otorhinolaryngol 1: 144–146

Pera E, Moreno A, Galindo L (1986) Prognostic factors in laryngeal carcinoma: A multifactorial study of 416 cases. Cancer 58: 928–934

Perenyi J (1882) Über eine neue Erhärtungsflüssigkeit. Zool Anz 5: 459–460

Piffko J, Bankfalvi A (1997) Immunhistochemical expression of p53 protein in squamous epithelial carcinomas and normal and dysplastic epithelium of the mouth cavity. Mund-Kiefer-Gesichtschir 1: 104–107

Piffko J, Bànkfalvi A, Klauke K, Dreier R, Joos U, Böcker W, Schmid KW (1996) Unaltered strong immunohistochemical expression of CD 44-v6 and -v5 isoforms during development and progression of oral squamous cell carcinomas. J Oral Pathol Med 25: 502–506

Pignataro LD, Broich G, Lavezzi AM, Biondo B, Ottaviani F (1995) PCNA – a cell proliferation marker in vocal chord cancer. Part I: Premalignant laryngeal lesions. Anticancer Res 15: 1517–1520

Plath P, Gorba P, Lenart R, Wierich W (1992) Value of Papanicolaou exfoliative cytology in diagnosis of cancers of the upper aerodigestive tract. HNO 40: 140–143

Pohris E, Eichhorn T, Glanz H, Kleinsasser O (1987) Immunohistological reaction patterns of cervical lymph nodes in patients with laryngeal carcinomas. Arch Otorhinolaryngol 244: 278–283

Portugal LG, Goldenberg JD, Wenig BL, Ferrer KT, Nodzenski E, Sabnani JB et al. (1997) Human papillomavirus expression and p53 gene mutations in squamous cell carcinoma. Arch Otolaryngol Head Neck Surg 123: 1230–1234

Pradier R, Gonzales A, Matos E, Loria D, Adan R, Saco P, Califano L (1993) Prognostic factors in laryngeal carcinoma. Experience in 296 male patients. Cancer 71: 2471–2476

Pruneri G, Pignataro L, Carboni N, Luminari S, Capaccio P, Neri A, Buffa R (1997) MDM-2-oncoprotein overexpression in laryngeal squamous cell carcinoma: association with wild-type p53 accumulation. Mod Pathol 10: 785–792

Pulkkinen JO, Penttinen M, Jaikanen M, Klemi P, Grenman R (1997) Syndecan-1 a new prognostic marker in laryngeal cancer. Acta Otolaryngol Stockh 117: 312–315

Quade R, Löbe LP (1984) Prognostische Wirksamkeit einer histologisch-zytochemischen Malignitätsgraduierung beim Plattenepithelkarzinom des Kopf-Hals-Bereiches. Acta Histochem (Suppl) (Jena) 30: 81–87

Quak JJ, Balm AJM, Dongen GAMS van, Brakkee JGP, Scheper RJ, Shnow GB, Mejer CJLM (1990) A 22 kd surface antigen detected by monoclonal antibody E 48 is exclusively expressed in statified squamous and transitional epithelia. Am J Pathol 136: 191–197

Rabin BS, Johnson J, Claassen D (1984) Identification of subsets of lymphocytes infiltrating head and neck tumor tissue: A preliminary report. Laryngoscope 94: 688–690

Ramos DM, Chen B, Regezi J, Zardi L, Pytela R (1998) Tenascin-C matrix assembly in oral squamous cell carcinoma. Int J Cancer 75: 680–687

Ranken R, White CF, Gottfried TG, Yonkovich SJ, Blazek BE, Moss MS et al. (1987) Reactivity of monoclonal antibody 17. 13 with human squamous cell carcinoma and its application to tumor diagnosis. Cancer Res 47: 5684–5690

Rensburg EJ van, Heerden WF van, Raubenheimer EJ (1993) Langerhans cells and human papillomaviruses in oesophageal and laryngeal carcinomas. In Vivo 7: 229–232

Resnick JM, Uhlman D, Niehans GA, Gapany M, Adams G, Knapp D, Jaszcz W (1995) Cervical lymph node status and survival in laryngeal carcinoma prognostic factors. Ann Otol Rhinol Laryngol 104: 685–694

Resta L, Assennato G, Fiorella R, Russo S, Colucci GA, Di-Nicola V (1991) Multivariate analysis of metastasis risk in laryngeal carcinoma. I. Tumor factors. Boll Soc Ital Biol Sper 67: 191–198

Resta L, Colucci GA, Troia M, Russo S, Vacca E, Pesce-Delfino V (1992) Laryngeal intraepithelial neoplasia (LIN) An analytical morphometric approach. Pathol Res Pract 188: 517–523

Resta L, Fiorella R, Marsigliante S, Leo G, Di Nicola V, Marzullo A, Botticella MA (1994) The status of receptors in laryngeal carcinoma: a study of receptors for estrogen, progesterone, androgens and glucocorticoids. Acta Otorhinolaryngol 14: 385–392

Resta L, Marsigliante S, Leo G, Fiorella R, Di-Nicola V, Majorano E (1997) Molecular biopathology of metaplastic, dysplastic and neoplastic laryngeal epithelium. Acta Otolaryngol Suppl 527: 39–42

Richman IM, Gelfand M, Hill JM (1947) A method of decalcifying bone for histologic section. Arch Pathol Lab Med 44: 92–95

Rikimaru K, Tadokoro K, Yamamoto T, Enomoto S, Tsuchida N (1992) Gene amplification and overexpression of epidermal growth factor receptor in squamous cell carcinoma of the head and neck. Head Neck 14: 8–13

Robbins KT, Rosenberg W, Weiss B, Varki NM (1991) Growth characteristics of human laryngeal carcinoma in athymic mice. J Otolaryngol 20: 117–122

Roland NJ, Caslin AW, Bowie GL, Jones AS (1994) Has the cellular proliferation marker Ki67 any clinical relevance in squamous cell carcinoma of the head and neck? Clin Otolaryngol 19: 13–18

Rowley H, Jones AS, Field JK (1995) Chromosome 18: a possible site for a tumour suppressor gene deletion in squamous cell carcinoma of the head and neck. Clin Otolaryngol 20: 266–271

Rua S, Comino A, Fruttero A, Cera G, Semeria C, Lanzillotta L, Boffetta P (1991) Relationship between histologic features. DNA flow cytometry, and clinical behavior of squamous cell carcinomas of the larynx. Cancer 67: 141–149

Rumsby G, Carter RL, Gusterson BA (1990) Low incidence of ras oncogene activation in human squamous cell carcinomas. Br J Cancer 61: 365–368

Russo A, Bazan V, Gebbia N, Pizzolanti G, Tumminello FM, Dardanoni G et al. (1995) Flow cytometric DNA analysis and lysosomal cathepsin B and L in locally advanced laryngeal cancer: Relationship with clinicopathologic parameters and prognostic significance. Cancer 76: 1757–1764

Saito Y (1994) Immunhistological investigation of squamous metaplasia and expression of cytokeratin subclasses in laryngeal epithelial. Nippon Jibiinkoka Gakkai Kaiho 97: 1200–1206

Saito T, Mizuno S, Notani K, Fukuda H, Kobayashi I, Shindoh M, Kohgo T (1998) Flow cytometric analysis of cell cycle fractions in oral leukoplakia. Int J Oral Maxillofac Surg 27: 217–221

Saku T, Sato E (1983) Prediction of malignant change in oral precancerous lesions by DNA cytofluorometry. J Oral Pathol 12: 90–102

Sampedro A, Alvarez CA, Suarez C, Nistal AM (1994) Quantitative pathology of the intraepithelial laryngeal neoplasia. Otolaryngol Head Neck Surg 110: 185–194

Saranath D, Panchal RG, Nair R, Mehta AR, Sanghavi VD, Deo MG (1992) Amplification and overexpression of epidermal growth factor receptor gene in human oropharyngeal cancer. Eur J Cancer B Oral Oncol 28: 139–143

Sassler AM, McClatchey KD, Wolf GT, Fisher SG (1995) Eosinophilic infiltration in advanced laryngeal squamous cell carcinoma. Veterans Administration Laryngeal Cooperative Study Group. Laryngoscope 105: 413–416

Scambia G, Panici PB, Battaglia F, Ferrandina G, Almadori G, Paludetti G et al. (1991) Receptors for epidermal growth factor and steroid hormones in primary laryngeal tumors. Cancer 67: 1347–1351

Scambia G, Catozzi L, Benedetti-Panici P, Ferrandina G, Almadori G, Paludetti G et al. (1994) Expression of ras oncogene p21 protein in normal and neoplastic laryngeal tissues: correlation with histopathological featues and epidermal growth factor receptors. Br J Cancer 69: 995–999

Schauer A, Herrann J, Finsterer H (1973) Zytologische Untersuchungen zur Erkennung praeneoplastischer und neoplastischer Larynxveränderungen. Verh Dtsch Ges Pathol 57: 370–373

Schenk P (1980a) Langerhanszellen bei invasivem Larynxkarzinom. Laryngol Rhinol Otol 59: 232–237

Schenk P (1980b) Die Ultrastruktur der Dyskeratose bei invasivem Larynxkarzinom. Laryngol Rhinol Otol 59: 351–355

Schenk P (1981) Ultrastrukturelle Basallamina-Alterationen an der Tumor-Stromagrenze von invasiven Larynxkarzinomen. Laryngol Rhinol Otol 60: 573–576

Schenk P (1983) Ultrastrukturelle Alterationen des endoplasmatischen Retikulums in malignen Keratinozyten des Larynxkarzinoms. Laryngol Rhinol Otol 63: 535–539

Schenk P, Konrad K (1979) Zur Ultrastruktur der Tumor-Stromagrenze des invasiven Larynxkarzinoms. Laryngol Rhinol Otol 58: 575–582

Schiff LJ, Shugar MA (1984) Growth of human head and neck squamous cell carcinoma stem cells in agarose. Cancer 53: 286–290

Scholnick SB, Sun PC, Shaw ME, Haughey BH, El Mofty SK (1994) Frequent loss of heterozygosity for Rb, TP53, and chromosome arm 3p, but not NME1 in squamous cell carcinomas of the supraglottic larynx. Cancer 73: 2472–2480

Scragg MA, Johnson NW (1980) Epithelial cell kinetics: a review of methods of study and their application to oral mucosa in health and disease. J Oral Pathol 9: 309–341

Scragg MA, Johnson NW (1982) Epithelial cell kinetics. A review of methods of study and their application to oral mucosa in health and disease. J Oral Pathol 11: 102–137

Scully C (1981a) Serum beta 2 microglobulin in oral malignancy and premalignancy. J Oral Pathol 10: 354–357

Scully C (1981b) Serum alkaline desoxyribonuclease in oral cancer and premalignant lesions. Biomedicine 35: 179–180

Scully C (1982a) Thymidine kinase activity in oral squamous cell carcinoma. J Oral Pathol 11: 210–213

Scully C (1982b) Immunological abnormalities in oral carcinoma and oral keratosis. J Maxillofac Surg 10: 113–115

Scully C (1982c) The immunology of cancer of the head and neck with particular reference to oral cancer. Oral Surg Oral Med Oral Pathol 53: 157–169

Scully C (1983) Immunology and oral cancer. Br J Oral Surg 21: 136–146

Scully C, Burkhardt A (1993) Tissue markers of potentially malignant human oral epithelial lesions. J Oral Pathol Med 22: 256–265

Sen P (1993) Chromosome 9 anomalies as the primary clonal alteration in a case of squamous cell carcinoma of the epiglottis. Cancer Genet Cytogenet 66: 23–27

Shanmugaratnam K, Sobin LH (1991) Histological typing of tumours of the upper respiratory tract and ear. International histological classification of tumors, 2nd edn. Springer, Berlin Heidelberg New York Tokyo

Shklar G (1981) Modern studies and concepts of leukoplakia in the mouth. J Dermatol Surg Oncol 7: 996–1003

Shklar G, Eisenberg E, Flynn E (1979) Immunoenhancing agents and experimental leukoplakia and carcinoma of the hamster buccal pouch. Prog Exp Tumor Res 24: 269-282

Silverman NA, Alexander JC, Chretien P (1976) CEA levels in head and neck cancer. Cancer 37: 2204-2211

Sittel C, Eckel HE, Sprinzl GM, Stennert E (1996) Scheibenplastination des Kehlkopfs zur Histologie an Ganzorganschnitten. HNO 44: 370-375

Slootweg PJ (1996) Suppressor protein p53 and its occurrence in oral tumours. In: Seifert G (ed) Current Topics in Pathology, vol 30: Oral pathology. Actual diagnostic and prognostic aspects. Springer, Berlin Heidelberg New York Tokyo, pp 179-200

Smid L, Strojan P, Budihna M, Skrk J, Vrhovec I, Zargi M, Kos J (1997) Prognostic value of cathepsins B, D and steffins A and B in laryngeal carcinoma. Eur Arch Otorhinolaryngol 1: 150-153

Soder AL, Hopman AH, Ramaekers FC, Conradt C, Bosch FX (1995) Distinct nonrandom patterns of chromosomal aberrations in the progression of squamous cell carcinomas of the head and neck. Cancer Res 55: 5030-5037

Solano J, Esteban F, Delgado M, Gonzalez M, Zaragoza L (1997) Histopathological malignancy and prognosis of laryngeal cancer. Acta Otorinolaringol Esp 48: 375-382

Soldatenkov VA, Dritschilo A, Wang FH, Olah Z, Anderson WB, Kasid U (1997) Inhibition of Raf-1 protein kinase by antisense phosphorothioate oligodeoxyribonucleotide is associated with sensitization of human laryngeal squamous carcinoma cells to gamma radiation. Cancer J Sci Am 3: 13-20

Sorensen FB, Bennedbaek O, Pilgaard J, Spaun E (1989) Sterological estimation of nuclear volume and other quantitative histopathological parameters in the prognostic evaluation of supraglottic laryngeal squamous cell carcinoma. APMIS 97: 987-995

Sorensen DM, Lewark TM, Haney JL, Meyers AD, Krause G, Franklin WA (1997) Absence of p53 mutations in squamous carcinomas of the tongue in nonsmoking and nondrinking patients younger than 40 years. Arch Otolaryngol Head Neck Surg 123: 503-506

Stankiewicz C (1994) Prognostic significance of lymph node reactivity in patients with laryngeal carcinomas. Eur Arch Otorhinolaryngol 251: 418-422

Steinhart H, Dietz L (1997) Expression of matrix metalloproteinase in squamous cell carcinoma of the larynx related to metastasis. In: Kleinsasser O, Glanz H, Oloffson J (eds) Advances in Laryngology in Europe. Elsevier, Amsterdam Lausanne New York Oxford Shannon Tokyo, pp 172-176

Stell PM (1990) Prognosis in laryngeal carcinoma. Tumor factors. Clin Otolaryngol Allied Sci 15: 69-81

Stell PM (1991) Ploidy in head and neck cancer. A review and meta analysis. Clin Otolaryngol Allied Sci 16: 510-516

Stenersen TC, Dabelsteen E (1992) Changes in the glycosylation pattern of histo-blood group antigens in benign, premalignant and malignant laryngeal epithelial lesions. APMIS 27: 139-148

Stenersen TC, Farrants G, Reith A (1990) The selection of thin epithelial layers: a method for single cell preparations of very small biopsies from the vocal cords. Anal Cell Pathol 2: 253-258

Stenersen TC, Boysen M, Juhng S, Reith A (1992) Quantitative histopathological evaluation of vocal cord dysplasia with particular emphasis on nuclear orientation. Pathol Res Pract 188: 524-530

Stenersen TC, Danielsen H, Farrants G, Reith A (1994) Caveats in the use of archival cell material for DNA ploidy analysis by image cytometry. Anal Cell Pathol 7: 217-233

Stern SJ, Degawa M, Martin MV, Guengerich FP, Kaderlik RK, Ilett KF et al. (1993) Metabolic activation, DNA adducts and H-ras mutations in human neoplastic and non-neoplastic laryngeal. J Cell Biochem 17: 129-137

Stern Y, Aronson M, Shpilzer T, Nativ O, Medalia O, Segal K, Feinmesser R (1995) Significance of DNA ploidy in the treatment of T1 glottic carcinoma. Arch Otolaryngol Head Neck Surg 121: 1003-1005

Sugar J, Farago L (1966) Ultrastructure of laryngeal precanceroses. Acta Otolaryngol (Stockh) 62: 319-322

Sun PC, El-Mofty SK, Haughey BH, Scholnick SB (1995) Allelic loss in squamous cell carcinomas of the larynx: discordance between primary and metastatic tumors. Genes Chromosomes Cancer 14: 145–148

Suzuki M (1995) Immunohistochemical distribution of laminin in squamous cell carcinoma of the head and neck-correlations between laminin staining and clinical and histological features. Nippon Jibiinkoka Gakkai Kaiho 98: 216–225

Tabata M, Sugihara K, Yonezawa S, Yamashita S, Maruyama I (1997) An immunohistochemical study of thrombomodulin in oral squamous cell carcinoma and its association with invasive and metastasic potential. J Oral Pathol Med 26: 258–264

Takahashi H (1995) Immunohistochemical study of a new squamous cell carcinoma associated antibody (YM-antibody) prepared from cultured laryngeal carcinoma cells. Nippon Jibiinkoka Gakkai Kaiho

Tanita J (1992) Immunohistochemical detection of glutathione S-transferase (GST) -pi in head and neck carcinoma and its changes by radiotherapy. Nippon Jibiinkoka Gakkai Kaiho 95: 1421–1429

Tanita J, Tsuchida S, Hozawa J, Sato K (1993) Expression of glutathione S-transferase-pi in human squamous cell carcinomas of the pharynx and larynx. Loss after radiation therapy. Cancer 72: 569–576

Tantawy A, Younis L, Hamza M (1997) Cartilage invasion in cancer larynx: relationship to c-erb B-2 oncoprotein expression and clinicopathological parameters. In: Kleinsasser O, Glanz H, Oloffson J (eds) Advances in Laryngology in Europe. Elsevier, Amsterdam Lausanne New York Oxford Shannon Tokyo, pp 215–226

Taylor CR, Kledzig G (1981) Immunhistologic techniques in surgical pathology – a spectrum of "new" special stains. Hum Pathol 12: 590–596

Taylor SG, Safford PC (1982) Antigen specifity of squamous cancers of the head and neck based on tumor site using the slide leukocyte adherence inhibition assay. J Surg Oncol 20: 41–45

Tennvall J, Wennerberg J, Willen R, Ask A, Badetorp B, Ferno M (1993) T3N0 glottic carcinoma: DNA S-phase as a predictor of the outcome after radiotherapy. Acta Oto Laryngol 113: 220–224

Thompson AC, Bradley PJ, Griffin NR (1994) Tumor associated tissue eosinophilia and long-term prognosis for carcinoma of the larynx. Am J Surg 168: 469–471

Thorpe EJ, Bellomy BB, Sellers RF (1963) Ultrasonic decalcification of bone. J Bone Joint Surg 45A: 1257–1259

Thomsen J, Olsen J, Thomsen KA (1975) Exfoliative cytology in the diagnosis of laryngeal malignancy. J Laryngol Otol 89: 281–287

Thomsen J, Olsen J, Sorensen H (1976) Replica cytology in cancer of the larynx: an evaluation of a replica method in the diagnosis of laryngeal malignancy. J Otolaryngol 5: 403–409

Tomasino RM, Daniele E, Bazan V, Morello V, Tralongo V, Nuara R et al. (1995) Prognostic significance of cell kinetics in laryngeal squamous cell carcinoma: clinicopathological associations. Cancer Res 55: 6103–6108

Trell E, Bjorling G, Andreasson L, Korsgaard R, Mattiasson I (1981) Carcinoma of the oral cavity in relation to arylhydrocarbon-hydroxylase inducibility, smoking and dental status. Int J Oral Surg 10: 93–99

Truelson JM, Fisher SG, Beals TE, McClatchey KD, Wolf GT, Waun KH et al. (1992) DNA content and histologic growth pattern correlate with prognosis in patients with advanced squamous cell carcinoma of the larynx. Cancer 70: 56–62

Tsuruta Y, Matsunaga T, Miyahara H, Tanaka O, Kanata K, Ueda K (1991) Flow cytometric analysis of DNA content in paraffin-embedded tissue in head and neck cancer (the second report) – primary lesions of laryngeal cancer. Nippon Jibiinkoka Gakkai Kaiho 94: 34–40

Tucker GF (1961) A histological method for the study of the spread of carcinoma within the larynx. Ann Otol Rhinol Laryngol 70: 910–921

Tucker GF (1971) Human larynx coronal section atlas. Armed Forces Institute of Pathology, Washington DC

Uhlman DL, Adams G, Knapp D, Aeppli DM, Niehans G (1996) Immunohistochemical staining for markers of future neoplastic progression in the larynx. Cancer Res 56: 2199–2205

Underwood JCE (1974) Lymphoreticular infiltration in human tumours: prognostic and biological implications. Br J Cancer 30: 538–547
Verschuur HP, Rijksen G, Schipper-Kester GP, Slootweg PJ, Jordijk GJ, Staat GE (1993) Protein tyrosine kinase activity in laryngeal squamous cell carcinoma. Eur Arch Otorhinolaryngol 249: 466–469
Verschuur HP, Rijksen G, Oirschot BA van, Schipper Kester GP, Slootweg PJ, Staat GE, Hordijk GJ (1994) Protein tyrosine (de)phosphorylation in head and neck squamous cell carcinoma. Eur Arch Otorhinolaryngol 251: 12–16
Verschuur HP, Rijksen G, Slootweg PJ, Hordijk GJ (1995) Aberrant tyrosine phosphorylation in head and neck tumours and potentially premalignant tissues. Acta Otolaryngol 115: 326–327
Viac J, Guerin-Reverchon I, Chignol MC, Chardonnet Y (1989) Filaggrin expression in cutaneous and mucosal human papillomavirus induced lesions. Pathol Res Pract 185: 342–346
Visser R, Beek JM v.d, Havenith MG, Cleutjens JPM, Bosman FT (1985) Immunocytochemical detection of basement membrane antigens in the histopathological evaluation of laryngeal dysplasia and neoplasia. Histopathology 10: 171–180
Visser R, Van der Beek JMH, Havenith MG (1986) Immunocytochemical detection of basement membrane antigens in the histopathological evaluation of laryngeal dysplasia and neoplasia. Histopathology 10: 171–180
Voldstedlund M, Dabelsteen E (1997) Expression of GLUT1 in stratified squamous epithelia and oral carcinoma from humans and rats. APMIS 105: 537–545
Vowles RH, Myint S, Croft DB (1997) The incidence and detection of HPV in the upper aerodigestive tract using brush and biopsy techniques. J Laryngol Otol 111: 215–217
Waes C van (1995) Cell adhesion and regulatory molecules involved in tumor formation, hemostasis, and wound healing. Head Neck 17: 140–147
Wahi PN, Cohen B, Luthra UK, Torloni H (1971) Histological typing of oral and oropharyngeal tumours. WHO, Geneva
Waloryszak B, Makowska W (1994) The significance of the cytological evaluation in the early diagnosis of the laryngeal carcinoma. Otolaryngol Pol 48: 331–334
Walter RW, Danielson JR (1985) Defective monocyte chemotaxis in patients with epidermoid tumors of the head and neck. Arch Otolaryngol 111: 538–540
Walter MA, Peters GE, Peiper SC (1991) Predicting radioresistance in early glottic squamous cell carcinoma by DNA content. Ann Otol Rhinol Laryngol 100: 523–526
Wanebo HJ (1979) Immunobiology of head and neck cancer: basic concepts. Head Neck Surg 2: 42–55
Wang ZH (1995) Expression of glycoconjugates in laryngeal cancer. Nippon-Jibiinkoka Gakkai Kaiho 98: 1781–1787
Warnakulasuriya KAAS, Chang SE, Johnson NW (1992) Point mutations in the Ha-ras oncogene are detectable in formalin-fixed tissues of oral squamous cell carcinomas, but are infrequent in British cases. J Oral Pathol Med 21: 225–229
Warnakulasuriya KAAS, Johnson NW (1996) Importance of proliferation markers in oral pathology. In: Seifert G (ed) Current topics in pathology, vol 90: Oral pathology. Actual diagnostic and prognostic aspects. Springer, Berlin Heidelberg New York Tokyo, pp 147–177
Watanabe T, Iglehart JD, Bolognesi DP, Cox EB, Vaughn A, Hudson WR (1983) Elevated serum secretory immunoglobulin. A levels in patients with head and neck carcinoma. Otolaryngol Head Neck Surg 91: 136–142
Weiss RL jr, Calhoun KH, Ahmed AE, Stanley D (1992) Ornithine decarboxylase activity in tumor and normal tissue of head and neck cancer patients. Laryngoscope 102: 855–857
Welkoborsky HJ, Hinni M, Dienes HP, Mann WJ (1995) Predicting recurrence and survival in patients with laryngeal cancer by means of DNA cytometry, tumor front grading, and proliferation markers. Ann Otol Rhinol Laryngol 104: 503–510
Wen QH, Nishimura T, Miwa T, Nagayama I, Furukawa M (1995) Expression of EGF, EGFR and PCNA in laryngeal lesions. J Laryngol Otol 109: 630–636
Westerbeek HA, Mool WJ, Hilgers FJ, Baris G, Begg AC, Balm AJ (1993) Ploidy status and the response of T1 glottic carcinoma to radiotherapy. Clin Otolaryngol 18: 98–101

Whitacker CW, Siegler EE (1956) Exfoliative cytology of the larynx – a preliminary report. Laryngoscope 66: 113–118
Wiernik G, Millard PR, Haybittle JL (1991) The predictive value of histological classification into degrees of differentiation of squamous cell carcinoma of the larynx and hypopharynx compared with the survival of patients. Histopathology 19: 411–417
Wolf CT, Chretien PB, Elias EG et al. (1979) Serum glycoproteins in head and neck squamous carcinoma. Correlation with tumor extent, clinical tumor stage, and T-cell levels during chemotherapy. Am J Surg 138: 489–500
Wolf GT, Fisher SG, Truelson JM, Beals TF (1994) DNA content and regional metastases in patients with advanced laryngeal squamous carcinoma. Laryncoscope 104: 479–483
Worsham MJ, Benninger MJ, Zarbo RJ, Carey TE, Dyke DL van (1993) Deletion 9p22-pter and loss of Y as primary chromosome abnormalities in a squamous cell carcinoma of the vocal cord. Genes Chromosom Cancer 6: 58–60
Wustrow TPU, Zenner H-P (1985) Natural killer cell activity in patients with carcinoma of the larynx and hypopharynx. Laryngoscope 95: 1391–1400
Xie X, Stenersen TC, Clausen OP, Boysen M (1997) Nucleolar organizer regions and prognosis in glottic squamous cell carcinoma. Nucleolar organizer regions and prognosis in glottic squamous cell carcinoma. Head Neck 19: 20–26
Yamamoto Y, Itoh T, Saka T, Sakakura A, Takahashi H (1997) Prognostic value of nucleolar organizer regions in supraglottic carcinoma. Auris Nasus Larynx 24: 85–90
Yokota M, Ito N, Hatake K, Yane K, Miyahara H, Matsunaga T (1997) Abberant glycosylation based on the neo-expression of poly-N-acetyllactosamine structures in squamous cell carcinomas of the head and neck. Histochem J 29: 555–562
Zeromski J, Dworacki G, Kruk-Zagajewska A, Szmeja Z, Jezewska E, Kostecka J (1993) Assessment of immunophenotype of potentially cytotoxis tumor infiltration cells in laryngeal carcinoma. Arch Immunol Ther Exp Warsz 41: 57–62
Zhang SR (1992) Langerhans cells in laryngeal carcinoma in relation to prognosis. Chung Hua Erh Pi Yen Hou Ko Tsa Chih 27: 297–298, 319
Zhang LF, Hemminki K, Szyfter K, Szyfter W, Soderkvist P (1994) p53 mutations in larynx cancer. Carcinogenesis 15: 2949–2951
Zheng H, Lin DC, Hong BT, Yao XY (1992) Nuclear morphometry and its prognostic significance in laryngeal squamous cell carcinomas. Chin Med J Engl 105: 410–414

4 Mißbildungen

Armengot M, Barona R, Garin L, Basterra J (1991) [Laryngocele. Report of a case of giant laryngocele associated with occult papillary carcinoma of the thyroid gland] Spanisch! An Otorrinolaringol Ibero Am 18: 79–85
Avellis G (1907) Über Kehlkopfluftsäcke beim Menschen (Laryngocele). Arch Laryngol Rhinol Berlin 19: 464
Azizkhan RG, Haase GM, Applebaum H, Dillon PW, King PA, King DR, Hodge DS (1995) Diagnosis, management, and outcome of cervicofacial teratomas in neonates: a Childrens Cancer Group study. J Pediatr Surg 30: 312–316
Bachmann KD (1951) Empyem einer Laryngocele (vereiterte, abgeschlossene äußere Laryngocele). Z Laryngol Rhinol 31: 19
Baeza Herrera C, Santos Mariscal F, Perez Zamudio B, Gonzalez Carballeda F (1981) Hendidura laringotraqueoesofagica. (Laryngotracheoösophagealer Spalt). Bol Med Hosp Infant Mex 38: 485–492
Beck K (1912) Über Aplasie der Epiglottis. Z Ohrenheilkd 65: 249
Beck K, Schneider P (1925) Mißbildungen und Anomalien des Kehlkopfes. In: Denker H, Kahler O (Hrsg) Handbuch der Hals-Nasen-Ohrenheilkunde, Bd I/1. Springer, Berlin
Belmont JR, Grundfast KM, Heffner D, Hyams VJ (1985) Laryngeal dysgenesis. Ann Otol Rhinol Laryngol 94: 602–606
Benjamin B, Mair EA (1991) Congenital interarytenoid web. Arch Otolaryngol Head Neck Surg 117: 1118–1122
Bergengrün (1896) Arch Laryngol Rhinol 4: 107; zit. nach Köhn (1969a)

Berkovits RNP, Bos CE, Pauw KH, Gee AW de (1978) Congenital cricoid stenosis, pathogenesis, diagnosis and method of treatment. J Laryngol Otol 92: 1083

Birt D (1987) Observations on the size of the saccule in laryngectomy specimens. Laryngoscope 97/2: 190–200

Blumberg JB, Stevenson JK, Lemire RJ, Boyden EA (1965) Laryngotracheoesophageal cleft, the embryologic implications: Review of the literature. Pediatr Surg 57: 559

Boette G (1956) Über Laryngozelen. Z Laryngol Rhinol 35: 116

Brecht K, Johnson CM (1985) Complete mandibular agenesis. Report of a case. Arch Otolaryngol 111: 132–134

Buchino JJ, Meagher DP jr, Cox JA (1982) Tracheal agenesis: a clinical approach. J Pediatr Surg 17: 132–137

Buchsteiner I, Kempf H-G, Arslan-Kirchner M, Schulze-Florey T (1998) Kongenitale subglottische Larynxstenose bei zwei Brüdern mit einem Chondrodysplasiesyndrom (Keutel-Gabriel-Syndrom). Laryngorhinootol 77: 363–366

Burkhardt A, Meyer-Breiting E (1987) Benign neoplasms. In: Meyer-Breiting E, Burkhardt A (eds) Tumours of the larynx – histopathology and clinical inferences. Springer, Berlin Heidelberg New York Tokyo

Butler H (1950) Bilateral external laryngocele ventricularis. J Laryngol 64: 625

Calman A (1893) Zur Kasuistik der Mißbildungen an Zunge und Kehlkopf. Virchows Arch Pathol Anat 134: 340

Cannon CR, Johns ME, Fechner RE (1987) Immature teratoma of the larynx. Otolaryngol Head Neck Surg 96: 366–368

Carpenter LM, Merten DF (1991) Radiographic manifestations of congenital anomalies affecting the airway. Radiol Clin North Am 29: 219–240

Chen JC, Holinger LD (1994) Congenital laryngeal lesions: pathology study using serial macrosections and review of the literature. Pediatr Pathol 14: 301–325

Chessebeuf (1958) À propos d'une laryngo-mucocele. J Fr Otorhinolaryngol 7: 431

Chessen J, Luter P (1955) Laryngocele and laryngopyocele. Laryngoscope 65: 1057

Chilla R, Evers K, Albani M, Rahlf G (1979) Die Kehlkopfatresie, eine seltene Ursache postnataler Atemnot. Z Laryngol Rhinol 58: 684

Chumakov FJ, Voinova VG (1973) Unusual case of teratoma of the larynx. Vestn Otorinolaringol 35: 92–94

Close LG, Merkel M, Deaton CW jr, Burns DK, Schaefer SD (1987) Asymptomatic laryngocele: Incidence and association with laryngeal cancer. Ann Otol Rhinol Laryngol 96: 393–399

Cohen SR (1975) Cleft larynx. A report of seven cases. Ann Otol Rhinol Laryngol 84: 747

Cohen SR (1984) Posterior cleft larynx associated with hamartoma. Ann Otol Rhinol Laryngol 93: 443–446

Cohen SR (1985) Congenital glottic webs in children. A retrospective review of 51 patients. Ann Otol Rhinol Laryngol Suppl 121: 2–16

Cotton RT, Richardson MA (1981) Congenital laryngeal anomalies. In: Symposium on congenital disorders in otolaryngology. Otolaryngol Clin North Am 14: 203–218

Culp W (1920) Über mediane vollkommene Spaltung der Epiglottis. Frankfurt Z Pathol 24: 177

DeSanto LW (1974) Laryngocele, laryngeal mucocele, large saccules, and laryngeal saccular cysts: A developmental spectrum. Laryngoscope 84: 1291–1296

Dhingra JK, Aqel NM, McEwen J, Bleach NR (1995) Multiple oncocytic cysts of the larynx. J Laryngol Otol 109: 1226–1228

Donaldson F (1886) A case of congenital defect of the epiglottis. NY Med J 44: 149

Downing GJ (1992) Tracheal agenesis with diaphragmatic hernia. Am J Med Gen 42: 85–87

Drabe J (1953) Pathogenetische Betrachtungen über die Hals- und Kehlkopfcysten. Arch Ohr-Nas-Kehlk-Heilk 164: 147

Ebert C (1868) Hochgradiger Defekt der Epiglottis. Virchows Arch Pathol Anat 43: 135

Eppinger H (1880) Pathologische Anatomie des Larynx und der Trachea. In: Klebs (Hrsg) Handbuch der pathologischen Anatomie, Bd 2 (zit. nach Köhn 1969a)

Eriksen C, Zwillenberg D, Robinson N (1990) Diagnosis and management of cleft larynx. Literature review and case report. Ann Otol Rhinol Laryngol 99: 703–708

Falk P (1937) Neue Ergebnisse über Thymus- und Thyreoideatumoren im subglottischen Raum. Zentralbl Hals Nas Ohrenheilk 27: 671

Falk P (1939) Entstehungsweise subglottischer Schilddrüsen- und Thymustumoren. Med Klin 1939: 445

Fine ED, Dahms B, Arnold JE (1995) Laryngeal hamartoma: A rare congenital abnormality. Ann Otol Rhinol Laryngol 104: 87–89

Fleischer K (1956) Drei seltene Kehlkopftumoren. Speicheldrüsenmischtumor, Teratom, Granuloblastom. Laryngol Rhinol Otol 35: 346–354

Fournie R, Benkiran D, Caresse J, Tahiri M (1965) À propos d'un cas de tératome goetoide anisopage endocymiens inclus de la région latero-laryngée. J Fr Otorhinolaryngol 14: 893–899

Frazer JE (1910) Development of the larynx. J Anat Physiol (London) 44: 156–191

Freemann J (1952) Three cases of infected laryngocele. J Laryngol 66: 409

Galliani CA, Matt BH (1993) Laryngomalacia and intra-neural striated muscle in an infant with the Freeman-Sheldon syndrome. Int J Pediatr Otorhinolaryngol 25: 243–248

Garel C, Legrand I, Elmaleh M, Contencin P, Hassan M (1990) Laryngeal ultrasonography in infants and children: anatomical correlation with fetal preparations. Pediatr Radiol 20: 241–244

Gatti WM, MacDonald E, Orfei E (1987) Congenital laryngeal atresia. Laryngoscope 97: 966–969

Gollmitz H (1958) Laryngocelen. Med Klin 1958: 336

Gorny (1936) Eine seltsame Entwicklungsstörung des Kehlkopfes. Z Hals Nas Ohrenheilkd 40: 546

Gregor RT, Loftus B, Cohen P, Balm AJ, Hilgers FJ (1994) Saccular mucocele in association with laryngeal cancer. Ann Otol Rhinol Laryngol 103: 732–736

Grünberg K, Thielemann M (1929) Laryngocelen. Arch Ohr-Nas-Kehl-Kopfheilkd 122: 97–107

Haas E (1967) Zur Genese der intralaryngealen Struma. Laryngol Rhinol Otol 46: 229–232

Harpman JA (1969) Cricoid cartilage abnormalities. Arch Otolaryngol 90: 634–635

Healy GB, Holt GP, Tucker JA (1976) Bifid epiglottis: a rare laryngeal anomaly. Laryngoscope 86: 1459

Hedrick MH, Ferro MM, Filly RA, Flake AW, Harrison MR, Adzick NS (1994) Congenital high airway obstruction syndrome (CHAOS): a potential for perinatal intervention. J Pediatr Surg 29: 271–274

Heinemann M, Pult JP (1982) Struma intralaryngealis. Laryngol Rhinol Otol 61: 531–533

Henick DH (1993) Three-dimensional analysis of murine laryngeal development. Ann Otol Rhinol Laryngol Suppl 159: 3–24

Henke R (1899) Zur Morphologie der Epiglottis. Ihre Variationen und Anomalien im Spiegelbild. Monatsschr Ohrenheilkd 33: 279

Henle J (1873) Handbuch der Anatomie, Bd II. Vieweg, Braunschweig

Hippel R von (1910) Über Kehlsackbildung beim Menschen. Dtsch Z Chir 107: 477

Holinger LD, Barnes DR, Smid LJ, Holinger PH (1978) Laryngocele and saccular cysts. Ann Otol Rhinol Laryngol 87: 675–685

Holinger LD, Tansek KM, Tucker GF jr (1985) Cleft larynx with airway obstruction. Ann Otol Rhinol Laryngol 94: 622–626

Holinger PH, Johnston KC, Schiller F (1954) Congenital anomalies of the larynx. Ann Otol Rhinol Laryngol 63: 581

Holinger PH, Johnston KC, Schiller F (1955) Congenital anomalies of the larynx. Arch Otolaryngol 61: 120

Holinger PH, Schild JA, Kutnick SL, Holinger LD (1976) Subglottic stenosis in infants and children. Ann Otol Rhinol Laryngol 85: 591

Hudson P (1951) Congenital web of the larynx. Am J Dis Child 81: 545

Hutter F (1908) Ein Beitrag zu den Mißbildungen des Kehlkopfes. Wien Klin Wochenschr 21: 589

Imbrie JD, Doyle PJ (1969) Laryngotracheoesophageal cleft. Laryngoscope 79: 1252

Isaacson G, Birnholz JC (1991) Human fetal upper respiratory tract function as revealed by ultrasonography. Ann Otol Rhinol Laryngol 100: 743–747

Iwanow A (1926) Zur Kasuistik und Therapie der Laryngocele. Zentralbl Hals Nas Ohrenheilk 8: 715

Jahrsdörfer RA, Kirchner JA, Thaler SU (1967) Cleft larynx. Arch Otolaryngol 86: 108–113
Johnson LF, Strong MS (1954) Teratoma of the larynx. Arch Otolaryngol 58: 435–441
Joseph MP, Nadol JB, Pilch BZ, Goodman ML (1982) Ectopic parathyroid tissue in the hypopharyngeal mucosa (pyriform sinus). Head Neck Surg 5: 70–74
Kallius E (1897) Beiträge zur Entwicklung des Kehlkopfes. Anat H 9: 332
Kauten JR, Konrad HR, Wichterman KA (1984) Laryngotracheoesophageal cleft in a newborn. Int J Pediatr Otorhinolaryngol 8: 61–71
Kelemen G (1953) Congenital laryngeal stridor. AMA Arch Otolaryngol 58: 245–268
Kiaer G (1908) Congenital diaphragma of the larynx. Laryngoscope, zit. nach Köhn (1969a)
Klein P (1967) Die intratracheale Struma. In: Hals- Nasen- und Ohrenheilkunde, H 18. Barth, Leipzig
Kleinsasser O (1973) Synechien und Stenosen im Kehlkopf. Z Laryng Rhinol 30: 230
Knapp CH jr, Santin-Hodges A, Cole RR (1990) Laryngeal findings in short rib polydactyly syndrome: case report and embryological correlations. Laryngoscope 100: 579–582
Köhn K (1969a) Kehlkopf und Luftröhre. In: Doerr W, Seifert G, Uehlinger E (Hrsg) Spezielle pathologische Anatomie, Bd 4. Springer, Berlin Heidelberg New York
Köhn K (1969b) Zur Pathologie der gutartigen Stimmbandprozesse. HNO 8: 71–77
Koschier IR (1951) Diaphragmabildung des Kehlkopfes bei einem Säugling. Monatsschr Ohrenheilkd 85: 230
Laff HJ (1933) Cysts in the ventricular area of the larynx. Laryngoscope 63: 227
Leborgne FE (1939) Estudio radiologico de laringocele. Ann Otol Urug 239: 20
Lelli G (1949) Un caso raro di cisti congenite multiple della laringe. Oncologia 23: 1
Lim TA, Spanier SS, Kohut RI (1979) Laryngeal clefts. A histopathologic study and review. Ann Otol Rhinol Laryngol 88: 837
Lloyd KM, Dennis M (1963) Cowden's disease. A possible new symptom complex with multiple system involvement. Ann Intern Med 58: 136–142
Luschka H v (1871) Der Kehlkopf des Menschen. Tübingen
MacKenzie M (1862) A case of congenital fissure between the arytenoid cartilages, with trilobate epiglottis occurring in conjunction with cleft palate and harelip. Med Tms Gaz 1862: 402
Manifold H (1851) Report of a case of bifurcated epiglottis. Lancet 4: 10
Marschik H (1927) Sekundäre Laryngocele bei Carcinoma laryngis. Zentralbl Hals Nas Ohrenheilkd 10: 104
Marx H (1928) Angeborene Kehlkopfcyste. Z Hals-Nas-Ohrenheilkd 21: 376
Matino-Soler E, Martinez-Vecina V, Leon-Vintro X, Quer-Agusti M, Burgues-Vila J, Juan M de (1995) [Laryngocele: clinical and therapeutic study of 60 cases]. Spanisch! Acta Otorinolaringol Esp 46: 279–286
McGill T (1984) Congenital diseases of the larynx. Otolaryngol Clin North Am 17: 57–62
McMillan WG, Duvall AJ III (1968) Congenital subglottic stenosis. Arch Otolaryngol 87: 272–278
Meda P (1952) Symptomatic laryngocele in cancer of the larynx. Arch Otolaryngol 56: 512
Meyer W (1940) Operierte äußere Laryngocele. Monatsschr Ohrenheilkd 74: 501
Meyer W (1950/51) Vereiterte innere Laryngocele. HNO 2: 130
Michaels L (1984) Pathology of the larynx. Springer, Berlin Heidelberg New York Tokyo
Miller RH, Cagle PT, Pitcock JK, McGavran M (1984) Laryngeal atresia: a detailed histologic study. Int J Ped Otorhinolaryngol 7: 273–280
Möller A (1953) Über Diaphragma des Kehlkopfes und andere seltene Kehlkopfbilder. Z Laryngol Rhinol 32: 295
Montgomery WW, Smith SA (1976) Congenital laryngeal defects in the adult. Ann Otol Rhinol Laryngol 85: 491
Montreuil F (1949) Bird epiglottis. Report of a case. Laryngoscope 59: 194–199
Morimitsu T, Matsumoto I, Okada S, Takahashi M, Kosugi T (1981) Congenital cricoid stenosis. Laryngoscope 91: 1356–1364
Munck Jensen A, Samuelsen U (1964) On laryngocele. Acta Otolaryngol (Stockh) 57: 457
Murray SP, Burgess LP, Burton DM, Gonzales C, Wood GS, Zajtchuk JT (1994) Laryngocele associated with squamous cell carcinoma in a 20-year-old nonsmoker. Ear Nose Throat J 73: 258–261
Myerson MC (1933) Cysts of the larynx. Arch Otolaryngol 18: 281

Novotny O (1949) Larynxcyste. Monatsschr Ohrenheilkd 83: 396
Novotny O (1954) Maligne Degeneration einer Larynxcyste. Monatsschr Ohrenheilkd 88: 140
Oltersdorf U (1949) Beitrag zur Genese der intralaryngotrachealen Strumen. Arch Hals Nas Ohrenheilkd 157: 12
Otte T, Kleinsasser O (1984) Endotracheale Dystopien von Schilddrüsengewebe. HNO 32: 213–216
Pillsburg HC, Fischer D (1977) Laryngotracheoesophageal cleft. Arch Otolaryngol 103: 735
Prescott CA (1995) Pharyngeal and pharyngolaryngeal bands: report of an unusual combination of congenital anomalies. Ann Otol Rhinol Laryngol 104: 653–654
Puveendran A (1972) Congenital subglottic atresia – a case report. J Laryngol Otol 86: 847–852
Randolph J, Grunt J, Vawter GF (1963) The medical and surgical aspects of intratracheal goiter. N Engl J Med 268: 457–465
Richardson GM, Assor D (1971) Thyroid tissue within the larynx. Case report. Laryngoscope 81: 120–125
Rohrmann A (1932) Beitrag zu den Mißbildungen des Kehlkopfes. Virchows Arch Pathol Anat 283: 304
Sanudo JR, Domenech-Mateu JM (1990) The laryngeal primordium and epithelial lamina. A new interpretation. J Anat 171: 207–222
Schätzle W, Baumert U (1962) Über die Laryngozele. Z Laryngol Rhinol 41: 270
Schmit H (1893) Agenesie beider Lungen. Virchows Arch Pathol Anat 134: 25
Schneider P (1912) Die Mißbildungen der Atmungsorgane. In: Schwalbe E (Hrsg) Die Morphologie der Mißbildungen des Menschen und der Tiere. Fischer, Jena
Schultze C (1890) Über Anomalien des Schildknorpels. Kiel, Dissertation
Schulz W, Kleinsasser O (1984) Dorsale Kehlkopfspalte. Laryng Rhinol Otol 63: 21–24
Schwarz H (1935) Über eine seltene Mißbildung des Kehlkopfes. Zbl Allg Path Pathol Anat 64: 134
Scurry JP, Adamson TM, Cussen LJ (1989) Fetal lung growth in laryngeal atresia and tracheal agenesis. Aust Paediatr J 25: 47–51
Sellars SL (1980) Congenital stridor in childhood. South Afr Med J 57: 665–666
Semon F (1892) A case of congenital malformation of the larynx and trachea, with diverticulum of the oesophagus. Trans Clin Soc London 25: 298
Sesterhenn K (1977) Laryngozele und Karzinom. Z Laryngol Rhinol 56: 521
Silengo MC, Bell GL, Biaglioli M, Franceschini P (1987) Oro-facial-digital syndrome II. Transitional type between the Mohr and the Majewski syndromes: report of two new cases. Clin Genet 31: 331–336
Simpson BB, Ryan DP, Donahoe PK, Schnitzer JJ, Kim SH, Doody DP (1996) Type IV laryngotracheoesophageal clefts: surgical management for long-term survival. J Pediatr Surg 31: 1128–1133
Smith II, Bain AD (1965) Congenital atresia of the larynx. Ann Otol Rhinol Laryngol 74: 338
Smith RJ, Catlin FI (1984) Congenital anomalies of the larynx. Am J Dis Child 138: 35–39
Soulié A, Badier E (1907) Recherches sur le développement du larynx chez l'homme. J Anat Physiol Paris 43: 137–240
Steinberg D (1969) Die Struma intratrachealis. HNO 17: 139–147
Stell PM, Maran AGD (1975) Laryngocele. J Laryngol Otol 89: 915–924
Strife JL, Cotton RT, Seid AB, Dunbar JS (1980) Internal laryngocele and saccular cysts in children. Ann Otol Rhinol Laryngol 89: 409
Stroem J, Troell L (1939) Ein Fall von Kehlkopfmißbildung mit letalem Verlauf. Acta Paediatr (Uppsala) 25: 266
Szabò M (1943) Ein Fall von beiderseitiger Laryngocele bei einem 5jährigen Kind. Kinderaerztl Prax 14: 375
Tang PT, Meagher SE, Khan AA, Woodward CS (1996) Laryngeal atresia: antenatal diagnosis in a twin pregnancy. Ultrasound Obstetr Gyn 7: 371–373
Templer J, Hast M, Thomas JR, Davis WE (1981) Congenital laryngeal stridor secondary to flaccid epiglottis, anomalous accessory cartilages and redundant aryepiglottic folds. Laryngoscope 91: 394–397
Tobeck A (1949) Halbseitige Aplasie der Epiglottis. Z Laryngol Rhinol 28: 502

Trumpp J (1909) Über eine anatomisch und klinisch bemerkenswerte Anomalie des Laryngotrachealrohres nebst kritischen Bemerkungen über die Ätiologie des Stridor laryngis congenitus. Arch Kinderheilkd 50: 242
Tucker GF, Ossoff RH, Newman AN, Holinger LD (1977) Histopathology of congenital subglottic stenosis. Laryngoscope 89: 866–877
Tucker JA, O'Rahilly R (1972) Observations on the embryology of the human larynx. Ann Otol Rhinol Laryngol 81: 520–523
Vincentiis I de, Biserni A (1979) Surgery of the mixed laryngocele. Acta Otolaryngol 87: 142
Videbeck H (1949) Über einen Fall von inflammierter Laryngocele. Acta Otolaryngol (Stockh) 29: 123
Virchow R (1863) Die krankhaften Geschwulste (S 35). A Hirschwald, Berlin
Walton JC, Silver MM, Chance GW, Vilos GA (1985) Laryngeal atresia, pleurodesis, and diaphragmatic hypertrophy in a newborn infant with findings relevant to fetal lung development. Pediatr Pathol 4: 1–11
Watson WJ, Munson DP (1995) Amniotic fluid analysis in a fetus with laryngeal atresia. Prenat Diag 15: 571–572
Weston MJ, Porter HJ, Berry PJ, Andrews HS (1992) Ultrasonographic prenatal diagnosis of upper respiratory tract atresia. J Ultrasound Med 11: 673–675
Wigglesworth JS, Desai R, Hislop AA (1987) Fetal lung growth in congenital laryngeal atresia. Pediatr Pathol 7: 515–525
Wilhelm HJ, Dietz R, Schöndorf J (1980) Diagnostik und Therapie seltener Tumoren im Larynx-Pharynx-Bereich. Laryngol Rhinol Otol 59: 137–143
Wolff M, Rankow RM (1980) Heterotopic gastric epithelium in the head and neck region. Ann Plast Surg 4: 53–64
Wolfson VP, Laitman JT (1990) Ultrasound investigation of fetal human upper respiratory anatomy. Anat Rec 227: 363–372
Woo P, Karmody CS (1983) Congenital laryngeal atresia. Histopathologic study of two cases. Ann Otol Rhinol Laryngol 92: 391–395
Wustrow F (1963) Kehlkopf; vergleichende Anatomie und Entwicklungsgeschichte, Mißbildungen, Anomalien und Varianten. In: Berendes J, Link R, Zöllner F (Hrsg) Handbuch der Hals-Nasen-Ohrenheilkunde, Bd II, 1. Thieme, Stuttgart
Yasutomo K, Suzue T, Nishioka A, Kozan H, Sekiguchi T, Ohara K et al. (1993) Partial trisomy for short arm of chromosome 5. Acta Paediatr Jpn 35: 336–339
Zange J (1933) Neues über den Kehlkopfsack beim Menschen und seine operative Behandlung. Z Hals Nas Ohrenheilkd 34: 379
Zapf B, Lehmann WB, Snyder G (1981) Hamartoma of the larynx: an unusual cause for stridor in an infant. Otolaryngol Head Neck Surg 89: 797–799
Zaw-Tun HI (1988) Development of congenital laryngeal atresias and clefts. Ann Otol Rhinol Laryngol 97: 353–358
Zaw-Tun HA, Burdi AR (1985) Reexamination of the origin and early development of the human larynx. Acta Anat 122: 163–184
Zöllner F (1932) Über das Kehlsackempyem. Passows Schäfers Beitr Z Hals Nas Ohrenheilkd 30: 274
Zurhelle (1969) Ein Fall von kongenitaler Larynxstenose. Berl Klin Wochenschr 1969: 544

5 Traumen und Besonderheiten reparativer Vorgänge im Larynx

Abe T, Tsuiki T, Murai K, Sasamori (1990) [Statistische Studie von 41 Fällen von Gebiß als Fremdkörper in den Atem- und Speisewegen und die Bedeutung des Gebißduplikates]. Jap Nippon Jibiinkoka Gakkai Kaiho 93: 1965–1972
Adriaansen FC, Verwoerd-Verhoef HL, Van der Heul RO, Verwoerd CD (1986) A histologic study of the growth of the subglottis after endolaryngeal trauma. Int J Pediatr Otorhinolaryngol 12: 205–215
Albrecht W (1928) Fremdkörper der Trachea und Bronchien. In: Denker A, Kahler G (Hrsg) Handbuch der Hals-Nasen-Ohrenheilkunde, Bd III. Springer u Bergmann, Berlin München, S 904

Angood PB, Attia EL, Brown RA, Mulder DS (1986) Extrinsic civilian trauma to the larynx and cervical trachea – important predictors of long-term morbidity. J Trauma 26: 869–873

Anstey ST, Marais J, Wallace W (1995) An unusual case of laryngeal pseudotumour. J Laryngol Otol 109: 142–143

Arola MK, Anttinen J (1979) Post-mortem findings of tracheal injury after cuffed intubation and tracheostomy. A clinical and histopathological study. Acta Anaesth Scand 23: 57–68

Ayuso MA, Luis M, Domenech J, Sala X, Nalda MA (1994) Traumatimos laringeos externos. Estudio de 12 casos. [Äußere Verletzungen des Larynx. Studie von 12 Fällen]. Rev Esp Anestesiol Reanim 41: 328–331

Balogh D, Kompatscher P, Hörtnagl H, Bauer H (1987) Nachuntersuchungen bei Bandverletzten nach Langzeitbeatmung. Handchir Mikrochir Plast Chir 19: 273–276

Banerjee A, Rao KS, Khanna SK, Narayanan PS, Gupta BK, Sekar JC et al. (1988) Laryngo-tracheo-bronchial foreign bodies in children. J Laryngol Otol 102: 1029–1032

Banfield GK, Chowdhury CR, Brookstein R (1995) Penetrating laryngeal injury: two case reports from Bosnia. J Laryngol Otol 109: 144–146

Beckmann G (1982) Akute und chronische Entzündungen des Kehlkopfes. In: Berendes J, Link R, Zöllner F (Hrsg) Handbuch der Hals-Nasen-Ohrenheilkunde, Bd II.2. Thieme, Stuttgart New York, S 851–930

Benjamin B (1993) Prolonged intubation injuries of the larynx: endoscopic diagnosis, classification, and treatment. Ann Otol Rhinol Laryngol Suppl 160: 1–15

Bent JP, Porubsky ES (1994) The management of blunt fractures of the thyroid cartilage. Otolaryngol Head Neck Surg 110: 195–202

Bent JP, Silver JR, Porubsky ES (1993) Acute laryngeal trauma: a review of 77 patients. Otolaryngol Head Neck Surg 109: 441–449

Bertrand B, Benouada A, Devars F, Traissac L (1995) Traumatismes externes du larynx de l'adulte: A propos d'un cas particulier. Rev Laryngol Otol Rhinol 116: 355–358

Bhattacharjee N (1994) Fractured tracheostomy tubes: 3 case reports. Bangladesh Med Res Counc Bull 20: 8–11

Bingham HG, Gallagher TJ, Singleton GT, Gravenstein JS, Pashayan AG, Bjoraker DG (1990) Carbon dioxide laser burn of laryngotracheobronchial mucosa. J Burn Care Rehab 11: 64–66

Blaschke U, Cheng EY (1989) Foreign body in upper airway. Unsuspected cause of obstruction. Postgrad Med 86: 235–237

Böhme G, Rosse E (1969) Zur Häufigkeit, Altersverteilung, Therapie und Prognose von Stimmlippenknötchen. Folia Phoniat 21: 121–128

Bonte W, Jacob B (1990) Death by bolus impaction of the larynx. Acta Med Legal Social 40: 139–151

Brahams D (1989) Aspiration of boiling tea leading to respiratory failure. Lancet 1: 1089

Buffe P, Cudennec YF, Baychelier JL, Grateau P (1987) Les lesions laryngées par explosion (blasts larynges). Ann Oto-Laryngol Chir Cervico-Fac 104: 379–382

Burns HP, Dayal VS, Scott A, Nostrand AW van, Bryce DP (1979) Laryngotracheal trauma: Observations on its prevention following prolonged orotracheal intubation in the adult Laryngoscope 89: 1316–1325

Camnitz PS, Shepherd SM, Henderson RA (1987) Acute blunt laryngeal and tracheal trauma. Am J Emerg Med 5: 157–162

Cantarella G, Mangiameli S, Milazzo G, Saita V, Di Bilio C, Campisi A (1990) Ustione del carrefour aero-digestivo durante microchirurgia delle corde vocali e jet ventilation. [Verbrennungen an der Bifurkation der Trachea während Mikrochirurgie der Stimmlippen und Jet-Ventilation]. Minerva Anestesiol 56: 749

Cicala RS, Kudsk KA, Butts A, Nguyen H, Fabian TC (1991) Initial evaluation and management of upper airway injuries in trauma patients. J Clin Anesthesia 3: 91–98

Clark EG, Sperry KL (1992) Distinctive blunt force injuries caused by a crescent wrench. J For Sci 37: 1172–1178

Colice GL (1992) Resolution of laryngeal injury following translaryngeal intubation. Am Rev Resp Dis 145: 361–364

Colombo E, Murruni G (1989) Etiopatogenesi e biodinamica del trauma laringo-tracheale chiuso. (Etiopathogenesis and biodynamics of closed laryngo-tracheal injuries). Acta Otorhinolaryngol It Suppl 26: 1-14
Couraud L, Velly JF, Martigne C, N'Diaye M (1989) Post traumatic disruption of the laryngotracheal junction. Eur J Cardio-Thorac Surg 3: 441-444
Crumley RL (1994) Unilateral recurrent laryngeal nerve paralysis. J Voice 8: 79-83
Danic D, Milicic D, Prgomet D, Leovic D (1995) Laryngeal war injuries. Acta Med Croat 49: 33-37
Danic D, Milicic D, Prgomet D, Leovic D (1996) Acute laryngeal trauma: a comparison between peace time and war injuries. J Laryngol Otol 110: 435-439
Darrow DH, Holinger LD (1996) Aerodigestive tract foreign bodies in the older child and adolescent. Ann Otol Rhinol Laryngol 105: 267-271
Delaere P, Feenstra L (1995) Management of acute laryngeal trauma. Acta Otorhinolaryngol Belg 49: 347-349
Delaere PR, Ostyn F, Segers A, Vandyck W (1991) Epiglottoplasty for reconstruction of posttraumatic laryngeal stenosis. Ann Otol Rhinol Laryngol 100: 447-450
Denk W, Missliwetz J (1988) Untersuchungen zum Wirkungsmechanismus von Unterarmwürgetechniken. Z Rechtsmed J Legal Med 100: 165-176
Donnelly WH (1969) Histopathology of endotracheal intubation. Arch Pathol 88: 511-520
Duda JJ jr, Lewin JS, Eliachar I (1996) MR evaluation of epiglottic disruption. AJNR 17: 563-566
Dwyer CS, Kronenberg S, Saklad M (1949) The endotracheal tube: a consideration of its traumatic effects. Anaesthesiology 10: 714-728
Edwards WH jr, Morris JA jr, DeLozier JB, Adkins RB jr (1987) Airway injuries. The first priority in trauma. Am Surg 53: 192-197
Elder AT (1991) Sudden death associated with aspiration of an antibiotic capsule. Scott Med J 36: 83
Esclamado RM, Richardson MA (1987) Laryngotracheal foreign bodies in children. A comparison with bronchial foreign bodies. Am J Dis Child 141: 259-262
Evans RM, Ahuja A, Rhys Williams S, Van Hasselt CA (1992) The lateral neck radiograph in suspected impacted fish bones – does it have a role? Clin Radiol 46: 121-123
Ferguson MK, Migliore M, Staszak VM, Little AG (1989) Early evaluation and therapy for caustic esophageal injury. Am J Surg 157: 116-120
Fernando GC (1989) A case of fatal suffocation during an attempt to swallow a pool ball. Med Sci Law 29: 308-310
Flexon PB, Cheney ML, Montgomery WW, Turner PA (1989) Management of patients with glottic and subglottic stenosis resulting from thermal burns. Ann Otol Rhinol Laryngol 98: 27-30
Ford GR, Horrocks CL (1994) Hazards of microwave cooking: direct thermal damage to the pharynx and larynx. J Laryngol Otol 108: 509-510
Ford HR, Gardner MJ, Lynch JM (1995) Laryngotracheal disruption from blunt pediatric neck injuries: impact of early recognition and intervention on outcome. J Pediatr Chir 30: 331-335
Fuhrman GM, Stieg FH, Buerk CA (1990) Blunt laryngeal trauma: classification and management protocol. J Trauma 30: 87-92
Gacek M, Gacek RR (1996) Cricoarytenoid joint mobility after chronic vocal cord paralysis. Laryngoscope 106: 1528-1530
Ganzel TM, Mumford LA (1989) Diagnosis and management of acute laryngeal trauma. Am Surg 55: 303-306
Gilman RH, Karmody CS, Fried MP, Speth R (1982) Gigantic obstructing laryngeal polypi. J Laryngol Otol 96: 167-172
Gold SM, Gerber ME, Shott SR, Myer CM (1997) Blunt laryngotracheal trauma in children. Arch Otolaryngol Head Neck Surg 123: 83-87
Goldberg RM, Lee S, Line WS jr (1990) Laryngeal burns secondary to the ingestion of microwave-heated food. J Emerg Med 8: 281-283
Goldhagen JL (1983) Croup: pathogenesis and management. J Emerg Med 1: 3-11
Gould SJ, Young M (1992) Subglottic ulceration and healing following endotracheal intubation in the neonate: a morphometric study. Ann Otol Rhinol Laryngol 101: 815-820

Granstroem G (1990) Upper airway obstruction caused by a do-it-yourself denture reliner. J Prosth Dent 63: 495-496

Grewal H, Rao PM, Mukerji S, Ivatury RR (1995) Management of penetrating laryngotracheal injuries. Head Neck 17: 494-502

Grigorew VP, Dimitriewa VN (1984) Ozhog slizistoi obolochki gortani rasplavlennym metallom. [Verbrennungen der Kehlkopfschleimhaut durch geschmolzenes Metall]. Vestn Otorinolaryngol 1984: 89

Guertler AT (1988) Blunt laryngeal trauma associated with shoulder harness use. Ann Emerg Med 17: 838-839

Gussack GS, Jurkovich GJ, Luterman A (1986) Laryngotracheal trauma: a protocol approach to a rare injury. Laryngoscope 96: 660-665

Halvorson DJ, Merritt RM, Mann C, Porubsky ES (1996) Management of subglottic foreign bodies. Ann Otol Rhinol Laryngol 105: 541-544

Hammerlin S, Kapadia R (1996) An unusual foreign body in the larynx. J Laryngol Otol 110: 679-680

Hanft K, Posternack C, Astor F, Attarian D (1996) Diagnosis and management of laryngeal trauma in sports. South Med J 89: 631-633

Harley HRS (1972) Ulcerative tracheooesophageal fistula during treatment by tracheostomy and intermittent positive pressure ventilation. Thorax 27: 338-352

Hashimoto Y, Nagasaki Y, Nakanishi A (1992) [Vermutlich durch Trachealintubation bei Wiederbelebung bedingte Larynxfrakturen.] Jap Nippon Hoigaku Zasshi. Jpn J Legal Med 46: 159-164

Hathaway PB, Stern EJ, Harruff RC, Heimbach DM (1996) Steam inhalation causing delayed airway occlusion. AJR 166: 322

Howland WS, Lewis JS (1956) Mechanisms in the development of post-intubation granulomas of the larynx. Ann Otol Rhinol 65: 1007-1011

Hussain SS, Raine CH, Caldicott LD, Wade MJ (1994) An open safety pin in the larynx: a case report. J Laryngol Otol 108: 254-255

Ilberg C von (1982) Verletzungen von Kehlkopf und Trachea. In: Berendes J, Link R, Zöllner F (Hrsg) Hals-Nasen-Ohrenheilkunde in Praxis und Klinik, Bd 4, 1: Kehlkopf I. Thieme, Stuttgart New York

Izsak E (1987) Pulmonary edema due to acute upper airway obstruction from aspirated foreign body. Pediatr Emerg Care 2: 235-237

Jackson C (1928) Contact ulcers of the larynx. Ann Otol (St Louis) 37: 227

Jacobs JR, Thawley SE, Abata R, Sessions DG, Ogura JH (1978) Posterior tracheal laceration: a rare complication of tracheostomy. Laryngoscope 88: 1942-1946

Jones JE, Rosenberg D (1995) Management of laryngotracheal thermal trauma in children. Laryngoscope 105: 540-542

Kadish H, Schunk J, Woodward GA (1994) Blunt pediatric laryngotracheal trauma: case reports and review of the literature. Am J Emerg Med 12: 207-211

Kambič V, Gale N (1995) Epithelial hyperplastic lesions of the larynx. Elsevier, Amsterdam

Kambič V, Radsel Z (1978) Intubation lesions of the larynx. Br J Anaesth 50: 587-590

Kambič V, Radšsel Z, Žargi M, Ačko M (1981) Vocal cord polyps: Incidence, histology and pathogenesis. J Laryngol Otol 95: 609-618

Keen M, Cho HT, Savetsky L (1986) Pseudotumor of the Larynx - an unusual cause of airway obstruction. Otolaryngol Head Neck Surg 94: 243-246

Kent SE, Watson MG (1990) Laryngeal foreign bodies. J Laryngol Otol 104: 131-133

Khwa-Otsyula BO, Matthews HR, Shenoi PM (1993) Laryngectomy and coloplasty for major oesophagogastric corrosive stricture: case report and literature review. East Afr Med J 70: 319-321

Kiese-Himmel C, Kruse E (1994) Das laryngeale Kontaktgranulom - ein psychosomatisches Krankheitsbild? Folia Phoniatr Logop 46: 288-297

Kleinsasser O (1982) Pathogenesis of vocal cord polyps. Ann Otol Laryngol 91: 378-381

Kohli GS, Yadav SP, Sahni JK, Goel H, Jain L (1989) Thorny foreign bodies of upper airway. Ind J Chest Dis All Sci 31: 105-108

Köhn K (1969) Zur Pathologie der gutartigen Stimmbandprozesse. HNO 8: 71-77

Lahoz Zamarro MT, Valero Ruiz J, Royo Lopez J, Camara Jimenez F (1990) Traumatismo abierto de laringe por asta de toro [Offene Larynxverletzung durch Stierhorn]. An Otorrinolaringol Iberoamer 17: 77–84

Larsen KM, Laursen RJ, Jensen JJ (1995) Respiratory insufficiency caused by a vocal cord polyp. An accidental finding during respiratory function tests. Ugeskr-Laeger 157: 6272–6273

Le Bon B, Dechamps P, Ectors M, Cornil A (1990) Caustic intoxication. Acta Clin Belg Suppl 13: 69–74

Lee SY (1992) Experimental blunt injury to the larynx. Ann Otol Rhinol Laryngol 101: 270–274

Lew EO, Mittleman RE, Murray D (1991) Endotracheal tube ignition by electrocautery during tracheostomy: case report with autopsy findings. J For Sci 36: 1586–1591

Li JT, Gunderson D (1991) Inhalation of the cap of a metered-dose inhaler (letter). N Engl J Med 325–431

Lima JA (1989) Laryngeal foreign bodies in children: a persistent, life-threatening problem. Laryngoscope 99: 415–420

Line WS jr, Stanley RB jr, Choi JH (1985) Strangulation: a full spectrum of blunt neck trauma. Ann Otol Rhinol Laryngol 94: 542–546

Lüscher E (1956) Lehrbuch der Nasen- und Halsheilkunde. Springer, Wien

Mace SE (1986) Blunt laryngotracheal trauma. Ann Emerg Med 15: 836–842

Maier W, Löhle E, Welte V (1994) Pathogenetic and therapeutic aspects of contact granuloma. Laryngorhinootology 73: 488–491

Man DW, Engzell UC, Hadgis C, Chan YL, Metreweli C (1986) An unusual laryngeal foreign body in an infant. J Otolaryngol 15: 127–129

Mans EJ, Kühn AG, Lamprecht-Dinnesen A (1992) Psychosomatischer Befund bei Patienten mit Kontaktgranulom – erste Ergebnisse. HNO 40: 346–351

Mantor PC, Tuggle DW, Tunell WP (1989) An appropriate negative bronchoscopy rate in suspected foreign body aspiration. Am J Surg 158: 622–624

Maran AG, Murray JA, Stell PM, Tucker A (1981) Early management of laryngeal injuries. J Roy Soc Ned 74: 656–660

Mathisen DJ, Grillo H (1987) Laryngotracheal trauma. Ann Thorac Surg 43: 254–262

Maurri M, Penolazzi P (1989) Ein eigenartiger Selbstmordfall. Arch Kriminol 183: 79–86

Maxeiner H (1984) Das innere Kehlkopfhämatom. Ein Beitrag zum Tod nach Angriff gegen den Hals. Arch Kriminol 174: 51–56

Maxeiner H (1987) Zur lokalen Vitalreaktion nach Angriff gegen den Hals. Z Rechtsmed J Legal Med 99: 35–54

Maxeiner H (1989) Schleimhautblutungen des Larynx bei Strangulation und anderen Todesursachen. Beitr Gerichtl Med 47: 429–435

McGuirt WF, Holmes KD, Feehs R, Browne JD (1988) Tracheobronchial foreign bodies. Laryngoscope 98: 615–618

Mellen PF, Golle MF jr, Smialek JE (1995) Fatal hot coffee scald of the larynx. Case report. Am J For Pathol 16: 117–119

Meyer-Breiting E, Burkhardt A (1988) Pseudotumours of the Larynx. In: Meyer-Breiting E, Burkhardt A (eds) Tumours of the larynx. Springer, Berlin Heidelberg New York, pp 169–179

Miller RP, Gray SD, Cotton RT, Myer CM (1988) Airway reconstruction following laryngotracheal thermal trauma. Laryngoscope 98: 826–829

Mills SW, Okoye MI (1987) Sulfuric acid poisoning. Am J For Med Pathol 8: 252–255

Minard G, Kudsk KA, Croce MA, Butts JA, Cicala RS, Fabian TC (1992) Laryngotracheal trauma. Am Surg 58: 181–187

Mittleman RE (1984) Fatal choking in infants and children. Am J For Med Pathol 5: 201–210

Mohamed AA (1993) Corps étrangers laryngo-trachéobronchiques. A propos de 20 cas. Bull Soc Pathol Exot 86: 369–371

Moulin D, Bertrand JM, Buts JP, Nyakabasa M, Otte JB (1985) Upper airway lesions in children after accidental ingestion of caustic substances. J Pediatr 106: 408–410

Myer CM, Orobello P, Cotton RT, Bratcher GO (1987) Blunt laryngeal trauma in children. Laryngoscope 97: 1043–1048

Nasri S, Sercarz JA, McAlpin T, Berke GS (1995) Treatment of vocal fold granuloma using Botulinum toxin type A. Laryngoscope 105: 585–588

O'Keeffe LJ, Maw AR (1992) The dangers of minor blunt laryngeal trauma. J Laryngol Otol 106: 372–373

Ogle K, Palsingh J, Hewitt C, Anderson M (1992) Osteoptysis: a complication of cervical spine surgery. Br J Neurosurg 6: 607–609

Ong TK, Lancer JM, Brook IM (1988) Inhalation of a denture fragment complicating facial trauma. Br J Oral Maxillofac Surg 26: 511–513

Perez-Obon J, Marin-Garcia J, Vicente-Gonzalez EA, Mateo-Blanco A, Ortiz-Garcia A (1996) Urgencias Otorrinolaringologicas por cuerpos extranos en un hospital terciaro. (ENT emergencies due to foreign bodies at a tertiary hospital). An Otorrinolaringol Iberoamer 23: 451–460

Poquet E, Dibiane A, Jourdain C, El-Amine M, Jacob A, Escure MN (1995) Traumatisme fermé du larynx par pendaison. Aspect scanographique à propos d'un cas. J Radiol 76: 107–109

Puhakka H, Kero P, Valli P, Iisalo E, Erkinjuntti M (1989) Pediatric bronchoscopy. A report of methodology and results. Clin Pediatr 28: 253–257

Reilly JS, Cook SP, Stool D, Rider G (1996) Prevention and management of aerodigestive foreign body injuries in childhood. Pediatr Clin North Am 43: 1403–1411

Rieger A, Hass I, Gross M, Gramm HJ, Eyrich K (1996) Intubationstraumen des Larynx – eine Literaturübersicht unter besonderer Berücksichtigung der Aryknorpelluxation. Anaesthesiol Intensivmed Notfallmed Schmerzther 31: 281–287

Rimell FL, Thome A jr, Stool S, Reilly JS, Rider G, Stool D, Wilson CL (1995) Characteristics of objects that cause choking in children. JAMA 274: 1763–1766

Rose DK, Cohen MM (1994) The airway: problems and predictions in 18,500 patients. Can J Anaesthesia 41: 372–383

Rubio-Quinones F, Munoz-Saez M, Povatos-Serrano EM, Hernandez-Gonzalez A, Quintero-Otero S, Pantoja-Rosso S (1995) Magill forceps: a vital forceps. Pediatr Emerg Care 11: 302–303

Sabirowa MM (1989) Krovokharkan'e u bol'nogo s piiavkoi v gortani. [Hämoptyse bei einem Patienten mit Blutegel im Larynx]. Probl Tuberkul 1989: 75

Samuel D (1990) Direct coronal and axial CT scan in the localisation of foreign bodies in the neck – case reports. Med J Malaysia 45: 335–339

Santos PM, Afrassiabi A, Weymuller EA jr (1994) Risk factors associated with prolonged intubation and laryngeal injury. Otolaryngol Head Neck Surg 111: 453–459

Sataloff RT, Spiegel JR, Hawkshaw M, Jones A (1992) Laser surgery of the larynx: the case for caution. ENT J 71: 593–595

Schulze W, Kleinsasser O (1977) Rupturen des Larynx. HNO 25: 117–121

Schulze W, Kleinsasser O (1997) External trauma of the larynx. In: Glanz H, Kleinsasser O, Olofsson J (eds) Advances in laryngology. Elsevier, Amsterdam

Scott JC, Jones B, Eisele DW, Ravich WJ (1992) Caustic ingestion injuries of the upper aerodigestive tract. Laryngoscope 102: 1–8

Sellars SL, Spence RA (1987) Chemical burns of the oesophagus. J Laryngol Otol 101: 1211–1213

Sente M, Rakic N (1991) Oparotine gornjih aerodigestivnih puteva vrelom vodom. [Verbrühungen durch heißes Wasser in den oberen Atemwegen]. Med Pregled 44: 233–235

Shikowitz MJ, Levy J, Villano D, Graver LM, Pochaczevsky R (1996) Speech and swallowing rehabilitation following devastating caustic ingestion: techniques and indicators for success. Laryngoscope 106: 1–12

Shin T, Watanabe H, Oda M, Umezaki T, Nahm I (1994) Contact granulomas of the larynx. Eur Arch Otorhinolaryngol 251: 67–71

Sieron J, Johannsen HS (1992) Das Kontaktgranulom: Symptomatik – Ätiologie – Diagnostik – Therapie. Laryngol Rhinol Otol 71: 193–197

Silver KH, Van Nostrand D (1994) The use of scintigraphy in the management of patients with pulmonary aspiration. Dysphagia 9: 107–115

Siroka SA, Knobel GJ (1991) Danger of chewing gum while participating in a sport (letter). South Afr Med J 79: 565–566

Smith AC, Bradley PJ (1986) Progressive dyspnoea following facial injury. Br J Oral Maxillofac Surg 24: 28–30

Snow JB jr (1984) Diagnosis and therapy for acute laryngeal and tracheal trauma. Otolaryngol Clin North Am 17: 101–106

Snyderman C, Weissmann J, Tabor E, Curtin H (1991) Crack cocaine burns of the larynx. Arch Otolaryngol Head Neck Surg 117: 792–795

Soboczynski A, Skuratowicz A, Grzegorowski M, Chwirot-Glyda I (1993) The problem of lower respiratory tract foreign bodies in children. Acta Otorhinolaryngol Belg 47: 443–447

Solomon E (1991) Leech – an unusual cause of (laryngo-tracheal) obstruction. Ethiop Med J 29: 141–142

Spencer JA, Rogers CE, Westaby S (1991) Clinico-radiological correlates in rupture of the major airways. Clin Radiol 43: 371–376

Stack BC jr, Ridley MB (1994) Arytenoid subluxation from blunt laryngeal trauma. Am J Otolaryngol 15: 68–73

Stanley RB jr (1984) Value of computed tomography in management of acute laryngeal injury. J Trauma 24: 359–362

Stanley RB jr, Colman MF (1986) Unilateral degloving injuries of the arytenoid cartilage. Arch Otolaryngol Head Neck Surg 112: 516–518

Stanley RB jr, Crockett DM, Persky M (1988) Knife wounds into the airspaces of the laryngeal trapezium. J Trauma 28: 101–105

Steele AA (1990) Suicidal death by aspiration of talcum powder. Am J For Med Pathol 11: 316–318

Steen KH, Zimmermann TH (1990) Tracheobronchial aspiration of foreign bodies in children: a study of 94 cases. Laryngoscope 100: 525–530

Stiebler A, Maxeiner H (1990) Nicht strangulationsbedingte Kehlkopf- und Zungenbeinverletzungen. Beitr Gerichtl Med 48: 309–315

Tan SS, Dhara SS, Sim CK (1991) Removal of a laryngeal foreign body using high frequency jet ventilation. Anaesthesia 46: 741–743

Thiele KH, Hofmann V (1991) „Bolustodesfälle" im Sektionsgut 1981 bis 1989. Beitr Gerichtl Med 49: 275–279

Tsuzuki T, Fukuda H, Fujioka T (1991) Response of the human larynx to silicone. Am J Otolaryngol 12: 288–291

Tucker HM (1993) Degenerative disorders of the Larynx. In: Tucker HM (ed) The larynx. Thieme, Stuttgart New York

Vane DW, Pritchard J, Colville CW, West KW, Eigen H, Grosfeld JL (1988) Bronchoscopy for aspirated foreign bodies in children. Experience in 131 cases. Arch Surg 123: 885–888

Vanker EA (1987) Colon bypass from the oral cavity. J Thorac Cardiovasc Surg 93: 142–144

Vergauwen P, Moulin D, Buts JP, Veyckemans F, Hamoir M, Hanique G (1991) Caustic burns of the upper digestive and respiratory tracts. Eur J Pediatr 150: 700–703

Verwoerd-Verhoef HL, Bean JK, Adriaansen FC, Verwoerd CD (1995) Wound healing of laryngeal trauma and the development of subglottic stenosis. Int J Pediatr Otorhinolaryngol 32: 103–105

Voshaar T, Schöttges C, Schweisfurth H, Köhler D (1993) Fremdkörperaspiration. Dtsch Med Wochenschr 118: 147–151

Wang DF, Cao JH, Qin DA (1995) Study on relationship between nail-fold microcirculation and histopathology of patients with vocal cord polyps. Chung Kuo Chung Hsi I Chich Ho Tsa Chih 15: 522–524

Ward PH, Zwitman D, Hanson D, Berci G (1980) Contact ulcers and granulomas of the larynx: new insights into their etiology as a basis for more rational treatment. Otolaryngol Head Neck Surg 88: 262–264

Wenig BL, Schild JA, Mafee MF (1990) Epiglottic laryngoplasty for repair of blunt laryngopharyngeal trauma. Ann Otol Rhinol Laryngol 99: 709–713

6 Veränderungen bei Allgemeinerkrankungen

Barnes LM, Clark ML, Estes SA, Bongiovanni GL (1987) Pemphigus vulgaris involving the esophagus. A case report and review of the literature. Dig Dis Sci 32: 655–659

Bennett JD, Chowdhury CR (1994) Primary amyloidosis of the larynx. J Laryngol Otol 108: 339–340

Berg AM, Troxler RF, Grillone G, Kasznica J, Kane K, Cohen AS, Skinner M (1993) Localized amyloidosis of the larynx: evidence for light chain composition. Ann Otol Rhinol Laryngol 102: 884–889

Berson S, Lin AN, Ward RF, Carter DM (1992) Junctional epidermolysis bullosa of the larynx. Report of a case and literature review. Ann Otol Rhinol Laryngol 101: 861–865

Bertolani MF, Bergamini BM, Marotti F, Giglioli P, Venuta A (1997) Cricoarytenoid arthritis as an early sign of juvenile chronic arthritis. Clin Exp Rheumatol 15: 115–116

Bridger MWM, Jahn AF, Nostrand AWP van (1980) Laryngeal rheumatoid arthritis. Laryngoscope 90: 296–303

Buchbinder LH, Lucky AW, Ballard E (1986) Severe infantile epidermolysis bullosa simplex, Dowling-Meara type. Arch Dermatol 122: 190–198

Davies H, Atherton DJ (1987) Acute laryngeal obstruction in junctional epidermolysis bullosa (published erratum appears in Pediatr Dermatol 1987, 4: 348) Pediatr Dermatol 4: 98–101

Ferrara G, Boscaino A (1995) Nodular amyloidosis of the larynx. Pathologica 87: 94–96

Fine RM, Rutledge LJ, Villemez ER (1962) Lipoid proteinosis. Report of a case illustrating laryngeal findings. Arch Otolaryngol 75: 78

Frangogiannis NG, Gangopadhyay S, Cate T (1995) Pemphigus of the larynx and esophagus. Ann Intern Med 122: 803–804

Gal G, Metzker A, Garlick J, Gold Y, Calderon S (1994) Head and neck manifestations of tumoral calcinosis. Oral Surg Oral Med Oral Pathol 77: 158–166

Glossop LP, Michaels L, Bailey CM (1984) Epidermolysis bullosa latalis in the larynx causing acute respiratory failure: a case presentation and review of the literature. Int J Pediatr Otorhinolaryngol 7: 281–288

Goodman M, Montgomery W, Minette L (1976) Pathologic findings in gouty cricoarytenoid arthritis. Arch Otolaryngol 102: 27–29

Gonzalez C, Roth R (1989) Laryngotracheal involvement in epidermolysis bullosa. Int J Pediatr Otorhinolaryngol 17: 305–311

Gregerio C di, Gaetani CF de (1983) Melanosis of the larynx: A case report. Appl Pathol 1: 10–13

Grevers G (1994) Manifestation des Urbach-Wiethe-Syndromes im HNO-Bereich. Laryngorhinootologie 73: 543–544

Griffin RP, Mayou BJ (1993) The anaesthetic management of patients with dystrophic epidermolysis bullosa. A review of 44 patients over a 10 year period. Anaesthesia 48: 810–815

Guttenplan MD, Hendrix RA, Townsend MJ, Balsara G (1991) Laryngeal manifestations of gout. Ann Otol Rhinol Laryngol 100: 899–902

Har-El G, Borderon M, Ladinsky S, Santos V (1990) Melanosis of the larynx. Ann Otol Rhinol Laryngol 99: 640–642

Hardy KM, Perry HO, Pingree GC, Kirby TJ (1971) Benign mucous membrane pemphigoid. Arch Dermatol 104: 467–475

Hester JE, Arnstein DP, Woodley D (1995) Laryngeal manifestations of epidermolysis bullosa acquisita. Arch Otolaryngol Head Neck Surg 121: 1042–1044

Hommerich C, Angerstein W, Haensch R (1985) Rare manifestation of Lever-type bullous pemphigoid in the larynx. Laryngol Rhinol Otol 64: 455–458

Imhofer R (1912) Über Schwangerschaftsveränderungen im Larynx. Z Laryngol Rhinol 4: 745

Kabadi UM (1988) Unilateral vocal cord palsy in a diabetic patient. Postgrad Med 84: 53, 55–56

Kenna MA, Stool SE, Mallory SB (1986) Junctional epidermolysis bullosa of the larynx (published erratum appears in Pediatrics 1987, 79: 195) Pediatrics 78: 172–174

Koch WM, McDonald GA (1989) Stevens-Johnson syndrome with supraglottic laryngeal obstruction. Arch Otolaryngol Head Neck Surg 115: 1381–1383

Köhn K (1969) Nase und Nasennebenhöhlen, Kehlkopf und Luftröhre. In: Doerr W, Seifert G, Uehlinger E (Hrsg) Spezielle pathologische Anatomie, Bd 4. Springer, Berlin Heidelberg New York

Leroux-Robert J (1962) Tumeurs amyloides du larynx. Ann Otolaryngol Chir Cervicofac 79: 249–259

Lyos AT, Levy ML, Malpica A, Sulek M (1994) Laryngeal involvement in epidermolysis bullosa. Ann Otol Rhinol Laryngol 103: 542–546

Marion RB, Alperin JE, Maloney WH (1972) Gouty tophus of the true vocal cord. Arch Otolaryngol 96: 161–162

Michaels L (1984) Pathology of the larynx. Springer, Berlin Heidelberg New York Tokyo

Michaels L, Hyams VJ (1979) Amyloid in localised deposits and plasmacytomas of the respiratory tract. J Pathol 128: 29–38

Mills RP, O'Connor MJ, Shun Shin GA (1983) Mucous membrane pemphigoid – a preventable cause of laryngeal stenosis. J Laryngol Otol 97: 761–765

Müller R (1997) Rare benign findings of the larynx. In: Kleinsasser O, Glanz H, Oloffson J (eds) Advances in laryngology in europe. Elsevier, Amsterdam Lausanne New York Oxford Shannon Tokyo, p 59

Navani SS, Simha M, Doctor VM, Haribhakti V, Mehta A (1995) Laryngeal squamous carcinoma associated with longstanding localised amyloidosis. A case report. Indian J Cancer 32: 43–45

Negre V, Denoyelle F, Chevallier B, Garabedian EN, Prigent F, Lagardere B (1990) Hereditary epidermolysis bullosa and laryngeal involvement. Arch Fr Pediatr 47: 121–124

Obregon G (1957) Pemphigus of the larynx. Ann Otol Rhinol 66: 649–655

Paller AS, Fine JD, Kaplan S, Pearson RW (1986) The generalized atrophic benign form of junctional epidermolysis bullosa. Experience with four patients in the United States (Published erratum appears in Arch Dermatol 1986 122: 1297) Arch Dermatol 122: 704–710

Philips RJ, Atherton DJ, Gibbs ML, Strobel S, Lake BD (1994) Laryngo onycho-cutaneous syndrome: an inherited epithelial defect. Arch Dis Child 70: 319–326

Popella CH, Glanz H, Kleinsasser O, Dreyer T (1997) Various clinical and pathomorphological appearances of amyloid deposits in the larynx. In: Kleinsasser O, Glanz H, Oloffson J (eds) Advances in laryngology in europe. Elsevier, Amsterdam Lausanne New York Oxford Shannon Tokyo, p 53

Qualman SJ, Moser HW, Valle D, Moser AE, Antonarakis SE, Boitnott JK, Zinkham WH (1987) Farber disease: pathologic diagnosis in sibs with phenotypic variability. Am J Med Genet Suppl 3: 233–241

Rauchfuss A (1983) Die Fibroxanthomatose des Kehlkopfes. Laryngol Rhinol Otol 62: 33–34

Raymond AK, Sneige N, Batsakis JG (1992) Amyloidosis in the upper aerodigestive tracts. Ann Otol Rhinol Laryngol 101: 794–796

Schnurbusch F (1955) Über besondere Erscheinungsformen des Pemphigus vulgaris in der Hals-Nasen-Ohrenheilkunde. Z Laryngol 34: 520–524

Shoda Y, Hashimoto K, Matsuoka Y, Yoshikawa K (1991) A case of pemphigus vulgaris in a six-year-old girl. J Dermatol 18: 175–177

Steiner R (1913) Zur Kenntnis des isolierten Pemphigus des Kehlkopfes. Monatsschr Ohrenheilkd 47: 350–356

Tiwari R (1997) Benigne tumors of the larynx. In: Kleinsasser O, Glanz H, Oloffson J (eds) Advances in laryngology in europe. Elsevier, Amsterdam Lausanne New York Oxford Shannon Tokyo, pp 65–71

Urbach E, Wiethe C (1929) Lipoidosis cutis et mucosae. Virchows Arch Pathol Anat 273: 285

Warren SD, Lesher JL jr (1993) Cicatricial pemphigoid. South Med J 86: 461–464

Wieland H, Thaesler G (1955) Über Dysphagie bei Epidermolysis bullosa dystrophica. Z Laryngol 34: 675–682

Williams A, Hansom D, Calne DB (1979) Vocal cord paralysis in the Shy-Drager syndrome. J Neurol Neurosurg Psych 42: 151–153

Woisard V, Yardeni E, Percodani J, Serrano, Pessey JJ (1997) Laryngeal myoclonus. In: Kleinsasser O, Glanz H, Oloffson J (eds) Advances in laryngology in europe. Elsevier, Amsterdam Lausanne New York Oxford Shannon Tokyo, p 459

Yoshida T (1983) Benign neoplasms of the larynx. A ten-year review. Auris Nasus Larynx Suppl 10: 61–71

7 Kreislaufstörungen

Gaboriau HP, Solomon JW (1997) Angioneurotic edema. J La State Med Soc 149: 50–52
Ho LI, Harn HJ, Lien TC, Hu PY, Wang JH (1996) Postextubation laryngeal edema in adults. Risk factor evaluation and prevention by hydrocortisone. Intensive Care Med 22: 933–936
Köhn K (1969) Nase und Nasennebenhöhlen, Kehlkopf und Luftröhre. In: Doerr W, Seifert G, Uehlinger E (eds) Spezielle pathologische Anatomie, Bd 4. Springer, Berlin Heidelberg New York
Nichols AW (1992) Exercise-induced anaphylaxis and urticaria. Clin Sports Med 11: 303–312

8 Laryngitis

Abou-Seif SG, Baky FA, El-Ebrashy F, Gaafar HA (1991) Scleroma of the upper respiratory passages: a CT study. J Laryngol Otol 105: 198–202
Adiga BK, Singh N, Arora VK, Bhatia A, Jain AK (1997) Rhinosporidiosis. Report of a case with an unusual presentation with bony involvement. Acta Cytol 41: 889–891
Agarwal MK, Samant HC, Gupta OP, Gupta S (1981) Solitary scleroma of the larynx. ENT J 60: 315–317
Albernaz PL, Lanzellotti WP, Gananca MM (1968) A Anfotericina B no tratamento das formas otorrinolaringologicas da paracoccidioidose e da leishmaniose resistentes as sulfas e animoniasis. [Amphotericin B in der Behandlung otorhinolaryngologischer Formen der Paracoccidioidomykosen und Leishmaniose mit Sulfas- und Antimon-Resistenz]. Hospital 74: 913–920
Albrecht R (1948) Die Behandlung der Larynx-, Tracheal- und Bronchialdiphtherie. Monatsschr Kinderheilkd 96: 309
Albrecht R (1951) Perichondritis bei Kehlkopfcarcinom und Röntgenbestrahlung. Arch Ohr-Nas-Kehlkopfheilkd 159: 126
Albrecht W (1908) Experimentelle Untersuchungen über die Entstehung der Kehlkopftuberkulose. Z Ohrenheilkd 56: 349
Allen RK, Faulks LW (1983) Empyema due to beta-lactamase-producing H. influenzae type b complicating severe laryngo-pharyngitis and cervical cellulitis. Aust N Z J Med 13: 377–379
Altunkova I, Koleva M, Rangachev IU, Baltadzhieva D, Bocheva T (1996) Promeni v khumoralniia imunen otgovor pri professionalna ekspozitsiia na metalni aerozoli. [Veränderungen der humoralen Immunantwort bei berufsbedingter Metallaerosolexposition]. Probl Khigien 21: 122–130
Ambrosch P, Zschiesche W (1992) HNO-ärztliche endoskopische Untersuchungen in der Eisen- und Stahlindustrie. Laryngol Rhinol Otol 71: 362–364
Amoils CP, Shindo ML (1996) Laryngotracheal manifestations of rhinoscleroma. Ann Otol Rhinol Laryngol 105: 336–340
Anand CS, Gupta MC, Kothari MG, Anand TS, Singh SK (1978) Laryngeal mucormycosis. Ind J Otolaryngol 30: 90–92
Andreassen UK, Husum B, Tos M, Leth N (1984) Acute epiglottitis in adults. A management protocol based on a 17-year material. Acta Anaesthesiol Scand 28: 155–157
Armstrong WB, Peskind SP, Bressler KL, Crockett DM (1995) Airway obstruction secondary to rhinoscleroma during pregnancy. ENT J 74: 768–773
Arold C (1939) Über den Schleimhautlupus der oberen Luftwege. Zentralbl Ges Tuberk-Forsch 50: 281
Arold C (1943) Die Schleimhauttuberkulose und ihre Beziehungen zum Tuberkuloseablauf. Beitr Klin Tuberk 99: 688
Arold C (1953) Über den derzeitigen Stand der Therapie der Schleimhauttuberkulose. Z Laryngol Rhinol 32: 141–146
Arold C (1959) Die Tuberkulose der oberen Luftwege. In: Deist H, Kraus H (Hrsg) Die Tuberkulose, 2. Aufl. Enke, Stuttgart
Arzamastsev SIA (1985) Diagnostika raka gortani u bol'nykh tuberkulezom. [Diagnose von Larynxkarzinomen bei Tuberkulosepatienten]. Probl Tuberk 1985: 10–13

Aslanian GG (1995a) Allergiia i ostrye stenoziruiushchie laringotrakheity u detei. [Allergie und akute stenosierende Laryngotracheitis bei Kindern]. Vestn Otorinolaringol 1995: 34-38

Aslanian GG (1995b) Gerpeticheskii ostryi stenoziruiushchii laringit u detei. [Akute herpetische, stenosierende Laryngitis bei Kindern]. Vestn Otorinolaringol 1995: 37-40

Aubry M, Cotin G, Narcy P (1968) Une chondrite laryngée d'origine melitococcique. Ann Oto-Laryngol Chir Cervico-Fac 85: 340-341

Auerbach O (1949) Tuberculosis of the trachea and major bronchi. Am Rev Tuberc 60: 604

Aujard Y, Laudignon N, Bobin S, Narcy P, Mercier JC, Brun-Vesinet F, Dandine M (1986) Infection herpétique néonatale révelée par une laryngite. À propos d'un cas. Ann Pediatr 33: 815-816, 819

Auregan G, Razafindrazaka N, Rakotomanana F, Rabarijaona L, Rakotoniaina N (1995) Les laryngites Tuberculeuses à Antananarivo. Arch Inst Pasteur Madagascar 62: 90-94

Avellis (1891) Tuberkulöse Larynxgeschwülste. Dtsch Med Wochenschr 1896: 973-993 (zit. nach Köhn 1969b)

Bailey CM, Windle-Taylor PC (1981) Tuberculous laryngitis: a series of 37 patients. Laryngoscope 91: 93-100

Baines DB, Wark H, Overton JH (1985) Acute epiglottitis in children. Anaesth Intens Care 13: 25-28

Baker SR (1979) Laryngotracheobronchitis – a continuing challenge in child health care. J Otolaryngol 8: 494-500

Ballin (1922): Krankheiten der oberen Luftwege. Dtsch Med Wochenschr 1922: 1518 (zit. nach Köhn 1969b)

Bamberger PH, Lachtrop H (1936) Über den Rückgang der Erkrankungshäufigkeit an Kehlkopfphthise. Z Kinderheilkd 58: 346

Banerjee SB, Sarkar A, Mukherjee S, Bhowmik A (1996) Laryngeal rhinosporidiosis. J Ind Med Ass 94: 148, 150

Bang P van (1961) Die Rätsel der Lepra. Münch Med Wochenschr 31: 1499

Barley DA (1940) A case of supposed Boecks sarcoidosis of the larynx. J Laryngol 63: 531

Baugh R, Gilmore BB jr (1986) Infectious croup: a critical review. Otolaryngol Head Neck Surg 95: 40-46

Beckmann G (1982) Akute und chronische Entzündungen des Kehlkopfes (mit Tuberkulose). In: Berendes J, Link R, Zöllner F (Hrsg) Hals-Nasen-Ohren-Heilkunde in Klinik und Praxis, Bd II.2, Kap. 3. Thieme, Stuttgart

Bednarikova L, Brizova M, Kozelouhova E, Wintrova J, Koukalova H (1990) Vliv nekterych faktoru znecisteni ovzdusi na frevenci akutni laryngotracheitidy u deti. [Der Effekt von Luftverunreinigungsfaktoren auf die Häufigkeit der akuten Laryngotracheitis]. Ceskoslov Otolaryngol 39: 321-329

Beickert P (1960) Allergie im Hals-, Nasen- und Ohrenbereich. Arch Ohr-Nas- Kehlkopfheilkd 176: 161

Belovidow VP (1931) Das Verhalten der oberen Luftwege und des Gehörorgans bei den Aussätzigen des Leprosoriums „Krutye Rutschji" (bei Leningrad). Z Hals-Nas-Ohrenheilkd 28: 532-549

Bennet M (1964) Laryngeal blastomycosis. Laryngoscope 74: 4998-512

Berendes J (1933) Der Infektionsmechanismus der Kehlkopfphtise. Z Hals-Nas-Ohrenheilkd 33: 99-103

Bergengrün P (1898) Die lepröse Erkrankung des Larynx und der Trachea. In: Heyman P (Hrsg) Handbuch der Laryngologie und Rhinologie, Bd I/2. Hölder, Wien

Berthiaume JT, Pien FD (1982) Acute klebsiella epiglottitis: considerations for initial antibiotic coverage. Laryngoscope 92: 799-800

Bettington RH (1952) Laryngeal tuberculosis. Med J Aust 39: 8 (zit. nach Köhn 1969b)

Biem J, Roy L, Halik J, Hoffstein V (1989) Infectious mononucleosis complicated by necrotizing epiglottitis, dysphagia, and pneumonia. Chest 96: 204-205

Biesalski P (1956) Die stenosierende Laryngo-Tracheitis im Kindesalter. Z Laryngol Rhinol 35: 226

Bingold K (1952) Typhus abdominalis und Paratyphus. In: Bergmann G, Frey W, Schwiegk H (Hrsg) Handbuch der Inneren Medizin, 4. Aufl. Springer, Berlin Göttingen Heidelberg

Blair PA, Gnepp DR, Riley RS, Sprinkle P (1981) Blastomycosis of the larynx. South Med J 74: 880–882
Blegvad NR, Würtzen (1928) Laryngeal tuberculosis in patients with pulmonary tuberculosis without tubercle bacilli in the sputum. Acta Tuberc Scand 4: 1 (zit. nach Köhn 1969b)
Blome M, Small H (1985) Recurrent acute adult epiglottitis treated by epiglottectomy. ENT J 64: 255–258
Blumenfeld F (1928) Die akute und chronische Laryngitis. In: Denker A, Kahler O (Hrsg) Handbuch der Hals-Nasen-Ohrenheilkunde. Springer und Bergmann, Berlin München
Bobin S, Rheims D, Geoffray B, Manac'h Y, Narcy P (1983) Intubation ou trachéotomie dans les laryngites sous-glottiques sévères. Ann Otolaryngol Chir Cerv-Fac 100: 39–43
Bolivar R, Gomez LG, Luna M, Hopfer R, Bodey GP (1983) Aspergillus epiglottitis. Cancer 51: 367–370
Bookout MW, Templeton JW, Moreno FG, Cullom SR (1983) Laryngeal blastomycosis. J Tennessee Med Ass 76: 289–291
Bottenfield GW, Arcinue EL, Sarnaik A, Jewell MR (1980) Diagnosis and management of acute epiglottitis – report of 90 consecutive cases. Laryngoscope 90: 822–825
Bough ID jr, Sataloff RT, Castell DO, Hills JR, Gideon RM, Spiegel JR (1995) Gastroesophageal reflux laryngitis resistant to omeprazole therapy. J Voice 9: 205–211
Bower CM, Suen JY (1996) Adult acute epiglottitis caused by Serratia marcescens. Otolaryngol Head Neck Surg 115: 156–159
Bower JS, Belen JE, Weg JG, Dantzker DR (1980) Manifestations and treatment of laryngeal sarcoidosis. Am Rev Resp Dis 122: 325–332
Brandenburg JH, Finch WW, Kirkham WR (1978) Actinomycosis of the larynx and pharynx. Otolaryngol 86: 739–742
Branefors-Helander P, Jeppson PH (1975): Acute epiglottitis; a clinical, bacteriological and serological study. Scand J Inf Dis 7: 103–111
Brass LS, White JA (1991) Granulomatous disease of the larynx. J Louis St Med Soc 143: 11–14
Briggs WH, Altenau MM (1980) Acute epiglottitis in children. Otolaryngol Head Neck Surg 88: 665–669
Browning DG, Schwartz DA, Jurado RL (1992) Cryptococcosis of the larynx in a patient with AIDS: an unusual cause of fungal laryngitis. South Med J 85: 762–764
Brüggemann A, Arold C (1934) Über Beziehungen zwischen Lungen- und Kehlkopftuberkulose. Z Hals-Nas-Ohrenheilkd 35: 337–347
Bryan PA, Lancken JH (1989) Tuberculous mastoiditis and laryngitis: a case report. Med J Austr 150: 41–43
Burton DM, Seid AB, Kearns DB, Pransky SM (1992) Candida laryngotracheitis: a complication of combined steroid and antibiotic usage in croup. Int J Pediatr Otorhinolaryngol 23: 171–175
Butt W, Shann F, Walker C, Williams J, Duncan A, Phelan P (1988) Acute epiglottitis: a different approach to management. Crit Care Med 16: 43–47
Bye MR, Palomba A, Bernstein L, Shah K (1987) Clinical Candida supraglottitis in an infant with AIDS-related complex. Pediatr Pulmonol 3: 280–281
Calcaterra TC (1970) Otolaryngeal histoplasmosis. Laryngoscope 80: 111–120
Calico I, Moraga Llop FA, Espanol T, Bertran Sangues JM, Fernandez Perez F (1985) Infecciones respiratorias asociadas a citomegalovirus. [Atemwegsinfektionen vergesellschaftet mit einem Cytomegalovirus]. Anal Esp Pediatr 23: 403–411
Cantrell RW, Bell RA, Morioka WT (1978) Acute epiglottitis: intubation vs. tracheostomy. Laryngoscope 88: 994–1005
Carenfelt C (1989) Etiology of acute infectious epiglottitis in adults: septic vs. local infection. Scand J Inf Dis 21: 53–57
Carenfelt C, Sobin A (1989) Acute infectious epiglottitis in children and adults: annual incidence and mortality. Clin Otolaryngol 14: 489–493
Carter P, Benjamin B (1983) Ten-year review of pediatric tracheotomy. Ann Otol Rhinol Laryngol 92: 398–400

Castaneda-Narvaez JL, Navarrete A, Lopez-Corella E, Martinez-Reyes E, Gonzalez-Saldana N (1986) Pseudopapilomatosis laringea de origen probablemente tuberculoso en un preescolar. [Laryngeale Pseudopapillomatose wahrscheinlich tuberkulösen Ursprungs bei einem Vorschulkind]. Bol Med Hosp Infant Mex 43: 698–701

Cernelc D, Povhe B (1983) Immunobiological aspects of acute subglottic laryngitis in children. Int J Pediatr Otorhinolaryngol 5: 67–75

Charlier MT (1938) Beitrag zur Frage des isolierten Vorkommens der Kehlkopftuberkulose. Z Tuberk 79: 242

Chen D, McMichael JC, VanDerMeid KR, Hahn D, Mininni T, Cowell J, Eldridge J (1996) Evaluation of purified UspA from Moraxella catarrhalis as a vaccine in a murine model after active immunization. Infection Immunity 64: 1900–1905

Chenaud M, Leclerc F, Martinot A (1986) Bacterial croup and toxic shock syndrome. Eur J Pediatr 145: 306–307

Chitravel V, Sundaram BM, Subramanian S, Kumaresan M, Kunjithapatham S (1981) Recurrent rhinosporidiosis in man – case reports. Mycopathol 73: 79–82

Chmielik M, Debska M, Partyka M, Arcimowicz M, Chmielik LP, Jakubczyk I, Wachulski B (1997) Body build – is it a factor in acute subglottic laryngitis? Int J Pediatr Otorhinolaryngol 40: 147–153

Chong WH, Woodhead MA, Millard FJ (1990) Mediastinitis and bilateral thoracic empyemas complicating adult epiglottitis. Thorax 45: 491–492

Chüden H, Kochem HG, Neussel H, Wehmer W (1970) Über einen Fall von Sklerom. HNO 18: 276–279

Clark CL, Horwitz B (1996) Complications of gastroesophageal reflux disease. Esophagitis, acid laryngitis, and beyond. Postgrad Med 100: 95–97, 100, 106–108

Claus H (1910) Gonorrhoische Gelenkerkrankung des Larynx. Passow-Schaefers Beitr Anat Ohr 3: 336

Cohen B, Dunt D (1988) Recurrent and non-recurrent croup: an epidemiological study. Austr Paediatr J 24: 339–342

Cohen SR, Chai J (1978) Epiglottitis. Twenty-year study with tracheotomy. Ann Otol Rhinol Laryngol 87: 461–467

Cole S, Zawin M, Lundberg B, Hoffman J, Bailey L, Ernstoff MS (1987) Candida epiglottitis in an adult with acute nonlymphocytic leukemia. Am J Med 82: 662–664

Collett PW, Brancatisano T, Engel LA (1983) Spasmodic croup in the adult. Am Rev Resp Dis 127: 500–504

Colman MF (1986) Epiglottitis in immunocompromised patients. Head Neck Surg 8: 466–468

Confalonieri M, Nanetti A, Gandola L, Colavecchio A, Aiolfi S, Cannatelli G et al. (1994) Histoplasmosis capsulati in Italy: autochthonous or imported? Eu J Epidemiol 10: 435–439

Contencin P, Bobin S, Francois M, Laudignon N, Narcy P (1985) Laryngite du nouveau-né. À propos de 3 observations. Ann Otol-Laryngol Chir Cervico-Fac 102: 333–336

Cooke RP, Thompson RG, Barter DA (1985) Salmonellosis presenting as croup (letter). Lancet 1 (8427) 523

Copova M, Sukova B, Snajdauf J, Kabelka M (1991) Gastroezofagealni reflux jako podklad recidivujicich a chronickych respiracnich onemocneni. [Gastroösophagealer Reflux als Basis rezidivierender und chronischer Atemwegserkrankungen]. Ceskoslov Ped 46: 142–145

Coppo E (1935) Contributo anatomico-clinico allo studio dei tumori tubercolari della laringe. Granuloma tubercolare laringeo gigante. Ann Laringol (Torino) 35: 63

Corey JP, Seligman I (1991) Otolaryngology problems in the immune compromised patient – an evolving natural history. Otolaryngol Head Neck Surg 104: 196–203

Costa A, del Magro A (1953) Prima osservazione autopsica di granulomatosi di Boeck-Schaumann laryngotracheale diffusa tuberosa, apparentamente primitiva con diffusione miliariforme pluriviscerale. Arch Vecchi Anat Pat 20: 181

Cottier H (1980) Pathogenese, Bd 1 und 2. Springer, Berlin Heidelberg New York

Couldery AD (1990) Tuberculosis of the upper respiratory tract misdiagnosed as Wegener's granulomatosis – an important distinction. J Laryngol Otol 104: 255–258

Cruz MN, Stewart G, Rosenberg N (1995) Use of dexamethasone in the outpatient management of acute laryngotracheitis. Pediatrics 96: 220–223

Cvetnic V, Grozdek D (1986) Tuberkuloza i rak grla – istovremena bolest. [Tuberkulose und Kehlkopfkrebs – begleitende Erkrankungen]. Plucne Bolesti 38: 46–48
D'Angelo AJ jr, Zwillenberg S, Olekszyk JP, Marlowe FI, Mobini J (1990) Adult supraglottitis due to herpes simplex virus. J Otolaryngol 19: 179–181
Dahlqvist A, Lundberg E, Ostberg Y (1983) Hydralazine-induced relapsing polychondritis-like syndrome. Report of a case with severe chronic laryngeal complications. Acta Otolaryngol 96: 355–359
Dastur FD, Kashyap GH, Nair KG (1974) Letter: The killer worm. Br Med J 3 (924): 172–173
Davison FW (1948) Acute laryngotracheobronchitis. Further studies on treatment. Arch Otolaryngol 47: 455
Dawson KP, Mogridge N, Downward G (1991) Severe acute laryngotracheitis in Christchurch 1980–90. N Z Med J 104: 374–375
Debrie JC, Thomas J, Menard M, Quiniou M, Salaun JJ (1981) Histoplasmose laryngée à histoplasma duboisii. Dakar Med 26: 26–32
Deeb ZE (1987) Approach to supraglottitis. Emerg Med Clin North Am 5: 353–358
Deeb ZE (1997) Acute supraglottitis in adults: early indicators of airway obstruction. Am J Otolaryngol 18: 112–115
Deeb ZE, Einhorn KH (1990) Infectious adult croup. Laryngoscope 100: 455–457
Delap TG, Lavy JA, Alusi G, Quiney RE (1997) Tuberculosis presenting as a laryngeal tumour. J Infection 34: 139–141
Denny FW, Murphy TF, Clyde WA jr, Collier AM, Henderson FW (1983) Croup: an 11-year study in a pediatric practice. Pediatrics 71: 871–876
Devine KD (1965) Sarcoidosis and sarcoidosis of the larynx. Laryngoscope 75: 533–569
Devita MA, Wagner IJ (1986) Acute epiglottitis in the adult. Crit Care Med 14: 1082–1083
Dickmann H (1939) Statistische Untersuchungen über die Kehlkopftuberkulose. Düsseldorf, Dissertation
DiTirro FR, Silver MH, Hengerer AS (1984) Acute epiglottitis: evolution of management in the community hospital. Int J Pediatr Otorhinolaryngol 7: 145–152
Dobromylski FI (1933) Chronische Kehlkopftuberkulose bei abacillären Kranken. Z Hals-Nas-Ohrenheilkd 33: 140–152
Donegan JO, Wood MD (1984) Histoplasmosis of the larynx. Laryngoscope 94: 206–209
Donnelly BW, McMillan JA, Weiner LB (1990) Bacterial tracheitis: report of eight new cases and review. Rev Inf Dis 12: 729–735
Doraisingham S, Ling AE (1981) Acute non-bacterial infections of the respiratory tract in Singapore children: an analysis of three years' laboratory findings. Ann Acad Med Singapore 10: 69–78
Drouhet E, Dupont B (1982) Panorama des mycoses en oto-rhino-laryngologie. Ann Otolaryngol Chir Cervico-Fac 99: 517–525
Du Plessis A, Hussey G (1987) Laryngeal tuberculosis in childhood. Pediatr Infect Dis J 6: 678–681
Duclos P, Sanderson LM, Lipsett M (1990) The 1987 forest fire disaster in California: assessment of emergency room visits. Arch Envir Health 45: 53–58
Dudley JP (1987) Supraglottitis and Hemophilus parainfluenzae: pathogenic potential of the organism. Ann Otol Rhinol Laryngol 96: 400–402
Dudley JP (1991) Branhamella catarrhalis and croup: toxicity in the upper respiratory tract. Am J Otolaryngol 12: 113–116
Dudley JP, Kobayashi R, Rosenblatt HM, Byrne WJ, Ament ME, Stiehm ER (1980) Candida laryngitis in chronic mucocutaneous candidiasis. Its association with Candida esophagitis. Ann Otol Rhinol Laryngol 89: 574–575
Dumich PS, Neel HB (1983) Blastomycosis of the larynx. Laryngoscope 93: 1266–1270
Dupont B, Drouhet E (1982) L'histoplasmose en oto-rhino-laryngologie. Ann Otolaryngol Chir Cervico-Fac 99: 547–551
Dupont B, Drouhet E (1982) Antifongiques en oto-rhino-laryngologie. (Antifungal agents in otorhinolaryngology). Ann Otolaryngol Chir Cervico-Fac 99: 575–580
Dupont P (1950) Tuberculose laryngée. Acta Otorhinolaryngol Belg 4: 551
Dupuy (1903) Laryngeal complications in typhoid fever. NY Med J (zit. nach Köhn 1969b)

Dworetzky JP (1935) Laryngo-pulmonary tuberculosis. A review of twenty years experience. Am Rev Tubercul 31: 443

Dworetzky JP, Risch OC (1941) Laryngeal tuberculosis. A study of 500 cases of pulmonary tuberculosis with a résumé based on twenty eight years of experience. Ann Otol Rhinol Laryngol 50: 745

Dyas A, George RH (1986) Ten years' experience of Haemophilus influenzae infection at Birmingham Children's Hospital. J Infection 13: 179–185

Eickhoff H (1949) Der Schleimhautlupus. HNO 1: 278

Eilertsen E (1950) Akute Laryngitis bei Kindern. Nord Med 43: 120

Elias-Jones AC, Sequeira J, Leitch RN, Heard SR (1988) Tuberculosis presenting as laryngeal stridor in a child. J Infect 16: 61–64

Emery FC (1952) Acute laryngotracheobronchitis in children. A study of the incidence and pathology. Br Med J 4793: 1067

Eppinger H (1880) Pathologische Anatomie des Larynx und der Trachea. In: Klebs (Hrsg) Handbuch der Pathologischen Anatomie, Bd 2, Berlin (zit. nach Köhn 1969b)

Esch A (1927) Pathologisch-anatomische Untersuchungen über die Kehlkopftuberkulose. I. und II. Teil. Z Hals-Nas-Ohrenheilkd 17: 222–234/530–542

Eschweiler H (1938) Vergleichende klinische und histologische Beobachtungen und Untersuchungen über die Entwicklung der Tuberkulose in den oberen Luft- und Speisewegen. Z Hals-Nas-Ohrenheilkd 43: 163–214

Eschweiler H (1949) Zur funktionellen Pathologie der Kehlkopftuberkulose. Arch Ohrenheilkd 155: 17

Esteban RE, Jimenez AM, Orozco AL, Girones IG, Sanchez PG, Garcia FS (1996) Etiologia de las infecciones respiratorias agudas en 87 ninos hospitalizados. [Ätiologie akuter Atemwegsinfektionen bei 87 hospitalisierten Kindern]. Rev Clin Esp 196: 82–86

Everett AR (1951) Acute laryngotracheobronchitis. An analysis of 1175 cases with 98 tracheostomies. Laryngoscope 61: 113

Faden HS (1979) Treatment of Haemophilus influenzae type B epiglottitis. Pediatrics 63: 402–407

Falck G, Engstrand I, Persson K (1992) TWAR-infektion vanlig diagnos vid oeppenvardsmottagning. [TWAR-Infektion als Standarddiagnose in Ambulanzkliniken]. Lakartidningen 89: 1473–1476

Fearon B (1987) Laryngeal problems in children. Ann Otol Rhinol Laryngol 96: 124–126

Feder HM jr (1983) Initial treatment of Hemophilus influenzae infections in children. Am Fam Physician 28: 135–139

Fegiz (1935) Le forme anatomo-cliniche della tuberculosi pulmonare in rapporto alle localizzazione laringea. Ann Laringol (Torino) 35: 209 (zit. nach Köhn 1969b)

Ferlito A (1974) Primary aspergillosis of the larynx. J Laryngol Otol 88: 1257–1263

Ferluga D, Vodovnik A, Luzar B, Coer A, Perkovic T, Gale N, Kambic V (1997) Langerhans and other immunocompetent cells in vocal cord epithelial hyperplastic lesions of patients with chronic laryngitis. Acta Otolaryngol (Suppl) 527: 82–86

Fernandez-Liesa R, Perez-Obon J, Ramirez-Gasca T, Marin-Garcia J, Ortiz-Garcia A, Calvo-Alvarez A (1995) Histoplasmosis laringea. Acta Otorrinolaringol Esp 46: 453–456

Ferrandis-Pereperez E, Artazkoz del Toro JJ, Serrano-Badia E (1997) Afectacion laringea por herpes: una lesion que simula neoplasia. [Neoplasmasimulation durch Herpesbefall des Larynx]. Acta Otorrinolaringol Esp 48: 69–71

Fielder CP (1989) Effect of weather conditions on acute laryngotracheitis. J Laryngol Otol 103: 187–190

Flatau THS (1895) Nasen-, Rachen- und Kehlkopfkrankheiten. Barth, Leipzig

Foweraker JE, Millar MR, Smith I (1989) Meningitis caused by Haemophilus influenzae type b infection after epiglottitis. BMJ 298: 1003–1004

Fraenkel E (1886) Demonstration eines Kehlkopfes von „primärer Kehlkopftuberkulose". Dtsch Med Wochenschr 1886: 490

Freezer N, Butt W, Phelan P (1990) Steroids in croup: do they increase the incidence of successful extubation? Anaesth Intens Care 18: 224–228

Friedman EM, Damion J, Healy GB, McGill TJ (1985) Supraglottitis and concurrent Hemophilus meningitis. Ann Otol Rhinol Laryngol 94: 470–472

Friedman M, Toriumi DM, Grybauskas V, Applebaum EL (1989) Épiglottite de l'adulte. Proposition d'une classification clinique et d'une stratégie thérapeutique. Ann Otolaryngol Chir Cerv-Fac 106: 306–309

Friedmann I (1980) Diseases of the larynx. Disorders of laryngeal function. In: Paparella MM, Shumrick DA (eds) Otolaryngology, 2nd edn. Saunders, Philadelphia London Toronto

Frisch M, Gnepp DR (1995) Primary cryptococcal infection of the larynx: report of a case. Otolaryngol Head Neck Surg 113: 477–480

Gallagher PG, Myer CM (1991) An approach to the diagnosis and treatment of membranous laryngotracheobronchitis in infants and children. Pediatr Emerg Care 7: 337–342

Gans O, Steigleder GK (1957) Histologie der Hautkrankheiten, 2. Aufl. Springer, Berlin Göttingen Heidelberg

Garlicki A, Bociaga M, Krukowiecki J, Kluba-Wojewoda U (1996) Blonica krtani u mlodej kobiety przyczyna trudnosci diagnostycznych – opis przypadku. [Larynxdiphtherie bei einer jungen Frau verursacht diagnostische Schwierigkeiten – Fallbericht]. Przegl Lek 53: 761–762

Garson JZ (1950) Acute laryngotracheo-bronchitis. Br Med J 4653: 578

Gentinetta O (1948) Über einen Fall von Lepra unter spezieller Berücksichtigung der Luftwege und über einen Fall einer wahrscheinlich abortiven Lepra. Pract Otorhinolaryngol (Basel) 10: 307–314

Gerber AC, Pfenninger J (1986) Acute epiglottitis: management by short duration of intubation and hospitalisation. Intens Care Med 12: 407–411

Gerber ME, Rosdeutscher JD, Seiden AM, Tami TA (1995) Histoplasmosis: the otolaryngologist's perspective. Laryngoscope 105: 919–923

Gerber PH (1914) Zur Histologie des Schleimhautlupus. Arch Laryngol Rhinol (Berlin) 29: 49

Gertler R, Ramages L (1985) Tuberculous laryngitis – a one year harvest. J Laryngol Otol 99: 1119–1125

Geslin P, Devictor D, Huault G (1983) Diagnostic microbiologique des épiglottites. Pathol Biol 31: 120–122

Gianni O (1933) Fibrotuberculoma della laringe. Vasalva 9: 450

Girolamo S di, Anselmi M, Piccini A, Lauretis A de, Passali D (1996) A specific membranous laryngitis after infectious mononucleosis. Int J Pediatr Otorhinolaryngol 34: 171–174

Godlee F (1993) Tuberculosis – a global emergency. Br Med J (SA edition) 1: 694

Goertchen R, Stosiek P, Nischwitz A (1986) Beitrag zur klinischen Pathologie der chronischen hyperplastischen Laryngitis. 1. Mitteilung: Die epithelialen Strukturen der Übergangszone des Larynx. Zentralbl Allg Pathol Pathol Anat 131: 541–546

Gonzalez C, Reilly JS, Kenna MA, Thompson AE (1986) Duration of intubation in children with acute epiglottitis. Otolaryngol Head Neck Surg 95: 477–481

Gonzalez de Dios J, Ramos-Lizana J, Lopez-Lopez C (1990) Epidemia de laringitis (893 casos LTA y CE). II. Aspectos clinicos, diagnosticos y terapeuticos. [Laryngitis epidemica (893 Fälle einer akuten Laryngotracheitis und spastischen Croups). II. Klinische, diagnostische und therapeutische Aspekte]. Anal Esp Pediatr 32: 417–422

Gori S, Scasso A (1994) Cytologic and differential diagnosis of rhinosporidiosis. Acta Cytol 38: 361–366

Gorse GJ, Passy V, Cesario TC (1982) Acute epiglottitis and bacteremia with ampicillin-resistant Haemophilus influenzae. Arch Otolaryngol 108: 515–516

Grahe K (1932) Morgagnischer Ventrikel und Laryngitis. Arch Ohrenheilkd 130: 274

Gravesen PB (1940) Some cases illustrating the benign lymphogranulomatosis as an internal disease. Acta Med Scand 103: 436

Gravesen PB, Godbey (1927) Tubercle (Edinb) 8: 10 (zit. nach Köhn 1969b)

Gröhn K (1947) Über Pseudocroup. Duodecim (Helsinki) 63: 894

Guillot F, Mory C, Gire R, Ait Hamouda R (1983) Les infections à Haemophilus influenzae et para-influenzae de l'enfant. Étude rétrospective de cinquante-deux observations. Pathol Biol 31: 115–119

Gurwitz D, Corey M, Levison H (1980) Pulmonary function and bronchial reactivity in children after croup. Am Rev Resp Dis 122: 95–99

Guss DA, Jackson JE (1987) Recurring epiglottitis in an adult. Ann Emerg Med 16: 441–444

Haberman RS, Becker ME, Ford CN (1983) Candida epiglottitis. Arch Otolaryngol 109: 770–771

Hahn R, Heidbreder B, Mersmann B (1987) Zeitlicher Zusammenhang zwischen Pseudokrupp (stenosierende Laryngitis) und dem Schwefeldioxidgehalt der Luft – Ergebnisse einer 21 monatigen retrospektiven Studie. Öffentl Gesundheitswesen 49: 648–652

Hajek M (1932) Pathologie und Therapie der Erkrankungen des Kehlkopfes, der Luftröhre und der Bronchien. Kabitzsch, Leipzig

Hamann H (1942) Sarkoid Boeck der oberen Luftwege. Derm Wochenschr 115: 888

Han BK, Dunbar JS, Striker TW (1979) Membranous laryngotracheobronchitis (membranous croup). AJR 133: 53–58

Hanson DG, Kamel PL, Kahrilas PJ (1995) Outcomes of antireflux therapy for the treatment of chronic laryngitis. Ann Otol Rhinol Laryngol 104: 550–555

Hanson DG, Jiang JJ, Chen J, Pauloski BR (1997) Acoustic measurement of change in voice quality with treatment for chronic posterior laryngitis. Ann Otol Rhinol Laryngol 106: 279–285

Harris JB, Lusk R, Wagener JS, Andersen RD (1987) Acute viral laryngotracheitis complicated by herpes simplex virus infection. Otolaryngol Head Neck Surg 96: 190–193

Hart C, Mayer E (1928) Kehlkopf, Luftröhre, Bronchien. In: Henke F, Lubarsch O (Hrsg) Handbuch der Speziellen Pathologischen Aantomie, Bd III/1. Springer, Berlin

Hashiguchi K, Ogawa H, Kazuyama Y (1992) Seroprevalence of Chlamydia pneumoniae infections in otolaryngeal diseases. J Laryngol Otol 106: 208–210

Healy GB, Hyams VJ, Tucker GF jr (1985) Paraglottic laryngitis in association with epiglottitis. Ann Otol Rhinol Laryngol 94: 618–621

Heeneman H, Ward KM (1977) Epiglottic abscess: its occurrence and management. J Otolaryngol 6: 31–36

Henry RL, Mellis CM, Benjamin B (1983) Pseudomembranous croup. Arch Dis Childhood 58: 180–183

Herzog V, Conrad FW (1955) Zur Pathologie der Luftröhrensyphilis. Zentralbl Allg Pathol Pathol Anat 93: 114

Heymann R (1889) Beitrag zur Kenntnis des Epithels und der Drüsen des menschlichen Kehlkopfes im gesunden und im kranken Zustande. Virchows Arch Pathol Anat 118: 320

Hide DW, Guyer BM (1985) Recurrent croup. Arch Dis Childhood 60: 585–586

Hille G (1949) Die Rolle der Kehlkopftuberkulose im tuberkulösen Geschehen der Nachkriegszeit und ihre Pathogenese. Berlin, Dissertation

Hinsberg V (1928) Die Perichondritis und Chondritis der Kehlkopfknorpel. In: Denker A, Kahler O (Hrsg) Handbuch der Hals-Nasen-Ohrenheilkunde, Bd III. Springer/Bergmann, Berlin München, S 378

Hocevar-Boltezar I, Radsel Z, Zargi M (1997) The role of allergy in the etiopathogenesis of laryngeal mucosal lesions. Acta Otolaryngol (Suppl) 527: 134–137

Hofer G (1928) Die Syphilis des Kehlkopfes, der Luftröhre und der Bronchien. In: Denker A, Kahler O (Hrsg) Handbuch der Hals-Nasen-Ohrenheilkunde, Bd IV. Springer/Bergmann, Berlin München

Hoffarth GA, Joseph DL, Shumrick DA (1973) Deep mycoses. Arch Otolaryngol 97: 475–479

Hol C, Schalen C, Verduin CM, Dijke EE van, Verhoef J, Fleer A, Dijk H van (1996) Moraxella catarrhalis in acute laryngitis: infection or colonization? J Infect Dis 174: 636–638

Holinger PH, Gelman HK, Wolfe CK jr (1977) Rhinoscleroma of the lower respiratory tract. Laryngoscope 87: 1–9

Hollinshead AC, Chretien PB, Tarpley JL (1975) Studies of the nature of herpesvirus-induced tumour-associated antigens induced by herpes simplex virus type 1 and further analysis of their relationship with squamous-cell carcinomas of the head and neck region. IARC Sci Publ 11: 307–311

Hörbst L (1936) Zur pathologischen Histologie des Krikoarytaenoidgelenkes. Monatsschr Ohrenheilkd 70: 48

Hottinger A (1952) Diphtherie. In: Bergmann G, Frey W, Schwiegk H (Hrsg) Handbuch der Inneren Medizin, Bd IV/1. 4. Aufl. Springer, Berlin Göttingen Heidelberg

Hübschmann P (1929) Die pathologische Anatomie der Tuberkulose. Springer, Berlin

Hütteroth R (1941) Perichondritis des Kehlkopfes bei Grippe und bei latentem Carcinom. Z Hals-Nas-Ohrenheilkd 47: 367
Imhofer R (1925) Larynxtuberkulose. Med Klin 1925-727
Irvine MC, Solomons NB (1990) Atypical supraglottitis caused by Streptococcus sanguis. J Laryngol Otol 104: 430-431
Isaacson JE, Frable MA (1996) Cryptococcosis of the larynx. Otolaryngol Head Neck Surg 114: 106-109
Isenberg DA, Lipkin DP, Mowbray JF, Fisher C, Davies R (1984) Fatal pneumococcal epiglottitis in lupus overlap syndrome. Clin Rheumatol 3: 529-532
Jackson CH, Jackson CL (1942) Diseases and injuries of the larynx, 2nd edn. Macmillan, New York
Jackson CH, Jackson CL (1947, 1959) Diseases of the nose, throat and ear. Saunders, Philadelphia
Jacob P, Kahrilas PJ, Herzon G (1991) Proximal esophageal pH-metry in patients with 'reflux laryngitis'. Gastroenterol 100: 305-310
Jaffé L (1963) Die Hals-Nasen-Ohrenheilkunde der Tropen und Subtropen. In: Berendes J, Link R, Zöllner F (Hrsg) Hals-Nasen-Ohrenheilkunde, Bd II/2. Thieme, Stuttgart
Janssen Th (1942) Zum Problem der Entstehung der Kehlkopftuberkulose. Beitr Klin Tuberk 97: 64
Jaspersen D, Weber R, Hammar CH, Draf W (1996) Effect of omeprazole on the course of associated esophagitis and laryngitis. J Gastroenterol 31: 765-767
Jauma R, Payola N, Gomez F, Cordon F, Cabratosa J (1992) Manifestaciones respiratorias y reflujo gastroesofagico. Atencion Primaria 9: 375-377
Jay J, Green RP, Lucente FE (1985) Isolated laryngeal rhinoscleroma. Otolaryngol Head Neck Surg 93: 669-673
Johnson AW, Mokuolu OA, Ogan O (1993) Tuberculous laryngitis in a Nigerian child. Ann Trop Paediatr 13: 91-94
Johnson RH, Rumans LW (1977) Unusual infections caused by Pasteurella multocida. JAMA 237: 146-147
Jones R, Santos JI, Overall JC jr (1979) Bacterial tracheitis. JAMA 242: 721-726
Josephson JS, Josephson GD, Dennis NN (1989) Pathologic quiz case 2. Laryngeal trichinosis with simultaneous squamous cell carcinoma. Arch Otolaryngol Head Neck Surg 115: 1384-1385, 1387
Kahrilas PJ (1996) Gastroesophageal reflux disease. JAMA 276: 983-988
Kainz J, Friedrich G (1988) Herpes zoster cephalicus. HNO 36: 234-240
Kairys SW, Olmstead EM, O'Connor GT (1989) Steroid treatment of laryngotracheitis: a meta-analysis of the evidence from randomized trials. Pediatrics 83: 683-693
Kalkoff KW, Janke D (1958) Mykosen der Haut. In: Gottron HA, Schönfeld W (Hrsg) Dermatologie und Venerologie, Bd II/2. Thieme, Stuttgart
Kambic V, Lenart J (1971) Our classification of hyperplasia of laryngeal epithelium. Fr J Otorhinolaryngol 20: 1145-1150
Kambic V, Radsel Z (1984) Acid posterior laryngitis. Aetiology, histology, diagnosis and treatment. J Laryngol Otol 98: 1237-1240
Kander PL, Richards SH (1977) Acute epiglottitis in adults. J Laryngol Otol 91: 295-302
Kandiloros DC, Nikolopoulos TP, Ferekidis EA, Tsangaroulakis A, Yiotakis JE, Davilis D, Adamopoulos GK (1997) Laryngeal tuberculosis at the end of the 20th century. J Laryngol Otol 111: 619-621
Kanthack AA (1889) Studien über die Histologie der Larynxschleimhaut. Virchows Arch Pathol Anat 118: 137
Karnauchow PN, Kaul WH (1988) Chronic herpetic laryngitis with oropharyngitis. Ann Otol Rhinol Laryngol 97: 286-288
Karoliny G, Osvath P, Horvath A (1990) Laryngitis subglottica kezelese belegzett corticosteroid-dal. (Subglottic laryngitis treated with corticosteroid inhalation). Orvosi Hetilap 131: 2257-2258
Kaufmann E (1907) Lehrbuch der spez. Pathologie, 4. Aufl. Reimer, Berlin
Kazi A, Gauthier M, Lebel MH, Farrell CA, Lacroix J (1992) Uvulitis and supraglottitis: early manifestations of Kawasaki disease. J Pediatr 120: 564-567

Kean H (1966) Cancer and trichinosis of the larynx. Laryngoscope 76: 1766–1768
Kecht B (1951) Zur Kenntnis der Laryngopathia Gravidarum. Z Laryngol Rhinol 30: 230
Kecht B, Schön M (1935) Zur Kenntnis von Schwangerschaftsveränderungen im Larynx. Wien Klin Wochenschr 1935: 395
Kessler HA, Schade R, Trenholme GM, Jupa JE, Levin S (1980) Acute pneumococcal epiglottitis in immunocompromised adults. Scand J Inf Dis 12: 207–210
Kheir SM, Flint A, Moss JA (1983) Primary aspergillosis of the larynx simulating carcinoma. Hum Pathol 14: 184–186
Khilanani U, Khatib R (1984) Acute epiglottitis in adults. Am J Med Sci 287: 65–70
Kinnefors A, Olofsson J (1983) Acute epiglottitis in children: experiences with tracheotomy and intubation. Clin Otolaryngol 8: 25–30
Kinnman J (1975) Obturierende akute Laryngitis im Kindesalter. HNO 23: 378–382
Kleinsasser O (1991) Mikrolaryngoskopie und endolaryngeale Mikrochirurgie, 3. Aufl. Schattauer, Stuttgart
Knapp E (1938) Neuere Ergebnisse der pathologischen Histologie der Kehlkopftuberkulose, insbesondere der Frage des hämatogenen Infektionsweges. Hals-Nas-Ohrenarzt I 29: 303 (zit. nach Köhn 1969b)
Knott AM, Long CE, Hall CB (1994) Parainfluenza viral infections in pediatric outpatients: seasonal patterns and clinical characteristics. Pediatr Inf Dis J 13: 269–273
Kobayashi RH, Rosenblatt HM, Carney JM, Byrne WJ, Ament ME, Mendoza GR et al. (1980) Candida esophagitis and laryngitis in chronic mucocutaneous candidiasis. Pediatrics 66: 380–384
Köhn K, Jansen HH (1957) Gestaltwandel klassischer Krankheitsbilder. Springer, Berlin Göttingen Heidelberg
Köhn K (1969a) Zur Pathologie der gutartigen Stimmbandprozesse. HNO 8: 71
Köhn K (1969b) Nase und Nasennebenhöhlen, Kehlkopf und Luftröhre. In: Doerr W, Seifert G, Uehlinger E (Hrsg) Spezielle Pathologische Anatomie, Bd 4. Springer, Berlin Heidelberg New York
Koka BV, Jeon IS, Andre JM, MacKay I, Smith RM (1977) Postintubation croup in children. Anesthesia Analgesia 56: 501–505
Koufman JA (1991) The otolaryngologic manifestations of gastroesophageal reflux disease (GERD) a clinical investigation of 225 patients using ambulatory 24-hour pH monitoring and an experimental investigation of the role of acid and pepsin in the development of laryngeal injury. Laryngoscope 101: 1–78
Kowalska S, Sulkowski W, Bazydlo-Golinska G (1990) Choroby gornych drog oddechowych u pracownikow przemyslu meblarskiego. [Erkrankungen des oberen Respirationstraktes bei Möbelindustriearbeitern]. Med Pracy 41: 137–141
Krieg R (1898) Klinisch-statistischer Beitrag zur Frage, auf welchem Wege die Tuberkulose in den Kehlkopf eindringt. Arch Laryngol Rhinol (Berlin) 8: 519
Krivonos VA, Shtil AA (1990) Mestnye immunologicheskie proiavleniia pri khronicheskom giperplasticheskom laringite. Soobshchenie 1. Epitelialno-stromalnye vzaimodeistviia v slizistoi obolonke „intaktnoi" gortani (morfometricheskii analiz sektsionnogo materiala). [Lokale immunologische Manifestationen bei chronisch hyperplastischer Laryngitis. 1. Epithelial-stromale Interaktionen in der Schleimhaut des „intakten" Larynx (morphometrische Analyse an Schnittpräparaten)]. Vestn Otorinolaringol 1990: 61–66
Kucera CM, Silverstein MD, Jacobson RM, Wollan PC, Jacobsen SJ (1996) Epiglottitis in adults and children in Olmsted County, Minnesota, 1976 through 1990. Mayo Clin Proc 71: 1155–1161
Kuo PH, Lee LN, Yang PC, Chen YC, Luh KT (1996) Aspergillus laryngotracheobronchitis presenting as stridor in a patient with peripheral T cell lymphoma. Thorax 51: 869–870
Kuttner A (1895) Larynxoedem und submuköse Laryngitis. Eine historisch-kritische Studie. Virchows Arch Pathol Anat 139: 117
Kuusela AL, Vesikari T (1988) A randomized double-blind, placebo-controlled trial of dexamethasone and racemic epinephrine in the treatment of croup. Acta Paediatr Scand 77: 99–104

Labay-Matias MV, Ramos-Losada R, Reynes-Muntaner J, Pardos-Rocamora LR, Madronero-Tentor A, Ferres-Serrat F et al. (1984) Laringotraqueobronquitis membranosa. Anal Esp Pediatr 20: 33–40

Labay MV, Ramos R, Hervas JA, Reynes J, Gomez B (1985) Membranous laryngotracheobronchitis, a complication of measles. Intens Care Med 11: 326–327

Lacroix J, Ahronheim G, Arcand P, Gauthier M, Rousseau E, Girouard G, Lamarre A (1986) Group A streptococcal supraglottitis. J Pediatr 109: 20–24

Laing RB, Wardrop PJ, Welsby PD, Brettle RP (1995) Stridor in patients with HIV infection. J Laryngol Otol 109: 1197–1199

Lake R (1895) A contribution of the pathology of laryngeal phtisis. Am J Med Sci 1895: 4 (zit. nach Köhn 1969b)

Lambeck W, Hacki T (1997) Stimmstörung und Bulimie. HNO 45: 36–39

Lamberts R, Helmchen U, Creutzfeldt W (1989) Rezidivierende Polychrondritis. Dtsch Med Wochenschr 114: 945–950

Larzul JJ, de Labarthe B, Fauconnier B, Ledoux JP, Danrigal A (1978) Un cas de tracheobronchopathie grave avec immunodepression: maladie herpétique? Poumon Coeur 34: 153–156

Laufer P (1987) Croup and cystic fibrosis (letter). ENT J 66: 123–125

Lawson R, Bodey G, Luna M (1980) Case report: candida infection presenting as laryngitis. Am J Med Sci 280: 173–177

Leahy F, Mina M, deSa D (1985) Sarcoidosis of the larynx in a child. J Otolaryngol 14: 372–374

Lederer F (1947) Tuberculosis of the larynx. Goldberg, Philadelphia

Lederman MM, Lowder J, Lerner PI (1982) Bacteremic pneumococcal epiglottitis in adults with malignancy. Am Rev Resp Dis 125: 117–118

Lee SC, Meislin H, Iserson KV (1985) Epiglottitis presenting as acute pulmonary edema. Ann Emerg Med 14: 60–63

Leke L, Krum G, Broca A de, Kremp O, Kilani L, Herbaut C, Risbourg B (1989) Épiglottite et oedeme pulmonaire chez l'enfant. Arch Fr Pediatr 46: 743–744

Levenson MJ, Ingerman M, Grimes C, Robbett WF (1984) Laryngeal tuberculosis: review of twenty cases. Laryngoscope 94: 1094–1097

Li J, Li L, Wei Y, Chen H, Dong Y, Wang F (1996) A case of toxoplasmatic rhinitis and laryngitis. Chin Med J 109: 255

Lindner JG (1988) Infecties van de parafaryngeale ruimte als complicatie van een keelontsteking. [Parapharyngeale Infektionen als Komplikation einer Laryngitis]. Nederl Tudschr Geneesk 132: 2296

Liston SL, Gehrz RC, Siegel LG, Tilelli J (1983) Bacterial tracheitis. Am J Dis Child 137: 764–767

Looper EA (1949) Laryngeal tuberculosis. Arch Otolaryngol 49: 117

Lopez-Amado M, Yebra-Pimentel MT, Garcia-Sarandeses A (1996) Cytomegalovirus causing necrotizing laryngitis in a renal and cardiac transplant recipient. Head Neck 18: 455–458

Losek JD, Dewitz-Zink BA, Melzer-Lange M, Havens PL (1990) Epiglottitis: comparison of signs and symptoms in children less than 2 years old and older. Ann Emerg Med 19: 55–58

Lundberg C (1984) Bacterial infections of the upper respiratory airways and beta-lactam antibiotics. Scand J Inf Dis (Suppl) 42: 122–128

Lütgerath F (1940) Über abazilläre Kehlkopftuberkulose. Z Hals-Nas-Ohrenheilkd 45: 316–321

Lyons GD (1966) Mycotic disease of the larynx. Ann Otol Rhinol Laryngol 75: 162–175

Maciejewska A, Bielichowska-Cybula G (1991) Biologiczne dzialanie pylu cementowego. [Biologischer Effekt vom Zementstaub]. Med Pracy 42: 281–289

Manasse P (1927) Anatomische Untersuchungen über die Tuberkulose der oberen Luftwege. Beitr Klin Tuberk (Beiheft 1927), Springer, Berlin

Manni JJ (1982) The prevalence of tuberculous laryngitis in pulmonary tuberculosis in Tanzanians. Trop Georg Med 34: 159–162

Marcus MG, Semel LJ (1988) An unusual case of epiglottitis in a patient with asthma. Ped Emerg Care 4: 124–126

Masing H, Kaess H (1956) Die Tracheotomie im Kindesalter an Hand des Krankengutes der Heidelberger Kliniken 1945–1954. Z Laryngol Rhinol 35: 425

Mayer O (1932) Neue Gesichtspunkte bei der Behandlung der eitrigen Perichondritis laryngea. Monatsschr Ohrenheilkd 66: 242

Mayo-Smith MF, Hirsch PJ, Wodzinski SF, Schiffman FJ (1986) Acute epiglottitis in adults. An eight-year experience in the state of Rhode Island. N Engl J Med 314: 1133-1139
McCormick C (1957) The larynx in leprosy. Arch Otolaryngol 66: 138-149
McCune MA, Rogers RS, Roberts GD (1980) Laryngeal presentation of blastomycosis. Int J Dermatol 19: 263-269
McEniery J, Gillis J, Kilham H, Benjamin B (1991) Review of intubation in severe laryngotracheobronchitis. Pediatrics 87: 847-853
Mehtar S, Bangham L, Kalmanovitch D, Wren M (1988) Adult epiglottitis due to Vibrio vulnificus. Br Med J Clin Res Ed 296: 827-828
Menzel KM (1934) Hämatogene Kehlkopftuberkulose. Beitr Klin Tuberk 85: 281
Mesolella M, Testa B, Mesolella C, Giuliano A, Testa G (1993) Herpès du larynx. À propos de trois cas. Ann Otolaryngol Chir Cervico-Fac 110: 337-340
Meyer A (1909) Über den Infektionsweg der Larynxtuberkulose. Z Laryngol Rhinol 1: 716-726
Meyer-Breiting E, Burkhardt A (1988) Squamous cell carcinoma. In: Meyer-Breiting E, Burkhardt A (eds) Tumours of the larynx - histopathology and clinical inferences. Springer, Berlin Heidelberg New York Tokyo
Meyer E (1928) Die Tuberkulose der oberen Luftwege. In: Denker A, Kahler O (Hrsg): Handbuch der Hals-Nasen-Ohrenheilkunde. Bd IV. Springer/Bergmann, Berlin/München
Meyer PR, Shum TK, Becker TS, Taylor CR (1983) Scleroma (Rhinoscleroma). A histologic immunohistochemical study with bacteriologic correlates. Arch Pathol Lab Med 107: 377-383
Michaels L (1984) Pathology of the larynx. Springer, Berlin Heidelberg New York Tokyo
Michaels RH, Norden CW (1977) Pharyngeal colonization with Haemophilus influenzae type b: a longitudinal study of families with a child with meningitis or epiglottitis due to H. influenzae type b. J Infect Dis 136: 222-228
Michlin (1950) Ein Fall von Kehlkopfbeteiligung bei Brucellose. Vestn Otorinolaringol 12: 78
Miehlke A (1956) Beitrag zur Laryngopathia gravidarum. Z Laryngol Rhinol 35: 239
Mietens C, Lütkemeyer B, Köhler S (1984) Epidemiologie und Symptomatik der stenosierenden Laryngotracheitis (Pseudocroup) bei 1322 stationären Patienten in Bochum im Verlauf der letzten 17 Jahre. Monatsschr Kinderheilkd 132: 646-653
Molteni RA (1976) Epiglottitis: incidence of extraepiglottic infection: report of 72 cases and review of the literature. Pediatrics 58: 526-531
Montgomery WW, Perone PM, Schall LA (1956) Arthritis of the cricoarytaenoid joint. Ann Otol Rhinol Laryngol 64: 1025-1033
Mühling P, Bory J, Haupt H (1984) Effekt der Luftbelastung auf Atemwegserkrankungen des Kleinkindes. Die Morbiditätsrate in Wohngebieten mit unterschiedlich starker Schadstoffbelastung. Fortschr Med 102: 831-834
Mukerjee CM (1989) Tuberculous mastoiditis and laryngitis (letter): Med J Austr 150: 468
Muller BJ, Fliegel JE (1985) Acute epiglottitis in a 79-year-old man. Can Anaesthet Soc J 32: 415-417
Murphy B, Phelan PD, Jack I, Uren E (1980) Seasonal pattern in childhood viral lower respiratory tract infections in Melbourne. Med J Austr 1: 22-24
Murphy JF, Jones M, Thompson EN (1984) Oesophageal candidiasis and croup in a child with defective neutrophil motility. J Infection 8: 247-250
Murrage KJ, Janzen VD, Ruby RR (1988) Epiglottitis: adult and pediatric comparisons. J Otolaryngol 17: 194-198
Mutius E von, Nicolai T, Lehmacher W, Reitmeir P, Stiepel E (1989) Gibt es Risikofaktoren der stenosierenden Laryngitis? Ergebnisse der Südbayrischen Pseudo-Krupp-Studie. Monatsschr Kinderheilkd 137: 716-721
Myerson MC (1950) Smokers larynx. A clinical pathological entity. Ann Otol Rhinol Laryngol 59: 541
Nabarro D (1954) Congenital Syphilis. Arnold, London
Nadel S, Offit PA, Hodinka RL, Gesser RM, Bell LM (1992) Upper airway obstruction in association with perinatally acquired herpes simplex virus infection. J Pediatr 120: 127-129
Nakajima H (1993) Tuberculosis: a global emergency. World Health 46: 3

Nataro JD (1965) Trichinosis of the vocal cords. Case report. Eye Ear Nose Throat Monthly 44: 77
Negroni R, Rubinstein P, Herrmann A, Gimenez A (1977) Results of miconazole therapy in twenty-eight patients with paracoccidioidomycosis (South American blastomycosis). Proc Roy Soc Med 70 (Suppl 1): 24–28
Negroni R, Palmieri O, Koren F, Tiraboschi IN, Galimberti RL (1987) Oral treatment of paracoccidioidomycosis and histoplasmosis with itraconazole in humans. Rev Inf Dis 9 (Suppl 1): 47–50
Neiger M (1959) Die perakute Laryngotracheobronchitis des Kleinkindes. Pract Oto Rhino Laryngol (Basel) 21: 273
Nelson EG, Tybor AG (1992) Actinomycosis of the larynx. ENT J 71: 356–358
Nessel E (1965) Die Berufsschäden des Kehlkopfes. Arch Klin Exp Ohr-Nas-Kehlkopfheilkd 185: 385
Nickol H (1961) Ein Beitrag zum Morbus Besnier-Boeck-Schaumann der oberen Luftwege. HNO 9: 108
Nishizaki K, Onoda K, Akagi H, Yuen K, Ogawa T, Masuda Y (1997) Laryngeal zoster with unilateral laryngeal paralysis. ORL J Otorhinolaryngol Relat Spec 59: 235–237
Nyquist AC, Rotbart HA, Cotton M, Robinson C, Weinberg A, Hayward AR et al. (1994) Acyclovir-resistant neonatal herpes simplex virus infection of the larynx. J Pediatr 124: 967–971
Oduntan SO (1974) The health of Nigerian children of school age (6–15 years). II. Parasitic and infective conditions, the special senses, physical abnormalities. Ann Trop Med Parasitol 68: 145–156
Ormerod FC (1951) A review of tuberculosis of the upper air passages during the past thirty years and its treatment with streptomycin. J Laryngol 65: 461
Pace JL, Csonka GW (1988) Late endemic syphilis: case report of bejel with gummatous laryngitis. Genitourin Med 64: 202–204
Pahor AL (1979) Herpes zoster of the larynx – how common? J Laryngol Otol 93: 93–98
Parnes SM, Sherman M (1991) Head and neck surveillance program for factory personnel exposed to asbestos. Ann Otol Rhinol Laryngol 100: 731–736
Paul T, Galaske RG, Kallfelz HC (1988) Akute Epiglottitis: therapeutische Konsequenzen bei Resistenzwandel von Haemophilus influenzae Serotyp B. Monatsschr Kinderheilkd 136: 190–192
Pawlow NF (1929) Die antileprösen Organisationen in Japan und auf den Philippinen. Moskau
Payne J, Koopmann CF jr (1984) Laryngeal carcinoma – or is it laryngeal blastomycosis. Laryngoscope 94: 608–611
Pearlman DS (1989) The relationship between allergy and croup. Allergy Proc 10: 227–231
Pechter EA, Lesavoy MA (1985) Postintubation croup in two consecutive patients undergoing cleft lip and/or palate repair. Ann Plast Surg 14: 81–84
Peltola H, Virtanen M, Maekelae PH (1983) Efficacy of Haemophilus influenzae type b capsular polysaccharide vaccine on the incidence of epiglottitis and meningitis. Pathol Biol 31: 141–143
Perez-Loria D, Sanchez-Elias R (1991) Roundworm infestation (letter, comment). Chest 100: 287–288
Phillips JJ, Sansome AJ (1990) Acute infective airway obstruction associated with subglottic stenosis. Anaesthesia 45: 34–35
Piechaud F, Napée J (1951) Voies d'infection et évolution de la tuberculose laryngo-pulmonaire. Maroc Méd 30: 903
Pillai OS (1974) Rhinosporidiosis of the larynx. J Laryngol Otol 88: 277–280
Pineda-Celis A, Valle-Farias JL, Juarez-Aragon G, Games-Eternod J, Serafin FJ (1978) Evaluacion de la epinefrina racemica con presion positiva intermitente en el tratamiento de la laringotraqueitis infecciosa aguda. [Bewertung racemischen Epinephrins mit intermittierendem positiven Druck bei der Behandlung infektiöser Laryngitis]. Bol Med Hosp Infant Mex 35: 599–607
Poe DI, Seager PS (1950) Sarcoidosis (Boecks Sarcoid) of upper respiratory tract. Arch Otolaryngol 51: 414

Pokrovskii VI, Ostrovskii NN, Astafeva NV, Filimonova NV (1985) Krup pri toksixheskikh formakh difterii u vzroslykh. [Croup bei toxischer Diphterie bei Erwachsenen]. Terapeutich Ark 57: 119-122
Portmann (1920) Le fibrotuberculome du larynx. Presse Méd 1920: 101 (zit. nach Köhn 1969b)
Portmann G, Portmann M, Abadie C (1954) La tuberculose laryngée aucours de ces trente dernières années. J Fr Otorhinolaryngol 3: 796
Postma DS, Jones RO, Pillsbury HC (1984) Severe hospitalized croup: treatment trends and prognosis. Laryngoscope 94: 1170-1175
Postma DS, Prazma J, Woods CI, Sidman J, Pillsbury HC (1987) Use of steroids and a long-acting vasoconstrictor in the treatment of postintubation croup. A ferret model. Arch Otolaryngol Head Neck Surg 113: 844-849
Prescott CA, Vanlierde MJ (1990) Tracheostomy in the management of laryngotracheobronchitis. Red Cross War Memorial Children's Hospital experience, 1980-1985. South Afr Med J 77: 63-66
Randerath E (1939) Die pathologische Anatomie der Kehlkopftuberkulose. Erg Tuberk-Forsch 9: 143
Rao PB (1969) Aspergillosis of the larynx. J Laryngol Otol 83: 377-379
Rapkin RH (1980) Simultaneous uvulitis and epiglottitis. JAMA 243: 1843
Raz E, Bursztyn M, Rosenthal T, Rubinow A, Karem E (1992) Severe recurrent lupus laryngitis (letter). Am J Med 92: 109-110
Rebmann H, Hub J, Hünges R, Neu A, Grunert D, Horn H et al. (1988) Prospektive epidemiologische Einjahreslängsschnittstudie über Luftschadstoffe und Krupp-Häufigkeit. Monatsschr Kinderheilkd 136: 372-377
Reder PA, Neel HB (1993) Blastomycosis in otolaryngology: review of a large series. Laryngoscope 103: 53-58
Reese MC, Conclasure JB (1975) Cryptococcosis of the larynx. Arch Otolaryngol 101: 698-701
Restrepo A, Robledo M, Giraldo R, Hernandez H, Sierra F, Gutierrez F et al. (1976) The gamut of paracoccidioidomycosis. Am J Med 61: 33-42
Reynier JP De (1947) Über einen tödlichen Fall von Ozaena laryngotrachealis. Pract Oto Rhino Laryngol (Basel) 9: 1
Rhodin N (1922) Ein Fall von Gelenkerkrankung im Kehlkopf mit Gonorrhoe. Acta Otorhinolaryngol 4: 70
Rickmann L (1939) Über die Kehlkopftuberkulose. Erg Tuberk-Forsch 9: 191
Ridgeway NA, Perlman PE, Verghese A, Berk SL (1984) Epiglottic abscess due to group B Streptococcus. Communication. Ann Otol Rhinol Laryngol 93: 277-278
Rifai M (1989) Laryngotracheal resection for post scleromatous laryngeal stenosis. J Laryngol Otol 103: 935-938
Rivers RL (1979) Acute epiglottitis (supraglottitis). J For Sci 24: 470-472
Robin M, Attal M, Carlus-Moncomble C, Lejeune C (1988) Laryngite néonatale herpétique. Interêt du diagnostic précoce. Presse Med 17: 752
Rose FB, Garman RF, Falkenberg KJ, Camp CJ (1982) Adult epiglottitis, cellulitis, and Streptococcus pneumoniae bacteremia. Scand J Inf Dis 14: 301-303
Rothrock SG, Pignatiello GA, Howard RM (1990) Radiologic diagnosis of epiglottitis: objective criteria for all ages. Ann Emerg Med 19: 978-982
Rothstein P, Lister G (1983) Epiglottitis – duration of intubation and fever. Anesthesia Analgesia 62: 785-787
Rothstein SG, Persky MS, Edelman BA, Gittleman PE, Stroschein M (1989) Epiglottitis in AIDS patients. Laryngoscope 99: 389-392
Roto P, Sala E (1996) Occupational laryngitis caused by formaldehyde: a case report. Am J Indust Med 29: 275-277
Roussel J (1986) Complications de la rougeole chez l'adulte africain. À propos de 85 cas. Méd Tropic 46: 359-364
Rudder B de (1934) Die akuten Zivilisationsseuchen. Thieme, Leipzig
Ruedi L (1956) Die Erkrankungen des Kehlkopfes. In: Bergmann G, Frey W, Schwiegk H (Hrsg) Handbuch der Inneren Medizin, Bd IV/2. 4. Aufl. Springer, Berlin Göttingen Heidelberg

Safranek J (1930) Die Pathologie und Therapie der Kehlkopftuberkulose im Lichte der neuzeitlichen Tuberkuloseforschung. Monatsschr Ohrenheilkd 64: 635–668
Sala E, Hytoenen M, Tupasela O, Estlander T (1996) Occupational laryngitis with immediate allergic or immediate type specific chemical hypersensitivity. Clin Otolaryngol 21: 42–48
Salzman MB, Filler HF, Schechter CB (1987) Passive smoking and croup. Arch Otolaryngol Head Neck Surg 113: 866–868
Sammartano M (1924) Osservazioni cliniche su la tubercolosi laryngea. Zentralbl Hals-Nasen-Ohrenheilk 4: 474–475
Sataloff RT, Wilborn A, Prestipino A, Hawkshaw M, Heuer RJ, Cohn J (1993) Histoplasmosis of the larynx. Am J Otolaryngol 14: 199–205
Schalen L, Christensen P, Kamme C, Mioerner H, Pettersson KI, Schalen C (1980) High isolation rate of Branhamella catarrhalis from the nasopharynx in adults with acute laryngitis. Scand J Inf Dis 12: 277–280
Schech PH (1898) Die tuberkulöse Erkrankung des Kehlkopfes und der Luftröhre. In: Heyman P (Hrsg) Handbuch der Laryngologie und Rhinologie. Hölder, Wien
Scherer R, Dreyer P, Jorch G (1988) Pulmonary edema due to partial upper airway obstruction in a child. Intens Care Med 14: 661–662
Schreiner A (1984) Pathogenicity of Branhamella catarrhalis. Acta Otolaryngol (Suppl) 407: 40–42
Schwartz JR, Nagle MG, Elkins RC, Mohr JA (1982) Mucormycosis of the trachea: an unusual cause of acute upper airway obstruction. Chest 81: 653–654
Schwartz RH (1986) Acute uvulitis and epiglottitis (letter). Arch Otolaryngol Head Neck Surg 112: 784
Schwartz RH, Knerr RJ, Hermansen K, Wientzen RL (1982) Acute epiglottitis caused by beta-hemolytic group C Streptococci. Am J Dis Child 136: 558–559
Schweizer E, Weber G, Severien C, Mietens C (1988) Einfluß verschiedener Wetterparameter auf die Häufigkeit von stationär behandelten Kindern mit stenosierender Laryngotracheitis (Pseudokrupp). Monatsschr Kinderheilkd 136: 453–458
Schwenzfeier CW (1976) Pathologic quiz case 2. North American blastomycosis. Arch Otolaryngol 102: 710–712
Schwenzfeier CW, Fechner RE (1976) Herpes simplex of the epiglottis. Arch Otolaryngol 102: 374–376
Scully RE, Mark EJ, McNeely BU (1983) Presentation of a case. N Engl J Med 309: 1569–1574
Seifert O (1928) Pflanzliche und tierische Parasiten. In: Denker A, Kahler O (Hrsg) Handbuch der Hals-Nasen-Ohrenheilkunde, Bd IV. Springer/Bergmann, Berlin München
Sendi K, Crysdale WS (1987) Acute epiglottitis: decade of change – a 10-year experience with 242 children. J Otolaryngol 16: 196–202
Severien C, Mietens C (1987) Untersuchungen zum Einfluss von Stickoxid- und Schwebstaubgehalt der Luft auf die Häufigkeit von stationär behandelten Kindern mit stenosierender Laryngotracheitis (Pseudokrupp). Ergebnisse einer 8jährigen epidemiologischen Retrospektivstudie basierend auf stationären Fallzahlen und ortsbezogenen Luftmessdaten im Stadtgebiet Bochum. Monatsschr Kinderheilkd 135: 686–691
Shackelford GD, Siegel MJ, McAlister WH (1978) Subglottic edema in acute epiglottitis in children. AJR 131: 603–605
Shaheen SO, Ellis FG (1983) Actinomycosis of the larynx. J Roy Soc Med 76: 186–188
Shaker R, Milbrath M, Ren J, Toohill R, Hogan WJ, Li Q, Hofmann CL (1995) Esophagopharyngeal distribution of refluxed gastric acid in patients with reflux laryngitis. Gastroenterol 109: 1575–1582
Shalit M, Gross DJ, Levo Y (1982) Pneumococcal epiglottitis in systemic lupus erythematosus on high-dose corticosteroids. Ann Rheum Dis 41: 615–616
Sheikh KH, Mostow SR (1989) Epiglottitis – an increasing problem for adults. West J Med 151: 520–524
Sheinin R (1975) Viruses: causative agents of cancer. Laryngoscope 85: 468–486
Shih L, Hawkins DB, Stanley RB jr (1988) Acute epiglottitis in adults. A review of 48 cases. Ann Otol Rhinol Laryngol 97: 527–529

Shiota T, Ikeda S, Konishi T, Ishida H, Hanawa T, Yagi K et al. (1989) [Mediastinitis und Pyopneumothorax links als Komplikation einer Larynxphlegmone]. Jpn Nipp Kyo Shikk Gakkai Zasshi Jap J Thorac Dis 27: 1367–1370

Shtil AA, Krivonos VA, Stadnikov AA (1990) Mestnye immunologicheskoe proiavleniia pri khronicheskom giperplasticheskom laringite. 2. Kliniko-immunomorfologicheskaia kharakteristika otdelnykh variantov zabolevaniia. [Lokale immunologische Manifestationen bei chronisch hyperplastischer Laryngitis. 2. Clinico-immunomorphologische Characteristica verschiedener Varianten der Erkrankung]. Vestn Otorinolaringol 1990: 47–51

Siegel RJ, Browning D, Schwartz DA, Hudgins PA (1992) Cytomegaloviral laryngitis and probable malignant lymphoma of the larynx in a patient with acquired immunodeficiency syndrome. Arch Pathol Lab Med 116: 539–541

Silverman NA, Alexander JC jr, Hollinshead AC, Chretien PB (1976) Correlation of tumor burden with in vitro lymphocyte reactivity and antibodies to herpesvirus tumor-associated antigens in head and neck squamous carcinoma. Cancer 37: 135–140

Simaskos N, Palaiologos Y, Eliopoulos PN (1992) Trichinosis and cancer of the larynx. J Laryngol Otol 106: 171–172

Singh B, Balwally AN, Nash M, Har-El G, Lucente FE (1996) Laryngeal tuberculosis in HIV-infected patients: a difficult diagnosis. Laryngoscope 106: 1238–1240

Skolnik NS (1989) Treatment of croup. A critical review. Am J Dis Child 143: 1045–1049

Sly PD, Landau LI, Wagener JS (1984) Acute epiglottitis in childhood: report of an increased incidence in Victoria. Aust N Z J Med 14: 131–134

Sly PD, McFarlane P, Mermelstein N, Cripps AW, Roberton DM (1988) Serum and salivary antibody responses to non-capsular Haemophilus influenzae antigens in children with meningitis and epiglottitis. Aust Paediatr J 24: 122–127

Small P, Frenkiel S (1983) Hereditary angioneurotic edema first observed as an epiglottitis. Arch Otolaryng 109: 195–196

Small PM, Schecter GF, Goodman PC, Sande MA, Chaison RE, Hopewell PC (1991) Treatment of tuberculosis in patients with advanced human immunodeficiency virus infection. N Engl J Med 324: 289–294

Smallman LA, Clark DR, Raine CH, Proops DW, Shenoi PM (1987) The presentation of laryngeal tuberculosis. Clin Otolaryngol 12: 221–225

Sokolowski R von (1928) Lepra. In: Denker A, Kahler O (Hrsg) Handbuch der Hals-Nasen-Ohrenheilkunde, Bd IV. Springer/Bergmann, Berlin München

Soliman MG, Richer P (1978) Epiglottitis and pulmonary oedema in children. Can Anaesthet Soc J 25: 270–275

Soni NK (1992) Leprosy of the larynx. J Laryngol Otol 106: 518–520

Soni NK (1994) Scleroma of the lower respiratory tract: a bronchoscopic study. J Laryngol Otol 108: 484–485

Soni NK (1997) Scleroma of the larynx. J Laryngol Otol 111: 438–440

Soulas A, Mounier-Kuhn P (1949) Traité de bronchologie. Masson, Paris

Spence DPS, Hotchkiss J, Williams CSD, Davies PDO (1993) Tuberculosis and poverty. Br Med J 307: 759–761

Spira J (1938) Zur Pathogenese und Klinik der hämatogenen Kehlkopftuberkulose. Monatsschr Ohrenheilkd 72: 700–711

Stell PM, McLoughlin MP (1976) The aetiology of chronic laryngitis. Clin Otolaryngol 1: 265–269

Stosiek P, Nischwitz AS, Goertchen R, Biele H (1986) Beitrag zur klinischen Pathologie der chronischen hyperplastischen Laryngitis. 2. Mitteilung: Klinische, morphologische und statistische Untersuchungen mit besonderer Berücksichtigung präkanzeröser Veränderungen. Zentralbl Allg Pathol Pathol Anat 132: 267–276

Suen JY, Wetmore SJ, Wetzel WJ, Craig RD (1980) Blastomycosis of the larynx. Ann Otol Rhinol Laryngol 89: 563–566

Super DM, Cartelli NA, Brooks LJ, Lembo RM, Kumar ML (1989) A prospective randomized double-blind study to evaluate the effect of dexamethasone in acute laryngotracheitis. J Pediatr 115: 323–329

Suwanjutha S, Chantarojanasiri T, Watthana-Kasetr S, Sirinavin S, Ruangkanchanasetr S, Hotrakitya S et al. (1990) A study of nonbacterial agents of acute lower respiratory tract infection in Thai children. Rev Inf Dis 12 (Suppl 8): 923–928

Taha A, Fatt-Hi A, Kadir MA, Soliman T (1981) Surgical management of cicatricial post-scleromatous sub-glottic stenosis. J Laryngol Otol 95: 827–833

Talakin IUN, Ivanova LA, Baidalin MP, Savchenko MV, Matveenko OA, Komissarov VN, Beliaeva IV (1990) Usloviia truda i sostoianie zdorovia rabochikh, zaniatykh v proizvodstve neorganicheskikh solei margantsa. [Arbeitsbedingungen und Gesundheitsstatus bei Arbeitern in der anorganischen Mangansalzproduktion]. Gig Truda Profess Zabolev 1990: 26–30

Talakin IUN, Ivanova LA, Kostetskaia NI, Komissarov VN, Beliaeva IV (1991) Gigienicheskaia kharakteristika uslovii truda i sostoianie zdorovikh proizvodstva solei kobalta. [Hygienische Characteristica von Arbeitsbedingungen und des Gesundheitszustandes von Arbeitern in der Kobaltsalzproduktion]. Gig Truda Profes Zabolev 1991: 10–11

Tanzi ML, Sansebastiano G, Cavalieri S, Bracchi U, Landucci Rubini L, Casa F et al. (1981) Le sindromi respiratorie acute da virus in un reparto pediatrico. Studi clinico-epidemiologici su una casistica raccolta nel periodo febbraio–maggio 1979. [Viral bedingte akute Atemwegssyndrome in einer pädiatrischen Abteilung. Klinische und epidemiologische Untersuchungen einer Serie von Fällen des Zeitraums vom Februar bis Mai 1979]. Ann Sclavo 23: 64–86

Tejani A, Dobias B, Nangia BS, Velkuru H (1977) Intrafamily spread of haemophilus type b infections. Am J Dis Child 131: 778–781

Terracol J (1953) Les maladies des fosses nasales. 2. Aufl. Masson & Cie. Paris

Thost A (1928) Perichondritis des Kehlkopfes nach Grippe. Z Hals-Nas-Ohrenheilkd 21: 563

Todd JK (1988) The sore throat. Pharyngitis and epiglottitis. Infect Dis Clin North Am 2: 149–162

Töllner U, Trübenbach T, Pirsig W (1984) Akute Epiglottitis im Kindesalter. Laryngol Rhinol Otol 63: 206–207

Trautmann G (1902) Tuberkulöse Larynxtumoren. Arch Laryngol 12: 26

Travis KW, Todres ID, Shannon DC (1977) Pulmonary edema associated with croup and epiglottitis. Pediatrics 59: 695–698

Travis LW, Hybels RL, Newman MH (1976) Tuberculosis of the larynx. Laryngoscope 86: 549–558

Tretjakova ZV (1950) [Ein seltener Fall von Tuberkulom der Epiglottis und der Zungenwurzel (russ)]. Vestn Otorinolaringol 12: 76

Trollfors B, Nylen O, Strangert K (1990) Acute epiglottitis in children and adults in Sweden 1981-3. Arch Dis Childhood 65: 491–494

Tsuda M, Matsunaga T, Ito H, Kataoka R, Sugimoto K, Tanaka A (1983) [Jüngste Entwicklung bei der Larynxtuberkulose – ein Bericht über zwölf Fälle (jap)]. Nippon Jibiinkoka Gakkai Kaiho 86: 1370–1376

Tsuji DH, Fukuda H, Kawasaki Y, Kawaida M, Ohira T (1991) Actinomycosis of the larynx. Auris Nasus Larynx 18: 79–85

Turner LA (1954) Present-day aspects of acute laryngo-tracheitis. Can Med Ass J 70: 401

Tveteras K, Kristensen S (1987) Acute epiglottitis in adults: bacteriology and therapeutic principles. Clin Otolaryngol 12: 337–343

Ulrici H (1933) Diagnostik und Therapie der Lungen- und Kehlkopftuberkulose, 2. Aufl. Springer, Berlin

Vandevelde L, Prive D, Vaes P, D'Olne D (1989) La laryngite tuberculeuse: pas si rare? Acta Otorhinolaryngol Belg 43: 363–371

Vernon DD, Sarnaik AP (1986) Acute epiglottitis in children: a conservative approach to diagnosis and management. Crit Care Med 14: 23–25

Vidal C, Suarez J, Martinez M, Gonzalez-Quintela A (1995) Ciprofloxacin-induced glottic angioedema (letter). Postgrad Med J 71: 318

Vido G de, Ancetti A (1952) L'artrite cricoaritenoidea quale causa di paralisi laringea in adduzione. Minerva Otorinolaringol 2: 479

Viel, Baron, Joinville, Kerneis (1953) À propos d'un cas de sclérome. Ann Otolaryngol (Paris) 70: 67

Vigi F (1932) Die Therapie der laryngo-trachealen Ozaena. Otorinolaringol Ital 2: 591

Vodovnik A, Gale N, Kambic V, Luzar B (1997) Correlation of histomorphological criteria used in different classifications of epithelial hyperplastic lesions of the larynx. Acta Otolaryngol (Suppl) 527: 116–119

Vogel K, Bogasch U (1955) Zur Entstehung der Perichondritis nach Strahlenbehandlung bei Kehlkopfcarcinom. Arch Ohrenheilkd 168: 173

Wackym PA, Gray GF jr, Avant GR (1986) Herpes zoster of the larynx after intubational trauma. J Laryngol Otol 100: 839–841

Waldapfel R (1938) Perichondritis der Aryknorpel nach perimandibulärer Phlegmone. Monatsschr Ohrenheilkd 72: 556

Wallner L (1954) Smokers larynx. Laryngoscope 64: 259

Walsh TJ, Gray WC (1987) Candida epiglottitis in immunocompromised patients. Chest 91: 482–485

Ward PH, Berci G, Morledge D, Schwartz H (1977) Coccidioidomycosis of the larynx in infants and adults. Ann Otol Rhinol Laryngol 86: 655–660

Warner JA, Finlay WE (1985) Fulminating epiglottitis in adults. Report of three cases and review of the literature. Anaesthesia 40: 348–352

Weber K, Puzik A, Becker T (1983) Erythema-migrans-Krankheit. Beitrag zur Klinik und Beziehung zur Lyme-Krankheit. Dtsch Med Wochenschr 108: 1182–1190

Weissenbacher M, Carballal G, Avila M, Salomon H, Harisiadi J, Catalano M et al. (1990) Etiologic and clinical evaluation of acute lower respiratory tract infections in young Argentinian children: an overview. Rev Inf Dis 12 (Suppl 8): 889–898

Welliver RC, Sun M, Rinaldo D (1985) Defective regulation of immune responses in croup due to parainfluenza virus. Pediatr Res 19: 716–720

Wemmer U (1984) Krupp-Syndrom und Schadstoffe in der Atemluft. Eine statistische Analyse jahreszeitlicher Schwankungen der Immissionswerte in Relation zur Erkrankungshäufigkeit. Fortschr Med 102: 835–837

Wessely E (1939) Differentialdiagnose der bronchogenen und hämatogenen Kehlkopftuberkulose. Zentralbl Tuberk-Forsch 50: 393

Westerman EL, Puls J, Medina JR (1984) Epiglottitis due to ampicillin-tolerant Haemophilus influenzae type b. South Med J 77: 386–387

Westerman EL, Hutton JP (1986) Acute uvulitis associated with epiglottitis. Arch Otolaryngol Head Neck Surg 112: 448–449

Whiters BT, Pappas JJ, Erickson EE (1977) Histoplasmosis primary in the larynx. Report of a case. Arch Otolaryngol 77: 25–28

Wichmann HE, Hübner HR, Malin E, Köhler B, Hippke G, Fischer D et al. (1989) Die Bedeutung gesundheitlicher Risiken durch „outdoor pollution", erläutert anhand der Querschnittstudien zum Pseudokrupp in Baden-Württemberg. Öffentl Gesundheitsw 51: 414–420

Wiersbitzky S, Schwarz TF, Bruns R, Ballke EH, Wiersbitzky H, Jaeger G et al. (1991) Obstruktive Respirationstrakterkrankungen bei Kindern und Parvovirus B19-Infektion. Kinderärztl Prax 59: 299–301

Wilder WM, Slagle GW, Hand AM, Watkins WJ (1980) Crohn's disease of the epiglottis, aryepiglottic folds, anus, and rectum. J Clin Gastroenterol 2: 87–91

Wilson JF, Coutras S, Tami TA (1989a) Recurrent adult acute epiglottitis: the role of lingual tonsillectomy. Ann Otol Rhinol Laryngol 98: 602–604

Wilson JA, White A, Haacke NP von, Maran AG, Heading RC, Pryde A, Piris J (1989b) Gastroesophageal reflux and posterior laryngitis. Ann Otol Rhinol Laryngol 98: 405–410

Wodak E (1920/21) Statistische, klinische Studien zur Larynxtuberkulose unter besonderer Berücksichtigung der Kriegsverhältnisse. Arch Laryngol Rhinol (Berlin) 32: 129–377

Wurtele P (1984) Nasotracheal intubation – a modality in the management of acute epiglottitis in adults. J Otolaryngol 13: 118–122

Wynder EL, Covey LS, Mabuchi K, Moshinski M (1976) Environmental factors in cancer of the larynx. Cancer 38: 1591–1601

Zach M, Erben A, Olinsky A (1981) Croup, recurrent group, allergy and airways hyper-reactivity. Arch Dis Childhood 56: 336–341

Zach M (1984) Neue Aspekte des rezidivierenden Pseudokrupp. Fortschr Med 102: 235–237

Zach M (1990) Air pollution and pediatric respiratory disease: croup. Lung 168 (Suppl): 353–357

Zach MS, Schnall RP, Landau LI (1980) Upper and lower airway hyperreactivity in recurrent croup. Am Rev Resp Dis 121: 979–983
Zain RB, Ling KC (1988) Oral and laryngeal histoplasmosis in a patient with Addison's disease. Ann Dentistry 47: 31–33
Ziegelman (1932) Tuberculoma of the laryngeal ventricle resembling prolapse of the mucous membrane. Arch Otolaryngol 15: 382
Zielnik-Jurkiewicz B (1996) Ocena wybranych wskaznikow immunologicznych u dzieci z podglosniowym zapaleniem krtani. [Bewertung ausgewählter immunologischer Parameter bei Kindern mit subglottischer Laryngitis]. Pol Merkur Lek 1: 30–31
Ziem G, McTamney J (1997) Profile of patients with chemical injury and sensitivity. Envir Health Perspect 105 (Suppl 2): 417–436
Zilisteanu E, Grobnicu M, Magureanu A, Cretescu L, Teindel C, Predescu I, Iagaru R (1976) Unele virusuri respiratorii in etiologia afectiunilor respiratorii acute superioare. [Respiratorische Viren in der Ätiologie akuter oberer Atemwegsinfectionen]. Rev Ig Bacteriol Virusol Parazitol Epidemiol Pneumoftiziol 21: 169–174
Zwahlen A, Regamey C (1978) Les epiglottites aigues de l'adulte. Schweiz Med Wochenschr J Suisse Med 108: 477–482

9 Benigne epitheliale Tumoren

Aboulker P, Demaldent JE (1966) Tumeur mixte du larynx. Ann Otolaryngol Chir Cervicofac 83: 89–90
Aboulker P, Sterkers JM, Demaldent WE (1966a) Schwannome du larynx. Ann Otolaryngol Chir Cervicofac 83: 88–89
Aboulker P, Fourestier M, Sterkers JM, Bourdon PC, Chamonard JL, Fournier A (1966b) Évolution filmée d'une papillomatose diffuse laryngo-trachéale à évolution maligne. Ann Otolaryngol Chir Cervicofac 83: 96–98
Albertini A von, Roulet FC (1974) Histologische Geschwulstdiagnostik, 2. Aufl. Thieme, Stuttgart
Andrews AJ, Moss H (1974) Experiences with the carbon dioxide laser in the larynx. Ann Otol Rhinol Laryngol 83: 462–470
Arcidiacono G, Meo G (1958) Il cistoadenoma papillifero delle ghiandole salivari. Clin Otorhinolaringol 10: 134
Arndt O, Johannes A, Zeise K, Brock J (1997) High-risk HPV types in oral and laryngeal papilloma and leukoplakia. Laryngorhinootologie 76: 142–149
Arnold W (1976) Ätiologische Aspekte zur Frage der Entstehung der Larynxpapillome. Laryngol Rhinol Otol 55: 102–111
Arnold W (1979) Tubular forms of papova viruses in human laryngeal papilloma. Arch Otorhinolaryngol 225: 15–19
Arnold W, Ganzer U, Nasemann TH (1977) Zur Pathogenese und Klinik der papillomatösen Haut- und Schleimhauterkrankungen. Arch Otorhinolaryngol 214: 221–239
Arnvig J (1959) On the treatment of papilloma of the larynx in children. J Laryngol Otol 73: 343–345
Arslan M, Ricci V (1966) Traitement de la papillomatose juvenile laryngée avec application directe d'ultrasons. Rev Laryngol Otol Rhinol (Bord) 89: 797–809
Bablik L (1959) Zur antibiotischen Therapie des Larynxpapilloms. Monatsschr Ohrenheilkd 93: 306–308
Baker DC, Pennington CL (1956) Congenital hemangioma of the larynx. Laryngoscope 66: 696
Barbaccia F, Nicelli F, Tost C (1956) Adenolinfoma della laringe. Arch Ital Otol 67: 887
Barth E (1898) Zur Casuistik des Überganges gutartiger Kehlkopfgeschwülste in bösartige. Arch Otorhinolaryngol 7: 287
Barton RT (1972) Oncocytic adenoma of the larynx. Ann Otol Rhinol Laryngol 81: 256–257
Behrendt W (1965) Sogenannte Speicheldrüsenmischtumoren des Larynx. HNO 13: 118
Bell RD, Chamberlain D, Jahn AF (1978) Oncocytic lesions of the larynx. J Otolaryngol 7: 211–217
Benjamin B (1973) Juvenile laryngeal papillomatosis. J Orolaryngol Soc Aust 3: 560

Betkowski A, Orlow A, Zajak Z (1978) Pleomorphic adenoma of the larynx (pol). Otolaryngol Pol 32: 109–110

Bewtra CH, Krishnan R, Lee S (1982) Malignant changes in nonirradiated juvenile laryngotracheal papillomatosis. Arch Otolaryngol 108: 114–116

Birck HG, Manhart HE (1963) Ultrasound for juvenile laryngeal papillomatosis. A preliminary report of five cases. Arch Otolaryngol 77: 603

Björk H, Teir H (1957) Benign and malignant papilloma of the larynx in adults. Acta Otolaryngol (Stockh) 47: 95

Björk H, Weber CH (1956) Papilloma of the larynx. Acta Otolaryngol (Stockh) 46: 499–516

Blumenfeld F (1927) Papillomatose der Kinder. In: Blumenfeld F, Hoffmann R (Hrsg) Chirurgie des Ohres und der oberen Luftwege, Bd IV. Kabitzsch, Leipzig

Boyle WF, McCoy EG (1970) Treatment of papilloma of the larynx in children. Laryngoscope 80: 1063–1077

Boyle WF, Riggs J, Oshiro LS, Lenneth EH (1973) Electron microscopic identification of papova virus in laryngeal papilloma. Laryngoscope 83: 1102–1108

Brach BB, Klein RC, Mathews AJ, Cook EW (1978) Papillomatosis of the respiratory tract. Upper airway obstruction and carcinoma. Arch Otolaryngol 104: 413–416

Braun L, Kashima H, Eggleston J, Shak K (1982) Demonstration of papillomavirus antigen in paraffin sections of laryngeal papilloma. Laryngoscope 92: 640–643

Broyles EN (1940) Treatment of laryngeal papilloma in children with estrogenic hormon: preliminary report. Bull Johns Hopkins Hosp 66: 319–322

Cancura W (1977) Langzeitbeobachtung bei juvenilen Kehlkopfpapillomen nach chirurgischer Abtragung und Ultraschallbehandlung. Laryngol Rhinol Otol 56: 133–137

Cohen L (1933) Treatment of intractible laryngeal papilloma in adults, with case reports. South Med J 26: 621

Cohen MA, Batsakis JG (1968) Oncocytomas of minor salivary glands. Arch Otolaryngol 88: 71–73

Corbitt G, Zarod AP, Arrand JR, Longson M, Farrington WT (1988) Human papillomavirus (HPV) genotypes associated with laryngeal papilloma. J Clin Pathol 41: 284–288

Crissman JD, Kessis T, Shah KV, Fu YS, Stoler MH, Zarbo RJ, Weiss MA (1988) Squamous papillary neoplasia of the adult upper aerodigestive tract. Hum Pathol 19: 1387–1396

Cunning PS (1950) Diagnosis and treatment of laryngeal tumors. JAMA 142: 73–77

Dahmann H (1929) Systematische Versuche zur Therapie der Papillomatose. Laryngol Rhinol Otol 17: 362–368

Decher H (1961) Erfahrungen mit der Podophyllintherapie bei Kehlkopfpapillomen. Laryngol Rhinol Otol 40: 708–720

Dedo HH, Jackler RK (1982) Laryngeal papilloma: results of treatment with the CO_2-laser and podophyllum. Ann Otol Rhinol Laryngol 91: 425–430

Dekelboum AM (1965) Papillomas of the larynx. Atch Otolaryngol 81: 390–397

DiLorenzo TP, Tamsen A, Abramson AL, Steinberg BM (1992) Human papillomavirus type 6a DNA in the lung carcinoma of a patient with recurrent laryngeal papillomatosis is characterized by a partial duplication. J Gen Virol 73: 423–428

Dmochowski L, Grey CE, Sykes JA, Dreyer DA, Langford DP, Jesse RH, McComb WS (1964) A study of submicroscopic structure and of virus particles in cells of human laryngeal papillomas. Tex Rep Biol Med 22: 454

Dominok GW, Kemmer C (1966) Histologische und elektronenmikroskopische Veränderungen an juvenilen Kehlkopfpapillomen nach endolaryngealer Ultraschalltherapie. Arch Otorhinolaryngol 186: 153–160

Donald PJ, Krause CJ (1973) Papillary cystadenoma of the larynx. Laryngoscope 83: 2024–2028

Doyle DJ, Henderson LA, LeJeune FE jr, Miller RH (1994) Changes in human papillomavirus typing of recurrent respiratory papillomatosis progressing to malignant neoplasm. Arch Otolaryngol Head Neck Surg 120: 1273–1276

Duff TB (1971) Laryngeal papillomatosis. J Laryngol Otol 85: 947–956

Dworacek H (1955) Über das klinische Verhalten der maligne entarteten Larynxpapillome. Monatsschr Ohrenheilkd 89: 130–132

Eckedahl C, Schnuerer LB (1969) Eosinophilic papillary cystadenoma of the larynx. Acta Otolaryngol (Stockh) 67: 467–470
Evans RA, Cassidy MT, Russell TS (1989) Adenolymphoma of the larynx. J R Coll Surg Edinb 34: 47
El Jabbour JN, Ferlito A, Friedmann I (1993) Salivary gland neoplasms: In: Neoplasms of the Larynx, vol 14. Churchill Livingstone, New York, pp 231–264
Fabritius HF (1967) Treatment of juvenile papilloma of the larynx with resin of podophyllin. Acta Otolaryngol (Suppl) (Stockh) 224: 467–468
Falser N, Spoendlin H (1978) Zur Immunologie des Larynxpapilloms. Laryngol Rhinol Otol 57: 646–650
Fechner RE, Mills STE (1982) Verruca vulgaris of the larynx. A distinct lesions of probable viral origin confused with verrucous carcinoma. Am J Surg Pathol 6: 357–362
Ferlito A, Recher G (1981) Oncocytic lesions of the larynx. Arch Otorhinolaryngol 232: 107–115
Figi FA, Rowland WD, New GB (1944) Cystadenoma of the larynx. Arch Otolaryngol 40: 445–450
Fleischer K (1956) Drei seltene Kehlkopftumoren. Speicheldrüsenmischtumor, Teratom, Granuloblastom. Laryngol Rhinol Otol 35: 436–354
Friedberg SA, Stagman R, Haas GM (1971) Papillary lesions of the larynx in adults. A pathologic study. Ann Otol Rhinol Laryngol 80: 683–692
Friedmann I (1976) Sarcomas of the larynx. In: Alberti PW, Bryce DP (eds) Centennial Conference on Laryngeal Cancer. Appleton-Century-Crofts, New York, pp 122–126
Gaillard J, Gignoux B, Brunat M (1973) Papillomatose laryngée de l'enfant. Essai de traitement par l'association Thiotepa-Bleomycine. J Fr Otorhinolaryngol 22: 423–425
Gaillard J, Haguenauer JP, Dubrenil C, Romanet P (1978) Les tumeurs rares de la corde vocale. A propos de 2 cas: un adenome pleomorphe et un neurinome. J Fr Otorhinolaryngol 27: 714–718
Gale N, Poljak M, Kambic V, Ferluga D, Fischinger J (1994) Laryngeal papillomatosis: Molecular, histopathological, and clinical evaluation. Virchows Arch 425: 291–295
Gallagher JC, Puzon BQ (1969) Oncocytic lesions of the larynx. Ann Otol Rhinol Laryngol 78: 307–318
Gignoux M, Martin H, Camuset M (1963) A propos d'une tumeur dite mixte du larynx. J Fr Otorhinolaryngol 12: 679
Glissmann L, Pfister H, zur Hausen H (1977) Human papilloma viruses (HPV): Characterization of four different isolates. Virology 76: 569
Goebel U, Arnold W, Wahn V, Treuner J, Jürgens H, Cantell K (1981) Comparison of human fibroblast and leukocyte interferon in the treatment of severe laryngeal papillomatosis in children. Eur J Pediatr 137: 175–176
Goepfert H, Guttermann J, Dichtel W, Sessions R, Cangir A, Sulek M (1982) Leucocyte interferon in patients with juvenile laryngeal papillomatosis. Ann Otol Rhinol Laryngol 91: 431–436
Gross CW, Crocker TR (1970) Current management of juvenile laryngeal papillomata. Laryngoscope 80: 532–543
Guillon L, Sahli R, Chaubert P, Monnier P, Cuttat JF, Costa J (1991) Squamous cell carcinoma of the lung in a nonsmoking, nonirradiated patient with juvenile laryngotracheal papillomatosis. Evidence of human papillomavirus-11 DNA in both carcinoma and papillomas. Am J Surg Pathol 15: 891–898
Haglund S, Lundquist PG, Canteil K, Strander H (1981) Interferon therapy in juvenile laryngeal papillomatosis. Arch Otolaryngol 107: 327–332
Harmer L (1903) Über die Behandlung der Kehlkopfpapillome im Kindesalter mit besonderer Berücksichtigung der Laryngotomie. Arch Otorhinolaryngol 13: 58
Hasan S, Dutt SN, Kini U, Shariff S, Nalinesha KM, Prasad D (1995) Laryngeal carcinoma ex-papilloma in a non-irradiated, non-smoking patient: A clinical record and review of the literature. J Laryngol Otol 108: 762–766
Heimberg BM, Topp WC, Schneider PS, Abramson AL (1983) Laryngeal papillomavirus infection during clinical remission. N Engl J Med 308: 1261–1264
Heinz I (1951) The adenolymphomata. Aust N Z J Surg 21: 47–51
Holinger PH, Andrews AH (1974) The carbon dioxide laser in management of papilloma of the larynx. J Fr Otorhinolaryngol 23: 177–178

Holinger PH, Johnston KC, Anison GC (1950) Papilloma of the larynx. A review of 109 cases with a preliminary report of Aureomycin therapy. Ann Otol Rhinol Laryngol 59: 547–564

Holinger PH, Schild JA, Mauritz DH (1968) Laryngeal papilloma, review of etiology and therapy. Laryngoscope 78: 1462–1474

Hollingsworth J, Kohlmoos H, McNaught R (1950) Treatment of juvenile papilloma with resin of podophyllum. Arch Otolaryngol 52: 82–87

Holm-Jensen S, Jacobsen M, Thommesen N, Ferreira O (1977) Oncocytic cysts of the larynx. Acta Otolaryngol (Stockh) 83: 366–371

Ikenberg H, Neumann-Haefelin D, Richthammer B, Wolfart W, Adler C-P, Bodo G et al. (1985) Interferon therapy for bronchial papillomatosis controlled by papillomavirus-DNA hybridization. Arch Otolaryngol 111: 96–98

Isono T (1990) Clinicopathological study of papillomatosis and condyloma acuminatum in the female genital tract. J Tokyo Wom Med Coll 60: 379–389

Jackson Ch, Jackson CL (1959) Diseases of the nose, throat and ear. Saunders, Philadelphia

Jakobi H (1955) Diskussionsbemerkung. Arch Ohr Nas Kehlkopfheilkd 167: 342

Jenkins JC (1967) Preliminary report on the treatment of multiple juvenile laryngeal papillomata by ultrasound. J Laryngol Otol 81: 385–390

Johns ME, Batsakis JG, Short CD (1973) Oncocytic and oncocytoid tumors of the salivary glands. Laryngoscope 83: 1940–1952

Johnson JT, Barnes EL, Justice W (1981) Adult onset laryngeal papillomatosis. Otolaryngol Head Neck Surg 89: 867–873

Johnson TL, Plieth DA, Crissman JD, Sarkar FH (1991) HPV detection by polymerase chain reaction (PCR) in verrucous lesions of the upper aerodigestive tract. Mod Pathol 4: 461–465

Jokinen K, Seppala A, Palva A (1974) Laryngeal pleomorphic adenoma. J Laryngol Otol 88: 1131–1134

Jones SR, Myers EN, Barnes L (1984) Benign neoplasmas of the larynx. Otolaryngol Clin North Am 17: 151–158

Justus J, Baerthold W, Preibisch-Effenberger R (1970) Juvenile Larynxpapillomatose mit Ausbreitung über das Tracheobronchialsystem und maligne Entartung ohne Strahlentherapie. HNO 18: 349–354

Kambic V, Gale N (1995) Epithelial hyperplastic lesions of the larynx. Elsevier Amsterdam, Lausanne New York Oxford Shannon Tokyo, pp 1–265

Kashima H, Wu TC, Mounts P, Heffner D, Cachay A, Hyams V (1988) Carcinoma expapilloma: histologic and virologic studies in whole-organ sections of the larynx. Laryngoscope 98: 619–624

Kashima KH, Kessis T, Mounts P, Shah K (1991) Polymerase chain reaction identification of human papillomavirus DNA in CO_2 laser plume from recurrent respiratory papillomatosis. Otolaryngol Head Neck Surg 104: 191–195

Kashima H, Mounts P, Leventhal B, Hruban RH (1993) Sites of predilection in recurrent respiratory papillomatosis. Ann Otol Rhinol Laryngol 102: 580–583

Kimmich T, Kleinsasser O (1993) Benign keratoma of the vocal cords. Eur Arch Otorhinolaryngol 250: 143–149

Kleinsasser O (1958) Über die gut- und bösartigen Formen der Kehlkopfpapillome und deren histologisches und klinisches Bild. Arch Otorhinolaryngol 171: 44–69

Kleinsasser O (1968) Microlaryngology and endolaryngeal surgery. Saunders, Philadelphia London

Kleinsasser O, Glanz H (1979) Spontane Kanzerisierung nicht bestrahlter, juveniler Larynxpapillome. Laryngol Rhinol Otol 58: 482–489

Kleinsasser O, Olivera E, Cruz G (1973) Juvenile und adulte Kehlkopfpapillome. HNO 21: 97–106

Kossak-Glowczewska M (1991) Spontaneous neoplastic transformation of laryngeal papilloma in adults. 45: 186–194

Kroe DJ, Pitcock JA, Cocke W (1967) Oncocytic papillary cystadenoma of the larynx. Presentation of two cases. Arch Pathol Lab Med 84: 429–432

Lack EE, Worsham GF, Callihan MD, Crasford BC, Klappenbach S, Rowden G, Chun B (1980) Granular cell tumor: a clinico-pathologic study of 110 patients. J Surg Oncol 1980: 301–316

LeJeune FE (1941) The story of Warren Bell. Ann Otol Rhinol Laryngol 50: 905–910

LeJeune FE, Putmann HC, Yamase HT (1980) Multiple oncocytic papillary cystadenomas of the larynx: a case report. Laryngoscope 90: 501–504

Lenarcic-Cepelja I, Krajina Z (1984) Interferon in der Behandlung rezidivierender Larynxpapillome. Laryngol Rhinol Otol 63: 401–402

Levi JE, Celcelo R, Alberti VN, Torloni H, Villa LL (1989) Human papillomavirus DNA in respiratory papillomatosis detected by in situ hybridization and the polymerase chain reaction. Am J Pathol 135: 1179–1184

Lie ES, Engh V, Boysen M, Clausen OP, Kvernvold H, Stenersen TC, Winther FO (1994) Squamous cell carcinoma of the respiratory tract following laryngeal papillomatosis. Acta Otolaryngol Stockh 114: 209–212

Liebermann HT, Solisch WP, Hahnefeld H (1978) Einige physikalische Eigenschaften des Virus der Larynxpapillomatose des Menschen. Arch Geschwulstforsch 48: 552–558

Lim RY, Chang HH (1987) Malignant degeneration of a laryngeal papilloma. Otolaryngol Head Neck Surg 96: 559–561

Lin KY, Westra WH, Kashima HK, Mounts P, Wu TC (1997) Coinfection of HPV-11 and HPV-16 in a case of laryngeal squamous papillomas with severe dysplasia. Laryngoscope 107: 942–947

Lindeberg H, Elbrond O (1991) Malignant tumours in patients with a history of multiple laryngeal papillomas: the significance of irradiation. Clin Otolaryngol 16: 149–151

Lindenberger J (1982) Das onkozytäre Adenom des Kehlkopfes. Laryngol Rhinol Otol 61: 169–170

Lindenberg H, Johansen L (1990) The presence of human papillomavirus (HPV) in solitary adult laryngeal papillomas demonstrated by in-situ DNA hybridization with sulphonated probes. Clin Otolaryngol 15: 367–371

Lindenberg H, Oster S, Oxlund I, Elbrond O (1986) Laryngeal papillomas: classification and course. Clin Otolaryngol 11: 423–429

Lindenberg H, Syrjänen S, Karija J, Syrjänen K (1989) Human papillomavirus type 11 DNA in squamous cell carcinomas and pre-existing multiple laryngeal papillomas. Acta Otolaryngol 107: 141–149

Lundgren J, Olofsson J, Hellquist H (1982) Oncocytic lesions of the larynx. Acta Otolaryngol (Stockh) 94: 335–344

Lundquist PG, Frithiof L, Wersäll J (1975) Ultrastructural features of human juvenile laryngeal papillomas. Acta Otolaryngol (Stockh) 80: 137–149

Lyons GD, Schlosser JV, Lousteau R, Mouney DF, Benes EN (1978) Laser surgery and immunotherapy in the management of laryngeal papilloma. Laryngoscope 88: 1586–1588

Maier I (1968) Maligne Entartung bestrahlter juveniler Larynxpapillome. Laryngol Rhinol Otol 47: 862–869

Matschnig F (1954) Wiederholte Larynxpapillome: Maligne Entartung. Monatsschr Ohrenheilkd 88: 139

McCabe BF, Clark KF (1983) Interferon and laryngeal papillomatosis. Ann Otol Rhinol Laryngol 92: 2–7

McMillan RH, Fechner RE (1986) Pleomorphic adenoma of the larynx. Arch Pathol Lab Med 110: 245–247

Meesen H, Schulz H (1957) Elektronenmikroskopischer Nachweis des Virus im Kehlkopfpapillom des Menschen. Klin Wochenschr 1957: 771–773

Mehta P, Herold N (1980) Regression of juvenile laryngobronchial papillomatosis with systemic bleomycin therapy. J Pediatr 97: 479–480

Meyer-Breiting E, Burkhardt A (1988) Tumours of the larynx. Histopathology and clinical inference. Springer, Berlin Heidelberg New York

Miehlke A, Chilla R, Vollrath M (1979) Kryochirurgie und Laserchirurgie zur Behandlung maligner und benigner Kehlkopferkrankungen. ORL 41: 273

Mielke A, Chilla R, Vollrath M (1980) Die Kryo- und Laserchirurgie zur Behandlung maligner und benigner Kehlkopfprozesse. HNO 28: 357–364

Morgon A, Gregoire D, Romanet P (1976) Traitement chimiothérapique de la papillomatose laryngée de l'enfant. J Fr Otorhinolaryngol 25: 473–476

Mounts P, Shah KV, Kashima H (1982) Viral etiology of juvenile- and adult-onset squamous papilloma of the larynx. Proc Natl Acad Sci USA 79: 5425

Multhaupt HAB, Fessler JN, Warhol MJ (1994) Detection of human papillomavirus in laryngeal lesions by in situ hybridization. Hum Pathol 25: 1302–1305
Naclerio RM (1980) Pathologic quiz case 1. Arch Otolaryngol 106: 514–516
Narozny W, Mikaszewski B, Stankiewicz C (1995) Benign neoplasms of the larynx. Auris Nasus Larynx 22: 38–42
New GB, Erich JB (1938) Benign tumors of the larynx. Arch of Otolaryngol 28: 841–910
Nikolaidis ET, Trost DC, Buchholz CL, Wilkinson EJ (1985) The relationship of histologic and clinical factors in laryngeal papillomatosis. Arch Pathol Lab Med 109: 24–29
Nohteri H (1946) A case of laryngeal cyst composed of oncocytes and the appearance of oncocytes in the mucous membrane of the nose and the larynx. Acta Pathol Microbiol Scand 23: 473–483
Oeken J, Behrendt W (1994) Koilocytes in diseaes of the laryngeal squamous epithelium with regard to human papillomavirus infection. Oto Rhino Laryngol Nova 4: 209–213
Oliveira CA, Roth JA, Adams GL (1977) Oncocytic lesions of the larynx. Laryngoscope 87: 1718–1725
Popper HH, Wirnsberger G, Juttner-Smolle FM, Pongratz MG, Sommersgutter M (1992) The predictive value of human papilloma virus (HPV) typing in the prognosis of bronchial squamous cell papillomas. Histopathol 21: 323–330
Pou AM, Rimell FL, Jordan JA, Shoemaker DL, Johnson JT, Barua P, Post JC, Ehrlich GD (1995) Adult respiratory papillomatosis: Human papillomavirus type and viral coinfections as predictors or prognosis. Ann Otol Rhinol Laryngol 104: 758–762
Preibisch-Effenberger R (1970a) Das juvenile Larynxpapillom. HNO 18: 229–233
Preibisch-Effenberger R (1970b) Die endolaryngeale Ultraschalltherapie bei juvenilen Kehlkopfpapillomen und deren bisherige Ergebnisse. HNO 18: 234–237
Puranen M, Yliskoski M, Saarikoski S, Syrjänen K, Syrjänen S (1996) Vertical transmission of human papillomavirus from infected mothers to their newborn babies and persistence of the virus in childhood. Am J Obstet Gynecol 174: 694–699
Quick CA, Faras A, Krzysek R (1978) The etiology of laryngeal papillomatosis. Laryngoscope 88: 1789–1795
Quick CA, Krzyzek RA, Watts SL, Faras AJ (1980) Relationship between condylomata and laryngeal papillomata; clinical and molecular virological evidence. Ann Otol Rhinol Laryngol 89: 467–471
Rabbett WF (1965) Juvenile laryngeal papillomatosis. The relation of irradiation to malignant degeneration in this disease. Ann Otol Rhinol Laryngol 74: 1149–1163
Ranger D, Thackray AC (1953) Papillary cystadenoma of the larynx. J Laryngol Otol 67: 609–614
Ricci V (1974) Ultrasound therapy of laryngo-tracheal papillomatosis. J Fr Otorhinolaryngol 23: 173–174
Robbins KT, Woodson GE (1984) Current concept in the management of laryngeal papillomatosis. Head Neck Surg 6: 861–866
Rozhinskaia IA, Chartorizhskaia NN (1980) Clear-cell adenoma of the larynx. Vestn Otorinolaringol 1: 55–56
Rubben A, Spelten B, Albrecht J, Grussendorf-Conen E-I (1994) Demonstration of URR-duplication variants of human papillomavirus type 6 in paraffin-embedded tissue sections of one condyloma acuminatum and one Buschke-Loewenstein tumour. J Pathol 174: 7–12
Sakurai S, Takahashi M, Nakajima Y, Ishizaka T (1975) Juvenile papilloma of the larynx treated by local injection of Bleomycin (jap). Keio J Med 24: 11–17
Sasaki CT, Holmes RE (1976) Oncocytoma of the epiglottis. Ear Nose Throat J 55: 278
Say B, Gucsavas M, Morgan H, York C (1993) The Costello syndrome. Am J Med Genet 47: 163–165
Schick B, Kronsbein H, Heil M, Draf W (1997) Malignant degeneration of juvenile laryngeal papillomatosis? Laryngorhinootologie 76: 150–154
Schnadig VJ, Clark WD, Clegg TJ, Yao CS (1986) Invasive papillomatosis and squamous carcinoma complicating juvenile laryngeal papillomatosis. Arch Otolaryngol Head Neck Surg 112: 966–971
Shanmugaratnam K, Sobin LH (1978) Histological typing of upper respiratory tract tumors. International histological classification of tumors, No. 19. WHO, Geneva

Shapiro RS, Marlowe FI, Butcher J (1976) Malignant degeneration of nonirradiated juvenile laryngeal papillomatosis. Ann Otol Rhinol Laryngol 85: 101–104
Shilovtseva AS (1969) The complex treatment of patients affected with papillomatosis of the larynx and trachea. Arch Otolaryngol 89: 552–556
Silverblatt BL (1958) The use of antibiotic-steroid combinations as nebulizing agents in the treatment of laryngeal conditions: a preliminary report. Laryngoscope 68: 1981–1086
Singh B, Ramsaroop R (1994) Clinical features of malignant transformation in benign laryngeal papillomata. J Laryngol Otol 108: 642–648
Skabania J, Szlezak L (1978) Case of multiform adenoma of the parotid glands, peripharyngeal space and the larynx. Otolaryngol Pol 32: 647–649
Smith L, Gooding CA (1974) Pulmonary involvement in laryngeal papillomatosis. Pediatr Radiol 2: 161–166
Som LM, Peimer R (1949) Oncocytic cystadenoma of the larynx. Ann Otol Rhinol Laryngol 58: 234–242
Som PM, Nagel BD, Feuerstein SS, Strauss L (1979) Benign pleomorphic adenoma of the larynx. A case report. Ann Otol Rhinol Laryngol 88: 112–114
Speiser F (1932) Zur krebsigen Entartung der Pachydermia laryngis. Z Hals-Nasen-Ohrenheilkd 30: 391
Spoendlin H, Kistler G (1978) Papova-Virus in human laryngeal papillomas. Arch Otorhinolaryngol 218: 289–292
Statherou P (1957) Zur Kenntnis der Komplikationen der Papillomatose des Larynx. Monatsschr Ohrenheilkd 91: 300–305
Steinberg BM, Topp WC, Schneider PS, Abrahamson AL (1983) Laryngeal papilloma virus infection during clinical remission. N Engl J Med 308: 1261–1264
Steiner W, Pesch H-J (1976) Endoscopic-histological differential diagnosis of rare benign endolaryngeal proliferations. Laryngol Rhinol Otol 55: 111–118
Steiner W, Jaumann MP, Pesch H-J (1980) Endoskopische Laserchirurgie im Larynx. Ther Umsch 37: 1103–1109
Svoboda DA, Kirchner FR, Proud GO (1963) Electron microscopic study of human laryngeal papillomatosis. Cancer Res 23: 1084
Terracol J (1965) Les tumeurs salivaires dites mixtes du larynx. Ann Otolaryngol Chir Cervicofac 82: 959–960
Thost A (1929) Die Geschwülste des Kehlkopfes. In: Denker A, Kahler O (Hrsg) Handbuch Hals-Nasen-Ohrenheilkunde, Bd 5. Springer, Berlin
Toso G (1971) Epithelial papillomas benign or malignant? Interesting findings in laryngeal papilloma. Laryngoscope 81: 1524–1531
Toussaint B, Mayot D, Perrin C (1993) Malignant transformation of juvenile-type laryngeal papillomatosis. Ann Otolaryngol Chir Cervicofac 110: 285–290
Tsutsumi K, Nakajima T, Gotoh M, Shimosato Y, Tsunokawa Y, Terada M, Ebihara S, Ono I (1989) In situ hybridization and immunohistochemical study of human papillomavirus infection in adult laryngeal papillomas. Laryngoscope 99: 80–85
Ullmann EV (1923) On the aetiology of laryngeal papilloma. Acta Otolaryngol 5: 317–334
Vlodyka J (1962) The cancerogenic effect of x-ray on the larynx. Arch Otolaryngol 76: 372–376
Vosteen K-H (1954) Zur Genese des Adenolymphoms der Speicheldrüse. Arch Otolaryngol 166: 156–160
Walsh TE, Beamer PR (1950) Epidermoid carcinoma of larynx occuring in two children with papilloma of larynx. Laryngoscope 60: 1110–1124
Wehmer W (1970) Beitrag zur endolaryngealen Ultraschallanwendung bei der Therapie juveniler Kehlkopfpapillomatosen. HNO 18: 168–170
Weidauer H (1972) Ein Beitrag zu den seltenen onkozytären Adenomen des Larynx. Laryngol Rhinol Otol 51: 163–165
Wessely E (1938) Cystadenoma laryngis. Monatsschr Ohrenheilkd 72: 682–686
White A, Halliwell M, Fairman HD (1974) Ultrasonic treatment of laryngeal papillomata. J Laryngol Otol 88: 249–260
Winston P, Epstein SS (1958) Papilloma of the larynx: A clinico-pathological study. J Laryngol Otol 72: 452–464

Wolters B, Eichhorn T, Kleinsasser O (1984) Kritische Betrachtungen zur Therapie der juvenilen Kehlkopfpapillome. Laryngol Rhinol Otol 63: 396-400
Yamase HT, Putman HC (1979) Oncocytic papillary cystadenomatosis of the larynx. A clinicopathologic entity. Cancer 44: 2306-2311
Yao CD (1992) Detection of HPV-16-related DNA sequence in laryngeal squamous cell carcinoma. Chun Hua Erh Pi Yen Hou Ko Tsa Chih 27: 241-256
Yoshida T, Kuratomi K, Mitsumasu T (1983) Benign neoplasms of the larynx. A 10-year review of 38 patients. Auris Nasus Larynx 10: 61-71
Zakzouk MS (1985) Pleomorphic adenoma of the larynx. J Laryngol Otol 99: 611-616
Zalin H (1948) Treatment of laryngeal papillomata in childhood. J Laryngol Otol 62: 621-626
Zarod AP, Rutherford JD, Corbitt G (1988) Malignant progression of laryngeal papilloma associated with human papilloma virus type 6 (HPV-6) DNA. J Clin Pathol 41: 280-283
Zehnder PR, Lyons GD (1975) Carcinoma and juvenile papillomatosis. Ann Otol Rhinol Laryngol 84: 614-618

10 Karzinogenese: Prämaligne Veränderungen

Ackermann LV, McGavran MH (1958) Proliferating benign and malignant epithelial lesions of the oral cavity. J Oral Surg 16: 400
Ahrens W, Jockel KH, Patzak W, Elsner G (1991) Alcohol, smoking, and occupational factors in cancer of the larynx: a case-control study. Am J Ind Med 20: 477-493
Altmann F, Ginsberg I, Stout AP (1952) Intraepithelial carcinoma (cancer in situ) of the larynx. Arch Otolaryngol 56: 121-133
Andreasson L, Björlin G, Korsgaard R, Mattiasson I, Trell E, Trell L (1982) Leucoplakia of the oral cavity and the arylhydrocarbon-hydrolase inducibility. Postgrad Med J 58: 138-141
Anwar K, Nakakuki K, Naiki H, Inuzuka M (1993) Ras gene mutations and HPV infection are common in human laryngeal carcinoma. Int J Cancer 53: 22-28
Arndt O, Zeise K, Bauer I, Brock J (1992) Type 6/11 and 16/18 squamous epithelial cancers of the upper respiratory tract and digestive system. An in situ hybridization study. Laryngol Rhinol Otol 71: 500-504
Arndt O, Zeise K, Bauer J, Brock J (1993) Correlation between chronic hyperplastic laryngitis and infection with human papillomaviruses (see comments). HNO 41: 123-127
Arndt O, Brock J, Kundt G, Mullender A (1994) Detection of human papillomavirus DNA in formalin fixed invasive squamous cell carcinoma of the larynx with polymerase chain reaction (PCR). Laryngol Rhinol Otol 73: 527-532
Arndt O, Johannes A, Zeise K, Brock J (1997) High-risk HPV types in oral and laryngeal papilloma and leukoplakia. Laryngorhinootologie 76: 142-149
Arnhold-Schneider M, Schall H (1990) Occurrence of nonmetaplastic squamous epithelium in the interior of the larynx and its relation to carcinogenesis. Laryngol Rhinol Otol 69: 91-97
Auerbach O, Hammond EC, Garfinkel L (1970) Histologic changes in the larynx in relation to smoking habits. Cancer 25: 92-104
Axell T, Holmstrupp P, Kramer IRH, Pindborg JJ, Shear M (1984) International seminar on oral leukoplakia and associated lesions related to tobacco habits. Commun Dent Oral Epidemiol 12: 145-154
Axell T, Pindborg JJ, Smith CJ, van der Waal, I & International Collaborative Group on Oral White Lesions (1994) Oral white lesions with special reference to precancerous and tobacco-related lesions: conclusions of an international symposium held in Uppsala, Sweden. J Oral Pathol Med 25: 18-21
Banoczy J (1977) Follow-up studies in oral leukoplakia. J Maxillofac Surg 5: 69-75
Barnes L, Gnepp (DR (1985) Diseases of the larynx, hypopharynx, and esophagus. In: Barnes L (ed) Surgical pathology of the head and neck, vol 1. Marcel Dekker, New York Basel, pp 141-226
Bauer WC (1976) Concomitant carcinoma in situ and invasive carcinoma of the larynx. In: Alberti PW, Bryce DP (eds) Centennial Conference on Laryngeal Cancer. Appleton-Century-Crofts, New York, pp 127-136

Beck IT, Champion MC, Lemire S, Thomson AB, Anvari M, Armstrong D et al. (1997) The Second Canadian Consensus Conference on the Management of Patients with Gastroesophageal Reflux. Can J Gastroenterol 11: 7-20

Benhamou CA, Laraqui N, Touhami M, Chekkoury A, Benchakroun Y, Samlali R, Kahlain A (1992) Tobacco and cancer of the larynx: a prospective survey of 58 patients. Rev Laryngol Otol Rhinol Bord 113: 285-288

Bergeron C, Barrasso R, Beaudenom S, Flamant P, Croissant O, Orth G (1992) Human papillomaviruses associated with cervical intraepithelial neoplasia: Great diversity and distinct distribution in low- and high-grade lesions. Am J Surg Pathol 16: 641-649

Berrino F, Crosignani P (1992) Epidemiology of malignant tumors of the larynx and lung. Ann Ist Super Sanita 28: 107-120

Bewtra CH, Kirshnan R, Lee S (1982) Malignant changes in nonirradiated juvenile laryngotracheal papillomatosis. Arch Otolaryngol 180: 114-116

Bjelkenkrantz K, Olofsson J, Stal O, Gröntoft O (1983) Juvenile laryngeal papilloma: histologic and photometric evaluation of atypia. Laryngoscope 83: 468-474

Black RJ, Gluckman JL, Shumrick DA (1983) Multiple primary tumours of the upper aerodigestive tract. Clin Otolaryngol 8: 277-281

Blackwell KE, Calcaterra TC, Fu YS (1995a) Laryngeal dysplasia: epidemiology and treatment outcome. Ann Otol Rhinol Laryngol 104: 596-602

Blackwell KE, Fu YS, Calcaterra TC (1995b) Laryngeal dysplasia. A clinicopathologic study. Cancer 75: 457-463

Bohndorf W, Höcker G (1976) Würzburger Ergebnisse beim Larynxkarzinom. Strahlentherapie 151: 132-143

Borkowski G et al. (1997) A possible role of helicobacter pylori infection in the etiology of chronic laryngitis. Eur Arch Otorhinolaryngol 254: 481-482

Bossart A (1977) Precancerous lesions of the larynx. Round table. Acta Otolaryngol Suppl (Stockh) 344: 1-32

Bouquot JE, Gnepp DR (1991) Laryngeal precancer: a review of the literature, commentary, and comparison with oral leukoplakia. Head Neck 13: 488-497

Bouquot JE, Kurland LT, Weiland LH (1991) Laryngeal keratosis and carcinoma in the Rochester, MN, population 1935-1984. Cancer Detect Prev 15: 83-91

Brandwein MS, Nuovo GJ, Biller H (1993) Analysis of prevalence of human papillomavirus in laryngeal carcinomas: Study of 40 cases using polymerase chain reaction and consensus primers. Ann Otol Rhinol Laryngol 102: 309-313

Brichacek B, Hirsch I, Sibl O, Vilikusova E, Conka V (1983) Association of some supraglottic laryngeal carcinomas with EB-virus. Int J Cancer 32: 193-197

Broders AC (1932) Practical points on the microscopic grading of carcinoma. N Y State J Med 32: 667-671

Brown M (1978) Second primaries in cases of cancer of the larynx. J Laryngol Otol 92: 991-996

Brownson RC, Chang JC (1987) Exposure to alcohol and tobacco and the risk of laryngeal cancer. Arch Environ Health 42: 192-196

Brugel FJ, Grevers G, Vogl TJ (1991) Coincidental appearance of laryngocele and laryngeal carcinoma. Laryngol Rhinol Otol 70: 511-514

Brugere J, Guenel P, Leclerc A, Rodriguez J (1986) Differential effects of tobacco and alcohol in cancer of the larynx, pharynx and mouth. Cancer 57: 391-395

Burch JD, Howe GR, Miller AB, Semenciw R (1981) Tobacco, alcohol, asbestos and nickel in the etiology of cancer of the larynx: a case-control study. JNCI 67: 1219-1224

Burghardt E (1972) Histologische Frühdiagnose des Zervixkrebses. Thieme, Stuttgart

Burkhardt A (1980) Der Mundhöhlenkrebs und seine Vorstadien. Ultrastrukturelle und immunpathologische Aspekte. Fischer, Stuttgart New York

Burkhardt A (1985) Prämaligne Veränderungen der Mundschleimhaut. Vorschläge einer internationalen Expertenkommission zur Nomenklatur. Pathologe 6: 126-132

Burkhardt A (1996) Oncogenes and growth factor receptors. As diagnostic and prognostic markers in precancers and cancers of the oral mucosa. Curr Top Pathol 90: 223-239

Burkhardt A, Maerker R (1978) Dysplasieklassifikation oraler Leukoplakien und Präkanzerosen. Bedeutung für Prognose und Therapie. Dtsch Z Mund-Kiefer-Gesichts-Chir 2: 199

Burkhardt A, Maerker R (1981) Vor- und Frühstadien des Mundhöhlenkarzinoms. Ein Farbatlas zur Diagnostik und Klassifizierung oraler Leukoplakien, Präkanzerosen und Karzinome. Hanser, München

Cahan WG (1955) Lung cancer associated with primary in other sites. Am J Surg 89: 494–514

Celin SE, Johnson J, Curtin H, Barnes L (1991) The association of laryngoceles with squamous cell carcinoma of the larynx. Laryngoscope 101: 529–536

Chan CK, Gee JBL (1988) Asbestos exposure and laryngeal cancer: an analysis of the epidemiologic evidence. J Occup Med 30: 23–27

Choi SY, Kahyo H (1991) Effect of cigarette smoking and alcohol consumption in the aetiology of cancer of the oral cavity, pharynx and larynx. Int J Epidemiol 20: 878–885

Christensen PH, Joergensen K, Munk J, Oesterlind A (1987) Hyperfrequency of pulmonary cancer in a population of 415 patients treated for laryngeal cancer. Laryngoscope 97: 612–614

Chyou PH, Nomura AM, Stemmermann GN (1992) A prospective study of the attributable risk of cancer due to cigarette smoking. Am J Public Health 82: 37–40

Clayman GL, Stewart MG, Weber RS, El-Naggar AK, Grimm EA (1994) Human papillomavirus in laryngeal and hypopharyngeal carcinomas. Relationship to survival. Arch Otolaryngol Head Neck Surg 120: 743–748

Corbitt G, Zarod AP, Arrand JR, Longson M, Farrington WT (1988) Human papillomavirus (HPV) genotypes associated with laryngeal papilloma. J Clin Pathol 41: 284–288

Cortesina G, Gervasio CF (1997) Laryngeal precancerous lesions: histological and clinical aspects. In: Kleinsasser O, Glanz H, Olofsson J (eds) Advances in Laryngology in Europe. Elsevier Amsterdam Lausanne New York Oxford Shannon Tokyo, pp 93–98

Crissman JD (1979) Laryngeal keratosis and subsequent carcinoma. Head Neck Surg 1: 386–391

Crissman JD (1982) Laryngeal keratosis preceding laryngeal carcinoma. A report of four cases. Arch Otolaryngol 108: 445–448

Crissman JD, Fu YS (1986) Intraepithelial neoplasia of the larynx. A clinicopathologic study of six cases with DNA analysis. Arch Otolaryngol 112: 522–528

Crissman JD, Zarbo RJ (1989) Dysplasia, in situ carcinoma, and progression to invasive squamous cell carcinoma of the upper aerodigestive tract. Am J Surg Pathol 13: 5–16

Crissman JD, Kessis T, Shah KV, Fu YS, Stoler MH, Zarbo RJ, Weiss MA (1988) Squamous papillary neoplasia of the adult upper aerodigestive tract. Hum Pathol 19: 1387–1396

Croce A, Neri G, Lattanzio G, Angelucci D (1994) Simultaneous laryngeal carcinomas: a case report and review of literature. Acta Otorhinolaryngol 14: 157–165

Cuchi A, Bombi JA, Avellaneda R, Cardesa A, Traserra J (1994) Precancerous lesions of the larynx: clinical and pathologic correlations and prognostic aspects. Head Neck 16: 545–549

Cui H, Yang X, He Q (1994) Studies on the relationship between HPV and respiratory tract tumors. I. Correlation between HPV and laryngeal carcinoma. Chung Kuo I Hsueh Ko Hsueh Yuan Hsueh Pao 16: 109–115

DeStefani E, Oreggia F, Rivero S, Ronco A, Fierro L (1995) Salted meat consumption and the risk of laryngeal cancer. Eur J Epidemiol 11: 177–180

Degawa M, Stern SJ, Martin MV, Guengerich FP, Fu PP, Ilett KF, Kaderlik RK, Kadlubar FF (1994) Metabolic activation and carcinogen-DNA adduct detection in human larynx. Cancer Res 54: 4915–4919

Deitmer T (1983) Pathogenesis of laryngeal cancer in women. Laryngol Rhinol Otol 62: 68–73

Deitmer T (1992) Legal cases on the correlation between exposure to asbestos fiber dust and laryngeal cancer. Laryngol Rhinol Otol 71: 491–494

Deitmer T (1995) Laryngeal carcinoma caused by exposure to wood dust? Laryngol Rhinol Otol 74: 365–370

Demeter LM, Stoler MH, Broker TR, Chow LT (1994) Induction of proliferating cell nuclear antigen in differentiated keratinocytes of human papillomavirus infected lesions (see comments). Hum Pathol 25: 343–348

DeRienzo DP, Greenberg SD, Fraire AE (1991) Carcinoma of the larynx. Changing incidence in women. Arch Otolaryngol Head Neck Surg 117: 681–684

Devesa S, Silverman D (1978) Trends in cancer incidence and mortality in the United States: 1935–1974. J Natl Cancer Inst 60: 393–400
DeVincentiis M, Gallo A, Boccia MM, Diletti G, Simonelli M, Della-Rocca C (1993) Enviromental and occupational risk factors in keratosis of the larynx. Acta Otorhinolaryngol Ital 13: 43–52
DeVries N (1992) Second primary tumours in laryngeal cancer. Acta Otorhinolaryngol Belg 46: 153–159
Dietz A, Maier H (1992) Squamous cell cancer of the larynx after exposure to tar vapor – a case report. HNO 40: 360–363
Dietz A, Senneweld E, Maier H (1995) Indoor air pollution by emissions of fossil fuel single stoves: possibly a hitherto underrated risk factor in the development of carcinomas in the head and neck. Otolaryngol Head Neck Surg 112: 308–315
DiLorenzo TP, Tamsen A, Abramson AL, Steinberg BM (1992) Human papillomavirus type 6a DNA in the lung carcinoma of a patient with recurrent laryngeal papillomatosis is characterized by a partial duplication. J Gen Virol 73: 423–428
Doyle DJ, Henderson LA, LeJeune FE jr, Miller RH (1994) Changes in human papillomavirus typing of recurrent respiratory papillomatosis progressing to malignant neoplasm. Arch Otolaryngol Head Neck Surg 120: 1273–1276
Duchon J, Czigner J, Pupp L (1972) Pachydermia laryngis and smoking. Laryngol Rhinol Otol 51: 253–257
Eckel HE, Sittel CH, Sprinzl G, Koebke J, Damm M (1997) Sexual dimorphism of the human larynx: morphometric analysis and functional determination. In: Kleinsasser O, Glanz H, Olofsson J (eds) Advances in Laryngology in Europe. Elsevier, Amsterdam Lausanne New York Oxford Shannon Tokyo, pp 382–387
Eisen EA, Tolbert PE, Hallock MF, Monson RR, Smith TJ, Woskie SR (1994) Mortality studies of machining fluid exposure in the automobile industry. III: A case-control study of larynx cancer. Am J Ind Med 26: 185–202
Elliott P, Hills M, Beresford J, Kleinschmidt I, Jolley D, Pattenden S et al. (1992) Incidence of cancers of the larynx and lung near incinerators of waste solvents and oils in Great Britain. Lancet 339: 854–858
Esche H (1995) Molekulare Mechanismen der Kanzerogenese. Onkologe 1: 68–76
Espinosa J, Bravo P, Baron MG (1992) Influence of tobacco on laryngeal carcinoma in Spain. Neoplasma 39: 319–322
Fechner RE (1974) Laryngeal keratosis and atypia. Can J Otolaryngol 3: 516–521
Ferlito A (1976) Primary anaplastic giant cell adenocarcinoma of the larynx. J Laryngol Otol 90: 1053–1060
Ferlito A (1980) Double primary synchronous and metachronous cancer of the larynx and hypopharynx with dissimilar histology. Arch Otorhinolaryngol 229: 107–119
Ferlito A, Gale N, Hvala H (1981a) Laryngeal salivary duct carcinoma. A light and electron microscopic study. J Laryngol Otol 95: 731–738
Ferlito A, Polidaro F, Rossi M (1981b) Pathological basis and clinical aspects of treatment policy in carcinoma-in-situ of the larynx. J Laryngol Otol 95: 141–154
Ferrario F, Maffioli M, Piantanida R, Boschini P, Spriano G (1992) Prospective, cohort, epidemiologic studies of laryngeal neoplasms in Italy. Acta Otorhinolaryngol 12: 355–361
Fischbein A, Luo JC, Pinkston GR (1991) Asbestosis, laryngeal carcinoma, and malignant peritoneal mesothelioma in an insulation worker. Br J Ind Med 48: 338–341
Fisher HR, Miller AH (1958) Cancer in situ of the larynx: a ten year study of its histopathological classification prognosis and treatment. Ann Otol Rhinol Laryngol 67: 695–702
Fisher HR (1976) The delineation of carcinoma in situ of the larynx. In: Alberti PW, Bryce DP (eds) Centennial Conference on Laryngeal Cancer. Appleton-Century-Crofts, New York, pp 116–119
Flanders WD, Rothman KJ (1982) Occupational risk for laryngeal cancer. Am J Public Health 72: 369–372
Flanders WD, Cann CI, Rothman KJ, Fried MP (1984) Work-related risk factors of laryngeal cancer. Am J Epidemiol 119: 23–32

Fliss DM, Noble-Topham SE, McLachlin M, Freeman JL, Noyek AM, Nostrand AW van, Hartwick RW (1994) Laryngeal verrucous carcinoma: a clinicopathologic study and detection of human papillomavirus using polymerase chain reaction. Laryngoscope 104: 146–152

Foppa I, Minder CE (1992) Oral, pharyngeal and laryngeal cancer as a cause of death among Swiss cooks. Scand J Work Environ Health 18: 287–292

Fouret P, Martin F, Flahault A, Saint-Guily JL (1995a) Human papillomavirus infection in the malignant and premalignant head and neck epithelium. Diagn Mol Pathol 4: 122–127

Fouret P, Dabit D, Sibony M, Alili D, Commo F, Saint-Guily JL, Callard P (1995b) Expression of p53 protein related to the presence of human papillomavirus infection precancer lesions of the larynx. Am J Pathol 146: 599–604

Franz B, Neumann OG (1978) Leukoplakien des Kehlkopfes. Histologisch-zytologische Klassifizierung. Laryngol Rhinol Otol 57: 428–433

Freudenheim JL, Graham S, Byers TE, Marshall JR, Haughey BP, Swanson MK, Wilkinson G (1992) Diet, smoking, and alcohol in cancer of the larynx: a case-control study. Nutr Cancer 17: 33–45

Friedmann I (1976) Precancerous lesions of the larynx. In: Alberti PW, Bryce DP (eds) Centennial Conference on Laryngeal Cancer. Appleton-Century-Crofts, New York, pp 122–126

Friedmann I, Ferlito A (1993) Precursors of squamous cell carcinoma. In: Ferlito A (ed) Neoplasms of the larynx. Churchill Livingstone, Edinburgh London Madrid Melbourne New York Tokyo, pp 97–112

Furfaro M, Baricalla R (1971) Precancerous changes of the larynx. Pathologica 63: 151–159

Gabriel CE, Jones DG (1960) The importance of chronic laryngitis. J Laryngol Otol 74: 349–357

Gabriel CE, Jones DG (1976) Carcinoma in situ of the larynx – an unsatisfactory diagnosis. Clin Otolaryngol 1: 271–276

Gale N, Poljak M, Kambic V, Ferluga D, Fischinger J (1994) Laryngeal papillomatosis: Molucular, histopathological, and clinical evaluation. Virchows Arch 425: 291–295

Gallo O, Bianchi S, Giannini A, Boccuzzi S, Calzolari A, Fini-Strochi O (1994) Lack of detection of human papillomavirus (HPV) in transformed laryngeal keratoses by in situ hybridization (ISH) technique. Acta Otolaryngol (Stockh) 114: 213–217

Giarelli L, Silvestri F, Antonutto G, Stanta G (1977) Observation of the pathologist on precancerous lesions of the larynx. Integrated with histological data and quantitative analysis of nuclear DNA-content. Acta Otolaryngol Suppl (Stockh) 344: 7–18

Gillis TM, Incze J, Strong MS, Vaughan CW, Simpson GT (1983) Natural history and management of keratosis, atypia, carcinoma-in-situ and microinvasive cancer of the larynx. Am J Surg 146: 512–516

Glanz HK, Kleinsasser O (1976) Radiogene Zweitkarzinome des Larynx. HNO 24: 48–59

Glanz HK, Kleinsasser O (1978) Verrucous acanthosis (verrucous carcinoma) of the larynx. Laryngol Rhinol Otol 57: 835–843

Goldberg M, Goldberg P, Leclerc A, Chastang JF, Marne MJ, Dubourdieu D (1994) A 10-year incidence survey of respiratory cancer and a case-control study within a cohort of nickel mining and refining workers in New Caledonia. Cancer Causes Control 5: 12–25

Goldsher M, Bartal A, Eliachar J, Robinson E (1977) Laryngeal carcinoma associated with multiple additional primary tumors. Arch Otolaryngol 103: 550–552

Goodman ML (1984) Keratosis (leukoplakia) of the larynx. Otolaryngol Clin North Am 17: 179–183

Graham S, Metlin C, Marshall J, Priore R, Rzepka Th, Shedd D (1981) Dietary factors in the epidemiology of cancer of the larynx. Am J Epidemiol 123: 675–680

Grasl MC, Neuwirth-Riedl K, Vutuc C, Horak F, Vorbeck F, Banyai M (1990) Risk of vocal chord dysplasia in relation to smoking, alcohol intake and occupation. Eur J Epidemiol 6: 45–48

Greenspan D, Silverman S, Greenspan JS (1984) Oral leukoplakia in ARC (AIDS related complex). Abstracts of the second meeting of the international meeting of the international association of oral pathologists. J Oral Pathol 14: 74

Grzonka MA, Kleinsasser O, Nickol T (1997) Carcinoma in situ of the vocal cords. In: Kleinsasser O, Glanz H, Olofsson J (eds) Advances in Laryngology in Europe. Elsevier, Amsterdam Lausanne New York Oxford Shannon Tokyo, pp 118–120

Grundmann E (1973) Die Bedeutung der präkanzerösen Zell- und Gewebsveränderungen in Experiment und Klinik. Arch Otorhinolaryngol 205: 55–67

Grundmann E (1976) Precancer-histology-trends and prospects. Z Krebsforsch 85: 1–5

Guillou L, Sahli R, Chaubert P, Monnier P, Cuttat JF, Costa J (1991) Squamous cell carcinoma of the lungn in a nonsmoking, nonirradiated patient with juvenile laryngotracheal papillomatosis. Evidence of human papillomavirus-11 DNA in both carcinoma and papillomas. Am J Surg Pathol 15: 891–898

Guo X, Cheng M, Fei S (1995) A case-control study of the etiology of laryngeal cancer in Liaoning Province. Chin Med J Engl 108: 347–350

Haidoutova R, Melamed M, Dimitrova S, Kyossovska R (1985) Investigations of serum testosterone levels in patients with laryngeal cancers. Arch Otorhinolaryngol 241: 213–217

Hakulinen T, Andersen AA, Malker B et al. (1986) Trends in cancer incidence in the Nordic countries. A collaborative study of the five Nordic Cancer Registries. Acta Pathol Microbiol Immunol Scand 94 Suppl 288: 151

Hedberg K, Vaughan TL, White E, Davis S, Thomas DB (1994) Alcoholism and cancer of the larynx: a case-control study in western Washington (United States). Cancer Causes Control 5: 3–8

Hellquist H, Olofsson J, Gröntoft O (1981) Carcinoma in situ and severe dysplasia of the vocal cords; a clinicopathological and photometric investigation. Acta Otolaryngol (Stockh) 92: 543–555

Hellquist H, Lundgren J, Olofsson J (1982) Hyperplasia, keratosis, dysplasia and carcinoma in situ of the vocal cords – a follow-up study. Clin Otolaryngol 7: 11–27

Henry RC (1979) The transformation of laryngeal leukoplakia to cancer. J Laryngol Otol 93: 447–459

Herity B, Moriarty M, Daly L, Dunn J, Bourke GJ (1982) The role of tobacco and alcohol in the aetiology of lung and larynx cancer. Br J Cancer 46: 961–964

Hiyama T, Sato T, Yoshino K, Tsukuma H, Hanai A, Fujimoto I (1992) Second primary cancer following laryngeal cancer with special reference to smoking habits. Jpn J Cancer Res 83: 334–339

Hojslet PE, Nielsen VM, Palvio D (1989) Premalignant lesions of the larynx. A follow-up study. Acta Otolaryngol 107: 150–155

Houghton DJ, White PS (1994) The carcinogenic risk of exposure to sulphuric acid fumes from lead acid batteries. J Laryngol Otol 108: 881–882

Hussl B, Loewit K, Richter E, Schwarz S (1978) First clinical experiences with hormone-therapy of pachydermia laryngis. Arch Otorhinolaryngol 221: 221–225

Hyams VJ (1976) Discussion to Bauer WC (1976) Concomitant carcinoma in situ and invasive carcinoma of the larynx. In: Alberti PW, Bryce DP (eds) Centennial Conference on Laryngeal Cancer. Appleton-Century-Crofts, New York, pp 134–135

Imbernon E, Goldberg M, Bonenfant S, Chevalier A, Guenel P, Vatre R, Dehaye J (1995) Occupational respiratory cancer and exposure to asbestos: a case-control study in a cohort of workers in the electricity and gas industry. Am J Ind Med 28: 339–352

Issing WJ, Struck R, Naumann A (1997) Positive impact of retinyl palmitate in leukoplakia of the larynx. Eur Arch Otorhinolaryngol 1: 105–109

Iwatake H (1994) Characterization of human laryngeal epithelial cells transfected with human papillomavirus type 16 DNA. Nippon Jibiinkoka Gakkai Kaiho 97: 1260–1267

Iwens P, Goossens A, Halama AR (1991) Premalignant lesions of the laryngeal epithelium. Acta Otorhinolaryngol Belg 45: 425–430

Johnson JT, Barnes EL, Justice W (1981) Adult onset laryngeal papillomatosis. Otolaryngol Head Neck Surg 89: 867–873

Johnson TL, Plieth DA, Crissman JD, Sarkar FH (1991) HPV detection by polymerase chain reaction (PCR) in verrucous lesions of the upper aerodigestive tract. Mod Pathol 4: 461–465

Jones AS, Morar P, Phillips DE, Field JK, Husband D, Helliwell TR (1995) Second primary tumors in patients with head and neck squamous cell carcinoma. Cancer 15: 1343–1353

Kaderlik KR, Kadlubar FF (1995) Metabolic polymorphisms and carcinogen-DNA adduct formation in human populations. Pharmacogenetics 5: 108–117

Kahn T, Schwarz E, zur Hausen H (1986) Molecular cloning and characterization of the DNA of a new human papillomavirus (HPV 30) from a laryngeal carcinoma. Int J Cancer 37: 61–65
Kambic V (1977) Macro-microscopical findings and prognosis of hyperplastic aberrations of the laryngeal mucous membrane. Acta Otolaryngol (Suppl) (Stockh) 344: 19–21
Kambic V (1978) Difficulties in management of vocal cord precancerous lesions. J Laryngol Otol 92: 305–315
Kambic V, Radsel Z, Prezelj J, Zargi M (1984) The role of testosterone in laryngeal carcinogenesis. Am J Otolaryngol 5: 344–349
Kambic V, Gale N (1986) Significance of keratosis and dyskeratosis for classifying hyperplastic aberrations of laryngeal mucosa. Am J Otolaryngol 7: 323–333
Kambic V, Gale N (1995) Epithelial hyperplastic lesions of the larynx. Elsevier, Amsterdam Lausanne New York Oxford Shannon Tokyo, pp 1–265
Kambic V, Lenart J (1971) Our classification of hyperplasia of laryngeal epithelium. J Fr Otorhinolaryngol 20: 1145–1150
Karube H, Aizawa Y, Nakamura K, Maeda A, Hashimoto K, Takata T (1995) Oil mist exposure in industrial health – a review. Sangyo Eiseigaku Zasshi 37: 113–122
Kashima H, Wu TC, Mounts P, Heffner D, Cachay A, Hyams V (1988) Carcinoma expapilloma: histologic and virologic studies in whole-organ sections of the larynx. Laryngoscope 98: 619–624
Kasperbauer JL, O'Halloran GL, Espy MJ, Smith TF, Lewis JE (1993) Polymerase chain reaction (PCR) identification of human papillomavirus (HPV) DNA in verrucous carcinoma of the larynx. Laryngoscope 103: 416–420
Kiaris H, Ergazaki M, Segas J, Spandidos DA (1995) Detection of Epstein-Barr virus genome in squamous cell carcinomas of the larynx. Int J Biol Markers 10: 211–215
Kiyabu MT, Shibata D, Arnheim N, Martin WJ, Fitzgibbons PL (1989) Detection of human papillomavirus in formalin-fixed, invasive squamous carcinomas using the polymerase chain reaction. Am J Surg Pathol 13: 221–224
Kleemann D, Towe R, Kramp B (1992) Tumor-biologic and epidemiologic aspects of laryngeal cancers in women before and after menopause. Laryngol Rhinol Otol 71: 599–604
Kleinsasser O (1958) Über die gut- und bösartigen Formen der Kehlkopfpapillome und deren histologisches und klinisches Bild. Arch Otorhinolaryngol 171: 44–69
Kleinsasser O (1959) Über verschiedene Formen der Plattenepithelhyperplasien im Kehlkopf und ihre Beziehungen zum Carcinom. Arch Otorhinolaryngol 174: 290–313
Kleinsasser O (1963a) Eine Analyse der Vorgeschichte von Kehlkopfkrebskranken. Laryngol Rhinol Otol 42: 14–31
Kleinsasser O (1963b) Die Klassifikation und Differentialdiagnose der Epithelhyperplasien der Kehlkopfschleimhaut auf Grund histomorphologischer Merkmale. Laryngol Rhinol Otol 42: 339–362
Kleinsasser O (1963c) Über den Krankheitsverlauf bei Epithelhyperplasien der Kehlkopfschleimhaut und die Entstehung von Karzinomen. IV. Mitteilung. Laryngol Rhinol Otol 42: 541–558
Kleinsasser O, Glanz H (1979) Spontane Kanzerisierung nicht bestrahlter, juveniler Larynxpapillome. Laryngol Rhinol Otol 58: 482–489
Kleinsasser O, Heck KH (1959) Über das sogenannte Carcinoma in situ des Kehlkopfes. Arch Otorhinolaryngol 174: 210–242
Kleinsasser O (1983) Bösartige Geschwülste des Kehlkopfes und des Hypopharynx. In: Berendes J, Link R, Zöllner F (Hrsg) Hals-Nasen-Ohrenheilkunde in Praxis und Klinik, Bd 4.2, Kehlkopf II. Thieme, Stuttgart New York
Kodama M, Kodama T (1994) Epidemiological peculiarities of cancers of the gall-bladder and larynx that distinguish them from other human neoplasias. Anticancer Res 14: 2205–2214
Kokoska MS, Piccirillo JF, Haughey BH (1995) Gender differences in cancer of the larynx. Ann Otol Rhinol Laryngol 104: 419–424
Koss LG (1978) Dysplasia. A real concept or a misnomer? Obstet Gynecol 51: 374–379
Köhn (1969) Nase und Nasennebenhöhlen, Kehlkopf und Luftröhre. In: Doerr W, Seifert G, Uehlinger E. Spezielle pathologische Anatomie vol. 4. Springer, Berlin Heidelberg New York
Kramer IRH (1973) Carcinoma in situ of the oral mucosa. Int Dent J 23: 94–99

Kraus T, Heinritz H, Raithel HJ, Waldfahrer F, Iro H, Lehnert G (1995) Asbestos dust-induced laryngeal carcinoma – a new occupational disease? Current scientific knowledge and social health regulations. Laryngol Rhinol Otol 74: 371–374

Krespi YP, Wurster CF, Ossoff RM, Sisson GA (1983) Four separate and simultaneous pharyngolaryngeal squamous cell carcinomas. Otolaryngol Head Neck Surg 91: 704–708

Krombecker E (1924) Basalzellen, Metaplasie und Regeneration. Beitr Pathol Anat 72: 163–183

Lajtman Z, Nosso D, Romic Z, Trutin-Ostovic K, Krpan D (1994) Laryngeal cancer and blood selenium levels. Eur Arch Otorhinolaryngol 251: 170–172

Lamprecht J, Lamprecht A, Morgenstern C (1983) Mehrfachtumoren im oberen Aerodigestivtrakt – eine retrospektive Studie. Laryngol Rhinol Otol 62: 499–501

Laniado K, Thann W, Metzner A (1981) Untersuchungen zur Entstehung eines Karzinoms aus einer Epitheldysplasie der Kehlkopfschleimhaut. Laryngol Rhinol Otol 60: 571–572

Li YQ, Witte D, Myer CM, Gluckman JL, Pavelic ZP, Pavelic L, Stambrook PJ (1994) Involvement of episomal HPV 31 in a laryngeal carcinoma: Persistent episomal maintenance of HPV DNA after passage through nude mice. Int J Oncol 4: 1377–1382

Liapsis EG, Papacharalampous NX (1969) Hyperplasia of laryngeal mucosa epithelium and its precancerous significance epithels. Laryngol Rhinol Otol 48: 902–909

Liddell D (1994) Cancer mortality in chrysotile mining and milling: exposure-response. Ann Occup Hyg 38: 412, 519–523

Liddell FD, McDonald AD, McDonald JC (1997) The 1891–1920 birth cohort of Quebec chrysotile miners and millers: development from 1904 and mortality to 1992. Ann Occup Hyg 41: 13–36

Lim RY, Chang HH (1987) Malignant degeneration of a laryngeal papilloma. Otolaryngol Head Neck Surg 96: 559–561

Lindeberg H, Syrjänen S, Karja J, Syrjänen K (1989) Human papillomavirus type 11 DNA in squamous cell carcinomas and pre-existing multiple laryngeal papillomas. Acta Otolaryngol 170: 141–149

Lindeberg H, Krogdahl A (1997) Laryngeal dysplasia and the human papillomavirus. Clin Otolaryngol 22: 382–386

Link R, Pascher W (1969) Klinische Gesichtspunkte zum Stimmbandkarzinom. In: Becher J, Gauwerky F (Hrsg) Tumoren der Mundhöhle, des Rachens und des Kehlkopfes. Urban & Schwarzenberg, München Berlin Wien

Lipkin A, Miller RH, Woodson GE (1985) Squamous cell carcinoma of the oral cavity, pharynx, and larynx in young adults. Laryngoscope 95: 790–793

Loewit K, Schwarz S, Hussl B, Richter E (1979) Urinary androgen and extrogen excretion in men with pachydermia laryngis and cancer of the larynx. Endokrinologie 73: 151–156

Lopez-Abente G, Pollan M, Monge V, Martinez-Vidal A (1992) Tobacco smoking, alcohol consumption, and laryngeal cancer in Madrid. Cancer Detect Prev 16: 265–271

Lu B (1992) Squamous metaplasia of the mucosa of the human laryngeal ventricle: a clinicopathological study with reference to the possibility of de novo carcinogenesis. Nippon Jibiinkoka Gakkai Kaiho 95: 360–372

Lubsen H, Olde-Kalter PH (1992) Premalignant laryngeal lesions. Acta Otorhinolaryngol Belg 46: 117–126

Lundgren J, Olofsson J (1987) Malignant tumours in patients with non-invasive squamous cell lesions of the vocal cords. Clin Otolaryngol 12: 39–43

Lynch HT, Kriegler M, Christiansen TA, Smyrk T, Lynch JF, Watson P (1988) Laryngeal carcinoma in a Lynch syndrome II kindred. Cancer 62: 1007–1013

Lynch HT, Radford B, Lynch JF (1990) SBLA syndrome revisited. Oncology 47: 75–79

Maier H, Dietz A, Gewelke U, Heller WD (1991) Occupational exposure to hazardous substances and risk of cancer in the area of the mouth cavity, oropharynx, hypopharynx and larynx. A case-control study. Laryngol Rhinol Otol 70: 93–98

Maier H, Gewelke U, Dietz A, Thamm H, Heller WD, Weidauer H (1992a) Laryngeal cancer and occupation-results of the Heidelberg laryngeal cancer study. HNO 40: 44–51

Maier H, Dietz A, Gewelke U, Heller WD, Weidauer H (1992b) Tobacco and alcohol and the risk of head and neck cancer. Clin Investig 70: 320–327

Maier W, Beck C (1992) Larynxkarzinom nach Schußverletzung und Paraffininjektion. Laryngorhinootologie 71: 83-85
Maran AGD, Mackenzie IJ, Stanley RE (1984) Carcinoma in situ of the larynx. Head Neck Surg 7: 28-31
Martin G, Glanz H, Kleinsasser O (1979) Multiple maligne Tumoren bei Patienten mit Larynxkarzinomen. Laryngol Rhinol Otol 58: 756-763
McCoy GD, Hecht STS, Wynder EL (1980) The roles of tobacco, alcohol, and diet in the etiology of upper alimentary and respiratory tract cancers. Prev Med 9: 622-629
McCullough DW, McNicol PJ (1991) Laryngeal carcinoma associated with human papillomavirus type 16. J Otolaryngol 20: 97-99
McGlennen RC, Ghai J, Ostrow RS, LaBresh K, Schneider JF, Faras AJ (1992) Cellular transformation by a unique isolate of human papillomavirus type 11. Cancer Res 52: 5872-5878
McMichael AJ (1978) Increases in laryngeal cancer in Britain and Australia in relation to alcohol and tobacco consumption trends. Lancet 1: 1244-1247
McNelis FL (1974) Carcinoma in situ of the larynx. RI Med J 57: 22-23
Meyer-Breiting E, Burkhardt A (1988) Tumours of the larynx. Histopathology and clinical inference. Springer, Berlin Heidelberg New York
Michaels L (1982) Precancerous changes in the larynx. Clin Otolaryngol 7: 1-2
Michaels L (1984) Pathology of the larynx. Springer, Berlin Heidelberg New York Tokyo
Miko TL (1989) Peptic (contact ulcer) granuloma of the larynx. J Clin Pathol 42: 800-804
Miller AH (1976) Premalignant laryngeal lesions, carcinoma in situ, superficial carcinoma-definition and management. In: Alberti PW, Bryce DP (eds) Centennial Conference on Laryngeal Cancer. Appleton-Century-Crofts, New York, pp 167-169
Mincer HH, Coleman AS, Hopkins P (1972) Observations on the clinical characteristics of oral lesions showing histologic epithelial dysplasia. Oral Surg Oral Med Oral Pathol 33: 389-399
Miyahara H, Yoshino K, Umatani K, Sato T (1985) Multiple primary tumours in laryngeal cancer. J Laryngol Otol 99: 999-1004
Morgan DW, Abdullah V, Quiney R, Myint S (1991) Human papilloma virus and carcinoma of the laryngopharynx. J Laryngol Otol 105: 288-290
Müller KM, Krohn BR (1980) Smoking habits and their relationship to precancerous lesions of the larynx. J Cancer Res Clin Oncol 96: 211-217
Münzel M, Meister P (1976) Subepitheliale Veränderungen bei der einfachen leukoplakischen Hyperplasie der Kehlkopfschleimhaut. Laryngol Rhinol Otol 55: 96-99
Multhaupt HAB, Fessler JN, Warhol MJ (1994) Detection of human papillomavirus in laryngeal lesions by in situ hybridization. Hum Pathol 25: 1302-1305
Murata K, Iwazawa T, Takayama T, Yamashita K, Okagawa K (1994) Quadruple cancer including Bowen's disease after arsenic injections 40 years earlier: report of a case. Surg Today 24: 1115-1118
Muscat JE, Wynder EL (1992) Tobacco, alcohol, asbestos, and occupational risk factors for laryngeal cancer. Cancer 69: 2244-2251
Muscat JE, Wynder EL (1995) Diesel exhaust, diesel fumes, and laryngeal cancer. Otolaryngol Head Neck Surg 112: 437-440
Neumann OG, Franz B (1977) Leukoplakien des Kehlkopfes. (I. klinische und histologische Klassifizierung). Laryngol Rhinol Otol 56: 828-831
Neumann OG, Kopp L (1980) Classification of laryngeal papillomas, larynxpapillomas and papillomatosis. Laryngol Rhinol Otol 59: 57-65
Neuwirth-Riedl K, Grasl MC, Horak F, Vorbeck F (1990) What happens to vocal cord dysplasias in variable smoking behavior? Laryngol Rhinol Otol 69: 512-514
Nielsen KO, Bak-Pedersen K (1984a) Mucous-producing elements in the laryngeal mucosa in smokers with cancer of the larynx. Cancer 54: 61-64
Nielsen KO, Bak-Pedersen K (1984b) Goblet cells in the laryngeal mucosa in cancer of the larynx. Laryngoscope 94: 1230-1234
Oeken J, Berendt W (1994) Koilocytes in diseases of the laryngeal squamous epithelium with regard to human papillomavirus infection. Otorhinolaryngol Nova 4: 209-213
Ogawa Y (1995) Clinicopathological study of squamous metaplasia in human laryngeal ventricles. Nippon Jibiinkoka Gakkai Kaiho 98: 90-101

Ogura H, Watanabe S, Fukushima K, Masuda Y, Fujiwara T, Yabe Y (1991) Presence of human papillomavirus type 18 DNA in a pharyngeal and a laryngeal carcinoma. Jpn J Cancer Res 82: 1184–1186

Ogura H, Watanabe S, Fukushima K, Masuda Y, Fujiwara T, Yabe Y (1993) Human papillomavirus DNA in squamous cell carcinomas of the respiratory and upper digestive tracts. Jpn J Clin Oncol 23: 221–225

Olde Kalter P, Lubsen H, Delemarre JFM, Alons CL, Veldhuizen RW, Meyer CJLM, Snow GB (1985) Quantitative morphometry of squamous cell hyperplasia of the larynx. J Clin Pathol 38: 489–495

Olde Kalter P, Delemarre JFM, Alons CL, Meyer CJLM, Snow GB (1986) The clinical relevance of classification of squamous cell hyperplasia of the larynx by morphometry. Acta Otolaryngol (Stockh) 101: 331–340

Olde-Kalter PO, Lubsen H, Delemarre JF, Snow GB (1987) Squamous cell hyperplasia of the larynx (a clinical follow-up study). J Laryngol Otol 101: 579–588

Olofsson H, Nostrand AW van (1973) Growth and spread of laryngeal carcinoma with reflections on the effect of preoperative irradiation. Acta Otolaryngol (Stockh) Suppl 308: 1–84

Olsen J, Sabroe S (1984) Occupational causes of laryngeal cancer. J Epidemiol Community Health 38: 117–121

Olsen J, Sabroe S, Lajer M (1984) Welding and cancer of the larynx: a case-control study. Eur J Cancer Clin Oncol 20: 639–643

Olson NR (1991) Laryngopharyngeal manifestations of gastroesophageal reflux disease. Otolaryngol Clin North Am 24: 1201–1213

Parkin DM, Pisani P, Lopez AD, Masuyer E (1994) At least one in seven cases of cancer is caused by smoking. Global estimates for 1985. Int J Cancer 59: 494–504

Perez-Ayala M, Ruiz-Cabello F, Esteban F, Concha A, Redondo M, Oliva MR et al. (1990) Presence of HPV 16 sequences in laryngeal carcinomas. Int J Cancer 46: 8–11

Pesch HJ, Steiner W (1979) Die Bedeutung der Dysplasien an der Kehlkopfschleimhaut. Verh Dtsch Ges Pathol 63: 105–111

Pesch HJ, Steiner W, Maak G (1976) Simultanes Wachstum von Carcinoma und Präcancerose im Kehlkopf – eine stratigraphische histomorphologische Analyse. Arch Otorhinolaryngol 213: 419–420

Pesch HJ, Steiner W, Maak G (1978) Karzinom und Präkanzerose im Kehlkopf. Stratigraphisch-histomorphologische Untersuchungen zum simultanen Wachstum. Verh Dtsch Ges Pathol 62: 335

Petersen (1901) Beiträge zur Lehre vom Karzinom. Bruns' Beitr 32: 543–654

Pindborg JJ, Daftary DK, Mehta FS (1977) A follow-up study of sixty-one oral dysplastic precancerous lesions in Indian villagers. Oral Surg Oral Med Oral Pathol 43: 383–390

Pindborg JJ (1980) Oral cancer and precancer. John Wright, Bristol

Pollan M, Lopez-Abente G (1995) Wood-related occupations and laryngeal cancer. Cancer Detect Prev 19: 250–257

Popper HH, Wirnsberger G, Juggner-Smolle FM, Pongratz MG, Sommersgutter M (1992) The predictive value of human papilloma virus (HPV) typing in the prognosis of bronchial squamous cell papillomas. Histopathol 21: 323–330

Pou AM, Rimell FL, Jordan JA, Shoemaker DL, Johnson JT, Barua P et al. (1995) Adult respiratory papillomatosis: Human papillomavirus type and viral coinfections as predictors of prognosis. Ann Otol Rhinol Laryngol 104: 758–762

Prades JM, Martin C, Boucheron S (1987) Severe laryngeal dysplasia and synthetic retinoids. Ann Otolaryngol Chir Cervicofac 104: 21–27

Quante M, Strauss P, Korte W, Edinger D (1976) Oberservations on the course of leukoplakia in the larynx. Laryngol Rhinol Otol 55: 99–102

Queyrat L (1911) Erythroplasie du gland. Bull Soc Fr Dermatol Syph 22: 378–382

Quick CA, Foucar E, Dehner LP (1979) Frequency and significance of epithelial atypias in laryngeal papillomatosis. Laryngoscope 89: 550–560

Ramadan MF, Morton RP, Stelle PM, Pharoah POD (1982) Epidemiology of laryngeal cancer. Clin Otolaryngol 7: 417–428

Remenár E, Szamel I, Buda B, Orosz Z, Kásler M, Banhidy F (1997) „Why men?" Hormones and hormone receptors in male head and neck cancer patients. In: Kleinsasser O, Glanz H, Olofsson J (eds) Advances in Laryngology in Europe. Elsevier, Amsterdam Lausanne New York Oxford Shannon Tokyo, pp 137–140

Resta L, Colucci GA, Troja M, Russo S, Vacca E, Pesce-Delfino V (1992) Laryngeal intraepithelial neoplasia (LIN). An analytical morphometric approach. Pathol Res Pract 188: 517–523

Rihkanen H, Peltomaa J, Syrjanen S (1994) Prevalence of human papillomavirus (HPV) DNA in vocal cords without laryngeal papillomas. Acta Otolaryngol (Stockh) 114: 348–351

Robbett WF (1962) Multiple foci of carcinoma of the larynx. Laryngoscope 72: 1760–1776

Robbett WF (1972) Premalignant changes in the vocal cord. Laryngoscope 82: 1007–1012

Roberts TJ, Epstein B, Lee DJ (1991) Second neoplasms in patients with carcinomas of the vocal cord: incidence and implications for survival. Int J Radiat Oncol Biol Phys 21: 583–589

Rogers MAM, Vaughan TL, Davis S, Thomas DB (1995) Consumption of nitrate, nitrite, and nitrosodimethylamine and the risk of upper aerodigestive tract cancer. Cancer Epidemiol Biomarkers Prev 4: 20–35

Rothfield RE, Myers EN, Johnson JT (1991) Carcinoma in situ and microinvasive squamous cell carcinoma of the vocal cords. Ann Otol Rhinol Laryngol 100: 793–796

Rothman KJ, Cann ChJ, Flanders D, Fried MP (1980) Epidemiology of laryngeal cancer. Epidemiol Rev 2: 195–209

Rudolph H, Eggemann G, Bruchmuller W (1991) Laryngeal cancer in men and occupation. A comparison with male patients with stomach cancer. Laryngol Rhinol Otol 70: 681–682

Rywlin AM (1984) Terminology of premalignant lesions in light of the multistep theory of carcinogenesis. Hum Pathol 15: 806–807

Sakula A (1974) Multiple primary carcinomas of respiratory tract: primary carcinoma of larynx followed by primary carcinomas involving two lungs consentively. Br J Dis Chest 68: 128–136

Salam M, Rockett J, Morris A (1995) The prevalence of different human papillomavirus types and p53 mutations in laryngeal carcinomas: Is there a reciprocal relationship? Eur J Surg Oncol 21: 290–296

Salam MA, Rockett J, Morris A (1995) General primer-mediated polymerase chain reaction for simultaneous detection and typing of human papillomavirus DNA in laryngeal squamous cell carcinomas. Clin Otolaryngol Allied Sci 20: 84–88

Sani A, Said H, Lokman S (1992) Carcinoma of the larynx in Malaysia. Med J Malaysia 47: 297–302

Sans S, Elliott P, Kleinschmidt I, Shaddick G, Pattenden S, Walls P et al. (1995) Cancer incidence and mortality near the Baglan Bay petrochemical works. South Wales. Occup Environ Med 52: 217–224

Saric M, Vujovic M (1994) Malignant tumors in an area with an asbestos processing plant. Public Health Rev 22: 293–303

Scully C, Burkhardt A (1993) Tissue markers of potentially malignant human oral epithelial lesions. J Oral Pathol Med 22: 246–256

Schottenfeld D, Gautt RC, Wynder EL (1974) The role of alcohol and tobacco in multiple primary cancers of the upper digestive system, larynx and lung: a prospective study. Prev Med 3: 277–293

Schwab W, zum Winkel J (1975) Möglichkeiten der Strahlentherapie in der Hals-Nasen-Ohrenheilkunde. Thieme, Stuttgart

Schwimmer E (1877) Die idiopathischen Schleimhautplaques der Mundhöhle (leukoplakia buccalis) Arch Dermatol Syph 9: 511–570

Scott GBD (1976) A quantitative study of microscopical changes in the epithelium and subepithelial tissue of the laryngeal folds, sinus and saccule. Clin Otolaryngol 1: 257–264

Seiferth LB, Glanz HK (1971) Carcinoma in situ laryngis. Klinik und Pathologie. Laryngol Rhinol Otol 50: 827–851

Shanmugaratnam K, Sobin LH (1978) Histological typing of upper respiratory tract tumors. International histological classification of tumors. No. 19. WHO, Geneva

Shaw HJ (1977) Precancerous lesions of the larynx. Acta Otolaryngol (Suppl) (Stockh) 344: 22–23

Shear M, Pindborg JJ (1980) Verrucous hyperplasia of the oral mucosa. Cancer 46: 1855–1862
Shidara K, Suzuki T, Hara F, Nakajima T (1994) Lack of synergistic association between human papillomavirus and ras gene point mutation in laryngeal carcinomas. Laryngoscope 104: 1008–1012
Silverman S, Gorsky M, Lozada F (1984) Oral leukoplakia and malignant transformation. A follow-up study of 257 patients. Cancer 53: 563–572
Simon M, Kahn T, Schneider A, Pirsig W (1994) Laryngeal carcinoma in a 12-year-old child: Association with human papillomavirus 18 and 33. Arch Otolaryngol Head Neck Surg 120: 277–282
Slaughter DP, Southwick HW, Smejkal W (1953) „Field cancerization" in oral stratified squamous epithelium. Cancer 5: 963–968
Sllamniku B, Bauer W, Painter C, Sessions D (1989) The transformation of laryngeal keratosis into invasive carcinoma. Am J Otolaryngol Head Neck Med Surg 10: 42–54
Smitt MC, Goffinet DR (1994) Radiotherapy for carcinoma in situ of the glottic larynx. Int J Radiat Oncol Biol Phys 28: 251–255
Sokic SI, Adanja BJ, Marinkovic JP, Vlajinac HD (1994) Case-control study of risk factors in laryngeal cancer. Neoplasma 41: 43–47
Sokic SI, Adanja BJ, Marinkovic JP, Vlajinac HD (1995) Risk factors for laryngeal cancer. Eur J Epidemiol 11: 431–433
Soskolone CL, Zeighami EA, Hanis NM, Kupper LL, Herrmann N, Amsel J, Mausner JS (1984) Laryngeal cancer and occupational exposure to sulfuric acid. Am J Epidemiol 120: 358–369
Soskolone CL, Jhangri GS, Siemiatycki J, Lakhani R, Dewar R, Burch JD et al. (1992) Occupational exposure to sulfuric acid in southern Ontario/Canada, in association with laryngeal cancer. Scand J Work Environ Health 18: 225–232
Spitz MR (1995) Risk factors and genetic susceptibility. Cancer Treat Res 74: 73–87
Spitz MR, Sider JG, Schantz SP, Newell GR (1992) Association between malignancies of the upper aerodigestive tract and uterine cervix. Head Neck 14: 347–351
Statistisches Bundesamt (1984) Statistisches Jahrbuch 1984 für die Bundesrepublik Deutschland. Kohlhammer 1984
Steiner W (1984) Endoskopische Chirurgie in den oberen Luft- und Speisewegen des Kindes. Laryngol Rhinol Otol 63: 198–202
Stell PM (1972) Smoking and laryngeal cancer. Lancet 1: 617–618
Stell PM, Gregory I, Watt J (1980) Morphology of the human larynx. II: The subglottis. Clin Otolaryngol 5: 389–395
Stenersen TC, Hoel PS, Boysen M (1991) Carcinoma in situ of the larynx: an evaluation of its natural clinical course. Clin Otolaryngol 16: 358–363
Stenersen TC, Boysen M, Juhng SW, Reith A (1992) Quantitative histopathological evaluation of vocal cord dysplasia with particular emphasis on nuclear orientation. Pathol Res Pract 188: 524–530
Stout AP (1953) Intramucosal epithelioma of the larynx. AJR 69: 1–13
Sugar J (1970) The histology of precancerous changes of the larynx. Arch Otorhinolaryngol 197: 142–153
Suzuki T, Shidara K, Hara F, Nakajima T (1994) High frequency of p53 abnormality in laryngeal cancers of heavy smokers and its relation to human papillomavirus infection. Jpn J Cancer Res 85: 1087–1093
Swerdlow AJ, Marmot MG, Grulich AE, Head J (1995) Cancer mortality in Indian and British ethnic immigrants from the Indian subcontinent to England and Wales. Br J Cancer 72: 1312–1319
Syrjänen KJ, Syrjänen SM (1981) Histological evidence for the presence of condylomatous epithelial lesions in association with laryngeal squamous cell carcinoma. ORL 43: 181–194
Syrjänen KJ, Syrjänen SM, Pyrhönen S (1982) Human papilloma virus (HPV) antigens in lesions of laryngeal squamous cell carcinomas. ORL 44: 323–334
Szmeja Z, Konczewska H (1986) Der Magnesiumgehalt bei Larynxpräkanzerosen und Larynxkarzinomen. HNO 34: 85–87

Szmeja Z, Szyfter W, Gustowska L (1986) Toluidine blue in differential diagnosis of laryngeal lesions. HNO-Prax 11: 51–53

Tavani A, Negri E, Franceschi S, Barbone F, La-Vecchia C (1994) Attributable risk for laryngeal cancer in northern Italy. Cancer Epidemiol Biomarkers Prev 3: 121–125

Teshima T, Inoue T, Chatani M, Hata K, Hiyama T, Ikeda H, Murayama S (1992) Incidence of other primary cancers in 1:569 patients with pharyngolaryngeal cancer and treated with radiation therapy. Strahlenther Onkol 168: 213–218

Thoma GW (1964) The incidence and significance of multiple primary malignant tumors. Am J Med Sci 247: 427–430

Tirmarche M (1995) Radon and cancer risk: epidemiological studies after occupational or domestic exposure. Rev Epidemiol Sante Publique 43: 451–460

Tisch M, Munch P, Maier H (1995) Do employees in the rubber industry have an increased risk of laryngeal cancer? HNO 43: 649–653

Tola S, Kalliomaki P, Pukkala E, Asp S, Korkala ML (1988) Incidence of cancer among welders, platers, machinists, and pipe fitters in shipyards and machine shops. Br J Ind Med 45: 209–218

Trell E, Bjorling G, Andreasson L, Korsgaard R, Mattiasson I (1981) Carcinoma of the oral cavity in relation to arylhydrocarbon-hydroxylase inducibility, smoking and dental status. Int J Oral Surg 10: 93–99

Trentini GP, Gaetani CF, Cristiani G (1973) Precancerous lesions of the larynx. Arch De Vecchi Anat Patol 59: 55–90

Trizna Z, Clayman GL, Spitz MR, Briggs KL, Goepfert H (1995) Glutathione s-transferase genotypes as risk factors for head and neck cancer. Am J Surg 170: 499–501

Tsutsumi K, Nakajima T, Gotoh M, Shimosato Y, Tsunokawa Y, Terada M, Ebihara S, Ono I (1989) In situ hybridization and immunohistochemical study of human papillomavirus infection in adult laryngeal papillomas. Laryngoscope 99: 80–85

Van-Rensburg EJ, Venter EH, Simson IW (1993) Human papillomavirus DNA in aerodigestive squamous carcinomas demonstrated by means of in situ hybridisation. S Afr Med J 83: 516–518

Vaughan TL, Davis S (1991) Wood dust exposure and squamous cell cancers of the upper respiratory tract. Am J Epidemiol 133: 560–564

Virchow R (1887) Pachydermia laryngis. Berl klin Wschr 32

Wagenfeld DJ, Harwood AR, Bryce DP, Nostrand AWP van, DeBoer G (1980) Second primary respiratory tract malignancies in glottic carcinoma. Cancer 46: 1883–1886

Wallace AF (1957) Multiple malignant primary neoplasms. Br J Surg 45: 165–169

Wenig BL, Abramson AL (1983) Prostatic and laryngeal malignancies: common or uncommon multiple occurence? Laryngoscope 93: 357–361

WHO Collaborating Center for Oral Precancerous Lesions (1978) Definition of leukoplakia and related lesions: an aid to studies on oral precancer. Oral Surg Oral Med Oral Pathol 46: 518–539

Wong O, Foliart DE (1993) Epidemiological factors of cancer in Louisiana. J Environ Pathol Toxicol Oncol 12: 171–183

Worsham MJ, Wolman SR, Carey TE, Zarbo RJ, Benninger MS, Dyke DL van (1995) Common clonal origin of synchronous primary head and neck squamous cell carcinomas: Analysis by tumor karyotypes and fluorescence. In situ hybridization. Human Pathol 26: 251–261

Wortley P, Vaughan TL, Davis S, Morgan MS, Thomas DB (1992) A case-control study of occupational risk factors for laryngeal cancer. Br J Ind Med 49: 837–844

Wu Z (1991) Role of aryl hydrocarbon hydroxylase in developing laryngeal cancer among smokers. Chung Hua Erh Pi Yen Hou Ko Tsa Chih 26: 325–327, 381

Wynder EL, Covey LS, Mabuchi K, Moshinski M (1976) Environmental factors in cancer of the larynx. Cancer 38: 1591–1601

Yao CD (1992) Detection of HPV-16-related DNA sequence in laryngeal squamous cell carcinoma. Chung Hua Erh Pi Yen Hou Ko Tsa Chih 27: 241–256

Zanetti R (1992) Incidence of respiratory tract system tumors in Italy: data from the Tumor Registry. Ann Ist Super Sanita 28: 61–69

Zarod AP, Rutherford JD, Corbitt G (1988) Malignant progression of laryngeal papilloma associated with human papilloma virus type 6 (HPV-6) DNA. J Clin Pathol 41: 280–283

Zatonski W, Becher H, Lissowska J, Wahrendorf J (1991) Tobacco, alcohol, and diet in the etiology of laryngeal cancer: a population-based case-control study. Cancer Causes Control 2: 3–10

Zeitels SM (1995) Premalignant epithelium and microinvasive cancer of the vocal fold: the evolution of phonomicrosurgical management. Laryngoscope 105: 1–51

Zheng W, Blot WJ, Shu Xo, Gao YT, Ji BT, Ziegler RG, Fraumeni JF (1992) Diet and other risk factors for laryngeal cancer in Shanghai, China. Am J Epidemiol 136: 178–191

Zuppinger A (1938) Betrachtungen zu sekundären Oesophagustumoren. Z Krebsforsch 47: 413–420

zur Hausen H (1978) Human papillomaviruses and their possible role in squamous cell carcinomas. Curr Top Microbiol Immunol 78: 1–30

zur Hausen H (1991) Human papillomaviruses in the pathogenesis of anogenital cancer. Virology 184: 9–99

11 Karzinome

Abemayor E, Cochran AJ, Calcaterra TC (1983) Metastatic cancer to the larynx. Diagnosis and management. Cancer 52: 1944–1948

Ackerman LV (1948) Verrucous carcinoma of the oral cavity. Surgery 23: 670–678

Aird J, Johnson HD, Lennox B, Stansfeld AG (1954) Epithelioma cuniculatum. A variety of squamous carcinoma, peculiar to the foot. Br J Surg 42: 245–250

AJC – American Joint Committee for Cancer Staging and End Results Reporting (1972) Clinical staging system for cancer of the larynx. Chicago

AJC – American Joint Committee for Cancer Staging and End Results Reporting (1977) Manual of Staging of Cancer. Lippincott, Philadelphia

AJCC – American Joint Committee on Cancer (1983) Manual for staging of cancer. Lippincott, Philadelphia

AJCC – American Joint Committee on Cancer (1992) Manual for staging of cancer. 4th edn (eds: Beahrs OH, Henson De, Hutter RVP, Kennedy BJ). Lippincott, Philadelphia

Albertini A von, Roulet FC (1974) Histologische Geschwulstdiagnostik, 2. Aufl. Thieme, Stuttgart

Albo D, Granick MS, Jhala N (1994) The relationship of angiogenesis to biological activity in human squamous cell carcinomas of the head and neck. Ann Plast Surg 32: 588–594

Alguacil-Garcia A, Alonso A, Pettigrew M (1984) Sarcomatoid carcinoma (so-called pseudosarcoma) of the larynx simulating malignant giant cell tumour of soft parts. Am J Clin Pathol 82: 340–343

Altman KI, Gerber GB, Okada S (1970) Radiation-Biochemistry. Academic Press, New York London

Anbazhagan R, Sakakura T, Gusterson BA (1990) The distribution of immuno-reactive tenascin in the epithelial-mesenchymal junctional areas of benign and malignant squamous epithelia. Virchows Arch [B] 59: 59–63

Anderson JA, Irish JC, McLachlin CM (1994) H-oncogene mutation and human papillomavirus infection in oral carcinoma. Arch Otolaryngol Head Neck Surg 120: 755–760

Andou A, Shimizu N, Okabe K, Date H, Teramoto S (1993) [Klinische Studie resezierter adenoidzystischer Karzinome des Tracheobronchialbaumes] Jpn Kyobu Geka Jpn J Thor Surg 46: 134–139

Angulo JC, Hontoria J, Dehaini A, Guil M, Sanchez-Chapado M (1996) Neoplasia secundaria en pacientes con carcinoma de vejiga. Estudio caso-control. (Secondary neoplasm in patients with bladder carcinoma. A case-control study). Actas Urol Esp 20: 720–724

Anwar K, Nakakuki K, Imai H, Naiki H, Inuzuka M (1993) Over-expression of p53 protein in human laryngeal carcinoma. Int J Cancer 53: 952–956

Arndt O, Zeise K, Bauer I, Brock J (1992) Humane Papillomviren (HPV) vom Typ 6/11 und 16/18 in Plattenepithelkarzinomen des oberen Atmungs- und Verdauungstraktes. Eine In-situ-Hybridisierungsstudie. Laryngol Rhinol Otol 71: 500–504

Asamoto M, Hasegawa R, Masuko T, Hashimoto Y, Ueda K, Ohtaguro K et al. (1990) Immunohistochemical analysis of c-erbB-2 oncogene product and epidermal growth factor receptor expression in human urinary bladder carcinomas. Acta Pathol Jpn 40: 322–326

Aspestrand F, Kolbenstvedt A, Boysen M (1990) Carcinoma of the hypopharynx: CT staging. J Comput Assit Tomogr 14: 72–76

Bak M, Erdös M (1975) Verrucous carcinoma of the larynx. Arch Otorhinolaryngol 209: 15–22

Barbacid M (1987) Ras Genes. Ann Rev Biochem 56: 779–827

Barbareschi M, Frigo B, Cristina S, Valentini L, Leonardi E, Mosca L (1989) Bronchial carcinoid with paranuclear fibrillary inclusions related to cytokeratins and vimentin. Virchows Arch A Pathol Anat Histolpathol 415: 31–37

Barona de Guzman R, Martorell MA, Basterra J, Armengot M, Alvarez-Valdes R, Garin L (1993) Prognostic value of histopathological parameters in 51 supraglottic squamous cell carcinomas. Laryngoscope 103: 538–540

Baserga R (1991) Growth regulation of the PCNA gene. J Cell Sci 98: 433–436

Batsakis JG, Hybels R, Crissman JD, Rice DH (1982) The pathology of head and neck tumors: verrucous carcinoma, Part 15. Head Neck Surg 5: 29–38

Batsakis JG, Luna MA, Byers RM (1985) Metastases to the larynx. Head Neck Surg 7: 458–460

Battersby S, Anderson TJ (1990) Correlations of proliferative activity in breast tissue using PCNA/Cyclin. Correspondence. Human Pathol 21: 781

Baugh RF, Wolf GT, Lloyd RV, McClatchey KD, Evans DA (1987) Carcinoid (neuroendocrine carcinoma) of the larynx. Ann Otol Rhinol Laryngol 96: 315–321

Beatrice F, Valente G, Cammarota R, Bisciari T, Ragona R, Giusti U et al. (1996) Angiogenesi e cancro della laringe. Acta Otorhinolaryngol It 16: 355–362

Beck C, Mann W (1980) The inner laryngeal lymphatics. A lymphangioscopical and electron microscopical study. Acta Otolaryngol (Stockh) 89: 265–270

Benazzo M, Mevio E, Occhini A, Franchini G, Danova M (1995) Proliferative characteristics of head and neck tumors. In vivo evaluation by bromodeoxyuridine incorporation and flow cytometry. ORL J Otorhinolaryngol Relat Spec 57: 39–43

Benefield J, Petruzzelli GJ, Fowler S, Taitz A, Kalkanis J, Young MR (1996) Regulation of the steps o angiogenesis by human head and neck squamous cell carcinomas. Invasion Metastasis 6: 291–301

Bergler W, Bier H, Ganzer U (1989) The expression of epidermal growth factor receptors in oral mucosa of patients with oral cancer. Arch Otorhinolaryngol 246: 121–125

Bergonié J, Tribondeau L (1906) Interprétation de quelques résultats de la radiothérapie – essai de fixation d'une technique rationelle. C R Acad Science (Paris) 143: 983–985

Bettinger R, Meyer-Breiting E, Klima A (1988) Pathohistologische Serienschnittuntersuchungen bei Plattenepithelkarzinomen der Mundhöhle und des Oropharynx nach zytostatischer Induktionstherapie mit Bleomycin und Cis-Platin. Laryngol Rhinol Otol 67: 580–585

Bettinger R, Lörz M, Meyer-Breiting E (1991) Proliferative activity following induction chemotherapy in squamous cell carcinoma of the head and neck. A histopathological and immunohistochemical study using monoclonal antibodies. Eur Arch Otorhinolaryngol 248: 236–241

Biller HF, Bergman JA (1976) Verrucous carcinoma of the larynx. In: Alberti PW, Bryce DP (eds) Centennial Conference on Laryngeal Cancer. Appleton-Century-Crofts, New York, pp 462–465

Binder WJ, Kaneko M, Som P, Biller HF (1980) Mucoepidermoid carcinoma of the larynx. A case report and review of the literature. Ann Otol Rhinol Laryngol 89: 103–107

Bitiutskii PG, Kozhanov LG, Volchenko NN, Pavliuk Diu (1991) Adenokistoznaia kartsinoma rakhei. [Adenoidzystisches Karzinom der Trachea]. Sov Med 1991: 90–91

Blok PhHHM, Manni JJ, Vandenbroek P, Haelst U, Slooff JL (1985) Carcinoid of the larynx: a report of three cases and a review of the literature. Laryngoscope 95: 715–719

Bloom J, Behar AJ, Zikk D, Shanon E (1987) Adenocarcinoma of the epiglottis. Report of a case and review of the literature. Arch Otolaryngol Head Neck Surg 113: 1330–1333

Bocca E (1968) Supraglottis surgery of the larynx. Ann Otol Rhinol Laryngol 77: 1005–1026

Bocca E (1975) Supraglottic cancer. Laryngoscope 85: 1318–1326

Boecking A, Auffermann W, Vogel H, Schloendorff G, Goebbels R (1985) Diagnosis and grading of malignancy in squamous epithelial lesions of the larynx with DNA cytophotometry. Cancer 56: 1600–1604

Bohndorf W, Höcker G (1976) Würzburger Ergebnisse beim Larynxkarzinom. Strahlentherapie 151: 132–143

Boyle JO, Hakim J, Koch W, van der Riet P, Hruban RH, Roa RA et al. (1993) The incidence p53 mutations increases with progression of head and neck cancer. Cancer Res 53: 447–480

Brachman DG, Graves D, Vokes E, Beckett M, Haraf D, Montag A et al. (1992) Occurrence of p53 gene deletions and human papilloma virus infection in human head and neck cancer. Cancer Res 52: 4832–4836

Brambilla E, Ngoescu A, Gazzeri S, Lantuejoul S, Moro D, Brambilla C, Coll JL (1996) Apoptosis-related factors p53Bcl-2, and Bax in neuroendocrine lung tumors. Am J Pathol 149: 941–952

Brasilino de Carvalho M (1998) Quantitative analysis of the extent of extracapsular invasion and its prognostic significance: a prospective study of 170 cases of carcinoma of the larynx and hypopharynx. Head Neck 20: 16–21

Bravo R, MacDonald-Bravo H (1987) Existence of two populations of cyclin-proliferating cell nuclear antigen during cell cycle: association with DNA replication sites. J Cell Biol 105: 1549–1554

Bridger GP (1974) Mucous gland involvement in cancer at the anterior commissure. Can J Otolaryngol 3: 507–511

Bridger GP, Nassar VH (1972) Cancer spread in the larynx. Arch Otolaryngol 95: 497–505

Broders AC (1920) Squamous-cell epithelioma of the lip. JAMA 74: 656–664

Broders AC (1921) Squamous-cell epithelioma of skin: A study of 256 cases. Ann Surg 73: 141–160

Broders AC (1925) Cancer's selfcontrol. Med J Rec 121: 133–135

Broders AC (1932a) Practical points on the microscopic grading of carcinoma. N Y State J Med 32: 667–671

Broders AC (1932b) Carcinomas in situ contrastes with benign penetrating epithelium. JAMA 99: 1670–1674

Broders AC (1940) Grading of cancer. In: Pack GT, Livingston EM (eds) Treatment of cancer and allied diseases, 1st edn. Hoeber, New York

Brown DC, Cole D, Gatter KC, Mason DY (1988) Carcinoma of the cervix uteri: an assessment of tumour proliferation using monoclonal antibody Ki67. Br J Cancer 57: 178–181

Brownstein MH, Shapiro L (1976) Verrucous carcinoma of skin-epithelioma cuniculatum planture. Cancer 38: 1710–1716

Broyles EN (1943) The anterior commissure tendon. Ann Otol Rhinol Laryngol 52: 342–345

Bryce DP, Rider WD (1971) Pre-operative irradiation in the treatment of advanced laryngeal carcinoma. Laryngoscope 81: 1481–1490

Bryce DP (1972) Convential pharyngolaryngectomy in the surgical management of hypopharyngeal cancer. Can J Otolaryngol 1: 231–244

Bryne M, Jenssen N, Boysen M (1995) Histological grading in the deep invasive front of T1 and T2 glottic squamous cell carcinomas has high prognostic value. Virchows Arch 427: 277–281

Bumpers HL, Natesha RK, Barnwell SP, Hoover EL (1994) Multiple and distinct primary cancers: a case report. J Nat Med Ass 86: 387–388

Burkhardt A (1980) Der Mundhöhlenkrebs und seine Vorstadien. Ultrastrukturelle und immunpathologische Aspekte. Fischer, Stuttgart New York

Burkhardt A (1986) Verruköses Karzinom und Carcinoma cuniculatum – Formen des Plattenepithelkarzinoms? Hautarzt 37: 373–383

Burkhardt A, Gebbers J-O (1977) Giant cell stromal reaction in squamous cell carcinomata. Electronmicroscopic and ultrahistochemical observations on the genesis and functional activity of multinucleated giant cells in bleomycin-induced tumor regression. Virchows Arch (A) 375: 263–280

Burkhardt A, Höltje W-J (1975) The effects of intraarterial bleomycin therapy on squamous cell carcinoma of the oral cavity. Biopsy and autopsy examinations. J Maxillofac Surg 3: 217–230

Burkhardt A, Bommer G, Gebbers J-O, Höltje W-J (1976) Riesenzellbildung bei Bleomycintherapie oraler Plattenepithelcarcinome. Enzymhistochemische, elektronenmikroskopische und ultrahistochemische Untersuchungen. Virchows Arch (A) 369: 197–214

Burkhardt A, Meyer-Breiting E (1988) Unusual Malignant Tumours. In: Meyer-Breiting E, Burkhardt A (eds) Tumours of the larynx – histopatholgoy and cinical inferences. Springer, Berlin Heidelberg New York Tokyo

Cady B, Rippey JH, Frazell EL (1968) Non-epidermoid cancer of the larynx. Ann Surg 167: 116–120

Cano E, Flickinger J, Johnson J (1993) Multivariate analysis results of radiotherapy for laryngeal cancer. Head Neck 15: 382–388

Carlson GW (1994) Tumor angiogenesis as a prognostic factor in oral cavity tumors. Am J Surg 168: 373–380

Carpenter G, Cohen S (1990) Epidermal growth factor. J Biol Chem 265: 7709–7716

Carrau RL, Barnes EL, Snyderman CH, Petruzzelli G, Kachman K, Rueger R et al. (1995) Tumor angiogenesis as a predictor of tumor aggressiveness and metastatic potential in squamous cellcarcinoma of the head and neck. Invasion Metastasis 15: 197–202

Carter RL, Burman JF, Barr L (1985) Immunohistochemical localization of basement membrane type IV collagen in invasive and metastatic squamous cell carcinomas of the head and neck. J Pathol 147: 159–164

Cassidy M, Maher M, Keogh P, Leader M (1994) Pseudosarcoma of the larynx: the value of ploidy analysis. J Laryngol Otol 108: 525–528

Castelijns JA, Kaiser MC, Valk J, Gerritsen GJ, Hattum van, Snow GB (1987) MR Imaging of laryngeal cancer. J Comput Assist Tomogr 11: 134–140

Catlin D, Strong EW (1967) Preoperative irradiation for neck dissection. Surg Clin N Am 47: 1131–1139

Catoretti G, Pileri St, Parravicini C, Becker MHG, Poggi S et al. (1993) Antigen unmasking on formalin-fixed paraffin-embedded tissue sections. J Pathol 171: 83–98

Cavenee WK, Dryja TP, Phillips RA (1983) Expression of recessive alleles by chromosomal mechanisms in retinoblastoma. Nature 323: 643–646

Caversaccio MD, Zbaeren P, Laeng H (1995) Seltene maligne Larynxtumoren. HNO 43: 383–388

Cavicchi O, Farneti G, Occhiuzzi L, Sorrenti G (1990) Laryngeal metastasis from colonic adenocarcinoma. J Laryngol Otol 104: 730–732

Cerovac Z, Sarcevic B, Kralj Z, Ban J (1996) Detection of human papillomavirus (HPV) type 6, 16 and 18 in head and neck squamous cell carcinomas by in situ hybridization. Neoplasma 43: 185–194

Chan JK, Suster S, Wenig BM, Tsang WY, Chan JB, Lau AL (1997) Cytokeratin 20 immunoreactivity distinguishes Merkel cell (primary cutaneous neuroendocrine) carcinomas and salivary gland small cel carcinomas from small cell carcinomas of various sites. Am J Surg Pathol 21: 226–234

Cinberg JZ, Chang TH, Bases R, Molnar J (1980) The percentage of cells in DNA synthesis in epidermoid carcinomas of the head and neck: a preliminary report. Laryngoscope 90: 920–923

Coakley JF, Ranson DL (1984) Metastasis to the larynx from a prostatic carcinoma. A case report. J Laryngol Otol 98: 839–842

Coates HL, Desanto LW, Devine KD, Elveback LR (1976) Carcinoma of the supraglottic larynx. A review of 221 cases. Arch Otolaryngol 102: 686–689

Cohen J, Guillamondegui OM, Batsakis JG, Medina JE (1985) Cancer of the minor salivary glands of the larynx. Am J Surg 150: 513–518

Coltreara MD, Gown AM (1991) PCNA/Cyclin expression and BrdU uptake define different subpopulations in different cell lines. J Histochem Cytochem 39: 23–30

Cook RM, Miller YE, Bunn PA jr (1993) Small cell lung cancer: etiology, biology, clinical features, staging, and treatment. Curr Probl Cancer 17: 69–141

Cooper JR, Hellquist HB, Michaels L (1992) Image analysis in the discrimination of verrucous carcinoma and squamous papilloma. J Pathol 166: 383–387

Corvo R, Giaretti W, Sanguineti G, Geido E, Orecchia R, Barra S et al. (1993) Potential doubling time in head and neck tumors treated by primary radiotherapy: preliminary evidence for a prognostic significance in local control. Int J Rad Oncol Biol Phys 27: 1165–1172

Cottier H (1980) Pathogenese, Bd I und II. Springer, Berlin Heidelberg New York
Cowan JM (1992) Cytogenetics in head and neck cancer. Otolaryngol Clin N Am 25: 1073–1087
Craig DM, Triedman LJ (1986) Four primary malignant neoplasms in a single patient. J Surg Oncol 32: 8–10
Craven JM, Pavelic ZP, Stambrock PJ (1992) Expression of c-erbB-2 gene in human head and neck carcinoma. Anticancer Res 12: 2273–2276
Crissman JD, Rosenblatt A (1978) Acinous cell carcinoma of the larynx. Arch Pathol Lab Med 102: 233–236
Croce A, Neri G, Moretti A, Bianchedi M (1993) Tumori primitivi maligni multipli nella laringe e nel polmone. [Maligne Mehrfachtumoren des Larynx und der Lunge]. Giorn Chir 14: 354–358
Crossland PM (1962) Effects of x-ray therapy on basal cell carcinoma. I. A histologic study of serial biopsy specimens. Arch Derm 86: 745–752
Cui JQ, Zhang LJ, Yin WB, Hu YH (1986) [Doppelte Primärkarzinome in Larynx und Lunge – Bericht über 12 Fälle] Chin Chung-Hua Chung Liu Tsa Chih [Chin J Oncol] 8: 392–394
Curran AC, McDermott N, Leader M, Walsh M (1997) Neuroendocrine carcinoma of the larynx. Ir J Med Sci 166: 44–46
Dalla Palma P, Blandamura S (1989) Clear cell carcinoma of the larynx: immunocytochemical study. Tumori 75: 594–596
Dallenbach F, Stein H, Dallenbach FD (1991) Proliferationsmarker bei Endometriumkarzinomen verschiedener Histogene; Vergleich immunhistologischer Untersuchungen an Kryostat- und Paraffinschnitten. Verh Dtsch Ges Pathol 75: 375
Damiani JM, Damiani KK, Hauch K, Hyams VJ (1981) Mucoepidermoid-adenosquamous carcinoma of the larynx and hypopharynx: a report of 21 cases and a review of the literature. Otolaryngol Head Neck Surg 89: 235–243
Day GL, Blot WJ, Shore RE, Schoenberg JB, Kohler BA, Greenberg RS et al. (1994) Second cancers following oral and pharyngeal cancer: patients' characteristics and survival patterns. Eur J Cancer B Oral Oncol 30B: 381–386
Dellacono FR, Spiro J, Eisma R, Kreutzer D (1997) Expression of basic fibroblast growth factor and its receptors by head and neck squamous carcinoma tumor and vascular endothelial cells. Am J Surg 174: 540–544
Denekamp J (1970) Cellular proliferation kinetics of animal tumours. Cancer Res 30: 393–400
Denhart BC, Guidi AJ, Tognazzi K, Dvorak HF, Brown LF (1997) Vascular permeability factor/vascular endothelial growth factor and its receptors in oral and laryngeal squamous cell carcinoma and dysplasia. Lab Invest 77: 659–664
Denoix PF (1944) TNM System, zit. nach Hermanek et al. (1992) Bull Inst Nat Hyg (Paris) 1: 1–69
Denoix PF (1944) TNM System, zit nach Hermanek et al. (1992) Bull Inst Nat Hyg (Paris) 5: 52–82
Deshotels SJ, Sarma D, Fazio F, Rodriguez F (1982) Squamous cell carcinoma with sarcomatoid stroma. J Surg Oncol 19: 201–207
Dieler R, Dämmrich J (1995) Immunohistochemical and fine structural characterization of primary carcinoid tumors of the larynx. Eur Arch Oto-Rhino-Laryngol 252: 229–235
Dockerty MB, Parkhill EM, Dahlin DC, Woolner LB, Soule EH, Harrison EG jr (1968) Tumors of the oral cavity and pharynx. In: Atlas of tumor pathology, sect IV, 10b. Armed Forces Institute of Pathology, Washington
Doglioni C, Babareschi M, Balercia G, Bontempini L, Iuzzolino P (1993) Atypical lung carcinoid with GFAP immunoreactive cells. Pathol Res Pract 189: 83–89; Diskussion 90–92
Donovan DT, Conley J (1983) Adenoid cystic carcinoma of the subglottic region. Ann Otol Rhinol Laryngol 92: 491–495
Edmundson WF (1948) Microscopic grading of cancer and its practical implication. Arch Derm Syphil 57: 141–160
Edström S, Johansson SL, Lindström J, Sandin I (1987) Verrucous squamous cell carcinoma of the larynx: evidence for increased metastatic potential after irradiation. Otolaryngol Head Neck Surg 97: 381–384
Eisbruch A, Blick M, Lee JS, Sacks PG, Guttermann J (1987) Analysis of the epidermal growth factor receptor gene in fresh human head and neck tumors. Cancer Res 47: 3603–3605

Eisma RJ, Spiro JD, Kreutzer DL (1997) Vascular endothelial growth factor expression in head and neck squamous cell carcinoma. Am J Surg 174: 513–517

El-Naggar AK, Batsakis JG, Vassilopoulou-Sellin R, Ordonez NG, Luna MA (1991) Medullary (thyroid) carcinoma-like carcinoids of the larynx. J Laryngol Otol 105: 683–686

Elliot GB, Dougall JA, Elliot JD (1973) Problems of verrucous squamous carcinoma. Ann Surg 177: 21–29

Erdel M, Trefz G, Spiess E, Habermaas S, Spring H, Lah T, Ebert W (1990) Localization of cathepsin B in two human lung cancer cell lines. J Histochem Cytochem 38: 1313–1321

Ewing J (1928) Neoplastic diseases, 3rd edn. Saunders, Philadelphia

Faulk WP, Hsi BL, Stevens PJ (1980) Transferrin and transferrin receptors in carcinomas of the breast. Lancet 23: 390–393

Fearon ER, Cho KR, Nigro JM (1990) Identification of a chromosome 18q gene that is altered in colorectal cancers. Science 247: 49–56

Fearon ER, Vogelstein B (1990) A genetic model for colorectal tumorigenesis. Cell 61: 759–767

Fechner RE (1976) Adenocarcinoma of the larynx. In: Alberti PW, Bryce DP (eds) Centennial Conference on Laryngeal Cancer. Appleton-Century-Crofts, New York, pp 466–471

Fechner RE (1984) Spindle cell carcinoma of the larynx. Arch Otolaryngol 110: 554–555

Fechner RE, Mills SE (1982) Verruca vulgaris of the larynx: a distinctive lesions of probable viral origin confused with verrucous carcinoma. Am J Surg Pathol 6: 357–362

Ferlito A (1980) Acinic cell carcinoma of minor salivary glands. Histopathol 4: 331–343

Ferlito A (1985) Diagnosis and treatment of verrucous squamous cell carcinoma of the larynx: a critical review. Ann Otol Rhinol Laryngol 94: 575–579

Ferlito A (1986) Diagnosis and treatment of small cell carcinoma of the larynx: a critical review. Ann Otol Rhinol Laryngol 95: 590–600

Ferlito A, Caruso G (1983) Biological behaviour of laryngeal adenoid cystic carcinoma. Therapeutic considerations. ORL J Otorhinolaryngol Relat Spec 45: 245–256

Ferlito A, Recher G (1980) Ackerman's tumor (verrucous carcinoma) of the larynx: a clinicopathologic study of 77 cases. Cancer 46: 1617–1630

Ferlito A, Recher G, Bottin R (1981) Mucoepidermoid carcinoma of the larynx. A clinicopathological study of 11 cases with review of the literature. ORL J Oto-Rhino-Laryngol Relat Spec 43: 280–299

Ferlito A, Caruso G, Recher G (1988) Secondary laryngeal tumors. Report of seven cases with review of the literature. Arch Otolaryngol Head Neck Surg 114: 635–639

Ferlito A, Barnes L, Myers EN (1990) Neck dissection for laryngeal adenoid cystic carcinoma: is it indicated? Ann Otol Rhinol Laryngol 99: 277–280

Ferlito A, Weiss LM, Rinaldo A, Carbone A, Devaney KO, MacMillan C, Barnes L (1997) Clinicopathological consultation. Lymphoepithelial carcinoma of the larynx hypopharynx, and trachea. Ann Otol Rhinol Laryngol 106: 437–444

Field JK (1992) Oncogenes and tumour-suppressor genes in squamous cell carcinoma of the head and neck. Eur J Cancer B Oral Oncol 28B: 67–76

Field JK, Spandidos DA, Malliri A, Gosney JR, Yiagnisis M, Stell PM (1991) Elevated P53 expression correlates with a history of heavy smoking in squamous cell carcinoma of the head and neck. Br J Cancer 64: 573–577

Field JK, Pavelic ZP, Spandidos DA, Stambrook PJ, Jones AS, Gluckman JL (1993) The role of the p53 tumor suppressor gene in squamous cell carcinoma of the head and neck. Arch Otolaryngol Head Neck Surg 119: 1118–1122

Fisher HR (1976) Verrucous carcinoma of the larynx – a study of its pathologic anatomy. In: Alberti PW, Bryce DP (eds) Centennial Conference on Laryngeal Cancer. Appleton-Century-Crofts, New York, pp 452–459

Fisseler-Eckhoff A, Prebeg M, Voss B, Muller KM (1990) Extracellular matrix in preneoplastic lesions and early cancer of the lung. Pathol Res Pract 186: 95–101

Fleischer I (1977) Morphologische Untersuchungen an subglottischen Kehlkopfkarzinomen. Inauguraldissertation, Marburg

Fleischer K, Glanz H, Kleinsasser O (1978) Adenoidzystische Karzinome des Kehlkopfes. Laryngol Rhinol Otol 57: 218–224

Fliss DM, Noble-Topham SE, McLachlin M, Freeman JL, Noyek AM, Nostrand AW van, Hartwick RW (1994) Laryngeal verrucous carcinoma: a clinicopathologic study and detection of human papillomavirus using polymerase chain reaction. Laryngoscope 104: 146–152

Folkman J (1994) Angiogenesis and breast cancer. J Clin Oncol 12: 441–443

Fonatsch C, Duchrow M, Riedser H, Schlüter C, Gerdes J (1991) Assigment of human Ki-67 gene (MKI67) to 10q25-qter. Genomics 11: 476–477

Fonts EA, Greenlaw RH, Rush BF, Rovin S (1969) Verrucous squamous cell carcinoma of the oral cavity. Cancer 23: 152–160

Fowler JF, Denekamp J, Hegazy MAH (1971) Fraktionierung in der Strahlentherapie: Folgerungen aus tierexperimentellen Studien über die Zellkinetik in Tumoren und der Haut. In: Hug O (Hrsg) Präoperative Tumorbestrahlung. Urban & Schwarzenberg, München, S 22–35

Franzen G, Olofsson J, Klintenberg C, Brunk U (1987) Prognostic value of malignancy grading and DNA measurement in small glottic carcinomas. ORL J Otorhinolaryngol Relat Spec 49: 73–80

Friedmann I (1976) Sarcomas of the larynx. In: Alberti PW, Bryce DP (eds) Centennial Conference on Laryngeal Cancer. Appleton-Century-Crofts, New York, pp 122–126

Friend SH, Bernards R, Rogelj S (1986) A human DNA segment with properties of the gene that predisposes to retinoblastoma and osteosarcoma. Nature 323: 643–646

Friend SH, Dryja TP, Weinberg RA (1988) Oncogenes and tumor suppressing genes. N Eng J Med 318: 618–622

Fujii T, Sato T, Yoshino K, Inakami K, Nagahara M, Okita J (1997) [Eine klinische Studie über 1079 Patienten mit Larynxkarzinom]. Nippon Jibiink Gakkai Kaiho [J Oto-Rhino-Laryngol Soc Jpn] 100: 856–863

Furata Y, Takasu T, Asai T, Yoshimura S, Tokuchi F, Shinohara T et al. (1992) Clinical significance of the epidermal growth factor receptor gene in squamous cell carcinomas of the nasal cavities and paranasal sinuses. Cancer 69: 358–362

Galle E, Vollmar F, Rüdiger KD (1971) Beitrag zum Carcinosarkom des Larynx. HNO 19: 336–338

Gallo O, Masini E, Morbidelli L, Franchi A, Fini-Storchi I, Vergari WA, Ziche M (1998) Role of nitric oxide in angiogenesis and tumor progression in head and neck cancer. J Nat Cancer Inst 90: 587–596

Ganzer U (1972) DNS-Verteilungsmuster bei unbehandelten und behandelten Kopf- und Halsgeschwülsten. Untersuchungen zur Bestimmung von Malignitätsgrad und Strahlensensibilität gutartiger und bösartiger Tumoren. Habilitationsschrift Frankfurt

Ganzer U, Lindenberger J, Mensa R, Orsulakowa A (1980) Autoradiographic rate in different areas of human head and neck carcinomas. Arch Otolaryngol 226: 1–9

Ganzer U, Meyer-Breiting E, Ebbers J, Vosteen KH (1982) Der Einfluss von Tumorgröße, Lymphknotenbefall und Behandlungsart auf die Prognose des Hypopharynxkarzinoms. Laryngol Rhinol Otol 61: 622–628

Garas J, Karaiossifidis K, Agnanti N, Besbeas S, Georgaka A, Maragoudakis S et al. (1975) Histological changes of squamous cell carcinoma induced by continous intra-arterial infusion of high doses of methothrexate. Panminerva Medica 17: 331–336

Garcia RL, Coltrera MD, Gown AM (1989) Analysis of proliferative grade using anti PCNA/ Cyclin monoclonal antibodies in fixed embedded tissues. Am J Pathol 134: 733–739

Gatter KC, Brown G, Trowbridge IS, Woolsten R, Mason DY (1983) Transferrin receptors in human tissues: their distribution and possible clinical relevance. J Clin Pathol 36: 539–545

Gatti WM, Erkman-Balis B (1980) Mucoepidermoid carcinoma of the larynx. Arch Otolaryngol 106: 52–53

Gerdes J (1990) Ki-67 and other proliferation markers useful for immunohistological diagnostic and prognostic evaluation in human malignancies. In: Osborn M (ed) Seminary in Cancer Biology, vol 1. Saunders, London, pp 99–206

Gerdes J, Stein H, Schwab U, Lemke H (1982) Ki-67, ein monoklonaler Antikörper mit spezifischer Reaktivität gegen ein zellproliferations-assoziiertes Kernantigen. Eine neue Methode zum Nachweis proliferierender Zellen. Verh Dtsch Ges Pathol 66: 586

Gerdes J, Schwab U, Lemke H, Stein H (1983) Production of a monoclonal antibody reactive with a human nuclear antigen associated with cell proliferation. Int J Cancer 31: 13–20

Gerdes J, Lemke H, Baisch H, Wacker HH, Schwab U, Stein H (1984) Cell cycle analysis of a cell proliferation associated human nuclear antigen defined by the monoclonal antibody Ki 67. J Immunol 133: 1710–1716

Gerdes J, Li L, Schlüter C, Duchrow M, Wohlenberg C, Gerlach C et al. (1991) Immunobiochemical and molecular biologic characterization of the cell proliferation-associated nuclear antigen that is defined by monoclonal antibody Ki-67. Am J Pathol 138: 867–873

Gerdes J, Becker MHG, Key G, Cattoretti G (1992) Immunhistological detection of tumour growth factor (Ki-67 antigen) in formalin-fixed and routinely processed tissue. J Pathol 168: 85–87

Gerritsen GJ, Valk J, Velzen DJ van, Snow GB (1986) Computed tomography: a mandatory investigestional procedure for T-staging of advanced laryngeal cancer. Clin Otolaryngol 11: 307–316

Gerughty RM, Hennigar GR, Brown FM (1968) Adenosqamous carcinoma of the nasal, oral, and laryngeal cavities. Cancer 22: 1140–1155

Giannini A, Ninu MB, Gallina E, Fini-Storchi O, Urso C, Bondi R (1991) Parametri istopatologici e metastatizzazione linfonodale nel carcinoma laringeo sopraglottico. [Histopathologische Parameter and lymphatische Metastasierung bei supraglottischen Larynxkarzinomen]. Pathologica 83: 167–175

Gierek T, Kolodziejczyk M, Kajor M (1994) Pierwotne raki gruczolowato-torbielowate w krtani i w odcinku szyjnym tchawicy. (Primary adenoid carcinoma of the larynx and upper part of trachea). Otolaryngol Pol 48: 536–539

Giordano AM, Ewing S, Adams G, Maisel R (1983) Laryngeal pseudosarcoma. Laryngoscope 93: 735–740

Glanz H (1981) Die prognostische Bedeutung des histologischen Gradings von Stimmlippenkarzinomen. Arch Otorhinolaryngol 231: 745–746

Glanz H (1984) Carcinoma of the larynx; growth, p-classification and grading of squamous cell carcinoma of the vocal cords. Adv Otorhinolaryngol 32: 1–123

Glanz H, Eichhorn T (1985) Die prognostische Bedeutung des histologischen „Gradings" von Stimmlippenkarzinomen. (Prognostic significance of histologic grading in vocal cord carcinoma). HNO 33: 103–111

Glanz H, Kleinsasser O (1978) Verrucous acanthosis (verrucous carcinoma) of the larynx. Laryngol Rhinol Otol 57: 835–843

Glanz H, Kleinsasser O (1987) Verrucous carcinoma of the larynx – a misnomer. Arch Otorhinolaryngol 244: 108–111

Gleich LL, Biddinger PW, Pavelic ZP, Gluckman JL (1996) Tumor angiogenesis in T1 oral cavity squamous cell carcinoma: role in predicting tumor aggressiveness. Head Neck 18: 343–346

Gleich LL, Biddinger PW, Duperier FD, Gluckman JL (1997) Tumor angiogenesis as a prognostic indicator in T2-T4 oral cavity squamous cell carcinoma: a clinical-pathologic correlation. Head Neck 19: 276–280

Glücksmann A, Cherry CP (1959) The histological criteria of radiation response. Acta Cytol (Baltimore) 3: 381, 385–387

Goethals PL, Dahlin DC, Devine KD (1963) Cartilaginous tumors of the larynx. Surg Gynecol Obstet 117: 77–82

Goldman JL, Roffman JD (1975) Combined preoperative irradiation and surgery for advanced cancer of the larynx and laryngopharynx. Can J Otolaryngol 4: 251–260

Goldman JL, Bloom BS, Friedman WH, Gunsberg MJ, Silverstone SM (1969) Serial studies of radical neck dissections. Arch Otolaryngol 89: 620–628

Goldman JL, Zak FG, Roffman JD, Birken EA (1972) High dosage preoperative radiation and surgery for carcinoma of the larynx and laryngopharynx. Ann Otol Rhinol Laryngol 81: 488–495

Golick MC, Rice M (1992) Optimum staining of PCNA in paraffin sections is dependent on fixation, drying and intensification. J Histotechnol 15: 39–43

Golusinski W, Olofsson J, Szmeja Z, Szyfter K, Szyfter W, Biczysko W, Hemminki K (1997) Alteration of p53 gene structure and function in laryngeal squamous cell cancer. Eur Arch Otorhinolaryngol (Suppl) 1: 133–137

Gomez-Roman JJ, Val-Bernal JF (1996) A case of malignant fibrous histiocytoma of the lung arising as a third primary tumor. Thor Cardiovasc Surg 44: 321–323

Goodrich DW, Wang NP, Qian Y-W (1991) The retinoblastoma gene product regulates progression through the G1 phase of the cell cycle. Cell 67: 293–302

Googe PB, Ferry JA, Bhan AK, Dickersin GR, Pilch BZ, Goodman M (1988) A comparison of paraganglioma, carcinoid tumor, and small-cell carcinoma of the larynx. Arch Pathol Lab Med 112: 809–815

Gooi HC, Picard JK, Hounsel EF, Gregoriou M, Rees AR, Feizi T (1985) Monoclonal antibody (EGR/G49) reactive with epidermal growth factor receptor of A431 cells recognizes the blood group ALeb and ALey structures. Mol Immunol 22: 689–693

Grandis JR, Tweardy DJ (1993) Elevated levels of transforming growth factor alpha and epidermal growth factor receptor messenger RNA are early markers of carcinogenesis in head and neck cancer. Cancer Res 53: 3579–3584

Grandis JR, Zeng Q, Tweardy DJ (1996) Retinoic acid normalizes the increased gene transcription rate of TGF-alpha and EGFR in head and neck cancer cell lines. Nature Med 2: 237–240

Gray LH, Conger AD, Ebert M, Hornsey S, Scott OCA (1953) The concentration of oxygen dissolved in tissue at the time of irradiation as a factor in radiotherapy. Br J Radiol 26: 638–648

Gregor RT, Hammond K (1987) Framework invasion by laryngeal carcinoma. Am J Surg 154: 452–458

Gricouroff G, Calle R, Mazabraud A (1985) Le problème des „épithéliomas fusocellulaires sarcomatoides". Étude anatomoclinique de 15 cas. Bull Cancer 72: 271–281

Griepentrog F (1955) Ein Carzinosarkom des Taschenbandes. Arch Otorhinolaryngol 166: 350–354

Gripp FM, Risse EK, Leverstein H, Snow GB, Meijer CJ (1995) Neuroendocrine neoplasms of the larynx. Importance of the correct diagnosis and differences between atypical carcinoid tumors and small-cell neuroendocrine carcinoma. Eur Arch Otorhinolaryngol 252: 280–286

Guillaud P, duManoir S, Seigneurin D (1989) Quantification and topographical description of Ki-67 antibody labelling during cell cycle of normal fibroblastic (MRC-5) and mammary tumour cell lines (MCF-7). Analytical Cell Pathol 1: 25–39

Günnel F, Baerthold W (1967) Zur Frage der Teilresektion bei Kehlkopfkrebsen. Arch Otorhinolaryngol 189: 195–209

Haberman PJ, Haberman RS (1992) Laryngeal adenocarcinoma, not otherwise specified, treated with carbon dioxide laser excision and postoperative radiotherapy. Ann Otol Rhinol Laryngol 101: 920–924

Habeshaw JA, Lister TA, Stansfeld AG (1983) Correlation of transferrin receptor expression with histological class and outcome in non-Hodgkin lymphoma. Lancet I: 498–501

Haels J, Lenarz T, Gademann G, Kober B, Mende U (1986) Kernspintomographie in der Diagnostik von Kopf-Hals-Tumoren. Ein Methodenvergleich. Laryngol Rhinol Otol 65: 180–186

Hagen P, Lyons GD, Haindel C (1993) Verrucous carcinoma of the larynx: role of human papillomavirus, radiation, and surgery. Laryngoscope 103: 253–257

Hake R, Eckel H, Pritzbuer E von, Volling P, Thiele J (1995) Wertigkeit monoklonaler Antikörper (PC 10, MIB 1, p53 und LeuM 1) für die Abschätzung der Prognose von Patienten mit Plattenepithelkarzinomen des Larynx nach Laserteilresektion. Pathologe 16: 197–203

Hall JW, Friedman M (1948) Histological changes in squamous cell carcinoma of the mouth and oropharynx produced by fractionated external roentgen irradiation. Radiology 50: 318–350

Hall PA, Levison DA, Woods AL, Yu CC, Kellock DB, Watkins JA et al. (1990) Proliferating cell nuclear antigen (PCNA) immunolocalization in paraffin sections: an index of cell proliferation with evidence of deregulated expression in some neoplasms. J Pathol 162: 285–294

Hamper K, Caselitz J, Schreiber M, Rauchfuß A, Seifert G (1986) Vergleichende Untersuchungen zum Proliferations- und Rezeptorverhalten von Speicheldrüsen- und Mammatumoren. Eine immunhistologische Studie. Verh Dtsch Ges Pathol 70: 461

Hamperl H (1967) Early invasive growth as seen in uterine cancer and the role of the basal membrane. In: Denoix P (ed) Mechanisms of invasion in cancer. UICC Monography, vol 6. Springer, Berlin Heidelberg New York

Handt S, Wilgenbus K, Hillen M, Hoffmeister K, Böcking A (1991) Wachstumsfaktoren bei Magenkarzinomen. Verh Dtsch Ges Pathol 75: 462

Hansemann D (1890) Über asymmetrische Zellteilung in Epithelkrebsen und deren biologische Bedeutung. Virchows Arch(A) 119: 299-326

Harrison DFN (1972) Thyroid gland in the management of laryngopharyngeal cancer. Arch Otolaryngol 7: 301-302

Hast MH (1974) Applied embryology of the larynx. Can J Otolaryngol 3: 412-415

Hauser-Urfer IH, Stauffer J (1985) Comparative chromosome analysis of nine squamous cell carcinoma lines from tumors of the head and neck. Cytogenet Cell Genet 39: 35-39

Hayashi T, Sagawa H, Kobuke K, Fujii K, Yokozaki H, Tahara E (1996) Molecular-pathological analysis of a patient with three synchronous squamous cell carcinomas in the aerodigestive tract. Jpn J Clin Oncol 26: 368-373

Hayes DM, Milkins FB, Meredith JH (1964) Regional arterial infusion for localized malignancies. Arch Surg 88: 1070-1076

Headington JT (1978) Verrucous carcinoma. Cutis 21: 207-211

Hegde PU, Brenski AC, Caldarelli DD, Hutchinson J, Panje WR, Wood NB et al. (1998) Tumor angiogenesis and p53 mutations: prognosis in head and neck cancer. Arch Otolaryngol Head Neck Surg 124: 80-85

Hellquist H, Olofsson J (1989) Spindle cell carcinoma of the larynx. APMIS 97: 1103-1113

Hermes AF, Barendsen GW (1969) Changes of cell proliferation kinetics in a rat rhabdomyosarcoma before and after X-irradiation. Eur J Cancer Clin Oncol 5: 173-189

Hernandez-Madorran JM, Estefano-Rodriguez JE, Camacho-Arrioaga JJ, Algaba-Guimera J (1991) Carcinoma fusocelular faringolaringeo. [Pharyngolaryngeales Spindelzellkarzinom]. Acta Otorrinolaringol Esp 42: 297-301

Hirota J, Yoneda K, Osaki T (1990) Basement membrane type IV collagen in oral squamous cell carcinoma. Head Neck 12: 400-405

Hirvikoski P, Kumpulainen E, Virtaniemi J, Johansson R, Haapasalo H, Marin S et al. (1997) p53 expression and cell proliferation as prognostic factors in laryngeal squamous cell carcinoma. J Clin Oncol 15: 3111-3120

Ho KJ, Jones JM, Herrera GA (1984) Mucoepidermoid carcinoma of the larynx: a light and electron microscopic study with emphasis on histogenesis. South Med J 77: 190-195

Hoffmann I (1968) Morphologische Untersuchungen an 60 Kehlkopfeingangskarzinomen. Inauguraldissertation, Köln

Höfler H, Denk H, Lackinger E, Helleis G, Polak JM, Heitz PU (1986) Immunocytochemical demonstration of intermediate filament cytoskeleton proteins in human endocrine tissues and (neuro-) endocrine tumours. Virchows Arch A Pathol Anat Histopathol 409: 609-626

Holm LE, Jakobsson P, Killander D, Silfverswärd C, Wersäll J (1980) DNA and its synthesis in individual tumor cells from human upper respiratory tract squamous cell carcinomas. Laryngoscope 90: 1209-1212

Holthusen H (1921) Beiträge zur Biologie der Strahlenwirkung. Untersuchungen an Askarideneiern. Pflügers Arch Ges Physiol 187: 1-24

Hommerich CP (1985) Zur Frage der primären Adenokarzinome des Larynx. Laryngol Rhinol Otol 64: 25-31

Hommerich KW, Sauer H, Weede W (1971) Zur Wachstumstendenz von Larynxtumoren. Arch Otorhinolaryngol 199: 748-751

Hong W, Stanley M, Shapshay S, Bhutani R, Craft M, Ucmakli A et al. (1979) Induction chemotherapie in advanced squamous head and neck carcinoma with high dose cisplatinum and bleomycin infusion. Cancer 44: 19-25

Hori N, Kinoshita N, Hoshina A, Kato M, Nishii M, Tajima K et al. (1985) [Zwei Fälle von dreifachem Primärneoplasma und zwei Fälle von vierfachem Primärneoplasma einschließlich Blasenkrebs]. Hinyokika Kiyo Acta Urol Jpn 31: 1807-1811

Houle JA, Joseph P, Batsakis JG (1976) Primary adenocarcinomas of the larynx. J Laryngol Otol 90: 1159-1163

Howard A, Pelc SR (1953) Synthesis of DNA in normal and irradiated cells and its relation to chromosome breakage. Heredity 6: 261-273

Hsieh WC, Chen YM, Perng RP (1997) Temporal relationship between cancers of the lung and upper aerodigestive tract. Jpn J Clin Oncol 27: 63–66

Hudson WR, Cavanaugh PJ (1965) Combined surgical and radiation management of carcinoma of the laryngopharynx. Laryngoscope 75: 1123–1138

Hyams VJ (1976) Discussion to Biller HF, Bergman JA. In: Alberti PW, Bryce DP (eds) Centennial Conference on Laryngeal Cancer. Appleton-Century-Crofts, New York

Imamura N, Inada T, Tagaya Y, Yodoi J, Kuramoto A (1993) Association between ATL and non-hematopoietic neoplasms. Hematol Oncol 11: 127–137

Inagaki T, Matsuwari S, Takahashi R, Shimada K, Fujie K, Maeda S (1994) Establishment of human oral-cancer cell lines (KOSC-2 and -3) carrying p53 and c-myc abnormalities by geneticin treatment. Int J Cancer 56: 301–308

Inch WR, McCredie JA (1963) Effects of a small dose of X-radiation on local recurrence of tumors in rats and mice. Cancer 16: 595–598

Ishitoya J, Toriyama M, Oguchi N (1989) Gene amplification and overexpression of EGF receptor in squamous cell carcinomas of head and neck. Br J Cancer 59: 559–562

Isola JJ, Helin HJ, Helle MJ, Kallioniemi O (1990) Evaluation of cell proliferation in breast carcinoma. Comparison of Ki67 immunohistochemical study, DNA flow cytometric analysis, and mitotic count. Cancer 65: 1180–1184

Jacobson S, Shear M (1972) Verrucous carcinoma of the mouth. J Oral Pathol 1: 66–75

Jakobsson PA, Eneroth CM, Killander et al. (1973) Histological classification and grading of malignancy in cancer of the larynx. Acta Radiol Oncol 12: 1–8

Jin Y, Meltens F, Mondahl N (1993) Chromosome abnormalities in 83 head and squamous cell carcinomas. Influence of culture conditions on karyotypic pattern. Cancer Res 53: 2140–2146

Jörgensen K, Sell A (1971) Carcinoma of the larynx. II. Treatment by 60-Co supervoltage irradiation. Acta Radiol (Oncol) 10: 160–173

Jones AS, Roland NJ, Field JK, Phillips DE (1994) The level of cervical lymph node metastases: their prognostic relevance and relationship with head and neck squamous carcinoma primary sites. Clin Otolaryngol 19: 63–69

Juarez J, Clayman G, Nakajima M (1993) Role and regulation of expression of 82-kDa type-IV collagenase (MMP-9) in 2 invasive squamous-cell-carcinoma cell lines of the oral cavity. Int J Cancer 55: 10–18

Kahler O (1908) Ein Karzinosarkom des Recessus piriformis bei Ekchondrose des Ringknorpels. Dtsch Med Wochenschr 34: 614–647

Kamel OW, Franklin WA, Ringus JC, Meyer JS (1989) Thymidine labelling index and Ki67 growth fraction in lesions of the breast. Am J Pathol 134: 107–113

Kamel OW, LeBrun DP, Davis ER, Berry GJ, Warnke RA (1991) Growth fraction estimation of malignant lymphomas in formalin-fixed paraffin-embedded tissue using anti PCNA/Cyclin 19A2. Am J Pathol 138: 1471–1477

Kao GF, Graham JH, Helwig EB (1982) Carcinoma cuniculatum verrucous carcinoma of the skin. A clinicopathologic study of 46 cases with ultrastructural observations. Cancer 49: 2395–2403

Karim AB, Kralendonk JH, Njo KH, Tabak JM, Gort G (1990) A critical loof at the TNM classification for laryngeal carcinoma. Cancer 65: 1918–1922

Kashima HK (1976) The characteristics of laryngeal cancer correlating with cervical lymph node metastasis. In: Alberti PW, Bryce DP (eds) Centennial Conference on Laryngeal Cancer. Appleton-Century-Crofts, New York, pp 855–864

Kasperbauer JL, O'Halloran GL, Espy MJ, Smith TF, Lewis JE (1993) Polymerase chain reaction (PCR) identification of human papillomavirus (HPV) DNA in verrucous carcinoma of the larynx. Laryngoscope 103: 416–420

Kastan MB, Onyekere O, Sidransky D (1991) Participation of p53 protein in the cellular response to DNA damage. Cancer Res 51: 6304–6311

Katholm M, Krogdahl A, Hainau B, Bretlau P (1984) Spindle cell carcinoma of the larynx. Acta Oto-Laryngol 98: 163–166

Kau R, Arnold W (1996) Somatostatin receptor scintigraphy and therapy of neuroendocrine (APUD) tumors of the head and neck. Acta Otolaryngol 116: 345–349

Kearsley JH, Furlong KL, Cooke RA, Waters MJ (1990) An immunohistochemical assessment of cellular proliferation markers in head and neck squamous cell cancers. Br J Cancer 61: 821–827

Kerviler E de, Bely N, Laccourreye O, Clement O, Halimi P, Frija G (1995) The aryepiglottic fold as a rare location of adenoid cystic carcinoma. AJNR Am J Neuroradiol 16: 1375–1377

Kikuchi-Yanoshita R, Konishi M, Fukunari H (1992) Loss of expression of the DCC gene during progression of colorectal carcinomas in familial adenomatous polyposis and non-familial adenomatous polyposis patients. Cancer Res 52: 3801–3803

Kimura N, Sasano N, Namiki T, Nakazato Y (1989) Coexpression of cytokeratin, neurofilament and vimentin in carcinoid tumors. Virchows Arch A Pathol Anat Histopathol 415: 69–77

Kimura N, Nagur H (1993) A comparative study of neuroendocrine carcinoma and carcinoid tumor with special reference to expression of HLA-DR antigen and PCNA. Zentralbl Pathol 139: 171–175

Kirchner JA (1969) One hundred laryngeal cancers studied by serial section. Ann Otol Rhinol Laryngol 78: 689–709

Kirchner JA (1970) Cancer at the anterior commissure of the larynx. Arch Otolaryngol 91: 524–525

Kirchner JA (1975a) Staging as seen in serial sections. Laryngoscope 85: 1816–1821

Kirchner JA (1975b) Pyriforms sinus cancer: A clinical and laboratory study. Ann Otol Rhinol Laryngol 84: 793–804

Kirchner JA, Fischer JJ (1975) Anterior commissure cancer – A clinical and laboratory study of 39 cases. Can J Otolaryngol 4: 637–643

Kirchner JA, Owen JR (1977) Five hundred cancers of the larynx and pyriform sinus. Results of treatment by radiation and surgery. Laryngoscope 87: 1288–1303

Kirchner JA, Som ML (1971) Clinical and histological observations on supraglottic cancer. Ann Otol Rhinol Laryngol 80: 638–645

Kirchner JA, Cornog JL, Homes RE (1974) Transglottic cancer. Arch Otolaryngol 99: 247–251

Kiyabu MT, Shibata D, Arnheim N, Martin WJ, Fitzgibbons PL (1989) Detection of human papillomavirus in formalin-fixed, invasive squamous carcinomas using the polymerase chain reaction. Am J Surg Pathol 13: 221–224

Kleinsasser O (1967) Wachstumsformen der Kehlkopfeingangscarcinome und Indikation zur Teilresektion. Wiss Z Karl-Marx-Univ (Lpz.) 16: 723–725

Kleinsasser O (1983) Bösartige Geschwülste des Kehlkopfes und des Hypopharynx. In: Berendes J, Link R, Zöllner F (Hrsg) Hals-Nasen-Ohrenheilkunde in Praxis und Klinik, Bd 4.2: Kehlkopf II. Thieme, Stuttgart New York

Kleinsasser O (1987) Tumoren des Larynx und Hypopharynx. Thieme, Stuttgart New York

Kleinsasser O (1992) Revision of classification of laryngeal cancer, is it long overdue? (Proposals for an improved TN-classification). J Laryngol Otol 106: 197–204

Kleinsasser O, Glanz H (1978) Sarkomähnliche Gewebsbilder in Larynxkarzinomen (Pseudosarkome, Karzinosarkome, Spindelzellkarzinome, pleomorphe Karzinome). Laryngol Rhinol Otol 57: 225–234

Klijanienko J, Vielh P, Duvillard P, Luboinski B (1992) True carcinosarcoma of the larynx. J Laryngol Otol 106: 58–60

Kohsuke S, Kouji M, Tasuo T, Fumihiko S, Manabu T (1988) Relationship between labelling indices of Ki-67 and BrdU in human malignant tumors. Cancer 62: 989–993

Kraus FT, Perez-Mesa C (1966) Verrucous carcinoma. Clinical and pathologic study of 105 cases involving oral cavity, larynx and genitalia. Cancer 19: 26–38

Krokowski E (1971) Drei grundsätzliche Vorbestrahlungsmodi. In: Hug O (Hrsg) Präoperative Tumorbestrahlung. Urban & Schwarzenberg, München, S 52–57

Kruk-Zagajewska A, Wierzbicka M (1995) Przerzut gruczolakoraka jelita grubego do krtani. [Metastase eines Colonkarzinoms im Larynx: Fallbericht]. Otolaryngol Pol 49: 260–265

Kubochi K (1990) [Neue Direkt-Assay-Methode der Typ-IV-Kollagenase in Gewebshomogenaten und die biochemische Rolle von Kollagenase gegen Typ-I- und Typ-IV-Kollagen bei der Infiltration von Magen- und Lungenkrebs] Jpn. Nippon Geka Gakkai Zasshi 91: 174–183

Kuo MYP, Jeng JH, Chiang CP (1994) Mutations of the Ki-ras oncogene codon 12 in betel quid chewing-related human oral squamous cell carcinoma in Taiwan. J Oral Pathol Med 23: 321–326
Küpper K, Blessing MH (1974) Carcinosarcoma of the larynx. HNO 22: 103–107
Kute TE, Quardi Y (1991) Measurement of proliferation nuclear and membrane markers in tumor cells by flow cytometry. J Histochem Cytochem 39: 1125–1130
Laccourreye O, Brasnu D, Carnot F, Fichaux P, Laccourreye H (1991 a) Carcinoid (neuroendocrine) tumor of the arytenoid. Arch Otolaryngol Head Neck Surg 117: 1395–1399
Laccourreye O, Chabardes E, Weinstein G, Carnot F, Brasnu D, Laccourreye H (1991 b) Synchronous arytenoid and pancreatic neuroendocrine carcinoma. J Laryngol Otol 105: 373–375
Lagace R, Schurch W, Seemayer TA (1981) Polypoid pseudosarcomatous carcinoma. Histogenesis with evidence of myofibroblastic response. Ann Pathol 1: 27–37
Lam KY, Yuen AP (1996) Cancer of the larynx in Hong Kong: a clinico-pathological study. Eur J Surg Oncol 22: 166–170
Lambert PR, Ward PH, Berci G (1980) Pseudosarcoma of the larynx. A comprehensive analysis. Arch Otolaryngol 106: 700–708
Lanzafame S (1990) Caratterizzazione molecolare del carcinoma neuroendocrino (a cellule di Merkel) cutane. Revisione della letteratura e contributo casistico. Pathologica 82: 257–269
Larrick JW, Cresswell P (1979) Modulation of cell surface iron transferrin receptors by cellular density and state of activation. J Supramolecul Struct 11: 579–586
Lasser KH, Naeim F, Higgins J, Cove H, Waisman J (1979) „Pseudosarcoma" of the larynx. Am J Surg Pathol 3: 397–404
Leedy DA, Trune R, Kronz JD, Weidner N, Cohen JI (1994) Tumor angiogenesis, the p53 antigen, and cervical metastasis in squamous carcinoma of the tongue. Otolaryngol Head Neck Surg 111: 417–422
Leicher H (1963) Bösartige Geschwülste des Kehlkopfes und des Hypopharynx. In: Berendes J, Link R, Zöllner F (Hrsg) Hals-Nasen-Ohrenheilkunde, Bd II/2. Thieme, Stuttgart, S 959–1146
Lelbach WK (1955) Histologische Veränderungen an bestrahlten Carcinomen. In: Langendorff H, Lelbach WK, Janker R, Rossmann K (Hrsg) Grundlagen und Praxis der Bewegungsbestrahlung. Girardet, Wuppertal Elberfeld
Lelle RJ (1989) Zellkinetische Befunde beim Mammakarzinom. Bestimmung der Wachstumsfraktion mit Hilfe des monoklonalen Antikörpers Ki 67. Thieme Copythek. Thieme, Stuttgart New York
Leuszler RW, Shapshay SM, Strong M (1981) Laryngeal pseudosarcoma. Otolaryngol Head Neck Surg 89: 210
Levendag PC, Veeze-Kuijpers B, Knegt PP, De Boer MF, Eijkenboom WM et al. (1990) Cancer of the supraglottic larynx with neck node metastasis treated by radiation therapy only. The revised 1987 UICC classification system as prognostic indicator. Acta Oncol 29: 603–609
Leventon GS, Evans HL (1981) Sarcomatoid squamous cell carcinoma of the mucous membranes of the head and neck: a clinicopathologic study of 20 cases. Cancer 48: 994–1003
Lewis JE, Olsen KD, Sebo TJ (1997) Spindle cell carcinoma of the larynx: review of 26 cases including DNA content and immunohistochemistry. Human Pathol 28: 664–673
Li TS (1988) [Adenoidzystisches Karzinoma des Larynx] Chin. Chung-Hua Chung Liu Tsa Chih [Chin J Oncol] 10: 465–466
Li X, Lee NK, Ye YW, Waber PG, Schweitzer C, Cheng QC, Nisen PD (1994) Allelic loss at chromosomes 3p, 8p, 13q, and 17p associated with poor prognosis in head and neck cancer. J Nat Cancer Inst 86: 1524–1529
Licht T, Bross KJ, Fiebig HH, Schötta K, Berger DP, Dreher et al. (1992) Expression of the proliferation-associated Ki-67 antigen of transferrin receptors and of DNA polymerase alpha in human tumour cell lines: implications for in vitro chemoresistance. J Cancer Res Clin Oncol 118: 116–122
Lichtiger B, Mackay B, Tessmer CF (1970) Spindle cell variant of squamous carcinoma: a light and electron microscopic study of 13 cases. Cancer 26: 1311–1320

Lingen MW, Polverini PJ, Bouck NP (1996) Synergy between retinoic acid and interferon-alpha in inhibiting angiogenesis induced by head and neck squamous cell carcinoma (Meeting abstract). Proc Annu Meet Am Ass Cancer Res 37: A415

Liotta LA, Tryggvason K, Garbisa S, Hart I, Foltz CM, Sharp ES (1980) Metastatic potential correlates with enzymatic degradation on basement membrane collagen. Nature 284: 67–68

Liotta LA, Rao CN, Barsky SH (1983) Tumor invasion and the extracellular matrix. Lab Invest 49: 636–649

Liu S, Lin D, Hong B, Huang G (1994) Verstärkung des C-myc-Onkogens in Plattenepithelkarzinomen des Larynx]. Hua-Hsi KoTa Hsueh Hsueh Pao [J W China Univ Med Sci] 25: 41–44

Livingstone LR, White A, Prouse J (1992) Altered cell cycle arrest and gene amplification potential accompany loss of wild-type p53. Cell 70: 923–935

Lloyd JM, O'Dowd T, Driver M, Deh Tee (1984) Demonstration of an epitope of the transferrin receptor in human cervical epithelium – a potentially usefull cell marker. J Clin Pathol 37: 131–135

Lo Re G, Canzonieri V, Veronesi A, Dal Bo V, Barzan L, Zancanaro C, Trovo M (1994) Extrapulmonary small cell carcinoma: a single-institution experience and review of the literature. Ann Oncol 5: 909–913

Löbe L-P, Quade R (1982) Histopathologisches Grading von Karzinomen des HNO-Gebietes. Laryngol Rhinol Otol 61: 171–173

Longarela-Herrero Y, Morales-Angulo C, Rubio-Suarez A, Gonzalez-Rodilla I, Rama-Quintela J (1995) Carcinoma verrucoso de laringe. Acta Otorrinolaringol Esp 46: 49–52

Löning T, Burkhardt A (1979) Plasma cells and immunoglobulin synthesis in oral precancer and cancer. Correlation with dysplasia, cancer differentiation, radio- and chemotherapy. Virchows Arch (A) 384: 109–120

Lopez-Amado M, Lozano-Ramirez A, Labella-Caballero T (1997) Carcinomas verrucosos de laringe. Analisis de 20 anos de asistencia. Ann Otorrinolaringol Iberoamer 24: 39–48

Lörz M (1992) Proliferationsassoziierte monoklonale Antikörper als prognostischer Marker für Kopf-Hals-Tumoren. Immunhistochemische Untersuchungen an 162 Plattenepithelkarzinomen. Habilitationsschrift, Frankfurt am Main

Lörz M, Meyer-Breiting E (1988) Evaluation of proliferative activity in human head and neck tumors using the monoclonal antibody Ki67. ORL 50: 183–187

Lott S, El-Mahdi AM, Hazra T (1972) Supervoltage radiotherapy for carcinoma of the larynx. The Johns Hopkins Hospital results 1961–1967. Johns Hopkins Med J 130: 244–253

Lowe SW, Schmitt EM, Smith SW, Osborne B, Jacks T (1993) p53 is required for radiation induced apoptosis in mouse thymocytes. Nature 362 (6423): 847–849

Lund WS (1974) Classification of subglottic tumors and discussion of their growth and spread. Can J Otolaryngol 3: 469–471

Lundgren JA, Nostrand AW van, Harwood AR, Cullen RJ, Bryce DP (1986) Verrucous carcinoma (Ackerman's tumor) of the larynx: diagnostic and therapeutic considerations. Head Neck Surg 9: 19–26

Lydiatt WM, Davidson BJ, Schantz SP, Caruana S, Chaganti RS (1998) 9p21 deletion correlates with recurrence in head and neck cancer. Head Neck 20: 113–118

MacMillan C, Kapada SB, Finkelstein SD, Nalesnik MA, Barnes L (1996) Lymphoepithelial carcinoma of the larynx and hypopharynx: study of eight cases with relationship to Epstein-Barr virus and p53 gene alterations, and review of the literature. Human Pathol 27: 1172–1179

Maestro R, Piccinin S, Doglioni C, Gasparotto D, Vukosavljevic T, Sulfaro S et al. (1996) Chromosome 13q deletion mapping in head and neck squamous cell carcinomas: identification of two distinct regions of preferential loss. Cancer Res 56: 1146–1150

Magnano M, Stefani A de, Lerda W, Usai A, Ragona R, Bussi M, Cortesina G (1997) Prognostic factors of cervical lymph node metastasis in head and neck squamous cell carcinoma. Tumori 83: 922–926

Mallonee MS (1979) Adenocarcinoma of the larynx. Ear Nose Throat J 58: 115–118

Mao-De L, Diebold J, Otte M, Löhrs U (1990) Vergleichende Untersuchungen der kernassoziierten Proliferationsantigene PCNA und Ki67 im Kolonschleimhautepithel. Verh Dtsch Ges Pathol 74: 607

Martensson B, Fluur E, Jacobsson F (1967) Aspects on treatment of cancer of the larynx. Ann Otol Rhinol Laryngol 76: 313–329

Martin-Granizo R, Naval L, Castro P, Goizueta C, Munoz M (1997) Quintuple cancers: report of a case with triple cancers in the head and neck. J Cran-Max-Fac Surg 25: 153–157

Massard G, Wilhelm JM, Ameur S, Jung GM, Rouge C, Dumont P et al. (1996) Association of bronchial and pharyngo-laryngeal malignancies. A reappraisal. Eur J Cardio-Thor Surg 10: 397–402

Mattavelli F, Guzzo M, Palma S di, Cantu G, Molinari R (1991) Associazione sincrona di carcinoma delle V.A.D.S. e di metastasi linfonodali da adenocarcinoma papillare della tiroide: presentazione di 6 casi. [Synchrone Vergesellschaftung von Karzinomen des oberen Aerodigestivtraktes und Lymphknotenmetastasen eines papillären Schilddrüsenkarzinoms: Präsentation von 6 Fällen]. Acta Otorhinolaringol It 11: 179–184

Mattijssen V, Peters HM, Schalkwijk L (1993) E-cadherin expression in head and neck squamous cell-carcinoma is associated with clinical outcome. Int J Cancer 55: 580–585

Maurizi M, Cadoni G, Ottaviani F, Rabitti C, Almadori G (1996) Verrucous squamous cell carcinoma of the larynx: diagnostic and therapeutic considerations. Eur Arch Otorhinolaryngol 253: 130–135

Maw AR, Cullen RJ, Bradfield JW (1982) Verrucous carcinoma of the larynx. Clin Otolaryngol 7: 305–311

McCluggage WG, Cameron CH, Arthur K, Toner PG (1997) Atypical carcinoid tumor of the larynx: an immunohistochemical, ultrastructural, and flow cytometric analysis. Ultrastruct Pathol 21: 431–438

McDonald JS, Crissman JD, Gluckmann JL (1982) Verrucous carcinoma of the oral cavity. Head Neck Surg 5: 22–28

McGarry GW, Mackenzie EK (1990) Second primary tumours of the larynx following bronchial carcinoma. J Laryngol Otol 104: 629–630

McGavran MH, Bauer WC, Ogura JH (1961) The incidence of cervical lymph node metastases from epidermoid carcinoma of the larynx and their relationship to certain characteristics of the primary tumor. Cancer 14: 55–66

McKee PH, Wilkinson JD, Corbett MF, Davey A, Sauven P, Black MM (1981) Carcinoma cuniculatum: a case metastasizing to skin and lymph nodes. Clin Exp Dermatol 6: 613–618

Medina JE, Dichtel W, Luna MA (1984) Verrucous-squamous carcinomas of the oral cavity. Arch Otolaryngol 110: 437–440

Meijer JW, Ramaekers FC, Manni JJ, Slooff JJ, Aldeweireldt J, Vooys GP (1988) Intermediate filament proteins in spindle cell carcinoma of the larynx and tongue. Acta Otolaryngol 106: 306–313

Mendonca DR, Bryce DP (1973) Transglottic cancer of the larynx. Can J Otolaryngol 2: 271–276

Merino E, Hellin D, Girona JC, Arregui M, Jimenez-Cervantes J (1994) Cancer de laringe en Murcia (I). (Laryngeal cancer in Murcia). Acta Otorrinolaringol Esp 45: 37–40

Merrit WD, Weissler MC, Turk BF (1990) Oncogene amplification in squamous cell carcinoma of the head and neck. Arch Otolaryngol Head Neck Surg 116: 1394–1398

Mertens J, Griesser GH, Kaiserling E, Rudert H (1986) Papilläres Adenokarzinom des Stimmbands – der erste Fall in der Literatur. HNO 34: 81–84

Mevio E, Benazzo M, Paulli M, Rosso R (1988) L'impiego dell'anticorpo monoclonale Ki67 per una valutazione prognostica delle neoplasie laringee. Acta Otorhinol Ital 8: 413–422

Meyer-Breiting E (1977) Vergleich histologischer Untersuchungsergebnisse bei vorbestrahlten supraglottischen und glottischen Kehlkopfkarzinomen. Arch Otorhinolaryngol 210: 566–567

Meyer-Breiting E (1981) Katamnestische Untersuchungsergebnisse zur radiochirurgischen Kombinationstherapie fortgeschrittener innerer und äußerer Kehlkopfkarzinome. Inauguraldissertation, Frankfurt am Main

Meyer-Breiting E (1981 a) Zur Histopathologie bestrahlter und nicht bestrahlter Kehlkopfkarzinome. Habilitationsschrift, Frankfurt

Meyer-Breiting E (1981 b) Histologisches Verhalten und Prognose fortgeschrittener Plattenepithelkarzinome des Kehlkopfes. Arch Otorhinolaryngol 231: 746–750

Meyer-Breiting E (1983) Kollagenolytische Aktivitäten bei Kopf- und Halstumoren. 54. Jahrestagung der Deutschen Gesellschaft für HNO, Kopf- und Halschirurgie. Travemünde, 23.–27.5.1983

Meyer-Breiting E (1996) Zur Pathologie der Kopf- und Halskarzinome. Onkologe 2: 321–327

Meyer-Breiting W, Burkhardt A (1988) Tumours of the larynx. Histopathology and clinical inferences. Springer, Berlin Heidelberg New York

Meyer-Breiting E, Ilberg Ch von (1979) Spread and mode of metastasis of supraglottic laryngeal carcinoma. ORL 41: 288–300

Meyer-Breiting E, Popescu G (1986) Zur Definition der Glottischen Region. Arch Otorhinolaryngol Suppl 1986/II: 150–152

Meyer-Breiting E, Rosemann G (1977) Über seltene Malignome des Larynx. Gemeins Herbsttagung der Österr, Süddtsch und Wiener Ges der HNO-Ärzte. Salzburg

Meyer-Breiting E, Schneider B (1981) Plattenepithelkarzinome an der vorderen Kommissur und Penetration des Kehlkopfgerüstes. Laryngol Rhinol Otol 60: 89–95

Meyer-Breiting E, Halbsguth A, Opritoiu G (1982) Die Bedeutung der Computertomographie für Diagnostik und Therapieplanung fortgeschrittener Kehlkopfkarzinome. Arch Otorhinolaryngol 235: 689–691

Meyer-Breiting E, Bettinger R, Cerny R (1993) Zur T-Klassifikation des Hypopharynxkarzinoms. Eur Arch Otorhinolaryngol Suppl 1993/II: 167–169

Michaels L (1975) Differentiation of squamous carcinoma of the larynx as a determinant of prognosis. Can J Otolaryngol 4: 873–880

Michaels L (1984) Pathology of the larynx. Springer, Berlin Heidelberg New York Tokyo

Micheau C, Luboinski B, Schwaab G, Richard J, Cachin Y (1979) Lymphoepitheliomas of the larynx (Undifferentiated carcinomas of nasopharyngeal type). Clin Otolaryngol 4: 43–48

Mikami Y, Tsukuda M, Mochimatsu I (1993) Angiogenesis in head and neck tumors. Nippon Jibiinkoka Gakkai Kaiho 96: 645–650

Mikami Y, Tsukuda M, Ito K, Arai Y, Ito T (1996) Peritumoral angiogenesis in carcinomas of head and neck. Auris Nasus Larynx 3: 57–62

Milford CA, O'Flynn PE (1991) Management of verrucous carcinoma of the larynx. Clin Otolaryngol 16: 160–162

Milford CA, Mugliston TA, O'Flynn P, McCarthy K (1989) Carcinoma arising in a pleomorphic adenoma of the epiglottis. J Laryngol Otol 103: 324–327

Milroy CM, Rode J, Moss E (1991) Laryngeal paragangliomas and neuroendocrine carcinomas. Histopathology 18: 201–209

Minckler DS, Meligro CH, Norris HT (1970) Carcino-sarcoma of the larynx. Case-report with metastases of epidermoid and sarcomatous elements. Cancer 26: 195–200

Mirejovsky P, Hrobon M (1975) Small cell carcinoma of the larynx. Cesk Patol 11: 45–49

Miyaguchi M, Olofsson J, Hellquist HB (1990) Expression of epidermal growth factor receptor in laryngeal dysplasia and carcinoma. Acta Otolaryngol (Stockh) 110: 309–313

Miyahara H, Tsuruta Y, Umatani K, Yoshino K, Sato T (1985) Multiple primary tumors in patients with head and neck cancer. Auris Nasus Larynx 12 (Suppl 2): 30–35

Mohs FE, Sahl WJ (1979) Chemosurgery for verrucous carcinoma. J Dermatol Surg Oncol 5: 302–306

Moisa II, Silver CE (1991) Treatment of neuroendocrine neoplasms of the larynx. ORL J Oto-Rhino-Laryngol Relat Spec 53: 259–264

Molinari R (1990) Classificazione clinica dei carcinomi della laringe. Critica delle classificazioni esistenti e proposta di una classificazione di lavoro. Acta Otorhinolaryngol It 10: 579–591

Mölling K (1985) Fusion proteins in retroviral transformation. Adv Cancer Res 43: 205–231

Moore C, Kuhns JG, Greenberg RA (1986) Thickness as prognostic aid in upper aerodigestive tract cancer. Arch Surg 121: 1410–1414

Morales C, Tomas-Bezos J, Alvarez-Quinones Sanz M, Garcia-Mantilla J, Carrera F (1996) Carcinoma neuroendocrino de laringe productor de calcitonina: tumor carcinoide atipico. Acta Otorrinolaringol Esp 47: 333–335

Moro L, Colombi M, Molinari Tosatti MP, Barlati S (1992) Study of fibronectin and mRNA in human laryngeal and ectocervical carcinomas by in situ hybridization and image analysis. Int J Cancer 51 (5) 692–697

Möschl P, Lubec G, Szalay S (1981) Kollagenolytische Aktivität von neoplastischem und schnell proliferierenden, normalen Gewebe. Onkologie 4: 30–32

Muijen GN van, Ruiter DJ, Warnaar SO (1985) Intermediate filaments in Merkel cell tumors. Human Pathol 16(6) 590–595

Muir C, Weiland L (1995) Upper aerodigestive tract cancer. Cancer 75: 147–153

Muller D, Breathnach R, Engelmann A (1991) Expression of collagenase-related metalloproteinase genes in human lung or head and neck tumours. Int J Cancer 48: 550–556

Multhaupt HA, Fessler JN, Warhol MJ (1994) Detection of human papillomavirus in laryngeal lesions by in situ hybridization. Human Pathol 25: 1302–1305

Murata K, Iwazawa T, Takayama T, Yamashita K, Okagawa K (1994) Quadruple cancer including Bowen's disease after arsenic injections 40 years earlier: report of a case. Surgery Today 24: 1115–1118

Myerowitz RL, Barnes EL, Myers E (1978) Small cell anaplastic (oat cell) carcinoma of the larynx: report of a case and review of the literature. Laryngoscope 88: 1697–1702

Myoken Y, Myoken Y, Okamoto T (1994) Immunocytochemical localization of fibroblast growth factor-1 (FGF-1) and FGF-2 in oral squamous cell carcinoma (SCC). J Oral Pathol Med 23: 451–456

Nambu T, Shinohara M, Takada A, Suzuki K, Koyama Y, Irie G (1990) [Ikterisches Hepatom mit laryngealer Metastase und Zweitkarzinom des Pankreas] Jap Gan No Rinsho. Jpn J Cancer Clin 36: 515–520

Nascimento AG, Amaral AL, Prado LA, Kligerman J, Silveira TR (1986) Adenoid cystic carcinoma of salivary glands. A study of 61 cases with clinicopathologic correlation. Cancer 57: 312–319

Nicolai P, Puxeddu R, Cappiello J, Peretti G, Battocchio S, Facchetti F, Antonelli AR (1996) Metastatic neoplasms to the larynx: report of three cases. Laryngoscope 106: 851–855

Nicolai P, Redaelli de Zinis LO, Tomenzoli D, Barezzani MG, Bertoni F, Bignardi M, Antonelli AR (1997) Prognostic determinants in supraglottic carcinoma: unvariate and Cox regression analysis. Head Neck 19: 323–334

Niedbala MJ, Sartorelli AC (1990) Plasminogen activator mediated degradation of subendothelial extracellular matrix by human squamous carcinoma cell lines. Cancer Commun 2: 189–199

Niedbala MJ, Bajetta S, Carbone R, Sartorelli AC (1990) Regulation of human squamous cell carcinoma plasma membrane associated urokinase plasminogen activator by epidermal growth factor. Cancer Commun 2: 317–324

Nonomura A (1983) Primary carcinoid tumor of the larynx and review of the literature. Acta Pathol Jpn 33: 1041–1049

Norris CM, Tucker GF, Burns KF, Pitser WF (1970) A correlation of clinical staging, pathological findings and five year end results in surgical treated cancer of the larynx. Ann Otol Rhinol Laryngol 79: 1033–1048

Nowell PC (1976) The clonal evolution of tumor cell population. Science 194: 23–28

O'Sullivan B, Warde P, Keane T, Irish J, Cummings B, Payne D (1995) Outcome following radiotherapy in verrucous carcinoma of the larynx. Int J Rad Oncol Biol Phys 32: 611–617

Obermyer NE, Ramadan HH (1994) Adenocarcinoma with simultaneous squamous carcinomas of the larynx. Head Neck 16: 453–456

Oeken J, Meister E, Behrendt W (1996) Metastase eines Adenokarzinoms des Ovars in der Subglottis. Eine laryngologische Rarität. HNO 44: 27–31

Ogata H, Ebihara S, Mukai K, Mashima K, Saikawa M, Asai M et al. (1993) Laryngeal metastasis from a pulmonary papillary adenocarcinoma: a case report. Jpn J Clin Oncol 23: 199–203

Ogata K, Kurki P, Tan EM (1987) Monoclonal antibodies to a nuclear protein (PCNA)/cyclin associated with DNA replication. Exp Cell Res 168: 476–486

Ogura JH (1955) Surgical pathology of cancer of the larynx. Laryngoscope 65: 867–926

Ogura JH (1958) Supraglottic subtotal laryngectomy and radical neck dissection for carcinoma of the epiglottis. Laryngoscope 68: 983–1003

Oguro K (1991) [Immunhistochemische Veränderungen in Komponenten der Basalmembran in Hautkrebs] Jpn. Nippon Hifuka Gakkai Zasshi 101: 105–113

Ohhashi M, Usuda N, Sugenoya A, Adati W, Morimoto M, Nagata T, Iida F (1986) [Verteilungsmuster von Fibronectin in menschlichem Lungenkrebsgewebe] Jpn. Gan No Rinsho 32: 1787–1794

Oliver GF, Umbert I, Winkelmann RK, Muller SA (1990) Reticulohistiocytoma cutis – review of 15 cases and an association with systemic vasculitis in two cases. Clin Exp Dermatol 15: 1–6

Olofsson H, Nostrand AWP van (1973) Growth and spread of laryngeal carcinoma with reflections on the effect of preoperative irradiation. Acta Otolaryngol (Stockh) Suppl 308: 1–84

Olofsson J, Nostrand AWP van (1977) Adenoid cystic carcinoma of the larynx: a report of four cases and a review of the literature. Cancer 40: 1307–1313

Olofsson J, Williams GT, Rider WD, Bryce DP (1972) Anterior commissure carcinoma. Arch Otolaryngol 95: 230–239

Oloviannikow IA, Tsvetkov EA, Kuliabko IB (1988) Tsilindroma podgolosovogo otdela gortani i verkhnei treti trakhei. [Zylidrom des subglottischen Bezirkes des Larynx und des oberen Tracheadrittels]. Vestn Otorinolaringol 1988: 79–80

Olsen KD, Lewis JE, Suman VJ (1997) Spindle cell carcinoma of the larynx and hypopharynx. Otolaryngol Head Neck Surg 116: 47–52

Overholt SM, Donovan DT, Schwartz MR, Laucirica R, Green LK, Alford BR (1995) Neuroendocrine neoplasms of the larynx. Laryngoscope 105: 789–794

Ozanne B, Richards CS, Hendler F, Burns D, Gusterson B (1986) Over-expression of the EGF-receptor is a hallmark of squamous cell carcinoma. J Pathol 149: 9–14

Pameijer FA, Balm AJ, Hilgers FJ, Muller SH (1997) Variability of tumor volumes in T3-staged head and neck tumors. Head Neck 19: 6–13

Papadimitrakpoulou V, Izzo J, Lippman SM, Lee JS, Fan YH, Clayman G et al. (1997) Frequent inactivation of p16INK4a in oral premalignant lesions. Ooncogene 14: 1799–1803

Pardal-Refoyo JL, Prada-Vicente I de, Fonseca E (1995) Metastasis de adenocarcinoma gastrico en laringe. [Laryngeale Metastase eines Adenokarzinoms des Magens]. Ann Otorrinolaringol Iberoamer 22: 281–287

Park WW (1980) The histology of borderline cancer with notes on prognosis. Springer, Berlin Heidelberg New York

Park YW, Park MH (1993) Vocal cord paralysis from prostatic carcinoma metastasizing to the larynx. Head Neck 15: 455–458

Parolini S, Flagiello D, Cinquetti A, Gozzi R, Cristini S, Cappiello J et al. (1996) Up-regulation of urokinase-type plasminogen activator in squamous cell carcinoma of human larynx. Br J Cancer 74: 1168–1174

Partridge M, Gullick WJ, Langdon JD, Sherriff M (1988) Expression of epidermal growth factor receptor on oral squamous cell carcinoma. Br J Oral Maxillofac Surg 26: 381–386

Pearson FG, Thompson DW, Weissberg D, Simpson WJ, Kergin FG (1974) Adenoid cystic carcinoma of the trachea. Experience with 16 patients managed by tracheal resection. Ann Thor Surg 18: 16–29

Peppard S, Al-Sarraf M, Powers W, Loh J, Weaver A (1980) Combination of cisplatinum, oncovin, and bleomycin prior to surgery and/or radiotherapy in untreated epidermoid cancer of the head and neck. Laryngoscope 90: 1273–1280

Pera E, Moreno A, Galindo L (1986) Prognostic factors in laryngeal carcinoma. A multifactorial study of 416 cases. Cancer 58: 928–934

Percy C, Young JL, Muir C, Ries L, Hankey BF, Sobin LH, Berg JW (1995) Histology of cancer. Incidence and prognosis: SEER population-based data, 1973–1987. Cancer 75: 140–146

Perez-Ayala M, Ruiz-Cabello F, Esteban F, Concha A, Redondo M, Oliva MR et al. (1990) Presence of HPV 16 sequences in laryngeal carcinomas. Int J Cancer 46: 8–11

Pesavento G, Ferlito A, Recher G (1980) Primary clear cell carcinoma of the larynx. J Clin Pathol 33: 1160–1164

Petruzzelli GJ, Snyderman CH, Johnson JT, Myers EN (1993) Angiogenesis induced by head and neck squamous cell carcinoma xenografts in the chick embryo chorioallantoic membrane model. Ann Otol Rhinol Laryngol 102: 215–221

Piccirillo JF, Wells CK, Sasaki CT, Feinstein AR (1994) New clinical severity staging system for cancer of the larynx. Five-year survival rates. Ann Otol Rhinol Laryngol 103: 83–92

Pietrantoni L, Agazzi C, Fior R (1961) Le problème ganglionnaire dans le traitement des cancers du larynx et résultats après 5 ans. Adv Otorhinolaryngol 9: 275–323

Polette M, Clavel C, Muller D, Abecassis J, Binninger I, Birembaut P (1991) Detection of mRNAs encoding collagenase I and stromelysin 2 in carcinomas of the head and neck by in situ hybridization. Invasion Metastasis 11: 76–83

Popper HH, El-Shabrawi Y, Woeckel W, Hoefler G, Kenner L, Juettner-Smolle FM, Pongratz MG (1994) Prognostic importance of human papilloma virus typing in squamous cell papilloma of the bronchus: comparison of in situ hybridization and the polymerase chain reaction. Human Pathol 25: 1191–1197

Powers WE, Palmer LA (1968) Biologic basis of preoperative radiation treatment. AJR 102: 176–192

Pressman JJ, Simon MB, Monell C (1960) Anatomical studies related to the dissemination of cancer of the larynx. Trans Am Acad Ophthalmol Otolaryngol 64: 628–638

Prioleau PG, Santa Cruz DJ, Meyer JS, Bauer WC (1980) Verrucous carcinoma. A light and electron microscopic, autoradiographic, and immunofluorescence study. Cancer 45: 2849–2857

Przygodzki RM, Finkelstein SD, Langer JC, Swalsky PA, Fishback N, Bakker A et al. (1996) Analysis of p53, K-ras-2, and C-raf-1 in pulmonary neuroendocrine tumors. Correlation with histological subtype and clinical outcome. Am J Pathol 148: 1531–1541

Querin F, Barzan L, Galassi G, Piazza P, Coran F, Galofaro G, Lutman M (1986) Ruolo della tomografia computerizzata nella stadiazione TNM delle neoplasie laringee ed ipofaringee. Radiol Med 72: 947–950

Quick D, Cutler M (1927) Transitional cell epidermoid carcinoma. Surg Gynec Obstet 45: 320–331

Randall G, Alonso WA, Ogura JH (1975) Spindle cell carcinoma (pseudosarcoma) of the larynx. Arch Otolaryngol 101: 63–66

Rasinger G, Ulrich W (1983) Adenokarzinom des Larynx als Rezidiv eines bestrahlten Plattenepithelkarzinoms. Laryngol Rhinol Otol 62: 363–365

Rathcke IO, Gottschlich S, Görögh T, Lippert BM, Werner JA (1996) Häufigkeit von Punktmutationen in Ki-ras Codon 12 und 13 bei Plattenepithelkarzinomen der Kopf-Hals-Region. Laryngol Rhinol Otol 75: 465–470

Ratzenhofer E (1982) Epithelioma cuniculatum: eine Sonderform eines verrukösen Karzinoms. Wien Klin Wochenschr 94: 118–120

Ratzenhofer M (1978) Karzinosarkum und Karzinom. Analogien und Unterschiede. Das primäre und das sekundäre Stroma im Karzinosarkom und Karzinom. Verh Dtsch Ges Pathol 62: 380

Régaud C (1921) Lymphoépithéliome de l'hypopharynx traité par la roentgenthérapie. Bull Soc Fr Otorhinolaryngol 34: 209–214

Reich H (1982) Verrucous carcinoma. Z Hautkr 57: 1128–1136

Reichert T, Störkel S, Wagner W (1990) RAS-Protein- und EGF-R-Expression in Plattenepithelkarzinomen der Mundhöhle. Verh Dtsch Ges Pathol 74: 515

Reid AP, Robin PE, Powell J, McConkey CC, Rockley T (1991) Staging carcinoma: its value in cancer of the larynx. J Laryngol Otol 105: 456–458

Resta L, Assennato G, Fiorella R, Russo S, Colucci GA, Nicola V Di (1991) Multivariate analysis of metastasis risk in laryngeal carcinoma. I. Tumor factors. Boll Soc It Biol Speriment 67: 191–198

Richards BL, Eisma RJ, Spiro JD, Lindquist RL, Kreutzer DL (1997) Coexpression of interleukin-8 receptors in head and neck squamous cell carcinoma. Am J Surg 74: 507–512

Richardson MA, Kreutner AM, Puney FJ, Clairmont AA (1978) Carcinosarcoma and associated squamous cell carcinoma of the larynx. South Med J 71: 1034

Rider WD (1976) Toronto Experience of verrucous carcinoma of the larynx. In: Alberti PW, Bryce DP (eds) Centennial Conference on Laryngeal Cancer. Appleton-Century-Crofts, New York, pp 460–461

Rinaldo A, Marchiori C, Faggionato L, Saffiotti U, Ferlito A (1996) The association of cancers of the larynx with cancers of the lung. Eur Arch Otorhinolaryngol 253: 256–259

Riviere A, Wilckens C, Löning TH (1990) Expression of c-erbB2 and c-myc in squamous epithelial and squamous cell carcinomas of the head and neck and the lower female gental ract. J Oral Pathol Med 19: 408–413

Roland NJ, Caslin AW, Nash J, Stell PM (1992) Value of grading squamous cell carcinoma of the head and neck. Head Neck 14: 224–229

Roland NJ, Rowley H, Scraggs M, Johnson P, Jones AS (1996) MIB-1 and involucrin expression in laryngeal squamous carcinoma: the relationship to host and tumour factors and survival. Clin Otolaryngol 21: 429–438

Roncalli M, Doglioni C, Springall DR, Papotti M, Pagani A, Polak JM et al. (1992) Abnormal p53 expression in lung neuroendocrine tumors. Diagnostic and prognostic implications. Diagn Molec Pathol 1: 129–135

Rosemann G (1963) Über das Vorkommen multizentrischer Carcinomata in situ und Karzinome der Epiglottis. Laryngol Rhinol Otol 42: 641–654

Rouvière H (1932) Anatomie des lymphatiques de l'homme. Masson & Cie, Paris

Rowlands DC, Brown HE, Barber PC, Jones EL (1991) The effect of tissue fixation on immunostaining for proliferating cell nuclear antigen with the monoclonal antibody PC10 (letter). J Pathol 165: 356–357

Rucci L, Gammarota L, Gallo O (1996) Carcinoma of the anterior commissure of the larynx: II. Proposal of a new staging system. Ann Otol Rhinol Laryngol 105: 391–396

Rusch VW, Klimstra DS, Venktraman ES (1996) Molecular markers help characterize neuroendocrine lung tumors. Ann Thor Surg 62: 798–809; Diskussion 809–810

Ryan RE, DeSanto LW, Devine KD, Weiland LH (1977) Verrucous carcinoma of the larynx. Laryngoscope 87: 1989–1994

Sahin AA, Ro JY, El-Naggar AK, Wilson PL, Teague K, Blick M, Ayala AG (1991) Tumor proliferative fraction in solid malignant neoplasmas. A comparative study of Ki67-immunostaining and flow cytometric determinations. Am J Clin Pathol 96: 512–519

Sakr WA, Zarbo RJ, Jacobs JR, Crissman JD (1987) Distribution of basement membrane in squamous cell carcinoma of the head and neck. Hum Pathol 18: 1043–1050

Sasaki K, Matsumura K, Tsuji T, Shinozaki F, Takahashi M (1988) Relationship between labelling index of Ki-67 and BrdU in human malignant tumors. Cancer 62: 989–993

Sauter ER, Ridge JA, Gordon J (1992) p53 overexpression correlates with increased survival in patients with squamous cell carcinoma of the tongue base. Am J Surg 164: 651–653

Schmidt-Bäumler U, Rupp W (1975) Karzinosarkom des Stimmbandes. Laryngol Rhinol Otol 54: 772–777

Schmidt U, Metz KA, Schrader M, Leder LD (1994) Well-differentiated (oncocytoid) neuroendocrine carcinoma of the larynx with multiple skin metastases: a brief report. J Laryngol Otol 198: 272–274

Schmincke A (1921) Über lymphoepitheliale Geschwülste. Beitr Pathol Anat 68: 161–170

Schneider JJ, Fletcher GH, Barkley HT (1975) Control by irradiation of non fixed clinically positive lymph nodes from squamous cell carcinoma of the oral cavity, oropharynx, supraglottic larynx and hypopharynx. AJR 123: 42–48

Schrader M, Laberke HG, Jahnke K (1987) Lymphknotenmetastasen beim verrukösen Karzinom (Ackerman-Tumor). HNO 35: 27–30

Schröder M, Heyden HW von, Scherpe A, Nagel GA (1986) Einfluß der Chemotherapie auf die Überlebenszeit von Patienten mit weit fortgeschrittenen Plattenepithel-Karzinomen des Kopf-Hals-Bereiches. Laryngol Rhinol Otol 65: 11–15

Schultze B (1968) Die Orthologie und Pathologie des Nuklein- und Eiweißstoffwechsels der Zelle im Autoradiogramm. In: Handbuch der Allgemeinen Pathologie, Bd II/5: Die Zelle. Springer, Berlin Heidelberg New York

Schumann K, Laniado K, Mittermayer CH, Wannenmacher W, Daumann G (1980) Die präoperative Bestrahlung bei Plattenepithelkarzinomen der Tonsille, des Zungengrundes und des Hypopharynx. Laryngol Rhinol Otol 59: 335–340

Schuuring E, Verhoeven E, Mooi WJ (1992) Identification and cloning of two overexpressed genes U21B31/PRAD 1 and EMS 1, within the amplified chromosome 11q13 region in human carcinomas. Oncogene 7: 355–361

Schwab W, Zum Winkel J (1975) Möglichkeiten der Strahlentherapie in der Hals-Nasen-Ohrenheilkunde. Thieme, Stuttgart

Schwade JG, Wara WM, Dedo HH, Philipps TL (1976) Radiotherapy of verrucous carcinoma. Radiology 120: 677–679

Sciot R, Paterson AC, Eyken P van, Callea F, Kews MC, Desmet VJ (1988) Transferrin receptor expression in human hepatocellular carcinoma: an immunhistochemical study on 34 cases. Histopathol 12: 53–63

Scott RJ, Hall PA, Haldane JS, Noorden S van, Price Y, Lane DP, Wright NA (1991) A comparison of immunohistochemical markers of cell proliferation with experimentally determined growth fraction. J Pathol 165: 173–178

Seehafer JR, Rahaman D, Soderstrom CW (1979) Epithelioma cuniculatum, verrucous carcinoma of the foot. Cutis 23: 287–290

Seo IS, Tomich CE, Warfel KA, Hull MT (1980) Clear cell carcinoma of the larynx. A variant of mucoepidermoid carcinoma. Ann Otol Rhinol Laryngol 89: 168–172

Serafini I, Lucioni M, Bittesini L, Dei Tos AP, Della Libera D (1991) Sul trattamento del carcinoma adenoido-cistico laringeo. Acta Otorhinolaryngol It 11: 13–24

Serrano M, Hannon GJ, Beach D (1993) A new regulatory motif in cellcycle control causing specific inhibition of cyclin D/CDK4. Nature 366: 704–707

Sessions DG, Murray JP, Bauer WC, Ogura JH (1975) Adenocarcinoma of the larynx. Can J Otolaryngol 4: 293–296

Shafer WG, Hine MK, Levy BM (1983) A textbook of oral pathology. Saunders, Philadelphia London

Shah IA, Netto D, Schlageter MO, Muth C, Fox I, Manne RK (1993) Neurofilament immunoreactivity in Merkel-cell tumors: a differentiating feature from small-cell carcinoma. Modern Pathol 6: 3–9

Shaw H, Price L, Hill B (1984) Treatment of advanced squamous cell carcinomas of the head and neck with initial combination chemotherapy prior to surgery and/or radiotherapy. Five year survival data. J Laryngol Otol 98: 75–82

Shear M, Pindborg JJ (1980) Verrucous hyperplasia of the oral mucosa. Cancer 46: 1855–1862

Shindelman JE, Ortmeyer AE, Sussman HH (1981) Demonstration of the transferrin receptor in human breast cancer tissue. Potential marker for identifying dividing cells. Int J Cancer 27: 329–334

Shirakawa S, Luce JK, Tannock JF, Frei JE (1970) Cell proliferation in human melanoma. J Clin Invest 49: 1188–1199

Shklar G, Sonis ST (1975) The effect of methothrexate on experimental salivary gland neoplasia in rats. Arch Oral Biol 20: 787–790

Shklar G, Cataldo E, Fitzgerald AL (1966) The effect of methothrexate on chemical carcinogenesis of hamster buccal pouch. Cancer Res 26: 2218–2224

Sigaran MF, Jimenez R, Con-Wong R, Aguilar M, Miranda J (1995) Cancer gastrico temprano como tumor metacronico o sincronico. Presentacion de seis casos. Medicina 55: 133–139

Silvestrini R, Costa A, Veroni S, DelBino G, Persici P (1988) Comparative analysis of different approaches to investigate cell kinetics. Cell Tissue Kinet 21: 112–131

Sinclair WK (1968) Cyclic-X-rays response in mammalian cells in vitro. Radiat Res 33: 620–643

Skolnik EM, Soboroff BJ, Tardy ME, Levin RJ, Tenta LT (1970) Preoperative radiation of the larynx. Analysis of serial sections. Ann Otol Rhinol Laryngol 79: 1049–1056

Sllamniku B, Bauer W, Painter C, Sessions D (1989) Clinical and histopathological considerations for the diagnosis and treatment of verrucous carcinoma of the larynx. Arch Otorhinolaryngol 246: 126–132

Slootweg PJ, Müller H (1983) Verrucous hyperplasia or verrucous carcinoma. An analysis of 27 patients. J Maxillo-Fac Surg 11: 13–19

Slootweg PJ, Roholl PJ, Mueller H, Lubsen H (1989) Spindle-cell carcinoma of the oral cavity and larynx. Immunohistochemical aspects. J Cran-Max-Fac Surg 17: 234–236

Smets G, Warson F, Dehou MF, Storme G, Sacre R, Belle S van et al. (1990) Metastasizing neuroendocrine carcinoma of the larynx with calcitonin and somatostatin secretion and CEA production, resembling medullary thyroid carcinoma. Virchows Arch A Pathol Anat Histopathol 416: 539–543

Smith RR, Caulk RM, Russel WO, Jackson CL (1961) End results in 1600 laryngeal cancers using the American Joint Committee's proposed method of stage classification and end results reporting. Surg Gynecol Obstet 113: 435–444

Smith RR, Kuhajda FP, Harris AE (1985) Anaplastic transformation of verrucous carcinoma following radiotherapy. Am J Otolaryngol 6: 448-452
Snyderman C, Johnson JT, Barnes L (1986) Carcinoid tumor of the larynx: case report and review of the world literature. Otolaryngol Head Neck Surg 95: 158-164
Solano J, Esteban F, Delgado M, Gonzalez M, Zaragoza L (1997) Malignidad histopatologica y pronostico del cancer de laringe. (Histopathological malignancy and prognosis of laryngeal cancer). Acta Otorrinolaringol Esp 48: 375-382
Som ML, Silver CE (1968) The anterior commisure technique of partial laryngectomy. Arch Otolaryngol 87: 138-145
Somers KD, Schechter GL (1992) Genetic alterations in head and neck cancer. Otolaryngol Clin North Am 25: 1065-1071
Sorensen FB, Bennedbaek O, Pilgaard J, Spaun E (1989) Stereological estimation of nuclear volume and other quantitative histopathological parameters in the prognostic evaluation of supraglottic laryngeal squamous cell carcinoma. APMIS 97: 987-995
Spandidos DA, Lamothe A, Field JK (1985) Elevated expression of the human ras oncogene family in premalignant and malignant tumors of the colorectum. Br J Cancer 49: 681
Squires JE, Mills SE, Cooper PH, Innes DJ, McLean WC (1981) Acinic cell carcinoma: its occurrence in the laryngotracheal junction after thyroid radiation. Arch Pathol Lab Med 105: 266-268
Srinivasan U, Talvalkar GV (1979) True carcinosarcoma of the larynx: a case report. J Laryngol Otol 93: 1031-1035
Stanley RJ, DeSanto LW, Weiland LH (1986) Oncocytic and oncocytoid carcinoid tumours (well-differentiated neuroendocrine carcinomas) of the larynx. Arch Otolaryngol 112: 529-535
Staren ED, Roberts J (1985) Multiple primary cancers of the respiratory tract: a case of synchronous carcinoma of the larynx, carcinoma of the floor of the mouth, and dual primary bronchogenic carcinomas. J Surg Oncol 29: 261-263
Steel GG (1968) Cell loss from experimental tumours. Cell Tissue Kinet 1: 193-207
Steele C, Cowser LM, Shillitoe EJ (1993) Effects of human papillomavirus type 18-specific antisence oligonucleotides on the transformed phenotype of human carcinoma cell lines. Cancer Res 53: 2330-2337
Steinkamp HJ, Heim T, Zwicker C, Mathe F, Schörner W, Felix R (1992a) Wertigkeit der Kernspintomographie im Tumorstaging des Larynx-/Hypopharynxkarzinoms. HNO 40: 339-345
Steinkamp HJ, Zwicker C, Mathe F, Ehritt C, Felix R (1992b) Computertomographie: TNM-Staging des Larynxkarzinoms. RoFo Fortschr Röntgenstr Neue Bildg Verf 157: 167-174
Stetler-Stevenson WG, Asnavoorian S, Liotta LA (1993) Tumor cell interactions with the extracellular matrix during invasion and metastasis. Annu Rev Cell Biol 9: 541-573
Stillwagon G, Smith RR, Highstein C, Lee DJ (1985) Adenoid cystic carcinoma of the supraglottic larynx: report of a case and review of the literature. Am J Otolaryngol 6: 309-314
Streffer C (1969) Strahlen-Biochemie. Springer, Berlin Heidelberg New York
Streffer C (1980) Biologische Grundlagen der Strahlentherapie. In: Scherer E (Hrsg) Strahlentherapie, Radiologische Onkologie, 2. Aufl. Springer, Berlin Heidelberg New York
Szlesak L (1966) Histological serial block examination of 57 cases of laryngeal cancer. Oncologia 20: 178-194
Takahashi H, Kubta M, Nakata T, Nagai I, Kimura S, Noguchi S (1990) [Fall einer pulmonalen Metastase eines adenoidzystischen Trachealkarzinoms] Jap. Nippon Kyobu Geka Gakkai Zashi J Jpn Ass Thor Surg 38: 1063-1067
Tamai S, Iri H, Maruyama T, Kasahara M, Akatsuka S, Sakurai S, Murakami Y (1981) Laryngeal carcinoid tumor: light and electron microscopic studies. Cancer 48: 2256-2259
Taskinen PJ (1969) Radiotherapy and TNM-classification of cancer of the larynx. Acta Radiol (Suppl) (Stockh) 287
Tennvall J, Wennerberg J, Willen R, Ask A, Baldetorp B, Fernoe M (1993) T3N0 glottic carcinoma: DNA S-phase as a predictor of the outcome after radiotherapy. Acta Otolaryngol 113: 220-224
Tewfik TL, Novick WH, Schipper HM (1983) Adenoic cystic carcinoma of the larynx. J Otolaryngol 12: 151-154

Tharp ME, Shidnia H (1995) Radiotherapy in the treatment of verrucous carcinoma of the head and neck. Laryngoscope 105: 391–396
Thomas K (1971) Mucoepidermoid carcinoma of the larynx. J Laryngol Otol 85: 261–267
Thomlinson RH (1968) Changes in oxygenation in tumors in relation irradiation. In: Vaeth JM (ed) Frontiers of radiation therapy and oncology, vol 3. Karger, Basel München Paris London New York Sidney, p 109
Thompson LH, Suit HD (1969) Proliferation kinetics of X-irradiated mouse. L-cells studies with timelapse photography. Int J Radiat Oncol Biol Phys 15: 347–362
Toker C (1972) Trabecular carcinoma of the skin. Arch Dermatol 105: 107–110
Toker C, Peterson DW (1978) Lymphoepithelioma of the vocal cord. Arch Otolaryngol 104: 161–162
Tom LW, Wurzel JM, Wetmore RF, Lowry LD (1981) Mucoepidermoid carcinoma of the hypopharynx. Otolaryngol Head Neck Surg 89: 753–757
Toomey JM (1967) Adenocarcinoma of the larynx. Laryngoscope 77: 931–961
Trakhtenberg AKH, Olshanskii VO, Frank GA, Kim IK, Anikin VA (1986) Pervichno-mnozhestvennyi rak legkogo i gortani. [Mehrfachkarzinome der Lunge und des Larynx]. Vopr Onkol 32: 28–33
Trowbridge IS, Omary MB (1981) Human cell surface glycoprotein related to cell proliferation is the receptor for transferrin. Proc Natl Acad Sci USA 78: 3039–3043
Truelson JM, Fisher SG, Beals TE, McClatchey KD, Wolf GT, Waun KH et al. (1992) DNA content and histologic growth pattern correlate with prognosis in patients with advanced squamous cell carcinoma of the larynx. Cancer 70: 56–62
Tsang WY, Chan JK, Lee KC, Leung AK, Fu YT (1991) Basaloid-squamous carcinoma of the upper aerodigestive tract and so-called adenoid cystic carcinoma of the oesophagus: the same tumour type? Histopathol 19: 3546
Tsang YW, Ngan KC, Chan JK (1991) Primary mucoid adenocarcinoma of the larynx. J Laryngol Otol 105: 315–317
Tsuji T, Shrestha P, Yamada K, Tagaki H, Shinozaki F, Sasaki K et al. (1992) Proliferating cell nuclear antigen in malignant and pre-malignant lesions of epithelial origin in the oral cavity and the skin: an immunohistochemical study. Virchows Arch A Pathol Anat 420: 377–383
Tubiana M (1970) The kinetics of tumor cell proliferation and radiotherapy. Br J Radiol 44: 325–347
Tucker GF (1963) Some clinical inferences from the study of serial laryngeal sections. Laryngoscope 73: 728–748
Tucker GF (1971) Human larynx coronal section atlas. Armed Forces Institute of Pathology, Washington DC
Tucker GF (1973) The anterior commissure revisited. Ann Otol Rhinol Laryngol 82: 625–636
Tucker GF (1974) The anatomy of laryngeal cancer. Can J Otolaryngol 3: 417–427
Turola GM, Donadio JA, Salerno V, Montanari L, Montanari E, Gentili MR, Crucian G (1995) 13 cis-retinoic acid plus low dose recombinant alpha-interferon in advanced squamous cell carcinomas: a Phase II pilot study (Meeting abstract). Proc Annu Meet Am Soc Clin Oncol 14: A709
UICC (International Union Against Cancer) (1958) Clinical stage classification and presentation of results. Malignant tumours of the breast and larynx. Paris
UICC (International Union Against Cancer) (1972) TNM-classification of malignant tumours of breast, larynx, stomach, cervix uteri, corpus uteri. Genf
UICC (International Union Against Cancer) (1978) Report of committee on TNM classification. Genf
UICC (International Union Against Cancer) (1979) TNM-Klassifikation der malignen Tumoren, 3. Aufl. Springer, Berlin Heidelberg New York
UICC (International Union Against Cancer) (1986) Report of Committee on TNM Classification. Geneva
UICC (International Union Against Cancer) (1987) TNM Classification of Malignant Tumours. 4th edn (eds: Hermanek P, Sobin LH). Springer, Berlin Heidelberg New York
UICC (International Union Against Cancer) (1987) TNM-Klassifikation maligner Tumoren, 4. Aufl. Dtsch Übersetzung (Hrsg: Hermanek P, Scheibe O, Spiessl B, Wagner G). Springer, Berlin Heidelberg New York

UICC (International Union Against Cancer) (1992) TNM Classification of Malignant Tumours, 4th edn, 2nd Revision (eds: Hermanek P, Sobin LH). Springer, Berlin Heidelberg New York

UICC (International Union Against Cancer) (1992) TNM-Klassifikation maligner Tumoren. 4. Aufl. 2. Revision Dtsch Übersetzung (Hrsg: Hermanek P, Scheibe O, Spiessl B, Wagner G). Springer, Berlin Heidelberg New York

Ullmann H (1922) Ein echtes Karzinosarkom des Kehlkopfes. Zentralbl Hals-Nasen-Ohrenheilkd 1: 130–147

Urano M, Iwata S, Takasu A, Mori S, Sakurai K, Katoh H et al. (1996) [Eine immunhistochemische Studie des Proliferating Cell Nuclear Antigen (PCNA) und MIB-1 bei epithelialer Hyperplasie und Dysplasie der Stimmlippen]. Nippon Jibiinkoka Gakkai Kaiho [J Oto-Rhino-Laryngol Jpn] 99: 395–401

van der Riet P, Nawroz H, Hruban RH, Corio R, Tokino K, Koch W, Sidransky D (1994) Frequent loss of chromosome 9p21-22 early in head and neck cancer progression. Cancer Res 54: 1156–1158

Varghese C, Sankaranarayanan R, Nair B, Nair MK (1993) Predictors of neck node control in radically irradiated squamous cell carcinoma of the oropharynx and laryngopharynx. Head Neck 15: 105–108

Verheijen R, Kuijpers HJH, Driel R van, Beck JLM, Dierendonck JH van, Brakenhoff GJ, Ramaekers FCS (1989a) Ki 67 detects a nuclear matrix-associated proliferation-related antigen. II. Localization in mitotic cells and association with chromosomes. J Cell Sci 92: 531–540

Verheijen R, Kuipers HJH, Schlingemann RO, Boehmer ALM, Driel R van, Brakenhoff GJ, Ramaekers FCS (1989b) Ki 67 detects a nuclear matrix associated proliferation-related antigen. I. Intracellular localization during interphase. J Cell Sci 92: 123–130

Verhest A, Jortay A (1968) Carcinosarcome. Un cas d'épithélioma Malpighien du sinus piriforme accompagné d'une réaction pseudo-sarcomateuse du stroma. Bull Cancer (Paris) 55/3: 429–437

Vermeulen PB, Roland L, Mertens V, Marck E van, Bruijn EA de, Oosterom AT van, Dirix LY (1996) Correlation of intratumoral microvessel density and p53 protein overexpression in human olorectal adenocarcinoma. Microvasc Res 51: 164–174

Vesely J, Sibl O, Kudrmann J, Krcmar M (1989) K problemu verukozniho karcinomu hrtanu. (Verruköses Karzinom des Larynx). Otolaryngol 38: 284–288

Visser R, Beek JMH, Havenith MG (1986) Immunocytochemical detection of basement membrane antigens in the histopathological evaluation of basement membrane antigens in the histopathological evaluation of laryngeal dysplasia and neoplasia. Histopathology 10: 171–180

Vogl T, Steger W, Grevers G, Schramm A, Lissner J (1990) KST von Tumoren des Larynx und Hypopharynx mit Gd-DTPA: Klinische Wertigkeit. Fortschr Röntgenstr Bildg Verf 152: 405–411

Vosteen KH, Franke H (1965) Über den Wert der präoperativen Strahlenbehandlung beim fortgeschrittenen Kehlkopfkarzinom. Arch Otorhinolaryngol 185: 673–677

Waes C van, Carey TE (1992) Overexpression of the A9 antigen/alpha6beta4 integrin in head and neck cancer. Otolaryngol Clin North Am 25: 1117–1139

Wagner G (1979) ICD-O (International Classification of Diseases for Oncology): Tumor-Lokalisationsschlüssel. Springer, Berlin Heidelberg New York

Wagner G (1991) Tumorlokalisationsschlüssel. International Classification of Diseases for Oncology ICD-O, 2. Aufl. Topographischer Teil 5. Aufl. Springer, Berlin Heidelberg New York Tokyo

Walter H (1962) Das Karzinosarkom des Larynx. Z Ärztl Fortbild (Jena) 56: 1171–1172

Wanamaker JR, Kraus DH, Eliachar I, Lavertu P (1993) Manifestations of metastatic breast carcinoma to the head and neck. Head Neck 15: 257–262

Wang CC (1975) Radiation therapy for head and neck cancers. Cancer 36: 748–751

Wang DG, Johnston CF, Anderson N, Sloan JM, Buchanan KD (1995) Overexpression of the tumour suppressor gene p53 is not implicated in neuroendocrine tumour carcinogenesis. J Pathol 175: 397–401

Waseem NH, Lane DP (1990) Monoclonal antibody analysis of the proliferating cell nuclear antigen (PCNA). Structural conservation and the detection of a nucleolar form. J Cell Sci 96: 121–129

Waterfield MD, Mayes ELV, Stroobant P, Bennet PLP, Young S, Goodfellow PN et al. (1982) A monoclonal antibody to the human epidermal growth factor receptor. J Cell Biochem 20: 149–161

Watts SL, Brewer EE, Fry TL (1991) Human papillomavirus DNA types in squamous cell carcinomas of the head and neck. Oral Surg Oral Med Oral Pathol 71: 701–707

Weede W (1974) Histologische Untersuchungen über die Wachstumstendenzen supraglottischer Kehlkopftumoren. Inauguraldissertation, Berlin

Weichselbaum RR, Dunphy EJ, Beckett MA, Tybor AG, Moran WJ, Goldman ME et al. (1989) Epidermal growth factor receptor gene amplification and expression in head and neck cancer cell lines. Head Neck Surg 11: 437–442

Weinberg RA (1989) Oncogenes, antioncogenes, and the molecular basis of multistep carcinogenesis. Cancer Res 49: 3713–3721

Welkoborsky HJ, Sorger K, Moll R, Collo D (1988) Primäres Larynxkarzinoid. Fallvorstellung und Literaturübersicht. Laryngol Rhinol Otol 67: 559–563

Welkoborsky HJ, Hinni M, Dienes HP, Mann WJ (1995) Predicting recurrence and survival in patients with laryngeal cancer by means of DNA cytometry, tumor front grading, and proliferation markers. Ann Otol Rhinol Laryngol 104: 503–510

Welsh LW, Welsh JJ, Behlke FM (1961) Surgical alterations of the laryngeal lymphatics. Ann Otol Rhinol Laryngol 70: 52–63

Welsh LW (1964) The normal human laryngeal lymphatics. Ann Otol Rhinol Laryngol 73: 569–582

Wenig BL, Abramson AL (1983) Prostatic and laryngeal malignancies: common or uncommon multiple occurrence? Laryngoscope 93: 357–361

Wenig BM, Heffner DK (1990) Contact ulcers of the larynx. A reacquaintance with the pathology of an often underdiagnosed entity. Arch Pathol Lab Med 114: 825–828

Wetzels RHW, van der Velden L-A, Schaafsm HE (1992) Immunohistochemical localization of basement membrane type VII collagen and laminin in neoplasms of the head and neck. Histopathology 21: 459–464

Whicker JH, Neel B, Weiland LH, Devine KD (1974) Adenocarcinoma of the larynx. Ann Otol Rhinol Laryngol 83: 487–490

WHO – World Health Organization (1976) ICD-O (International Classification of Diseases for Oncology), 1st edn. WHO, Geneva

WHO – World Health Organization (1990) ICD-O International Classification of Diseases for Oncology, 2nd edn (eds: Percy C, van Holten V, Muir C). WHO, Genf

Wiernik G, Millard PR, Haybittle JL (1991) The predictive value of histological classification into degrees of differentiation of squamous cell carcinoma of the larynx and hypopharynx compared with the survival of patients. Histopathology 19: 411–417

Williams ME, Gaffey MJ, Weiss LM (1993) Chromosomal 11q13 amplification in head and neck squamous cell carcinoma. Arch Otolaryngol Head Neck Surg 119: 1238–1241

Wolfensberger M (1992) Using Cox's proportional hazards model for prognostication in carcinoma of the upper aero-digestive tract. Acta Otolaryngol 112: 376–382

Woodruff JM, Senie RT (1991) Atypical carcinoid tumor of the larynx. A critical review of the literature. ORL J Otorhinolaryngol Relat Spec 53: 194–209

Woodruff JM, Huvos AG, Erlandson RA, Shah JP, Gerold FP (1985) Neuroendocrine carcinomas of the larynx. A study of two types, one of which mimics thyroid medullary carcinoma. Am J Surg Pathol 9: 771–790

Woods GL, Espinoza CG, Azar HA (1982) Carcinomas with spindle cell (sarcomatoid) component: an immunocytochemical and electron microscopic study. Meeting abstract of 71st. Annual Meeting of the Intern. Academy of Pathology, International Academy of Pathology, Boston, p 95

Yang Q (1993) [Studien über ras-p21-Expression und Mutation am 12. Codon des C-Ha-ras Onkogens in Plattenepithelkarzinomen des Larynx] Chin. Chun-Hua Erh Pi Yen Hou Ko Tsa Chih Chin J Otolaryngol 28: 209–212, 251

Yeatman TJ, Seagle MB, Cassisi NJ (1986) A rare manifestation of metastatic adenocarcinoma. Laryngoscope 96: 692–694

Yellin A, Hill LR, Benfield JR (1986) Bronchogenic carcinoma associated with upper aerodigestive cancers. J Thor Cardiovasc Surg 91: 674–683

Yin-Y, Tainski MA, Bischoff FZ (1992) Wild-type p53 restores cell cycle control and inhibits gene amplification in cells with mutant p53 alleles. Cell 70: 937–948

Zalewski P, Zlinski KW, Baj R (1986) W sprawie rzadkiego przypadku raka gruczolowotorbielowatego krtani i tchawicy. [Ein seltener Fall eines adenoidzystischen Karzinoms des Larynx und der Trachea]. Otolaryngol Pol 40: 462–467

Zamora RL, Harvey JE, Sessions DG, Spitznagel EL jr (1993) Clinical staging for primary malignancies of the supraglottic larynx. Laryngoscope 103: 69–77

Zarbo RJ, Crissman JD, Venkat H, Weiss MA (1986) Spindle-cell carcinoma of the upper aerodigestive tract mucosa. An immunohistologic and ultrastructural study of 18 biphasic tumors and comparison with seven monophasic spindle-cell tumors. Am J Surg Pathol 10: 741–753

Zbaeren P, Becker M, Laeng H (1996) Pretherapeutic staging of laryngeal carcinoma. Clinical findings, computed tomography, and magnetic resonance imaging compared with histopathology. Cancer 77: 1263–1273

Zutter M, Hockett RD, Roberts CWM, McGuire EA, Bloomstone J, Morton CC et al. (1990) The t(10;14)(q24;q11) of the T-cell acute lymphoblastic leukemia juxtaposes the delta T-cell receptor with TCL3, a conserved and activated locus at 10q24. Proc Natl Acad Sci USA 87: 3161–3165

12 Nicht-epitheliale Tumoren

Aboulker P, Demaldent JE (1966) Tumeur mixte du larynx. Ann Otolaryngol Chir Cervicofac 83: 88–89

Aboulker P, Sterkers JM, Demaldent JE (1966 a) Schwannome du larynx. Ann Otolaryngol Chir Cervicofac 83: 88

Aboulker P, Fourestier M, Sterkers JM, Bourdon PC, Chamonard JL, Fournier A (1966 b) Évolution filmée d'une papillomatose diffuse laryngo-trachéale à évolution maligne. Ann Otolaryngol Chir Cervicofac 83: 96

Abramowsky CR, Witt WJ (1983) Sarcoma of the larynx in a newborn. Cancer 51: 1726–1730

Abrikossoff AJ (1926) Über Myome, ausgehend von der quergestreiften Muskulatur. Virchows Arch (A) 260: 215

Adler D, Maier H, Paul K (1985) Kongenitales Chondrom des Larynx. Laryngol Rhinol Otol 64: 459–460

Agarwal RK, Blitzer A, Perzin KH (1979) Granular cell tumors of the larynx. Otolaryngol 87: 807–814

Albertini A von, Roulet FC (1974) Histologische Geschwulstdiagnostik. 2nd edn. Thieme, Stuttgart

Albizzati C, Ramesar KC, Davis BC (1988) Plasma cell granuloma of the larynx (case report and review of the literature). J Laryngol Otol 102: 187–189

Altmeyer P, Merkel KH (1981) Multiple systematisierte Neurome der Haut und der Schleimhaut. Hautarzt 32: 240–244

Ani AN, Junaid TA, Martinson FD, Adeloye AA (1979) Chemodectomas: a review of 17 cases. Int Surg 64: 43–48

Ashton N, Morgan G (1965) Orbital Rhabdomyosarcoma. J Clin Pathol 18: 699

Aubry M, Leroux-Robert J (1937) Dense cas de tumeurs pédiculées de l'endo-larynx. Ann Otolaryngol Chir Cervicofac 3: 207–214

Badet JM, Chobaut JC, Kantelip B, Racle A (1992) Giant cell tumor of the cricoid bone. Apropos of a case. Ann Otolaryngol Chir Cervicofac 109: 52–56

Bagby RA, Packer JT, Glesias RG (1976) Rhabdomyoma of the larynx. Report of a case. Arch Otolaryngol 102: 101–103

Balazs M, Egerszegi P (1989) Laryngeal botryoid rhabdomyosarcoma in an adult. Report of a case with electron microscopic study. Pathol Res Pract 184: 643–649

Barnes L, Ferlito A (1993) Soft tissue neoplasms. In: Ferlito A (ed) Neoplasms of the larynx, Vol 15. Churchill, Livingstone Edinburgh, p 265

Bartolomeo JR di, Olsen AR (1973) Pedunculated lipoma of the epiglottis. Arch Otolaryngol 98: 55–57
Batsakis JG (1979) Tumors of the head and neck. Clinical and pathological considerations, 2nd edn. Williams & Wilkins, Baltimore
Batsakis JG, Fox JE (1970) Supporting tissue neoplasms of the larynx. Surg Gynecol Obstet 131: 989–997
Batsakis JG, Raymond AK (1988) Cartilage tumors of the larynx. South Med J 81: 481–484
Batsakis JG, Regezi JA, Rice DH (1980) The pathology of head and neck tumors: fibroadipose tissue and skeletal muscle, part 8. Head Neck Surg 3: 145–168
Battifora HA, Eisenstein R, Schild JA (1969) Rhabdomyoma of larynx. Ultrastructural study and comparison with granular cell tumors. Cancer 23: 183–190
Beck V, Abrahamova J, Koutek YJ, Kolihova E, Fajstavr J (1980) Perinatal subglottic and hepatic hemangiomas as potential emergencies: effect of radiotherapy. Neoplasma 27: 337–344
Benjamin B (1978) Treatment of infantile subglottic hemangioma with radioactive gold grain. Ann Otol Rhinol Laryngol 87: 18–21
Bennett JD, McFarlane HW (1993) Fibrous histiocytoma of the larynx. Clin Oncol R Coll Radiol 5: 183–184
Berger F (1967) Neurofibrom des Kehlkopfes unter dem Bilde eines Ventrikelprolapses. HNO 15: 316–317
Bernaldez R, Nistal M, Kaiser C, Gavilan J (1991) Malignant fibrous histiocytoma of the larynx. J Laryngol Otol 105: 130–133
Bertheau P, Deboise A, Roquancourt A de, Brocheriou C (1991) Laryngeal leiomyosarcoma. Histological, immunohistochemical and ultrastructural study of one case with review of the literature. Ann Pathol 11: 122–127
Bird RJ, Bryce DP (1980) Fibromatosis presenting as vocal cord palsy. J Otolaryngol 9: 78–83
Boedts D, Mestdagh J (1979) Adult rhabdomyoma of the larynx. Arch Otorhinolaryngol 224: 221–229
Bonkowsky VM, Hamann KF (1988) Neurinoma of the vocal cord. A case report. Laryngol Rhinol Otol 67: 392–394
Bough ID jr, Chiles PJ, Fratalli MA, Vernose G (1995) Laryngeal chondrosarcoma: Two unusual cases. Am J Otolaryngol Head Neck Med Surg 16: 126–131
Bourne RG, Taylor RG (1972) Treatment of a juvenile laryngeal angioma with beta-ray therapy applicator. Radiology 103: 423
Brandwein M, Le Benger J, Strauchen J, Biller H (1990) Atypical granular cell tumor of the larynx: An unusually aggressive tumor clinically and microscopically. Head Neck 12: 154–159
Brandwein M, Moore S, Som P, Biller H (1992) Laryngeal chondrosarcomas: A clinicopathologic study of 11 cases, including two „dedifferentiated". Laryngoscope 102: 858–867
Bridger GP, Nassar VH, Skinner HG (1970) Hemangioma in the adult larynx. Arch Otolaryngol 92: 493–498
Broders AC (1920) Squamous cell epithelioma of the lip. A study of 537 cases. JAMA 74: 656
Brownlee RE, Shockley WW (1992) Thyroid paraganglioma. Ann Otol Rhinol Laryngol 101: 293–299
Büngeler W (1957) Allgemeine Pathologie der Geschwülste. Monatsschr Zahnärztl Z 12: 155
Burkhardt A (1980) Der Mundhöhlenkrebs und seine Vorstadien. Ultrastrukturelle und immunpathologische Aspekte. Fischer, Stuttgart New York
Burkhardt A (1985) Advanced methods in the evaluation of premalignant lesions and carcinomas of the oral mucosa. J Oral Pathol 14: 751–778
Busanny-Caspari WC, Hammar CH (1958) Zur Malignität der sog. Myoblastenmyome. Zentralbl Allg Pathol 98: 401
Cachan Y, Luboinski B, Schwaab L (1978) Association de cancers bronchopulmonaires et des cancers des voies aéro-digestives supérieures (43 cases). J Fr Otorhinolaryngol 27:15–17
Cadotte M (1974) Malignant granular cell myoblastomas. Cancer 33: 1417
Cannav OC (1970) Su un caso di lipoma laringeo intrinseco. Boll Mal Orecch 88: 270–278
Cannon CR, Johns ME, Fechner RE (1987) Immature teratoma of the larynx. Otolaryngol Head Neck Surg 96: 366–368

Carles D, Devars F, Saurel J, Traissac L, Boudard P (1992) Laryngeal leiomyosarcoma: A case report. Rev Laryngol Otol Rhinol 113: 115–117

Cassidy M, Maher M, Keogh P, Leader M (1994) Pseudosarcoma of the larynx: the value of ploidy analysis. J Laryngol Otol 108: 525–528

Cauchois R, Laccourreye O, Rotenberg M, Carnot F, Menard M, Brasnu D (1995) Intrinsic infiltrating intramuscular laryngeal lipoma. Otolaryngol Head Neck Surg 112: 777–779

Chen KT, Ballecer RA (1986) Laryngeal myxoma. Am J Otolaryngol 7: 58–59

Chiu LD, Rasgon BM (1996) Laryngeal chondroma: a benign process with long-term clinical implications. Ear Nose Throat J 75: 540–542, 544–549

Chizh GI, Ogorodnikova LS, Zinchenko VF (1980) Laryngeal liposarcoma developing from a fibrolipoma (rus). Vestn Otorinolaringol 3: 82–83

Clark-Neto R (1980) Quimiodectoma da laringe. AMB 26: 61–62

Claros P, Viscasillas S, Claros A, Claros A jr (1985) Lymphangioma of the larynx as a cause of progressive dyspnea. Int J Pediatr Otolaryngol 9: 263–268

Coyas A, Eliadellis E, Anastassiades O (1983) Kaposi's sarcoma of the larynx. J Laryngol Otol 97: 647–649

Cohen WR, Wang CJ (1972) Steroid treatment of hemangioma of the head and neck in children. Ann Otol Rhinol Laryngol 81: 584–590

Cohen SR, Landing BH, Isaacs H, Koster King K, Hanson V (1978a) Solitary plasmacytoma of the larynx and upper trachea associated with systemic lupus erythematosus. Ann Otol Rhinol Laryngol (Suppl) 87: 11–14

Cohen SR, Landing BH, Isaacs H (1978b) Neurofibroma of the larynx in a child. Ann Otol Rhinol Laryngol (Suppl) 87: 29–31

Compagno C, Hyams VC, Stemarie P (1975) Benign granular cell tumors of the larynx. A review of 36 cases with clinicopathologic data. Ann Otol Rhinol Laryngol 84: 308–314

Conley SF, Milbrath MM, Beste DJ (1992) Pediatric laryngeal granular cell tumor. J Otolaryngol 21: 450–453

Cordray P (1951) Lymphangioma of the larynx. Arch Otolaryngol 53: 83–87

Costa J, Wesley RA, Glatstein E, Rosenberg SA (1984) The grading of soft tissue sarcomas. Results of a clinico-histopathologic correlation in a series of 163 cases. Cancer 53: 530

Cree IA, Bingham BJ, Ramesar KC (1990) Granular cell tumor of the larynx. J Laryngol Otol 104: 159–161

Crepeau J, Poliquin J (1981) The blue rubber bleb nevus syndrome. J Otolaryngol 10: 387–390

Crowther JA, Coman BH (1987) Chemodectoma of the larynx. J Laryngol Otol 101: 1095–1098

Cummings CW, Montgomery WW, Balogh K jr (1969) Neurogenic tumors of the larynx. Ann Otol Rhinol Laryngol 78: 76–95

Czinger J, Fekete-Szabo G (1994) Neurofibroma of the supraglottic larynx in childhood. J Laryngol Otol 108: 156–158

Dahm LJ, Schaefer STD, Carder HM, Vellios F (1978) Osteosarcoma of the soft tissue of the larynx. Report of a case with light and electron microscopic studies. Cancer 42: 2343–2351

Damiani KK, Tucker HM (1981) Chondroma of the larynx. Surgical technique. Arch Otolaryngol 107: 399–402

Daniilidis I, Megas I (1991) Rare benign space-occupying processes of the larynx. Laryngol Rhinol Otol 70: 14–16

Danninger R, Humer U, Stammberger H (1994) Synovial sarcoma, a rare tumor of the larynx. Case report and differential diagnostic considerations. Laryngorhinootol 73: 442–444

Degroot TR, Frazer JP, Wood BP (1980) Combination therapy for laryngeal rhabdomyosarcoma. Am J Otolaryngol 1: 456–460

Deschler DG, Lee K, Tami TA (1993) Laryngeal infiltrating intramuscular lipoma. Otolaryngol Head Neck Surg 108: 374–377

Devaney KO, Ferlito A, Silver CE (1995) Cartilaginous tumors of the larynx. Ann Otol Rhinol Laryngol 104: 251–255

Dictor M, Elner A, Andersson T, Ferno M (1992) Myofibromatosis-like hemangiopericytoma metastasizing as differentiated vascular smooth-muscle and myosarcoma: Myopericytes as a subset of „myofibroblasts". Am J Surg Pathol 16: 1239–1247

Diehn KW, Hyams VJ, Harris AE (1984) Rhabdomyosarcoma of the larynx. Laryngoscope 94: 201–205
Dillard RG (1979) Subglottic hemangioma: a new approach to management. Am J Dis Child 133: 753
Dito WR, Batsakis JG (1962) Rhabdomyosarcoma of the head and neck. Arch Surg 84: 582–588
Dodd JM, Wieneke KF, Rosman PM (1987) Laryngeal rhabdomyosarcoma. Case report and literature review. Cancer 59: 1012–1018
Donaldson J (1978) Fibrosarcoma in a previously irradiated larynx. J Laryngol Otol 92: 425–428
Draetta G, Pintus ML, Santa-Cruz G, Pinto G (1980) I tumori mesenchimali maligni della laringe. Pathologica 72: 821–832
Ebert W, Scholz HJ (1979) Leiomyomas of the larynx. Zentralbl Allg Pathol 123: 580
Eble JN, Hull MT, Bojrab D (1985) A light and electron microscopic study of a novel entity. Analogous to pulmonary blastoma. Am J Clin Pathol 84: 378–385
Eggston AA, Wolff D (1947) Histopathology of the ear, nose and throat. Williams & Wilkins, Baltimore
El-Simily O, Harvy L (1992) A clinico-pathological classification of laryngeal paraganglioma. J Laryngol Otol 106: 635–639
Epper M, Maurer R (1980) Gutartiges Larynxchondrom unter dem Bild rezidivierender Asthmaanfälle. Schweiz Med Wochenschr 110: 416–421
Eriksen HE, Greisen O, Hjorth L (1986) Chondrosarcoma of the larynx. ORL J Otorhinolaryngol Relat Spec 48: 270–274
Escher A, Escher F, Zimmermann A (1984) Zur Klinik und Pathologie chondromatöser Tumoren des Larynx. HNO 32: 269–285
Evans P (1981) Intubation problem in a case of cystic hygroma complicated by a laryngotracheal haemangioma. Anaesthesia 36: 696–698
Evans KL, Lowe DG, Keene MH (1990) Vallecula angioleiomyoma: unusual cause of acute adult airway obstruction. J Laryngol Otol 104: 341–343
Ey M, Guastelle C (1988) Haemangiopericytoma of the larynx. Laryngol Rhinol Otol 67: 255–258
Feblot P, Dalgroff G (1976) Kystes et tumeurs du larynx chez le nouveau-né. Méd Infant 83: 683–687
Ferguson GB (1944) Hemangioma of the adult and of the infant larynx. A review of the literature and a report case of respiratory obstruction in infants. Ann Otol Rhinol Laryngol 70: 1095–1112
Ferlito A (1978a) Histiocytic tumors of the larynx: a clinicopathological study with review of the literature. Cancer 42: 611–622
Ferlito A (1978b) Primary malignant haemangiopericytoma of the larynx. A case report with autopsy. J Laryngol Otol 92: 511–519
Ferlito A (1993) Cartilaginous and osteogenic neoplasms. In: Ferlito A (ed) Neoplasms of the Larynx. Churchill Livingstone, Edinburgh 16: 305
Ferlito A, Caruso G (1984) Secondary malignant melanoma of the larynx. ORL 46: 117–133
Ferlito A, Frugoni P (1975) Rhabdomyoma purum of the larynx. J Laryngol Otol 89: 1131–1141
Ferlito A, Recher G (1980) Ackerman's tumor (verrucous carcinoma) of the larynx. A clinicopathologic study of 77 cases. Cancer 46: 1617–1630
Ferlito A, Nicolai P, Barion U (1983a) Critical comments on laryngeal fibrosarcoma. Acta Otorhinolaryngol Belg 37: 918–925
Ferlito A, Nicolai P, Recher G, Narne S (1983b) Primary laryngeal malignant fibrous histiocytoma: review of the literature and report of seven cases. Laryngoscope 93: 1351–1358
Ferlito A, Milroy CM, Wenig GM, Barnes L, Silver CE (1995) Laryngeal paraganglioma versus atypical carcinoid tumor. Ann Otol Rhinol Laryngol 104: 78–83
Feuerstein SS (1973) Subglottic haemangioma in infants. Laryngoscope 83: 466–475
Feyrter F (1948) Über Neurome und Neurofibrome nach Untersuchungen am menschlichen Magen-Darmschlauch. Maudrich, Wien-Düsseldorf
Feyrter F (1951) Über die Pathologie der vegetativen nervösen Peripherie und ihrer ganglionären Regulationsstätten. Maudrich, Wien-Düsseldorf

Fichera G (1995) Pleomorphic storiform malignant fibrohistiocytoma of the larynx. Case report and anatomo-clinical considerations. Pathologica 87: 188–194
Fis B, Nussbaum M, Smulewicz JJ (1982) Chondrosarcoma of larynx. Computerized tomographic study. N Y State J Med 82: 216–218
Fishbein AV, Borisov AA, Bariliak IUR (1979) Malignant laryngeal paraganglioma. Zh Ushn Nos Gorl Bolezn 4: 71–73
Fleury P, Bocquet L, Basset JM, Compere JF, Sterkers O, Pansier P, Vissuzaine C (1979) Quatre tumeurs rares du larynx: tumeurs à cellules granuleuses, Schwannome, Amylose pseudotumorale. Ann Otolaryngol Chir Cervicofac 96: 611–617
Fogue-Calvo L, Saus C, Hernandez MJ, Coveta I (1988) Metastasant laryngeal paraganglioma. Presentation of one case with optical, immunohistochemical and ultrastructural study 11: 201–204
Fonseca CA, Suarez RV (1995) Plasma cell granuloma of the larynx as a cause of sudden asphyxial death. Am J Forensic Med Pathol 16: 243–245
Fradis M, Podoshin L, Grishkan A (1980) Granular-cell myoblastoma of the larynx. Ear Nose Throat J 59: 412–414
Franz B (1979) The cytopathology of pleomorphic rhabdomyosarcomas of the larynx. Laryngol Rhinol Otol 58: 920–925
Friedman I (1976) Sarcomas of the larynx. In: Alberti PW, Bryce DP (eds) Centennial Conference on Laryngeal Cancer. Appleton-Century-Crofts, New York, pp 122–126
Friedmann I, Ferlito A, Barnes L, Wenig B (1995) Identification, classification, treatment, and prognosis of laryngeal paraganglioma. Review of the literature and eight new cases. Ann Otol Rhinol Laryngol 104: 84–85
Frugoni P, Ferlito A (1976) Pleomorphic rhabdomyosarcoma of the larynx. J Laryngol Otol 90: 687–698
Fukuda I, Ogasawara H, Kumoi T, Sugihara K, Wada H (1987) Subglottic neurofibroma in a child. Int J Pediatr Otorhinolaryngol 14: 161–170
Gaillard J, Haguenauer JP, Dubreuil C, Romanet P (1978) Les tumeurs rares de la corde vocale. A propos de 2 cas: un adenome pleomorphe et un neurinome. J Fr Otorhinolaryngol 27: 714–718
Gallivan M, Chun B, Rowden G, Lack EE (1979) Laryngeal paraganglioma. Case report with ultrastructural analysis and literature review. Am J Surg Pathol 3: 85–92
Gammelgard N, Juul A (1980) Granular cell myoblastoma. A case report involving the larynx. Ugeskr Laeger 142: 247–248
Gardner DV, Corio RL (1983a) Multifocal adult rhabdomyoma. Oral Surg Oral Med Oral Pathol 56: 76–78
Gardner DV, Corio RL (1983b) Fetal rhabdomyoma of the tongue, with a discussion of the two histologic variants of this tumor. Oral Surg Oral Med Oral Pathol 56: 293
Garin L, Barona R, Basterra J, Armengot M, Alemany P, Martorell MA (1992) Granular cell tumor (Abrikossoff's tumor). A review and our experience. Ann Otorhinolaryngol Ibero Am 19: 249–264
Garud O, Bostad L, Elverland HH, Mair IWS (1984) Granular cell tumor of the larynx in a 5-year-old child. Ann Otol Rhinol Laryngol 93: 45–47
Gatti WM, Strom CG, Orfei E (1975) Synovial sarcoma of the laryngopharynx. Arch Otolaryngol 101: 633–636
Gaynor EB, Raghausan V, Weisbrot JM (1984) Primary myxoid liposarcoma of the larynx. Otolaryngol Head Neck Surg 92: 476–480
Geachan NE, Lambert J, Micheau C, Richard JM (1983) Synovialome malin du larynx. Ann Otolaryngol Chir Cervicofac 100: 61–65
Gehanno P, Lallemant Y, Groussard O, Blanchet F, Veber F, Guedon C, Rame JA (1980) Apudomes en ORL – à propos de 6 observations (dont 1 chémodectome et 1 carcinoide du larynx); critique du concept d'apudome. J Fr Otorhinolaryngol 29: 7–10
Geraschenko IF (1957) Laryngeal osteoma (rus). Vestn Otorinolaringol 19: 117
Geschickter CF, Copeland MM (1936) Tumors of bone, 2nd edn, Lippincott, New York
Gilbert JG, Mazarella LA, Feit LJ (1953) Primary tracheal tumors in the infant and adult. Arch Otolaryngol 58: 1–9

Godoy J, Jacobs JR, Crissman J (1986) Malignant fibrous histiocytoma of the larynx. J Surg Oncol 31: 62–65

Goldman JL, Lawson W, Zak FG, Roffman JD (1972) The presence of melanocytes in the human larynx. Laryngoscope 82: 824–835

Goldofsky E, Hirschfield LS, Abramson AL (1988) An unusual laryngeal lesion in children: granular cell tumor. Int J Pediatr Otorhinolaryngol 15: 263–167

Gonzalez-Vela MC, Fernandez FA, Mayorga M, Rodriguez-Iglesias J, Val-Bernal JF (1997) Laryngeal melanosis: report of four cases and literature review. Otolaryngol Head Neck Surg 117: 708–712

Gooder P, Farrington T (1980) Extracranial neurilemmomata of the head and neck. J Laryngol Otol 94: 243–249

Googe PB, Ferry JA, Bhan AK, Dickersin GR, Pilch PZ, Goodman M (1988) A comparison of paraganglioma, carcinoid tumor, and small-cell carcinoma of the larynx. Arch Pathol Lab Med 112: 809–815

Gordon LP (1979) Case for diagnosis: subglottic hemangioma and cerebral edema. Milit Med 144: 659–664

Gorenstein A, Neel B, Weiland LH, Devine KD (1980) Sarcomas of the larynx. Arch Otolaryngol 106: 8–12

Goto T, Nakashima Y (1973) Giant cell tumor of the larynx. Otologia (Fukuoka) 19: 507

Granich MS, Pilch BZ, Nadol JB, Dickersin GR (1983) Fetal rhabdomyoma of the larynx. Arch Otolaryngol 109: 821–826

Gregori C di, Gaetani CF de (1983) Melanosis of the larynx: A case report. Appl Pathol 1: 10–13

Gridelli C, Palmieri G, Airoma G, Incoronato P, Pepe R, Barra E, Bianco AR (1990) Complete regression of laryngeal involvement by classic kaposi's sarcoma with low-dose alpha-2b interferon. Tumori 76: 292–293

Grimaud R, Werner J (1954) Un cas de sarcome du larynx avec métastases cutanées multiples. Ann Otolaryngol Chir Cervicofac 72: 84

Guerrier Y (1960) Leiomyome du larynx. J Fr Otorhinolaryngol 9: 149–152

Haar JG, Chaudhry AP, Karanjia MD, Milley PS (1978) Chondroblastic osteosarcoma of the larynx. Arch Otolaryngol 104: 477–481

Hacihanefioglu U, Öztürk AS (1983) Sarcomas of the larynx. Report of ten cases. Ann Otol Rhinol Laryngol 92: 81–86

Hadley J, Gardiner Q, Dilkes M, Boyle M (1994) Myxoma of the larynx: a case report and a review of the literature. J Laryngol Otol 108: 811–812

Haidu SJ (1979) Pathology of soft tissue tumors. Lea & Febiger, Philadelphia

Hakky M, Kolbusz R, Reyes CV (1989) Chondrosarcoma of the larynx. Ear Nose Throat J 68: 60–62

Hall-Jones J (1972) Giant cell tumor of the larynx. J Laryngol Otol 86: 371–381

Hamid AM, Alshaikhly A (1993) Granular cell tumour of the larynx in an eight-year-old girl. J Laryngol Otol 107: 940–941

Hamoir M, Eloy JP, Laka A, Persoons M, Boven M van, Pendeville P (1993) Fibrous histiocytoma of the larynx: report of a case. Acta Otorhinolaryngol Belg 47: 43–49

Hammermann H, Glanz H, Kleinsasser O (1997) Lipomas of the larynx and hypopharynx: possible transformation into well-differentiated liposarcomas. In: Kleinsasser O, Glanz H, Olofsson J (eds) Advances in Laryngology in Europe. Elsevier, Amsterdam Lausanne New York Oxford Shannon Tokyo, pp 87–90

Hamper K, Renninghoff J, Schafer H (1989) Rhabdomyoma of the larynx recurring after 12 years: immunocytochemistry and differential diagnosis. Arch Otorhinolaryngol 246: 222–226

Hanna GS, Ali MH (1986) Chemodectoma of the larynx. J Laryngol Otol 100: 1081–1087

Har-El G, Shviro J, Avidor I, Segal K, Sigi J (1985) Laryngeal granular cell tumor in children. Am J Otolaryngol 6: 32–34

Har-El G, Borderon M, Ladinsky S, Santos V (1990) Melanosis of the larynx. Ann Otol Rhinol Laryngol 99: 640–642

Harkin JC, Reed RJ (1969) Tumors of the peripheral nervous system. Armed Forces Institute of Pathology, Washington DC

Harris NL (1995) A practical approach to the pathology of lymphoid neoplasms: A Revised European-American Classification from the International Lymphoma Study Group. Important Adv Oncol 9: 111–140

Healy GB, Fearon B, French R, McGill T (1980) Treatment of subglottic hemangioma with the carbon dioxide laser. Laryngoscope 90: 809–813

Helidonis E, Dokianakis G, Pantazopoulos P (1978) Granular cell myoblastoma of the larynx. J Laryngol Otol 92: 525–528

Helliwell TR, Sissons MC, Stoney PJ, Ashworth MT (1988) Immunochemistry and electron microscopy of head and neck rhabdomyoma. J Clin Pathol 41: 1058–1063

Hellquist H, Olofsson J, Gröntoft O (1979) Chondrosarcoma of the larynx. J Laryngol Otol 93: 1037–1047

Hippel K, Chmielewski G (1989) Schwannoma of the larynx in Recklinghausen disease. Differential diagnostic considerations and immunhistochemical detection. Laryngorhinootol 68: 611–613

Hisashi K, Kommune S, Inoue H, Komiyama S, Sugimoto T, Miyoshi M (1994) Coexistence of MALT-type lymphoma and squamous cell carcinoma of the larynx. J Laryngol Otol 108: 995–997

Hohbach C, Mootz W (1978) Chemodektom des Kehlkopfes. Virchows Arch (A) 378: 161

Holborow CA, Mott TJ (1974) Subglottic haemangioma in infancy. J Laryngol Otol 87: 1013–1017

Hood AF, Mark GJ, Hunt JV (1979) Laryngeal mycosis fungoides. Cancer 43: 1527–1532

Hopmann E (1935) Fibrochondroosteom des Kehlkopfes. Laryngol Rhinol Otol 26: 268

Hordijk GJ, Ruiter DJ, Bosman FT, Mauw BJ (1981) Chemodectoma (paraganglioma) of the larynx. Clin Otolaryngol 6: 249–254

Horn RC, Enterlein HT (1958) Rhabdomyosarcoma – Clinical pathological study, classification of 30 cases. Cancer 2: 181–199

Horny HP (1994) The larynx in lymphoproliferative and myeloproliferative diseases. Review of the literature with partikular reference to primary laryngeal lymphoma and plasmacytoma. HNO 42: 398–404

Horny HP, Kaiserling E (1995) Involvement of the larynx by hemopoietic neoplasms. – An investigation of autopsy cases and review of the literature. Pathol Res Pract 191: 130–138

Huizinga E (1962) Lipoma laryngis. Pract Otorhinolaryngol (Basel) 24: 354

Huizenga CH, Balogh K (1970) Cartilaginous tumors of the larynx. A clinicopathologic study of 10 cases and a review of the literature. Cancer 26: 201–210

Hyams VJ, Rabuzzi DD (1970) Cartilaginous tumors of the larynx. Laryngoscope 80: 755–767

Ingels K, Vermeersch H, Verhoye C, Potter C de (1996) Schwannoma of the larynx: a case report. J Laryngol Otol 110: 294–296

Iqbal SM, Bhogoliwal SK, Nandi NB (1986) Laryngeal leiomyoma. J Laryngol Otol 100: 723–725

Ivatury RR, Shah D, Ascer E, Srinivasan K, Heraud J, Rohman M (1982) Granular cell tumor of larynx and bronchus. Ann Thorac Surg 33: 69–73

Iwasawa T, Funasaka S, Abe H (1978) A case of laryngeal rhabdomyosarcoma. Nippon Jibiinkoka Gakkai Kaiho 81: 437–447

Jacobs RD, Stayboldt C, Harris JP (1989) Chondrosarcoma of the epiglottis with regional and distant metastasis. Laryngoscope 99: 861–864

Jafek BW, Stern FA (1973) Neurofibroma of the larynx occurring with v. Recklinghausen disease. Arch Otolaryngol 98: 77–79

Jaffe BF (1973) Unusual laryngeal problems in children. Ann Otol Rhinol Laryngol 82: 637–642

Jamal MN (1994) Schwannoma of the larynx: case report, and review of the literature. J Laryngol Otol 108: 788–790

Jarvey BA, Levin LS (1974) Subglottic hemangioma. Birth Defects 10: 320–321

Johansen EC, Illum P (1995) Rhabdomyoma of the larynx: a review of the literature with a summary of previously described cases of rhabdomyoma of the larynx and a report of a new case. J Laryngol Otol 109: 147–153

Jokinen K, Palva A, Kärjä J (1981) Cryocauterization in the treatment of subglottic hemangioma in infants. Laryngoscope 91: 78–82

Jones SR, Myers EN, Barnes L (1984) Benign neoplasmas of the larynx. Otolaryngol Clin North Am 17: 151–178

Jones NS, Kenyon GS, Mahy N (1987) Multiple myeloma in bony metaplasia of the cricoid cartilage (A rare cause of laryngeal obstruction) J Laryngol Otol 101: 1301–1305

Jordan MB, Soames JV (1989) Fibrous histiocytoma of the larynx. J Laryngol Otol 103: 216–218

Justrabo E, Michiels R, Calmettes C, Cabanne F, Bastein H, Horiot JC, Guerrin J (1980) An uncommon apudoma: a functional chemodectoma of the larynx. Acta Otolaryngol (Stockh) 89: 135–143

Kahler O (1908) Zur Kenntnis des Trachealsarkoms. Wien Med Wochenschr, S 10

Kambic V, Zargi M, Gale N (1989) Laryngeal chondrosarcoma: Is conservative surgery adequate treatment. J Laryngol Otol 103: 970–972

Kapur TR (1968) Recurrent lipomata of the larynx and the pharynx with late malignant change. J Laryngol Otol 82: 761–768

Kärjä J, Palva A, Jokinen K (1979) Cryotherapy in the treatment of subglottic hemangioma in infants. Acta Otolaryngol (Suppl) (Stockh) 360: 58–60

Kato S, Sakura M, Takooda S, Sakurai M, Izumo T (1997) Primary non-Hodgkin's lymphoma of the larynx. J Laryngol Otol 111: 571–574

Kawabe Y, Kondo T (1967) Laryngeal leiomyosarcoma. Evaluation of the authors case and observation of the literature. Otolaryngol 39: 427–443

Kawashima O, Kamei T, Shimizu Y, Shizuka T, Nakayama M (1990) View from beneath: Pathology in focus. Malignant mesenchymoma of the larynx. J Laryngol Otol 104: 440–444

Kaya S, Saydam L, Ruacan S (1990) Laryngeal leiomyoma. Int J Pediatr Otorhinolaryngol 19: 285–288

Kenefick C (1978) Granular cell myoblastoma of the larynx. J Laryngol Otol 92: 521–523

Kim H, Park CI (1982) Primary malignant laryngeal melanoma. Yonsei Med J 23: 118–122

Kimmelmann CP, Sugar J, Lowry LD (1979) Resident's page. Pathologic quiz case 2. Hemangioma of the vocal cord. Arch Otolaryngol 105: 500–502

Kleinsasser O (1964) Das Glomus laryngicum inferius. Ein bisher unbekanntes, nicht chromaffines Paraganglion vom Bau der sogenannten Carotisdrüse im menschlichen Kehlkopf. Arch Otorhinolaryngol 184: 214–224

Kleinsasser O (1983) Bösartige Geschwülste des Kehlkopfes und des Hypopharynx. In: Berendes J, Link R, Zöllner (Hrsg) Hals-Nasen-Ohrenheilkunde Kehlkopf II Bd. 4, Teil 2. Thieme, Stuttgart 12: 1–337

Kleinsasser O, Glanz H (1979a) Spontane Kanzerisierung nicht bestrahlter juveniler Larynxpapillome. Laryngol Rhinol Otol 58: 482–489

Kleinsasser O, Glanz H (1979b) Myogenic tumours of the larynx. Arch Otorhinolaryngol 225: 107–119

Koc C, Luxenberger W, Humer U, Friedrich G (1996) Bilateral ventricular neurofibroma of the larynx. J Laryngol Otol 110: 385–386

Köhn K (1969) Nase und Nasennebenhöhlen, Kehlkopf und Luftröhre. In: Doerr W, Seifert G, Uehlinger E (Hrsg) Spezielle pathologische Anatomie, Bd 4. Springer, Berlin Heidelberg New York

Koka VN, Veber F, Haguet JF, Rachinel O, Freche C, Liguory-Brunaud MD (1995) Chondrosarcoma of the larynx. J Laryngol Otol 109: 168–170

Konovalov SF (1977) Laryngeal lipoma. Zh Ushn Nos Gorl Bolezn 5: 105–106

Konowitz PM, Lawson W, Urken ML, Som PM, Breakstone BA, Biller HF (1988) Laryngeal paraganglioma: Update on diagnosis and treatment. Laryngoscope 98: 40–49

Kost KM (1990) Plasmacytomas of the larynx. J Otolaryngol 19: 141–146

Kotarba E, Niezabitowski A (1974) Giant cell tumor of laryngeal soft tissues. Otolaryngol Pol 28: 331

Krajina Z (1976) Laryngeal sarcoma. In: Alberti PW, Bryce DP (eds) Centennial Conference on Laryngeal Cancer. Appleton-Century-Crofts, New York, pp 485–487

Krake A, Hiller AS, Kasper M, Kleemann WJ, Pabst R, Tschernig T (1997) The larynx of young children contains mucosa-associated lymphoid tissue. In: Kleinsasser O, Glanz H, Olofsson

J (eds) Advances in Laryngology in Europe. Elsevier, Amsterdam Lausanne New York Oxford Shannon Tokyo, pp 364–368
Kramer R, Yankauer S (1924) Lymphangioma of the larynx. Laryngoscope 83: 621–629
Kratz R, Ritterhoffer (1961) Sarcoma of the larynx. Ann Otol Rhinol Laryngol 70: 239–250
Krausen AS, Gall AM, Garza R, Spector GJ, Ansel DG (1977) Liposarcoma of the larynx: A multicentric or a metastatic malignancy. Laryngoscope 87: 1116–1124
Kubo R, Katsuda K, Nobori T (1976) Riesenzelltumor des Kehlkopfes. Otol Fukuoka 22: 776
Kuwabara H, Saito K, Shibanushi T, Kawahara T (1994) Malignant fibrous histiocytoma of the larynx. Eur Arch Otorhinolaryngol 251: 178–182
Kveton JF, Pillsbury HC (1982) Conservative treatment of infantile subglottic hemangioma with corticosteroids. Arch Otolaryngol 108: 117–119
Laer C van, Hamans E, Neetens I, Marck E van, Oosterom A van, Van de Heyning P (1996) Benign fibrous histiocytoma of the larynx: presentation of a case and review of the literature. J Laryngol Otol 110: 474–477
Lafaye M, Pottecher G, Gaillard de Collogny L, Roche G, Morin B, Wahl D (1978) Incidences respiratoires severs de la maladie de Launois et Bensaude. J Fr Otorhinolaryngol 27: 101–106
Lawson G, Martinez M, Delos M, Remacle M (1995) Granular cell tumor localized in the glottis in children. Apropos of a case. Ann Otolaryngol Chir Cervicofac 112: 345–349
Lazar RH, Younis RT, Kluka EA, Joyner RE, Storgion S (1992) Granular cell tumor of the larynx: report of two pediatric cases. Ear Nose Throat J 71: 440–443
Lees CD, Levine HL, Beven EG, Tucker HM (1981) Tumors of the carotid body. Experience with 41 operative cases. Am J Surg 142: 362–365
Lennert K, Stein H (1981) Histopathologie der Non-Hodgkin-Lymphome (nach der Kiel-Klassifikation) Springer, Berlin Heidelberg New York, S 63–73
Leonetti JP, Collins SL, Jablokow V, Lewy R (1987) Laryngeal chondrosarcoma as a late-appearing cause of ,idiopathic vocal cord paralysis'. Otolaryngol Head Neck Surg 97: 391–395
Leroux-Robert J (1956) 3 cas de tumeurs chondromateuses du chaton cricoiden traités par cricoidectomie sous-perichondrale totale ou partielle. Ann Otolaryngol Chir Cervicofac 73: 585–590
Lesione W (1965) Der seltene Fall eines subglottischen Osteochondroms. HNO 13: 239–240
Lichtenstein L, Jaffe H (1943) Chondrosarcoma of bone. Am J Pathol 19: 553–589
Lindell MM jr, Jing BS, Luna MA (1981) Glomus laryngicum superior: a case studied arteriographycally. Am J Rad Ther 136: 618–619
Lorentz E (1979) Malignant melanoma of the larynx. HNO 27: 275–277
Luzio-Paparatti U di, Perazzetti F, Ruggeri L (1988) Laryngeal leiomyosarcoma: Case report. Eur Rev Med Pharmacol 10: 41–44
Mackintosh WA, Kassner GW, Murray JF (1985) Fibromatosis and fibrosarcoma of the larynx and pharynx in an infant. Arch Otolaryngol 111: 478–480
Maisel RH, Ogura JH (1974) Neurofibromatosis with laryngeal involvement. Laryngoscope 84: 132–140
Majmudar B, Thomas J, Gorelkin L, Symbas PN (1981) Respiratory obstruction caused by a multicentric granular cell tumor of the laryngotracheobronchial tree. Hum Pathol 12: 283–286
Majmudar B, Castellano PZ, Wilson RW, Siegel RJ (1990) Granular cell tumors of the vulva. J Reprod Med 35: 1008–1014
Maniglia AJ, Xue JDDW (1983) Plasmacytoma of the larynx. Laryngoscope 93: 741–744
Mareev VM, Shkabrov VV (1980) Laryngo-pharyngeal lipoma and fibromyxoma (rus). Vestn Otorinolaringol 1980: 74
Martin PC, Hoda SA, Pigman HT, Pulitzer DR (1994) Giant cell tumor of the larynx. Case report and review of the literature. Arch Pathol Lab Med 118: 834–837
Martin DS, Stith J, Awwad EE, Handler S (1995) MR in neurofibromatosis of the larynx. AJNR Am J Neuroradiol 16: 503–506
Masip MJ, Esteban E, Alberto C, Menor F, Cortina H (1996) Laryngeal involvement in pediatric neurofibromatosis: a case report and review of the literature. Pediatr Radiol 26: 488–492
Masuda K, Takimoto T, Yoshizaki T, Sakano K, Umeda R (1989) Malignant fibrous histiocytoma arising from the vocal cord. ORL J Otorhinolaryngol Relat Spec 51: 365–368

Matic V, Dzinic M, Radonjic D (1979) Schwannomas of the larynx. Med Pregl 32: 245–248

Matsumoto K, Yamamoto E, Ushijima T, Funasaka S (1981) A case of laryngeal leiomyoma (vascular leiomyoma) (Jpn). Nippon Jibiinkoka Gakkai Kaiho 84: 731–734

Matzker J (1963) Gutartige Tumoren des Kehlkopfes. In: Berendes J, Link R, Zöllner F (Hrsg) Hals-Nasen-Ohren-Heilkunde, Bd II/2. Thieme, Stuttgart

Mayoux H, Martin, Rebattu JP (1955) A propos de deux observations de chondromes du larynx. J Fr Otorhinolaryngol 44: 127–131

McKiernan DC, Watters GW (1995) Smooth muscle tumours of the larynx. J Laryngol Otol 109: 77–79

McSwain GR, Colpitts R, Kreutzner A, O'Brien PH, Spicer S (1980) Granular cell myoblastoma. Surg Gynecol Obstet 150: 703

Merz W, Graf K (1958) Haemangiofibrom der Trachea. Pract Otorhinolaryngol (Basel) 20: 77–80

Mevio E, Galioto P, Scelsi M, Re P (1990) Neurofibroma of vocal cord: case report. Acta Otorhinolaryngol Belg 44: 447–450

Meyer-Breiting E (1975) Lymphogranulomatose des Kehlkopfes. Laryngol Rhinol Otol 54: 897–904

Meyer-Breiting E, Burkhardt A (1988) Tumours of the larynx. Histopathology and clinical inference. Springer, Berlin Heidelberg New York

Meyer-Breiting E, Rosemann G (1977) Über seltene Malignome des Larynx. Gemeins Herbsttagung der Österr, Süddtsch und Wiener Ges der HNO-Ärzte. Salzburg

Meyjers B (1905) Drei seltene Halsgeschwülste; zit. nach Köhn (1969)

Michaels L (1975) Neurogenic tumors, granular cell tumor and paraganglioma. Can J Otolaryngol 4: 319–327

Michaels L (1984) Pathology of the larynx. Springer, Berlin Heidelberg New York Tokyo

Miehlke A, Chilla R, Vollrath M (1979) Kryochirurgie und Laserchirurgie zur Behandlung maligner und benigner Kehlkopferkrankungen. ORL 41: 273–287

Miller D, Goodman M, Weber A, Goldstein A (1975) Primary liposarcoma of the larynx. Trans Am Acad Ophthalmol Otolaryngol 80: 444–447

Minnigerode B (1970) Das subglottische Kehlkopfhämangiom des Neugeborenen. Laryngol Rhinol Otol 49: 585–593

Mitschke H (1975) Chondrome des Kehlkopfes und ihre Behandlung. Wien Med Wochenschr 125: 153–155

Modlin B (1982) Rhabdomyoma of the larynx. Laryngoscope 92: 580–582

Mohr RM, Hussain M (1981) Extended vertical frontolateral laryngectomy for a low-grade chondrosarcoma. Otolaryngol Head Neck Surg 89: 213

Mohr W, Pirsig W (1984) Synoviales Sarkom des Larynx. Laryngol Rhinol Otol 63: 453–456

Moran JJ, Enterline HT (1964) Benign rhabdomyoma of the pharynx. A case report, review of the literature and comparison with cardiac rhabdomyoma. Am J Clin Pathol 42: 174–181

Moran CA, Suster S, Carter D (1993) Laryngeal chondrosarcomas. Arch Pathol Lab Med 117: 914–917

Morgan K, MacLennan KA, Narula A, Bradley PJ, Morgan DA (1989) Non-Hodgkin's lymphoma of the larynx. Cancer 64: 1123–1127

Mori D, Tortora R (1966) Neurinoma laringeo nel corso della neurofibromatosi multipla. Ann Laringol (Torino) 65: 802

Mori H, Kumoi T, Hashimoto M, Uematsu K (1992) Leiomyoblastoma of the larynx: report of a case. Head Neck 14: 148–152

Morley AR, Cameron DS, Watson AJ (1973) Osteosarcoma of the larynx. J Laryngol Otol 87: 997–1005

Moscovic EA, Azar HA (1967) Multiple granular cell tumors („myoblastomas"). Case report with electron microscopic observations and review of the literature. Cancer 20: 2032

Mostowski L (1979) Case of schwannoma of the larynx. Otolaryngol Pol 33: 111–114

Moubayed AP, Wiebringhaus H (1977) Drei Fälle eines Riesenzellfibroms des Stimmbandes. Arch Otorhinolaryngol 217: 193–198

Moulonguet H, Hamel S (1976) Un cas de maladie de Launois-Bensaude avec localisation laryngée. Ann Otolaryngol Chir Cervicofac 93: 513

Mounier-Kuhn P, Gaillard J, Fontvielle H, Morgon A (1964) A propos d'une statistique hospitaliere des angiomes benin a forme tumorale dans le domaine ORL. J Fr Otorhinolaryngol 13: 415–418

Muelfay V, Drasoveanu C, Guendisch G (1978) Comments on 6 cases of laryngeal hemangioma. Rev Chir (Otolaringol) 23: 259–265

Muenzel M, Kastendieck H (1978) Neurogener Kehlkopftumor. Laryngol Rhinol Otol 57: 408–413

Murray JF, Lothe F (1962) The histopathology of Kaposi's sarcoma. Acta Int Congress 18: 413–428

Naeim F, Waisman J (1973) Calcified neurilemmoma of the larynx. Ann Otol Rhinol Laryngol 82: 212–215

Nakashima T, Watanabe Y (1985) Sudden airway obstruction due to a benign hemangioendothelioma of the larynx. Laryngoscope 95: 849–850

Nakashima T, Inamitsu M, Uemura T, Sugimoto T (1989) Immunopathology of polymorphic reticulosis of the larynx. J Laryngol Otol 103: 955–960

Nakayama M, Brandenberg JH, Hafez GR (1993) Dedifferentiated chrondrosarcoma of the larynx with regional and distant metastases. Ann Otol Rhinol Laryngol 102: 785–791

Nanson EM (1978) Neurilemoma of the larynx: a case study. Head Neck Surg 1: 69–74

Nardi S, Rosignoli M (1973) Considerazioni su un voluminoso emangioma. Clin Otorinolaringol 25: 35

Natali R, Corfu G, Rachinel O, Menager G, Mesnil JJ (1980) Schwannome du larynx. A propos d'un cas. Ann Otolaryngol Chir Cervicofac 97: 901–903

Neel BH, Unni KK (1982) Cartilaginous tumors of the larynx: A series of 33 patients. Otolaryngol Head Neck Surg 90: 201–207

Neivert H, Royer L (1946) Leiomyoma of the larynx. Arch Otolaryngol 44: 214–216

Neville BW, McConnel FMS (1981) Multifocal adult rhabdomyoma. Arch Otolaryngol 107: 175–178

New GB (1935) Sarcoma of the larynx. Report of two cases. Arch Otolaryngol 21: 648–652

New GB, Erich JB (1938) Benign tumors of the larynx. Arch Otolaryngol 28: 841–910

New GB, Erich JB (1941) Adenocarcinoma of the larynx. Ann Otol Rhinol Laryngol 50: 706–714 (1938)

Nolte E, Kleinsasser O (1982) Granularzelltumoren des Kehlkopfes. HNO 30: 333–339

Nonaka S, Enomoto K, Kawabori S, Unno T, Muraoka S (1993) Spindle cell lipoma within the larynx: a case report with correlated light and electron microscopy. ORL J Otorhinolaryngol Relat Spec 55: 147–149

Norris CM, Peale AR (1961) Sarcoma of the larynx. Ann Otol Rhinol Laryngol 70: 894–909

Nuutinen J, Syrjänen K (1983) Angioleiomyoma of the larynx. Report of case and review of the literature. Laryngoscope 83: 941–943

O'Callaghan JP, Emko P, Perl T (1981) Lipoma of the larynx imaged by conventional radiographic methods. J Laryngol Otol 95: 1159–1163

O'Connor AF, Freeland AP (1980) Neonatal laryngeal neurofibromatosis. Ear Nose Throat J 59: 174–177

Offenhammer K (1955) Zur Differentialdiagnose neurogener Tumoren des Larynx. Pract Otorhinolaryngol (Basel) 17: 33–45

Ophir D, Marshak G, Czernobilsky B (1987) Distinctive immunohistochemical labeling of epithelial and mesenchymal elements in laryngeal pseudosarcoma. Laryngoscope 97: 490–494

Otte T, Kleinsasser O (1981) Liposarcoma of the head and neck. Arch Otorhinolaryngol 232: 285–291

Overcash KE, Putney FJ (1973) Subglottic haemangioma of the larynx treated with steroid therapy. Laryngoscope 83: 679–682

Palva T, Jokinen K, Kärjä J (1975) Neurilemmoma (Schwannoma) of the larynx. J Laryngol Otol 89: 203–204

Perilli M, Bagnariol V (1969) Fibrosarcomas of the larynx. Arch Ital Otol 80: 31–41

Perrin C, Feldis JN, Gerbaux A (1975) Volumineuses localisation laryngées d'une neurofibromatose chez un jeune homme de 15 ans. Intervention par pharyngotomie laterale. Rev Otoneuroophthalmol 47: 209–211

Perrino A (1958) Tumore a cellule giganti della laringe. Ann Laringol (Torino) 57: 140
Pesavento G, Ferlito A (1982) Haemangiopericytoma of the larynx. J Laryngol Otol 96: 1065–1076
Putney FJ, Morau JJ (1964) Cartilaginous tumors of the larynx. Ann Otol Rhinol Laryngol 73: 370–380
Quesada P, Medina A, Ortiz F (1978) Angioleiomioma de laringe. Ann Otorrinolaringol Ibero-Amer 5: 265–270
Raiz SD, Kravets SA (1980) Laryngeal gammahemangioma. Zh Ushn Nos Gorl Bolezn 3: 75–76
Ramadas T, Balasubramaniam CVC, Annamalia L (1984) Malignant pleomorphic fibrous histiocytoma of the larynx. J Laryngol Otol 98: 93–96
Randall G, Alonso WA, Ogura JH (1975) Spindle cell carcinoma (pseudosarcoma) of the larynx. Arch Otolaryngol 101: 63–66
Reid AP, Hussain SS, Pahor AL (1987) Lipoma of the larynx. J Laryngol Otol 101: 1308–1311
Reinhard M (1960) Die Knorpelgeschwülste des Kehlkopfes und ihre Behandlung. HNO 8: 121–123
Remagen W, Löhr J, Westernhagen B von (1983) Osteosarkom des Kehlkopfes. HNO 31: 366–368
Reuter VE, Woodruff JM (1986) Melanoma of the larynx. Laryngoscope 96: 389–393
Ribári O, Elemér G, Bálint A (1975) Laryngeal giant cell tumor. J Laryngol Otol 89: 857–861
Robb PJ, Girling A (1989) Granular cell myoblastoma of the supraglottis. J Laryngol Otol 103: 328–330
Roberts DN, Corbett MJ, Breen D, Jonathan DA, Smith CE (1994) Rhabdomyoma of the larynx: a rare cause of stridor. J Laryngol Otol 108: 713–715
Rohn GN, Close LG, Vuitch F, Merkel MA (1994) Fibrous neoplasms of the adult larynx. Head Neck 16: 227–231
Romualdi G, Cortesi C (1947) I mixomi della laringe. Arch Vecchi Anat Patol 9: 761–788
Rosa G de, Barra E, Boscaino A, Gentile R, Di Prisco B (1989) Fibromatosis of the larynx in the adult. J Laryngol Otol 103: 1219–1221
Rosa G de, Palombini L, Terracciano LM, D'Angelo L (1990) Primary laryngeal malignant fibrous histiocytoma: a case report. Tumori 76: 403–406
Rossi-Vargas J, Bal-Nieves F, Carbayeda-Sanchez M, Corredoira-Ferreiro M, Pena-Rabade P (1992) Malignant fibrous histiocytoma of the larynx. Ann Otorrinolaringol Iberoamer 19: 105–112
Rowe-Jones JM, Solomons NB, Ratcliffe NA (1994) Leiomyosarcoma of the larynx. J Laryngol Otol 108: 359–362
Rozas-Aristy F, Espino-Duran M, Zapateiro J (1991) Myxoid lipoma of the larynx. Rev Med Panama 16: 33–38
Ruben RJ, Kucinski SA, Greenstein N (1975) Cystic lymphangioma of the vallecula. Can J Otolaryngol 4: 180
Rudert H (1971) Riesenzelltumor des Kehlkopfes. HNO 19: 306–309
Satomi F, Mori H, Ogasawara H, Kumoi T, Uematsu K (1991) Subglottic plasma cell granuloma: report of a case. Auris Nasus Larynx 18: 391–399
Schaefer SD, Blend BL, Denton JG (1980) Laryngeal paragangliomas: evaluation and treatment. Am J Otolaryngol 1: 451–455
Schaeffer BT, Som PM, Biller HF, Som ML, Arnold LM (1986) Schwannomas of the larynx: review and computed tomographic scan analysis. Head Neck Surg 8: 469–472
Schimpf A, Müsebeck K, Mootz W (1969) Naevuszellnaevus (compound naevus) im Larynxbereich (Plica ventricularis). Z Hautkr 44: 137–144
Schlechter GL, Biller HF (1972) The limitations of corticosteroids and cryotherapy for subglottic hemangioma. Trans Am Acad Ophth Otol 76: 1360–1362
Schlosnagle DC, Kratochvil FJ, Weathers DR, McConnel FMS, Campbell WG jr (1983) Intraoral multifocal adult rhabdomyoma. Arch Pathol Lab Med 107: 638–642
Schrader M (1988) Improved diagnosis of laryngeal lipoma by computerized tomography. HNO 36: 161–163
Schwartz MR, Donovan DT (1987) Hemangiopericytoma of the larynx: A case report and review of the literature. Otolaryngol Head Neck Surg 96: 369–372

Sciot R, Delaere P, Van-Damme B, Desmet V (1995) Angiosarcoma of the larynx. Histopathology 26: 177–180

Scott KM, Carter CS (1995) Malignant fibrous histiocytoma of the larynx: case report and literature review. J Otolaryngol 24: 198–200

Scully C, Burkhardt A (1993) Tissue markers of potentially malignant human oral epithelial lesions. J Oral Pathol Med 22: 246–256

Seals JL, Shenefelt RE, Babin RW (1986) Intralaryngeal nevus in a child. A case report. Int J Pediatr Otorhinolaryngol 12: 55–58

Sellari-Franceschini S, Segnini G, Berrettini S, Bruschini P, Cagno MC, Testi C (1993) Hibernoma of the larynx. Review of the literature and a new case. Acta Otorhinolaryngol 47: 51–53

Sellari-Franceschini S, Segnini G, Testi C, Berrettini S, Bruschini P, Marchetti G (1994) Leiomyosarcoma of the larynx. Review of the literature and a case report. Rev Laryngol Otol Rhinol 115: 345–348

Selme V, Trincard MD, Wassef M, Papillon P (1994) A rare cause of dysphonia: laryngeal rhabdomyoma. Ann Pathol 1994 14: 177–181

Sena T, Brady MS, Huvos AG, Spiro RH (1991) Laryngeal myxoma. Arch Otolaryngol Head Neck Surg 117: 430–432

Shanmugaratnam K (1991) Histological typing of tumours of the upper respiratory tract and ear. 2nd edn. Springer, Berlin Heidelberg New York

Sheen TS, Wu CT, Hsieh T, Hsu MM (1997) Postirradiation laryngeal osteosarcoma: case report and literature review. Head Neck 19: 57–62

Shevchenko AM, Egorov VP, Gladkii NI, Miroshinichenko SV (1981) Abrikosoff's granular cell tumor localized on the vocal fold (rus). Vestn Otorinolaringol 1981: 77–78

Shibata K, Komune S (1980) Laryngeal angiomyoma (vascular leiomyoma) clinicopathological findings. Laryngoscope 90: 1880–1886

Shorp HS (1939) Haemangioma of the trachea in an infant. J Laryngol Otol 63: 413–414

Sidman J, Wood RE, Poole M, Postma DS (1987) Management of plexiform neurofibroma of the larynx. Ann Otol Rhinol Laryngol 96: 53–55

Simon H (1968) Sofortige tödliche Blutung nach Probeexzision aus der aryepiglottischen Falte. Monatsschr Ohrenheilkd 102: 484–486

Simpson GT, McGill T, Healy GB, Strong MS (1979) Benign tumors and lesions of the larynx in children. Surgical excision by CO-2-Laser. Ann Otol Rhinol Laryngol 88: 479–485

Singh J, Black MJ, Fried J (1980) Cartilaginous tumors of the larynx: a review of literature and two case experiences. Laryngoscope 90: 1872–1879

Smith O, Youngs R, Snell D, Nostrand P van (1988) Paraganglioma of the larynx. J Otolaryngol 17: 293–301

Smoler J, Vivar G, Pinto SL (1966) Multiple neurofibromatosis with laryngeal involvement. Ann Otol Rhinol Laryngol 75: 968–974

Som PM, Scherl MP, Rao VM, Biller HF (1986) Rare presentations of ordinary lipomas of the head and neck: a review. Am J Neuroradiol 7: 657–664

Spagnolo DV, Paradinas FJ (1985) Laryngeal neuroendocrine tumour with features of a paraganglioma, intracytoplasmic lumina and acinar formation. Histopathology 9: 117–131

Spiess A (1930) Über ein Gangliom des Kehlkopfes. Laryngol Rhinol Otol 19: 1–20

Stanley RJ, Scheithauer BW, Weiland LH, Neel HB (1987) Neural and neuroendocrine tumors of the larynx. Ann Otol Rhinol Laryngol 96: 630–638

Steiger P, Maurer R, Honegger HP (1992) Liposarcoma in the laryngeal region: Case report and review of literature. Schweiz Med Wochenschr 122: 944–949

Steiner W (1984) Endoskopische Chirurgie in den oberen Luft- und Speisewegen des Kindes. Laryngol Rhinol Otol 63: 198–202

Steurer M, Stiglbauer R, Zrunek M, Hofler H (1993) Chondromatous tumors of the larynx based on three case reports with special reference to magnetic resonance. Laryngorhinootol 72: 256–260

Supance JS, Quenelle DJ, Crissman J (1980) Endolaryngeal neurofibromas. Otolaryngol Head Neck Surg 88: 74

Swerdlow JB, Merl SA, Davey FR, Gace RR, Gottlieb A (1984) Non-Hodgkin's lymphoma limited to the larynx. Cancer 53: 2546–2549

Tan C, Rosen G, Ghavini F (1975) Adriamycin (NSC-123127) in pediatric malignancies. Cancer Chemother Rep 6: 259–266
Tefft M (1966) The radiotherapeutic management of subglottic hemangioma in children. Radiology 86: 207–214
Tesei F, Caliceti U, Sorrenti G, Canciullo S, Sabbatini E, Pileri S et al. (1995) Extramedullary plasmocytoma (EMP) of the head and neck: a series of 22 cases. Acta Otorhinolaryngol Ital 15: 437–442
Thomas AB, Rees L (1969) Neurilemmoma of the larynx. J Laryngol Otol 83: 189
Thomas JL, Bernardino ME (1981) Pheochromocytoma in multiple endocrine adenomatosis. Efficacy of computer tomography. JAMA 245: 1467–1469
Thomas DM, Wilkins MJ, Witana JS, Cook T, Jefferis AF, Walsh-Waring GP (1995) Giant cell reparative granuloma of the cricoid cartilage. J Laryngol Otol 109: 1120–1123
Timon CI, Gullane PJ, Van Nostrand AWP, O'Dwyer T (1992) Chondrosarcoma on the larynx: A histo-radiologic analysis. J Otolaryngol 21: 358–363
Tobey DN, Wheels RF, Yarington CT jr (1979) Electron microscopy in the diagnosis of liposarcoma and fibrosarcoma of the larynx. Ann Otol Rhinol Laryngol 88: 867–871
Tomas H (1971) Beitrag zum Haemangiom des Larynx beim Säugling. Monatsschr Kinderheilkd 119: 520–523
Tomeckova A, Odehnal F, Cerny K (1981) Abrikosoff's tumor (granular cell myoblastoma) with a laryngeal localization. Report of 2 cases (czech). Cesk Otolaryngol 30: 296–302
Torsiglieri AJ jr, Handler SD, Uri AK (1991) Granular cell tumors of the head and neck in children: the experience at the Children's Hospital of Philadelphia. Int J Pediatr Otorhinolaryngol 21: 249–258
Tort C, Tasei-Stefen AM, Darre A, Goubert JL, Raymond-Gelle MC (1992) An unusual tumor of the larynx: malignant fibrous histiocytoma. Apropos of a case. Review of the literature. Ann Otolaryngol Chir Cervicofac 109: 100–104
Travis LW, Sutherland C (1980) Coexisting lentigo of the larynx and melanoma of the oral cavity: report of a case. Otolaryngol Head Neck Surg 88: 218–220
Triantafilidi IG, Nasyrov VA (1980) Chemodectomas with an outlet into the parapharyngeal space and larynx (rus). Vestn Otorinolaringol 1980: 83
Triglia JM, Epron JP, Bouanga C, Cannoni M (1993) Surgical treatment of subglottic angioma in infants. Technique and indications. Ann Otolaryngol Chir Cervicofac 110: 399–403
Trizna Z, Forrai G, Toth B, Banhidy FG (1991) Laryngeal lipoma. Ear Nose Throat J 70: 387–388
Tsui HN, Loré JM jr (1976) Congenital subglottic fibroma in the newborn. Laryngoscope 86: 571
Tsukerberg LI, Zakhavorv AA (1971) Neurofibroma of the larynx (rus). Vestn Otorinolaringol 33: 107
Tsybyrne GA, Bogdanskaia NI (1979) Osteoblastoclastoma of the larynx. A case report (rus). Vopr Onkol 25: 62–64
Urfer E (1947) Myxolipom des Kehlkopfes. Schweiz Med Wochenschr 77: 366–371
Velek JP (1976) Liposarcoma of the larynx. Trans Am Acad Ophthalmol Otolaryngol 82: 569–570
Vlasiuk AN (1979) Giant cavernous hemangioma of the laryngopharynx (rus). Zh Ushn Nos Gorl Bolezn 4: 85–86
Wagemann W (1952) Erstmaliges Vorkommen einer Riesenzellgeschwulst im Kehlkopfraum. HNO 3: 93–95
Watanabe S, Ohata T, Kobayashi T (1978) Reticulum cell carcinoma occurring primarily in the head and neck tumor. Soc Head Neck Tumor, Nagoya
Weber BP, Kempf HG, Kaiserling E (1992) Malignant fibrous histiocytoma in the area of the head and neck. Laryngorhinootol 71: 43–49
Weisman RA, Konrad HR, Canalis RF (1980) Granular cell myoblastoma involving the recurrent laryngeal nerve. Arch Otolaryngol 106: 294–297
Wenig BM (1993) Malignant melanoma. In: Ferlito A (ed) Neoplasms of the larynx. Churchill Livingstone, Edinburgh

Wenig BM (1995a) Laryngeal mucosal malignant melanoma: A clinicopathologic, immunohistochemical, and ultrastructural study of four patients and a review of the literature. Cancer 75: 1568–1577

Wenig BM (1995b) Lipomas of the larynx and hypopharynx: A review of the literature with the addition of three new cases. J Laryngol Otol 109: 353–357

Wenig BM, Heffner DK (1995) Liposarcomas of the larynx and hypopharynx: A clinopathologic study of eight new cases and a review of the literature. Laryngoscope 105: 747–756

Wenig BM, Weiss SW, Gnepp DR (1990) Laryngeal and hypopharyngeal liposarcoma. A clinicopathologic study of 10 cases with a comparison to soft-tissue counterparts. Am J Surg Pathol 14: 134–141

Wenig BM, Devaney K, Bisceglia M (1995) Inflammatory myofibroblastic tumor of the larynx. A clinicopathologic study of eight cases simulating a malignant spindle cell neoplasm. Cancer 76: 2217–2229

Wetmore RF (1987) Fibrous histiocytoma of the larynx in a child. Case report and review. Clin Pediatr Phila 26: 200–202

Wetmore RF, Tronzo RD, Lane RJ, Lowry LD (1981) Nonfunctional paraganglioma of the larynx: clinical and pathological considerations. Cancer 48: 2717–2723

Whittam DE, Morris TMO (1970) Neurilemmoma of the larynx. J Laryngol Otol 84: 747–750

Wight RG, Variend S, Bull PD (1989) Granular cell tumour of the larynx in childhood. J Laryngol Otol 103: 880–881

Wilhelm HJ, Dietz R, Schöndorf J (1980) Diagnostik und Therapie seltener Tumoren im Larynx-Pharynx-Bereich. Laryngol Rhinol Otol 59: 137–143

Willcox TO jr, Rosenberg SI, Handler SD (1993) Laryngeal involvement in neurofibromatosis. Ear Nose Throat J 72: 811–812, 815

Winther LK (1976) Rhabdomyoma of the hypopharynx and larynx. Report of two cases and a review of the literature. J Laryngol Otol 90: 1041–1051

Winther LK, Lorentzen M (1978) Rhabdomyosarcoma of the larynx. Report of two cases and a review of the literature. J Laryngol Otol 92: 417–424

Wolfowitz BL, Schmamann A (1973) Smoothmuscle tumors of the upper respiratory tract. S Afr Med J 47: 1189–1191

Wood GS, Brammer R, Durham JC, Dichtel W (1993) Adult rhabdomyoma of the larynx. Ear Nose Throat J 72: 296–298

Yee RD, Helper RS (1973) Congenital hemangiomas of the skin with orbital and subglottic hemangiomas. Am J Ophthalmol 75: 876–879

Yoshida T (1983) Benign neoplasms of the larynx. A ten-year review. Auris Nasus Larynx Suppl 10: 61–71

Yurich E, Beekhuis GJ (1960) Multiple Neurofibromatosis involving the larynx. Laryngoscope 70: 46

Zagarskikh A (1971) Ganglioneurofibroma of the larynx in a child aged one year and one month (rus). Vestn Otorinolaringol 33: 102

Zak FG, Lawson W (1982) The paraganglionic chemoreceptor system. Physiology, pathology and clinical medicine. Springer, Berlin Heidelberg New York

Zakrzewski A, Przybora L, Szmeja Z, Sobieszczyk A (1977) Case of malignant transformation of laryngeal neurilemmoma (pol). Otolaryngol Pol 31: 551–555

Zbären P, Burkhardt A (1990) Solitary plasmocytoma of the larynx. Schweiz Rundsch Med Prax 79: 951–953

Zohair A, Francois M, Polonovski JM, Narcy P (1991) Severe subglottic hemangioma in the infant: corticotherapy, intubation or surgery? Rev Laryngol Otol Rhinol Bord 112: 449–451

Zöllner F (1963) Die Operabilität kavernöser Hämangiome der Zunge und des Kehlkopfeingangs. Laryngol Rhinol Otol 42: 1–7

13 Sogenannte radiogene Tumoren

Amendola BE, Amendola A, McClatchey KD (1985) Radiation induced carcinoma of the larynx. Surg Gynecol Obstet 161: 30–32

Argiris A, Dardoufas C, Aroni K (1995) Radiotherapy induced soft tissue sarcoma: an unusual case of a dermatofibrosarcoma protuberans. Clin Oncol R Coll Radiol 7: 59–61

Baker DC, Weissmann B (1971) Postirradiation carcinoma of the larynx. Ann Otol Rhinol Laryngol 80: 634–637

Coakley JF (1985) Primary oat cell carcinoma of the larynx. J Laryngol Otol 99: 301–303

Dishoeck HAE van (1968) Malignant tumors in the Leiden Ear-Nose-Troat-Clinic. Pract Otorhinolaryngol 30: 248–250

Donaldson J (1978) Fibrosarcoma in a previously irradiated larynx. J Laryngol Otol 92: 425–428

Eicken C von (1934) Larynxkarzinom nach alter Röntgenschädigung. Zentralbl Hals-Nasen-Ohrenheilk 21: 71–72

Ghalib SH, Warner ED, DeGowin E (1969) Laryngeal chondrosarcoma after thyroid irradiation. JAMA 210: 1762–1763

Galloway TC, Soper GR, Elsen J (1960) Carcinoma of the larynx after irradiation for recurring papillomas. Arch Otolaryngol 72: 289–294

Glanz HK, Kleinsasser O (1976) Radiogene Zweitkarzinome des Larynx. HNO 24: 48–59

Glaubiger DL, Casler JD, Garrett WL, Yuo HS, Lillis-Hearne PK (1991) Chondrosarcoma of the larynx after radiation treatment for vocal cord cancer. Cancer 68: 1828–1831

Gössner W (1972) Grundlagen und allgemeine pathologische Anatomie der Strahlenschäden. Verh Dtsch Gesel Pathol 16: 168–187

Goolden AWG (1951) Radiation cancer of the pharynx. Br Med J 2: 1110–1112

Goolden AWG (1957) Radiation cancer. A review with special reference to radiation tumors in the pharynx, larynx and thyroid. Br J Radiol 30: 626–640

Kleinsasser O (1958) Über die gut- und bösartigen Formen der Kehlkopfpapillome und deren histologisches und klinisches Bild. Arch Otorhinolaryngol 171: 44–69

Kleinsasser O, Glanz H (1979a) Spontane Kanzerisierung nicht bestrahlter juveniler Larynxpapillome. Laryngol Rhinol Otol 58: 482–489

Kleinsasser O, Glanz H (1979b) Myogenic tumours of the larynx. Arch Otorhinolaryngol 225: 107–119

Kogelnik HD (1977) Über die Häufigkeit von Zweittumoren nach chirurgischer und strahlentherapeutischer Behandlung. Strahlentherapie 153: 163–167

Lawson SA, Som M (1975) Second primary cancer after irradiation of laryngeal cancer. Ann Otol Rhinol Laryngol 84: 771–775

Lund V, Sawyer R, Papavasiliom A (1982) Second respiratory tract carcinomas following radiotherapy to the larynx. Clin Oncol 8: 201–206

Majors M, Parkhill EM, Devine KD (1964) Papilloma in the larynx in children. Am J Surg 108: 470–475

Mark RJ, Poen J, Tran LM, Fu YS, Selch MT, Parker RG (1994) Postirradiation sarcomas. A single-institution study and review of the literature. Cancer 73: 2653–2662

Meyer-Breiting E, Burkhardt A (1988) Tumours of the larynx. Histopathology and clinical inference. Springer, Berlin Heidelberg New York

Nageris B, Elidan J, Sherman Y (1994) Fibrosarcoma of the vocal fold: a late complication of radiotherapy. J Laryngol Otol 108: 993–994

Rasinger G, Ulrich W (1983) Adenocarcinoma of the larynx as a recurrence. Laryngol Rhinol Otol 62: 363–365

Sheen TS, Wu CT, Hsieh T, Hsu MM (1997) Postirradiation laryngeal osteosarcoma: case report and literature review. Head Neck 19: 57–62

Taylor RF (1977) Late recurrence of cancer in the larynx and hypopharynx after irradiation. ORL 39: 251–256

Van den Bogaert W, Ostyn F, van der Schneren E (1983) The primary treatment of advanced vocal cord cancer: laryngectomy or radiotherapy. Int J Radiat Oncol Biol Phys 9: 329–334

Wallner KE, Leibel StA, Wara (1985) Squamous cell carcinoma of the head and neck after radiation therapy for Hodgkin's disease. Cancer 56: 1052–1055
Walsh TE, Beamer PR (1950) Epidermoid carcinoma of larynx occurring in two children with papilloma of larynx. Laryngoscope 60: 1110–1124

14 Destruierende Läsionen mit umstrittener Ätiologie

Benjamin B, Motbey J, Ivers C, Kan A (1995) Benign juvenile xanthogranuloma of the larynx. Int J Pediatr Otorhinolaryngol 32: 77–91
Bohlman ME, Ensor RE, Goldman (1984) Primary Wegener's granulomatosis of the trachea: radiologic manifestations. Southern Med J 77: 1318–1319
Bouyssou-Gauthier ML, Bedane C, Jaccard A, Dang PM, Labrousse F, Leboutet MJ et al. (1996) Multicentric histiocytosis with hematological involvement. Ann Dermatol Venereol 123: 460–463
Brown HA, Woolner LB (1960) Findings referable to the upper part of the respiratory tract in Wegener's granulomatosis. Ann Otol 69: 810–829
Devaney KO, Travis WD, Hoffman G, Leavitt R, Lebovics R, Fauci AS (1990) Interpretation of head and neck biopsies in Wegener's granulomatosis. A pathologic study of 126 biopsies in 70 patients. Am J Surg Pathol 14: 555–564
Dudler J, Fellay G, Regamey C (1990) Subglottic stenosis: unrecognized type of presentation of Wegener's granulomatosis. Schweiz Med Wochenschr 120: 721–725
Friedmann I (1973) Granulomas of the larynx. In: Paparella MM, Shumrick DA (eds) Otolaryngology. Saunders, Philadelphia 3: 616–630
Hellmann D, Laing T, Petri M, Jacobs D, Crumley R, Stulbarg M (1987) Case report. Wegener's granulomatosis: isolated involvement of the trachea and larynx. Ann Rheum Dis 46: 628–631
Hester JE, Arnstein DP, Woodley D (1995) Laryngeal manifestations of epidermolysis bullosa acquisita. Arch Otolaryngol Head Neck Surg 121: 1042–1044
Koehn (1969) Nase und Nasennebenhöhlen, Kehlkopf und Luftröhre. In: Doerr W, Seifert G, Uehlinger E (Hrsg) Spezielle pathologische Anatomie, Bd. 4. Springer, Berlin Heidelberg New York
Kurita S, Hirano M (1983) Wegener's granuloma localized in the larynx. Report of a case. Auris Nasus Larynx 10: 97–104
Ladisch S, Gadner H, Elinder G (1997) Langerhans cell granulomatosis. Am J Surg Pathol 21: 1522
Le-Thi-Huong DU, Wechsler B, Cabane J, Piette JC, Herreman G, Guillevin L et al. (1988) Wegener's granulomatosis. Clinical aspects, nosologic problems. Review of the literature apropos of 30 cases. Ann Med Interne (Paris) 139: 169–182
Lichtenstein L (1953) Histiocytosis X: integration of eosinophilie granuloma of bone. „Letterer-Siwe disease", and „Schüller-Christian disease", as related manifestations of a single nosologic entity. AMA Arch Pathol 56: 84–102
Lieberman PH, Jones CR, Steinman RM (1996) Langerhans cell (eosinophilic) granulomatosis: a clinicopathologic study encompassing 50 years. Am J Surg Pathol 20: 519–552
Lieberman PH, Jones CR (1997) Langerhans cell granulomatosis. Am J Surg Pathol 21: 1522–1523
Meyer-Breiting E, Burkhardt A (1988) Tumours of the larynx. Histopathology and clinical inference. Springer, Berlin Heidelberg New York
Michaels L (1984) Relapsing polychondritis and Wegener's granulomatosis. In: Pathology of the larynx. Springer, Berlin Heidelberg New York Tokyo 17: 125–130
Müller R (1997) Rare benign findings of the larynx. In: Kleinsasser O, Glanz H, Olofsson J (eds) Advances in laryngology in europe. Elsevier, Amsterdam Lausanne New York Oxford Shannon Tokyo, pp 59–64
Scully RE, Galdabini JJ, McNeely Betty U (1979) Case records of the Massachusetts General Hospital Case 24. N Engl J Med 300: 1378–1385
Stein MG, Gamsu G, Webb WR, Stulbarg MS (1986) Computed tomography of diffuse tracheal stenosis in Wegener granulomatosis. J Comput Assist Tomogr 10: 868–870

Stell PM, Maran AG, Stanley RE, Murray JA (1985) Chronic laryngeal stenosis. Ann Otol Rhinol Laryngol 94: 108–113
Waxman J, Bose WJ (1986) Laryngeal manifestations of Wegener's granulomatosis: Case report and review of the literature. J Rheumatol 13: 408–411
Wegener F (1939) Über eine eigenartige rhinogene Granulomatose mit besonderer Beteiligung des Arteriensystems und der Nieren. Beitr Z Pathol Anat 102: 36–68
Yoshida T, Kuratomi K, Mitsumasu T (1983) Benign neoplasms of the larynx. A 10-year review of 38 patients. Auris Nasus Larynx 10: 61–71

15 Tumorähnliche Läsionen

Houghton DJ, Bennett JD, Rapado F, Small M (1997) Laryngeal tuberculosis: an unsuspected danger. Br J Pract 51: 61–62
Manohar MB, Saleem M, McArthur P, Tulbah A (1997) Laryngeal inflammation mimicking laryngeal carcinoma. J Laryngol Otol 11: 568–570

Sachverzeichnis

Abberation, hyperplastische 775
abl, Proteinkinase 614
Abszeß
- *Bezold*-Senkungsabszeß 342, 360, 363
- Gehirn 351, 362
- Gehörgang 312
- intra-/extrazerebral 20
- Larynx 699, 700
- *Monro*-Abszeß 318
- retropharyngeal 134, 161, 162
- subperiostal 360
- Tonsillar- /Paratonsillarabszeß 161
Abt-Letterer-Siwe-Erkrankung 65, 507
Abtragung, chirurgische, Papillom 744
Abwehrsystem, Nasenschleimhaut, Pathophysiologie 9
Ackerman-Tumor (verruköses Karzinom) 193–197, 795, 858–863
- Therapie 863
Acrylhydrocarbon-Hydroxylase (AHH) 618, 754
Actinomyces israelii 728
Adenektomie 149
Adenoide, adenoide Vegetationen 172
adenoidzystisches Karzinom 51, 53, 54, 871, 872
Adenokarzinom 48, 49, 51, 206–208, 446, 449–451, 933
- adenoidzystisches/kribriformes 455
- Azinuszellkarzinom 869
- Differenzierungsgrad 581
- gut differenziert 869
- mukoides 869
- papilläres ("low grade") 207, 869
- Prognose 871
Adenom 438, 439
- Adenolymphom 50
- aggressiv papilläres 440
- Basalzelladenom 50
- Hidradenom 454
- Hypophysenadenom, extraselläres 118, 185
- kanaliküläres 50
- monomorphes 51

- Larynx 739, 752
- Myoepitheliom 50
- neuroendokrines 439
- Onkozytom 50
- papilläres 439, 440
- pleomorphes 50–53, 437, 438, 874, 899
- Schweißdrüsenadenom, apokrines 454
- Talgdrüsenadenom 50
- Zeruminaldrüsenadenom 454
Adhäsionen, Schleimhaut 347, 348
Adhäsionsmoleküle 606
- CD44 Variante 6 607
- *SYNDECAN*-1 607
Adhäsivprozeß 323, 349
AFIP-Klassifikation 462
AgNORs (nukleoläre Organisationsregion) 445, 594, 597, 601
AIDS 77, 712, 736, 737
- assoziierte Infektionen 141–146
- *Kaposi*-Sarkom, AIDS- assoziiertes 493
- intraorale Tumormanifestation 206
Airbag, Knalltrauma 301
Akanthose 440, 777
Akne (A.)
- A. pustulosa 320
- A. vulgaris 319
Aktinomykose 27, 169, 371, 728, 940
Akustikusneurinom 470
Albers-Schoenberg-Erkrankung (Osteopetrose) 389, 410, 411
Albright-Symptom 408
Alexander-Dysplasie 288
Alkohol 176, 177, 755–757
Allergie/allergisch
- Angiitis 943
- Diathese 705
- Entzündung 23
- Granulom 24, 940
- Laryngitis 705
Alport-Syndrom 289–291
Alterspapillom 746–752, 761
Amboß 272
- Ostitis 351
Ameloblastom 68

Aminoglykoside 306, 307
- Ototoxizität, Dosisabhängigkeit 308, 309
Amnionmembrankultur, humane 618
Amplifikation 613
- bcl-1 615
Amyloidose/Amyloidablagerung 75, 223, 411, 452, 668 – 671
- Amyloidnachweis 947
Amyloidtumoren 668, 899
Anämie 679, 680
Anamnese, familiäre 688
Anaphylaxie 682
ANCA (anti-neutrophile zytoplasmatische Antikörper) 34, 941
Androgenrezeptor 607
Angiitis 428
- allergische 943
Angina (A., *siehe auch* Tonsillitis) 149
- A. agranulocytotica 133, 134
- A. lateralis acuta 133
- A. *Plaut-Vincent* (Angina ulceromembranacea) 154, 155
- Monozytenangina (Mononucleosis infectiosa) 155 – 160
- postanginöse Krankheiten 171
Angioblastom 468
Angiofibrom, juveniles 62, 208, 209
Angiogenese, angiogenetische Aktivität 618
Angioleiomyom 911
Angiolipom 465
- Angio-Fibro-Lipom 212
Angiom (*siehe* Hämangiom)
Angiomatose, epitheloide 146
Angiomyolipom 465
Angiomyom 466
Angioödem 682, 705
Angiosarkom 63, 214, 491, 492, 910 – 914, 950
„anterior commissure tendon" 811
Antibiotikatherapie 704
Antigen
- Blutgruppen-assoziierte, reife 606
- CEA (karzinoembryonales Antigen) 452
- „early-antigen diffuse" (EA-D) 156
- „early-antigen restricted" (EA-R) 156
- EBV-nukleäre Antigene 156
- Masernvirus 406
- Oberflächenantigene, epitheliale 605
- PCNA („proliferating cell nuclear antigen") 597, 847
- Zytokeratinantigen 879
Antikörper
- ANCA (anti-neutrophile zytoplasmatische Antikörper) 34, 941
- Antikollagen-Typ II-Antikörper 425

- Autoantikörper 418, 423, 617
- gegen Innenohrgewebe 429
- gegen Kornea, Epithelstrukturen 429
- HMB-45 460
- MIB-1 597, 846
- Ki67 845, 877, 893
- PC10 848
- proliferationsassoziierte, monoklonale 845–848
α_1-Antitrypsin 931
Antrumblock 348
Anulus fibrosus 366
Aortenklappenerkrankung 429
Aortitis 428
Aplasie
- Larynx 619, 630, 631
- Tonsille 123
Apoptose 850
Aquaeductus cochleae 380
Arbeitsstoffbelastung, Karzinomrisiko 178
Arrosionsblutung, tonsillogene 162
Arterie, Arteria (A.)
- A. carotis externa 554
- A. labyrinthi, Vaskulitis 425
- A. laryngea superior/inferior 554
Arthritis
- der Cricoarytaenoidgelenke 704, 705
- rheumatoide/reaktive 431, 678, 679
Aryknorpel 548, 549
Asbest 40, 709, 758
Ascariden 738
Aspergillose 27, 371, 731
Aspergillus (A.)
- A. flavus 315
- A. fumigatus 315
- A. niger 311, 315
Asphyxie 656
Aspiration 653 – 657
- Akutphase 656
- chronische Phase 657
Aspirationsstellung 551
Aspirationszytologie 593, 594
Asthma 688
Atherom 313, 511, 512
Atmung 566, 567
- Atemnot 569
- Atemwegsobstruktion 740, 747
Atresie
- Choanalatresien 116 – 118
- Isthmus faucium 122, 123
- Larynx 619, 622, 623
- nasopharyngeale 122
- Ohr, angeborene Atresie 282 – 291
Atypie 774, 775
Aufstellung, differentialdiagnostische 2
Augenmetastase 59

Ausbreitungsform, bronchogene, Tuberkulose 715
Autoantikörper 418, 423
– p53 617
Autoimmunerkrankung 412
– Innenohr 423–432
– Mäusemodell 424
Autoimmunität, knorpelspezifische 399
Autopsie 756, 789
Autoradiographie 886
Autounfall 640
Azetyltransferase 754
Azinuszellkarzinom 51, 54, 869

„bacillary angiomatosis" 146
Bacteroides melanogenicus 691
Bakterien/bakterielle Infektionen 130, 143, 145, 683
Barotrauma, Ohr 303, 324
Basaliom 47
Basalmembran 608, 741, 780, 787, 855–857, 859
– Strukturen, Verlust 843
– Zerstörung 776
Basalzellen 328, 777
Basalzelladenom 50
Basalzellkarzinom 51
– adenoider Typ 443
– granuläres 443
– klarzelliges 443
– Rumpfhautbasaliom 443
– sklerodermiformes 443
– sklerosierender Typ 443
– solider Typ 443
Batteriearbeiter 759
Bazex-Syndrom 185
bcl-1-Amplifikation 615
Begleitlaryngitis 699
Behcet-Syndrom 431
Belastung, exogene 754
Berufserkrankungen, Nase 37–41
Bestrahlung 703, 745, 791, 851, 933
– adjuvante Strahlentherapie 933
– Biologie bestrahlter Tumoren 882–884
– Histologie 885–888
Bezold-Senkungsabszeß 342, 360, 363
bFGF („basic fibroblast growth factor") 857
Bindegewebe, Fehlentwicklung, Felsenbein 389
Bindegewebssubstanz 780
Bing-Siebemann-Dysplasie 289
biphasischer Aufbau 864
Birbeck-Granula 508
Blastom 914
Blastomyces dermatitidis 733

Blastomykose 733, 734, 940, 942
blauer Mantel 403, 404
Bleomycin 892, 893
Blutung
– gastrointestinale 429
– Larynxbereich 679, 680
– Mikroblutungen 304
– tonsillogene Arrosionsblutung 162
Boeck-Erkrankung (Sarkoidose) 25, 168, 386, 387, 940
Bolus, Aspiration 655
Borrelien-Infektion, Hörsturz 412
Bouin-Fixation 265
Bowen-Erkrankung 440, 443, 786
branchiogen
– Fehlbildungen 119–121
– Tumoren 122
Branhamella cataralis 322
BrdU-MI 846
Breslow-Index 56
Broders
– Einteilung 581
– Grading 840
Bromodeoxyuridin 445, 596, 845
Bronchitis, asthmatoide 688
Bronchuskarzinom 770
Burkitt-Lymphom 504, 930
Bursitis pharyngealis (*Thornwald*-Erkrankung) 136

E-Cadherin 855
Canalis craniopharyngeus (*Landzert*) 118
Canalolithiasis (Cupolithiasis, benigner paroxysmaler Lagerungsschwindel) 422, 423
Candida albicans 311, 315
Candidiasis 730, 731
Carcinom/Carcinoma (*siehe auch* Karzinom)
– Carcinoma cuniculatum 194
– Carcinoma in situ 440, 762, 768, 771, 775, 776, 780, 786–790, 803
– – Differentialdiagnose/therapeutische Aspekte 790–792
– – Geschlechts-/Altersverteilung 789
Carney-Syndrom 474
Cartilago arytaenoidea (*siehe* Stellknorpel)
Cartilago thyreoidea (*siehe* Schildknorpel)
CASTLE („carcinoma showing thymus-like differentiation") 229
Cavum pharyngis 99
CD1a 947
$CD4^+$-Lymphozyten 610
CD34 912
CD44 Variante 6 607
CEA (karzinoembryonales Antigen) 452

Celloidin 266
c-erbB-2 853
c-erbB2-Gen 613
c-fos 852
CGH (Genom-Hybridisierung) 611
Charcot-Leyden-Kristalle 509
Chemiearbeiter 757
Chemodektom 213, 925, 926
Chemotherapie 745, 851, 940
– Tumorveränderung 891–893
Chinesen 752
Choanalatresien 116–118
Cholesteatom 360
– Definition 363
– Flaccida-Cholesteatom 365
– iatrogenes 368
– Komplikationen 368
– Kuppelraumcholesteatom 366
– Matrix 366
– Mittelohr-Cholesteatom 367
– posttraumatisches 367
– primäres/sekundäres 365
– Tensa-Cholesteatom 365
Cholesteatomsack 367
Cholesteringranulom 24, 323, 351, 357–359
– Definition 357
– Pathomechanismus 357, 358
Cholesterinnadel 358
Chondrodermatitis helicis 425
Chondrodermatitis nodularis helicis chronica 320, 510
Chondrom 64, 65, 498, 499, 739, 899, 915–919
– juxtakortikales 499
Chondrosarkom 64–66, 501–503, 900, 915–919
– entdifferenziertes 502
– extraskelettales 502
– hochmalignes 502
– klarzelliges 502
– „low grade" 916
– myxoides 502
Chorda tympani, Neurinom 472
Chordom 67, 68, 220, 221
Choristom 513
Chrom 39, 758
Chromogranin 452, 877
Chrommykose 27
Chromosom 1/3/5/8/13/14/15 611, 850, 852
Chrysotil-Minenarbeiter
Churg-Strauss-Syndrom 36, 37, 943
CK 8/CK 13/CK 19 608
Clark-Level 56, 460
„clearance"
– Larynx 765
– gestörte 328

„cloning-efficiency" 618
CMV-Infektion 144
c-myc 846, 852, 854
Cochlea, Verknöcherung 427
Cochleopathie, sympathische 423
Cogan-Syndrom 289, 428–431
Commotio labyrinthi 304
Computertomographie (CT) 626, 632
Concha auriculae (*siehe* Ohrmuschel)
„condemned mucosa" 768
Condyloma acuminata 144, 743, 744
Contusio labyrinthi 304
Conus elasticus 551, 819, 821
Cornifin 608
Cornu cutaneum 441
„coronal section" 577
Corti-Organ 275
– Zytokeratingerüst 278
Cortison 690, 691
Corynebacterium diphteriae 152
Cowden-Erkrankung 182
Cricoarytaenoidgelenke, Arthritis 704, 705
Crista ampullaris 277
Crista sphenoidalis 3
Crohn-Erkrankung 147, 431
„croup" 687
Crouzon-Syndrom 283
Cryptococcus neoformans 732
Cupololithiasis (Canalolithiasis) 422, 423
Cyclin 846
– D1 851
„cyclin-dependent" Kinase 851
Cyproteronacetat 755

Dandy-Walker „malformation" 220
Deiters-Zellen 276
Dekompensation, vestibuläre/cochleäre 418
„delphian node" 557
Dermatofibrosarcoma protuberans 463, 485
dermatologische Erkrankungen, Larynxreaktion 672–678
Dermoidzyste, echte 512
Desmoglein 607
Desmokollin 607
Desmoplakin 607
Diabetes mellitus 314, 672
Diathese, allergische 705
Dieselauspuffgase 759
Dihydrostreptomycin 306
Dilatation, Larynx 569
Diphterie 31, 152–154, 688, 694
– Komplikationen 153, 154
– Larynxdiphterie 695, 696
– Verlaufsformen 153
Diplakusis 411

Diuretika, Schleifendiuretika 309, 310
Divertikel, Hypopharynx
- hintere (pharyngoösophageale Grenzdivertikel, *Zenker*-Divertikel) 118
- seitliche 119
DNS 882
- Addukt 755
- Analyse 2
- Gehalt 600
- Histogramm 445, 599-601, 845
- Malignitätsgrading 845
- Ploidie-Muster 599
- Zytophotometrie 1
Down-Syndrom 286
Dreifachkarzinom 769
Druckgefühl, Ohr 411
Druse, bakterielle 165
Drüse, muköse 812
Ductus thyreoglossus, Zysten/Fisteln 122
Durchflußzytometrie 445
Dyskeratose 775, 782
Dysostose
- kraniofaziale 283
- mandibulofaziale 283
- metaphysäre 282
Dysphagie, sideropenische (*Plummer-Vinson*-Syndrom) 136, 177, 760
Dysplasie 45, 771, 775
- *Alexander*-Dysplasie 288
- angeborene, Ohr 282-291
- *Bing-Siebemann*-Dysplasie 289
- Larynx, Elektronenmikroskopie 589
- Epithel 768, 776-780
- - Differentialdiagnose/therapeutische Aspekte 790-792
- - Grade 780-786, 789
- - Klassifikation 774-776
- - Stadien 784
- fibröse Knochendysplasie 64, 65, 408
- *Michel*-Dysplasie 288
- *Mondini-Alexander*-Dysplasie 288
- Otosklerose 389
- Papillom 746, 762
- *Scheibe*-Dysplasie (cochleosacculäre Dysplasie) 288
Dystopie
- Larynx 635
- - Magenschleimhaut 636
- - Nebenschilddrüsengewebe 636
- Tonsille 123
Dystrophie, Strahlendystrophie 931

„early-antigen diffuse" (EA-D) 156
„early-antigen restricted" (EA-R) 156
Eburnisierung 335, 348

EBV (Epstein-Barr-Virus) 156, 179
- nukleäre Antigene 156
EDTA 265
EGF („epidermal growth factor") 848, 852
- EGFR (epidermaler Wachstumsfaktorrezeptor) 613, 848, 852
Einschmelzung 363
Ektopie, ektopisches Gewebe 513
- Schilddrüsengewebe, ektopisches 635
- Speicheldrüsenektopie 513
Ekzem 13, 318
- Kontaktekzem, chronisches 318
Elektrolytkonzentration, Perilymphe 275
Elektronenmikroskopie 2, 71, 72, 267, 589-593, 895
- Differentialdiagnose, Metastasen 71, 72
- Rasterelektronenmikroskopie 591
Elektrotrauma 304, 305
Embolie, Mikroembolie 412
Empyem, epidurales 362
Endokarditis 428
Endokranium, Metastasen 830
endolaryngeale Bezirke 792
Endolymphe/-raum 275
- Hydrops 388, 420, 426
- Resorptionsstörung 420
endophytisches Wachstum 762
Enolase, neuronenspezifische 452, 877, 879
Entartungsrisiko 762
Entkalkung 267, 575
Entwässerung 575
Entzündungszellen 395
Enzephalozele 118
Enzymhistochemie/-Bestimmung 601-605, 895
eosinophile Zellen 945
Eosinophilie 429
„epidermal growth factor" (EGF) 848, 852
Epidermolysis bullosa
- acquisita 675
- atrophicans 675
- dystropher Typ 675
- hereditaria 673
- junktionaler Typ 674
- simplex 674
Epiglottis (Kehldeckel) 550, 630
- Karzinome 800, 802, 823
Epiglottis bifida 631
Epiglottitis (akute supraglottische Laryngitis) 690-694
Epilarynx 558
Epiphänomen 424
Epipharynx (Nasopharynx) 99, 100
- Anatomie 6
- Septen, frontale/sagittale 118
- Tumoren 180-223

Epipharynx (Nasopharynx)
- Tumoren
- - epitheliale 182–208
- - histologische Klassifikation 181
- - klinische Aspekte 186, 187
- - mesenchymale 208–217
- - Morphologie 191 ff.
- - TNM-Klassifikation 188
- Zysten 118
Epistaxis 74
Epithel
- Dysplasie 768, 776–792
- Flimmerepithel 7
- Hyperplasie 329, 741, 771, 774, 776–780, 948
- Neuroepithel 280
- Plattenepithel (siehe dort)
- präkanzeröses 774
- respiratorisches 8, 271, 328
- Transformation 325–327
Epithelioma (E.)
- E. basocellulare (Basalzellkarzinom) 51, 442–444
- E. cicatricans 443
- E. Malherbe, kalzifizierendes (Pilomatrixom) 436, 437
Epitheloidzellen 384
Epitympanitis 366
Epstein-Barr-Virus (EBV) 156, 179
Erbrechen 569
Erfrierung, Ohrmuschel 292
Erguß
- Immunologie Mittelohrerguß 332–334
- seropurulenter 343
- seröser Paukenerguß 330
Ernährung/-Faktoren 177, 760
Erosion, Schleimhaut 648
Erstickungstod 679
Erwachsenenpapillom 746–752, 761
Erysipel
- Erysipela gangrenosum 313
- Erysipela vesiculosum et bullosum 313
- Nase 13
- Ohr 313
- pharyngeales Schleimhauterysipel 134
Erythema exsudativum multiforme 319, 678
Erythroplakie 771–774
Erythroplasie *Queyrat* 440
Escherichia coli 16
Eustachische Röhre (Tuba auditiva *Eustachii*) 269
- Obstruktion 426
Ewing-Sarkom 50, 64, 66, 67, 914
Exfoliativzytologie 593, 594
Exostose, Gehörgang 389, 496

Exotoxin, Diphtherie 695
Explosionstrauma 299, 640
Externamyringitis 311

Faktor VIII-assoziiertes Protein 912
Fallopi-Kanal 274, 281
Farber-Erkrankung 672
Färbung 895
- histologische Standardfärbung 576
- PTAH-Färbung 909
- Vitalfärbung 772
Fasciitis, noduläre 949
Fasergehalt, Nahrung 760
Fasergewebe, Proliferation, gutartige 483
Fasziitis, noduläre 485, 504, 505
Fazialisparese 342, 351, 360, 483
Feinnadelpunktion 897
Feldkanzerisierung 768–770
Felsenbein
- Chondrosarkom 501
- Fraktur
- - Längsfraktur 295–297
- - Querfraktur 297–299
- gestörter Knochenmetabolismus/ Knochenformation, Erkrankungen 389–411
- Hämangioperizytom 484
- Knochenstrukturen 272
- Metastasen 514
- Pneumatisation 270
- Untersuchungsmethoden 265–269
- - Entnahmezeitpunkt 267
Fernmetastasierung 829, 830, 833, 859
fes, Proteinkinase 614
Fettgewebe
- Nekrose 949
- Tumoren, gutartige (siehe Lipom)
FGF-1/2 853
Fibrinausschwitzung 695
Fibroblastenproliferation 504
Fibroblastom, perineurales (Neurilemmom) 59, 60, 210, 469–475, 899, 922
Fibrom 210, 900, 901
- Angiofibrom, juveniles 62, 208, 209
- dermales 463, 464
- Neurofibrom (siehe dort)
- Osteofibrom 64
- psammonartig ossifizierendes 64
- sklerotisches 506
Fibromatose 483, 485, 900, 901
- Myofibromatose 912
fibroostäre Läsion 64
Fibrosarkom 214, 463, 485, 899, 900, 902, 903, 933
- gut differenziertes 485

Sachverzeichnis

- schlecht differenziertes 485
Fibrose
- Pauke 323, 349, 355, 356
- Schleimhaut 351
- subepitheliale 419
Fibroxanthom, atypisches 487, 488
„field canceration" 768
Filaggrin 608
Fissura ante fenestram 391
Fistel
- Ductus thyreoglossus 122
- Halsfistel
- - laterale 119
- - mediane 122
- Larynx 622
- Perilymphfistel 303
- Tracheoösophagealfistel 651
Flaccida-Cholesteatom 365
Fliegenlarven (Myiasis) 31
Flimmerepithel 7
DNS-Fluorometrie-Studie 600
Follikulitis, Nase 13
Foramen caecum 114
Foramen stylomastoideum 281
Foramen thyreoideum 554
Fordyce-Erkrankung/-„granules" 123
Forensik, forensische Fragestellung 580
Formaldehyd
- Formaldehyd-Sublimat-Fixation 265
- formalininduzierte Tumorbildung 40, 709
- gepuffertes 265
Fraktur
- Felsenbein 295–299
- Larynx 644–647
Frambösie (Yaws) 26
Franceschetti-Syndrom 283, 284
Fremdkörper
- Aspiration 653–657
- Ohr 294, 295
Fremdkörpergefühl 719
Fremdkörperreaktion 357
Fremkörperriesenzelle 358
Friedmann-Körperchen 422
Furunkel 13, 311

G_0/G_1-Phase 883
Ganglion oticum 274
Ganglioneurom 924, 925
gastrointestinaler Infekt, fieberhafter 429
Gaumen 3
Gaumenmandeln (Tonsillae palatinae) 101, 102, 107, 108, 115
- Aplasie 123
- Dystopie 123

Gaumenspaltenanlage 334
Gefäßsystem, Tumoren 844
- Angioblastom 468
- Angiofibrom, juveniles 62, 208, 209
- Angioleiomyom 911
- Angiosarkom 63, 214, 491–493, 910–914, 950
- Glomustumoren 63, 925
- Hämangioendotheliom 210
- - malignes (Hämangioendotheliosarkom) 912
- Hämangiom 61, 62, 210, 467–469, 506, 507, 739, 899, 910–914
- Hämangioperizytom 62, 63, 210, 463, 484, 910–914
Gefäßzeichnung, Schleimhaut 686
Gehörgang, äußerer 269
- Abszeß 312
- Exostose 389, 496
- Fremdkörper, Zerumen 294, 295
- Plattenepithelkarzinome 447
Gehörknöchelchen 272–274
- Luxation 337
- Ostitis 351
Gen/genetisch
- Genanalyse 611–617
- c-erbB2-Gen 613
- genetische Suszeptibilität, Karzinomentstehung 179, 180
- genetische Syndrome, Ohr 282–286
- Genom 850
- - Genom-Hybridisierung (CGH) 611
- Metallothioningen (MT-1/MT-2) 615
- myc-Oncogen 614
- p53-Suppressorgen 615, 616, 851
Generationszyklus 883
Gentamycin 307
Gerinnungsstörung 680
Gesamtmortalitätsrate, Kehlkopfkrebs 752
Geschlechtsmerkmal 754
Gesichtsspaltenfehlbildungen 13
Gewebe, lebendes, Untersuchungen 618, 619
„ghost-cells" 425
Gicht 671
- Tophus 507
Gliom 61
Globuli interossei 274, 393
Glomerulonephritis 428, 429, 941
Glomus caroticum, Paragangliom 478
Glomus tympanicum, Paragangliom, Klassifikation 479
Glomustumoren 63, 925
Glottis (Stimmlippen) 560, 568, 767, 769, 811, 818
- Epiglottis (Kehldeckel) 550, 630
- Paraglottis 571, 800, 810

Glottis (Stimmlippen)
- Subglottis 561, 571, 797, 822
- Supraglottis (*siehe dort*)
Glottisödem 681
glottisch-subglottische Grenze 838
glottisch-supraglottische Grenze 810
„glue ear" (*siehe* Seromukotympanon)
Glukokortikoidrezeptor 607
Glukose-6-Phosphat-Dehydrogenase (G6PD) 603
Gluthion-S-Transferase (GST), alpha/mu/pi 602, 754
Goldenhar-Gorlin-Syndrom 289
Gonorrhö 15
Gorlin-Syndrom (basalzelliges Naevus-Syndrom) 443
GP 230 606
Gradenigo-Symptom 343
Grading, Tumoren 581
- biologisches 898
- Larynx 840–843, 897–899
- Mesopharynx 194
- WHO-Grading 581
Graeff-Technik 1, 2
Granula, neurosekretorische 479
Granularzelltumor 210, 899, 904, 922–924
Granulationsstränge 348
Granulom/Granulomatose
- allergisches 24, 940
- Cholesteringranulom 24, 323, 351, 357–359
- eosinophiles 24, 65, 507, 899
- Granulationspolyp 663, 664
- Granuloma anulare 386
- Granuloma gangraenescens 37
- Granuloma pyogenicum 31, 339, 507, 950
- Intubationsgranulom 665
- Kontaktgranulom 664, 755
- *Langerhans*-Zellgranulomatose 944
- Lipogranulom 949
- Lymphogranulomatose (*Hodgkin*-Erkrankung) 503, 931, 940, 943
- Mittelliniengranulom, letales 940
- Plasmazellgranulom 24, 915
- Risenzellgranulom 24, 25
- unspezifisches 638, 663, 664
- virales 29
- *Wegener*-Granulomatose 25, 33–36, 426–428, 939–943
- Xanthogranulom 949
Grippe 15, 680, 694
- Hörsturz 412
- Otitis 339
Grippekrupp 687
„growth factors" (*siehe* Wachstumsfaktoren)

„growth fraction" 883
Gummata 387
Gummiindustrie 758

H_3-TdR-MI 846
Haarzellen 302
- innere/äußere, Verlust 415
„hairy leukoplakia" 144
„hairy polyp" 220
Hals
- Fistel
- – laterale 119
- – mediane 122
- Spalte, mediane 121
- Zyste, laterale 120, 121
Hämangioendotheliom 210
Hämangioendotheliosarkom 912
Hämangiom 61, 62, 210, 739, 899, 910–914
- arterio-venöses 468
- epitheloides 468, 506
- kapilläres 467
- kavernöses 467, 468
- seniles 468
- sinusoidales 468
- venöses 468
- verruköses 468
- zelluläres 507
Hämangioperizytom 62, 63, 210, 463, 910–914
- infantiles 484
Hamartom, Larynx 636
hämatologischer Formenkreis 716
Hämatotympanon 297
Hammer 272
Hämophilusarten/-Infektion 691, 693
- *Hämophilus influenzae* 16, 322, 691
Hämosiderin 374
Hand-Schüller-Christian-Erkrankung 507
Hansen-Erkrankung (Lepra) 27, 139, 140, 940
Harnblase, Pseudosarkom 864
Hauptausbreitungsrichtung, Pharynx-karzinom 823
Hauthorn (Cornu cutaneum) 441
Heck-Erkrankung 182
Heidenhain-Susa-Fixation 265
Heiserkeit 740
Helicobacter pylori 765
Helicotrema 276
Helixrand, malignes Melanom 458
Hensen-Zellen 276
Herd 759
Herdinfektion, tonsillogene 171
Herpes (H.) 764
- Hörsturz 412
- H. simplex 29, 77, 178, 315, 316, 420, 691

- H. zoster 77, 316, 317
- – oticus 375
Heterotopie 513, 514
- gliale 123
- Hypophysengewebe 123
- Pankreasgewebe 123
- Talgdrüsen (*Fordyce*-Erkrankung) 123
Hibernom 465
Hidradenom 454
Hirnabszeß 351, 362
Histamin 9
Histiozytom, fibröses 464, 485, 900, 901
- malignes 70, 463, 485, 864, 902, 903
- – inflammatorisches 487
- – myxoides 487
- – pleomorphes 486
- – Riesenzelltyp 487, 920
Histiozytosis X (*Langerhans*-Zell-Histiozytose) 65, 507, 943 – 947
Histochemie 601 – 605
- Enzymhistochemie 601 – 605, 895
- Immunhistochemie 1, 2, 72, 73, 597, 605 – 610, 612, 896
Histogramm, DNS 445, 599 – 601, 845
Histoplasma capsulatum 733
Histoplasmose 733, 940, 942
HIV-Infektion (*siehe auch* AIDS) 77, 493, 737
HLA-DR-positive Zellen 395
HMB-45 460
Hodgkin-Erkrankung (Lymphogranulomatose) 503, 931, 940, 943
Holz/-Staub 40, 709, 758, 759
Hormone, Larynxläsionen 671, 754
Hormonrezeptor (*siehe* Rezeptor)
Horner-Syndrom 187
Hörsturz 411 – 413
- Häufigkeit 411
- Spontanremission 412
HPV (humanes Papillomavirus) 145, 608, 740, 760, 854
- Antigene 858
- DNS-Sequenz 740, 748, 761, 764, 859
- Genom 744
- Nachweis 594
- Synergismus mit Onkogenen 763
- Typen 744, 760 – 763, 858
HSV-Infektion 144
Hurler-Syndrom 289, 389
Husten 569
Hyalinosis 672
- Hyalinosis cutis et mucosae 223
Hybridisierung
- Genom (CGH) 611
- in-situ 612
Hydrops

- endolymphatischer 388, 420, 426
- Hydrops ex vacuo 357
Hyperämie 679, 680
Hyperkalzämie 185
Hyperkeratose 440, 746, 767, 777
- Hyperkeratosis lacunaris 124
- senile 441
Hyperparathyreoidismus 24
Hyperplasie
- angiolymphoide 950
- Epithel 329, 741, 771, 774
- – Kriterien 776 – 780
- – pseudoepitheliomatöse 948
- Hyperplasia simplex/abnormalis/atypica 775
- Kehlkopfgerüst 634
- tonsilläre/adenoide 172
- – nach Organtransplantation 173, 174
Hyperreagibilität 709
Hypertonie 429
Hypertrophie, polypoide 21
Hypopharynx 100, 101, 548, 561
- Divertikel, hintere/seitliche 118, 119
- Tumoren 180, 224 – 227, 797, 823 – 827
- – klinische Aspekte 189 – 191
- – Lokalisation/Geschlechtsverteilung 190
- – Prognose 190
- – TNM/pTNM-Klassifikation 191, 224, 830 – 839
Hypophyse
- extraselläres Adenom 118, 185
- heterotopes Gewebe 123
Hypoplasie, Larynx 619, 630, 631

Image-Zytometrie 599
Immersionsfixation 265
Immunglobulin 395
Immunhistochemie 1, 2, 597, 605 – 610, 612, 896
- Marker, Metastasen 72, 73
immunkompetente Zellen 609, 780
- Mutation 424
„immuno-surveillance-concept" 609
Immunschwäche 76, 737
Immunsuppression/-Defektsyndrom 685, 764
- Immunitätslage 712
Incus 497
Indien 752
„indoor air pollution" 178
Infarkt 940
Infiltration 583
- submuköse 808
Inhalationsnoxe 757 – 760

Innenohr
- Anatomie 274–282
- Autoimmunerkrankungen 423–432
- Dysplasien 286–289
- Erkrankungen unbekannter Ätiologie 411–423
- Tumoren, WHO-Klassifikation 434, 435

in-situ-Hybridisierung 1
Integrine 855
Interarytaenoidsynechie 666
Interarytenoidspalt 632
Interferon-α 857
- Behandlung 745
Interleukin 8 (IL-8) 857
Intoxikation 680
Intubationsgranulom 665
Intubationsschaden 648–650
Invagination, Schleimhaut 329
Invasion 583
- Mikroinvasion 589
„inverted verrucous carcinoma" 863
Involukrin 608
Inzidenz, Pharynxkarzinom 175
Iris, Kanninchen 618
Isopropylalkoholarbeiter 759
Isthmus faucium, Atresie 122, 123
Isthmusbereich 334

junktionale Aktivität 460

Kalkeinlagerung 348
Kalzitonin 452
Kalzium-Apatit-Kristalle 347
Kanamycin 307
Kaninchen-Iris 618
Kanzerogenese, radiogene 791
Kaposi-Sarkom 215–217, 910–914, 950
- AIDS-assoziiertes 493
- chronisches 492
- lymphadenopathisches 492
- transplantations-assoziiertes 492
Kariolyse 885
Karotisthrombose 370
Karzinogenese, experimentelle Modelle 619
Karzinoid 451–454, 876
- Metastasierung 875
- typisches/atypisches 875
Karzinoidsyndrom 452
Karzinom
- adenoidzystisches Karzinom 51, 53, 54, 871, 872
- Adenokarzinom 48, 49, 51, 206–208, 446, 449–451, 455–457, 581, 869–871, 933

- adenosquamöses 446
- anaplastisches 47, 48, 890
- anogenitales 763
- Azinuszellkarzinom 51, 54, 869
- Basalzellkarzinom 51, 442–444
- Bronchialkarzinom 770
- Carcinoma cuniculatum 194
- Carcinoma in situ 440, 762, 768, 771, 775, 776, 780, 786–792, 803
- epitheliales 51
- frühinvasives 803, 827
- intraepitheliales 440
- Klarzellkarzinom 50
- kleinzelliges 48, 876
- Lungenkarzinom 769
- lymphoepitheliales (Lymphoepitheliom) 204, 205, 868, 869
- Mammakarzinom 604, 857
- Merkelzellkarzinom 877–879
- mikroinvasives 440
- Mukoepidermoidkarzinom 51, 54, 451, 873, 874
- myoepitheliales 51
- neuroendokrines 50, 224–227, 876, 877
- Nierenzellkarzinom, klarzelliges 438
- Ösophaguskarzinom 70
- Pilomatrixkarzinom 436
- Plattenepithelkarzinom (*siehe dort*)
- Portiokarzinom 854
- Pouch-Karzinom, pharyngeales 175
- Renalzellkarzinom 70
- Spindelzellkarzinom 47, 197–200, 229, 864–867
- Talgdrüsenkarzinom 51
- Transitionalzellkarzinom 47, 868
- verruköses (*Ackerman*-Tumor) 193–197, 446, 739, 763, 764, 858–863
- Zervixkarzinom 854
Karzinomrisiko, und Arbeitsstoffbelastung 178
Karzinosarkom 864–868
Kaserbach-Merrit-Syndrom 468
Katecholamindepot 479
Kathepsin 604, 856
Kehldeckel (Epiglottis) 550, 630
- Karzinome 823
Kehlkopf (*siehe auch* Larynx)
- Anatomie 548–561
- Bezirke und Grenzen 569
- Blutgefäße 554
- destruierende Läsionen 939–947
- Embryologie 562
- Entzündung (*siehe* Laryngitis)
- Gliederung, räumlich 569–573
- Histologische Begutachtung
- – DNS-Histogramm 599–601

– – Exfoliativ-/Aspirationszytologie 593, 594
– – Grading 581–587
– – Großserienschnitte, Herstellung 573–576
– – Histochemie, Enzymbestimmung, Enzymhistochemie 601–605
– – Quantifizierung 594–596
– – Schnittebene 576–580
– – zelluläre Proliferation 596–599
– – Zytophotometrie 599–601
– Kehlkopfgerüst 549, 823
– Kehlkopfhinterwand 800, 805, 810, 811, 815
– Kehlkopfvorderwand 552
– Lymphgefäßsystem 554–557, 572
– Mißbildungen
– – Dystopie 635–638
– – gestörter Aufbau 630–634
– – Hyperplasie 634
– – Lumenbildung, Störung 620–629
– Muskulatur 552–554
– Mykosen 780
– – Aspergillose 731
– – Blastomykose 733, 734, 940, 942
– – Candidiasis 730, 731
– – Histoplasmose 733, 940, 942
– – Kokzidioidomykose 734, 735
– – Kryptokokkose (Torulose) 732
– – Mukormykose 731, 732
– – opportunistische 729, 730
– – Parakokzidioidomykose 734
– – Rhinosporidiose 735, 736
– – Sporotrichose 735
– nervale Versorgung 557, 558
– Parasiten 737, 738
– Physiologie 566–569
– postnatale Veränderung 564
– reparative Vorgänge
– – Verletzungen mit Epitheldefekt 663–667
– – Verletzungen ohne Epitheldefekt 658–663
– Schleimhautrelief 558–561
– spezielle Untersuchungsmethoden
– – Elektronenmikroskopie 589–593
– – Gen-Analyse 611–617
– – lebendes Gewebe 618, 619
– – Lichtmikroskopie 587
– – Zellprodukte, Analyse 617, 618
– Traumen
– – endolaryngeal 648–657
– – penetrierend 639, 640
– – stumpf 640
– Tumoren 577
– – benigne epitheliale 739–752

– – Karzinome
– – – Definition und allgemeine Statistik 792–794
– – – Inzidenz 794–797
– – – Plattenepithelkarzinom 554, 797–857, 932
– – – seltene 858–881
– – multiple Entstehung 768–770
– – nicht-epitheliale
– – – Diagnose 894–897
– – – Hämoblastome 928–913
– – – Histogenese 894
– – – Knorpel- und Knochengewebe 915–920
– – – Malignitätsgrad, Bestimmung 897–899
– – – mesenchymale Tumoren 899–915, 935
– – – neuroektodermale Tumoren 925–928
– – – neurogene Tumoren 921–925
– – – radiogene Tumoren 931–939
– – Präkanzerosen 770–790
– – – Häufigkeit/Alter/Geschlechtsverteilung 752–754
– – – histologische Beurteilung 774–776
– – Risikofaktoren 754–768
– – tumorähnliche Läsionen 947
– Veränderungen bei Allgemeinerkrankungen
– – dermatologische Erkrankungen 672–678
– – Kreislaufstörung 679–682
– – metabolische Störungen 668–672
Keimzelltumor, maligner 221
Keloid 505, 506
Keratin 608
Keratinisierung 790, 885
Keratits, interstitielle 428
Keratoakanthom 45, 442
Keratom, benignes 739
Keratose 440, 762, 765, 771, 775, 776
– aktinische (Keratosis solares, Keratosis senilis) 441
Keratosis obturans 513
Kern
– Größe 595
– Parameter 595
– Polymorphie 777, 782
– Pyknose 891
– Schwellung 891
– Vakuolen 891
– Veränderung 780
Kernspintomographie 632
Keuchhusten 15
Ki67 597, 599, 845, 847, 877, 893

KID-Syndrom 289
Kieferhöhlen (*siehe* Sinus maxillares)
Kiemenapparat 564
Kiemendarm 114
Kiesselbach, Locus *Kiesselbachii* 8
Kimura-Erkrankung 506, 507
„kissing disease" 156
„kissing tonsils" 151, 172
Klarzellkarzinom 50
Klarzellsarkom 463
Klebsiella pneumoniae 16
Klebsiella rhinoscleromatis 30
Kloake 288
Knalltrauma 300, 301
Knochen
- fibröse Dysplasie 64, 65, 408
- Läsion 64
- Neubildung 348, 388
- Neuformation 403
- Szintigraphie 395
- Wachstum, appositionelles 326, 348
Knochenkernbildung 565
Knochen-/Knorpeltumoren
- Chondrom 64, 65, 498, 499, 739, 899, 915–919
- Chondrosarkom 64–66, 501–503, 900, 915–919
- *Ewing*-Sarkom 50, 64, 66, 67, 914
- Osteoblastom 498
- Osteofibrom 64
- Osteoklastom (Riesenzelltumor) 499, 500, 920
- Osteom 64, 496–498, 919, 920
- Osteosarkom 64, 66, 501, 900, 919, 920
Knochenzyste, aneurysmatische 65
Koagulationsnekrose 293, 891
Köche 759
Kohle 758
Kohlenhydrate 760
Kohle-Teer-Produkte 758
Koilozytose 762
Kokainabusus 37
Kokain-Crack, Verätzung 653
Kokzidioidomykose 734, 735
Koliquationsnekrose 293
Kollagen
- Typ I/III 856
- Typ IV 608, 609, 855
Kollagenase-Aktivität 368, 603, 856
Kollagenom 506
Kombinationstherapie, radiochirurgische 888–891
Kommissur, vordere 811, 812
- „anterior commissure tendon" 811
Komplementsystem 9
- Komplement C3 396

Kondylome 387
Kongestion, Gefäße 707
Koniotomie 642, 650
Kontaktekzem, chronisches 318
Kontaktgranulom 664, 755
Kontaktpachydermie 660, 661, 706
Kontaktulkus 660, 661
Kontrollorgan, immunologisches 281
Kopfanlage 564
Kortison 690, 691
Kraftwagenfahrer 757
Kraniopharyngeom 118, 219, 220
Krupp
- echter 688
- Grippekrupp 687
- Pseudokrupp 687, 688
Krypten-Parenchym-Paratonsillitis/Tonsillitis, chronische 165, 166, 167
Kryptentonsillitis, chronische 165
Kryptolymphome 107, 108
Kummulationseffekt, Presbyacusis 413
Kutikularplatte 276
Kvaim-Test 386

Labyrinth
- Commotio/Contusio labyrinthi 304
- Knochenlage, endostale/enchondrale/periostale 274
- membranöses 275
- Mikroblutungen 304
Labyrinthitis (L.) 351, 362
- akute eitrige 380–382
- bakterielle 378
- – hämatogen 380
- – meningogen 380
- – otogen 378
- chronische otogen eitrige 382
- Definition 374
- L. ossificans 381
- seröse/toxische 323, 377, 378
- virale
- – Herpes zoster oticus 375
- – Masernlabyrinthitis 375, 376
- – Mumpslabyrinthitis 376
- – otogen 374, 375
- – Zytomegalieviren 376, 377
Lagerungsschwindel, benigner paroxysmaler (Canalolithiasis) 422, 423
Laktatdehydrogenase (LDH) 603
Laktoferrin 9
lakunäre Phase, Otosklerose 403
Lamina cribrosa 2
Landwirt 757
Landzert-Kanal 118

Lange-Jervell-Syndrom 289
Langerhans-Granula 508
Langerhans-Zellen 610
Langerhans-Zell-Histiozytose
  (Histiozytosis X) 507, 943 – 947
Langhans-Riesenzellen 384
Langzeitintubation 649
Lärmtrauma
– akutes 301, 302
– chronisches 302, 303
Laryngitis 683
– akute 684, 685
– – allergische 705
– – Angina *Plaut-Vincenti* (Angina ulceromembranosa) 694, 696, 697
– – Begleitlaryngitis 699
– – katarrhalische 685 – 687
– – Laryngotracheobronchitis fibrinosa 698
– – Larynxdiphtherie 695, 696
– – Larynxperichondritis 699, 702 – 704
– – membranöse, nicht diphtherische 697
– – membranös-ulzeröse 688, 694
– – stenosierende (obstruktive) Laryngotracheitis 687 – 690
– – supraglottische (Epiglottitis) 690 – 694
– chronische 705, 706, 765
– – atrophische 710
– – einfache 706, 707
– – hyperplastische 707 – 710, 765
– – Laryngitis posterior (Refluxlaryngitis) 710, 711
– spezifische 711
– – Aktinomykose 728
– – Lepra layngis 721, 722
– – Sarkoidose (M. *Boeck*) 723, 724
– – Sklerom 726, 727
– – Syphillis 724 – 726
– – Tuberkulose 712 – 721
– – Zoonosen 727, 728
– typhosa 694
– virale 736, 737
Laryngotrachealrinne 563
Laryngotracheobronchitis fibrinosa 698
Larynx (*siehe auch* Kehlkopf)
– Abszeß 699, 700
– endolaryngeale Schäden 547
– Epilarynx 558
– Laryngomalazie 630
– Laryngozele 623 – 627
– Larynxdiaphragma
– – kongenitales 620
– – traumatisch bedingt 666
– Nekrose 591, 699
– Perichondritis 699, 702 – 704
– Phlegmone 699 – 701

– Struma endolaryngealis 635, 636
Lasertherapie 744
Latenzintervall 933
Leiomyom 466, 904
– Angioleiomyom 911
– bizarres 904
– vaskuläres 466
Leiomyomatosis (L.)
– L. disseminata 466
– intravenöse 466
Leiomyosarkom 489, 904
– desmoplastisches 485
Leishmaniose 29
Lemierre-Syndrom 155, 167
Lentigo maligna 440
Lepra 27, 139, 140, 940
– Lepra layngis 721, 722
Leptomeningitis 20
Leukämie 515, 928 – 930
Leukoplakie 771 – 774, 780
Lichen ruber planus 319, 673
Lichtmikroskopie 2, 587
Ligamentum cricothyroideum 813
Ligamentum thyreoideum 551
Linsentrübung 291
Lipoblastom, gutartiges 465
Lipogranulom 949
Lipoidosis cutis et mucosae (Lipoidose, *Urbach-Wiehte*-Syndrom) 223, 672
Lipoidproteinose 223
Lipom 68, 212, 899, 903, 904
– Angio-Fibro-Lipom 212
– Angiolipom 465
– Angiomyolipom 465
– chondroides 465
– heterotopes 465
– Myelolipom 465
– Myolipom 465
– Myxolipom 465
– pleomorphes 465, 466
– spindelzelliges 465, 466
Lipomatose 903, 904
– diffuse 465
– Steroidlipomatose 465
– zervikale 949
Lipomatosis pelvi 465
An-α-Lipoproteinämie 223
Liposarkom 68, 214, 485, 903, 904
– entdifferenziertes 488
– gut differenziertes 488
– myxoides 488
– pleomorphes 488
– rundzelliges 488
– sklerosierendes 466
Lochblendenstenose, Larynx 666
Lochkern 475

Locus *Kiesselbachii* 8
Lokalisation, Tumor 586
Lösungsmittel, organische 39
Lues (*siehe* Syphilis)
Luftröhre (*siehe* Trachea)
Lumen, Larynx 620
Lunge
- Karzinom 769
- Histoplasmose 733
- Metastaasen 830
- Ödem 690
Lupus (L.)
- L. erythematodes systemicus (SLE) 319, 426, 431
- L. exulcerans 384
- L. laryngis 720, 721
- L. maculosus 384
- L. tumidus 384
- L. vulgaris 384
Luxation
- Gehörknöchelchen 337
- Stellknorpel 644, 649
Lymphadenopathie 429, 506
Lymphangiom, lymphangiomatöse Läsionen 210, 899, 910 – 914
Lymphangiosarkom 491
Lymphgefäßsystem, Kehlkopf 554 – 557, 572
- Abflußbereich 827
- - glottisch-supraglottischer Raum 810
- - subglottischer Raum 793
- - Lymphkapillaren 572
Lymphogranulomatose (*Hodgkin*-Erkrankung) 503, 931, 940, 943
Lymphknoten 586
- TNM-Klassifikation 833
Lymphoepitheliom 204, 205, 868, 869
Lymphom
- *Burkitt*-Lymphom 504, 930
- malignes 46, 50, 69, 503, 504, 928 – 930, 940
- Pseudolymphom 929
„lymphoproliferative disorder, self-limited" 155
lymphoretikuläres System, Tumoren
- Lymphom, malignes 46, 50, 69, 503, 504, 928 – 930, 940
Lymphozyten 7, 8, 395
- CD4+ 610
Lynch-Syndrom 754
Lyse 891
Lysozym 9, 931

Macula utriculi, Neuroepithel 280
Madelung-Erkrankung 465
Madelung-Mißbildung 282

Maffucci-Syndrom 468
Magen
- Pseudosarkom 864
- Ulkus 690
Magenschleimhaut, Dystopie 636
Magnesiumkonzentration, niedrige 760
Malakoplakie 31, 32
Malignitätsbewertung, histologische 841
- quantitative Untersuchung 845
Malignitätsgrad 841
- DNS-Malignitätsgrading 845
Malleus 31
MALT („mucosa-associated-lymphatic-tissue") 9, 271, 281, 930
Maltafieber 728
Mamma
- Pseudosarkom 864
- Karzinom 604, 857
Mandel (*siehe* Tonsillen)
mandibulofaziale Dysostosis 283
Marker
- histiozytärer 931
- Metastasen 72, 73
- neuroendokriner 55
3H-TdR-Markierungsindex 599
Maschinenöl 759
Maschinenwartungspersonal 757
Masern 160, 161, 685, 694
- Hörsturz 412
- Labyrinthitis 375, 376
- Virus 406
- - Epitope 401
- - Nukleokapsie 400
Masson-Fontana-Reaktion 55
Mastoid
- Hämangioperizytom 484
- Mittelohr- und Zellsysteme 269, 270
- Ostitis 351
Mastoiditis 340
- akute 342, 359
- Definition 359
- Stauungsmastoiditis 360
- verschleierte (larvierte) 342, 359
Mastzellen 9, 856
Matrix Metallproteinase (MMPs) 603, 604
Matrix, extrazelluläre 855, 856
MC (Mikrogefäßzahl) 857
Mechanorezeptoren 277
Mediastinum 829
Medikamente 135
- zytotoxische 310
Mehrfachtumoren 879 – 881
Melanom, malignes 46, 55 – 57, 215, 458 – 460, 485, 894, 927, 928
- akral-lentiginöses 459
- *Clark*-Level 460

- lentigo maligna 459
- noduläres 459
- superfiziell spreitendes 459
Melanose 671, 926, 927
Melanozyten 8, 55
- Vermehrung 926
Membrana cricothyreoidea 551, 812, 813, 818
Membrana hyoepiglottica 570
Membrana thyreohyoidea 551, 569
Menière-Erkrankung 417–422
- *Menière*-ähnlicher Symptomkomplex 429
- *Menière*-Attacke 417
Meningeom 57, 60, 218, 219
- angioblastäres 475
- blastäres 475
- synzytiales 475
- transitionales 475
Meningitis
- Leptomeningitis 20
- Meningitis carcinomatosa 515
- otogene 342, 351, 362
Meningoenzephalozele 222
Meningozele 118, 222
Merkel-Zellen 8
- Merkelzellkarzinom 443, 877–879
Mesenchymom 213, 902, 903, 914
Mesopharynx (Oropharynx) 99, 100, 548
- Tumoren 180–223, 823–827, 829
- - Grading 194
- - klinische Aspekte 187–189
- - TNM/pTNM-Klassifikation 189, 830–839
Metall 709
Metallothioningen (MT-1/MT-2) 615
Metaplasie
- Plattenepithel 754, 766–768
- Sialometaplasie 45
- - nekrotisierende 949
Metastase 70, 71
- Augenmetastase 59
- Felsenbein 514
- Larynx/larynxnahe Karzinome 879–881
- - Fernmetastasierung 829, 830, 833, 859
- - lymphogen 827–829, 843, 859, 872, 891
- Marker 72, 73
- pharyngeale Region 221, 222
Metastasierungstendenz 842
MIB 1 597, 846
Michael-Goodman-Körperchen 32
Michel-Dysplasie 288
„midfacial destructive lesions" 32
„midline"-Granulom, letales 37
Migration, Tumorzellen 855
Mikrogefäßzahl (MC) 857

β-2-Mikroglobulin 396, 617
Mikroinfekt 658
Mikroinvasion 589
Mikroossifikationsherd 326
Mikroskopie
- Elektronenmikroskopie 2, 71, 72, 267, 589–593, 895
- Lichtmikroskopie 2, 587
Mikrotrauma 658
Mikulicz-Zelle 30, 727
Milzbrand 727
Mitochondrien 751
Mitose
- Arretierung 597
- Atypien 843
- mitotische Figuren 596, 777, 782, 843
Mitoseindex 445
Mittelliniengranulom, letales 940
Mittelohr
- Anatomie 269, 270
- Anomalien 282–286
- Cholesteatom 367
- entzündliche Erkrankungen 320–374
- - Pathogenese 321, 352
- *Hodgkin*-Erkrankung 504
- Mycosis fungoides 504
- Obliteration 427
- Schleimhautauskleidung 270–272
- Tumoren
- - Differenzierung, histochemische/elektronenmikroskopische 453
- - Plattenepithelkarzinom 448
- - WHO-Klassifikation 434, 435
Möbelfabrikation 759
Modiolus 472
Molluscum contagiosum 77, 316
Molluscum fibrosum 316
Molluscum sebaceum 316, 442
Mondini-Alexander-Dysplasie 288
Mononucleosis infectiosa 130, 155–160, 697
- fatale Verlaufsform 156
- Hörsturz 412
- Morphologie 157
Monro-Abszeß 318
Monsterzellen 464
Morbus (*siehe auch* Syndrome)
- M. *Abt-Letterer-Siwe* 65, 507
- M. *Albers-Schoenberg* (Osteopetrose) 389, 410, 411
- M. *Boeck* (Sarkoidose) 25, 168, 386, 387, 723, 724, 940
- M. *Bowen* 440, 443, 786
- M. *Cowden* 182
- M. *Crohn* 147, 431
- M. *Farber* 672
- M. *Fordyce* 123

Morbus (siehe auch Syndrome)
- M. *Hand-Schüller-Christian* 507
- M. *Hansen* (Lepra) 27, 139, 140, 721, 722, 940
- M. *Heck* 182
- M. *Hodgkin* (Lymphogranulomatose) 503, 931, 940, 943
- M. *Kimura* 506, 507
- M. *Madelung* 465
- M. *Menière* 417–422
- M. *Paget* 64, 389, 405–408
- M. *Recklinghausen* 470, 472
- M. *Rendue-Osler-Weber* 61, 74
- M. *Tangier* 223
- M. *Thornwald* 136
- M. *Urbach-Wiethe* 223, 672
- M. *Wegener* 25, 33–36, 426–428, 939–943

Morgagni-Ventrikel 551, 560, 686
Morphometrie/morphometrische Analysen 445, 780
Mortalität, Pharynxkarzinom 175
mos, Proteinkinase 614
Mosaikmuster 406
Mukoepidermoidkarzinom 51, 54, 451, 873, 874
Mukopolysaccharidmetabolismus, Störung 389
Mukormykose 732
Mukotympanon (*siehe* Seromukotympanon)
Mukozele 74
multiple Sklerose (MS) 678
multitope/multizentrische Karzinome 768–770
multizentrische Studie 880
Mumps
- Hörsturz 412
- Labyrinthitis 376
Mundhöhle
- Karzinom 769
- Pseudosarkom 864
Muskel/Musculus (M.)
- M. cricoarytaenoideus lateralis 552
- M. cricoarytaenoideus posterior 552
- M. stapedius 274
- M. thyreoarytaenoideus medialis 552
- M. vocalis 552
Muskelschmerz 429
Muskelschwund 429
Muskelsystem, Tumoren 68
Mutation, immunkompetente Zellen 424
Mycosis fungoides 504, 930, 940
Myelolipom 465
Myiasis 31
Mykobakterien 143, 942
- Mycobacterium leprae 721

- Mycobacterium tuberculosis 25, 380, 383, 713
- Tuberkulostatika-resistente Stämme 712
Mykobakteriose, atypische 27
Mykoplasmen 322
Mykose 77, 380, 780
- Aspergillose 27, 371, 731
- Blastomykose 733, 734, 940, 942
- Candidiasis 730, 731
- Chromomykose 27
- Histoplasmose 733, 940, 942
- Kokzidioidomykose 734, 735
- Kryptokokkose (Torulose) 732
- Mukormykose 732
- opportunistische 729, 730
- Parakokzidioidomykose 734
- Rhinosporidiose 735, 736
- Sporotrichose 735, 942
Mykotympanon, chronisches 328
Myoblastenmyom 904
Myoepitheliom 50
Myofibromatose 912
Myolipom 465
Myom
- Angiomyom 466
- Leiomyom 466, 904
- Myoblastenmyom 904
- Rhabdomyom 212, 466, 467, 899, 904–909
- Rhabdomyosarkom (*siehe dort*)
Myosin, „fast"/„slow" 491
Myringitis 339
- bullöse 339
- Externa-Myringitis 339
- tympanogene 339
Myxolipom 465
Myxom 68, 213, 483, 900, 901

Naevus lipomatosus 465
Naevus-Syndrom, basalzelliges (*Gorlin*-Syndrom) 443
Nakagawa Angioblastom 468
Narbe, hypertrophe 506, 949
Narbensegel 666
Narbenstadium, Otosklerose 399
Narkose, Aspiration 655
Nase/Nasennebenhöhlen
- Anatomie 2, 3
- Berufserkrankungen/toxische Einflüsse 37–41
- Embryologie 10, 11
- Entzündungen
- – akute 13–15
- – allergische 23
- – chronische 15–23

Sachverzeichnis

- – granulomatöse 24–32
- geschichtliche und methodische Aspekte 1, 2
- Granulome/granulomartige Läsionen 32–37
- Histologie, Basisstrukturen 7, 8
- Läsionen 73–77
- Mißbildungen 11–13
- Physiologie 8–10
- Tumoren 41, 42
- – epitheliale 42–50
- – Gefäßsystem 61–63
- – nichtepitheliale 55–73
- – Speicheldrüsentyp 50–55

Nasenseptum, mediales 2
nasopharyngeale Atresie 122
Nasopharynx (*siehe* Epipharynx)
Nebenschilddrüse, dystopisches Gewebe 636
Nekrose
- Fettgewebe 949
- Koagulations-/Koliquationsnekrose 293, 891
- Larynx 699
- – Elektronenmikroskopie 591
- Osteoradionekrose 305
- radiogene 933

Neoangiogenese 857
Neomycin 307, 308
Neoplasie 931
Nerv, Nervus (N.)
- N. facialis 274, 280, 281, 496
- – Neurinom 472
- – Parese 342, 351, 360, 483
- N. laryngeus superior/inferior (recurrens) 557
- N. stapedius, Neurinom 474
- N. tensor tympani 274
- N. vestibulocochlearis 495

nervales System, Tumoren
- Ganglioneurom 924, 925
- Gliom 61
- Meningeom (*siehe dort*)
- Neurilemmom (*siehe* Schwannom)
- Neurinom 470, 472
- Neuroblastom 50, 57–59
- Neuroepitheliom 57
- Neurofibrom (*siehe dort*)
- Neurothekom 212
- Neurozytom 57
- Olfaktorius-Neuroblastom 50, 57–59
- Paragangliom 61

Nervenscheidentumor, maligner 485, 495, 496
Nervenstruktur, Tumorbefall 844
Netzwerk-Computer, neuronaler 594

Neuralleiste 926, 927
neuroektodermale Tumoren 894
Neuroepithel, Macula utriculi 280
Neuroepitheliom 57
Neurofibrom 60, 210, 739, 899, 921, 922
- epitheloides 469
- *Pacini*-Neurofibrom 469
- plexiformes 471, 474
- taktiles 469

neuromuskuläre Affektion 679
NI („nuclear density index") 845
Nichtraucher 756
Nickel 39, 40, 758
Nierenzellkarzinom 70
- klarzelliges 438
Niesen 569
N-Kategorie, prozentuale Verteilung 176
Noma (infektiöse Ulzera) 940
Non-Hodgkin-Lymphom 503, 930, 931
Notfalltherapie, Laryngitis 699
Noxe 661
- exogene Inhalationsnoxe 757–760
„nuclear density index" (NI) 845
Nukleokapsid
- Masernviren 400
- Paramyxovirus 406

„oat cell carcinoma" (kleinzelliges Karzinom) 48, 876, 933
Oberflächenantigene, epitheliale 605
Oberflächenausdehnung, Larynxkarzinom 834
Ödem 747
- angioneurotisches 682, 705
- Glottisödem 681
- Lungenödem 690
- Postextubationslarynxödem 682
- *Quincke*-Ödem 682, 705
Öfen 759
Ohr
- Anatomie 269–282
- Atresien, angeborene 282–291
- auditorisches Rezeptororgan 276
- Bindegewebserkrankungen 431, 432
- Dysplasien, angeborene 282–291
- entzündliche Erkrankungen
- – äußeres Ohr 311–320
- – Labyrinthitis (*siehe dort*)
- – Mittelohr 320–374
- – spezifische Entzündungen 383–389
- Gehörgang (*siehe dort*)
- Gehörknöchelchen 272–274, 337, 351
- Innenohr (*siehe dort*)
- Labyrinth (*siehe dort*)
- Mittelohr (*siehe dort*)

Ohr
- traumatische/physikalische Schädigung 291–306
- Trommelfell (siehe dort)
- Tumoren
- - benigne epitheliale 436–440
- - Knorpel-/Knochentumoren 496–503
- - Lymphome, maligne 503, 504
- - maligne epitheliale 442–454
- - malignes Melanom 458–460
- - Metastasen 514, 515
- - Präkanzerosen 440
- - tumorähnliche Veränderungen 504–514
- - WHO-Klassifikation 433–435
- - Weichteiltumoren 460–496
- - Zeruminaldrüse 454–458
- Untersuchungsmethoden, Felsenbein 265–269
- vestibuläre Endorgane 277–280
Ohrgeräusch (Tinnitus) 310, 411
Ohrmuschel
- Fehlbildung/Mißbildung 282–286
- Gichttophus 507
- Herpes simplex 316
- malignes Melanom 458
- traumatische/physikalische Schädigung 291–294
Ohrtrompete (Eustachische Röhre) 269
- Obstruktion 426
Olfaktorius
- Neuroblastom 50, 57–59
- Region, Mukosa 8
Ölnebel 759
Onkogene 850
- c-fos 852
- c-myc 614, 846, 852, 854
- proliferationsassoziierte 846
- Synergismus mit HPV-Infektion 763
Onkogenese, Plattenepithelkarzinom, zytogenetische Aspekte 849–857
Onkozyten 751
Onkozytom 50
Operation, operative Eingriffe, Larynxschaden 650, 651
„oral tonsils" 103, 104
Organisationsgewebe 663
Organisationsregion, nukleoläre (AGNORs) 594, 597, 601
Organotropie 400
Organtransplantation, tonsilläre/adenoide Hyperplasie danach 173, 174
Organtuberkulose 715
Ornithin-Dekarboxylase 602
orofazialendigitales Syndrom 282, 283
Oropharynx (siehe Mesopharynx)

Os hyoideum (siehe Zungenbein)
Ösophagus
- Pseudosarkom 864
- Karzinom 70, 769
Ossifikation 348
Osteoblastom 498
- aggressives 498
Osteofibrom 64
Osteogenesis imperfecta (van der Hoeve-Syndrom) 389, 409, 410
- Klassifikation 409
Osteoidosteom 497
Osteoklastom (Riesenzelltumor) 499, 500, 920
Osteolyse 362
Osteom 64, 496–498, 919, 920
- osteoides 497, 498
Osteopetrose (Albers-Schoenberg-Erkrankung) 389, 410, 411
Osteoradionekrose 305
Osteosarkom 64, 66, 501, 900, 919, 920
Ostitis
- Gehörknöchelchen 351
- Ostitis deformans Paget 64, 389, 405–408
Östrogenrezeptor 607
Othämatom 294
otische Kapsel 274
Otitis (O.)
- Gripppeotitis 339
- O. externa 311–313
- - seborrhoische 311
- - negroticans sive maligna (Pseudomonas-Otitis) 314
- O. media
- - acuta cum perforatione 341
- - akute eitrige 340–349
- - chronische 349–352
- - chronisch inaktive 349, 352
- - epitympanalis 349
- - mesotympanalis 349
- - sekretorische/seröse/seromuköse/muzinöse (siehe Seromukotympanon)
- - tuberkulöse 385
- O. nigra (idiopathische hämorrhagische Otitis) 371–374
Otomyase 374
Otophym 319, 320
Otosklerose 389–393
- Diagnose, praktische Hinweise 405
- histologische Kriterien 403–405
- Histopathologie/Immunhistochemie 393–403
- Pathomechanismus 403
- Prädilektionsstellen, histologische 391
- remodellierende Phase 396

Otospongiose 389, 403
ototoxische Substanzen 306–310
Ozäna 16, 710

p53-Protein 857
- abnormes 877
p53-Suppressorgen 615, 616, 851
- Alterationen 616
- Autoantikörper 617
- „wild type" 851
p68 608
Pachydermie
- Interarytaenoidpachydermie 706
- Kontaktpachydermie 660, 661, 706
- Pachydermia diffusa 771
Pacini-Neurofibrom 469
Paget-Erkrankung 64, 389, 405–408
Pallisadenstellung 496
Panarteriitis nodosa 942
Panenzephalitis, subakute-sklerosierende (SSPE) 401
Papel, erytematöse 442
Papillom 23, 182–185, 739, 740, 760–765, 911
- adultes 746–752, 761
- akanthotisches 741
- angiokeratotisches 741
- basalzelliges 436
- bronchiales 762
- duktales 51
- HPV-induziertes 368
- invertes 43, 436
- juveniles 740–746, 748, 761
- nichtkeratotisches, viral bedingt 748
- papilläres 741
- Plattenepithelpapillom 42, 436
- Transitionalzellpapillom 42, 43
- Zylinderzellpapillom 44, 182
Papillomatose 182, 740, 760–765
- laryngeale 744, 862, 932
Papillomavirus (*siehe* HPV)
Paracoccidioides brasiliensis 734
Paraformaldehyd-Fixation 265
Paragangliom 61, 478–483, 557, 558, 899, 925
- Glomus caroticum 478
- Glomus tympanicum, Klassifikation 479
- jugulotympanales 478
- vagales 480
paragangliomatöser Tumor (Chemotektom) 213
Paraglottis 571, 800, 810
Parainfluenzavirus 689
Parakokzidioidomykose 734
Parameter, histologischer 594

Paramyxoviridae 160, 371
- Nukleokapsid 406
paraneoplastische Symptome/Syndrome 185
Parapharyngealraum
- Anatomie 105
- Tumoren 227, 228
Paraplast 266
Parasiten 737, 738
Paratonsillarabszeß 161
Paratyphus 697
Pars cephalica 105
Pars cervicalis 105
Pars flaccida (*Shrapnell*-Membran) 269
- Cholesteatom 365
„pattern recognition" 595
Pauke
- Erguß, seröser 330
- Fibrose 323, 349, 355, 356
- Sklerose 323, 349, 353, 355, 356
Paukenröhrchen 367
PC10 848
PCNA ("proliferating cell nuclear antigen") 597, 847
PCR (Polymerasekettenreaktion) 1, 402, 763–765
Prävalenz, Pharynxkarzinom 175
Pemphigus vulgaris 319, 676
Pendred-Syndrom 289
Penetrationsverletzung 639, 640
Penicillium glaucum 315
Perichondritis, Larynx 699, 702–704
Perilymphe 275
- Fistel 303
- Überdruck 411
Petrositis 351
- Definition 369
petrosphenoidales Syndrom 186
Pfählungsverletzung 640
Pfeilerzellen 276
Phagozytose 9
Pharyngitis (P.)
- abszedierende/phlegmonöse 134
- akute 129
- - ätiologische Faktoren 129, 130
- - Morphologie, Entzündungsformen 131–134
- chronische
- - ätiologische/pathogenetische Faktoren 135
- - Morphologie, Entzündungsformen 136
- chronisch-atrophische 136
- chronisch-hypertrophische 136
- Erreger-bedingte 136–141
- P. (Angina) agranulocytica 133, 134

Pharyngitis (P.)
- P. follicularis (akute lymphonoduläre Pharyngitis) 133
- P. (Angina) lateralis acuta 133
- P. sicca acuta 131
- P. tonsillopriva 135

Pharyngozele (seitliche Pharynxdivertikel) 119

Pharynx (*siehe auch* Rachen)
- Epipharynx (Nasopharynx) 99, 100, 118, 180
- Hypopharynx (*siehe dort*)
- Mesopharynx (*siehe dort*)

Phlegmone
- Larynx 699–701
- retropharyngeale 134, 161, 162

Phonation 552, 568
phonomikrooperativer Eingriff 791
Photometrie 445
Pierre-Robin-Syndrom 283
Pigmentnaevus 926, 927
Pilomatrixkarzinom 436
Pilomatrixom 436, 437
Pilzinfektion 27, 28, 140, 141, 143, 144, 780
Plasmazellen 7, 610
Plasmazellgranulom 24, 915
Plasminogen-Plasmin-Komplex 856
Plasmozytom 914, 915
Plattenepithel 7
- dysplastisches 768, 776
- hyperplastisches 741, 771, 774
- metaplastisches 754, 766–768
- verhornendes 363

Plattenepithelkarzinom 45–47, 174, 444–449, 766, 790, 795, 797–857, 859, 869
- basaloides 200–203, 443
- – Immunhistologie 203, 939
- – Lokalisation 200
- Differenzierung 444, 445, 581, 840–843, 889, 890
- Histologie 839, 840
- nichtverhornend, differenziert/undifferenziert 204, 205
- Onkogenese/tumuröse Infiltration 849–857
- papilläres 889
- verhornendes 191–193
- verruköses 889
- Wachstumsverhalten 889

Plattenepithelpapillom 42, 436
Plaut-Vincenti Angina (Angina ulceromembranosa) 154, 155, 694, 696, 697
Plica aryepiglottica 551, 559, 805
Plica glossoepiglottica lateralis 808
Plicae glossoepiglotticae 548

Plummer-Vinson-Syndrom (sideropenische Dysphagie) 136, 177, 760
Pneumatisationshemmung 335, 348
Pocken 15, 694, 697
Polyarteriitis nodosa 426, 429, 430
Polychondritis, „relapsing" 320, 425, 426, 510, 511
Polymerasekettenreaktion (PCR) 1, 402, 763–765
Polymorphismus, metabolischer 754
Polymyositis 679
Polyp
- Granulationspolyp 663, 664
- Larynx 638
- Nase 18
- – entzündlicher 22, 23
- Ohr 346, 347, 351, 512
- – fibröser/myxomatöser 347
- Stimmlippe 649, 661–663, 671, 706
Portiokarzinom 854
Porzellanarbeiter 757
Postkrikoidbezirk, Karzinome 827
Pouch-Karzinom, pharyngeales 175
PRAD-1 851
Prädilektion, rassische, Kehlkopfkrebs 752
Präkanzerosen 440, 599, 752–792
Präparationstechniken, pathologischanatomische, *Graeff* 2
Presbyacusis 413, 414
- mechanischer 415
- metabolischer 414
- neuraler 416, 417
- sensorischer 415
Primäraffekt, Lues 26
Primärkomplex, Tuberkulose 715
Progesteronrezeptor 607
Prognose, prognostische Aussagekraft, N-Klassifikation 839
„proliferating cell nuclear antigen" (PCNA) 597, 847
Proliferation
- epitheliale 775
- Fasergewebe, gutartige 483
- Fibroblasten 504
- gutartig lymphoidzellige 134
- zelluläre 596–599
proliferations-assoziierte Veränderung 594
Proonkogene 853
Protein
- Protein M 401
- Faktor VIII-assoziiertes Protein 912
- p53 857, 877
- S-100-Protein 67, 460, 921, 925, 947
Proteinkinase 614
Protein-Thyrosin-Phosphatase (PTP) 602
Protein-Tyrosin-Kinase (PTK) 602

Proteolyse 855
Proteus vulgaris 311
Protozoon 738
Pseudocroup (-krupp) 687
Pseudolymphom 929
Pseudomembran, diphtherische 153
Pseudomonas (P.)
- P. aeruginosa 311, 314, 322
- P. mallei 31
- Pseudomonas-Otitis 314
Pseudopolyp, fibroinflammatorischer 222
Pseudosarkom 864
Pseudotumoren 947
- inflammatorische 134
Pseudozyste 512
Psoriasis 318
PTAH-Färbung 909
Pustulosis palmaris et plantaris, Tonsillenbefund 169, 170
Pyknose-Rate 597

quantitative Untersuchung, Malignitätsbewertung 845
Quarzarbeiter 757
Quincke-Ödem 682, 705

R.E.A.L.-Klassifikation 69
Rachen (Pharynx)
- Anatomie 99–105
- Embryologie, Organogenese 114, 115
- Entzündungen (siehe auch Pharyngitis) 128–148
- Fehlbildungen, Anomalien 116–123
- Gefäßversorgung, Innervation 101
- und Gesamtorganismus 146–148
- Histologie, Immunhistologie 105–112
- Physiologie 113
- Tumoren 769
- - Epidemiologie, ätiologische Faktoren 174–180
- - Häufigkeit 174, 175
- - Histologie 180
- Verletzungen 125–127
Rachenmandel (Tonsilla pharyngealis) 103, 109, 116
Rachenring, lymphatischer 101–104
- Hyperplasie 172, 173
„radiation keratogenesis" 885
Radiotherapie (siehe Bestrahlung)
- radiogene Tumoren 931–939
Radon 760
Ramus cricoarytenoideus 554
Ramus ventricularis 554
Ranulae 74

RAS-Familie 853
- Mutation 854
Rasterelektronenmikroskopie 591
Rathke-Tasche 114
Rauchgewohnheit 753
Recklinghausen-Erkrankung 470, 472
Reflux, gastroösophagealer 686, 755
Refluxlaryngitis 710, 711
Refsum-Syndrom 289
Reifephase, Otosklerose 403
Reifungsprozeß 333
Reinke-Raum 571, 794
Reissner-Membran 275
3D-Rekonstruktion 574
„relapsing polychondritis" 320, 425, 426, 510, 511
Rendue-Osler-Weber-Erkrankung 61, 74
Reparationsgranulom, riesenzelliges 500
Resorptionslakune 393
Resorptionsphase, Otosklerose 403
Reteleiste 778
Retention, Yccn 769
Retentionszyste, muköse 74
Retinitis pigmentosa 289
Retinoide 857
Retothelsarkom 931
Retraktionstasche, Trommelfell 365
retropharyngealer Raum, Tumoren 227
retrosphenoidales Syndrom 186
Rezeptor
- Androgenrezeptor 607
- c-erbB-2 853
- Glukokortikoidrezeptor 607
- Mechanorezeptoren 277
- Östrogenrezeptor 607
- Progesteronrezeptor 607
- Somatostatinrezeptor 480
- Transferrinrezeptor (TrfR) 848
- Wachstumsfaktorrezeptor, epidermaler (EGFR) 613, 848, 852
Rezidiv, Papillom 747
Rhabdomyom 212, 466, 467, 899, 904–909
- fötales 467, 907
Rhabdomyosarkom 59, 214, 485, 900, 904–909
- alveoläres 463, 491, 908
- botryoides 490
- embryonales 463, 908
- pleomorphes 491
- tennisschlägerartiges 491
Rhinitis (R.)
- allergische 23
- R. atrophica 16
- R. chronica simplex 15
- R. hypertrophica 15
Rhinophym 29, 30

Rhinosklerom 30, 140, 726, 727
Rhinosporodiose 735, 736
Riesenzelle, mehrkernige bizarre 427, 864
Riesenzellgranulom 24, 25
Riesenzelltumor (Osteoklastom) 499, 500, 920
Ringknorpel 549, 565
- Fraktur 645
- Hyperplasie 634
- Spalte 631
Risikoanteil 757
Röntgenaufnahme, nach *Schüller* 273
Rosenmüller-Grube 7, 99
Rosenthal-Kanal 472
Roseolen 387
Röteln-Infektion 283
- Hörsturz 412
Rotz 31, 728
Ruhr 15
Rumpfhautbasaliom 443
Ruptur
- Larynx
- - isoliert 642
- - laryngotracheal 642, 643
- - subglottisch 644
- - supraglottisch 642
- Schneckenfenster 411
- Trennmembran 418

S-100-Protein 67, 460, 921, 925, 947
Sacculus laryngis 626
Saccus endolymphaticus 276, 281, 282, 419, 440, 450
Sägeschliffpräparat 574
Salizylate 310
Salpingitis (*siehe* Seromukotympanon)
Sarkoidose (Morbus *Boeck*) 25, 168, 386, 387, 723, 724, 940
Sarkom
- Angiosarkom 63, 214, 491–493, 910–914, 950
- Chondrosarkom 64–66, 501–503, 900, 915–919
- Dermatofibrosarcoma protuberans 463, 485
- *Ewing*-Sarkom 50, 64, 66, 67, 914
- Fibrosarkom 214, 463, 484, 485, 899, 900, 902, 903, 933
- Hämangioendotheliosarkom 912
- Histiozytom, malignes fibröses 70, 463, 485–487, 864, 902, 903, 920
- *Kaposi*-Sarkom 215–217, 492, 493, 910–914, 950
- Karzinosarkom 864–868
- Klarzellsarkom 463

- Leiomyosarkom 485, 489, 904
- Liposarkom 68, 214, 485, 488, 489
- neurogenes 214
- Osteosarkom 64, 66, 501, 900, 919, 920
- Pseudosarkom 864
- Retothelsarkom 931
- Rhabdomyosarkom 59, 214, 463, 485, 489–491, 900
- spindelzelliges 495, 864, 866, 899
- synoviales 214, 463, 485, 493–495
- - biphasischer Typ 494
- - monophasisch epithelialer Typ 494
- - schlecht differenzierter Typ 494
Saugkoagulation 744
SBLA-Syndrom 754
Scala vestibuli/tympani 276
- fibröse Obliteration 430
Schädelbasis, Metastasen 830
Schädeltrauma, stumpfes 304
Schalleitungsschwerhörigkeit 426
Schallempfindungsschwerhörigkeit, Syndrome 289–291, 428
Scharlach (Scarlatina) 15, 154, 680, 685, 694
- blauer (Scarlatina fulminans) 154
- toxischer 154
Scheibe-Dysplasie 288
Schichtaufnahme 1
Schilddrüse
- ektopes Gewebe 635
- Operation 678
Schilddrüsenkarzinom 50
- medulläres 875
- papilläres 881
Schildknorpel (Cartilago thyreoidea) 549, 552, 799, 818
- Aplasie 631
- Fraktur 644
Schistosomiasis 374
Schleifendiuretika 309, 310
Schleimdrüsen 329
Schleimhaut
- Erosion 648
- Fibrose 351
- Invagination 329
- Pemphigoid, benignes 677
Schluckakt 551
- ösophageale Phase 568
- orale Phase 567, 568
- phary(n)geale Phase 568
Schneckenfenster, Ruptur 411
Schnittebene, Kehlkopf 576–580
- frontal 577
Schnittrichtung, Felsenbein 267
Schnittverletzung 639
Schreiknötchen 706
Schüller, Röntgenaufnahme 273

Schwannom (Neurilemmom) 59, 60, 210,
  469–475, 899, 921, 922
- malignes 495, 925
- melanotisches 474
- melanozytisches 474
- psammomatöses melanotisches 474
- zelluläres 474
Schwefelsäuredämpfe 759
Schweißdrüsenadenom, apokrines 454
Schwerhörigkeit
- Presbyacusis 413–417
- Schallempfindungsschwerhörigkeit,
  Syndrome 289–291, 428
- Schalleitung 426
Schwindel 411, 428
„score" 585
Sechser-Syndrom 186
SEER-Studie („surveillance, epidemiology,
  and end results program") 794
Seessel-Tasche 114
Seitennischentrias, nach Zange 186
Sekretion, holokrine 327
Selen-Konzentration 760
Sepsis, tonsillogene 162
Septum, Nase 25
- Defekt 76
- Hämatom 76
- Pathologie 73, 75, 76
- Perforation 76
Seromukotympanon
- Ätiologie 322
- biochemische Befunde 331, 332
- Ergußflüssigkeit, Immunologie 332–334
- histopathologische Befunde, bei Tuben-
  funktionsstörung 327–331
- klinisch-pathogenetische Gesichtspunkte
  334–336
- Komplikationen 323, 324
- tierexperimentelle Untersuchungen
  324–326
Serotonin 452
Serotympanon 327
Serratia marcescens 691
SETTLE („spindle epithelial tumor with
  thymus-like differentiation") 229
Sherry-Angiom 468
Shrapnell-Membran (Pars flaccida) 269
- Cholesteatom 365
Shy-Drager-Syndrom 678
SIADH-Syndrom („syndrome of inappro-
  priate antidiuretic hormone secretion")
  185, 187
Sialometaplasie 45
- nekrotisierende 949
Sinus (S.)
- S. ethmoidales 6

- S. frontales, Anatomie 6
- S. maxillares, Anatomie 4–6
- S. piriformis 548
- S. sigmoideus, Thrombose 342, 360, 364
- S. sphenoidales 6
Sinusdilatation des 1. Kiemenbogens,
  zystische 121
Sinusitis 16
- chronische 16–19
- Komplikationen 20–23
Sinusthrombose 342, 360, 364
Sjögren-Syndrom 431
Skleren, blaue 409
Sklerom 30, 140, 726, 727
Sklerose
- fibrozystische 355, 356
- Otosklerose (siehe dort)
- Pauke 323, 349, 353, 355, 356
- Schleimhaut 352–354
- Sklerostosis 389
- Tympanosklerose 354
Sklerostosis 389
SLE (systemischer Lupus erythematodes)
  319, 426, 431
Slow-Virus-infektion 406
„smokers larynx" 765
Soda, Verätzung 653
Somatostatin 452
Somatostatinrezeptor 480
Spalte
- Gaumenspaltenanlage 334
- mediale Halsspalte 121
- Larynxspalte 619, 622, 631–634
Spatium retropharyngeum 105
Speicheldrüsenektopie 513
Speicheldrüsentumoren 874
- Adenom 51–53
- Karzinom 53–55
S-Phase-Fraktion 601, 845
Spinaliom 446
Spindelzellkarzinom 47, 197–200, 795,
  864–867
- SETTLE („spindle epithelial tumor with
  thymus-like differentiation") 229
Splenomegalie 429
Spongiose 778
Sporotrichose 735, 942
SSPE (subakute-sklerosierende
  Panenzephalitis) 401
Stahlarbeiter 757
Staphylokokken 697
- Staphylococcus aureus 16, 311, 322
Steigbügel 272
- Impression 337
Stellknorpel (Cartilago arytaenoidea) 549
- Luxation 644, 649

Stenose
- Larynx 620, 621, 666
- Trachea 690
Stereozilien 276
Steroidlipomatose 465
Stimmband
- Papillom 740
- Karzinom 935
- Lähmung 678
Stimmlippen (Glottis) 560, 568, 767
- Polyp 649, 661–663, 671, 706
- Stimmlippenknötchen 638, 658–660, 706
- Tumor 769, 811, 818
- - Metastasierung 828
Stimmritze 549, 568
Strahlen
- ionisierende 305
- Dosis 933
- Dystrophie 931
- Wirkung, Regionen verminderter 890
Strangulation 580, 647, 648
Stratum cutaneum 269
Stratum fibrosum 269
Stratum mucosum 269
Streptokokken 697
- β-hämolysierende 691
- Gruppe A 691
- Streptococcus pneumoniae 16, 322
- Streptococcus pyogenes 16
Streptomycin 306
Stria vascularis 275
„striated bodies" 421
Stridor 630
„stripping" 593, 791
Stromareaktion 609
Stromazelle 499
Struma endolaryngealis 635, 636
Stryker-Säge 265
Subglottis 561, 571, 797
- Plattenepithelkarzinom 811–822
Subperiostalabszeß 360
Sulcus externus 275
Sulfontransferase 754
Suppressorgen, p53 615, 616
Supraglottis 560, 569, 571
- Karzinom
- - der Hinterwand 800
- - laterales 800, 802
- - Metastasierung 828
- - ventrales (Epiglottiskarzinom) 800, 802
- - ventrolaterales 800, 806
Sustentarkularzellen 479
Suszeptibilität, genetische, Karzinomentstehung 179, 180
Synapse, afferente, Vakualisierung 302
SYNDECAN-1 607

Syndrome (*siehe auch* Morbus)
- *Alport*-Syndrom 289–291
- *Bazex*-Syndrom 185
- *Behcet*-Syndrom 431
- *Carney*-Syndrom 474
- *Churg-Strauss*-Syndrom 36, 37, 943
- *Cogan*-Syndrom 289, 428–431
- *Crouzon*-Syndrom 283
- *Down*-Syndrom 286
- *Franceschetti*-Syndrom 283, 284
- *Goldenhar-Gorlin*-Syndrom 289
- *Gorlin*-Syndrom (basalzelliges Naevus-Syndrom) 443
- *Gradenigo*-Symptom 343
- *Horner*-Syndrom 187
- *Hunter*-Syndrom 389
- *Hurler*-Syndrom 289, 389
- *Kaserbach-Merrit*-Syndrom 468
- *Lange-Jervell*-Syndrom 289
- *Lemierre*-Syndrom 155, 167
- *Lynch*-Syndrom 754
- *Maffucci*-Syndrom 468
- *Pendred*-Syndrom 289
- *Pierre-Robin*-Syndrom 283
- *Plummer-Vinson*-Syndrom (sideropenische Dysphagie) 136, 177, 760
- *Refsum*-Syndrom 289
- *Shy-Drager*-Syndrom 678
- *Sjögren*-Syndrom 431
- *Treacher-Collins*-Syndrom 283
- *Turner*-Syndrom 283
- *Usher*-Syndrom 289
- *van der Hoeve*-Syndrom (Osteogenesis imperfecta) 389, 409, 410
- *Vogt-Koyanagi-Harada*-Syndrom 431
- *Waardenburg*-Syndrom 289
- *Urbach-Wiehte*-Syndrom (Lipoidosis cutis et mucosae) 223, 672
Synechie, traumatisch bedingte 665–667
Syphilis 26, 168, 387–389, 702, 724–726, 940
- erworbene 725
- konnatale 726
- syphilitische Affektion 418
Syringomyelie 678
Szintigraphie 480
- Knochen 395

T3/T4-Karzinom 818
Tabakrauch/-Abusus 37–39, 176, 177, 709, 745, 755–757
Talgdrüsen 30
- Adenom 50
- heterotope (*Fordyce*-Krankheit) 123
- Karzinom 51

Tangier-Erkrankung 223
Taschenbänder 551
Tektorialmembran 277, 302
- Atrophie 413
Telomerase 611
„temporary treshhold shift" 301
Tensa-Cholesteatom 365
Tensorsehne 274
Teratom 477, 478, 636 - 638
- reifes 220
Testosteron-Spiegel, Serum 755
Textilindustrie 757
TGF-α („transforming growth factor"-α) 852
Thalidomid 283
Therapie
- Abtragung, chirurgische, Papillom 744
- Antibiotikatherapie 704
- Bestrahlung 703, 745, 791, 851, 882 - 888, 933
- - adjuvante Radiotherapie 480
- Chemotherapie (Zytostatika) 745, 851, 891 - 893, 940
- hormonale 607
- Interferon-Behandlung 745
- Kombinationstherapie, radiochirurgische 888 - 891
- Lasertherapie 744
- Saugkoagulation 744
thermische Schädigung, Nase 14
Thornwald-Erkrankung 136
Thrombose
- Karotisthrombose 370
- Sinusthrombose 342, 360, 364
- Vena jugularis profunda 343, 360
Thrombozytenaggregation 412
Thymidin
- 3H- Thymidin 445
- Markierungsindex 445
- tritiiertes 596
Thymom, ektopes hamartomatöses 228, 229
Thyreoglobulinnachweis 869
„tight-junctions" 275
TIMP 2 604
Tinnitus 310, 411
T-Kategorie 586
- prozentuale Verteilung 176
TNM/pTNM-Klassifikation 180
- Hypopharynxkarzinom 830 - 839
- Larynxkarzinom 581, 830 - 839
- nasopharyngeale Karzinome 188
- oropharyngeale Karzinome 189, 830 - 839
Tonofibrillen 589
Tonsillarabszeß 161
Tonsillektomie 149

Tonsillektomie, Komplikationen 162, 163
Tonsillen/Tonsilla
- akzessorische 123
- altersabhängige Organveränderungen 124, 125
- Bauprinzip 107 - 109
- Embryologie, Organogenese 115, 116
- Fehlbildungen, Anomalien 123, 124
- Histologie, Histophysiologie 109 - 107
- Hyperplasie 172 - 174
- „oral tonsils" 103, 104
- Physiologie 113
- Tonsilla lingualis (Zungenbälge) 102, 103, 108, 116
- Tonsillae palatinae (Gaumenmandeln) 101, 102, 107, 108, 115, 123
- Tonsilla pharyngealis/adenoidea (Rachenmandel) 103, 109, 116
- Tonsillae tubariae 103, 116
Tonsillitis (*siehe auch* Angina) 128, 149, 167 - 170
- akute 149
- - ätiologische Faktoren 150
- - Komplikationen 161 - 163
- - Morphologie, Entzündungsformen
- - Pathogenese, Lokalisation 150, 151
- bakteriell bedingte 152 - 155
- chronische 163
- - Morphologie 164
- fibrinöse, pseudomembranöse 152
- hämatogene 171
- Herdinfektion, tonsillogene 171
- Krypten-Parenchym-Paratonsillitis, chronische 166, 167
- Krypten-Parenchym-Tonsillitis, chronische 165, 166
- Kryptentonsillitis, chronische 165
- nekrotisierende 152
- serös-eitrige 151
- viral bedingte 155 - 161
Tonsillo-Pharyngitis 128
Torulose (Kryptokokkose) 732
Toxoplasmose 168
- Toxoplasma gondii 738
Trachea (Luftröhre) 564
- Hinterwand, Spaltbildung 631
- Stenose 690
- Tumoren 180
Tracheoösophagealfistel 651
Tracheotomie 644, 650
Transferrinrezeptor (TrfR) 848
Transformation, Epithel 325 - 327
- maligne 744, 761, 782, 786, 791
„transforming growth factor"-α (TGF-α) 852
Transitionalzellkarzinom 42, 43, 47, 868

Transsudat 324
Trauma
- Elektrotrauma 304, 305
- Explosionstrauma 299, 640
- Knalltrauma 300, 301
- Lärmtrauma 301–303
- Mikrotrauma 658
- Pfählungsverletzung 640
- Schädeltrauma, stumpfes 304
- Schnittverletzung 639
- thermisch 651, 652
- Verätzung 652, 653
Treacher-Collins-Syndrom 283
Trennmembran, Ruptur 418
Treponema pallidum 26, 380, 387, 724
Treponema vincentii 16
Trichinose 737
Trichoepitheliom 436, 443
Trisomie 283
- D 285
- E 22 285
Trockenheit, Schleimhaut 686
Trommelfell
- Anatomie 269
- Myringitis 339, 340
- Perforation 337, 338
- - gutachterlicher Hinweis 338
- Retraktionstasche 365
Trotter-Trias 186
T-Stadien 601
Tuba auditiva Eustachii 7
- Tubenfunktionsstörung, histopathologische Befunde 327–331
- Tubenwiderstand 324
Tuberkel 716
Tuberkulom 720
Tuberkulose 25, 137–139, 383–386, 678, 680, 702, 712–721
- chronische 718
Tularämie 139, 940
Tumoren
- Amyloidtumoren 668–671
- branchiogene 122
- Gefäßsystem (siehe dort)
- Karzinome (siehe dort)
- Knochentumoren (siehe dort)
- nervales System (siehe dort)
- nichtepitheliale Tumoren (siehe dort)
- Pseudotumoren, inflammatorische 134
- Sarkome (siehe dort)
- Speicheldrüsentyp 50–55
- Weichteiltumoren (siehe dort)
Tumorgewebe, Therapieeffekte
- Veränderung durch Bestrahlung 882–891
Tumorsuppressorfunktion 852

Tumorverdopplungszeit, potentielle (Tpot) 845
Tumor-Wirt-Verhalten 582, 843–848
Turner-Syndrom 283
Tympanosklerose 354
Typhus 15, 680, 694, 697
- Laryngitis typhosa 694
T-Zellen 610

Überexpression 613
Überschußbildung (siehe Hyperplasie)
Übertragbarkeit, Papillom 748
Ulkus/Ulcus
- Kontaktulkus 660, 661
- Larynx 717
- Magenulkus 690
- Ulcus rodens 442
- Ulcus terebrans 443
Ultraschall 305, 306
Ultrastruktur 589
Ulzera, infektiöse (Noma) 940
Ulzeration 586
Umbauherd, aktiver 395
Umweltfaktoren 135, 177, 178
Unruhe, mechanische 658
Untersuchung, radiologische, Nase/ Nasennebenhöhle 2
Urämie 672
Uran-Bergwerksarbeiter 760
Urbach-Wiehte-Syndrom (Lipoidosis cutis et mucosae) 223, 672
Urtikaria 682
Usher-Syndrom 289
Uterus, Pseudosarkom 864
UVB-Strahlen 441

Vaccinia inocculata 316
Valleculae 808
- Plattenepithelkarzinom 823
van der Hoeve-Syndrom (Osteogenesis imperfecta) 389, 409, 410
Varicella-Zoster-Viren 144, 375
Varizen, intralaryngeale 680
Vaskulitis
- Arteria labyrinthi 425
- Scala tympani/vestibuli 430
- systemische 426, 429, 939
velopalatinale Muskulatur, gestörte Funktion 334
„venereal warts" 144
Verätzung 293, 652, 653
Verbrennung 292, 293, 652
Verbrühung 652
Verhornung, intraepitheliale 777

Verkalkung 348, 671
Verknöcherung 427, 671
Verletzung (*siehe* Trauma)
Verokay-Körperchen 472
Verruca vulgaris 743
vestibuläre Endorgane 277–280
Vibrio vulnificus 691
Vierfachkarzinom 769
Virchow'sche Leprazellen 722
Virus/-Infektion 129, 130, 141, 144, 145, 178, 179, 400, 406, 683, 760–765
Viruspartikel, Nachweis 743
Vitalfärbung 772
Vitamin
- A 672, 791
- C 760
- - Mangel 672, 680
- E 760
Vogt-Koyanagi-Harada-Syndrom 431

Waardenburg-Syndrom 289
Wachstum 850
- Wachstumsformation 843
- Wachstumsphase 882
Wachstumsfaktoren („growth factors")
- bFGF („basic fibroblast growth factor") 857
- EGF („epidermal growth factor") 848, 852
- TGF-α („transforming growth factor"-α) 852
- VEGF („vascular endothelial growth factor") 857
Wachstumsfaktorrezeptor, epidermaler (EGFR) 613, 848, 852
Waldeyer-Rachenring (*siehe* Rachenring, lymphatischer)
Warren-Bell-Geschichte 744
Warthin-Finkeldey-Zellen 160
Wegener-Granulomatose 25, 33–36, 426–428, 939–943
Weichteiltumoren
- benigne 463–483
- intermediäre Dignität 483, 484
- maligne 484–496
- - zytogenetische Aberation 463
- TNM-Klassifikation 462
- - Erwachsenentyp 462
- - pädiatrische Weichteilsarkome 461
WHO
- Grading 581
- Klassifikation 181, 233
- - Tumoren des Nasophyrynx 181
- - Tumoren des Ohres 433–435
- - Weichteiltumoren 462

Windpocken 15, 685, 694, 697
Wirbelsäule, Metastasen 830
Wittmack-Fixation 265
Würgen 647

Xanthogranulom 949
Xanthomatose 672

Yaws (Frambösie) 26
Yccn, Retention 769
Y-Rearrangement 769

Zahnapparat, Tumoren 68
Zange, Seitennischentrias 186
Zelladhäsionsmolleküle 606, 607
Zelle
- Atypie 774
- eosinophile 945
- Produkte, Analyse 617, 618
- Verbindung, desmosomale 607
- Zyklus 851
Zellballen 478
Zementstaub 758
Zenker-Divertikel 118
Zerumen 294, 295
Zeruminaldrüse, Tumoren 454–458
- Adenokarzinom 455–457
- pleomorphe 457
- Zeruminom 454, 458
Zervixkarzinom 854
Ziehl-Neelsen-Reaktion 25
Zigarettenrauch 661
Zilien 7
Zoster
- glossopharyngealer 144
- Zoster-Laryngitis 737
- Zoster oticus 316, 375
Zungenbälge (Tonsilla lingualis) 102, 103, 108, 116
Zungenbein (Os hyoideum) 549
- Fraktur 646
Zungengrund, Karzinom 823, 827
Zweittumor 769, 770, 827, 880, 932, 935diogen, 934
Zylindersäge, oszillierende 265
Zylinderzellpapillom 44, 182
Zyste 222
- Dermoidzyste, echte 512
- Ductus thyreoglossus 122
- epidermale (Atherom) 313, 511, 512
- Halszyste, laterale 120, 121
- Knochenzyste, aneurysmatische 65
- Larynx 627–629
- Mukozele 74

Zyste
- pharyngeale 121
- Pseudozyste 512
- Ranulae 74
- Retentionszyste, muköse 74
zytogenetische Analyse 850
Zytokeratinantigen 879

Zytologie, Exfoliativ-/Aspirationszytologie 593, 594
Zytomegalieviren 376, 377, 737
Zytometrie
- Image-Zytometrie 599
- Zytophotometrie 1, 599–601
Zytostatika (*siehe* Chemotherapie)

Springer und Umwelt

Als internationaler wissenschaftlicher Verlag sind wir uns unserer besonderen Verpflichtung der Umwelt gegenüber bewußt und beziehen umweltorientierte Grundsätze in Unternehmensentscheidungen mit ein. Von unseren Geschäftspartnern (Druckereien, Papierfabriken, Verpackungsherstellern usw.) verlangen wir, daß sie sowohl beim Herstellungsprozess selbst als auch beim Einsatz der zur Verwendung kommenden Materialien ökologische Gesichtspunkte berücksichtigen.
Das für dieses Buch verwendete Papier ist aus chlorfrei bzw. chlorarm hergestelltem Zellstoff gefertigt und im pH-Wert neutral.

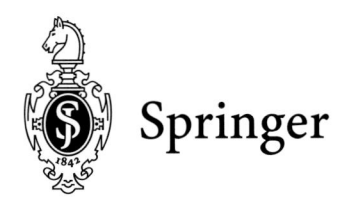

Springer